Allolio/Schulte
Praktische Endokrinologie

B. Allolio
H. M. Schulte

Praktische Endokrinologie

Herausgegeben von B. Allolio und H. M. Schulte mit Beiträgen von B. Allolio,
K. Badenhoop, C. M. Bamberger, H. M. Behre, G. Benker, S. R. Bornstein, G. Brabant,
J. H. Brämswig, M. Buchfelder, U. Deuß, H.-G. Dörr, C. Dotzenrath, D. Emrich,
V. Frohwein, R. Gärtner, F. Geisthövel, P. E. Goretzki, M. A. Graf, A. Grauer,
K. Grunwald, M. Grußendorf, J. Hensen, G. Hintze, J. Honegger, W. Höppner,
D. Hornung, M. Hüfner, W. Jäger, F. Jockenhövel, G. Kahaly, M. Karl, W. Kerner,
L. Kiesel, S. Kliesch, D. Klingmüller, C. Knabbe, W. Krone, H.-P. Kruse, H. Kuhl,
Ch. Laue, K.-P. Lesch, C. Löser, U. Loos, K. Mann, H. W. Minne, H. Mönig, M. J. Müller,
D. Müller-Wieland, J. Neulen, E. Nieschlag, W. K. H. Oelkers, Th. Olbricht, St. Petersenn,
A. Pfeiffer, T. Rabe, F. Raue, B. Reichardt, M. Reincke, J. Rendl, W. G. Rossmanith,
K. Rudolf, B. Runnebaum, J. Sauer, S. H. Scharla, R. Schlaghecke, K. Schlatterer,
W. E. Schmidt, E. Schönau, J. Schopohl, J. Schrezenmeir, H. M. Schulte, E. Schultheis,
P.-M. Schumm-Draeger, T. H. Schürmeyer, D. Simon, G. H. G. Sinnecker, G. K. Stalla,
C.-G. Stief, C. J. Strasburger, R. Windeck, C. Wüster

Mit 448 Abbildungen und 263 Tabellen

Urban & Schwarzenberg
München · Wien · Baltimore

Anschriften der Herausgeber:
Prof. Dr. med. Bruno Allolio
Medizinische Klinik und Poliklinik
der Universität Würzburg
Josef-Schneider-Straße 2
97080 Würzburg

Prof. Dr. med. Heinrich M. Schulte
Institut für Hormon- und
Fortpflanzungsforschung
an der Universität Hamburg
Grandweg 64
22529 Hamburg
und
Endokrinologische Praxisgemeinschaft Hamburg
Lornsenstraße 4 – 6
22767 Hamburg

Planung: Dr. med. Thomas Hopfe, München
Lektorat: Christl Kiener, München
Herstellung: Christine Zschorn, München
Zeichnungen: Henriette Rintelen, Velbert
Umschlaggestaltung: Dieter Vollendorf, München

Die Deutsche Bibliothek – CIP-Einheitsaufnahme

Praktische Endokrinologie / Allolio/Schulte. K. Badenhoop ...
[Zeichn.: Henriette Rintelen]. – München ; Wien ; Baltimore :
Urban und Schwarzenberg, 1996
   ISBN 3-541-15841-7
NE: Allolio, Bruno, und Schulte, Heinrich M. [Hrsg.]

Alle Rechte, auch die des Nachdruckes, der Wiedergabe in jeder Form und der Übersetzung in andere Sprachen, behalten sich Urheber und Verleger vor. Es ist ohne schriftliche Genehmigung des Verlages nicht erlaubt, das Buch oder Teile daraus auf photomechanischem Weg (Photokopie, Mikrokopie) zu vervielfältigen oder unter Verwendung elektronischer bzw. mechanischer Systeme zu speichern, systematisch auszuwerten oder zu verbreiten (mit Ausnahme der in den §§ 53, 54 URG ausdrücklich genannten Sonderfälle).
Satz: Design-Typo-Print, Ismaning
Druck: Appl, Wemding
Bindung: Monheim, Monheim
© Urban & Schwarzenberg 1996
ISBN 3-541-15841-7

Für Margarete und Simone

Vorwort

Das Endokrinium hat sich zusammen mit dem Nervensystem in der Evolution als zentraler Integrationsmechanismus herausgebildet, der die Kommunikation zwischen Zellen und Organen ermöglicht. Je höher die Entwicklung des Organismus, desto komplexere Steuerungsmechanismen sind erforderlich. Das Endokrinium ist daher unverzichtbar für Wachstum, Entwicklung, Fortpflanzung, aber auch für die Anpassung an die Umwelt und die Reaktion auf außergewöhnliche Belastungen und Streß.

Durch die Komplexität gilt die klinische und auch die experimentelle Endokrinologie bei vielen Ärzten immer noch als schwieriges Gebiet, obwohl die logische Struktur der hormonalen Regelkreise in besonderer Weise rationale Diagnostik und Therapie erlaubt. Die Schwierigkeiten mögen auch darin begründet sein, daß die Ausbildungsmöglichkeiten für internistische, pädiatrische und gynäkologische Endokrinologie an Universitäten und großen Einrichtungen immer noch sehr beschränkt sind.

Die Endokrinologie ist als dynamisches Fach einem ständigen Wandel unterworfen. Jedes Jahr werden neue Hormone, Regulationsmechanismen und Rezeptoren entdeckt. Die Fortschritte der Grundlagenforschung und der rasche Einzug der Molekularbiologie in die klinische Medizin erfordern eine ständige Neuorientierung.

Das wesentliche Ziel dieses Buches war es daher, innerhalb der klassischen Einteilung bei der Beschreibung der Krankheitsbilder die in den letzten Jahren gewonnenen Erkenntnisse in Pathogenese, Diagnostik und Therapie einzuordnen. In verständlicher Form soll praktizierenden Ärzten, Spezialisten, aber auch Studenten und Ärzten in der Facharztausbildung konkretes endokrinologisches Wissen der häufigen, aber auch der seltenen Krankheitsbilder dargelegt werden. Den oft verwirrenden endokrinen Störungen bei Erkrankungen anderer Organsysteme und der endokrinen Therapie bei Tumorerkrankungen sind besondere Kapitel gewidmet. Merksätze sollen die Orientierung erleichtern und Fallbeispiele exemplarisch die Probleme im konkreten Fall beleuchten.

Die Herausgeber haben sich bemüht, gerade auch herausragende jüngere Endokrinologen als Autoren zu gewinnen, um die aktuellen Ergebnisse aus den Forschungslaboratorien mit den klinischen Erfahrungen der Endokrinologie seit Addison, von Basedow und Fuller Albright zu verbinden.

Vielen Menschen ist zu danken, wenn ein solches Buch entsteht. Ohne die Übersicht bei der Planung und die Begeisterung für die Sache durch Herrn Dr. T. Hopfe sowie die Lektorenarbeit und Koordination unserer Tätigkeit durch Frau C. Kiener hätte das Buch nicht entstehen können.

Besonderer Dank gilt aber den Autorinnen und Autoren sowie ihren geduldigen Familien, die mit ihrem Engagement zusätzlich zur Patientenbetreuung, Forschung und Ausbildung von Studenten dieses Buch erst ermöglicht haben.

Bruno Allolio, Würzburg
Heinrich M. Schulte, Hamburg

Inhaltsverzeichnis

I. Einführung

1 Spezielle Anamnese und körperliche Untersuchung bei Patienten mit endokrinen Krankheiten
   H. M. Schulte 2
2 Prinzipien endokrinologischer Funktionsdiagnostik
   B. Allolio 7
3 Molekulare Genetik von endokrinen Krankheiten
   W. Höppner 12

II. Hypothalamus – Hypophyse

4 Diagnostische Methoden bei hypothalamisch-hypophysären Störungen
   G. K. Stalla und J. Sauer 22
5 Raumfordernde Prozesse im Hypothalamus und Pinealistumoren
   M. Buchfelder und J. Honegger 30
6 Akromegalie
   B. Reichardt, J. Schopohl, C. J. Strasburger .. 37
7 Hyperprolaktinämie
   H. Mönig 45
8 Sonstige Raumforderungen im Bereich der Hypophyse und Empty-sella-Syndrom
   T. H. Schürmeyer 53
9 Hypophysenvorderlappeninsuffizienz/ Substitution mit Wachstumshormon
   G. Brabant 61
10 Diabetes insipidus, Syndrom der inadäquaten ADH-Sekretion (SIADH), Hypo- und Hypernaträmie
   J. Hensen 69

III. Wachstum und Entwicklung

11 Methoden zur Beurteilung der Körperlänge/ -höhe, des Wachstums, des Kopfumfangs und der Stadien der Pubertätsentwicklung
   J. H. Brämswig 80
12 Kleinwuchs und Wachstumsstörungen
   J. H. Brämswig 92
13 Konstitutionelle Entwicklungsverzögerung/ Pubertas tarda
   G. H. G. Sinnecker 111
14 Vorzeitiges Auftreten von Pubertätszeichen und Pubertas praecox
   G. H. G. Sinnecker 118
15 Hochwuchs
   H.-G. Dörr 123

IV. Schilddrüse

16 Diagnostische Methoden bei Schilddrüsenfunktionsstörungen
   J. Rendl, Th. Olbricht, V. Frohwein, G. Benker 130
17 Euthyreote Struma
   G. Hintze 148
18 Der isolierte Schilddrüsenknoten
   Th. Olbricht 155
19 Funktionelle Schilddrüsenautonomie
   M. Hüfner und D. Emrich 161
20 Hyperthyreose
   M. Grußendorf 168
21 Endokrine Orbitopathie
   G. Kahaly 178
22 Hypothyreose
   P.-M. Schumm-Draeger 183
23 Thyreoiditis
   R. Gärtner 191
24 Schilddrüsenmalignome
   P. E. Goretzki, D. Simon, C. Dotzenrath 198
25 Syndrom der Schilddrüsenhormonresistenz
   U. Loos 206

V. Nebennieren

26 Diagnostische Methoden bei Nebennierenerkrankungen
   W. K. H. Oelkers 212
27 Hyperkortisolismus – Cushing-Syndrom
   H. M. Schulte 219
28 Nebennierenrindenkarzinom
   B. Allolio 228
29 Mineralokortikoidhochdruck/ Conn-Syndrom
   J. Hensen 232
30 Nebennierenrindeninsuffizienz
   G. Brabant 241
31 Adrenogenitales Syndrom
   H.-G. Dörr 247
32 Zufällig entdeckte Nebennierenraumforderung
   M. Reincke 261
33 Phäochromozytom
   S. R. Bornstein 266

VI. Kalziumregulierende Hormone/ Knochenstoffwechsel

34 Diagnostische Methoden in der Osteologie
   H. W. Minne 274
35 Primärer Hyperparathyreoidismus
   F. Raue 280

36 Hypoparathyreoidismus, Hypokalziämie, Pseudohypoparathyreoidismus
   R. Windeck 289
37 Sekundärer Hyperparathyreoidismus, renale Osteopathie
   H.-P. Kruse 295
38 Osteomalazie, Rachitis
   H.-P. Kruse 302
39 Phosphorpenische Rachitisformen/ Phosphatdiabetes
   E. Schönau 310
40 Störungen des Magnesiumhaushaltes
   E. Schönau 316
41 Primäre Osteoporose
   B. Allolio 319
42 Osteoporose des Mannes – sekundäre Osteoporose
   B. Allolio 331
43 Morbus Paget
   A. Grauer und C. Wüster 336
44 Osteosklerosen, Hyperostosen und Osteogenesis imperfecta
   C. Wüster 342

VII. Männliche Gonaden

45 Diagnostische Methoden in der Andrologie
   H. M. Behre, S. Kliesch, E. Nieschlag 352
46 Männlicher Hypogonadismus
   F. Jockenhövel 361
47 Störungen der Androgenwirkung, Androgenresistenz
   M. Karl 381
48 Männliche Infertilität
   T. H. Schürmeyer 388
49 Erektile Dysfunktion
   C.-G. Stief 398
50 Gynäkomastie
   K. Mann 404
51 Hodentumoren
   K. Mann 411
52 Androgensubstitution des älteren Mannes
   F. Jockenhövel 416

VIII. Weibliche Gonaden

53 Diagnostische Methoden in der gynäkologischen Endokrinologie
   D. Hornung und L. Kiesel 422
54 Intersexualität
   J. Neulen 430
55 Zyklusstörungen, Amenorrhö
   F. Geisthövel 438
56 Weibliche Infertilität und In-vitro-Fertilisation (IVF)
   M. A. Graf 447
57 Hirsutismus
   M. Reincke 455
58 Androgenetische Alopezie
   K. Grunwald, T. Rabe, B. Runnebaum 463

59 Klimakterium – hormonelle Substitution
   K. Rudolf 470
60 Hormonale Kontrazeption
   H. Kuhl 479
61 Schwangerschaftsendokrinologie
   W. G. Rossmanith 492

IX. Polyendokrinopathien

62 Multiple endokrine Neoplasie
   F. Raue 502
63 Pluriglanduläre Insuffizienzsyndrome
   K. Badenhoop 509

X. Gastrointestinale Hormone

64 Karzinoide, neuroendokrine Tumoren, Karzinoidsyndrom
   W. E. Schmidt 516
65 Zollinger-Ellison-Syndrom
   A. Pfeiffer 523
66 Glukagonom, Vipom, Somatostatinom
   C. Löser 528

XI. Glukose- und Lipidstoffwechsel

67 Diabetes mellitus
   J. Schrezenmeir, E. Schultheis, Ch. Laue 534
68 Hypoglykämie
   W. Kerner 593
69 Fettstoffwechselstörungen
   D. Müller-Wieland und W. Krone 603
70 Adipositas
   M. J. Müller 617

XII. Endokrine Therapie nicht-endokriner Erkrankungen

71 Endokrine Therapie gynäkologischer Tumoren
   W. Jäger 634
72 Endokrine Therapie von Prostataerkrankungen
   C. Knabbe 647
73 Therapie von Knochenmetastasen
   S. H. Scharla 652
74 Pharmakotherapie mit Glukokortikoiden
   R. Schlaghecke 656
75 Pharmakotherapie mit Anabolika
   H. M. Behre und E. Nieschlag 663

XIII. Endokrine Störungen bei nicht-endokrinen Erkrankungen

76 Neuroimmunoendokrinologie
   St. Petersenn und H. M. Schulte 668
77 Der Patient auf der Intensivstation
   M. Reincke 673

78 Hormonveränderungen bei chronischer
   Niereninsuffizienz und Leberzirrhose
   U. Deuß 679
79 Anorexia und Bulimia nervosa, affektive
   Psychosen und Psychopharmakotherapie
   K.-P. Lesch 684
80 Folgen einer Tumortherapie
   D. Klingmüller 691
81 Betreuung des transsexuellen Patienten
   K. Schlatterer und G. K. Stalla 695

XIV. Notfälle in der Endokrinologie

82 Notfälle in der Endokrinologie
   C. M. Bamberger und H. M. Schulte 702

XV. Anhang

   B. Allolio und H. M. Schulte 714

Sachverzeichnis 741

Autorenverzeichnis

Prof. Dr. med. Bruno Allolio • Medizinische Klinik und Poliklinik, Universität Würzburg • Josef-Schneider-Straße 2 • 97080 Würzburg

Priv.-Doz. Dr. med Klaus Badenhoop • Medizinische Klinik I, Klinikum der Johann-Wolfgang-Goethe-Universität • Theodor-Stern-Kai 7 • 60590 Frankfurt

Dr. med. Christoph M. Bamberger • Institut für Hormon- und Fortpflanzungsforschung an der Universität Hamburg • Grandweg 64 • 22529 Hamburg

Priv.-Doz. Dr. med. Hermann M. Behre • Institut für Reproduktionsmedizin, Westfälische Wilhelms-Universität • Domagkstraße 11 • 48129 Münster

Prof. Dr. Georg Benker • Merck KGaA, Abteilung ICRD/Arzneimittelsicherheit • Frankfurter Straße 250 • 64293 Darmstadt

Priv.-Doz. Dr. med. Stefan R. Bornstein • Zentrum für Innere Medizin, Medizinische Klinik III, Abteilung Endokrinologie/Diabetologie der Universität Leipzig • Ph.-Rosenthal-Straße 27 • 04103 Leipzig

Prof. Dr. med. Georg Brabant • Abteilung Klinische Endokrinologie, Zentrum Innere Medizin und Dermatologie, Medizinische Hochschule Hannover • Konstanty-Gutschow-Straße 8 • 30623 Hannover

Prof. Dr. Jürgen H. Brämswig • Klinik und Poliklinik für Kinderheilkunde, Universität Münster • Albert-Schweitzer-Straße 33 • 48149 Münster

Priv.-Doz. Dr. med. Michael Buchfelder • Neurochirurgische Klinik der Universität Erlangen-Nürnberg • Schwabachanlage 6 • 91054 Erlangen

Dr. med. Ulrich Deuß • Endokrinologische Gemeinschaftspraxis Drs. med. Deuß und Kaulen • Weißhausstraße 28 • 50939 Köln

Priv.-Doz. Dr. med. Helmuth-Günther Dörr • Klinik für Kinder und Jugendliche, Universität Erlangen • Loschgestraße 15 • 91054 Erlangen

Dr. med. Cornelia Dotzenrath • Chirurgische Klinik A, Heinrich-Heine-Universität • Moorenstraße 5 • 40225 Düsseldorf

Prof. Dr. med. Dieter Emrich • Nuklearmedizinische Abteilung, Klinikum der Universität Göttingen • Robert-Koch-Straße 40 • 37075 Göttingen

Dr. med. Volker Frohwein • Radiologische Abteilung • Am Steinbruch 45 • 66849 Landshut

Prof. Dr. med. Roland Gärtner • Klinikum Innenstadt, Medizinische Klinik • Ziemssenstraße 1 • 80336 München

Prof. Dr. med. Franz Geisthövel • Gemeinschaftspraxis Weitzell, Thiemann, Geisthövel • Kaiser-Joseph-Straße 168 • 79098 Freiburg

Prof. Dr. med. Peter E. Goretzki • Klinik für Allgemeine und Unfallchirurgie der Heinrich-Heine-Universität • Moorenstraße 5 • 40225 Düsseldorf

Priv.-Doz. Dr. med. Michael A. Graf • Endokrinologische Praxisgemeinschaft Hamburg • Lornsenstraße 4–6 • 22767 Hamburg

Dr. med. Andreas Grauer • Abteilung Innere Medizin I der Ruprecht-Karls-Universität • Luisenstraße 5 – Gebäude 8 • 69115 Heidelberg

Prof. Dr. med. Klaus Grunwald • Universitäts-Frauenklinik, Abteilung für Gynäkologische Endokrinologie und Fertilitätsstörungen • Voßstraße 9 • 69115 Heidelberg

Prof. Dr. med. Martin Grußendorf • Internist, Endokrinologe • Hospitalstraße 34 • 70174 Stuttgart

Prof. Dr. med. Johannes Hensen • Medizinische Klinik I und Poliklinik • Friedrich-Alexander-Universität Erlangen/Nürnberg • Krankenhausstraße 12 • 91054 Erlangen

Prof. Dr. med Gerhard Hintze • Abteilung für Innere Medizin, Kreiskrankenhaus Storman • Schützenstraße 55 • 23843 Bad Oldesloe

Dr. med. Jürgen Honegger • Neurochirurgische Klinik, Universität Erlangen • Schwabachanlage 6 • 91054 Erlangen

Priv.-Doz. Dr. rer. nat. Wolfgang Höppner • IHF-Institut für Hormon- und Fortpflanzungsforschung an der Universität Hamburg • Grandweg 64 • 22529 Hamburg

Dr. med Daniela Hornung • Frauenklinik der Eberhard-Karls-Universität • Schleichstraße 4 • 72076 Tübingen

Prof. Dr. med. Michael Hüfner • Medizinische Klinik und Poliklinik, Schwerpunkt Endokrinologie, Georg-August-Universität • Robert-Koch-Straße 40 • 37075 Göttingen

Prof. Dr. med. Wolfram Jäger • Universitäts-Frauenklinik • Universitätsstraße 21-23 • 91054 Erlangen

Dr. med. Friedrich Jockenhövel • Klinik II und Poliklinik für Innere Medizin, Universitätsklinik zu Köln • Joseph-Stelzmann-Straße 9 • 50924 Köln

Prof. Dr. med. George Kahaly • III. Medizinische Klinik und Poliklinik, Johannes-Gutenberg-Universität • Langenbeckstraße 1 • 55131 Mainz

Dr. med. Michael Karl • Section on Pediatric Endocrinology DEB, NICHD, Bldg- 10 Rm 10 N 244, National Institutes of Health • 9000 Rockville Pike • Bethesda, MD 20892

Prof. Dr. med. Wolfgang Kerner • Zentrum für Diabetes und Stoffwechselerkrankungen, Klinikum Karlsburg • Greifswalderstraße 11A • 17495 Karlsburg

Priv.-Doz. Dr. med Ludwig Kiesel • Frauenklinik der Eberhard-Karls-Universität • Schleichstraße 4 • 72076 Tübingen

Dr. med. Sabine Kliesch • Klinik und Poliklinik für Urologie, Westfälische Wilhelms-Universität • Albert-Schweitzer-Straße 33 • 48149 Münster

Prof. Dr. Dietrich Klingmüller • Institut für Klinische Biochemie der Universität Bonn • Sigmund-Freud-Straße 25 • 53127 Bonn

Prof. Dr. med. Cornelius Knabbe • Universität Hamburg, Universitätskrankenhaus Eppendorf, Abteilung für Klinische Chemie • Martinistraße 52• 20246 Hamburg

Prof. Dr. med Wilhelm Krone • Klinik II und Poliklinik für Innere Medizin der Universität zu Köln • Josef-Stelzmann-Straße 9 • 50931 Köln

Prof. Dr. med. Hans-Peter Kruse • Medizinische Universitäts-Klinik und Poliklinik, Abteilung für Nephrologie und Osteologie • Martinistraße 52 • 20246 Hamburg

Prof. Dr. phil. nat. Herbert Kuhl • Zentrum der Frauenheilkunde und Geburtshilfe, Abteilung für Gynäkologische Endokrinologie • Theodor-Stern-Kai 7 • 60590 Frankfurt.

Dr. med Christiane Laue • Verfügungsgebäude für Forschung und Entwicklung • Johann-Gutenberg-Universität • Obere Zahlbacher Straße 63 • 55101 Mainz

Priv.-Doz. Dr. med. Klaus-Peter Lesch • Psychiatrische Klinik und Poliklinik, Universitäts-Nervenklinik • Füchsleinstraße 15 • 97080 Würzburg

Priv.-Doz. Dr. med. Christian Löser • I. Medizinische Klinik, Christian-Albrechts-Universität zu Kiel • Schittenhelmstraße 12 • 24105 Kiel

Prof. Dr. med. Ulrich Loos • Innere Medizin I, Medizinische Universitätsklinik und Poliklinik • Robert-Koch-Straße 8 • 89070 Ulm

Prof. Dr. med. Klaus Mann • Abteilung für Klinische Endokrinologie, Medizinische Klinik und Poliklinik der Universität Essen • Hufelandstraße 55 • 45147 Essen

Prof. Dr. med. Helmut W. Minne • Klinik „Der Fürstenhof", Bad Pyrmonter Institut für Klinische Osteologie Gustav Pommer e.V. • Am Hylligen Born 7 • 31812 Bad Pyrmont

Priv.-Doz. Dr. med. Heiner Mönig • I. Medizinische Klinik • Christian-Albrechts-Universität zu Kiel • Schittenhelmstraße 12 • 24105 Kiel

Prof. Dr. med. Manfred James Müller • Institut für Humanernährung und Lebensmittelkunde, Christian-Albrechts-Universität zu Kiel • Düsternbroockerweg 17 • 24105 Kiel

Priv.-Doz. Dr. med. Dirk Müller-Wieland • Klinik II und Poliklinik für Innere Medizin der Universität Köln • Joseph-Stelzmann-Straße 9 • 50931 Köln

Priv.-Doz. Dr. med. Joseph Neulen • Albert-Ludwigs-Universität Freiburg, Universitäts-Frauenklinik, Abteilung Frauenheilkunde und Geburtshilfe II • Hugstetter Straße 55 • 79106 Freiburg

Prof. Dr. med Eberhard Nieschlag • Institut für Reproduktionsmedizin, Westfälische Wilhelms-Universität • Domagkstraße 11 • 48129 Münster

Prof. Dr. med. Wolfgang K. H. Oelkers • Medizinische Klinik und Poliklinik, Abteilung mit Schwerpunkt Endokrinologie, Klinikum Steglitz - FU Berlin • Hindenburgdamm 30 • 12203 Berlin

Prof. Dr. Dr. med. Thomas Olbricht • Kettwiger Straße 2-10 • 45127 Essen

Dr. med. Stephan Petersenn • Institut für Hormon- und Fortpflanzungsforschung an der Universität Hamburg • Grandweg 64 • 22529 Hamburg

Prof. Dr. med. Andreas Pfeiffer • Berufsgenossenschaftliche Kliniken Bergmannsheil, Universitätsklinik • Bürkle-de-la-Camp-Platz 1 • 44789 Bochum

Prof. Dr. med. Thomas Rabe • Universitäts-Frauenklinik, Abteilung für Gynäkologische Endokrinologie und Fertilitätsstörungen • Voßstraße 9 • 69115 Heidelberg

Prof. Dr. med. Friedhelm Raue • Endokrinologische Gemeinschaftspraxis • Brückenstraße 21 • 69120 Heidelberg

Dr. med. Bärbel Reichardt • Medizinische Klinik, Klinikum Innenstadt der LMU • Ziemssenstraße 1 • 80336 München

Priv.-Doz. Dr. med Martin Reincke • Medizinische Klinik der Universität Würzburg, Abteilung Endokrinologie • Josef-Schneider-Straße 2 • 97080 Würzburg

Dr. med. Dipl. Phys. Johann Rendl • Klinik und Poliklinik für Nuklearmedizin, Universität Würzburg • Josef-Schneider-Straße 2 • 97080 Würzburg

Prof. Dr. med. Winfried G. Rossmanith • Gynäkologische Endokrinologie und Reproduktionsmedizin, Universitäts-Frauenklinik Ulm • Prittwitzstraße 43 • 89075 Ulm

Prof. Dr. med. Klaus Rudolf • Endokrinologische Praxisgemeinschaft Hamburg • Lornsenstraße 4 – 6 • 22767 Hamburg

Prof. Dr. med. Dr. med. h.c. Benno Runnebaum • Universitäts-Frauenklinik, Abteilung für Gynäkologische Endokrinologie und Fertilitätsstörungen • Voßstraße 9 • 69115 Heidelberg

Dr. med. Joachim Sauer • Abteilung für Endokrinologie • Zentrum für Innere Medizin, Universitätsklinikum Essen • Hufelandstraße 55 • 45122 Essen

Priv.-Doz. Dr. med. Stephan H. Scharla • Klinik am Kurpark, Fachklinik für Orthopädie, Knochenstoffwechsel und Endokrinologie • Schussenrieder Straße 5 • 88326 Aulendorf.

Prof. Dr. rer. nat. Dr. med. Reiner Schlaghecke • Hennig Berlin • Komturstraße 58-62 • 12099 Berlin

Dr. rer. nat. Dr. med. Kathrin Schlatterer • Max-Planck-Institut für Psychiatrie, Klinisches Institut • Kraepelinstraße 10 • 80804 München

Prof. Dr. med. Wolfgang E. Schmidt • I. Medizinische Klinik, Christian-Albrechts-Universität zu Kiel • Schittenhelmstraße 12 • 24105 Kiel

Priv.-Doz. Dr. med. Eckhard Schönau • Klinik und Poliklinik für Kinderheilkunde der Universität zu Köln • Joseph-Stelzmann-Straße 9 • 50931 Köln

Dr. med. Jochen Schopohl • Medizinische Klinik, Klinikum Innenstadt • Ziemssenstraße 1 • 80336 München

Prof. Dr. med. Jürgen Schrezenmeir • Johann-Gutenberg-Universität • Langenbeckstraße 1 • 55131 Mainz

Prof. Dr. med. Heinrich M. Schulte • Institut für Hormon- und Fortpflanzungsforschung an der Universität Hamburg • Grandweg 64 • 22529 Hamburg

Dr. med. Evi Schultheis • Verfügungsgebäude für Forschung und Entwicklung, Johann-Gutenberg-Univ. • Obere Zahlbacher Straße 63 • 55101 Mainz

Prof. Dr. med. Petra-Maria Schumm-Draeger • Medizinische Klinik I, Schwerpunkt Endokrinologie, Zentrum der Inneren Medizin • Johann-Wolfgang-Goethe Universität • Theodor-Stern-Kai 7 • 60590 Frankfurt a. M.

Priv.-Doz. Dr. med. Thomas H. Schürmeyer • Medizinische Klinik II, Herz-Jesu-Krankenhaus Trier • Friedrich-Wilhelm-Straße 29 • 54290 Trier

Priv.-Doz. Dr. med. Dietmar Simon • Klinik für Allgemeine und Unfallchirurgie, Heinrich-Heine-Universität • Moorenstraße 5 • 40225 Düsseldorf

Priv.-Doz. Dr. med. Gernot H. G. Sinnecker • Klinik für Pädiatrie, Medizinische Universität zu Lübeck • Kahlhorststraße 31–35 • 23538 Lübeck

Prof. Dr. med. Günter K. Stalla • Max-Planck-Institut für Psychiatrie, Klinisches Institut • Kraepelinstraße 10 • 80804 München

Prof. Dr. med. Christian-Georg Stief • Urologische Klinik, Medizinische Hochschule Hannover • Konstanty-Gutschow-Straße 8 • 30623 Hannover

Dr. med. Christian J. Strasburger • Medizinische Klinik Innenstadt der Ludwig-Maximilians-Universität • Ziemssenstraße 1 • 80336 München

Prof. Dr. med. Rainer Windeck • St.-Marien-Hospital, II. Medizinische Klinik • Kaiserstraße 50 • 45468 Mülheim

Priv.-Doz. Dr. med Christian Wüster • Abteilung Innere Medizin I, Endokrinologie und Stoffwechsel, Ruprecht-Karls-Universität • Bergheimer Straße 58 • 69115 Heidelberg

I. Einführung

1 Spezielle Anamnese und körperliche Untersuchung bei Patienten mit endokrinen Krankheiten

Heinrich M. Schulte

1	**Einleitung**	2
2	**Anamnese bei endokrinen Krankheiten**	3
2.1	Hypothalamus und Hypophyse	3
2.2	Schilddrüse	3
2.3	Knochenstoffwechsel und Nebenschilddrüse	4
2.4	Nebenniere	4
2.5	Gonadenfunktion und Fertilitätsstörungen	4
2.6	Diabetes mellitus	4
3	**Untersuchungstechniken bei Patienten mit endokrinen Krankheiten**	4
3.1	Hypothalamus und Hypophyse	5
3.2	Schilddrüse	5
3.3	Knochenstoffwechsel und Nebenschilddrüse	5
3.4	Nebenniere	5
3.5	Gonadenfunktion und Fertilitätsstörungen	5
3.6	Diabetes mellitus	6

Tabelle 1-1 Typische endokrinologische Anamnesefragen.

– letzte Menstruation
– morgendliche Erektionen
– veränderte Libido
– Abnahme der Leistungsfähigkeit
– vermehrtes Schwitzen
– veränderte Kälte-/Wärmeempfindlichkeit
– Sehstörungen
– gesteigertes Durstgefühl
– vermehrter Haarausfall
– Zunahme von Haarwuchs im Gesicht und an den Extremitäten
– Sekretion der Brustdrüsen
– Schluckstörungen
– häufige Knochenbrüche

1 Einleitung

Die Erhebung der Vorgeschichte bei Patienten mit endokrinen Erkrankungen ist ebenso wie die Anamnese bei allgemeinen Erkrankungen ein wesentlicher Bestandteil des ärztlichen Könnens und geprägt durch die Erfahrung und Persönlichkeit des endokrinologisch tätigen Arztes.

Mit der Anamnese wird der erste Kontakt zwischen Arzt und Patient hergestellt und damit der Grundstein für eine stabile Arzt-Patient-Beziehung. Es ist von großer Wichtigkeit, daß der heute immer stärker zunehmende Zeitdruck für den Patienten nicht unmittelbar spürbar wird. Manchmal kann es hilfreich sein, sich die häufig vielfach vorerhobenen Befunde und gestellten Diagnosen vom Patienten im voraus zuschicken zu lassen, so daß man in der Phase der Anamnese nicht zu sehr durch das Befundstudium abgelenkt wird.

Gerade in der Endokrinologie kann die Wichtigkeit der Anamnese nicht genügend betont werden. Auch wenn der Patient nicht selten eine größere Anzahl anderer Ärzte konsultiert hat, bevor er an den Spezialisten überwiesen wird, sollte sich der Endokrinologe unvoreingenommen den Beschwerden des Patienten nähern. Nach der persönlichen Anamnese mit der Beschreibung der aktuellen Beschwerden werden die wesentlichen Symptome durch gezieltes Befragen des Patienten herausgearbeitet, um zu wegweisenden Leitsymptomen zu gelangen (Tab. 1-1). Darüber hinaus gelingt durch die Erhebung der Familienanamnese ein Einblick in die genetische Disposition, die auch in der Endokrinologie von zunehmender Bedeutung ist. Ferner ist der Einblick in das soziale Umfeld des Patienten zur Beurteilung seelischer Einflüsse und für die Führung des Patienten von großer Wichtigkeit.

Obwohl Diagnosen sehr häufig durch Laboratoriumsbefunde und das Ergebnis bildgebender Verfahren gesichert werden, bleibt für den klinisch tätigen Endokrinologen der intuitive klinische Blick als Ausdruck langjähriger klinisch-praktischer Tätigkeit ein wichtiges Handwerkszeug.

Endokrine Krankheiten erlauben häufig Blickdiagnosen (Tab. 1-2).

So erkennt der versierte Endokrinologe auf den ersten Blick eine aktive Akromegalie ebenso wie ein florides Cushing-Syndrom. Die Merseburger-Trias beim Mor-

Tabelle 1-2 Blickdiagnosen endokriner Krankheiten.

- Morbus Cushing
- Akromegalie
- Morbus Basedow
- hypophysärer Zwergwuchs
- Turner-Syndrom
- Hirsutismus

bus Basedow ist ebenso eindeutig, wie ein jahrelang nicht diagnostizierter und unbehandelter Hypogonadismus eines postpubertären Patienten. Dagegen ist die Diagnose einer endokrinen Krankheit mit geringer Aktivität, auch wenn sie für den Patienten mit einer erheblichen Beeinträchtigung seiner Lebensqualität einhergeht, häufig schwierig.

Gerade in der Endokrinologie ist also der klinische Blick sowie die Erhebung einer ausführlichen Anamnese, gepaart mit guter Kenntnis der Systematik endokriner Krankheitsbilder, ein wesentlicher Bestandteil auf dem Weg zur korrekten Diagnose und Therapie endokriner Krankheiten. Charakteristische Befunde bei der Inspektion von Patienten mit endokrinen Krankheiten finden sich in Tabelle 1-3.

Tabelle 1-3 Charakteristische Befunde bei der Inspektion von Patienten mit endokrinen Krankheiten.

- androgenetisches Effluvium
- Änderung der Hautfarbe
- Behaarungstyp
- Gesichtsplethora
- Pterygium colli
- Büffelnacken
- Stammfettsucht
- Striae
- häufige Hämatome
- Geroderm
- endokrine Orbitopathie
- Struma
- Stridor
- Ödeme
- Gynäkomastie
- Hochwuchs, Kleinwuchs
- Acanthosis nigricans
- rhombische Schambehaarung bei der Frau
- hypoplastisches Genitale
- Necrobiosis lipoidica
- prätibiale Ödeme
- Mal perforant

2 Anamnese bei endokrinen Krankheiten

Die für die Diagnose spezieller Krankheiten wichtigen allgemeinen körperlichen, aber auch lokalen Symptome werden in den einzelnen Kapiteln ausführlich behandelt. Hier können wichtige Gesichtspunkte bei der Anamnese endokriner Erkrankungen nur kursorisch beschrieben werden.

2.1 Hypothalamus und Hypophyse (Kap. 4-10)

Die wichtigsten lokalen Symptome bei hypothalamisch-hypophysären Krankheitsbildern unterschiedlicher Ätiologie sind Kopfschmerzen sowie, bedingt durch die Nähe zum N. opticus, insbesondere bei Hypophysentumoren, Sehstörungen und Gesichtsfeldausfälle im Sinne eines Chiasmasyndroms.

Die Symptome hormoneller Ausfälle einzelner endokriner Achsen sind von Symptomen der Überproduktion zu unterscheiden. Die durch Ausfälle der einzelnen Organe verursachten Symptome müssen vor der Pubertät und im Erwachsenenalter unterschiedlich beurteilt werden. Anamnestisch sind Wachstumsstörungen und eine Amenorrhö häufig die initialen Symptome. Abnahme der Leistungsfähigkeit, Veränderung der Hautfarbe, Kälteempfindlichkeit und Frieren werden lange Zeit nicht als Symptom einer schweren hypothalamisch-hypophysären Störung eingeordnet. Dagegen führt das abrupte Auftreten eines gesteigerten Durstgefühls mit Polydipsie und Polyurie rasch zur Diagnose eines Diabetes insipidus.

Die Symptome der Mehrsekretion einzelner Hormone führen je nach dem Zeitpunkt des Auftretens der Erkrankung zu vermehrtem Längenwachstum (präpubertär) und Akrenwachstum (postpubertär) mit Zunahme von Ringweite und Schuhgröße. Die Mehrproduktion von Prolaktin führt zu Galaktorrhö und sekundärer Amenorrhö und damit zu einer raschen Diagnose bei der Frau, während Libido- und Potenzverlust beim Mann häufig erst sehr spät zur Diagnose eines Hypophysentumors führen.

2.2 Schilddrüse (Kap. 16-25)

In der sensiblen Region des Halses führen Veränderungen von Halsumfang, Schmerzen sowie Kloßgefühl rasch zur Diagnose einer Schilddrüsenerkrankung. Atemnot, Heiserkeit sowie Ohrenschmerzen können Ausdruck von entzündlichen, aber auch von malignen Erkrankungen sein.

Bei der Anamneseerhebung sind Fragen nach Beeinträchtigungen durch Herzrhythmusstörungen, nach dem Verhalten von Körpergewicht, Wärme- oder Kälteintoleranz sowie nach Obstipation oder Diarrhö wichtig. Informationen über Veränderungen der psychischen Stabilität im konstanten Lebensumfeld sind wichtig. Besondere Aufmerksamkeit sollte den endokrinen Augensymptomen gewidmet werden. Ein großer Teil hyperthyreoter Patienten mit Morbus Basedow beschreibt in der Anamnese schon lange vorher aufgetretene Augensymptome. Vor allem bei älteren Patienten können sich Schilddrüsenerkrankungen mono- oder oligosymptomatisch darstellen und zu unterschiedlichsten anamnestischen Angaben führen. So sind allgemeine Fragen nach vermehrter Müdigkeit, gesteigertem Schlafbedürfnis, abnehmender Konzentrationsfähigkeit und Hörminderung wichtig.

2.3 Knochenstoffwechsel und Nebenschilddrüse (Kap. 34-44)

Die Symptome der manifesten Unterfunktion der Nebenschilddrüsen sind auffällig und stellen in den meisten Fällen kein diagnostisches Problem dar.

In der Anamnese werden tetanische Anfälle mit genauer Beschreibung und Häufigkeit angegeben. Der Patient sollte nach Anfällen von Atemnot und möglichen Schilddrüsenoperationen gefragt werden. Dagegen sind bei der Anamneseerhebung die Symptome der Überfunktion weniger auffällig. Knochenfrakturen, Ulkusleiden und rezidivierende Pankreatitiden sowie eine Nephrolithiasis weisen nicht direkt auf eine veränderte Nebenschilddrüsenfunktion bzw. einen veränderten Knochenstoffwechsel hin. Beim Hyperkalzämiesyndrom muß differentialdiagnostisch bereits bei der Anamneseerhebung nach malignen Erkrankungen gefahndet werden.

2.4 Nebenniere (Kap. 26-33)

Die chronische ebenso wie die akute Nebennierenrindenunterfunktion ist auch heute noch ein sehr schwer zu diagnostizierendes Krankheitsbild und wird in der Schwere der Erkrankung häufig unterschätzt.

Selbst Todesfälle im Jugendlichen- und Erwachsenenalter sind bei akutem Auftreten einer *Nebennierenrindenunterfunktion* durch gezielte Erhebung einer speziellen Anamnese vermeidbar. Veränderungen der Hautfarbe im Sinne einer Hyperpigmentierung insbesondere von Narben, Muskelschwäche, Hypotonie und Abnahme der Leistungsfähigkeit sowie abdominelle Beschwerden (akutes Abdomen) sind bei der Erhebung der Anamnese zu beachten. Wichtig ist auch die Frage nach einer Tuberkulose in der Eigen- oder Familienanamnese. Die *Überfunktion der Nebenniere* führt bei Überproduktion der Glukokortikoide zu einer veränderten Verteilung des Fettgewebes, Muskelschwäche und charakteristischen Hautveränderungen. Sehr häufig sind Hirsutismus sowie Amenorrhö, Libidoverlust beim Mann und milde bis ausgeprägte Depressionen Zeichen der Stoffwechselentgleisung. Konstante, aber auch krisenhafte Erhöhung des Blutdrucks sind bei der Anamneseerhebung besonders zu beachten (so kann zum Beispiel ein Phäochromozytom mit ektoper ACTH-Produktion gleichzeitig zu krisenhaften Blutdruckanstiegen wie zu dem ausgeprägten Phänotyp eines Cushing-Syndroms führen; Einzelheiten s. Kap. 27). Auch die Medikamentenanamnese sowie Fragen nach dem sozialen Umfeld (Alkoholismus?) sind wichtig.

2.5 Gonadenfunktion und Fertilitätsstörungen (Kap. 45-61)

Bei *Frauen* beinhaltet die gezielte Anamnese ovarieller Funktionsstörungen die Fragen nach der Pubertätsentwicklung, nach Schwangerschaften, spontanen oder induzierten Aborten sowie nach gynäkologischen Operationen. Auch nach Veränderungen der Haut (Hirsutismus, Akne bei PCO-Syndrom) muß gefragt werden.

Da Regelanomalien bis hin zur Amenorrhö häufig Symptome anderer endokriner oder auch nichtendokriner Erkrankungen sein können, ist hier die allgemeine Krankheitsanamnese von großer Bedeutung.

Bei *Männern* mit Hinweis auf Gonadenfunktionsstörungen sowie Abklärung der Fertilität muß nach Veränderungen in Libido, Potenz und Erektionsverhalten gefragt werden. Hierbei ist auch die Anamnese der Kinderkrankheiten (z.B. Mumps, Orchitis) wichtig. Speziell bei Patienten mit Kinderwunsch darf auch die Frage nach dem Sexualverhalten kein Tabu darstellen.

2.6 Diabetes mellitus (Kap. 67)

Die gezielte Anamnese bei Patienten mit Diabetes mellitus umfaßt Fragen nach typischen Symptomen wie Durst, Polyurie, Gewichtsverlust, trockene Haut, Pyodermien, Juckreiz, verminderte Leistungsfähigkeit, aber auch Amenorrhö, Impotenz und Sehverschlechterung.

Die klassischen Symptome sind meist Ausdruck einer schweren bisher unbehandelten Erkrankung.

Wichtig sind anamnestische Hinweise wie familiäre Belastung, Vorliegen von Manifestationsfaktoren, vorzeitige Arteriosklerose, aber auch Fehlgeburten sowie Makrosomie der Neugeborenen als Hinweis auf einen Gestationsdiabetes.

3 Untersuchungstechniken bei Patienten mit endokrinen Krankheiten

Bei der Untersuchung des Patienten mit dem Verdacht auf eine endokrine Krankheit muß auf bestimmte körperliche Merkmale besonders geachtet werden.
Nachfolgend werden die wichtigsten dieser Merkmale beschrieben. Ausführliche Hinweise zu den einzelnen Krankheitsbildern sind in den entsprechenden Kapiteln detailliert dargestellt.

3.1 Hypothalamus und Hypophyse (Kap. 4)

Erkrankungen von Hypothalamus oder Hypophyse führen in den meisten Fällen zu einem Hormonmangel, seltener zu Syndromen der Hormonüberproduktion.

Insbesondere bei Kindern und Jugendlichen müssen Größen- und Gewichtsentwicklung anhand eines Somatogramms beurteilt werden. Wachstumsstillstand (z.B. bei Hyperkortisolismus) oder Wachstumsbeschleunigung außerhalb des Pubertätsschubes können anhand von Somatogrammen rasch als pathologisch eingestuft werden. Bei hypophysären Erkrankungen ist neben Hautbeschaffenheit, Atrophie der Genitalorgane, insbesondere auf Veränderungen der Nebennierenfunktion sowie Ausprägung der Sekundärbehaarung zu achten. Zeichen der Hormonüberproduktion von hypophysären Hormonen führen zu auffälligen körperlichen Veränderungen wie akromegalen Zügen, Gigantismus im Jugend- und frühen Erwachsenenalter, massiven Veränderungen im Bereich der Haut (Striae) sowie bei großen Hypophysentumoren zu Beeinträchtigungen des Sehnervs (Gesichtsfeldausfälle) und Augenmuskellähmungen.

3.2 Schilddrüse (Kap. 16)

Bei der Untersuchung der Schilddrüse muß neben der Größe v.a. auch auf Knoten, deren Konsistenz und Abgrenzbarkeit von der Umgebung, und auf Schmerzempfindlichkeit bei der Palpation geachtet werden. Einengungen der Trachea, Schwellungs- und Stauungszustände führen zu Atmungsproblemen und sind Hinweis auf eine Vergrößerung der Schilddrüse.

Bei allen Schilddrüsenerkrankungen ist die Beurteilung der Hautbeschaffenheit von großer Bedeutung und kann über die aktuelle Funktion des Schilddrüsenstoffwechsels eine Aussage möglich machen.

Bei einer gleichzeitigen Augenbeteiligung muß auf doppelt oder einseitig ausgebildete Symptome, Schwellungen der Lider, Doppeltsehen sowie neurovegetative und motorische Funktionseinschränkungen geachtet werden. Hierbei sollten folgende Zeichen präsent sein:
- Oberlidretraktion beim Blick geradeaus (Dalrymple)
- Oberlidretraktion beim Senken des Blickes (Gräfe)
- seltener Lidschlag (Stellwag)
- Konvergenzschwäche (Möbius).

3.3 Knochenstoffwechsel und Nebenschilddrüse (Kap. 34)

Bei der Untersuchung des Skeletts muß auf Veränderungen während der Entwicklungsphase besonderes Augenmerk gelegt werden. Kyphoskoliose oder Hühnerbrust sind ebenso zu beachten wie Veränderungen der normalen Verhältnisse von halber Spannweite zu Oberlänge zu Unterlänge, die im Normalfall jeweils 1:1:1 sein sollten. Veränderungen dieser Verhältnisse finden sich bei allen Erkrankungen mit Wachstumsstörungen, auch bei solchen, die durch Chromosomenanomalien bedingt sind.

Bei einer latenten Tetanie durch manifesten oder passageren Hypoparathyreoidismus ist auf das Vorliegen des Chvostek-Zeichens (das Beklopfen des N. facialis vor dem äußeren Gehörgang führt zu Zuckungen an Mundwinkeln im Bereich des Nasenflügels und des M. orbicularis oculi) und das Trousseau-Zeichen zu achten, bei dem bei der Kompression des Oberarms über drei Minuten ein Karpalspasmus nachgewiesen werden kann.

3.4 Nebenniere (Kap. 26)

Die Symptome der manifesten *Unterfunktion* sind leicht erkennbar, aber differentialdiagnostisch schwierig einzuordnen. Die durch den Ausfall der Mineralokortikoide bedingte Hypertonie, Dehydratation sowie Hyperpigmentierung sind auffällig.

Bei einer *Überproduktion* ist die Haut dünn und verletzlich und weist meist über daumenbreite, livide Striae, besonders im Bereich von Axilla, Abdomen, Hüften sowie Brüsten auf. Die Nebennierenüberfunktion führt bei Mineralokortikoid- ebenso wie bei Glukokortikoidsekretion zu einer arteriellen Hypertonie. Die Körperfettverteilung ist beim Morbus Cushing zentripetal vermehrt und bei einem Mangel an Glukokortikoiden deutlich reduziert. Psychische Symptome treten bei der Mehrsekretion von Glukokortikoiden in 50% der Fälle in Erscheinung. Hierzu gehören sowohl Depressionen als auch Psychosen. Einzelheiten sind in den entsprechenden Fachkapiteln ausführlich dargestellt.

3.5 Gonadenfunktion und Fertilitätsstörungen (Kap. 45 und 53)

Bei Jugendlichen wie bei Erwachsenen muß auf Genitalfehlbildungen, Veränderungen der Körpergröße und -proportionen sowie auf Veränderungen der Spannweite geachtet werden. Die häufige Pubertätsgynäkomastie muß von einer echten, tumorbedingten Erkrankung abgegrenzt werden. Bei der andrologischen Untersuchung muß neben der Untersuchung von Penis, Beschaffenheit der Testes mit Abschätzung der Größe, Konsistenz und Lage, auch die Prostatagröße untersucht werden, damit ein Androgenmangel nicht übersehen wird. Bei Frauen muß neben der Beurteilung der Sekundärbehaarung auf vermehrtes Haarwachstum, Virilismus sowie gemeinsam mit dem Gynäkologen auf Veränderungen des inneren Genitales geachtet werden.

3.6 Diabetes mellitus (Kap. 67)

Während die Symptome der akut auftretenden Erkrankung rasch erkannt werden, ist ein sich langsam manifestierendes Krankheitsbild oder ein Gestationsdiabetes häufig eine Herausforderung an den untersuchenden Arzt. Während beim Typ-I-Diabetes die Erstmanifestation durch Streß, wie Infekte oder Traumen, akut ausgelöst wird, entwickelt sich der Typ-II-Diabetes in der Regel über viele Jahre. Beim manifesten Typ-II-Diabetes sind anfangs keine auffälligen Beschwerden erkennbar. Der Schwerpunkt der körperlichen Untersuchung muß daher auf die Früherkennung von chronischen Komplikationen gelegt werden: So müssen Sehverlust aufgrund von Veränderungen an Retina und Iris und Sekundärglaukom, Symptome der Nephropathie und Kardiomyopathie aufgrund mikroangiopathischer Veränderungen erkannt werden. Die neurologische Untersuchung zur Erfassung von diabetischen Neuropathien, auch unter Konsultation eines erfahrenen Neurologen, hat einen wichtigen Stellenwert.

2 Prinzipien endokrinologischer Funktionsdiagnostik

Bruno Allolio

1	Einleitung	7
2	Der klinische Kontext	8
3	Die serielle Messung von Hormonkonzentrationen	8
4	Diagnostische Paare	9
5	Dynamische Funktionstests	10
6	Fehler in der Diagnostik endokriner Störungen	11

1 Einleitung

In der klassischen Endokrinologie sind Hormone Botenstoffe, die über die Blutbahn ihre Zielzellen erreichen und über spezifische Hormonrezeptoren ihre Wirkung entfalten. Dieses Konzept hat durch den Nachweis, daß Hormone auch parakrin und autokrin wirken können, eine wesentliche Erweiterung erfahren. Trotzdem bleibt für viele Hormone die Blutzirkulation der entscheidende Verbindungsweg zwischen hormonsezernierender Zelle und Zielzelle.

Die Entwicklung moderner Immunoassays erlaubt heute die sichere quantitative Bestimmung von Hormonkonzentrationen im Serum, aber auch in anderen Körperflüssigkeiten wie Urin, Liquor oder Speichel. Dabei gilt jedoch:

Die Bestimmung der Konzentration eines einzelnen Hormons im Serum ist oft nicht ausreichend, um eine Normabweichung sicher nachzuweisen oder zuzuordnen.

So kann ein niedriges *Serumkortisol* einerseits Hinweis auf eine Nebennierenrindeninsuffizienz sein, andererseits in einer Ruhephase eine physiologische Sekretionspause widerspiegeln. Viele Normbereiche für Hormone sind weit gespannt. Ein im oberen Normbereich gelegenes *Thyroxin* kann bereits eine deutliche Steigerung der individuellen Thyroxinsekretion im Sinne einer Hyperthyreose anzeigen, wenn unter euthyreoten Bedingungen der Thyroxinwert im unteren Normbereich gelegen ist.

Nahezu jede Hormonsekretion ist einer *negativen Rückkopplung* unterworfen. Das klassische Beispiel hierfür ist die hypophysäre Hormonsekretion. Die Hormone von Schilddrüse, Nebenniere und Gonaden wirken auf Hypothalamus und Hypophyse zurück und regulieren damit die Sekretion der trophischen hypophysären Hormone (Abb. 2-1). Ähnliche Rückkopplungsmechanismen spielen für nahezu alle Hormonsysteme eine herausragende Rolle, wobei das Rückkopplungssignal durchaus nicht immer hormoneller Natur sein muß, sondern auch durch Metaboliten (Rückkopplung von Glukose auf die Insulinsekretion), Elektrolyte (Wirkung von Kalzium auf Parathormon) oder Osmolalität bzw. extrazelluläres Volumen (Vasopressin, Renin, Aldosteron) vermittelt sein kann.

Diese regulative Natur von Hormonsekretion muß in der Diagnostik grundsätzlich erfaßt werden.

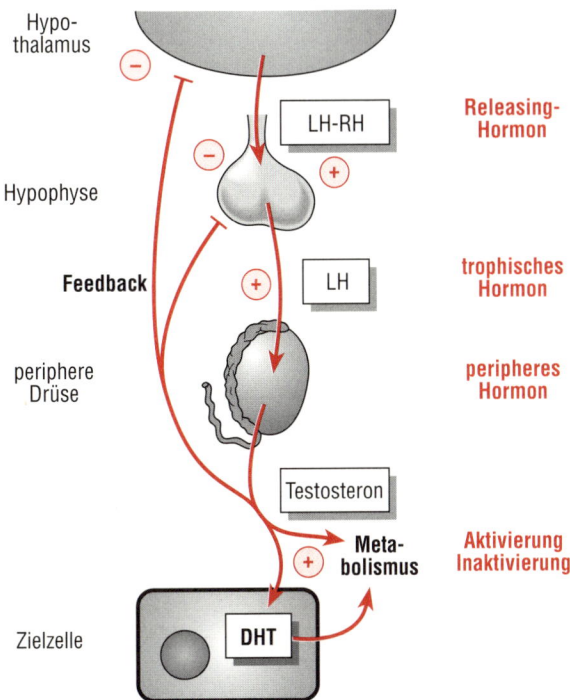

Abb. 2-1 Elemente hormonaler Regelkreise am Beispiel der Hypothalamus-Hypophysen-Gonaden-Achse.

Auch noch aus anderen Gründen ist die Einzelmessung eines Hormons im Plasma von begrenzter Aussagekraft: Fast alle Hormone werden episodisch sezerniert und/oder folgen einer *Tagesrhythmik* [7]. Periodische Hormonsekretion ist hochevident im Monatszyklus der menstruierenden Frau. Eine Hormonanalytik der Gonadenfunktion ohne Berücksichtigung der Zyklusphase muß vielfach zu Fehlinterpretationen führen. Für eine Fülle von anderen Hormonen sind Tagesrhythmen beschrieben, wobei nicht selten ein sekretorisches Maximum während der Schlafphase beobachtet wird (z.B. beim Wachstumshormon). Die Standardisierung des Zeitpunktes einer Blutentnahme zur Hormonbestimmung wird damit wesentliche Voraussetzung zur Bewertung des Meßergebnisses.

Bei zahlreichen Hormonen ist die Sekretion während des Tages nicht nur durch eine Tagesrhythmik, sondern auch durch zahlreiche *pulsatile sekretorische Episoden* charakterisiert, die von wechselnd langen Ruhephasen gefolgt sind (Abb. 2-2). Da im Einzelfall das Sekretionsmuster nicht vorausgesagt werden kann, wird eine einzelne Blutentnahme zwischen dem tageszeitlich möglichen Hormonnadir und Hormonmaximum jeden beliebigen Zwischenwert annehmen können. Die Einzelbestimmung von Wachstumshormonen ist damit fast nie ausreichend, eine Akromegalie zu sichern. Eher gelingt es durch den Nachweis einer sehr niedrigen Wachstumshormonkonzentration in einer Einzelbestimmung, eine Akromegalie auszuschließen [8].

Endokrinologische Diagnostik muß so angelegt werden, daß sie Hormonrhythmik und pulsatile Sekretion in die Überlegungen mit einbezieht.

Ein noch weitgehend ungelöstes Problem in der endokrinen Funktionsdiagnostik ist die Analyse von Hormonwirkung auf die Zielzellen. Wichtige Ausnahmen sind die Messung der Insulinwirkung über die Bestimmung der Blutglukose und die Messung der Parathormonwirkung über die Bestimung des Serumkalziums. Eine Hilfe ist die Erfassung der Wirkung peripherer Hormone auf die hypophysäre Hormonsekretion (z.B. TSH-Suppression bei primärer Hyperthyreose). Schwieriger ist es, die Wirkung eines Zuviel oder eines Defizites an Hormon in der Peripherie zu sichern. So wäre es beispielsweise wünschenswert, ein quantitatives Maß dafür zu haben, ob eine aktuell gemessene Kortisolsekretion den Bedarf des Körpers deckt oder über- bzw. unterschreitet.

2 Der klinische Kontext

Anamnese und körperliche Untersuchung bei Patienten mit Verdacht auf Endokrinopathien (Kap. 1) stellen im Rahmen der Funktionsdiagnostik die bedeutsamste Methode dar, um klinisch relevante Hormonwirkungen nachzuweisen und einzuordnen. Ist bei einer jungen Patientin mit einer hypophysären Raumforderung ein regelmäßiger Menstruationszyklus vorhanden, so kann mit großer Sicherheit auf eine intakte Hypophysenvorderlappenfunktion geschlossen werden. Die Dokumentation einer normalen Wachstumsgeschwindigkeit über einen längeren Zeitraum spricht für eine physiologische Wachstumshormonsekretion auch bei fehlendem Wachstumshormonanstieg in der Insulinhypoglykämie. Bei gleichzeitig gesteigerter TSH- und Thyroxinkonzentration im Serum weist eine Klinik mit Tachykardie, Tremor und Wärmeintoleranz auf eine Hyperthyreose durch einen TSH-sezernierenden Hypophysentumor hin, während bei euthyreoter Klinik eher an eine Schilddrüsenhormonresistenz gedacht werden muß. Eine banale aber im Alltag häufig nicht beachtete Forderung lautet daher:

Nur nach kompetenter endokrinologischer Anamnese und körperlicher Untersuchung können Hormonmessungen sicher bewertet werden.

Anamnese und Befund sind aber nicht nur wichtig zur Erfassung von Hormonwirkungen im Rahmen der Funktionsdiagnostik, sondern auch um anhand der Beschwerden des Patienten das *Therapieziel*, nämlich die Beseitigung dieser Beschwerden, klar zu *definieren*. Nur so wird sicher der Fehler vermieden, daß die Behandlung von Hormonwerten an die Stelle der Behandlung des Patienten tritt.

3 Die serielle Messung von Hormonkonzentrationen

Eine der möglichen Antworten der endokrinen Funktionsdiagnostik auf das Problem der endokrinen Rhythmik und der episodischen Sekretion besteht in der Durchführung von seriellen Hormonmessungen. Die engmaschige Kontrolle eines Parameters unter

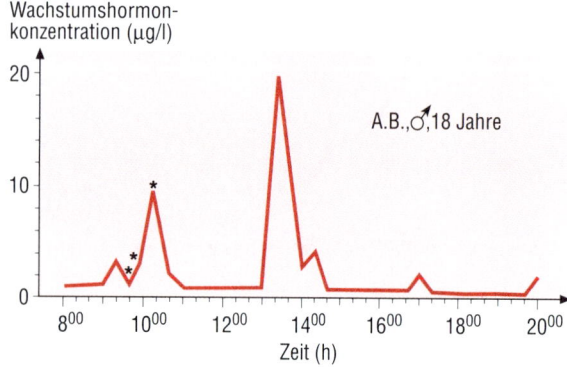

Abb. 2-2 Pulsatile Sekretion von Wachstumshormon bei einem 18jährigen, gemessen über 12 h.

Berücksichtigung seiner Halbwertszeit im Serum über 24 h erlaubt die Erfassung der spontanen Hormonsekretion und kann Störungen der Tagesrhythmik und quantitative Abweichungen nachweisen. So ist die engmaschige Messung der nächtlichen Wachstumshormonsekretion der Goldstandard zur Erfassung eines Wachstumshormondefizits [1]. Auch die Aufhebung der Kortisoltagesrhythmik beim Cushing-Syndrom wird so erfaßt.

Die engmaschige Hormonmessung hat wesentliche *Nachteile*. An erster Stelle stehen die Kosten, die durch die Fülle der Messungen und den hohen Personalaufwand entstehen und die Belastung des Patienten, dem häufig ein signifikantes Blutvolumen entnommen wird und der stationär aufgenommen werden muß. Darüber hinaus besteht die Gefahr, daß durch die besonderen Bedingungen der Untersuchung (Streß, Schlafstörung) das Ergebnis verfälscht wird und man eine durch den Untersuchungsgang alterierte Hormonsekretion erfaßt. Deshalb gilt, daß die Aussagekraft einer normalen Rhythmik im Sinne des Ausschlusses einer Störung deutlich über der Aussagekraft einer nachgewiesenen Normabweichung liegt.

Verschiedene Möglichkeiten bestehen, um die Vorgehensweise zu ökonomisieren. So kann man den Einfluß von tagesrhythmischen Schwankungen vermindern, indem man mehrere Hormonproben in einem geeigneten Abstand abnimmt und dann poolt. Der aus dem gepoolten Serum bestimmte Meßwert spiegelt dann die *mittlere Hormonkonzentration* wider. Dieses Verfahren bewährt sich z.B. bei der Erfassung der Testosteron- und auch der Prolaktinkonzentration im Serum. Eine weitere Möglichkeit besteht darin, die seriellen *Messungen zeitlich zu begrenzen* (z.B. Messung der Wachstumshormonsekretion in den ersten 6 h nach Eintreten des Tiefschlafes) oder Bestimmung der endogenen pulsatilen LH-Sekretion über einen begrenzten Zeitraum während des Tages.

Im Einzelfall ist die Bestimmung eines Hormons bzw. eines Hormonmetaboliten im *24-Stunden-Urin* ein Ersatz für serielle Hormonmessungen im Serum. Zwar gelingt es hierdurch nicht, episodische Sekretion zu erfassen, aber die Bestimmung im 24-Stunden-Urin entspricht einer Erfassung des Sekretionsintegrals und ist damit geeignet, einen Hormonexzeß z.B. beim Phäochromozytom (Katecholamine im 24-Stunden-Urin) oder beim Cushing-Syndrom (freies Kortisol im 24-Stunden-Urin) nachzuweisen. Schwierigkeiten entstehen durch fehlerhaftes Sammeln und Probleme der Hormonmessung im Urin.

Für manche Steroidhormone (Kortisol, 17-(OH)-Progesteron, Testosteron) ist die *Messung im Speichel* ein attraktives Verfahren zur Analyse von endokrinen Rhythmen und episodischer Sekretion. Im Speichel wird nur der freie, biologisch wirksame Anteil der Steroidhormone erfaßt. Die Speichelgewinnung ist nicht mit dem Streß einer Blutentnahme verbunden und kann ambulant durchgeführt werden [2]. Diese Methode sollte weitere Verbreitung finden. Es bleibt das Problem der großen Probenzahl.

4 Diagnostische Paare

Da die meisten Hormone unter Rückkopplungskontrolle stehen, ist es für die Beurteilung von Normabweichungen ein entscheidender Vorteil, wenn regulativ zusammengehörige Parameter gemeinsam bestimmt werden [4]. Die Bestimmung von diagnostischen Paaren ist ein zentrales Konzept der endokrinen Funktionsdiagnostik. Typische Beispiele sind die Messung von

- freiem Thyroxin und TSH
- Parathormon und Kalzium
- Plasmareninaktivität und Aldosteron
- Testosteron und LH.

So kann ein niedrig normales Testosteron in Verbindung mit einem deutlich erhöhten LH eine beginnende Leydig-Zellinsuffizienz signalisieren. Die Interpretation eines leicht erhöhten intakten Parathormons ist bei erhöhtem Kalzium vollständig anders als bei einem im unteren Normbereich gelegenen Kalzium. Die möglichen Konstellationen bei diagnostischen Paaren sind schematisch in Abbildung 2-3 dargestellt. Werden beispielsweise TSH und Thyroxin erniedrigt gefunden, so kann als Ursache eine verminderte TSH-Sekretion der Hypophyse angenommen werden. Erhöhtes TSH bei niedrigem Thyroxin ist Ausdruck einer primären Schilddrüseninsuffizienz. Erhöhtes Thyroxin bei erniedrigtem TSH ist charakteristisch für eine autonome Überfunktion, die ihre Ursache in einer primär gesteigerten Sekretion von Thyroxin durch die Schilddrüse hat. Die gleichzeitige Erhöhung von TSH und Thyroxin erlaubt zwei Interpretationsmöglichkeiten: Neben einer autonomen Steigerung der hypophysären TSH-Sekretion mit konsekutiver Steigerung der Schilddrüsenhormonsekretion kann auch eine Endorganresistenz gegen Schilddrüsenhormone vorliegen.

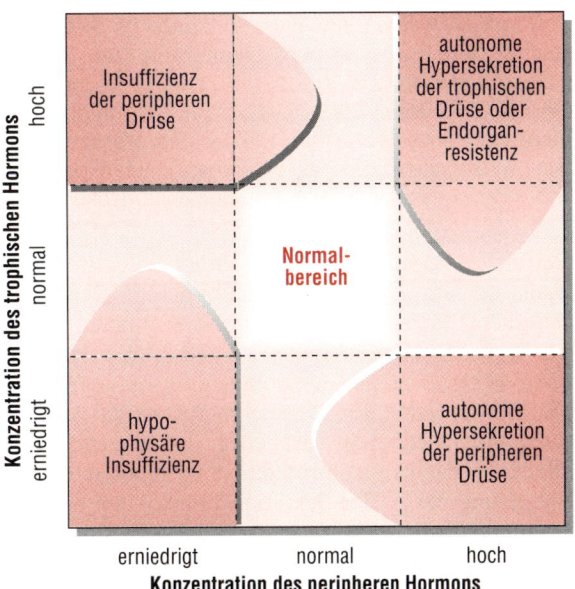

Abb. 2-3 Schematische Darstellung möglicher Konstellationen bei diagnostischen Paaren in der endokrinologischen Diagnostik.

Die Verknüpfung bei manchen diagnostischen Paaren ist so eng, daß es sinnvoll wird, nicht eindimensionale Normbereiche zugrunde zu legen, sondern eine zweidimensionale Normfläche aus den regulativ gekoppelten Parametern zu konstruieren. Man denke an die Verbindung von Plasma-ADH-Konzentrationen und Plasmaosmolalität (Kap. 10) [6].

Versagen kann das Konzept der diagnostischen Paare, wenn komplexe Störfaktoren die hypothalamisch-hypophysäre Funktionseinheit beeinflussen, z.B. bei regulativer Verminderung der Gonadotropinsekretion unter anhaltender körperlicher Belastung. Begrenzungen des Konzeptes sind auch dadurch gegeben, daß milde Störungen bisweilen nicht entdeckt werden können. So kann bei einem zentralen Cushing-Syndrom sowohl das Plasma-ACTH als auch das Serumkortisol bei einer basalen Blutentnahme im Normbereich gefunden werden. Hier sind zur Klärung dynamische Tests notwendig.

5 Dynamische Funktionstests

Durch den Einsatz dynamischer Funktionstests werden die Prinzipien der basalen Hormonmessung, der Analyse von Hormonwirkung, serielle Hormonbestimmungen und die Messung diagnostischer Paare variabel kombiniert. Darüber hinausgehend erzeugen die Funktionstests definierte Bedingungen und machen die Diagnostik unabhängig von der individuellen Spontansekretion [4, 8].

Prinzipien verschiedener endokriner Funktionstests werden an unterschiedlichen Stellen in diesem Buch besprochen und ein eigener Abschnitt mit Protokollen wichtiger Tests ist dem Anhang beigefügt. Hier können nur die Grundüberlegungen dargestellt werden. Sinnvollerweise werden die Funktionstests in Stimulationstests und Suppressionstests unterteilt (Tab. 2-1).

Stimulationstests werden eingesetzt um die Unterfunktion eines Hormonsystems nachzuweisen. *Suppressionstests* werden eingesetzt, um bei endokriner Überfunktion eine Störung der negativen Rückkopplung aufzudecken.

Bei vielen *Stimulationstests* werden Releasing-Hormone injiziert, die zur Stimulation glandotroper und peripherer Hormone führen. Andere Stimulationstests unterbrechen die Rückkopplung und führen damit zu einer Steigerung der hypothalamisch-hypophysären Hormonsekretion. Ein Beispiel hierfür ist die Anwendung von Metyrapon, das über eine enzymatische Blockade der Kortisolproduktion zu einer reaktiven Steigerung der ACTH-Sekretion führt. Auch die Anwendung eines definierten Stresses (z.B. durch Insulinhypoglykämie oder Fahrradergometerbelastung) kann eingesetzt werden. Durch die Anwendung solcher Streßtests kann die Funktion ganzer regulativer Kaskaden (Abb. 2-1) gesichert werden. So weist ein

Tabelle 2-1 Auswahl von Testverfahren in der endokrinen Funktionsdiagnostik.

Organsystem	Stimulus	supprimiertes Hormon
Suppressionstests		
Hypothalamus/ Hypophyse	Glukose Dexamethason	Wachstumshormon ACTH/Kortisol
Schilddrüse	Thyroxin	Jodaufnahme in die Schilddrüse
Nebenniere	NaCl Clonidin	Renin/Aldosteron Noradrenalin
Inselzellapparat	Hungerversuch	Glukose/Insulin
Stimulationstests		
Hypothalamus/ Hypophyse	Hypoglykämie	Wachstumshormon, ACTH/Kortisol
	Arginin	Wachstumshormon
	Clomiphen	Gonadotropine
	Durst	ADH
	Metyrapon	ACTH/11-Desoxycortisol
	CRH	ACTH/Kortisol
	LH-RH	Gonadotropine
	TRH	TSH/Prolaktin/ Wachstumshormon
	GH-RH	Wachstumshormon
Nebennieren	1-24 ACTH	Kortisol, 17-α-OH-Progesteron
	Orthostase	Plasmareninaktivität, Aldosteron
	Glukagon	Katecholamine
Gonaden	HCG	Testosteron
Schilddrüse	Pentagastrin	Calcitonin
	Kalzium	Calcitonin
Inselzellen	Glukose	Insulin

Kortisolanstieg in der Insulinhypoglykämie auf eine intakte hypothalamo-hypophysäre Nebennierenrindenachse hin, ohne daß die Einzelkomponenten dann noch geprüft werden müssen.

Eine *Sonderform* des Stimulationstests findet Verwendung bei endokriner Überfunktion. Er zielt auf den *Nachweis einer pathologischen Hormonantwort* auf die Stimulation. So führt die Gabe von TRH bei 50–70% der Patienten mit Akromegalie zum paradoxen Anstieg des Wachstumshormons. Eingesetzt wird diese Form der Stimulation auch im Rahmen des Glukagontests beim Phäochromozytom oder des Pentagastrintests beim C-Zell-Karzinom der Schilddrüse.

Suppressionstests können nicht ähnlich universell eingesetzt werden, spielen jedoch vielfach bei endokriner Überfunktion eine zentrale Rolle. Auch hier werden häufig exogene Hormone eingesetzt, um über Feedback-Systeme die Suppression eines endogenen Parameters auszulösen (z.B. Dexamethason zur Suppression des Plasma-ACTH und damit der endogenen Kortisolsekretion).

Die *Interpretation der Funktionstests* erfordert Erfahrung, zumal für viele Funktionstests nur eine begrenzte Datenbasis vorliegt. Die physiologische Ant-

wort auf einen Stimulationstest ist häufig variabel und Sensitivität und Spezifität der einzelnen Testverfahren sind begrenzt:
- Einflüsse von *Alter* und *Geschlecht* müssen berücksichtigt werden.
- Darüber hinaus können unterschiedliche *Krankheiten* (Niereninsuffizienz, Leberinsuffizienz, intensivpflichtige Störungen etc.) zu variablen Einflüssen auf das Testergebnis führen, so daß immer die individuelle klinische Situation miteinbezogen werden muß [4]. Ein subnormaler Anstieg des TSH im TRH-Test und erniedrigte periphere Schilddrüsenhormonwerte werden bei Zustand nach Hypophysenoperation als sekundäre Schilddrüseninsuffizienz interpretiert, bei einem Patienten mit Sepsis bedeutet dieser Befund eine prognostisch ungünstige, aber nicht behandlungsbedürftige regulative Anpassung.
- Auch zahlreiche *Medikamente* können das Ergebnis von Funktionstests modifizieren. Beispiele sind der beschleunigte Metabolismus von Dexamethason unter chronischer Phenhydantherapie [5]. Dopamin und Dopaminantagonisten beeinflussen die Antwort von TSH auf TRH und auch die Prolaktinsekretion [3]. Die aktuelle Pharmakotherapie bei Patienten, die sich endokrinen Funktionstests unterziehen, muß daher gut dokumentiert sein.

6 Fehler in der Diagnostik endokriner Störungen

Abschließend muß noch auf ein zentrales Problem endokrinologischer Diagnostik hingewiesen werden:

Endokrine Funktionsdiagnostik hat eindeutig Vorrang vor jeder Lokalisationsdiagnostik.

Die sorgfältige biochemische Charakterisierung erlaubt den gezielten und sparsamen Einsatz der bildgebenden Verfahren. Früher und indiskriminierter Einsatz der Bildgebung erzeugt Kosten und begünstigt Fehldiagnosen und falsche Therapien. Ein typisches Beispiel ist eine einseitige noduläre Hyperplasie bei zentralem Cushing-Syndrom, die ohne Funktionsdiagnostik leicht als Nebennierenadenom fehlgedeutet wird mit der falschen therapeutischen Konsequenz einer unilateralen Adrenalektomie.

Die Nichtbeachtung des Primats der Funktionsdiagnostik über die Bildgebung gehört zu den häufigsten Fehlern in der Diagnostik endokriner Störungen.

Literatur

1. Albertsson-Wikland, K., S. Rosberg: Analyses of 24-hour growth hormone profiles in children: relation to growth. J. Clin. Endocrinol. Metab. 67 (1988) 493–500.
2. Allolio, B., U. Deuß, D. Kaulen, G. Feltes, P. Kosse, W. Winkelmann: Verbesserte ambulante Diagnostik von Nebennierenrinden-(NNR-)Erkrankungen durch Messung von Cortisol im Speichel. Akt. Endokr. Stoffw. 7 (1986) 140–144.
3. Burrow, G. N., P. B. May, S. W. Spaulding et al.: TRH and dopamine interactions affecting pituitary hormone secretion. J. Clin. Endocrinol. Metab. 45 (1977) 65–72.
4. Griffin, J. E.: Dynamic tests of endocrine function. In: Wilson, J. D., D. W. Foster. Textbook of Endocrinology. 8th Edition, pp. 1663–1670. W. B. Saunders, Philadelphia 1993.
5. Jubiz, W., A. W. Meikle, R. A. Levinson et al.: Effect of diphenylhydantoin on the metabolism of dexamethasone: mechanism of the abnormal dexamethasone suppression in humans. New Engl. J. Med. 283 (1970) 11–14.
6. Robertson, G. L.: Vasopressin in osmotic regulation in man. Ann. Rev. Med. 25 (1974) 315–322.
7. Van Cauter, E., J. Aschoff: Endocrine and other biological rhythms. In: De Groot, L. J. et al. (eds.): Endocrinology, Vol. 3, 2nd ed. pp. 2658–2705. W. B. Saunders, Philadelphia 1989.
8. Ziegler, R., C. R. Pickardt, R. P. Willig (Redaktion): Deutsche Gesellschaft für Endokrinologie: Rationelle Diagnostik in der Endokrinologie. Thieme, Stuttgart – New York 1993.

3 Molekulare Genetik von endokrinen Krankheiten

Wolfgang Höppner

1	**Einleitung**	12
2	**Gene, genetischer Code, Informationsfluß**	12
2.1	Struktur von Genen	12
2.2	Regulation der Expression von Genen	13
3	**Pathogene Veränderungen der Erbinformation**	13
3.1	Chromosomale Veränderungen	13
3.2	Intragenetische Veränderungen	14
4	**Methoden zur Untersuchung von Genen**	14
4.1	Theoretische Grundlagen	14
4.2	Molekulare Diagnostik genetischer Erkrankungen	15
4.2.1	Allgemeine Aspekte	15
4.2.2	Chromosomenanalysen (Zytogenetik)	16
4.2.3	Direkte Genanalysen	16
4.2.4	Kopplungsanalysen	17
5	**Molekulargenetik**	17

1 Einleitung

Neuere Methoden der Molekularbiologie haben wesentlich zum Verständnis der Pathophysiologie erblich bedingter endokriner Erkrankungen beigetragen. Molekulare Defekte in Genen, die an Synthese, Sekretion, Transport und Übertragung hormoneller Signale beteiligt sind, werden mit der nukleären oder mitochondrialen DNS von den Eltern auf die Kinder übertragen. Auch sporadische Erkrankungen können auf defekten Genen basieren. Diese somatischen Mutationen, die in einzelnen Zellen auftreten, werden an alle Zellen weitergegeben, die klonal von der betroffenen Zelle abstammen und können Ursache für Hyperplasien sowie benigne oder maligne Tumoren sein.

Um die molekularen Grundlagen von genetisch bedingten Krankheiten zu verstehen, ist es wünschenswert, alle Einzelheiten über die Gene zu kennen: chromosomale Lokalisation, Sequenz, Regulation der Expression und Funktionsweise des Produktes, für das ein bestimmtes Gen den Bauplan darstellt. Von diesem umfassenden Wissen sind wir jedoch noch sehr weit entfernt. Für die meisten Krankheiten wird auch weiterhin die Vererbung aus dem klinischen Phänotyp abgeleitet. Der zugrundeliegende molekulare Defekt muß noch entdeckt werden.

Bei den Krankheiten, bei denen die Molekularbiologie aufgeklärt ist, ist aber eine molekulare Diagnostik nutzbringend einsetzbar.

2 Gene, genetischer Code, Informationsfluß

2.1 Struktur von Genen

Auf der chromosomalen DNS sind drei Arten von Genen kodiert:

– Die *erste Gruppe* von Genen enthält die Baupläne für Proteine. Von ihnen gibt es wahrscheinlich an die 100 000 verschiedene. Diese Gene werden zunächst durch das Enzym RNS-Polymerase II in eine RNS-Vorstufe umgeschrieben, die dann durch verschiedene Prozessierungsschritte in die reife Boten-mRNS (engl. messenger-RNS) umgeformt wird und als Matrize für die Proteinbiosynthese an den Ribosomen dient. Dabei kodieren immer 3 Basen für eine Aminosäure (Codon). Da bei 4 verschiedenen Basen 64 Kombinationsmöglichkeiten für Tripletts möglich sind, aber nur 20 proteinogene Aminosäuren existieren, können für die meisten Aminosäuren mehrere verschiedene Tripletts verwendet werden. Außerdem gibt es ein Triplett, das den Beginn der Proteinkette definiert (ATG) und Stopp-Codons, die das Ende der Proteinkette definieren (TAA, TAG, TGA).
– Die *zweite Gruppe* von Genen kodiert die RNS-Moleküle, die zum Prozessieren der mRNS-Vorstufen und beim Translatieren der mRNS in Protein benötigt werden. Ihre Anzahl ist auf wenige Dutzend beschränkt. Am besten untersucht sind die ribosomalen RNS-Moleküle, die bei der Bildung der Ribosomen eine wichtige Rolle spielen.
– Die *dritte Gruppe* von Genen kodiert für die Transfer-RNS. Diese relativ kleinen RNS-Moleküle wer-

den für den korrekten Einbau der verschiedenen Aminosäuren während der Proteinbiosynthese benötigt. Sie binden die Aminosäurebausteine in aktivierter Form und bestimmen durch die Anti-Codon-Sequenz, die komplementär zu der Triplettsequenz auf der mRNS-Matrize ist, den korrekten Zeitpunkt des Einbaus in die Proteinkette.

Die Gene bestehen aus dem zu transkriptionierenden Abschnitt, der die Kodierung für die Proteine und die verschiedenen RNS-Spezies enthält. Diese Bereiche werden *Exons* genannt. Sie sind unterbrochen von Abschnitten, die nicht für relevante Informationen kodieren (*Introns*). Zusätzlich bestehen die Gene aus Steuerbereichen, die für die Regulation der Transkription der Gene notwendig sind. Die Steuerbereiche bestehen aus dem proximalen *Promotor*, der wichtige regulatorische Elemente enthält, die für die Erkennung durch die RNS-Polymerase und den korrekten Beginn der Transkription entscheidend sind. Darüber hinaus gibt es weiter entfernte Steuerbereiche, die für die Modulation der Transkription benötigt werden. Hier wird entschieden, wann und in welchen Zellen ein Gen abgelesen und in RNS umgeschrieben wird. Je nach der Komplexität der Regulation eines bestimmten Gens kann der Steuerbereich sich über einige 100 bis einige 1000 Basenpaare erstrecken.

2.2 Regulation der Expression von Genen

Das genetische Material liegt zwar in allen Zellen (außer den kernlosen Erythrozyten und den Keimzellen) zweifach vor. Im Laufe der Evolution haben sich aber Zelldifferenzierungen ergeben, durch die jedes Gen nur in bestimmten Zellen und nur unter bestimmten Bedingungen genutzt wird. Die Expression von Genen muß daher präzise gesteuert werden. An spezifische kurze DNS-Sequenzen der oben beschriebenen Steuerbereiche, die als regulatorische Elemente bezeichnet werden, binden *Transkriptionsfaktoren*. Das sind Proteine, die in der Lage sind, die Transkription eines Gens spezifisch zu verstärken oder zu inhibieren, indem sie Wechselwirkungen mit anderen Transkriptionsfaktoren, vor allem aber mit dem Transkriptionskomplex, der aus dem Enzym RNS-Polymerase II und zahlreichen Hilfsproteinen besteht, treten. Die Transkriptionsfaktoren sind entweder gewebsspezifisch exprimiert, durch äußere Bedingungen in ihrer Aktivität moduliert oder durch Liganden (z.B. Hormone) reguliert.

Bei der Transkription entsteht zunächst ein Primärtranskript, das noch die von den Introns kodierten Abschnitte enthält. Anschließend werden während eines Reifungsvorganges die Intronabschnitte aus dem Primärtranskript entfernt. Diesen Vorgang bezeichnet man als *Spleißen*. Erst die reife mRNS gelangt in das Zytoplasma, wo sie für die Proteinbiosynthese zur Verfügung steht.

3 Pathogene Veränderungen der Erbinformation

Genetisch bedingte Erkrankungen können auf verschiedenen Arten von Defekten der DNS beruhen.

3.1 Chromosomale Veränderungen

Numerische Aneusomie: Abweichungen von der normalen numerischen chromosomalen Ausstattung führen über einen Gen-Dosis-Effekt zu komplexen Syndromen. Alle Produkte der Gene, die auf dem überzähligen oder fehlenden Chromosom lokalisiert sind, werden in zu hoher oder zu niedriger Dosis exprimiert. Beim *Down-Syndrom* (Trisomie 21) z. B. führen insbesondere die Produkte um den DNS-Marker D21S55 in der Bande 21q22.3 zu den spezifischen Symptomen. Ein Begleitsymptom von Aneusomien ist häufig eine mentale Retardierung, da mit hoher Wahrscheinlichkeit auch Genprodukte des Zentralnervensystems nicht adäquat exprimiert sind. Aus demselben Grund werden häufig auch komplexe Beeinträchtigungen hormoneller Systeme beobachtet, da die Wahrscheinlichkeit, daß die Funktion endokriner Drüsen, oder daß Hormonrezeptoren bzw. Komponenten der Signalübertragung betroffen sind, hoch ist.

Segmentale Aneusomie: Partielle Deletionen oder Duplikationen die größere Abschnitte eines Chromosoms betreffen ($>3 \times 10^6$ Basenpaare), sind zytogenetisch unter dem Lichtmikroskop feststellbar. Diese Veränderungen können zu unterschiedlich komplexen Krankheitsbildern führen, je nach dem wie viele und welche Gene dabei betroffen sind. Kleinere Veränderungen der DNS, die weniger als 3×10^6 Basenpaare betreffen und nicht zu sichtbaren Veränderungen der Chromosomen führen, sind nur mit molekularbiologischen Methoden zu analysieren.

Interchromosomale Rearrangements: Translokation von Genabschnitten zwischen verschiedenen Chromosomen können ebenfalls sehr komplexe Krankheitsbilder erzeugen, da auch hier möglicherweise mehrere Gene betroffen sind. Auch diese genetischen Aberrationen lassen sich durch zytogenetische Verfahren nachweisen, wenn die ausgetauschten Bereiche eine bestimmte Größe überschreiten. Andernfalls sind molekularbiologische Verfahren notwendig. Das bekannteste Beispiel einer Gentranslokation ist der reziproke Austausch von Abschnitten der Chromosomen 9 und 22 (Philadelphia-Translokation). Von dieser Umlagerung ist das Protoonkogen c-abl betroffen, eine Proteintyrosinkinase, die dadurch zum Onkogen aktiviert wird.

Intrachromosomale Rearrangements: Austausch von Abschnitten von benachbarten Regionen auf einem Chromosom wie Konversionen und Inversionen lassen sich durch zytogenetische Verfahren nachweisen, wenn die betroffenen Abschnitte ausreichend groß sind, um am veränderten Bandenmuster (der Metaphasechromosomen) im Lichtmikroskop erkennbar zu sein. Andernfalls sind auch hier molekularbiologische Methoden heranzuziehen.

3.2 Intragenetische Veränderungen

Intragenetische Deletionen und Insertionen: Häufig sind genetisch bedingte Erkrankungen auf kleinere molekulare Veränderungen zurückzuführen, wie Punktmutationen, kleinere Deletionen, Insertionen oder Duplikationen. Diese Veränderungen haben zur Folge, daß entweder Genprodukte teilweise fehlen oder durch eingefügte Bereiche unterbrochen sind. Häufig wird dabei das Leseraster unterbrochen. Dadurch entstehen Stopp-Codons, die einen vorzeitigen Abbruch der Proteinkette bei der Translation verursachen.
Punktmutationen: Es sind drei Arten von Punktmutationen zu unterscheiden, die in den kodierenden Bereichen der Gene, also in den Exons, vorkommen:
- Mutationen, deren Basenaustausch nicht zur Kodierung einer anderen Aminosäure führen, werden als *stumme Mutationen* bezeichnet. Wegen des degenerierten genetischen Codes sind sie für eine ganze Reihe von Aminosäuren möglich. Sie stellen lediglich einen Polymorphismus dar, d.h. zwei unterschiedliche Gentypen, aber keinen unterschiedlichen Phänotyp.
- Mutationen, die zur Kodierung einer anderen Aminosäure führen, werden als *Missense-Mutation* bezeichnet und können die Funktion eines Genproduktes stark beeinträchtigen. Hier führt der veränderte Genotyp häufig zu einer phänotypischen Veränderung.
- Der dritte Typ von Punktmutationen führt zu *Stopp-Codons* und damit zu Genprodukten, die nicht mehr funktionsfähig oder aber sehr stark beeinträchtigt sind.

Spleißmutationen: Treten Mutationen an den Übergängen von Exons zu Introns auf, so können diese dazu führen, daß der Spleißapparat ein oder mehrere Exons überspringt und dabei ein Genprodukt erzeugt, dem ein mehr oder weniger großes Stück fehlt. Die Proteine, die aus solchen Mutationen resultieren, sind nicht funktionsfähig. Liegen derartige Mutationen vor, ist die Analyse auf Proteinebene durch protein- oder immunchemische Methoden (Immunblot) möglich, vorausgesetzt es wird in Zellen exprimiert, die zugänglich sind (z.B. Fibroblasten, Lymphozyten).
Instabile repetitive Sequenzen: Eine weitere Variante genetischer Veränderungen betrifft repetitive DNS-Sequenzen, die in vielen Bereichen des Genoms gefunden werden. Diese Sequenzmotive können unterschiedlich häufig wiederholt werden, ohne daß damit für das Individuum Konsequenzen resultieren. Manche Gene enthalten aber offenbar eine variable Anzahl von Di- oder Trinukleotiden (Di-, Trinukleotid-Repeats) in besonders sensiblen Genbereichen. Bei einigen Patienten ist die Häufigkeit dieser Repeats instabil. Wenn die Anzahl der Wiederholungen in einem bestimmten Bereich bleibt, hat das keine pathologischen Auswirkungen. Expandiert aber die Anzahl der Trinukleotid-Repeats über ein bestimmtes Maß, so tritt ein pathologischer Phänotyp auf. Dieses Phänomen ist z.B. beim Fragile-X-Syndrom, Chorea Huntington und bei der myotonen Dystrophie die Krankheitsursache.
Veränderungen des mitochondrialen Genoms: Eine Reihe von chronisch degenerativen Erkrankungen die z.B. Gehirn, Herz, Muskel, Leber und Niere, aber auch endokrine Drüsen betreffen, lassen sich auf Mutationen im mitochondrialen Genom zurückführen. [28]. Das mitochondriale Genom ist 16 569 Basenpaare groß. Es kodiert einige Enzyme des mitochondrialen ATP-generierenden Systems und der oxidativen Phosphorylierung, 12S und 16S ribosomale RNS und die 22 Transfer-RNS-Moleküle, die für die mitochondriale Proteinbiosynthese benötigt werden. Da jede Zelle mehrere Mitochondrien besitzt (bis zu einigen Hundert) und jedes Mitochondrium mehrere DNS-Moleküle, können bis zu einige Tausend Kopien jedes mitochondrialen Gens pro Zelle vorliegen. In der mitochondrialen DNS kommen ebenso wie in der nukleären DNS Punktmutationen, Insertionen und Deletionen vor. Da die mitochondriale DNS bei der Befruchtung und der anschließenden Zellteilung fast ausschließlich aus dem Zytoplasma der Eizelle weitergegeben wird, findet man bei mitochondrialen Gendefekten in der Regel einen maternalen Erbgang. Mitochondrien haben eine hohe Mutationsrate, da sie keinen Mechanismus zur DNS-Reparatur besitzen. Somatische Mutationen können also jederzeit auftreten. Treten neue Mutationen in einzelnen Mitochondrien auf, so führt dies zu einer entsprechend heterogenen Mitochondrienpopulation in der Zelle.

4 Methoden zur Untersuchung von Genen

4.1 Theoretische Grundlagen

Bevor effektive molekularbiologische Methoden zur Verfügung standen, fand man den Defekt, der ein bestimmtes Krankheitsbild hervorrief, in der Regel auf biochemischem Wege heraus. So sind zahlreiche Hämoglobinopathien auf biochemischem Wege über das Protein und dessen veränderten Eigenschaften entdeckt und erst später auf DNS-Ebene charakterisiert worden. Diese Vorgehensweise bezeichnet man als „*Vorwärts-Genetik*" (engl.: forward genetics).

In den meisten Fällen ist jedoch das betroffene Protein nicht bekannt und somit keiner direkten biochemischen Untersuchung zugänglich. In diesen Fällen versucht man heute, das krankheitsverursachende Gen mit molekulargenetischen Methoden zu identifizieren. Nach dem Auffinden des Genabschnittes wird dieser sequenziert und die Struktur des Proteinproduktes daraus abgeleitet. Anschließend versucht man, die Funktion des Proteins und damit den pathogenen Mechanismus zu verstehen. Diese Vorgehensweise wird als *umgekehrte Genetik* (engl.: reverse genetics) bezeichnet.

Bei der umgekehrten Genetik wird also zunächst die chromosomale Lokalisation möglichst präzise ermittelt. Für diesen Zweck werden genetische Marker benötigt, deren Positionen auf dem Chromosom bekannt sind. Genetische Kopplungsanalysen mit diesen Markern führen zur Lokalisation des Gens. Dann erfolgt eine Klonierung des identifizierten Bereiches, die Charakterisierung des Gens und die anschließende Identifizierung des Genproduktes und seiner Funktion. Auf diesem Wege sind beispielsweise die Gene für die *zystische Fibrose* oder *Duchenne-Muskeldystrophie* gefunden worden.

Genetische Marker: Für das Auffinden eines DNS-Bereiches, der mit einer genetischen Erkrankung verknüpft ist, werden genetische Marker verwendet. Diese dienen dazu, den Vererbungsgang benachbarter Genabschnitte, die ein krankheitsauslösendes Merkmal besitzen, innerhalb eines Familienstammbaumes zu verfolgen. Bei den genetischen Markern handelt es sich um Allelvarianten, die mit einfachen molekularbiologischen Methoden untersucht werden können. Große Bereiche des menschlichen Genoms sind durch solche Marker bereits gut kartiert.

Als polymorphe genetische Marker kommen Punktmutationen in Frage, die zur Neubildung oder Aufhebung einer Restriktionsschnittstelle führen und dadurch einen *R*estriktions-*F*ragment-*L*ängen-*P*olymorphismus (RFLP) erzeugen. Die Restriktionsfragmente werden klassischerweise durch radioaktiv markierte DNS-Sonden, die Sequenzen aus dem zu untersuchenden DNS-Bereich enthalten, in einer Southern-Blot-Hybridisierung untersucht.

Die Untersuchung wird aus der genomischen DNS durchgeführt, die aus kernhaltigen Blutzellen präpariert werden kann. Nach Spaltung der DNS mit dem Restriktionsenzym folgt eine elektrophoretische Auftrennung nach der Fragmentgröße in einem Agarosegel. Die aufgetrennten DNS-Fragmente werden auf eine Nylonmembran transferiert, dort denaturiert, so daß die DNS-Stränge einzeln vorliegen und die Genabschnitte, die die polymorphe Restriktionsschnittstelle enthalten, durch eine radioaktiv markierte DNS-Sonde dargestellt werden können. Ist die Restriktionsschnittstelle vorhanden, so tritt ein kleineres Fragment auf als in der Form, in der der Basenaustausch die enzymatische Spaltung verhindert.

Eine elegantere Möglichkeit, genetische Merkmale als Marker einzusetzen, bieten *kurze variable repetitive Sequenzen* (*v*ariable *n*umber of *t*andem *r*epeats, VNTR), die über das ganze Genom verteilt und zum Teil hochpolymorph sind. Die Untersuchung von VNTR als genetische Marker wird durch die Verwendung der Polymerase-Kettenreaktion (siehe unten) ermöglicht.

Liegt im Bereich des vervielfältigten DNS-Abschnittes eine variable Anzahl von Tandem-Repeats, so erhält man bei der Polymerase-Kettenreaktion DNS-Fragmente mit entsprechend unterschiedlicher Größe. Um diese zu erkennen, ist die elektrophoretische Auftrennung in einem Gel mit entsprechend feiner Auflösung erforderlich.

Der Vergleich der amplifizierten DNS-Abschnitte der verschiedenen Mitglieder einer Familie ermöglicht über die Segregation des Markers, Rückschlüsse auf die Vererbung des Krankheitsgens zu ziehen.

4.2 Molekulare Diagnostik genetischer Erkrankungen

4.2.1 Allgemeine Aspekte

Für eine Reihe von vererbten Krankheiten ist es heute sinnvoll, molekularbiologische Diagnostik durchzuführen. Dies gilt besonders für die Erkrankungen, für die eine kurative Therapie möglich ist, und für solche, bei denen präventive Maßnahmen getroffen werden können. Die Diagnostik ist oft bereits möglich, bevor klinische Symptome auftreten (präsymptomatische Diagnose). Für Erkrankungen, bei denen es keine Therapie oder Präventionsmöglichkeiten gibt, liegt der Nutzen darin, daß den Nicht-Genträgern die belastende Ungewißheit genommen werden kann, während für die Genträger häufig eine genetische Beratung bei der allgemeinen Lebensplanung und vor allem der Familienplanung eine wichtige Hilfestellung bedeutet.

Es darf nicht verkannt werden, daß bei genetischen Syndromen, bei denen es keine Therapie oder Präventionsmöglichkeit gibt, das Wissen um den Genträgerstatus zu einer erheblichen psychischen Belastung führen kann und in diesen Fällen eine molekulargenetische Diagnostik immer von einer humangenetischen und psychologischen Beratung begleitet sein muß.

Erkrankungen, die nur auf einer oder wenigen Mutationen beruhen, lassen sich effektiv und schnell diagnostizieren, während bei Erkrankungen, bei denen in einem sehr großen Gen mit den verschiedensten Mutationen zu rechnen ist, sehr viel Arbeit erforderlich ist, um für einen Patienten die relevante Mutation zu finden. Auch ist es mitunter nicht sicher, ob es sich bei einer Abweichung der Basensequenz um einen Polymorphismus handelt, oder ob sie wirklich die Ursache der Erkrankung ist.

Für den Fall, daß das Krankheitsgen nicht identifiziert, aber seine chromosomale Lokalisation hinreichend bekannt ist, um flankierende genetische Marker einsetzen zu können, kann eine molekularbiologische Diagnostik durch Kopplungsanalysen erfolgen. Diese kann jedoch nur in Form einer Familienuntersuchung durchgeführt werden, bei der mindestens ein, besser mehrere sicher betroffene Patienten und möglichst viele weitere Familienmitglieder verteilt über zwei bis drei Generationen für die Untersuchung zur Verfügung stehen. Für das einzelne Individuum dieses Stammbaumes kann dann eine Wahrscheinlichkeit angegeben werden, Träger des Krankheitsgens zu sein (s. 4.2.4)

Der molekularbiologische Nachweis eines konkreten Defektes in einem bekannten Krankheitsgen ermöglicht die Durchführung einer molekularbiologischen Diagnostik für den einzelnen Patienten – direkte Genanalyse. das Ergebnis ist eine definitive Information über den Genträgerstatus dieses Individuums. Eine Restunsicherheit kann lediglich durch methodische Fehler bei der Durchführung der molekularbiologischen Analyse oder durch logistische Fehler im Laborablauf, wie z.B. Probenverwechslung, begründet sein. Ist in einer Familie für einen Indexfall die Mutation in dem Krankheitsgen identifiziert worden, so kann erwogen werden, die weiteren Mitglieder dieser Familie nur noch auf diese Mutation zu untersuchen.

4.2.2 Chromosomenanalysen (Zytogenetik)

Die Chromosomen werden kurz vor der Zellteilung isoliert dargestellt und so gefärbt, daß sie unter dem Lichtmikroskop unterscheidbar sind. Bei dieser zytologischen Karyotypanalyse läßt sich nicht nur feststellen, ob alle Chromosomen vorhanden sind, sondern auch gröbere Deletionen, Insertionen oder ähnliche Veränderungen lassen sich darstellen. Eine Verfeinerung diese Technik wird durch die Möglichkeit erreicht, an den isolierten Chromosomen Hybridisierungen zum Nachweis bestimmter Genabschnitte durchzuführen. Durch die Verwendung fluoreszenzmarkierter Sonden kann mit hoher Auflösung das Vorhandensein interessierender Zielsequenzen überprüft werden (*Fluoreszenz-in-situ-Hybridisierung [FISH]*). Selbst die Polymerase-Kettenreaktion kann erfolgreich an isolierten Chromosomen durchgeführt werden (In-situ-PCR).

Prinzip der Polymerase-Kettenreaktion: Die Polymerase-Kettenreaktion basiert auf dem natürlichen Vervielfältigungsprinzip der DNS. Mittels einer speziellen DNS-Polymerase wird ein definiertes DNS-Segment (*Target-Sequenz*) vervielfältigt. Das Segment wird durch ein Paar Oligonukleotide (Primer) begrenzt, von denen eines komplementär zum Sense-Strang und das andere komplementär zum Antisense-Strang ist. Diese Oligonukleotide stellen nach Hybridisierung an die vorgelegte DNS (Annealing) das Startsignal für die DNS-Polymerase dar, den DNS-Strang in diesem Bereich zu kopieren. Um den Oligonukleotiden die Hybridisierung zu ermöglichen, wird zunächst eine Denaturierung bei 95 °C durchgeführt (Aufschmelzung des DNS-Doppelstrangs) und anschließend auf ca. 50–65 °C abgekühlt, wobei wegen der geringen Größe der Oligonukleotid-Primer diese schneller an die DNS hybridisieren, als diese zu reassoziieren vermag. Bei einer Temperatur von 72 °C findet nun durch die DNS-Polymerase, beginnend an den Primer-Bindungsstellen, eine Duplikation der Sequenzen statt. Entscheidend ist die Möglichkeit, daß die Schritte Denaturierung, Annealing der Primer und Kopie der Target-Sequenz durch die Polymerase mehrfach zyklisch durchlaufen werden können. Bei jedem Zyklus verdoppelt sich die Anzahl der Kopien des zu untersuchenden Genabschnittes. Theoretisch liegt nach 30 Zyklen, ausgehend von einem einzigen DNS-Molekül, eine Menge von 2^{30} Molekülen (ca. 1×10^9) vor. Diesen Vorgang bezeichnet man auch als Amplifikation. Die Polymerase-Kettenreaktion wird durch die enorme Vervielfältigung einer definierten Zielsequenz zu einer äußerst sensitiven Nachweismethode.

4.2.3 Direkte Genanalysen

Ist die Struktur des Krankheitsgens bekannt, so besteht die Möglichkeit, eine direkte Genanalyse durchzuführen. Dabei sind zunächst größere Veränderungen wie Insertionen, Deletionen, Konversionen oder Inversionen zu überprüfen, wenn man erwarten kann, daß diese bei der vorliegenden genetischen Erkrankung vorkommen können. Dieses geschieht meist durch Anwendung der Southern-Blot-Hybridisierung. Diese Veränderungen resultieren meist in dem vollständigen Verlust der Aktivität des Genproduktes, das von diesem Allel synthetisiert wird.

Tabelle 3-1 Ursachen und Klinik genetisch bedingter Erkrankungen.

Gegendefekt/Krankheit	Symptome	Häufigkeit
chromosomale Aberrationen		
Klinefelter-Syndrom	hypergonadotroper Hypogonadismus	Knaben: 1 in 5000 Mädchen: 1 in 5000
XX-Mann-Syndrom	Geschlechtsanomalien, kurze Statur, überproportional lange Beine, Gynäkomastie, mentale Retardation	
XYY-Syndrom	übermäßiges Längenwachstum, Androgenmangel, gestörte Spermatogenese, Infertilität	1–2 auf 1000 männliche Geburten
Turner-Syndrom (46,X0-Karyotyp)	weiblicher Phänotyp mit hypergonadotropem Hypogonadismus	1 auf 5000 weibliche Geburten
Defekte in Peptidhormongenen		
familiäre Hyperproinsulin- ämie oder Hyperinsulinämien	schwerer Insulinmangeldiabetes	selten
Anti-Müller-Hormon-(AMH-) Mangel	männlicher Pseudohermaphroditismus	selten
Wachstumshormonmangel	Minderwuchs	selten

Punktmutationen, kleinere Deletionen oder Insertionen lassen sich aufspüren, indem Exon für Exon durch die Polymerase-Kettenreaktion amplifiziert und die Basensequenz durch DNS-Sequenzierung ermittelt wird. Die Sequenzierung ist trotz aller Vereinfachungen, die sich in den letzten Jahren ergeben haben, immer noch eine aufwendige und teure Methode. Es werden daher in den Fällen, wo man nicht weiß, in welchem Bereich des Gens die Mutation zu erwarten ist, Screening-Methoden eingesetzt, die zunächst nur anzeigen, ob überhaupt eine Mutation vorhanden ist. Mit der PCR werden Fragmente von 150 bis ca. 800 bp amplifiziert und mit diesen Screening-Methoden auf Neumutationen untersucht. Die Durchführung einer Sequenzierung ist dann nur noch für die Abschnitte erforderlich, die als mutiert erkannt werden.

4.2.4 Kopplungsanalysen

Kopplungsanalysen werden unter Verwendung genetischer Marker durchgeführt. Diese müssen dem Genlocus, der für die Krankheit verantwortlich ist, so nahe liegen, daß bei der Rekombination, die während der Meiose auftreten kann, eine Trennung der Merkmale sehr unwahrscheinlich ist. Die genetischen Abstände werden in centimorgan (cM) angegeben, wobei 1 cM den Abstand darstellt, bei dem bei 1% der Rekombinationsereignisse eine Trennung der Merkmale auftritt. Im Mittel entspricht das einem Abstand von 10^6 Basen, kann aber abhängig von der chromosomalen Lokalisation erheblich schwanken.

Häufig werden mehrere Marker eingesetzt, die idealerweise den zu untersuchenden Genbereich flankieren. Dadurch erreicht die Kopplungsanalyse eine wesentlich höhere Aussagekraft. Das Ergebnis einer Kopplungsanalyse ist immer eine statistische Aussage, die das Verhältnis zwischen der Wahrscheinlichkeit, daß der Marker mit dem krankheitsverursachenden Kandidatengen vererbt wird, also in dessen Nähe lokalisiert ist, und der Wahrscheinlichkeit, daß der Marker nicht mit dem Kandidatengen vererbt wird, angibt. Den dekadischen Logarithmus dieses Quotienten bezeichnet man als *LOD-Score*. Ein LOD-Score von 0 besagt, daß die Wahrscheinlichkeit, daß ein Marker mit dem Krankheitsgen gekoppelt ist, genauso groß ist wie die Wahrscheinlichkeit der Nicht-Kopplung. Ein Wert von +3 bedeutet, daß das Vorliegen einer Kopplung 1000mal wahrscheinlicher ist, als die Vererbung des Markers unabhängig vom Krankheitsgen. Genetiker verlangen einen LOD-Score > +3, um mit einem Marker den Vererbungsgang eines Krankheitsgens verfolgen zu können. Die Berechnung der Kopplungswahrscheinlichkeiten ist mathematisch sehr aufwendig und erfordert Computerunterstützung.

5 Molekulargenetik

Der Ausfall eines Hormons oder seiner Signalübertragung betrifft meist mehr als ein Zielorgan und hat über die komplexen Wechselwirkungen von Hormonsystemen untereinander Auswirkungen, die im Detail nicht vorherzusehen sind. Es verwundert nicht, daß genetisch bedingte Endokrinopathien zu sehr variablen Phänotypen führen können. Eine Korrelation zwischen Genotyp und Phänotyp ist hier noch schwieriger zu erkennen als bei anderen genetischen Erkrankungen (Tab. 3-1).

Andere genetische Erkrankungen, die komplexe Ursachen haben, wie z.B. numerische Chromosomenaberrationen, Translokationen oder Mutationen in anderen zentralen Genprodukten, die nicht direkt Hormonsysteme betreffen, können sich indirekt auf die Hormonsysteme auswirken und Endokrinopathien

Erbgang	molekulare	molekulare Diagnostik	Literatur
spontanes Auftreten bei der Gametenreifung	überzählige X-Chromosomen (46,X_nY)	Zytologie	[12]
spontanes Auftreten bei der Gametenreifung	Karyotyp XX, aber Translokation von Teilen des Y-Chromosoms auf eines der X-Chromosomen	Zytologie	[7]
spontanes Auftreten bei der Gametenreifung	überzähliges Y-Chromosom	Zytologie	[18]
spontanes Auftreten bei der Gametenreifung	fehlendes Y-Chromosom	Zytologie	[14]
autosomal-rezessiv	Insulingen auf Chromosom 11, fehlerhafte Umwandlung von Proinsulin in Insulin, oder inaktivierende Mutation in der A- oder B-Kette	Mutationsnachweis	[25]
autosomal-rezessiv	AMH-Gen auf Chromosom 19, Punktmutationen	Mutationsnachweis	[10]
autosomal-dominant	Mutationen und Deletionen im Wachstumshormongen	Mutationsnachweis	[22, 26]

Tabelle 3-1 *Fortsetzung*

Gegendefekt/Krankheit	Symptome	Häufigkeit
Defekte in der Hormonsynthese		
adrenogenitales Syndrom (AGS)	*klassische Form:* Fehlbildungen der äußeren Geschlechtsorgane bei Mädchen, Salzverlustsyndrom	1 in 10 000 Geburten (klassische Form)
21-Steroid-Hydroxylase-Mangel (21-OHM)	*Late-onset-form* (nicht-klassische Form): Hirsutismus bei Frauen nach der Pubertät	Häufigkeit der Late-onset-Form nicht bekannt
11β-Steroid-Hydroxylase-Mangel (11-OHM)	ähnlich wie bei 21-OHM, zusätzlich Bluthochdruck	1 in 100 000 Geburten
17α-Hydroxylase-Mangel	*Frauen:* primäre Amenorrhö, fehlende sekundäre Geschlechtsmerkmale *Männer:* Pseudohermaphroditismus, Bluthochdruck	noch unbekannt, Häufigkeit wahrscheinlich in der Vergangenheit unterschätzt
3β-Steroid-Dehydrogenase-Mangel	adrenale Insuffizienz, z.T. mit Salzverlustsyndrom *Mädchen:* Virilisierungserscheinungen *Knaben:* Hypospadie bis testikuläre Feminisierung	sehr selten
kongenitale adrenale Lipidhyperplasie, Defekt des steroidogen akut-regulierten Proteins	adrenogenitales Syndrom, Hypokaliämie	sehr selten
Störungen bei der peripheren Umwandlung von Hormonen		
11β-Steroid-Dehydrogenase-Mangel	scheinbarer Mineralokortikoidexzeß	selten
17β-Steroid-Dehydrogenase-Mangel	männlicher Pseudohermaphroditismus	sehr selten
5α-Steroid-Dehydrogenase-Mangel	männlicher Pseudohermaphroditismus	selten
Defekte in Hormonrezeptoren und Signalübertragung		
Insulinresistenz, Leprachaunismus, Rabson-Mendelhall-Syndrom	Hyperinsulinämie, geistige Retardierung, Fertilitätsstörungen	selten
ACTH-resistenter Glukokortikoidmangel	Hypoglykämie, Gedeihstörungen, Hyperpigmentierung, häufige und schwere Infektionen	selten
Defekte in nukleären Hormonrezeptoren		
familiäre Glukokortikoidresistenz, Glukokortikoidrezeptordefekt	Hypertension und hypokaliämische Alkalose, Überschuß androgener Steroide, Virilisierungserscheinungen bei Mädchen	selten
familiäre Schilddrüsenhormonresistenz	Hypo- oder Euthyreose bei erhöhtem Thyroxin, in manchen Fällen hyperthyreote Symptome an einigen Geweben, z.B. Herz	selten
familiäre Vitamin-D-Resistenz	Rachitis, ähnlich wie Vitamin-D-Mangel	
familiäre Androgenresistenz	weiteres Spektrum von Phänotypen, Feminisierungserscheinungen	selten
Defekte in der Signalübertragung		
G-Protein-Mutationen	McCune-Albright	selten
Weitere Defekte		
Kallmann-Syndrom (olfakto-genitales Syndrom)	hypogonadotroper Hypogonadismus, Störung der Geruchswahrnehmung	1:10 000 bei Knaben, 1:50 000 bei Mädchen
kongenitale Nebennierendysplasie (Adrenoleukodystrophie)	Nebenniereninsuffizienz, diffuse Demyelinisierung und Sklerose des peripheren Nervensystems	selten
familiäre endokrine Tumoren		
multiple endokrine Neoplasie Typ 1	Neoplasien der Nebenschilddrüse, neuroendokriner Zellen von Pankreas und Duodenum sowie der Hypophyse	1:50 000
multiple endokrine Neoplasie Typ 2	medulläre Schilddrüsenkarzinome, Phäochromozytome, Nebenschilddrüsenhypertrophie	1:25 000
Neurofibromatose 1	Neurofibrosarkome, Phäochromozytome, Astrozytome	1:3000 (50% Neumutationen)
von-Hippel-Lindau-Krankheit	Hämangioblastome der Retina und des Zentralnervensystems, Nierenzellkarzinome, bilaterale Phäochromozytome	1:36 000

3 Molekulare Genetik von endokrinen Krankheiten

Erbgang	molekulare	molekulare Diagnostik	Literatur
autosomal-rezessiv	aktives Gen und Pseudogen auf Chromosom 6, Mutationen, Deletionen oder Genkonversionen mit dem Pseudogen	Mutationsnachweis oder indirekte Genanalyse	[2, 6]
autosomal-rezessiv	Gen auf Chromosom 8, Punktmutationen	Mutationsnachweis	[16]
autosomal-rezessiv	Gen auf Chromosom 8	Mutationsnachweis	[17]
autosomal-rezessiv	2 Gene auf Chromosom 1, beide bilden aktives Enzym; Defekt in Gen II, exprimiert in Nebenniere und Gonaden	Mutationsnachweis	[21]
autosomal-rezessiv	Star-Gen, Stopp-Mutationen	Mutationsnachweis aus genomischer DNS, Proteinnachweis	[13]
autosomal-rezessiv	Gen auf Chromosom 1, bisher keine Mutationen nachgewiesen, auch Mutationen in Hilfsproteinen möglich	nicht möglich	[30]
autosomal-rezessiv	2 Gene 17βHSDI und 17βHSDII in Tandemanordnung auf Chromosom, eventuell weiteres Gen auf Chromosom 9 (17βHSDIII), Mutation	nicht möglich	[9]
autosomal-rezessiv	2 Gene: Typ I auf Chromosom 5, Typ II auf Chromosom 2, Punktmutationen, Deletionen und Spleißmutationen im Typ-II-Gen	Mutationsnachweis	[27]
autosomal-rezessiv	Gen auf Chromosom 19, Punktmutationen, Deletionen und Spleißmutationen in α- und β-Untereinheiten gefunden	Mutationsnachweis	[8]
autosomal-rezessiv	ACTH-Rezeptor-Gen	Mutationsnachweis	[29]
autosomal-dominant	Gen auf Chromosom 5, Punktmutationen und Spleißmutationen	Mutationsnachweis	[1]
autosomal-dominant	Schilddrüsenhormonrezeptor β-Gen auf Chromosom 2, Punktmutationen, Spleißmutationen und kleinere Deletionen	Mutationsnachweis	[20]
autosomal-rezessiv	Vitamin-D-Rezeptor-Gen auf Chromosom 12, Punktmutationen, Spleißmutationen und kleinere Deletionen	Mutationsnachweis	[11]
autosomal-dominant	Androgenrezeptorgen auf dem X-Chromosom, Punktmutationen, Spleißmutationen, kleinere Deletionen	Mutationsnachweis	
autosomal-dominant	Gen für die Gsα-Untereinheit auf Chromosom 20, aktivierende Missense-Mutation	Mutationsnachweis	[24]
autosomal-rezessiv, autosomal-dominant oder X-chromosomal-rezessiv	X-chromosomal vererbte Form: Gen für ein Zelladhäsionsprotein in der Region Xp 22.3; für andere Formen noch kein Gen bekannt	80% der X-chromosomal vererbten Form können molekularbiologisch aufgeklärt werden	[4]
X-chromosomal-rezessiv	peroxisomale Acyl-CoA-Oxidase auf dem X-Chromosom (Xq28), größere Deletionen und Gen-Rearrangements	Deletionsnachweis möglich	[3]
autosomal-dominant	Gen auf Chromosom 11 lokalisiert, aber nicht identifiziert	indirekte Genanalyse möglich	[23]
autosomal-dominant	Ret-Protoonkogen auf Chromosom 10, Punktmutationen	Mutationsnachweis	[19]
autosomal-dominant	Neurofibromin-Gen auf Chromosom 17, Punktmutationen, Deletionen, Translokationen	Mutationsnachweis	[15]
autosomal-dominant	VHL-Gen auf Chromosom 3, große und kleine Deletionen, Punktmutationen	Zytologie, Southern-Blot-Hybridisierung, Mutationsnachweis	[5]

auslösen. So haben z. B. die meisten numerischen chromosomalen Aberrationen Störungen der Geschlechtsentwicklung und Stoffwechselstörungen, ähnlich einem Diabetes mellitus, zur Folge. Ähnliches gilt für Mutationen in tRNS-Molekülen im mitochondrialen Genom, die Kombinationen von neurologischen und endokrinologischen Störungen aufweisen können.

Soweit molekulare Ursachen von Endokrinopathien aufgeklärt sind, ist eine direkte molekulargenetische Diagnostik möglich und häufig auch sinnvoll. Falsche therapeutische Maßnahmen können dadurch oft verhindert und wertvolle Zeit zur Einleitung der angemessenen Therapie gewonnen werden. In Tabelle 3-1 sind molekulargenetisch bedingte Endokrinopathien zusammengestellt, die heute bereits größtenteils einer molekularbiologischen Diagnostik mit den hier dargestellten Methoden zugänglich sind.

Literatur

1. Arai, K., G. P. Chrousos: Glucocorticoid resistance. Baillieres Clin. Endocrinol. Metab. 8 (1994) 317.
2. Arnaout, M. A.: Late-Onset congenital adrenal hyperplasia in women with hirsutism. Europ. J. Clin. Invest. 22 (1992) 651–658.
3. Aubourg, P., K. Kremser, M. O. Roland, F. Rocchioccioli, I. Singh: Pseudo infantile refsum's disease: Deficient peroxisomal particles with partial deficiency of plasmalogen synthesis and oxidation of fatty acids. Pediat. Res. 34 (1993) 270–276.
4. Birnbacher, R., K. Wandl-Vergesslich, H. Frisch: Diagosis of X-recessive Kallmann syndrome in early infancy. Eur. J. Pediatr. 153 (1994) 245–247.
5. Crossey, P. A., K. Foster, F. M. Richards et al.: Molecular genetic investigations of the mechanism of tumorigenesis in von Hippel-Lindau-disease: analysis of allel loss in VHL tumors. Hum. Genet. 93 (1994) 53–58.
6. Dörr, H. G., W. G. Sippell: Adrenogenitales Syndrom mit 21-Hydroxylase-Defekt. Mschr. Kinderheilk. 141 (1993) 609.
7. Fechner, P. Y., S. M. Marcantonio, V. Jawswaney et al.: The role of the sex-determining region Y gene in the etiology of 46,XX maleness. J. Clin. Endocrinol. Metab. 76 (1993) 690–695.
8. Flier, J.S.: Lilly Lecture: Syndromes of insulin resistance – From patient to gene and back again. Diabetes 41 (1992) 1207–1219.
9. Geissler, W. M., D. L. Davis, L. Wu et al.: Male pseudohermaphroditism caused by mutations of testicular 17b-hydroxysteroid dehydrogenase 3. Nature Genetics 7 (1994) 34–39.
10. Guerrier, D., D. Tran, J. M. Vabderwinden et al.: The persistent Müllerian duct syndrome: A molecular approach. J. Clin. Endocrinol. Metab. 68 (1989) 46–52.
11. Hewison, M., J. L. H. O'Riordan: Vitamin D resistance. Baillieres Clin. Endocrinol. Metab. 8 (1994) 305.
12. Jockenhövel, F., D. Reinwein: Klinefelter-Syndrom. Neue Erkenntnisse zur Klinik und Therapie. Dtsch. Med. Wschr. 117 (1992) 383–389.
13. Lin, D., T. Sugarawa, J. F. Strauss III et al.: Role of steroidogenic acute regulatory protein in adrenal and gonadal steroidogenesis. Science 267 (1995) 1828–1831.
14. Lippe, B.: Turner syndrome. Endocrinol. Metabol. Clin. North Am. 20 (1991) 121–152.
15. Mautner, V.-F., M. Lindenau, D. Kaufmann: Klinik und Genetik der Neurofibromatose. Dtsch. Ärzteblatt 92 (1995) A1758–1764.
16. Mornet, E., J. Dupont, A. Vitek, P. C. White: Characterization of two genes encoding human 11β-hydroxylase deficiency. J. Biol. Chem. 264 (1989) 20961–20967.
17. Picado-Leonard, J., W. L. Miller: Cloning and Sequence of the human gene encoding P450c17 (steroid 17a hydroxylase/17,20lyase): similarity to the gene for $p450_{c21}$. DNA 6 (1987) 439–448.
18. Ratcliffe, S. G., G. Read, H. Pan et al: Prenatal testosterone levels in XXY and XYY males. Horm. Res. 42 (1994) 106–109.
19. Raue, F., K. Frank-Raue, W. Höppner, A. Frilling: Multiple endokrine Neoplasie Typ 2. Dtsch. Ärzteblatt 49 (1994) 3440–3444.
20. Refetoff, S., R. E. Weiss, S. J. Usala: The syndromes of resistance to thyroid hormone. Endocrine Reviews 14 (1993) 348.
21. Rhéaume, E., J. Simard, Y. Morel et al.: Congenital adrenal hyperplasia due to point mutations in the type II 3β-hydroxysteroid dehydrogenase gene. Nat. Genet. 1 (1992) 239.
22. Ruiz-Pacheco, R., G. Cuny, S. Bernasconi, R. Dumas, G. Roizes, C. Sultan: Detection of growth hormone Gene deletions by PCR of the hGH-N gene in isolated growth hormone deficiency. Hum. molec. Genetics 10 (1993) 1723–1725.
23. Skogseid, B., J. Rastad, K. Öberg: Multiple endocrine neoplasia type 1, clinical features and screening. Endocr. Metabol. Clinic. North Am. 23 (1994) 1–18.
24. Spiegel, A. M., L. S. Weinstein, A. Shenker: Abnormalities in G-protein-coupled signal transduction pathways in human disease. J. Clin. Invest. 92 (1993) 1119–1125.
25. Steiner, D. F., H. S. Tager, S. J. Chan, K. Nanjo, T. Sanke, A.H. Rubenstein: Lessons learned from molecular biology of insulin-gene mutations. Diabetes Care 13 (1990) 600–609.
26. Takahashi, Y., H. Kaji, Y. Okumura, K. Goji, H. Abe, K. Chihara: Short Stature caused by a mutant growth hormone, New. Engl. J. Med. 334 (1996) 432–436.
27. Thigpen, A. E., D. L. Davis, A. Milatovich, B. B. Mendonca, J. Imperato-McGinley: Molecular genetics of steroid 5 alpha-reductase 2 deficiency. J. Clin. Invest. 90 (1992) 799–809.
28. Wallace, D.C.: Diseases of mitochondrial DNA. Ann. Rev. Biochem. 61 (1992) 1175–1212.
29. Weber, A., J. Toppari, R. D. Harvey et al.: Adrenocorticotropin receptor gene mutations in familial glucocorticoid deficiency: Relationship with clinical features in four families. J. Clin. Endocrinol. Metab. 80 (1995) 65–71.
30. White, P. C., J. Obeid, A. K. Agarwal et al: Genetic analysis of 11β-hydroxysteroid Dehydrogenase. Steroid 59 (1994) 111–115.

II. Hypothalamus – Hypophyse

4 Diagnostische Methoden bei hypothalamisch-hypophysären Störungen

Günter K. Stalla und Joachim Sauer

1	**Funktionsdiagnostik**	22
1.1	Funktionsdiagnostik bei Verdacht auf Hypophysenvorderlappeninsuffizienz	22
1.2	Funktionsdiagnostik bei Verdacht auf Hormonmehrsekretion	24
1.3	Diagnostik der pathologischen ACTH-Sekretion	25
1.4	Funktionsdiagnostik bei Verdacht auf Hypophysenhinterlappeninsuffizienz	25
2	**Bildgebende Verfahren**	25
2.1	Schädelübersichtsaufnahme, Computertomographie und Kernspintomographie	25
2.2	Rezeptor-Imaging	26
3	**Visusbefunde**	26
4	**Bioptische Verfahren**	28
5	**Histologische und molekularbiologische Verfahren**	28

1 Funktionsdiagnostik

Die endokrine Diagnostik hypothalamisch-hypophysärer Krankheitsbilder ist durch die Fortschritte der Hormonanalytik einerseits und durch die Einführung von Releasing-Hormonen für Stimulationstests andererseits genauer und einfacher geworden. In der endokrinen Diagnostik sind basale Hormonspiegel nicht immer genügend aussagekräftig, in der Regel ist eine Funktionsdiagnostik notwendig.

Faustregel: Suppressionstest bei Verdacht auf Hormonexzeß – Stimulationstest bei Verdacht auf Hormonmangel.

Bei Frauen ist unbedingt eine genäue Anamnese mit Kenntnis der Zyklusphase erforderlich, um die Befunde zuordnen zu können. Auch muß bei prämenopausalen Frauen darauf geachtet werden, daß vor einem Funktionstest der gonadotropen Partialfunktion des HVL eine orale Antikonzeption abgesetzt werden muß, da sonst diese Achse nicht beurteilt werden kann. Neben der Nachweisdiagnostik für das Vorliegen einer endokrinen Funktionsstörung, die mit einem Hormonexzeß oder einem Hormonmangel einhergeht, gilt es, differentialdiagnostisch eine periphere Störung der endokrinen Zieldrüse von einer zentralen, hypothalamisch-hypophysären Störung abzugrenzen.

1.1 Funktionsdiagnostik bei Verdacht auf Hypophysenvorderlappeninsuffizienz

Bei der Hypophysenvorderlappen-(HVL-)Insuffizienz muß man zwischen einem kompletten HVL-Hormonausfall oder einer nur zum Teil eingeschränkten Sekretion der HVL-Hormone (HVL-Partialinsuffizienz) unterscheiden. In der Regel verläuft der Ausfall der hypophysären Hormonsekretion in der Reihenfolge hGH → LH/FSH → TSH → ACTH. Eine Ausnahme stellt die Prolaktinsekretion dar, da sie unter überwiegend inhibitorischer Kontrolle steht und bei primär hypothalamischen Erkrankungen oder Kompression des Hypophysenstiels erhöht sein kann. Ein Diabetes insipidus wird bei Hypophysentumoren fast nie beobachtet. Vorgeschichte und Klinik bestimmen das genaue diagnostische Vorgehen, insbesondere das Ausmaß der Funktionsdiagnostik.

Die Differentialdiagnose zwischen der Insuffizienz einer peripheren Drüse (primäre Insuffizienz) und der zentralen Störung der glandotropen HVL-Hormonsekretion ist durch die einmalige Bestimmung des jeweiligen glandotropen Hormons in der Regel möglich.

Bei primärer Insuffizienz ist das HVL-Hormon aufgrund des fehlenden negativen Feedbacks erhöht. Umgekehrt lassen sich die Stimulationstests für die glandotropen Hormone nur in Kenntnis der peripheren Hormonspiegel interpretieren. Hervorzuheben sind auch Einflüsse der zirkadianen Rhythmik, des Zyklustages und einer Begleitmedikation auf die Ergebnisse der Hormonanalytik.

Da eine Einschränkung der HVL-Hormonsekretion sowohl durch hypothalamische Läsionen als auch durch eine direkte Schädigung der Hypophyse bedingt sein kann, sind Stimulationstests erforderlich, die auf verschiedenen Ebenen die HVL-Hormonsekretion stimulieren. Diese Funktionsuntersuchungen sind insbesondere dann wichtig, wenn sich in den bildgebenden Verfahren, z.B. der Kernspintomographie, kein oder kein eindeutig pathologischer Befund zeigt.

Ein hormonelles Defizit kann dem Hypothalamus zugeordnet werden, wenn eine Hormonreaktion in einem Test ausbleibt, der den Hypothalamus einbezieht, die Hormonreaktion aber eintritt, wenn die Hypophyse direkt stimuliert wird.

Den wichtigsten Test, der den Hypothalamus einbezieht, stellt dabei der *Insulinhypoglykämietest* dar. Er erlaubt die Beurteilung der Integrität der Hypothalamus-Hypophysen-Achse und damit der Streßfähigkeit [14]. Diesen Test wird man sicher nicht durchführen, wenn die klinischen Symptome der Grunderkrankung im Vordergrund stehen. Dann reicht es zur Orientierung und Einleitung einer Substitutionstherapie oft, wenn nur die Bestimmung der basalen Hormonsekretion (Testosteron oder Östradiol, periphere Schilddrüsenhormone, Wachstumshormon, ACTH und Prolaktin) durchgeführt wird.

Die direkte *Stimulierbarkeit der HVL-Hormone* wird mit Hilfe von Releasing-Hormonen, gegebenenfalls aus Praktikabilitätsgründen in kombinierter Gabe, überprüft [12]. Bei primär hypothalamischer Schädigung besteht keine Streßfähigkeit; ACTH und Wachstumshormon lassen sich durch die Hypoglykämie nicht stimulieren. Es erfolgt allerdings ein Anstieg dieser Hormone nach Gabe der Releasing-Hormone CRH und GHRH. Bei primär oder gleichzeitig bestehender hypophysärer Schädigung bleibt dieser Hormonanstieg aus (Abb. 4-1).

Ein Anstieg der HVL-Hormone nach Stimulation durch Releasing-Hormone bei fehlendem Anstieg im Insulinhypoglykämietest weist auf eine hypothalamische Ursache der HVL-Insuffizienz hin.

Die Möglichkeiten der endokrinen Funktionsdiagnostik der HVL-Insuffizienz auf den verschiedenen Etagen sind in Tabelle 4-1 zusammengefaßt.

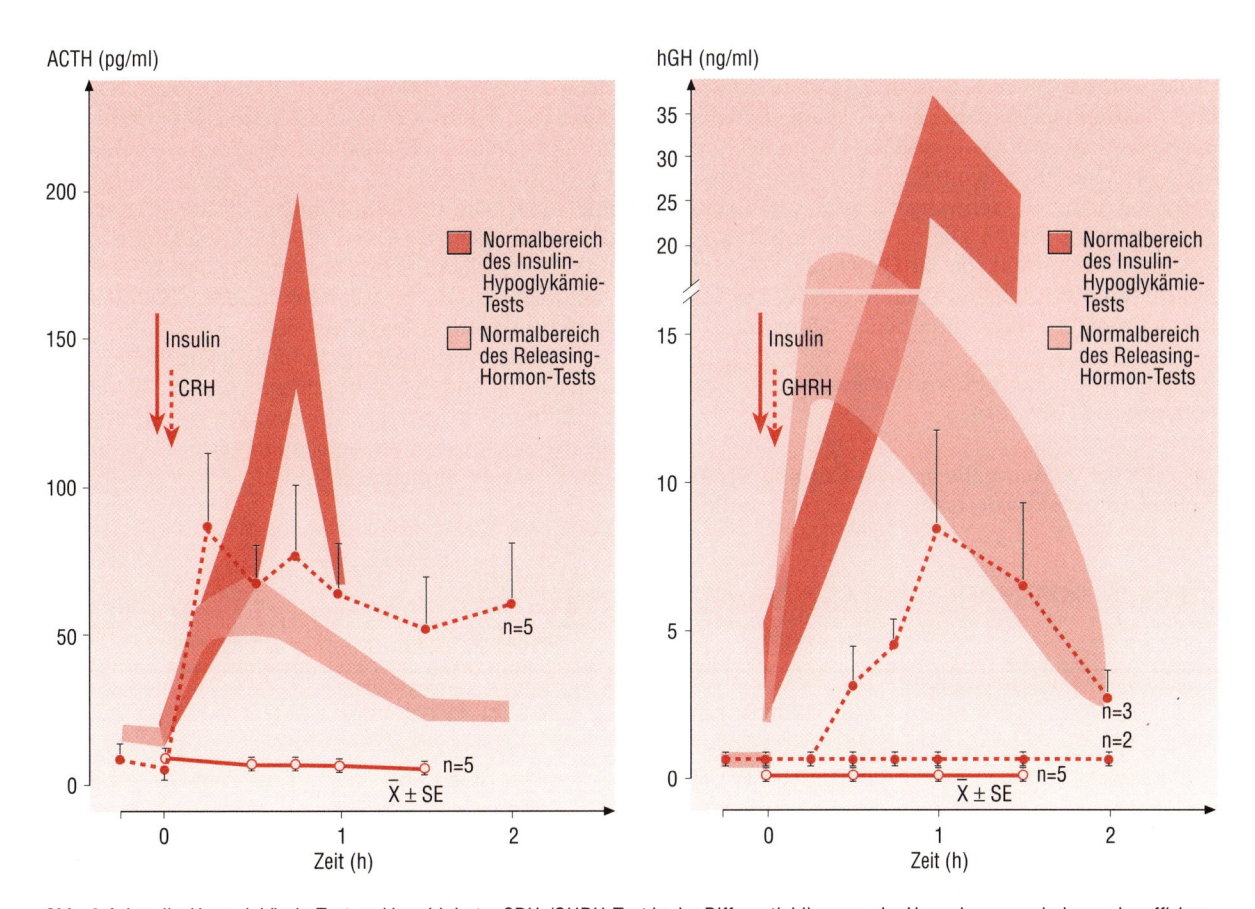

Abb. 4-1 Insulin-Hypoglykämie-Test und kombinierter CRH-/GHRH-Test in der Differentialdiagnose der Hypophysenvorderlappeninsuffizienz. Bei 5 Patienten mit primären suprasellären Tumoren unterschiedlicher Ätiologie wurde zuerst ein Insulin-Hypoglykämie-Test durchgeführt (durchgezogene Linie), der aufgrund des fehlenden Anstiegs von ACTH (Kortisol) und Wachstumshormon die Hypophyseninsuffizienz dokumentierte. Nach kombinierter Gabe der Releasing-Hormone CRH und GHRH (gestrichelte Linie) kam es in allen Fällen zu einem Anstieg von ACTH und in 3 Fällen zu einem Anstieg der Wachstumshormonsekretion. Damit kann dokumentiert werden, daß die kortikotrope Zellfunktion in 5 Fällen und die somatotrope Zellfunktion in 3 Fällen intakt ist und die funktionelle Störung auf hypothalamischer Ebene liegt.

Tabelle 4-1 Endokrinologische Funktionsdiagnostik zur Erfassung von HVL-Partialausfällen.

	ACTH	TSH	LH, FSH	hGH	Prolaktin	ADH
basale Messung der Hypophysenhormone	ACTH	TSH	LH, FSH	hGH	Prolaktin	ADH
periphere Hormone	Kortisol (nach ACTH-Test)	fT_4 fT_3	Testosteron Östradiol (Progesteron in der Lutealphase)	IGF-I	–	Osmolalität (Serum, Urin)
Stimulation auf Hypothalamusebene	Insulinhypoglykämie	(Clomifen)	Insulinhypoglykämie, (Arginin, Clonidin)			Durstversuch
Stimulation auf Hypophysenebene	CRH	TRH	GnRH	GHRH	TRH	–

1.2 Funktionsdiagnostik bei Verdacht auf Hormonmehrsekretion

Die Indikation zur endokrinen Funktionsdiagnostik ergibt sich bei klinischem Verdacht auf das Vorliegen eines Prolaktinoms, einer Akromegalie oder eines Cushing-Syndroms. TSH- oder LH-/FSH-produzierende Hypophysenadenome stellen ausgesprochene Raritäten dar und werden deshalb hier nicht in die schematische Darstellung der spezifischen Funktionsdiagnostik einbezogen. Hervorzuheben ist die Abgrenzung einer *Hyperprolaktinämie* infolge eines prolaktinproduzierenden Hypophysentumors von der Begleithyperprolaktinämie (Enthemmungshyperprolaktinämie) bei suprasellärer Kompression des Hypophysenstiels und anderen Ursachen einer Hyperprolaktinämie (Schwangerschaft, Medikamente, Hypothyreose, Streß). Diese Abgrenzung ist von besonderer Wichtigkeit, da im Gegensatz zu einer endokrin inaktiven sellären Raumforderung das Prolaktinom primär medikamentös behandelt wird.

Bei sehr hohen Prolaktinkonzentrationen ist ein Prolaktinom praktisch bewiesen.

Im Falle der Akromegalie und des Cushing-Syndroms stellen Suppressionstests die wichtigsten funktionsdiagnostischen Methoden des Ausschlusses der Verdachtsdiagnose und der Diagnosesicherung dar. Zur Nachweisdiagnostik ist bei der *Akromegalie* insbesondere ein oraler Glukosetoleranztest (OGTT) und die Bestimmung der basalen IGF-I-Konzentration notwendig.

Während beim Gesunden hGH durch eine Glukosebelastung supprimiert wird, fehlt diese physiologische Supprimierbarkeit bei Patienten mit Akromegalie aufgrund der tumorbedingten autonomen hGH-Sekretion.

Beim *Cushing-Syndrom* wird durch einen Dexamethasonhemmtest die unzureichende Supprimierbarkeit der adrenalen Kortisolsekretion dokumentiert, ein Kortisoltagesprofil weist die aufgehobene Tagesrhythmik nach. Die differentialdiagnostische Abgrenzung der verschiedenen Formen des Cushing-Syndroms (s. Kap. 27) erfolgt mit Hilfe der Analyse der ACTH-Plasmakonzentration, einem hochdosierten Dexamethasonhemmtest und dem CRH-Test.

Die Möglichkeiten der Ausschlußdiagnostik, Diagnosesicherung und differentialdiagnostischen Abklärung bei klinischem Verdacht auf hypophysäre Störungen, die mit einem Hormonüberschuß einhergehen, sind in Tabelle 4-2 zusammengefaßt.

Tabelle 4-2 Spezifische Funktionsdiagnostik bei hypophysärer Hormonmehrsekretion.

	Akromegalie	Cushing-Syndrom	Prolaktinom
Ausschluß der Verdachtsdiagnose	hGH, IGF-1 OGTT mit Bestimmung hGH (und Insulin),	niedrig dosierter 1–2-mg-Dexamethasonhemmtest	PRL
Diagnosesicherung	OGTT mit Bestimmung hGH und Insulin, TRH-/GnRH-Test mit Bestimmung hGH, IGF-1	Kortisoltagesprofil, niedrig dosierter 1–2-mg-Dexamethasonhemmtest, Ausscheidung von Kortisol im 24-h-Urin, Insulinhypoglykämie, Liddle-Test	suprasellärer Tumor? Medikamente? primäre Hypothyreose? Schwangerschaft?
Differentialdiagnose	GHRH-Analyse, GHRH-Test (sehr selten zur DD GHRHom)	ACTH-Analyse, hochdosierter 8-mg-Dexamethasonhemmtest CRH-Test (ggf. in Kombination mit Sinus-petrosus-Katheter)	s. oben

1.3 Diagnostik der pathologischen ACTH-Sekretion

In Einzelfällen ist die Differentialdiagnose des ACTH-abhängigen Cushing-Syndroms schwierig, vor allem, wenn aufgrund der Höhe der basalen ACTH-Spiegel, der entsprechenden Funktionsdiagnostik und der bildgebenden Verfahren nicht zweifelsfrei das Hypophysenadenom von der paraneoplastischen ACTH-Produktion – z. B. auf dem Boden eines Lungenkarzinoids – differenziert werden kann.

Bei dieser Indikation bietet sich die *venöse Katheterdiagnostik* an, bei der parallel zu den zentralvenösen Blutabnahmen Proben aus einem peripheren Zugang entnommen werden. Wenn es um die ersten beiden Indikationen geht, wird über einen beidseitigen Vena-femoralis-Zugang möglichst hypophysennah beidseits in den Sinus petrosus inferior ein Katheter vorgeschoben, der für einige Minuten belassen wird. Dieser Zugang wird mit der üblichen CRH-Gabe kombiniert, welche peripher gegeben, bereits nach 10 min zu einer maximalen ACTH-Sekretion in den Fällen eines gesicherten Cushing-Syndroms führt, bei denen eine hypophysäre Ursache besteht. In aller Regel erfolgt die Drainage aus dem Tumor unilateral, die CRH-Gabe in Kombination mit der bilateralen Katheterisierung erfüllt eine Verstärkerfunktion, die es gegebenenfalls ermöglicht, den hypophysären Ursprung zu beweisen. Eine Seitenlokalisationsdiagnostik ist nur bedingt möglich [1].

Wenn es nicht nur darum geht, den hypophysären Ursprung zu beweisen, sondern der begründete Verdacht auf eine paraneoplastische ACTH-Sekretion besteht, wird bereits nach dem Legen des Katheters zuerst eine Sondierung der Venen aus Leber, Lunge und anderen Organen erfolgen, die in die V. cava inferior bzw. superior münden, und entsprechende Blutproben entnommen, um die Drainage der tumorösen ACTH-Sekretion zu sichern. Der Sinn der zeitgleichen peripheren Abnahme liegt darin, Fehlinterpretationen zu vermeiden, wenn z. B. ein ungewolltes Schmerzereignis zu einer physiologischen ACTH-Sekretion führt und damit einen „Sprung" bei der Etagendiagnostik anzeigt.

1.4 Funktionsdiagnostik bei Verdacht auf Hypophysenhinterlappeninsuffizienz

Auch die Überprüfung der Hypophysenhinterlappenfunktion erfolgt analog anderen hypophysären Erkrankungen als *Stimulationstest der ADH-Sekretion* mit dem klassischen Durstversuch entweder über Nacht oder bei leichten Fällen über 18 Stunden. Neben der Diuresemenge wird zur Überprüfung der korrekten Durchführung des Tests vor und nach dem Dursten das Körpergewicht dokumentiert.

> Ein Diabetes insipidus ist bewiesen, wenn die Urinosmolalität im Vergleich zum Ausgangswert nicht ansteigt, also eine mangelnde Konzentrierung des Urins besteht oder eventuell die Serumosmolalität während des Durstens ansteigt.

Der Durstversuch ist obsolet bzw. muß abgebrochen werden, wenn entweder die Anamnese eindeutig ist, die Ausgangswerte bereits hochpathologisch sind oder die Diurese während des Durstens exzessive Ausmaße annimmt und vom Patienten nicht toleriert wird.

2 Bildgebende Verfahren

Den höchsten Stellenwert unter den bildgebenden Verfahren bei der Diagnostik hypothalamischer hypophysärer Störungen hat die Kernspintomographie (NMR). Daneben gibt es aber auch Indikationen für Schädelübersichtsaufnahmen, Computertomographie (CT), Szintigraphie (SPECT) und die Angiographie.

2.1 Schädelübersichtsaufnahme, Computertomographie und Kernspintomographie

Die seitliche Schädelübersichtsaufnahme läßt eine exakte Bestimmung der Sellagröße und des Ausmaßes der Pneumatisation im Bereich der Keilbeinhöhle zu und ist damit hilfreich für die operative Planung. Seit der Einführung von CT und NMR hat sie allerdings keinen wesentlichen Stellenwert unter den bildgebenden Verfahren der Hypothalamus-Hypophysen-Region:

– Die CT eignet sich nur zum Nachweis größerer Prozesse. Ihr besonderer Wert liegt im sehr sensitiven Nachweis von Verkalkungen, die sie besser als die Kernspintomographie aufzuzeigen vermag. Die Computertomographie ist für die Beurteilung einer parasellären Tumorausdehnung absolut unbrauchbar. Auch können kleine Tumoren übersehen werden.

– Bei der Kernspintomographie ist die T1-gewichtete Aufnahme sagittal für hypothalamische Prozesse, koronar für selläre Prozesse mit 3-mm-Schichtung vor und nach Gabe von Gadolinium-DTPA ausreichend. Aus differentialdiagnostischen Gründen ist gegebenenfalls eine T2-gewichtete Untersuchung notwendig. Die normale Hypophyse stellt sich dabei gut erbsgroß mit planer Oberfläche dar. Bei jüngeren, v.a. weiblichen Patienten ist auch eine konvexbogige Begrenzung normal. Der Vorderlappen ist isointens, der Hinterlappen hyperintens auf T1-gewichteten Bildern; das Infundibulum mittelständig, die Signalintensität homogen und der Sellaboden symmetrisch.

> Im CT und auch im NMR können kleine Adenome übersehen werden.

Mikroadenome der Hypophyse sind definitionsgemäß kleiner als 10 mm. Der direkte Nachweis gelingt durch eine umschriebene hypodense oder hypointense Zone, wobei der Kontrast zwischen Mikroadenom und gesundem Hypophysengewebe meist nach Kontrastmittel stärker ist. Die Auflösungsgrenze liegt in der Regel bei etwa 2–3 mm. Indirekte Hinweise für ein kleines Mikroadenom sind die konvexe Oberfläche des Sellainhalts, die Verlagerung des Hypophysenstiels oder der Nachweis eines asymmetrischen Sellabodens.

Makroadenome der Hypophyse sind Tumoren, die größer als 10 mm sind. Im NMR stellen sie sich primär leicht hyperintens im Vergleich zum Hirnstamm dar, im CT primär meist isodens bis leichter hyperdens. Es besteht eine deutliche Kontrastmittelaufnahme mit Verdrängung der normalen Hypophyse, intrasellärem Wachstum mit Sellavergrößerung. Große Hypophysenadenome können sich parasellär zum Sinus cavernosus, suprasellär zum Chiasma opticum, sphenoidal zur Keilbeinhöhle bzw. zum Klivus, retrosellär zur Hirnstammzisterne, subfrontal zum Frontallappen, subtemporal zum Temporallappen umschrieben oder invasiv ausdehnen. In Einzelfällen führen sie zur Foramen-Monroi-Blockade mit Hydrozephalus (s. dazu Kap. 8, Abb. 8-4).

> Die Kernspintomographie ist der „Goldstandard" bei der Diagnostik von Erkrankungen der Hypothalamus-Hypophysen-Achse.

Neben den primären Hypophysenadenomen sind *Kraniopharyngeome* häufig intra- und/oder suprasellär entlang des Grenzbereiches zwischen Hypophysenvorder- und -hinterlappen lokalisiert und gehen häufig mit Verkalkungen (CT) einher. Typischerweise wird eine zystische Komponente nachgewiesen. Gelegentlich besteht eine ringförmige Kontrastmittelaufnahme sowie auch eine extreme extrasellläre Ausdehnung mit Hydrozephalus. Bei *suprasellären Meningeomen* ist die Sella turcica in der Regel normal groß, im CT besteht ein primär hyperdenser Tumor mit deutlicher Kontrastmittelaufnahme. Zudem ist häufig eine Hyperostose am Planum sphenoidale nachweisbar sowie eine symmetrische supraselläre Entwicklung. *Opticohypothalamische Gliome* sind im MR primär hypointens auf T1-gewichteten Bildern und hyperintens auf T2-gewichteten Bildern, wobei Gliome nicht selten isointens auf T1-gewichteten Bildern sind und sicher nativ nur auf T2-gewichteten Bildern demarkieren. Es besteht ebenfalls keine Sellavergrößerung, aber eine diffuse, klobige Auftreibung der Sehnervenkreuzung in der Cisterna opticochiasmatica. *Supraselläre Germinome* wachsen entlang des Infundibulums und sind im Frühstadium nur als verdickter Hypophysenstiel erkennbar. Nur nach Gabe von Gadolinium-DTPA sind sie von einer normvarianten Verdickung des Hypophysenstiels abgrenzbar. Mit relativ hoher Treffsicherheit lassen sich aber hypothalamische Hamartome, primäre Zerebrallymphome, Sarkoidose mit Manifestation im Bereich der Sellaregion, Klivuschordome oder Lipome abgrenzen [3].

An *vaskulären Prozessen* finden sich supraselläre Aneurysmen, ausgehend von der Aa. carotis internae oder sehr selten Kavernome. Bei den Aneurysmen handelt es sich um eine wichtige Differentialdiagnose vor der operativen Behandlung. Aus diagnostischen Gründen ist eine Angiographie erforderlich. Bei geeigneter MR-Technik ist allerdings zu erwarten, daß eine MR-Angiographie wohl in Zukunft diagnostisch ausreichend sein wird.

Beim *Empty-sella-Syndrom* handelt es sich um eine Herniation der basalen Zysternen in die Sella turcica mit unterschiedlich starker Ausprägung. Der Sellainhalt stellt sich liquordicht dar. Die Hypophyse ist am Boden der Sella komprimiert. Gelegentlich besteht eine Kombination mit Mikroadenomen.

2.2 Rezeptor-Imaging

Nach Einführung des Somatostatin-Rezeptor-Imaging bei der Lokalisation endokriner Tumoren durch das ^{123}Jod-markierte Tyrosin^3-Octreotid ist diese Methodologie auch prinzipiell bei Tumoren der Hypothalamus-Hypophysen-Region möglich [8]. Die Indikation schränkt sich allerdings in der Regel auf wenige Patienten mit Akromegalie ein. Die Szintigraphie ersetzt sicherlich nicht das hochauflösende Kernspintomogramm. Jedoch könnte der Stellenwert darin bestehen, bei Patienten mit einer Restaktivität der Erkrankung den kernspintomographischen Befund hinsichtlich der Differenzierung zwischen Operationsnarbe und Rest bzw. Rezidiv besser zu interpretieren. Darüber liegt allerdings noch zu wenig Erfahrung vor. Möglich ist die Somatostatin-Rezeptor-Szintigraphie mit dem Octreotid nur bei den Tumoren, die über Typ-II- und -III-Somatostatin-Rezeptoren verfügen, an die dieser Ligand bindet. Eine Bereicherung der bildgebenden Verfahren könnte die VIP-Rezeptor-Szintigraphie zukünftig darstellen, die bereits bei verschiedenen endokrinen Tumoren und intestinalen Adenokarzinomen etabliert ist, da wesentlich mehr Tumoren, aber auch Karzinome, den VIP-Rezeptor exprimieren im Vergleich zu dem Somatostatinrezeptor [16].

Bei den Tumoren der Hypothalamus-Hypophysen-Region hat die Rezeptorszintigraphie noch keine therapeutische Anwendung gefunden, ebensowenig korreliert der Rezeptornachweis mit dem Ansprechen auf eine medikamentöse Therapie mit dem Somatostatinanalog.

3 Visusbefunde

Durch die Nähe zur Sehbahn finden sich bei Prozessen, die nach suprasellär extendieren, durch Kompression oder Infiltration der Sehnerven, des Chiasma opticum oder des Tractus opticus Sehstörungen mit unterschiedlich ausgeprägter Gesichtsfeldeinschränkung bzw. einer Optikusatrophie [4, 10]. Selten treten auch bei großen, invasiv wachsenden Tumoren Augenmuskelparesen auf.

Die Gesichtsfeldperimetrie bzw. die computerassistierte Perimetrie (Oktopusperimetrie) ist bei tumorbedingten Sehstörungen die wichtigste Untersuchung und im Gegensatz zur Visusprüfung die sensitivste Methode, auch für die Früherkennung eines Rezidivs.

Gesichtsfeldausfälle weisen auf eine direkte Läsion der Sehbahn durch den Tumor hin. Diese Gesichtsfelddefekte sind sehr vielgestaltig, lassen aber bestimmte Grundregeln erkennen:
- Einseitige Störungen des Gesichtsfeldes betreffen den gleichseitigen Optikus.
- Heteronyme Ausfälle (normalerweise bitemporal) sind Ausdruck einer Chiasmaschädigung.
- Homonyme Ausfälle weisen auf Prozesse zentral vom Chiasma hin und kommen in der Regel bei den suprasellären bzw. nach suprasellär extendierenden Tumoren nicht vor.

Gesichtsfeldausfälle bleiben aufgrund der häufig langsamen Progredienz dem Patienten lange Zeit unbewußt.

Befunde bei Hypophysenadenomen
Am häufigsten ist bei Hypophysenadenomen das *Chiasmasyndrom* mit Visusminderung, Gesichtsfeldausfällen im Sinne einer bitemporalen Hemianopsie und Optikusatrophie (s. dazu Kap. 8, Abb. 8-1). Ein einseitiger Beginn spricht dabei nicht gegen ein Hypophysenadenom. Der Visusverfall geht der sichtbaren Papillenatrophie zeitlich immer voraus. Einerseits bedeutet das Vorliegen blasser Papillen keineswegs immer eine Einbuße des Sehvermögens; die Visusminderung ist andererseits kein obligates Zeichen des Chiasmasyndroms. Sie tritt erst dann in Erscheinung, wenn die Gesichtsfelddefekte näher an den Fixierpunkt heranreichen und das zentrale Sehen beeinflussen. Eine Besserung des Sehvermögens nach erfolgreicher Operation im Sellagebiet ist zwar häufig, wobei zunächst nur die Erhaltung der noch vorhandenen Sehkraft erwartet werden kann; für die Rückbildung der Sehstörung ist vor allem die Dauer der Chiasma- bzw. Optikusschädigung bestimmend [11].

Eine akute Visusminderung erfordert sofortige Abklärung (NMR).

Eine *stärkere suprasellären Tumorentwicklung* kommt am häufigsten bei den *nicht-sezernierenden Adenomen* vor. In den Anfangsstadien eines sich entwickelnden Hypophysenadenoms fällt gewöhnlich zuerst der *obere temporale Gesichtsfeldanteil* aus, der längere Zeit unbemerkt bleiben kann. Später treten charakteristische Gesichtsfeldausfälle in Form des „Scheuklappensehens" in den Vordergrund. Das eingeschränkte Gesichtsfeld muß z.B. beim Lesen durch vermehrte Augen- und Kopfbewegungen ausgeglichen werden. Autofahrer sehen die Baumreihen zu beiden Seiten an der Straße nicht mehr. Besonders typisch ist dabei die Symmetrie der Gesichtsfelddefekte. Nach Ausfall der temporalen Gesichtsfeldhälfte ergreift der Defekt in der Regel den nasal unteren Quadranten. Vereinzelt werden atypische Gesichtsfelddefekte beobachtet, die ganz von der Wachstumsrichtung des Tumors abhängen. So ist die Kombination von einseitigem temporalem Gesichtsfeldausfall mit Amaurose auf der Gegenseite nicht selten. Dieser Befund spricht eher für ein *Tuberculum-sellae-Meningeom*. Sehr selten ist bei Hypophysenadenomen eine binasale Hemianopsie, die durch Anpressung der lateralen Chiasmaränder an die Aa. cerebri anteriores zustande kommt [4, 10].

Störungen der Bulbusmotilität als Folge von Augenmuskelparesen stellen ein Maß für die *Lateralität der sellanahen Geschwülste* dar. Ihr Vorhandensein bedeutet bei Tumoren der Mittellinie (Hypophysenadenome) eine beträchtliche paraselläre Entwicklung. Bei sehr großen Hypophysenadenomen und bei parasellärer Tumorentwicklung kann es zu einer Schädigung der Hirnnerven III, V und VI kommen. Die Augenmuskelparesen führen zu typischen Doppelbildern. Am häufigsten ist der N. oculomotorius betroffen (s. dazu Kap. 8, Abb. 8-3).

Hypophysenadenome mit Augelmuskelparesen gelten als prognostisch ungünstig.

Am Augenhintergrund sind postoperativ die pathologischen Papillenbefunde häufiger. Die Optikusatrophie ist vielfach deutlicher geworden und hat auch zahlenmäßig zugenommen. Offenbar wird erst postoperativ eine bereits präoperativ einsetzende Optikusatrophie manifest. Das Operationstrauma spielt dabei sicher eine Rolle, doch ist anzunehmen, daß noch andere Faktoren hinzukommen. Regelmäßige Augenuntersuchungen sollen nicht nur prä-, sondern vor allem postoperativ durchgeführt werden [11].

Befunde bei Kraniopharyngeomen und Meningeomen
Das Wachstumsverhalten des Kraniopharyngeoms zum Chiasma ist unterschiedlich. Mitunter sieht man eine Verschiebung nach vorn und oben, andere drängen das Chiasma nach unten. Nicht selten ist auch eine stärkere retroselläre Entwicklung zu beobachten. Bei suprasellären Kraniopharyngeomen, die sich nach oben ausdehen, kann ein Chiasmasyndrom längere Zeit ausbleiben. Hier stehen *Hirndruckzeichen* als Ausdruck der Foramen-Monroi-Blockade im Vordergrund.

Bei *Tuberculum-sellae-Meningeomen* erfolgt eine Verdrängung des Chiasma häufig nach hinten oben. Diese Tumoren wachsen sehr langsam, so daß der Verlauf chronisch progredient ist. Die *Asymmetrie der Visus- und Gesichtsfeldstörung* ist typisch. Als erstes Krankheitssymptom geben die Patienten in der Regel eine einseitige Abnahme der Sehfunktion mit *Nebel-*

und Schleiersehen an. Nicht selten kann eine Amaurose auftreten, ohne daß das andere Auge irgendwelche Störungen erkennen läßt [4, 11].

4 Bioptische Verfahren

Für die invasive Diagnostik nicht resezierbarer Läsionen bietet sich die CT- oder MR-gesteuerte stereotaktische Methodik an, die es erlaubt, Biopsate aus Tumoren zu gewinnen. Leider sind die winzigen Gewebeproben, die dabei gewonnen werden, häufig Anlaß zu Fehldiagnosen. Diese erreichen in manchen Serien das erstaunliche Ausmaß von 20%. Sie eignen sich auch nicht für die Biopsie intrasellärer Prozesse, die praktisch nur im Rahmen einer transsphenoidalen Operation erfolgen kann.

5 Histologische und molekularbiologische Verfahren

In jedem Fall muß aus dem Operations- bzw. Biopsiematerial tumoröser Prozesse der Sella- und Suprasellaregion eine *histologische Klassifikation* erfolgen. Dies geschieht in aller Regel mittels licht- und elektronenmikroskopischer Untersuchungen, immunhistochemisch und in speziellen Fällen mittels molekularbiologischer Techniken [15].

Die häufigsten Tumoren der Sellaregion sind die sezernierenden und nichtsezernierenden Hypophysenadenome.

Durch eine sorgfältige histologische Aufarbeitung müssen jedoch andere suprasellare Tumoren, Metastasen, primäre Malignome, sowie nicht-tumoröse raumfordernde Prozesse erkannt werden.

In der Differenzierung der Hypophysenadenome nimmt der *immunhistochemische Nachweis der Hypophysenvorderlappenhormone* in den Adenomzellen einen besonders hohen Stellenwert ein. Dieser dient einerseits der Sicherung der präoperativ gestellten Diagnose, andererseits aber auch zur besseren Charakterisierung nicht sezernierender, d.h. klinisch „stummer" Adenome, die immerhin ein Viertel aller Hypophysentumoren darstellen. Diese Adenome exprimieren häufig Hormone auf RNS- oder Peptidebene, ohne daß sie sezerniert werden. Oft handelt es sich dabei um Gonadotropine oder Untereinheiten von Glykoproteohormonen (α-Subunit) [5a, 6]. Gerade diese differenzierten Tumoren haben eine hartnäckige Rezidivneigung. Möglicherweise ergibt sich anhand der exakten Klassifikation zu einem späteren Zeitpunkt die Chance zu einer gezielten medikamentösen Therapie.

Prospektiv wichtig ist auch der mögliche *histologische Nachweis eines invasiven Wachstums*, für den in der Regel auch ein Stück Dura benötigt wird [6]. Aufgrund der meist vorhandenen Monoklonalität der primären Hypophysenadenome entwickeln sich die Rezidive auf dem Boden belassener kleinster Resttumoranteile [5, 13].

Durch den Einsatz moderner *molekularbiologischer Methoden* in der Tumoruntersuchung können in Zukunft möglicherweise wichtige Aufschlüsse über die Dignität der Hypophysentumoren erzielt werden [2, 17]. So finden sich Mutationen im Tumormaterial – wie z.B. dem GSP-Onkogen – bei ca. 40% der wachstumshormonproduzierenden Hypophysenadenome [7]. Der Stellwert dieser Methode liegt im Augenblick in ihrem Beitrag zur Klärung der Pathogenese dieser Tumoren.

Die histologische Untersuchung ist zudem für die Indikationsstellung zur adjuvanten Therapie mit Kortikoiden, Zytostatika oder gegebenenfalls lokalen Radiojodtherapie unerläßlich. Dies gilt für granulomatöse Erkrankungen mit solitärem Befall der Hypothalamus-Hypophysen-Region und im übrigen auch für andere suprasellare Tumoren wie dem Prototyp eines radiosensitiven Tumors, dem *Germinom*. Eine Kombination von klassischen histologischen und modernen molekularbiologischen Verfahren stellt daher einen vielversprechenden Zugangsweg zu einer verbesserten Therapie der Hypophysentumoren dar.

Literatur

1. Allolio, B., R.W. Günther, G. Benker, D. Reinwein et al.: A multihormonal response to corticotropin-releasing hormone in inferior petrosal sinus blood of patients with Cushing's disease. J. clin. Endocr. 71 (1990) 1195–1201.
2. V. Alvaro, L. Lévy, C. Dubray, A. Roche et al.: Invasive human pituitary tumors express a point-mutated alpha-protein kinase-C. J. clin. Endocr. 77 (1993) 1125–1129.
3. Elster, A.D.: Modern imaging of the pituitary. Radiology 187 (1993) 1–14.
4. Harrington, D.O.: The visual fields, 4th ed. Mosby, St. Louis 1976.
5. Herman, V., J. Fagin, R. Gonsky, K. Kovacs, S. Melmed: Clonal origin of pituitary adenomas. J. clin. Endocr. 71 (1990) 1427–1433.
5a. Kovacs, K.: Light and electron microscopic pathology of pituitary tumors: Immunohistochemistry. In: Peter, M., L. Black et al. (eds.): Secretory Tumors of the Pituitary Gland, pp. 365–375. Raven, New York 1984.
6. Kovacs, K., E. Horvath (eds.): Tumors of the Pituitary Gland. Armed Forces Institute of Pathology, Washington D.C. 1986.
7. Lyons, J., C.A. Landis, G. Harsh, L. Vallar et al.: Two G protein oncogenes in human endocrine tumors. Science 249 (1990) 65–69.
8. Lamberts, S.W.J., W.H. Bakker, J.-C. Reubi, E.P. Krenning: Somatostatin-receptor imaging in the localization of endocrine tumors. New Engl. J. Med. 323 (1990) 1246–1249.
9. Molitch, M.E., E.J. Russell: The pituitary „incidentaloma". Ann. intern. Med. 112 (1990) 925–931.
10. Rose, F.C.: Chiasma lesions. In: Rose, F.C. (ed.): Medical Ophthalmology, pp. 184–195. Mosby, St. Louis 1976.
11. Sachsenweger, R., Neuroophthalmologie, 3. Aufl. Thieme, Stuttgart 1982.
12. Schopohl, J., M. Losa, A. König, O.A. Müller, G.K. Stalla, K. von Werder: Combined pituitary function-test with four hypothalamic releasing hormones. Klin. Wschr. 64 (1986) 314–318.

13. Schulte, H. M., E. H. Oldfield, B. Allolio et al.: Clonal composition of pituitary adenomas in patients with Cushing's disease: Determinating by X-chromosome inactivation analysis. J. clin. Endocr. 73 (1991) 1302–1308.

14. Stalla, G. K., M. Losa, R. Oeckler, O. A. Müller, K. von Werder: Insulin hypoglycemia test and releasing hormone (corticotropin-releasing hormone and growth hormone-releasing hormone) stimulation in patients with pituitary failure of different origin. Horm. Res. 29 (1988) 191–196.

15. Thapar, K., K. Kovacs, E. R. Laws, P. J. Muller: Pituitary adenomas: Current concepts in classification, histopathology, and molecular biology. Endocrinologist 3 (1993) 39–57.

16. Virgolini, I., M. Raderer, A. Kuraran et al.: Vasoactive intestinal peptide-receptor imaging for the localization of intestinal adenocarcinomas and endocrine tumors. New Engl. J. Med. 331 (1994) 1116–1121.

17. Woloschak, M., J. L. Robert, K. Post: c-Myc, c-fos, and c-myb gene expression in human pituitary adenomas. J. clin. Endocr. 79 (1994) 253–257.

5 Raumfordernde Prozesse im Hypothalamus und Pinealistumoren

Michael Buchfelder und Jürgen Honegger

1	Einleitung	30
2	Pathophysiologie/klinisches Bild	30
3	Diagnostik	31
3.1	Endokrinologische Testverfahren	31
3.2	Bildgebende Verfahren	31
3.3	Ophthalmologische Untersuchung	31
4	Differentialdiagnose	31
4.1	Tumoren im Bereich des Hypothalamus	31
4.1.1	Hypophysenadenome	31
4.1.2	Kraniopharyngiome	32
4.1.3	Optiko-hypothalamische Gliome	32
4.1.4	Germinome	32
4.1.5	Hypothalamische Hamartome	33
4.1.6	Lymphome	33
4.1.7	Sarkoidose	33
4.1.8	Histiozytosen	33
4.2	Pinealome	34
5	Therapie	34
5.1	Operative Therapie	34
5.2	Radiotherapie	35
5.3	Pharmakotherapie	35

1 Einleitung

Der *Hypothalamus* hat durch die Kontrolle der Funktion von Hypophysenvorderlappen und Hypophysenhinterlappen eine zentrale Stellung im endokrinen System. Außerdem ist er an der Regulation des Wasser-Elektrolyt-Haushalts, des Appetits und Eßverhaltens, sowie an der Regulation der Körpertemperatur und des zirkadianen Rhythmus beteiligt. Er beeinflußt Schlaf, Emotion und Verhalten. Die Tumoren im Bereich des Hypothalamus und der Pinealisregion sind verhältnismäßig seltene Erkrankungen. Sieht man von den Kraniopharyngiomen ab, gibt es kaum individuelle Serien von mehr als 10 Fällen mit einer der Erkrankungen. Die Komplexität des Hypothalamus erklärt die vielfältigen klinischen Erscheinungsformen bei raumfordernden Prozessen in dieser Region.

Ein zweites endokrines Organ im Bereich des zentralen Nervensystems stellt die *Glandula pinealis* dar. Tumoren der Pinealisregion sind auch sehr selten. Diese Läsionen sind für den Endokrinologen deshalb von besonderem Interesse, weil sie klassischerweise Hormone und Tumormarker bilden und sezernieren können. Ihre anatomische Beziehung zum dritten Ventrikel und die Ähnlichkeit mancher funktioneller Störungen mit hypothalamischen Prozessen rechtfertigen die Abhandlung in einem gemeinsamen Kapitel.

2 Pathophysiologie/klinisches Bild

Das klinische Bild bei Tumoren der Hypothalamusregion wird in erster Linie durch endokrinologische, ophthalmologische, sowie neurologische Störungen oder Verhaltensauffälligkeiten dominiert [1]. Die Berücksichtigung klinischer oder radiologischer Aspekte läßt differentialdiagnostische Schlüsse über die Ätiologie derartiger Läsionen zu (Tab. 5-1) [6, 7].

Tabelle 5-1 Raumfordernde Prozesse im Hypothalamus

– Hypophysenadenome
– Kraniopharyngiome
– optiko-hypothalamische Gliome
– Germinome
– hypothalamische Hamartome
– Lymphome
– Sarkoidose
– Histiozytose
– Chordome
– Meningiome
– Aneurysmen

Endokrine Störungen: Durch die Beeinträchtigung der Synthese und Sekretion von Releasing- bzw. Inhibiting-Hormonen kann es zu den typischen Zeichen einer partiellen oder kompletten Hypophysenvorderlappeninsuffizienz und einer Hyperprolaktinämie kommen. Unabhängig von der Lokalisation der Tumoren tritt in der Regel zunächst ein Hypogonadismus und ein Wachstumshormonmangel auf. Klinisch zeigen sich bei der Frau Periodenstörungen, beim Mann eine Minderung von Libido und Potenz. Kinder dagegen fallen durch eine Pubertas tarda und ein verzögertes Wachstum auf. Für manche Tumoren charakteristisch ist ein Diabetes insipidus. Dabei können tägliche Trinkmengen bis zu 20 l beobachtet werden. Seltener sind Zeichen der hormonellen Hypersekretion durch die Irritation hypothalamischer Kerngebiete. Hierbei ist eine Pubertas praecox durch gesteigerte Gonadotropinsekretion bzw. Sekretion von hCG (bei Germinomen) wohl am häufigsten zu beobachten [3].

Hypothalamische Syndrome: Störungen der kalorischen Balance können einerseits zu einer extremen Abmagerung führen, dem von Russel beschriebenen „*dienzephalischen Syndrom*", das auch Hyperkinese, Blässe und erhöhte Konzentrationen von Wachstumshormon beinhaltet [5]. Läsionen ähnlicher Art und Ausdehnung können in anderen Fällen ganz entgegengesetzt Ursache einer *Dystrophia adiposo-genitalis Fröhlich* mit einer in Extremfällen außerordentlich schweren Fettsucht und einem Hypogonadismus sein. Allerdings sind neben diesen Extremen alle Übergangsformen zu beobachten. Nicht selten sind Störungen des Schlaf-Wach-Rhythmus mit täglicher Somnolenz und nächtlichen Aktivitätsphasen. Schließlich kann es zu Störungen der Bewußtseinslage und zu psychischen Veränderungen, wie aggressivem Verhalten, Desorientiertheit und Halluzinationen kommen. Weitere typische Zeichen eines hypothalamischen raumfordernden Prozesses können ein gestörter Wasser-Elektrolyt-Haushalt, Zeichen einer Dysfunktion des autonomen Nervensystems, wie Tachykardie, Veränderungen der Hautdurchblutung und Störungen der Temperaturregulation mit einer Hyperthermie oder Hypothermie sein [1, 3, 8].
Ophthalmologische Störungen: Durch die Nähe zur Sehbahn finden sich bei hypothalamischen Prozessen häufig Sehstörungen. Sie haben ihre Ursache in einer Kompression oder Tumorinfiltration der Sehnerven, des Chiasma opticum oder des Tractus opticus.

Für Pinealistumoren typisch ist eine *Parinaud-Symptomatik* mit vertikaler Blickheberparese, Konvergenzschwäche und aufgehobener Lichtreaktion der Pupillen [9].

Neurologische Symptome: Insbesondere eine Störung der Liquorzirkulation durch Kompression der Foramina Monroi führt bei großen Tumoren zu Zeichen eines gesteigerten intrakraniellen Drucks. Kopfschmerzen, Übelkeit und Erbrechen sind wichtige Warnsymptome des lebensbedrohlichen Liquoraufstaus. Bei Pinealistumoren wird ein Hydrocephalus occlusus aufgrund der Nähe zum Aquaeductus Sylvii häufig schon bei geringer Tumorgröße beobachtet.

Eine zuverlässige Beziehung zwischen Topik und Ausdehnung der Läsion und funktioneller Störung ist bei hypothalamischen Prozessen nicht möglich.

3 Diagnostik

3.1 Endokrinologische Testverfahren

In allen Fällen einer manifesten Läsion im Bereich des Hypothalamus ist eine endokrinologische Untersuchung im Hinblick auf eine mögliche Störung hypophysärer Partialfunktionen notwendig. In der Regel werden zum sicheren Nachweis oder Ausschluß einer Hypophysenvorderlappeninsuffizienz die üblichen standardisierten Provokationsteste eingesetzt (s. Kap. 4).

Zur Differentialdiagnose der Läsionen helfen in manchen Fällen spezifische *Tumormarker*, die im Serum oder Liquor bestimmt werden können. Allgemein akzeptiert ist die Assoziation erhöhter β-hCG-Spiegel bei intrakraniellen Germinomen, wenngleich sicherlich in weniger als 30% der Nachweis dieses Tumormarkers gelingt. Der Nachweis von α-Fetoprotein dagegen ist Hinweis auf unreife Keimzelltumoren und gilt bei suprasellären und pinealen Keimzelltumoren als Indikator für eine ungünstige Prognose [10]. In manchen Fällen von Pinealoblastomen läßt sich eine erhöhte Konzentration von Melatonin im Liquor und Serum finden [4, 10].

3.2 Bildgebende Verfahren

Das zweifellos wertvollste neuroradiologische Verfahren zum Nachweis hypothalamischer und pinealer Tumoren ist die Kernspintomographie, wobei zur Dokumentation der Lokalisation und Ausdehnung dieser Tumoren üblicherweise T1-gewichtete Aufnahmen den größten Wert haben [7]. Der Vorteil der Computertomographie liegt im Nachweis von Verkalkungen, die die differentialdiagnostischen Überlegungen in Richtung Kraniopharyngiom lenken können. Aber auch Prolaktinome können gelegentlich verkalken. Die Angiographie hat dagegen für diese Fragestellungen heute kaum mehr Bedeutung.

3.3 Ophthalmologische Untersuchung

Zum Nachweis oder Ausschluß einer Beteiligung der Sehbahn ist bei hypothalamischen Prozessen immer eine Untersuchung von Visus und Gesichtsfeld anzuraten. Die Perimetrie kann gelegentlich subklinische Sehstörungen nachweisen. Bei Pinealisprozessen ist dagegen das Augenmerk auf die Untersuchung von Augenmotilität, Konvergenz- und Pupillenreaktion zu richten.

4 Differentialdiagnose

4.1 Tumoren im Bereich des Hypothalamus

4.1.1 Hypophysenadenome

Sehr große Hypophysenadenome können zu einer Anhebung und Verlagerung des dritten Ventrikels und der Hypothalamusregion führen. Diese Tumoren treten fast nur im Erwachsenenalter auf. Typisch ist eine progrediente Hypophysenvorderlappeninsuffizienz und ein Chiasmasyndrom. Zu einem Diabetes insipidus kommt es auch bei gigantisch großen Tumoren nicht. Meist ist die Sella turcica vergrößert, da die Tumoren ja vom Hypophysenvorderlappen ausgehen. Therapeutisch ist üblicherweise, außer bei Prolaktinomen, die mit Dopaminagonisten behandelt werden können, eine möglichst vollständige chirurgische Entfernung anzustreben (s. Kap. 8). Hypothalamische Syndrome sind selten.

4.1.2 Kraniopharyngiome

Das Kraniopharyngiom stellt den häufigsten suprasellären Tumor im Kindesalter dar, wobei etwa 50% der Patienten in diese Altersklasse einzuordnen sind.

Hierbei sind ein Wachstumsrückstand und eine verzögerte Pubertätsentwicklung, aber auch ein Diabetes insipidus neben Sehstörungen führende Symptome. Allerdings werden große, weit in die Hypothalamusregion hinein ausgedehnte Tumoren (Abb. 5-1) beobachtet, die auch bei differenzierter Untersuchung keine Störungen hypothalamisch-hypophysärer endokriner Funktionen aufweisen. Ein Teil dieser Tumoren tritt aber auch im höheren Lebensalter auf. Ursprung dieser Geschwülste ist eine embryonale Differenzierungsstörung von Zellen aus dem Bereich der Rathke-Tasche.

Der Schlüssel zur Diagnose ist meist die neuroradiologisch feststellbare, allerdings nicht in allen Fällen vorliegende Zusammensetzung der Tumoren aus mehreren Komponenten: solider Tumor, Verkalkung und Zyste.

Kraniopharyngiome können nur suprasellär entwickelt sein, weisen jedoch häufig auch einen intrasellären Anteil mit vergrößerter Sella turcica auf. Der Tumor sezerniert keine Hormone, wenngleich man in der Zystenflüssigkeit hohe Konzentrationen von β-hCG messen kann.

Obwohl diese Tumoren von der pathologischen Klassifikation her als benigne eingeordnet werden, sind sie aufgrund ihrer Lokalisation, Progressionstendenz und der Neigung zur Invasion funktionell wichtiger benachbarter glialer Strukturen oft nicht vollständig zu kontrollieren. Bei nicht vollständiger chirurgischer Resektion besteht eine *Rezidivneigung*. Diese Eigenschaften, kombiniert mit einem häufig nur geringen Ansprechen auf eine Radiotherapie machen das Kraniopharyngiom zu einem vom klinischen Verlauf her als äußerst problematisch zu betrachtenden Tumor [3]. Als *hypothalamische Syndrome* werden vor allem ein Fröhlich-Syndrom und ein gestörter Schlaf-Wach-Rhythmus beobachtet.

4.1.3 Optiko-hypothalamische Gliome

Die Gliome des Chiasma opticum und diejenigen des Hypothalamus sind wegen der gegenseitigen Invasion schwer voneinander abzugrenzen. Der Ursprung bleibt somit oft unklar. Sie erreichen gelegentlich gigantische Ausmaße. Kinder sind häufiger betroffen als Erwachsene. Im Kleinkindesalter sind hypothalamische Gliome häufig mit einem dienzephalischen Syndrom verbunden. Später besteht eher eine Tendenz zur Fettsucht. Diese Tumoren treten gehäuft in Verbindung mit der Neurofibromatose Typ I (von-Recklinghausen-Erkrankung) auf.

Histopathologisch handelt es sich typischerweise um niedergradige Astrozytome. In seltenen Fällen finden sich aber auch im Hypothalamus höhergradige, maligne Astrozytome. Bei diesen Geschwülsten stehen aufgrund der Infiltration des Chiasma opticum *unsystematische Gesichtsfeldausfälle* im Vordergrund. Im Kindesalter kommt es gelegentlich auch einmal zu einer Pubertas praecox. Üblicherweise liegen aber nur diskrete endokrinologische Störungen vor, selbst wenn der Tumor massiv in die Hypothalamusregion ausgedehnt ist. Prinzipiell können ähnliche klinische Symptome auftreten wie bei Kraniopharyngiomen: Diabetes insipidus, Fettsucht, sowie eine Entwicklungs- und Wachstumsverzögerung im Kindes- und Jugendalter.

Im Kernspintomogramm sind diese Tumoren typischerweise auf den T1-gewichteten Sequenzen hypointens. Sie können zystische Anteile enthalten und zeigen eine homogene Kontrastmittelaufnahme. Es läßt sich insbesondere aber erkennen, daß diese Tumoren immer über dem Diaphragma sellae lokalisiert sind.

4.1.4 Germinome

Es handelt sich dabei um extragonadale Keimzelltumoren. Sie sind in Japan häufiger als in Mitteleuropa und in den Vereinigten Staaten. Diese Mittellinientumoren sind am häufigsten in der Pinealisregion anzutreffen, etwas weniger häufig in der suprasellären Region und im Hypothalamus.

Am häufigsten sind Mädchen betroffen. Der Altersgipfel liegt zwischen dem 10. und 12. Lebensjahr. Typischerweise findet sich bei praktisch allen Patienten ein Diabetes insipidus und eine Hypophysenvorderlappeninsuffizienz, die sich in diesem Alter als Entwicklungsverzögerung und Minderwuchs äußern.

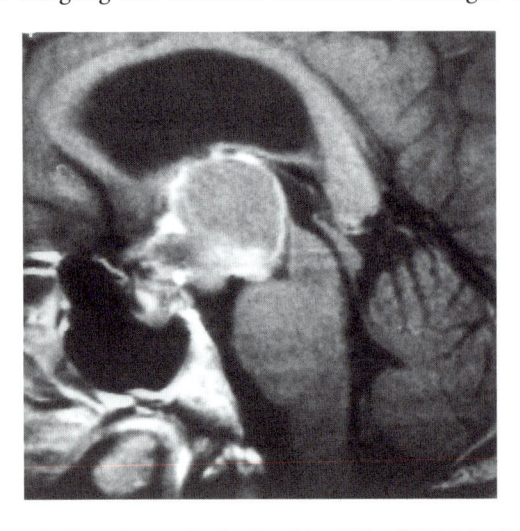

Abb. 5-1 Kraniopharyngiom in der midsagittalen Schicht des Kernspintomogramms (T1-gewichtete Aufnahmen). Der Tumor erstreckt sich über das gesamte Ausmaß des Hypothalamus wie auch in die Sella und in erheblichem Maß nach retrosellär.

Das Ausmaß der Ausprägung hypothalamisch-hypophysärer Störungen ist differentialdiagnostisch verwendbar.

In manchen Fällen kann man den kleinen Tumor radiologisch noch nicht nachweisen, selbst wenn schon eine komplette Hypophysenvorderlappeninsuffizienz und ein Diabetes insipidus vorliegen. Eine Sehstörung fehlt im klinischen Bild nur selten. Eine begleitende Läsion in der Pinealisregion kann eigene Symptome machen. Eine Metastasierung auf dem Liquorweg ist möglich. Als Ursache der in manchen Fällen von pinealen Germinomen beobachtete Pubertas praecox wird sowohl eine Mikrometastasierung über den dritten Ventrikel hinweg, als auch die Produktion von hCG diskutiert. Im Kernspintomogramm zeigt sich eine homogene Anreicherung von Kontrastmittel.

4.1.5 Hypothalamische Hamartome

Diese seltenen angeborenen Fehlbildungen gehen vom basalen Hypothalamus in der Gegend des Tuber cinereum bis hin zu den Corpora mamillaria aus und wachsen zum Teil exophytisch. Klinische Bedeutung haben diese Prozesse wegen ihrer Assoziation mit einer Pubertas praecox oder mit *Lachanfällen* (einer hypothalamischen, „gelastischen" Epilepsie). Diese Prozesse sind bei männlichen Jugendlichen häufiger. Gelegentlich werden sie auch als Zufallsbefund bei Erwachsenen entdeckt. Die Prozesse sind meist gut abgegrenzt und zeigen auch bei wiederholten radiologischen Kontrollen über lange Zeit hinweg keine Größenzunahme. Sie nehmen im Kernspintomogramm kein Kontrastmittel auf. Auch führen sie in der Regel nicht zu einer hypophysären Insuffizienz. Daher besteht meist auch keine Indikation für ein operatives Vorgehen. Die Therapie gilt symptomatisch der Pubertas praecox oder den Anfällen.

4.1.6 Lymphome

Primäre Lymphome des Zentralnervensystems sind sehr selten. Sie treten gehäuft bei immunsuppressiv behandelten Patienten oder AIDS-Kranken auf.

Die schlechte Prognose ist deshalb üblicherweise schon durch die Grundkrankheit bestimmt. Die klinischen Bilder sind ganz unterschiedlich. Die Kombination von Hypophysenvorderlappeninsuffizienz und Diabetes insipidus ist charakteristisch. Typisch sind solitäre oder multinoduläre, scharf begrenzte Läsionen, die gelegentlich auch zentrale Nekrosen haben. Im Kernspintomogramm haben die Läsionen meist Kontakt zum Ventrikelsystem. Ein perifokales Ödem ist häufig. Es kommt typischerweise zur Aufnahme von Kontrastmittel. Die Regression der Läsionen nach einigen Tagen hochdosierter Steroidtherapie kann diagnostisch verwertet werden. Die Diagnose wird bei primär zerebralen Lymphomen sonst durch eine Biopsie der Läsionen gestellt, bei der generalisierten Erkrankung durch Untersuchung anderer befallener Organe, die leichter und mit geringerem Risiko zugänglich sind.

4.1.7 Sarkoidose

Diese Multisystemerkrankung mit Bildung von Granulomen unklarer Ätiologie betrifft am häufigsten jüngere Erwachsene. Der Hypothalamus ist die Prädilektionsstelle bei intrakranieller Beteiligung. Farbige sind häufiger betroffen.

Eine Beteiligung des Zentralnervensystems kann als leptomenigeale oder parenchymatöse Infiltration vorliegen, wobei erstere häufiger ist und das Infundibulum sowie den Hypothalamus miteinbeziehen kann. Meist liegt bei hypothalamischer Manifestation ein Diabetes insipidus vor. Auch andere Störungen, wie Somnolenz, Gewichtszunahme, Hypothermie, Störungen des Schlaf-Wach-Rhythmus und eine partielle oder komplette Hypophysenvorderlappeninsuffizienz sind beschrieben. Gelegentlich sind neben dem N. opticus auch andere Hirnnerven betroffen.

Die Diagnose wird üblicherweise aus einer anderen Läsion der Multisystemerkrankung, beispielsweise durch Biopsie eines Lungen- oder Lymphknotenherdes oder einer Hautbiopsie durch den Nachweis nichtverkäsender Granulome gestellt. Liegt nur eine hypothalamische Manifestation vor, ist die Diagnosestellung dementsprechend schwierig. Im Kernspintomogramm sind die Läsionen auf den T1-gewichteten Sequenzen isointens. Sie nehmen homogen Kontrastmittel auf. Therapeutisch zeigt die Gabe von Steroiden günstige Resultate.

4.1.8 Histiozytosen

Diese inhomogene Gruppe von Krankheiten befällt vor allem Kinder und jugendliche Erwachsene. Pathologisch liegt die Infiltration von Geweben durch spezifische Makrophagen (Langerhans-Zellen) zugrunde. Verschiedene Organsystem können betroffen sein, so neben Haut, Knochen und Augen auch das Zentralnervensystem. Eine hypothalamische Beteiligung äußert sich in der Regel durch einen Diabetes insipidus.

Die Diagnose fällt leicht, wenn auch lytische Läsionen der Schädelkalotte oder orbitale Granulome vorliegen. Der Spontanverlauf ist durch wechselnde Intensität der Symptome gekennzeichnet. Im Kernspintomogramm sind diese Läsionen hypointens auf den T1-gewichteten Sequenzen. Sie nehmen homogen Kontrastmittel auf.

Bei stationärem Verlauf kommt eine abwartende Haltung in Betracht. Progressive Läsionen erfordern zunächst den Einsatz einer Therapie mit Steroiden, wobei üblicherweise Prednisolon gegeben wird. Erst in zweiter Linie kommt eine zytostatische Therapie mit Vinblastin oder Etoposid in Betracht. Auch wird einer lokalen Radiotherapie mit Dosen um 10–15 Gray in 6–10 Fraktionen ein günstiger Effekt zugeschrieben.

4.2 Pinealome

Tumoren der Pinealisregion sind sehr selten und kommen im Kindes- und Jugendalter häufiger als im höheren Erwachsenenalter vor. Das männliche Geschlecht ist bevorzugt betroffen.

Am häufigsten finden sich Keimzelltumoren, wobei das Spektrum wie im Bereich der Gonaden vom Germinom über das Teratom zu den hochmalignen Keimzelltumoren (Embryonalzellkarzinom, entodermaler Sinustumor, Choriokarzinom) reicht. Am häufigsten ist dabei das Germinom, das etwa 50 % der Keimzelltumoren in dieser Region ausmacht [9]. Ein Zusammenhang mit suprasellärem Tumorwachstum kann dabei bestehen, doch kommen diese Tumoren auch isoliert nur im Hypothalamus oder in der Pinealisregion vor (Abb. 5-2).

Häufig sind dabei erhöhte Konzentrationen von α-Fetoprotein oder β-hCG im Serum, Liquor oder Urin nachzuweisen. Diese Tumormarker, die nicht nur zur Diagnose führen können, sondern auch die Effektivität einer Therapie in der Verlaufskontrolle bestimmen lassen, können auch immunhistochemisch in den Tumorzellen nachgewiesen werden. Gelegentlich kann die Diagnose auch zytologisch im lumbalen Liquor gestellt werden. Wegen der Möglichkeit der Metastasierung auf dem Liquorweg muß bei diesen strahlensensiblen Geschwülsten die gesamte Neuroachse bestrahlt werden.

Bei den vom pinealen Parenchym ausgehenden Tumoren unterscheidet man die malignen *Pineoblastome* von den, besonders bei neuronaler oder astrozytärer Differenzierung, gutartigen *Pineozytomen* [4]. Bei diesen Tumoren des pinealen Parenchyms ist gelegentlich Melatonin als Tumormarker verwendbar.

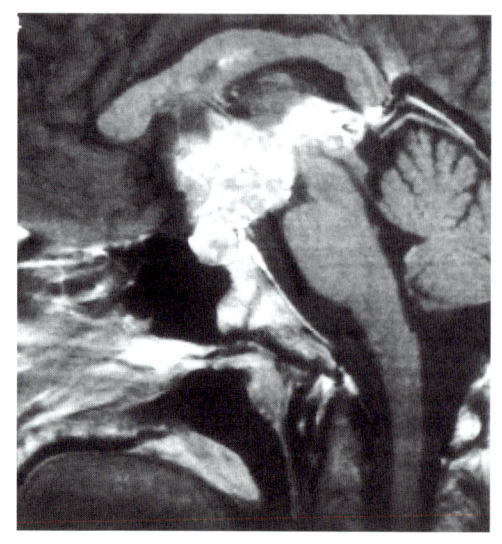

Abb. 5-2 Germinom im Bereich des Hypothalamus und der Pinealisregion. Es handelt sich um einen Tumor, der über den gesamten dritten Ventrikel hin ausgedehnt ist. Dargestellt ist ebenfalls die midsagittale Schicht des Kernspintomogramms (T1-gewichtete Aufnahmen).

Die chirurgische *Therapie* der oft großen und invasiven Tumoren ist mit zahlreichen Risiken behaftet, weshalb oft auf eine Totalentfernung verzichtet und ebenfalls bestrahlt wird [11]. Die kritische Lage in bezug zum Aquädukt bedingt fast bei allen größeren Pinealistumoren einen Verschlußhydrozephalus. Hierbei hat die neurochirurgische Implantation eines liquorableitenden Systems absolute Priorität.

Tabelle 5-2 gibt eine Übersicht über auch seltenere *Differentialdiagnosen* von raumfordernden Prozessen in der Pinealisregion. Im Zeitalter der Kernspintomographie werden immer häufiger gut begrenzte *Pinealiszysten* als Zufallsbefund festgestellt. Diese Veränderungen finden sich bei knapp 5 % aller Kernspintomographien des Kopfes in diesem Bereich und zeigen üblicherweise bei Verlaufsuntersuchungen keine Progredienz. Sie erfordern daher auch keine Therapie.

Tabelle 5-2 Raumfordernde Prozesse in der Pinealisregion.

- Keimzelltumoren
  - Germinome
  - Embryonalzellkarzinome
  - Teratome
  - Choriokarzinome
- Tumoren der pinealen Parenchymzellen
  - Pineoblastome
  - Pineozytome
- Gliome
- Glioblastome
- Plexuspapillome
- Medulloblastome
- Meningiome
- Metastasen
- Pinealiszysten

5 Therapie

5.1 Operative Therapie

Die operative Therapie hat das Ziel einer Bestätigung der Diagnose und einer möglichst radikalen Tumorresektion ohne begleitende Morbidität.

Dazu stehen verschiedene Verfahren zur Verfügung. Für *primär suprasselläre Prozesse* wird der transkraniell-intradurale Zugangsweg über eine peritoneale, fronto-temporale Trepanation angewendet, ähnlich wie er für nach suprasellär invasive Hypophysenadenome und Aneurysmen üblich ist. Einen besseren Einblick in den dritten Ventrikel erhält man aber durch eine bifrontale Mittellinientrepanation und eine Eröffnung der Lamina terminalis. Zum oberen dritten Ventrikel gelangt man durch Spaltung des Corpus callosum. Der transsphenoidale Zugang ist nur bei Tumoren geeignet, die unter dem Diaphragma sellae entwickelt sind. Dies ist sehr häufig bei Hypophysenadenomen, gelegentlich auch bei Kraniopharyngiomen der Fall. Die primär suprasellär gewachsenen oder invasiv nach suprasellär entwickelten Tumoren (also die „eigentlichen" hypothalamischen Tumoren) sind auf transsphenoidalem Weg nicht zu erreichen. Für *Pinealistumoren* gibt es die Möglichkeit des okzipitalen supratentoriellen oder des subokzipitalen infratentoriellen Wegs [11]. Allen Verfahren gemeinsam ist heute die mikrochirurgische Operationstechnik, mit Hilfe derer auch eine vollständige Entfernung gut abgegrenzter Läsionen möglich ist. In manchen Fällen sind kombinierte Zugänge erforderlich.

Bei *Kraniopharyngiomen* wird eine operative Resektion angestrebt, weil bei inkompletter Entfernung eine hohe Rezidivneigung besteht und diese Tumoren weniger radiosensitiv sind als beispielsweise Hypophysenadenome. Hypothalamische *Hamartome* sind nur resezierbar, wenn sie exophytisch gewachsen sind. Bei *Gliomen* des Chiasma opticum oder des Hypothalamus entscheidet wegen des infiltrativen Wachstums ebenfalls die Größe des exophytischen Anteils darüber, ob nur eine Biopsie oder eine subtotale Resektion in Frage kommt. Bei *Germinomen* begnügt man sich mit einer Biopsie, da diese Tumoren ausgesprochen radiosensitiv sind. Für die invasive Diagnostik nicht resezierbarer Läsionen bieten sich CT- oder MR-gesteuerte stereotaktische Methoden an, die es erlauben, Biopsien aus den Tumoren zu gewinnen.

5.2 Radiotherapie

Der Prototyp eines radiosensitiven Tumors, der durch eine Bestrahlungsbehandlung geheilt werden kann, ist das *Germinom im suprasellären Bereich und in der Pinealisregion*. Der Wert operativer Maßnahmen beschränkt sich bei diesen Geschwülsten auf die Sicherung der Diagnose, wenn diese nicht durch die Bestimmung von Tumormarkern erfolgen konnte. Zur Vermeidung einer Metastasierung auf dem Liquorweg wird die gesamte kraniospinale Achse mit etwa 30 Gray bestrahlt, der Tumorbereich aber spezifisch auf etwa 45 Gray aufgesättigt. Pineoblastome und andere maligne Keimzelltumoren sprechen ebenfalls auf eine Radiotherapie an, haben jedoch trotzdem eine schlechte Prognose.

Germinome sind ausgesprochen radiosensitiv.

Bei *Hypophysenadenomen* und *Kraniopharyngiomen* steht dagegen der Versuch einer operativen Entfernung im Vordergrund. Eine Radiotherapie kann die Progression postoperativer Tumorreste vermindern, kommt aber auch in Betracht, wenn Kontraindikationen für eine Operation vorliegen. Man verabreicht üblicherweise Gesamtherddosen von 45–55 Gray in täglichen Einzelfraktionen von 1,8–2,0 Gray, so daß eine Radiotherapie etwa 4–5 Wochen dauert. Als Spätschaden wird in erster Linie eine progrediente Hypophysenvorderlappeninsuffizienz erwartet, die eine entsprechende Substitution erfordert. Daher ist nach erfolgter Radiotherapie eine langdauernde kontinuierliche Betreuung mit wiederholter Überprüfung der Hypophysenvorderlappenfunktion erforderlich.

Eine Sehverschlechterung ist bei Beachtung der von der Sehbahn tolerierten Gesamtdosis und einem entsprechenden Fraktionierungsschema extrem selten, obwohl die Sehbahn meist nicht ganz aus dem Bestrahlungsfeld ausgeklammert werden kann.

Immer größere Bedeutung gewinnen heute *fokussierte Verfahren*, die es erlauben, höhere Dosen auf kleinere Zielvolumina zu verabreichen. Eine derartige stereotaktische Konvergenzbestrahlung kann mit dem Linearbeschleuniger (LINAC) oder einer Kobaltquelle (Gamma-Knife) durchgeführt werden. Es erscheint essentiell, daß insbesondere bei diesen Verfahren einige Millimeter Mindestabstand von der Sehbahn eingehalten werden. Daher sind sie bei Tumoren der Hypothalamusregion nur bedingt anwendbar.

5.3 Pharmakotherapie

Eine Unterfunktion des Hypophysenvorderlappens mit konsekutiver Nebenniereninsuffizienz, Hypothyreose und einem Hypogonadismus macht eine adäquate Substitutionstherapie erforderlich. Inwieweit im Erwachsenenalter dabei auch eine Substitution mit Wachstumshormon erfolgen muß, wird derzeit noch diskutiert. Von gleich großer Bedeutung ist die Therapie des Diabetes insipidus, bzw. die symptomatische Bilanzierung und Elektrolytsubstitution bei Störungen des Salz-Wasser-Haushaltes. Große *Prolaktinome* können oft erfolgreich mit Dopaminagonisten behandelt werden, wobei sowohl auf die Hypersekretion von Prolaktin als auch auf die Tumorgröße ein zuverlässiger supprimierender Effekt zu erwarten ist. Nicht ganz so wirkungsvoll sind Somatostatinanaloga im Hinblick auf die Reduktion der Tumorgröße bei *wachstumshormonsezernierenden Hypophysenadenomen*. Bei *Sarkoidose* ist ein günstiger Effekt hoher Dosen von Kortikosteroiden zu erwarten, wobei insbesondere Prednisolon eingesetzt wurde. Bei ungenügender Wirksamkeit von Steroiden wird eine immunsuppressive Therapie empfohlen. Bei *disseminierten Keimzelltumoren* wird eine adjuvante Chemotherapie vorgeschlagen. Bei *hypothalamischen Hamartomen* richtet sich die symptomatische medikamentöse Therapie auf die Pubertas praecox. Während in früheren Jahren hierbei Cyproteronacetat verwendet wurde, werden heute GnRH-Analoga bevorzugt (s. a. Kap. 14).

Literatur

1. Carmel, P.W.: Surgical syndromes of the hypothalamus. Clin. Neurosurg. 27 (1979) 133–159.
2. Fahlbusch, R., M. Buchfelder, U. Schrell: Endocrinological disturbances detected in hypothalamic lesions. In: Samii, M. (ed.): Surgery in and Around the Brain Stem in the Third Ventricle, pp. 367–374. Springer, Berlin 1986.
3. Girard, J., C. Irwing, D. Sebag-Montefiore, P. N. Plowman: Craniopharyngiomas and other hypothalamic tumours. In: Grossman, A. (ed.): Clinical Endocrinology, pp. 198–215. Blackwell, Oxford 1992.
4. Herrick, M. K.: Pineal tumors: Classification and pathology. In: Wilkins, R. H., S. S. Renegachary (eds.): Neurosurgery. Vol. 1, pp. 674–680. McGraw-Hill, New York 1985.

5. Kalsbeck, J. E.: Diencephalic syndrome. In: Wilkins, R. H., S. S. Renegachary (eds.): Neurosurgery. Vol. 1, pp. 925–927. McGraw-Hill, New York 1985.

6. Kovacs, K., E. Horvath: Tumors of the Pituitary Gland. Armed Forces Institute of Pathology, Washington 1986.

7. Loes, D. J., T. J. Barloon, W. T. C. Yuh, R. L. DeLaPaz, Y. Sato: MR anatomy and pathology of the hypothalamus. Amer. J. Radiol. 156 (1991) 579–585.

8. Martin, J. B., P. N. Riskind: Neurologic manifestations of hypothalamic disease. Progr. Brain Res. 93 (1992) 31–42.

9. Schindler, E.: Die Tumoren der Pinealisregion. Springer, Berlin 1985.

10. Schmidek, H. H., A. Borit, S. L. Wald: Tumor markers in third ventricular neoplasms. In: Apuzzo, M. L. J. (ed.): Surgery of the Third Ventricle, pp. 253–261. Williams and Wilkins, Baltimore 1987.

11. Schmidek, H. H., A. Waters: Pineal masses: clinical features and management. In: Wilkins, R. H., S. S. Renegachary (eds.): Neurosurgery. Vol. 1, pp. 688–693. McGraw-Hill, New York 1985.

6 Akromegalie

Bärbel Reichardt, Jochen Schopohl und Christian J. Strasburger

1	Definition und Klassifikation	37
2	Klinisches Bild	37
3	Pathogenese/Pathophysiologie	38
3.1	Wachstumshormon (hGH)	38
3.2	Ursachen des hGH-Exzesses	39
3.2.1	Erhöhte hGH-Produktion	39
3.2.2	Erhöhte GHRH-Produktion	39
4	Diagnostik	39
4.1	Klinische Diagnostik	39
4.2	Hormonanalytische Aspekte der Diagnostik	39
4.3	Bildgebende Diagnostik	40
5	Therapie	40
5.1	Therapieziele	40
5.2	Therapiemöglichkeiten bei Akromegalie	41
5.2.1	Operative Therapie	41
5.2.2	Strahlentherapie	41
5.2.3	Medikamentöse Therapie	41
5.3	Therapeutisches Vorgehen	42

Das klinische Syndrom der Akromegalie wurde erstmals im Jahr 1886 durch den Franzosen Marie beschrieben [19]. Vor etwa 100 Jahren wurde der erste Fall der Behandlung der Akromegalie durch Richard Canton und Frank Thomas Paul veröffentlicht [9]: Die unerträglichen Kopfschmerzen der 33jährigen akromegalen Patientin wurden durch eine operative Eröffnung der Schädeldecke bekämpft. Durch die Klärung der pathophysiologischen Ursachen der Akromegalie sowie die Entwicklung besserer endokrinologischer Diagnostik und neuer Therapiemöglichkeiten kann die Akromegalie heute erfolgreich behandelt werden.

> Vermehrte autonome Sekretion von hGH verursacht im Wachstumsalter Gigantismus und beim Erwachsenen Akromegalie. Die Ursache der Erkrankung ist in etwa 99% der Fälle ein hGH-produzierender Hypophysentumor.

Andere Ursachen, wie eine ektope Wachstumshormon-Releasing-Hormon-(GHRH-)Produktion oder ektope hGH-Produktion (Tab. 6-1), stellen in weniger als 1% der Fälle die Ursache der Erkrankung dar.

2 Klinisches Bild

Die Akromegalie ist mit einer Inzidenz von 3 Fällen pro 1 Million Einwohner in 1 Jahr und einer Prävalenz von 40–70 Fällen pro 1 Million eine seltene Erkrankung [1, 6, 12]. Bei jüngeren Patienten werden gehäuft aggressiv wachsende Tumoren gefunden, auch zeigt sich eine raschere Manifestation der klinischen Symptome bei diesen Patienten [20].

Die klinischen Symptome der Akromegalie sind auf die Wirkung des erhöhten hGH sowie des Insulin-like-growth-factor I (IGF-I) auf die einzelnen Organe zurückzuführen. Die mit der Erkrankung einhergehenden pathologischen Symptome lassen sich gliedern in
– körperliche Veränderungen (Akren, Knochen, innere Organe)
– metabolische Veränderungen
– lokale, durch die Raumforderung des Hypophysentumors bedingte Symptome (Tab. 6-2).

Körperliche Veränderungen: Akromegale Patienten fallen auf durch Vergröberung der Gesichtszüge mit Verdickung der Nase und der Gesichtshaut (Abb. 6-1), durch eine Größenzunahme des Schädels sowie durch Wachstum der Hände und Füße mit Weichteilschwel-

1 Definition und Klassifikation

Die Akromegalie ist durch eine pathologische Überproduktion von Wachstumshormon (hGH) im Erwachsenenalter und durch deren metabolische und morphologische Auswirkungen charakterisiert.

Tabelle 6-1 Ursachen der Akromegalie (nach [20]).

a) hGH-Exzeß (in über 99% der Fälle)
 – hypophysär
  • dicht granuliertes hGH-Zelladenom
  • gering granuliertes hGH-Zelladenom
  • gemischtes hGH-Prolaktin-Zelladenom
  • mammosomatropes Adenom
  • azidophiles Stammzelladenom
  • plurihormonale Adenome
 – ektoper Hypophysentumor
 – ektope hGH-Bildung (extreme Rarität)
b) GHRH-Exzeß
 – eutop
  • hypophysäre oder hypothalamische Gangliozytome
 – ektop
  • Karzinoide (Bronchus, Gastrointestinaltrakt mit Pankreas, ungeklärte Lokalisation)
  • pankreatischer Inselzelltumor
  • kleinzelliges Bronchialkarzinom
  • Nebennierenadenom
  • Phäochromozytom

II. Hypothalamus – Hypophyse

Tabelle 6-2 Häufigkeit der Symptome der Akromegalie aus [11] mit n = 100, [30] mit n = 77 und [10] mit n = 57.

Symptom	%
Vergrößerung der Akren	100
Sellavergrößerung	93–100
Kopfschmerz	58–87
Mensesanomalien	43–87
Sehstörungen	25–62
Hyperhidrosis	49–91
Hypertrichosis	27–53
Abnahme der Libido	38–59
Karpaltunnelsyndrom	31–44
pathologische Glukosetoleranz	25–68
manifester Diabetes mellitus	2–12
Gelenkbeschwerden	22–72
Hypertonie	37–50

Kardiovaskuläre Erkrankungen sind mit 24% die häufigste Todesursache akromegaler Patienten, es folgen respiratorische Ursachen und ein gehäuftes Vorkommen maligner Erkrankungen mit jeweils 18% – im Vergleich zu 13% in der Normalbevölkerung [31]. Bei der Akromegalie werden gehäuft vor allem gastrointestinale Tumoren wie Kolonpolypen, bei 22% [29] bis zu 53% der Erkrankten [17], und Adenokarzinome, bis zu 7% [8], gefunden. Studien haben gezeigt, daß die erhöhte Mortalität durch eine adäquate Therapie gesenkt werden kann [1, 6, 12].

3 Pathogenese/Pathophysiologie

3.1 Wachstumshormon (hGH)

Das hGH ist in seiner 22 Kilodalton großen molekularen Hauptform ein einkettiges Polypeptid mit 191 Aminosäuren. Es wird von den somatotropen Zellen des Hypophysenvorderlappens synthetisiert und periodisch sezerniert. hGH ist ein wesentliches ana-

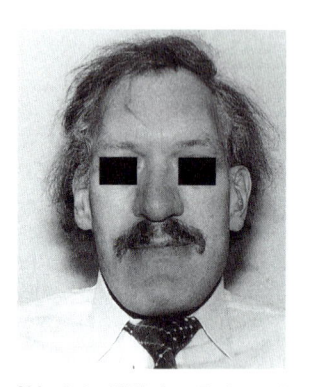

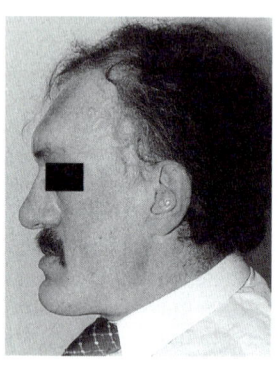

Abb. 6-1 46jähriger Patient mit seit 22 Jahren bestehender Akromegalie.

lung (Abb. 6-2). Die Patienten klagen häufig über Kopfschmerzen, Schwächegefühl, Gelenkbeschwerden und vermehrtes Schwitzen. Häufig finden sich ein Karpaltunnelsyndrom und eine kloßige Sprache aufgrund der Makroglossie. Akromegalie geht häufig mit einem Schlafapnoesyndrom einher, wobei der Pathomechanismus bisher noch unklar ist. Bei etwa der Hälfte aller Patienten konnte ein erhöhter Blutdruck (RR > 150/95 mmHg) festgestellt werden.

Metabolische Veränderungen: Aufgrund der hemmenden Wirkung von hGH auf die periphere Insulinwirkung und den zellulären Glukose-Uptake sowie der Erhöhung der hepatischen Glukoseproduktion entwickelt sich in bis zu zwei Dritteln der Fälle eine pathologische Glukosetoleranz. Gelegentlich tritt ein manifester Diabetes mellitus auf (Tab. 6-2). Bei etwa einem Drittel der akromegalen Patienten wurde eine Hypertriglyzeridämie festgestellt.

Akromegale Patienten haben gegenüber der Normalbevölkerung (nach einer Studie von Wright et al. aus dem Jahre 1970 an 55 akromegalen Patienten) eine zweifach erhöhte Mortalität.

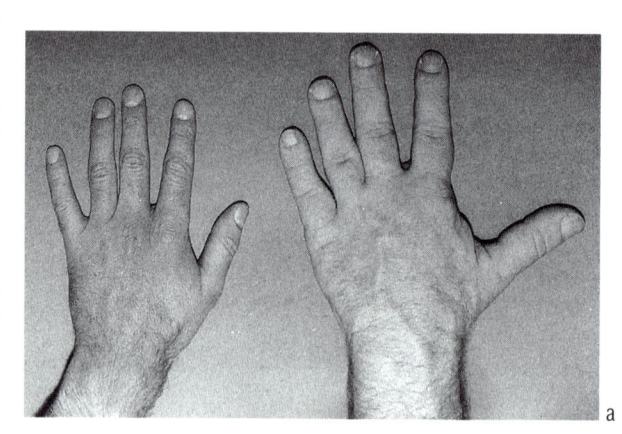

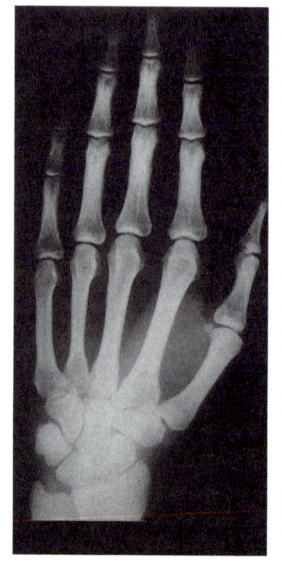

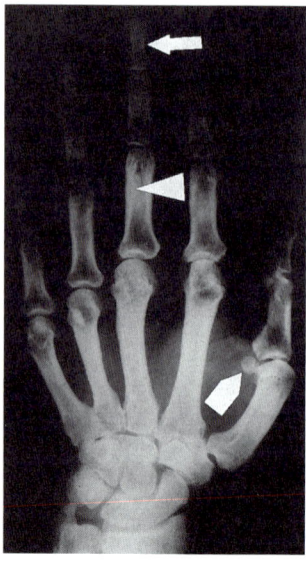

Abb. 6-2 Photographie (a) und Röntgenaufnahme (b) der linken Hand eines akromegalen Patienten (rechts) und eines Gesunden mit gleicher Körpergröße (links). Pilzförmige Auftreibung der distalen Phalangen (⇐); verbreiterte, aufgelockerte Kortikalis im Bereich der Fingergrundgelenke (◁); Sesambein (▷).

boles Hormon mit stimulierendem Effekt auf die Proteinsynthese, vor allem in Leber, Skelettmuskel, Milz und Niere sowie in der roten Blutzellreihe. Die vermehrte Lipolyse stellt einen weiteren wesentlichen metabolischen Effekt des Wachstumshormons dar.

Die verschiedenen metabolischen Effekte des Wachstumshormons werden entweder direkt durch hGH oder über IGF-I vermittelt.

Die Ausschüttung von hGH wird von zwei hypothalamischen Hormonen gesteuert, dem GHRH und Somatostatin. Von GHRH sind drei biologisch wirksame molekulare Isoformen mit 37, 40 und 44 Aminosäuren bekannt, für die Vermittlung einer biologischen Wirkung ist der N-terminale Anteil des Moleküls mit seinem endständigen Tyrosinrest von entscheidender Bedeutung. Die hypophysären GHRH-Rezeptoren sind über G-Proteine mit dem intrazellulären Signaltransduktionsweg gekoppelt. GHRH stimuliert die Synthese und auch die Sekretion von Wachstumshormon, wohingegen Somatostatin die Synthese und Ausschüttung von hGH inhibiert. Im Hypothalamus ist die prädominante Form des Somatostatins eine 14 Aminosäuren lange molekulare Isoform, während im Gastrointestinaltrakt überwiegend eine 28 Aminosäuren lange Form exprimiert wird. Beim Menschen sind 5 verschiedene Subtypen des Somatostatinrezeptors identifiziert worden. In der menschlichen Hypophyse überwiegt der Somatostatinrezeptor Typ 2 [24], an den neben den physiologischen Formen des Somatostatins auch die bisher zu therapeutischen Zwecken erprobten synthetischen Analoga dieses Hormons binden.

3.2 Ursachen des hGH-Exzesses

3.2.1 Erhöhte hGH-Produktion

Der Erkrankung liegt in 99% der Fälle ein hGH-produzierender Hypophysentumor der somatotropen Zellen zugrunde.

Dabei können immunhistologisch neben rein somatotropen Adenomen (etwa 45%) auch gemischt hGH- und prolaktinproduzierende Adenome (etwa 29%) nachgewiesen werden. Weitere 25% produzieren daneben zusätzlich andere Hypophysenvorderlappenhormone wie α-Subunit und TSH, allerdings werden meist nur hGH und Prolaktin sezerniert [21].

Akromegalie kann auch im Rahmen einer multiplen endokrinen Neoplasie Typ 1 (MEN Typ 1, Wermer-Syndrom, vergesellschaftet mit Hyperparathyreoidismus und Tumoren des Gastrointestinaltraktes) gefunden werden. Hier sind sowohl primär hypophysäre Fälle der Akromegalie als auch solche durch GHRH-Produktion von Pankreastumoren beschrieben worden. Die Erkrankung der MEN Typ 1 kann auf eine Deletion eines Anti-Onkogens auf Chromosom 11 zurückgeführt werden. Deletionen auf Chromosom 11 finden sich bei 16% aller somatotropen Hypophysenadenome [7]. In 40% aller hGH-produzierenden Hypophysenadenome konnte eine Mutation des Gsp-Proteins nachgewiesen werden, die eine Dimerisation der α- und β-Untereinheiten des G-Proteins verhindert und somit zu einer konstitutiven, GHRH-unabhängigen Aktivierung der Signalübertragungskaskade des GHRH-Rezeptors führt [27]. Diese Adenome entsprechen häufiger Mikro- (≤ 1 cm Durchmesser) als Makroadenomen. Sie stellen sich bei elektronenmikroskopischer Untersuchung mit Granula hoher Dichte dar. Diese durch die Mutation des G-Proteins des GHRH-Rezeptors hervorgerufenen Adenome wachsen seltener invasiv, sie sprechen meistens auf die Behandlung mit Dopaminagonisten und Somatostatinanaloga gut an [27].

Eine ektope Produktion von hGH wird äußerst selten beim Adenokarzinom der Lunge, Pankreastumor, Ovarialtumor oder beim Mammakarzinom gesehen [20].

3.2.2 Erhöhte GHRH-Produktion

In unter 1% der Patienten findet sich eine ektope GHRH-Produktion. Diese tritt bevorzugt bei Karzinoiden der Lunge, des Dünndarms oder des Thymus auf, außerdem ist sie beim Phäochromozytom, beim Nebennierenadenom und beim kleinzelligen Bronchialkarzinom beschrieben worden [18]. Eine eutope exzessive GHRH-Produktion ist für hypophysäre oder hypothalamische Gangliozytome beschrieben worden [3].

4 Diagnostik

4.1 Klinische Diagnostik

In den meisten Fällen der Akromegalie wird primär der Verdacht auf eine pathologische Wachstumshormonproduktion durch die klinisch auffälligen Symptome des Akrenwachstums gestellt.

Sekundäre Beschwerden wie das Karpaltunnelsyndrom stellen sonst das Leitsymptom dar (Abb. 6-1 und 6-2). In seltenen Fällen führt eine Einschränkung des Gesichtsfeldes zur Diagnose. Die mittlere Latenz zwischen dem retrospektiv erhebbaren ersten Auftreten von spezifischen Symptomen der Akromegalie und ihrer Diagnose ist bemerkenswert lang und liegt im Mittel bei 4,5 Jahren für Frauen und bei 8,5 Jahren bei Männern. Bei Frauen wird die Diagnose vor allem wegen der begleitenden Zyklusstörungen früher gestellt.

4.2 Hormonanalytische Aspekte der Diagnostik

Aufgrund der physiologischerweise episodischen Sekretion von Wachstumshormon spielen einmalig gemessene hGH-Werte nur eine untergeordnete Rolle in der Diagnostik der Akromegalie. Bei akromegalen Patienten finden sich im Tagesprofil (stündliche Abnahme über 8 h) erhöhte Wachstumshormonspiegel (mittlerer hGH-Wert > 2 µg/l). Die Meßergebnisse von unterschiedlichen Immunoassay-Kits für hGH differieren allerdings stark in Abhängigkeit von der verwendeten Standardpräparation und der Epitopspezifität der eingesetzten Antikörper.

Als wegweisender Parameter bei der Diagnostik ist der Spiegel des IGF-I – früher Somatomedin C genannt – anzusehen, der sich bei florider Akromegalie regelmäßig erhöht findet.

Der IGF-I-Spiegel im Serum ist der zur Zeit beste verfügbare Parameter, der die integrierte hGH-Sekretion reflektiert, da er kaum zirkadianen Schwankungen unterliegt. Zu erniedrigten IGF-I-Spiegeln führt eine erhebliche Einschränkung der hepatischen Syntheseleistung oder eine schwere Malnutrition. Bei eingeschränkter Nierenfunktion finden sich hingegen erhöhte IGF-I-Spiegel, bedingt durch eine Akkumulation von zirkulierendem IGF-I, welches in hochmolekularen Komplexen an IGF-Bindungsproteine gebunden ist. Ein IGF-I-Spiegel im mittleren oder gar unter dem Normbereich schließt eine Akromegalie aus. Zu beachten ist auch hier, daß unterschiedliche kommerzielle Testbestecke zur Messung von IGF-I abweichende Meßergebnisse sowie altersabhängige Referenzbereiche für IGF-I liefern.

Als beweisend für die Diagnose der Akromegalie gilt der orale Glukosetoleranztest (75 g Glukose nach WHO), der bei Normalpersonen zu einer vollständigen Suppression der hGH-Werte (hGH < 1 µg/l) führt, wohingegen bei der autonomen hGH-Produktion im Falle der Akromegalie die hGH-Werte nicht vollständig supprimierbar sind oder gar pathologisch stimuliert werden (Abb. 6-3).

Bei diesem Test zeigt sich bei akromegalen Patienten meist zusätzlich ein Hyperinsulinismus.

Zum Ausschluß einer ektopen GHRH-Produktion als Ursache einer gesicherten Akromegalie sollte einmalig der GHRH-Spiegel im Plasma bestimmt werden, wobei die Verfügbarkeit dieser Untersuchungstechnik bisher auf wenige Laboratorien beschränkt ist.

Etwa 60% aller Patienten mit Akromegalie zeigen nach TRH-Stimulation einen pathologischen Anstieg des hGH-Spiegels. Im Falle einer durch GHRH-Exzeß hervorgerufenen Akromegalie findet sich immer ein ausgeprägter pathologischer hGH-Anstieg nach TRH-Stimulation [18]. Ein deutlicher Anstieg des hGH-Spiegels nach GHRH-Injektion schließt hingegen einen GHRH-Exzeß als Ursache einer Akromegalie weitestgehend aus. Beide Tests sind jedoch sicher nicht Bestandteil der Routinediagnostik bei neu entdeckter Akromegalie. Im Rahmen der Erstdiagnostik sollte aber unbedingt eine vollständige Untersuchung aller Hypophysenachsen erfolgen.

4.3 Bildgebende Diagnostik

Nach hormonanalytischem Nachweis einer Akromegalie kann durch eine seitliche Röntgenuntersuchung des Schädels und durch kernspintomographische Darstellung (NMR-Kontrastmittel: Gadolinium-DTPA) der Sellaregion das Adenom in den meisten Fällen gesichert werden. In einem Drittel aller neu diagnostizierten Fälle von Akromegalie läßt sich eine suprasselläre Extension des Hypophysenadenoms nachweisen, in 40% der Fälle ist das der Hypophyse benachbarte Gewebe infiltriert. Falls sich kein adenomtypischer pathologischer Befund zeigt, muß an eine ektope GHRH-Produktion gedacht werden; umgekehrt schließt der Nachweis eines Adenoms einen GHRH-Exzeß nicht aus, da eine ausgeprägte Hyperplasie von einem Adenom nicht sicher unterschieden werden kann.

5 Therapie

5.1 Therapieziele

Als Kriterien des Therapieerfolges der Akromegalie gelten die Unterdrückung der autonomen hGH-Produktion, die Absenkung des IGF-I-Spiegels in den altersentsprechenden Normbereich der Methode und die Supprimierbarkeit der hGH-Spiegel im oralen Glukosetoleranztest mit 75 g Glukose unter 1 µg/l.

Im Falle der adäquaten Supprimierbarkeit der hGH-Spiegel im oralen Glukosetoleranztest oder bei einer Normalisierung des IGF-I-Spiegels kann von einer Vollremission ausgegangen werden.

Des weiteren werden die Entfernung oder Reduzierung der hypophysären Tumormasse, die Korrektur

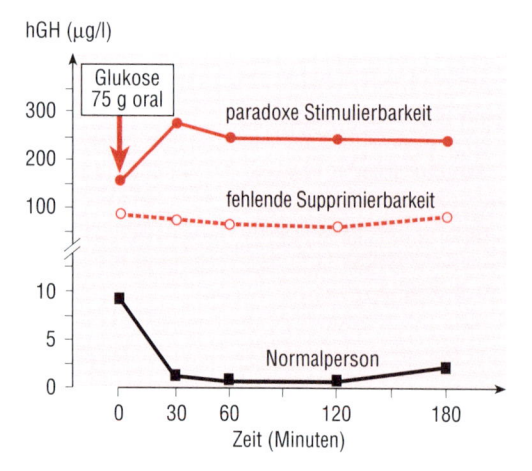

Abb. 6-3 Supprimierbarkeit der hGH-Sekretion nach oraler Glukosebelastung (75 g) bei einer Normalperson sowie fehlende Supprimierbarkeit bzw. paradoxe Stimulierbarkeit der hGH-Sekretion nach oraler Glukosebelastung (75 g) bei zwei akromegalen Patienten.

neurologischer oder visueller Defekte, die Erhaltung der Funktion der Hypophyse und die Verhinderung eines lokalen Rezidivs angestrebt.

5.2 Therapiemöglichkeiten bei Akromegalie

Bei der Behandlung der Akromegalie besteht zum einen die Möglichkeit der Durchführung einer transsphenoidalen, mikrochirurgischen Hypophysenoperation, zum anderen kann an eine Bestrahlung der Hypophysenregion sowie an eine medikamentöse Einstellung der Erkrankung gedacht werden.

5.2.1 Operative Therapie

Die transsphenoidale Operation der Hypophyse ist die Therapie der ersten Wahl zur Behandlung der Akromegalie.

Die selektive Ausräumung des Adenoms geht meist mit einem schnellen Absinken des hGH-Spiegels einher. Die Weichteilschwellungen und eine eventuell vorhandene pathologische Glukosetoleranz bilden sich nach Normalisierung der hGH-Spiegel binnen weniger Tage bis Wochen zurück. Intraselläre Raumforderungen können nur auf transsphenoidalem Wege selektiv entfernt werden [15]. Nur noch sehr selten wird bei invasiv para- oder suprasellärem Tumorwachstum der transsphenoidale Eingriff durch einen transfrontalen ersetzt bzw. damit kombiniert [4].

Bei einer Adenomgröße bis 10 mm Durchmesser (Mikroadenome) und präoperativen hGH-Spiegeln unter 40 µg/l liegen in 85% der Fälle die spontanen hGH-Werte postoperativ unter 5 µg/l [20]. Die Funktion der Hypophyse bleibt – vor allem bei kleinen, eingekapselten Adenomen – in den meisten Fällen erhalten.

Makroadenome (> 10 mm Durchmesser) können nur in etwa 30% der Fälle primär durch den operativen Eingriff geheilt werden [20]. Bei extrasellärem Tumorwachstum ist die Erfolgsrate sehr gering.

Bei 5–17% der operierten Patienten wird postoperativ eine partielle oder komplette Hypophysenvorderlappeninsuffizienz beobachtet, die lebenslang hormonell substituiert werden muß. Mögliche Nebenwirkungen der transsphenoidalen Operation sind Sinusitis, Hämorrhagie, selten auch Meningitis. Bei etwa 15% tritt ein vorübergehender – seltener auch ein permanenter – Diabetes insipidus auf [25].

Auch wenn postoperativ eine deutliche Absenkung oder Normalisierung des hGH-Spiegels dokumentiert wird, kann es nach Jahren zu einem erneuten Ausbruch der Erkrankung kommen.

Bei Rezidiven eines somatotropen Hypophysenadenoms kann es sich sowohl um ein Nachwachsen des Tumors nach inkompletter Resektion als auch um Tumorneubildungen handeln [26].

5.2.2 Strahlentherapie

Zur Strahlentherapie der Akromegalie kommen die konventionelle und die Protonenbestrahlung zum Einsatz. In wenigen Zentren werden noch radioaktives Gold oder Yttrium in die Hypophyse implantiert. Die überwiegend angewandte konventionelle Radiatio mit 40–50 Gy wird über 4–6 Wochen verabreicht (Einzeldosis 2 Gy).

Bei den meisten Patienten ist ein Absinken der hGH-Spiegel im ersten Jahr nach Bestrahlung zu beobachten. Etwa 10 Jahre nach der Behandlung kann bei ca. 70% der behandelten Patienten ein spontaner hGH-Spiegel von unter 10 µg/l gemessen werden [20]. Der Wirkungseintritt erfolgt bei der Protonenbestrahlung rascher als bei der konventionellen Therapie. Durch die Strahlentherapie können ein Sistieren des Tumorwachstums sowie meist eine Verkleinerung der Tumorgröße erreicht werden.

Akute, vorübergehende *Nebenwirkungen* der Strahlentherapie sind Konzentrationsstörungen, Müdigkeit und Abgeschlagenheit. Unter der Behandlung kann es zu einem Gewebsödem der Sellaregion, bei Tumoren mit suprasellärer Extension auch zu einem akuten Chiasmasyndrom kommen. Mögliche persistierende Komplikationen sind Visusverlust durch Nekrose des N. opticus oder eine Hämorrhagie infolge eines Apoplexes oder Nekrose des Adenoms. Die mit Abstand am häufigsten auftretende Nebenwirkung bei konventioneller Strahlentherapie der Hypophysenregion ist bei etwa 50% der Patienten eine substitutionspflichtige Hypophysenvorderlappeninsuffizienz [20]. Die genannten lokalen Komplikationen wurden nach Protonenbestrahlung deutlich häufiger beobachtet. Aus diesem Grund stellt ein suprasellläres Tumorwachstum eine Kontraindikation für die Protonenbestrahlung dar.

Als neue therapeutische Möglichkeit ist die stereotaktische, NMR-gesteuerte Konvergenzbestrahlung des Hypophysentumors aus mehr als 200 einzelnen Strahlengängen zu nennen, die sich bisher bei der Behandlung der Akromegalie noch in der Erprobungsphase befindet. Mit dieser Methode können vor allem extrasellär gelegene kleinere Tumoren (< 1 cm) und karotisnahe Resttumoren in einer Sitzung gezielt mit einer deutlich höheren Herddosis von 70–100 Gy bestrahlt werden, ohne das umliegende intrakranielle Gewebe zu belasten.

5.2.3 Medikamentöse Therapie

Dopaminagonisten
Eine medikamentöse Therapie kann primär – aber auch adjuvant – zunächst mit Dopaminagonisten eingeleitet werden. Dopaminagonisten binden an hypophysäre Dopaminrezeptoren und führen bei 54% der akromegalen Patienten zu einer Reduktion der basalen hGH-Spiegel unter 10 µg/l, nur in etwa 20% der Fälle zu hGH-Spiegeln unter 5 µg/l [5]. In weniger als 20% der Patienten konnte eine Tumorverkleinerung beobachtet werden.

Die Therapie sollte einschleichend abends begonnen und im Falle des Bromocriptins bei Bedarf auf bis 20 mg pro Tag – jeweils mit den Mahlzeiten – gesteigert werden.

Als Nebenwirkungen der Therapie mit Dopaminagonisten können in unterschiedlicher Ausprägung Kopfschmerzen, Übelkeit, Erbrechen sowie Hypotension auftreten.

Somatostatinanaloga
Neben der medikamentösen Therapie mit Dopaminagonisten kann aber auch eine Therapie mit Somatostatinanaloga zur Anwendung kommen. Der physiologische Inhibitor des hGH, das Somatostatin, hat eine nur sehr kurze Plasmahalbwertszeit von 2 Minuten und hemmt sehr potent die Insulinausschüttung [23]. Das synthetisch hergestellte Somatostatinanalogon *Octreotid* hat eine deutlich längere Halbwertszeit (fast zwei Stunden) als der physiologische Inhibitor. Die Wirkung von Octreotid auf die Suppression des hGH ist im Vergleich zu Somatostatin 45mal stärker, hingegen ist die Hemmung der Insulinsekretion durch das Analogon nur zweifach erhöht, so daß ein wesentlich günstigeres Wirkprofil des Analogons als des physiologischen Somatostatins vorliegt. Das erste verfügbare Somatostatinanalogon Octreotide wird in 2–6 Injektionen pro Tag, initial 2- bis 3mal 100 µg, vom Patienten selbst subkutan appliziert. In Einzelfällen sind Dosen bis 1500 µg für einen hinreichenden Therapieeffekt erforderlich.

Bei etwa 90% der Patienten kommt es unter Octreotid zu einer Senkung der hGH-Spiegel. In 53% der Fälle führt es zu einer Suppression der hGH-Werte unter 5 µg/l [13]. Bei exzessiv hohen hGH-Spiegeln gelingt meist keine ausreichende Senkung des Hormonwertes, wohingegen bei niedrigeren Ausgangswerten eine Normalisierung erreicht werden kann.

Als wesentliche Nebenwirkungen der Therapie mit Octreotid sind in fast 90% der Fälle vorübergehende gastrointestinale Störungen wie Übelkeit, Erbrechen, Flatulenz oder Durchfall zu nennen. Bei 10–50% der Fälle kommt es zur Entwicklung von Sludge in der Gallenblase oder zur Bildung von Gallensteinen [28]. Durch die hemmende Wirkung auf die Insulinausschüttung wurden Beeinträchtigungen des Glukosestoffwechsels beobachtet. In neueren Untersuchungen [2, 22] wird ein Zusammenhang zwischen der Behandlung mit Somatostatinanaloga und der Entstehung einer atrophischen Gastritis sowie einer perniziösen Anämie beschrieben.

Als Alternative zu dem bisher verfügbaren, kurzwirksamen Somatostatinanalogon Octreotid befinden sich derzeit verschiedene Depot-Formulierungen von Somatostatinanaloga in der klinischen Prüfung, die in 2- bis 4wöchigen Abständen intramuskulär injiziert werden [16].

5.3 Therapeutisches Vorgehen

Die transsphenoidale Operation eines somatotropen Hypophysenadenoms stellt den einzigen kurativen therapeutischen Ansatz bei dieser Erkrankung dar und sollte daher immer Therapie der ersten Wahl sein (Abb. 6-4).

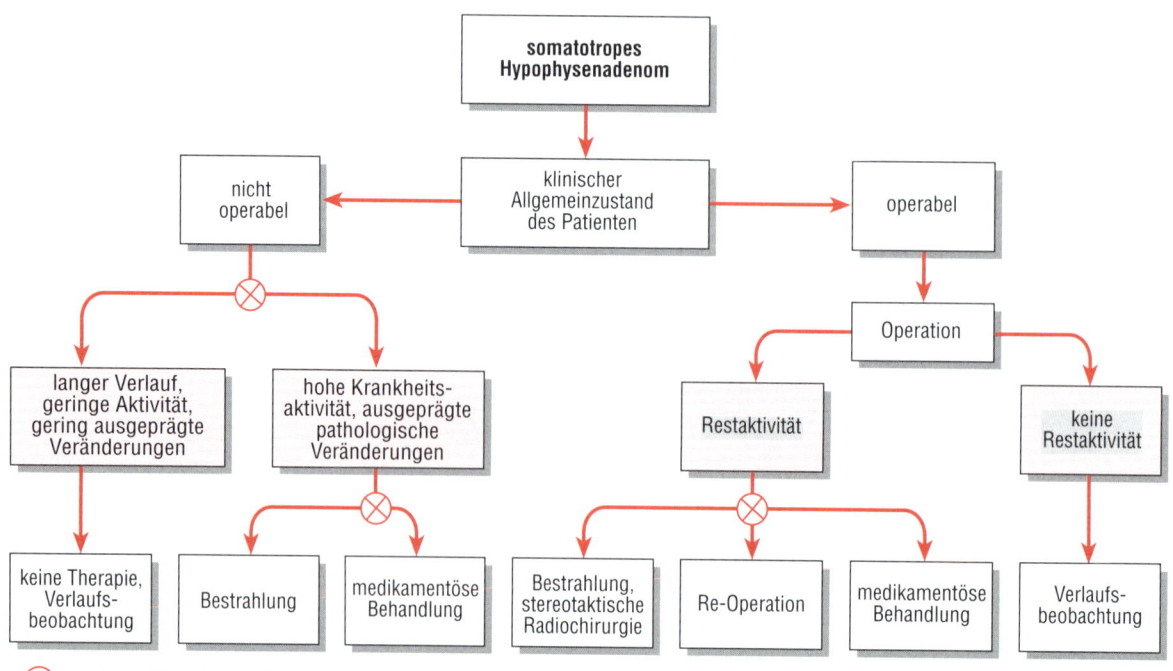

Abb. 6-4 Therapieschema zur Behandlung der Akromegalie.

Falls der Allgemeinzustand des Patienten eine *Operation* nicht zuläßt oder eine Operation vom Patienten abgelehnt wird, muß im Einzelfall entschieden werden, ob eine medikamentöse Behandlung oder eine *Strahlentherapie* zum Einsatz kommen sollte. In Einzelfällen, in denen eine lange Dauer der bestehenden Akromegalie anamnestisch zu klären ist, die pathologischen Veränderungen infolge der Erkrankung nur gering ausgeprägt sind und ein Mikroadenom vorliegt, kann von einer sehr geringen Krankheitsaktivität ausgegangen und auf eine Therapie ganz verzichtet werden. In diesen Fällen ist jedoch zweifellos eine weitere Verlaufsbeobachtung notwendig. Falls nichtoperable Patienten eine therapiebedürftige Akromegalie auf dem Boden eines Mikroadenoms aufweisen, wäre die *medikamentöse Behandlung* zu bevorzugen. Im Falle von Makroadenomen sollte – abhängig von der Ausdehnung des Adenoms und dem Ansprechen auf einen Therapieversuch mit Somatostatinanaloga – eine Bestrahlung durchgeführt werden. Die Abwägung der bestehenden Möglichkeiten muß im Einzelfall im individuellen Arzt-Patient-Gespräch erfolgen.

Wenn die primär operative Therapie zu einer kompletten Remission der Akromegalie führt, sind Verlaufsuntersuchungen in zunächst mindestens einjährigen Abständen indiziert. Wenn sich bei diesen Verlaufsuntersuchungen aus den hormonanalytischen Befunden kein Hinweis auf ein Rezidiv ergibt, ist eine bildgebende Untersuchung nicht notwendig.

Wenn postoperativ eine Restaktivität der Erkrankung persistiert, muß erneut zwischen den therapeutischen Optionen einer Strahlentherapie, einer medikamentösen Behandlung oder einer erneuten operativen Therapie entschieden werden.

Bei nicht vollständig resezierbaren, invasiv wachsenden Makroadenomen sollte eine Begrenzung des weiteren Wachstums durch Bestrahlung angestrebt werden. Wenn der postoperative kernspintomographische Befund ein umschriebenes Restadenom darstellt, welches einem erneuten operativen Eingriff gut zugänglich erscheint, so ist dieser Therapie der Vorzug zu geben. Nahe an der Arteria carotis interna gelegene Adenomreste, die klinisch und hormonanalytisch für eine Restaktivität der Akromegalie verantwortlich zu machen sind, scheinen am ehesten durch die kernspintomographisch gesteuerte stereotaktische Radiochirurgie (z. B. Gamma-Knife) angehbar zu sein. Klinische Therapiestudien unter Anwendung der stereotaktischen *Radiochirurgie* befinden sich jedoch noch in einer frühen Phase. Wenn eine erneute Operation und die Gamma-Knife-Behandlung als therapeutische Optionen ausscheiden, stellt die medikamentöse Behandlung – insbesondere bei geringer Restaktivität – eine nebenwirkungsärmere Alternative zur konventionellen Bestrahlung dar. Auch während einer konventionellen Bestrahlung muß bis zum Wirkungseintritt eine medikamentöse Behandlung der Restaktivität erfolgen. Aus ökonomischen Gründen sollte im Falle einer medikamentösen Therapie zunächst ein Behandlungsversuch mit Dopaminagonisten unternommen werden, ehe die zwar spezifischeren, jedoch auch wesentlich teureren Somatostatinanaloga zum Einsatz kommen. In Fällen eines unzureichenden Behandlungseffektes durch eine der beiden Substanzgruppen kann eine Kombination von Dopaminagonisten und Somatostatinanaloga zu einer deutlichen Verbesserung des Therapieeffektes führen.

Untersuchungen, bei denen *Somatostatinanaloga zur präoperativen Tumorverkleinerung* eingesetzt wurden, haben bisher keine eindeutigen Ergebnisse erbracht.

Die Frage, ob eine Vollremission oder eine Restaktivität vorliegt, sollte nach einem operativen Eingriff immer durch einen oralen Glukosetoleranztest geklärt werden.

Im weiteren Verlauf stellt der Serumspiegel des IGF-I für die Verlaufsuntersuchungen den bisher brauchbarsten Parameter zur Beurteilung der Wachstumshormonwirkung dar. Die Frequenz der Verlaufsuntersuchungen ist in Abhängigkeit von der Intensität der Akromegalierestaktivität festzulegen und kann in Einzelfällen in 3monatigen Abständen notwendig sein, in der Regel sind 6- bis 12monatliche Verlaufsuntersuchungen indiziert.

Im Falle einer Akromegalie auf dem Boden eines GHRH-Exzesses ist die operative Sanierung des Primärtumors anzustreben, ein operativer Eingriff im Bereich der Hypophyse ist hier nicht primär indiziert. Falls die Operabilität eines solchen Patienten nicht gegeben ist, stellen Somatostatinanaloga die einzige therapeutische Alternative dar.

Die Entscheidung über die jeweils indizierte Therapie ist nicht nur vom klinischen Allgemeinzustand und von der Operabilität sowie dem Alter des Patienten abhängig, sondern auch von der Größe und Lage des wachstumshormonproduzierenden Hypophysentumors, von der Krankheitsdauer und der Aktivität der Erkrankung.

Literatur

1. Alexander, L., D. Appleton, R. Hall, W. M. Ross, R. Wilkinson: Epidemiology of acromegaly in the Newcastle region. Clin. Endocr. 12 (1980) 71–79.
2. Anderson, J. V., S. Catnach, D. G. Lowe, P. D. Fairclough, G. M. Besser, J. A. H. Wass: Prevalence of gastritis in patients with acromegaly: untreated and during treatment with octreotide. Clin. Endocr. 37 (1992) 227–232.
3. Asa, S. L., B. W. Scheithauer, J. M. Bilbao, E. Horvath, N. Ryan, K. Kovacs et al.: A case for hypothalamic acromegaly: a clinicopathological study of six patients with hypothalamic gangliocytomas producing growth hormone-releasing factor. J. clin. Endocr. 58 (1984) 796–803.
4. Balagura, S., P. Derome, G. Guiot: Acromegaly: Analysis of 132 cases treated surgically. Neurosurgery 8 (1981) 413.
5. Barkan, A. L.: Acromegaly diagnosis and therapy. Endocr. Metab. Clin. 18 (1989) 277–310.
6. Bengtsson, B., S. Edén, I. Ernest, A. Odén, B. Sjögren: Epidemiology and long-term survival in acromegaly. Acta med. scand. 233 (1988) 327–335.
7. Boggild, M. D., S. Jenkinson, M. Pistorello, M. Boscaro,

M. Scanarini, P. McTernan et al.: Molecular genetic studies of sporadic pituitary tumors. J. clin. Endocr. 78 (1984) 387–392.

8. Brunner, J. E., C. C. Johnsson, S. Zafar, E. L. Peterson, J. F. Brunner, R. C. Mellinger: Colon cancer and polyps in acromegaly: increased risk associated with family history of colon cancer. Clin. Endocr. 32 (1990) 65–71.

9. Canton, R., F. T. Paul: Notes of a case of acromegaly treated by operation. Brit. J. Med. II (1893) 1421–1423.

10. Clemmons, D. R., J. J. van Wyk, E. C. Ridgway, B. Kliman, R. N. Kjellberg, L. E. Underwood: Evaluation of acromegaly by radioimmunoassay of somatostatin-C. New Engl. J. Med. 301 (1979) 1138–1142.

11. Davidoff, L. M.: Studies in acromegaly. The anamnesis and symptomatology in one hundred cases. Endocrinology 10 (1926) 461.

12. Etxabe, J., S. Gaztambide, P. Latorre, J. A. Vazquez: Acromegaly: an epidemiological study. J. endocr. Invest. 16 (1993) 181–187.

13. Ezzat, S., S. Melmed: Clinical review 18: Are patients with acromegaly at increased risk for neoplasia? J. clin. Endocr. 72 (1991) 245–249.

14. Ezzat, S., P. J. Synder, W. F. Young, L. D. Boyajy, C. Newman, A. Klibanski et al.: Octreotide treatment of acromegaly. Ann. intern. Med. 117 (1992) 711–718.

15. Fahlbusch, R., M. Buchfelder, U. Schrell: Neurochirurgische Therapie neuroendokrinologischer Störungen. Internist 26 (1985) 293–301.

16. Heron, I., F. Thomas, M. Dero, A. Gancel, J. M. Ruiz, B. Schatz et al.: Pharmacokinetics and efficacy of a long-acting formulation of the new somatostatin analog BIM 23014 in patients with acromegaly. J. clin. Endocr. 76 (1993) 721–727.

17. Klein, I., G. Parveen, J. S. Gavoeler, D. H. Vanthiel: Colonic polyps in patients with acromegaly. Ann. intern. Med. 97 (1982) 27–30.

18. Losa, M., J. Schopohl, K. von Werder: Ectopic secretion of growth hormon-releasing hormone in man. J. endocr. Invest. 16 (1993) 69–81.

19. Marie, P.: Sur deux cas d'acromégalie: hypertrophie singulière non congénitable des extrémités supérieures, inférieures et céphaliques. Rev. Med. 6 (1886) 297–333.

20. Melmed, S.: Acromegaly. New Engl. J. Med. 322 (1990) 966–977.

21. Nyquist, P., E. R. Laws, R. N Elliott.: Novel features of tumors that secrete both growth hormone and prolactin in acromegaly. Neurosurgery 35 (1994) 179–184.

22. Plöckinger, U., D. Dienemann, H. J. Quabbe: Gastrointestinal side-effects of octreotide during long-term treatment of acromegaly. J. clin. Endocr. 71 (1990) 1658–1662.

23. Reichlin, S.: Somatostatin. New Engl. J. Med. 309 (1983) 1495–1501.

24. Reubi, J. C., J. C. Schaer, B. Waser, G. Mengod: Expression and localization of somatostatin receptor SStr1, SStr2, and SSTR3 messenger RNAs in primary human tumors using in situ hybridization. Cancer 54 (1994) 3455–3459.

25. Ross, D. A., C. B. Wilson: Results of transsphenoidal microsurgery for growth hormone-secreting pituitary adenoma in a series of 214 patients. J. Neurosurg. 68 (1988) 854–867.

26. Serri, O., M. Somma, R. Comtois: Acromegaly: biochemical assessment of cure after long-term follow-up of transsphenoidal selective adenomectomy. J. clin. Endocr. 61 (1985) 1185–1189.

27. Spada, A., L. Vallar, G. Faglia: Cellular alterations in pituitary tumors. Europ. J. Endocr. 130 (1994) 43–52.

28. Stolk, M. F., K. J. van Erpecum, H. P. Koppeschaar, W. I. de Bruin, J. B. Jansen, C. B. Lamers et al.: Postprandial gall bladder motility and hormone release during intermittent and continuous subcutaneous octreotide treatment in acromegaly. Gut 34 (1993) 808–813.

29. Vasen, H. F. A., K. J. van Erpecum, F. Roelfsema, F. Raue, H. Koppeschaar, G. Griffioen et al.: Increased prevalence of colonic adenomas in patients with acromegaly. Europ. J. Endocr. 131 (1994) 235–237.

30. Werder, K. von: Wachstumshormon- und Prolaktin-Sekretion des Menschen. U.-S. Manuskript. Urban & Schwarzenberg, München – Berlin – Wien 1975.

31. Wright, A. D., D. M. Hill, C. Lowy, T. R. Fraser: Mortality in acromegaly. Quart. J. Med. 39 (1970) 1–16.

7 Hyperprolaktinämie

Heiner Mönig

1 Definition und Ursachen 45
2 Klinisches Bild 46
3 Pathogenese/Pathophysiologie 46
4 Diagnostik 46
5 Therapie 47
5.1 Medikamentöse Therapie (Dopaminagonisten) 47
5.2 Transsphenoidale Operation 50
5.3 Strahlentherapie 50
5.4 Prolaktinom und Schwangerschaft 50
5.5 Therapieführung, Auslaßversuch 51

1 Definition und Ursachen

Hyperprolaktinämie ist zunächst jede Erhöhung des Serumprolaktinspiegels über die obere Grenze von etwa 20 µg/l.

Die exakte Angabe eines oberen Normwertes ist schwierig, da Prolaktin, wie andere hypophysäre Hormone, pulsatil und episodisch ausgeschüttet wird [8]. Daher ist es bei Prolaktinwerten zwischen 20 und 60 µg/l notwendig, die Hyperprolaktinämie durch eine Wiederholungsanalyse zu bestätigen, bevor weitere Maßnahmen ergriffen werden.

Unter den vielen Einflußgrößen des Prolaktinspiegels sind vor allem die Östrogene zu nennen, die dazu führen, daß die Prolaktinwerte bei prämenopausalen Frauen höher sind als bei Männern und während der Pubertät bei Mädchen ansteigen, nicht aber bei Jungen [37]. Im Verlauf einer Schwangerschaft werden Prolaktinkonzentrationen bis 200 µg/l gemessen. Außerdem ist Prolaktin ein „Streßhormon", so daß bereits die Blutentnahmebedingungen eine Rolle spielen. Eine signifikante Stimulation der Prolaktinsekretion wird dementsprechend auch durch körperliche Belastung, Hypoglykämie und Myokardischämie bewirkt.

Prolaktin ist das einzige Hypophysenhormon, dessen Sekretion in erster Linie inhibitorisch kontrolliert wird.

Der sog. prolaktininhibierende Faktor (PIF) ist dabei das Dopamin. Jegliche Verminderung der Dopaminwirkung, z. B. durch dopaminantagonistische Medikamente, muß deshalb zur Hyperprolaktinämie führen. Die häufigste Ursache einer funktionellen Hyperprolaktinämie ist die Therapie mit dopaminantagonistisch wirkenden Medikamenten, die in Tab. 7-1 aufgelistet sind. Da Dopamin vom Hypothalamus über die Portalgefäße des Hypophysenstiels zum Hypophysenvorderlappen gelangt, wird auch eine Beeinträchtigung dieses Transportweges, z.B. durch Kompression des Hypophysenstiels, zur Hyperprolaktinämie führen. Daher können hormoninaktive Tumoren ebenso wie entzündliche oder granulomatöse Prozesse im Bereich der Sella mit einer meist milden Begleithyperprolaktinämie einhergehen. Die Gabe von Thyreotropin-Releasing-Hormon (TRH) bewirkt einen Anstieg nicht nur des TSH, sondern auch des Prolaktins; ob TRH oder auch VIP eine physiologische Rolle bei der Prolaktinsekretion spielen, ist ungewiß. Der Effekt erklärt jedoch die Hyperprolaktinämie, die in ca. 10% der manifesten Hypothyreosen beobachtet wird.

Tabelle 7-1 Medikamente, die zu Hyperprolaktinämie führen können.

- Cimetidin
- Cyproheptadin
- MAO-Hemmer
- Meprobamat
- Methyldopa
- Metoclopramid
- Neuroleptika
- Opiate
- Östrogene
- Prostaglandine
- Reserpin
- Sulpirid
- trizyklische Antidepressiva
- Verapamil

Brustwandläsionen können zu Hyperprolaktinämie und Galaktorrhö führen, wobei wahrscheinlich dieselben neuronalen Wege genutzt werden, die auch bei der Laktation die Hyperprolaktinämie aufrechterhalten [22]. Erhöhte Prolaktinspiegel werden auch bei chronischer Niereninsuffizienz und bei Lebererkrankungen, besonders bei der fortgeschrittenen Leberzirrhose, beobachtet. Somit läßt sich gemäß Tabelle 7-2 die durch ein Prolaktinom bedingte Hyperprolaktinämie von der Begleithyperprolaktinämie bei nichtprolaktinproduzierenden Hypophysenaffektionen sowie von den funktionellen Formen abgrenzen.

Bei einigen Patienten wird trotz adäquater Untersuchung keine Ursache der Hyperprolaktinämie gefunden. Diese „*idiopathische Hyperprolaktinämie*" hat eine hohe spontane Remissionsquote, die weder durch

Tabelle 7-2 Ätiologie der Hyperprolaktinämie.

- Prolaktinom
- nichtprolaktinproduzierender Hypophysentumor oder andere Affektion des PIF-Transports
- funktionelle Hyperprolaktinämie
  • Schwangerschaft
  • „Streß"
  • Medikamente
  • Hypothyreose
  • Brustwandläsionen
  • chronische Niereninsuffizienz
  • Leberinsuffizienz

eine Bromocriptintherapie noch durch Schwangerschaft wesentlich beeinflußt wird [35].

2 Klinisches Bild

Die Leitsymptome der Hyperprolaktinämie (Tab. 7-3) sind bei der *Frau* vor der Menopause Amenorrhö und sehr viel seltener Galaktorrhö, die gelegentlich erst durch vorsichtiges Massieren der Brustdrüsen nachweisbar ist.

Symptome des Östrogenmangels (verminderte vaginale Sekretion, Osteoporose, Ödeme) können hinzukommen. Oft bestehen ängstliche Verstimmungszustände oder Depressionen. Die Amenorrhö führt die Frauen normalerweise früh im Verlauf der Erkrankung zum Arzt; deshalb finden sich bei Frauen vor der Menopause meistens *Mikroprolaktinome*.

Der Hypogonadismus des *Mannes* äußert sich in Libidoverlust und Impotenz.

Diese Leitsymptome sind bei praktisch allen männlichen Patienten vorhanden. Die Beschwerden werden häufig jahrelang vom Patienten ohne Klärung der Ursache toleriert. Oftmals wird die verminderte sexuelle Aktivität gar nicht als Problem empfunden und das Defizit erst nach erfolgreicher Behandlung im nachhinein als solches erkannt. Die Diagnose wird deshalb oft erst beim Auftreten lokaler Kompressionserscheinungen (Sehstörungen, Kopfschmerzen) oder Zeichen der Hypophyseninsuffizienz mit sekundärer Nebennierenrindeninsuffizienz und sekundärer Hypothyreose gestellt. Die Prolaktinkonzentration liegt dann weit über 200 µg/l.

Tabelle 7-3 Leitsymptome der Hyperprolaktinämie.

bei Frauen
- Amenorrhö (90%)
- Galaktorrhö (<50%)

bei Männern
- Libidoverlust (100%)
- Potenzstörungen (100%)

bei fortgeschrittener Raumforderung
- Gesichtsfeldeinschränkung
- Kopfschmerzen
- allgemeine Leistungsschwäche

Gynäkomastie ist kein häufiges Symptom der Hyperprolaktinämie beim Mann. Sie wird aber gelegentlich gesehen und ist eher die Folge des Hypogonadismus als Ausdruck einer direkten Prolaktinwirkung an der Brustdrüse.

3 Pathogenese/Pathophysiologie

Die physiologische Funktion von Prolaktin besteht darin, post partum die Laktation zu ermöglichen. Die Prolaktinkonzentrationen steigen im Verlauf der Schwangerschaft kontinuierlich an und erreichen gegen Ende des 3. Trimenons Werte um 200 µg/l [23], wie sie auch beim Prolaktinom gefunden werden. Während der Schwangerschaft induziert Prolaktin zusammen mit anderen Hormonen (Östrogen, Progesteron, humanem Plazentalaktogen, Insulin und Kortisol) das Wachstum der Brustdrüse. Die Laktation kommt jedoch erst in Gang, wenn etwa 36–48 h nach der Geburt die Östrogenspiegel rapide fallen. Offenbar blockiert Östrogen die Milchsekretion, denn während des letzten Trimenons findet trotz schon sehr hoher Prolaktinspiegel keine Milchsekretion statt. Für das Stillen sind außerdem Oxytocin sowie im weiteren die regelmäßige Entleerung der Brust notwendig.

Physiologische Funktionen des Prolaktins über die Reproduktion hinaus bzw. beim Mann sind bisher nicht sicher nachgewiesen worden, sind aber Gegenstand intensiver Forschung. Der Prolaktinexzeß hemmt die Wirkung des hypothalamischen Gonadotropin-Releasing-Hormons (GnRH) am Hypophysenvorderlappen. Dadurch wird sowohl die normale pulsatile Sekretion von LH und FSH als auch der mittzyklische LH-Anstieg unterdrückt. Die basalen Gonadotropinspiegel liegen dabei meistens im Normbereich.

Hyperprolaktinämie – ob während der Schwangerschaft oder infolge eines Prolaktinoms – führt zur Suppression der Hypothalamus-Hypophysen-Gonaden-Achse mit der Folge eines funktionellen Hypogonadismus.

4 Diagnostik

Wesentlich ist zunächst die Unterscheidung zwischen einem Prolaktinom und den vielen Formen der funktionellen Hyperprolaktinämie. Die meisten Therapiefehler gehen auf die voreilige Feststellung eines „Prolaktinoms" zurück. Dabei ist zu bedenken, daß wahrscheinlich bei 10–20 % der Normalbevölkerung radiologische Mikroläsionen im Bereich der Sella bestehen [27].

Typische Fehler:
- Diagnose eines Prolaktinoms bei funktioneller Hyperprolaktinämie
- Diagnose eines Prolaktinoms bei Vorliegen eines nichtprolaktinproduzierenden Tumors mit Begleithyperprolaktinämie.

Bevor also ein Prolaktinom vermutet und die entsprechende bildgebende Diagnostik angeschlossen wird, sollten die in Tabelle 7-2 aufgeführten Ursachen einer funktionellen Hyperprolaktinämie ausgeschlossen werden. Allerdings kann man bei Prolaktinwerten >150 µg/l sicher vom Vorliegen eines Prolaktinoms ausgehen [21]. Bei der Interpretation von Prolaktinwerten, insbesondere aus Fremdlabors, führen die unterschiedlichen Maßeinheiten (µg/l, mU/l, pmol/l) oft zu Verwirrung und müssen unbedingt immer berücksichtigt werden.

Wie erwähnt können Prozesse jeglicher Art im Bereich der Hypophyse oder des Hypophysenstiels zu einer meist milden *Begleithyperprolaktinämie* führen. Wenn also bei gesicherter Hyperprolaktinämie die funktionellen Ursachen ausgeschlossen sind, muß an die Möglichkeit eines solchen Prozesses gedacht und eine bildgebende Diagnostik angeschlossen werden.

Eine Therapie mit Dopaminagonisten senkt die Prolaktinspiegel jeglicher Ursache und hilft differentialdiagnostisch nicht weiter.

Im TRH-Test zeigen Prolaktinompatienten meistens einen verminderten Prolaktinanstieg. Der Test ist jedoch unspezifisch und trägt zur Differentialdiagnose nicht bei [19]. Dies gilt auch für die Provokation mit Metoclopramid und für den Suppressionstest mit Bromocriptin oder Lisurid.

Abbildung 7-1 zeigt ein Flußschema zur diagnostischen Klärung einer Hyperprolaktinämie.

Das prolaktinproduzierende Hypophysenadenom ist der häufigste Hypophysentumor [7].

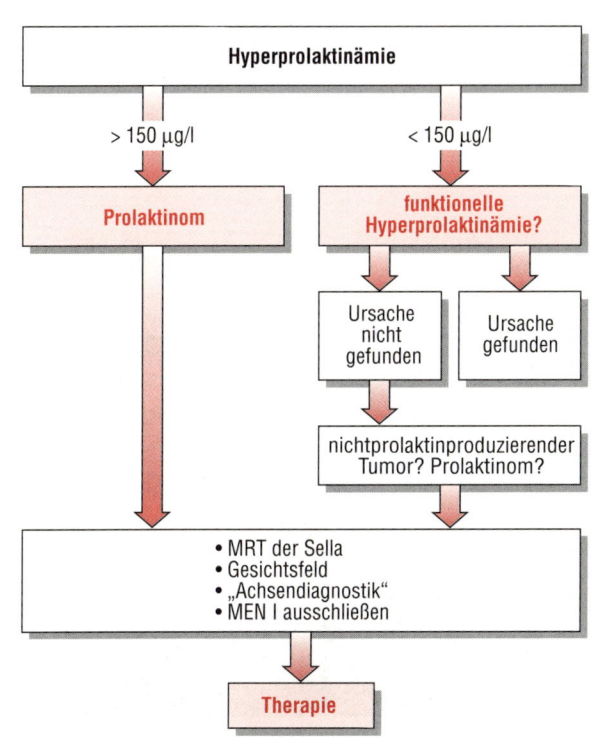

Abb. 7-1 Schema zur Differentialdiagnose der Hyperprolaktinämie.

Nach der Größe unterscheidet man Mikroprolaktinome (Durchmesser bis 10 mm) und Makroprolaktinome (Durchmesser über 10 mm). Histologisch handelt es sich um chromophobe Adenome. Die Tumoren zeigen häufig spontan partielle Nekrosen, so daß in ca. 30 % der Fälle gleichzeitig eine partiell leere Sella gefunden wird.

Die Diagnose wird nach Ausschluß anderer Ursachen einer Hyperprolaktinämie durch den Nachweis einer Raumforderung im Bereich der Sella gesichert.

Die *beste bildgebende Methode* ist die Kernspintomographie, welche auch die Lage des Tumors zu den angrenzenden Strukturen (Chiasma opticum, Sinus cavernosus) am besten beurteilen läßt. Auch die Computertomographie liefert gute Resultate, ist aber bei Mikroadenomen weniger sensitiv. Konventionelle Röntgenaufnahmen des Schädels oder Sellazielaufnahmen sind in der Primärdiagnostik ohne Bedeutung. Wenn eine Raumforderung im Bereich der Sella erkennbar ist, muß in jedem Fall eine komplette *Überprüfung der hypophysären Partialfunktionen* erfolgen. Dies erfolgt durch die kombinierte Anwendung der hypothalamischen Releasing-Faktoren. Ein Insulintoleranztest ist bei regelrechtem CRH-Test sowie streng auf die Sella begrenzter Raumforderung entbehrlich.

Da Prolaktinome im Rahmen der multiplen endokrinen Neoplasie Typ I (MEN I) auftreten können, sollte diese Erkrankung ausgeschlossen werden. Über das Ausmaß der zum „Screening" notwendigen Untersuchungen besteht keine einheitliche Auffassung. Es sollte neben dem Kalzium zum Ausschluß eines Hyperparathyreoidismus in jedem Fall auch das Gastrin bestimmt werden.

In seltenen Fällen können Prolaktinome maligne (<1 %) sein; umgekehrt sind die seltenen Karzinome der Hypophyse meistens maligne Prolaktinome [2, 30].

5 Therapie

5.1 Medikamentöse Therapie (Dopaminagonisten)

Für die Therapie von Prolaktinomen steht mit den Dopaminagonisten heute eine hochwirksame medikamentöse Therapie zur Verfügung, so daß chirurgische oder strahlentherapeutische Verfahren deutlich in den Hintergrund getreten sind. Die Therapie auch großer Prolaktinome mit Kompression des Chiasma sollte primär mit Bromocriptin erfolgen. In den meisten Fällen kommt es bereits nach wenigen Tagen zu einer deutlichen Besserung des Gesichtsfeldes [24], auch wenn kernspintomographisch noch keine Größenabnahme des Tumors dokumentiert werden kann. Langfristig wird jedoch in der überwiegenden Zahl der Fälle eine Größenabnahme, zumindest aber ein Wachstumsstillstand erreicht [25].

Das Prolaktinom (auch das Makroprolaktinom mit Gesichtsfelddefekten) stellt heute primär keine Operationsindikation mehr dar!

Damit ergibt sich die Notwendigkeit, vor jeder Operation eines Hypophysentumors den Prolaktinspiegel zu bestimmen, um ein Prolaktinom auszuschließen.

Fallbeispiel 1

Die 54jährige Frau stellt sich zur operativen Therapie eines Makroadenoms der Hypophyse in der neurochirurgischen Ambulanz vor. Anamnestisch besteht seit 15 Jahren eine Amenorrhö; aktuelle Beschwerden sind Kopfschmerzen und Sehstörungen.
Abbildung 7-2a zeigt den großen nach suprasellär gewachsenen Hypophysentumor. Das Prolaktin ist auf 1180 µg/l erhöht, die hypophysären Partialfunktionen intakt. Perimetrisch temporale Hemianopsie links, rechts seit der Kindheit eine Amblyopie.
Vorgehen: Es wird die Indikation zum konservativen Therapieversuch mit Bromocriptin gestellt. Die Patientin erhält Bromocriptin in einschleichender Dosierung (1,25 mg zur Nacht). Die Dosis wird bei guter Verträglichkeit innerhalb der ersten 2 Wochen auf 3×2,5 mg gesteigert.
In Abbildung 7-3 ist der Verlauf der Prolaktinspiegel während des ersten Therapiemonats dargestellt. Bereits am zweiten Tag der Behandlung war ein drastischer Rückgang der Prolaktinkonzentration zu verzeichnen.
Abbildung 7-4 zeigt den perimetrischen Befund des linken Auges im Verlauf des ersten Therapiemonats (rechts seit Kindheit Amblyopie). Man erkennt bereits am 3. Behandlungstag (B) eine beginnende Aufhellung des lateral eingeengten Gesichtsfeldes. Der Befund ist nach einer Woche eindeutig gebessert; nach 4 Wochen ist lediglich am oberen Rand noch ein ganz geringer Defekt nachweisbar.
Abbildung 7-2b zeigt den MRT-Befund nach 4wöchiger Therapie. Erkennbar ist ein deutlicher Rückgang der Tumorgröße; insbesondere wird der linke Sehnerv nicht mehr vom Tumor erreicht.

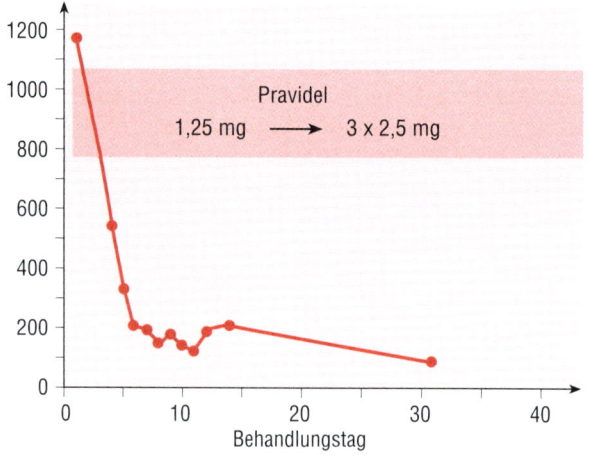

Abb. 7-3 Prolaktinspiegel im Verlauf der Therapie mit Bromocriptin.

Fallbeispiel 2

Die 26jährige Ärztin im Praktikum stellt sich wegen seit 4 Wochen bestehender Galaktorrhö vor. Unter der Einnahme eines oralen Kontrazeptivums (Marvelon®) regelmäßige Abbruchblutungen. Das Prolaktin ist auf 46 µg/l erhöht. Die Patientin bringt bereits ein Kernspintomogramm der Sella mit (Abb. 7-5), das in der Hypophyse eine 7 mm große Raumforderung zeigt. Keine Ausfälle hypophysärer Partialfunktionen und kein Gesichtsfelddefekt nachweisbar.
Vorgehen: Zunächst Absetzen des oralen Kontrazeptivums. Bei Kontrolle nach 5 Wochen liegt das Prolaktin unverändert bei 50 µg/l.
Beurteilung: Wahrscheinlich Prolaktinom.
Vorgehen: Bromocriptin in einschleichender Dosierung; Dauertherapie mit 3×2,5 mg. Darunter Sistieren der Galaktorrhö. Prolaktin 3 Monate nach Therapiebeginn mit 13 µg/l im Normbereich. MRT-Kontrolle 6 Monate nach Therapiebeginn zeigt eine vollständige Rückbildung des Hypophysenadenoms.

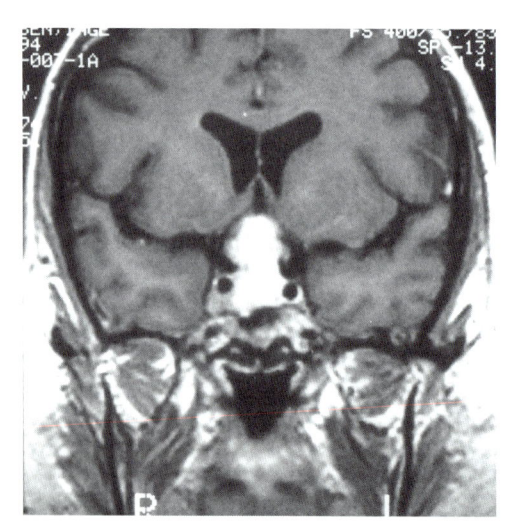

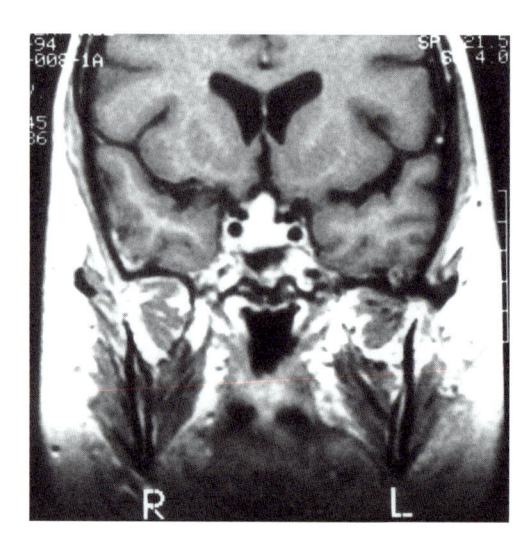

Abb. 7-2 Makroprolaktinom bei einer 54jährigen Frau.
a) Makroprolaktinom vor Therapie; b) Kernspintomographie 4 Wochen nach Therapiebeginn mit Bromocriptin.

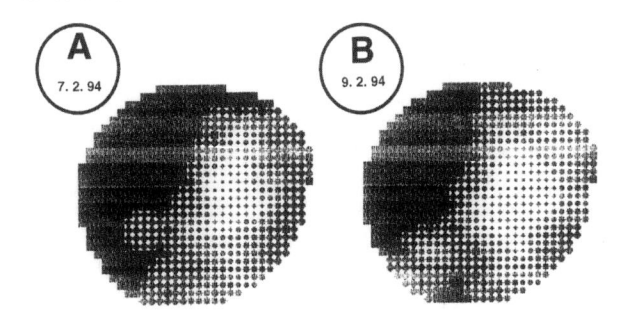

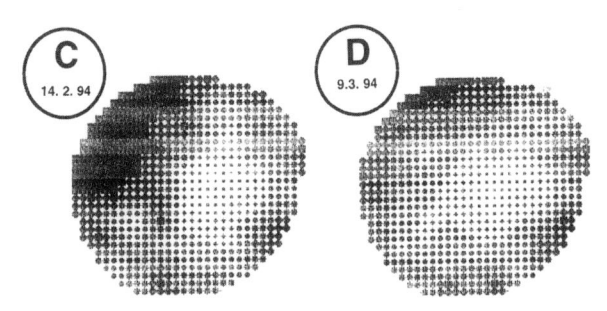

Abb. 7-4 Perimetrischer Befund des linken Auges im Verlauf der Therapie mit Bromocriptin. Rechts bestand seit der Kindheit eine Amblyopie.
a) vor Therapie
b) 3. Therapietag
c) 8. Therapietag
d) 31. Therapietag

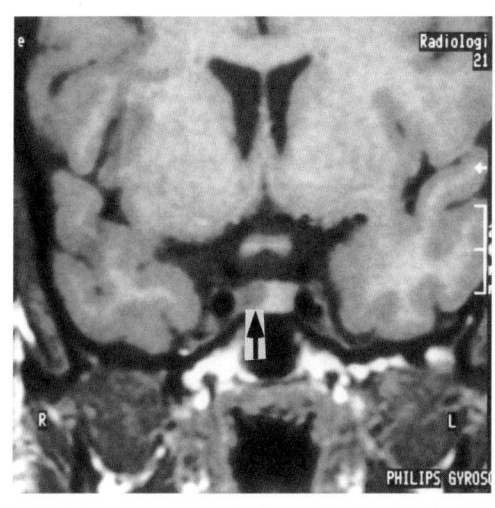

Abb. 7-5 Hypodense Raumforderung im Bereich der Hypophyse, rechts.

Als seltene Komplikation des Prolaktinoms kann es zu einer akuten ausgedehnten hämorrhagischen Nekrose der Hypophyse kommen (*pituitary apoplexy*). Dies ist bei großen Tumoren in Einzelfällen nach TRH-Gabe beobachtet worden. Dieses Syndrom ist durch akut einsetzende stärkste Kopfschmerzen, Erbrechen sowie Sehstörungen bis zum Visusverlust und Bewußtseinsstörungen bis zum Koma gekennzeichnet. Es handelt sich hier um eine neurochirurgische Notfallsituation, die zur sofortigen operativen Entlastung der Sella zwingt. Ausfälle hypophysärer Partialfunktionen sind fast immer vorhanden [5]; in der Akutsituation müssen vor allem die Glukokortikoide in hoher Dosierung substituiert werden.

Unter den zur Verfügung stehenden Medikamenten wird Bromocriptin am häufigsten eingesetzt. Darüber hinaus wurden eine Reihe von Substanzen mit höherer Potenz entwickelt. In Tabelle 7-4 sind die in Deutschland gebräuchlichsten Präparate aufgelistet.

Für die beiden am häufigsten genutzten Substanzen, *Bromocriptin* und *Lisurid*, sind keine überzeugenden Unterschiede hinsichtlich Wirksamkeit und Nebenwirkungsprofil nachgewiesen worden [15]. Es ist nach unserer Erfahrung wenig aussichtsreich, bei „Therapieversagern" auf die jeweils andere Substanz umzusetzen. Bei Unverträglichkeit kann dagegen versuchsweise das jeweils andere Präparat eingesetzt werden.

Tabelle 7-4 Medikamente für die Behandlung eines Prolaktinoms.

Substanz	Handelsname (Auswahl)	übliche Dosierung
Bromocriptin	Pravidel®	3 × 2,5 mg
Lisurid	Dopergin®	3 × 0,2 mg
Metergolin	Liserdol®	3 × 4,0 mg
Quinagolid	Norprolac®	1 × 0,075 – 0,300 mg
Cabergolin	Dostinex®	0,5 – 2,0 mg 2 – 4 ×/Woche

Ein wesentlicher Fortschritt wurde mit der Bereitstellung eines *langwirksamen Bromocriptins* erreicht, das einmal pro Monat in einer Dosis von 50 – 100 mg i. m. verabreicht wird, in Deutschland jedoch nicht verfügbar ist. Dieses Medikament hat sich auch bei Unverträglichkeit von peroral gegebenem Bromocriptin bewährt und hat insbesondere bei Makroadenomen zu einer drastischen Reduktion der Tumormasse geführt [10, 14]. Auch die neuen D_2-Dopaminagonisten Quinagolid (Norprolac®) und Cabergolin (Dostinex®) haben sich als effektiv zur Behandlung des Prolaktinoms erwiesen [20, 28] und scheinen bei einem Teil der Bromocriptin-„resistenten" Fälle noch erfolgreich zu sein [6, 18]. Da zu Beginn der Behandlung mit Bromocriptin orthostatische Dysregulation sowie Übelkeit und Erbrechen auftreten können, wird die Therapie mit 1,25 mg nach dem Abendessen begonnen. Nach 3 Tagen wird auf 2,5 mg abends gesteigert; wird dies toleriert, so kann man schrittweise bis zur Standarddosierung von 3 × 2,5 mg aufbauen. Mit dieser Dosis wird bei der Mehrheit der Patienten eine ausreichende Prolaktinsuppression erreicht; Dosissteigerungen über 20 mg/Tag hinaus sind nur selten sinnvoll. In Einzelfällen sind allerdings wesentlich höhere Dosen (bis 60 mg) mit Erfolg eingesetzt worden.

Hyperprolaktinämie ist oft mit verminderter Knochendichte assoziiert, am ehesten als Folge des Hypogonadismus [38]. Wenn bei Frauen nach Ablauf von 3 Monaten keine Regelblutung eingesetzt hat, leitet man eine Substitution mit einem kontrazeptiven 2-Phasen-Präparat ein. Auch wenn *Östrogene* durch Stimulation der laktotropen Zellen ein Wachstum des Prolaktinoms induzieren können, ist das Risiko des Östrogenmangels, insbesondere das der Osteoporose, höher einzustufen. Kürzlich konnte gezeigt werden, daß es bei Östrogen-Progesteron-Substitution während des ersten Behandlungsmonats zwar zu einer ca. 28%igen Steigerung des Prolaktinspiegels kommt, daß die Werte danach aber nicht wesentlich steigen [13]. Allerdings ist es offenbar in Einzelfällen zu einem signifikanten Tumorwachstum gekommen; eine Kontrolle des Sellabefundes, insbesondere bei hohen Prolaktinausgangswerten, ist also ratsam. Bei Männern mit persistierender Hyperprolaktinämie und niedrigen Testosteronspiegeln sollte aus dem gleichen Grunde *Testosteron* substituiert werden, obwohl in einem Einzelfall Tumorwachstum unter der Therapie beobachtet wurde. Dies war wahrscheinlich auf eine durch Aromatisierung von Testosteron bedingte Erhöhung des Östrogenspiegels zurückzuführen [32].

5.2 Transsphenoidale Operation

Die transsphenoidale Operationstechnik mit Benutzung des Operationsmikroskops stellt den wesentlichen Fortschritt bei der operativen Behandlung von Hypophysentumoren dar. Beim *Mikroprolaktinom* führt der mikrochirurgische Eingriff zwar in einem hohen Prozentsatz zur Senkung oder Normalisierung der Prolaktinspiegel. Langfristig sind die Ergebnisse jedoch schlecht; die Rezidivquote liegt zwischen 50 und 100% [9, 29, 34]. Zusätzlich ist zu bedenken, daß es infolge der Operation zu einer Schädigung anderer hypophysärer Partialfunktionen kommen kann, was z.B. die Möglichkeit einer zukünftigen Schwangerschaft verschlechtert.

Bei größeren *Makroprolaktinomen* gelingt neurochirurgisch eine Normalisierung der Hyperprolaktinämie fast nie, da meist Tumorrestgewebe verbleibt.

Da für die Therapie des Prolaktinoms heute effektive konservative Behandlungsmöglichkeiten zur Verfügung stehen, sollte nur operiert werden, wenn ein konservatives Therapieversagen dokumentiert ist oder wenn eine lebensbedrohliche Komplikation vorliegt (*pituitary apoplexy*, s.o.)

5.3 Strahlentherapie

Da es nach den vorliegenden Erfahrungen nach Absetzen einer medikamentösen Behandlung meistens zu einem Wiederanstieg der Prolaktinspiegel und Wachstum des Tumors kommt, wurde vorgeschlagen, bei Makroprolaktinomen nach Reduktion der Tumorgröße mit Dopaminagonisten eine Bestrahlung anzuschließen [4]. Die Gesamtdosis von 45 Gy sollte in 25 Fraktionen über 5 Wochen in Einzeldosen nicht über 18 Gy gegeben werden. Die so behandelten Patienten sind ohne Bromocriptintherapie etwa zur Hälfte innerhalb von 8 Jahren normoprolaktinämisch [39]. Die zu erwartende Hypophyseninsuffizienz betrifft offenbar in erster Linie das Wachstumshormon und die Gonadotropine, weniger die kortikotrope und thyreotrope Partialfunktion [39]. Auch wenn die Störung der Gonadotropinsekretion nur allmählich einsetzt und oft erst nach abgeschlossener Familienplanung relevant wird, muß diese Nebenwirkung der Strahlentherapie doch besonders bei jüngeren Patienten bedacht werden.

Deshalb ist eine Strahlentherapie erst nach erfolgloser medikamentöser und neurochirurgischer Behandlung gerechtfertigt [26].

5.4 Prolaktinom und Schwangerschaft

Folgende Besonderheiten sind bei schwangeren Prolaktinompatientinnen zu berücksichtigen:
– Das Prolaktin steigt physiologischerweise auf Werte bis 200 µg/l an und kann damit zur Beurteilung des Verlaufs nur eingeschränkt herangezogen werden
– Die Größe der Hypophyse nimmt auch bei gesunden Frauen im Verlauf der Schwangerschaft erheblich zu
– Bildgebende Verfahren, auch die Kernspintomographie, sind während der Schwangerschaft problematisch und werden nur in Notfällen angewandt.

Beim *Mikroprolaktinom* treten nur ausnahmsweise Probleme auf: In einer größeren Serie entwickelten im Verlauf der Schwangerschaft von 215 Frauen lediglich 5% Kopfschmerzen; Gesichtsfelddefekte traten bei weniger als 1% auf [23]. Schwieriger ist die Situation bei *Makroprolaktinomen*. Das Risiko eines Tumorwachstums mit progredienten Gesichtsfeldausfällen liegt bei 15–25% [23]; bis ca. 3 Monate nach der Geburt haben sich die Veränderungen allerdings in den meisten Fällen zurückgebildet. Langfristig scheinen sich Schwangerschaften sogar günstig auf Größe und Aktivität eines Prolaktinoms auszuwirken [1, 11, 12].

Bei Patientinnen mit Mikroprolaktinomen wird man nach Eintritt der Schwangerschaft ohne Therapie zuwarten und den Verlauf mit anfangs monatlicher Prolaktinmessung und Gesichtsfeldprüfungen kontrollieren.

Sollte sich die Notwendigkeit dazu ergeben, kann problemlos wieder mit der dopaminergen Therapie begonnen werden. Ob Frauen mit Makroprolaktinomen vor der Schwangerschaft operiert, bestrahlt oder ausschließlich mit Bromocriptin behandelt werden sollten, ist nach wie vor Gegenstand der Diskussion. Wir befürworten primär eine medikamentöse Therapie bis zum Eintritt der Schwangerschaft. Die Überwachung erfolgt dann ähnlich wie bei den Patientinnen mit Mikroprolaktinomen. Sollten sich eine deutliche Prolaktinerhöhung oder Gesichtsfeldstörungen zeigen, ist eine erneute Bromocriptintherapie in der Regel erfolgreich [3, 31, 36]. Die transsphenoidale Operation verbleibt für „Therapieversager". Wenn es zu einer progredienten Gesichtsfeldverschlechterung kommt und der Fetus reif ist, sollte die Geburt eingeleitet werden. Die Laktation scheint nicht zu einem signifikanten Wachstum von Prolaktinomen zu führen [17].

In jedem Fall muß eine Prolaktinompatientin über die möglichen Risiken ausführlich aufgeklärt werden, wenn sie eine Schwangerschaft beabsichtigt. Eine erhöhte Fehlbildungsrate unter Dopaminagonistentherapie in der Schwangerschaft ist nicht anzunehmen.

5.5 Therapieführung, Auslaßversuch

Kontrollen des Prolaktinspiegels sollten am Morgen nach der ersten Dosis sowie nach 1 und 2 Wochen erfolgen. Bei gutem Ansprechen der Therapie ist die weitere Führung des Patienten dann von der Größe des Tumors und vom Befund der Gesichtsfeldprüfung abhängig.

Mikroprolaktinom, keine Gesichtsfelddefekte: Vorstellung in der endokrinologischen Sprechstunde 2× jährlich. Dann jeweils PRL-Bestimmung und Gesichtsfeldprüfung. MRT 1× jährlich; bei stabilem Verlauf und konstant supprimierten PRL-Spiegeln alle 2–3 Jahre.

Makroprolaktinom: Vorstellung zunächst alle 3 Monate. Dann jeweils PRL-Bestimmung und Gesichtsfeldprüfung. Bei ausreichender PRL-Suppression initial MRT der Sella 2× jährlich, dann 1× pro Jahr.

Meist steigen die PRL-Spiegel nach Absetzen der Medikation wieder an. Offenbar kommt es jedoch auch zu anhaltenden Remissionen, so daß ein Auslaßversuch alle 2–3 Jahre gerechtfertigt ist [40].

Es wurde vorgeschlagen, vor Absetzen der Therapie einen TRH-Test mit Bestimmung der Prolaktinkonzentrationen durchzuführen. Ein negatives Testergebnis (Prolaktinanstieg um weniger als 100%) scheint mit persistierender Normoprolaktinämie assoziiert zu sein [16].

Wenig bekannt ist auch über den Spontanverlauf von Mikroprolaktinomen. Die vorliegenden Daten legen nahe, daß aus Mikroprolaktinomen sehr selten größere Tumoren werden [33]. Das Mikroprolaktinom einer Frau, die nicht schwanger werden möchte, muß daher nicht zwingend behandelt werden.

Eine Östrogensubstitution sollte aber immer erfolgen.

Literatur

1. Ahmed, M., E. Al Dossary, N. J. Woodhouse: Macroprolactinomas with suprasellar extension: effect of bromocriptine withdrawal during one or more pregnancies. Fertil. and Steril. 58 (1992) 492–497.
2. Berezin, M., T. Gutman, R. Tadmor, A. Horowitz, G. Findler: Malignant prolactinoma. Acta endocr. (Kbh.) 127 (1992) 476–480.
3. Bergh, T., S. J. Nillius, P. Enoksson, L. Wide: Bromocriptine-induced regression of a suprasellar extending prolactinoma during pregnancy. J. endocr. Invest. 7 (1984) 133–136.
4. Besser, M.: Criteria for medical as opposed to surgical treatment of prolactinomas. Acta endocr. (Kbh.) 129 (Suppl. 1) (1993) 27–30.
5. Bills, D. C., F. B. Meyer, E. R. Laws Jr., D. H. Davis, M. J. Ebersold, B. W. Scheithauer, D. M. Ilstrup, C. F. Abboud: A retrospective analysis of pituitary apoplexy. Neurosurgery 33 (1993) 602–608.
6. Brue, T., I. Pellegrini, G. Gunz, I. Morange, D. Dewailly, J. Brownell, A. Enjalbert, P. Jaquet: Effects of the dopamine agonist CV 205–502 in human prolactinomas resistant to bromocriptine. J. clin. Endocr. 74 (1992) 577–584.
7. Camanni, F., E. Ciccarelli, E. Ghigo, E. E. Müller: Hyperprolactinemia: neuroendocrine and diagnostic aspects. J. endocr. Invest. 12 (1989) 653–668.
8. Cauter, E. van, M. L'Hermite, G. Copinschi, S. Refetoff, D. Desir, C. Robyn: Quantitative analysis of spontaneous variations of plasma prolactin in normal man. Amer. J. Physiol. 241 (1981) 355–363.
9. Chang, R. J., W. R. Keye Jr., J. R. Young, C. B. Wilson, R. B. Jaffe: Detection, evaluation, and treatment of pituitary microadenoma in patients with galactorrhea and amenorrhea. Amer. J. Obstet. Gynec. 128 (1977) 356–363.
10. Ciccarelli, E., C. Miola, S. Grottoli, T. Avataneo, I. Lancranjan, F. Camanni: Long term therapy of patients with macroprolactinoma using repeatable injectable bromocriptine. J. clin. Endocr. 76 (1993) 484–488.
11. Crosignani, P. G., A. M. Mattei, C. Scarduelli, V. Cavioni, P. Boracchi: Is pregnancy the best treatment for hyperprolactinaemia? Hum. Reprod. 4 (1989) 910–912.
12. Crosignani, P. G., A. M. Mattei, V. Severini, V. Cavioni, P. Maggioni, G. Testa: Long-term effects of time, medical treatment and pregnancy in 176 hyperprolactinemic women. Europ. J. Obstet. Gynaec. 44 (1992) 175–180.
13. Fahy, U. M., P. A. Foster, H. W. Torode, M. Hartog, M. G. Hull: The effect of combined estrogen/progesteron treatment in women with hyperprolactinemic amenorrhea. Gynec. Endocr. 6 (1992) 183–188.
14. Haase, R., C. Jaspers, H. M. Schulte, I. Lancranjan, H. Pfingsten, M. Orri-Fend, D. Reinwein, G. Benker: Control of prolactin-secreting macroadenomas with parenteral, long-acting bromocriptine in 30 patients treated for up to 3 years. Clin. Endocr. 38 (1993) 165–176.
15. Heinlein, W., H. Stracke, O. Schröder, H. Laube, E. Grote, H. Schatz: Dopaminagonistentherapie bei Hypophysentumoren. Therapiewoche 33 (1983) 6123–6126.
16. Heppner, C., U. Deuß, B. Allolio, D. Kaulen, M. Reincke, W. Winkelmann: The prolactin response to TRH as a predictor of outcome of long term therapy with dopamine agonists in patients with prolactinoma. Exp. clin. Endocr. 102 (Suppl. 1) (1994) 53.
17. Holmgren, U., G. Bergstrand, K. Hagenfeldt, S. Werner: Women with prolactinoma – effect of pregnancy and lactation on serum prolactin and on tumor growth. Acta endocr. (Kbh.) 111 (1986) 452–459.
18. Jaquet, P.: Medical therapy of prolactinomas. Acta endocr. (Kbh.) 129 (Suppl. 1) (1993) 31–33.
19. Klijn, J. G., S. W. J. Lamberts, F. H. de Jong, J. C. Birkenhager: The value of the thyrotropin-releasing hormone test in patients with prolactin-secreting pituitary tumors and suprasellar non-pituitary tumors. Fertil. and Steril. 35 (1981) 155–161.
20. Kvistborg, A., J. Halse, S. Bakke, T. Bjoro, E. Hansen, O. Djoseland, J. Brownell, J. Jervell: Long-term treatment of macroprolactinomas with CV 205–502. Acta endocr. (Kbh.) 128 (1993) 301–307.
21. Lamberts, S. W., W. W. de Herder, D. J. Kwekkeboom, A. J. v.d. Lely, F. R. Nobels, E. P. Krenning: Current tools in the diagnosis of pituitary tumors. Acta endocr. (Kbh.) 129 (Suppl. 1) (1993) 6–12.
22. Letson, G. W., D. C. Moore: Galactorrhea secondary to chest wall surgery in an adolescent. J. adolesc. Helath Care 5 (1984) 277–278.
23. Martin, M. C., R. N. Taylor, P. G. Hoffman Jr.: The endocrinology of pregnancy. In: Greenspan, F. S. (ed.): Basic and Clinical Endocrinology, pp. 543–568. Appleton & Lange, East Norwalk 1991.
24. Mbanya, J. C., A. D. Mendelow, P. J. Crawford, K. Hall,

J. H. Dewar, P. Kendall-Taylor: Rapid resolution of visual abnormalities with medical therapy alone in patients with large prolactinomas. Brit. J. Neurosurg. 7 (1993) 519–527.

25. Merola, B., A. Colao, N. Panza, E. Caruso, R. Spaziante, G. Schettini, E. de Divitiis, G. Pacilio, G. Lombardi: Clinical management of prolactinomas: a ten-year experience. Med. Oncol. Tumor Pharmacother. 9 (1992) 93–99.

26. Molitch, M. E.: Pathologic hyperprolactinemia. Endocr. Metab. Clin. N. Amer. 21 (1992) 877–901.

27. Molitch, M. E., E. J. Russell: The pituitary „incidentaloma". Ann. intern. Med. 112 (1990) 558–559.

28. Nickelsen, T., E. Jungmann, P. Althoff, P. M. Schumm-Draeger, K. H. Usadel: Treatment of macroprolactinoma with the new potent non-ergot D2-dopamine agonist quinagolide and effects on prolactin levels, pituitary function, and the renin-aldosteron system. Results of a clinical long-term study. Arzneimittelforschung 43 (1993) 421–425.

29. Parl, F. F., V. E. Cruz, C. A. Cobb, C. A. Bradley, S. L. Aleshire: Late recurrence of surgically removed prolactinomas. Cancer 57 (1986) 2422–2426.

30. Petterson, T., I. A. McFarlane, J. M. MacKenzie, M. D. Shaw: Prolactin secreting pituitary carcinoma. J. Neurol. Neurosurg. Psychiat. 55 (1992) 1205–1206.

31. Pittini, L., N. Minisci, P. Negri: Effective management of a suprasellar extending prolactinoma during pregnancy. Clin. exp. Obstet. Gynec. 14 (1987) 152–154.

32. Prior, J. C., T. A. Cox, D. Fairholm, E. Kostashuk, R. Nugent: Testosterone-related exacerbation of a prolactin-producing macroadenoma: possible role for estrogen. J. clin. Endocr. 64 (1987) 391–394.

33. Schlechte, J., K. Dolan, B. Sherman, F. Chapler, A. Luciano: The natural history of untreated hyperprolactinemia: a prospective analysis. J. clin. Endocr. 68 (1989) 412–418.

34. Serri, O., E. Rasio, H. Beauregard, J. Hardy: Recurrence of hyperprolactinaemia on selective transsphenoidal adenomectomy in women with prolactinomas. New Engl. J. Med. 309 (1983) 280–283.

35. Sluijmer, A. V., R. E. Lappohn: Clinical history and outcome of 59 patients with idiopathic hyperprolactinemia. Fertil. and Steril. 58 (1992) 72–77.

36. Tan, S. L., H. S. Jacobs: Rapid regression through bromocriptine therapy of a suprasellar extending prolactinoma during pregnancy. Int. J. Gynaec. Obstet. 24 (1986) 209–215.

37. Thorner, M. O., J. Round, A. Jones, D. Fahmy, G. V. Groom, S. Butcher, K. Thompson: Serum prolactin and oestradiol levels at different stages of puberty. Clin. Endocr. 7 (1977) 463–468.

38. Torring, O., B. Isberg, H. E. Sjoberg, E. Bucht, A. L. Hulting: Plasma calcitonin, IGF-I levels and vertebral bone mineral density in hyperprolactinemic women during bromocriptine treatment. Acta endocr. (Kbh.) 128 (1993) 423–427.

39. Tsagarakis, S., A. Grossman, P. N. Plowman, A. E. Jones, R. Touzel, L. H. Rees, J. A. Wass, G. M. Besser: Megavoltage pituitary irradiation in the management of prolactinomas: long term follow up. Clin. Endocr. 34 (1991) 339–406.

40. Werder, K. von: Therapie der Hyperprolaktinämie. Dtsch. med. Wschr. 117 (1992) 1967–1970.

8 Sonstige Raumforderungen im Bereich der Hypophyse und Empty-sella-Syndrom

Thomas H. Schürmeyer

1	Klassifikation und allgemeine Pathophysiologie	53
2	**Gonadotropinome**	54
2.1	Klinisches Bild	54
2.2	Pathophysiologie	54
2.3	Diagnostik	54
2.4	Therapie	55
3	**Thyreotropinome**	55
3.1	Klinisches Bild	55
3.2	Pathophysiologie	55
3.3	Diagnostik	55
3.4	Therapie	55
4	**Hypophysenkarzinome**	56
4.1	Klinisches Bild	56
4.2	Pathophysiologie	56
4.3	Diagnostik	56
4.4	Therapie und Prognose	56
5	**Hypophysenmetastasen**	57
5.1	Klinisches Bild	57
5.2	Pathophysiologie	57
5.3	Diagnostik	57
5.4	Therapie und Prognose	57
6	**Andere Raumforderungen im Hypophysenbereich**	58
6.1	Ontogenetische Zellresttumoren	58
6.2	Zysten	58
6.3	Germinome, Meningiome und Gliome	58
6.4	Entzündungen, Granulome und Gefäßerkrankungen	58
7	**Empty-sella-Syndrom**	59
7.1	Klinisches Bild	59
7.2	Pathophysiologie	59
7.3	Diagnostik	60
7.4	Therapie	60

1 Klassifikation und allgemeine Pathophysiologie

Die verschiedensten tumorösen, entzündlichen oder zystischen Raumforderungen im Bereich der Sella können klinisch, radiologisch und sogar endokrinologisch-laborchemisch Hypophysenadenome vortäuschen (Tab. 8-1). Die Tumoren, bei welchen die hormonelle Sekretion von Prolaktin, STH oder ACTH das klinische Erscheinungsbild prägt, werden in den Kapiteln 5, 6 und 27 im Detail dargestellt. Allerdings werden die meisten hypophysären Raumforderungen und auch die meisten Hypophysenadenome durch hypophysäre Minderfunktionszustände sowie Störungen von Visus, Gesichtsfeld oder Augenbeweglichkeit symptomatisch.

Eine Hyperprolaktinämie bis ca. 200 ng/ml kann nicht nur durch ein Prolaktinom bewirkt werden, sondern kann auch Hinweis auf einen andersartigen, lokal komprimierenden Hypophysentumor sein (*Entzügelungshyperprolaktinämie*).

Der typische Befund der *temporalen Hemianopsie* ist in Abbildung 8-1 dargestellt. Relativ häufig finden sich allerdings auch andersartige Gesichtsfeldausfälle, welche z.T. durch Varianten der anatomischen Beziehung zwischen Chiasma opticum und Hypophyse bedingt sind. Augenmuskelparesen (Abb. 8-2) treten nur bei sehr großen, invasiv wachsenden Tumoren auf.

Eine regelmäßige Überprüfung von Visus, Gesichtsfeld und Augenbeweglichkeit gehört zur obligaten Diagnostik bei jedem Patienten mit sellärem oder parasellärem Tumor.

Die meisten nicht-adenomatösen Hypophysentumoren sind sehr selten, so daß nachfolgend nur auf einige Spezialerkrankungen im Detail eingegangen wird, bei welchen sich u.U. besondere diagnostische oder therapeutische Aspekte ergeben. Bezüglich des Kraniopharyngioms sei auf Kapitel 5, betreffend die Diagnostik der Hypophysenvorderlappeninsuffizienz und des Diabetes insipidus centralis auf die Kapitel 9 und 10 verwiesen.

Tabelle 8-1 Klassifikation sellärer Raumforderungen.

1. *Hypophysenadenome*
   – Prolaktinome
   – Somatotropinome (Akromegalie)
   – Kortikotropinome (M. Cushing)
   – Gonadotropinome
   – Thyreotropinome

2. *Hypophysenkarzinome*

3. *ontogenetische Zellresttumoren*
   – Kraniopharyngiome
   – Epidermoide (Cholesteatome)
   – Chordome
   – Lipome

4. *Zysten und Fehlbildungen*
   – Zysten der Rathke-Tasche
   – Kolloidzysten
   – sphenoidale Mukozelen
   – Arachnoidzysten
   – Pseudotumor cerebri
   – Empty-sella-Syndrom

5. *primitive Keimzelltumoren*
   – Germinome
   – Teratome
   – atypische Teratome (Dysgerminome)
   – ektope Pinealome
   – Dermoide

6. *sonstige Tumoren*
   – Gliome
     • Astrozytome
     • Mikrogliome
     • Oligodendrogliome
     • Ependymome
     • Infundibulome
     • Chiasma-opticum-Gliom
   – Meningiome
   – Enchondrome
   – Metastasen

7. *Entzündungen und Granulome*
   – Hypophysenabszesse
   – Sarkoidose
   – Tuberkulome
   – Histiocytosis X
   – Echinokokkuszysten

8. *vaskuläre Veränderungen*
   – Aneurysmen
   – Blutungen
   – Hämangiome

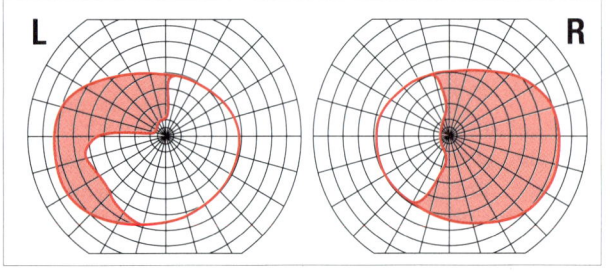

Abb. 8-1 Chiasmasyndrom: bitemporale Hemianopsie in der Perimetrie, *links*: einfache temporale Hemianopsie, *rechts*: zusätzlicher Ausfall des zentralen Sehens („Verfall des Fixierpunktes" nach Hollwich, 1976)

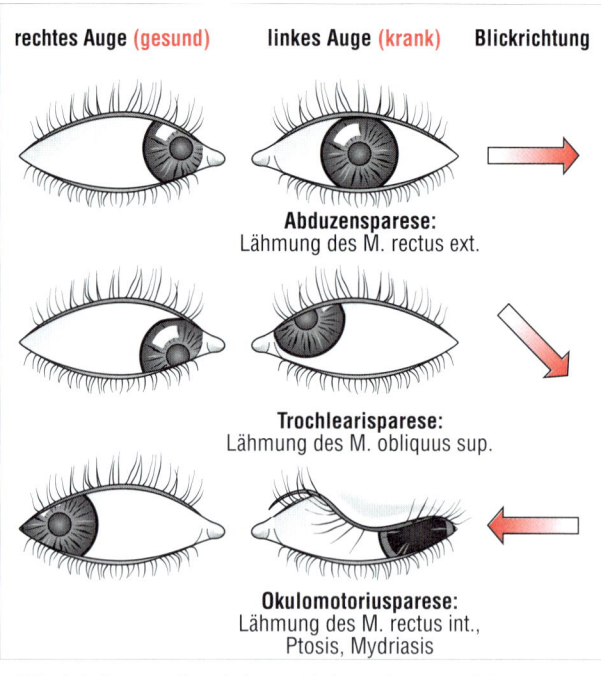

Abb. 8-2 Augenstellung bei verschiedenen Augenmuskelparesen.

2 Gonadotropinome

2.1 Klinisches Bild

Gonadotropinome werden in allen Altersgruppen und aus unbekanntem Grund häufiger bei Frauen diagnostiziert. Mikrogonadotropinome sind fast immer Zufallsbefunde, Makrogonadotropinome werden am häufigsten durch eine Gesichtsfeldeinschränkung symptomatisch. Normalerweise sind Pubertätsentwicklung, Fertilität und Sexualität der Patienten nicht gestört, wenn die Tumorgröße keine HVL-Insuffizienz oder Hyperprolaktinämie bewirkt.

2.2 Pathophysiologie

Heute weiß man, daß die Mehrzahl der klinisch „sekretorisch inaktiven" Hypophysenadenome von *gonadotropen Zellen* entstammen. Klinisch symptomatisch werden praktisch nur Makroadenome, von welchen in vitro 15–20% FSH und 5–10% die α-Subunit sezernieren. Ca. 30% sind auch in der Zellkultur sekretorisch inaktiv, exprimieren aber die mRNS von FSH, LHβ, FSHβ oder die α-Subunit. Von „sekretorisch inaktiven" Tumoren entstammen ca. 30% der *lakto-* und 15% der *somatotropen Zellinie*.

2.3 Diagnostik

Bei 30% der Patienten mit Gonadotropinomen findet man eine Überhöhung von FSH, bei 15% von α-Subunit, seltener von FSHβ, LHβ oder LH. Bei postmenopausalen Frauen oder Männern mit gleichzeitig vermindertem Testosteron kann die Unterscheidung von einem hypergonadotropen Hypogonadismus schwierig sein (s. Fallbeispiel 1). Bei den neueren Immunoassays, welche nur intaktes LH oder FSH erfassen, nicht aber FSHβ und LHβ, können diese Peptide sogar die exakte LH- und FSH-Messung stören, so daß paradoxerweise niedrige LH- oder FSH-Meßwerte auf das Gonadotropinom hindeuten.

Hinweisend auf eine pathologische Sekretion von Gonadotropinen oder deren Subunits ist ein Anstieg derselben im TRH-Test auf mehr als das Doppelte des Ausgangswertes.

Angesichts der methodischen und interpretatorischen Schwierigkeiten ist die Frage gerechtfertigt, ob diese kostenintensive Diagnostik bei einem Tumor erforderlich ist, der nicht durch eine hormonbedingte Symptomatik, sondern meist durch Gesichtsfeldausfälle symptomatisch wird. Der Wunsch, den Hypophysentumor exakt zu klassifizieren, führt derzeit zu keiner spezifischen Therapie (s. u.). Auch der Nutzen der gemessenen Hormonparameter als Tumormarker ist zur Verlaufskontrolle fraglich, da die therapeutischen Entscheidungen bei postoperativen Kontrollen nicht auf den Meßwerten von LH, FSHβ usw. basieren, sondern auf Gesichtsfeldbestimmung und Lokaldiagnostik mittels CT oder NMR.

2.4 Therapie

Die Behandlung symptomatischer Gonadotropinome und der seltenen, nicht-sezernierenden Hypophysenadenome besteht in einer transsphenoidalen Operation mit nachfolgender Bestrahlung, wenn der Tumor nicht komplett entfernt werden kann, um ein Nachwachsen des Tumorrestes zu verhindern. Überhöhte LH- und FSH-Meßwerte können gelegentlich durch eine Therapie mit Bromocriptin-, Octreotid- oder LHRH-Antagonisten vermindert werden, ohne daß eine Größenabnahme des Tumors erreicht wird. Postoperativ ist eine regelmäßige Kontrolle von Gesichtsfeld und Lokalbefund erforderlich, die bei einem Rezidiv über die Notwendigkeit einer erneuten Operation entscheiden.

Fallbeispiel 1
Bei einem 35jährigen Mann mit Oligoasthenozoospermie, normalem LH (5,5 mU/ml) und Testosteronverminderung (2,0 ng/ml) wird eine FSH-Überhöhung auf 14 mU/ml zunächst als Hinweis auf eine Tubulusepithelschädigung der Hoden interpretiert. Im LHRH-Test findet ein FSH- und LH-Anstieg auf nur 16 mU/ml und 7,5 mU/ml, im hCG-Test ein normaler Testosteronanstieg auf 6,2 ng/ml. Im TRH-Test ist TSH und Prolaktin normal, LH nicht stimulierbar, während das FSH auf 34 mU/ml ansteigt. In der Hypophyse findet sich ein 5 mm großes Hypophysenadenom mit Größenzunahme auf 8 mm in 6 Monaten, aber ohne Gesichtsfeldeinschränkung. Eine transsphenoidale Entfernung des Adenoms bewirkt eine Normalisierung aller Hormonparameter und eine Verbesserung des Spermiogrammbefundes.

3 Thyreotropinome

3.1 Klinisches Bild

TSH-produzierende Tumoren führen zum klinischen Bild einer Hyperthyreose. Im Unterschied zur Hyperthyreose vom Typ M. Basedow, der mehr Frauen betrifft, findet sich bei Thyreotropinomen eine gleichmäßige Geschlechtsverteilung.

Die üblicherweise 30–50 Jahre alten Patienten haben fast immer eine Vergrößerung der Schilddrüse, nie aber eine endokrine Orbitopathie. Da >80% der Thyreotropinome Makroadenome sind, besteht bei ca. jedem zweiten Patienten eine okuläre Symptomatik, die als Folge einer endokrinen Orbitopathie fehlinterpretiert werden kann.

3.2 Pathophysiologie

Weniger als 1% aller Hypophysentumoren entstammen der thyreotropen Zellreihe und nicht alle dieser Tumoren sezernieren TSH oder die α-Subunit. Wird TSH sezerniert, so erfolgt die Sekretion episodisch wie die ACTH-Sekretion beim M. Cushing, und die Patienten entwickeln eine Hyperthyreose.

3.3 Diagnostik

Typisch für ein Thyreotropinom ist eine Hyperthyreose mit fehlender TSH-Suppression.

Schwierig ist die Differentialdiagnose gegenüber der peripheren Thyroxinresistenz, bei der das TSH im TRH-Test immer stimulierbar ist, während beim TSH-om die TSH-Antwort in diesem Test in 83% der Fälle fehlt. Sehr zuverlässig auf ein Thyreotropinom hindeutend ist ein molares Verhältnis von α-Subunit/TSH von >1.

3.4 Therapie

Erforderlich ist zunächst die Schaffung einer euthyreoten Stoffwechsellage durch eine thyreostatische Medikation, Schilddrüsenoperation oder Radiojodtherapie. Da die Heilungsrate durch eine Hypophysenoperation oder Radiatio unter 40% liegt, ist ein Therapieversuch mit Octreotid gerechtfertigt, das bei mehr als 80% der Patienten das TSH supprimiert, bei vielen eine Besserung von Sehstörungen und Kopfschmerzen bewirkt und bei mehr als 50% der Patienten eine Tumorverkleinerung erreicht. Durch eine derartige Behandlung über mehrere Monate (Tagesdosis 300–1500 μg) kann versucht werden, den Operationserfolg zu verbessern. Gegen eine Dauertherapie mit

Octreotid sprechen die Unannehmlichkeiten der s. c. Applikation und die möglichen Nebenwirkungen (abdominelle Krämpfe, Diarrhöen, Cholezystolithiasis). (Siehe Fallbeispiel 2).

Fallbeispiel 2

Ein jetzt 58jähriger Patient wurde vor 20 Jahren partiell thyreoidektomiert bei Hyperthyreose und Struma 2. Grades. Vor 12 und 8 Jahren war eine Radiojodtherapie bei Hyperthyreoserezidiv erforderlich. In den letzten Jahren fiel ein hoher TSH-Meßwert auf (8,2 µU/ml), welcher sich durch Gabe von 175 µg Thyroxin täglich nicht normalisieren und im TRH-Test nicht stimulieren ließ. Jetzt entwickelte sich eine bitemporale Gesichtsfeldeinschränkung, als deren Ursache ein sich nach para- und suprasellär ausdehnender Hypophysentumor festgestellt wurde.
Verlauf: Nach Vorbehandlung mit 3×100 µg Octreotid täglich erfolgt der Versuch einer transsphenoidalen Tumorexstirpation. Möglich ist nur eine Tumorverkleinerung mit nachfolgendem Ausfall aller HVL-Funktionen, aber Besserung des okulären Befundes. Es erfolgt eine Bestrahlung der Hypophysenregion.

4 Hypophysenkarzinome

4.1 Klinisches Bild

Betroffen sind meist Erwachsene im mittleren Alter, jedoch wurde auch über Fälle bei Kleinkindern und im höheren Alter berichtet. Bei mehr als der Hälfte aller beschriebenen Patienten lautete die primäre klinische und histologische Diagnose „Hypophysenadenom". Eine Metastasierung fand sich später
– intrazerebral bei 50%
– intraspinal bei 20%
– außerhalb des ZNS besonders in Leber, Lunge oder zervikalen Lymphknoten bei 40%.

Die Prävalenz klinischer Symptome ist in Tabelle 8-2 dargestellt. Eine bei jedem zweiten Patienten festgestellte, vermehrte Hormonsekretion durch den Tumor bewirkt nicht immer die Symptomatik, die den Patienten zum Arzt führt. Gerade eine milde STH- oder Pro-laktinsekretion kann asymptomatisch bleiben. Wie bereits zuvor erwähnt wurde, ist auffällig, daß fast die Hälfte der endokrin aktiven Hypophysenkarzinome ACTH bilden.

4.2 Pathophysiologie

Weltweit wurden bislang weniger als 100 Fälle von Hypophysenkarzinomen beschrieben. Die Diagnose beruht nicht auf zytologischen oder histologischen Kriterien, sondern wird in Abgrenzung zum invasiv wachsenden Hypophysenadenom gestellt, wenn intrazerebrale, intraspinale oder lympho- oder hämatogene Fernmetastasen festgestellt werden. Bei einem Teil der Absiedlungen innerhalb des ZNS finden sich keine feingeweblichen Kriterien der Malignität, während invasive Hypophysenadenome durchaus ein mitosenreiches Bild liefern können. Nicht immer ist es mit absoluter Sicherheit möglich, ein Hypophysenkarzinom mit z.B. hepatischen und pulmonalen Filiae von einer intrahypophysären Metastase eines ektop ACTH-produzierenden Bronchialkarzinoms zu unterscheiden.

Hypophysenkarzinome sind sehr selten, werden durch eine Metastasierung innerhalb oder außerhalb des ZNS charakterisiert und sezernieren in 50% der Fälle ACTH, STH oder Prolaktin.

4.3 Diagnostik

Es gibt keine eindeutigen Kriterien, die in der Computertomographie oder Kernspintomographie Hypophysenkarzinome von anderen Tumoren im Hypophysenbereich unterscheiden. Gleiches gilt für die endokrinologische Diagnostik. Der immunhistochemische Nachweis z.B. von Prolaktin oder STH in einer spinalen oder hepatischen Metastase läßt die Diagnose sehr sicher erscheinen. Der Wert von Hormonmessungen als Verlaufsparameter für den Erfolg der Behandlung oder einen Tumorprogreß unter einer Therapie ist nicht belegt.

4.4 Therapie und Prognose

Es existieren keine systematischen Untersuchungen zur Wirksamkeit z.B. einer Chemo- oder Strahlentherapie. Die vorliegenden Fallberichte erlauben Zweifel daran, daß durch derartige Versuche eine Verbesserung der Überlebenszeit oder Lebensqualität der Patienten erreicht wird. Behandlungsversuche einer vermehrten Sekretion von Prolaktin mit z.B. Bromocriptin, von STH mit Octreotid oder von ACTH mit Valproat sind aufgrund ihrer Nebenwirkungsarmut im Einzelfall gerechtfertigt und mögen z.T. auch die Hormonproduktion beeinflussen, sind aber vermutlich ohne Bedeutung für die Gesamtprognose des Patienten quo ad vitam. Als palliative Therapiemaßnahmen ste-

Tabelle 8-2 Prävalenz der Symptome bei Patienten mit Hypophysenkarzinom.

Sehstörungen – Visusminderung – Gesichtsfeldeinschränkung – Augenmuskelparesen	50%
Kopfschmerzen	30%
endokrine Symptomatik durch – gesteigerte Hormonsekretion* – HVL-Insuffizienz (selten) – Diabetes insipidus (sehr selten)	30%
neurologische Ausfälle	10%

* 50% der Tumoren sezernieren Hormone (zumeist ACTH, STH oder Prolaktin)

hen neurochirurgische Operationen zu Linderung von unerträglichen kranialen oder retroorbitalen Schmerzen oder zur Erhaltung des Sehvermögens des Patienten im Vordergrund der Behandlung. Bei ca. 30% der Patienten führte ein Progreß des intrakranialen Tumorwachstums oder perioperative Komplikationen beim Versuch einer neurochirurgischen Entlastungsoperation zum Tod. Verläufe von wenigen Tagen bis zu 19 Jahren zwischen erster Symptomatik und dem Ableben des Patienten wurden berichtet. Bei den meisten Patienten lag dieses Intervall bei 2–4 Jahren.

5 Hypophysenmetastasen

5.1 Klinisches Bild

Bei schwerkranken, über Müdigkeit, Schwäche und Gewichtsverlust klagenden Tumorpatienten kann eine Minderung von Hypophysenfunktionen, die sich in ähnlicher Symptomatik äußert, leicht übersehen werden. Die Häufigkeit der verschiedenen Symptome bei Patienten mit klinisch festgestellter Metastasierung in die Hypophyse ist in Tabelle 8-3 aufgelistet. Aufgrund der Lokalisation von Metastasen, vorzugsweise im Hypophysenhinterlappen, läßt besonders die Kombination eines Chiasmasyndroms mit einem Diabetes insipidus bei älteren Patienten mit bekannter onkologischer Vorerkrankung an eine Tumorabsiedlung in die Hypophyse denken. 9 von 10 Patienten mit Hypophysenmetastasen sind in einem fortgeschrittenen Tumorstadium und haben meist auch multiple Tochtergeschwülste in anderen Organen. Bei ca. 30% der publizierten Fallberichte waren allerdings die durch die Hypophysenmetastase hervorgerufenen Beschwerden erstes Symptom der zuvor unerkannten Tumorerkrankung.

Tabelle 8-3 Häufigkeit der Symptome bei Patienten mit klinisch erkannter Hypophysenmetastase.

Diabetes insipidus	40–50%
Gesichtsfeldeinschränkung	30–40%
Ausfälle von HVL-Funktionen	20–30%
neurologische Störungen	10–20%
Hyperprolaktinämie	<10%

5.2 Pathophysiologie

Hypophysenmetastasen führen nur selten zu einem Ausfall der HVL-Funktion. Bei ca. 15% der Patienten findet sich ein Diabetes insipidus oder ein Chiasmasyndrom.

Hypophysenmetastasen finden sich in größeren Autopsieserien bei ca. 15–20% der Patienten mit *Mammakarzinomen* und bei 3–4% der Patienten mit anderen Tumorerkrankungen. Bei ca. 10% der ehemals im Rahmen der gynäkologisch-onkologischen Behandlung eines fortgeschrittenen Mammakarzinoms hypophysektomierten Patientinnen wurden im Operationspräparat Metastasen entdeckt. Aufgrund der großen Reservekapazität der Hirnanhangdrüse besteht eine klinische Manifestation aber nur bei 10–15% der betroffenen Tumorpatienten.

Vermutlich bedingt durch die direkte arterielle Versorgung dieses Hypophysenteils siedeln sich die Tochtergeschwülste vorzugsweise im Hypophysenhinterlappen ab, d.h. in der Nähe des Chiasma opticum, und nicht in dem überwiegend portalvenös mit Blut versorgten Hypophysenvorderlappen.

Ca. 1% der ZNS-Metastasen werden in der Hypophyse gefunden. Da *Bronchialkarzinome* durch ihren frühzeitigen Einbruch in die Lungenvenen am häufigsten von allen Tumoren in das ZNS metastasieren, verwundert nicht, daß sie nach den Mammakarzinomen der zweithäufigste Ausgangsort von Hypophysenmetastasen sind. Auch leukämische Infiltrate, Plasmozytome und Lymphome wurden wiederholt im Bereich von Hypophyse und Hypothalamus beschrieben und als Hypophysenadenome fehldiagnostiziert. Tumoren, die ossär metastasieren, wie das Prostatakarzinom und das Mammakarzinom, können auch aus der Schädelbasis in die Hypophyse einwachsen.

5.3 Diagnostik

Die Unterscheidung von Hypophysenadenom und Hypophysenmetastase hat erhebliche Bedeutung für Therapie und Prognose des Patienten. Durch das Erkennen einer Hypophysenmetastase kann eine gezielte onkologische Therapie zu einer deutlichen Verlängerung der Überlebenszeit und vor allem Verbesserung der Lebensqualität des Patienten führen. Allein aus diesem Grund ist bei zunehmender Tumorgröße im Hypophysenbereich und nicht eindeutiger Diagnose eines Hypophysenadenoms eine neurochirurgische Operation zur Klärung der Histologie erforderlich. Typische computertomographische, kernspintomographische oder Laborkriterien zur sicheren Unterscheidung der Metastase von anderen Hypophysenläsionen gibt es nicht.

5.4 Therapie und Prognose

Die Behandlung richtet sich nach der Grunderkrankung. So wurden erfreuliche Verläufe bei der *Chemotherapie* von kleinzelligen Bronchialkarzinomen oder Mammakarzinomen berichtet. Auch eine *Strahlentherapie* ist in vielen Fällen gerechtfertigt und besonders bei hoher Strahlensensibilität des Tumors verglichen mit dem Hypophysengewebe, z.B. bei einer Plasmozytomabsiedlung, erfolgreich. Die Indikation zu einer *Substitution ausgefallener Hypophysenfunktionen* sollte angesichts der oft nur kurzen Prognose der Patienten mit dem Ziel einer schnellen Verbesserung ihrer Lebensqualität großzügig gehandhabt werden. Ein partieller Diabetes insipidus kann durch eine gleichzeitig bestehende sekundäre NNR-Insuffizienz verborgen bleiben und demaskiert sich u. U. dramatisch nach alleinigem Beginn einer Glukokortikoidsubstitution. Eine Indikation zur *neurochirurgischen Behandlung* ist der Versuch zur Erhaltung der Sehfunktion, nicht aber ein Ausfall der endokrinen Sekretion, die substituiert wird.

Die *Prognose* der Patienten hängt nur in seltenen Fällen von der Hypophysenmetastase und zumeist vom Fortschreiten der onkologischen Grunderkrankung ab.

6 Andere Raumforderungen im Hypophysenbereich

6.1 Ontogenetische Zellresttumoren

Kraniopharyngiome, die sich zumeist bei Kindern und Jugendlichen finden und 5–10% der kindlichen Hirntumoren ausmachen, manifestieren sich klinisch gelegentlich auch erst im Erwachsenenalter. Ca 10% der Patienten sind älter als 40 Jahre. Die Tumoren, die von einem embryonalen Plattenepithelrest ihren Ursprung nehmen, haben in ca. 70% einen intrasellären und in 30% einen suprasellären Ausgangsort, dehnen sich üblicherweise aber nach suprasellär aus. Während bei Kindern erstes Symptom der Erkrankung oft eine Hirndrucksteigerung durch Entwicklung eines Hydrocephalus internus ist, steht die okuläre Symptomatik bei mehr als 90% der Erwachsenen klinisch im Vordergrund. Neben intellektuellen Defiziten finden sich endokrine Ausfälle bei ca. 10–40% der Patienten. In abnehmender Häufigkeit sind Wachstumsstörungen, eine Pubertas tarda, ein Diabetes insipidus und seltener eine sekundäre NNR-Insuffizienz oder Hypothyreose anzuführen. Bei ca. 50% der Patienten besteht eine moderate Hyperprolaktinämie.

> Kraniopharyngiome findet man vorwiegend bei Kindern. Bei Erwachsenen bewirken sie fast immer Sehstörungen und häufig hormonelle Ausfälle besonders der Wachstumshormon-, Gonadotropin- und ADH-Sekretion.

Chordome sind seltene, osteolytische Tumoren, die chordalen Resten im Klivusbereich entstammen, in ca. 35% in den Bereich des Sphenoids einwachsen und überwiegend um das 40. Lebensjahr zu Nackenschmerzen, Kopfschmerzen, Sehstörungen, nasopharyngealer Obstruktion und bei ca. einem Drittel der Patienten zu Störungen der Hirnnerven III, IV oder VI führen.

Hamartome sind zumeist hypothalamisch lokalisiert und können eine Pubertas praecox hervorrufen.

Infundibulome und *Myoblastome* sind sehr selten.

6.2 Zysten

Kleine *Zysten der Rathke-Tasche* finden sich in ca. 15–20% der Hypophysen und bewirken keine Symptome. Größere, durch Visusminderung oder hypothalamisch-hypophysäre Störungen symptomatische Zysten sind selten, wurden in allen Lebensaltern beschrieben und können mit kleinen Hypophysenadenomen assoziiert sein.

Arachnoidalzysten wurden nur bei wenigen Patienten mit einer okulären Symptomatik oder einem Hydrozephalus beschrieben. Als Ursachen werden Traumen, eine lokale adhäsive Arachnoiditis und kongenitale Fehlbildungen diskutiert.

6.3 Germinome, Meningiome und Gliome

Suprasellare *Germinome* sind primitive Keimzelltumoren, die u. U. assoziiert mit Germinomen der Pinealregion sind und sich im ventralen Hypothalamus, im vorderen Teil des 3. Ventrikels oder im Bereich des Chiasma opticum befinden. Initiale Symptome sind bei jedem 2. Patienten ein Diabetes insipidus und bei jedem 6. Patienten Sehstörungen. Im weiteren Verlauf entwickeln sich andere hypothalamisch-hypophysäre Ausfallerscheinungen bei ca. 40% und intrazerebrale Tochtergeschwulste bei ca. 10% der Patienten, sowie sehr selten auch intrapulmonale Metastasen.

Dermoide und *Epidermoide* sind sehr selten Tumoren im Bereich der Sella.

Ausgehend vom Tuberculum sellae, dem Planum sphenoidale oder dem Diaphragma sellae finden sich *Meningiome* zumeist para- und nur selten intrasellär. Frauen sind 4–10mal häufiger als Männer betroffen. Der Altersgipfel ihrer Manifestation liegt im 5. Lebensjahrzehnt. Kopfschmerzen sind ein häufiges Symptom, endokrine Ausfälle seltene Symptome.

Die klinische Manifestation von den bei Kindern fast immer benignen *Gliomen des Nervus opticus* erfolgt in 80% vor dem 10. Lebensjahr meist durch einen Visusverlust, Strabismus, Kopfschmerzen oder eine Proptosis des betroffenen Auges. Hypophysäre Störungen sind im Unterschied zu den *hypothalamischen Gliomen*, welche sich bei kleinen Kindern durch eine Entwicklungsstörung, eine oft erst spät entdeckte Visusminderung oder einen Diabetes insipidus bemerkbar machen sehr selten.

6.4 Entzündungen, Granulome und Gefäßerkrankungen

Intra- oder paraselläre *Abszesse* können sich in der Folge einer Bakteriämie, bei Meningitis oder fortgeleitet von einer Entzündung des Sinus sphenoidalis oder cavernosus entwickeln. Eine präoperative Unterscheidung, z.B. von Hypophysenadenomen, gelingt praktisch nie.

Die hypothalamisch-hypophysäre Region ist eine Prädilektionsstelle für die zerebrale Beteiligung einer *Sarkoidose*. Klinisch finden sich meist ein Diabetes insipidus und eine hypothalamisch bedingte HVL-Insuffizienz. In ähnlicher Weise besteht bei ca. 40% der Patienten mit *Histiocytosis X* ein Diabetes insipidus. Rein intraselläre Veränderungen kommen nicht vor, jedoch ist eine präoperative Unterscheidung von anderen hypothalamisch-hypophysären Raumforderungen nicht immer möglich, wenn keine Symptome auf ossäre, pulmonale oder viszerale Infiltrate hindeuten.

In früheren Jahren wurden *Aneurysmen* der A. carotis gelegentlich mit Hypophysentumoren verwechselt, und die Assoziation derartiger Gefäßveränderungen mit Hypophysenadenomen war wegen der perioperativen Blutungsgefahr gefürchtet. Die moderne Lokalisationsdiagnostik mittels Computer- und Kernspintomographie ist in der Lage, solche Besonderheiten eindeutig zu beschreiben. Nur selten resultieren hormonelle Störungen z.B. bei der Spontanruptur eines Aneurysmas.

> Bei intra- oder parasellären Tumoren unklarer Dignität, welche eine okuläre Symptomatik oder hypophysäre Ausfälle bewirken, sollte eine histologische Abklärung angestrebt werden mit dem Ziel einer spezifischen Therapie.

7 Empty-sella-Syndrom

7.1 Klinisches Bild

Beim primären Empty-sella-Syndrom sind endokrine Defizite selten, da sich die Veränderung langsam im Rahmen des Wachstums oder bei einer chronischen Druckerhöhung entwickelt und die Hirnanhangdrüse eine große Reservekapazität hat. Patienten mit sekundär leerer Sella bei Sheehan-Syndrom haben definitionsgemäß einen kompletten Ausfall der HVL-Funktion, wie dieses auch für andere Formen des sekundären Empty-sella-Syndroms zutrifft. Untersuchungen größerer Patientenkollektive mit leerer Sella, bei welchen nicht nach Ursache der Auffälligkeit unterschieden wurde, zeigten bei ca. 30% der Patienten eine partielle HVL-Insuffizienz zumeist in Form einer verminderten STH-Sekretion. Ca. 25% der Patienten haben eine milde Hyperprolaktinämie und weniger als 10% einen Ausfall der ACTH-, TSH- oder Gonadotropinsekretion. Ein Diabetes insipidus wird bei weniger als 5% der Patienten beschrieben.

7.2 Pathophysiologie

Die normale Hypophysennische hat ein Volumen von knapp 1 cm^3 und wird vom Diaphragma sellae, einer Duplikatur der Dura mater gegen den Subarachnoidalraum, abgeschlossen. Bei ca. 20% der Gesunden ist diese trennende Struktur nur rudimentär entwickelt und eine partielle subarachnoidale Herniation in die Sella findet sich je nach untersuchter Bevölkerungsgruppe und Untersuchungstechnik bei 5–40%, im Mittel bei ca. 15% der Erwachsenen. Erwartungsgemäß wird eine derartige „intraselläre Arachnoidozele" häufiger bei Fehlbildungen der Schädelbasis festgestellt und bei Patienten mit kleiner Hirnanhangdrüse, z.B. bei Kindern mit kompletter Hypophysenvorderlappeninsuffizienz oder STH-Mangel. Auch kann gerade bei inkomplettem Diaphragma sellae eine chronische Hirndruckerhöhung zu einer fast kompletten Ausfüllung der Sella turcica mit Liquor führen. In diesen Fällen eines primären Empty-sella-Syndroms ist der HVL meist an den Boden oder in den dorsalen Teil der Hypophysennische gedrängt.

Ein Syndrom der leeren Sella kann sich auch sekundär nach einer Nekrose des Hypophysenvorderlappens entwickeln, z.B. postpartal beim *Sheehan-Syndrom*. Bei 75% dieser Patientinnen besteht ein komplettes Empty-sella-Syndrom bei 25% eine nur teilweise Füllung der Hypophysennische mit Liquor. Andere häufige Ursachen eines sekundären Empty-sella-Syndroms sind ein Apoplex eines Hypophysenadenoms, entweder spontan oder unter medikamentöser Therapie, z.B. mit Bromocriptin beim Prolaktinom oder mit Octreotid bei der Akromegalie.

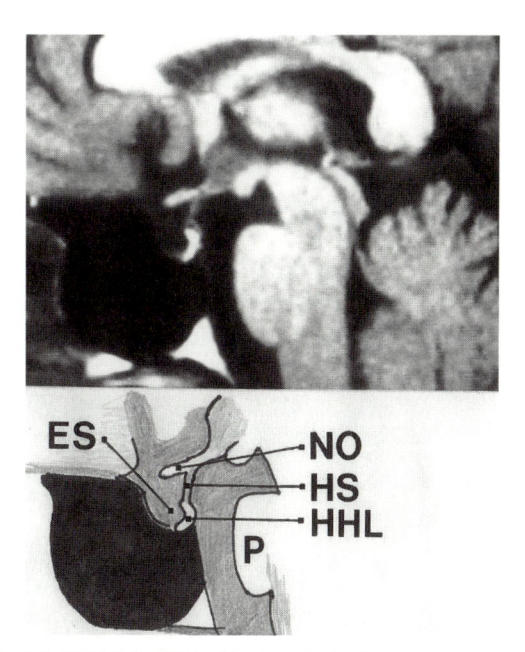

Abb. 8-3 NMR-Befund beim Empty-sella-Syndrom.
Abkürzungen: ES = „leere Sella", HHL = Hypophysenhinterlappen, HS = Hypophysenstiel, NO = Sehnerv, P = Pons cerebri.

> Ein primäres Empty-sella-Syndrom ist meist eine Entwicklungsvariante ohne endokrine Störungen. Ein sekundäres Empty-sella-Syndrom besteht beim Sheehan-Syndrom und bei Nekrosen von Hypophysenadenomen. Es geht oft mit einer HVL-Insuffizienz einher.

7.3 Diagnostik

Beim primären Empty-sella-Syndrom ist die Sella turcica meist nicht erweitert und stellt sich in der Tomographie gefüllt mit Flüssigkeit dar (Abb. 8-3). Beim sekundären Empty-sella-Syndrom aufgrund eines Adenomapoplexes ist die Hypophysennische oft erweitert. Die endokrinologische Diagnostik unterscheidet sich nicht von der anderer Patienten mit Hypophysenvorderlappeninsuffizienz.

7.4 Therapie

Die Therapie ersetzt ausgefallene Hormonfunktionen oder korrigiert eine autonome Hormonsekretion eines Hypophysenadenomrestes. Bei der seltenen Liquorrhö bewirkt eine reltativ gefahrlose *neurochirurgische Füllung der Sella* bei der Mehrzahl der Patienten eine Besserung der Kopfschmerzen und von u. U. bestehenden Sehstörungen. Letztere können durch eine Herniation des Chiasma opticum in die Sella bedingt sein und durch eine *neurochirurgische „Chiasmopexie"* behandelt werden.

Literatur

1. Alexander, J. M., B. M. K. Biller, H. Bikkal et al.: Clinically nonfunctioning pituitary tumors are nonoclonal in origin. J. clin. Invest. 86 (1990) 336–340.
2. Daneshdoost, L., T. A. Gennarelli, H.M. Bashey et al.: Recognition of gonadotroph adenomas in women. New Engl. J. Med. 324 (1991) 589–594.
3. Ebersold, M. J., L. M Quast, E. R. Laws et al.: Long-term results in transsphenoidal removal of nonfunctioning pituitary adenoms. J. Neurosurg. 64 (1986) 713–719.
4. Martins, A.N.: Pituitary tumors and intrasellar cysts. In: Vinken, P.J., G.W. Bruyn (eds.): Handbook of Clinical Neurology. 17 (1974) 375–438.
5. Post, K.D., D.L. Kasdon: Sellar and parasellar lesions mimicking adenoma. In: Post, K.D., M.D. Jackson, S. Reichlin (eds.): The Pituitary Adenoma. pp. 159-216. Plenum Press, New York 1980.
6. Sassolas, G., J. Trouillas, C. Treluyer, G. Perrin: Management of nonfunctioning pituitary adenomas. J. Europ. Endocr. 129, Suppl. 1 (1993) 21–26.
7. Snyder, P.J.: Gonadotroph cell adenomas of the pituitary. Endocr. Rev. 6 (1985) 552–563.

9 Hypophysenvorderlappeninsuffizienz/ Substitution mit Wachstumshormon

Georg Brabant

1	Definition und Einteilung	61
2	Klinisches Bild	61
2.1	Klinische Zeichen bei Schädigung der thyreotropen Achse	62
2.2	Klinische Zeichen bei Schädigung der adrenokortikotropen Achse	62
2.3	Klinische Zeichen bei Schädigung der gonadotropen Achse	62
2.4	Veränderungen bei Prolaktindefizit	62
2.5	Klinische Zeichen bei Schädigung der somatotropen Achse	62
2.6	Zusammenfassung	63
3	Pathogenese/Pathophysiologie	63
3.1	Lokale Ursachen einer Hypophyseninsuffizienz	64
3.1.1	Tumoren	64
3.1.2	Traumatische und entzündliche Ursachen	64
3.1.3	Autoimmunprozesse	64
3.1.4	Therapiebedingte Hypophyseninsuffizienz	64
3.2	Funktionelle Ursachen einer Hypophyseninsuffizienz	64
3.2.1	Ausfall der gonadotropen Achse	65
3.2.2	Störungen der somatotropen Achse	65
4	Diagnostik	65
4.1	Messung der Zielhormone	65
4.2	Differentialdiagnostische Probleme	66
5	Therapie	66
5.1	Adrenotrope Achse	66
5.2	Thyreotrope Achse	67
5.3	Gonadotrope Achse	67
5.4	Somatotrope Achse	67
5.5	Substitutionsbehandlung in der Schwangerschaft	68

1 Definition und Einteilung

Der Hypophysenvorderlappen kontrolliert durch die Sekretion spezifischer Hormone die Steuerung der thyreotropen (TSH), adrenotropen (ACTH), gonadotropen (LH, FSH), somatotropen (GH) und mammotropen (Prolaktin) Achse. Darüber hinaus ist er möglicherweise in die Steuerung der Immunantwort integriert wie Studien zur Verknüpfung des Immunsystems mit der Regulation der ACTH-, GH und Prolaktinsekretion nahelegen.

Eine Hypophyseninsuffizienz kann selektiv eines oder mehrere dieser Steuersysteme betreffen und zu einer vollständigen oder partiellen Fehlfunktion dieser Subsysteme führen. Sie äußert sich klinisch als partieller oder kompletter Ausfall der Zielhormone auf adrenaler, thyreoidaler und gonadaler Ebene bzw. in Störungen der GH-Wirkung.

Die Ursache einer selektiven wie kompletten Hypophyseninsuffizienz sind Schädigungen der Hypophyse oder sekundär Störungen der normalen Steuerung der Hypophysenpartialfunktionen durch eine Schädigung der übergeordneten hypothalamischen Regelzentren.

2 Klinisches Bild

Die Klinik einer partiellen oder kompletten Hypophyseninsuffizienz ist geprägt durch die klinischen Zeichen des Ausfalls der einzelnen Partialfunktionen der Adenohypophyse.

Tabelle 9-1 Häufige Symptome einer Hypophyseninsuffizienz.

gonadotrope Achse	
bei Mann und Frau:	Zeichen des Hypogonadismus wie bleiche, wächserne Haut, vermehrte Faltenbildung
bei der Frau:	Menstruationsstörungen, Atrophie der Mamma, Infertilität
beim Mann:	Libido/Potenz ↓, palpatorisch weiche Testes, Infertilität
somatotrope Achse	
beim Erwachsenen:	Minderwuchs diskrete Symptome wie stammbetonte Adipositas, Fettstoffwechselstörungen, Arteriosklerose eingeschränkte körperliche Leistungsfähigkeit
adrenokortikotrope Achse	
	Schwäche, Müdigkeit, Gewichtsverlust, Übelkeit, Erbrechen, Hypoglykämie
thyreotrope Achse	
	Kälteintoleranz, Hautveränderungen: Myxödem trockene, rauhe Haut, Gewichtszunahme, Obstipation

Betrachtet man die Häufigkeit eines Ausfalls einzelner hypophysärer Regulationsachsen, so findet sich am häufigsten ein Ausfall der gonadotropen und somatotropen und sehr viel seltener eine Schädigung der adrenokortikotropen und thyreotropen Achse.

Die klinischen Folgen eines solchen Ausfalls sind in den Kapiteln für die Zielorgane Schilddrüse, Nebenniere und Gonaden ausführlich dargestellt und sollen hier nur aus Gründen der Vollständigkeit als knappe Übersicht beschrieben werden (s. Kap. 22, 30, 46). Schwerpunkt des vorliegenden Beitrages soll die Darstellung der klinischen *Folgen des Ausfalls der somatotropen Achse* und die Wertung einer Substitutionstherapie mit Wachstumshormon sein (s. Tab. 9-1).

2.1 Klinische Zeichen bei Schädigung der thyreotropen Achse

Eine angeborene komplette Schädigung der thyreotropen Achse führt zum Vollbild des *Kretinismus*.

Schwere Verlaufsformen mit weitgehendem Ausfall der thyreotropen Achse führen sowohl im Kindesalter wie beim Erwachsenen zu den typischen klinischen Kennzeichen der Hypothyreose wie Myxödem, Hypothermie und ausgeprägter Adynamie und sind daher leicht zuzuordnen.

Dagegen kann ein monosymptomatischer Verlauf, bei *partieller Schädigung der thyreotropen Achse*, Schwierigkeiten in der Differentialdiagnose bereiten, da Symptome wie Kälteintoleranz, Müdigkeit, Leistungsinsuffizienz, Gewichtszunahme oder Obstipation keine eindeutige Zuordnung zulassen. Zusätzliche Schwierigkeiten bereitet die Interpretation des TSH, das keinen für die primäre Hypothyreose typischen Anstieg zeigt.

2.2 Klinische Zeichen bei Schädigung der adrenokortikotropen Achse

Ebenfalls in einer ausgeprägten Leistungsinsuffizienz äußert sich eine Schädigung der adrenokortikotropen Partialfunktion. Es kommt zu Gewichtsverlust, Übelkeit und Erbrechen, insbesondere unter Streßsituationen, wie z.B. interkurrenten Infekten. Hypoglykämien lassen an einen Ausfall der kortikotropen, aber auch der somatotropen Achse denken. Im Gegensatz zu einem primären adrenalen Ausfall der Glukokortikoidsekretion sind die Patienten nicht verstärkt pigmentiert (*weißer Addison*). Da die Stimulation der Mineralokortikoidsekretion über die Renin-Angiotensin-Nebennierenachse erhalten ist, haben die Patienten wenig Probleme mit einer hypotensiven Kreislaufregulation.

2.3 Klinische Zeichen bei Schädigung der gonadotropen Achse

Abhängig vom Zeitpunkt des Auftretens und dem Ausmaß der Insuffizienz führt eine Schädigung der gonadotropen Achse zu einer Störung der Pubertät und zu einem eunuchoidalen Phänotyp. Die Haut ist durch das Fehlen der Sexualsteroide blaß, wächsern, und beim Erwachsenen findet sich eine vermehrte Fältelung der Haut sowie bei längeranhaltendem Gonadotropinausfall ein Rückgang der sekundären Geschlechtsmerkmale. Die Sexualbehaarung ist vermindert, es kommt zu einer Atrophie der Mammae bei der Frau und zu einer Verkleinerung der Hoden beim Mann, die palpatorisch weich imponieren. Schon ein inkompletter Ausfall der gonadotropen Achse führt als frühes Zeichen bei beiden Geschlechtern zu Störungen der Fertilität. Beim Mann nehmen Libido und Potenz ab, bei der Frau stehen Zyklusstörungen bzw. das Auftreten einer Amenorrhö im Vordergrund.

Normale Menstruationszyklen schließen eine Störung der gonadalen Steuerung aus.

2.4 Veränderungen bei Prolaktindefizit

Pathologische Veränderungen durch ein *Prolaktindefizit* sind nicht bekannt.

2.5 Klinische Zeichen bei Schädigung der somatotropen Achse

Die Probleme des Minderwuchses bei Schädigung der somatotropen Achse vor dem Pubertätswachstumsschub sind gut charakterisiert und haben dazu veranlaßt, diese Patienten mit GH zu substituieren, um eine normale Körpergröße zu erreichen (Kap. 12).

Erst in den letzten Jahren sind dagegen die Probleme eines Mangels oder Ausfalls von GH im Erwachsenenalter besser definiert worden.

In epidemiologischen Studien zeigt sich, daß Patienten mit einem Ausfall der GH-Sekretion eine erhöhte Prävalenz arteriosklerotischer Veränderungen haben.

Dies ist Ursache der *erhöhten kardiovaskulären Mortalität* dieser Patienten im Vergleich zu Gesunden der gleichen Altersgruppe [8, 10]. Basis des erhöhten Arterioskleroserisikos ist die fehlende lipolytische Wirkung von GH. Bei Patienten mit einem GH-Mangel ändert sich durch eine Reduktion der Muskelmasse und eine vermehrte, abdominelle Einlagerung von Fett die Körperzusammensetzung. Es kommt zu einer Verschiebung des Lipoproteinprofils mit erhöhtem LDL- und erniedrigtem HDL-Cholesterin. Daneben erhöht die Hyperinsulinämie der Patienten das atherogene Risiko [10]. Nicht nur die verminderte Muskelmasse, sondern auch eine Reduktion der Sauerstoffaufnahme ins Gewebe und eine *Abnahme der kardialen Leistungsfähigkeit* sind Kofaktoren der verminderten körperlichen Belastbarkeit dieser Patienten. Eine verminderte Sekretion von GH wird als mögliche Ursache einer *Osteoporose* diskutiert [9].

Die Definition der GH-Wirkung beim Erwachsenen hat zu Überlegungen geführt, auch die alterstypischen Körperveränderungen zumindest zum Teil der physiologischen Abnahme der GH-Sekretion im Alter zuzuschreiben. Derzeit ist aber nicht zu klären, ob nicht die positiven psychotropen Einflüsse des Hormons für die subjektiv günstigen Effekte einer GH-Therapie verantwortlich sind (Übersicht bei [3]).

2.6 Zusammenfassung

Für die Diagnose einer Hypophyseninsuffizienz können neben den in Tabelle 9-1 beschriebenen hormonellen Ausfällen lokale Zeichen wie Zephalgien oder Gesichtsfeldausfälle wegweisend sein, wenn die Ausfälle von hypophysären Partialfunktionen durch die Entwicklung eines hypothalamischen oder hypophysären Tumors bedingt sind. Bei hypothalamischen Läsionen können daneben Störungen des Eßverhaltens oder der Durstregulation im Sinne eines Diabetes insipidus auftreten.

3 Pathogenese/Pathophysiologie

Eine partielle oder vollständige Hypophyseninsuffizienz kann primär hypophysär bedingt oder durch einen Ausfall der übergeordneten hypothalamischen Regelzentren ausgelöst sein. Diese Störungen lassen sich prinzipiell gliedern in lokale Schädigungen (s. Tab. 9-2), beispielsweise im Rahmen einer Tumorerkrankung, und in funktionelle Störungen, d.h. in Störungen der Hormonproduktion oder -wirkung (s. Tab. 9-3).

Tabelle 9-2 Lokale Ursachen einer Hypophyseninsuffizienz.

hypothalamische Ursachen
– Kraniopharyngeom
– Radiatio
– granulomatöse Entzündungen

hypophysäre Ursachen
– hormoninaktive Tumoren
– Z.n. Op. bei Hypophysentumor
– Empty-sella-Syndrom
– Z.n. posttraumatischer Einblutung
– Metastasen
– paraselläre Tumoren (Meningeome, Gliome, Pinealome)
– Radiatio
– lymphozytäre Hypophysitis
– Infiltration oder Infektion
  • Sarkoidose
  • Histiocytosis X
  • Hämochromatose
  • Gangliosidose Tay-Sachs
  • Tuberkulose
  • Syphilis
  • pyogene Abszesse
  • septische Sinus-cavernosus-Thrombose
  • Meningitis
  • virale Enzephalitis

Tabelle 9-3 Funktionelle Ursachen einer Hypophyseninsuffizienz.

selektiver Mangel Ausfall von*	Krankheitsbild	Leitsymptome	genetischer Defekt
hypothalamische Ursachen			
GnRH	Kallmann-Syndrom	Hypogonadismus Riechstörung	Kal-Gen (Xp22.3) KalP (Yq11)
	Prader-Willi-Syndrom	Hyperphagie, Intelligenzdefekt, Hypogonadismus	15q11–q13
	Laurence-Moon-Biedl-Syndrom	s. Prader-Willi-Syndrom und Retinitis pigmentosa	
	familiäre Kleinhirnataxie	Hypogonadismus neurologische Symptome	11q21–q22.3
CRH	isolierter ACTH ↓	Nebenniereninsuffizienz	? (8q13)
GHRH	isolierter GH ↓	Minderwuchs	
hypophysäre Ursachen			
β-LH	isolierter LH ↓	Androgenmangel und Infertilität	? (19q13.32)
β-FSH	isolierter FSH ↓	Infertilität kein Androgenmangel	? (19q13.32) Mutation β-FSH
β-hCG	isolierter hCG ↓	kein Androgenmangel	? (19q13.32)
POMC	ACTH ↓	Nebenniereninsuffizienz	? (2p25)
β-TSH	TSH ↓	Hypothyreose	Mutation β-TSH
GH/Prolaktin α-Untereinheit	isolierter Glykoproteinmangel		
eine oder mehrere Achsen		Immunhypophysitis	

* Rezeptordefekte für TRH, CRH, GnRH, GHRH oder Somatostatin bislang nicht bekannt

3.1 Lokale Ursachen einer Hypophyseninsuffizienz

3.1.1 Tumoren

Hypophysentumoren

Wichtigste Ursache einer partiellen wie kompletten Hypophyseninsuffizienz sind *Tumoren*, welche von Strukturen *der Adenohypophyse* oder parasellären Geweben ausgehen, bzw. die Folgen deren Behandlung durch operative Eingriffe oder Bestrahlung.

Unabhängig von einer Hormonproduktion können hypophysäre wie paraselläre Tumoren eine Insuffizienz einzelner oder aller Partialfunktionen der Adenohypophyse über eine Kompression des normalen Gewebes auslösen. Aber auch hormonproduzierende Tumoren, wie z. B. ein im Alter auftretendes Makroprolaktinom oder ein gonadotropinproduzierender Tumor, werden oft nicht an den Zeichen des Hormonexzesses, sondern an lokalen Symptomen oder den Ausfallerscheinungen der thyreotropen oder adrenotropen Achse erkannt. Die Sensitivität der einzelnen Achsen des Hypophysenvorderlappens gegenüber einer Kompression durch Tumorgewebe ist unterschiedlich. Ohne daß diese Reihenfolge in allen Fällen Gültigkeit hat, ist meist zunächst die gonadotrope und somatotrope Achse beeinträchtigt, während die thyreotrope und adrenotrope Achse weit weniger leicht geschädigt werden. Dagegen werden durch einen adenohypophysär lokalisierten Tumor fast nie Probleme einer Hypophysenhinterlappenfunktion ausgelöst.

Kraniopharyngeome und weitere Tumoren
Kraniopharyngeome, d.h. embryonale Tumoren, die vom Gewebe der Rathke-Tasche ausgehen, können sowohl intra- als auch extra- bzw. suprasellär liegen.

Andere Tumoren wie *Meningeome* oder *Gliome*, die aufgrund der Lokalisation ihres Auftretens sowohl zu hypothalamischen wie hypophysären Schäden führen können, sind dagegen selten. Eine Kompression der Hypophyse durch ein *Aneurysma des Karotissiphons* ist eine Rarität, ebenso wie *Germinome (ektope Pinealome)*.

3.1.2 Traumatische und entzündliche Ursachen

Neben den Hypophysentumoren spielen posttraumatisch ausgelöste *Einblutungen* hypothalamisch-hypophysär eine zahlenmäßig wichtige Rolle in der Genese einer Hypophyseninsuffizienz. Durch die Verbesserung der perinatalen Betreuung sind postpartale Einblutungen in die Hypophyse im Rahmen eines sog. Sheehan-Syndroms außerordentlich selten geworden.

Folgezustand einer Einblutung können *Zysten* in Hypothalamus und Hypophyse sein, die auch durch eine Nekrose eines Hypophysentumors hervorgerufen werden können, aber auch in seltenen Fällen primär in diesen Lokalisationen beobachtet werden. Phänotypisch sind diese Läsionen oft nicht von einem vorwiegend bei Frauen beobachteten sog. *Empty-sella-Syndrom* zu trennen (Kap. 8).

Schließlich sind noch eine Anzahl sehr *seltener Ursachen* in der Differentialdiagnose einer hypophysären Insuffizienz zu bedenken, wie granulomatöse Veränderungen im Rahmen einer Sarkoidose oder Tuberkulose, Infiltrationen durch eine Histiocytosis X oder im Rahmen einer Syphilis oder Metastasen maligner Tumoren. Ablagerungen durch Stoffwechselerkrankungen wie eine Hämochromatose oder Tay-Sachs-Gangliozytose können ebenfalls zu Ausfällen der hypophysären Partialfunktionen führen (Kap. 8).

3.1.3 Autoimmunprozesse

Am Schnittpunkt zwischen Schädigungen der Hypophysenfunktion durch lokale Schädigung des Gewebes und funktionellen Störungen, die eine Insuffizienz hypophysärer Hormonsekretion hervorrufen können, stehen autoaggressive Erkrankungen der Hypophyse im Sinn einer *Immunhypophysitis*. Dieses erst in wenigen Fällen beschriebene, der Diagnostik schwer zugängliche Krankheitsbild, führt zu einer lymphozytären Infiltration der Hypophyse und kann selektiv einzelne hypophysäre Achsen schädigen oder zu einem kompletten Ausfall der Adenohypophyse führen. Die Erkrankung ist mit dem Auftreten derber hypophysärer Infiltrate verbunden und kann in den bildgebenden Verfahren als Hypophysentumor imponieren. In Einzelfällen ist nachgewiesen, daß sich eine Immunhypophysitis ähnlich einer Immunthyreopathie selbst terminiert und nur zu passageren Störungen führt [4].

3.1.4 Therapiebedingte Hypophyseninsuffizienz

Eine zahlenmäßig sehr viel wichtigere Gruppe sind *therapeutisch ausgelöste* passagere oder permanente *Ausfälle* der Hypophysenfunktion. Hierzu sind die sicherlich unterdiagnostizierten Fälle einer passageren Nebenniereninsuffizienz nach pharmakologischer *Glukokortikoidgabe* zu zählen.

Wichtig sind die Folgen einer *Radiatio* im Bereich von Hypothalamus und Hypophyse. Diese wird bei Rezidiven von Hypophysentumoren eingesetzt und führt im Verlauf von Monaten und Jahren zum Ausfall der Hypophysenfunktion. Auch bei einer Radiatio des Schädels, z.B. im Gefolge einer malignen Systemerkrankung, kommt es, wie neue Nachuntersuchungen an Kindern belegen, in mehr als 60% der Fälle zu einer partiellen oder kompletten Hypophyseninsuffizienz [6].

3.2 Funktionelle Ursachen einer Hypophyseninsuffizienz

Selektive Ausfälle einzelner Hypophysenvorderlappenhormone sind für alle Partialfunktionen der Adenohypophyse beschrieben. Klinisch am häufigsten finden sich Störungen der GH- und der Gonadotropinsekretion, während selektive Ausfälle der thyreotropen oder adrenotropen Achse Raritäten darstellen und vor allem im Rahmen einer Immunhypophysitis berichtet wurden. Ein selektiver Ausfall eines Hypophysenvorderlappenhormons kann einerseits durch einen hypothalamischen Ausfall der entsprechenden Releasing-Hormone oder durch eine Störung auf hypophysärer Ebene bedingt sein.

3.2.1 Ausfall der gonadotropen Achse

Für das *Kallmann-Syndrom*, eine X-chromosomale, autosomal-rezessive Störung, ist eine Mutation des sog. KAL-Gens nachgewiesen worden. KAL ist ein Zell-Zell-Adhäsionsgen, das für die normale Entwicklung von GnRH- wie von olfaktorischen und vomeronasalen Neuronen verantwortlich ist. Diese gemeinsame molekulare Basis erklärt über die X-chromosomale Lage, warum das Kallmann-Syndrom bei Knaben 5–7mal häufiger gefunden wird als bei Mädchen. Der Befund, daß mehrere neuronale Systeme durch die Mutation betroffen werden, erklärt die klinisch beobachtete Assoziation von GnRH-Sekretionsstörung mit Hypogonadismus und einem partiellen oder kompletten Ausfall des Geruchssinnes bei Patienten mit Kallmann-Syndrom (s. Kap. 3, 46) [1].

Auch das *Prader-Labhart-Willi-Syndrom*, ein Krankheitsbild, das durch Intelligenzdefekte, Hyperphagie mit Adipositas und hypothalamischen Hypogonadismus charakterisiert ist, konnte durch Nachweis einer Translokation im Bereich von Chromosom 15q11-q13 eingeordnet werden.

Bei der ebenfalls mit einem hypothalamischen Hypogonadismus vergesellschafteten *familiären Kleinhirnataxie* sind chromosomale Veränderungen des Chromosoms 11q21-22.3 beschrieben.

Noch nicht aufgeklärt sind dagegen die chromosomalen Veränderungen beim *Laurence-Moon-Biedl-Syndrom*, einer anlagebedingten Schädigung der GnRH-Sekretion mit einer Retinitis pigmentosa, Fettsucht, Polydaktylie und Intelligenzdefekten.

Auch auf hypophysärer Ebene konnten kürzlich Mutationen aufgeklärt werden, die zu einem isolierten Ausfall der Gonadotropine führen. Ein isolierter Defekt der FSH-Sekretion kann durch eine „Frame-shift"-Mutation des β-FSH-Gens entstehen und führt zu Störungen der Fertilität, ohne daß Zeichen des Androgenmangels auftreten. Für das *Pasqualini-Syndrom*, der anlagebedingten isolierten Sekretionsstörung von LH, welche mit den Zeichen eines Androgenmangels und Infertilität einhergeht, ist dagegen die molekulare Basis noch unklar (s.a. Kap. 46 und 47).

3.2.2 Störungen der somatotropen Achse

Nicht geklärt sind bis heute die molekularen Mechanismen der hypothalamischen Formen des Wachstumshormonmangels. Hinweise, daß eine Mutation von GHRH, auf Chromosom 20, Ursache eines solchen isolierten GH-Mangels ist, haben sich nicht bestätigt. Es zeigte sich aber, daß Patienten mit einer Deletion von Chromosom 20 eine Wachstumsstörung aufweisen.

Tiermodelle zeigen, daß ein spezifischer Regulator der Transkription von Hypophysenvorderlappenzellen, *GHF-1*, für die Hypoplasie der Adenohypophyse mit GH- und Prolaktin- bzw. zusätzlichem TSH-Mangel verantwortlich ist. Humane Homologe dieses Gens sind beschrieben und bei einzelnen Patienten mit einem kombinierten Ausfall der somato-mammotropen und thyreotropen Achse konnte eine Mutation dieses Gens nachgewiesen werden.

Mutationen der Rezeptoren selbst sind noch nicht bekannt. Dagegen konnten einige Mutationen der hypophysären Hormone charakterisiert werden, die einen selektiven Ausfall von adenohypophysären Partialfunktionen erklären. So führt eine Punktmutation in Nukleotid 145 des Exon 2 des TSH-β-Gens zu einem isolierten TSH-Ausfall und Kretinismus. Ähnliche Störungen wurden für das LH- und FSH-β-Gen sowie für das POMC-Gen berichtet [5].

4 Diagnostik

4.1 Messung der Zielhormone

Die Diagnose einer Hypophyseninsuffizienz stützt sich auf die direkten wie indirekten klinischen Zeichen des Mangels oder Ausfalls der hypophysären Partialfunktionen.

Eine Sicherung der Diagnose gelingt durch die Messung der Zielhormone, die im Sinne einer Insuffizienz pathologisch niedrig liegen, und der zeitgleichen Bestimmung der hypophysären Hormone (s. auch Tab. 9-4). Typischerweise fehlt bei einer hypophysär bedingten Insuffizienz die reaktive Überhöhung der Hypophysenhormone (s. Kap. 2).

Gonadotrope Achse: So finden sich bei einem vollständigen Ausfall der gonadotropen Achse niedrige männliche resp. weibliche Sexualsteroide bei gleichzeitig nicht nachweisbaren Gonadotropinen.

Thyreotrope Achse: Ähnlich ist TSH bei einer hypothalamisch oder hypophysär bedingten Hypothyreose bei erniedrigten Serumspiegeln von Thyroxin und Trijodthyronin nicht deutlich erhöht. Allerdings finden sich bei Z.n. Operation eines hypothalamisch oder hypophysär gelegenen Tumors gelegentlich gut nachweisbare Serumkonzentrationen von TSH. Untersuchungen zur Bioaktivität belegen, daß im Gefolge des Eingriffs der normale Prozeß der Glykosylierung gestört ist und TSH von reduzierter Bioaktivität sezerniert wird.

Adrenokortikotrope Achse: Im Gegensatz zum adrenalen Ausfall der Glukokortikoidsekretion, bei dem ACTH deutlich kompensatorisch überhöht ist, kann, bedingt durch die physiologische Pulsation von ACTH, ein niedriger ACTH-Plasmaspiegel bei einer hypophysären Störung nicht sicher eingeordnet wer-

Tabelle 9-4 Diagnostik einer Hypophyseninsuffizienz.

thyreotrope Achse
- freies Thyroxin fT_4
- freies Trijodthyronin
- TSH

adrenokortikotrope Achse
- 24-h-Urinausscheidung von Kortisol, ggf. ACTH, Kortisol, DHEA-S, CRH-Test, ACTH-Test (s. Kap. 26)

gonadotrope Achse
- Androgene bzw. Östradiol (nicht bei normalen Menstruationen)
- LH, FSH

Prolaktin
somatotrope Achse
- GH
- IGF-1, IGFBP-3

ggf. *Bindungsproteine* wie TBG, CBG, SHBG
Tests zur Differenzierung hypophysärer und hypothalamischer Ursache (ohne daß immer sichere Aussagen gemacht werden können):
- TRH-Test (TSH, Prolaktin)
- GnRH-Test (LH, FSH)
- Insulinhypoglykämie (ACTH, GH, Prolaktin)
- Argininhydrochlorid (ACTH, GH)
- Metoclopramid (Prolaktin)

bei V. a. hypothalamischen/hypophysären Tumor
- NMR/CCT
- augenärztliche Untersuchung

---

den. Wir bevorzugen die Bestimmung der 24-h-Ausscheidung von freiem Kortisol im Urin, um die Nebennierenfunktion zu überprüfen. Dies kann flankiert werden durch eine Plasmabestimmung von ACTH, Kortisol und DHEA-S, wobei die oben für ACTH diskutierten Einschränkungen für die Bewertung berücksichtigt werden müssen (s. Kap. 26).

Somatotrope Achse: Ein ähnlich störender Einfluß der physiologischen Sekretionspulse auf die Diagnostik findet sich in der Untersuchung der somatotropen Achse. GH wird in hohen Sekretionspulsen ausgeschüttet, ist aber mit den herkömmlichen, z.Zt. auf dem Markt befindlichen Testbestecken aufgrund der nicht ausreichenden Sensitivität im Intervall zwischen den Sekretionsintervallen nicht meßbar.

Bedingt durch die Dynamik der GH-Sekretion sowie die Probleme der Meßgenauigkeit stützt sich die Diagnose einer GH-Mangelsituation auf die zeitgleiche Erfassung des hepatischen Zielhormons, IGF-1, und seines GH-abhängigen Bindungsproteins 3 (IGFBP-3).

Der fehlende Nachweis von GH bei erniedrigtem IGF-1 und IGFBP-3 ist diagnostisch für einen Ausfall der GH-Sekretion.

Gegenwärtig werden zur Diagnosesicherung einer Hypophyseninsuffizienz noch Stimulationstests wie der Insulinhypoglykämietest, der die adrenotrope und somato-mammotrope Achse überprüft, eingesetzt.

Eine direkte Testung der hypophysären ACTH- bzw. GH-Antwort gelingt durch die spezifischen Releasing-Hormone CRH bzw. GHRH. Mit der neuen Generation von Assays ist es möglich, normale Spiegel von TSH von erniedrigten sicher zu trennen. Ein paralleles Verhalten vom Anstieg des TSH im TRH-Test und dem basalen sensitiv gemessenen TSH ist gesichert, so daß die Bestimmung der basalen TSH-Konzentrationen ausreicht. Die Gonadotropinantwort im GnRH-Test ist sehr variabel und auch bei einem nahezu vollständigen hypothalamischen Ausfall der endogenen GnRH-Sekretion ist ein Ansprechen in einem einmaligen GnRH-Test möglich. Es sind daher eine Reihe von Testsystemen entwickelt worden, um hypothalamische von hypophysären Formen, beispielsweise durch eine pulsatile Applikation von GnRH über 36 h, zu trennen.

4.2 Differentialdiagnostische Probleme

Große differentialdiagnostische Probleme können im Einzelfall bei einer partiellen Insuffizienz einzelner Hypophysenpartialfunktionen entstehen. Die klinische Symptomatik ist dabei nicht eindeutig. So können die erniedrigten Plasmakonzentrationen von Schilddrüsenhormonen, Sexualsteroiden oder Kortisol im Einzelfall als Insuffizienz fehlgedeutet werden, wenn ein sehr seltener Mangel an den jeweils spezifischen Bindungsproteinen TBG, SHBG oder CBG vorliegt. Die Erniedrigung der peripheren Zielhormone ist nur scheinbar und die normale Plasmakonzentration der jeweiligen hypophysären Hormone Teil eines intakten Regelkreises. Ähnliche Störungen können durch Medikamente hervorgerufen werden wie Phenytoin, Salicylate, Phenylbutazon u.ä., welche den Metabolismus von Schilddrüsenhormonen verändern und zu niedrigeren Serumkonzentrationen führen. Lebererkrankungen können durch einen Einfluß auf die Bindungsproteine sowohl Schilddrüsenhormone als auch Kortisol- und Sexualsteroidspiegel beeinflussen (s. Kap. 78).

5 Therapie

Die Therapie der Hypophyseninsuffizienz stützt sich auf die Substitution der ausgefallenen hormonellen Achsen.

Sie entspricht der Therapie eines primären Ausfalls des jeweiligen Zielorgans. Die Prinzipien dieser Behandlung sind in den Kapiteln 22, 30, 46, 55 und 56 im Detail dargestellt und sollen hier nur kurz zusammengefaßt werden (s.a. Tab. 9-5).

5.1 Adrenotrope Achse

Eine akute oder chronische hypophysär bedingte Nebenniereninsuffizienz wird wie ein primär adrenaler Addison behandelt, wobei allerdings die Substitution der Mineralokortikoidachse aufgrund der erhaltenen Steuerung über das Renin-Angiotensin-System ein ge-

Tabelle 9-5 Therapie einer Hypophyseninsuffizienz.

adrenotrope Achse		Hydrocortison 20–30 mg/Tag p.o. selten Fludrocortison bei Hypotonien
thyreotrope Achse		L-Thyroxin 2 µg/kg KG/Tag p.o. nüchtern morgens 30 min vor dem Frühstück
gonadotrope Achse	bei der Frau	Zweiphasenpräparate
	beim Mann	250 mg Testosteronönanthat i.m. alle 3–4 Wochen
somatotrope Achse		gegenwärtig keine generelle Therapieempfehlung für die Langzeitbehandlung

Notfallausweis
Aufklärung der Patienten über Verhalten in Streßsituationen

ringeres Problem darstellt. In der Regel ist eine Substitution mit 20–30 mg Hydrocortison, die auf zwei Tagesdosen verteilt werden sollte, ausreichend [2]. Ein wichtiges Problem stellt die Überwachung dieser Patienten dar. Die Therapie der Nebenniereninsuffizienz wird dabei letztlich über die anamnestischen und klinischen Angaben des Patienten gesteuert. Untersuchungen zu den unter Substitution erreichten Kortisolspiegeln zeigen, daß mit individuellen Variationen nur über einige Stunden normale Serumkonzentrationen erreicht werden (Tab. 9-1).

5.2 Thyreotrope Achse

Eine ähnliche Situation findet sich bei der Substitution der thyreotropen Achse. Hier gilt als Faustregel eine Substitutionsdosis von 2 µg Thyroxin/kg KG als ausreichend. Abweichungen sind bei gleichzeitiger Gabe von Medikamenten wie Phenhydan u.ä. notwendig, die einen Einfluß auf den Metabolismus der Schilddrüsenhormone haben (s.o.). Die Messung des freien Hormons gibt gewisse Hinweise, ohne daß damit der zunehmend erkannten gewebespezifischen Schilddrüsenhormonwirkung ausreichend Rechnung getragen wird. Eine Messung von Zielparametern der Schilddrüsenhormonwirkung wie SHBG als leberspezifischen Parameter oder die Bestimmung der Pulswellenerscheinungszeit bzw. der echokardiographisch gemessenen Ejektionsfraktion zur Überprüfung einer kardialen Wirkung können hier im Einzelfall weiterhelfen. Die Messung von TSH ist bei hypothalamisch-hypophysärer Störung ohne Nutzen.

Alle Patienten mit einer Hypophyseninsuffizienz, die die adrenotrope und die thyreotrope Achse einschließen, müssen mit einem Notfallausweis versorgt werden, den sie in ihren Ausweispapieren ständig bei sich tragen.

Sie müssen unterwiesen werden in Streßsituationen die Dosis an Glukokortikoiden zu erhöhen, um eine Addison-Krise zu vermeiden (Vorgehen s. Kap. 30).

5.3 Gonadotrope Achse

Die Substitutionsbehandlung mit Sexualsteroiden bei der Frau stützt sich auf die üblichen Prinzipien, welche auch in der Postmenopause angewandt werden. Hier sollte eine Therapie mit konjugierten Östrogenen schon aus Gründen der Osteoporose- und Arteriosklerosprophylaxe durchgeführt werden und im Intervall durch eine gestageninduzierte Abbruchblutung zum Schutz der Uterusschleimhaut ergänzt werden. Eine Reihe von Präparaten steht zur Verfügung (s. Kap. 59).

Eine vollständige Substitution des männlichen Hypogonadismus ist lediglich durch eine intramuskuläre Therapie mit konjugierten Androgenpräparaten möglich. Die parenterale i.m. Applikation von Testosteronönanthat 250 mg alle 3–4 Wochen stellt unverändert die Standardtherapie dar (s. Kap. 46). Männliche wie weibliche Patienten mit einer hypothalamisch oder hypophysär ausgelösten Schädigung und Kinderwunsch können durch eine Therapie mit pulsatil appliziertem GnRH bei ausschließlich hypothalamischer Schädigung oder einer hCG/hMG-Therapie bei hypothalamisch-hypophysärer Schädigung fertil werden. Hierzu ist zu bedenken, daß die Spermatogenese beim Mann ca. 3 Monate erfordert, die Behandlung also mindestens über diesen Zeitraum fortgesetzt werden muß. Unter einer Applikation mit 5 µg GnRH alle 90 min kommt es innerhalb weniger Monate zu einer Induktion der Pubertät bei Patienten, bei denen die Pubertät nicht bereits vorher durch Gaben der Sexualsteroide (beim Knaben zunächst 100 mg Testosteronönanthat i.m. bzw. Testosteronundecanoat 2×40 mg oral zur Vermeidung eines Priapismus; beim Mädchen Applikation eines Zweiphasenpräparates) ausgelöst wurde. Postpubertär läßt sich durch dieses Applikationsschema bei der Frau in einem hohen Prozentsatz der Fälle ein normaler Zyklus auslösen, beim Mann im Verlauf von 3–4 Monaten eine Spermatogenese induzieren. Da der Zeitpunkt der Konzeption optimiert werden muß, sollten diese Behandlungsformen nur in dafür spezialisierten Zentren durchgeführt werden. Ähnliches gilt für die Therapie einer hypophysären Störung, die nur durch die Gabe von hCG und hMG behandelt werden kann (s. Kap. 46 und 48 bzw. 55 und 59). Unter dieser Behandlung kommt es zu einer Normalisierung der Sexualsteroidproduktion der Gonaden, wenn nicht zusätzliche Störungen der gonadalen Funktion vorliegen, und zur Fertilität.

5.4 Somatotrope Achse

Die Substitution mit GH ist Standard der Therapie des Minderwuchses bei gesichertem GH-Mangel. Sie ist unter Evaluation beim Erwachsenen

---

Hinsichtlich der Langzeitsubstitution mit GH bei Patienten mit abgeschlossenem Wachstum gibt es ermutigende Daten. Die bereits vorliegenden Daten zeigen positive Einflüsse auf den Lipidstoffwechsel, wie die Körperzusammensetzung mit einem Anstieg der Muskelmasse und einem Abfall des Fettgewebes. GH ist für die Behandlung des GH-Mangels beim Erwachsenen inzwischen zugelassen. Die Dosierung richtet sich nach den IGF-1-Plasmaspiegeln, wobei ein Anstieg auf die 50er- bis 95er-Perzentile der Altersnorm angestrebt wird. Die Einstellung beginnt mit 0,25 – 0,5 IE/kg KG und Woche und wird nach IGF-1-Spiegel gesteigert.

Bekannte Nebenwirkungen einer solchen Therapie sind Störungen der Glukosetoleranz, Ödemneigung, Bluthochdruck, Arthralgien und die Ausbildung eines Karpaltunnelsyndroms.

5.5 Substitutionsbehandlung in der Schwangerschaft

In der Schwangerschaft muß die Substitutionstherapie mit Glukokortikoiden bei Patienten mit einer Hypophyseninsuffizienz ab dem II. Trimenon angepaßt werden. Peripartal sollte die Glukokortikoiddosis auf ca. 100 mg pro Tag erhöht werden. Die Substitution mit Schilddrüsenhormonen sollte dagegen so erhöht werden, daß hochnormale Spiegel der freien Hormone resultieren.

Literatur

1. Petit, C.: Molecular basis of the x-chromosomal linked Kallman's syndrome. Trends Endocr. Metab. 4 (1993) 8 – 13.
2. Riedel, M., A. Wiese, Th. Schuermeyer, G. Brabant: Quality of life in patients with Addison´s disease: Effects of different cortisol replacement modes. Exp. clin. Endocr. 100 (1993) 106 – 111.
3. Riedel, M., G. Brabant, K. Rieger, A. von zur Mühlen: Growth hormone therapy in adults: rationales, results and perspectives. Exp. clin. Endocr. 102 (1994) 273 – 283.
4. Pestell, R.G., J.D. Best, F.P. Alford: Lymphocytic hypophysitis. The clinical spectrum of the disorder and evidence for an autoimmune pathogenesis [see comments]. Clin. Endocr. 33 (1990) 457 – 466.
5. Montgomery, G.W., K.P. McNatty, G.H. Davis: Physiology and molecular genetics of mutations that increase ovulation rate in sheep. Endocr. Rev. 13 (1992) 309 – 328.
6. Constine, L.S., P.D. Woolf, D. Cann, G. Mick, K. McCormick, R.F. Raubertas, P. Rubin: Hypothalamic-pituitary dysfunction after radiation for brain tumors. New Engl. J. Med. 328 (1993) 87 – 94.
7. Bateman, A., A. Singh, T. Kral, S. Solomon: The immune – hypothalamic – pituitary – adrenal axis. Endocr. Rev. 10 (1989) 92 – 112.
8. Rosen, T., B.A. Bengtsson: Premature mortality due to cardiovascular disease in hypopituitarism. Lancet 336 (1990) 285 – 288.
9. Bengtsson, B.A.: The consequence of growth hormone deficiency in adults. Acta endocr. (Kbh.) 128 (Suppl. 2) (1993) 2 – 5.
10. Markussis, V., S.H. Beshyah, C. Fisher, P. Sharp, A.N. Nicolaides, D.G. Johnston: Detection of premature atherosclerosis by high resolution ultrasonography in symptom free hypopituitary adults Lancet 340 (1992) 1188 – 1192.

10 Diabetes insipidus, Syndrom der inadäquaten ADH-Sekretion (SIADH), Hypo- und Hypernatriämie

Johannes Hensen

1	Definition und Klassifikation	69
2	Klinisches Bild	70
2.1	Diabetes insipidus	70
2.2	Syndrom der inadäquaten ADH-Sekretion	71
3	Pathogenese/Pathophysiologie	71
4	Diagnostik	73
4.1	Diabetes insipidus	73
4.2	Syndrom der inadäquaten ADH-Sekretion	74
5	Differentialdiagnose	75
6	Therapie	76
6.1	Diabetes insipidus centralis	76
6.2	Diabetes insipidus renalis	77
6.3	Syndrom der inadäquaten ADH-Sekretion	77
6.4	Hyponatriämie	77
6.5	Hypernatriämie	78

Tabelle 10-1 Klassifikation wichtiger Störungen der Osmoregulation.

Störungen der ADH-Bildung oder -Sekretion
– Diabetes insipidus centralis
  • erworben (mit Hypo- oder Adipsie: Diabetes insipidus hypersalaemicus)
  • familiär (Mutationen zumeist im Bereich des Neurophysin-II-Gens [autosomal-dominant])
– SIADH
  • orthotop
  • ektop

Störungen des Durstempfindens
– Hypodipsie, Adipsie
  • organisch (meist mit Diabetes insipidus centralis kombiniert)
  • andere (z.B. Sedativa)
– Hyperdipsie (Polydipsie)
  • psychogen (neurotisch)
  • organisch

Störungen der ADH-Wirkung
– Diabetes insipidus renalis
  • familiär (Mutationen des V_2-Vasopressinrezeptors [x-chromosomal] oder Aquaporin-2-Wasserkanals [meist autosomal-rezessiv])
  • erworben (z.B. Medikamente)

Störungen der ADH-Degradation
– Diabetes insipidus gravidarum

1 Definition und Klassifikation

Die Anpassung der Tonizität, bzw. der Serumnatriumkonzentration, erfolgt durch Verdünnung des Plasmas mit Wasser oder durch Ausscheidung von Wasser über die Nieren unter dem Einfluß von Arginin-Vasopressin (AVP), auch als antidiuretisches Hormon (ADH) bezeichnet.

Hypo- und Hypernatriämie sind Ausdruck von Störungen der Regulation der Tonizität der extrazellulären Flüssigkeit (Osmoregulation). Eine normale Tonizität ist wichtige Voraussetzung für die Konstanthaltung des Zellvolumens und des „milieu interieur".

Eine Störung der Synthese oder Sekretion von *ADH* führt zum Krankheitsbild des *Diabetes insipidus centralis* (Tab. 10-1). Beim selteneren nephrogenen Diabetes insipidus (*Diabetes insipidus renalis*) liegt ein Nichtansprechen der renalen Sammelrohre auf ADH vor. Das völlige Fehlen von ADH führt zum Unvermögen, den Urin zu konzentrieren und damit zu einer *Polyurie* von bis zu 20 l/Tag (*Aquarese*) mit entsprechender *Polydipsie*. Falls Patienten mit Diabetes insipidus am Trinken gehindert werden, entwickelt sich schnell eine bedrohliche *Hypernatriämie* (hypertone Dehydratation).

Störungen des Durstgefühls können organisch, psychogen oder auch medikamentös bedingt sein.

Eine Störung im Bereich des Osmorezeptors, bzw. im Bereich osmosensitiver Neurone, geht mit einem Unvermögen einher, auf eine Hypernatriämie mit ADH-Freisetzung und Durstgefühl zu reagieren (*Hypodipsie, Adipsie*). Man spricht von einem *Diabetes insipidus hypersalaemicus*, wenn das gemeinsame Auftreten von zentralem Diabetes insipidus und Hypodipsie oder Adipsie eine Hypernatriämie bewirkt. Auf der anderen Seite können hypothalamische Infiltrationen, z.B. bei Sarkoidose, eine organische *Hyperdipsie* bewirken, auch ohne begleitende ADH-Sekretionsstörung. Betroffene Patienten haben immer Durst.

Die *psychogene Polydipsie (Potomanie, Dispomanie)* kann bei neurotischen oder psychiatrischen Patienten auftreten.

Beim *Syndrom der inappropriaten (inadäquaten) ADH-Sekretion (SIADH)* [1] besteht eine Überproduktion von ADH, die eine *Antiaquarese* bewirkt. Bei positiver Flüssigkeitsbilanz kommt es zu einer Verdünnung des Plasmas mit *Hyponatriämie,* Hypervolämie und natriumreichem Harn.

Das *zerebrale Salzverlustsyndrom (cerebral salt wasting syndrom, CSWS)* beschreibt das gemeinsame Vorkommen von Hyponatriämie und Natriurese bei Patienten mit Hirnerkrankungen, z. B. bei Subarachnoidalblutungen. Im Gegensatz zum SIADH sind Patienten mit CSWS hypovolämisch.

2 Klinisches Bild

2.1 Diabetes insipidus

Leitsymptome sind *Polyurie, Nykturie und Polydipsie.* Die erheblichen Wasserverluste (oft 10–20 l/Tag), insbesondere bei Diabetes insipidus centralis, führen über eine Stimulation des Durstgefühls (*Polydipsie*) zur kompensatorischen Steigerung der Wasseraufnahme. Deshalb ist das Serumnatrium meist normal oder nur diskret erhöht.

Polyurie und *Polydipsie* können sich langsam entwickeln, aber auch schlagartig auftreten. Bei Kindern kann eine *Enuresis* neu auftreten. Die meisten Patienten haben eine Urinmenge von 5–10 l/Tag, wenige scheiden 20 l/Tag oder mehr aus. Polyurie und nicht voll kompensierte Wasserverluste begünstigen trockene Haut und Schleimhäute, Obstipation, durstbedingte Schlafstörungen und Gereiztheit.

Der Durst hat Zwangscharakter, Patienten können nur kurze Zeit ohne Flüssigkeitsaufnahme überleben.

Die Patienten scheiden zunächst weiter einen hypotonen Urin aus, und es kommt zur *Hypernatriämie* mit Dehydratation. Die Hypernatriämie bewirkt ein Schrumpfen der Gehirnzellen mit Somnolenz, Verwirrtheit, Muskelkrämpfen, Kollaps und Durstfieber bei Säuglingen. Bei hohem Serumnatrium und Dehydratation kann der Urin wieder konzentriert sein, möglicherweise durch Sensitisierung gegenüber geringen noch vorhandenen ADH-Mengen.

Selten, aber lebensbedrohlich ist das *Hypodipsie-Hypernatriämie-Syndrom (Diabetes insipidus hypersalaemicus),* das durch eine Läsion im Bereich der osmosensitiven Neurone verursacht wird. In diesem Fall versiegen sowohl die osmotisch stimulierte ADH-Sekretion als auch das schützende Durstgefühl. Ursachen sind z. B. Aneurysmablutungen im Bereich der A. cerebri communicans anterior [5] oder neurochirurgische Eingriffe. Es resultieren Hypernatriämien bis 190 mmol/l!

Anamnestisch und klinisch ist insbesondere nach folgenden Ursachen zu suchen (Tab. 10-2):
Traumata, Tumoren, Blutungen, Metastasen, vorangegangene neurochirurgische Eingriffe, entzündliche

Tabelle 10-2 Ursachen des Diabetes insipidus (Häufigkeiten nach Moses und Notman, 1973).

erworben
- idiopathisch (30%)
- Traumata (16%)
- neurochirurgische Eingriffe (20%)
- maligne oder benigne Tumoren (25%)
  - primär (Kraniopharyngeom, Dysgerminom, Meningiom, Adenom, Gliom, Astrozytom)
  - sekundär (metastasierendes Bronchial-, Lungen- oder Mammakarzinom, Lymphome)
  - Granulome: Sarkoidose, Histiozytose (eosinophiles Granulom, Hand-Schüller-Christian)
- entzündlich
  - Enzephalitis
  - Meningitis
  - Hypophysitis
- immunologisch (?)
  - Bildung von Antikörpern gegen die ADH-bildenden Neurone
- vaskulär
  - Aneurysmata, bes. der A. communicans anterior
  - Sheehan-Syndrom
  - aorto-koronar-venöser Bypass
  - Aortenstenose (?), Arteriosklerose
  - Hämatom
  - Hirntod

familiär
- autosomal-dominant
- DIDMOAD-(Wolfram-)Syndrom (Diabetes insipidus, Diabetes mellitus, N.-opticus-Atrophie, Taubheit)

oder infiltrative Erkrankungen des Hypothalamus, Hautläsionen bei Histiozytose.

Die Entfernung des Hypophysenhinterlappens bewirkt im allgemeinen keinen kompletten Diabetes insipidus, da die oberhalb im Bereich der Eminentia mediana endenden Axone (10%) oft eine ausreichende Versorgung mit ADH sichern. Eine hypothalamische Erkrankung kann bis zu 10 Jahre nach Beginn des Diabetes insipidus manifest werden. Deshalb sind langfristig regelmäßige Kontrollen erforderlich.

Nach transsphenoidalen Operationen im Bereich der Sella turcica tritt vorübergehend für Stunden bis Tage ein Diabetes insipidus in 5–10% der Fälle auf. Ein persistierender Diabetes insipidus ist selten. In einer Untersuchung hatten 3 Monate nach der Operation noch 6 von 500 Patienten mit transsphenoidaler (1,2%) und 5 von 38 Patienten mit transkranieller Operation

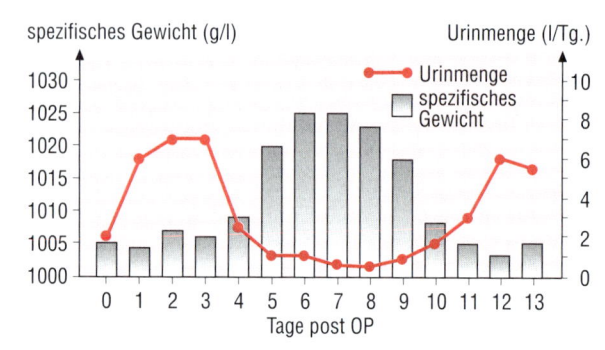

Abb. 10-1 Klassisches Verhalten von Urinmenge und Urinosmolalität nach Verletzung des Tractus supraopticohypophyseus [8].

(13%) einen Diabetes insipidus. Der polyurischen Phase nach Operationen im Bereich der Sella turcica kann nach einigen Tagen die sogenannte „*Interphase*" mit Oligurie und Ausscheidung eines hochkonzentrierten natriumreichen Harns folgen (Abb. 10-1). In dieser Phase kann es zu plötzlich auftretenden schweren *Hyponatriämien* mit Krampfanfällen und bei zu schneller Korrektur einer chronischen (> 48 h) bestehenden Hyponatriämie zur *zentralen pontinen Myelinolyse (CPM)* kommen. Die oligurische Phase kann auch ohne vorangehende polyurische Phase auftreten. Die Häufigkeit von oligurischen Phasen bzw. nichtsymptomatischen Hyponatriämien nach Eingriffen im Sellabereich wird mit bis zu 20% angegeben. Sie wird auf eine unregulierte Ausschüttung von ADH aus den durch die Operation verletzten und degenerierenden Neuronen zurückgeführt.

2.2 Syndrom der inadäquaten ADH-Sekretion (SIADH)

Das *SIADH* wird klinisch allein durch Symptome der *Hyponatriämie* auffällig. Die akute Hyponatriämie (ab ≤ 125 mmol/l) führt zu einem Hirnödem mit zunehmender neurologischer Symptomatik (Somnolenz, Verwirrtheit, Muskelkrämpfe) bis hin zum Koma. Beim SIADH fehlen die Zeichen der Dehydratation: Hautturgor und Blutdruck im Liegen und Stehen sind normal. Kreatinin, Harnsäure und Harnstoff im Serum sind niedrig-normal oder erniedrigt (statt, wie bei der viel häufigeren hypotonen Dehydratation, hoch-normal oder erhöht). Die Urinnatriumexkretion ist trotz Hyponatriämie meist erhöht (> 20 mmol/l), die Urinosmolalität meist größer als die Serumosmolalität und der ZVD liegt im oberen Normbereich oder ist erhöht.

Die inadäquate ADH-Sekretion (IADH) ist fast immer sekundär bedingt, d.h. Konsequenz einer anderen Erkrankung oder einer medikamentösen Therapie (Tab. 10-3).

Die primäre orthotope Überproduktion, z.B. als Folge eines genetischen Defekts, ist nicht bekannt. Relativ häufig tritt eine *ektope* Überproduktion von ADH beim kleinzelligen Bronchialkarzinom auf. Ein SIADH kann auch Frühsymptom eines Bronchialkarzinoms sein. In unklaren Fällen muß daher eine Tumorsuche erfolgen.

3 Pathogenese/Pathophysiologie

Osmoregulation: Die Plasmaosmolalität wird durch Zufuhr und Ausscheidung von Wasser reguliert [10]. Die Nieren sind für die Wasserausscheidung verantwortlich, sie stehen unter dem Einfluß von ADH. Störungen der Osmoregulation können zu erhöhtem oder erniedrigtem Serumnatrium führen [12].

Tabelle 10-3 Ursachen des SIADH. In Normalschrift sind die Ursachen des SIADH (im engeren Sinne) nach Schwartz und Bartter angegeben. In *kursiv* sind die SIADH-Formen im weiteren Sinn angegeben, die auch das klinische Bild eines SIADH bewirken, die aber nicht primär durch Wasserrestriktion, sondern durch Weglassen von Medikamenten oder z.B. durch Kortisolsubstitution behandelt werden.

orthotope ADH-Synthese
– zerebrale Ursachen, z.B.
  • Schädelfraktur
  • Subarachnoidalblutung
  • Hydrozephalus
  • Zentralvenenthrombose
  • Hirnatrophie
  • Enzephalitis, Meningitis
– *medikamenteninduziert, z.B.*
  • *Carbamazepin*[1]
  • *Neuroleptika*
  • *Antidepressiva*
  • *Vincristin*[2]
– *sonstige Ursachen*
  • *Streß*[3]
  • *Schmerzen*[3]
  • *Übelkeit*[3]
  • akute Psychosen
  • *sekundär*
  • *Nebenniereninsuffizienz*[4]
  • *Hypothyreose*[5]
  • *PEEP-Beatmung*[6]

ektope ADH-Synthese
– maligne Erkrankungen, z.B.
  • kleinzelliges Bronchialkarzinom
  • Pankreaskarzinom
  • Lymphosarkom
  • M. Hodgkin
  • Thymom
  • Duodenalkarzinom

orthotop oder ektop
– nichtmaligne Lungenerkrankungen[7], z.B.
  • Lungentuberkulose
  • Lungensarkoidose
  • Lungenabszesse
  • Kavernenbildung (Aspergillose)
  • Staphylokokkenpneumonie

[1] Ein anderes Antiepileptikum, Phenylhydantoin, soll die ADH-Ausschüttung hemmen (wie auch Alkohol).
[2] Zytostatika können auch über Induktion von Übelkeit zu einem ADH-Anstieg führen, bzw. durch Erbrechen (Volumenverlust) eine Hyponatriämie bewirken.
[3] Streß, Schmerzen und Übelkeit stimulieren ADH passager.
[4] ADH ist ein „Releasing-Hormon" für ACTH. Cortisol inhibiert die ADH-Freisetzung. Bei Hypokortisolismus entfällt der suppressive Effekt von Kortisol auf die ADH-Freisetzung. Bei der kompletten HVL-Insuffizienz begünstigen vermutlich der GH-Mangel durch Verminderung von GFR und renalem Plasmafluß und die Hypothyreose die Hyponatriämie.
[5] Bei der Hyponatriämie im Rahmen einer Hypothyreose liegt in vielen Fällen kein SIADH vor. Bei T_3-Mangel sind die Nieren unfähig, einen maximal verdünnten Urin zu erzeugen.
[6] Das erniedrigte intrathorakale Blutvolumen täuscht eine Hypovolämie vor.
[7] Pneumadin, ein in der Lunge produziertes Hormon, stimuliert die orthotope ADH-Freisetzung.

Im Gegensatz zu den sekundären Störungen der Osmoregulation, die z.B. bei Herzinsuffizienz, Leberzirrhose und beim nephrotischen Syndrom auftreten [13], kommen *Ödeme* bei den primären Störungen nie vor.

Die Serumosmolalität kann nach folgender Formel abgeschätzt werden:

Serumosmolalität = 2 × [Na] + [Glukose] + [Harnstoff] + (n) [mmol/l]
Normal = 2 × 140 + 5 + 5 + 0 [mosmol/kg]

(n steht für andere gelöste Teilchen mit einem Molekulargewicht von < 100 g/mol).

Die Osmolalität wird im wesentlichen durch die Natriumkonzentration bestimmt. Bei Insulinmangel entfaltet Glukose einen effektiven osmotischen Druck, denn Glukose kann ohne Insulin die Zellmembran nicht durchdringen [4]. Eine Hyperglykämie in Abwesenheit von Insulin führt deshalb auch zu einer ADH-Freisetzung.

Das Serumnatrium wird durch Zugabe oder Ausscheidung von Wasser reguliert. Die Ausscheidung von Wasser steht unter Kontrolle von ADH. Die Natriumkonzentration wird *nicht* primär durch Zu- oder Abgabe von Natrium und auch nicht primär durch Aldosteron reguliert (ein Hyperaldosteronismus bewirkt eine hypokaliämische Hypertonie).

Kontrolle der ADH-Freisetzung und des Durstgefühls: Die Osmolalität im Blut wird durch *Osmorezeptoren* bzw. osmosensitive Neurone gemessen, die größtenteils außerhalb der Blut-Hirn-Schranke im Bereich der zirkumventrikulären Organe, insbesondere dem *Organum vasculosum laminae terminalis (OVLT)* liegen. Die Bildung des ADH-Prohormons erfolgt hauptsächlich in magnozellulären Neuronen der Nuclei supraopticus und paraventricularis, deren Axone im *Hypophysenhinterlappen (HHL)* enden. Das ADH-Prohormon wird während des axonalen Transportes in den HHL weiterprozessiert, wobei ADH, *Neurophysin II* und ein Glukopeptid entstehen. Eine Störung in diesem Bereich liegt beim seltenen familiären autosomal-dominanten Diabetes insipidus centralis vor. Betroffene entwickeln meist erst in der frühen Kindheit einen Diabetes insipidus aufgrund einer langsamen Degeneration magnozellulärer Neurone. Ursächlich sind Mutationen im Bereich des prepro-AVP-Neurophysin-II-Gens, meist in dem für Neurophysin II kodierenden Bereich. Alle diese Mutationen sind heterozygot, aber komplett penetrant. Vermutlich führen die Mutationen zu einer defekten Prozessierung und Faltung des Prohormons, mit der Folge, daß nach einigen Jahren der nicht weiter prozessierbare Präkursor akkumuliert und den Untergang der magnozelluläreren Neurone bewirkt.

ADH wird auch über barorezeptorvermittelte Reize (Hypovolämie, Blutdruckabfall) oder durch Nikotin, Übelkeit, etc. freigesetzt.

Wie ADH kann auch das *Durstgefühl* durch nichtosmotische Reize stimuliert werden. Wichtige nichtosmotische Stimuli für das Durstgefühl sind eine „trockene Kehle" und Volumenmangel, z.B. nach Salzverlust oder nach Blutungen.

Medikamentöse und hormonelle Einflüsse: Viele Medikamente und Hormone beeinflussen die Osmoregulation. Alkohol hemmt die ADH-Freisetzung, Nikotin stimuliert sie. Zahlreiche andere Medikamente, insbesondere Psychopharmaka, stimulieren ebenfalls die ADH-Freisetzung (s. a. Tab. 10-3). Aldosteron führt zu einem Anstieg der osmotischen Schwelle für die ADH-Freisetzung. Der Hauptvertreter der natriuretischen Hormone (α-ANP) ist ein (schwacher) Inhibitor der ADH-Freisetzung und der ADH-Wirkung am Sammelrohr.

ADH-Resistenz: In den distalen Sammelrohren der Niere bewirkt ADH an der basolateralen Zellmembran von Prinzipalzellen eine Aktivierung von V_2-Vasopressinrezeptoren. Dies führt zu einer Insertion von Wasserkanälen (Aquaporin-2) in die apikale (luminale) Zellmembran. In der basolateralen Zellmembran der Prinzipalzelle erfolgt der Wasserausstrom über den Aquaporin-3-Wasserkanal. Wasser kann somit in Anwesenheit von ADH passiv entlang des osmotischen Gradienten vom Sammelrohr in das hypertone interstitielle Nierenmark (1200–1400 mosmol/kg) zurückfließen. Das bekannteste Beispiel für eine ADH-Resistenz ist der seltene kongenitale *nephrogene Diabetes insipidus*, der X-chromosomal gebunden vererbt wird und an dem immer nur Jungen manifest erkranken. Mehrere Familien mit unterschiedlichen Mutationen im Bereich des V_2-ADH-Rezeptorsubtyps wurden beschrieben. Bei Familien mit der seltenen autosomalrezessiven Form des nephrogenen Diabetes insipidus wurden kürzlich Mutationen im Aquaporin-2 Gen beschrieben. Viel häufiger als die angeborene ADH-Resistenz ist aber die *erworbene ADH-Resistenz*, z.B. bei Hypokaliämie, Hyperkalziämie oder bei renaler tubulärer Dysfunktion (akute oder chronische Nierenerkrankungen). *Demeclocyclin* und *Lithium* schwächen die Wirkung von ADH am Sammelrohr ebenfalls ab (Tab. 10-4).

Tabelle 10-4 Ätiologie des erworbenen nephrogenen Diabetes insipidus.

chronische Nierenerkrankungen	**Medikamente**
– Pyelonephritis	– Lithium
– fortgeschrittene Niereninsuffizienz	– Phenytoin
– Zystennieren	– Alkohol
Elektrolytstörungen	– Demeclocyclin
– Hypokaliämie	– Colchicin
– Hyperkalziämie	– Gentamycin
Diätstörungen	– Amphotericin
– exzessive Wasseraufnahme	– Noradrenalin
– niedrige Kochsalzaufnahme	– Röntgenkontrastmittel
– niedrige Proteinaufnahme	– osmotische Diuretika
verschiedene Ursachen	– Furosemid
– Amyloidose	
– Sarkoidose	
– multiples Myelom	
– M. Sjögren	
– Schwangerschaft	

ADH-Degradation: In der Schwangerschaft kann es zu einer Dekompensation eines latenten ADH-Mangels kommen. Dies ist durch das von der Plazenta gebildete Enzym *Oxytocinase (Vasopressinase)* bedingt, das ADH schnell abbaut.

SIADH: Die Gabe von ADH in Verbindung mit uneingeschränkter Flüssigkeitsaufnahme führt zu Antidiurese, Ausscheidung eines konzentrierten Urins, Hyponatriämie und initial zu einer Gewichtszunahme von etwa 3 kg. Nach 3 Tagen erreichen Körpergewicht und Natrium ein neues Gleichgewicht. Als Folge der Volumenexpansion tritt eine Natriurese auf (*Natrium „escape"*). Bedingt durch die leichte Hypervolämie ist PRA supprimiert und α-ANP erhöht.

Eine *inadäquate ADH-Sekretion (im erweiterten Sinne)* liegt vor, wenn ADH bei *Hypoosmolalität (Hyponatriämie)* und milder *Hypervolämie* normal (nicht supprimiert) oder erhöht ist.

Die Erstbeschreiber des SIADH (Schwartz & Bartter) wiesen darauf hin, daß andere Ursachen der Hyponatriämie, insbesondere *medikamentöse Einflüsse*, eine *Hypothyreose* und eine *Nebenniereninsuffizienz* ausgeschlossen sein müssen, bevor die Diagnose *SIADH* (im engeren Sinne) gestellt werden darf [1]. Dennoch erscheint es aus heutiger Sicht sinnvoll, die Hyponatriämie bei sekundärer Nebenniereninsuffizienz aufgrund der Enthemmung der ADH-Freisetzung bei fehlender tonisch-inhibierender Wirkung von Kortisol als SIADH einzustufen. Dies sollte jedoch nicht dazu verleiten, eine Wasserrestriktion einzusetzen, wo primär eine Hormonsubstitution sinnvoller ist.

Zerebrales Salzverlustsyndrom: Beim *zerebralen Salzverlustsyndrom (CSWS)* (z. B. nach Subarachnoidalblutungen) liegen möglicherweise Mischbilder von SIADH, gefolgt von Hypovolämie oder auch begleitende renal-tubuläre Läsionen vor, die zu einem Salzverlust führen. Eine erhöhte Sekretion von α-ANP scheint mitbeteiligt zu sein.

4 Diagnostik

4.1 Diabetes insipidus

Als Ausschlußdiagnostik wird die Messung des Harnvolumens und der Trinkmenge über zwei 24-Stunden-Perioden nach Absetzen diuretischer oder antidiuretischer Medikation für mindestens zwei Tage, sowie die 2malige Bestimmung von Serumosmolalität und Natrium empfohlen. Besteht ein Harnvolumen > 2,5 l/24 h und keine Hyperglykämie etc. (s. Abschn. 5), dann wird die nachfolgende Diagnostik empfohlen.

Durstversuch mit anschließender ADH-Gabe: Dursten stimuliert ADH durch die kombinierten Stimuli von Hyperosmolalität und Volumendepletion. Üblicherweise beginnt man den Durstversuch unter stationären Bedingungen morgens um 6 Uhr. Während des Testes werden in 2stündigem Abstand Urinmenge, Urinosmolalität, Körpergewicht, Blutdruck und Puls gemessen, sowie zu Beginn und gegen Ende des Durstens die Serumosmolalität, Natrium und wenn möglich ADH. Dann erfolgt die Injektion vo 4 µg Desmopressin, nach etwa 2–3 h, gefolgt von der Bestimmung der maximalen renalen Konzentrationskapazität (Urinosmolalität) in einer Urinprobe. Eine Überwachung des Patienten während des Durstversuchs ist erforderlich
- da Patienten mit einem Diabetes insipidus ein bedrohliches Flüssigkeitsdefizit entwickeln können
- um Trinken während des Versuchs zu verhindern.

Der Test muß abgebrochen werden, wenn der Patient mehr als 3–4% seines Körpergewichtes verliert oder wenn er hypotensiv wird.

Gesunde konzentrieren nach 12–16 h Flüssigkeitsentzug den Urin auf ca. 900–1200 mosmol/kg, Patienten mit komplettem Diabetes insipidus centralis meist auf weniger als 250 mosmol/kg (Abb. 10-2). Patienten mit primärer psychogener Polydipsie zeigen ebenfalls eine deutliche Einschränkung des maximalen Urinkonzentrationsvermögens auf etwa 450–700 mosmol/kg.

Urinosmolalitäten bei Patienten mit primärer Polydipsie oder partiellen Diabetes insipidus centralis können nach Flüssigkeitsentzug gleich sein, aber nur Patienten mit einem Diabetes insipidus centralis zeigen nach Gabe von exogenem Desmopressin (DDAVP) einen weiteren Anstieg der Urinosmolalität (Abb. 10-2).

Ein Defekt der ADH-Sekretion kann angenommen werden, wenn exogenes ADH die Urinosmolalität um mehr als 10% nach Dursten stimuliert. Patienten mit komplettem Diabetes insipidus centralis zeigen einen mittleren Anstieg von 170 auf 445 mosmol/kg, Patienten mit psychogener Polydipsie und Normalpersonen zeigen am Ende des Durstversuchs nach ADH keinen weiteren Anstieg [7].

Kernspintomographie: Nach Sicherung der Diagnose eines Diabetes insipidus centralis sollte eine MRT-Untersuchung der Sellaregion mit der Frage nach einem raumfordernden oder entzündlichen Prozeß durchgeführt werden. Die normale Neurohypophyse stellt sich in der sagittalen T1-gewichteten Darstellung meist als heller Fleck dar, dieses typische Signalverhalten ist beim Diabetes insipidus centralis häufig nicht mehr vorhanden.

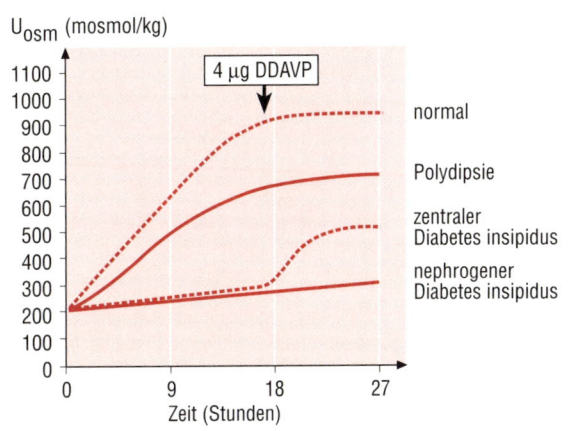

Abb. 10-2 Urinosmolalität während eines Durstversuchs. Nur Patienten mit Diabetes insipidus centralis zeigen nach DDAVP einen weiteren Anstieg der Urinosmolalität. Schwierig ist oft die Abgrenzung zwischen primär neurotischer Polydipsie und partiellem Diabetes insipidus.

Kochsalzinfusionstest: Wenn die Differenzierung zwischen primärer Polydipsie und partiellem Diabetes insipidus im Durstversuch nicht eindeutig möglich ist, hilft der *Kochsalzinfusionstest* weiter.

Der Kochsalzinfusionstest ist als „Goldstandard" der Differentialdiagnostik der Polyurie/Polydipsie zu betrachten [14].

Die Patienten dürfen am Vorabend der Untersuchung keinen Alkohol getrunken haben und am Tag der Untersuchung nicht rauchen. DDAVP sollte zuletzt am Morgen des Vortages genommen worden sein. Die Patienten können bis zum Testmorgen trinken. Um 7.30 Uhr leichtes Frühstück, danach keine weitere Nahrungsaufnahme. Um 9.00 Uhr wird im Liegen ein gut rückläufiger Zugang in eine Armvene zur Blutentnahme gelegt. Sofortige Bestimmung des Serumnatriums (kein Kochsalzinfusionstest bei Serumnatrium > 150 mmol/l, Dosisreduktion bei Werten > 145 mmol/l). Die 5%ige Lösung muß in eine großvolumige Vene, am besten über einen zentralen Zugang, infundiert werden, damit es nicht zu einer Thrombophlebitis kommt. Um 10.00 Uhr Beginn der Infusion hypertoner (5%iger) Kochsalzlösung (0,06 ml/kg/min) über 2 h. Wenn eine ausreichend kräftige Vene nicht punktiert werden konnte, sollte eine 3%ige Kochsalzlösung über 3 h mit 0,06 ml/kg/min infundiert werden. Als *Nebenwirkungen* treten gelegentlich Schwindelgefühl oder Kopfschmerzen auf. Selten sind Benommenheit oder starke Kopfschmerzen (Abbruchkriterium). Während des Tests kann das Durstgefühl mit einer linearen Durstskala registriert werden [3]. Durch hypertone Kochsalzlösung steigt Plasma-ADH bei Gesunden auf etwa 3–8 ng/l an (Abb. 10-3). Bei *Diabetes insipidus centralis* findet sich kein Anstieg, beim *inkompletten Diabetes insipidus* findet sich ein subnormaler oder verzögerter Anstieg. Bei *primärer Polydipsie*, wo ja die Plasmaosmolalität basal oft schon leicht erniedrigt ist, steigt ADH signifikant an, wenn die Plasmaosmolalität auf größer als 290 mosmol/l stimuliert wird. Patienten mit *Diabetes insipidus renalis* zeigen einen überschießenden Anstieg von Plasma-ADH.

4.2 Syndrom der inadäquaten ADH-Sekretion

Die Diagnose des SIADH wird durch *Ausschluß* anderer Ursachen der Hyponatriämie gestellt (Abb. 10-4). Ein SIADH (im engeren Sinne) kann diagnostiziert werden
– wenn keine Hypovolämie besteht
– keine mit Ödemen einhergehende Erkrankung besteht
– keine endokrine Dysfunktion besteht, einschließlich einer primären oder sekundären Nebenniereninsuffizienz und Hypothyreose
– kein Nierenversagen besteht
– keine Medikamente, die die Wasserausscheidung beeinflussen können, genommen wurden.

ADH-Bestimmung: Die Interpretation der ADH-Konzentration im Plasma muß immer in bezug auf die Plasmaosmolalität bzw. Serumnatrium erfolgen. Zu beachten ist weiter, daß ADH bei fast jeder Art von Hyponatriämie in bezug auf das erniedrigte Serumnatrium erhöht ist, so daß die alleinige Bestimmung von ADH differentialdiagnostisch nicht viel weiterhilft. Ein Kochsalzinfusionstest ermöglicht die Klassifikation der verschiedenen Typen des SIADH [10, 11].

Wasserbelastungstest: Der Wasserbelastungstest beruht auf der Messung der Ausscheidung von Wasser nach oraler Wasserbelastung (20 ml Wasser/kg KG in 15–20 min p.o.). Normalerweise werden im Liegen innerhalb von 5 h 80% der Trinkmenge ausgeschieden. Die Urinosmolalität wenigstens einer Probe, meist in der zweiten Stunde, fällt unter 100 mosmol/kg (spez. Gewicht 1005 g/ml). Patienten mit SIADH scheiden oft nur 40% der Wasserbelastung aus.

Vor dem Wasserbelastungstest muß Serumnatrium durch Wasserrestriktion oder eine andere adäquate Therapie über 125 mmol/l gebracht werden.

Patienten, die ein „downward resetting" des Osmostaten haben (SIADH Typ b nach Robertson), können den Urin bei niedrigem Serumnatrium doch noch adäquat verdünnen. Diese Störung (häufig bei SIADH) läßt sich durch den Kochsalzinfusionstest mit gleichzeitiger Messung der ADH-Konzentration erfassen (s. o.). *Nachteile* des Wasserbelastungstests sind neben der Zufuhr freien Wassers bei Hyponatriämie die nicht sehr hohe Spezifizität des Tests, da auch Patienten mit

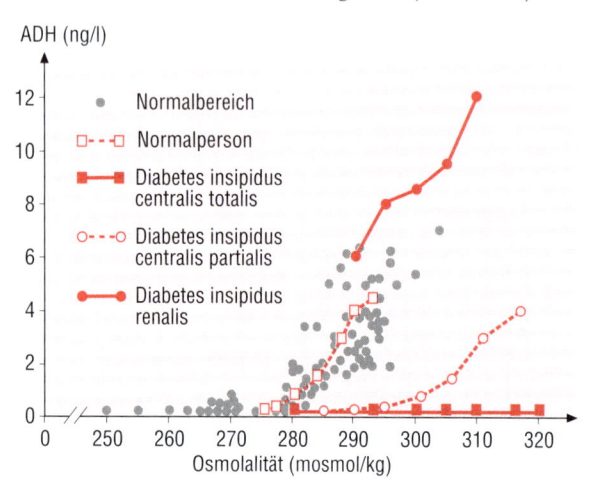

Abb. 10-3 Beziehung von Plasmaosmolalität und Arginin-Vasopressin (AVP) bei Normalpersonen und Patienten mit Diabetes insipidus nach Infusion hypertoner Kochsalzlösung. Bei Normalpersonen liegt die mittlere „osmotische Schwelle" für eine deutlich meßbare (> 0,5 ng/l) ADH-Freisetzung bei etwa 285 mosm/kg. Bei Patienten mit Diabetes insipidus centralis läßt sich ADH durch die Hyperosmolalität nicht stimulieren. Patienten mit primärer Polydipsie unterscheiden sich in der ADH-Antwort nicht signifikant von den Normalpersonen. Patienten mit nephrogenem Diabetes insipidus (ADH-Resistenz) haben zumeist ein erhöhtes Plasma-ADH.

10 Diabetes insipidus, Syndrom der inadäquaten ADH-Sekretion, Hypo- und Hypernatriämie

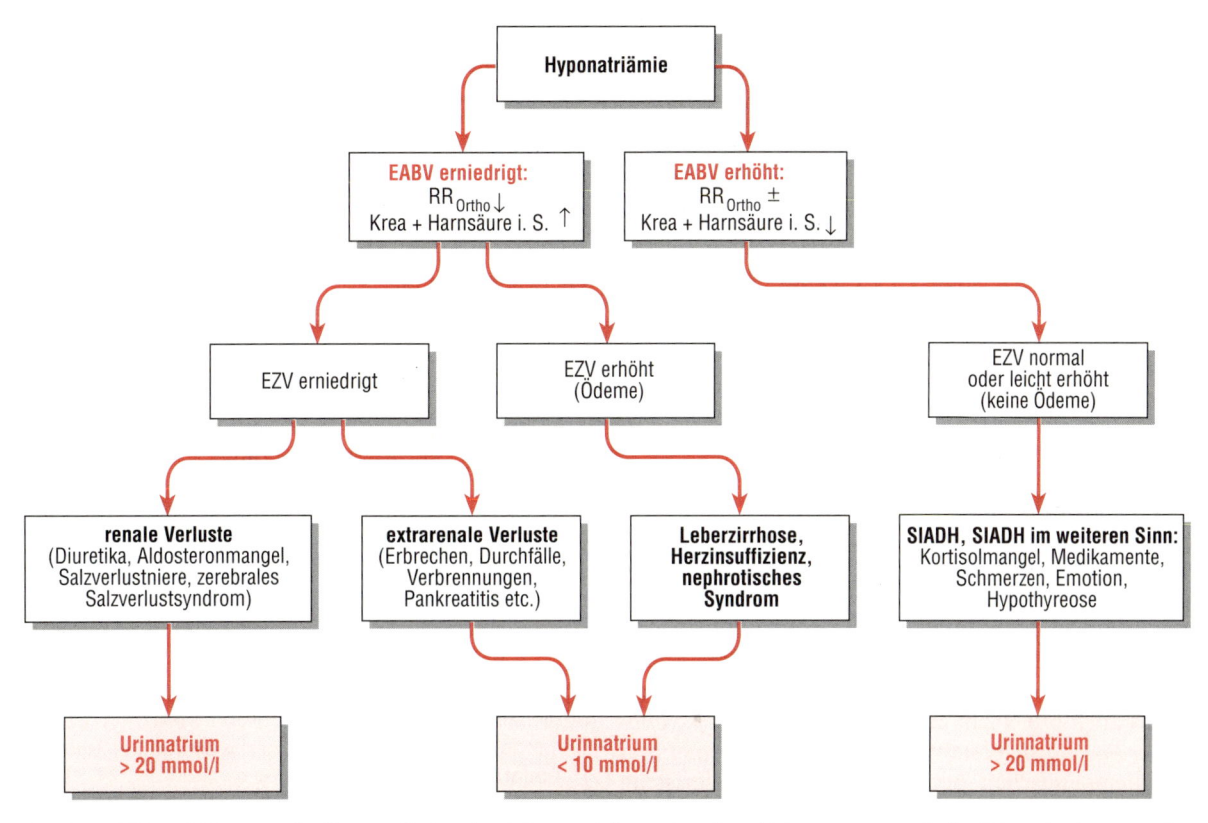

Abb. 10-4 Differentialdiagnose der Hyponatriämie anhand des arteriellen und venösen Volumenstatus sowie der Urinnatriumkonzentration im „Spontanurin". *Abkürzungen:* EABV = effektives arterielles Blutvolumen, EZV = Extrazellulärvolumen, RR_{Ortho} = Blutdruck in Orthostase

Hyponatrimämie anderer Genese (Leberzirrhose, Hypovolämie) eine Störung der Wasserausscheidung zeigen.

5 Differentialdiagnose

Polyurie: Differentialdiagnostisch müssen eine Hyperglykämie, Hyperkalziämie, Hypokaliämie, eine chronisch polyurische Nierenerkrankung, aber auch eine Überinfusion (häufig auf der Intensivstation oder postoperativ) und eine akute renal-tubuläre Schädigung, z. B. durch Aminoglykoside oder nach passagerer Hypotension, ausgeschlossen werden.

Polydipsie: Die neurotisch bedingte Polydipsie (Dipsomanie, Potomanie) ist meist mit anderen neurotischen Störungen verbunden. Überwiegend sind Frauen betroffen.

Patienten mit Diabetes insipidus haben immer eine Nykturie, Patienten mit neurotischer Polydipsie oft nicht.

Hypernatriämie: Nur in den wenigsten Fällen von Hypernatriämie liegt ein *Diabetes insipidus hypersalaemicus* vor. Meist sind nichtausgeglichene insensible Wasserverluste über Lunge und Haut sowie über Nieren und Darm (normal > 1 l/Tag) Ursache einer Hypernatriämie. Die iatrogene Hypernatriämie wird durch Infusion hypertoner Kochsalzlösung verursacht. Die Niere besitzt zwar eine große Kapazität zur Ausscheidung von Natrium (maximales Konzentrationsvermögen bis 300 mmol/l), die maximale Natriumausscheidung wird jedoch erst mit einer Verzögerung von mehreren Stunden erreicht. Ein weiteres Beispiel für Hypernatriämien nach hoher Salzzufuhr ist die Meerwasserintoxikation.

Hyponatriämie: Von der Differentialdiagnostik der Hyponatriämie hängt das therapeutische Vorgehen ganz entscheidend ab (Abb. 10-4). Nach Ausschluß einer *Pseudohyponatriämie* müssen zwei Fragen beantwortet werden:
– Wie ist das (effektive) arterielle Blutvolumen?
– Wie ist das venöse Blutvolumen?

Mittels Anamnese, körperlicher Untersuchung und wenigen einfachen Laborparametern kann die arterielle und venöse Volumensituation fast immer schnell und korrekt erfaßt werden:
– Anamnese: Herz-, Leber- und Nierenkrankheiten, Diuretikagebrauch, Laxanzien, andere Medikamente (DDAVP), Alkohol, Gewichtsabnahme, Regelanamnese, Übelkeit, Erbrechen, Durchfälle, schwere septische bakterielle Infektionen, AIDS (Zytomegalievirusadrenalitis?), Subarachnoidalblutung, neurochirurgische Eingriffe, Durstgefühl
– Untersuchung: Mundtrockenheit, Hautturgor, Jugularvenenfüllung, Ödeme, Axillar- und Schambehaarung, Blutdruck und Puls im Liegen und im Stehen, evtl. ZVD
– Labor: Blutbild; Natrium, Kalium, Kalzium, Blutzucker, Kreatinin, Chlorid, Harnsäure, Harnstoff,

Osmolarität, Urinstatus, Natriumkonzentration und Osmolalität im „Spot"-Urin, ggfs, spez. Gewicht.

Wichtige *Anhaltspunkte für eine Erniedrigung des effektiven arteriellen Blutvolumens (EABV)* sind anamnestische Salz- oder Volumenverluste, z.B. durch Erbrechen oder Diuretika.

Wichtige *Anhaltspunkte für eine Erhöhung des effektiven arteriellen Blutvolumens* sind fehlender Blutdruckabfall und Pulsanstieg im Stehen, Kreatinin und Harnsäure im unteren Normbereich oder erniedrigt, Natriumkonzentration im Spot-Urin trotz Hyponatriämie > 20 mmol/l.

6 Therapie

6.1 Diabetes insipidus centralis

Konservative Verfahren: Patienten mit einem langjährigen milden (partiellen) *Diabetes insipidus centralis* benötigen nicht immer eine medikamentöse Therapie. Viele Patienten haben sich an die gesteigerte Trinkmenge gewöhnt und tolerieren auch, daß sie 1- bis 2mal pro Nacht aufstehen müssen. Bei *psychogener Polydipsie* besteht die Behandlung in einer psychotherapeutischen Betreuung. Die Prognose ist im allgemeinen günstig.

Medikamentöse Therapie: Mittel der Wahl zur Behandlung des Diabetes insipius centralis ist Desmopressin (DDAVP: 1-Desamino-8-D-Arginin-Vasopressin, Minirin®). DDAVP ist ein Arginin-Vasopressin-Analog, das nur an den antidiuretischen V_2-Vasopressin-Rezeptor bindet und deshalb keine pressorischen Nebenwirkungen hat. Bedingt durch die fehlende α-Aminogruppe hat DDAVP im Vergleich zu AVP eine deutlich verlängerte Halbwertszeit (ca. 2–3 h). Viele Patienten kommen mit einer 2maligen intranasalen Gabe aus.

DDAVP ist in Deutschland in folgenden Zubereitungen (100 µg/ml) erhältlich:
– Minirin mit Rhinyle® (250 µg in 2,5 ml) (Nasenschlauch)
– Minirin-Dosierspray® (500 µg in 5 ml)
– Minirin Rhinetten® (à 0,2 ml).

Kürzlich erfolgte die Zulassung für ein orales Desmopressinpräparat (Minirin oral®, 100 µg oder 200 µg/Tablette) bezogen werden. Daneben ist DDAVP als parenterale Form (i.m., i.v., s.c.) in einer Konzentration von 4 µg/ml erhältlich.

Die antidiuretische Wirkung einer intranasalen Gabe von 20 µg hält ungefähr 10 h an. Die Bioverfügbarkeit intranasal beträgt etwa 10 und oral 1 %. 20 µg DDAVP intranasal, 1 µg DDAVP i.v. und 400–600 µg oral verhalten sich klinisch etwa gleichwertig, allerdings dosisabhängig und mit großen individuellen Schwankungen. Arginin-Vasopressin ist in zwei parenteralen Formen erhältlich, einmal als Präparat mit Depotwirkung (Pitressin Tannat®, 5 IE/ml, Dosis 0,3–1 ml/Tag i.m. oder s.c.) und einmal als Präparat mit kurzer Wirkungsdauer (Pitressin®, 1 ml enthält 20 IE). 1 ml Pitressin® wird verdünnt in 100 ml physiologischer Kochsalzlösung über die gewünschte Wirkdauer langsam infundiert (wenigstens über 20 min). Für den Gebrauch bei Kindern und Säuglingen muß DDAVP in physiologischer Kochsalzlösung verdünnt werden.

Im allgemeinen setzt man bei Erwachsenen initial DDAVP-Dosierspray in einer niedrigen Dosis, z.B. 1 Hub zur Nacht oder 2×1 Hub/Tag ein (1 Hub entspricht ca. 10 µg). Bei einer Dosierung von 2×1 Hub reicht ein Dosierspray maximal 25 Tage. Manche Patienten benötigen DDAVP nur zur Nacht, um durchschlafen zu können. Selten kommen zu Therapiebeginn Kopfschmerzen, Übelkeit und ausnahmsweise Bauchkrämpfe und lokale Reaktionen an der Nasenschleimhaut (Perfusionssteigerung) vor. Übelkeit und Kopfschmerzen treten möglicherweise im Rahmen einer Hyponatriämie auf, wenn die Patienten aus Gewohnheit weitertrinken.

Therapiekontrolle: Überdosierung von DDAVP oder unkontrollierte Wasseraufnahme unter DDAVP können zur Überwässerung und *Hyponatriämie* führen.

Wird ein Patient mit einer primären psychogenen oder organischen Hyperdipsie fälschlicherweise mit DDAVP behandelt, so wird er unkontrolliert weitertrinken und eine Hyponatriämie entwickeln.

Deshalb gilt die primäre Polydipsie als Kontraindikation für die Gabe von DDAVP. Zu Beginn einer Therapie mit DDAVP sollte der Patient in den ersten Wochen das Körpergewicht täglich kontrollieren. Serumnatrium sollte im ersten Therapiemonat wöchentlich überwacht werden. Der Patient sollte auch vorsichtshalber darauf hingewiesen werden, in den ersten 4 h nach DDAVP-Einnahme keine größeren Mengen zu trinken.

Patienten mit Diabetes insipidus hypersalaemicus müssen zusätzlich zur DDAVP-Therapie zu einer regelmäßigen Wasseraufnahme mit Dokumentation von Einfuhr, Ausfuhr und Gewicht angehalten werden.

Schwangerschaft und Laktation sind keine Kontraindikation für therapeutische „Substitutions"-Dosen von DDAVP.

Fallbeispiel 1

Die 33jährige Frau kommt mit starken, plötzlich aufgetretenen Kopfschmerzen zur Aufnahme. Im CT wird eine Subarachnoidalblutung aus einem Aneurysma der A. communicans anterior diagnostiziert. Es wird die Klippung des Aneurysmas durchgeführt. Intraoperativ werden beide Aa. cerebri anteriores für mehrere Minuten abgeklippt. Postoperativ entwickelt sich ein hirnorganisches Psychosyndrom. Einen Monat später Wiederaufnahme der Patientin mit Gangstörung bei Schwächegefühl in beiden Beinen. Aufnahmeuntersuchung: apathische Patientin, Gang unsicher und ataktisch. Puls und Blutdruck im Normbereich, der ZVD beträgt 5 cmH$_2$O. Die Labordiagnostik ergibt folgende Befunde: Serumnatrium 190 mmol/l, Serumosmolalität 388 mosmol/kg, Urinosmolalität 1070 mosmol/kg. Das Plasma-ADH liegt unterhalb des Meßbereichs (<0,19 pg/ml). Die Patientin verneint jegliches Durstgefühl. Durch Wasserzufuhr wird Serumnatrium innerhalb weniger Tage gesenkt, zusätzlich wird eine Therapie mit DDAVP (2×10 µg intranasal/Tag) eingeleitet. Nach 1 Woche kommt es bei jetzt niedrigem Serumnatrium von 131 mmol/l zu einem generalisierten Krampfanfall. Nach Stabilisierung wird ein Kochsalzinfusionstest durchgeführt. Die Serumosmolalität steigt hierbei von initial 301 auf 334 mosmol/kg an, ohne daß Durstgefühl oder eine ADH-Sekretion nachweisbar sind. Die Hypophysenvorderlappenfunktion ist unauffällig. *Diagnose:* Diabetes insipidus hypersalaemicus. Durch Schädigung des Organum vasculosum laminae terminalis kam es zum gleichzeitigen Ausfall von Durstempfindung und ADH-Sekretion. Bei längerdauernder Hypertonizität von Plasma oder Liquor kam es im Rahmen der Zellvolumenregulation zur Bildung von intrazellulären „idiogenen Osmolyten". Durch rasche Korrektur der Hypernatriämie entstand ein Hirnödem durch Wassereinstrom nach intrazellulär mit Krampfanfall. Die hohe Urinosmolalität bei Aufnahme trotz ADH-Mangels erklärt sich durch erhöhte ADH-Sensitivität der Nieren bei noch vorhandener geringer ADH-Restsekretion.

6.2 Diabetes insipidus renalis

Der *Diabetes insipidus renalis* wird mit Saluretika vom Thiazidtyp (50–100 mg Hydrochlorothiazid) und Kochsalzrestriktion behandelt. Dadurch kommt es zur Hypovolämie mit Abfall des Glomerulumfiltrats, zu einer erhöhten proximalen Rückresorption von Salzen und Wasser und damit letztendlich auch zu einer Abnahme der Urinverdünnungskapazität im aufsteigenden Teil der Henle-Schleife.

6.3 Syndrom der inadäquaten ADH-Sekretion

Konservative Therapie: Die Therapie richtet sich nach der Grundkrankheit, nach Schwere, Dauer und Entwicklung der Symptomatik. Das Absetzen von Medikamenten (z.B. Neuroleptika), Weglassen der Überdruckbeatmung (PEEP), oder die Gabe von Kortisol (bei Hypophysenvorderlappeninsuffizienz) beseitigt die Störung unter Umständen sehr schnell. Andere Medikamente, die mit einem SIADH in Verbindung gebracht werden, sind Antidepressiva, Cyclophosphamid, Vincristin, Morphin und Nikotin etc. In wenigen anderen Fällen ist eine kausale Therapie (z.B. Chemotherapie bei kleinzelligem Bronchialkarzinom oder bei entzündlichen Erkrankungen des zentralen Nervensystems) möglich.

Da das Ausmaß der Hyponatriämie bei SIADH von der Trinkmenge abhängt, ist die Basistherapie der Hyponatriämie bei SIADH die *Trinkmengenbegrenzung* z.B. auf 0,5–1 l/Tag.

Medikamentöse Therapie: Oral resorbierbae ADH-Rezeptorantagonisten (Aquaretika) befinden sich in der Erprobung, sind aber noch nicht allgemein verfügbar. Wenn bei einem Patienten bei SIADH eine akut symptomatische Hyponatriämie (Bewußtseinsstörungen, Krampfanfälle) auftritt, muß das erniedrigte Serumnatrium (oft <115 mmol/l) durch intravenöse Infusion 3%iger Kochsalzlösung angehoben werden. (*Faustregel:* Initiale Infusionsgeschwindigkeit = gewünschte Korrektur [mmol Na/h] x Körpergewicht [kg]; erste *Kontrolle* des Serumnatriums nach 2 h).

Die meisten Fälle von SIADH sind akut und selbstlimitierend. Bei Patienten mit einer chronischen oder rezidivierenden Form des Syndroms kann neben der Trinkmengenbegrenzung gelegentlich eine zusätzliche medikamentöse Therapie sinnvoll sein. Eingesetzt werden: *Lithiumcarbonat* (in „antidepressiven" Dosen [3–4×300 mg/Tag]), *Fludrocortison* (Astonin H® 0,05–0,2 mg 2×/Tag und *Demeclocyclin* [2–4× 300 mg/Tag]). Die Lithiumwirkung ist unsicher und mit einer relativ hohen Toxizität behaftet. Gute Ergebnisse sind mit Demeclocyclin erzielt worden (*Ledermycin®*), in Deutschland nicht mehr im Handel; über die internationale Apotheke zu beziehen). Demeclocyclin interferiert mit dem antidiuretischen Effekt von ADH. Fludrocortison führt zur Natriumretention (und Kaliumausscheidung) und damit zu einer kompensatorischen Wasserdiurese. Kontrollen von Kalium und Blutdruck sind erforderlich. Harnstoff (30–60 g in 100 ml Wasser einmal/Tag) erhöht die Freiwasser-Clearance und wurde ebenso wie Furosemid (40 mg/Tag), verbunden mit einer sehr kochsalzreichen Diät (z.B. 200 mmol/Tag), erfolgreich eingesetzt.

6.4 Hyponatriämie

Bei der Korrektur einer schweren Hyponatriämie kommt es gelegentlich zu einer *zentralen pontinen Myelinolyse (CPM)* mit Entwicklung einer schlaffen Para- oder Tetraplegie, Dysphagie, Dysarthrie und Koma. Die Diagnose läßt sich mittels Kernspintomographie sichern. Besonders gefährdet sind unterernährte hypovolämische Alkoholiker mit kombinierten Elektrolytstörungen (Hypokaliämie, Hyponatriämie), aber auch gesunde Frauen, bei denen eine Hyponatriämie meist postoperativ auftritt.

Die Behandlung der Hyponatriämie erfordert stets eine *Differentialtherapie* unter Berücksichtigung mehrerer Faktoren. Die wichtigsten Punkte sind zusammenfassend aufgeführt:
– Ein hypovolämischer Patient benötigt eine Substitution mit Natrium und Wasser (physiologische Kochsalzlösung), gegebenenfalls das Weglassen von Diuretika.
– Ein hypervolämischer und hyponatriämischer Patient benötigt eine *Wasserrestriktion* (z.B. beim SIADH).
– Bei einem Patienten, der im Rahmen einer Hyponatriämie symptomatisch wird (Krampfanfall, Stupor), muß Serumnatrium schneller als bei einem asymptomatischen Patienten angehoben werden (Kochsalzinfusion, s.o.).
– Eine akut (z.B. postoperativ nach einem Eingriff im Sellabereich) entstandene Hyponatriämie soll schneller als eine langsam entstandene Hyponatriämie korrigiert werden.

- Bei Alkoholikern, Patienten mit Malnutrition und Frauen postoperativ ist das Risiko der CPM erhöht.
- Die Korrekturrate bei chronischen [> 48 h] Hyponatriämien sollte bei 0,5 mmol/h liegen. Der Endpunkt sollte 125 mmol/l betragen. Frauen postoperativ mit akut symptomatischer Hyponatriämie sollten ohne Verzug mit 3 %iger Kochsalzlösung mit einer Korrekturrate von 1–2 mmol/h angehoben werden.
- Bei einer kombinierten Störung (Hypokaliämie und Hyponatriämie) ist besondere Vorsicht bei der Korrektur (CPM!) angebacht, evtl. sollte primär nur Kaliumchlorid oral substituiert werden [6]. Auch wenn diese Patienten initial oft Zeichen des Volumenmangels aufweisen, so ist doch Vorsicht bei der Gabe größerer Mengen von physiologischer Kochsalzlösung angebracht, denn manche Patienten zeigen bereits nach Infusion von 1–2 l physiologischer Kochsalzlösung eine positive Freiwasser-Clearance. Dies führt dazu, daß die Natriumkonzentration viel schneller als erwartet ansteigt [6].
- Bei klinischem Verdacht auf Hypothyreose oder sekundäre oder primäre Nebenniereninsuffizienz entsprechende Substitutionstherapie einleiten. Die Diagnostik kann nach Behebung der Akutsituation komplettiert werden.

Fallbeispiel 2

Eine junge Patientin wird transsphenoidal an einer kleinen Kolloidzyste operiert (gelegen zwischen HVL und HHL). Die präoperative HVL-Diagnostik hatte einen Normalbefund ergeben, die Regel war regelmäßig gewesen. 7 Tage postoperativ wird die Patientin zunehmend verwirrt, es kommt zu mehreren Krampfanfällen. *Untersuchung:* RR im Liegen 140/70 mmHg, Puls 68/min, Jugularvenen nicht kollabiert, kein Fieber. 50 kg. *Labor:* Serumnatrium 119 mmol/l, Kreatinin 0,6 mg/dl, Harnsäure niedrig normal. Urinnatrium 50 mmol/l. *Diagnose:* Hyponatriämie mit Krampfanfällen nach neurochirurgischem Eingriff. Erhöhtes effektives arterielles Blutvolumen (EABV), da Urinnatrium eher erhöht und Kreatinin und Harnsäure niedrig, somit typische Konstellation eines SIADH nach OP im Sellabereich (Interphase).
Therapie: Vorsichtshalber 100 mg Hydrocortison i.v. (bei Z.n. OP im Sellabereich kann eine ACTH-Insuffizienz nicht ausgeschlossen werden, allerdings bei guter Kreislauffunktion eher unwahrscheinlich), Flüssigkeitsrestriktion (Trink- bzw. Infusionsmenge < 500 ml/Tag). Sofort 500 ml 3 %ige Kochsalzlösung über 8 h unter engmaschiger Kontrolle von Serumnatrium und Urinausscheidung.
Begründung: Die Hyponatriämie ist schnell entstanden und symptomatisch. Wasserrestriktion allein führt meist nur zu einem langsamen Anstieg der Urinosmolalität von 1–2 %/Tag, was bei der erheblichen Symptomatik der Patientin nicht akzeptabel ist.

6.5 Hypernatriämie

Die Behandlung der Hypernatriämie besteht in der vorsichtigen Zufuhr freien Wassers, z.B. durch Infusion 5 %iger Glukoselösung. Liegt gleichzeitig eine Volumendepletion vor (orthostatische Hypotension), wird zusätzlich physiologische Kochsalzlösung infundiert, bis sich die hämodynamische Situation stabilisiert hat. Bei den seltenen Fällen einer Hypernatriämie mit Erhöhung des Gesamtkörpernatriums (z. B. nach Ingestion von Natriumsalzen) wird die gleichzeitige Gabe von 5 % Glukose und eines Diuretikums empfohlen. Bei einem zentralen Diabetes insipidus wird DDAVP eingesetzt. Die Korrektur der Hypernatriämie muß jedoch langsam geschehen. Mit zu schneller Korrektur der extrazellulären Hypertonizität kann es zu einem intrazellulären Einstrom von Wasser und als Folge zu einem Hirnödem mit Krampfanfall kommen, insbesondere, wenn mit DDAVP eine Antidiurese bewirkt worden ist. Zur Vermeidung wird nur eine Korrektur bis in den oberen Normbereich von Serumnatrium mit einer Geschwindigkeit von 0,5–1 mmol/h empfohlen.

Die Menge an freiem Wasser, die näherungsweise zur Korrektur erforderlich ist, kann unter der Annahme eines konstanten Gesamtkörperwassers (TBW) von 60 % nach der Formel

Wasserkorrekturbedarf = (TBW × aktuelles Serumnatrium/gewünschtes Serumnatrium) − TBW

abgeschätzt werden. Bei einem 70 kg schweren Patienten mit einem Serumnatrium von 165 mmol/l müssen danach zur Korrektur auf 150 mmol/l etwa 3,8 l freies Wasser appliziert werden. Bei einer angestrebten Korrekturrate von unter 0,75 mmol/h dürfen diese 3,8 l in minimal 20 h infundiert werden.

Literatur

1. Bartter, F.C., W.B. Schwartz: The syndrome of inappropriate secretion of antidiuretic hormone. Amer. J. Med. 42 (1967) 790–806.
2. Berl, T.: Treating hyponatremia: Damned if we do and damned if we don't. Kidney Int. 37 (1990) 1006–1018.
3. Burrell, L. M., H. J. Lambert, P. H. Baylis: The effect of drinking on atrial natriuretic peptide, vasopressin and thirst appreciation in hyperosmolar man. Clin. Endocr. 35 (1991) 229–234.
4. Dürr, J., W. H. Hoffman, J. Hensen, A. H. Sklar, T. El-Gammal, C. M. Steinhart: Osmoregulation of vasopressin in diabetic ketoacidosis. Amer. J. Physiol. 259 (1990) 723–728.
5. Hensen, J., V. Bähr, W. Oelkers: Schwere Hypernatriämie bei erworbener Störung der Durst- und Vasopressinregulation [Severe hypernatremia due to acquired disturbances of thirst and vasopressin regulation]. Klin. Wschr. 66 (1988) 498–501.
6. Kamel, K. S., R. A. Bear: Treatment of hyponatremia: A quantitative analysis. Amer. J. Kidney Dis. 21 (1993) 439–443.
7. Miller, M., T. Dalakos, A. M. Moses, H. Fellerman, D. H. Streeten: Recognition of partial defects of antidiuretic hormone secretion. Ann. intern. Med. 73 (1970) 721–729.
8. Oelkers, W.: Hyponatremia and inappropriate secretion of vasopressin (antidiuretic hormone) in patients with hypopituitarism. New Engl. J. Med. 321 (1989) 492–496.
9. Oelkers, W., J. Hensen: Syndrome of inappropriate antidiuretic hormone (SIADH) in patients with hypopituitarism. In: Gross, P. et al. (eds.): pp. 431–440. Libbey Eurotext, Paris – London 1993.
10. Robertson, G. L.: Physiology of ADH secretion. Kidney Int. 32 (Supp. 21) (1987) 20–26.
11. Robertson, G. L., T. Berl: Water metabolism. In: Brenner, B. M. et al. (eds.): The Kidney, pp. 385–432. Saunders, Philadelphia 1986.
12. Schrier, R. W., T. Berl, R. J. Anderson: Osmotic and non-osmotic control of vasopressin release. Amer. J. Physiol. 236 (1979) 321–332.
13. Schrier, R. W.: Pathogenesis of sodium and water retention in high-output and low-output cardiac failure, nephrotic syndrome, cirrhosis, and pregnancy. New Engl. J. Med. 319 (1988) 1065–1072, 1127–1134.
14. Zerbe, R. L., G. L. Robertson: Osmoregulation of thirst and vasopressin secretion in human subjects: effects of various solutes. Amer. J. Physiol. 244 (1983) 607–614.

III. Wachstum und Entwicklung

11 Methoden zur Beurteilung der Körperlänge/ -höhe, des Wachstums, des Kopfumfangs und der Stadien der Pubertätsentwicklung

Jürgen H. Brämswig

1	Beurteilung von Körperlänge und Körperhöhe	80
2	Beurteilung des Wachstums	81
3	Beurteilung der Körperproportionen	83
4	Berechnung der voraussichtlichen Erwachsenengröße	84
5	Beurteilung des Kopfumfanges	86
6	Beurteilung des Körpergewichts	86
7	Stadien der Pubertätsentwicklung	87
7.1	Normale männliche Pubertät	88
7.2	Normale weibliche Pubertät	89

1 Beurteilung von Körperlänge und Körperhöhe

Die *Körperlänge* wird bis zu einem chronologischen Alter von 2 Jahren im Liegen, die *Körperhöhe* nach Vollendung des zweiten Lebensjahres im Stehen gemessen. Die erforderlichen Meßinstrumente sind geeichte Meßschalen für die Körperlänge und an der Wand installierte Stadiometer für die Körperhöhe. Andere Meßinstrumente sind in der Regel zu ungenau und sollten daher nicht benutzt werden. Für die Messung der *Körperlänge* sind zwei Personen erforderlich. Das Kind liegt flach auf dem Rücken in der Meßschale. Eine Person fixiert den Kopf des Kindes an der oberen starren Begrenzung, so daß äußerer Gehörgang und Orbita eine Senkrechte bilden. Die zweite Person streckt die Beine und drückt die Fußsohlen in rechtwinkliger Position gegen das bewegliche Fußbett. Die Messung erfolgt im Augenblick der maximalen Streckung.

Die *Körperhöhe* wird mit einem an der Wand installierten Stadiometer gemessen. Das Kind steht mit dem Rücken zum Stadiometer. Die Fersen, das Gesäß und die Schulterblätter berühren die Wand. Die Fersen berühren sich. Der Blick ist nach vorne gerichtet, so daß äußerer Gehörgang und Orbita in einem rechten Winkel zur Wand liegen. Der Kopf wird unter leichtem, aber konstantem Zug nach oben gehalten, die Körperhöhe bei maximaler Streckung des Körpers abgelesen. Unter diesen Voraussetzungen beträgt die Meßgenauigkeit bei der Körperlänge etwa 5 mm, bei der Körperhöhe etwa 3 mm [22].

Als Normwerte der Körperlänge/-höhe liegen Meßdaten und Perzentilenkurven gesunder Bezugspopulationen vor. Für die Bundesrepublik Deutschland werden im norddeutschen Raum die Erhebungen der Bonn-Dortmunder-Wachstumsstudie von Brandt und Reinken [8, 23, 24, 25] und im süddeutschen Raum vielfach die Daten der 1. Züricher Longitudinalen Wachstumsstudie von Prader, Largo und Mitarbeitern [22] benutzt. Die Mittelwerte und Standardabweichungen der Körperlänge/-höhe und die Perzentilenkurven sind für Jungen und Mädchen in den Abbildungen 11-1 und 11-2 und in Tabelle 11-1 vergleichend dargestellt.

Eine normale Körperlänge/-höhe liegt zwischen der 3. und 97. Perzentile. Dies entspricht in etwa dem Bereich der 2. negativen bis 2. positiven Standardabweichung.

Bei einer Körperlänge/-höhe unterhalb der 3. oder oberhalb der 97. Perzentile liegt ein Klein- bzw. Hochwuchs vor.

Die Begriffe „Minderwuchs" und „Zwergwuchs" sollten wegen ihrer negativen Assoziation und auf Wunsch der Betroffenen nicht mehr verwandt werden.

Zur Beurteilung der Körperlänge/-höhe ausländischer Kinder können entsprechende bevölkerungsspezifische Perzentilenkurven z.B. türkischer Herkunft herangezogen werden [1].

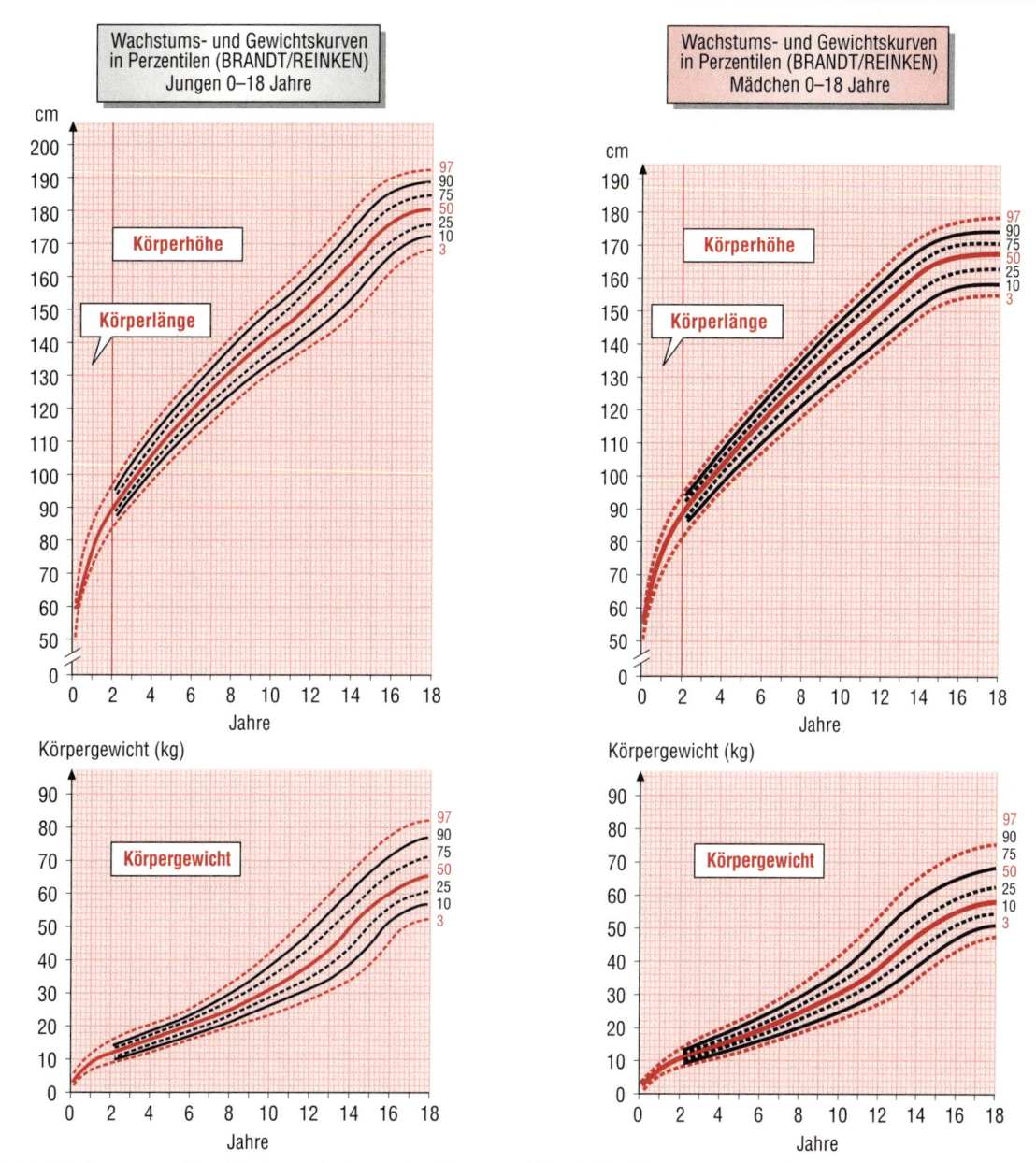

Abb. 11-1 Wachstums- und Gewichtskurven in Perzentilen für Jungen von 0–18 Jahren. Daten der Bonn-Dortmunder Wachstumsstudie [25].

Abb. 11-2 Wachstums- und Gewichtskurven in Perzentilen für Mädchen von 0–18 Jahren. Daten der Bonn-Dortmunder Wachstumsstudie [25].

2 Beurteilung des Wachstums

Wachstum beginnt intrauterin und ist mit dem Erreichen der Erwachsenengröße abgeschlossen. Definiert wird das Wachstum durch die Wachstumsgeschwindigkeit in cm/Jahr. Diese errechnet sich aus der Differenz zweier Körperlängen/-höhen, die in einem Abstand von 12 Monaten gemessen werden. Die Wachstumsgeschwindigkeiten für Jungen und Mädchen vom 2. bis zum 20. Lebensjahr sind in Tabelle 11-2 für die 3., 25., 50., 75. und 97. Perzentile angegeben. Sie wurden im Rahmen der 1. Züricher Longitudinalen Wachstumsstudie erhoben [22]. Weitere altersabhängige Normalwerte können den Publikationen von Brandt/Reinken [9], Prader [22] und Tanner [34, 35] entnommen werden.

Postnatal können *drei Phasen unterschiedlicher Wachstumsgeschwindigkeit* voneinander abgegrenzt werden: Dem hohen Wachstumstempo des ersten, zweiten und dritten Lebensjahres mit mittleren Wachstumsraten von 25,0, 12,0 und 9,5 cm/Jahr folgt eine relativ konstante Wachstumsphase mit 5–7 cm/Jahr bis zum Pubertätsbeginn. Nach einer direkt präpubertär zu beobachtenden Wachstumsverlangsamung auf 4–5 cm/Jahr setzt der pubertäre Wachstumsschub mit mittleren Wachstumsraten von 6,5–7,5 cm/Jahr bei Mädchen und 8,5–9,5 cm/Jahr bei Jungen ein. Mit 16 Jahren ist das Wachstum bei Mädchen und mit 18 Jahren bei Jungen mit zeitgerecht einsetzender Pu-

Tabelle 11-1 Körperlängen von Geburt bis zum 2. Lebensjahr und Körperhöhen des 3.–20. Lebensjahres bei Jungen der Bonn-Dortmunder (Brandt/Reinken) und der 1. Züricher Longitudinalen Wachstumsstudie (Prader/Largo).

chronologisches Alter (Jahre)	Brandt/Reinken Mittelwert ± SD	Prader/Largo Mittelwert ± SD
Jungen		
0,0		50,67 ± 2,25
0,5		67,83 ± 2,19
1,0	76,1 ± 2,9	76,15 ± 2,41
1,5		82,76 ± 2,41
2,0	88,5 ± 2,7	88,03 ± 3,86
3,0	98,3 ± 3,4	97,08 ± 3,75
4,0	105,3 ± 4,0	104,71 ± 4,10
5,0	112,1 ± 3,9	111,32 ± 4,55
6,0	118,4 ± 4,3	117,31 ± 4,84
7,0	125,1 ± 4,9	123,63 ± 5,15
8,0	130,9 ± 5,2	129,65 ± 5,68
9,0	136,5 ± 5,5	135,24 ± 5,97
10,0	141,4 ± 5,9	140,19 ± 6,24
11,0	146,1 ± 6,4	144,95 ± 6,57
12,0	150,7 ± 7,3	149,88 ± 7,10
13,0	158,1 ± 8,1	155,90 ± 8,02
14,0	165,2 ± 8,7	162,87 ± 8,33
15,0	172,1 ± 7,7	169,69 ± 7,88
16,0	176,8 ± 6,8	174,39 ± 6,96
17,0	178,8 ± 6,7	176,16 ± 6,65
18,0	179,9 ± 6,4	177,05 ± 6,66
19,0		177,77 ± 6,77
20,0		178,04 ± 6,93
Mädchen		
0,0		49,92 ± 1,91
0,5		66,07 ± 2,04
1,0	74,8 ± 2,0	74,46 ± 2,50
1,5		80,83 ± 2,35
2,0	87,8 ± 3,3	86,63 ± 2,48
3,0	96,8 ± 3,6	95,61 ± 3,23
4,0	104,5 ± 4,1	102,97 ± 3,71
5,0	111,1 ± 4,3	109,61 ± 4,00
6,0	117,9 ± 4,6	115,85 ± 4,26
7,0	124,7 ± 4,6	122,02 ± 4,58
8,0	130,7 ± 4,8	127,83 ± 4,69
9,0	135,9 ± 5,1	133,64 ± 5,00
10,0	141,6 ± 5,5	138,42 ± 5,64
11,0	147,1 ± 6,1	144,29 ± 5,95
12,0	153,5 ± 6,8	150,11 ± 6,81
13,0	159,0 ± 6,6	155,74 ± 6,60
14,0	161,7 ± 5,7	160,07 ± 5,84
15,0	165,7 ± 5,2	162,74 ± 5,75
16,0	166,0 ± 5,1	163,99 ± 5,74
17,0	166,8 ± 5,0	164,53 ± 5,86
18,0	167,0 ± 5,1	164,40 ± 5,84
19,0		164,43 ± 5,89
20,0		164,62 ± 5,92

Tabelle 11-2 Wachtumsgeschwindigkeit in cm/Jahr der 1. Züricher Longitudinalen Wachstumsstudie vom 2.–20. Lebensjahr. Werte der 3., 25., 50., 75. und 97. Perzentile [22].

	Wachstumsgeschwindigkeit (cm/Jahr)				
Alter (Jahre)	Perzentile				
	3.	25.	50.	75.	97.
Jungen					
2,50	6,4	8,4	9,3	10,1	12,0
3,50	5,6	6,9	7,5	8,2	9,7
4,50	4,8	6,0	6,4	7,1	8,0
5,50	4,4	5,5	6,0	6,6	7,8
6,50	4,6	5,6	6,2	6,7	7,7
7,50	4,6	5,4	6,0	6,5	7,5
8,50	4,2	5,0	5,5	6,1	6,8
9,50	3,4	4,5	4,9	5,4	6,6
10,25	2,5	4,1	4,8	5,8	7,1
10,75	2,2	3,9	4,8	5,8	7,1
11,25	2,1	3,9	4,7	5,5	7,4
11,75	2,3	4,1	4,9	5,9	8,8
12,25	2,5	4,3	5,2	6,7	10,3
12,75	2,7	4,8	5,8	7,9	11,4
13,25	2,8	5,2	6,6	8,8	11,9
13,75	2,6	5,4	7,0	9,1	11,9
14,25	2,2	5,0	6,9	9,0	11,6
14,75	1,6	4,2	6,2	8,4	11,0
15,25	0,9	3,0	4,9	7,2	9,9
15,50	0,7	2,5	4,3	6,4	9,2
15,75	0,4	2,0	3,6	5,5	8,5
16,25	0,1	1,2	2,3	3,8	6,8
16,50	0,0	0,9	1,8	3,0	6,0
16,75		0,7	1,4	2,4	5,2
17,50		0,2	0,6	1,2	3,1
18,50		0,1	0,4	0,7	1,9
19,50		0,0	0,0	0,5	1,2
Mädchen					
2,50	7,5	8,5	9,4	10,2	11,2
3,50	5,8	7,0	7,5	8,2	9,7
4,50	4,8	6,0	6,6	7,2	8,7
5,50	4,3	5,5	6,2	6,7	7,9
6,50	4,4	5,5	6,1	6,6	7,5
7,50	4,6	5,3	5,9	6,4	7,2
8,50	4,0	5,0	5,5	5,9	7,1
9,25	3,1	4,4	5,0	5,7	7,5
9,50	2,9	4,3	5,0	5,8	7,7
9,75	2,7	4,2	5,0	5,9	7,9
10,25	2,4	4,2	5,3	6,3	8,5
10,75	2,4	4,5	5,7	6,8	8,9
11,25	2,7	4,8	6,1	7,2	9,3
11,75	2,9	4,9	6,3	7,5	9,5
12,25	2,6	4,7	6,1	7,5	9,4
12,75	1,9	4,1	5,5	7,1	9,1
13,25	1,0	3,3	4,6	6,5	8,5
13,75	0,4	2,3	3,5	5,5	7,7
14,25	0,1	1,5	2,5	4,3	6,7
14,75	0,0	0,9	1,7	3,2	5,7
15,25		0,1	1,1	2,1	4,6
15,50		0,4	0,9	1,7	4,0
15,75		0,3	0,8	1,4	3,5
16,50		0,1	0,5	0,8	2,0
17,50		0,0	0,1	0,4	1,0
18,50			0,0	0,3	0,8
19,50			0,0	0,0	0,6

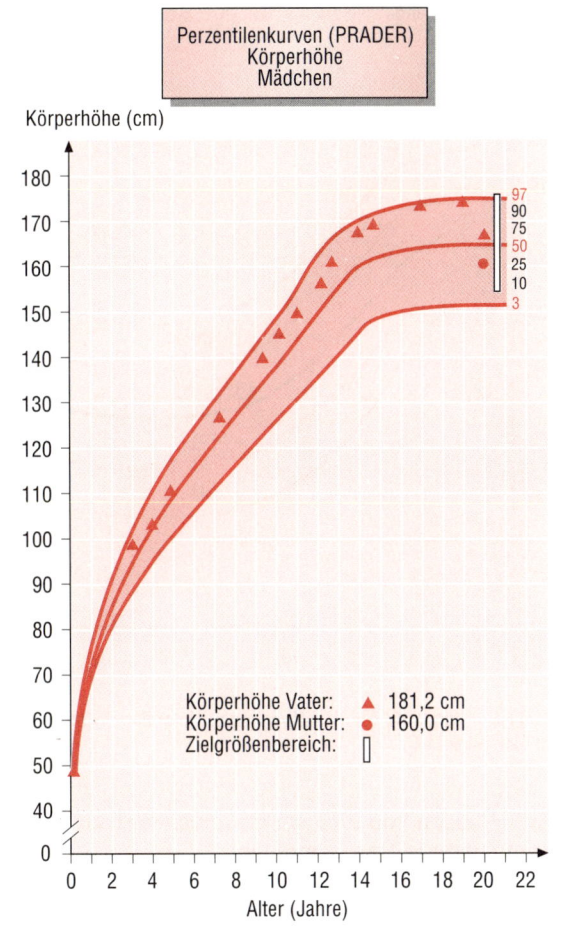

Abb. 11-3 Wachstumskurve eines gesunden Mädchens.

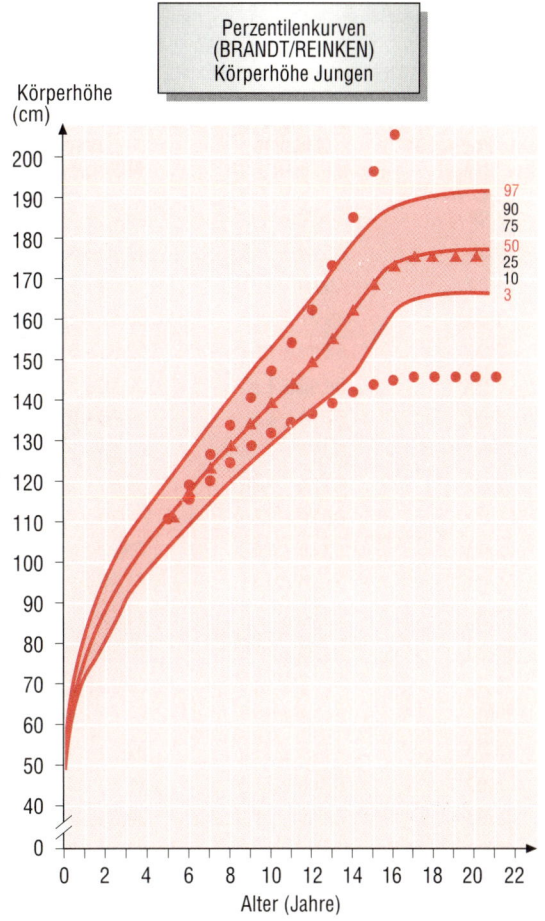

Abb. 11-4 Präsumptiver Wachstumsverlauf eines 5jährigen Jungen, dessen weiteres Wachstum, ausgehend von der 50. Perzentile im Alter von 5 Jahren exakt der 3., 50. oder 97. Perzentile der Wachstumsgeschwindigkeit folgt.

bertät beendet. Ein geringes weiteres Wachstum ist allerdings noch bis zum 20. bzw. 22 Lebensjahr zu beobachten [27]. Langfristig ist normales Wachstum nur bei Wachstumsgeschwindigkeiten im Bereich der 50. Perzentile möglich. Mit dieser Wachstumsgeschwindigkeit verläuft das Wachstum gesunder Kinder in dem durch die Körperhöhe der Eltern vorgegebenen Zielgrößenbereich (Abb. 11-3).

Wachstumsgeschwindigkeiten zwischen der 3.–25. und 75.–97. Perzentile werden immer nur kurzfristig beobachtet, z.B. während interkurrenter Erkrankungen mit einer temporären Wachstumsverlangsamung und einem anschließenden Aufholwachstum. Abbildung 11-4 dokumentiert den Wachstumsverlauf eines 5jährigen Jungen, ausgehend von einer Körperhöhe von 111,0 cm, der in den nachfolgenden Jahren exakt die Wachstumsgeschwindigkeit der 3., 50. oder 97. Perzentile einhält. Es wird deutlich, daß bei Wachstumsgeschwindigkeiten, die längerfristig außerhalb der 50. Perzentile liegen, maximale Abweichungen der Körperhöhe eintreten.

Ein perzentilengerechtes Wachstum ist nur dann möglich, wenn der Bereich der 50. Perzentile der Wachstumsgeschwindigkeit im wesentlichen eingehalten wird (Abb. 11-3).

3 Beurteilung der Körperproportionen

Durch die Bestimmung der Scheitel-Steiß-Länge oder Sitzhöhe, der Unterlänge und der Armspannweite können körperliche Dysproportionen bei Skeletterkrankungen wie z.B. Achondroplasie, Hypochondroplasie dokumentiert und näher charakterisiert werden.

Die *Scheitel-Steiß-Länge* wird bis zum Ende des 2. Lebensjahres in der zuvor beschriebenen Meßschale bestimmt. Dazu werden die Beine des liegenden Kindes in der Hüfte rechtwinklig gebeugt und das bewegliche Fußbrett fest gegen das Gesäß und die Sitzbeinhöcker geschoben. Zum Zeitpunkt der maximalen Streckung wird die Scheitel-Steiß-Länge gemessen. Mit Beginn des 3. Lebensjahres wird die Sitzhöhe entweder mit Hilfe eines stabilen Hockers bekannter Höhe (60 cm) und einem an der Wand befestigten Stadiometer oder mit einem Sitzhöhen-Stadiometer gemessen.

Die *Sitzhöhe* wird bei gestrecktem Oberkörper bestimmt, wobei das Gesäß festen Kontakt mit dem Sitz-

Tabelle 11-3 Scheitel-Steiß-Länge von 0,08 bis zu 2 Jahren und Sitzhöhe vom 3. – 20. Lebensjahr bei Mädchen und Jungen der 1. Züricher Longitudinalen Wachstumsstudie (Prader/Largo).

chronologisches Alter [Jahre]	Scheitel-Steiß-Länge / Sitzhöhe [cm] Mädchen Mittelwert ± SD	Jungen Mittelwert ± SD
0,08	34,32 ± 1,29	34,83 ± 1,56
0,50	42,14 ± 1,49	43,25 ± 1,62
1,00	46,48 ± 1,57	47,54 ± 1,73
1,50	49,37 ± 1,86	50,52 ± 1,70
2,00	52,20 ± 1,61	52,85 ± 2,13
3,00	54,40 ± 1,83	55,80 ± 2,20
4,00	57,80 ± 1,99	59,00 ± 2,34
5,00	60,70 ± 2,25	61,80 ± 2,51
6,00	63,60 ± 2,40	64,60 ± 2,77
7,00	66,70 ± 2,50	67,70 ± 2,81
8,00	69,30 ± 2,39	70,40 ± 2,86
9,00	71,60 ± 2,41	72,60 ± 2,91
10,00	73,60 ± 2,60	74,40 ± 3,04
11,00	75,80 ± 2,98	76,30 ± 3,13
12,00	78,70 ± 3,59	78,20 ± 3,48
13,00	81,50 ± 3,72	80,60 ± 4,10
14,00	84,20 ± 3,28	83,80 ± 4,47
15,00	86,00 ± 2,93	87,60 ± 4,33
16,00	87,00 ± 2,77	90,70 ± 3,75
17,00	87,50 ± 2,75	92,10 ± 3,50
18,00	87,50 ± 2,75	92,90 ± 3,37
19,00	87,70 ± 2,82	93,50 ± 3,36
20,00	87,80 ± 2,78	93,80 ± 3,46

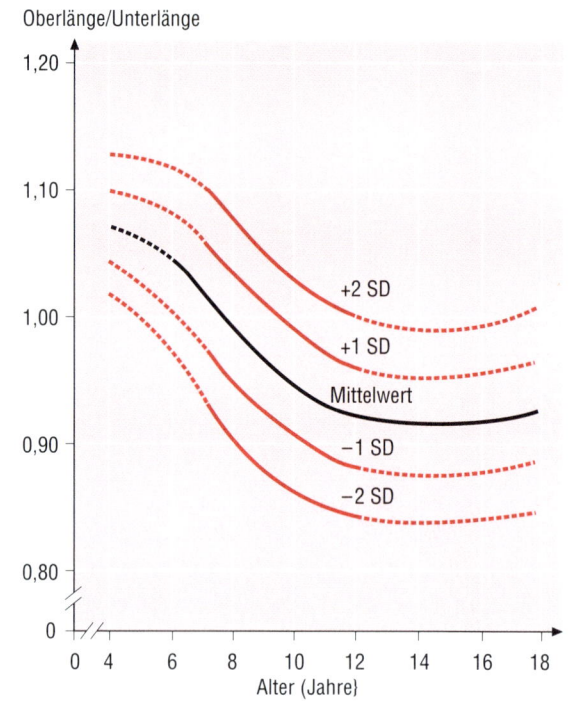

Abb. 11-5 Standards für den Oberlängen-Unterlängen-Quotienten nach McKusick [19].

hocker hat und die Oberschenkel in einem Winkel von etwa 90° gebeugt sind. Die subischiale Beinlänge/ -höhe errechnet sich aus der Differenz zwischen Körperlänge/-höhe und Scheitel-Steiß-Länge bzw. Sitzhöhe. Die Normwerte sind in Tabelle 11-3 und in entsprechenden Perzentilenkurven der 1. Züricher Longitudinalen Wachstumsstudie dargestellt [22].

Demgegenüber wird die *Unterlänge* als Distanz vom Oberrand der Symphyse bis zur Ferse angegeben. Zur Ermittlung der Oberlänge wird die Unterlänge von der Körperlänge/-höhe subtrahiert. Aus den Meßwerten der Ober- und Unterlänge wird der Quotient Ober-/ Unterlänge errechnet, der die charakteristischen Verschiebungen der Körperproportionen von Neugeborenen bis zum Erwachsenen und die verschiedenen Formen der körperlichen Dysproportionen festhält. Beim Erwachsenen beträgt der Quotient aus Ober-/Unterlänge annähernd 1. Die altersspezifischen Standards der Mittelwerte und zweifachen Standardabweichung sind der Abbildung 11-5 zu entnehmen [19].

Die *Armspannweite* wird bei ausgestreckten, horizontal positionierten Armen von der längsten linken bis zur längsten rechten Fingerspitze gemessen. Für die Messung sind zwei Personen erforderlich. Die Armspannweite sollte der Körperlänge/-höhe mit geringen Abweichungen von 2 – 3 cm entsprechen. Exakte und reproduzierbare Normwerte fehlen.

4 Berechnung der voraussichtlichen Erwachsenengröße

Zur Berechnung der prospektiven Endgröße von Kindern und Jugendlichen stehen verschiedene Methoden zur Verfügung. Am bekanntesten sind die auf der Bestimmung des Skelettalters beruhenden Methoden von Bayley-Pinneau [3] und Tanner-Whitehouse [33, 36]. Weniger bekannt ist die ebenfalls auf einer Skelettalterbestimmung beruhende Roche-Wainer-Thissen-Methode [28]. Sehr hilfreich ist die Berechnung der Zielgröße nach Tanner [32] zusammen mit der Dokumentation des longitudinalen Wachstumsverlaufs.

Für die Bestimmung der Zielgröße [32] muß die Körperhöhe der Eltern gemessen und in die folgende Formel eingebracht werden.

Zielgröße = (Körperhöhe des Vaters + Körperhöhe der Mutter) : 2 + 6,5 cm für Jungen oder − 6,5 cm für Mädchen

Der Vertrauensbereich wird mit ± 8 – 10 cm angegeben.

Das Wachstum gesunder Kinder folgt in der Regel dem durch die Körperhöhe der Eltern vorgegebenen Zielgrößen- bzw. Perzentilenbereich („Wachstumskanal"). So ist bei perzentilengerechtem Wachstum und normaler Pubertätsentwicklung im allgemeinen der Rückschluß erlaubt, daß auch die Erwachsenengröße in dem bisher eingehaltenen Perzentilenbereich liegen wird (Abb. 11-3).

In ähnlicher Weise ist über das *Standard deviation score (SDS)* früherer und jetziger Körperhöhen ein Rückschluß auf das SDS der Erwachsenengröße möglich. Das SDS der Körperlänge/-höhe für das chronologische Alter errechnet sich aus der Körperhöhe des Kindes minus dem Mittelwert der Körperhöhe der Kontrollpopulation für das entsprechende chronologische Alter dividiert durch die altersentsprechende Standardabweichung (SD).

SDS = (gemessene Körperlänge/-höhe minus Mittelwert der Altersnorm) : (SD des Mittelwertes der Altersnorm)

Die übrigen Methoden basieren auf einer Bestimmung des Skelettalters. Dazu müssen eine Röntgenaufnahme der linken Hand unter Einschluß des distalen Drittels von Radius und Ulna und eine aktuelle Messung der Körperhöhe vorliegen. Das Skelettalter wird entweder mit der Atlasmethode von Greulich-Pyle [12] oder mit der Tanner-Whitehouse-Methode [33] bestimmt.

Die voraussichtliche Endgröße kann nach den Tabellen von Bayley-Pinneau [3] oder Tanner-Whitehouse [33, 36] bestimmt werden. Es soll hier nur die am häufigsten angewandte Bayley-Pinneau-Methode näher beschrieben werden.

Die Zahlen in Tabelle 11-4 geben den prozentualen Anteil der Erwachsenengröße wieder, der bei einem bestimmten Knochenalter erreicht ist. Weicht das Skelettalter um mehr als ein Jahr von dem chronologischen Alter ab, so sind die Spalten für eine retardierte oder akzelerierte Knochenalterentwicklung zu verwenden. Bei fehlenden Prozentangaben für das retardierte oder akzelerierte Skelettalter werden die Prozentangaben für das normale Skelettalter benutzt.

Bei der Methode nach Bayley-Pinneau ist eine Endgrößenprognose frühestens ab einem Skelettalter von 6 Jahren möglich. Die Genauigkeit der Endgrößenprognose ist sehr von der Erfahrung des Untersuchers mit der Skelettalterbestimmung abhängig.

Tabelle 11-5 zeigt, welche Abweichungen der Endgrößenprognose eintreten, wenn bei einem 12jährigen Jungen das Skelettalter um ein Jahr von dem „wahren" Skelettalter abweicht oder die Körperhöhe um 2 cm falsch gemessen wird.

Zusätzlich ist bei jeder Berechnung der Endgröße von einem methodischen Fehler von etwa 3–5 cm auszugehen (einfache Standardabweichung). Dieser Fehler variiert in den einzelnen Skelettaltersgruppen und ist zusätzlich abhängig von einer altersentsprechenden, retardierten oder akzelerierten Knochenentwicklung. In keinem Fall dürfen die Ergebnisse der verschiedenen Vorhersagemethoden überbewertet werden. Die Zuverlässigkeit der Vorhersage verbessert

Tabelle 11-4 Tabelle zur Berechnung der voraussichtlichen Endgröße nach Bayley-Pinneau [3]. Die Zahlen geben den Prozentsatz der Erwachsenengröße an, der zu einem bestimmten Skelettalter erreicht ist. Das Skelettalter ist akzeleriert oder retardiert, wenn es um mehr als ein Jahr vom chronologischen Alter abweicht. Das Skelettalter ist normal, wenn chronologisches Alter und Skelettalter sich nicht mehr als ein Jahr voneinander unterscheiden oder Prozentangaben für das akzelerierte oder retardierte Skelettalter fehlen.

Skelettalter (Jahre und Monate)	Skelettalter (Jungen)			Skelettalter (Mädchen)		
	akzeleriert	normal	retardiert	akzeleriert	normal	retardiert
6,0			68,0		72,0	73,3
6,6			70,0		73,8	75,1
7,0	67,0	69,5	71,8	71,2	75,7	77,0
7,6	68,3	70,9	73,8	73,2	77,2	78,8
8,0	69,6	72,3	75,6	75,0	79,0	80,4
8,6	70,9	73,9	77,3	77,1	81,0	82,3
9,0	72,0	75,2	78,6	79,0	82,7	84,1
9,6	73,4	76,9	80,0	80,9	84,4	85,8
10,0	74,7	78,4	81,2	82,8	86,2	
10,6	75,8	79,5	81,9	85,6	88,4	89,6
11,0	76,7	80,4	82,3	88,3	90,6	91,8
11,6	78,6	81,8	83,2	89,1	91,4	92,6
12,0	80,9	83,4	84,5	90,1	92,2	93,2
12,6	82,8	85,3	86,0	92,4	94,1	94,9
13,0	85,0	87,6	88,0	94,5	95,8	96,4
13,6	87,5	90,2		96,3	97,4	97,7
14,0	90,5	92,7		97,2	98,0	98,3
14,6	93,0	94,8		98,0	98,6	98,9
15,0	95,8	96,8		98,6	99,0	99,4
15,6	97,1	97,6		99,0	99,3	99,6
16,0	98,0	98,2		99,3	99,6	99,8
16,6	98,5	98,7		99,5	99,7	99,9
17,0	99,0	99,1		99,8	99,9	100,0
17,6		99,4		99,9	99,9	
18,0		99,6			100,0	
18,6		100,0				

Tabelle 11-5 Fehler bei der Berechnung der voraussichtlichen Endgröße nach Bayley-Pinneau eines 12jährigen Jungen, wenn das Skelettalter um ± 1 Jahr von dem tatsächlichen Skelettalter oder die Körperhöhe um ± 2 cm von der tatsächlichen Körperhöhe abweicht.

	Körperhöhe (cm)	Skelettalter (Jahre)	BP-Prognose (Prozent)	Endgrößenprognose (cm)	Differenz (cm)
korrekte Daten	150,0	12,0	87,6%	171,2	0,0
Skelettalterabweichung ± 1 Jahr	150,0	11,0	83,4%	179,9	+ 8,7
	150,0	13,0	92,7%	161,8	− 9,4
Meßfehler ± 2 cm	148,0	12,0	87,6%	168,9	− 2,3
	152,0	12,0	87,6%	173,5	+ 2,3

sich zwar mit zunehmendem Alter, die Frage nach der Endgröße wird in gleichem Maße aber klinisch weniger relevant.

Allen Methoden ist gemeinsam, daß die Daten an gesunden, normal großen Probanden erhoben wurden. Ihre Anwendung bei hoch- oder kleinwüchsigen Kindern oder pathologischen Kleinwuchsformen ist umstritten, die Genauigkeit der Endgrößenprognose sehr unterschiedlich [7, 38].

5 Beurteilung des Kopfumfanges

Der Kopfumfang wird als fronto-okzipitaler Kopfumfang gemessen. Das Maßband wird im Bereich der Stirn supraorbital und im Bereich des Okziput über die okzipitale Prominenz gelegt. Es ist zu beachten, daß das Maßband auf beiden Seiten des Kopfes in gleicher Höhe angelegt und fest gegen die Kopfhaut gehalten wird.

Normwerte für die verschiedenen Altersgruppen und das Erwachsenenalter sind der Tabelle 11-6 zu entnehmen [22].

Ein Kopfumfang oberhalb der 97. Perzentile wird als Makrozephalus, ein Kopfumfang unterhalb der 3. Perzentile als Mikrozephalus bezeichnet.

Wichtiger als eine einmalige Bestimmung des Kopfumfangs sind wiederholte Messungen zur Verlaufskontrolle und die Bestimmung des Kopfumfangs der Eltern.

6 Beurteilung des Körpergewichts

Das Körpergewicht wird auf regelmäßig geeichten Waagen bestimmt. Säuglinge werden unbekleidet auf einer Tischwaage, ältere Kinder, Jugendliche und Erwachsene in Unterwäsche auf einer Standwaage gewogen. Das Gewicht wird entsprechend dem chronologischen Alter in Perzentilenkurven eingetragen (Abb. 11-1 und 11-2).

Ist das Gewicht außerhalb des Normwertes der 3. und 97. Perzentile, so liegt definitionsgemäß ein Unter- bzw. Übergewicht vor.

Zusätzlich zu dem absoluten Gewicht kann das Gewicht auf die Körperlänge/-höhe bezogen werden. Es wird in Prozent des Sollgewichts angegeben. Das Sollgewicht entspricht der 50. Gewichtsperzentile der jeweiligen Körperhöhe. Die Normwerte sind in den Tabellen der 1. Longitudinalen Züricher Wachstumsstudie enthalten [22]. Bei einem „weight-for height-index" (Ist-Gewicht: Soll-Gewicht × 100) über 120% oder unter 80% liegen pathologische Gewichtsveränderungen vor.

Ein weiterer Parameter für das Gewicht ist der „body mass index" (BMI), der das Gewicht in kg auf die Körperlänge/-höhe im Quadrat (kg/m^2) bezieht. Standardisierte Normalwerte der 5., 50. und 95. Perzentile sind in Tabelle 11-7 zu finden [13].

Tabelle 11-6 Frontookzipitaler Kopfumfang im Alter von 0,08–15 Jahren der 1. Züricher Longitudinalen Wachstumsstudie (Prader/Largo) und im Alter von 18 und 19 Jahren [22].

chronologisches Alter (Jahre)	Kopfumfang (cm) Mädchen Mittelwert ± SD	Jungen Mittelwert ± SD
0,08	36,41 ± 1,07	37,05 ± 1,31
0,50	42,73 ± 1,08	43,78 ± 1,22
1,00	45,84 ± 1,19	47,13 ± 1,29
1,50	47,42 ± 1,28	48,65 ± 1,38
2,00	48,30 ± 1,27	49,48 ± 1,37
3,00	49,53 ± 1,22	50,81 ± 1,37
4,00	50,20 ± 1,30	51,46 ± 1,36
5,00	50,76 ± 1,30	52,01 ± 1,42
6,00	51,12 ± 1,30	52,30 ± 1,35
7,00	51,54 ± 1,27	52,64 ± 1,39
8,00	51,77 ± 1,32	52,86 ± 1,41
9,00	51,92 ± 1,32	53,10 ± 1,38
10,00	52,07 ± 1,35	53,18 ± 1,42
11,00	52,30 ± 1,32	53,35 ± 1,41
12,00	52,55 ± 1,40	53,61 ± 1,40
13,00	52,92 ± 1,36	53,98 ± 1,45
14,00	53,46 ± 1,37	54,68 ± 1,52
15,00	53,90 ± 1,43	55,32 ± 1,57
16,00		
17,00		
18,00	54,40 ± 1,46	56,40 ± 1,31
19,00	54,30 ± 1,21	56,40 ± 1,57

Tabelle 11-7 Standardisierte Normalwerte der 5., 50. und 95. Perzentile des body mass index (BMI) amerikanischer Kinder und Jugendlicher [13].

Alter (Jahre)	Mädchen 5.	50.	95.	Jungen 5.	50.	95.
1,0	14,7	16,6	19,3	14,6	17,2	19,9
2,0	14,3	16,0	18,7	14,4	16,5	19,0
3,0	13,9	15,6	18,3	14,0	16,0	18,4
4,0	13,6	15,4	18,2	13,8	15,8	18,1
5,0	13,5	15,3	18,3	13,7	15,5	18,0
6,0	13,3	15,3	18,8	13,6	15,4	18,1
7,0	13,4	15,5	19,7	13,6	15,5	18,9
8,0	13,6	16,0	21,0	13,7	15,7	19,7
9,0	14,0	16,6	22,7	14,0	16,0	20,9
10,0	14,3	17,1	24,2	14,2	16,6	22,2
11,0	14,6	17,8	25,7	14,6	17,2	23,5
12,0	15,0	18,3	26,8	15,1	17,8	24,8
13,0	15,4	18,9	27,9	15,6	18,4	25,8
14,0	15,7	19,4	28,6	16,1	19,1	26,8
15,0	16,1	19,9	29,4	16,6	19,7	27,7
16,0	16,4	20,2	30,0	17,2	20,5	28,4
17,0	16,9	20,7	30,5	17,7	21,2	29,0
18,0	17,2	21,1	31,0	18,3	21,9	29,7
19,0	17,5	21,4	31,3	19,0	22,5	30,1

7 Stadien der Pubertätsentwicklung

Die Stadien der Pubertätsentwicklung werden für Jungen und Mädchen nach den von Tanner dokumentierten Kriterien der Pubesbehaarung (PH), der Brustentwicklung (B) und der Genitalentwicklung (G) beschrieben [32]. Die Einzelheiten können den Abbildungen 11-6 und 11-7 und der Tabelle 11-8 entnommen werden. Bei Mädchen tritt die erste Regelblutung bei etwas fortgeschrittener Pubertätsentwicklung ein. Der Zeitpunkt, an dem beim Jungen erstmals Spermien nachgewiesen werden, wird als Spermarche bezeichnet.

Tabelle 11-8 Stadien der Genitalentwicklung G 1–5 nach Tanner [32].

G 1	Präadoleszent: Hoden, Skrotum und Penis haben etwa die gleiche Größe und Proportion wie in der Kindheit.
G 2	Vergrößerung von Skrotum und Hoden. Die Haut des Skrotums verändert sich. Keine oder nur geringe Vergrößerung des Penis.
G 3	Vergrößerung des Penis, zunächst in der Länge. Weiteres Wachstum von Hoden und Skrotum.
G 4	Vergrößerung des Penis mit Wachstum in der Dicke und Entwicklung von Drüsen. Weitere Vergrößerung von Hoden und Skrotum. Verstärkte Pigmentierung der Skrotalhaut.
G 5	Erwachsenengröße der Genitalien. Kein weiteres Wachstum mehr. Nach der unmittelbaren Postadoleszenz scheint die Penisgröße etwas abzunehmen.

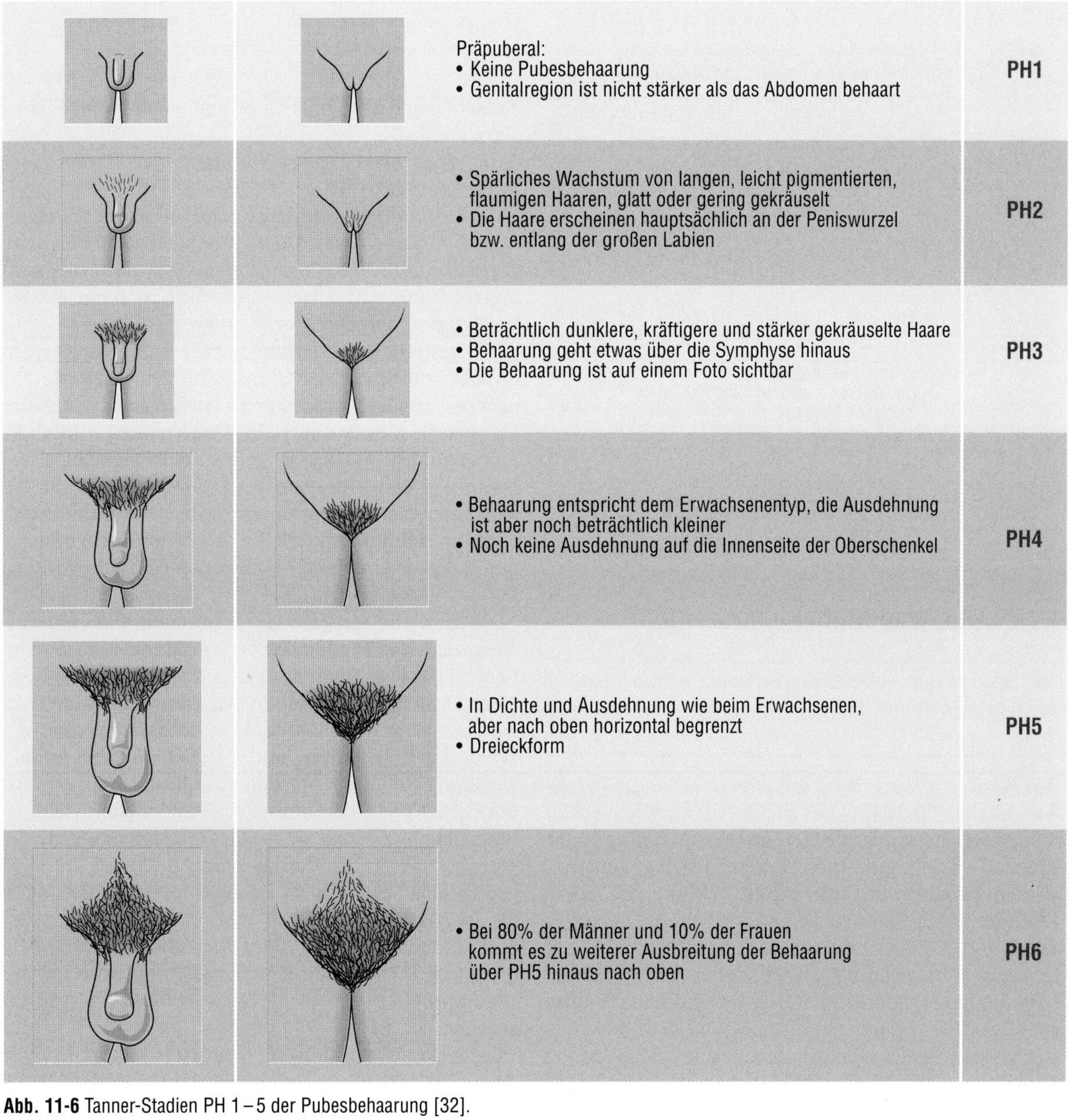

Beschreibung	Stadium
Präpuberal: • Keine Pubesbehaarung • Genitalregion ist nicht stärker als das Abdomen behaart	PH1
• Spärliches Wachstum von langen, leicht pigmentierten, flaumigen Haaren, glatt oder gering gekräuselt • Die Haare erscheinen hauptsächlich an der Peniswurzel bzw. entlang der großen Labien	PH2
• Beträchtlich dunklere, kräftigere und stärker gekräuselte Haare • Behaarung geht etwas über die Symphyse hinaus • Die Behaarung ist auf einem Foto sichtbar	PH3
• Behaarung entspricht dem Erwachsenentyp, die Ausdehnung ist aber noch beträchtlich kleiner • Noch keine Ausdehnung auf die Innenseite der Oberschenkel	PH4
• In Dichte und Ausdehnung wie beim Erwachsenen, aber nach oben horizontal begrenzt • Dreieckform	PH5
• Bei 80% der Männer und 10% der Frauen kommt es zu weiterer Ausbreitung der Behaarung über PH5 hinaus nach oben	PH6

Abb. 11-6 Tanner-Stadien PH 1–5 der Pubesbehaarung [32].

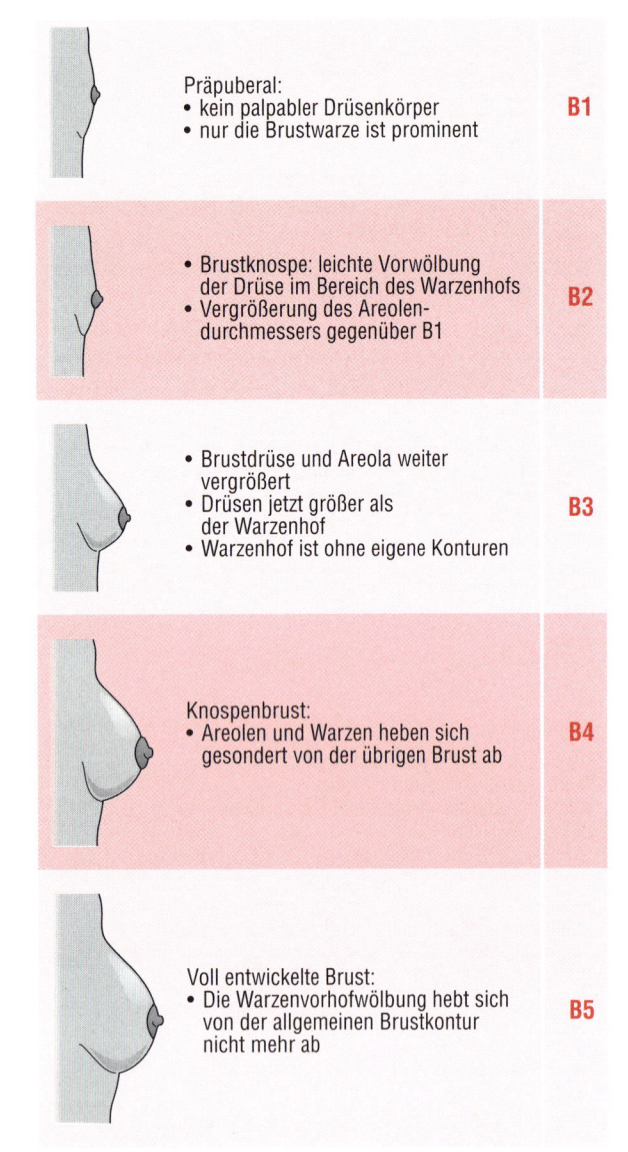

Abb. 11-7 Tanner–Stadien B1–B5 der Brustentwicklung [32].

Präpuberal: • kein palpabler Drüsenkörper • nur die Brustwarze ist prominent	B1
• Brustknospe: leichte Vorwölbung der Drüse im Bereich des Warzenhofs • Vergrößerung des Areolendurchmessers gegenüber B1	B2
• Brustdrüse und Areola weiter vergrößert • Drüsen jetzt größer als der Warzenhof • Warzenhof ist ohne eigene Konturen	B3
Knospenbrust: • Areolen und Warzen heben sich gesondert von der übrigen Brust ab	B4
Voll entwickelte Brust: • Die Warzenvorhofwölbung hebt sich von der allgemeinen Brustkontur nicht mehr ab	B5

Tabelle 11-9 Hodenvolumina (Mittelwerte ± SD) von 30 Schweizer Jungen in Abhängigkeit vom chronologischen Alter. Longitudinale Untersuchung von Zachmann et al. [37].

chronologisches Alter (Jahre)	Hodenvolumina Mittelwerte ± SD
10,0	1,2 ± 0,4
10,5	1,4 ± 0,7
11,0	1,8 ± 0,8
11,5	2,1 ± 1,0
12,0	4,0 ± 2,7
12,5	5,6 ± 3,3
13,0	7,0 ± 4,5
13,5	8,9 ± 5,2
14,0	10,8 ± 5,8
14,5	11,8 ± 5,8
15,0	12,8 ± 5,4
15,5	13,6 ± 4,9
16,0	14,4 ± 4,5
16,5	16,4 ± 4,7
17,0	17,6 ± 4,8
18,0	18,2 ± 4,7

7.1 Normale männliche Pubertät

Der Beginn der Pubertätsentwicklung ist bei Jungen durch eine Zunahme des Hodenvolumens auf 3 ml angezeigt.

Das *Hodenvolumen* wird durch vergleichende Palpation mit dem Orchidometer nach Prader bestimmt. Die Normalwerte für das chronologische Alter sind in der Tabelle 11-9 gezeigt [37]. Sie beziehen sich auf eine regelrecht ablaufende Pubertätsentwicklung. Bei 20 % gesunder Jungen können wegen einer verzögerten oder akzelerierten, aber normalen Pubertätsentwicklung Hodenvolumina jenseits der 10. oder 90. Perzentile vorkommen. Präpubertär liegen die Hodenvolumina zwischen 0,5–2,0 ml.

Zusätzlich kann eine sonographische Bestimmung des Hodenvolumens vorgenommen werden. Dabei läßt sich der Hoden am besten als ein Rotationsellipsoid darstellen und das Volumen berechnen nach der Formel

$$V = \pi/6 \; A \cdot B^2$$

(A = Länge des Hodens, B = Breite des Hodens, V = Volumen in ml).

Die Methode ist gut reproduzierbar, leider aber sehr zeitaufwendig [4, 26]. Bei der gleichen Untersuchung können die Struktur des Hodens und der Hodenanhangsgebilde mitbeurteilt und klinisch nicht erfaßte Varikozelen diagnostiziert werden.

Die gestreckte *Penislänge* wird vom Symphysenrand bis zur Spitze der Glans penis gemessen. Besonders bei adipösen Jungen ist darauf zu achten, daß das Fettgewebe des Mons pubis ausreichend zurückgedrängt und die Messung vom knöchernen Rand der Symphyse vorgenommen wird. Die Normalwerte der verschiedenen Altersgruppen (Mittelwerte und Standardabweichung) und die beim Erwachsenen erhobenen Befunde sind in der Tabelle 11-10 wiedergegeben [30].

Die zeitliche Abfolge der normalen Pubertätsentwicklung ist in Publikationen von Marschall [18] und Largo [15] festgehalten. Das mittlere chronologische Alter, in dem die einzelnen Pubertätsstadien erreicht werden, zeigt Tabelle 11-11. Zusätzlich werden die Werte der 2. negativen und 2. positiven Standardabweichung aufgeführt, die den Streubereich des Beginns und des Endes der normalen Pubertätsentwicklung festlegen.

Der Zeitpunkt, an dem erstmals Spermien im morgendlichen Spontanurin nachgewiesen werden, wird als *Spermarche* bezeichnet. Das chronologische Alter zum Zeitpunkt der Spermarche wird mit 14,5 (Median) bzw. 13,4 Jahren (Median), (Streubreite 11,7 bis 15,3 Jahre) in zwei verschiedenen Untersuchungen angegeben [14, 21].

Unter der Einwirkung des Testosterons kommt es im Alter von 14,5 ± 1,0 Jahren über die Vergrößerung des Kehlkopfs zum *Stimmbruch* [5].

Tabelle 11-10 Gestreckte Penislänge in cm. Mittelwerte, SD und − 2,0 SD als untere Grenze des Normbereiches [30].

	Mittelwert ±SD (cm)	− 2,0 SD (cm)
Frühgeborene		
30 Wochen	2,5 ± 0,4	1,7
34 Wochen	3,0 ± 0,4	2,2
Reifgeborene	3,5 ± 0,4	2,7
0 – 5 Monate	3,9 ± 0,8	2,3
6 – 12 Monate	4,3 ± 0,8	2,7
1 – 2 Jahre	4,7 ± 0,8	3,1
2 – 3 Jahre	5,1 ± 0,9	3,3
3 – 4 Jahre	5,5 ± 0,9	3,7
4 – 5 Jahre	5,7 ± 0,9	3,9
5 – 6 Jahre	6,0 ± 0,9	4,2
6 – 7 Jahre	6,1 ± 0,9	4,3
7 – 8 Jahre	6,2 ± 1,0	4,2
8 – 9 Jahre	6,3 ± 1,0	4,3
10 – 11 Jahre	6,4 ± 1,1	4,2
Erwachsene	13,3 ± 1,6	10,1

Tabelle 11-11 Chronologisches Alter, an dem die Stadien der Genitalentwicklung (G) und Pubesbehaarung (PH) bei Jungen der 1. Züricher Longitudinalen Wachstumsstudie erreicht werden. Mittelwerte, SD und Streubreite der zweifachen Standardabweichung [15].

Tanner-Stadien	Jahre Mittelwerte ± SD	Streubreite − 2 SD	Streubreite + 2 SD
G2	11,2 ± 1,5	8,2	14,2
G3	12,9 ± 1,2	10,5	15,3
G4	13,8 ± 1,1	11,6	16,0
G5	14,7 ± 1,1	12,5	16,9
PH2	12,2 ± 1,5	9,2	15,2
PH3	13,5 ± 1,2	11,1	15,9
PH4	14,2 ± 1,1	12,0	16,4
PH5	14,9 ± 1,0	12,9	16,9

Bei sorgfältiger Inspektion und Palpation ist bei etwa zwei Dritteln aller Jungen eine leichte Vergrößerung des Brustdrüsenkörpers zu dokumentieren, die in der Regel den Durchmesser des Warzenhofes nicht überschreitet [6]. Eine Vergrößerung über den Mamillenrand hinaus wird selten beobachtet. Eine geringfügige *Pubertätsgynäkomastie* ist daher ein Normalbefund der männlichen Pubertät. In fast allen Fällen kommt es zu einer Spontanregression nach 1 – 2 Jahren. In seltenen, ausgeprägten Fällen ist aus psychosozialen Gründen eine medikamentöse oder chirurgische Therapie erforderlich.

Der *Bartwuchs* beginnt bei Jungen erst nach längerer Testosteronexposition am Ende der Pubertät.

7.2 Normale weibliche Pubertät

Die zeitliche Abfolge der normalen weiblichen Pubertätsentwicklung wird durch Pubarche, Thelarche und Menarche bestimmt. Die entsprechenden Daten sind in longitudinalen Studien von Marshall [17] und Largo

Tabelle 11-12 Chronologisches Alter, an dem die Stadien der Brustentwicklung (B), der Pubesbehaarung (PH) und die Menarche bei Mädchen der 1. Züricher Longitudinalen Wachstumsstudie erreicht werden. Mittelwerte, SD und Streubreite der zweifachen Standardabweichung [16].

Tanner-Stadien	Jahre Mittelwerte ± SD	Streubreite − 2 SD	Streubreite + 2 SD
B2	10,9 ± 1,2	8,5	13,3
B3	12,2 ± 1,2	9,8	14,6
B4	13,2 ± 0,9	11,4	15,0
B5	14,0 ± 1,2	11,6	16,4
PH2	10,4 ± 1,2	8,0	12,8
PH3	12,2 ± 1,2	9,8	14,6
PH4	13,0 ± 1,1	10,8	15,2
PH5	14,0 ± 1,3	11,4	16,6
Menarche	13,4 ± 1,1	11,2	15,6

[16] erhoben worden. Die Streubreite der normalen weiblichen Pubertätsentwicklung ist groß und reicht z.B. von 8,5 bis zu 13,3 Jahren für das Tanner-Stadium B2 der Brustentwicklung (Tab. 11-12). Auch das Menarchealter von im Mittel 13,4 Jahren kann zwischen 11,2 und 15,6 Jahren variieren. Das mittlere Menarchealter deutscher Mädchen ist mit 13,0 ± 1,24 Jahren [10] etwas früher als das Menarchealter Schweizer Mädchen.

Die *ersten Zyklen* sind noch sehr unregelmäßig und anovulatorisch. Dies trifft für 55 % bzw. 20 % der Zyklen in den ersten 2 – 5 Jahren nach der Menarche zu [2, 11].

Uterus und Ovarien können mit Hilfe des Ultraschalls nicht-invasiv untersucht werden. Die methodischen Einzelheiten der sonographischen Größenbestimmung können den entsprechenden Literaturangaben entnommen werden [20, 29]. Die Entwicklung beider Organe ist alters- und pubertätsabhängig. Die Normwerte sind in den Tabellen 11-13 und 11-14 dargestellt [29]. Mit fortschreitender äußerer Pubertätsentwicklung und vermehrter Gonadotropinsekretion nehmen Uterus (Östrogeneffekt) und Ovarien (Gonadotropineffekt) an Größe zu. Groß- und kleinvolumige Ovarialzysten können dargestellt werden. Kleinere Fol-

Tabelle 11-13 Sonographisch bestimmtes Volumen des Uterus in Abhängigkeit vom chronologischen Alter mit oder ohne Zeichen der Pubertätsentwicklung [29].

chronologisches Alter (Jahre)	präpubertäre Mädchen Mittelwert ± SD	pubertäre Mädchen Mittelwert ± SD
2,0	1,98 ± 1,58	–
3,0	1,64 ± 0,81	–
4,0	2,10 ± 0,57	–
5,0	2,36 ± 1,39	–
6,0	1,80 ± 1,57	–
7,0	2,32 ± 1,07	–
8,0	3,11 ± 1,69	3,19 ± 0,37
9,0	3,18 ± 1,24	4,60 ± 1,99
10,0	4,95 ± 3,00	8,39 ± 3,98
11,0	6,71 ± 1,72	6,66 ± 3,20
12,0	–	14,82 ± 7,57

Tabelle 11-14 Sonographisch bestimmtes Volumen des Ovars und des Uterus in Abhängigkeit von dem Stadium der Brustentwicklung nach Tanner [29].

Pubertätsstadien (Brustentwicklung)	Uterusvolumen (cm³) Mittelwert ± SD	Ovarvolumen (cm³) Mittelwert ± SD
B2	7,03 ± 4,04	2,45 ± 1,00
B3	8,27 ± 3,45	1,80 ± 0,49
B4	16,92 ± 7,46	4,58 ± 1,40
B5	22,46	7,47

Tabelle 11-15 Sonographisch bestimmtes Volumen eines Ovars und Anteil der Follikelzysten < 9 mm oder > 9 mm in % [29].

Alter (Jahre)	Anzahl der Patienten	Ovarvolumen (ml) Mittelwert ± SD	Ovarialzysten* < 9 mm	> 9 mm
2	5	0,75 ± 0,41	–	–
3	6	0,66 ± 0,17	–	–
4	14	0,82 ± 0,36	14,3	–
5	4	0,86 ± 0,03	–	–
6	9	1,19 ± 0,36	11,1	–
7	8	1,26 ± 0,59	25,0	–
8	10	1,06 ± 0,58	20,0	–
9	11	1,98 ± 0,76	54,5	–
10	12	2,22 ± 0,69	50,0	–
11	12	2,52 ± 1,30	58,3	–
12–13	10	3,95 ± 1,70	60,0	20,0

* in % der Untersuchungen

likelzysten sind auch in der Präpubertät zu beobachten und in der Regel ohne pathologische Bedeutung (Tab. 11-15). Im Verlauf der weiteren Pubertätsentwicklung kommt es unter zunehmender Stimulation der Gonadotropine zur Ausbildung multizystischer Ovarien [31]. Größere Follikelzysten sind ein Normalbefund der fortgeschrittenen weiblichen Pubertät.

Literatur

1. Aksu, F., K. v. Schnakenburg: Perzentilenkurven für die Längen- und Gewichtsbeurteilung türkischer Kinder. Der Kinderarzt 11 (1980) 199–205.
2. Apter, D., R. Vihko: Serum pregnenolone, progesterone, 17-hydroxyprogesterone, testosterone and 5α dihydrotestosterone during female puberty. J. clin. Endocrin. Metab. 45 (1977) 1039–1048.
3. Bayley, N., S. R. Pinneau: Tables for predicting adult height from skeletal age: Revised for use with the Greulich–Pyle hand standards. J. Pediatr. 40 (1952) 423–441.
4. Behre, H. M., D. Nashan, E. Nieschlag: Objective measurement of testicular volume by ultrasonography: evaluation of the technique and comparison with the orchidometer estimates. Int. J. Androl. 12 (1989) 395–403.
5. Billewicz, W. Z., M. Fellowes, A. M. Thomson: Pubertal changes in boys and girls in Newcastle upon Tyne. Ann. Hum. Biol. 8 (1981) 211–219.
6. Biro, F. M., A. W. Lucky, G. A. Huster, J. A. Morrison: Hormonal studies and physical maturation in adolescent gynecomastia. J. Pediatr. 116 (1990) 450–455.
7. Brämswig, J. H., M. Fasse, M.-L. Holthoff, H. J. v. Lengerke, W. v. Petrykowski, G. Schellong: Adult height in boys and girls with untreated short stature and constitutional delay of growth and puberty: Accuracy of five different methods of height prediction. J. Pediatr. 117 (1990) 886–891.
8. Brandt, I.: Perzentilenkurven für das Längenwachstum bei Früh- und Reifgeborenen in den ersten fünf Jahren. Der Kinderarzt 11 (1980) 43–51.
9. Brandt, I., L. Reinken: Die Wachstumsgeschwindigkeit gesunder Kinder in den ersten 16 Lebensjahren: Longitudinale Entwicklungsstudie Bonn–Dortmund. Klin. Pädiatr. 200 (1988) 451–456.
10. Danker-Hopfe, H., D. Ostersehlt: Problems in the collection and evaluation of menarche data, exemplified by empirical data from two Bremerhaven child development studies. Ärztl. Jugendkd. 81 (1990) 396–401.
11. Döring, G. K.: Über die relative Sterilität in den Jahren nach der Menarche. Geburtsh. Frauenheilkd. 23 (1963) 30–37.
12. Greulich, W. W., S. I. Pyle: Radiographic Atlas of Skeletal Development of the Hand and Wrist. 2nd ed. Stanford University Press, Stanford, California 1959.
13. Hammer, L. D., H. C. Kraemer, D. M. Wilson, P. L. Ritter, S. M. Dornbusch: Standardized percentile curves of body-mass index for children and adolescents. AJDC 145 (1991) 259–263.
14. Hirsch, M., J. Shemesh, M. Modan, B. Lunenfeld: Emission of spermatozoa. Age of onset. Int. J. Androl. 2 (1979) 289–298.
15. Largo, R. H., A. Prader: Pubertal development in Swiss boys. Helv. paediat. Acta 38 (1983) 211–228.
16. Largo, R. H., A. Prader: Pubertal development in Swiss girls. Helv. paediat. Acta 38 (1983) 229–243.
17. Marshall, W. A., J. M. Tanner: Variations in the pattern of pubertal changes in girls. Arch. Dis. Childh. 44 (1969) 291–303.
18. Marshall, W. A., J. M. Tanner: Variations in the pattern of pubertal changes in boys. Arch. Dis. Childh. 45 (1970) 13–23.
19. McKusick, V. A.: Heritable Disorders of Connective Tissue. Mosby, St. Louis 1966.
20. Neu, A.: Sonographische Größenbestimmung endokriner Organe. In: Ranke, M. B. (Hrsg.): Endokrinologische Funktionsdiagnostik im Kindes- und Jugendalter, S. 26–43. J & J, Mannheim 1993.
21. Nielsen, C. T., N. E. Skakkebaek, D. W. Richardson, J. A. B. Darling, W. M. Hunter, M. Jorgensen, A. Nielsen, O. Ingerslev, N. Keiding, J. Müller: Onset of the release of spermatozoa (spermarche) in boys in relation to age, testicular growth, pubic hair, and height. J. clin. Endocrin. Metab. 62 (1986) 532–535.
22. Prader, A., R. H. Largo, L. Molinari, C. Issler: Physical growth of Swiss children from birth to 20 years of age. First Zurich longitudinal study of growth and development. Helv. paediat. Acta (Suppl.) 52 (1989) 1–125.
23. Reinken, L., H. Stolley, W. Droese, G. van Oost: Longitudinale Entwicklung von Körpergewicht, Körperlänge, Hautfettfaltendicke, Kopf-, Brust- und Bauchumfang bei gesunden Kindern. I. Säuglingsalter. Klin. Pädiat. 191 (1979) 556–565.
24. Reinken, L., H. Stolley, W. Droese, G. van Oost: Longitudinale Körperentwicklung gesunder Kinder. II. Größe, Gewicht, Hautfettfalten von Kindern im Alter von 1,5 bis 16 Jahren. Klin. Pädiat. 192 (1980) 25–33.
25. Reinken, L., G. van Oost: Longitudinale Körperentwicklung gesunder Kinder von 0 bis 18 Jahren. Körperlänge/-höhe, Körpergewicht und Wachstumsgeschwindigkeit. Klin. Pädiat. 204 (1992) 129–133.
26. Rivkees, S. A., D. A. Hall, P. A. Boepple, J. D. Crawford: Accuracy and reproducibility of clinical measures of testicular volume. J. Pediatr. 110 (1987) 914–917.
27. Roche, A. F., G. H. Davila: Late adolescent growth in stature. Pediatrics 50 (1972) 874–880.
28. Roche, A. F., H. Wainer, D. Thissen: Predicting adult stature for individuals, Monographs in paediatrics. Vol 3. Karger, Basel 1975.
29. Salardi, S., L. F. Orsini, E. Cacciari, L. Bovicelli, P. Tassoni, A. Reggiani: A: Pelvic ultrasonography in premenarcheal girls: relation to puberty and sex hormone concentrations. Arch. Dis. Child 60 (1985) 120–125.
30. Schonfeld, W. A., G. W. Beebe: Normal growth and variation in the male genitalia from birth to maturity. J. Urol. 48 (1942) 759–777.

31. Stanhope, R. J., J. Adams, H. S. Jacobs, C. G. D. Brook: Ovarian ultrasound assessment in normal children, idiopathic precocious puberty, and during low dose pulsatile gonadotropin releasing hormone treatment of hypogonadotrophic hypogonadism. Arch. Dis. Child 60 (1985) 116–119.

32. Tanner, J. M.: Growth at Adolescence. 2nd ed. Blackwell, Oxford 1962.

33. Tanner, J. M., R. H. Whitehouse, W. A. Marshall, M. J. R. Healy, H. Goldstein: Assessment of Skeletal Maturity and Prediction of Adult Height (TW2 Method). Academic Press, New York 1975.

34. Tanner, J. M., R. H. Whitehouse, M. Takaishi: Standards from birth to maturity for height, weight, height velocity, and weight velocity: British children, 1965. Part I. Arch. Dis. Child 41 (1966) 454–471.

35. Tanner, J. M., R. H. Whitehouse, M. Takaishi: Standards from birth to maturity for height, weiht, height velocity, and weight velocity: British children, 1965. Part II. Arch. Dis. Child 41 (1966) 613–635.

36. Tanner, J. M., K. W. Landt, N. Cameron, B. S. Carter, J. Patel: Prediction of adult height from height and bone age in childhood. A new system of equations (TW Mark II) based on a sample including very tall and very short children. Arch. Dis. Child 58 (1983) 767–776.

37. Zachmann, M., A. Prader, H. P. Kind, H. Häfliger, H. Budliger: Testicular volume during adolescence: Cross-sectional and longitudinal studies. Helv. paediat. Acta 29 (1974) 61–72.

38. Zachmann, M., B. Sobradillo, M. Frank, H. Frisch, A. Prader: Bayley-Pinneau, Roche-Wainer-Thissen, and Tanner height predictions in normal children and in patients with various pathological conditions. J. Pediatr. 93 (1978) 749–755.

12 Kleinwuchs und Wachstumsstörungen

Jürgen H. Brämswig

1	Definitionen 92
2	Normvarianten der Körperlänge/Körperhöhe und der Wachstumsgeschwindigkeit.. 93
2.1	Körperlänge/Körperhöhe 93
2.2	Wachstumsgeschwindigkeit 93
3	Pathologie der Körperlänge/Körperhöhe und der Wachstumsgeschwindigkeit 94
3.1	Pathologie der Körperlänge/Körperhöhe .. 94
3.1.1	Intrauteriner und postnatal persistierender Kleinwuchs 94
3.1.2	Konstitutionell-genetische Skeletterkrankungen (Skelettdysplasien) 94
3.1.3	Chromosomale Veränderungen 95
3.1.4	Syndrome mit Kleinwuchs 95
3.2	Pathologie der Wachstumsgeschwindigkeit . 96
3.2.1	Störungen des Längenwachstums als Symptom organischer, nichtendokriner Krankheiten 96
3.2.2	Störungen des Längenwachstums als Symptom endokriner Erkrankungen 98
3.2.3	Wachstumshormonmangel 98
3.2.4	Angeborene Formen des Wachstumshormonmangels oder der Wachstumshormonwirkung 100
3.2.5	Erworbene Formen des Wachstumshormonmangels 101
3.2.6	Funktionelle Störungen der Wachstumshormonsekretion...................... 103
3.2.7	Idiopathischer Wachstumshormonmangel . 103
4	Diagnostik des Wachstumshormonmangels 103
4.1	Physiologische Testverfahren 104
4.2	Pharmakologische Testverfahren 104
4.3	Growth-hormone-Releasing-Test (GH-RH-Test) 106
4.4	IGF-I und IGFBP-3 106
5	Therapie mit Wachstumshormon 106
5.1	Wachstumshormontherapie bei Kindern mit Wachstumshormonmangel........... 106
5.2	Wachstumshormontherapie bei Mädchen mit Ullrich-Turner-Syndrom 107
5.3	Wachstumshormontherapie bei Jungen und Mädchen mit chronischer Niereninsuffizienz 108
5.4	Weitere therapeutische Ansätze zur Behandlung des Kleinwuchses ohne Wachstumshormonmangel 108

1 Definitionen

Körperlänge/-höhe und Wachstumsgeschwindigkeit sind die auxologischen Parameter für die Diagnose und Differentialdiagnose des Kleinwuchses und der Wachstumsstörungen.

Die *Körperhöhe* ist ein statisches Maß und gibt eine punktuelle Information über die Distanz, die zu einem gewissen Alter im Rahmen des gesamten Wachstumsprozesses zurückgelegt ist.

Die Körperhöhe kleinwüchsiger Kinder und Jugendlicher liegt unterhalb der altersentsprechenden 3. Perzentile. Eine Körperhöhe über der 97. PZ bedeutet Hochwuchs.

In den meisten Fällen stellt der Kleinwuchs eine Normvariante der Körperhöhe dar. Pathologische Formen des Kleinwuchses müssen über eine anfänglich orientierende, später differenzierende Diagnostik von Normvarianten abgegrenzt werden. Dafür sind in erster Linie auxologische Daten zu erheben und auszuwerten.

Der auxologische Parameter für die Erfassung von Wachstumsstörungen ist die *Wachstumsgeschwindigkeit*, die aus 2 oder mehr Daten der Körperhöhe über einen Zeitraum von wenigstens 12 Monaten errechnet wird. Das Wachstum wird in den ersten 1–3 Lebensjahren auf eine individuell vorgegebene Perzentile „kanalisiert" (Kap. 11). Ein deutliches und konstantes Abweichen von dem bisherigen *Wachstumskanal* ist ein wichtiger Hinweis auf eine Wachstumsstörung. In diesem Fall ist die Wachstumsgeschwindigkeit immer pathologisch verändert. Vorübergehende Abweichungen sind meist Normvarianten der Wachstumsgeschwindigkeit, wie sie als *Catch-down-* und *Catch-up-Wachstum* z.B. im Rahmen interkurrenter Erkrankungen beobachtet werden.

Die Grenzen der normalen Wachstumsgeschwindigkeit sind nicht die 3. und 97. Perzentile, sondern die 25. und 75. Perzentile, wenn längerfristig ein perzentilenparalleles Wachstum beibehalten werden soll.

Eine konstante Wachstumsgeschwindigkeit unterhalb der 25. oder oberhalb 75. Perzentile führt zu einem exzessiven Klein- bzw. Hochwuchs.

Es ist wichtig, darauf hinzuweisen, daß Wachstumsstörungen in allen Perzentilenbereichen der Körperhöhe auftreten können. Sie führen nur dann zu einem

Tabelle 12-1 Diagnose einer Wachstumsstörung anhand der auxologischen Parameter Körperhöhe und Wachstumsgeschwindigkeit.

Körperhöhe (cm)	Perzentile	Wachstumsgeschwindigkeit (cm/Jahr)	Wachstumsstörung
normal	3.–97.	normal	nein
Kleinwuchs	<3.	normal	nein
Kleinwuchs	<3.	pathologisch	ja
normal	3.–97.	pathologisch	ja

Kleinwuchs, wenn sie nicht rechtzeitig diagnostiziert und therapiert werden (Tab. 12-1).

2 Normvarianten der Körperlänge/Körperhöhe und der Wachstumsgeschwindigkeit

2.1 Körperlänge/Körperhöhe

Der *familiäre Kleinwuchs* ist eine Normvariante der Körperlänge/-höhe. Die Körperhöhe des Kindes befindet sich unterhalb der altersentsprechenden 3. Perzentile, ist bezogen auf die Körperhöhe der Eltern jedoch normal. Die Definition *familiärer* Kleinwuchs verlangt, daß die Körperhöhe des Vaters und/oder der Mutter unter der 3. Perzentile liegen. Trotz der geringeren Körperhöhe ist die Wachstumsgeschwindigkeit der Betroffenen normal. Das Wachstum verläuft unterhalb, aber parallel zur 3. Perzentile. Der Wachstumskanal wird nicht verlassen. Das Skelettalter entspricht mit ± 1 Standardabweichung dem chronologischen Alter. Der Beginn der Pubertätsentwicklung ist zeitgerecht, der Pubertätsverlauf normal. Die Erwachsenengröße wird nur selten die 3. Perzentile der Bezugspopulation erreichen.

2.2 Wachstumsgeschwindigkeit

Die postnatale Dezeleration oder Akzeleration des Wachstums: Das pränatale Wachstum wird durch maternale, plazentare, genetische und hormonelle Faktoren kontrolliert. Zusätzlich spielen das Geschlecht, soziale und ökonomische Bedingungen und die Körperhöhe der Eltern, vor allen Dingen der Mutter, eine wichtige Rolle. Das Neugeborene kann somit in Relation zu seiner genetischen Konstellation zum Zeitpunkt der Geburt „zu klein" (Mangelgeburt, SGA = small for gestational age) oder „zu groß" (LGA = large for gestational age) sein. Postnatal zeigen diese Neugeborenen entweder eine Akzeleration oder Dezeleration des Wachstums. Sie erreichen in den ersten 1–3 Lebensjahren ihren eigenen, individuellen Wachstumskanal, der dann während des weiteren Wachstums bis zum Beginn der Pubertät in der Regel nicht mehr verlassen wird.

Die konstitutionelle Verzögerung oder Akzeleration von Wachstum und Pubertät: Die konstitutionelle Verzögerung oder Akzeleration von Wachstum und Pubertät ist eine Normvariante der durch einen späten oder frühen Pubertätsbeginn veränderten Wachstumsgeschwindigkeit [4, 9]. Als biologisch-statistisches Phänomen tritt es – wie der Klein- und Hochwuchs – mit einer Häufigkeit von jeweils 3% auf.

Die konstitutionelle Verzögerung von Wachstum und Pubertät ist sowohl bei klein-, normal- als auch bei hochwüchsigen Jugendlichen zu beobachten.

Die Wachstumsgeschwindigkeit der Betroffenen ist bis zum Zeitpunkt des Pubertätseintritts normal und verläuft in dem nach dem 1.–3. Lebensjahr eingeschlagenen Wachstumskanal. Der Beginn der Pubertätsentwicklung liegt außerhalb der 2fachen Standardabweichung der Normalpopulation. Die Erwachsenengröße befindet sich im Zielgrößenbereich der Eltern. Während der Pubertät wird der Wachstumskanal im Sinne der Verzögerung oder Akzeleration verlassen.

Das Skelettalter ist häufig schon vor Einsetzen der Pubertät gegenüber dem chronologischen Alter um mehr als zwei Standardabweichungen retardiert oder akzeleriert und damit der erste diagnostische Hinweis auf eine konstitutionelle Verzögerung von Wachstum und Pubertät. Die aufgrund des retardierten oder akzelerierten Skelettalters gestellte Verdachtsdiagnose

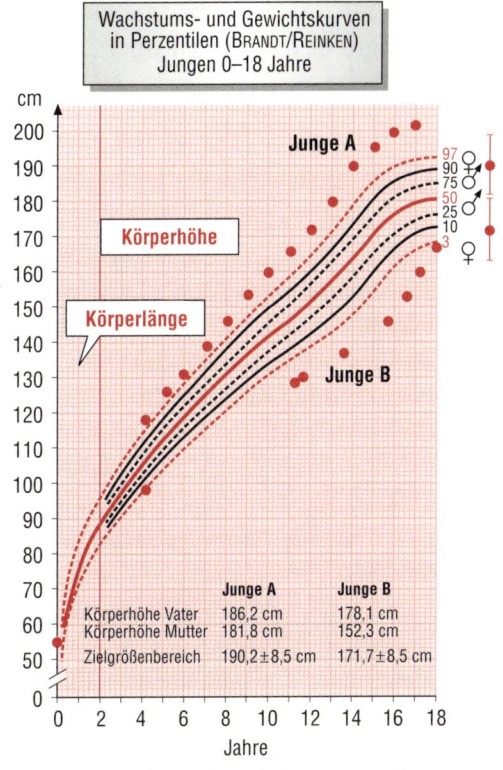

Abb. 12-1 Körperhöhe und Wachstumsverlauf eines Jungen mit familiärem Hochwuchs und konstitutioneller Beschleunigung (Junge A) und eines Jungen mit Kleinwuchs und konstitutioneller Verzögerung von Wachstum und Pubertät (Junge B).

kann durch entsprechende anamnestische Angaben der Eltern, wie z. B. späte oder frühe Menarche der Mutter oder später bzw. früher Pubertätsbeginn des Vaters ergänzt werden. Die endgültige Diagnose wird erst mit dem Einsetzen der Pubertät gestellt (s. Kap. 11, 13 und 14).

Die Kombination des familiären Kleinwuchses mit der konstitutionellen Verzögerung oder Akzeleration von Wachstum und Pubertät: Das klinische Bild des familiären Kleinwuchses mit der konstitutionellen Verzögerung oder Akzeleration von Wachstum und Pubertät verbindet eine Normvariante der Körperhöhe mit einer Normvariante der Wachstumsgeschwindigkeit. Während ein früher Pubertätsbeginn temporär die Körperhöhe verbessert, führt ein später Pubertätseintritt vorübergehend zu einer stärkeren Ausprägung des Kleinwuchses. Es ist zu erwarten, daß in beiden Fällen die Erwachsenengröße im Zielgrößenbereich der Eltern und damit unterhalb der 3. Perzentile liegt. Abbildung 12-1 zeigt den Wachstumsverlauf und die Endgrößen von Jungen mit familiärem Hochwuchs und konstitutioneller Beschleunigung (Junge A) und einem Jungen mit familiärem Kleinwuchs und konstitutioneller Verzögerung von Wachstum und Pubertät (Junge B).

3 Pathologie der Körperlänge/ Körperhöhe und der Wachstumsgeschwindigkeit

3.1 Pathologie der Körperlänge/ Körperhöhe

Verschiedene Formen des Kleinwuchses beginnen intrauterin und persistieren postnatal bis in das Erwachsenenalter. Die Wachstumsgeschwindigkeit ist bei diesen Patienten normal oder liegt in einem „Normbereich", der für die jeweilige Erkrankung in longitudinalen Studien dokumentiert worden ist (z. B. Ullrich-Turner-Syndrom).

3.1.1 Intrauteriner und postnatal persistierender Kleinwuchs

Neugeborene mit einem intrauterinen Kleinwuchs (SGA = small for gestational age) haben eine Geburtslänge und/oder ein Geburtsgewicht, das mehr als 2 Standardabweichungen unter dem Normwert des jeweiligen Gestationsalters liegt.

In den meisten Fällen (etwa 80%) ist ein Aufholwachstum in den ersten 1–3 Lebensjahren zu beobachten. 15–20% der Kinder mit intrauterinem Kleinwuchs bleiben jedoch auch als Erwachsene kleinwüchsig oder erreichen nicht die genetische Zielgröße. Ein Wachstumshormonmangel liegt in der Regel nicht vor. Die Wachstumsgeschwindigkeit ist postnatal normal. Das Skelettalter ist gegenüber dem chronologischen Alter nicht selten retardiert. Prospektive Daten zum Pubertätseintritt liegen nicht vor. Eine leichte Verzögerung des Pubertätsbeginns ist denkbar.

Die Ätiologie der intrauterinen Wachstumsverzögerung ist vielfältig [22] und umfaßt fetale, plazentare, maternale und möglicherweise auch hormonelle Erkrankungen (Tab. 12-2).

Tabelle 12-2 Ätiologie des intrauterinen Kleinwuchses.

fetale Ursachen
- kongenitale Infektionen: Zytomegalie, Röteln, Toxoplasmose etc.
- chromosomale Störungen: Trisomie 13, 18, 21, Ullrich-Turner-Syndrom
- fetofetale Zwillingstransfusion

maternale Faktoren
- maternale Mangel- oder Fehlernährung
- Alkohol-, Drogen-, Nikotinabusus
- Schwangerschaftstoxikose
- chronische Erkrankungen, z.B. renale Insuffizienz, maternale Phenylketonurie
- Malformationen des Uterus
- Mehrlingsschwangerschaft

plazentare Faktoren
- Plazentainsuffizienz
- Strukturanomalien, z.B. fehlerhafte Insertion der Plazenta

Umgebungsfaktoren
- soziöökonomischer Status der Mutter

3.1.2 Konstitutionell-genetische Skeletterkrankungen (Skelettdysplasien)

Mehr als 250 Formen der konstitutionell-genetischen Skeletterkrankungen sind beschrieben [48]. Die Ursache ist fast immer unbekannt. Die Einordnung der meisten Skelettdysplasien erfolgt nach klinischen und radiologischen Gesichtspunkten. In einigen Fällen ist eine pathogenetische Einteilung, in anderen eine Zuordnung zu einem definierten Gendefekt möglich.

Ein klinisch sehr wichtiges Merkmal der Skelettdysplasien ist die körperliche Dysproportion.

In ausgeprägten Fällen besteht zudem ein exzessiver Kleinwuchs mit einer mittleren Körperhöhe von z.B. 132 cm bzw. 123 cm bei Männern und Frauen mit einer Achondroplasie [25]. Andere Erkrankungen sind bezüglich der Dysproportionen weniger auffällig. Die Körperhöhe dieser Patienten liegt nur knapp unterhalb der 3. Perzentile oder im unteren altersentsprechenden Normbereich (Hypochondroplasie).

Für die initiale *Diagnostik* der Skelettdysplasien ist die Dokumentation der Sitzhöhe, der Unterlänge, der Armspannweite und des Kopfumfanges notwendig. Für die differenzierte diagnostische Abklärung sollen die auxologischen Maße der einzelnen Röhrenknochen mit den Normalwerten der Züricher Longitudinalen Wachstumsstudie oder den Daten der Dortmunder Wachstumsstudie von Reinken und Brandt verglichen werden (s. Lit. Kap. 11).

Die initiale röntgenologische Abklärung erfordert Röntgenaufnahmen des Schädels, des Beckens, der linken Hand und des linken Knies sowie der Wirbelsäule.

3.1.3 Chromosomale Veränderungen

Zahlreiche Krankheitsbilder mit chromosomalen Veränderungen gehen mit einem Kleinwuchs einher. In vielen Fällen ist die Chromosomenstörung anhand auffälliger klinischer Merkmale zu diagnostizieren, in anderen Fällen führt der Kleinwuchs zur Diagnose. Nicht selten fällt eine Diskrepanz der Körperhöhe des Kindes zur Körperhöhe der Eltern auf. Die geringe Körperhöhe ist häufig schon seit der Geburt bekannt. Postnatal ist die Wachstumsgeschwindigkeit zwar dem Krankheitsbild entsprechend wie beim Ullrich-Turner- [40] oder Down-Syndrom [16], gegenüber der Wachstumsgeschwindigkeit gesunder Kinder jedoch deutlich vermindert. Das Wachstum folgt aber in der Regel einem der jeweiligen Erkrankung entspechenden Wachstumskanal. Wird dieser verlassen, so muß eine weitere Diagnostik veranlaßt werden.

Ullrich-Turner-Syndrom: Bei dem Ullrich-Turner-Syndrom liegt eine numerische oder strukturelle Aberration der X-Chromosomen vor. Unter den lebendgeborenen Mädchen beträgt die Häufigkeit 1:2000 bis 1:2500. Die Diagnose muß bei allen Mädchen, weiblichen Jugendlichen und erwachsenen Frauen erwogen werden, die durch eine geringe Körperhöhe – besonders im Vergleich zur Körperhöhe der Eltern – und eine fehlende, verzögerte oder inkomplette Pubertätsentwicklung auffallen (s. a. Kap. 11). Die klinische Verdachtsdiagnose wird durch eine Chromosomenanalyse bestätigt. Bei aller Vielfalt der klinischen Symptomatik ist der Kleinwuchs fast immer vorhanden. Die mittlere Körperhöhe deutscher Mädchen mit einem Ullrich-Turner-Syndrom beträgt nach den Daten von Ranke et al. [40] 146,8 cm. Der Streubereich der 2fachen Standardabweichung reicht von 134,1–158,5 cm.

Down-Syndrom: Eine häufige chromosomale Störung ist die Trisomie 21, das Down-Syndrom. Unter den Lebendgeborenen beträgt die Rate der Erkrankungen etwa 1:600 bis 1:1000. Die Häufigkeit steigt mit zunehmendem Alter der Mutter. Die Körperlänge und das Gewicht sind schon bei der Geburt mit 47,5 cm und 2700 g (Mittelwerte) gegenüber der Norm vermindert. Der Kleinwuchs persistiert in den folgenden Lebensjahren und wird während der Pubertät noch ausgeprägter. Die mittlere Erwachsenengröße beträgt 145 cm bei Frauen und 154 cm bei Männern [16]. Vorläufige Ergebnisse einer Wachstumshormontherapie liegen vor [52a].

Prader-Labhart-Willi-Syndrom: Im Vordergrund der klinischen Symptome des Prader-Labhart-Willi-Syndroms stehen die extreme Adipositas, die zwanghafte, fast nicht steuerbare Polyphagie, die mentale Retardierung und der Kleinwuchs. Die mittlere Körperhöhe des erwachsenen Mannes beträgt 161 cm, die der erwachsenen Frau 151 cm [24]. Eine Übersicht über die wichtigsten klinischen Befunde gibt die Tabelle 12-3. Neuere zytogenetische Befunde haben bei mehr als 50% der Patienten eine Deletion im proximalen Teil des langen Arms von Chromosom 15 (15q11–13) beschrieben. Eine Behandlung des Kleinwuchses mit Oxandrolon ist publiziert [23], die Indikation zur Wachstumshormontherapie wird kontrovers diskutiert.

Tabelle 12-3 Körperliche Merkmale des Prader-Labhart-Willi-Syndroms.

- Muskelhypotonie im Säuglingsalter, Fütterungsprobleme
- Adipositas permagna mit Polyphagie
- mentale Retardierung
- Kleinwuchs
- Hypogonadismus

3.1.4 Syndrome mit Kleinwuchs

Viele syndromale Erkrankungen gehen mit einem Kleinwuchs einher. Die Krankheitsbilder haben in der Regel den Eigennamen des Erstbeschreibers erhalten, da eine Einordnung des Syndroms zu einer Chromosomenaberration oder einer Stoffwechselerkrankung (noch) nicht möglich ist.

Silver-Russel-Syndrom: Die charakteristischen klinischen Befunde des Silver-Russel-Syndroms sind in Tabelle 12-4 aufgeführt. Im Vordergrund steht der Kleinwuchs zusammen mit einer Körperasymmetrie. Geburtslänge und Geburtsgewicht sind erniedrigt. Das Wachstum verläuft nach dem 2.–3. Lebensjahr in dem der Krankheit entsprechenden Wachstumskanal. Pubertätseintritt und Pubertätsverlauf sind normal. Die Körperhöhe Erwachsener wird mit 142,0 ± 6,2 cm für Frauen und 150,7 ± 2,8 cm für Männer angegeben (Tab. 12-4) [17].

Tabelle 12-4 Körperliche Merkmale des Silver-Russel-Syndroms.

- prä- und postnataler Kleinwuchs („small for gestational age")
- Körperasymmetrie
- hohe Stirn; kleines, „dreieckiges" Gesicht
- Klinodaktylie

Noonan-Syndrom: Das Noonan-Syndrom kann bei Mädchen und Jungen auftreten. Es zeigt klinische Merkmale, die weitgehend denen des Ullrich-Turner-Syndroms entsprechen. Der Karyotyp ist mit 46,XX oder 46,XY normal. Das Noonan-Syndrom tritt mit einer Häufigkeit von 1:1000 bis 1:5000 auf. Die Pulmonalstenose ist die häufigste Form eines assoziierten Vitium cordis. Die mittlere Körperhöhe erwachsener Männer beträgt 158,3 cm. Spezifische Wachstumskurven sind publiziert [39]. Erste Erfahrungen mit einer Wachstumshormontherapie sind veröffentlicht [51].

Williams-Beuren-Syndrom: Das Williams-Beuren-Syndrom ist ein Krankheitsbild mit typischer Fazies („Elfengesicht"), mentaler Retardierung und einer supravalvulären Aorten- (64%) oder einer Pulmonalstenose (24%). 50% der Erwachsenen haben eine Körperhöhe unterhalb der 3. Perzentile. Die mittlere Körperhöhe erwachsener Männer beträgt 162 cm, die mittlere Körperhöhe erwachsener Frauen 154 cm. Krankheitsspezifische Wachstumskurven wurden veröffentlicht [34]. Die wesentlichen klinischen Merkmale sind in Tabelle 12-5 zusammengefaßt.

Tabelle 12-5 Körperliche Merkmale des Williams-Beuren-Syndroms.

- charakteristische Gesichtsdysmorphie und sog. „Elfen- oder Koboldgesicht"
- Kleinwuchs
- mentale Retardierung
- supravalvuläre Aorten- oder Pulmonalstenose
- (Hyperkalzämie)

3.2 Pathologie der Wachstumsgeschwindigkeit

Der wesentliche auxologische Parameter zur Beurteilung von Wachstumsstörungen ist nicht die Körperlänge/Körperhöhe, sondern die Wachstumsgeschwindigkeit. Die Körperlänge/Körperhöhe ist in diesem Zusammenhang ein sekundärer Parameter, da Wachstumsstörungen sowohl bei kleinwüchsigen als auch bei normalgroßen und hochwüchsigen Patienten beobachtet werden können. Störungen des Längenwachstums sind nicht nur Symptome einer primären Endokrinopathie, sondern viel häufiger Symptome einer Organerkrankung ohne Beteiligung des endokrinen Systems.

3.2.1 Störungen des Längenwachstums als Symptom organischer, nichtendokriner Krankheiten

Unter- und/oder Fehlernährung: Weltweit ist *Unterernährung* die häufigste Ursache verminderten Längenwachstums.

Eine weitere Ursache ist die *Fehlernährung*, die ohne wesentlichen Verlust der Gesamtkalorien einzelne oder mehrere Komponenten der Ernährung betrifft, z.B. Eiweiß (*Kwashiorkor*). In diesem Zusammenhang ist auch auf Fehlernährungen im Rahmen diätetischer oder alternativer Ernährungsformen hinzuweisen [46]. Ein Mangel an essentiellen Aminosäuren, Vitaminen oder Spurenelementen wie Zink, Eisen, Kalzium oder Jod kann ebenfalls zu einer Wachstumsretardierung führen. In allen Fällen ist ein normales Wachstum nach Substitution der fehlenden Ernährungskomponenten zu beobachten. Das Ausmaß des Aufholwachstums in den genetischen Zielbereich ist abhängig von der Dauer und Ausprägung der Unter- oder Fehlernährung.
Erkrankungen des Gastrointestinaltraktes: Ein charakteristisches Symptom chronisch gastrointestinaler Störungen ist neben der Gewichtsabnahme die meist später einsetzende Verminderung des Längenwachstums. Dies betrifft die Eiweißintoleranz der *Zöliakie* (Glutenintoleranz), die inkomplete Spaltung und Resorption von Mono- und Disacchariden (z.B. *Saccharaseisomaltasemangel*) und die Malabsorption der Fette (z.B. bei der Pankreasinsuffizienz im Rahmen einer *zystischen Fibrose*). In manchen Fällen ist der Kleinwuchs dabei das einzige klinische Symptom, so daß z.B. eine Zöliakie auch ohne die entsprechende Klinik immer durch die Bestimmung der *Gliadin- und Endomysiumantikörper*, bei pathologischem Befund durch eine *Dünndarmbiopsie* ausgeschlossen werden muß.

Insbesondere auch der *Morbus Crohn* kann über Monate und Jahre allein durch ein vermindertes Längenwachstum auffallen. Eine milde Anämie und erhöhte Blutsenkungsgeschwindigkeit weisen dann auf die Diagnose hin. In die Differentialdiagnose sind auch Parasitosen (z.B. Lamblien-, Askarideninfektion) mit einzubeziehen. Eine Eosinophilie, der Nachweis von Zysten im Stuhl oder die Sonographie des Abdomens führen meist zur Diagnose.
Renal bedingte Wachstumsstörungen: In vielen Fällen ist ein ausgeprägter Kleinwuchs die unvermeidliche Folge der chronischen Niereninsuffizienz.

Die mittleren Körperhöhen chronisch niereninsuffizienter Kinder liegen häufig mehr als 2 Standardabweichungen unterhalb des altersentsprechenden Normbereichs.

Die Ursache ist multifaktoriell. Neben dem chronologischen Alter zum Zeitpunkt der Niereninsuffizienz spielen die Ausprägung der Azidose, die verminderte Kalorienaufnahme und die renale Osteodystrophie eine wichtige Rolle.

Die *renale tubuläre Azidose* (RTA) ist eine weitere chronische Nierenerkrankung, die schon im 1. Lebensjahr zu einem deutlichen Kleinwuchs führen kann. Es wird eine proximale von einer tubulären RTA unterschieden. Zusätzlich kann eine RTA im Rahmen eines Mineralokortikoidmangels auftreten. Neben den hereditären, autosomal-dominanten oder autosomal-rezessiven Formen sind sekundäre Erkrankungen bei Stoffwechselstörungen (Zystinose) oder interstitiellen Nephritiden bekannt. Die RTA kann auch als Spätfolge einer medikamentösen Therapie, z.B. nach Gabe von Ifosfamid zur Therapie maligner Erkrankungen auftreten. Das Ziel der Therapie ist die Korrektur der Azidose durch die orale Gabe von Bikarbonat. Nach Korrektur der Azidose ist ein Aufholwachstum zu beobachten.
Kardiovaskuläre Erkrankungen: Ausgeprägtere Wachstumsstörungen sind bei Kindern mit zyanotischen Vitien und/oder schwerer Herzinsuffizienz anzutreffen. Eine frühzeitige operative Korrektur des Herzfehlers und eine gute medikamentöse Einstellung der kardialen Insuffizienz führen zum Aufholwachstum.
Pulmonale Erkrankungen: Die bronchopulmonale Dysplasie kann in den ersten Lebensjahren mit einem verminderten Längenwachstum einhergehen, wenn

die Sauerstoffversorgung grenzwertig und die Kalorienzufuhr aufgrund des reduzierten Allgemeinzustandes unzureichend ist [32a, 58]. Unter medikamentöser und physikalischer Therapie verbessert sich mit zunehmendem Lebensalter die Lungenfunktion, so daß ein Aufholwachstum beobachtet werden kann. Kinder mit mildem oder mäßig ausgeprägtem *Asthma bronchiale* erleiden in der Regel kein klinisch relevantes Defizit der Wachstumsgeschwindigkeit. Andererseits sind schwere Wachstumsstörungen immer dann zu beobachten, wenn ein Asthma bronchiale systemisch mit höheren Glukokortikoiddosen behandelt werden muß. Die Auswirkung der inhalativen Glukokortikoide auf das Wachstum wird kontrovers diskutiert [56]. Aufgrund der unterschiedlichen Schweregrade der Erkrankung können die mangelnde Gewichtszunahme und die verminderte Wachstumsgeschwindigkeit in den ersten Lebensjahren, ausnahmsweise auch erst in der Adoleszenz, die ersten diagnostischen Hinweise auf das Krankheitsbild der *zystischen Fibrose* sein.

Chronische Infektionskrankheiten: Chronische Infektionskrankheiten können unbehandelt zu einer schweren Wachstumsretardierung führen. Für Länder mit einem tropischen oder subtropischen Klima sind Infektionen wie die Schistosomiasis, die Hakenwurm- und Rundwurmerkrankung und auch die Askariasis aufzuführen. Diese Erkrankungen sollten auch bei Wachstumsstörungen von Kindern aus Europa in Erwägung gezogen werden, die diese Gebiete längere Zeit besucht haben. Tuberkulose und chronische Osteomyelitis können zu Störungen des Längenwachstums führen, ohne daß sich die „typische" klinische Symptomatik immer darstellt.

Immundefizienzsyndrome führen ebenfalls zu Wachstumsstörungen, die teilweise – wie bei der Hypo- oder Agammaglobulinämie oder dem *Kostmann-Syndrom* – durch die Therapie mit Gammaglobulin oder GCSF (granulocyte colony stimulating factor) ausgeglichen werden können.

Als Besonderheit kann die Assoziation der X-chromosomal-dominant vererbten Agammaglobulinämie mit einem konnatalen Wachstumshormonmangel gelten [15]. Eine Substitutionstherapie mit Gammaglobulinen und Wachstumshormon ist notwendig.

Metabolische Erkrankungen: Viele Glykogenspeicherkrankheiten zeigen neben der Wachstumsstörung auch eine Verzögerung der Pubertätsentwicklung. Die Behandlung der Hypoglykämien führt in manchen Fällen auch zu einer Verbesserung des Wachstums. Andere metabolische Erkrankungen (z.B. Mukopolysaccharidosen) sind mit schweren Skelettdysplasien verbunden.

Wachstumsstörungen sind auch als Folge einer schlechten Einstellung eines Diabetes mellitus zu beobachten [52]. Bei Auftreten zusätzlicher Symptome, wie Vollmondgesicht, Stammfettsucht und Hepatomegalie wird das sehr seltene *Mauriac-Syndrom* diagnostiziert. Wenn auch schwere Störungen des Längenwachstums bei insulinpflichtigem Diabetes mellitus ungewöhnlich sind, so wird oft doch die genetisch zu erwartende Erwachsenengröße nicht erreicht.

Erkrankungen des hämatopoetischen Systems: Störungen des Längenwachstums und Funktionsausfälle endokriner Organe, z.B. Hypothyreose, Diabetes mellitus, Hypogonadismus, Nebenniereninsuffizienz, treten bei der *Thalassaemia major* auf, wahrscheinlich als Folge der chronischen Anämie und der transfusionsbedingten Hämosiderose. Auch Kinder mit der homozygoten Form der *Sichelzellanämie* zeigen schon in den ersten beiden Lebensjahren eine deutliche Wachstumsverlangsamung. Der pubertäre Wachstumsschub setzt verspätet ein, ein permanenter Hypogonadismus wird jedoch nur selten beobachtet. Die durchschnittliche Erwachsenengröße liegt 1 SD unter der mittleren Körperhöhe Gesunder. Granulozytopenie, exokrine Pankreasinsuffizienz und Kleinwuchs sind die Charakteristika des *Shwachman-Syndroms*.

Pharmaka: Oft ist es nicht möglich, zwischen der medikamentösen Wirkung und dem Einfluß der Grunderkrankung zu unterscheiden. Dies gilt für den wachstumshemmenden Effekt der Glukokortikoide z.B. bei der juvenilen rheumatoiden Arthritis oder dem nephrotischen Syndrom, aber auch für die wachstumsbeschleunigende Wirkung anaboler Steroide, die bei zu hoher Dosierung über eine Akzeleration der Skelettreifung das Wachstum negativ beeinflussen.

Für das Hydrokortison wird eine Schwellendosis von 20–30 mg/m^2 KOF/Tag, für das Prednison von 5–6 mg/m^2 KOF/Tag angenommen. Der wachstumshemmende Effekt der Glukokortikoide ist geringer bei alternierender Therapie. Ein Aufholwachstum tritt nach Beendigung der Glukokortikoidtherapie ein. Es bleibt häufig inkomplett, wenn die Therapie über Jahre in hoher Dosierung durchgeführt wurde.

Radio- und Chemotherapie maligner Erkrankungen: Chemo- und Radiotherapie, insbesondere die Schädelbestrahlung bei Tumoren des ZNS, beeinflussen das Längenwachstum häufiger negativ, in einigen Fällen bis hin zum ausgeprägten Kleinwuchs. Nach kraniospinaler Bestrahlung muß zusätzlich mit einem verminderten Wachstum der Wirbelsäule gerechnet werden, so daß Dysproportionen entstehen können [14]. Das Risiko der Wachstumsretardierung ist von der kumulativen Gesamtdosis der ZNS-Bestrahlung und der Höhe der Einzelfraktionen abhängig. Kinder mit Tumoren des ZNS erhalten in der Regel Dosen von 30–50 Gy, die zu einer schweren Retardierung des Wachstums führen. Ursächlich ist eine strahleninduzierte hypothalamische Schädigung der Wachstumshormonsekretion anzunehmen [13]. Eine Substitutionstherapie mit Wachstumshormon ist indiziert, wenn eine verminderte Wachstumsgeschwindigkeit und ein GH-Mangel dokumentiert werden.

Auffälligerweise zeigen einige Patienten mit Kraniopharyngeom und nachgewiesenem Wachstumshormonmangel ein normales Wachstum bei gleichzeitiger, zum Teil exzessiver Gewichtszunahme. Der Grund ist nicht geklärt. Möglicherweise ist ein Hyperinsulinismus für das normale Wachstum verantwortlich [10].

Das Risiko eines Tumorrezidivs ist unter der Therapie mit Wachstumshormon nicht erhöht.

Wegen der hohen spontanen Rezidivrate vieler maligner Tumoren des Zentralnervensystems in den ersten beiden Jahren nach Therapieende wird allerdings empfohlen, die Wachstumshormontherapie erst nach diesem Zeitraum zu beginnen (s. a. Kap. 80) [84, 139].

Kontrovers sind die Daten bei Kindern mit akuter lymphoblastischer Leukämie (ALL) mit prophylaktischer Schädelbestrahlung (12–24 Gy) und Kombinationschemotherapie. Nur ein Teil der Untersuchungen hat einen signifikanten Verlust der Erwachsenengröße festgestellt, der in manchen Fällen durch eine früheinsetzende Pubertät mit reduziertem pubertären Wachstumsschub verursacht wird [45].

Es ist wichtig, daß nicht die Erkrankung, sondern die Therapiemodalität für die Spätfolgen der Behandlung verantwortlich ist. Daher ist eine Dokumentation des Wachstumsverlaufes sinnvoll. Eine weiterführende Diagnostik ist nur bei auffälligem Wachstumsverlauf notwendig.

Die heutigen Therapiemodalitäten bei Knochenmarkstransplantation enthalten neben einer intensiven Chemotherapie eine Ganzkörperbestrahlung mit Dosen von 10–13 Gy. Wachstumsstörungen sind als Spätfolge dieser Therapie häufig [35]. Ätiologisch werden ein Wachstumshormon- und Schilddrüsenhormonmangel, ein direkter Effekt auf das Skelettwachstum und/oder die Behandlung einer schweren Graft-versus-host-Reaktion diskutiert. In Abhängigkeit vom Ergebnis der Diagnostik ist eine Substitutionstherapie angezeigt. Dabei kann ein weiterer Wachstumsverlust vermieden werden, ein signifikantes Aufholwachstum ist aber nicht zu erreichen [35].

Der psychosoziale Kleinwuchs: Es ist lange bekannt, daß Gewichtsverlust und Störungen des Längenwachstums auftreten können, wenn Kinder von ihren Eltern getrennt und in Wohnheimen oder bei Pflegeeltern aufgezogen werden [6]. Aber auch Kinder, die bei ihren Eltern leben, können emotional vernachlässigt werden. Viele dieser Kinder zeigen eine Verbesserung des Längenwachstums, wenn man sie aus dem häuslichen Milieu herausnimmt und in einer emotional gefestigten, liebevollen Umgebung „aufwachsen" läßt. Die „typische" Wachstumskurve zeigt Phasen stark verminderten Wachstums bis hin zum Wachstumsstillstand und Phasen des Aufholwachstums, wenn die Kinder intermittierend Zuwendung seitens der Eltern erfahren, einen längeren Ferienaufenthalt ohne die Eltern verbringen oder von Freunden oder Verwandten betreut werden. Der psychosoziale Kleinwuchs kann in Familien aller sozialen Schichten beobachtet werden und auch nur eines von mehreren Kindern einer Familie betreffen.

Das als klassisch beschriebene Krankheitsbild mit Polyphagie, Polydipsie, Stehlen von Nahrung, Trinken des Toilettenwassers etc. ist sehr viel seltener zu beobachten als ehemals angenommen. Es ist eher bei den sehr schweren Fällen emotionaler Deprivation vorhanden.

Differentialdiagnostisch sollte ein psychosozialer Kleinwuchs immer in Erwägung gezogen werden, wenn organische Ursachen für das verminderte Längenwachstum fehlen oder das Aufholwachstum in den ersten 1–2 Therapiejahren mit Wachstumhormon deutlich geringer als erwartet ausfällt. Die einzige effektive Therapie ist die Stabilisierung der emotionalen Beziehungen im problematischen Umfeld des Kindes.

3.2.2 Störungen des Längenwachstums als Symptom endokriner Erkrankungen

Unter- oder Überfunktionen endokriner Organsysteme verändern das Längenwachstum des Kindes. So kann die Verlangsamung der Wachstumsgeschwindigkeit wegweisendes Merkmal einer angeborenen oder erworbenen Hypothyreose sein. In der Abgrenzung einer alimentären Adipositas von einer Adipositas bei Cushing-Syndrom ist die Wachstumsverlangsamung als Zeichen des Hyperkortisolismus bedeutsam. Charakteristisch für die Pubertas praecox und Pseudopubertas praecox ist die Beschleunigung des Längenwachstums im Sinne des „pubertären" Wachstumsschubes (s. Kap. 14).

3.2.3 Wachstumshormonmangel

In verschiedenen Studien ist versucht worden, die Prävalenz des Wachstumshormonmangels festzustellen. In Untersuchungen aus Europa, China, Japan und Sri Lanka werden Häufigkeiten von 1:1800 bis 1:30 000 angegeben. In einer Erhebung aus Utah, USA, lag die Prävalenz des Wachstumshormonmangels bei 1:3480 [29].

Klinik des Wachstumshormonmangels: Der wichtigste klinische Parameter für die Diagnostik eines Wachstumshormonmangels ist die *verminderte Wachstumsgeschwindigkeit* [44].

Zuverlässige auxologische Daten zur Körperhöhe müssen vor einer Untersuchung der Wachstumshormonsekretion erhoben werden.

Werden die früher gemessenen Körperhöhen in eine Wachstumskurve eingetragen, so wird deutlich, daß die Kinder immer den durch die Körperhöhe der Eltern vorgegebenen Wachstumskanal verlassen (Abb. 12-2). Die erweiterte Diagnostik zur Abklärung eines Wachstumshormonmangels beginnt, wenn eine sicher dokumentierte Retardierung des Wachstums vorliegt. Ein Abfall der Körperhöhe unter die altersentsprechende 3. Perzentile muß *nicht* abgewartet werden, zumal eine unnötige Verzögerung der Diagnostik den Therapiebeginn verschiebt, so daß ein komplettes Aufholwachstum in den genetischen Zielgrößenbereich möglicherweise nicht mehr erreicht werden kann.

12 Kleinwuchs und Wachstumsstörungen

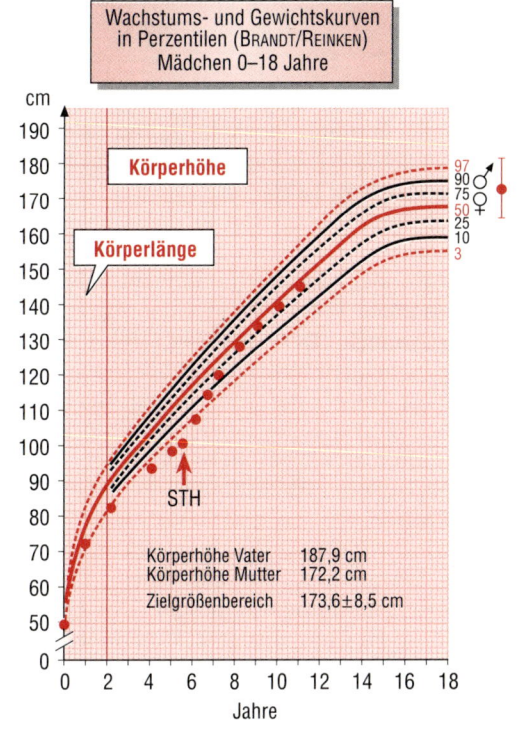

Abb. 12-2 Charakteristische Wachstumskurve eines Mädchens mit einem Wachstumshormonmangel („Verlassen des individuellen Wachstumskanals") und Aufholwachstum nach Beginn der Substitutionstherapie mit Wachstumshormon.

Kinder mit einem Wachstumshormonmangel haben charakteristische körperliche Merkmale, die besonders bei schweren Störungen der Wachstumshormonsekretion auffällig werden.

Dazu gehören ein rundes, volles Gesicht („Puppengesicht") und eine meist stammbetonte Adipositas. Der Body-mass-Index (BMI) oder der Quotient aus Gewicht und Körperlänge ist erhöht. Auffallend sind auch relativ kleine Hände und Füße. Im Bereich des Gesichtsschädels fallen eine breite, wenig entwickelte Nasenwurzel und eine Prominenz der Frontalknochen auf („Balkonstirn"). Die Stimme ist relativ hoch („piepsige Stimme"). Das Haar ist auffällig dünn, Finger- und Fußnägel wachsen langsam. Im weiteren Verlauf ist eine verzögerte Zahnentwicklung zu beobachten. Bei Jungen besteht häufig ein kleiner Penis, der von reichlich suprapubischem Fettgewebe umgeben ist. Die geschilderten körperlichen Merkmale werden besonders dann evident, wenn sich die Physiognomie des Kindes unter der Substitutionstherapie mit Wachstumshormon verändert (Abb. 12-3).

Ätiologie des Wachstumshormonmangels: Zentralnervöse Faktoren steuern über die hypothalamische GH-RH- und Somatostatinsekretion die Synthese des Wachstumshormons (growth hormone [GH]) in den somatotropen Zellen des Hypophysenvorderlappens. Die Ausschüttung des GH erfolgt pulsatil in 3- bis 4stündigen Zeitintervallen mit besonders hohen Wachstumshormonspiegeln während des Schlafes. Sie wird reguliert durch ein dynamisches Gleichgewicht

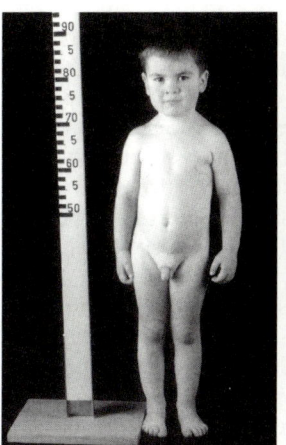

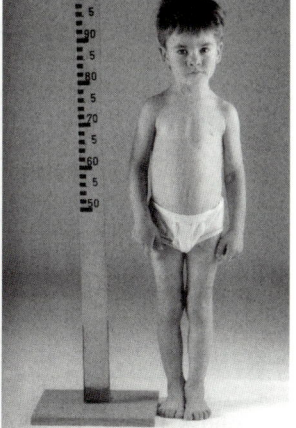

Abb. 12-3 Typische körperliche Konstitution eines Jungen mit Wachstumshormonmangel (links). Änderung der körperlichen Merkmale nach 6monatiger Wachstumshormontherapie (rechts).

Tabelle 12-6 Ätiologie des Wachstumshormonmangels.

angeborener Wachstumshormonmangel

genetische Formen
- genetische Mutationen
  - Pit-1-Gen: Chromosom 3
  - Wachstumshormongen Chromosom 17
  - Wachstumshormonrezeptorgen: Chromosom 5

anatomische zentralnervöse Malformationen
- Mittelliniendefekte
  - septooptische Dysplasie
  - Syndrom des einzelnen mittleren Schneidezahnes (central incisor syndrom)
  - Mittellinienspaltbildungen (Lippe, Kiefer, Gaumen)
  - Hypoplasie oder Aplasie des Hypophysenvorderlappens und Hypophysenstiels mit Ektopie des Hypophysenhinterlappens
  - Anophthalmie oder Mikrophthalmie mit hypothalamischen Defekten
- angeborener Hydrocephalus internus

erworbener Wachstumshormonmangel

Tumoren des Zentralnervensystems
  a) Kraniopharyngeom
  b) Morbus Hand-Schüller-Christian (Histiocytosis X)

Infektionen
  a) Meningitis
  b) Enzephalitis

Trauma
  a) Perinatal
     aa) Geburtstrauma z.B. Spontanentbindung aus Beckenend-, Fuß- oder Querlage
  b) Postnatal

Radiatio des Schädels

funktioneller Wachstumshormonmangel

neurosekretorische Dysfunktion (NSD)

idiopathischer Wachstumshormonmangel

zwischen dem stimulierend wirkenden GH-RH und dem inhibierend wirkenden Somatostatin. Die Wirkung des GH an den Knorpelzellen erfolgt direkt und über die insulinähnlichen Wachstumsfaktoren (insulin like growth factors [IGF], Somatomedine), besonders über das IGF-I.

Eine Störung der komplexen zentralnervösen Steuerung der hypothalamisch-hypophysären GH-Sekretion ist die Ursache der beim psychosozialen Kleinwuchs zu beobachtenden reversiblen Veränderung der Wachstumshormonsekretion. Eine hypothalamisch-hypophysäre Ursache ist bei vielen angeborenen Fehlbildungen des Zentralnervensystems, bei Tumoren der Hypothalamus-Hypophysen-Region und als Folge einer hochdosierten Schädelbestrahlung zu beobachten. Eine verminderte IGF-I-Produktion ist die Ursache des extremen Kleinwuchses bei dem autosomal-rezessiv vererbten *Laron-Syndrom*. Bei vielen Patienten bleibt die Ursache des Wachstumshormonmangels trotz der erweiterten diagnostischen Möglichkeiten ungeklärt (idiopathischer Wachstumshormonmangel).

Die Klassifikation der Ursachen des Wachstumshormonmangels in angeborene, erworbene und idiopathische Formen zeigt die Tabelle 12-6. Gesondert aufgeführt ist eine diagnostisch schwierige Gruppe mit funktionellen Störungen der Wachstumshormonsekretion.

3.2.4 Angeborene Formen des Wachstumshormonmangels oder der Wachstumshormonwirkung

In diese Gruppe gehören die genetischen Formen und die angeborenen zentralnervösen Malformationen, die die Hypothalamus-Hypophysen-Region betreffen.
Genetische Formen: Genetische Formen des Wachstumshormonmangels oder der Wachstumshormonresistenz sind extrem selten [57]. Die beim Menschen beobachteten Mutationen stellen in den meisten Fällen homozygote oder compound-heterozygote Defekte dar, die autosomal-rezessiv vererbt werden. Die Gene für das GH-RH, das Somatostatin, das Wachstumshormon und das IGF-I sind ebenso wie die Gene für die Rezeptoren des GH-RH, des Somatostatins, des Wachstumshormons und des IGF-I auf unterschiedlichen Chromosomen lokalisiert. Spezifische Gendefekte sind beim Menschen allerdings nur für das Wachstumshormon, den Wachstumshormonrezeptor und für das Pit-1-Gen beschrieben.

Das Pit-1-Gen ist auf dem Chromosom 3 lokalisiert. Seine Aufgabe ist die Generation, Proliferation und phänotypische Expression der somatotropen und laktotropen Zellen der Hypophyse. Mutationen des Pit-1-Gens führen zu einer Hypoplasie des Hypophysenvorderlappens mit kombiniertem Mangel an Wachstumshormon, TSH und Prolaktin [36]. Klinisch besteht ein ausgeprägter Kleinwuchs als Ausdruck des STH-Mangels, häufig auch eine hypothalamisch-hypophysäre Hypothyreose mit TSH-Mangel.

> Diagnostisch wegweisend ist ein erniedrigtes Prolaktin.

Die Pubertätsentwicklung der Patienten verläuft unauffällig, die Fertilität ist nicht gestört. Bei Frauen kommt es nach der Entbindung wegen des fehlenden Prolaktins nicht zur Laktation.

Das Wachstumshormon liegt auf dem Chromosom 17 und besteht aus 5 Exons. Mutationen werden autosomal-rezessiv oder autosomal-dominant vererbt. Eine X-chromosomale Form ist mit einer Agammaglobulinämie gekoppelt. Der Gendefekt führt zu einem isolierten, familiären Wachstumshormonmangel. Die Diagnose ist wegen der genetischen Beratung der Eltern wichtig und sollte differentialdiagnostisch erwogen werden, wenn bei mehr als einem Familienmitglied ein isolierter Wachstumshormonmangel nachgewiesen wurde.

Das *Laron-Syndrom* [27] ist eine seltene autosomal-rezessive Erkrankung, die auf einem Defekt des Wachstumshormonrezeptors beruht. Das Gen befindet sich auf dem Chromosom 5. Mutationen sind beschrieben für die extra- und intrazelluläre Domäne des Rezeptors. Klinisch besteht schon in den ersten beiden Lebensjahren eine deutlich verminderte Wachstumsgeschwindigkeit, die zu einem extremen Kleinwuchs führt. Biochemisch sind die basalen GH-Werte bei extrem niedrigem IGF-I deutlich erhöht. Etwa 80% der Patienten haben ein erniedrigtes Wachstumshormonbindungsprotein (GH-BP).

Malformationen des Zentralnervensystems: Hypothalamus und Hypophyse gehören zu den Mittellinienstrukturen des Zentralnvervensystems, die sich aus dem Dienzephalon (Hypothalamus), aus dem Dach der primitiven ektodermalen Mundbucht mit der Rathke-Tasche (Adenohypophyse) und dem Neuroektoderm am Boden des Dienzephalon (Neurohypophyse) entwickeln. Entwicklungsstörungen führen zu Ausfällen der Releasing-Hormone des Hypothalamus und/oder der Hormone des Hypophysenvorder- und Hypophysenhinterlappens. Viele der Mittelliniendefekte des Zentralnervensystem sind mit kraniofazialen Dysmorphien verbunden, die den ersten diagnostischen Hinweis auf hypothalamisch-hypophysäre Störungen geben.

Die *septooptische Dysplasie* (*De Morsier-Syndrom*) ist eine der häufigeren Entwicklungsdefekte der Hypothalamus-Hypophysen-Region. Sie tritt sporadisch auf, nur vereinzelt sind Geschwistererkrankungen beschrieben. Die Sehkraft der Patienten ist deutlich vermindert, ein Horizontalnystagmus in vielen Fällen auffällig. Fundoskopisch erscheinen die Papillen klein, blaß und von einem Halo umgeben. Viele Patienten haben einen Wachstumshormonmangel. Ausfälle anderer Hormone des Hypophysenvorderlappens sind ebenfalls beschrieben, seltener auch ein Ausfall der Hypophysenhinterlappenfunktion mit Diabetes insipidus centralis.

Das *Syndrom des einzelnen mittleren großen Schneidezahns* (central incisor syndrome) ist eine Variante der medianen kraniofazialen Spaltbildungen, bei dem der 2. obere Schneidezahn fehlt. Es ist nur ein großer mittlerer Schneidezahn vorhanden (Abb. 12-4). Der Kleinwuchs beruht auf einem hypothalamisch-hypophysären Wachstumshormonmangel. Mediane und laterale Spaltbildungen der Lippe, des Kiefers und/oder des Gaumens können ebenfalls mit einem pathologischen Wachstum als Ausdruck einer verminderten Wachstumshormonsekretion einhergehen. Da die hypothalamisch-hypophysäre Störung keine konstante Assoziation darstellt, ist eine weitere Diagnostik nur bei verminderter Wachstumsgeschwindigkeit notwendig.

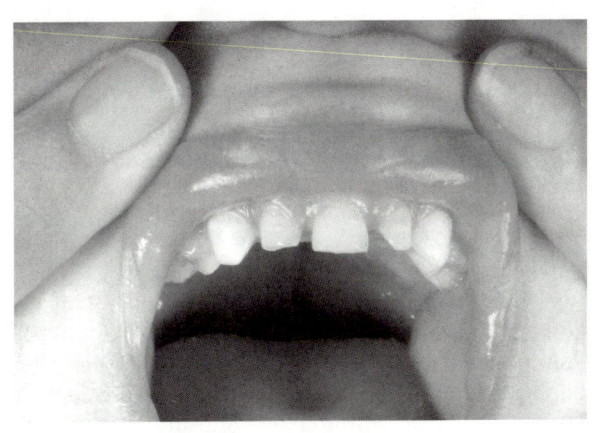

Abb. 12-4 Patientin mit Wachstumshormonmangel und dem Syndrom des einzelnen mittleren Scneidezahnes.

Bei vielen als idiopathisch beschriebenen Wachstumshormonmangelzuständen sind in den letzten Jahren durch die Kernspintomographie (MRI) strukturelle Veränderungen der Hypophysenregion aufgedeckt worden

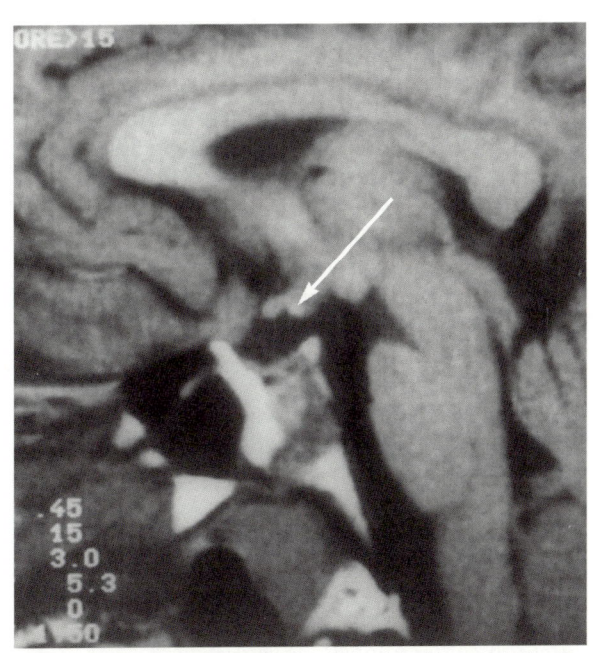

Abb. 12-5 Kernspintomographischer Befund der Hypoplasie des Hypophysenvorderlappens und Ektopie des Hypophysenhinterlappens (Pfeil).

(Kap. 4) [53]. Häufig zeigt sich eine Unterbrechung oder Verschmälerung des Hypophysenstiels mit Hypoplasie des Hypophysenvorderlappens und Ektopie des Hypophysenhinterlappens. Die Neurohypophyse ist als helle, knotige Struktur nicht im Bereich der Sella turcica, sondern im Bereich der Eminentia mediana dargestellt (Abb. 12-5). Die Funktion der Neurohypophyse ist dabei intakt. Pathogenetisch wird die Hypoplasie des Hypophysenvorderlappens und die Ektopie des Hypophysenhinterlappens entweder als pränatale Entwicklungsstörung interpretiert oder als Folge eines peri- oder postnatalen Traumas angesehen.

Bei Patienten mit einem Wachstumshormonmangel ist in jedem Fall zur weiteren ätiologischen Abklärung (Ausschluß eines intrakraniellen tumorösen Prozesses) die Durchführung einer Kernspintomographie des Schädels, mit genauer Darstellung der Hypothalamus-/Hypophysenregion, notwendig.

Neben den schon bei der septooptischen Dysplasie beschriebenen Augenveränderungen können Anophthalmie, Mikrophthalmie, Kornealveränderungen und Iriskolobome im Rahmen anderer Syndrome ebenfalls mit hypothalamischen Funktionsstörungen einhergehen [53]. Eine weitergehende Diagnostik ist aber erst bei einer Wachstumsretardierung angezeigt.

Supra- oder intraselläre Arachnoidalzysten können das hypothalamisch-hypophysäre System durch Extension und Kompression zerstören, so daß die Releasing-Hormone und/oder hypophysären Hormone komplett oder teilweise ausfallen. Die Diagnose wird in der Regel erst durch die entsprechende kernspintomographische Untersuchung bei zuvor nachgewiesenem Wachstumshormonmangel gestellt.

Diesem pathogenetischen Mechanismus vergleichbar ist der bei Kindern mit einem Hydrocephalus internus beschriebene Wachstumshormonmangel.

3.2.5 Erworbene Formen des Wachstumshormonmangels

Tumoren des Zentralnervensystem
Kinder mit Tumoren des Zentralnervensystems stellen nach der idiopathischen Form die zweithäufigste Gruppe der Wachstumshormonmangelpatienten dar. In ihrer Auswirkung auf das hypothalamisch-hypophysäre System wird die größte Gruppe der Hirntumoren von Mittellinientumoren gebildet (z.B. Kraniopharyngeom, Germinom, seltener Prolaktinome). Durch eine intrakranielle Druckerhöhung können auch andere Tumoren (z.B. Medulloblastome) das hypothalamisch-hypophysäre System schädigen. Die Patienten fallen schon vor der Entwicklung anderer klinischer Symptome durch eine verminderte Wachstumsgeschwindigkeit auf.

Das *Kraniopharyngeom* ist ein relativ häufiger intrakranieller Tumor, der mit einer Wachstumsstörung einhergeht (s. Kap. 4, 5 und 8).

Oft ist die Wachstumsgeschwindigkeit schon früh vermindert.

Gesichtsfeldausfälle bei suprasellärer Extension werden von den meist noch sehr jungen Patienten nicht direkt bemerkt und sind wegen der mangelnden Kooperation auch bei der augenärztlichen Untersuchung nicht immer zu dokumentieren. Eine weitere Ausdehnung des Tumors führt zu Hirndruckerscheinungen mit Kopfschmerzen und morgendlichem Nüchternerbrechen. Diese Symptomatik ist oft nur vorübergehend, da die Schädelnähte des meist noch sehr jungen Kindes dem intrakraniellen Druck nachgeben können.

Die *intraselläre Lokalisation* des Kraniopharyngeoms verursacht eine hypophysäre Schädigung. Bei *extrasellärer Ausdehnung* des Tumors sind auch die hypothalamischen Regulationsmechanismen betroffen. Der Wachstumshormonmangel wird am häufigsten beobachtet, gefolgt von einem Schilddrüsenhormonmangel aufgrund einer verminderten TSH- oder TRH-Sekretion. Ein Diabetes insipidus wird präoperativ bei etwa 25–50% der Patienten diagnostiziert.

Da Teile des Tumors degenerieren und verkalken, sind diese Verkalkungen radiologisch schon bei 80% der Patienten auf der seitlichen Aufnahme des Schädels intra- oder suprasellär erkennbar (Abb. 12-6). Die Sella turcica ist aufgeweitet, das Dorsum sellae entkalkt oder zerstört. Bei erhöhtem intrakraniellem Druck sind die Schädelnähte erweitert und die Impressiones digitatae prominent („Wolkenschädel").

Die primäre Therapie des Kraniopharyngeoms ist die Operation. Wird der Tumor unvollständig entfernt, sind Rezidive, auch in zystischer Form möglich (Abb. 12-7). Nicht selten ist eine Kompression des Sehnerven mit sekundärer Amaurose die Folge einer rapide wachsenden Zyste. In jedem Fall ist eine engmaschige Kontrolle des Gesichtsfeldes notwendig.

Bei inkompletter Tumorentfernung ist alternativ eine Radiatio des Tumorrestes zu überlegen.

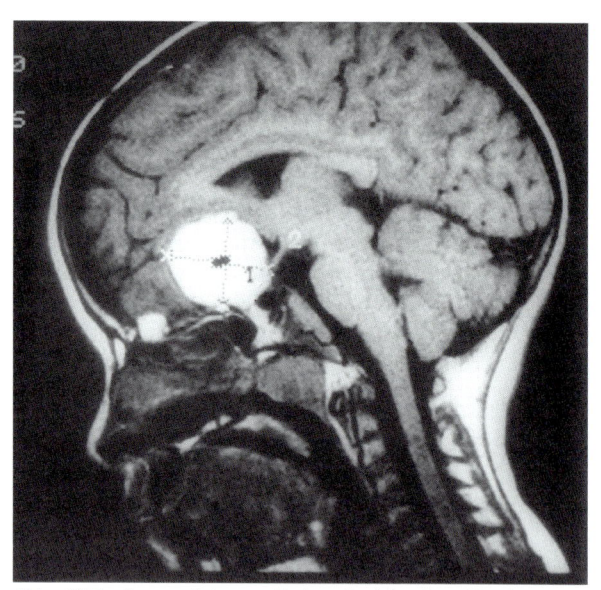

Abb. 12-7 Ausgeprägtes zystisches Rezidiv eines Kraniopharyngeoms mit sekundärer Amaurose bei einem Jungen mit inkompletter primärer Tumorentfernung.

Postoperativ und/oder im Anschluß an eine Radiatio kommt es fast immer zu einem kompletten Ausfall der Funktionen des Hypophysenvorder- und des Hypophysenhinterlappens, so daß nach entsprechender Diagnostik eine hormonelle Substitutionstherapie notwendig ist (s. Kap. 9).

Eine bedrückende Spätfolge des operierten Kraniopharyngeoms ist die extreme Adipositas, die ursächlich nicht geklärt ist und teilweise auf eine Läsion der hypothalamischen Appetitzentren, teilweise auf einen Hyperinsulinismus zurückgeführt wird.

Auch *andere Hirntumoren*, wie Germinome, Meningeome, Ependymome und Medulloblastome können primär oder sekundär nach durchgeführter Operation und anschließender Chemotherapie und hochdosierter Schädelbestrahlung zu einem Hypopituitarismus führen.

Die *Histiocytosis X* führt über die Infiltration des Hypophysenhinterlappens mit Langerhans-Zellen primär zu einem Diabetes insipidus centralis (Hand-Schüller-Christian-Erkrankung), sekundär aber auch zu einem Wachstumshormonmangel, wenn Anteile des Hypophysenvorderlappens infiltriert werden [19]. Es ist wichtig, die Histiocytosis X differentialdiagnostisch bei Kindern mit Polyurie und Wachstumsverlangsamung in Erwägung zu ziehen, da Diabetes insipidus und Wachstumshormonmangel jahrelang dem Nachweis eines Tumors vorangehen können. Aus diesem Grund müssen kernspintomographische Untersuchungen in regelmäßigen Abständen bis zum Tumornachweis durchgeführt werden.

Infektionen des Zentralnervensystems
Schwere Infektionen des Zentralnervensystems, wie bakterielle, tuberkulöse oder virale Meningitiden, En-

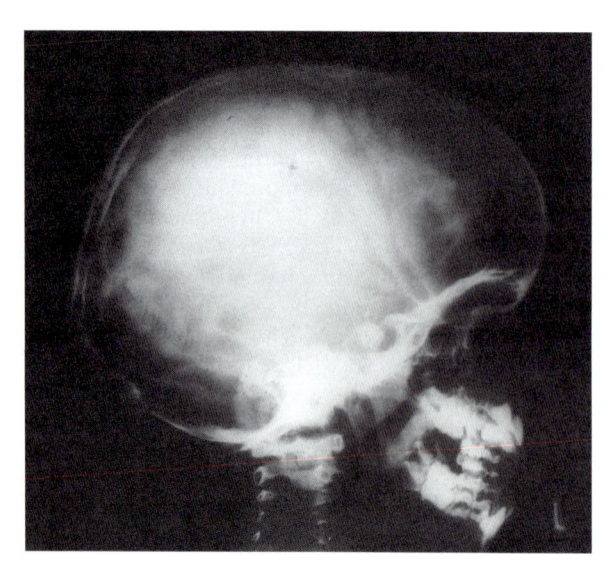

Abb. 12-6 Verkalktes Kraniopharyngeom mit Ausweitung der Sella turcica auf der seitlichen Aufnahme des Schädels.

zephalitiden oder Meningoenzephalitiden können in Einzelfällen ebenfalls zu einem Hypopituitarismus mit Wachstumshormonmangel führen, das gleiche gilt für die Autoimmunhypophysitis, die als eigenständige Erkrankung oder im Rahmen anderer autoimmuner endokriner Erkrankungen beobachtet werden kann.

Schädel-Hirn-Trauma
Schwere Schädel-Hirn-Verletzungen können über eine Contusio cerebri oder ein ausgedehntes subdurales Hämatom einen permanenten teilweisen oder kompletten Ausfall der Funktionen des Hypophysenvorderlappens hervorrufen. Insgesamt dürfte der Hypopituitarismus eher selten als späte Folge des Schädel-Hirn-Traumas auftreten.

Eine perinatale geburtstraumatische Schädigung wird häufig bei Kindern angenommen, die spontan aus Beckenend-, Fuß- oder Querlage geboren werden [5].

Unter Kindern mit einem Wachstumshormonmangel ist der Anteil der nicht aus Vorderhauptslage Geborenen deutlich erhöht.

Von 45 Patienten mit einem sog. idiopathischen Wachstumshormonmangel wurden 17 (38%) aus Vorderhauptslage, 38 (62%) aus Beckenend-, Fuß- oder Querlage entbunden. Die normale Verteilung wird mit 96% und 4% angegeben [5]. Auch nach schwierigen geburtshilflichen Eingriffen (Wendung nach Bracht, Zangenentbindung) muß mit einer erhöhten Inzidenz von hypophysären Störungen gerechnet werden. In vielen Fällen ist in der Kernspintomographie eine Schädigung des Hypophysenstiels, eine Hypoplasie oder Aplasie des Hypophysenvorderlappens und eine Ektopie des Hypophysenhinterlappens nachweisbar.

3.2.6 Funktionelle Störungen der Wachstumshormonsekretion

Die „klassische" Definition des Wachstumshormonmangels basiert nach Dokumentation einer reduzierten Wachstumsgeschwindigkeit auf dem Nachweis einer verminderten Wachstumshormonsekretion im Rahmen von zwei pharmakologischen Wachstumshormon-Stimulationstests (s. Abschn. 4). Bei einigen Kindern mit eindeutig pathologischem Wachstumsverlauf ist die Wachstumshormonsekretion in den pharmakologischen GH-Stimulationstests zwar normal, die GH-Spontansekretion aber pathologisch vermindert, vergleichbar den Werten bei Kindern mit einem Wachstumshormonmangel. Unter einer Therapie mit Wachstumshormon wurde die Wachstumsgeschwindigkeit verbessert. Die Therapieergebnisse waren denen von Kindern mit einem klassischen Wachstumshormonmangel vergleichbar. Man spricht in diesem Fall von *neurosekretorischer Dysfunktion*. Als Ursache wird eine gestörte Neuroregulation der Wachstumshormonsekretion angenommen. Die Definition des Krankheitsbildes ist schwierig, da bereits eine Definition der „normalen" Spontansekretion des Wachstumshormons fehlt. Bei den Analysen der Spontansekretion besteht eine große Variabilität zwischen Kindern normaler Körperhöhe, kleinwüchsigen Kindern und Patienten mit einem Wachstumshormonmangel [1].

Die Diagnose einer „neurosekretorischen Dysfunktion" sollte erwogen werden, wenn nach Ausschluß anderer Ursachen
– eine pathologisch verminderte Wachstumsgeschwindigkeit dokumentiert werden konnte.
– in 2 pharmakologischen Stimulationstests eine normale Wachstumshormonsekretion gefunden wurde
– in der 24-Stunden-Spontansekretion eine deutlich verminderte Wachstumshormonsekretion gesehen wurde.

Unter diesen Voraussetzungen läßt sich die „neurosekretorische Dysfunktion" in den Graubereich zwischen normaler und pathologischer GH-Sekretion als eigene Entität einordnen.

3.2.7 Idiopathischer Wachstumshormonmangel

Der Begriff „idiopathischer" Wachstumshormonmangel sagt aus, daß die Ätiologie der Erkrankung unbekannt ist. Diese Aussage ist nur möglich, wenn angeborene, erworbene und funktionelle Störungen der Wachstumshormonsekretion ausgeschlossen sind. Der Wachstumshormonmangel kann eine hypothalamische oder hypophysäre Ursache haben oder auch neuroregulatorischer Natur sein. Klinisch ist das Krankheitsbild heterogen. Durch die neue kernspintomographische Bildgebung ist die Gruppe der Patienten mit idiopathischem Wachstumshormonmangel weiter verkleinert worden. Es mehren sich die Beobachtungen, daß in dieser Patientengruppe viele Kinder mit einer psychosozialen Problematik enthalten sind.

4 Diagnostik des Wachstumshormonmangels

Untersuchungen zur Wachstumshormonsekretion stehen am Ende des diagnostischen Weges bei Kindern und Jugendlichen, die durch eine Verminderung der Wachstumsgeschwindigkeit aufgefallen sind. Bei kleinwüchsigen Kindern mit normalem, perzentilenparallelem Wachstum, d.h. normaler Wachstumsgeschwindigkeit, ist diese erweiterte Diagnostik (in der Regel) nicht notwendig. Wegen der Komplexität der Diagnostik müssen andere endokrine oder nichtendokrine Ursachen zuvor ausgeschlossen werden.

Die normale Wachstumshormonsekretion erfolgt in einem zirkadianen, episodischen Sekretionsmuster. Die Einzelbestimmung des Wachstumshormons im Blut ist daher nicht sinnvoll, da sie abhängig von der Sekretionsphase zum Zeitpunkt der Blutentnahme auch bei Kindern ohne einen Wachstumshormonmangel erniedrigte bzw. nicht meßbare Werte ergeben kann. Aus diesem Grund sind physiologische und pharmakologische Testverfahren entwickelt worden, die normale und pathologische Sekretionsprofile voneinander abgrenzen sollen.

4.1 Physiologische Testverfahren

Messung der Wachstumshormonsekretion nach körperlicher Belastung: Im Rahmen körperlicher Belastungen kommt es zur vermehrten Ausschüttung von Wachstumshormon. Die Höhe des Wachstumshormonspiegels ist von dem Ausmaß der körperlichen Belastung und diese von dem Trainingszustand des Probanden abhängig. Das Maximum der Wachstumshormonsekretion wird etwa 15–20 min nach Belastungsbeginn erreicht. Die körperliche Belastung kann durch 10minütiges Treppensteigen oder durch eine 10minütige Belastung von 2 W/kg auf dem Fahrradergometer erfolgen. In jedem Fall muß die körperliche Anstrengung eine Belastungsstufe erreichen, die physiologische Belastungsreaktionen (wie Tachykardie, Schwitzen etc.) hervorruft. Bei gesunden Kindern werden Wachstumshormonwerte über 10 ng/ml bei 70% der Probanden erreicht. Der Test gilt als positiv, wenn dieser Wert bei der Probenentnahme vor oder nach der körperlichen Belastung erreicht bzw. überschritten wird. Ein negativer Test sichert nicht die Diagnose eines Wachstumshormonmangels, sondern macht eine weitere Diagnostik notwendig.

Als initialer Screening-Test hat sich die körperliche Belastung bei unklarem Wachstumsverlauf als kostengünstige und nebenwirkungsfreie Methode bewährt.

Messung der spontanen Wachstumshormonsekretion: Dieser Untersuchung ist wesentlich aufwendiger [1] und bleibt in der Regel größeren pädiatrisch-endokrinologischen Zentren vorbehalten, da sie zahlreiche Blutentnahmen in kurzen Abständen über 9–12 oder 24 h erfordert. Die Blutentnahme erfolgt über einen intravenösen Verweilkatheter in definierten Zeitintervallen (diskrete Blutentnahme) oder über eine Pumpe, die das Blut kontinuierlich über 20minütige Zeiträume abzieht (integrierte Blutentnahme) und in entsprechende Röhrchen abfüllt, die in den vorgegebenen Zeitintervallen gewechselt werden. Nach Bestimmung der Wachstumshormonkonzentration müssen die Pulssignale der Wachstumshormonausschüttung charakterisiert und analysiert werden. Dazu wurden computerisierte Algorithmen entwickelt, die die Spitzen der Wachstumshormonsekretion erkennen:
– Die „*Pulsar*"-Methode identifiziert Sekretionsspitzen aufgrund ihrer Höhe und Dauer oberhalb einer geglätteten Basislinie, die durch die Standardabweichung des Wachstumshormon-Assays als Skalierungsfaktor errechnet wurde.
– Die „*Cluster*"-Methode definiert einen Puls als den statistisch signifikanten Anstieg innerhalb einer Anzahl von Hormonwerten, der gefolgt wird von einer statistisch signifikanten Verminderung in einer weiteren Reihe von Hormonwerten.

Die Ergebnisse dieser sehr komplexen Untersuchungen haben gezeigt, daß die Sekretion des Wachstumshormons sehr variabel ist. Die Grenzen zwischen Normalität und Pathologie bleiben unscharf, vielleicht auch deshalb, weil prinzipiell keine scharfe Trennung zwischen Normalität und Abnormalität möglich ist. Die Identifikation von Patienten mit einem schweren Wachstumshormonmangel bereitet diagnostisch keine Schwierigkeiten und ist meist auch ohne ein 24-h-Profil möglich. Es bleibt offen, ob z.B. Kinder mit neurosekretorischer Dysfunktion durch diese Diagnostik besser bezüglich einer erfolgreichen Wachstumshormontherapie charakterisiert werden können. In jedem Fall ist die Therapie von Patienten mit nicht eindeutig definiertem „klassischem" Wachstumshormonmangel sorgfältig geplanten Studien vorzubehalten.

4.2 Pharmakologische Testverfahren

Bei Verdacht auf Wachstumshormonmangel stehen neben physiologischen Untersuchungsmethoden vor allem pharmakologische Testverfahren zur Verfügung [41]. Der Vorteil dieser Untersuchungsmethode besteht darin, daß der Stimulus exakt definiert und für alle Probanden der gleiche ist. Nachteilig ist, daß es sich um einen unphysiologischen Stimulus handelt und der Grenzwert der normalen maximalen Wachstumshormonantwort nicht eindeutig festgelegt ist. Die Entscheidung, ob ein Patient mit Wachstumshormon behandelt werden soll oder nicht, ist aber von diesem Grenzwert abhängig. Die Abgrenzung zwischen normaler und pathologischer Wachstumshormonsekretion ist damit nur ungenügend definiert.

Von den bekannten Testverfahren sollen hier nur die wichtigsten Methoden vorgestellt werden. Die Einzelheiten sind in Tabelle 12-7 dargestellt. Alle Tests werden morgens nüchtern durchgeführt. Die Blutentnahmen erfolgen am besten über einen liegenden venösen Zugang.

Arginintoleranztest (ATT): Die i.v. Gabe verschiedener Aminosäuren führt zu einem Anstieg des Wachstumshormons. Die maximale GH-Konzentration wird 60 min nach Beginn der Argininfusion beobachtet und liegt bei gesunden Kindern über 10 ng/ml. Der Test ist ohne Nebenwirkungen. Eine gleichzeitige Bestimmung der Insulin- und Glukagonsekretion ist möglich.

Insulintoleranztest (ITT): Die durch die Insulingabe hervorgerufene Hypoglykämie führt zu einer Ausschüttung von Wachstumshormon. Das Maximum wird etwa 60 min nach Testbeginn gemessen. Eine Testauswertung ist nur möglich, wenn der Blutzuckerwert den Ausgangswert um 50% unterschreitet oder weniger als 40 mg/dl beträgt. Als Normalwerte werden Wachstumshormonwerte über 10 ng/ml angesehen. Im Rahmen des ITT kann gleichzeitig Kortisol, Glukagon und Adrenalin bestimmt werden.

Tabelle 12-7 Pharmakologische Wachstumshormonstimulationstests.

Medikament	Dosis	Maximaldosis	Verabreichung	Dauer	Blutentnahme (Minuten)
Arginin-HCl	0,5 g/kg KG	30 g	i.v. Infusion 10% Arginin HCl in 0,9% NaCl	30'	–30,0,15,30,45,60,90,120
Insulin	0,05–0,01 IU/kg KG	–	i.v.	–	–30,0,15,30,45,60,90,120
Clonidin	15 mg/m² KOF	–	p.o.	–	–30,0,30,60,90,120,150
L-Dopa und	<15 kg 125 mg 15–35 kg 250 mg >35 kg 500 mg	–	p.o.	–	–30,0,30,60,90,120
Propranolol	0,75 mg/kg	40 mg	p.o.	–	
Glukagon	0,1 mg/kg KG	–	s.c., i.m.	–	0,60,90,120,150,180

Der ITT sollte wegen der möglichen Nebenwirkungen nur von speziell geschultem medizinischem Personal durchgeführt werden, das während der Untersuchung regelmäßige Blutzuckeruntersuchungen durchführt und die klinischen Zeichen der Hypoglykämie rechtzeitig erkennt.

Bei einer schweren Hypoglykämie muß notfallmäßig eine hochprozentige Glukoselösung intravenös verabreicht werden. Im Rahmen des ITT bei Kindern mit Wachstumshormonmangel sind Todesfälle beschrieben worden! Nach Besserung der klinischen Symptomatik sollte der Test, sofern klinisch vertretbar, nicht abgebrochen, sondern fortgeführt werden. Bei dringendem Verdacht auf einen Wachstumshormonmangel ist es empfehlenswert, die niedrigere Insulindosis von 0,05 IE/kg Körpergewicht zu verabreichen.

Kombination von ATT und ITT: Anstelle einer getrennten Durchführung des ATT und ITT ist es auch möglich, beide Tests unmittelbar nacheinander durchzuführen. Die GH-Stimulationswerte in dem kombinierten Test entsprechen denen der Einzeluntersuchung. Der maximale GH-Wert sollte über 10 ng/ml liegen, um einen Wachstumshormonmangel auszuschließen.

Clonidintest: Clonidin, ein α-Rezeptoragonist, führt über eine GH-RH-Stimulation zu einer vermehrten Wachstumshormonausschüttung. Es ist ein sehr potentes Wachstumshormonstimulans, so daß die Wachstumshormonwerte gesunder Kinder meist deutlich über 10 ng/ml, eher sogar im Bereich von 20 ng/ml liegen. Der Grenzwert für eine normale Testantwort liegt damit wahrscheinlich höher als in anderen Stimulationstests. Ein Wachstumshormonmangel ist möglicherweise auch dann noch vorhanden, wenn Werte über 10 ng/ml erreicht werden. Müdigkeit und Blutdruckabfall sind bekannte Nebenwirkungen dieses Provokationstests.

L-Dopa-/Propranololtest: Die das Wachstumshormon stimulierende Wirkung des L-Dopa beruht auf α-adrenergen Mechanismen mit Stimulation der GH-RH-Sekretion. Die inhibitorischen Einflüsse der β-Rezeptoren werden gleichzeitig durch den β-Blocker Propranolol unterdrückt, so daß ein additiver Effekt beider Substanzen zustandekommt. Das Maximum der Wachstumshormonsekretion wird 60–90 min nach Testbeginn erreicht. Als Nebenwirkungen können Übelkeit und Erbrechen etwa 30–40 min nach Testbeginn auftreten. In seltenen Fällen wird eine Hypoglykämie registriert. Gesunde Kinder erreichen Normalwerte über 10 ng/ml. Als Grenzwert wird, anders als in dem ATT und ITT, ein Wachstumshormonwert von 7 ng/ml angesehen.

Glukagontest: Die Stimulation des Wachstumshormons erfolgt ebenfalls über α-adrenerge Mechanismen. Der Sekretionsgipfel des Wachstumshormons wird nach etwa 120 min erreicht.

Vorbehandlung mit Sexualsteroiden („Priming"): Kinder mit einer verzögerten Pubertätsentwicklung zeigen vor Beginn des pubertären Wachstumsschubes eine auffällig verminderte Wachstumsgeschwindigkeit. In den Stimulationstests erreichen sie nur subnormale GH-Anstiege, obwohl in einer Testkontrolle zu einem späteren pubertären Stadium und nach Abschluß der Pubertät immer normale GH-Werte gemessen werden. Dieser sog. transitorische Wachstumshormonmangel ist in der Regel nicht behandlungsbedürftig, da die Patienten mit Einsetzen der spontanen (oder induzierten) Pubertätsentwicklung einen normalen pubertären Wachstumsschub erleben.

Durch die Vorbehandlung mit den Sexualsteroiden Testosteron bzw. Östradiol soll dieser „pubertäre Wachstumshormonanstieg" nachgeahmt werden, um damit falsch-positive Testergebnisse und unnötige Behandlungen mit Wachstumhormonen zu vermeiden. Bei diesem sogenannten „priming" werden Jungen 100 mg eines Testosteron-Depot-Präparates etwa 3 Tage vor Testbeginn intramuskulär injiziert. Mädchen erhalten 50–100 μg Östradiol über 3 Tage, beginnend 6 Tage vor Testbeginn. Anschließend werden die pharmakologischen Stimulationstests – wie zuvor beschrieben – durchgeführt.

4.3 Growth-hormone-Releasing-Test (GH-RH-Test)

Der GH-RH-Test ist kein Test zur Diagnose eines Wachstumshormonmangels. Durch den GH-RH-Test ist aber eine Unterscheidung zwischen einer hypothalamischen und einer hypophysären Ursache des Wachstumshormonmangels möglich.

GH-RH wird als Bolus intravenös injiziert (1 µg/kg KG). Ein fehlender Anstieg des Wachstumshormons deutet auf eine hypophysäre, ein subnormaler Anstieg mit einem späten Maximum der Wachstumshormonsekretion auf eine hypothalamische Insuffizienz hin.

4.4 IGF-I und IGFBP-3

Die insulinähnlichen Wachstumsfaktoren (insulin-like growth factors [IGF]) sind Peptide, die zu 99% an spezifische Bindungsproteine (insulin-like growth factor binding proteins [IGFBP]) gekoppelt sind [8]. Die klinisch wichtigsten sind IGF-I und IGFBP-3, das als das quantitativ wichtigste IGFBP das IGF-I bindet. Nach der Bindung von IGF-I kann es mit einer säurelabilen Untereinheit ALS (acid labile subunit) assoziieren und großmolekulare tertiäre Komplexe bilden. Die interaktiven regulativen Mechanismen für IGF-I und IGFBP-3 sind die Wachstumshormonsekretion und die Nahrungsaufnahme. Da die Leber der Hauptproduktionsort des IGF-I und IGFBP-3 ist, können Leberfunktionsstörungen die Produktion negativ beeinflussen. Altersabhängige Normalwerte des IGF-I und IGFBP-3 liegen vor [8]. Beide Werte sind bei Geburt niedrig, steigen in der frühen Kindheit langsam an, erreichen ein Maximum während der Pubertät, um mit zunehmendem Alter wieder abzufallen. Die klare Abhängigkeit von der Pubertätsentwicklung muß berücksichtigt werden, wenn die auf das chronologische Alter bezogenen Normalwerte richtig interpretiert werden sollen. Gegebenenfalls ist ein Vergleich bezogen auf das Knochenalter der Patienten vorzunehmen.

Die klinische Bedeutung erniedrigter IGF-I- und IGFBP-3-Serumspiegel liegt in der Diagnostik eines Wachstumshormonmangels. Sie wird erschwert durch die große Streuung der IGF-I-Werte und die Beobachtung, daß niedrige IGF-I-Serumspiegel auch bei Kindern mit Unter- und Mangelernährung, Hypothyreose, Nierenversagen, Leberschädigung und Diabetes mellitus auftreten. Zudem besteht keine sehr enge Korrelation der IGF-I-Konzentration zum Status der Wachstumshormonsekretion [44].

IGFBP-3-Serumspiegel stellen möglicherweise einen besser diskriminierenden Parameter dar, obwohl auch hier nur Korrelationen von r = 0,62 zur normalen 24-Stunden-Spontansekretion des Wachstumshormons bestehen [7]. Allerdings hatten 97% der Kinder erniedrigte IGFBP-3-Werte, bei denen die Diagnose eines Wachstumshormonmangels durch die auxologischen Kriterien (Körperhöhe < 3. Perzentile, Wachstumsgeschwindigkeit < 10. Perzentile) und die laborchemischen Daten (zwei Wachstumshormonstimulationstests < 10 ng/ml) gestellt worden war.

5 Therapie mit Wachstumshormon

Die Therapie des Wachstumshormonmangels ist eine Substitutionstherapie mit Wachstumshormon [11], die heute subkutan durchgeführt wird. Initial wurde Wachstumshormon zur Behandlung von Kindern mit Wachstumshormonmangel aus menschlichen Hypophysen extrahiert. Erstmals 1983 wurde bekannt, daß durch diese Behandlung die *Jacob-Creutzfeld-Erkrankung* übertragen werden konnte [21]. Ein kausaler Zusammenhang zur Wachstumshormontherapie ist erwiesen, die Behandlung mit extrahiertem GH daher heute obsolet. Heute wird rekombinantes HGH (rHGH) hergestellt, das mit dem menschlichen Wachstumshormon identisch ist. Klinische Untersuchungen haben inzwischen die Wirksamkeit des rHGH bewiesen. Mit der Produktion des rHGH ist Wachstumshormon in praktisch unbegrenzter Menge verfügbar.

5.1 Wachstumshormontherapie bei Kindern mit Wachstumshormonmangel

Therapie des Wachstumshormonmangels: Für die Therapie des Wachstumshormonmangels wird das rekombinante humane Wachstumshormon (rHGH) in einer Substitutionsdosis von 2 IE/m^2 Körperoberfläche (KOF)/Tag empfohlen. Das Wachstumshormon wird täglich einmal subkutan injiziert. Höhere Dosierungen (z.B. 4 IE/m^2 KOF/Tag) führen zu keiner anhaltenden Verbesserung der Wachstumsgeschwindigkeit [18]. Prädiktoren für das Ausmaß der Wachstumsgeschwindigkeit im 1.–3. Therapiejahr sind das Alter bei Therapiebeginn und die Differenz der Körperhöhe zur Zielgröße. Während der Pubertät erhöht sich die Wachstumshormonsekretion gesunder Kinder. Aus diesem Grund wird von einigen Autoren eine Erhöhung der Wachstumshormondosis während der spontanen oder induzierten Pubertät bei Jugendlichen mit einem Wachstumshormonmangel empfohlen [11]. Die optimale Substitutionsdosis des Wachstumshormons für den Zeitraum der Pubertät ist unklar. Auch zeigen klinische Beobachtungen, daß in vielen Fällen unter Fortführung der regulären Substitutionsdosis ein normaler pubertärer Wachstumsschub auftritt. Eine abschließende Bewertung der Wachstumshormontherapie während der Pubertät kann daher erst erfolgen, wenn Ergebnisse einer prospektiven und kontrollierten Studie vorliegen. Bis dahin wird im Einzelfall zu unterscheiden sein, ob bei einer auffallend niedrigen Wachstumsgeschwindigkeit während der Pubertät die Wachstumshormondosis erhöht werden soll.

Therapie des TSH-, ACTH-, Gonadotropin- und Adiuretinmangels (s.a. Kap. 9, 10 und 13): Im Rahmen der

initialen Diagnostik des Wachstumshormonmangels müssen auch die anderen hypothalamisch-hypophysären Funktionen untersucht werden:
- Bei Vorliegen eines *TSH-Mangels* ist bei erniedrigtem T_4-Wert eine Substitutionstherapie mit L-Thyroxin notwendig. Die Dosis entspricht etwa 50–100 µg/m² KOF/Tag in einer einmaligen morgendlichen Dosis. Die Hypothyreose wird nicht selten erst während der Behandlung mit Wachstumshormon laborchemisch faßbar. Regelmäßige Bestimmungen des T_4- und TSH-Serumspiegels während der Therapie sind daher angezeigt.
- Die Diagnose des *ACTH-Mangels* ist im Einzelfall (s. Kap. 9 und 26) schwierig. Die Entscheidung zur Therapie hängt auch von der klinischen Symptomatik ab, die sich in mangelnder körperlicher Belastbarkeit auch im Vergleich zu Freunden und Schulkameraden oder auffallender Apathie während eines interkurrenten Infektes zeigen kann. Es wird in der Regel eine Dosis von 10–15 mg Hydrocortison/m² KOF/Tag gewählt, verteilt auf 3 Dosen/Tag. Auf die Notwendigkeit einer Dosiserhöhung in Streßsituationen muß aufmerksam gemacht werden (Kap. 30).
- Eine Behandlung mit *Sexualsteroiden* ist bei fehlendem spontanem Pubertätsbeginn notwendig. Im Hinblick auf die gesamte psychosexuelle Entwicklung des Jugendlichen sollte die Induktion der Pubertät zu einem Zeitpunkt erfolgen, der dem normalen Zeitrahmen des spontanen Pubertätsbeginns entspricht (zur Durchführung der Therapie siehe Kapitel 13).
- Ein Ausfall des *Hypophysenhinterlappenhormons* Adiuretin mit Diabetes wird am häufigsten bei Kindern und Jugendlichen beobachtet, deren Kleinwuchs oder verminderte Wachstumsgeschwindigkeit auf einen Tumor im Hypothalamus-Hypophysen-Bereich zurückzuführen ist. Die Substitutionstherapie wird mit Desmopressinacetat intranasal durchgeführt. Wegen der besseren Dosierungsmöglichkeiten ist für das Kindesalter die graduierte Rhinette zu bevorzugen. Ziel der Behandlung ist ein normales Trinkverhalten und eine normale Diurese ohne Nykturie (s. Kap. 10).

5.2 Wachstumshormontherapie bei Mädchen mit Ullrich-Turner-Syndrom

Bei Mädchen mit einem Ullrich-Turner-Syndrom liegen die Wachstumshormonwerte in den Stimulationstests meist im Normbereich. Bezüglich der Spontansekretion des Wachstumshormons sind bei jungen Mädchen normale, bei älteren Mächen vergleichsweise niedrigere Wachstumshormonprofile nachgewiesen worden [38]. Wegen des ausgeprägten Kleinwuchses sind Therapiestudien mit Wachstumshormon durchgeführt worden, um die Erwachsenengröße zu verbessern [2, 43, 50].

Dabei ist in fast allen Studien eine höhere Dosis als die übliche Substitutionsdosis von 2 IE/m²/Tag gewählt worden. Derzeit wird eine Richtdosis von 3 IE/m²/Tag als ausreichend angesehen. Höhere Wachstumshormondosen zeigen keinen zusätzlichen wachstumsstimulierenden Effekt [2].

Die hochdosierte Therapie mit Wachstumshormon ist bisher überraschend nebenwirkungsarm. In einem Zeitraum von 4 Beobachtungsjahren (118 Behandlungsjahre) sind bei 47 Mädchen 6 schwere und 44 geringfügige Nebenwirkungen beobachtet worden [37]. Zu den schweren Nebenwirkungen zählen ein zerebraler Krampfanfall bei vorbestehendem Anfallsleiden (1×), Lymphödeme an den Füßen (3×) und ein behandlungsbedürftiger Hochdruck (2×). Über negative Auswirkungen auf die Glukosetoleranz, das HbA_{1c}, die Triglyzeride und das Cholesterin ist nicht berichtet worden. Eine gestörte Glukosetoleranz mit erhöhten Insulin- aber normalen Blutzuckerwerten ist unter der hochdosierten Behandlung mit Wachstumshormon dokumentiert [54]. Die bisherigen Kontrollen haben jedoch keine Hinweise auf bleibende Störungen des Glukosestoffwechsels ergeben. Weitere, in der Regel jährliche Kontrollen der Glukosetoleranz sind dennoch angezeigt, da die Auswirkungen des Hyperinsulinismus noch weitgehend unbekannt sind.

In anderen Untersuchungen wurde gezeigt, daß die initiale Wachstumsgeschwindigkeit unter einer Kombinationstherapie von Wachstumshormon mit Oxandrolon besser ist als unter der Monotherapie mit Wachstumshormon [43, 49]. Auch unter einer Kombinationstherapie mit Östrogenen ist im ersten Therapiejahr eine deutliche Zunahme der Wachstumsgeschwindigkeit

Tabelle 12-8 Voraussichtliche „Endgrößen" von Mädchen mit einem Ullrich-Turner-Syndrom.

Autor	Pat. (n)	Wachstumshormon IU/kg/Woche	Oxandrolon mg/kg/Tag	Äthinylöstradiol ng/kg/Tag	prospektive Endgröße (BP) (cm)	projizierte Endgröße (cm)	„Endgröße" (cm)
Rosenfeld, 1992	6	1,0	–	–	147,6	–	153,2
Takano, 1993	11	0,5	–	–	–	–	141,9
	15	1,0	–	–	–	–	143,6
Massa, 1993	10	1,0	–	–	–	–	148,6
Rosenfeld, 1992	7	1,0	0,125 / 0,0625	–	142,3	–	152,6
Nilsson, 1991	17	0,7	–	0,1	145,5	146,5	150,8
Massa, 1993	7	1,0	–	25	–	–	150,5

zu finden [31]. Bei allen bisherigen Behandlungsformen ist noch nicht endgültig geklärt, ob durch die Therapie eine wesentliche Verbesserung der Endgröße erreicht wird. Allerdings deuten die Ergebnisse insgesamt einen positiven Effekt der Therapie mit einem Zuwachs an gemessener Endgröße von etwa 5–6 cm an (Tab. 12-8). Kritisch ist jedoch anzumerken, daß keine der dokumentierten Endgrößen mit aktuellen Endgrößen unbehandelter Frauen verglichen wurde.

5.3 Wachstumshormontherapie bei Jungen und Mädchen mit chronischer Niereninsuffizienz

Unter einer hochdosierten Wachstumshormontherapie nimmt die Wachstumsgeschwindigkeit niereninsuffizienter Kinder in den ersten Therapiejahren signifikant zu [20]. In einer kontrollierten Studie verbesserte sich der SDS (standard deviation score) der Körperhöhe in den ersten 2 Therapiejahren von –2,94 auf –1,55 SDS, in der Plazebogruppe blieb er unverändert [20].

Wesentliche Nebenwirkungen der Wachstumshormontherapie wurden nicht beobachtet [20]. Die bisherigen positiven Ergebnisse müssen durch Langzeitverläufe bis zur Erwachsenengröße bestätigt werden.

5.4 Weitere therapeutische Ansätze zur Behandlung des Kleinwuchses ohne Wachstumshormonmangel

Therapie des familiären Kleinwuchses und/oder des Kleinwuchses mit konstitutioneller Verzögerung von Wachstum und Pubertät („normal variant short stature", „idiopathic short stature"): Zwischenergebnisse verschiedener Studien haben gezeigt, daß sich in den ersten 1–2 Behandlungsjahren die Wachstumsgeschwindigkeit in der Therapiegruppe um etwa 2–3 cm/Jahr verbessert [30]. Der SDS der Körperhöhe hat im Vergleich zu einer unbehandelten Kontrollgruppe zugenommen. Die positiven Ergebnisse waren abhängig von der Wachstumsgeschwindigkeit vor Therapiebeginn, dem chronologischen Alter, der Retardierung des Skelettalters und der Wachstumshormondosis [55]. Diese entsprach entweder der normalen Substitutionsdosis von 2 IE/m^2 KOF/Tag oder einer supraphysiologischen Dosis von mehr als 2 IE/m^2 KOF/Tag. In manchen Fällen wurde die anfängliche Substitutionsdosis bei ungenügendem Response auf supraphysiologische Dosen erhöht [55].

In den letzten Jahren sind erste Langzeitergebnisse und Erwachsenengrößen aus diesen Therapiestudien publiziert worden. Eine Verbesserung der Erwachsenengröße wurde trotz einer fast 6 Jahre lang durchgeführten Wachstumshormontherapie nicht erreicht [55]. Therapiegruppe (–8,7 ± 6,5 cm) und Kontrollgruppe (–10,2 ± 3,5 cm) blieben deutlich unterhalb der genetischen Zielgröße. Hierzu passend war nach einer 3,5jährigen Behandlung mit Wachstumshormon die Erwachsenengröße kleinwüchsiger Jungen mit 167,4 ± 8,9 cm nicht signifikant unterschiedlich zur Endgrößenprognose nach Bayley/Pinneau von 168,6 ± 5,2 cm [57]. Der mangelnde Effekt der Wachstumshormontherapie wird auf eine signifikante Akzeleration der Skelettreifung zurückgeführt.

Die Ergebnisse weiterer, vor allem placebokontrollierter Studien müssen abgewartet werden. Zusätzlich sind Untersuchungen durchzuführen, die den temporären, wachstumsbeschleunigenden Effekt der ersten Therapiejahre auf die psychosoziale Situation von kleinwüchsigen Kindern und Jugendlichen detailliert untersuchen. Ein eindeutig positiver psychosozialer Effekt dieser ersten Therapiejahre mag dann eine kurz- oder längerfristige Wachstumshormontherapie rechtfertigen.

Therapie Kleinwüchsiger mit ehemals intrauterinem Kleinwuchs („small for gestational age", „intrauterine growth retardation"): Erste therapeutische Versuche mit supraphysiologischen Wachstumshormondosen (ungefähr 12 IE bzw. 36 IE/m^2 KOF/Woche) haben eine signifikante, dosisabhängige Beschleunigung der Wachstumsgeschwindigkeit in den ersten 2 Therapiejahren gezeigt [3, 12]. Eine überproportionale Beschleunigung der Skelettreifung wurde vor allem in der Hochdosisgruppe beobachtet. Es wird nachgewiesen werden müssen, daß der positive Effekt der ersten beiden Therapiejahre auf die Wachstumsgeschwindigkeit nicht durch eine übermäßige Skelettalterakzeleration letztendlich aufgehoben wird.

Durch die Einführung rekombinanten Wachstumshormons haben sich die therapeutischen Möglichkeiten zur Behandlung kleinwüchsiger Kinder „grenzenlos" erweitert. Die klassische Indikation zur Wachstumshormontherapie ist weiterhin die Substitutionstherapie des Wachstumshormonmangels. In den Grenzbereichen zwischen physiologischer und pathologischer Wachstumshormonsekretion sind neue therapeutische Ansätze erkennbar, aber für eine allgemeine Therapieempfehlung noch unzureichend dokumentiert. Dies gilt auch für die schon vorliegenden Indikationen bei Ullrich-Turner-Syndrom und bei chronischer Niereninsuffizienz.

Literatur

1. Albertsson-Wikland, K., S. Rosberg: Methoden zur Evaluierung der Spontansekretion von Wachstumshormon. In: Ranke, M. B. (Hrsg.): Endokrinologische Funktionsdiagnostik im Kindes- und Jugendalter, S. 87–115. J&J, Mannheim 1993.
2. Attanasio, A., D. James, D. Reinhardt et al.: Final height and long-term outcome after growth hormone therapy in Turner syndrome: Results of a German multicentre trial. Horm. Res. 43 (1995) 147–149.
3. Balsamo, A., P. Tassoni, A. Cassio et al.: Response to growth hormone therapy in patients with growth hormone deficiency who at birth were small or appropriate in size for gestational age. J. Pediatr. 126 (1995) 474–477.
4. Bierich, J. R.: Constitutional delay of growth and adolescence. In: Growth Disorders Vol. 6, S. 573–588. Baillier's Clinical Endocrinology and Metabolism 1992.
5. Bierich, J. R.: Aetiology and pathogenesis of growth hormone deficiency. In: Growth Disorders Vol. 6, S. 491–511. Bailliere's Clinical Endocrinology and Metabolism 1992.

6. Blizzard, R., A. Bulatovic: Psychosocial short stature: a syndrome with many variables. In: Growth Disorders Vol. 6, S. 687–712. Bailliere's Clinical Endocrinology and Metabolism 1992.

7. Blum, W. F., M. B. Ranke, K. Kietzmann: A specific radioimmunoassay for the growth hormone (GH) dependent somatomedin binding protein: its use for the diagnosis of GH deficiency. J. Clin. Endocrinol. Metab. 131 (1992) 3051–3060.

8. Blum, W. F.: Insulinähnliche Wachstumsfaktoren und ihre Bindungsproteine. In: Ranke, M. B. (Hrsg.): Endokrinologische Funktionsdiagnostik im Kindes- und Jugendalter, S. 116–133. J&J, Mannheim 1993.

9. Brämswig, J. H., M. Fasse, M.-L. Holthoff, J. von Lengerke, W. von Petrykowski, G. Schellong: Adult height in boys and girls with untreated short stature and constitutional delay of growth and puberty: accuray of five different methods of height prediction. J Pediatr. 117 (1990) 886–891.

10. Bucher, H., J. Zapf, T. Toressani, A. Prader, R. Froesch, R. Illig: Insulin-like growth factors I and II, prolactin, and insulin in 19 growth hormone-deficient children with excessive, normal, or decreased longitudinal growth after operation for craniopharyngioma. N. Engl. J. Med. 309 (1983) 1142–1146.

11. Butenandt, O.: Therapy of growth hormone deficiency. Clinics of Endocrinology and Metabolism 6 (1992) 547–555.

12. Chatelain, P., J. C. Job, J. Blanchard et al.: Dose-dependent catch-up growth after 2 years of growth hormone treatment in intrauterine growth-retarded children. J. Clin. Endocrinol. Metab. 78 (1994) 1454–1460.

13. Chrousos, G. O., D. Poplack, T. Brown et al.: Effect of cranial radiation on hypothalamic-adenohypophyseal function: abnormal growth hormone secretory dynamics. J. Clin. Endocrinol. Metab. 54 (1982) 1135–1139.

14. Clayton, P. E., S. M. Shalet: The evolution of spinal growth after irradiation. Clinical Oncology 3 (1991) 220–222.

15. Conley, M. E., A. W. Burks, H. G. Herrod, J. M. Puck: Molecular analysis of X-linked agammaglobulinemia with growth hormone deficiency. J. Pediatr. 119 (1991) 392–397.

16. Cronk, Ch., A. C. Crocker, S. M. Pueschel: Growth Charts for Children With Down Syndrome: 1 Months to 18 Years of Age. Pediatrics 81 (1988) 102–110.

17. Davies, P. S. W., R. Valley, M. A. Preece: Adolescent growth and pubertal progression in the Silver-Russel syndrome. Arch. Dis. Childh. 63 (1988) 130–135.

18. De Muinck Keizer-Schrama, S., B. Rikken, A. Hokken-Koelega, J. M. Wit, St. Drop et al.: Comparative effect of two doses of growth hormone for growth hormone deficiency. Arch. Dis. Childh. 71 (1994) 12–18.

19. Dunger, D. B., V. Broadbent, E. Yeoman, J. R. Seckl, L. Lightman, D. B. Grant, J. Pritchard: The frequency and natural history of diabetes insipidus in children with Langerhans-cell histiocytosis. N. Engl. J. Med. 321 (1989) 1157–1162.

20. Fine, R. N., E. C. Kohaut, D. Brown et al.: Growth after recombinant human growth hormone treatment in children with chronic renal failure: Report of a multicenter randomized double-blind placebo-controlled study. J. Pediatr. 124 (1994) 374–382.

21. Frasier, S. D., T. P. Foley: Creutzfeldt-Jakob Disease in Recipients of Pituitary Hormones. J. Clin. Endocrinol. Metab. 78 (1994) 1277–1279.

22. Heinrich, U. E.: Intrauterine growth retardation and familial short stature. In: Growth Disorders Vol. 6, S. 589–601. Bailliere's Clinical Endocrinology and Metabolism 1992.

23. Holm, V. A., J. K. Nugent, R. H. A. Ruvalcaba, H. Costeff: Oxandrolone therapy in six boys with Prader-Willi Syndrome. J. Pediatr. 114 (1989) 325–327.

24. Holm, V. A.: Management of Prader-Willi-Syndrome. Springer, New York 1988.

25. Horton, W. A., J. I. Rotter, D. L. Rimoin, C. I. Scott, J. G. Hall: Standard growth curves for achondroplasia. J. Pediatr. 93 (1978) 435–438.

26. Kaplowitz, P. B.: Effect of growth hormone therapy on final versus predicted height in short twelve- to sixteen-year-old boys without growth hormone deficiency. J. Pediatr. 126 (1995) 478–480.

27. Laron, Z., W. F. Blum, P. G. Chatelain et al.: Classification of growth hormone insensitivity syndrome. J. Pediatr. 122 (1993) 241.

28. Leiper, A. D., R. Stanhope, P. Kitching: Precocious and premature puberty associated with the treatment of acute lymphoblastic leukaemia. Arch. Dis. Childh. 62 (1987) 1107–1112.

29. Lindsay, R., M. Feldkamp, D. Harris, J. Robertson, M. Rallison: Utah Growth study: Growth standards and the prevalence of growth hormone deficiency. J. Pediatr. 125 (1994) 29–35.

30. Loche, S., P. Bambiaso, St. Setzu et al.: Final height after growth hormone therapy in non-growth-hormone-deficient children with short stature. J. Pediatr. 125 (1994) 196–200.

31. Massa, G. N., Vanderschueren-Lodeweyckx: Growth promoting effect of growth hormone andlow dose ethinyl estradiol in girls with Turner syndrome: 4 year results. In: Hibi, I., K. Takano (eds.): Basic and clinical approach to Turner syndrome. S. 303–310. Elsevier, Amsterdam 1993.

32. Mehls, O., W. F. Blum, F. Schaefer: Growth failure in renal disease. In: Growth Disorders Vol. 6, S. 665–685. Bailliere's Clinical Endocrinology and Metabolism 1992.

32a. Meisels, S. J., J. W. Plunkett, kD. W. Roloff et al.: Growth and evelopment of preterm infants with respiratory distress syndrome and bronchopulmonary dysplasie. Pediatrics 77 (1986) 345-352.

33. Ogilvy-Stuart, A. L., W. D. J. Ryder, H. R. Gattamaneni et al.: Growth hormone and tumor recurrence. Br. Med. J. 304 (1992) 1601–1605.

34. Pankau, R., C.-J. Partsch, A. Wessel: Statural growth in Williams-Beuren syndrome. Eur. J. Pediatr. 151 (1992), 751–755.

35. Papadimitriou, A., M. Urena, G. Hamill: Growth hormone treatment of growth failure secondary to total body irradiation and bone marrow transplantation. Arch. Dis. Childh. 66 (1991) 689–692.

36. Pfäffle, R. W., G. E. DiMattia, J. S. Parks et al.: Mutation of the POU-specific domain of pit-1 and hypopituitarism without pituitary hypoplasia, Science 257 (1992) 1118–1121.

37. Price, D. A. et al.: Safety and efficacy of human growth hormone treatment in girls with Turner syndrome. Horm. Res. (Suppl 2) (1993) 44–48.

38. Ranke, M. B. et al.: Growth hormone, somatomedin levels and growth regulation in Turner's syndrome. Acta Endocrinol (Copenh.) 116 (1987) 305–313.

39. Ranke, M. B., P. Heidemann, C. Knupfer, H. Enders, A. A. Schmaltz, J. R. Bierich: Noonan syndrome: growth and clinical manifestations in 144 cases. Eur. J. Pediatr. 148 (1988) 220–227.

40. Ranke, M. B., P. Stubbe, F. Majewski, J. R. Bierich: Spontaneous growth in Turner's syndrome. Acta Paediatr. Scand. (Suppl) 343 (1988) 22–30.

41. Ranke, M. B., P. Haber: Wachstumshormonstimulationstests. In: Ranke, M. B. (Hrsg.): Endokrinologische Funktionsdiagnostik im Kindes- und Jugendalter, S. 70–85. J&J, Mannheim 1993.

42. Rappaport, R., R. Brauner: Growth and endocrine disorders secondary to cranial radiation. Pediatr. Res. 25 (1989) 561–567.

43. Rosenfeld, R. G., J. Frane, K. M. Attie et al.: Six-year result of a randomized, prospective trial of human growth hormone and oxandrolone in Turner's syndrome. J. Pediatr. 121 (1992) 49–55.

44. Rosenfeld, R. G., K. Albertsson-Wikland, F. Cassorla et al.: Diagnostic Controversy: The Diagnosis of Childhood Growth Hormone Deficiency Revisited. J. Clin. Endocrinol. Metab. 80 (1995) 1532–1540.

45. Schriock, E. A., M. J. Schell, M. Carter: Abnormal growth patterns and adult short stature in 115 long-term survivors of childhood leukaemia. Journal of Clinical Oncology 9 (1991) 400–405.

46. Shull, M. W., R. B. Reed, I. Valadian et al.: Velocities of growth in vegetarian preschool children. Pediatrics 60 (1977) 410–417.

47. Spiliotis, B. E., G. P. August et al.: Growth hormone neurosecretory dysfunction: a treatable cause of short stature. JAMA (1984) 2223–2230.

48. Spranger, J., L. D. Langer, H. R. Wiedemann: Bone dysplasies. An Atlas of Constitutional Disorders of Skeletal Development. Gustav Fischer Verlag, Stuttgart, W.-B. Saunders Philadelphia (USA).

49. Stahnke, N. et al.: Recombinant human growth hormone and oxandrolone in treatment of short stature in girls with

Turner syndrome. Horm. Res. 38 (Suppl) (1992) 37–46.

50. Takano, K., K. Shizume, I. Hibi et al.: Growth hormone treatment in Turner's syndrome: results of a multicenter study in Japan. Horm. Res. 39 (Suppl 2) (1993) 37–41.

51. Thomas, B. C., R. Stanhope: Long-term treatment with growth hormone in Noonan´s syndrome. Acta Paediatr. 82 (1993) 853–855.

52. Thon, A., E. Heinze, K.-D. Feilen, R. W. Holl et al.: Development of height and weight in children with diabetes mellitus: report on two prospective multicentre, one cross-sectional, one longitudinal. Eur. J. Pediatr. 151 (1992) 258–262.

52a. Torrado, C., W. Bastian, K. E. Wiesniewski, S. Castells: Treatment of children with Down's syndrome and growth retardation with recombinant human growth hormone. J. Pediatr. 119 (1991) 478–483.

53. Triulzi, F., G. Scotti, B. Di Natale et al.: Evidence of a congenital midline brain anomaly in pituitary dwarfs: a magnetic resonance imaging study in 101 patients. Pediatrics 93 (1994) 409–416.

54. Wilson, D. M., J. W. Frane, B. Sherman et al.: Carbohydrate and lipid metabolism in Turner syndrome: Effect of therapy with growth hormone, oxandrolone, and a combination of both. J. Pediatr. 112 (1988) 210–217.

55. Wit, J. M., B. Boersma, M. P. F. de Muinck Keizer-Schrama et al.: Long-term results of growth hormone therapy in children with short stature, subnormal growth rate and normal growth hormone response to secretagogues. Clin. Endocr. 42 (1995) 365–372.

56. Wolthers, O. D., S. Pedersen: Controlled study of linear growth in asthmatic children during treatment with inhaled glucocorticosteroids. Pediatrics 89 (1992) 839–842.

57. Woods, K. A., A. Weber, A. J. L. Clark: The molecular pathology of pituitary hormone deficiency and resistance. In: Thakker, R. V. (ed.): Genetic and molecular aspects of endocrine disease Vol. 9, S. 453-487. Baillière´s Clinical Endocrinology and Metabolism 1995.

58. Yu, V.Y.H., A. A. Orgill, S. B. Lim et al.: Growth and development of very low birthweight infants recovering from bronchopulmonary dysplasia. Arch. Dis. Childh. 58 (1983) 791–794.

13 Konstitutionelle Entwicklungsverzögerung/Pubertas tarda

Gernot H. G. Sinnecker

1	Einleitung	111
2	**Konstitutionelle Verzögerung von Wachstum und Pubertät**	111
2.1	Definition	111
2.2	Klinisches Bild	111
2.3	Physiologie/Pathophysiologie	112
2.4	Diagnostik	112
2.5	Therapie	112
3	**Ausbleibende Pubertätsentwicklung (Pubertas tarda)**	113
3.1	Definition	113
3.2	Klinische Bilder und Therapie	113
3.2.1	Hypogonadotroper Hypogonadismus	113
3.2.2	Hypergonadotroper Hypogonadismus	114

1 Einleitung

Die Pubertätsentwicklung ist dann verzögert, wenn in einem Alter von mehr als 2 Standardabweichungen über dem durchschnittlichen Pubertätsbeginn *keinerlei* Pubertätszeichen aufgetreten sind. Dies entspricht beim Mädchen einem Alter von ca. 13 Jahren und beim Jungen einem Alter von ca. 14 Jahren.

Viele Ursachen können einer verzögerten Pubertätsentwicklung zugrunde liegen. Unter den allgemeinpädiatrischen Ursachen sind insbesondere chronisch entzündliche Darmerkrankungen (z. B. Morbus Crohn) oder Malabsorptionssyndrome (z. B. Zöliakie) zu nennen. Gelegentlich machen sich diese Erkrankungen nur durch eine Retardierung von Wachstum und Entwicklung bemerkbar (s. Kap. 12). Auch chronische Nieren- und Herzerkrankungen, zystische Fibrose, Unterernährung, psychosoziale Vernachlässigung und Anorexia nervosa kommen als Ursachen in Frage. Bei Mädchen können sich Leistungssport und Gewichtsabnahme hemmend auf die Pubertätsentwicklung auswirken.

Neben diesen allgemeinpädiatrischen Ursachen sind Störungen der Gonadotropinsekretion (hypogonadotroper Hypogonadismus) und Störungen der Keimdrüsen (hypergonadotroper Hypogonadismus) von der häufigsten Ursache der Entwicklungsverzögerung, der konstitutionellen Verzögerung von Wachstum und Pubertät, abzugrenzen.

2 Konstitutionelle Verzögerung von Wachstum und Pubertät

2.1 Definition

Gesunde Mädchen, die in einem Alter von mehr als 13 Jahren oder Jungen, die in einem Alter von mehr als 14 Jahren spontan in die Pubertät kommen, haben eine konstitutionelle Verzögerung von Wachstum und Pubertät (konstitutionelle Entwicklungsverzögerung [KEV]).

2.2 Klinisches Bild

Während der Kindheit fallen Kinder mit KEV häufig wegen ihrer Unterlänge auf. Meist liegt die Körperlänge mehr als 2 Standardabweichungen unter der gleichaltriger Kinder. Bezogen auf das immer auch retardierte Knochenalter liegt die Länge aber innerhalb des nach der Elterngröße anzunehmenden Zielgrößenbereichs. Das Knochenalter korreliert bei diesen Patienten wesentlich besser mit der biologischen Reife als das chronologische Alter. Ab einem Knochenalter von ca. 11 Jahren beim Mädchen und 13 Jahren beim Jungen ist mit dem Auftreten erster Pubertätszeichen zu rechnen. Die Pubarche (Adrenarche) ist ebenfalls verzögert und unterscheidet sich dadurch vom isolierten hypogonadotropen Hypogonadismus, bei dem die Pubarche altersgerecht eintritt. Die Endlänge von Kindern mit KEV ist im Mittel geringfügig vermindert, liegt aber noch im unteren normalen Streuungsbereich der nach der Elternlänge zu erwartenden Zielgröße. Die Ursache für das geringfügige Längendefizit dürfte in dem verspäteten Beginn des Pubertätswachstumsschubs anzunehmen sein, da der Längengewinn um so geringer ausfällt, je stärker verspätet der Wachstumsschub einsetzt.

Nicht selten kommt die konstitutionelle Entwicklungsverzögerung kombiniert mit einem familiären Kleinwuchs vor. Durch diese Kombination wird der Entwicklungsrückstand häufig schon während der Kindheit, spätestens aber dann, wenn gleichaltrige Kinder in die Pubertät kommen, besonders auffällig.

Während der Kindheit steht der Wachstumsrückstand im Vordergrund (s. Kap. 12).

Im Pubertätsalter ist neben dem häufigen, aber nicht obligaten Kleinwuchs die verzögerte Pubertätsentwicklung das Hauptproblem. Die Unterscheidung eines hypogonadotropen Hypogonadismus von der KEV ist schwierig, da die Gonadotropine sowohl basal als auch nach GnRH-Stimulation gleichermaßen niedrig sein können. Möglicherweise gestattet die Stimulation mit dem GnRH-Agonisten Nafarelin eine bessere Unterscheidung.

2.3 Physiologie/Pathophysiologie

Bei Kindern mit KEV tritt die puberale Aktivierung des GnRH-Pulsgenerators verzögert ein. Die Spontansekretion von Wachstumshormon kann vermindert sein, so daß bezogen auf das chronologische, nicht aber auf das Skelettalter, ein relativer Wachstumshormonmangel bestehen kann. Unter Behandlung mit Sexualhormonen normalisiert sich die Wachstumshormonsekretion aber [19]. Da dementsprechend auch das IGF I vermindert sein kann, dieses wiederum in den Gonaden mit den Gonadotropinen interagiert, könnte die Folge eine verminderte Empfindlichkeit der Gonaden gegenüber gonadotroper Stimulation sein.

> Der Ablauf der verspätet beginnenden Pubertät ist bei der KEV stets harmonisch und endet mit dem Erreichen der vollständigen körperlichen Reife und Fertilität. Es handelt sich nicht um eine Krankheit, sondern um eine Variante der normalen Pubertätsentwicklung.

Häufig war auch die Entwicklung mindestens eines Elternteils oder eines Geschwisterkindes verzögert.

2.4 Diagnostik

> Hormonbestimmungen sind bei der Abklärung einer verzögerten Pubertätsentwicklung häufig wenig hilfreich.

Bei *Jungen* ist die Testosteronkonzentration im Pubertätsbeginn nur morgens erhöht und entgeht daher dem Nachweis, wenn die Blutentnahme während des Tages erfolgt. Nach hCG-Stimulation ist der Testosteronanstieg bei hypogonadotropem Hypogonadismus geringer als bei der KEV.

Bei *Mädchen* liegt die Östradiolkonzentration im Pubertätsbeginn im untersten Sensitivitätsbereich der meisten verwendeten Assays. Dadurch sind diese Bestimmungen häufig sehr ungenau, wenn sie nicht in einem speziell eingerichteten pädiatrisch endokrinologischen Labor durchgeführt werden. *Prolaktin* sollte zum Ausschluß eines (sehr seltenen) Prolaktinoms bestimmt werden. Die *Chromosomenanalyse* sollte großzügig veranlaßt werden, um Störungen im Bereich der Geschlechtschromosomen (z.B. Ullrich-Turner-Syndrom, Klinefelter-Syndrom) oder bestimmte Formen der Intersexualität (z.B. komplette Gonadendysgenesie) nachzuweisen. Hilfreich ist in diesem Zusammenhang auch die *Sonographie*, durch die Uterus und Ovarien beurteilt werden können.

2.5 Therapie

Das Wachstum kann bei Jungen vor dem Pubertätsalter durch Anwendung von anabol-androgenen Steroiden (z.B. Oxandrolon) in niedriger Dosis (2,5 mg täglich p.o.) beschleunigt werden. Ab einem Hodenvolumen von mehr als ca. 4 ml reicht eine kurzzeitige Behandlung über 3 Monate aus. Danach bleibt die erhöhte Wachstumsgeschwindigkeit auch nach Absetzen des Medikaments erhalten [18]. Dies dürfte auf einen Priming-Effekt des Steroids auf die GnRH-Pulsatilität und (direkt oder indirekt) auch auf die Wachstumshormonsekretion zurückzuführen sein. Die Akzeleration des Knochenalters entspricht dem Längenzuwachs, eine Verschlechterung der Endlänge ist daher nicht zu befürchten. Im Gegensatz zu Langzeitbehandlungen mit anabolen Steroiden wurden Nebenwirkungen nach dreimonatiger Anwendung in niedriger Dosis nicht beobachtet [20].

Steht nicht das Wachstum, sondern die Verzögerung der Pubertätsentwicklung im Vordergrund, so kommt *bei Jungen*, die schon im Pubertätsalter sind (> 14 Jahre), auch eine Behandlung mit Testosteron (z.B. 100 mg Testosteronoenanthat einmal im Monat über 6 Monate) in Betracht [12, 23]. Dadurch wird schon während der Therapie die Entwicklung sekundärer Geschlechtsmerkmale beschleunigt. Nach Absetzen ist mit einem spontanen Fortschreiten der Pubertät zu rechnen.

Bei *Mädchen* kann im Pubertätsalter (> 13 Jahre) eine Therapie mit niedrig dosierten Östrogenen (z.B. 5–10 μg Äthinylöstradiol oder 0,3 mg konjugierte Östrogene täglich) über 3–6 Monate durchgeführt werden. Dadurch wird die Entwicklung der sekundären Geschlechtsmerkmale induziert, ohne eine Verminderung der Endlänge befürchten zu müssen [14]. Nach 6 Monaten sollte die Therapie für ein halbes Jahr unterbrochen werden, um den weiteren Spontanverlauf beobachten zu können. Sollte die Pubertät dann nicht voranschreiten, kann ein zweiter Therapiezyklus durchgeführt werden.

> Bei einem Skelettalter von > 13 Jahren und ausbleibender Pubertätsentwicklung handelt es sich mit großer Wahrscheinlichkeit um einen Hypogonadismus und nicht um eine KEV.

In diesem Falle sollte die zugrundeliegende Ursache geklärt und eine dementsprechende Therapie eingeleitet werden. Gegebenenfalls ist die Einleitung einer dauerhaften Substitutionstherapie notwendig.

3 Ausbleibende Pubertätsentwicklung (Pubertas tarda)

3.1 Definition

Treten beim Mädchen im Alter von mehr als 13 Jahren und beim Jungen im Alter von mehr als 14 Jahren *keinerlei* Pubertätszeichen auf, so handelt es sich entweder um eine konstitutionelle Entwicklungsverzögerung oder um eine Störung von Hypothalamus, Hypophyse oder Gonaden.

Diese Störungen führen in der Regel zum langfristigen Ausbleiben der Pubertätsentwicklung, der Pubertas tarda.

3.2 Klinische Bilder und Therapie

3.2.1 Hypogonadotroper Hypogonadismus

Eine unzureichende Sekretion von GnRH und/oder LH und FSH führt, je nachdem wie ausgeprägt die Störung ist, zu einer verzögerten oder gänzlich ausbleibenden Pubertätsentwicklung.

Diese Störungen können entweder angeboren sein, oder durch Tumoren, Traumen oder entzündliche Prozesse hervorgerufen werden. Gemeinsam ist diesen Erkrankungen der fehlende Anstieg der Gonadotropine nach GnRH-Stimulation und der im Vergleich zur KEV verminderte Testosteronanstieg nach hCG-Stimulation.

Fehlbildungen der Hypothalamus-Hypophysen-Region
Fehlbildungen im Bereich von Hypothalamus und Hypophyse (z.B. septooptische Dysplasie, Hypophysenstielagenesie) können mit einem partiellen oder kompletten Ausfall eines, mehrerer oder aller Hypophysenfunktionen einhergehen. Dementsprechend kann die Pubertätsentwicklung verzögert und vermindert ablaufen oder gänzlich ausbleiben. Neben der endokrinologischen Hypophysenfunktionstestung sind bildgebende Verfahren (CT oder MRT) diagnostisch wegweisend. Therapeutisch kommt in der Regel eine der jeweiligen Hypophysenfunktionsstörung angepaßte Substitutionstherapie in Frage. Dementsprechend wird die Pubertät beim Mädchen im 12. Lebensjahr und beim Jungen im 13. Lebensjahr eingeleitet (s.u.).

Kallmann-Syndrom
Das Kallmann-Syndrom ist durch einen hypogonadotropen Hypogonadismus und ein gestörtes Riechvermögen gekennzeichnet und wird X-chromosomal-dominant vererbt. Deletionen wurden im Bereich Xp22.3 beschrieben. Offenbar liegt diesem Syndrom ursächlich eine Migrationsstörung der GnRH-sezernierenden Zellen zugrunde (s. Kap. 46).

Tumoren
Tumoren im Bereich von Hypophyse und Hypothalamus können, ebenso wie die o.g. Fehlbildungen, Funktionsstörungen unterschiedlichen Ausmaßes nach sich ziehen. In Frage kommen z.B. Prolaktinome, Germinome und Kraniopharyngeome (s. Kap. 5 und 8). Diagnostisch wegweisend sind neben Hypophysenfunktionstests bildgebende Verfahren und eventuell auch die Perimetrie. Therapeutisch steht die Beseitigung der Ursache im Vordergrund. Gegebenenfalls wird die Pubertät durch eine entsprechende Hormontherapie eingeleitet.

Therapie
Bei Kindern mit hypogonadotropem Hypogonadismus kann die Pubertät entweder durch die Zufuhr von GnRH oder durch Sexualhormonsubstitution eingeleitet werden. Die GnRH-Therapie induziert nicht nur die Ausbildung sekundärer Geschlechtsmerkmale, sondern ermöglicht auch das Erreichen der Fortpflanzungsfähigkeit. Die Stimulation der Spermatogenese im Adoleszentenalter scheint auch die spätere Fertilität im Erwachsenenalter günstig zu beeinflussen. Da GnRH aber mit Hilfe einer Injektionspumpe pulsatil subkutan appliziert werden muß, hat sich diese Therapie zur Pubertätseinleitung bisher nicht durchgesetzt.

Die Substitutionstherapie sollte zum Zeitpunkt der normalerweise einsetzenden Pubertät begonnen werden, bei Mädchen also im 12. und bei Jungen im 13. Lebensjahr.

Ziel der Substitutionstherapie ist ein möglichst natürlicher Ablauf der Pubertätsentwicklung. Neben der Entwicklung der sekundären Geschlechtsmerkmale soll die Wirkung der Sexualhormone eine ausreichende Mineralisation des Skeletts sicherstellen und damit dem bei verspäteter Pubertät erhöhten Osteoporoserisiko vorbeugen [6, 21].

Mädchen werden anfangs mit 0,3 mg konjugierten Östrogenen oder mit 5 μg Äthinylöstradiol p.o. während der ersten 21 Tage eines Monats behandelt. Nach 6–12 Monaten, wenn das Endometrium >5 mm hoch aufgebaut ist (Sonographie), oder wenn Durchbruchsblutungen auftreten, wird eine zyklische Östrogen/Gestagentherapie mit einem Präparat begonnen, dessen Dosierung einer Substitutionstherapie entspricht. Dazu wird das Östrogen während der ersten 21 Tage und zusätzlich vom 12.–21. Tag ein Gestagen (z.B. 5 mg Medroxyprogesteronacetat) gegeben, danach Medikamentenpause vom 22.–28. Tag. Die Östrogendosis wird während der nächsten 2 bis 3 Jahre bis auf

0,6–1,25 mg konjugierte Östrogene angehoben. Die Verwendung von Ovulationshemmern geht immer mit einer unphysiologisch starken Hormonwirkung einher und ist daher nicht zweckmäßig. Bei Patientinnen mit assoziierten Wachstumsproblemen (z.B. Ullrich-Turner-Syndrom) muß der wachstumsfördernde Einfluß sehr niedrig dosierter Östrogene und der wachstumshemmende Einfluß hochdosierter Östrogene bei der Indikationsstellung berücksichtigt werden.

Knaben werden im ersten halben Jahr mit 50 mg Testosteronenanthat i.m. alle 4 Wochen, danach alle 2 Wochen, behandelt. In 6monatigen Abständen wird die Dosis um 50–100 mg/Monat gesteigert, bis die Vollsubstitutionsdosis von 200 mg alle 2 Wochen erreicht ist. Die Schnelligkeit der Dosissteigerung hängt nicht nur vom chronologischen Alter, sondern auch vom Skelettalter und damit dem noch zu erwartenden Wachstum ab.

3.2.2 Hypergonadotroper Hypogonadismus (primäre Gonadeninsuffizienz)

Während bei primärer Gonadeninsuffizienz die Serumkonzentrationen von LH und FSH in der Kindheit noch normal niedrig sein können, steigen die basalen Werte ab dem 10. Lebensjahr bei Mädchen, ab dem 12. Lebensjahr bei Jungen deutlich an und sind daher, gemeinsam mit den verminderten Blutspiegeln und klinischen Effekten der Sexualhormone, diagnostisch verwertbar. Die primäre Gonadeninsuffizienz ist in der Regel Bestandteil klinischer Syndrome mit spezifischen klinischen Charakteristika (z.B. *Smith-Lemli-Opitz-Syndrom, Leopard-Syndrom, Louis-Bar-Syndrom, myotonische Dystrophie Curschmann-Steinert*). Neben spezifischen Funktionsstörungen der Gonaden infolge von z.B. Leydig-Zell-Hypoplasie oder Testosteronbiosynthesedefekten, kommen globale Störungen aller Hodenfunktionen bei den Gonadendysgenesien vor [16].

Gonadendysgenesien
Entwicklungsstörungen der Hoden sind häufig auf chromosomale Aberrationen zurückzuführen, kommen aber auch ohne erkennbare Ursache vor. Je nach Ausmaß der Störung ist der Phänotyp weiblich, zwittrig oder männlich. Häufig liegt ein 45,X/46,XY-Mosaik zugrunde. Allerdings sind nur ca. 5% der Individuen, die dieses Mosaik tragen, klinisch auffällig. Unter diesen hat mehr als die Hälfte einen weiblichen Phänotyp mit eher mehr oder weniger ausgeprägten Virilisierungszeichen. Die übrigen ca. 95% sind normal männlich entwickelt und klinisch unauffällig [22]. Bei den Patienten mit weiblichem Phänotyp bleibt die Pubertätsentwicklung gänzlich aus, während es bei den Patienten mit zwittrigem Genitale oder männlichem Phänotyp im Pubertätsalter zu einer mehr oder weniger unvollständigen Virilisierung kommen kann.
Inkomplette (gemischte) Gonadendysgenesie: Die Differenzierungsstörung der Testes kann unterschiedlich stark ausgeprägt, auf beiden Seiten gleich oder seitendifferent (asymmetrisch) sein. Das Spektrum reicht vom einseitig normal differenzierten und kontralateral dysgenetischen Hoden über alle Zwischenstufen der beidseitigen Gonadendysgenesie bis zur kompletten Gonadendysgenesie mit beidseitig bindegewebigen Strängen in der Position von Ovarien (sog. „Streak"-Gonaden). Dementsprechend vielfältig sind die funktionellen Auswirkungen: Je nach Schweregrad der Dysgenesie und konsekutiv unzureichender Sekretion von Testosteron und Anti-Müller-Hormon kommt es auf der betroffenen Seite zu einer unzureichenden Induktion der Wolff-Gänge und dadurch zu einer Hypoplasie von Samenblase, Samenleiter und Nebenhoden. Die im dysgenetischen Hoden immer auch gestörte Sekretion des Anti-Müller-Hormons führt auf der ipsilateralen Seite zur unvollständigen Regression der Müller-Gänge und daher zur Persistenz mehr oder weniger dysplastischer Müller-Strukturen, wie Tuben, Uterus und oberer Anteil der Vagina (s.a. Kap. 54).

> Bei Patienten, die als *Mädchen* aufwachsen, müssen die Gonaden nicht nur wegen des Entartungsrisikos möglichst frühzeitig entfernt werden, sondern auch, um der Entwicklung einer heterosexuellen (männlichen) Pubertät vorzubeugen.

Die Pubertät wird in dem Alter, in dem normalerweise die Pubertät beginnt, durch Substitution mit Östrogenen und Gestagenen eingeleitet.

> Bei Patienten, die als *Jungen* aufwachsen, werden die Gonaden nur dann entfernt, wenn sie nicht im Skrotum liegen und dadurch einer regelmäßigen einfachen Untersuchung nicht gut zugänglich sind.

In diesem Falle werden Hodenprothesen in den (eventuell operativ rekonstruierten) Hodensack implantiert. Müller-Derivate werden entfernt und die Hypospadie operativ korrigiert. Die Testosteronsubstitutionstherapie wird im Alter der normalen Pubertät begonnen, wenn die Testosteronproduktion der eventuell verbliebenen Hoden unzureichend ist. Wegen des erhöhten Entartungsrisikos dysgenetischer Hoden müssen Patienten, die als Jungen aufwachsen, und deren Hoden im Skrotum verbleiben, regelmäßig untersucht werden [17].

Komplette (reine) Gonadendysgenesie: Bei der kompletten (sog. reinen) Gonadendysgenesie finden sich an Stelle der Gonaden beidseits bindegewebige Stränge („Streaks"). Der Karyotyp ist 46,XY oder 46,XX. Patienten mit einer kompletten Gonadendysgenesie haben einen normal weiblichen Phänotyp (inneres und äußeres Genitale sind normal weiblich). Sie sind normal groß und haben keine Stigmata des Ullrich-Turner-Syndroms. Meist werden diese Patientinnen erst durch die ausbleibende Pubertätsentwicklung mit primärer Amenorrhö auffällig (s. Kap. 54 und 55).

Klinefelter-Syndrom
Das Klinefelter-Syndrom ist mit einer Prävalenz von 1:1000 eine relativ häufige Ursache für Hypogonadismus und Infertilität des Mannes. Der Karyotyp ist 47,XXY. Varianten mit dem Karyotyp 46,XY/47,XXY oder 48,XXYY oder 48,XXXY kommen vor. Klinisch ist es charakterisiert durch einen männlichen Phänotyp mit eunuchoiden Proportionen, sehr kleinen festen Hoden, Azoospermie und in der Pubertät ausgeprägte Gynäkomastie (s. Kap. 46 u. 48). Die Pubertät beginnt meist zum normalen Zeitpunkt, entwickelt sich aber häufig nur langsam und nicht ausreichend weiter. Ursache ist eine gestörte Leydig-Zell-Funktion, aufgrund derer die Testosteronsekretion unzureichend ist. Das Wachstum verläuft schon während der Kindheit oberhalb des Zielgrößenbereichs. Gesichert wird die Diagnose durch das Karyogramm.

Therapeutisch ist meist nach spontanem Pubertätsbeginn eine Testosteronsubstitution erforderlich. Eine Behandlung mit Dihydrotestosteron reduziert möglicherweise die Neigung zur Gynäkomastie [5].

46,XX Männer
Dieses Syndrom ist mit einer Prävalenz von 1:20000 sehr viel seltener als das Klinefelter-Syndrom. Die klinischen Charakteristika sind aber sehr ähnlich. Unterschiede bestehen in der Körperlänge (meist kleiner als normale Männer) und den Proportionen, die normal sind. Ursächlich liegt eine Translokation Y-spezifischen Materials, meist eine Y- zu X-Translokation vor.

Ullrich-Turner-Syndrom
Patientinnen mit Ullrich-Turner-Syndrom (UTS) haben einen Karyotyp 45,X oder ein 46,XX-/45,X-Mosaik. Die Häufigkeit liegt bei ca. 1:2500 Mädchengeburten. Der Phänotyp ist weiblich. Beim 45,X-Karyotyp sind Minderwuchs und retardierte Knochenreifung obligat. Die Endgröße liegt in einem Bereich um 145 cm [11]. Die Proportionen sind zugunsten der Oberlänge verschoben. Daneben können eine Reihe charakteristischer Stigmata in unterschiedlicher Ausprägung und Kombination assoziiert sein. Am häufigsten werden ein kurzer Hals, inverser Haarstrich der Nackenhaare, breiter Thorax mit Trichterbrust, Nageldysplasien, Pigmentnaevi und Cubitus valgus beobachtet. Das auffällige Pterygium colli und der weite Mamillenabstand gehören zu den selteneren Symptomen (<50%). Die primäre Ovarialinsuffizienz macht sich erst durch die ausbleibende Pubertätsentwicklung bemerkbar. Die Variabilität des klinischen Bildes der Mosaikformen reicht vom völlig unauffälligen weiblichen Phänotyp bis zum Vollbild des Ullrich-Turner-Syndroms (s.a. Kap. 54 und 55).

Gesichert wird die Diagnose durch die Chromosomenanalyse. Die Gonadotropine sind in den ersten Lebensjahren und ab dem 10. Lebensjahr erhöht [3]. Insbesondere bei den Mosaikformen ist eine spontane Pubertätsentwicklung nicht ausgeschlossen [15].

Therapeutisch steht die Behandlung des Kleinwuchses und der Ovarialinsuffizienz im Vordergrund. Durch die Behandlung mit Wachstumshormon gelingt es, die Endgröße vieler Patientinnen zu verbessern. Die Kombination von Wachstumshormon und Oxandrolon scheint besonders wirksam zu sein (ausführliche Darstellung der Therapie des Kleinwuchses s. Kap. 12) [13].

Ziel der Sexualhormonsubstitution ist die Einleitung der Pubertätsentwicklung, die Förderung des Wachstums und die Prophylaxe der Osteoporose. Östrogene in niedriger Dosis haben, im Gegensatz zu hochdosierten Östrogenen, eine wachstumsfördernde Wirkung. Deshalb sollte die Substitutionsbehandlung mit Sexualhormonen niedrig dosiert beginnen, z.B. mit Äthinylöstradiol 50–100 ng/kg/Tag oder mit konjugierten Östrogenen 10 µg/kg/Tag [2, 4]. Die Dosis sollte in ca. 6monatigen Intervallen langsam gesteigert werden, bis nach ca. 3 Jahren die Vollsubstitutionsdosis (0,6–1,25 mg konjugierter Östrogene) erreicht wird. Nach 6–12 Monaten, oder wenn Durchbruchblutungen auftreten, wird ein Gestagen vom 12. bis 21. Tag hinzugefügt (z.B. 5 mg Medroxyprogesteronacetat täglich). Vom 22.–28. Tag Medikamentenpause.

Androgenresistenz
Das klinische Spektrum der Androgenresistenz reicht vom äußerlich normal weiblichen Phänotyp bei der kompletten Androgenresistenz über viele Stufen der Zwittrigkeit bei der partiellen Androgenresistenz bis hin zum normal männlichen Phänotyp mit unzureichender Virilisierung im Pubertätsalter bei der sog. minimalen Androgenresistenz [16]. Zugrunde liegt in der Regel eine Mutation im Androgenrezeptorgen, die zur Bildung eines funktionsgestörten Rezeptorproteins führt (s. ausführliche Darstellung in Kap. 47) [9].

Hodenhochstand (Kryptorchismus)
Der vollständige Descensus der Hoden ist Voraussetzung für eine normale Spermatogenese. Er erfolgt normalerweise während der Fetalzeit und ist bei der Geburt beendet. Eine Ektopie liegt vor, wenn der Hoden an einer Stelle liegt, die er normalerweise nicht erreicht. Die Ätiologie ist unklar. Störungen der Sekretion und Wirkung von Gonadotropinen und Testosteron gehen häufig mit einem Maldescensus testis einher. Anatomische Hindernisse können ebenfalls den normalen Descensus verhindern:

– *Bauchhoden* sind nicht tastbar. Die Unterscheidung von der bilateralen Anorchie gelingt durch den Nachweis eines Testosteronanstiegs nach hCG-Stimulation.

– *Leistenhoden* sind im Inguinalbereich tastbare Hoden, die nicht ins Skrotum luxiert werden können. Die Unterscheidung von einer supra- oder epifaszialen Ektopie ist nur intraoperativ möglich.

– *Gleithoden* liegen im unteren Bereich des Leistenkanals und können vor dort unter Anspannung der Samenstranggebilde ins Skrotum luxiert werden, gleiten aber stets wieder zurück. Spontan gelangen Gleithoden nicht ins Skrotum.

Abzugrenzen sind die *Pendelhoden*, die spontan abwechselnd im Leistenkanal und im oberen Skrotalfach liegen. Es handelt sich um eine Normvariante, die keiner Behandlung bedarf.

Die Inzidenz maligner Tumoren ist in kryptorchiden Hoden erhöht. Daran scheint auch eine operative Lagekorrektur (Orchidopexie) nichts zu ändern [8]. Daher ist eine lebenslange, regelmäßige Kontrolle notwendig. Obwohl ein primärer Defekt der Hoden Ursache für den Maldescensus sein könnte, scheinen der histologische Befund und die spätere Fertilität (Spermiogenese) sich weiter zu verschlechtern, wenn der Hodenhochstand nicht frühzeitig behandelt wird [7].

Während des ersten Lebenshalbjahres sollte die Behandlung noch nicht beginnen, da in dieser Zeit noch mit einem Spontan-Descensus gerechnet werden kann. Danach kommt eine hormonelle oder chirurgische Therapie in Frage.

Die *hormonelle Behandlung* wird mit hCG und/oder GnRH durchgeführt. Die hCG-Behandlung wird entsprechend den Empfehlungen der Arbeitsgemeinschaft Pädiatrische Endokrinologie (APE) durchgeführt, im 1. Lebensjahr mit 500 IE/Woche × 5 i.m., im 2.–6. Lebensjahr mit 1000 IE/Woche × 5 und ab dem 7. Lebensjahr mit 2000 IE/Woche × 5. Eine bessere Erfolgsquote scheint die kombinierte Behandlung mit GnRH und hCG zu haben. Dazu werden 3 × 2 Sprühstöße à 0,2 mg GnRH intranasal über 4 Wochen verabreicht. Danach werden 3 × 1500 IE hCG in wöchentlichen Abständen injiziert. Da Rezidive häufig sind, ist auch bei erfolgreicher Therapie eine regelmäßige Nachkontrolle notwendig. In diesen Fällen kann die hormonelle Therapie wiederholt werden. Bei erfolgloser hormoneller Therapie oder primär bei Hodenhochstand mit Begleithernie, Ektopie, Voroperation und in der Pubertät kommt nur die operative Behandlung in Betracht. Auch bei fachgerechter Technik ist in ca. 1 % mit einer Hodenatrophie zu rechnen [10].

Anorchie
Die Anorchie ist durch ein leeres Skrotum bei einem sonst normalen Jungen gekennzeichnet. Die Unterscheidung vom Kryptorchismus ist nur durch den fehlenden Testosteronanstieg nach hCG-Stimulation möglich. Der Verlust der Hoden findet nach Abschluß der Embryogenese statt, denn inneres und äußeres Genitale sind normal männlich entwickelt. Bei den angeborenen Formen wird als Ursache eine Hodentorsion angenommen, letztlich sind die Ursachen aber unklar. Die erworbenen Formen können durch Torsion, Orchitis, oder als Komplikation der Orchidopexie vorkommen. Im Gegensatz zu dysgenetischen Hoden, die mit einer Sexualdifferenzierungsstörung und erhöhtem Entartungsrisiko einhergehen, besteht bei der Anorchie keine Indikation zur operativen Exploration. Im Pubertätsalter wird die Testosteronsubstitutionstherapie eingeleitet.

Prämature Menopause
Ein vorzeitiger Verlust der Ovarienfunktion kommt am häufigsten beim Ullrich-Turner-Syndrom vor, außerdem als Folge von Radio- und Chemotherapie und offenbar auch im Rahmen von autoimmunologischen Prozessen [1]. Häufig ist aber auch keine Ursache eruierbar. Das klinische Bild ist gekennzeichnet entweder durch die Pubertas tarda mit primärer Amenorrhö oder durch eine sekundäre Amenorrhö und Zeichen der Menopause bei Adoleszenten oder Frauen im jungen Erwachsenenalter.

Literatur

1. Aksel, S.: Immunologic aspects of reproductive diseases. J. Am. Med. Ass. 268 (1992) 2930.
2. Bohnet, H. G.: New aspects of oestrogen/gestagen-induced growth and endocrine changes in individuals with Turner's syndrome. Eur. J. Pediatr. 145 (1986) 275.
3. Conte, F. A., M. M. Grumbach, S. L. Kaplan: A diphasic pattern of gonadotropin secretion in patients with the syndrome of gonadal dysgenesis. J. Clin. Endocrinol. Metab. 40 (1975) 670.
4. Copeland, K. C.: Effects of acute high dose and chronic low dose estrogen on plasma somatomedin-C and growth in patients with Turner's syndrome. J. Clin. Endocrinol. Metab. 66 (1988) 1278.
5. Eberle, A. J., J. T. Sparrow, B. S. Keenan: Treatment of persistent pubertal gynecomastia with dihydrotestosterone heptanoate. J. Pediatr. 109 (1986) 144.
6. Finkelstein, J. S., R. M. Neer, B. M. K. Biller, J. D. Crawford, A. Klibanski: Osteopenia in men with a history of delayed puberty. N. Engl. J. Med. 326 (1992) 600.
7. Hadziselimovic, F., B. Herzog, M. Buser et al.: Development of cryptorchid testes. Eur. J. Pediatr. 146 (Suppl.) (1987) 8.
8. Krabbe, S., J. G. Berthelsen, P. Volsted, J. Eldrup, N. E. Skakkebaek, F. V. Eyben, K. Mauritzen, A. H. Nielsen: High incidence of undetected neoplasia in maldescended testes. Lancet I (1979) 999.
9. Hiort, O., A. Wotke, D. Struve, A. Zöllner, G. H. G. Sinnecker: Detection of point mutations in the androgen receptor gene using non-isotopic single strand conformation polymorphism analysis. Hum. Molec. Genet. 3 (1994) 1163.
10. Petrykowski, W., M. B. Ranke: Zur Therapie des Hodenhochstandes. Stellungnahme der Arbeitsgemeinschaft Pädiatrische Endokrinologie (APE), Deutsche Gesellschaft für Pädiatrie und Sektion Pädiatrische Endokrinologie. Endokrinologie-Informationen 15 (1991) 20.
11. Ranke, M. B., H. Pflüger, W. Rosendahl, P. Stubbe, H. Enders, J. R. Bierich, F. Majewski: Turner syndrome: spontaneous growth in 150 cases and review of the literature. Eur. J. Pediatr. 141 (1983) 81.
12. Richman, R. A., L. R. Kirsch: Testosterone treatment in adolescent boys with constitutional delay in growth and development. New Engl. J. Med. 319 (1988) 1563.
13. Rosenfeld, R. G.: Non-conventional growth hormone therapy in Turner syndrome: the United States experience. Horm. Res. 33 (1990) 137.
14. Rosenfield, R. L.: Diagnosis and management of delayed puberty. J. Clin. Endocrinol. Metab. 70 (1990) 559.
15. Sinnecker, G. H. G., E. Nitsche, I. Reiss, O. Hiort, K. Kruse: Unfavourable effect of spontaneous puberty on final height in a girl with Ullrich-Turner syndrome treated with recombinant human growth hormone [Abstract]. Horm. Res. 37 (Suppl. 4) (1992) 26.
16. Sinnecker G. H. G.: Störungen der Keimdrüsen und der sexuellen Entwicklung. In: Burmeister W., Heimann G., Sitzmann F.C.: Kruse, W. (Hrsg.) Pädiatrische Endokrinologie., Bücherei des Pädiaters, Beihefte zur Zeitschrift „Klinische Pädiatrie", Band 97, Enke, Stuttgart, S. 132. 1993.
17. Sinnecker, G. H. G.: Praktisches Vorgehen bei Intersexualität. Monatsschr. Kinderheilkd. 142 (1994) 623.

18. Stanhope, R., C. G. D. Brook: Oxandrolone in low dose for constitutional delay of puberty in boys. Arch. Dis. Child. 60 (1985) 379.
19. Stanhope, R., P. Hindmarsh, P. J. Pringle, P. Holownia, J. Honour, C. G. D. Brook: Oxandrolone induces a sustained rise in physiological growth hormone secretion in boys with constitutional delay of growth and puberty. Pediatrician 14 (1987) 183.
20. Stanhope, R., C. R. Buchanan, G. C. Fenn, M. A. Preece: Double blind placebo controlled trial of oxandrolone in the treatment of boys with constitutional dely of growth and puberty. Arch. Dis. Child. 63 (1988) 501.
21. Warren, M. P., G. J. Brooks, L. H. Hamilton, F. L. Warren, W. G. Hamilton: Scoliosis and fractures in young ballet dancers. New Engl. J. Med. 314 (1986) 1348.
22. Wheeler, M., D. Peakman, A. Robinson, G. Henry: 45,X/46,XY mosaicism: Contrast of prenatal and postnatal diagnosis. Am. J. Med. Genet. 29 (1988) 565.
23. Zachmann, M., S. Studer, A. Prader: Short-term testosterone treatment at bone age of 12 to 13 years does not reduce adult height in boys with constitutional delay of growth and adolescence. Helv. Paediatr. Acta 42 (1987) 21.

14 Vorzeitiges Auftreten von Pubertätszeichen und Pubertas praecox

Gernot H. G. Sinnecker

1	Isoliertes Auftreten einzelner Pubertätszeichen	118
1.1	Prämature Thelarche	118
1.2	Prämature Pubarche	118
1.3	Isolierte prämature Menarche	119
2	**Pubertas praecox**	**119**
2.1	Zentrale (echte) Pubertas praecox	119
2.2	Pseudopubertas praecox	120
2.2.1	Familiäre Testotoxikose	120
2.2.2	Autonome Follikelzysten des Ovars	121
2.2.3	McCune-Albright-Syndrom	121
2.2.4	Tumoren	121

1 Isoliertes Auftreten einzelner Pubertätszeichen

Gelegentlich kommt es bei Kindern zum isolierten Auftreten einzelner Pubertätsmerkmale, die keinen Krankheitswert haben, aber von einer beginnenden echten Pubertät oder Pseudopubertät zu unterscheiden sind.

1.1 Prämature Thelarche

Die Vergrößerung der Brustdrüsen ohne andere Pubertätszeichen beginnt bei Mädchen meist im Alter von weniger als 2 Jahren und regrediert nach wenigen Monaten oder mehreren Jahren [6]. Gelegentlich persistiert sie bis zum regulären Pubertätsbeginn. Die Östrogenkonzentration im Plasma ist normal präpuberal oder leicht erhöht. Charakteristisch ist die zyklische Zu- und Abnahme der Brustdrüsenschwellung. Gleichzeitig läßt sich sonographisch eine Zu- und Abnahme der Größe einzelner Ovarialzysten nachweisen. Der LH/FSH-Quotient liegt nach GnRH-Stimulation unter 1 und unterscheidet sich dadurch von der fortgeschrittenen zentralen Pubertas praecox (LH/FSH-Quotient > 1) [12]. Trotz der zumindest intermittierend erhöhten Östrogenwirkung an den Brustdrüsen kommt es im Gegensatz zur Pubertas praecox nicht zu einer Vergrößerung des Uterus und insbesondere nicht zu einer Akzeleration von Wachstum und Knochenreifung.

> Bei einer isolierten prämaturen Thelarche ohne andere Zeichen einer beginnenden Pubertätsentwicklung sind Hormonbestimmungen nicht notwendig.

Der weitere Verlauf von Wachstum und Entwicklung sollte aber regelmäßig kontrolliert werden. Bei Progredienz der Brustdrüsenentwicklung und Auftreten anderer Pubertätszeichen ist eine eingehende endokrinologische Abklärung erforderlich.

1.2 Prämature Pubarche

Das Auftreten von Pubesbehaarung vor dem 8. Lebensjahr bei Mädchen und vor dem 9. Lebensjahr bei Jungen ohne andere Pubertätszeichen wird als prämature Pubarche oder prämature Adrenarche bezeichnet. Unabhängig von GnRH und ACTH kommt es vorzeitig zu einer vermehrten Sekretion der adrenalen Androgene DHEA, DHEAS, Androstendion und Testosteron und zu einer vermehrten Ausscheidung von 17-Ketosteroiden im Urin. Unter GnRH-Stimulation läßt sich im Gegensatz zur beginnenden Pubertät kein puberaler Gonadotropinanstieg nachweisen [9]. Unter ACTH-Stimulation kommt es zu einem geringeren Anstieg adrenaler Androgene und insbesondere des 17-Hydroxyprogesterons (17-OHP) als bei dem adrenogenitalen Syndrom (AGS). Unter Kindern mit prämaturer Pubarche finden sich häufiger Patienten mit nicht klassischen Formen des AGS, bei denen meist aber auch das basale 17-OHP schon erhöht ist [1] (s.a. Kap. 31).

Betroffen sind meist Mädchen im Alter von 6–8 Jahren. Eine Häufung scheint bei Kindern mit Hydrozephalus zu bestehen. Die Pubesbehaarung kann isoliert, oder gemeinsam mit Axillarhaaren, Seborrhö und Akne auftreten. Wachstum und Skelettreifung sind normal oder geringfügig akzeleriert.

Finden sich keine weiteren Pubertätszeichen, kein Wachstumsschub, keine inadäquate Skelettalterakzeleration und sind die basalen NNR- und Gonadenhormone (insbesondere 17-OHP) nicht in einen pathologischen Bereich erhöht, so handelt es sich mit großer

Wahrscheinlichkeit um eine typische prämature Pubarche, die als Normvariante angesehen werden sollte und keine therapeutischen Konsequenzen hat. Besteht aufgrund zusätzlicher Pubertätszeichen oder inadäquater Akzeleration von Wachstum und Knochenreifung der Verdacht auf einen Enzymdefekt der NNR oder eine Pubertas praecox, wird eine weitergehende endokrinologische Diagnostik durchgeführt (ACTH-Test, GnRH-Test), um die therapeutische Strategie festlegen zu können.

1.3 Isolierte prämature Menarche

Vaginale Blutungen sind im Kindesalter selten. In der Hälfte der Fälle finden sich lokale Ursachen, am häufigsten Fremdkörper, selten Tumoren [4]. Verletzungen, die auf die Möglichkeit eines sexuellen Mißbrauchs hinweisen, sollten besonders beachtet werden.

Die isolierte prämature Menarche ist eine Ausschlußdiagnose, nachdem durch eine eingehende Untersuchung (Vaginoskopie, Sonographie von Uterus und Ovarien) eine Blutungsquelle an Vulva und Vagina ausgeschlossen ist.

Gelegentlich ist der Uterus leicht vergrößert und in den Ovarien sind Follikelzysten erkennbar, die rasch verschwinden. Ursächlich handelt es sich wahrscheinlich, ähnlich wie bei der prämaturen Thelarche, um passagere Follikelzysten, die nach so kurzer Zeit regredieren, daß es zwar zum Aufbau von Endometrium, nicht aber zum Brustdrüsenwachstum kommt. Durch die Regression dieser Zysten kommt es dann zur Hormonentzugsblutung.

Die prämature Menarche tritt meist erst dann auf, wenn das hormonelle Geschehen (Follikelreifung, Östrogenproduktion, Endometriumaufbau) gerade ein Ende gefunden hat. Hormonuntersuchungen sind daher entbehrlich, wenn keine anderen Pubertätszeichen bestehen. Regelmäßige Kontrollen von Wachstum und Entwicklung incl. Sonographie von Uterus und Ovarien sind angezeigt.

2 Pubertas praecox

Eine vorzeitige Pubertätsentwicklung liegt vor, wenn erste Pubertätszeichen in einem Alter von mehr als 2 Standardabweichungen unter dem durchschnittlichen Pubertätsbeginn auftreten.

Beim *Mädchen* entspricht dies einem Lebensalter unter 8 Jahren, beim *Jungen* einem Alter unter 9 Jahren. Zwei Formen werden unterschieden:
- die echte, *zentrale Pubertas praecox*, die hypothalamisch-hypophysär ausgelöst ist; ihr Ablauf ist *harmonisch*
- die *Pseudopubertas praecox*, die GnRH-unabhängig ist und deren Ablauf in der Regel *nichtharmonisch* ist.

Jede Form der Pubertas praecox führt zu beschleunigtem Wachstum und zu einer noch stärkeren Beschleunigung der Skelettreifung. Die Kinder sind anfangs übergroß, durch den vorzeitigen Schluß der Epiphysenfugen ist die Erwachsenengröße aber vermindert.

2.1 Zentrale (echte) Pubertas praecox

Klinisches Bild
Die zentrale Pubertas praecox kommt bei Mädchen fünfmal häufiger vor. Diese Mädchenwendigkeit ist darauf zurückzuführen, daß ca. 80% dieser Mädchen eine sog. „idiopathische" Pubertas praecox haben, die bei Jungen so gut wie nicht auftritt. Bei der idiopathischen Form ist keine Ursache erkennbar. Wahrscheinlich handelt es sich um Extremvarianten einer frühnormalen Pubertät. Bei den restlichen 10–20% der Kinder (und nahezu allen Jungen mit Pubertas praecox) lassen sich mit modernen bildgebenden Verfahren unterschiedliche ZNS-Veränderungen, insbesondere Tumoren im Hypothalamusbereich nachweisen. Diese Tumoren können entweder selbst als ektoper GnRH-Pulsgenerator wirken (Hamartome des Tuber cinereum) oder eine desinhibierende (oder aktivierende) Wirkung auf den hypothalamischen GnRH-Pulsgenerator ausüben. Es handelt sich meist um Astrozytome, Gliome oder Ependymome. Die Häufigkeit dieser Tumoren ist bei Mädchen und Jungen gleich groß.

Grundsätzlich muß bei jeder zentralen Pubertas praecox ein Tumor als Ursache ausgeschlossen werden.

Von einer normalen Pubertät unterscheidet sich die zentrale (echte) Pubertas praecox nur durch den vorzeitigen Zeitpunkt ihres Auftretens. Die endokrinologischen Mechanismen, pulsatile GnRH-Sekretion, Hypophysen- und Gonadenstimulation sowie die Harmonie des klinischen Ablaufs entsprechen der normalen Pubertät. Der Zeitpunkt der Pubarche ist allerdings mehr vom Lebensalter als von der Genitalentwicklung abhängig. Häufig ist die Pubertätsdauer verkürzt. Gelegentlich schreitet die Entwicklung aber auch nur langsam voran, unterbrochen von Phasen des Stillstandes. In diesen Fällen ist die Auswirkung auf Wachstum und Knochenreifung gering, so daß die Zielgröße erreicht werden kann.

Diagnose
Der Nachweis der hypothalamisch-hypophysären Aktivität wird durch den Nachweis nächtlicher LH-Pulsatilität und/oder den GnRH-Test erbracht, in dem sich nach Stimulation mit GnRH ein puberaler Anstieg von LH zeigt [13]. Im Gegensatz dazu ist der Anstieg der Gonadotropine bei der Pseudopubertas praecox vermindert. Bei Mädchen weist auch die sonogra-

phisch erkennbare multizystische Struktur des Ovars auf eine gonadotrope Stimulation hin. Die Serumkonzentrationen der Sexualhormone Östradiol oder Testosteron sind in der Regel erhöht. Beim Mädchen weisen Superfizialzellen im Vaginalhautabstrich und ein vergrößerter Uterus mit aufgebautem Endometrium auf die vermehrte Östrogenwirkung hin.

Therapie
Durch die Therapie soll der Pubertätsablauf unterbrochen und möglichst auch eine Regression bereits aufgetretener sekundärer Geschlechtsmerkmale erreicht werden. Dadurch soll eine dem chronologischen Alter und der geistig-seelischen Reife entsprechende körperliche Entwicklung ermöglicht werden. Psychosozialen Problemen durch ständige Überforderung und der Gefahr des sexuellen Mißbrauchs soll dadurch vorgebeugt werden. Ein weiteres wichtiges Therapieziel ist die Normalisierung von Wachstum und Knochenreifung, um eine normale Erwachsenengröße zu ermöglichen.

Mittel der Wahl sind *GnRH-Agonisten*, die eine verstärkte und verlängerte Wirksamkeit im Vergleich zum natürlichen GnRH haben. Im Gegensatz zur pulsatilen Wirkung des GnRH, führt die kontinuierliche Gabe dieser GnRH-Agonisten zur Down-Regulation hypophysärer GnRH-Rezeptoren und zur anhaltenden Desensitivierung der gonadotropen Hypophysenzellen. Dies bewirkt auch eine Hemmung der Gonadotropinsekretion und konsekutiv der Sexualhormonproduktion. GnRH-Agonisten können intranasal (z.B. Buserelin 1,2–1,8 mg täglich), intramuskulär (z.B. Decapeptyl-Depot 75 µg/kg/Monat) oder subkutan (z.B. Leuprorelinacetat-Depot 3,75 mg/Monat) verabreicht werden. Initial kommt es während einiger Tage zu einem Anstieg der LH- und FSH-Sekretion. Nach 2 bis 4 Wochen liegt die LH-Antwort im GnRH-Test im präpuberalen Bereich, die Sexualhormonkonzentrationen werden im Laufe von 4–12 Wochen supprimiert [7, 11]. Im Lauf des ersten Behandlungsjahres regredieren die sekundären Geschlechtsmerkmale und die Geschwindigkeit von Wachstum und Skelettreifung geht zurück. Nach Unterbrechung der Therapie kommt es zu einem sehr raschen Pubertätsfortschritt [5]. Nach den bisher vorliegenden Daten scheint diese Therapie die Wachstumsprognose von Kindern, die frühzeitig behandelt werden, zu verbessern. Nennenswerte Nebenwirkungen der Therapie scheinen nicht zu bestehen [17].

GnRH-Agonisten sind sowohl bei „idiopathischer" als auch bei organisch bedingter zentraler Pubertas praecox indiziert. Hamartome des Tuber cinereum wachsen in der Regel so langsam, daß die gut wirksame medikamentöse Therapie der risikoreichen chirurgischen Intervention in der Regel vorzuziehen ist. Die Indikation zu Operation oder Bestrahlung hängt bei anderen Tumoren von Lokalisation, Wachstumstendenz und assoziierten neurologischen Symptomen ab.

Die Therapie mit dem antiandrogen, gestagen und antigonadotrop wirksamen *Cyproteronacetat* hat an Bedeutung verloren. Die Wirkung auf die sekundären Geschlechtsmerkmale ist zwar ausreichend, die Wachstumsprognose wird aber, insbesondere bei Mädchen, nicht sicher verbessert [18]. Ein Nachteil des Cyproteronacetats besteht in seiner supprimierenden Wirkung auf ACTH und Cortisol und der dadurch möglichen Nebennierenrindeninsuffizienz.

Aufgrund der Diskrepanz zwischen vorzeitiger körperlicher aber altersgerechter mentaler und psychosexueller Reife sind die Kinder erheblichen psychosozialen Belastungen ausgesetzt. Der Gefahr ständiger Überforderung und dem Risiko des sexuellen Mißbrauchs muß durch umfassende Aufklärung von Eltern und Kind sowie durch eine enge Anbindung an den ärztlichen Betreuer mit kontinuierlicher psychologischer Unterstützung begegnet werden.

Eine *idiopathische Pubertas praecox* kommt *nur bei Mädchen* vor. Beim Jungen ist immer eine krankhafte Ursache anzunehmen.

2.2 Pseudopubertas praecox

Bei der *Pseudopubertas praecox* werden Sexualhormone unabhängig vom hypothalamischen GnRH-Pulsgenerator sezerniert. Dementsprechend finden sich im Nachtprofil keine LH-Pulse, im GnRH-Test sind LH und FSH nur im präpuberalen Bereich stimulierbar oder ganz supprimiert. Mit GnRH-Agonisten ist die Störung nicht behandelbar. Ursächlich kommen in Frage:
– GnRH-unabhängige Aktivität der Gonaden (familiäre Testotoxikose, autonome Ovarialzysten, McCune-Albright-Syndrom)
– Gonadotropin- oder sexualhormonproduzierende Tumoren
– adrenale Androgenproduktion infolge eines Enzymdefekts in der Nebennierenrinde (adrenogenitales Syndrom).

2.2.1 Familiäre Testotoxikose

Die familiäre Testotoxikose wird geschlechtsgebunden autosomal-dominant vererbt. Sie ist gekennzeichnet durch gonadotropinunabhängige prämature Reifung der Leydig- und Sertoli-Zellen des Hodens. Ähnlich wie bei der normalen Pubertät kommt es zur (mäßigen) Vergrößerung der Hoden mit Spermatogenese, Anstieg der Testosteronkonzentration im Plasma und entsprechender Entwicklung von Genitale und sekundären Geschlechtsmerkmalen. Die Gonadotropine sind präpuberal niedrig und steigen nach GnRH-Stimulation nicht in den puberalen Bereich an. Zum Zeitpunkt des normalen Pubertätsalters setzt die normale pulsatile LH-Sekretion ein [2].

Als *Ursache* wurden aktivierende Mutationen im LH-Rezeptorgen gefunden, die dazu führen, daß der LH-Rezeptor, der zur Familie der G-Protein-gekoppelten Rezeptoren gehört, in Abwesenheit seines

Agonisten (LH) die Formation von zyklischem AMP induziert. Dadurch kommt es zur autonomen, LH-unabhängigen Leydig-Zell-Aktivierung [15].

Therapeutisch kommt der Einsatz des Antiandrogens Cyproteronacetat oder des Gestagens Medroxyprogesteronacetat in Frage [14]. Möglich ist auch der Einsatz von Ketoconazol, einem Cytochrom P-450c-17-Inhibitor [5], oder der Einsatz des Antiandrogens Spironolacton zusammen mit einem Cytochrom-P 450-Aromatase-Inhibitor, z.B. Testolacton [8].

2.2.2 Autonome Follikelzysten des Ovars

Follikelzysten des Ovars kommen während der Fetalzeit, bei Neugeborenen und Kindern jeden Alters vor. Sie sind in der Regel hormonell inaktiv. Ein Teil dieser Zysten produziert allerdings unabhängig von gonadotroper Stimulation Östrogene und induziert dadurch eine vorzeitige Pubertät [16]. Häufig fluktuiert die Östrogenproduktion entsprechend den Fluktuationen der Zystengröße, die klinischen Zeichen der Pubertät können daher transient sein [10]. Gelegentlich ist eine Hormonentzugsblutung das einzige klinische Zeichen einer spontan regredierenden, vorübergehend hormonell aktiven Ovarialzyste.

Die basalen und GnRH-stimulierten Gonadotropine im Serum sind präpuberal niedrig oder gänzlich supprimiert. Die Östradiolkonzentration im Plasma ist meist erhöht [16]. Histologisch findet sich eine der Östrogenproduktion entsprechende Stimulation der Granulosazellen, die Luteinisierung (Stimulation der Thekazellen) ist variabel.

Therapeutisch kommt eine Behandlung mit Cyproteronacetat oder Medroxyprogesteronacetat in Frage [7]. Eine chirurgische Intervention ist selten indiziert. Sie sollte den Fällen vorbehalten bleiben, in denen eine Unterscheidung von ovariellen Tumoren anders nicht möglich ist oder lokale Komplikationen (z.B. Torsion) zur Intervention zwingen.

2.2.3 McCune-Albright-Syndrom

Das sporadisch auftretende McCune-Albright-Syndrom ist durch die Trias Café-au-lait-Flecken, fibröse Knochendysplasie und GnRH-unabhängige Pseudopubertas praecox charakterisiert.

Neben den Ovarien können auch andere endokrine Organe von der autonomen Überfunktion betroffen sein. Ursächlich ist eine somatische Mutation der betroffenen Gewebe anzunehmen, die über eine Aktivierung des G_s-Proteins die Bildung zyklischen AMPs (cAMP) induziert. Primordialfollikel, die die Mutation tragen, reifen unabhängig von gonadotroper Stimulation. Die dadurch entstehenden autonomen Follikelzysten verursachen die Pubertas praecox [19].

Klinisches Bild, Hormonbefunde und medikamentöse Therapie unterscheiden sich nicht von autonomen Ovarialzysten anderer Ursache. Eine Behandlung mit Testolacton scheint hilfreich zu sein [3]. Beim Jungen entsprechen die Befunde hinsichtlich der Pseudopubertät der familiären Testotoxikose.

2.2.4 Tumoren

Tumoren an Nebennierenrinden und Gonaden sind im Kindesalter sehr selten. Granulosazelltumoren können aufgrund ihrer starken Östrogenproduktion eine Pseudopubertät induzieren. Gonadoblastome, Zystadenome und Karzinome sezernieren gelegentlich Östrogene und/oder Androgene und können daher eine isosexuelle oder heterosexuelle Pseudopubertas praecox verursachen.

Bei rasch fortschreitender Virilisierung muß immer auch an die Erstmanifestation eines Tumors gedacht und dies in die differentialdiagnostischen Überlegungen einbezogen werden.

Dies gilt insbesondere für die Fälle, in denen die Harmonie des normalen Ablaufs der Pubertät gestört ist und/oder beim Auftreten heterosexueller Pubertätszeichen.

Literatur

1. Balducci, R., B. Boscherini, A. Mangiantini, M. Morellini, V. Toscano: Isolated precocious pubarche: an approach. J. Clin. Endocrinol. Metab. 79 (1994) 582.
2. Egli, C.A., S.M. Rosenthal, M.M. Grumbach, J.M. Montalvo, B. Gondos: Pituitary gonadotropin-independent male-limited autosomal dominant sexual precocity in nine generations: Familial testotoxicosis. J. Pediatr. 106 (1985) 33.
3. Feuillan, P.P., J. Jones, G.B. Cutler: Long term testolactone therapy for precocious puberty in girls with the McCune-Albright syndrome. J. Clin. Endocrinol. Metab. 77 (1993) 647.
4. Hill, N.C.W., L.W. Oppenheimer, K.E. Morton: The aetiology of vaginal bleeding in children. A 20-year review. Br. J. Obstetr. Gynaecol. 96 (1989) 467.
5. Holland, F.J., S.E. Kirsch, R. Selby: Gonadotropin-independent precocious puberty (Testotoxicosis): Influence of maturational status on response to ketoconazole. J. Clin. Endocrinol. Metab. 64 (1987) 328.
6. Ilicki, A., R. Prager Lewin, R. Kauli, H. Kaufman, A. Schachter, Z. Laron: Premature thelarche – natural history and sex hormone secretion in 68 girls. Acta Paediatr. Scand. 73 (1984) 756.
7. Kaplan, S.L., M.M. Grumbach: Pathophysiology and treatment of sexual precocity. J. Clin. Endocrinol. Metab. 71 (1990) 785.
8. Laue, L., J. Jones, K.M. Barnes, G.B. Cutler: Treatment of familial male precocious puberty with spironolactone, testolactone, and deslorelin. J. Clin. Endocrinol. Metab. 76 (1993) 151.
9. Lee, P.A., F.J. Gareis: Gonadotropin and sex steroid response to luteinizing hormone-releasing hormone in patients with premature adrenarche. J. Clin. Endocrinol. Metab. 43 (1976) 195.
10. Lyon, A.J., R. De Bruyn, D.B. Grant: Transient sexual precocity and ovarian cysts. Arch. Dis. Child. 60 (1985) 819.
11. Parker, K.L., R.G. Baens-Bailon, P.A. Lee: Depot leuprolide acetate dosage for sexual precocity. J. Clin. Endocrinol. Metab. 73 (1991) 50.
12. Partsch, C.-J., R. Hümmelink, F. Lorenzen, W.G. Sippell und die deutsche Decapeptyl-Depot-Studiengruppe: Bedeutung und Charakteristika des LHRH-Testes in der Diagnostik der vorzeitigen Pubertätsentwicklung bei Mädchen: Der stimulierte LH/FSH-Quotient differenziert zwischen zentraler Pubertas praecox und prämaturer Thelarche. Monatsschr. Kinderheilk. 137 (1989) 284.

13. Partsch, C.-J., R. Hümmelink, W. G. Sippell: Reference ranges of lutropin and follitropin in the Culiberin test in prepubertal and pubertal children using a monoclonal immunoradiometric assay. J. Clin. Chem. Clin. Biochem. 28 (1990) 49.

14. Rosenthal, S. M., M. M. Grumbach, S. L. Kaplan: Gonadotropin-independent familial sexual precocity with premature leydig and germinal cell maturation (familial testotoxicosis): Effects of a potent luteinizing hormone-releasing factor agonist and medroxyprogesterone acetate therapy in four cases. J. Clin. Endocrinol. Metab. 57 (1983) 571.

15. Shenker, A., L. Laue, S. Kosugi, J. J. Merindino, T. Minegishi, G. B. Cutler: A constitutively activating mutation of the luteinizing receptor in familial male precocious puberty. Nature 365 (1993) 652.

16. Sinnecker, G., R. P. Willig, N. Stahnke, W. Braendle: Precocious pseudopuberty associated with multiple ovarian follicular cysts and low plasma oestradiol concentration. Eur. J. Pediatr. 148 (1989) 600.

17. Sippell, W. G., C.-J. Partsch, R. Hümmelink, F. Lorenzen: Langzeittherapie mit dem Retard-LHRH-Agonisten Decapeptyl-Depot bei Mädchen mit Pubertas praecox vera. Ergebnisse einer internationalen Multizenterstudie. Gynäkologe 24 (1991) 108.

18. Sorgo, W., E. Kiraly, J. Homoki, E. Heinze, W. M. Teller, J. R. Bierich, H. Moeller, M. B. Ranke, O. Butenandt, D. Knorr: The effects of cyproterone acetate on statural growth in children with precocious puberty. Acta Endocrinol. (Copenh.) 115 (1987) 44.

19. Weinstein, L. S., A. Shenker, P. V. Gejman, M. J. Merino, E. Friedman, A. M. Spiegel: Activating mutations of the stimulatory G protein in the McCune-Albright syndrome. New Engl. J. Med. 325 (1991) 1688.

15 Hochwuchs

Helmuth-Günther Dörr

1 Definition und Einteilung 123
2 Klinisches Bild 124
  2.1 Normvarianten 124
  2.2 Pathologische Hochwuchsformen 124
    2.2.1 Endokrine Störungen 124
    2.2.2 Stoffwechselstörungen 124
    2.2.3 Konnatale Syndrome. 124
    2.2.4 Adiposogigantismus 125
    2.2.5 Chromosomale Aberrationen 125
3 Diagnostik............................ 125
  3.1 Pathologische Hochwuchsformen 125
  3.2 Hypophysärer Riesenwuchs 125
4 Therapie 126
  4.1 Hormonelle Wachstumsbremsung 126
  4.2 Hormonelle Behandlung bei Jungen 126
  4.3 Hormonelle Behandlung bei Mädchen 127

1 Definition und Einteilung

Unter Hoch- oder Großwuchs versteht man eine Körperhöhe, die oberhalb der Norm liegt, d.h. in der Regel zwei Standardabweichungen über dem Mittelwert der Norm (= 97. Längenperzentile). Definitionsgemäß ist der Hochwuchs daher genau so häufig wie der Kleinwuchs. Eine genaue Kenntnis der Grenzen des normalen Längenwachstums ist Voraussetzung um Störungen des Wachstums frühzeitig zu erkennen (s. Kap. 11). Nach Abschluß des Längenwachstums liegt die 97. Perzentile nach den neuesten Untersuchungen von Reinken und van Oost für Männer bei 197,7 cm und für Frauen bei 177,2 cm. Die dreifache Standardabweichung über dem Mittelwert der Norm liegt nach dieser Untersuchung für Männer bei 199,1 cm und für Frauen bei 182,3 cm.

Es gibt zahlreiche Störungen, die mit Hochwuchs einhergehen [12, 13, 14, 17], ohne daß es eine einheitliche Definition oder Klassifikation dieser Krankheiten gibt. Man spricht von *primärem Hochwuschs*, wenn eine Störung des Skelettsystems infolge eines genetischen Defektes oder einer pränatalen Störung vorliegt. In diese Gruppe gehört der familiäre oder konstitutionelle Hochwuchs sowie der Großwuchs bei verschiedenen Syndromen. Als *sekundärer Hochwuchs* werden Störungen definiert, die durch Überschuß an Aufbaustoffen, z.B. Adiposogigantismus, oder durch endokrine Erkrankungen (z.B. Pubertas praecox vera, adrenogenitales Syndrom mit 21-Hydroxylasedefekt oder hypophysärer Hochwuchs durch einen wachstumshormonproduzierenden Tumor) ausgelöst werden [13].

Eine andere Klassifikation versucht die Wachstumsstörungen in drei Gruppen einzuteilen:
– Störungen mit generalisiertem vermehrtem Wachstum (z.B. familiärer Hochwuchs, Wachstumsstörungen bei hormonellen Erkrankungen, bei genetisch determinierten Störungen oder bei verschiedenen Syndromen wie z.B. Beckwith-Wiedemann-Syndrom)
– Störungen mit regional vermehrtem Wachstum (z.B. familiärer Makrozephalus, Neurofibromatose)
– Störungen mit parameterspezifischem vermehrtem Wachstum (z.B. Adipositas bei Cohen-Syndrom oder bei Prader-Willi-Syndrom (s. Übersicht in [19]).

Die Störungen mit überschießendem Wachstum sind zum Teil bereits bei oder kurz nach der Geburt klinisch ausgeprägt (z.B. Sotos-Syndrom, Beckwith-Wiedemann-Syndrom, Neugeborene diabetischer Mütter). Hier lassen sich zum Teil Gemeinsamkeiten erkennen, wie z.B. Körpergewicht > Körperlänge, Assoziation mit anderen Anomalien, erhöhtes Neoplasierisiko oder mentale Retardierung.

In Tabelle 15-1 sind Hochwuchsformen nach Normvarianten und pathologischen Störungen aufgelistet, wobei die Liste keinen Anspruch auf Vollständigkeit erhebt.

Tabelle 15-1 Einteilung des Hochwuchses.*

Normvarianten
– familiärer Hochwuchs
– konstitutionelle Entwicklungsbeschleunigung

pathologische Hochwuchsformen
– *endokrine Störungen*
  • hypophysärer Riesenwuchs (GH-produzierender Tumor)
  • Hyperthyreose
  • Pubertas praecox vera
  • Pseudopubertas praecox (z.B. adrenogenitales Syndrom, NNR-Tumoren, Gonadentumoren)
– *Stoffwechselstörungen*
  • Marfan-Syndrom
  • Homozystinurie
– *konnatale Syndrome*
  • zerebraler Gigantismus (Sotos-Syndrom)
  • Beckwith-Wiedemann-Syndrom
– *Adiposogigantismus*
– *chromosomale Aberrationen*
  • Klinefelter-Syndrom
  • XYY-Syndrom

* Die Liste (insbesondere der Syndrome) ist unvollständig.

Syndrome mit vermehrtem Wachstum können in den einschlägigen Lehrbüchern für Kinderheilkunde und in den Syndromenbüchern nachgelesen werden.

2 Klinisches Bild

2.1 Normvarianten

Familiärer Hochwuchs: Die Eltern der Kinder oder Verwandte ersten Grades sind ebenfalls großwüchsig. Die Kinder sind für ihr chronologisches Alter immer groß, ihre Körperhöhe liegt mehr als zwei Standardabweichungen über dem Normbereich für das Alter bzw. über der 97. Perzentile. Das Knochenalter entspricht dem chronologischen Alter, die Pubertätsentwicklung verläuft normal. Die Endgrößenprognose liegt im genetischen Zielbereich oder häufig über der 97. Perzentile. Dysmorphiezeichen fehlen.

Konstitutionelle Entwicklungsbeschleunigung: Das Wachstumstempo der Kinder mit konstitutioneller Entwicklungsbeschleunigung ist bezogen auf das chronologische Alter erhöht, bezogen auf das leicht akzelerierte Knochenalter aber normal. Häufig kommt es auch zu einer frühnormalen Pubertätsentwicklung. Diese Störung ist eine Tempovariante von Wachstum und Pubertät, ebenso wie die konstitutionelle Entwicklungsverzögerung am anderen Ende des Spektrums. Die Erwachsenengröße liegt im genetischen Zielbereich. Beim gleichzeitigen Vorliegen eines familiären Hochwuchses liegen Zielgröße und prospektive Erwachsenengröße deutlich über der Norm. Die Diagnose konstitutionelle Entwicklungsbeschleunigung ist eine Ausschlußdiagnose.

2.2 Pathologische Hochwuchsformen

2.2.1 Endokrine Störungen

Hypophysärer Riesenwuchs: Im Kindesalter ist ein hypophysärer Hochwuchs infolge einer erhöhten Wachstumshormon-(GH)-Sekretion des Hypophysenvorderlappens (eosinophiles Adenom) extrem selten. Tritt die vermehrte GH-Sekretion während der Kindheit auf, so führt dies zum hypophysären Riesenwuchs, nach der Pubertät kommt es zur Akromegalie (s. Kap. 6).

Hypophysenadenome können auch im Rahmen einer multiplen endokrinen Neoplasie Typ I entstehen. Eine Überproduktion von GH und/oder Prolaktin findet sich gelegentlich beim McCune-Albright-Syndrom. Zur weiteren Differentialdiagnose wird auf Kapitel 6 verwiesen.

Die Kinder mit hypophysärem Hochwuchs fallen zuerst durch ein überschießendes Längenwachstum auf. Einige Patienten haben einen Makrozephalus, einige zum Teil akromegale Züge (große Füße und Hände, derbe Gesichtszüge, Makroglossie). Durch den Druck des Tumors auf das Chiasma opticum kommt es zu einer bitemporalen Hemianopsie, die Kinder und Jugendlichen klagen häufig über Kopfschmerzen.

Hyperthyreose: Eine hyperthyreote Stoffwechsellage führt bei Kindern zu einem überschießenden Wachstum und einer leichten Beschleunigung des Knochenalters. Die Erwachsenengröße der betroffenen Kinder ist normal. Die thyreostatische Behandlung der Überfunktion normalisiert die Wachstumsstörung.

Pubertas praecox vera und Pseudopubertas praecox: Kinder mit *Pubertas praecox vera* (ausführliche Darstellung s. Kap. 14) fallen durch eine starke Wachstums- und Entwicklungsbeschleunigung auf. Das Knochenalter als Maß des biologischen Alters ist akzeleriert. Es kommt ohne adäquate Behandlung zu einem vorzeitigen Wachstumsabschluß und einer Verminderung der Erwachsenengröße. Die gleichen Überlegungen gelten für Kinder mit einer *Pseudopubertas praecox* z. B. aufgrund eines adrenogenitalen Syndroms, NNR-Tumoren oder Gonadentumoren (ausführliche Darstellung s. Kap. 41).

2.2.2 Stoffwechselstörungen

Homozystinurie: Patienten mit Homozystinurie sind mental retardiert und fallen neben dem Hochwuchs durch eine Arachnodaktylie auf, wobei die Extremitäten, besonders Finger und Zehen, übermäßig lang erscheinen. Diagnostisch beweisend ist die erhöhte Ausscheidung von Homozystin im Urin.

Marfan-Syndrom: Das Marfan-Syndrom ist eine Kollagenstoffwechselstörung (defektes Fibrillin), die autosomal-dominant vererbt wird. Patienten haben folgende charakteristische Zeichen: Hochwuchs, Armspannweite größer Körperhöhe, Spinnenfingrigkeit, lange Extremitäten, Überstreckbarkeit der Gelenke, eine abnorm dehnbare Haut und ein erhöhtes Risiko für Aortenaneurysmen (plötzlicher Herztod). Daneben kommen okuläre Veränderungen häufig vor (Kolobom, Subluxation der Linse, Katarakt und Megalokornea). Aufgrund des Hochwuchses haben die Patienten häufig orthopädische Probleme (Skoliose und Kyphose).

2.2.3 Konnatale Syndrome

Zerebraler Gigantismus (Sotos-Syndrom): Kinder mit diesem Syndrom sind bereits bei der Geburt zu groß, insbesondere das Geburtsgewicht liegt über der Norm. Sie fallen durch folgende charakteristische Stigmata auf: Makrozephalus, vorspringende Stirn, Prognathie, vergrößerte Hände und Füße, antimongoloide Lidachse, Hypertelorismus, hoher Gaumen sowie mentale Retardierung (Übersicht in [12]). Kernspintomographische Untersuchungen des ZNS fanden Abnormalitäten im Corpus callosum, Agenesie des Septum pellucidum sowie eine vergrößerte Cisterna magna. Trotz des vermehrten Längenwachstums insbesondere im Kleinkindesalter ist die Erwachsenengröße oft normal, da das Knochenalter beschleunigt ist. Endokrine Störungen kommen nicht vor, das Neoplasierisiko ist aber erhöht. Eine Therapie des Hochwuchses ist nicht indiziert.

Beckwith-Wiedemann-Syndrom: Dieses Syndrom wird auch als EMG-Syndrom (= *Exomphalos-Makroglossie-Gigantismus-Syndrom*) bezeichnet und scheint ausschließlich von väterlichen Genen vermittelt zu werden. Der Großwuchs ist meist bereits bei der Geburt vorhanden. Neben einer Hemihypertrophie, einem umgekehrt y-förmigen Hautfältchen am Ohr (eingekerbtes Ohr), fallen eine Makroglossie, eine Omphalozele oder ein großer Nabelbruch auf [5]. Das Längenwachstum ist deutlich beschleunigt, die Erwachsenengröße liegt im Gegensatz zum Sotos-Syndrom meist über dem genetischen Zielbereich, wenngleich auch hier das Knochenalter akzeleriert ist. Die Pubertätsentwicklung verläuft spontan innerhalb der normalen Grenzen, Neoplasien, insbesondere Wilms-Tumoren, Nebennierenrindentumoren und Hepatoblastome kommen gehäuft vor. Neugeborene und Kleinkinder können Hypoglykämien aufgrund eines Hyperinsulinismus haben. Das Gen für das Beckwith-Wiedemann-Syndrom ist am Chromosom 11p15.5. lokalisiert. Da auch das Gen für den insulinähnlichen Wachstumsfaktor II (IGF II) auf dem Chromosom 11p liegt, wird spekuliert, daß das vermehrte Wachstum durch Veränderungen des IGF-II-Gens gesteuert wird [15].

2.2.4 Adiposogigantismus

Aufgrund eines kontinuierlichen Überschusses an Aufbaustoffen sind Kinder mit alimentärer Adipositas häufig groß. Beim sogenannten Adiposogigantismus lassen sich fast immer auch Störungen im psychosozialen Umfeld der betroffenen Kinder finden.

2.2.5 Chromosomale Aberrationen

Beim *Klinefelter-Syndrom* liegt ein XXY-Chromosomensatz vor (s.a. Kap. 46). Die Häufigkeit wird mit 1:500 angegeben. Die männlichen Patienten fallen durch einen eunuchoiden Habitus, Störungen der Pubertätsentwicklung (kleine derbe Testes, hypergonadotroper Hypogonadismus) auf. Eine leichte mentale Retardierung kommt ebenfalls vor. Patienten mit *XYY-Syndrom* (Häufigkeit 1:1000) haben in der Regel keine ausgeprägten Dysmorphiezeichen, fallen aber durch Verhaltensauffälligkeiten (labile Psyche) auf. Der Hochwuchs manifestiert sich in der Pubertät, zusätzlich kann eine schwere Akne auftreten.

3 Diagnostik

3.1 Pathologische Hochwuchsformen

Mittels einer genauen Anamnese und einer sorgfältigen körperlichen Untersuchung lassen sich die Normvarianten des Hochwuchses sowie die verschiedenen pathologischen Hochwuchsformen in der Regel gut voneinander differenzieren [17]. Diese Untersuchungen sollten durch einen erfahrenen Pädiater erfolgen.

Falls keine eindeutige Diagnose gestellt werden kann, müssen Kinder mit vermehrtem Längenwachstum engmaschig (z.B. alle 3–6 Monate) nachuntersucht werden.

Die *Anamnese* setzt sich aus der Familienanamnese (Familienmitglieder mit auffälliger Körpergröße, Wachstums- und Pubertätsentwicklung der Eltern, endokrine Erkrankungen in der Familie), der Geburtsanamnese (Länge und Gewicht, Kopfumfang) und der Eigenanamnese (bisherige körperliche und geistige Entwicklung, vegetative Anamnese, Beginn der Pubertätsentwicklung, Einnahme von Medikamenten) zusammen.

Eine exakte Zusammenstellung aller vorhandenen alten Längenmessungen sowie eine graphische Visualisierung der Daten mittels einer Perzentilenkurve ist Voraussetzung, um das Längenwachstum adäquat beurteilen zu können.

Die Berechnung der genetischen Zielgröße nach Tanner anhand der Körpergrößen der Eltern
– (Vater + Mutter) : 2 + 6,5 cm bei Knaben
– (Vater + Mutter) : 2 – 6,5 cm bei Mädchen
ist ebenso wie die Berechnung der Wachstumsgeschwindigkeit (cm/Jahr) obligat (s. Kap. 11).

Nach Erhebung der auxologischen Daten (Körperhöhe, -gewicht, Sitzhöhe, Kopfumfang, Armspannweite, Ober-/Unterlänge-Quotient, Body-mass-Index), Feststellung der Pubertätsentwicklung nach Tanner, Hodengröße bei Knaben) erfolgt eine sorgfältige *körperliche Untersuchung*, die insbesondere auf Dysmorphiezeichen achtet. Eine Röntgenaufnahme der linken Hand mit Bestimmung des Knochenalters nach dem Atlas von Greulich und Pyle [7] und Berechnung der prospektiven Endgröße gehören zum Standarduntersuchungsprogramm (s. Kap. 11).

Die notwendigen *Laboruntersuchungen* hängen ganz von den erhobenen Untersuchungsbefunden und der gestellten Verdachtsdiagnose ab. So ist z.B. bei Verdacht auf ein *AGS mit 21-Hydroxylasedefekt* die Bestimmung von 17-Hydroxyprogesteron basal und evtl. nach ACTH-Stimulation notwendig (s. Kap. 31). Bei Verdacht auf eine chromosomale Ursache des Hochwuchses (z.B. Klinefelter-Syndrom) wird eine Chromosomenanalyse durchgeführt.

3.2 Hypophysärer Riesenwuchs

Besteht der Verdacht auf einen hypophysären Riesenwuchs, werden als Screening-Parameter die Serumkonzentrationen von IGF-I und IGF-BP3 bestimmt, die bei diesen Patienten deutlich erhöht sind. Man muß die altersabhängigen Normalwerte beachten, da die Werte in der Pubertät physiologisch deutlich über dem Erwachsenenbereich liegen [2]. Eine Prolaktinbestimmung sollte in allen Verdachtsfällen zusätzlich durchgeführt werden, da die Adenome neben GH auch Prolaktin sezernieren können.

> Als Standardtest zum Ausschluß eines GH-produzierenden Hypophysenadenoms wird ein oraler Glukosebelastungstest (1,75 g/kg, maximal 75 g Dextro OGT®) mit seriellen GH- und Blutzuckerbestimmungen im Serum durchgeführt. Eine Suppression von GH (< 1 ng/ml) schließt ein Hypophysenadenom mit hoher Wahrscheinlichkeit aus.

Bei pathologischer GH-Sekretion wird eine Kernspintomographie der Hypophyse durchgeführt. Eine augenärztliche Untersuchung einschließlich Perimetrie gehört ebenfalls zum Untersuchungsprogramm.

Kürzlich wurde eine Studie publiziert, in der eine vermehrte Wachstumshormonsekretion sowie erhöhte IGF-I-Spiegel in einer Gruppe von gesunden Kindern mit familiärem Hochwuchs gefunden wurde [18].

4 Therapie

Lassen sich hormonelle Störungen als Ursache für einen Hochwuchs finden (s. Tab. 15-1), kann nach Behandlung der Ursache das überschießende Wachstum oft wieder normalisiert werden (z.B. adäquate Substitutionstherapie beim AGS mit Hydrocortison). Beim *hypophysären Riesenwuchs* ist die transsphenoidale Entfernung des *Adenoms* Mittel der Wahl. Mit medikamentösen Therapien ist keine Heilung möglich. Bei Mischtumoren, die auch Prolaktin sezernieren, kann eine Besserung mit Abfall der GH-Werte im Serum, jedoch ohne Reduktion der Tumorgröße, auch unter einer hochdosierten Behandlung mit einem Dopaminagonisten (Bromocriptin) erreicht werden (s.a. Kap. 6).

4.1 Hormonelle Wachstumsbremsung

Die Frage, ab welcher prospektiven Endgröße man bei einem Mädchen oder einem Jungen eine wachstumsbremsende Therapie durchführt, kann nicht exakt beantwortet werden. Die Entscheidung zur Therapie hängt von verschiedenen Faktoren ab. Unter anderem spielen soziokulturelle Einflüsse, aber auch die persönliche Einstellung des Arztes sowie die Einstellung der Eltern und des betroffenen Kindes eine Rolle. Aufgrund der säkularen Akzeleration des Längenwachstums werden heute größere Endgrößen akzeptiert als noch vor 20 Jahren. Dennoch gilt Hochwüchsigkeit für viele Eltern als Beeinträchtigung des individuellen Erscheinungsbildes, während die Kinder und Jugendlichen die Situation unterschiedlich sehen [17]. Es gibt in Deutschland den Konsens, daß bei Mädchen bei einer errechneten Endlänge von über 185 cm und bei Jungen bei einer errechneten Endlänge von über 200 cm eine Therapie durchgeführt werden kann. Die Entscheidung muß letztlich immer zusammen mit den Eltern und den Betroffenen individuell getroffen werden.

> Die hormonelle Hochwuchsbehandlung ist keine Routinemethode für die Praxis.

Mittel der Wahl ist die hochdosierte Anwendung von Sexualhormonen. Die Therapie mit Somatostatinanaloga ist noch in einem experimentellen Stadium [9]. Mit Sexualhormonen wird die Pubertätsentwicklung der Kinder beschleunigt, sowie die Dauer der Pubertät verkürzt. Parallel dazu wird die biologische Reifung des Knochens beschleunigt, der Schluß der Epiphysenfugen zeitlich vorverlegt, die Wachstumsdauer verkürzt und somit die Erwachsenengröße reduziert.

4.2 Hormonelle Behandlung bei Jungen

Jungen erhalten hochdosiert Testosteron als Depotpräparat intramuskulär in wöchentlichen Abständen verabreicht. Die Dosis beträgt 250 mg/Woche. Es gibt auch ein Therapieschema, wo Depot-Testosteron alle 14 Tage in einer Dosis von 500 mg i.m. gegeben wird.

> Der Behandlungsbeginn sollte bei einem Pubertätsstadium Tanner II, d.h. bei einem Knochenalter von 12 bis 13 Jahren liegen.

Über die Dauer der Therapie liegen keine einheitlichen Angaben vor. Eine Gruppe behandelt bis zu einem Knochenalter von 17 Jahren, da erst hier 99% der Endlänge erreicht sind, während eine andere Gruppe eine Therapie nur über einen Zeitraum von 6 Monaten vorschlägt [3]. So konnte in dieser Untersuchung festgestellt werden, daß die Entwicklung des Knochenalters auch nach Absetzen der Therapie beschleunigt ist.

Vor Therapiebeginn sollte bei Knaben ein GnRH-Test durchgeführt werden, um eine vorbestehende Störung der Hodenfunktion oder der Gonadotropinsekretion auszuschließen. Unter der Therapie müssen regelmäßige Kontrolluntersuchungen in 3- bis 4monatigen Abständen erfolgen (Körperhöhe, -gewicht, Tanner-Stadium, Hodenvolumen, Röntgen-Hand (2×/Jahr), Serum-Transaminasen).

Der *Effekt* der Therapie hängt von der Höhe der Testosterondosis sowie vom Knochenalter bei Therapiebeginn ab [21]. So kann bei optimalen Bedingungen, d.h. Therapiestart bei einem Knochenalter von 12–13 Jahren, im Mittel eine Reduktion der Endgröße um 8 cm erreicht werden.

Die Therapie wird in der Regel gut vertragen. Häufig kommt es im Laufe der Therapie zu einer Gewichtszunahme. Das gonadale Wachstum bleibt aus, d.h. die Hoden bleiben klein, wenn die Therapie früh in der Pubertät begonnen wird. Bereits pubertätsbedingte vergrößerte Hoden werden im Verlauf der Therapie kleiner. Nach Beendigung der Therapie normalisiert sich das Hodenwachstum. Als *Nebenwirkungen* sind in der Literatur Ödeme, Hochdruck sowie eine massive Akne beschrieben. Untersuchungen von Männern, deren Therapieende bereits mehrere Jahre zurückliegt, machen deutlich, daß die Indikationsstellung mit äußerster Zurückhaltung gestellt werden muß. So fanden sich bei einem Teil der Männer im Spermiogramm eine verminderte Spermienzahl sowie eine Störung der Spermienmotilität und zum Teil auch der Morphologie [20].

4.3 Hormonelle Behandlung bei Mädchen

Die wachstumsbremsende Therapie bei Mädchen mit Östrogenen wurde erstmals 1956 beschrieben [1, 6, 10, 16]. Mädchen erhalten heutzutage oral hochdosiert Östrogene (ca. 5–10× höhere Dosen als in den gängigen Präparaten zur Kontrazeption) und zusätzlich zyklusgerecht ein Gestagen. Es gibt ebenso wie bei den Jungen keinen einheitlichen Konsens zu den verwendeten Präparaten. Empfohlen werden eine kontinuierliche *Dosierung* von 7,5 mg/Tag konjugiertes (natürliches) Östrogen in 3 Einzeldosen oder 0,1–0,3 mg/Tag Äthinylöstradiol in einer Einzeldosis. Mit niedrigen Dosen von 0,1 mg Äthinylöstradiol konnte der gleiche Effekt erzielt werden [8]. Um eine Übelkeit in den ersten Behandlungstagen zu vermeiden (s.u.) wird empfohlen, die Therapie stufenweise aufzubauen und die volle Dosis erst nach ca. 2 Wochen zu geben.

Zur Erzielung einer sekretorischen Umwandlung der östrogenstimulierten Uterusschleimhaut, d.h. Induktion einer Abbruchblutung, wird in der 4. Zykluswoche für 8 Tage oder vom Tag 14 bis zum Tag 23 des Zyklus für 10 Tage zusätzlich ein Gestagen in einer Dosierung von 5–10 mg/Tag zugegeben (Tab. 15-2). Die Östrogentherapie wird auch während der Menstruation kontinuierlich fortgeführt.

Die Behandlung sollte bei Mädchen ebenfalls in einem Tanner-Stadium II entsprechend einem Knochenalter von 11 Jahren begonnen werden. Bei fortgeschrittenem Knochenalter bzw. wenn die Menarche einmal eingetreten ist, ist eine wachstumsbremsende Therapie nicht mehr sinnvoll [11].

Das Ende der Therapie wird durch den Epiphysenfugenschluß bestimmt. Mädchen haben bei einem Knochenalter von 15 Jahren 99% ihrer Endgröße erreicht. Bei optimalen Bedingungen kann eine Reduktion der Endgröße von im Mittel 6 cm erreicht werden.

Als Nebenwirkungen sind beim Mädchen Übelkeit bei Behandlungsbeginn, Gewichtszunahme, Ödembildung, nächtliche Wadenkrämpfe, eine vermehrte Hyperpigmentierung der Mamillen sowie laborchemisch eine Hyperlipidämie beschrieben. Weitere seltene Nebenwirkungen, die in der Literatur kasuistisch berichtet wurden, betreffen Thrombosen, Hypertonus, Prolaktinome sowie Paraovarialzysten. Unter der Therapie kommt es zu einem Abfall der IGF-I-Konzentrationen. Die Körperproportionen ändern sich unter der Therapie. So wird vor allem das Längenwachstum der unteren Extremitäten vermindert, während das Stammwachstum weniger beeinflußt wird [4].

Langzeitnebenwirkungen sind derzeit nicht bekannt. Nach Beendigung der Therapie können Zyklusunregelmäßigkeiten auftreten, die sich aber spontan normalisieren. Fertilitätsstörungen wurden bisher nicht beobachtet. Aufgrund der potentiellen Risiken einer solchen Therapie und fehlender Erfahrungen mit Langzeitnebenwirkungen, da die ältesten Patienten derzeit nicht älter als 50 Jahre sind, muß die Indikation einer Reduktionstherapie mit Östrogenen streng gestellt werden.

Zu Beginn sowie nach Beendigung der Therapie sollte eine kindergynäkologische Untersuchung durchgeführt werden. Von einigen Autoren wird vor Therapiebeginn ein oraler Glukosetoleranztest sowie ein GnRH-Test empfohlen. Das Führen eines Zykluskalenders ist obligat. Eine erste Kontrolle sollte 4 Wochen nach Therapiebeginn durchgeführt werden, später sind 3- bis 4monatliche Kontrollen angezeigt (Dokumentation von Körperhöhe, -gewicht, Tanner-Stadium). Alle 6 Monate sollte eine Knochenalterbestimmung durchgeführt werden. Laborchemisch werden regelmäßig Leberenzyme, Triglyzeride, Bilirubin und Antithrombin III kontrolliert. Eine Ultraschalluntersuchung der Leber ist insbesondere bei der Gabe von Äthinylöstradiol angezeigt. Auch nach Beendigung der Therapie sind regelmäßige Kontrollen angezeigt.

Tabelle 15-2 Therapie des Hochwuchses mit Sexualhormonen (modifiziert nach Zachmann [21]).

Sexualhormon	Dosierung	Präparat z.B.
Therapie des Hochwuchses bei Knaben		
Depot-Testosteron	250 mg/Woche i.m. 500 mg/14 Tage i.m.	Testoviron-Depot®
Therapie des Hochwuchses bei Mädchen		
Östrogene		
• Äthinylöstradiol	0,1–0,3 mg tgl. p.o.	Progynon C®
• konjugierte Östrogene	7.5 mg tgl. p.o.	Presomen®
zusätzlich 4. Zykluswoche: *Gestagene*		
• Norethisteronacetat	5–10 mg tgl. p.o.	Primolut Nor® Norethisteronacetat-Jenapharm®
• Dydrogesteron	10 mg tgl. p.o.	Duphaston®
• Medroxyprogesteronacetat	5 mg tgl. p.o.	Clinofem®

Literatur

1. Bierich, J. R.: Hochwuchstherapie. Mschr. Kinderhlk. 130 (1982) 372–378.
2. Blum, W. F.: Insulinähnliche Wachstumsfaktoren und ihre Bindungsproteine. In: Ranke, M. B. (Hrsg.): Endokrinologische Funktionsdiagnostik im Kindes- und Jugendalter, S. 116–133. J&J, Mannheim 1993.
3. Brämswig, J., H. J. v. Lengerke, H. Schmidt, G. Schellong: The results of shortterm (6 months) high-dose testosterone treatment on bone age and adult height in boys of excessively

tall stature. Europ. J. Pediat. 148 (1988) 104–106.

4. Brinkers, J. M., P. J. Lamore, E. F. Gevers, B. Boersma, J. M. Wit: The effect of oestrogen treatment on body proportions in constitutionally tall girls. Europ. J. Pediat. 153 (1994) 237–240.

5. Engstrom, W., S. Lindham, P. Schofield: Wiedemann-Beckwith syndrome. Europ. J. Pediat. 147 (1988) 450–457.

6. Goldzieher, M. A.: Treatment of excessive growth in the adolescent female. J. clin. Endocr. 16 (1956) 249–256.

7. Greulich, W. W., S. Pyle: Radiographic Altlas of Skeletal Development of the Handwrist, 2nd. ed. Stanford Univ. Press, Calif. 1959.

8. Grüters, A., P. Heidemann, H. Schlüter, P. Stubbe, B. Weber, H. Helge: Effect of different oestrogen doses on final height reduction in girls with constitutional tall stature. Europ. J. Pediat. 140 (1989) 11–13.

9. Hindmarsh, P. C., P. J. Pringle, L. Di-Silvio, C. G. Brook: A preliminary report on the role of somatostatin analogue (SMS 201–995) in the management of children with tall stature. Clin. Endocr. (Oxf.) 32 (1990) 83–91.

10. Hindmarsh, P.: Oestrogen therapy for girls with tall stature. Clin. Endocr. (Oxf.) 37 (1992) 199–200.

11. Ignatius, A., H. L. Lenko, J. Perheetupa: Oestrogen treatment of tall girls: effect decreases with age. Acta paediat. scand. 80 (1991) 712–717.

12. Jones, K. L.: The etiology and diagnosis of overgrowth syndromes. Growth, Genetics & Hormones 10 (1994) 6–10.

13. Kaplan, S. A.: Growth and growth hormone: Disorders of the anterior pituitary. In: Kaplan, S. A. (ed.): Clinical Pediatric Endocrinology, pp. 1–61. Saunders, Philadelphia 1990.

14. Kiess, W.: Störungen des Wachstums. In: Kruse, K. (Hrsg.): Pädiatrische Endokrinologie, S. 188–223. Enke, Stuttgart 1993.

15. Kubota, T., S. Saitoh, T. Matsumoto, K. Narahara, Y. Fukushima, Y. Jinno, N. Niikawa: Excess functional copy of allele at chromosomal regio 11p15 may cause Wiedemann-Beckwith (EMG) syndrome. Amer. J. med. Genet. 49 (1994) 378–383.

16. Normann, E. K., O. Trygstad, S. Larsen, K. Dahl-Jorgensen: Height reduction in 539 tall girls treated with three different dosages of ethinyloestradiol. Arch. Dis. Childh. 66 (1991) 1275–1278.

17. Stolecke, H.: Physiologie des Längenwachstums. In: Stolecke, H. (Hrsg.): Endokrinologie des Kindes- und Jugendalters. 2. Aufl., 419–448. Springer, Berlin-Heidelberg – New York 1992.

18. Tauber, M., C. Pienkowski, P. Rochiccioli: Growth hormone secretion in children and adolescents with familial tall stature. Europ. J. Pediat. 153 (1994) 311–316.

19. Weaver, D. D.: Overgrowth syndromes and disorders: definition, classification, and discussion. Growth, Genetics and Hormones 10 (1994) 1–4.

20. Willig, R. P., M. Bettendorf, G. K. Hinkel, H. P. Schwarz, W. Schulze: Androgen treatment of tall stature during puberty may reduce sperm quality in adult life. Hormone Res. 37 (Suppl. 4) (1992) 3.

21. Zachmann, M., A. Ferrandez, G. Mürset, H. E. Gnehm, A. Prader: Testosterone treatment of excessively tall boys. J. Pediat. 88 (1976) 116–120.

IV. Schilddrüse

16 Diagnostische Methoden bei Schilddrüsenfunktionsstörungen

Johann Rendl, Thomas Olbricht, Volker Frohwein, Georg Benker

1	**Szintigraphie (Johann Rendl)** 130		**4**	**Hormondiagnostik (Georg Benker)** . 141
1.1	Definition 130		4.1	Einleitung 141
1.2	Physiologie 130		4.2	TSH, TRH-Test 142
1.3	Tracer............................... 131		4.2.1	TSH 142
1.3.1	Technetium-99m 131		4.2.2	TRH-Test 142
1.3.2	Jod-123 131		4.3	Gesamthormone und freie Hormone 143
1.3.3	Jod-131 131		4.3.1	Gesamthormone T_4 und T_3 143
1.4	Bildgebende Technik 132		4.3.2	Freie Schilddrüsenhormone FT_4 und FT_3 ... 143
1.4.1	Bedeutung der basalen Pertechnetataufnahme........................ 132		4.3.3	Thyroxinbindendes Globulin (TBG) 144
1.4.2	Pertechnetataufnahme unter TSH-Suppression 132		4.3.4	FT_4-Index 144
			4.4	Autoantikörperbestimmung 144
1.4.3	Single-Photon-Emissions-Computertomographie (SPECT)................ 132		4.4.1	TSH-Rezeptorantikörper (TRAK, TBIAb) .. 144
			4.4.2	Schilddrüsenautoantikörper (PO-AK, TAK) 144
1.5	Indikationen 132		4.4.3	Schilddrüsenhormonautoantikörper 145
			4.5	Thyreoglobulin (Tg) 145
2	**Sonographie (Thomas Olbricht)** 133		4.6	Bestimmung von Tumormarkern 145
2.1	Entwicklung, Stellenwert und Einsatzmöglichkeiten 133		4.6.1	Calcitonin, Pentagastrintest 145
			4.6.2	CEA.................................. 145
2.2	Apparative Voraussetzungen 134		4.7	Jod im Urin 145
2.3	Untersuchung 134		4.8	Genetische Verfahren 146
2.4	Sonographische Befunde bei Erkrankungen der Schilddrüse 135		4.8.1	HLA-Bestimmung 146
			4.8.2	RET-Protoonkogen (MTC) 146
2.4.1	Diffuse Schilddrüsenerkrankungen 135		4.8.3	Schilddrüsenhormonrezeptor-β-Gen 146
2.4.2	Umschriebene Veränderungen der Schilddrüse 136			
2.5	Farbkodierte Doppler-Sonographie 138			
3	**Feinnadelbiopsie (Thomas Olbricht und Volker Frohwein)** 138			
3.1	Stellenwert und Voraussetzungen 138			
3.2	Indikationen, Kontraindikationen und Risiko............................. 138			
3.3	Punktionstechnik 139			
3.4	Zytologische Beurteilung und Differentialdiagnose........................... 139			
3.4.1	Regressive Veränderungen 140			
3.4.2	Entzündungen..................... 140			
3.4.3	Tumoren 140			
3.5	Ergebnisse der Punktionszytologie von Schilddrüsentumoren 141			

1 Szintigraphie

(Johann Rendl)

1.1 Definition

Die Schilddrüsenszintigraphie ist eine In-vivo-Methode, die mit Hilfe radioaktiver Tracer die Abbildung von Schilddrüsengewebe ermöglicht. Da die Bildgebung in erster Linie vom physiologischen Funktionszustand der Schilddrüsenzelle abhängig ist, liefert die Szintigraphie eine funktionstopographische Darstellung des Organs und erlaubt somit unter anderem die Beurteilung des funktionellen Status nodulärer Läsionen.

1.2 Physiologie

Gewisse Anionen der VII. Hauptgruppe des Periodensystems und insbesondere die Per-Anionen der Untergruppe VII A der Übergangselemente Tc, Mn und Re werden selektiv von der Schilddrüse aufgenommen („*trapping*") [15].

Der Ionentransport in die Schilddrüse ist ein ATPase-abhängiger, aktiver Prozeß gegen einen chemischen und elektrischen Gradienten, wobei das Konzentrationsverhältnis zwischen Schilddrüse und Serum für Jodid normalerweise in der Größenordnung von 30:1 liegt und bei Hyperthyreose 500:1 erreichen kann. Für Pertechnetat (TcO_4^-) beträgt das Verhältnis etwa 10:1.

Nur Jodid wird weiter von der Schilddrüse verstoffwechselt, „organifiziert" durch Bindung an Tyrosinreste des Thyreoglobulins im Rahmen der Schilddrüsenhormonsynthese. Die übrigen Anionen einschließlich TcO_4^- werden ohne Inkorporation in biologisch brauchbare Verbindungen wieder aus der Drüse freigesetzt („*leakage*", Abb. 16-1), obwohl es auch Hinweise dafür gibt, daß in hyperthyreotem Schilddrüsengewebe ein Teil des Technetiums gebunden wird [3]. Technetium und nicht organifiziertes Jodid können durch Verabreichung von Perchlorat (Depletionstest) aus der Schilddrüse verdrängt werden („*wash out*"). Dies ist von Bedeutung bei der Abklärung angeborener Organifizierungsdefekte (Jodfehlverwertungsstörungen).

Die Trapping-Rate und die anschließende organische Bindung von Jod wird kontrolliert vom TSH.

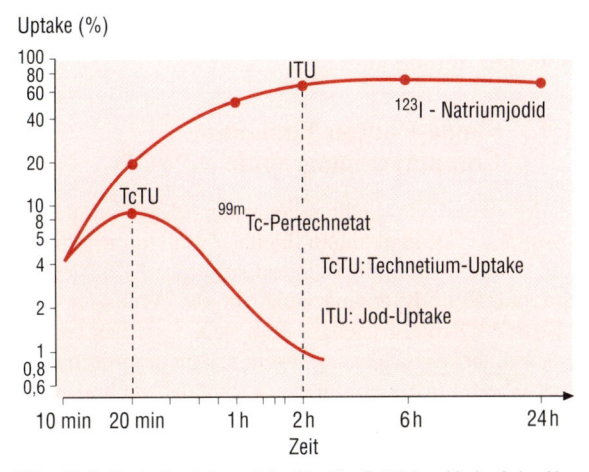

Abb. 16-1 Pertechnetat- und Jodkinetik. Zeitlicher Verlauf der Uptake-Kurven (modifiziert nach [11]).

1.3 Tracer

1.3.1 Technetium-99m

Das am meisten (90%) verwendete Radiopharmakon für die Standardszintigraphie der Schilddrüse ist Tc-99m-Pertechnetat ($^{99m}TcO_4^-$), einerseits wegen seiner günstigen physikalischen Eigenschaften und der damit verbundenen geringen Strahlenexposition für den Patienten (s. Tab. 16-1), andererseits aufgrund der ständigen Verfügbarkeit durch einfache Elution aus einem $^{99}Mo/^{99m}Tc$-Generator. Da 20 min nach i.v. Injektion die Pertechnetataufnahme in der Schilddrüse ihr Maximum erreicht hat, wird die statische Schilddrüsenszintigraphie zu diesem Zeitpunkt durchgeführt.

1.3.2 Jod-123

Die biologischen und physikalischen Eigenschaften von J-123 (s. Tab. 16-1) lassen dieses Radionuklid fast als ideal für die Schilddrüsenszintigraphie erscheinen. Von Nachteil allerdings ist die nicht ständige Verfügbarkeit, da die Produktion von J-123 ein Zyklotron voraussetzt. Für die spezifische Darstellung dystopen Schilddrüsengewebes, wie z.B. retrosternal oder mediastinal gelegener Schilddrüsenanteile, oder zum Nachweis von Zungengrundstrumen (s. Abb. 16-2 unten, s. Farbtafel), ferner zur Abklärung angeborener oder erworbener Organifizierungsdefekte ist J-123 das Radionuklid der Wahl.

1.3.3 Jod-131

Aufgrund seiner β-Emission mit daraus resultierender relativ hoher Schilddrüsendosis (s. Tab. 16-1) und der hohen Energie (364 keV) der gleichzeitig emittierten γ-Strahlung mit ineffizienter Detektion durch Gammakameras eignet sich J-131 mehr für therapeutische als für diagnostische Zwecke. Im Rahmen der Diagnostik verwendet man J-131 deshalb ausschließlich für Uptake-Messungen zur Aktivitätsberechnung vor geplanter Radiojodtherapie sowie zur Lokalisationsdiagnostik von Metastasen oder Rezidiven differenzierter Schilddrüsenkarzinome (Ganzkörperszintigraphie).

Tabelle 16-1 Eigenschaften von Radionukliden, die in der Schilddrüsendiagnostik Verwendung finden.

Radionuklid	$T_{1/2}$	γ-Emission (Energie in MeV)	SD-Dosis (mGy/MBq)	applizierte Aktivitäten	Bemerkung
99m-Tc	6 h	0,14	0,025	20–80 MBq	ständig verfügbar
J-123	13 h	0,159	5,5	4–8 MBq	Zyklotronprodukt
J-131	8 d	0,364	550	1–2 MBq	Radiojodtest
J-125	60 d	0,035	390	–	In-vitro-Diagnostik

Berechnung der Strahlenexposition für die Schilddrüse (SD-Dosis) nach ICRP53 für eine normal große Schilddrüse (20 g) und maximalen Jodid-Uptake von 40%.

1.4 Bildgebende Technik

Die Vorteile moderner Gammakameras mit hochauflösenden Spezialkollimatoren, kurzer Aufnahmezeit (ca. 3 min) und der Möglichkeit, rechnergesteuerte, kinetische Studien mit anschließender Datenanalyse und Uptake-Berechnung durchzuführen [1], haben den früher üblichen rektilinearen Scanner vollständig verdrängt. Die Abbildung von Schilddrüsengewebe mit Gammakamera und angeschlossenem Rechnersystem (s. Abb. 16-2 oben) gilt somit als Standardtechnik der quantitativen Schilddrüsenszintigraphie [11].

1.4.1 Bedeutung der basalen Pertechnetataufnahme

Die Bestimmung der Pertechnetataufnahme (TcTU) korreliert sehr gut mit der Jodid-Clearance der Schilddrüse und ist somit ein Maß für das initiale Trapping [9]. Bei ausreichender Jodversorgung und normal großer Schilddrüse ergeben sich für den TcTU Werte von 0,5–2 % [11]. Abhängig vom Ausmaß des Jodmangels und von der Masse speichernden Schilddrüsengewebes kann ein Bereich zwischen 1 und 8 % normal sein. Da dieser basale TcTU-Wert nur der Trapping-Rate proportional ist, erheblich von der Jodversorgung abhängt und von unterschiedlichen Faktoren (s. Tab. 16-2) beeinflußt wird, ist seine diagnostische Bedeutung, von wenigen und seltenen Ausnahmen abgesehen (Differentialdiagnose bei subakuter Thyreoiditis mit Hyperthyreose und stark erniedrigtem TcTU [10]), generell niedrig.

1.4.2 Pertechnetataufnahme unter TSH-Suppression

Wesentlich größere Aussagekraft besitzt die Messung des TcTU bei supprimiertem TSH-Spiegel (<0,03 mU/l). Für die Durchführung dieser sog. *Suppressionsszintigraphie* ist ein der Körperkonstitution, dem Alter und der kardialen Situation (keine T_3-Präparate bei älteren, herzkranken Patienten!) des Patienten angepaßtes Schema zu verwenden. Die gängigsten und allgemein empfohlenen Schemata sind in Tabelle 16-3 zusammengestellt [11].

Bei einer normal regelbaren Schilddrüse geht der TcTU unter Suppression (= $TcTU_s$) um mehr als 50 % auf Werte <1,0 % zurück [14]. Da der $TcTU_s$ linear mit der Masse oder dem Volumen des autonomen Gewebes korreliert [5], entsprechen auch Werte des $TcTU_s$ zwischen 1 und 2 % nur einem geringen, üblicherweise stoffwechselmäßig nicht relevanten Anteil funktionell autonomer Zellen, wie sie in Jodmangelstrumen relativ häufig vorkommen. $TcTU_s$-Werte von 2–3 % allerdings sind ein Hinweis für eine relevante, in Abhängigkeit von der Stoffwechsellage und den klinischen Beschwerden des Patienten therapiebedürftigen funktionellen Autonomie [2].

1.4.3 Single-Photon-Emissions-Computertomographie (SPECT)

In den allermeisten Fällen liefert die SPECT mit der rotierenden Gammakamera kaum Zusatzinformationen zur planaren Schilddrüsenszintigraphie. Es ist jedoch mit der SPECT-Technik möglich, das Volumen speichernden Schilddrüsengewebes genau zu bestimmen, was z. B. bei retrosternal gelegenen, sonographisch nicht einsehbaren Strumen, für die Aktivitätsberechnung vor evtl. Radiojodtherapie von Nutzen sein kann [4].

1.5 Indikationen

Die Indikationsstellung zur Schilddrüsenszintigraphie (s. Tab. 16-4) ist in erster Linie abhängig von der klinischen Untersuchung einschließlich Palpationsbefund und vom Ergebnis der Schilddrüsensonographie mit hochauflösendem 7,5-MHz-Schallkopf.

Die funktionale Evaluation jeder palpatorisch oder sonographisch festgestellten fokalen Läsion („knotige Struktur") ist zwingend erforderlich und nur szintigraphisch möglich [6, 8]. Die Diagnose des nicht oder vermindert speichernden („kalten", hypofunktionellen) Knotens (Abb. 16-3, s. Farbtafel) spielt dabei wegen der potentiellen Malignität eine große Rolle,

Tabelle 16-2 Faktoren, die den Technetium-Uptake (TcTU) der Schilddrüse beeinflussen.

Erhöhung des TcTU	Erniedrigung des TcTU
– Jodmangel	– Jodkontamination (z. B. Rö-KM)
– Hyperthyreose	– primäre Hypothyreose
– Rebound nach Suppression mit Schilddrüsenhormonen	– Einnahme von Schilddrüsenhormonen (T_3, T_4)
– chronische Thyreoiditis (mit erhöhtem TSH)	– chronische Thyreoiditis (atrophische Form)
– subakute Thyreoiditis (Erholungsphase)	– subakute Thyreoiditis (aktive Phase)
– Lithium	– zentrale Hypothyreose (TSH niedrig)
– hydatiforme Mole (hCG-Stimulation)	– Z. n. externer Radiatio im Halsbereich
– Jodfehlverwertungsstörungen	– Niereninsuffizienz
	– nicht-jodhaltige Medikamente: Glukokortikoide, Perchlorat, Thiozyanat, Thionamide

Tabelle 16-3 Patientenvorbereitung zur Suppressionsszintigraphie.

Präparat	Dosis/Tag	Dauer der Medikation
Levothyroxin (T_4)	150–200 µg	10–14 Tage
Liothyronin (T_3)	60–100 µg	7–14 Tage
Levothyroxin (T_4)	3 mg	einmalig

Tabelle 16-4 Indikationen zur Schilddrüsenszintigraphie.

Klinik/Sonographie/ Röntgen	szintigraphische Information	Nuklid
fokale Läsionen („Knoten")	Funktionalität („heiß" bzw. „kalt")	99m-Tc
unklare mediastinale Raumforderungen	Nachweis von Schilddrüsengewebe (z.B. retrosternale Struma)	J-123
differenziertes Schilddrüsenkarzinom	Nachweis der Radiojodspeicherung (Restgewebe, Rezidiv, Metastasen)	J-131
kongenitale Hypothyreose	Evaluation der Ursache (Athyreose, Dystopie, Organifizierungsdefekte)	J-123

wenngleich nur etwa 6–20% der „kalten" Knoten maligne sind oder maligne entarten [12]. Der im Vergleich zum normalen Schilddrüsengewebe mehrspeichernde („heiße", hyperfunktionelle) Knoten (Abb. 16-4, s. Farbtafel) dagegen ist, von seltenen Ausnahmen [13] abgesehen, nie maligne und entspricht fast immer einer funktionellen Autonomie, was gegebenenfalls suppressionsszintigraphisch nachgewiesen werden muß. Die erfolgreiche Ausschaltung der funktionellen Autonomie, mithin die Überprüfung des Effektes einer definitiven Therapie, wie z.B. der Radiojodbehandlung, läßt sich ebenfalls nur szintigraphisch dokumentieren (Abb. 16-4 unten, s. Farbtafel).

Auch zur Differenzierung der verschiedenen Hyperthyreoseformen sind zunächst der klinische Befund und die Sonographie wegweisend. Hat der Patient eine autoimmune (endokrine) Orbitopathie oder sind TSH-Rezeptorantikörper eindeutig positiv, so liegt ein *Morbus Basedow* vor mit meist typischem, homogen hyporeflexivem Echomuster im Schilddrüsensonogramm. Die Schilddrüsenszintigraphie zeigt deshalb fast immer eine homogene, sehr häufig auch intensive Speicherung mit hohen Uptake-Werten. Eine wesentliche Zusatzinformation mit therapeutischer Konsequenz stellt dies jedoch nicht dar, so daß in diesen Fällen das Schilddrüsenszintigramm von beschränktem Wert und streng genommen nicht erforderlich ist [7].

Normvarianten der Schilddrüse oder dystopes Schilddrüsengewebe lassen sich szintigraphisch in aller Regel besser abklären bzw. nachweisen als dies sonographisch möglich ist.

Im Rahmen der *Abklärung* einer *kongenitalen Hypothyreose* wird die Schilddrüsenszintigraphie aus den in Abschnitt 1.3 genannten Gründen besser mit J-123 durchgeführt. Sonographisch nur schwer darstellbares dystopes Schilddrüsengewebe läßt sich im J-123-Szintigramm leicht als Zungengrundstruma identifizieren.

Dystop gelegenes Schilddrüsengewebe beim Erwachsenen stellt sich im Rahmen der Abklärung von Raumforderungen im oberen Mediastinum oft als *retrosternale Struma* heraus. Auch hier ist J-123 dem Pertechnetat als bildgebendem Tracer vorzuziehen.

Die Schilddrüsenszintigraphie mit J-131 wird wegen der hohen Strahlenexposition (s. Tab. 16-1) und der ungünstigen Abbildungseigenschaften in der Schilddrüsendiagnostik üblicherweise nicht eingesetzt. Beim *differenzierten Schilddrüsenkarzinom* jedoch ist nach Thyreoidektomie zum Nachweis bzw. zum Ausschluß von radiojodspeicherndem Restgewebe, Lokalrezidiven oder Metastasen eine J-131-Ganzkörperszintigraphie erforderlich. Generell wird diese im Anschluß an eine hochdosierte Radiojodtherapie in Form des sog. Posttherapie-Scans angefertigt.

2 Sonographie

(Thomas Olbricht)

2.1 Entwicklung, Stellenwert und Einsatzmöglichkeiten

Mitteilungen zur praktischen Anwendung des Ultraschalls im Rahmen der Schilddrüsendiagnostik wurden erstmals Mitte der 60er Jahre publiziert. Durch gerätetechnische Verbesserungen und Verwendung des Real-time-Verfahrens hat sich die Schilddrüsensonographie seit Beginn der 80er Jahre zunehmend als führendes bildgebendes Verfahren in der Schilddrüsendiagnostik etabliert. Es ist wahrscheinlich, daß sich die sonographische Differenzierung verschiedener Schilddrüsenkrankheiten zukünftig durch farbkodierte Doppler-Sonographie, in Ergänzung zur Grauwert-Technik, noch weiter verbessern läßt.

In den Empfehlungen der Deutschen Gesellschaft für Endokrinologie steht der Ultraschall heute in der morphologischen Schilddrüsendiagnostik an erster Stelle und wird als „unbedingt erforderlich" eingestuft.

Der hohe diagnostische Stellenwert der Schilddrüsensonographie ist vor allem durch die oberflächennahe Lage des Organs bedingt; damit wird die Anwendung hochfrequenter Schallwellen erleichtert.

Andere moderne bildgebende Verfahren wie Computertomographie und Kernspintomographie sind prinzipiell auch für die Schilddrüsendiagnostik nutzbar, haben aber gegenüber der Sonographie den Nachteil höherer Kostenintensität und werden sich im Routinebetrieb auch zukünftig nicht verwenden lassen.

Im Vergleich zur Szintigraphie ist der Ultraschall als komplementäres und nicht als konkurrierendes Verfahren einzustufen. Insbesondere bei der Diagnostik der Schilddrüsenautonomie wird die komplementäre Einsatzmöglichkeit deutlich: Sonographisch läßt sich die gesamte Schilddrüse unabhängig vom Funktionszustand und damit auch bei fehlender Nuklidaufnahme des perinodulären Gewebes darstellen.

Vorteile und besondere Einsatzmöglichkeiten für die Sonographie ergeben sich bei folgenden Fragestellungen:
– sonographische Volumenbestimmungen zur Abklärung einer Schilddrüsenvergrößerung, zur Verlaufsbeobachtung während einer medikamentösen Therapie, ggf. zur Dosisberechnung vor einer Radiojodtherapie
– Nachweis von Schilddrüsengewebe und damit Abgrenzung von szintigraphisch schlecht oder nicht speicherndem Schilddrüsengewebe, z.B. nach Jodkontamination oder suppressiver Schilddrüsenhormongabe, gegenüber einer Hypo- oder Aplasie eines Schilddrüsenlappens oder der gesamten Schilddrüse
– Nachweise (oft nicht palpabler) knotiger Veränderungen der Schilddrüse mit morphologischer Unterscheidung von liquiden und soliden Arealen
– ultraschallgeführte Feinnadelpunktion mit präziser Bestimmung der optimalen Punktionsstelle
– einfache belastungsfreie Schilddrüsenuntersuchung im Kindesalter und während der Gravidität.

Nachteil der Sonographie ist die fehlende Darstellungsmöglichkeit dystopen Schilddrüsengewebes sowie weit retrosternaler Strumaanteile. Bei diesen Fällen bleibt weiterhin die Jod-123-Szintigraphie die Untersuchung der Wahl. Insbesondere lassen sich auch unmittelbar postoperativ kleine Schilddrüsenreste sonographisch schlecht beurteilen.

2.2 Apparative Voraussetzungen

Prinzipiell eignet sich jedes moderne Sonographiegerät – Sektor- oder Linear-Scanner – zur Schilddrüsensonographie. Für eine optimale sonographische Diagnostik müssen folgende Anforderungen erfüllt sein:
– gute Ankoppelung an die unebene Halskontur
– optimale Fokustiefe
– große Bildbreite
– leichter, gut zu führender Schallkopf.

Für eine bessere Ankoppelung des Schallkopfes und zum Erreichen optimaler Fokustiefen ist die Verwendung einer Wasservorlaufstrecke Voraussetzung.

Für eine optimale Auflösung ist ein Schallkopf mit einer Frequenz von mindestens 5, besser 7,5 MHz erforderlich.

2.3 Untersuchung

Die Untersuchung der Schilddrüse erfolgt *am besten in Rückenlage*, eine Vorbereitung des Patienten ist nicht erforderlich. Die notwendige Dorsalflexion des Halses wird durch eine Nackenrolle erreicht, eine maximale Überstreckung des Halses muß vermieden werden.

Die *Dokumentation pathologischer Veränderungen* wird durch Verwendung geeigneter Befundbögen erleichtert (Abb. 16-5). Die Beschreibung der Läsionen soll eine Beurteilung der Echogenität enthalten.

Die gängigen *Termini* sind in den Abschnitten 2.4.1 und 2.4.2 zusammengefaßt.

Die *Größe der Schilddrüse* wird in Milliliter (ml) angegeben. Für die Routinediagnostik eignet sich die Größenbestimmung aus der Summe beider Lappenvolumina nach dem Modell des Rotationsellipsoids (Volumen = $a \times b \times c \times 0{,}5$). Die Größe beider Schilddrüsenlappen errechnet sich jeweils aus dem Produkt der maximalen Dicke, Breite, Länge und des vereinfachten Faktors 0,5. Der Isthmusanteil wird dabei vernachlässigt. Die Überprüfung der Reproduzierbarkeit der sonographischen Volumetrie zeigt eine deutliche Abhängigkeit des Meßfehlers vom Organvolumen. Bei Volumina zwischen 15 und 40 ml liegt der *Meßfehler im Bereich von 10%*. Dieser Fehler ist für klinische Zwecke unerheblich. Bei sehr kleinen Schilddrüsen liegt der Fehler (bis 25%) allerdings deutlich höher [9]. Bei sehr großen Schilddrüsen ist eine exakte Volumenbestimmung nicht erforderlich; aus klinischer Sicht ist es zum Beispiel unerheblich, ob ein Volumen von 100 oder 120 ml bestimmt wird. Trotzdem besteht aufgrund des großen methodisch bedingten Streubereichs die Gefahr, daß meßtechnische Probleme über Erfolg oder Mißerfolg einer Strumatherapie entscheiden.

Es ist daher wichtig, sich die Grenzen der als „Goldstandard" anerkannten sonovolumetrischen Methode immer wieder vor Augen zu führen. Fehlermöglichkeiten liegen vor allem in falscher Einstellung des Längs-

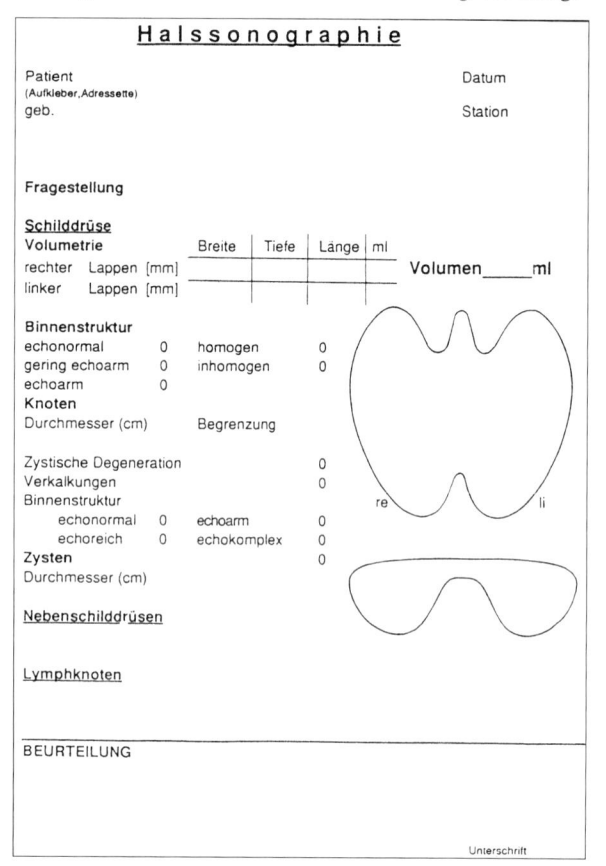

Abb. 16-5 Beispiel eines Dokumentationsbogens für die Halssonographie.

durchmessers. Hilfreich kann hier die Überprüfung der Tiefenausdehnung in beiden Achsen sein, wobei die Differenz nicht größer als 2 mm sein sollte.

Als Größennormwerte gelten für Erwachsene ein Gesamtvolumen bei Frauen bis 18 ml und bei Männern bis 25 ml. Bei Kindern und Jugendlichen gelten altersabhängige Richtwerte (Tab. 16-5).

Tabelle 16-5 Größennormwerte des Schilddrüsenvolumens.

–5jährige	< 6 ml
6–10jährige	< 8 ml
11–14jährige	<10 ml
15–18jährige	<15 ml
Frauen	<18 ml
Männer	<25 ml

Alle Referenzvolumina stammen aus Regionen mit auseichender Jodversorgung. Die angegebene obere Normgrenze wurde als Mittelwert plus 3 Standardabweichungen definiert [3]. Im Erwachsenenalter kann der Einfluß von Körpergröße und Körpergewicht auf das Schilddrüsenvolumen vernachlässigt werden [7].

Der sonographische Befund muß sich auf die Beschreibung der Veränderung beschränken, möglicherweise mit dem Zusatz „paßt zu ..." oder „ist vereinbar mit ...". Angaben zur Funktion oder zytohistologische Begriffe wie regressiv oder entzündlich, sind prinzipiell nicht möglich. Einige sonographische Veränderungen sind allerdings so charakteristisch, daß sie im klinischen Zusammenhang Diagnosen ermöglichen: Struma diffusa, Zysten, Morbus Basedow und Schilddrüsenentzündungen.

2.4 Sonographische Befunde bei Erkrankungen der Schilddrüse

2.4.1 Diffuse Schilddrüsenerkrankungen

Die im Jodmangelgebiet Deutschland mit hoher Prävalenz vorkommende *euthyreote Struma* zeigt im Vergleich zur gesunden Schilddrüse (Abb. 16-6) unverändert die typische feingranulierte echonormale Struktur bei gleichzeitiger Organvergrößerung.

Erst bei längerbestehenden, meist größeren Strumen fällt eine Vergröberung der Echostruktur mit kleinen echofreien, echoreichen oder echodichten Arealen durch degenerative Veränderungen auf, die zystischen Degenerationszonen, Kolloidansammlungen und kleinen Kalkkonkrementen entsprechen; ein spezieller Krankheitswert konnte diesen nur sonographisch nachweisbaren Veränderungen bisher nicht zugeschrieben werden. Nach Diagnosesicherung einer euthyreoten Jodmangelstruma eignet sich die sonographische Schilddrüsenvolumetrie als herausragende Methode zur Verlaufskontrolle und Objektivierung des Therapieerfolgs. Tabelle 16-6 faßt die sonographischen Bilder diffuser Schilddrüsenerkrankungen zusammen.

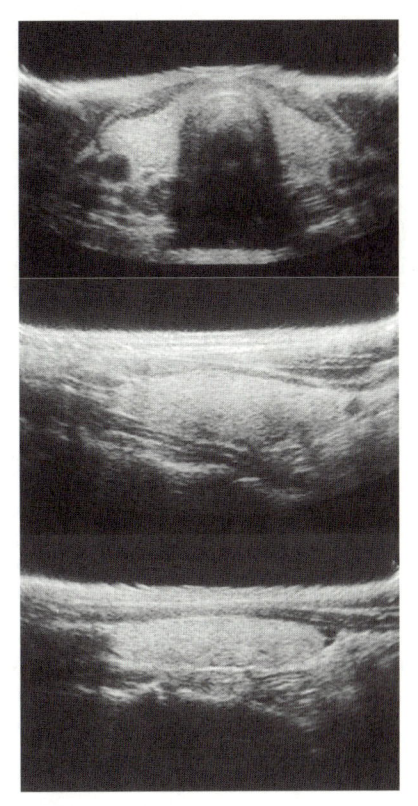

Abb. 16-6 Normale Schilddrüse mit typischer echonormaler, feingranulierter Struktur. Quer- und Längsschnitte.

Tabelle 16-6 Sonographische Struktur/Echogenität bei diffusen Schilddrüsenerkrankungen.

echonormales Grundmuster	Struma diffusa disseminierte Autonomie Aplasie eines Schilddrüsenlappens wenige Fälle von Morbus Basedow und Thyreoiditis Hashimoto
echoarme Zonen (Felderung)	subakute Thyreoiditis de Quervain akute bakterielle Thyreoiditis
echoarmes Grundmuster	atrophische Thyreoiditis Thyreoiditis Hashimoto Morbus Basedow

Die nur szintigraphisch mögliche Diagnose der *disseminierten Autonomie* läßt sich auch retrospektiv sonographisch nicht erkennen. Die diffus in der Schilddrüse verstreuten autonomen Follikel zeigen die gleiche Echostruktur wie gesundes Schilddrüsengewebe oder das Bild einer diffusen Struma mit geringen regressiven Veränderungen.

Fehlanlagen der Schilddrüse wie die Lappenaplasie sind sonographisch schon im Querschnitt leicht zu erkennen. Nach anamnestischem Ausschluß einer

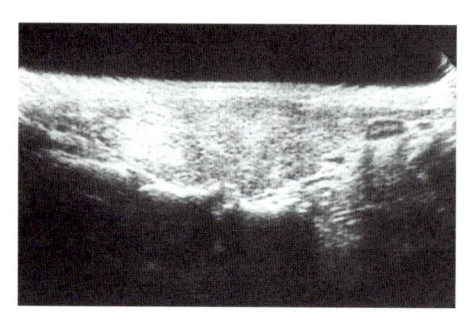

Abb. 16-7 Schilddrüse mit echoarmen, unscharf abgegrenzten Zonen: subakute Thyreoiditis de Quervain (Längsschnitt).

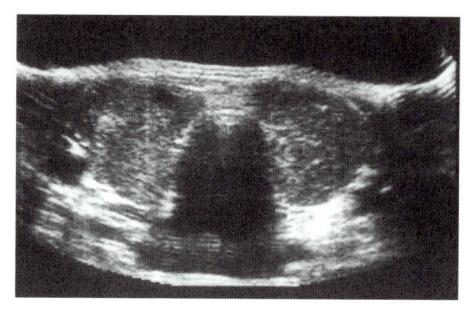

Abb. 16-8 Vergrößerte Schilddrüse mit betontem Tiefendurchmesser und homogener, echoarmer Binnenstruktur: Morbus Basedow (Querschnitt).

Schilddrüsenoperation ist die Aplasie eines Schilddrüsenlappens eine sonographische Blickdiagnose.

Echoarme Zonen in der Schilddrüse, also unscharf abgegrenzte Areale mit fließenden Übergängen in ein echonormales Grundmuster sind typische Zeichen einer *subakuten Thyreoiditis de Quervain* (Abb. 16-7).

Im Zusammenhang mit der ebenfalls recht typischen Klinik kann das sonographische Bild als pathognomonisch bezeichnet werden und macht eine punktionszytologische Untersuchung nahezu ausnahmslos überflüssig. Diese sonographisch abgrenzbaren echoarmen Felderungen können bezüglich Größe und Ausdehnung stark variieren und sich im Verlauf der Erkrankung weiter verändern. Es besteht eine Korrelation zur Schwere der Erkrankung. Histologisches Korrelat dieser Veränderungen sind entzündungsbedingte Zellinfiltrate. Neben der langsamen Normalisierung der Echostruktur kommt es in den meisten Fällen parallel zur Ausheilung auch zu einer signifikanten, sonographisch meßbaren Größenreduktion bis- Normalisierung der Schilddrüse [1].

Auch die seltene *akute bakterielle Thyreoiditis* zeichnet sich durch ein unscharf abgegrenztes bis vollständig echoarmes, manchmal sogar fast echofreies Schallmuster aus. Hier muß differentialdiagnostisch auch an ein *primäres Schilddrüsenlymphom* oder ein *anaplastisches Schilddrüsenkarzinom* gedacht werden. Eine Diagnosesicherung kann hier abhängig vom klinischen Befund letztlich durch die zytologische Begutachtung nach Feinnadelpunktion erreicht werden.

Die homogene echoarme Grundstruktur der Schilddrüse ist typisch für *Autoimmunerkrankungen* des Organs. Maßgebend hierfür sind entweder lymphoplasmazelluläre Infiltrate, Lymphfollikel sowie kleine oder zerstörte Schilddrüsenfollikel.

Das typische homogene echoarme Bild der chronisch lymphozytären Thyreoiditis ist bei über 95% aller Erkrankungen nachweisbar [4]. Die Echostruktur kann deshalb sowohl bei der hypertrophischen Form Hashimoto als auch bei der atrophischen chronischen Thyreoiditis als ein Leitsymptom diagnostisch verwertet werden, das zeitlebens erhalten bleibt.

Die *autoimmunbedingte Hyperthyreose vom Typ Basedow* zeigt in etwa 80–90% aller Erkrankungen als auffällige sonographische Kriterien eine diffuse Echoarmut und eine Verplumpung des Organs mit Zunahme vorwiegend des Tiefendurchmessers (Abb. 16-8).

Die verminderte Echogenität erklärt sich hier durch Abnahme der Follikelgröße und dadurch bedingter vermehrter Streuung des Schalls. Hinzu kommt, daß der Anteil zellulärer Strukturen zu- und der Kolloidgehalt der Schilddrüse abnimmt; schließlich spielen auch hier lymphozytäre Infiltrationen und die vermehrte Durchblutung eine Rolle. Die Organverplumpung kann durch ein rasches Wachstum der Schilddrüse bei ungenügend schnellem Mitwachsen der Schilddrüsenkapsel interpretiert werden.

Die prognostische Wertigkeit einer Normalisierung der Echogenität im Verlauf der Erkrankung wird unterschiedlich beurteilt [8, 10]. Eine Echonormalisierung oder bereits initial normale Echostruktur kann als Hinweis auf einen günstigen Verlauf oder eine Remission gedeutet werden; im Einzelfall leistet die Echogenität der Schilddrüse für die Langzeitprognose der Basedow-Hyperthyreose aber keinen sicheren diagnostischen Beitrag.

2.4.2 Umschriebene Veränderungen der Schilddrüse

Liquide Läsionen

Echofreie Areale mit glatter Begrenzung lassen sich schnell und elegant als einfache *Schilddrüsenzysten* erkennen.

Durch die bessere Leitung des Ultraschalls in Flüssigkeit besteht dorsal der Zyste eine Schallverstärkung. Auch reine Kolloidzysten zeigen dasselbe Binnenmuster. Frische Einblutungen sind initial sonographisch nicht immer als Zysten zu erkennen, da die Form der Einblutung oft bizarr ist und auch die dahinterliegende Schallverstärkung abhängig von der Größe fehlen kann. Je nach Alter der hämorrhagischen Zysten werden oft diskrete Binnenechos beobachtet, sie können aber auch völlig echofrei sein. Dies trifft insbesondere für ältere Blutungszysten (sog. Schokoladenzysten) zu.

Insgesamt können sich zystische Parenchymveränderungen durch zahlreiche Formvarianten, Septierungen, verdickte Wandungen oder polypoide Wandveränderungen sehr unterschiedlich darstellen und sich in Extremfällen von den häufiger vorkommenden zystisch degenerierten Knoten nur schwer abgrenzen. Die Zuordnung dieser zystisch veränderten Knoten muß sich bezüglich der Dignitätsbeurteilung streng nach der Echogenität der soliden Knotenanteile richten.

Solide Läsionen
Bei echodichten Strukturen mit dahinterliegender Schallauslöschung handelt es sich um *Kalkeinlagerungen*, die in verschiedener Größe und Form innerhalb von diffusen oder knotig veränderten Strumen vorkommen können. Sie lassen sich relativ häufig beobachten, ohne daß hierdurch auf die Dignität des Schilddrüsenparenchyms geschlossen werden kann.

Echoreiche und echonormale Knoten entsprechen in aller Regel sog. adenomatösen Knoten (Tab. 16-7, Abb. 16-9), die durch Größenzunahme der Schilddrüse mit regressiven Umbauvorgängen entstehen, somit keinen „echten" Neubildungen entsprechen. Der Aufbau ist kolloidreich und meist zellarm. Einige Knoten lassen sich zusätzlich durch einen echoarmen, gelegentlich echofreien Randsaum (sog. Halo-Zeichen) vom übrigen Schilddrüsenparenchym besonders gut abgrenzen. Allerdings läßt sich das „Halo" nicht zur Dignitätsbeurteilung heranziehen; es ist bis heute nicht endgültig geklärt, ob dieses Phänomen durch komprimiertes Schilddrüsengewebe, eine bindegewebige Kapsel oder eine Zone vermehrter Durchblutung entsteht. Die Malignitätswahrscheinlichkeit der echoreichen Knoten soll unter 1% liegen. Dies erlaubt es, bei echoreichen, glatt begrenzten Läsionen, abhängig von der Größe, lediglich eine sonographische Verlaufsbeobachtung zu veranlassen.

Echoarme Knoten lassen sich neben Zysten sonographisch am besten abgrenzen. Etwa 40–60 % aller Strumaknoten zeigen dieses Grundmuster.

Tabelle 16-7 Echogenität umschriebener Schilddrüsenerkrankungen.

echofrei	seröse Zyste, Kolloidzyste
fast echofrei	Blutungszyste, selten Karzinom (anaplastisch)
echonormal und echoreich	adenomatöse Knoten, makrofollikuläre Adenome, ganz selten Karzinome
echoarm	mikrofollikuläre Adenome Karzinome, kleinzystisch degenerierte Knoten, Knoten nach Radiojod, Nebenschilddrüsenadenom

Sowohl benigne Adenome, kleinzystisch degenerierte Knoten als auch Schilddrüsenkarzinome haben ein subjektiv nicht unterscheidbares echoarmes Grundmuster. Diese Knoten stellen die eigentliche Risikogruppe dar, die in jedem Fall einer weiteren Abklärung zugeführt werden müssen.

Auch das *autonome Adenom* stellt sich in der Regel als mikrofolliculäres Adenom dar (Abb. 16-10) und ist in zwei Dritteln der Fälle echoarm. In den restlichen Fällen führen unterschiedliche Follikelgröße und Bindegewebseinlagerungen zu vermehrter Echogenität. Zusätzlich finden sich bei autonomen Adenomen in 30% regressive, meist zystische Veränderungen, teils erheblichen Ausmaßes.

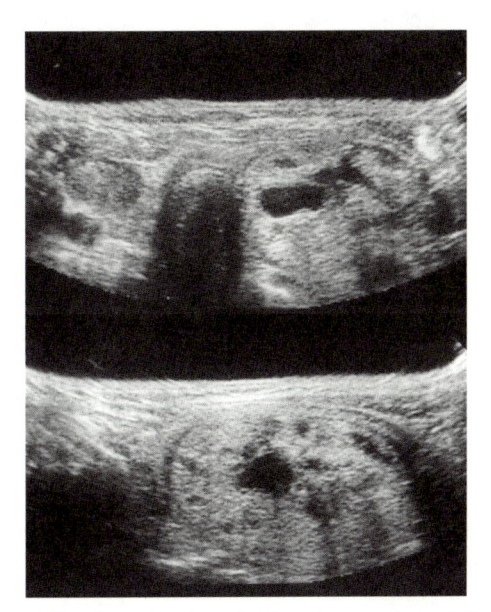

Abb. 16-9 Struma multinodosa. Großer echonormaler, gut abgrenzbarer Knoten mit zystischer Degeneration im linken und kleiner echoarmer Knoten im rechten Schilddrüsenlappen (Querschnitt und Längsschnitt durch den linken Lappen).

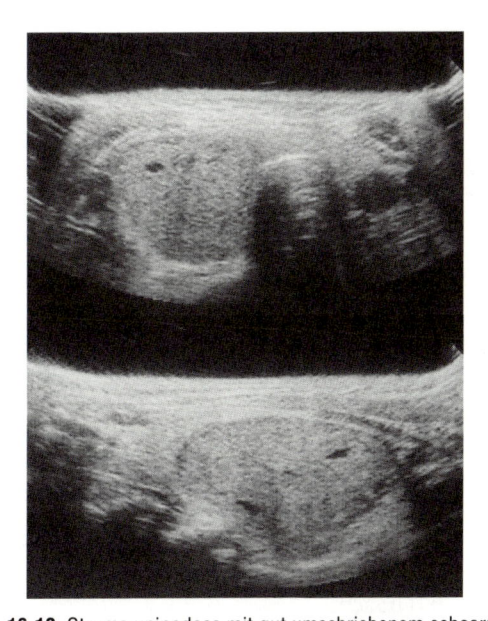

Abb. 16-10 Struma uninodosa mit gut umschriebenem echoarmem knotigem Areal im rechten Lappen mit beginnender zystischer Degeneration und kleinem linkem Schilddrüsenlappen mit homogener Struktur. Szintigraphisch unifokale funktionelle Autonomie rechts (Quer- und Längsschnitt).

Bei etwa 10–15% aller echoarmen Läsionen muß mit einem Schilddrüsenkarzinom oder mit einem anderen bösartigen Tumor gerechnet werden.

Hier ist die echoarme Grundstruktur durch vermehrte Zellzahl oder Destruktion von Follikeln bei differenzierten und undifferenten Karzinomen geprägt. In einigen Fällen läßt sich die Karzinomwahrscheinlichkeit durch sekundäre Tumorzeichen oder Spätzeichen – invasives Wachstum oder Lymphknotenmetastasen – erhärten. Sowohl das papilläre als auch das follikuläre und das medulläre sowie das anaplastische Schilddrüsenkarzinom zeigen ein echoarmes Schallmuster. In wenigen Ausnahmefällen wurden echoreiche medulläre Karzinome beschrieben.

Bei glatt begrenzten Herden ist die sonographische Differenzierung nicht möglich, auch regressive Veränderungen mit Zystenbildung und Kalkherden schließen ein Schilddrüsenmalignom nicht aus.

2.5 Farbkodierte Doppler-Sonographie

Untersuchungen aus jüngster Zeit haben gezeigt, daß die farbkodierte Doppler-Sonographie über die konventionelle B-Bildsonographie hinaus wichtige funktionstopographische Informationen liefert und zum Beispiel zur Differenzierung der verschiedenen Hyperthyreoseformen beitragen kann [2]. Der M. Basedow zeigt das typische vaskuläre Inferno und ist damit von anderen Schilddrüsenerkrankungen, die mit echoarmem Parenchym und mit Hyperthyreose einhergehen, wie der Thyreoiditis de Quervain oder der postpartalen Thyreoiditis sicher zu differenzieren.

3 Feinnadelbiopsie

(Thomas Olbricht und
Volker Frohwein)

3.1 Stellenwert und Voraussetzungen

Durch die oberflächennahe Lage ist die Schilddrüse für die Punktion und zytologische Untersuchung besonders geeignet. Nach klinischer Untersuchung und Durchführung der bildgebenden Diagnostik mit Sonographie und Szintigraphie, bietet erst die anschließende Feinnadelpunktion (FNP) die ideale Möglichkeit zur (präoperativen) Dignitätsabklärung von Knoten. Dies gilt insbesondere für szinitgraphisch kalte und sonographisch echoarme Knoten, die ein erhöhtes Malignomrisiko tragen.

Voraussetzungen für die hohe Aussagefähigkeit der Schilddrüsenzytologie von über 90–95% und damit für eine sinnvolle Anwendung der FNP sind:
– (sonographisch) gezielte Punktion
– korrekte Ausstrichtechnik
– ausreichende Erfahrung des Zytologen
– vollständige klinische Information an den Zytologen.

3.2 Indikationen, Kontraindikationen und Risiko

Prinzipiell sollte jeder palpable und sonographisch solide Knoten, sowie überhaupt jede sonographisch auffällige Echostruktur punktiert werden. Diese sehr weitreichende Indikation muß stets für den individuellen Fall überprüft und eingeengt werden.

Patienten mit kalten und/oder echoarmen Knoten sowie eine schnellwachsende Struma sind ein besonders wichtiger Teil dieses Indikationsbereichs. Eine Punktion von Strukturveränderungen unter einer Größe von 1 (–1,5) cm im Durchmesser scheint allerdings bei Fehlen klinischer Zeichen nicht sinnvoll. Dies gilt insbesondere auch für glatt begrenzte und echodichte Knoten, die erfahrungsgemäß ein sehr geringes Malignomrisiko tragen.

Auch wenn bereits eine Schilddrüsenoperation geplant ist, sollte punktiert werden. Die präoperative Charakterisierung des Gewebes erlaubt eine bessere Operationsplanung. Hierdurch können Zweiteingriffe, die mit einer höheren Komplikationsrate einhergehen, vermieden werden.

Beim zytologischen Nachweis von Metastasen im SD-Bereich kann sofort mit der Suche nach einem Primärtumor begonnen werden.

Eine andere Indikation zur FNP stellt die Diagnose und Differentialdiagnose der unterschiedlichen Formen der Schilddrüsenentzündungen dar. Erfahrungsgemäß sind Klinik und übrige Befunde der verschiedenen Thyreoiditiden aber bereits so charakteristisch, daß hier bis auf Ausnahmefälle auf eine Punktion verzichtet werden kann [3, 6, 12].

Schließlich kann die Punktion auch *therapeutisch genutzt* werden. Insbesondere bei solitären größeren Zysten kann versucht werden, durch ggf. wiederholte vollständige Entleerung eine Remission der Zyste zu erreichen, und damit öfter eine Operation vermieden werden.

Die allgemeine Akzeptanz einer FNP der Schilddrüse ist sehr gut. Durch den minimalen Aufklärungsaufwand, eine nur kurze Vorbereitungszeit und die ambulante Durchführbarkeit wird der Eingriff nur selten vom Patienten abgelehnt.

Einzige *Kontraindikation* der FNP ist eine klinisch relevante Gerinnungsstörung oder eine Behandlung mit gerinnungshemmenden Medikamenten. Die immer wieder gestellte Frage nach einer möglichen Tumorzellverschleppung kann zugunsten der SD-Zytologie beantwortet werden, denn eine hierdurch bedingte Erhöhung des Metastasierungsrisikos wurde bisher nie nachgewiesen [1].

Der Einsatz der FNP kann sehr großzügig gehandhabt werden, da das *Risiko* dieser Punktion äußerst gering ist. Bei einer Umfrage konnten die Daten aus 39 deutschen Kliniken, die jährlich bis zu 1800 Punktionen durchführen, ausgewertet werden:
- Blutungen wurden mit einer Häufigkeit von 0,11 % beobachtet
- dadurch bedingte mechanische Komplikationen nur mit 0,015 % angegeben
- Infektionen wurden bei 0,014 % beobachtet
- operative Interventionen waren nur bei 0,003 % erforderlich.

3.3 Punktionstechnik

Grundsätzlich ist die sonographisch gezielte oder unterstützte Punktion der Blindpunktion vorzuziehen; dies gilt auch für gut palpable, größere Knoten. Nur so werden echoauffällige Strukturen, der Rand oder das Zentrum von Tumoren exakt getroffen. Für die Punktion werden *Nadeln* mit einem äußeren Durchmesser von 0,6 oder 0,7 mm (Einmalkanülen Nr. 16 oder Nr. 17) verwendet. Nur bei sehr derben Strumen sind 2er-, seltener 1er-Nadeln notwendig. Die Verwendung dicker Biopsienadeln ist abzulehnen; dies führt zu erhöhter Blutbeimengung, die die zytologische Beurteilung erschwert ohne daß eine größere Zellausbeute erreicht wird. Gleichzeitig steigt das Punktionsrisiko proportional zum Nadelquerschnitt [1].

Die Punktion wird ohne Lokalanästhesie am liegenden Patienten durchgeführt. Nach Verbindung der Punktionsnadel mit einer 10-, besser 20-ml-Einmalspritze läßt sich die Nadelspitze unter sonographischer Sicht genau verfolgen, indem man nach sonographischer Markierung der Punktionsstelle auf der Haut den Punktionsschallkopf neben der Markierung aufsetzt. Nach Aspiration durch schnelle Retraktion des Spritzkolbens wird unter Aufrechterhaltung des Unterdruckes die Nadel möglichst schnell mehrfach unter Richtungswechsel vor und zurückgeschoben; dies garantiert eine ausreichende repräsentative Materialgewinnung. Vor Herausziehen der Nadel muß der Unterdruck im Spritzkolben freigegeben werden, damit keine unnötigen, die Beurteilung störenden Blut- und Gewebsanteile aus der Umgebung mitaspiriert werden.

Neuerdings wurd auch eine Variante der Punktionstechnik – die *FNP ohne Aspiration* – propagiert. Dabei wird lediglich die Nadel ohne aufgesetzten Spritzkolben fächerförmig in den Knoten gestoßen. Nach Retraktion wird die Kanüle auf den Konus einer luftgefüllten Spritze gesetzt und der Kanüleninhalt durch Kolbendruck auf den Objektträger geblasen. Bei gleicher Zellausbeute und Aussagekraft soll dieses Vorgehen den Vorteil geringerer Blutbeimengungen haben. Einschränkungen ergeben sich nach eigener Erfahrung bei sehr derben Knoten, hier gelingt es mit dieser Methode nicht immer, genügend Material zu gewinnen [11].

Die teilweise immer noch propagierte *Feinnadelstanzbiopsie* mit histologischer Beurteilung zeigt keine generelle diagnostische Überlegenheit, da die klinisch wichtige Unterscheidung zwischen follikulärem Adenom und follikulärem Karzinom auch hiermit nicht sicher möglich ist. Dieses Vorgehen sollte daher nicht weiter verfolgt werden.

3.4 Zytologische Beurteilung und Differentialdiagnose

Für die Beurteilung der Punktate sind die klinische Information wie Palpationsbefund, Wachstumstendenz der Veränderungen, genauer sonographischer Befund sowie Ergebnisse der Funktions- und weiterer Lokalisationsdiagnostik, serologische Ergebnisse und Angaben vorausgegangener Behandlungen (Operation, Radiojodtherapie, externe Bestrahlung im Halsbereich, Thyreostatika) wichtig.

In Tabelle 16-8 sind die möglichen zytologischen Diagnosen aufgeführt.

Tabelle 16-8 Zytologische und histologische Klassifikation von Schilddrüsenveränderungen.

Zytologisch mögliche Diagnosen

1. regressiv
   - regressiv-zystisch
   - (adenomatös)
2. Entzündungen mit Klassifikation
   a) akute, eitrige Thyreoiditis
   b) subakute Thyreoiditis de Quervain
   c) Hashimoto-Thyreoiditis
3. folliuläre Proliferation/Neoplasie
4. Schilddrüsenkarzinom mit Klassifkation
   a) papillär
   b) follikulär
   c) medullär
5. Metastasen

WHO-Klassifikation der Schilddrüsentumoren

I. epitheliale Tumoren
A benigne
1. follikuläre Adenome
2. andere
B maligne
1. folliuläres Karzinom
2. papilläres Karzinom
3. medulläres Karzinom
4. undifferenzierte (anaplastische) Karzinome
5. andere
II. nichtepitheliale Tumoren
A benigne
B maligne
III. maligne Lymphome
IV. Mischtumoren
V. Sekundärtumoren
VI. Nichtklassifizierte Tumoren

3.4.1 Regressive Veränderungen

Bei Punktion gutartiger Gewebsareale der Schilddrüse findet sich oft ein Kolloidniederschlag, die Thyreozyten liegen zum Teil in Form von nackten Kernen, zum Teil in Verbänden oder komplett aspirierten Follikeln vor. Das morphologische Äquivalent szintigraphisch kalter, sonographisch echoarmer oder echoreicher Knoten sind oft regressive Veränderungen. Hier finden sich besonders Thyreophagozyten (Schaumzellen) und häufig Cholesterinkristalle, gelegentlich fibroblastenartige Zellformen, zystische Degenerationen und Zeichen älterer Einblutungen (Abb. 16-11 und 16-12, s. Farbtafel).

Funktionell aktiviertes Schilddrüsenepithel zeigt oft eine deutliche Anisokaryose.

3.4.2 Entzündungen

Thyreoiditiden sind aufgrund des Exsudates bzw. der typischen Infiltrationen zytologisch unterscheidbar. Die Diagnose der eitrigen Thyreoiditis ist bei Nachweis von reichlich Granulozyten und Zelldetritus zytologisch leicht zu stellen. Bei der granulomatösen Thyreoiditis de Quervain finden sich Epitheloidzellen und histiozytäre Riesenzellen (Abb. 16-13, s. Farbtafel). Bei der Hashimoto-Thyreoiditis sind im typischen Fall zahlreiche lymphatische Zellen, darunter aktivierte Zellformen und Plasmazellen zu sehen (Abb. 16-14, s. Farbtafel). Das Schilddrüsenepithel ist dabei oft onkozytär verändert.

Die wichtigste Differentialdiagnose der Immunthyreoiditis bildet das maligne Lymphom vom niedrigen Malignitätsgrad, das auch solitär nur auf die Schilddrüse beschränkt vorkommen kann.

In den meisten Fällen ist eine Unterscheidung aufgrund des gesamten morphologischen Bildes unter Einbeziehung der klinischen Daten möglich.

Etwa 10% der zytologisch diagnostizierten Thyreoiditiden sind nicht näher klassifizierbar. Seitdem die Schilddrüse routinemäßig sonographiert wird, finden sich häufiger echoarme Schallmuster ohne richtungweisende Klinik. Bei Punktion dieser Schilddrüsen lassen sich zunehmend klinisch blande Thyreoiditiden diagnostizieren, so daß die geschätzte Prävalenz der chronischen Schilddrüsenentzündung höher als bisher angesetzt werden muß [10].

3.4.3 Tumoren

Die WHO-Klassifikation der Schilddrüsentumoren wurde 1988 aktualisiert (Tab. 16-8). Vereinfacht können die gutartigen Tumoren in follikuläre Adenome und seltene sonstige eingeteilt werden.

Unter den malignen Tumoren werden follikuläre Karzinome einschließlich der oxiphilen (onkozytären) Variante, papilläre Schilddrüsenkarzinome, das medulläre Karzinom (C-Zell-Karzinom), anaplastische Karzinome und seltene sonstige Tumoren unterschieden.

Bei *follikulären Tumoren* ist strukturell und zellulär das follikuläre Adenom und das hochdifferenzierte (umkapselte) follikuläre Karzinom in der Regel zytologisch nicht definitiv zu unterscheiden. Auch der intraoperativen Gefrierschnittuntersuchung sind eindeutige Grenzen gesetzt. Die Diagnose des Karzinoms stützt sich allein auf den Nachweis von Gefäß- und Kapseleinbruch, der nur histologisch im Paraffinschnitt gelingt. Aus der Kenntnis dieser Problematik folgt, daß zytologisch durch einen Hilfsgriff nur die Diagnose einer „follikulären Neoplasie oder Proliferation" gestellt werden kann (Abb. 16-15, s. Farbtafel). Dieser Befund muß als malignitätsverdächtig eingestuft werden und stellt aus morphologischer Sicht eine Operationsindikation dar [1, 3, 7].

Dieses diagnostische Konzept gewährleistet eine hohe Sensitivität der Punktionszytologie. Lediglich 5% der follikulären Karzinome werden nicht erfaßt und nach den Ergebnissen größerer Untersuchungsserien ist bei präoperativer Diagnose einer „follikulären Neoplasie" in 20–25% der Fälle mit einem Karzinom zu rechnen. Auch bei onkozytären Tumoren kann nur die Gruppendiagnose onkozytäre Neoplasie ausgesprochen werden und die definitive Klärung der Dignität muß bei vergleichbarer Karzinomhäufigkeit histologisch erfolgen. Andere morphologische Parameter wie Messungen des DNS-Gehaltes oder die Bestimmung immunhistochemischer Marker (Antikörper gegen Faktor-VIII-related-Antigen, CA 50 und CA 19-9, Tissue-polypeptide-Antigen [TPA] und Schilddrüsenperoxidase [TPO] konnten bisher erst ansatzweise zur Lösung dieses Problems beitragen.

Das *papilläre Schilddrüsenkarzinom* ist zytologisch von Erfahrenen leicht zu erkennen. Unter den diagnostischen Merkmalen sind die meist sehr gleichförmige Chromatinstruktur ohne Nukleolen (Milchglaskerne) und die typischen Kerneinschlüsse (*Psammomkörper*) in den Punktataustrichen verifizierbar (Abb. 16-16, s. Farbtafel). Die einzig schwierige differentialdiagnostische Abgrenzung vom hellzelligen Nierenzellkarzinom gelingt durch den immunhistochemischen Nachweis von Thyreoglobulin.

Bei *anaplastischen Karzinomen* ist, wenn nicht Nekroseerscheinungen das Zellbild wesentlich beeinflussen, eine Tumordiagnose zytologisch mühelos zu stellen (Abb. 16-17, s. Farbtafel). Eine sichere Abgrenzung gegenüber metastatischen Tumoren anderer Herkunft ist dagegen zytologisch oft nicht möglich. Die Immunzytochemie kann auch hier für die weitergehende Abgrenzung, z.B. gegenüber Sarkomen, beitragen.

Bei Auftreten des Zellbildes eines *Plattenepithelkarzinoms* muß in erster Linie an eine Metastase oder ein von Nachbarorganen in die Schilddrüse eingewachsenes Karzinom gedacht werden. Ein primäres Plattenepithelkarzinom der Schilddrüse kommt in seltenen Fällen allerdings auch vor.

Die zytologische Diagnose eines *medullären Karzi-*

noms ist ebenfalls möglich, wobei neben charakteristischen Zellformen und Amyloid, der Nachweis endokriner Granula (azurophile Granula im Zytoplasma der Tumorzellen) entscheidend ist. Fehlt dieses Merkmal, kann die Diagnose immunzytologisch durch Nachweis von Calcitonin, CEA oder durch Nachweis einer Koexpression der drei Intermediärfilamente Zytokeratin, Vimentin und Neurofilamente gestellt werden. Die präoperative Kenntnis eines medullären SD-Karzinoms ist klinisch von großer Bedeutung, da die totale Thyreoidektomie durch eine ipsilaterale radikale Lymphknotendissektion ergänzt wird und nur so prognostisch beste Erfolgsaussichten bietet. Diese Maßnahmen sind bei erst postoperativ gestellter Diagnose nur als Zweiteingriff unter erschwerten technischen Bedingungen und oft eingeschränkter Radikalität auszuführen (Abb. 16-18, s. Farbtafel).

Bis etwa 10% der zytologisch erfaßten malignen Schilddrüsentumoren sind Metastasen. Am häufigsten kommen Metastasen von Nierenzellkarzinomen, kleinzelligen Bronchialkarzinomen und Mammakarzinomen vor.

3.5 Ergebnisse der Punktionszytologie von Schilddrüsentumoren

Die *Sensitivität* der Punktionszytologie für die Erkennung maligner Tumoren der Schilddrüse liegt bei erfahrenen Zytopathologen zwischen 90 und 97%. Noch höhere Erfolgsraten dürften am diagnostischen Dilemma der follikulären Neoplasie scheitern. Bei Ausschluß der follikulären Neoplasie beträgt die Spezifität 98–99%.

Bei Vorliegen maligner Schilddrüsentumoren beträgt die *Übereinstimmung zwischen präoperativer Zytologie und postoperativer histologischer Tumorklassifizierung* etwa 90%. Durch stärkeren Einsatz immunzytologischer Verfahren wird die Trefferquote zukünftig gesteigert.

Der zunehmende Einsatz der Punktionszytologie hat in den letzten 10 Jahren zu einer deutlichen Verminderung der operativen Eingriffe bei kalten Knoten und damit zur Kostensenkung geführt.

Dabei konnte neben der Reduzierung von Operationen wegen „suspekter" Knoten gleichzeitig die Trefferquote tatsächlich maligner Veränderungen der SD deutlich gesteigert werden. Vergleichbare Daten mit Rückgang der Exzisionsrate kalter Knoten von 90 auf 50–20% bei gleichzeitiger Steigerung der Karzinomausbeute von 5–15 auf 30–50%, sind aus den USA und Deutschland bekannt [8, 9].

Kontrollpunktionen sind erforderlich, wenn zellfreie oder zellarme Punktate aus soliden Veränderungen eine ausreichende Beurteilung nicht zulassen. Das gleiche gilt für malignitätsverdächtige Befunde ohne mögliche Tumorklassifikation [1, 2].

Langzeitkontrollstudien untermauern die Wichtigkeit der FNP: Bei Patienten mit Schilddrüsenknoten, die initial zytologisch eine benigne Diagnose erhielten, konnte im Mittel nach 2–6 Jahren durch wiederholte Punktion die ursprüngliche Diagnose bei über 95% bestätigt werden. Die übrigen zeigten einen verdächtigen Befund und nur wenige hatten ein Karzinom.

Patienten mit ursprünglich verdächtiger, aber nicht beweisend maligner Läsion zeigten in einem höheren Prozentsatz (23%) bei Kontrolle eindeutige Malignitätskriterien, dagegen ergab sich bei 95 nicht verwertbaren Punktionen nur in 3 Fällen der Nachweis eines Malignoms.

Die Daten unterstreichen, daß Patienten mit unauffälligem zytologischem Ergebnis der FNP mit hoher Sicherheit eine korrekte Diagnose erhalten [4, 5].

Die Ergebnisse widersprechen nicht der oft vertretenen Auffassung, im Einzelfall bei bereits anamnestisch-klinischem Malignomverdacht die histologische Klärung herbeizuführen, und zwar auch dann, wenn zytologisch kein eindeutiger Befund vorlag.

4 Hormondiagnostik

(Georg Benker)

4.1 Einleitung

Die im klinischen Labor heute üblichen Verfahren für die Bestimmung der Gesamthormone und der freien Hormone sind Immunoassays, die nach dem Meßprinzip bezeichnet werden als

– *kompetitive Verfahren mit markiertem Antigen und gelöstem Antikörper:*
  • Radioimmunoassay (RIA, Messung eines radioaktiv markierten Antigens)
  • Lumineszenz-Immunoassay (LIA, Messung eines Chemolumineszenzsignals)
  • Enzymimmunoassay (EIA, photometrische Messung einer Enzymreaktion)
  • Fluoreszenz-Immunoassay (Messung der Fluoreszenzabstrahlung einer photochemischen Reaktion)
– *immunometrische Verfahren mit markiertem Antikörper:*
  • Immunoradiometrischer Assay (IRMA, radioaktiv markierter Antikörper)
  • ILMA (Lumineszenzmessung) und ELISA (Enzymaktivitätsmessung)
– *kompetitive Festphasenantigen-Nachweismethoden (SPALT, SPART).*

4.2 TSH, TRH-Test

4.2.1 TSH

Die Messung von Thyreotropin im Serum wurde in den letzten 10 Jahren entscheidend verbessert; sie hat damit für die Schilddrüsendiagnostik, insbesondere für den Ausschluß einer Schilddrüsenfunktionsstörung eine zentrale Bedeutung bekommen.

Nach der Sensitivität der TSH-Bestimmungsmethode unterscheidet man
- Verfahren der 1. Generation: Meßbereich bis ca. 0,8 µE/ml (heute obsolet)
- Verfahren der 2. Generation: Meßbereich bis ca. 0,1 µE/ml
- Verfahren der 3. Generation: Meßbereich bis ca. 0,01 µE/ml

Die Angabe dieser Meßempfindlichkeit erfordert, daß der *niedrigste Meßwert* mit einem Variationskoeffizienten unter 20% erfaßt werden kann! Dieser Meßwert ist nicht unbedingt identisch mit der vom Hersteller des Kits angegebenen unteren Nachweisgrenze!

Indikationen:
- Ausschluß einer Hyperthyreose bzw. einer funktionellen Autonomie
- Ausschluß einer primären Hypothyreose
- Nachweis einer subklinischen Hypothyreose (Anmerkung: Die subklinische Hypothyreose ist allein durch den erhöhten TSH-Wert bzw. den überschießenden TSH-Anstieg nach TRH definiert!)
- Neonatologische Indikation: Hypothyreose-Screening des Neugeborenen, üblicherweise am 5. Lebenstag.

Tabelle 16-9 Medikamenteneinflüsse auf den TSH-Wert.

Steigerung der TSH-Sekretion durch
- Dopaminantagonisten
  - Metoclopramid
  - Chlorpromazin
  - Sulpirid
  - Haloperidol
- Clomifen (Männer)
- Lithium
- Carbamazepin
- Theophyllin
- Jodid

Verminderung der TSH-Sekretion durch
- Dopamin und Dopaminagonisten
  - L-Dopa
  - Bromocriptin
  - Lisurid
  - Apomorphin
- Serotoninantagonisten
  - Metergolin
- Somatostatin, Octreotid
- Morphin und Morphinderivate
- Glukokortikoide
- Heparin
- D-Thyroxin

Besonderheiten bei der Interpretation von TSH-Meßwerten:
- TSH hat eine zirkadiane Rhythmik mit einem Maximum während der Nacht und niedrigsten Werten am Nachmittag.
- Irrtumsmöglichkeit besteht bei Schilddrüsenhormonresistenz und bei TSH-produzierenden HVL-Adenomen: normales oder erhöhtes TSH bei erhöhten Schilddrüsenhormonwerten im Serum (sehr selten!).
- TSH kann falsch-erhöht sein bei heterophilen Antikörpern (es steigt dann auch nach TRH-Gabe nicht an).
- Eine Reihe von Medikamenten kann den TSH-Wert oder den TSH-Anstieg nach TRH (s.u.) beeinflussen; (Tab. 16-9).

Aussage der TSH-Bestimmung:
- *Referenzbereich* etwa 0,3–4,0 µE/ml; Tendenz zur Abnahme mit dem Alter, speziell bei Strumapatienten.
- Ein Normalwert schließt eine Hyperthyreose aus und belegt eine *Euthyreose* (für die Routinediagnostik mit ausreichender Sicherheit). Ausnahmen sind sehr selten, z.B. heterophile Antikörper, sekundäre Hyperthyreosen, Schilddrüsenhormonresistenz (dabei in 60% normales TSH).
- Ein Normalwert schließt *nicht* das Vorliegen einer *Autonomie* aus, diese ist bei normalem TSH klinisch aber gewöhnlich bedeutungslos.
- *Supprimierte Werte* von 0,01–0,3 µE/ml sieht man bei funktioneller Autonomie und anderen Formen einer subklinischen Hypothyreose, aber auch unter dem Einfluß schwerster nichtthyreoidaler Erkrankungen sowie von Medikamenten wie z.B. von Glukokortikoiden.
- Nicht nachweisbare Werte finden sich bei manifester Hyperthyreose.
- Erhöhte Werte bei primärer Hypothyreose (und meist auch bei subklinischer Hypothyreose).

4.2.2 TRH-Test

Stimulation des endogenen TSH durch exogenes Releasing-Hormon führt physiologischerweise zu einem ausgeprägten TSH-Anstieg. Der Test hat – wegen der methodischen Verbesserungen der TSH-Bestimmung, die die Aussagekraft des basalen TSH erhöhen – seine frühere Bedeutung als Standardverfahren bei jeder Schilddrüsendiagnostik verloren.

Heutige *Indikationen* sind
- Nachweis einer *verminderten Stimulierbarkeit von TSH*, wenn die TSH-Bestimmungsmethode die Differenzierung supprimierter und erniedrigter TSH-Werte nicht mit ausreichender Sicherheit erlaubt
- Nachweis der *therapeutischen Suppression von TSH* beim Schilddrüsenkarzinom bzw. Aufdeckung einer unzureichenden Suppression
- Nachweis einer *subklinischen Hypothyreose*, insbesondere im Rahmen der Fertilitätsdiagnostik
- diagnostisch unklare Fälle von Schilddrüsenfunktionsstörungen.

Durchführung: Man gewinnt zunächst Serum für den TSH-Basalwert, injiziert beim sitzenden oder liegenden Patienten 200 µg TRH langsam intravenös und gewinnt nach 20–30 min Serum für den stimulierten TSH-Wert. Der Test kann auch oral (40 mg) oder intranasal durchgeführt werden. Bei der oralen Gabe wird die zweite Blutentnahme für den stimulierten TSH-Wert nach 3 h vorgenommen.

Kontraindikationen gegen den TRH-Test sind akuter Herzinfarkt, instabile Angina pectoris, Epilepsie/erhöhte Krampfbereitschaft, schwere obstruktive Bronchialerkrankungen.

Nebenwirkungen bei der TRH-Injektion: Bei der i.v. Injektion meist vorübergehende Mißempfindungen (Wärmegefühl), Geschmacksmißempfindungen, Mundtrockenheit, Übelkeit, Hungergefühl, Harndrang, Schwindel, Tachykardie; selten Blutdruckanstieg oder Orthostase, Angina-pectoris-Anfälle, Auslösung eines Asthmaanfalls. In Einzelfällen sind bei großen Hypophysentumoren Infarzierungen im Zusammenhang mit einer TRH-Injektion beobachtet worden.

Aussage des TRH-Tests:
– normal ist ein Anstieg um mehr als 2 µE/ml, aber nicht auf höhere Werte als etwa 20–24 µE TSH/ml
– Anstieg um weniger als 2 µE/ml spricht für Autonomie/latente Hyperthyreose, kommt jedoch auch bei schweren Allgemeinerkrankungen und anderen Störungen vor, die TSH erniedrigen (siehe oben, TSH)
– überschießender Anstieg über 20–24 µE/ml als Maximalwert: *subklinische Hypothyreose*
– zahlreiche Medikamente beeinflussen den TSH-Anstieg nach TRH (siehe oben bei TSH).

4.3 Gesamthormone und freie Hormone

4.3.1 Gesamthormone T_4 und T_3

Indikation: Die T_4-Messung dient dem Nachweis einer Funktionsstörung der Schilddrüse bzw. eines Schilddrüsenhormonüberschusses oder -mangels; außerdem zur Verlaufskontrolle einer Schilddrüsenfunktionsstörung, z.B. unter Therapie. T_3 ist nur für Ausschluß und Nachweis einer Hyperthyreose bzw. Kontrolle der Hyperthyreose unter Therapie nützlich.

Die Schilddrüsenhormone T_4 und (weniger) auch T_3 liegen überwiegend in proteingebundener Form vor, aber nur der freie Anteil wird reguliert und ist biologisch wirksam. Wo häufiger *Schwangere* oder *Frauen unter Einnahme von Östrogenen* untersucht werden, empfiehlt es sich, grundsätzlich die freien Hormone zu bestimmen (s. unten). Das gilt auch in anderen Fällen, wenn das Ergebnis der Gesamthormonbestimmung *nicht plausibel* ist. In den ersten Stunden nach Einnahme von Levothyroxinpräparaten steigt das Serum-T_4 deutlich an, oft über die Norm. Unter einer solchen Therapie sollte eine Messung besser erst 12–24 h nach der letzten Einnahme erfolgen [1]!

Bewertung der Ergebnisse:
– Normbereich ca. 5–12 µg/dl (64–154 nmol/l) für T_4, 80–200 ng/dl (1,2–3,0 nmol/l) für T_3 (methodenabhängig).
– Erniedrigte Werte für T_4 finden sich bei Hypothyreose (T_3 kann normal sein!), aber auch bei angeborenem TBG-Mangel, renalem oder enteralem Eiweißverlust, sehr schweren Allgemeinerkrankungen (Intensivmedizin!), Synthesestörung (Leberzirrhose), katabolen Zuständen (Hungerzustand), Androgentherapie, chronischer Niereninsuffizienz, sowie bei Frühgeborenen.
– Niedrige bzw. erniedrigte T_3-Werte werden bei schweren nichtthyreoidalen Allgemeinerkrankungen, beim Fasten und unter Einwirkung bestimmter Medikamente gefunden, z.B. Propranolol, Propylthiouracil, Glukokortikoide, Amiodarone, jodhaltige Röntgenkontrastmittel.
– Sowohl T_4 als auch T_3 können erniedrigt sein unter Behandlung mit Diphenylhydantoin, Furosemid, Acetylsalicylsäure, unter Heparin, sowie in der diabetischen Ketoazidose (Kompetition um die TBG-Bindung).
– Erhöhte Werte für T_4 bei Hyperthyreose (Ausnahmen möglich!), aber auch unter der Einnahme von Östrogenen (speziell Ethinylestradiol), in der Gravidität, bei reifen Neugeborenen, bei angeborener TBG-Erhöhung und bei dysalbuminämischer Hyperthyroxinämie (beides selten!) sowie bei Hepatitis und unter der Einnahme von Amiodarone. Leicht erhöhte T_3-Werte sind möglich bei Jugendlichen sowie unter Behandlung mit T_4/T_3-Kombinationspräparaten.

4.3.2 Freie Schilddrüsenhormone FT_4 und FT_3

Indikationen für die Bestimmung freier Schilddrüsenhormone sind:
– Nachweis einer Hyperthyreose bzw. eines Schilddrüsenhormonüberschusses; für FT_4 auch Nachweis einer Hypothyreose vorwiegend bei ambulanten Patienten.
– Verlaufskontrolle von Schilddrüsenfunktionsstörungen unter Therapie.
– Besondere Indikation von FT_3: Verlaufskontrolle bei der suppressiven Therapie z.B. Schilddrüsenkarzinompatienten; Nachweis einer Hyperthyreose bei Einnahme von Amiodarone, oder bei Patientinnen in der Schwangerschaft sowie unter Einnahme oraler Kontrazeptiva.

Die Bestimmung der freien Hormone hat vielfach die Bestimmung der Gesamthormone verdrängt, da das Ergebnis viel weniger von den Bindungsproteinen abhängig ist (das gilt nicht für Schwerkranke!).

Die benutzten Methoden sind: Gleichgewichtsdialyse für wissenschaftliche Fragestellungen; für die Routine Zweischrittverfahren (Immunextraktion, dann direkte Bestimmung) und Einschrittverfahren (markierte Antikörper oder markierte Schilddrüsenhormonanaloga).

Aussage:
– Normwerte für FT_4 ca. 0,8–2,0 ng/dl (10 bis 25 pmol/l), für FT_3 ca. 3–6 pg/ml (4–9 pmol/l), abhängig von der Methode.
– FT_4 ist erhöht bei *Hyperthyreose* (nicht immer) sowie in den ersten Stunden nach Einnahme von Levothyroxinpräparaten (Messung besser erst 12–24 h nach letzter Einnahme [1]), erniedrigt bei Hypothyreose.
– FT_3 ist erhöht bei *Hyperthyreose*, kann bei *Hypothyreose* normal sein. Erniedrigt in allen Situationen, in denen auch Gesamt-T_3 erniedrigt ist, s. o.
– Bei schweren nichtthyreoidalen Krankheiten eingeschränkte Aussagekraft aller Meßwerte freier Hormone (vor allem bei den Analog-Tracer-Verfahren).

4.3.3 Thyroxinbindendes Globulin (TBG)

Anstelle der direkten Bestimmung von freiem Thyroxin ist es möglich, TBG als Hauptbindungsprotein zu messen und in Beziehung zum T_4-Spiegel zu setzen (als T_4/TBG-Quotient). Durch die notwendige Bestimmung von 2 Parametern für nur eine Aussage ist dieses Verfahren jedoch für die Routine zu teuer und aufwendig. TBG wird üblicherweise nur noch bei Verdacht auf TBG-Anomalien (kongenitaler oder erworbener Überschuß oder Mangel) bestimmt.

Normal sind TBG-Werte zwischen etwa 13 und 30 mg TBG/l Serum (220–510 nmol/l); sie sind altersabhängig und werden erhöht durch Schwangerschaft und Östrogenbehandlung, vermindert durch Androgene und Eiweißverluste (enteral oder renal). Angeborener kompletter TBG-Mangel (<5 µg/l) kommt in einer Häufigkeit von etwa 1 auf 15000 Geburten vor, partieller TBG-Mangel ca. 1 auf 5000 Geburten, angeborener TBG-Exzeß 1:6000 bis 1:17600 Geburten; außerdem gibt es (sehr selten) eine Reihe hereditärer TBG-Varianten mit veränderter Affinität zu T_4 [7].

4.3.4 FT_4-Index

Der FT_4-Index ist ein Rechenwert aus Gesamtthyroxingehalt des Serums und der Bindungskapazität des Serums für Schilddrüsenhormone und wird heute nur noch selten verwendet (da er zwei Meßschritte für die Ermittlung nur eines Parameters erfordert!). Heute ist er abgelöst durch die direkte Bestimmung der freien Schilddrüsenhormone (s. o.).

4.4 Autoantikörperbestimmung

4.4.1 TSH-Rezeptorantikörper (TRAK, TBIAb)

Prinzip und Durchführung: Beim M. Basedow zirkulieren spezifische Antikörper gegen den TSH-Rezeptor, die durch ihre Bindung an rezeptorhaltige Thyreozytenmembranen oder an gentechnisch hergestelltes TSH bestimmt werden können.

Indikationen: Die Bestimmung ist zur Sicherung der Autoimmungenese einer Hyperthyreose indiziert, besonders wenn andere Hinweise (z. B. endokrine Augensymptome) fehlen.

– Die Bestimmung ist nicht erforderlich, wenn die Diagnose „M. Basedow" ohnehin feststeht (z. B. bei Ophthalmopathie und Dermopathie).
– TSH-Rezeptorantikörper können in Einzelfällen auch beim M. Basedow fehlen.
– Übliche Testverfahren unterscheiden nicht zwischen *stimulierenden* und *blockierenden* Antikörpern. Nachweis stimulierender Antikörper, wenn erforderlich, im Speziallabor (Prinzip: Messung der cAMP-Bildung in Thyreozyten).

Aussage:
– Erhöhte Werte bei floridem M. Basedow; unter Therapie können die TSH-Rezeptorantikörper verschwinden.
– Nachweisbare Rezeptorantikörper *ohne* Hyperthyreose kommen vor bei Hyperthyreose nach thyreostatischer Therapie sowie gelegentlich bei anderen Schilddrüsenkrankheiten – möglicherweise handelt es sich dann um blockierende Antikörper.

4.4.2 Schilddrüsenautoantikörper (TPO-AK, TAK)

Prinzip: Antiperoxidaseantikörper (TPO-AK) oder mikrosomale Antikörper (MAK) und Thyreoglobulinantikörper [TAK] entstehen als Epiphänomene bei Autoimmunerkrankungen der Schilddrüse. Bestimmung aus 1–2 ml Serum mittels Hämagglutinationshemmtest (semiquantitativ), RIA oder ELISA (quantitativ).

Indikationen: Verdacht auf Autoimmunthyreoiditis; Beleg der autoimmunen Genese einer Hyperthyreose.

Zur Beachtung
– Nicht zur *Verlaufskontrolle* bei Autoimmunthyreoiditis geeignet!
– Autoantikörper allein begründen *keine Therapieindikation*!
– Niedrige Titer von Schilddrüsenautoantikörpern kommen auch bei nicht autoimmunen Schilddrüsenerkrankungen vor (ca. 10–20%); auf der anderen Seite geht durchaus nicht jeder M. Basedow mit Autoantikörpern einher [4]!
– Thyreoglobulinantikörper können mit der *Thyreoglobulinbestimmung* im Serum interferieren.

Aussage: Normalwerte von der verwendeten Methodik abhängig (bei ELISA z. B. unter 400 IE/ml, beim Hämagglutinationstest TAK <1:100, MAK <1:6400). Stark erhöhte Werte sind verdächtig auf das Vorliegen von Autoimmunerkrankungen der Schilddrüse, während leichtgradige Erhöhungen auch bei Personen ohne nachweisbare Schilddrüsenerkrankung und bei nicht immunogenen Schilddrüsenerkrankungen vorkommen können.

4.4.3 Schilddrüsenhormonautoantikörper

Autoantikörper gegen Schilddrüsenhormone kommen extrem selten in klinisch relevanten Konzentrationen vor. Das Auftreten ist beschrieben bei Autoimmunerkrankungen und bewirkt auffällige Verfälschung der Meßwerte von T_4, T_3 und/oder der freien Hormone. Diese Autoantikörper dürfen nicht verwechselt werden mit den sog. „Schilddrüsenantikörpern" (s. u.). Bei Verdacht Untersuchung in Speziallabor veranlassen (kein Routineverfahren).

4.5 Thyreoglobulin (Tg)

Prinzip: Radioimmunologische Bestimmung des von den Thyreozyten gebildeten Glykoproteins Thyreoglobulin; dieses ist chemisch nicht eindeutig definiert, da sein Jodierungsgrad in Abhängigkeit von der Jodversorgung und Schilddrüsenfunktion schwankt.
Indikation:
- Tumormarker zur Verlaufskontrolle des differenzierten Schilddrüsenkarzinoms, im allgemeinen nach totaler Thyreoidektomie; nach subtotaler Schilddrüsenentfernung nur mit Einschränkungen.
- Diagnose der *Hyperthyreosis factitia*.
- Diagnose der *Schilddrüsenagenesie* als Ursache der Neugeborenenhypothyreose.

Durchführung: Gewinnung von 1–2 ml Serum.

- Thyreoglobulin ist – außerhalb der genannten Indikationen – zu unspezifisch für eine diagnostische oder therapeutische Aussage, z. B. zur Beurteilung einer *euthyreoten Struma* oder ihres Ansprechens auf die konservative Therapie. Auch als Suchtest auf ein *Schilddrüsenmalignom* ist diese Bestimmung ungeeignet.
- Mögliche Interferenz von *Thyreoglobulinautoantikörpern* beachten (oft zu erkennen an gestörter Wiederfindung von zugesetztem Thyreoglobulin): falsch-hohe oder falsch-niedrige Werte [5].

Aussage:
- Die Normalwerte sind je nach der verwendeten Methode verschieden. Eine internationale *Referenzpräparation* ist kürzlich erstellt worden.
- Erhöhte Werte bei allen Formen der Schilddrüsenstimulation – exogenes TSH oder TRH, Hyperthyreose, Autonomie, aber auch regressiv veränderte Strumen und bei Thyreoiditis.
- Nach totaler Thyreoidektomie wegen *differenzierten Schilddrüsenkarzinoms* betragen Sensitivität und Spezifität eines erhöhten Wertes für die Diagnose eines Rezidivs oder einer Metastase > 90 %. In etwa 10 % der Fälle wird Tg allerdings durch die TSH-suppressive Therapie beim Schilddrüsenkarzinom *ebenfalls supprimiert* und steigt erst im Auslaßversuch an.

4.6 Bestimmung von Tumormarkern

4.6.1 Calcitonin, Pentagastrintest

Prinzip: Calcitonin ist ein Sekretionsprodukt der C-Zellen, biologisch vermutlich von geringer oder ohne Bedeutung. Beim C-Zell-Karzinom der Schilddrüse stellt es jedoch einen Tumormarker dar und eignet sich für die Verlaufskontrolle (wegen der Seltenheit des C-Zell-Karzinoms nicht zum präoperativen Screening).

Pentagastrininjektion stimuliert das basal erhöhte oder noch im Normbereich liegende Calcitonin beim C-Zell-Karzinom. Die Substanz wurde früher für die Magensekretionsanalyse verwendet; heute muß sie importiert werden (z.B. über Paesel und Lorei, Frankfurt) (Präparat *Peptavlon*, Zeneca).

Indikationen: Diagnose und Verlaufskontrolle des C-Zell-Karzinoms (isoliert oder im Rahmen einer MEN Typ II).

Durchführung: Für das basale Calcitonin Gewinnung von EDTA-Plasma. Meist bestimmt man von vornherein das basale und das pentagastrinstimulierte Calcitonin: Plasmagewinnung vor sowie 2 und 5 min nach i.v. Injektion von 0,5 µg Pentagastrin/kg KG.

Vorsichtsmaßnahmen/Nebenwirkungen: Pentagastrin soll innerhalb von 5–10 sec injiziert werden; der Patient soll liegen. Nebenwirkungen sind Übelkeit, Schwindel (subjektiv oft ausgesprochen stark!).

Aussage: Normalwerte labor- und methodenabhängig. Normalerweise liegt das basale Calcitonin im Plasma unter 0,5 ng/ml; nach Pentagastrin kein Anstieg. Bei C-Zell-Karzinom erhöhte Basalwerte und/oder deutlicher Anstieg nach Pentagastrin.

4.6.2 CEA

Das karzinoembryonale Antigen ist bei C-Zellk-Karzinomen ebenfalls häufig erhöht und kann als Tumormarker dienen. Die Bestimmung ist indiziert bei der Verlaufskontrolle des C-Zell-Karzinoms. Normalwerte unter 3 µg/l, bei starken Rauchern können die Werte allerdings bis 10 µg/l erhöht sein! Erhöhung sonst bei gastrointestinalen (besonders kolorektalen) Karzinomen, Mammakarzinom, Pankreaskarzinom.

4.7 Jod im Urin

Prinzip und Durchführung: Benötigt werden wenige ml Urin. Jodbestimmung (nach Veraschung mit Perchlorsäure) durch die katalytische Funktion des Jods auf die Entfärbung von Cer-(IV-)Sulfat durch arsenige Säure.

Indikationen: Im Einzelfall: Nachweis einer Jodkontamination; sonst: für epidemiologische Zwecke (Jodmangel).

Aussage: In Jodmangelgebieten je nach Schwere des Jodmangels unter 50 (ausgeprägter Jodmangel) oder unter 100 (mäßiger Jodmangel) µg Jod/g Kreatinin bzw. unter 10 µg Jod/dl Urin. Ausreichende Jodversorgung in epidemiologischen Untersuchungen bei ca. 150–250 µg Jodid/g Kreatinin. Nach Jodkontamination finden sich Werte bis zu mehreren 1000 µg/g Kreatinin.

4.8 Genetische Verfahren

4.8.1 HLA-Bestimmung

Der Morbus Basedow und die atrophische Autoimmunthyreoiditis sind assoziiert mit *HLA-B8* und *HLA-DR3*, die hypertrophische Hashimoto-Thyreoiditis mit *DR5*. Praktische Bedeutung kommt diesem Befund beim einzelnen Patienten nicht zu.

HLA-B35 ist ein Marker für die subakute Thyreoiditis; bei Personen mit diesem Marker ist das Risiko etwa 30fach erhöht. Die Bestimmung kann in unklaren Fällen von Thyreoiditis hilfreich sein.

4.8.2 RET-Protoonkogen (MTC)

Prinzip: Das RET-Protoonkogen ist ein Marker für die multiple endokrine Neoplasie Typ 2A und B (familiäre und sporadische Formen). Es kodiert für einen Rezeptor, dessen Ligand nicht bekannt ist. Bei MEN fehlt einer von fünf Zysteinresten der Tyrosinkinasedomäne.

Durchführung/Aussage: Bestimmbar aus ca. 2,5 ml EDTA-Vollblut, mehrere Tage bei Raumtemperatur stabil. Die zysteinreiche Domäne des Gens aus Lymphozyten wird mit der PCR amplifiziert und anschließend sequenziert. Hierdurch Aufdeckung von Risikoträgern bei Familienuntersuchungen.

4.8.3 Schilddrüsenhormonrezeptor-β-Gen

Prinzip [3]: Sowohl die generalisierte wie die hypophysäre Resistenz gegen Schilddrüsenhormone sind mit einer Reihe verschiedener Mutationen der T_3-bindenden Domäne des TRβ-Gens (Gen für die β-Isoform des Schilddrüsenhormonrezeptors) verbunden. Die Mutanten können jedoch an die DNS binden und die Funktion des „Wildtyp"-Rezeptors behindern [6]. Die Variabilität der klinischen Ausprägung des Defekts hängt möglicherweise mit der Gewebsverteilung von TRα und TRβ-Isoformen zusammen. Es gibt einen Konsens über die Nomenklatur der verschiedenen Mutationen [2].

Durchführung/Aussage: Die verschiedenen Rezeptormutanten lassen sich molekularbiologisch identifizieren. Dies erlaubt allerdings keine Aussage über die biochemischen und – unter Umständen sehr subtilen – klinischen Folgen des Defektes. Für den individuellen Fall reicht die Identifizierung über die erhöhten Schilddrüsenhormone im Serum und das inadäquat hohe TSH. Da Merkmalsträger jedoch ein normales TSH haben können, ist die Genbestimmung sinnvoll für Familienuntersuchungen.

Literatur Abschnitt 1 „Szintigraphie"

1. Atkins, H. L,. J. F. Klopper: Measurement of thyroidal technetium uptake with the gamma camera and computer system. Amer. J. Roentgenol. 118 (1973) 831.
2. Bähre, M., R. Hilgers, C. Lindemann, D. Emrich: Thyroid autonomy: sensitive detection in vivo and estimating of its functional relevance using quantified high-resolution scintigraphy. Acta endocr. (Kbh.) 117 (1988) 145.
3. Burke, G., A. Halko, G. E. Silverstein, M. Hilligoss: Comparative thyroid uptake studies with ^{131}I and $^{99m}TcO_4^-$. J. clin. Endocr. 34 (1972) 630.
4. Chen, J. S., N. D. LaFrance, M. D. Allo, D. S. Cooper, P. W. Ladenson: Single photon emission computed tomography of the thyroid. J. clin. Endocr. 66 (1988) 1240.
5. Emrich, D., U. Erlenmaier, M. Pohl, H. Luig: Determination of the autonomously functioning volume of the thyroid. Europ. J. nucl. Med. 20 (1993) 410.
6. Freitas, J. E.: Thyroid imaging: Indications and limitations. In: Hamburger, J.I. (ed.): Diagnostic Methods in Clinical Thyroidology, p. 159. Springer, Berlin – Heidelberg – New York 1989.
7. Hamburger, J. I., J. M. Miller, M. Garcia, D. A. Meier, S. S. Stoffer, C. I. Taylor: Is thyroid imaging an overutilized diagnostic procedure? In: Hamburger, J. I., J. M. Miller (eds.): Controversies in Clinical Thyroidology, p. 1. Springer, New York 1981.
8. Joseph, K.: Methodik der szintigraphischen Diagnostik bei der Schilddrüsenautonomie. Nuklearmedizin 12 (1989) 175.
9. Lee, P. W., J. A. Siegel, M. D. Harpen, M. A. Greenfield, R. C. Verma: In vivo evaluation of intrathyroidal iodide metabolism. J. clin. Endocr. 55 (1982) 1131.
10. Lewitus, W., J. Rechnic, E. Lubin: Sequential scanning of the thyroid as an aid in diagnosis of subacute thyroiditis. Israel J. med. Sci. 3 (1967) 847.
11. Mahlstedt, J., M. Bähre, W. Börner et al.: Indikationen zur Schilddrüsenszintigraphie – Empfehlungen der Arbeitsgemeinschaft Schilddrüse der Deutschen Gesellschaft für Nuklearmedizin 1988. Nuklearmediziner 12 (1989) 223.
12. Molitch, M. E., J. R. Beck, M. Dreisman, J. E. Gottlieb, S. G. Pauker: The cold thyroid nodule: an analysis of diagnostic and therapeutic options. Endocr. Rev. 5 (1984) 185.
13. Nagai, G. R., W. C. Pitts, L. Basso, J. A. Cisco, I. R. McDougall: Scintigraphic hot nodules and thyroid cancer. Clin. nucl. Med. 12 (1987) 123.
14. Rendl, J., W. Börner: TSH-unabhängiger TcTU im Verhältnis zum TSH-abhängigen TcTU: ein quantitativer Parameter zur Bestimmung des funktionellen Ausmaßes der Schilddrüsenautonomie bei euthyreoten Patienten. AMA 17 (Sonderheft 1) (1990) 58.
15. Wolff, J.: Transport of iodide and other anions in the thyroid gland. Physiol. Rev. 44 (1964) 45–90.

Literatur Abschnitt 2 „Sonographie"

1. Benker, G., Th. Olbricht, R. Windeck, S. Lederbogen, H. G. Hoff, D. Reinwein: The sonographical and functional sequelae of de Quervain's subacute thyroiditis: long-term follow-up. Acta Endocr. (Kbh.) 117 (1988) 436–441.
2. Fobbe, F., R. Finke, E. Reichenstein, H. Schleusener, K.-J. Wolf: Appearance of thyroid disease using colour-coded duplex sonography. Europ. J. Radiol. 9 (1989) 29–33.
3. Gutekunst, R., W. Becker, R. Hermann, Th. Olbricht, P. Pfannenstiel: Ultraschalldiagnostik der Schilddrüse. Dtsch. med. Wschr. 113 (1988) 1109–1112.
4. Gutekunst, R., W. Hafermann, Th. Mansky, P. C. Scriba: Ultrasonography related to clinical and laboratory findings in lymphocytic thyroiditis. Acta endocr. (Kbh.) 121 (1989) 129–132.
5. Jarlov, A. E., B. Nygard, L. Hegedüs, S. Karstrup, J. M. Hansen: Observer variation in ultrasound assessment of the thyroid gland. Brit. J. Radiol. 66 (1993) 625–627.
6. Klima, G.: Schilddrüsensonographie. Urban & Schwarzenberg, München 1989.
7. Olbricht, Th., H.-G. Hoff: Faktoren mit Einfluß auf das Schilddrüsenvolumen. Med. Klin. 83 (1988) 279–284.

8. Pfannenstiel, P.: Änderungen des Ultraschallmusters unter der medikamentösen Therapie des Morbus Basedow. Akt. Endokr. Stoffw. 13 (1992) 16–19.

9. Scheler, S., W. Becker, Ch. Reiners, W. Börner: Physiologische Schwankungen und meßtechnische Variabilität des sonographisch bestimmten Schilddrüsenvolumens. Akt. Endokr. Stoffw. 7 (1986) 40–41.

10. Vitti, P., T. Rago, F. Mancusi, C. Marcocci, A. Pinchera: Thyroid hypoechogenic pattern at ultrasonography as a tool for predicting recurrence of hyperthyroidism after medical treatment in patients with Graves´ disease. Acta Endocr. (Kbh.) 126 (1992) 128–131.

Literatur Abschnitt 3 „Feinnadelpunktion"

1. Droese, M., H. Schicha: Aspirationszytologie der Schilddrüse. Internist 28 (1987) 542–549.

2. Dwarakanathan, A. A., E. D. Staren, M. J. D'Ámore, S. G. Economou: Importance of repeat fine-needle aspiration biopsy in the management of thyroid nodules. Amer. J. Surg. 166 (1993) 350–352.

3. Gharib, H.: Fine-needle aspiration biopsy of thyroid nodules: Advantages, limitations, and effect. Mayo Clin. Proc. 69 (1994) 44–49.

4. Grant, C. S., I. D. Hay, I. R. Gough: Long-term-follow-up of patients with benign thyroid fie needle aspiration cytologic diagnoses. Surgery 106 (1989) 980–985.

5. Hamburger, J.: Consistency of sequential needle biopsy findings for thyroid nodules. Arch. intern. Med. 147 (1987) 97–99.

6. Hamburger, J.: Diagnosis of thyroid nodules by fine needle biopsy: use and abuse. J. clin. Endocr. 79 (1994) 335–339.

7. Micco, C. De: Thyroid cytology: Evaluation and perspectives. Ann. Endocr. (Paris) 54 (1993) 258–263.

8. Olbricht, Th.: Moderne Schilddrüsendiagnostik: Schilddrüsensonographie und Feinnadelpunktion. In: Allolio, B., Th. Olbricht, H. M. Schulte (Hrsg.): II. Intensivkurs für Klinische Endokrinologie, S. 230–240. PMI-Verlag, Frankfurt 1993.

9. Rosen, I. B., A. Azadian, P. G. Walfish, S. Salem, E. Lansdown, Y. C. Bedard: Ultrasound-guided fine-needle aspiration biopsy in the management of thyroid disease. Amer. J. Surg. 166 (1993) 346–349.

10. Schenk, U.: Zytologie der Schilddrüse. In: Pickardt, R., B. Weinheimer (Hrsg.): Schilddrüse 1989, Therapie der Struma, S. 94–105. De Gruyter, Berlin 1990.

11. Spiegel, W., K. Baum, Chr. Reiners, W. Börner, H. A. Müller: Die Operationsindikation szintigraphisch kalter Strumaknoten in Abhängigkeit vom klinischen, sonographischen und zytologischen Befund. Dtsch. med. Wschr. 111 (1986) 173–176.

12. Takashima, S., F. Matsuzuka, T. Nagareda: Thyroid nodules associated with Hashimoto thyroiditis: Assessment with US. Radiology 185 (1992) 125–130.

13. Weiss, M.-L., E. Deckert, R. Pilz: Schilddrüsenfeinnadelpunktion ohne Aspiration, eine Variante der Punktionstechnik. Med. Nucl. 3 (1990) 254–256.

Literatur Abschnitt 4 „Hormondiagnostik"

1. Ain, K. B., F. Pucino, T. M. Shiver, S. M. Banks: Thyroid hormone levels affected by time of blood sampling in thyroxine-treated patients. Thyroid 3 (1993) 81–85.

2. Beck-Peccoz, P., V. K. Chatterjee, W. W. Chin, L. J. De Groot, J. L. Jameson, H. Nakamura, S. Refetoff, S. J. Usala, B. D. Weintraub: Nomenclature of thyroid hormone receptor beta-gene mutations in resistance to thyroid hormone: Consensus statement from the first workshop on thyroid hormone resistance, July 10–11, 1993, Cambridge, United Kingdom. J. clin. Endocr. 78 (1994) 990–993.

3. Chatterjee, V. K., P. Beck-Peccoz: Thyroid hormone resistance. Baillières Clin. Endocr. Metab. (England) (1994) 267–283.

4. Deutsche Gesellschaft für Endokrinologie: Rationelle Diagnostik in der Endokrinologie. Thieme, Stuttgart 1993.

5. Feldt-Rasmussen, U., M. Schlumberger: European interlaboratory comparison of serum thyroglobulin measurement. J. endocr. Invest. 11 (1988) 175–181.

6. Mechain, C., A. Leger, S. Feldman, F. Kuttenn, P. Mauvais-Jarvis: Syndrome de résistance aux hormones thyroidiennes. Presse Med. (France) 27 (1993) 1870–1875.

7. Refetoff, S.: Inherited thyroxine binding globulin abnormalities in man. Endocr. Rev. 10 (1989) 275–293.

17 Euthyreote Struma

Gerhard Hintze

1 Definition 148
2 Klinisches Bild 148
3 Pathogenese/Pathophysiologie........ 149
4 Diagnostik......................... 150
4.1 Laborchemische Diagnostik 150
4.2 Sonographie 150
4.3 Szintigraphie 151
4.4 Zytologische Schilddrüsenuntersuchung .. 151
4.5 Andere bildgebende Verfahren 151
5 Differentialdiagnose 151
6 Therapie 151
6.1 Medikamentöse Behandlung 151
6.1.1 Präparate 151
6.1.2 Nebenwirkungen 152
6.1.3 Therapeutisches Vorgehen 152
6.2 Operative Maßnahmen............... 152
6.3 Radiojodtherapie 153
7 Prophylaxe der Jodmangelstruma 153

1 Definition

Mit dem Begriff „Struma" wird jede Vergrößerung der Schilddrüse bezeichnet. Er benennt ein Symptom, nicht eine Diagnose. Der Befund einer Struma sagt per se nichts über die Funktionslage der Schilddrüse aus: Diese kann euthyreot, hyperthyreot und hypothyreot sein. Die Vergrößerung der Schilddrüse kann auf einer benignen oder malignen Erkrankung basieren. Der Terminus „euthyreote Struma" benennt somit das Vorliegen einer Schilddrüsenvergrößerung mit normaler Stoffwechsellage. Obwohl damit zur Ätiologie keine Aussage getroffen wird, ist ein alimentärer Jodmangel die bei weitem häufigste Ursache.

2 Klinisches Bild

In der Regel besteht bei euthyreoter Stoffwechsellage Beschwerdefreiheit. Lokale Mißempfindungen (Globusgefühl, Engegefühl am Hals, Abneigung gegen eng anliegende Kragen) werden nur von einem Teil der Patienten geklagt. Diese Symptome sind unspezifisch und in vielen Fällen nicht durch eine Schilddrüsenvergrößerung erklärbar.

Lokale Erscheinungen treten meist erst bei einer relativ großen Schilddrüse auf. Hierzu zählen z.B. die *obere Einflußstauung* bei großen, nach retrosternal reichenden Strumen, die *Einengung der Trachea*, unter Umständen mit *inspiratorischem Stridor*, die Tracheaverlagerung oder eine Tracheomalazie. Möglich, aber selten, ist eine Rekurrensparese mit dann folgender Heiserkeit. Dieses Symptom legt den dringenden Verdacht auf das Vorliegen eines malignen Prozesses nahe. Selten klagen Patienten mit größerer Struma über Schluckstörungen als Folge einer Ösophagusverlagerung. Diese kann nach lateral oder dorsal erfolgen, wobei die Dorsalverlagerung durch ein Wachstum von Strumagewebe zwischen Trachea und Ösophagus hervorgerufen wird. Daneben muß auf die *Symptome der Über- oder Unterfunktion* geachtet werden (Kap. 20 und 22).

Die *klinische Untersuchung* umfaßt die Feststellung des Lokalbefundes, der zunächst stets palpatorisch erhoben wird. Die Palpation erfolgt beim sitzenden oder stehenden Patienten, wobei der Untersucher meist hinter dem Patienten stehend mit beiden Händen vorsichtig den Hals abtastet. Es werden drei Grade einer Struma differenziert (Tab. 17-1).

Tabelle 17-1 Einteilung der Strumagröße anhand des Tastbefunds nach Empfehlungen der WHO.

Grad I	tastbare Struma
Ia	nicht sichtbar bei Reklination des Kopfes
Ib	sichtbar bei Reklination des Kopfes
Grad II	bei normaler Kopfhaltung sichtbare Struma
Grad III	sehr große Struma, schon auf Entfernung sichtbar und kombiniert mit Kompressionssymptomen.

Ist die Schilddrüse homogen vergrößert, d.h. bestehen weder palpatorisch noch szintigraphisch oder sonographisch Knoten, so bezeichnet man dies als *Struma diffusa*. Sind Knotenbildungen nachweisbar, liegt eine *Struma nodosa* vor. Diese Begriffe beschreiben *nicht* die funktionelle Aktivität, den histologischen Aufbau eines Knotens oder die Schilddrüsenstoffwechsellage.

Neben der Größenabschätzung müssen das Vorliegen von Knoten, die Konsistenz der Struma und eine mögliche Schmerzangabe dokumentiert werden. Dabei wird auch auf ein eventuelles Schwirren sowie auf mögliche Lymphknotenvergrößerungen geachtet. Letztere finden sich insbesondere am lateralen Hals, retroaurikulär, axillär und supraklavikulär. Bei zumeist großen und retrosternalen Strumen findet sich eine obere Einflußstauung, die zu einer monströsen Erweiterung der Venenzeichnung am oberen Thorax führen kann (Abb. 17-1). Die Halsvenen sind dabei in der Regel erweitert und häufig verlagert.

Die Palpation ist abhängig von der Erfahrung des untersuchenden Arztes, dem Ernährungszustand des Patienten oder der Stärke der Halsmuskulatur. Schilddrüsenknoten können nur getastet werden, wenn sie oberflächennah liegen.

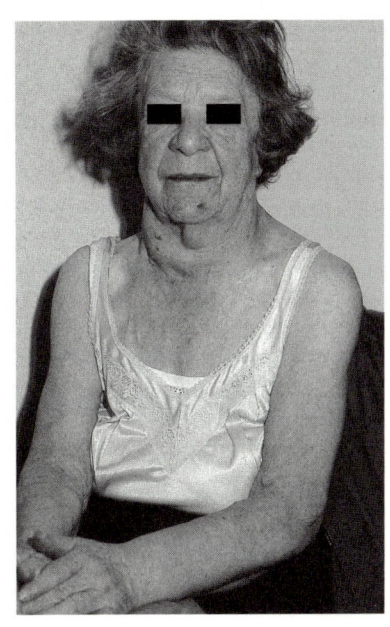

Abb. 17-1 Patientin mit Struma Grad III und oberer Einflußstauung.

Daher ist die Sonographie zur Größenbestimmung einer Struma, der Diagnose von knotigen Veränderungen und zur Feststellung der Echogenität der Palpation deutlich überlegen (s. Abschn. 4.2).

3 Pathogenese/Pathophysiologie

Pathogenetische Einteilung: Die Struma ist polyätiologisch. Die weitaus häufigste Ursache im Jodmangelgebiet Deutschland stellt allerdings die alimentäre Jod-

Tabelle 17-2 Symptom Struma – pathogenetische Einteilung (nach [3]).

- bei Jodmangel
- bei Immunthyreopathien
- mit Autonomie
- bei Zystenbildung, durch Blutung nach Trauma
- bei Entzündungen
- bei Schilddrüsentumoren
- bei neoplastischer Produktion von TSH- und TSH-ähnlichen Substanzen
- bei Akromegalie
- bei Enzymdefekten
- bei Hormonresistenz
- bei Befall der Schilddrüse durch extrathyreoidale bzw. systemische Erkrankungen

minderversorgung dar – mit dann in der Regel euthyreoter Stoffwechsellage. Aus diese Grunde wird der Terminus einer „euthyreoten Struma" häufig synonym mit dem der „Jodmangelstruma" verwendet. Er beinhaltet den Ausschluß einer anderen Strumaursache, im wesentlichen maligner, entzündlicher oder autoimmunologischer Genese. Tabelle 17-2 faßt die verschiedenen Ursachen zusammen.

Der alimentäre Jodmangel kann nach Vorschlägen der WHO in verschiedene Schweregrade eingeteilt werden (Tab. 17-3). Die WHO empfiehlt für Erwachsene eine tägliche Zufuhr von mindestens 150 µg Jod.

In Deutschland besteht ein Jodmangel I. oder II. Grades (WHO-Definition). Die mittlere Jodausscheidung im Urin beträgt in Deutschland meist zwischen 40 und 60 µg/g Kreatinin [7].

Tabelle 17-3 Unterteilung der Schweregrade des Jodmangels anhand der Jodausscheidung im Urin (nach Definition der WHO).

Grad I	Ausscheidung von 50–150 µg Jod/g Kreatinin
Grad II	Ausscheidung zwischen 25 und 50 µg Jod/g Kreatinin
Grad III	Ausscheidung unter 25 µg Jod/g Kreatinin

Epidemiologie: Deutschland stellt ein Gebiet mit einem endemischen Vorkommen der Struma dar, da mehr als 10% der Bevölkerung eine vergrößerte Schilddrüse aufweisen [7]. Im Gegensatz hierzu wird von einer *sporadischen Struma* gesprochen, wenn die Schilddrüsenvergrößerung in einem Nichtendemiegebiet beobachtet wird. Für Deutschland wurde eine hohe Strumaprävalenz berichtet. Bereits Kinder und Jugendliche weisen in bis zu 30% eine Struma auf. Die Häufigkeit steigt mit zunehmendem Lebensalter auf 40–50% an. Ob im Senium ein weiteres Strumawachstum stattfindet oder eine Involution des Organs dominiert, ist umstritten. Epidemiologische Untersuchungen zeigen, daß die früher berichtete höhere Strumaprävalenz in den südlichen Bundesländern im Vergleich zu den nördlichen Bundesländern nicht besteht.

Pathogenese: Neben der Geschlechtszugehörigkeit und einer genetischen Disposition wurde über eine Reihe von Einflußgrößen berichtet, die zur Bildung einer Jodmangelstruma führen können. An erster Stelle sind der intrathyreoidale Jodgehalt und Thyreotropin (TSH) zu nennen [2]. Berichtet wurde, daß bei Jodmangel zunächst eine Hypertrophie der Zellen erfolgt und erst bei ausgeprägtem Jodmangel eine Hyperplasie eintritt [16].

TSH soll vornehmlich eine Hypertrophie der Schilddrüse ohne Zellzahlvermehrung induzieren, während der intrathyreoidale *Jodmangel* zu einer echten Hyperplasie, also einer Zellzahlzunahme, führt.

Neben TSH dürfte also auch der intrathyreoidale Jodmangel, vermittelt über Wachstumsfaktoren, einen das Schilddrüsenwachstum beeinflussenden Einfluß ausüben. Daraus resultiert bei einem intrathyreoidalen Jodmangel ein stärkerer proliferativer Effekt, der bei ausreichender Jodversorgung nicht nachweisbar ist [5, 15]. In diesem Zusammenhang wurde eine Reihe von Wachstumsfaktoren untersucht (z. B. der epidermale Wachstumsfaktor [EGF], Insulin-like growth factor 1 [IGF1] oder transformig growth factor β [TGF β]), die unterschiedliche Effekte auf Schilddrüsenfollikelzellen aufweisen.

Besteht der Jodmangel lange, kommt es fast regelmäßig zu einer *Knotenbildung* in der Schilddrüse. Unterschieden werden regressive Veränderungen (regressive Knoten, Kalkeinlagerungen, Zysten) von autonomen Arealen (s. Kap. 19).

Zysten entstehen gehäuft in einer Jodmangelstruma, vornehmlich einer Struma nodosa mit dann zystischer Degeneration regressiver oder autonomer Knoten.

Auch kann es zu *Einblutungen* kommen, wobei Blutungszysten im Vergleich zu mit seröser Flüssigkeit gefüllten Zysten weniger häufig auftreten. Selten bilden sich Zysten in einer ansonsten nicht vergrößerten Schilddrüse.

Zweithäufigste Ursache für die Entwicklung einer Struma neben dem alimentären Jodmangel sind *Autoimmunerkrankungen der Schilddrüse*.

Sie müssen differentialdiagnostisch abgegrenzt werden. Dies betrifft im besonderen die Autoimmunhyperthyreose (Morbus Basedow) (s. Kap. 20).

4 Diagnostik

4.1 Laborchemische Diagnostik

Zur Diagnostik und Klassifikation einer Schilddrüsenfunktionsstörung steht eine Vielzahl von Laborverfahren zur Verfügung (s. a. Kap. 16, 4). Dies macht eine Konzentration auf das für die klinische Entscheidungsfindung notwendige Maß zwingend. Dabei wird unterschieden, ob die Labordiagnostik zum Nachweis oder zum Ausschluß einer Verdachtsdiagnose dient (Tab. 17-4). Eine Ausschlußdiagnostik wird empfohlen, wenn es möglich, eine Nachweisdiagnostik, wenn es wahrscheinlich ist, daß die Beschwerden oder Symptome des Patienten auf einer Störung der Schilddrüsenfunktion beruhen. Somit setzt eine laborchemische Diagnostik Anamnese und körperliche Untersuchung voraus.

Höchsten Stellenwert hat die Bestimmung des thyreotropen Hormons (*TSH*).

Die Bestimmung der Schilddrüsenhormone Gesamtthyroxin (T_4) und Gesamttrijodthyronin (T_3) ist bei Patienten indiziert, die aufgrund von Anamnese, klinischer Untersuchung und TSH-Bestimmung eine Schilddrüsenfunktion aufweisen dürften. Die alleinige Bestimmung der Gesamthormonmengen ist jedoch von Störeinflüssen abhängig, insbesondere der Konzentration des thyroxinbindenden Globulins (*TBG*). Erhöhte Konzentrationen treten bei Einwirkung von Östrogenen (z. B. als Folge der Einnahme von Ovulationshemmern, während der Schwangerschaft bzw. bei verschiedenen entzündlichen Leberaffektionen) auf. Erniedrigte Werte für die Trägerproteine können bei praktisch jeder schweren Erkrankung vorkommen.

Thyreoglobulin, ein intrathyreoidal lokalisiertes Protein, wird aus den Schilddrüsenepithelien in das Follikellumen sezerniert. Die wichtigste Indikation für eine Bestimmung besteht in der Verlaufskontrolle bei Patienten mit differenziertem Schilddrüsenkarzinom. Bei der Primärdiagnostik bzw. der Verlaufskontrolle einer euthyreoten Jodmangelstruma ist dieser Parameter nicht indiziert.

Schilddrüsenantikörper kommen bei Patienten mit verschiedenen Erkrankungen der Schilddrüse, aber auch bei Schilddrüsengesunden vor.

4.2 Sonographie

Die sonographische Untersuchung der Schilddrüse (s. a. Kap. 16.2) ist zur Ermittlung der Schilddrüsengröße dem Tastbefund eindeutig überlegen, der nur schlecht mit der Ultraschalluntersuchung korreliert. Die Sonographie sollte bei jedem Patienten mit Struma oder einer Schilddrüsenerkrankung angewandt werden. Für die sonographisch bestimmte Schilddrüsengröße liegen „Grenzwerte" vor, bei deren Überschreiten definitionsgemäß eine Struma besteht (Tab. 17-5).

Auch ermöglicht die sonographische Untersuchung die exakte Zuordnung von Knoten bezüglich ihrer

Tabelle 17-4 Empfehlenswerte Ausschlußdiagnostik bei Struma und Euthyreose (nach [3]).

Ausschluß	rationelles Programm
Hypothyreose	basales TSH
Hyperthyreose	basales TSH
funktionelle Autonomie	quantitative Szintigraphie (unter Suppression)
Thyreoiditis, chronisch	Schilddrüsenautoantikörper
Thyreoiditis, akut/subakut	BSG, Entzündungszeichen
Struma nodosa, einschließlich maligner Knoten	Sonographie, Szintigraphie, Zytologie

Merke: Nicht immer ist alles, manchmal ist mehr erforderlich!

Tabelle 17-5 Obere Grenzwerte des normalen Schilddrüsenvolumens (aus [6]).

Geschlecht/Alter	Volumen (ml)
Frauen	18
Männer	25
13jährige	8
6jährige	4

Zahl, Lage, Größe ebenso wie die Beschreibung des Echomusters. Retrosternal gelegenes Schilddrüsengewebe ist sonographisch nicht exakt erfaßbar.

4.3 Szintigraphie

Die Sonographie hat die Indikation zur szintigraphischen Untersuchung verändert. So hat ihr Stellenwert gerade bei sonographisch diffusen, euthyreoten Strumen nachgelassen. Die Domäne der Szintigraphie bleibt die funktionelle Klärung von palpatorisch und sonographisch festgestellten Knoten bei hinreichendem Verdacht auf das Vorliegen einer Autonomie oder bei Verdacht auf ein Malignom (s.a. Kap. 16.1).

Zur Diagnostik von autonomen Arealen ist die Durchführung eines *Suppressionsszintigramms* indiziert, d.h. einer Szintigraphie nach exogener Hormonzufuhr in ausreichender Dosis. Hierdurch ist der endogene TSH-Spiegel supprimiert. Während physiologisch regulierte, gesunde Schilddrüsenareale sich szintigraphisch nicht darstellen, werden autonome Bezirke nicht supprimiert und speichern das Radionuklid.

4.4 Zytologische Schilddrüsenuntersuchung

Das wenig eingreifende und nur gering schmerzhafte Untersuchungsverfahren der Feinnadelpunktion hat als wichtigste Indikation den Verdacht auf ein Schilddrüsenmalignom, ferner Zysten, die mit der Punktion leicht entlastet werden können, sowie die zytologische Sicherung von Thyreoiditiden (s. Kap. 16.3). Die Beurteilung der Zytologie sollte einem erfahrenen Untersucher überlassen werden.

4.5 Andere bildgebende Verfahren

Eine Röntgenaufnahme des Thorax im Stehen (p.a. und seitlich) erfolgt zum Nachweis oder Ausschluß einer Tracheaverlagerung und -einengung durch retrosternale und intrathorakale Strumen. Gegebenenfalls wird die Diagnostik erweitert durch die Anfertigung einer Tracheaspezialaufnahme. Ein Computertomogramm ist nur selten indiziert; es zeigt dann z.B. eine monströse Struma mit Tracheaeinengung, -verlagerung und oberer Einflußstauung (Abb. 17-2).

5 Differentialdiagnose

Die Differentialdiagnose einer durch Jodmangel bedingten Schilddrüsenvergrößerung betrifft im wesentlichen den Ausschluß einer durch eine Autoimmunerkrankung verursachten Struma sowie eines Schilddrüsenmalignoms (vgl. Tab. 17-2). Die hierbei indizierten Untersuchungsverfahren wurden oben beschrieben. Eine Autoimmunerkrankung wird durch ein typi-

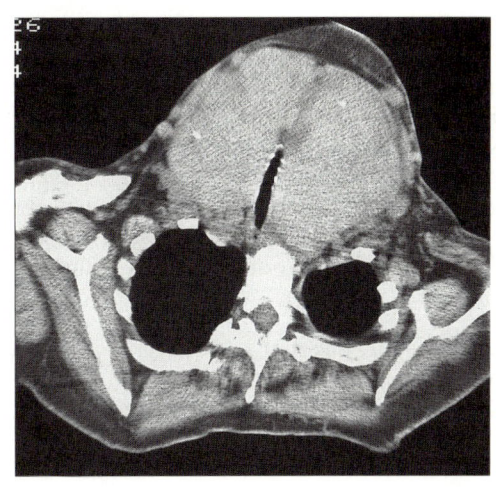

Abb. 17-2 Große Struma mit oberer Einflußstauung, Einengung und Verlagerung der Trachea bei einer 71jährigen Patientin. Darstellung im Computertomogramm.

sches sonographisches Echomuster, das Vorliegen positiver Antikörperbefunde oder eventuell durch den Nachweis einer endokrinen Orbitopathie belegt. Typische Zeichen eines Schilddrüsenmalignoms sind das Vorliegen eines szintigraphisch „kalten", eventuell singulären Knotens, dessen Dignität dann zytologisch verifiziert wurde. Auf die Besonderheiten der Erkrankungen wird in den entsprechenden Kapiteln eingegangen.

6 Therapie

Die sinnvollste Maßnahme im Jodmangelgebiet wäre die generelle Jodprophylaxe in ausreichender Dosierung, wodurch die Entwicklung einer Jodmangelstruma zuverlässig verhindert werden kann.

Dies war in der ehemaligen DDR möglich. Dort hatte die Jodprophylaxe innerhalb kurzer Zeit zu einem Verschwinden der Neugeborenenstruma und einer Abnahme der Strumaprävalenz bei Kindern und Jugendlichen geführt [11].

Zur Therapie der durch Jodmangel bedingten Struma mit euthyreoter Stoffwechsellage stehen nachfolgend aufgeführte Verfahren zur Verfügung.

6.1 Medikamentöse Behandlung

6.1.1 Präparate

Am häufigsten wird eine medikamentöse Behandlung vorgenommen. Hier stand bis vor einiger Zeit die alleinige Gabe von *Levothyroxin* im Vordergrund.

In den letzten Jahren hat die Jodmedikation, allein oder in Kombination mit Levothyroxin, an Bedeutung gewonnen [9].

Studien zeigten, daß alle drei Maßnahmen zu einer gleichwertigen Reduktion der Strumagröße führen, im Mittel um 30–40% [8]. Bei Kindern und Jugendlichen kann sich eine Struma gänzlich zurückbilden. Die Beobachtung, daß bei Erwachsenen meist eine Größenreduktion, aber kein vollständiges Verschwinden der Struma zu verzeichnen ist, wird mit den in diesem Alter schon beginnenden morphologischen Umbauvorgängen in der Schilddrüse in Verbindung gebracht. Die Levothyroxindosis beträgt bei Erwachsenen zumeist 100–150 µg täglich, wegen der besseren Resorption eine halbe Stunde bis Stunde vor dem Frühstück eingenommen.

Eine TSH-suppressive Dosierung dürfte zu einer höheren Rate von Nebenwirkungen, insbesondere kardialer Art, führen. Es wird daher empfohlen, Levothyroxin so zu dosieren, daß TSH im unteren Normbereich liegt.

Zu Beginn können 50 µg Levothyroxin/Tag verabreicht werden mit anschließender Steigerung, z.B. wöchentlich um 50 µg/Tag. Die alleinige Therapie der Jodmangelstruma mit Trijodthyronin wird wegen der höheren Nebenwirkungsrate (Hyperthyreosis factitia) abgelehnt.

Jod wird bei jüngeren Erwachsenen meist in einer Dosis von 300–500 µg täglich verabreicht. Ob eine so dosierte Jodzufuhr zu einem Anstieg der Prävalenz positiver Schilddrüsenantikörperbefunde führt, wie dies in den USA beobachtet wurde, und welche Relevanz ein solcher Anstieg hätte, ist bisher nicht hinreichend untersucht. Die *Kombinationstherapie mit Levothyroxin und Jod* besteht z.B. aus 100 µg Levothyroxin und 100 µg Jod oder 50–125 µg Levothyroxin und 150 µg Jod täglich. Wie fluoreszenzszintigraphische Bestimmungen des intrathyreoidalen Jodgehaltes zeigen, wird nur ein Teil des im Kombinationspräparat enthaltenen Jodids bei gleichzeitiger Medikation von Levothyroxin der Schilddrüse zugeführt [14].

Bei jeder Form der medikamentösen Behandlung ist während der ersten sechs Monate mit dem stärksten strumaverkleinernden Effekt zu rechnen. Die Therapiedauer sollte daher auf zwei Jahre begrenzt sein, gefolgt von einer prophylaktischen Jodgabe (z.B. 100 µg/Tag).

6.1.2 Nebenwirkungen

Insbesondere bei zu hoher Dosierung kann eine Schilddrüsenhormonbehandlung zu Symptomen einer *Hyperthyreosis factitia* führen, wie einer absoluten Arrhythmie infolge Vorhofflimmern, einer Tachykardie, Schlafstörungen, Schweißneigung oder gesteigerter innerer Unruhe. Besonders gefährdet für kardiale Nebenwirkungen sind Patienten mit einer koronaren Herzerkrankung. In letzter Zeit hat sich die Auffassung durchgesetzt, daß eine nicht-TSH-suppressive Therapie zu keiner Erhöhung des Osteoporoserisikos führt.

Wichtigste mögliche *Nebenwirkung einer Jodtherapie* ist die Entwicklung einer Hyperthyreose bei nicht erkannter thyreoidaler Autonomie. Die Häufigkeit dieser Komplikation ist nicht hinreichend untersucht. Sie scheint jedoch seltener einzutreten als befürchtet. Besonders betroffen sind ältere Personen; bei Kindern und Jugendlichen ist diese unerwünschte Wirkung nicht zu erwarten.

6.1.3 Therapeutisches Vorgehen

Besteht eine Jodmangelstruma bei *Kindern und Jugendlichen*, so ist die Gabe von z.B. 200 µg Jod täglich die Therapie der Wahl. Auch bei *jüngeren Erwachsenen* ist die Jodgabe (z.B. in einer Dosis von 300 bis 500 µg/Tag) effektiv, sofern keine Hinweise für eine Autonomie vorliegen. Alternativ kommen die Levothyroxinmonotherapie (z.B. 100–150 µg Levothyroxin/Tag) oder die Kombinationstherapie (100–200 µg Jod in Kombination mit 75–100 µg Levothyroxin) in Betracht.

Je älter ein Patient ist, desto geringer ist die durch eine medikamentöse Therapie erzielbare Volumenreduktion.

Diffuse Strumen sprechen besser an als nodös veränderte. Bei älteren Patienten sollte daher wegen der dann häufig bestehenden Autonomie in der Schilddrüse eine Levothyroxinmedikation eingeleitet werden, sofern eine Therapieindikation vorliegt.

In der *Schwangerschaft* hingegen sollte auf eine Monotherapie mit Levothyroxin verzichtet werden. Hier ist in jedem Fall die zusätzliche Jodgabe von z.B. 200 µg täglich indiziert, da Levothyroxin im Gegensatz zu Jodid die Plazentaschranke nicht durchdringt.

Alternativ kann bei einer Struma einer schwangeren Patientin eine Jodmonotherapie (in oben angegebener Dosierung) eingeleitet werden.

Eine medikamentöse Therapie der Autonomie ist nach bisherigen Vorstellungen nicht möglich. Autonomien stellen die ideale Indikation zur Radiojodtherapie dar, alternativ (insbesondere bei großen Strumen mit lokalen Verdrängungserscheinungen) zur Operation.

6.2 Operative Maßnahmen

Der Entschluß zu einer Operation wird um so eher fallen, je größer die Schilddrüse ist und je stärker lokale Beschwerden vorliegen.

Die große, knotig veränderte Struma mit lokalen Verdrängungserscheinungen stellt die klassische Operationsindikation dar.

Auch nach dem Versuch einer medikamentösen Therapie und weiterbestehenden Lokalbeschwerden oder kosmetischen Störungen kann ein chirurgisches Vorgehen empfohlen werden. Eine unbestrittene Indikation zur Operation stellt der Verdacht auf eine Struma maligna dar [4].

In der Regel wird bei einer *Jodmangelstruma* eine beidseitige subtotale Strumaresektion durchgeführt. Die Risiken der Strumaresektion betreffen im wesentlichen einen Hypoparathyreoidismus (ca. 0,5%) und eine Rekurrensparese (ca. 1–2%). Je nach Größe des verbliebenen Schilddrüsenrestes besteht dann eine *euthyreote oder hypothyreote Stoffwechsellage*. Dies kann wegen der unmittelbar postoperativ häufig bestehenden passageren Hypothyreose zu diesem Zeitpunkt jedoch nicht differenziert werden. Darauf basiert die weit verbreitete Vorgehensweise, zunächst eine Levothyroxinmedikation einzuleiten und die Indikation nach rund 2–3 Monaten zu überprüfen. Besteht dann im Auslaßversuch von z. B. vier Wochen eine hypothyreote Stoffwechsellage, so ist eine dauerhafte Substitution erforderlich. Bei sicher euthyreoter Funktionslage genügt eine Rezidivprophylaxe mit 200 µg Jod täglich. Einen Anhaltspunkt kann hierbei die sonographische Volumetrie liefern: Besteht ein Schilddrüsenrest von z. B. 10 ml oder mehr, liegt wahrscheinlich eine euthyreote Stoffwechsellage vor.

Besteht bei den Kontrolluntersuchungen eine *substitutionsbedürftige Hypothyreose*, so erfolgt eine Therapie mit Levothyroxin. Diese sollte so dosiert werden, daß TSH im unteren Normbereich liegt. Kontrolluntersuchungen werden zunächst in vierwöchigen Abständen, nach Erreichen der Substitutionsdosis in zunächst sechsmonatigen, später jährlichen Abständen angeraten.

Entschließt man sich bei Dokumentation einer euthyreoten Funktionslage zur Einleitung einer *Rezidivprophylaxe mit Jod*, so können ebenfalls die vorbeschriebenen Abstände zwischen den Kontrolluntersuchungen empfohlen werden.

6.3 Radiojodtherapie

Klassische Indikation zur Radiojodtherapie sind autonome Bezirke in der Schilddrüse, unabhängig davon, ob es sich um eine unifokale, multifokale oder disseminierte Autonomie handelt. Auch lokale Beschwerden oder mechanische Komplikationen stellen eine Indikation dar [1].

Durch eine Radiojodtherapie wird in aller Regel eine Strumaverkleinerung um rund 30% erzielt.

Die Radiojodtherapie ist zudem nicht durch die möglichen Komplikationen der Operation (Rekurrensparese und Hypoparathyreoidismus) belastet.

7 Prophylaxe der Jodmangelstruma

Der prophylaktische Ausgleich des Jodmangels ist die mit Sicherheit effektivste Maßnahme. Hierdurch kann die Ausbildung einer Struma vermieden werden, woraus eine Abnahme der Strumaprävalenz resultiert [2, 11].

Seit 1989 ist in den alten Ländern der Bundesrepublik Deutschland der Jodzusatz zu Fertignahrungsmitteln, in der Gemeinschaftsverpflegung oder zur Herstellung von Brot durch Herausnahme aus der Diätverordnung und Überführung in die Zusatzstoffzulassungsverordnung möglich. Die zunächst bestehende Deklarationspflicht, z. B. bei Speisen und loser Nahrungsmittelabgabe, besteht seit 1993 als Folge einer weiteren Änderung nicht mehr. Der Anteil jodierten Speisesalzes beträgt 1992 bei der sogenannten Paketware (dem Einzelverbrauch) 61%, bei den sog. Großgebinden („Sackware" für Großverbraucher 3,5% [1991]). Er steigt weiter an.

Da durch diese Maßnahmen der alimentäre Jodmangel bisher nicht ausgeglichen ist, empfiehlt sich eine zusätzliche Jodzufuhr. Dies betrifft im besonderen Kinder, Jugendliche und junge Erwachsene ohne Struma, bei denen jedoch eine familiäre Belastung besteht. Aber auch bei allen anderen Personen bis zu einem Alter von rund 40 Jahren ist zu einer Jodprophylaxe zu raten.

Da die Schwangerschaft eine Periode erhöhten Jodbedarfs von 230–260 µg/Tag darstellt, ist die Jodsupplementierung bei jeder Schwangeren dringend zu empfehlen [12].

Nicht nur ein Strumawachstum bei der Mutter, auch die Ausbildung einer Jodmangelstruma beim Neugeborenen kann durch die ausreichende Jodzufuhr der Mutter wirkungsvoll verhindert werden. Empfohlen werden kann zur Prophylaxe eine tägliche Joddosis von 100 µg bei Kindern und 200 µg bei Jugendlichen, jungen Erwachsenen und in der Schwangerschaft.

Ein Verzehr jodhaltiger Nahrungsmittel in üblicher Menge (im besonderen Seefisch) reicht hingegen nicht aus, das Joddefizit zu beseitigen. Auch gibt es keine hinreichenden Daten, daß einzelne Personengruppen (z. B. Patienten mit Hyperthyreose, mit supprimiertem TSH oder mit szintigraphisch nachgewiesener Autonomie) durch die Verwendung jodierten Salzes Schaden nehmen.

Literatur

1. Becker, W.: Nuklearmedizinische Therapie. In: Köbberling J., C. R. Pickardt (Hrsg.): Struma, S. 110–119. Springer, Berlin – Heidelberg – New York 1990.
2. Boyages, S. C.: Iodine deficiency disorders. J. clin. Endocr. 77 (1993) 587–591.
3. Deutsche Gesellschaft für Endokrinologie, Redaktion/ Ziegler, R., C. R. Pickardt, R.-P. Willing: Rationelle Diagnostik in der Endokrinologie. Schilddrüse, S. 42–78. Thieme, Stuttgart 1993.
4. Dralle, H.: Struma – chirurgische Therapie. In: Köbberling J., C. R. Pickardt (Hrsg.): Struma, S. 96–109. Springer, Berlin – Heidelberg – New York 1990.
5. Dugrillon, A., G. Bechtner, W. M. Uedelhoven, P. C. Weber, R. Gärtner: Evidence that an iodolactone mediates the inhibitory effect of iodide on cell proliferation but not on adenosine 3,5-monophosphate formation. Endocrinology 127 (1990) 337–342.
6. Gutekunst, R., W. Becker, R. Hehrmann, T. Olbricht, P. Pfannenstiel: Ultraschalldiagnostik der Schilddrüse. Dtsch. med. Wschr. 113 (1988) 1109–1112.

7. Gutekunst, R., H. Smolarek, U. Hasenpusch, P. Stubbe, J. H. Friedrich, W. G. Wood, P. C. Scriba: Goitre epidemiology: thyroid volume, iodine excretion, thyroglobulin and thyrotropin in Germany and Sweden. Acta Endocr. (Copenh.) 112 (1986) 494–501.

8. Hintze, G., D. Emrich, J. Köbberling: Treatment of endemic goitre due to iodine deficiency with iodine, levothyroxine or both: results of a multicenter trial. Europ. J. clin. Invest. 19 (1989) 527–534.

9. Hintze, G., J. Köbberling: Iodine vs. thyroxine. A changing concept of therapy in endemic goiter? Klin. Wschr. 65 (1987) 583–589.

10. Hintze, G., J. Windeler, J. Baumert, H. Stein, J. Köbberling: Thyroid volume and goitre prevalence in the elderly as determined by ultrasound and their relationship to laboratory indices. Acta Endocr. (Copenh.) 124 (1991) 12–18.

11. Meng, W., A. Schindler, J. Bednar, S. Krabbe, U. Tuschy, U. Ermisch: Die alimentäre Jodversorgung der Bevölkerung in den neuen Bundesländern nach dem Erliegen der allgemeinen Strumaprophylaxe. Akt. Ernähr.-Med. 19 (1994) 18–24.

12. Pedersen, K. M., P. Laurberg, E. Iversen, P. R. Knudsen, H. E. Gregersen, O. S. Rasmussen, K. R. Larsen, G. M. Eriksen, P. L. Johannesen: Amelioration of some pregnancy-associated variations in thyroid function by iodine supplementation. J. clin. Endocr. 77 (1993) 1078–1083.

13. Roti, E., E. Gardini, L. d'Amato, M. Salvi, G. Robuschi, A. Manfredi, G. Dallara, S. Pino, A. M. Guazzi, A. Gnudi, L. E. Braverman: Goiter size and thyroid function in an endemic goiter area in Northern Italy. J. clin. Endocr. 63 (1986) 558–563.

14. Saller, B., R. Hoermann, M. M. Ritter, R. Morell, T. Kreisig, K. Mann: Course of thyroid iodine concentration during treatment of endemic goitre with iodine and a combination of iodine and levothyroxine. Acta Endocr. (Copenh.) 125 (1991) 662–667.

15. Smerdely, P., V. Pitsiavas, S. C. Boyages: Evidence that the inhibitory effects of iodide on thyroid cell proliferation are due to arrest of the cell cycle at G0G1 and G2M phases. Endocrinology 133 (1993) 2881–2888.

16. Stübner, D., R. Gärtner, W. Greil, G. Gropper, G. Brabant, W. Permanetter, K. Horn, C. R. Pickardt: Hypertrophy and hyperplasia during goitre growth and involution in rats – separate bioeffects of TSH and iodine. Acta Endocr. (Copenh.) 116 (1987) 537–548.

18 Der isolierte Schilddrüsenknoten

Thomas Olbricht

1 Epidemiologie, Dignität und klinische Relevanz 155
2 Pathophysiologische und morphologische Grundlagen 156
3 Diagnostik 156
3.1 Allgemeines diagnostisches Vorgehen 156
3.2 Sonographie und Szintigraphie 157
3.3 Punktionszytologie 157
3.4 Vorgehen in der klinischen Praxis 158
4 Therapie des (benignen) Schilddrüsenknotens 159
4.1 Operation und Radiojodtherapie 159
4.2 Medikamentöse Therapie 159
4.3 Behandlung von solitären Zysten 159

Tabelle 18-3 Malignitätshäufigkeit kalter Knoten.

Autor	Jahr	n	davon maligne %
Chirurgie			
Bay	1966	650	16
Junginger	1972	304	13
Keminger	1986	3094	13
Squifflet	1994	723	8,9
Innere Medizin/Nuklearmedizin			
Galvan	1974	2523	4,9
Belfiore	1987	911	3,0 (Jodmangelgebiet)
Belfiore	1989	2327	10,1% (4–20 Jahre) 5% (>20 Jahre)
Übersicht			
Ridgway	1992	30 Literaturdaten	5–15%

1 Epidemiologie, Dignität und klinische Relevanz

Häufigkeit: Wie bei anderen Organen sind auch knotige Veränderungen der Schilddrüse zunächst einmal malignitätsverdächtig und müssen abgeklärt werden.

Während Knoten in vergrößerten Schilddrüsen nahezu regelmäßig auftreten, ist bekannt, daß Schilddrüsenmalignome zu den seltenen Tumoren zählen. Die Häufigkeit wird mit einer Inzidenz von 20–50 pro Mio. pro Jahr angegeben, und die Mortalität liegt etwa bei 5 pro Mio. pro Jahr (Tab. 18-1).

Tabelle 18-1 Häufigkeit des Schilddrüsenkarzinoms.

Prävalenz	Strumen in Deutschland	20–30%
	Struma nodosa	~10%
	Struma uninodosa	~2%
Inzidenz	Schilddrüsenkarzinom	~20/1 Million
Anteil	an allen Karzinomfällen	0,5–1%
Letalität	an Schilddrüsenkarzinom	~~5/1 Million
Häufigkeit	von Karzinomen in kalten Knoten	>>1%

Tabelle 18-2 Ätiologie solitärer Schilddrüsenknoten.

häufig	selten
kolloidhaltiger Knoten	Lymphom
Adenom	Abszeß
Zyste	einseitige Aplasie
Karzinom	Hamartom, Neurofibrom
Thyreoiditis	Amyloid
asymmetrische Organvergrößerung	Schilddrüsenmetastase

Die Ätiologie solitärer Schilddrüsenknoten ist vielfältig (Tab. 18-2). Nur ein geringer Teil aller beobachteten Schilddrüsenknoten und etwa 5% der soliden kalten Knoten werden sich später als maligne herausstellen [3, 10]. Diese Angaben können aber abhängig von verschiedenen Selektionskriterien und geographischen Unterschieden deutlich divergieren (Tab. 18-3) [1, 14].

Eine Koinzidenz von fokaler Autonomie und Schilddrüsenkarzinom wird ebenfalls beschrieben (0–2,8%). Andererseits wurden bei Erstpräsentation von follikulären Karzinomen in über 10% der Fälle in der selben Schilddrüse warme und heiße Knoten beobachtet. Keineswegs darf also aufgrund des Befundes eines warmen Knotens ein Karzinom ausgeschlossen werden [13].

Dignität: Die statistische Kenntnis über die Dignität kalter Knoten kann die diagnostische Entscheidung und die konsekutive Therapiemaßnahme im Einzelfall nicht erleichtern. Kompliziert wird das Problem noch durch die Ergebnisse zahlreicher Studien am normalen

Tabelle 18-4 Prävalenz des okkulten papillären Karzinoms.

Autor	Jahr	Region	n	%
Fukunaga	1970	Hawai	100	24
Franssila	1986	Finnland	101	36,6
Bondeson	1986	Schweden	500	8,6
Lang	1989	Hannover	1020	6,2
Yamamoto	1990	Japan	408	11,9

Sektionsgut. Abhängig von der Genauigkeit der Methoden wird die Prävalenz des okkulten, also klinisch nicht relevanten, meist papillären Schilddrüsenkarzinoms zwischen 6 bis zu über 20% angegeben (Tab. 18-4) [10].

In einer deutschen Studie wurden in 63 von 1020 Sektionen ein papilläres Karzinom gesichert. 73% der Schilddrüsen zeigten weder eine noduläre noch diffuse Vergrößerung, aber bei 14,3% waren bereits regionale Lymphknotenmetastasen nachweisbar. Andererseits zeigt eine Langzeitkontrollstudie unbehandelter solitärer Knoten in fast der Hälfte der Fälle eine Abnahme der Knotengröße bis hin zum Verschwinden. Nur bei 13% der Personen (n = 19) konnte innerhalb von 15 ± 4 Jahren eine Größenzunahme bei gleichzeitig gesteigerter Karzinominzidenz (36%) objektiviert werden.

Klinische Relevanz: Aufgrund der angegebenen Daten soll sich der Kliniker bei der Diagnostik des (kalten) Schilddrüsenknotens respektive Schilddrüsenmalignoms von folgenden Prämissen leiten lassen:

– Die Prävalenz von Schilddrüsenmalignomen in Knotenstrumen und auch in kalten Knoten innerhalb eines Endemiegebiets ist gering.
– Bei den weitaus meisten Schilddrüsenmalignomen handelt es sich um differenzierte papilläre und follikuläre Tumoren mit sehr langsamer Wachstumstendenz; der Tumor bleibt in der Regel lange Zeit auf die Schilddrüse beschränkt. Es ist daher kein entscheidender Fehler, und für den Patienten entsteht kein Schaden, wenn ein klinisch unauffälliger, sich später als maligne herausstellender Knoten zunächst einmal nur aufmerksam klinisch beobachtet wird.
– Ausnahmen sind das C-Zell-Karzinom mit frühzeitiger Aussaat, wenig differenzierte folikuläre Karzinome und anaplastische Karzinome. Bei diesen speziellen Formen wäre eine Frühdiagnose sinnvoll; sie kommt aber kaum vor.

2 Pathophysiologische und morphologische Grundlagen

Für das Wachstum der Schilddrüse oder umschriebener Schilddrüsenbezirke können eine Vermehrung der Follikel, eine Zunahme des Stromas und eine Kolloidakkumulation der einzelnen Follikel mitverantwortlich sein. Die komplexe Regulation des Schilddrüsen- bzw. Schilddrüsenknotenwachstums umfaßt extrathyreoidale Faktoren wie TSH, wachstumsstimulierende Immunglobuline und andere Wachstumsfaktoren. Daneben spielen intrathyreoidale Faktoren wie Jodgehalt, autokrin und parakrin wirkende Wachstumsfaktoren, lokal durch Lymphozyten und Plasmazellen produzierte Wachstumsfaktoren und weitere, noch wenig erforschte zelluläre Mechanismen eine entscheidende Rolle [15]. Die obligate Knotenbildung erklärt sich einerseits durch die Heterogenität des Wachstums (unterschiedliche Wachstumspotenz der Thyreozyten), und andererseits durch Gewebsnekrosen mit daraus resultierender Narbenbildung [9].

Die morphologischen Merkmale einer Knotenstruma sind das gemeinsame oder separate Vorkommen von Kolloidstruma, Knoten mit einer teilweisen oder vollständig ausgebildeten Kapsel, Adenomen sowie regressiven Veränderungen wie Einblutungen, Nekrosen, Zystenbildungen und fibröse Vernarbung. Dagegen stehen maligne Knotenbildungen.

Die Hauptaufgabe besteht im Ausschluß oder Nachweis von Malignität. Der präoperativen Dignitätsbeurteilung sind allerdings durch das Unvermögen der angewendeten zytologischen Methode zur Unterscheidung von (atypischen) follikulären Adenomen und hochdifferenzierten umkapselten follikulären Karzinomen Grenzen gesetzt. Dagegen lassen sich papilläre, medulläre, geringer differenzierte follikuläre Karzinome sowie entdifferenzierte Karzinome und Sarkome meist problemlos zytologisch erkennen.

3 Diagnostik

3.1 Allgemeines diagnostisches Vorgehen

Die Sensitivität der Palpation hinsichtlich Entdeckung von Schilddrüsenknoten ist gering, wenn man die sonographisch erkennbaren Schilddrüsenknoten als Maßstab nimmt. Es ist daher nicht verwunderlich, daß die beschriebenen klassischen Symptome eines Schilddrüsenmalignoms, wie obere Einflußstauung, Rekurrensparese, Stridor, verbackene unverschiebliche Halslymphknoten oder gar Lungenrundherde und Osteolysen, allesamt Spätsymptome sind.

Patienten mit klinischen Befunden, die als Hochrisikofaktoren eingeschätzt werden, haben eine mittlere Karzinomhäufigkeit der Knoten von 71%, während diese bei Befunden mit mäßigem oder geringem Risiko bei 12% liegen (Tab. 18-5).

Anamnese: Anamnestisch wird man vor allem versuchen, etwas über die *Dynamik der Größenzunahme*

Tabelle 18-5 Häufigkeit von Schilddrüsenkarzinomen bei Patienten mit Schilddrüsenknoten in Relation zu klinischen Faktoren [7].

differenzierte Risikoeinschätzung	%
hohes Malignomrisiko	
schnellwachsender, solider und kalter Knoten	100
derbe bis harte Konsistenz von Knoten oder Schilddrüse	50
fixierter Knoten oder Schilddrüse	70
Rekurrensparese	83
vergrößerte regionale Lymphknoten	71
Fernmetastasen	100
mäßiges Risiko	
Alter unter 20 Jahre	20
Alter über 60 Jahre	16
frühe Bestrahlung der Halsregion	6
männl. Geschlecht und solitärer Knoten	15
Größe < 4 cm und/oder partiell zystische Struktur	0

des Knotens zu erfahren. Ein sehr schnell wachsender Knoten ist hochverdächtig, besteht aber gleichzeitig Schmerzhaftigkeit, spricht dies zunächst gegen Malignität. Hier ist eher eine Zyste mit Einblutung oder eine fokale subakute Thyreoiditis zu erwarten. Weitere Fragen betreffen *frühere Röntgenbestrahlung in der Halsregion* und frühere Schilddrüsenoperationen.

Untersuchung: Die klinische Untersuchung wird vor allem Konsistenz und Verschieblichkeit des Knotens prüfen und vergrößerte Halslymphknoten ebenso wie Hinweise auf Funktionsstörungen registrieren.

Funktionsdiagnostik: Die Funktionsdiagnostik bei Patienten mit einem solitären Knoten sollte primär die Bestimmung der TSH-Serumkonzentration beinhalten, ggf. ergänzt durch eine Messung des T_4 bzw. fT_4. Strumen mit einem oder mehreren kalten Knoten werden in aller Regel eine euthyreote Funktion zeigen. Parameter, wie Thyreoglobulin, Calcitonin und CEA, werden nicht initial, sondern erst bei begründetem Malignomverdacht bestimmt.

3.2 Sonographie und Szintigraphie

Obwohl die Anamnese und die klinische Untersuchung unerläßliche Hintergrundinformationen liefern, so hängt die Dignitätsüberprüfung und somit Frühdiagnose eines differenzierten Schilddrüsenkarzinoms ganz entscheidend vom gezielten und kompetenten Einsatz technischer Untersuchungen ab (Tab. 18-6). Hierbei ergänzen sich *Sonographie* und *Szintigraphie* und haben unterschiedlichen Stellenwert.

Tabelle 18-6 Wie sicher ist die Malignitätsbeurteilung?

Methode	Merkmal	Sensitivität	Spezifität
Palpation	Knoten	90	5
Szintigraphie	Speicherdefekt	95	10
Sonographie	echoarmer Herd	98	~20
Zytologie	suspekt/positiv	80	90

Im Jodmangelgebiet sind die meisten Knoten gutartig. Die Sonographie steigert die diagnostische „Ausbeute" erheblich. Nur in Kombination mit der Zytologie ergibt sich eine akzeptable (präoperative) Sicherheit der Diagnose.

Aus strategischen und auch kostensparenden Gründen kommt die Sonographie bei der Diagnostik von Schilddrüsenknoten als Methode mit der höchsten Sensitivität an erster Stelle zum Einsatz [4, 5].

Findet sich eine glatt begrenzte Zyste, so kann von einer benignen Veränderung ausgegangen werden, und eine zusätzliche Diagnostik ist nicht erforderlich. Anders ist dies bei sogenannten atypischen Zysten mit unregelmäßiger Begrenzung oder weitgehend zystisch degenerierten Knoten.

Die Auswertung der bildgebenden Schilddrüsenbefunde von Patienten mit Struma uninodosa aus einem Strumaendemiegebiet zeigen sonographisch bei etwa einem Drittel eine solitäre Zyste. Allgemein ist bei diesen Patienten eine zusätzliche szintigraphische Untersuchung, die dann einen Speicherdefekt zeigen wird, nicht erforderlich. In etwa zwei Dritteln der Fälle werden solide Knoten beobachtet, deren Schallmuster überwiegend echoarm (56%) oder echokomplex (5%) ist.

Auch wenn aufgrund des Echomusters kein sicherer artdiagnostischer Rückschluß möglich ist, kann die Sonographie zur Dignitätsbeurteilung solider Knoten einen wesentlichen Beitrag liefern. Besonders die Merkmale „echonormal" und „echoreich" lassen mit hoher Spezifität von über 90% auf eine benigne Läsion schließen.

Aus mehreren Literaturangaben zusammengestellte Daten zeigen bei einer Gesamtzahl von 208 Schilddrüsenkarzinomen nur in 14 Fällen eine echoreiche oder echonormale Struktur. Eine andere Literaturzusammenstellung der Echomuster von Schilddrüsenpatienten zählt 509 echoarme Läsionen bei 514 Karzinompatienten; dies entspricht einer Sensitivität von 99%. Neuere Daten bestätigen diesen strengen Zusammenhang zwischen Dignität und Echogenität.

Der Differentialdiagnostik des echoarmen Knotens mit hoher Malignomwahrscheinlichkeit gilt das besondere Interesse.

Da auch die Mehrzahl der autonomen Adenome eine echoarme Struktur besitzt und Karzinome innerhalb solcher Bezirke selten sind, muß bei sonographischem Nachweis eines echoarmen Knotens als erste weiterführende Maßnahme eine Szintigraphie erfolgen.

Auch unabhängig von der Echodichte sollte jede uninoduläre Struma zumindest dann, wenn das umschriebene knotige Areal größer als 1 cm ist oder eine Strumabehandlung mit einem Schilddrüsenhormon- oder Jodidpräparat geplant ist, szintigraphisch (ggf. unter Suppressionsbedingungen) untersucht werden.

Bei Kombination eines sonographisch echoarmen und szintigraphisch kalten Knotens wird die Wahrscheinlichkeit eines Schilddrüsenmalignoms mit etwa 20% angegeben. Auch in multinodulären Strumen ist die Dignität kalter echoarmer Areale ähnlich einzuschätzen.

3.3 Punktionszytologie

Bei einem echoarmen und szintigraphisch kalten Knoten ist als weiterführender Schritt die Indikation zur Feinnadelpunktion mit zytologischer Begutachtung gegeben. Mit einer hohen Spezifität von 90% besitzt allein die Punktionszytologie für die Malignitätsbeurteilung eine ausreichende Treffsicherheit und wird damit zum entscheidenden diagnostischen Parameter und damit ausschlaggebend für das weitere therapeutische Vorgehen [4].

Auch wenn der szintigraphisch kalte, echoarme Knoten mit Wachstumstendenz Leitsymptom für ein mögliches Schilddrüsenmalignom ist, soll an dieser Stelle erwähnt werden, daß andererseits bei warmen Schilddrüsenknoten nicht in jedem Fall ein Malignom ausgeschlossen ist [13].

Voraussetzung für das Erreichen einer zytologischen Treffsicherheit von über 90 % sind zunächst eine (sonographisch) gezielte Punktion und eine korrekte Ausstrichtechnik (s.a. Kap. 16.3). Die Schwäche der Zytologie bei der Diagnose des follikulären Karzinoms ist bekannt und wird umgangen durch den Begriff der *follikulären Neoplasie* und eine großzügige Operationsindikation in diesen Fällen.

Einzige *Kontraindikation* der Schilddrüsenpunktion ist eine klinisch relevante Gerinnungsstörung oder eine Behandlung mit gerinnungshemmenden Medikamenten. Die *Indikation* zur Feinnadelpunktion mit zytologischer Begutachtung soll großzügig gestellt werden; die Komplikationsrate ist äußerst gering. Untersuchungen zur Übereinstimmung zytologischer Befunde und der postoperativen histologischen Ergebnisse [4], mögliche Fehlerquellen der zytologischen Diagnosen [6, 7] und Daten über die Zuverlässigkeit negativer Punktionsergebnisse durch Überprüfung in Langzeitkontrollstudien [7] sind in Kapitel 16, Abschnitt 3 besprochen.

In Einzelfällen muß bei bereits anamnestisch-klinischem Malignomverdacht die histologische Klärung herbeigeführt werden und zwar auch dann, wenn zytologisch kein eindeutiger Befund vorliegt. Die Entscheidung für konservatives Vorgehen oder Operation sollte letztlich auch Angst vor Bösartigkeit oder Sicherheitsbedürfnis des Patienten berücksichtigen.

3.4 Vorgehen in der klinischen Praxis

Das dargestellte Flußdiagramm soll unter besonderer Berücksichtigung des szintigraphisch kalten und sonographisch echoarmen Knotens als pragmatischer Leitfaden der Knotendiagnostik dienen (Abb. 18-1).

Besteht kein primärer Malignomverdacht und ist der Zytologiebefund unauffällig ausgefallen, genügt in der Regel bei kleinen Knoten eine Verlaufskontrolle anfangs in halbjährlichen, später jährlichen Abständen. Die Wachstumsdynamik des oder der Knoten muß durch den sonographischen Befund genau dokumentiert werden. Bleibt der Befund unverändert, reichen langfristig jährliche Kontrollen aus.

Wiederholte Punktionen bei seit Jahren unveränderten kalten Knoten mit initial unauffälliger Zytologie sind nicht sinnvoll.

Daten, die belegen, daß ein gutartiger, kalter Knoten sich im Laufe der Zeit zu einem malignen Knoten umwandeln kann, existieren nicht. Es erfordert viel Erfahrung, um ein ausgewogenes Verhältnis zwischen der Häufigkeit der Zahl von Untersuchungen zum Ausschluß der Malignität einerseits und der Verunsicherung des Patienten durch diese Untersuchungen andererseits zu finden. In Einzelfällen ist es daher manchmal besser (unter Abwägung aller Risiken) auch bei für den Untersucher unauffälligen Befunden eine frühzeitige Operation als beste Lösung des Problems anzustreben.

Kriterien für eine absolute Operationsindikation bei szintigraphisch kaltem Schilddrüsenknoten sind in Tabelle 18-7 aufgeführt.

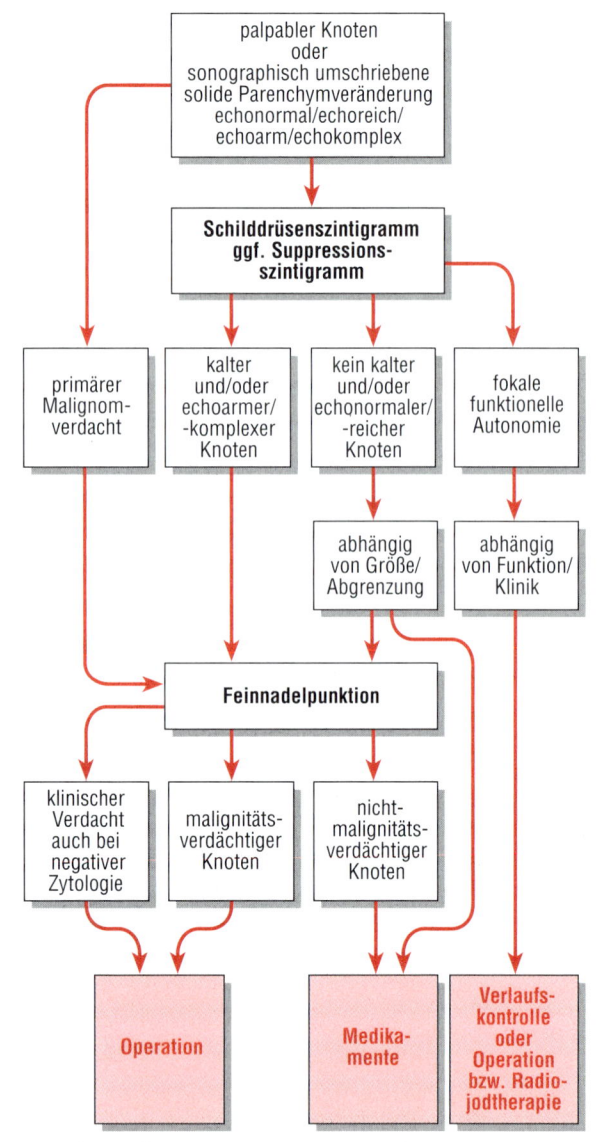

Abb. 18-1 Flußdiagramm zum diagnostisch/therapeutischen Vorgehen bei isoliertem Schilddrüsenknoten.

Tabelle 18-7 Kriterien für eine absolute Operationsindikation bei szintigraphisch kalten und sonographisch echoarmen Schilddrüsenknoten.

rasch aufgetretener Knoten mit Größenzunahme
schlechte Verschieblichkeit
derbe Konsistenz
lokale Symptome (Heiserkeit, Rekurrensparese)
Bestrahlung der Halsregion in der Kindheit
Halslymphome (palpatorisch/sonographisch)

4 Therapie des (benignen) Schilddrüsenknotens

4.1 Operation und Radiojodtherapie

Bei heißen Knoten (unifokale funktionelle Autonomie/autonomes Adenom) richtet sich die Indikation zur Operation oder Radiojodtherapie nach der Größe des Knotens, möglichen lokalen mechanischen oder kosmetischen Problemen und der Schilddrüsenfunktionslage. Bei hyperthyreoter Stoffwechsellage besteht eine absolute Indikation zur definitiven Behandlung (s. Kap. 19). Bei großen Knoten, insbesondere mit Vorkommen weiterer möglicher kalter Knoten, wird man der Operation den Vorzug geben. Bei kleineren, kosmetisch nicht störenden Knoten und unauffälligem paranodulärem Gewebe ist die Radiojodgabe Therapie der Wahl. Bei unifokaler funktioneller Autonomie mit euthyreoter Stoffwechsellage besteht nur eine relative Indikation für Operation und Radiojodtherapie, da die beobachtete jährliche Hyperthyreoseinzidenz mit 3–5% niedrig ist.

Bei kalten Knoten bleibt nach ausführlichen Voruntersuchungen nur bei einem Teil dieser Patienten eine Operationsindikation. Bis zu 30% aller operierten kalten Knoten gehören zu Strumen, die per se aus mechanischen Gründen operiert werden müssen. 20% finden sich eher nebenbefundlich bei anderen Schilddrüsenerkrankungen (behandelte Hyperthyreose, Thyreoiditiden, Schilddrüsenvergrößerung unter konservativer Therapie), und bei nur 5% besteht präoperativ ein ausgesprochener Malignomverdacht.

Ist die Indikation zur Operation des kalten Knotens gestellt, so sollte die Technik differenziert dem Einzelfall angepaßt werden, d.h., nach Freilegung und Revision der gesamten Schilddrüse entscheidet sich der Operateur für einen möglichst parenchymsparenden Eingriff. Handelt es sich um einen solitären Knoten, wird sinnvollerweise eine segmentale Resektion (Exzision) durchgeführt, um dem Pathologen durch das mitentfernte umgebende Gewebe die manchmal schwierige Diagnose des hochdifferenzierten Karzinoms durch Nachweis einer Kapselinvasion zu erleichtern. Bei älteren Patienten wird wegen zunehmender regressiver Veränderungen eine segmentale Resektion immer seltener möglich sein.

4.2 Medikamentöse Therapie

Sind die kalten oder kühlen Knoten durch die Feinnadelpunktion als benigne klassifiziert oder ergibt sich anhand des länger beobachteten klinischen Verlaufs und des sonographischen Bildes keine primäre Operationsindikation, kann entweder nur eine klinische und sonographische Verlaufsbeobachtung erfolgen oder eine Schilddrüsenhormon- und/oder Jodidtherapie durchgeführt werden.

Ziel der Hormontherapie ist die Größenreduktion der Knoten, mindestens aber die Verhinderung eines weiteren Wachstums.

Wenige Studien haben den Einfluß von Thyroxin oder Jod auf das Knotenvolumen untersucht. In einigen prospektiven, sonographisch kontrollierten Untersuchungen wird eine signifikante Größenreduktion unter Thyroxin, nicht aber unter Jodidmedikation beobachtet. In einer anderen Studie zeigte sich eine Volumenreduktion sowohl durch Thyroxin als auch durch Jodid. Andere Arbeiten finden keine signifikanten Therapieerfolge [2, 8, 11].

Bei den Respondern wurde der maximale Effekt im Mittel nach 8 Monaten erreicht, die Größenabnahme der Knoten wird mit 30 und 70% unabhängig vom Ausgangsvolumen angegeben [10].

Trotz suppressiver L-Thyroxinmedikation war in einigen Fällen ein weiteres Knotenwachstum nicht zu verhindern; die Häufigkeit lag zwischen 10 und 20%. Andererseits gibt es auch Beobachtungen über eine spontane Knotenregression.

4.3 Behandlung von solitären Zysten

Erweist sich der vom szintigraphischen Bild her kalte Knoten sonographisch als Zyste, so kann eine Zystenentleerung durch Punktion versucht werden. Allerdings kommt es auch nach wiederholter Punktion in der Regel zum Rezidiv, so daß bei großen Zysten nur durch Operation eine Sanierung erreichbar ist. Dagegen zeigen Einzelkasuistiken, daß auch größere solitäre Schilddrüsenzysten mit Tetracyclin offenbar erfolgreich sklerosiert werden können. Die Instillation von 3–4 ml Tetracyclin führte bei 18 von 19 Fällen in einem Zeitraum von 1–45 Monaten zur vollständigen Remission.

Kontraindikationen gegen dieses Vorgehen sind Malignitätshinweise in der Zystenflüssigkeit, eine inkomplette Zystenleerung, blutiges oder schokoladenfarbiges Aspirat und solide Anteile in der Zystenwand. Über Nebenwirkungen der Sklerosierungstherapie wurde nicht berichtet. Die Erfahrungen sind aber bisher sehr begrenzt.

Literatur

1. Bapat, R.D., S.H. Shah, R.G. Relekar: Analysis of 105 uninodular goitres. J. Postgrad. Med. 38 (1992) 60–61.
2. Belfiore, A., G.D. La Rosa, G. Giuffrida: Treatment of solitary cold thyroid nodules: Effectiveness of 1-thyroxine and iodine. Ann. Endocr. (Paris) 52 (1991) 146–151.
3. Belfiore, A., G.L. La Rosa, G.A. La Porta: Cancer risk in patients with cold thyroid nodules: relevance of iodine intake, sex, age, and multinodularity. Amer. J. Med. 93 (1992) 363–369.
4. Cochand-Priollet, B., P.J. Guillausseau, S. Chagnon: The diagnostic value of fine-needle aspiration biopsy under ultrasonography in nonfunctional thyroid nodules: A prospective study comparing cytologic and histologic finding. Amer. J. Med. 97 (1994) 152–157.

5. Ezzat, S., D. A. Sarti, D. R. Cain: Thyroid incidentalomas. Prevalence by palpation and ultrasonography. Arch. intern. Med. 154 (1994) 1838–1840.

6. Gharib, H.: Fine-needle aspiration biopsy of thyroid nodules: Advantages, limitations, and effect. Mayo Clin. Proc. 69 (1994) 44–49.

7. Hamburger, J. I.: Diagnosis of thyroid nodules by fine needle biopsy: Use and abuse. J. clin. Endocr. 79 (1994) 335–339.

8. Hossein, G., E. M. James, J. W. Charboneau: Suppressive therapy with levothyroxine for solitary nodules. New Engl. J. Med. 317 (1987) 70–75.

9. Lang, W., H. Borrusch, L. Bauer: Occult carcinomas of the thyroid: Evaluation of 1020 sequential autopsies. Amer. J. clin. Path. 90 (1988) 72.

10. Olbricht, Th., F. Jockenhövel: Management des kalten Knotens und des Schilddrüsenmalignoms. Inn. Med. 48 (1993) 575–584.

11. Papini, L., V. Bacci, C. Panunzi: A prospective randomized trial of levothyroxine suppressive therapy for solitary thyroid nodules. Clin. Endocr. 38 (1993) 507–513.

12. Papini, E., C. Panunzi, C. M. Pacella et al.: Percutaneous ultrasound-guided ethanol injection: A new treatment of toxic autonomously functioning thyroid nodules. J. clin. Endocr. 76 (1993) 411–413.

13. Reinwein, D., G. Benker, R. Windeck, F. W. Eigler, L. D. Leder, C. Reiners: Erstsymptome bei Schilddrüsenmalignomen: Einfluß von Alter und Geschlecht in einem Jodmangelgebiet. Dtsch. med. Wschr. 114 (1989) 775–782.

14. Ridgway, E. C.: Clinician's evaluation of a solitary thyroid nodule. J. clin. Endocr. 74 (1992) 231–235.

15. Studer, H.: Thyroid growth in vivo. In: Imura, H., K. Shizume, S. Yoshida (eds.): Progress in Endocrinology, pp. 1053–1061. Excerpta Medica, Amsterdam – New York – Oxford 1988.

19 Funktionelle Schilddrüsenautonomie

Michael Hüfner und Dieter Emrich

1	Definition	161
2	Klinisches Bild	162
3	Pathogenese/Pathophysiologie	162
3.1	Entstehung autonomer Knoten	162
3.2	Hormonsynthese in autonomen Zellen	163
4	Diagnostik	164
4.1	Hormonbestimmungen	164
4.2	Bildgebende Verfahren	164
4.3	Differentialdiagnose	165
5	Therapie	165
5.1	Allgemeine Kriterien	165
5.2	Therapie der hyperthyreoten Autonomie	166
5.3	Das Problem der Jodkontamination	166
5.4	Die jodinduzierte Hyperthyreose	166

1 Definition

Unter dem Begriff Autonomie versteht man die Unabhängigkeit bestimmter Funktionen von regulativen Einflüssen. In bezug auf die Schilddrüse wird hiermit die Abkopplung der Schilddrüsenfunktion von der hypophysären Regulation beschrieben. Bei der *immunogenen Hyperthyreose (M. Basedow)* liegt ein pathologischer Stimulator (TSH-Rezeptorantikörper) vor, der die Schilddrüse unreguliert stimuliert. Bei der *funktionellen Autonomie* liegt die Ursache im Thyreozyten selbst, d. h. die autonomen Thyreozyten sind konstitutiv aktiviert ohne äußeren Stimulator. Die Autonomie ist ein gradueller Prozeß, bei dem die Zahl der autonomen Thyreozyten mit der Zeit langsam zunimmt.

Die Autonomie des Wachstums ist die Ursache dafür, daß langbestehende knotige Jodmangelstrumen auf eine Jod- oder Thyroxinbehandlung schlecht oder überhaupt nicht mit einer Verkleinerung reagieren.

Die funktionelle Autonomie tritt klinisch in zwei Hauptformen in Erscheinung:

Bei der *unifokalen Autonomie* (autonomes Adenom) liegt ein singulärer Knoten autonomer Zellen vor, während die übrigen Schilddrüsenanteile normal reguliert werden. Bisweilen können auch zwei autonome Adenome gleichzeitig auftreten (Abb. 19-1, a, a'). Szintigraphisch „heiße" Areale müssen nicht unbedingt als tastbare Knoten imponieren. Produziert das Adenom nur einen Teil des Hormonbedarfs, so ist das umgebende Gewebe noch stoffwechselaktiv, d. h. es speichert noch in gewissem Maße das Radionuklid. Liegt die Hormonproduktion dagegen über dem Gesamthormonbedarf, so liegt definitionsgemäß eine hyperthyreote Stoffwechsellage vor. Das umgebende Gewebe hat dann einen ruhenden Stoffwechsel mit geringer Radiojodaufnahme. Das autonome Adenom imponiert in diesem Falle im Szintigramm meist als „heißer" Bezirk. Man muß allerdings wissen, daß besonders bei wenig aktiven Adenomen die Korrelation zwischen Ausmaß der Speicherung des umgebenden Gewebes und der Schilddrüsenfunktion unsicher ist. Es kann z. B. eine weitgehende Suppression des umgebenden Gewebes vorliegen bei noch euthyreoten

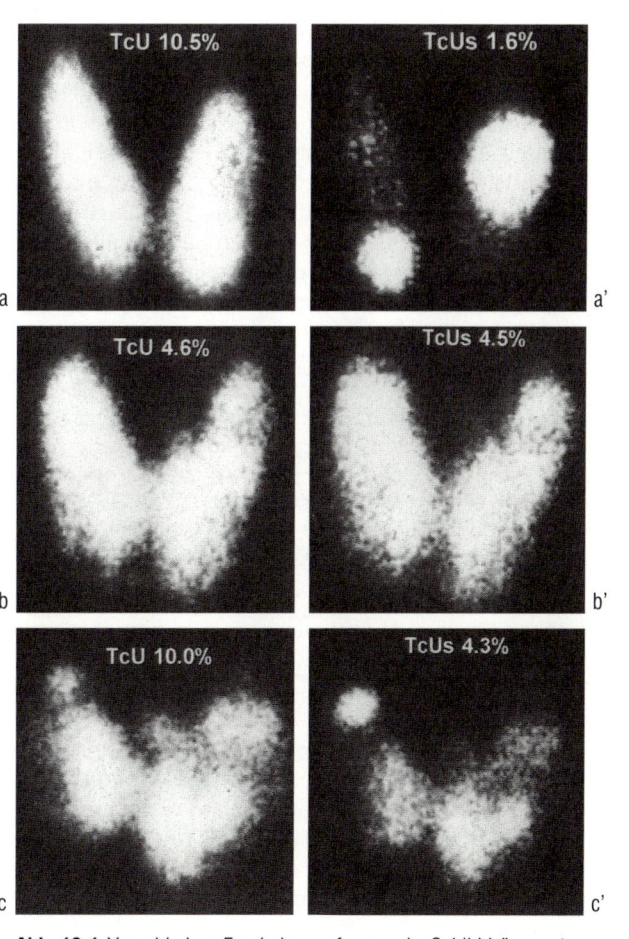

Abb. 19-1 Verschiedene Erscheinungsformen der Schilddrüsenautonomie (Spontanszintigramme: a – c nach Suppression: a' – c')
a) bifokale Autonomie
b) disseminierte Autonomie
c) gemischt disseminierte multifokale Autonomie.

Schilddrüsenhormonwerten. Aus dem Szintigramm ist also die Gesamtfunktionslage nur unsicher abzuleiten. Aus diesem Grund sind die Begriffe „kompensiertes" und „dekompensiertes" autonomes Adenom irreführend, da sie nur ein szintigraphisches Phänomen beschreiben, aber meist im Sinne der Beschreibung einer Funktionsaktivität verwendet werden.

Bei der *multifokal-disseminierten Autonomie* (Abb. 19-1 c, c') sind autonome Thyreozyten bzw. Follikel oder Zellverbände mehr oder weniger regellos über die Schilddrüse verteilt, umgeben von normal regulierten Schilddrüsenanteilen. Bisweilen entsteht das Bild multipler autonomer Adenome oder aber die autonomen Zellen sind so gleichmäßig verteilt, daß im Szintigramm eine diffuse Speicherung imponiert, die mit einer immunogenen Hyperthyreose verwechselt werden kann (*disseminierte Autonomie*) (Abb. 19-1 b, b').

2 Klinisches Bild

Das klinische Bild der funktionellen Schilddrüsenautonomie ist variabel. Wichtigstes Leitsymptom ist eine häufig *knotige Struma* bei oft beschwerdefreiem, euthyreotem Patienten. Erst durch hormonelle und szintigraphische Funktionsteste ergeben sich dann Hinweise auf Autonomie. Auf der anderen Seite beobachtet man schwere Hyperthyreosen bis hin zur thyreotoxischen Krise, die auf dem Boden einer nicht erkannten Autonomie im Rahmen einer Jodkontamination entstehen. Da die Entwicklung einer Autonomie in der Schilddrüse ein zeitabhängiger Prozeß ist, ist sie besonders ein Problem der zweiten Lebenshälfte. Der Altersgipfel liegt im 5. und 6. Jahrzehnt und damit wesentlich höher als der der immunogenen Hyperthyreose zwischen 30 und 40 Jahren.

Der größte Teil der Autonomien findet sich bei klinisch euthyreoten Patienten. Bei bis zu 20% euthyreoter Strumapatienten im Jodmangelgebiet wird bei normalen peripheren Schilddrüsenhormonparametern ein erniedrigtes TSH bzw. eine fehlende oder eingeschränkte TSH-Stimulation durch TRH beobachtet, also eine Situation, die man als *latente Hyperthyreose* bezeichnen könnte.

Geringergradige Autonomien können ein normales TSH haben und sind nur mit Hilfe einer Suppressionsszintigraphie nachweisbar. Die klinische Erkennung der häufig leichten Hyperthyreose wird noch durch die Tatsache erschwert, daß *im Alter* Hyperthyreosen eher oligo- oder monosymptomatisch verlaufen; einziges Symptom kann eine absolute Arrhythmie, die Verschlechterung einer vorbestehenden Herzinsuffizienz oder koronaren Herzerkrankung, eine unklare Gewichtsabnahme oder ein unerklärlicher Leistungsknick sein.

Bei jedem Patienten über 50 Jahre mit nodöser Struma sollte vor einer Untersuchung mit jodhaltigen Kontrastmitteln die Schilddrüsenfunktion überprüft werden.

Generell muß festgehalten werden, daß jede längerbestehende knotige Struma autonomieverdächtig ist; dies sollte vor allem bei geplanter Kontrastmitteluntersuchung durch entsprechende Schilddrüsenfunktionsdiagnostik berücksichtigt werden.

Die klinische Präsentation und der Verlauf des *autonomen Adenoms* (unifokale Autonomie) und der multifokalen Autonomie sind sehr ähnlich. Allerdings läßt sich beim Adenom besonders übersichtlich zwischen autonomem und Normalgewebe szintigraphisch differenzieren. Dadurch werden die verschiedenen Grade der Autonomie besonders gut sichtbar. Langzeitbeobachtungen über den natürlichen Verlauf von autonomen Adenomen mit euthyreoter Stoffwechsellage zeigen, daß die Progredienz langsam ist, aber immerhin mit bis zu 3% Hyperthyreosen/Jahr zu rechnen ist [13]; allerdings werden auch vereinzelt spontane Regressionen beschrieben.

Eine weitere Sonderform der Autonomie ist die Kombination mit einer *Basedow-Hyperthyreose (Marine-Lenhart-Syndrom)* [1]. Hierbei ist vorstellbar, daß sich entweder ein M. Basedow auf eine präexistente autonomisierte multinodöse Struma „aufpfropft" oder aber ein langjähriger M. Basedow über die Entwicklung einer Knotenstruma durch den chronischen Stimulus der TSH-Rezeptorantikörper zur Entwicklung einer multifokalen Autonomie führt. Bei aktivem M. Basedow ist eine gleichzeitig bestehende multifokale Autonomie kaum zu diagnostizieren. Im Operationspräparat würde sich allerdings z.T. das bunte Bild eines Kolloidknotenkropfes darstellen im Gegensatz zur homogenen, kleinfollikulären Basedow-Struma.

3 Pathogenese/Pathophysiologie

3.1 Entstehung autonomer Knoten

Das Entstehen autonom funktionierender Knoten mit unreguliert aktivierter Hormonsynthese ist ein allgemein beobachtetes Phänomen endokriner Drüsen. Das besondere ist nur die Häufigkeit, mit der in der vergrößerten Schilddrüse unter den Bedingungen des Jodmangels eine funktionelle Autonomie entsteht. Eine weitere Besonderheit besteht darin, daß die autonomen Zellen nicht nur in Form von Knoten angeordnet sind, sondern auch disseminiert über die gesamte Drüse verteilt sein können.

Epidemiologische Daten zeigen, daß der Jodmangel eine wichtige Voraussetzung für die Entstehung von Autonomie schafft, denn nur in diesen Regionen ist die Autonomie ein häufiges Problem. Nach der von der Arbeitsgruppe um Studer [10, 15] entwickelten Hypothese begünstigen zwei physiologische Grundbedingungen die Entstehung von autonomen Zellverbänden in einer Jodmangelstruma:

– Die *Mikroheterogenität der normalen Thyreozytenpopulation*: Dies bedeutet, daß verschiedene *typische* Zelleistungen des Thyreozyten (z. B. Jodaufnahme, Hormonsynthese, Thyreoglobulinsynthese,

Hormonsekretion, Wachstum, TSH-Sensitivität) auf der Ebene der Einzelzelle quantitativ unterschiedlich stark exprimiert sind. Diese „Mikroheterogenität" ist eine Grundeigenschaft der Thyreozyten bereits in der normal entwickelten Schilddrüse möglicherweise auf dem Boden somatischer Mutationen und wird auf die Tochterzellen weitergegeben (Abb. 19-2).

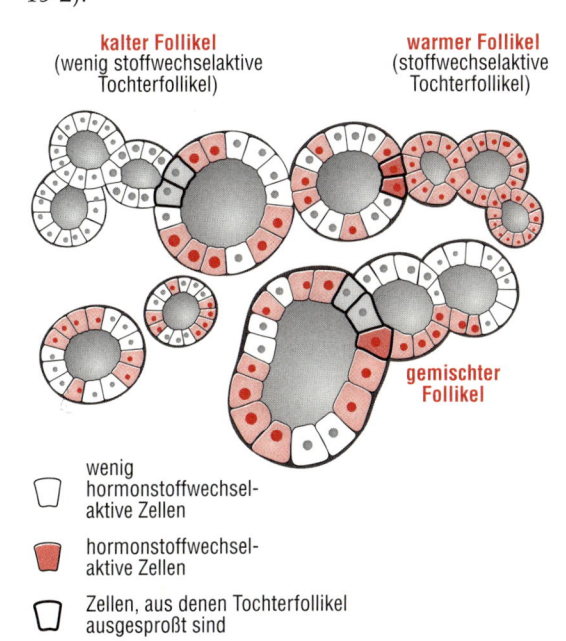

Abb. 19-2 Vermehrung von Schilddrüsenfollikeln: Aus wenig hormonstoffwechselaktiven Zellen aussprossende Tochterfollikel sind auch wieder wenig stoffwechselaktiv. Aus hormonstoffwechselaktiven Zellen aussprossende Tochterfollikel sind stoffwechselaktiv. Tochterfollikel, die sowohl aus hormonstoffwechselaktiven als auch -inaktiven Zellen aussprossen, enthalten stoffwechselaktive und -inaktive Zellen. Umrahmt sind Zellen, aus denen Tochterfollikel ausgesproßt sind (nach [4]).

- Im Rahmen des Jodmangels liegt ein *chronischer Wachstumsstimulus* vor, entweder durch eine leichte TSH-Erhöhung oder aber durch eine erhöhte TSH-Sensitivität aufgrund des intrazellulären Jodmangels. Unter diesen Bedingungen haben Thyreozyten mit erhöhter TSH-Sensitivität einen Wachstumsvorteil; TSH-Sensitivität wird also zu einem Selektionsfaktor.

Autonomie des Wachstums und der Funktion gehen nicht immer parallel. Je nachdem, ob die Zellen zusätzlich die Eigenschaft einer hohen oder niedrigen Hormonsynthese aufweisen, kommt es zur Bildung „heißer" hormonaktiver oder aber „kalter" hormoninaktiver Areale oder Knoten. Es resultiert schließlich histologisch das typische bunte Bild des *Knotenkropfes*. Autoradiographische Untersuchungen an Schilddrüsenschnitten zeigen allerdings, daß heiße, hormonaktive und kalte, hormoninaktive Areale keineswegs homogen sind, sondern nur durch das Überwiegen der einen oder anderen Zellpopulation gekennzeichnet sind.

Mit zunehmender Masse funktionell autonomer Zellen wird die Globalfunktion der Schilddrüse immer unabhängiger von der zentralen TSH-Regulation, da ein immer größerer Anteil des Hormonbedarfs aus den autonom funktionierenden Zellen gedeckt wird. Es kommt also zu einer zunehmenden Suppression des TSH-Spiegels und zu einem langsamen Anstieg der peripheren Hormone, bis schließlich eine klinisch manifeste Hyperthyreose vorliegt (Tab. 19-1).

Tabelle 19-1 Pathogenese der autonomisierten Struma.

normale Schilddrüsen (Mikroheterogenität der Thyreozyten)
Jodmangel
geringe, chronische Stimulation (TSH ?, TSH-Sensitivität ?, IGF-1 ?)
Selektion autonomer Zellen durch vermehrte Proliferation
zunehmende funktionelle Autonomie
Struma nodosa, funktionelle Autonomie mit Hyperthyreose

Unter Jodmangelbedingungen ist eine autonomisierte Schilddrüsenfunktion im fortgeschrittenen Alter ein häufiger Befund!

Der hier beschriebene Prozeß der Autonomisierung bedeutet also, daß die Schilddrüse nicht nur funktionell unreguliert ist, sondern auch das Wachstum nicht mehr durch TSH-Suppression beeinflußbar ist.

3.2 Hormonsynthese in autonomen Zellen

Die Hormonsyntheserate in autonomen Zellen ist von der intrinsischen Aktivität des Syntheseapparates und von der Jodzufuhr abhängig.

Während sich die normale Schilddrüse an große Variationen der Jodzufuhr gut adaptieren kann, ist diese Fähigkeit bei der Autonomie verlorengegangen.

Dies führt klinisch zu einer Gefährdung solcher Patienten durch unkontrollierte Jodzufuhr, da das Jodangebot eine der entscheidenden Determinanten der Hormonsyntheserate im Zustand der Autonomie darstellt. Dies betrifft vor allem ältere Patienten im Rahmen von Kontrastmitteluntersuchungen. Der Grad der individuellen Gefährdung von Patienten mit Autonomie ist schwer abzuschätzen. Wichtige Faktoren sind chemische Form und Dauer der Jodzufuhr und das Volumen des autonomen Gewebes. Daneben ist jedoch die Hormonsyntheseeffizienz der autonomen Thyreozyten unter den Bedingungen des Jodexzeß von Bedeutung.

Neuere molekularbiologische Untersuchungen des TSH-Rezeptors haben gezeigt, daß in einem Teil der autonomen Adenome eine somatische Mutation im TSH-Rezeptor vorliegt [9]. Dadurch verhält sich der

Rezeptor so, als wäre ständig TSH-gebunden. Der TSH-Rezeptor ist also konstitutiv aktiviert und gibt das Aktivierungssignal konstant an die Signaltransduktionskaskade weiter (G-Protein, Adenylzyklase, Proteinkinasen etc.). Diese gute Erklärung für das Phänomen der funktionellen Autonomie fand sich allerdings nur in einem Teil der autonomen Adenome.

4 Diagnostik

4.1 Hormonbestimmungen

Der wichtigste Suchtest für das Vorliegen einer relevanten funktionellen Autonomie ist das basale TSH. Ein niedriges basales TSH bei normalen peripheren FT_3- und FT_4-Werten ist ein Hinweis auf eine Autonomie, der weitere Untersuchungen veranlassen sollte. Ein erniedrigtes basales TSH ist jedoch keineswegs spezifisch für eine Autonomie, sondern niedrige TSH-Werte können auch durch Medikamente z. B. Glukokortikoide und Dopaminagonisten, durch Entzündungsmediatoren, durch hohe Joddosen oder aber durch schwere Begleiterkrankungen verursacht werden (Tab. 19-2).

Tabelle 19-2 Differentialdiagnose des niedrigen basalen TSH.

- Hyperthyreose (manifest)
- Hyperthyreose (subklinisch)
- Therapie mit Schilddrüsenhormonen
- Schwerkranke, Alte
- Glukokortikoide, Dopaminagonisten
- Zustand nach Jodkontamination
- sekundäre Hypothyreose

Ein erniedrigtes TSH ist ein vieldeutiger Befund, der weiterer differentialdiagnostischer Abklärung bedarf.

Unter ambulanten Bedingungen ohne Begleiterkrankung und Medikation hat allerdings ein niedriges TSH bei bestehender Struma eine hohe Spezifität bezüglich funktioneller Autonomie. Fortgeschrittenen Autonomien zeigen mehr oder weniger erhöhte FT_3/FT_4-Werte und müssen vor Einleitung einer Therapie differentialdiagnostisch abgeklärt werden. Es sei daran erinnert, daß bei einem Teil der Patienten eine überwiegende T_3-Erhöhung vorliegen kann aufgrund einer bevorzugten T_3-Synthese möglicherweise im Rahmen eines persistierenden Jodmangels; auf der anderen Seite findet man bei den älteren Patienten mit Zweiterkrankungen ab und zu die Konstellation einer „T_4"-Hyperthyreose besonders nach vorangegangener Jodkontamination.

4.2 Bildgebende Verfahren

Entscheidendes diagnostisches Kriterium für den Nachweis einer klinisch-relevanten Autonomie ist das Suppressionsszintigramm mit Uptake-Messung.

Im Zentrum der Autonomiediagnostik steht die *quantitative Szintigraphie* mit ^{99m}Tc-Pertechnetat vor und nach Suppression der TSH-Sekretion (s. Kap. 16.1). Mit Hilfe des unter maximaler TSH-Suppression gemessenen Technetium-Uptake kann die Autonomie quantifiziert werden. Im Nativszintigramm zeigt sich im charakteristischen Fall eine inhomogene Aktivitätsverteilung mit heißen und kalten Arealen, wobei nach TSH-Suppression die Technetiumaufnahme regionär unterschiedlich erhalten bleibt. Zur Erreichung einer TSH-Suppression werden Schilddrüsenhormone in pharmakologischer Dosis über einen festgelegten Zeitraum verabreicht. Einige gebräuchliche Suppressionsschemen sind in Tabelle 19-3 aufgeführt. Mit den heute zur Verfügung stehenden sehr sensitiven TSH-Messungen hat sich gezeigt, daß es wesentlich länger dauert, bis eine maximale Suppression des TSH stattgefunden hat, als früher angenommen wurde. Insofern ist ein längeres Suppressionsschema vorzuziehen. Da bei vielen Patienten mit Autonomie zwar ein niedriges, aber nicht komplett supprimiertes TSH vorliegt, sollten bei Patienten, die noch normale periphere Hormonwerte haben, die spontanen Uptake-Werte nicht automatisch als Suppressionswerte gewertet werden. Sie sollten vielmehr ebenfalls ein Suppressionsschema durchlaufen. Es zeigt sich häufig, daß auch bei solchen Patienten noch eine weitere Suppression des Uptake möglich ist.

Tabelle 19-3 Möglichkeiten der Schilddrüsensuppression.

Dauer	Hormondosis
7 Tage	3 mg T_4, einmalig
7 Tage	100 µg T_3/Tag
28 Tage	2 Wochen 75 µg T_4/Tag 2 Wochen 150 µg T_4/Tag
20 Tage	200 µg T_4/Tag

Eine globale ^{99m}Tc-Aufnahme in 10 Minuten unter 2% macht eine klinisch relevante funktionelle Autonomie unwahrscheinlich.

Verschiedene Autoren haben versucht, das autonome Volumen zu quantifizieren und Grenzwerte für hyperthyreosegefährdete Patienten festzulegen [2, 6, 8]. Hierbei kommt man auf Volumina für autonomes Gewebe die zwischen 10 und 15 ml liegen. Es gibt zwar bisher keine Daten, die den diagnostischen Vorteil eines solchen indirekten Berechnungsverfahrens mit verschiedenen Annahmen gegenüber der einfachen Uptake-Messung belegen, jedoch ist die Volumenberechnung für die Dosisermittlung bei der Radiojodtherapie von großer praktischer Bedeutung.

Ein unter Suppressionsbedingungen erhobener Uptake von über 3% signalisiert eine fortgeschrittene Autonomie mit einem zunehmenden Hyperthyreoserisiko.

Die quantitative Bewertung des Technetiumszintigramms kommt nur zu klinisch relevanten Aussagen, wenn bei dem Patienten keine Jodkontamination vorliegt. Die Verdünnung des Nuklids durch nichtradioaktives Jod führt zu für die Stoffwechselaktivität nicht repräsentativ niedrigen Uptake-Werten. Es wäre deshalb logisch, im Rahmen jeder Suppressionsszintigraphie die Jodausscheidung im Urin zu bestimmen. Leider stehen Jodbestimmungen nur in beschränktem Maße zur Verfügung, so daß in der Praxis diese potentielle Störmöglichkeit in der Regel nur anamnestisch nachgewiesen bzw. unwahrscheinlich gemacht werden kann.

Die *Schilddrüsensonographie* hat für die Diagnostik und Bewertung der funktionellen Autonomie nur eine geringe Relevanz.

4.3 Differentialdiagnose

Wegen der unterschiedlichen therapeutischen Konsequenzen sollte bei jeder Hyperthyreose die Differentialdiagnose: *Hyperthyreose durch Autonomie oder bei M. Basedow* gestellt werden. Da es keinen für die Autonomie spezifischen Laborbefund gibt, handelt es sich um eine Ausschlußdiagnose. Eine Ausnahme bildet das autonome Adenom, welches szintigraphisch eindeutig diagnostiziert werden kann. Hierbei bedarf es beim autonomen Adenom mit geringer Hormonaktivität eines Suppressionstests. In der Tabelle 19-4 sind die wesentlichen Parameter dargestellt, anhand derer es in den meisten Fällen möglich ist, Autonomie von Basedow-Hyperthyreose zu differenzieren; es bleiben jedoch immer einige Fälle bestehen, deren Zuordnung unsicher ist.

Tabelle 19-4 Unterscheidungsmerkmale von immunogener Hyperthyreose und Autonomie.

Parameter	M. Basedow	Autonomie
Alter	meist < 50 Jahre	meist > 50 Jahre
Struma	diffus, weich	knotig
Strumaanamnese	kurz	lang
Schwirren	häufig	niemals
Szintigramm	homogene Speicherung	inhomogene Speicherung
fehlende Struma	10%	selten
TSH-Rezeptor-AK	70–80%	sehr selten
Orbitopathie	30–50%	fehlt
Hyperthyreose durch Jodkontamination	selten	häufig

Schwierig gestaltet sich auch die Differentialdiagnose bei Vorliegen einer Jodkontamination, da hier ein niedriger Uptake vorliegt. Bei Vorliegen einer hyperthyreoten Stoffwechsellage ergibt sich bei dieser Situation die Differentialdiagnose der Hyperthyreose mit niedrigem Uptake, wobei neben der *Jodkontamination* vor allem verschiedene Formen der *Thyreoiditis* ausgeschlossen werden müssen (Tabelle 19-5). Hier hilft eine Feinnadelpunktion weiter oder aber die Beobachtung des weiteren Verlaufs.

Tabelle 19-5 Differentialdiagnose der „Low-uptake"-Hyperthyreose.

– jodkontaminierte Hyperthyreose
– typische und atypische subakute Thyreoiditis
– „silent" Thyreoiditis
– Thyreotoxicosis factitia

5 Therapie

5.1 Allgemeine Kriterien

Der ganz überwiegende Teil der Autonomien ist gering ausgeprägt mit fehlendem oder geringem Krankheitswert. Leitsymptom ist eine längerbestehende Struma bei niedrigem oder supprimiertem TSH, oft normalen peripheren FT_3- und FT_4-Werten und klinisch euthyreotem Patienten. Eine akute Therapieindikation liegt in solchen Fällen nicht vor. Eine definitive Therapie (Operation oder Radiojodbehandlung) kann nur unter dem Aspekt der Prophylaxe vorgeschlagen werden. Die prospektiven Daten, wie sich euthyreote Strumen mit multifokaler Autonomie über die Jahre entwickeln werden, sind ungenügend [16]. Es gibt allerdings, wie erwähnt, Untersuchungen über den Langzeitverlauf klinisch euthyreoter autonomer Adenome [13]. Hiernach ist bei dieser Subgruppe innerhalb von 10 Jahren mit einer ca. 30%igen Hyperthyreoserate zu rechnen.

In Tabelle 19-6 sind Entscheidungskriterien zusammengefaßt, die für ein eher abwartendes oder aber eher aktives therapeutisches Vorgehen von Relevanz sind.

Tabelle 19-6 Kriterien für die Therapieentscheidung bei funktioneller Autonomie ohne eindeutige Hyperthyreose.

eher abwartend	eher aktiv (Radiojod/Operation)
klinisch euthyreot	klinisch fraglich symptomatisch: z.B. absolute Arrhythmie, Verschlechterung einer Herzinsuffizienz oder Angina
FT_3/FT_4 normal TSH normal oder niedrig	FT_3/FT_4 hochnormal oder erhöht TSH niedrig
Struma klein	Struma groß, kalte Knoten, mechan. Probleme
Uptake unter Suppression <2%	Uptake unter Suppression >2%
keine frühere hyperthyreote Phase	vorausgegangene Hyperthyreose
zukünftige Kontrastmitteluntersuchungen nicht erkennbar	zukünftige Kontrastmitteluntersuchungen wahrscheinlich
keine interferierende Begleiterkrankungen	Rhythmusstörungen, AVK, KHK, chronisches Tumorleiden

Generell ist zu sagen, daß bei einem großen Teil der euthyreoten Autonomien, die nur durch ein erniedrigtes TSH auffallen, ein abwartendes Verhalten angebracht erscheint. Eine Therapie mit Schilddrüsenhormonen kommt nur für Patienten mit nichtsupprimiertem TSH in Frage; eine Jodidbehandlung verbietet sich unter diesen Bedingungen, und eine Jodexposition durch Pharmaka oder Kontrastmittel sollte möglichst unterbleiben.

Insgesamt bleibt festzuhalten, daß bei diesen Patienten ein erheblicher Ermessensspielraum beim behandelnden Arzt besteht und neben den objektiven Parametern zahlreiche individuelle Bedingungen des Patienten und der örtlichen Gegebenheiten für die Entscheidungsfindung von Relevanz sind (Zweiterkrankungen, Strumagröße, Zugang zur Radiojodtherapie). Ein aktives Vorgehen empfiehlt sich bei jüngeren Patienten wegen der zu erwartenden Progredienz und bei älteren Patienten mit komplizierenden Zweiterkrankungen.

5.2 Therapie der hyperthyreoten Autonomie

Die Autonomie ist nach heutiger Vorstellung ein irreversibler Prozeß, so daß Remissionen, z. B. wie beim M. Basedow, selten zu erwarten sind. Allerdings kann sich eine jodausgelöste Hyperthyreose zurückbilden, wenn sich die Jodzufuhr wieder normalisiert, jedoch bleibt die Gefährdung erhalten. Hyperthyreote autonomisierte Strumen sollten deswegen nicht längere Zeit thyreostatisch behandelt werden, sondern es sollte nach Erreichen einer euthyreoten Situation eine Radiojodtherapie oder eine Operation erfolgen [12].

In Einzelfällen ist jedoch gegen eine längere, niedrigdosierte Thyreostatikatherapie grundsätzlich nichts einzuwenden. Die Operation kommt vor allem in Frage, wenn mechanische Probleme (Tracheaeinengung, Ösophagusverlagerung, Einflußstauung), größere kalte Areale im Vordergrund stehen, oder bei jüngeren Patienten mit autonomem Adenom. Hierbei soll der Operateur bevorzugt knotige bzw. szintigraphisch kalte oder autonome (heiße) Areale entfernen („*funktionskritische Operation*").

Bei älteren Patienten, bei denen die Überfunktion das Hauptproblem darstellt, bei Rezidivstrumen oder bei erhöhtem Operationsrisiko, ist die Radiojodbehandlung die Therapie der ersten Wahl.

Hierbei wird eine Herddosis von etwa 350–400 Gy angestrebt [11, 14]. Die zu applizierende Aktivität wird im Rahmen eines Radiojodtests mit Hilfe des vorher bestimmten autonomen Zielvolumens ermittelt. Die Radiojodtherapie ist, wenn sie unter TSH-Suppression durchgeführt wird, selektiv auf die autonomen Zellen ausgerichtet und die Idealtherapie beim autonomen Adenom. Allerdings ist der Verkleinerungseffekt bei der Ersttherapie häufig beschränkt. Hierzu kann eine zweite Therapie nach Ausschaltung der Autonomie angeschlossen werden.

Beim autonomen Adenom ist eine posttherapeutische Hypothyreose selten, bei der multifokalen Autonomie ist im Mittel etwa in 10% der Fälle damit zu rechnen [11], wobei Späthypothyreosen im Gegensatz zur Behandlung der Basedow-Hyperthyreose selten beobachtet werden. Eine leichte Hypopthyreose nach beidseitiger Strumaresektion ist wesentlich häufiger; in diesen Fällen sollte eine postoperative Hormonsubstitution erfolgen (50–150 µg L-Thyroxin/Tag).

5.3 Das Problem der Jodkontamination

Eine Jodkontamination durch jodhaltige Medikamente, Röntgenkontrastmittel oder Desinfektionsmittel ist ein häufiger Manifestationsfaktor der Hyperthyreose bei Autonomie. Leider gibt es keinen zuverlässigen Meßparameter, der die Hyperthyreosegefährdung eines individuellen Patienten durch exogenen Jodexzeß anzeigen würde. Die Erfahrung zeigt, daß ab einem Suppressions-Uptake >2% das Hyperthyreoserisiko bei Jodkontamination ansteigt. Generell allerdings wird das Risiko wahrscheinlich wesentlich überschätzt. Das Hyperthyreoserisiko hängt auch ab von der Menge des freien Jodids und von der Dauer der Exposition. Das Antiarrhythmikum Amiodaron mit seinem hohen Jodgehalt und der langen Halbwertszeit gehört zu den wichtigsten Auslösern einer Hyperthyreose.

Da das Risiko für das Auslösen einer Hyperthyreose bei euthyreoter Autonomie im Einzelfall schwer abzuschätzen ist, gibt es keine etablierten Richtlinien, wie man sich in solchen Fällen vor einer notwendigen Kontrastmitteluntersuchung verhalten soll. Es wird empfohlen, eine prophylaktische Gabe einer Kombination von 1 g Perchlorat/Tag kombiniert mit 20 mg Methimazol/Tag beginnend am Tag vor der Kontrastmittelgabe für die Dauer von einer Woche bis zu 10 Tagen durchzuführen. Die Effektivität einer solchen Maßnahme ist jedoch nicht gesichert, noch sind die Auswahlkriterien des Patienten klar.

5.4 Die jodinduzierte Hyperthyreose

Obwohl der ganz überwiegende Teil der jodinduzierten Hyperthyreosen bei Autonomie nur leichtgradig ausgeprägt ist, kann doch in Einzelfällen eine schwere Überfunktion entstehen, die bei den oft multimorbiden, älteren Patienten lebensbedrohliche Ausmaße annehmen kann. Häufig spricht in diesen Fällen die übliche Thyreostatikatherapie mit Methimazol, PTU oder Perchlorat nur sehr verzögert an, selbst wenn die Dosierung erheblich über das normale Maß gesteigert wird. Wochenlange frustrane Behandlungsversuche mit zunehmender Verschlechterung des Allgemeinzustandes sind keine Seltenheit [11].

Ist deshalb mit einer Kombination von 40–80 mg Methimazol/Tag und etwa 1 g Perchlorat/Tag nach spätestens 10–14 Tagen keine abfallende Tendenz der Hormonwerte zu erkennen, muß man eine notfallmäßige Strumaresektion unter hyperthyreoten Bedingungen erwägen.

Die Ergebnisse der letzten Jahre (allerdings nur an erfahrenen Zentren) haben gezeigt, daß das operative Risiko gering ist, die Patienten innerhalb weniger Tage euthyreot werden und das Gesamtrisiko möglicherweise wesentlich reduziert wird [12].

Ist eine Operation nicht möglich, so kommt noch eine zusätzliche Blockade der Schilddrüse mit Lithium in Frage, die allerdings gerade bei diesen schwerkranken Patienten sehr genau kontrolliert werden muß (angestrebter Serumspiegel: 0,7–1,0 mval/l; *Cave*: Niereninsuffizienz!). Das bei der Basedow-Hyperthyreose außerordentlich effektive Verfahren der Jodidbehandlung nach Plummer ist bei jodkontaminierten Patienten mit Autonomie umstritten. Zum jetzigen Zeitpunkt kann dieses Verfahren nicht empfohlen werden.

Literatur

1. Charkes, N. D.: Graves' disease with functioning nodules (Marine-Lenhart syndrome). J. nucl. Med. 13 (1972) 885–892.
2. Emrich, D., U. Erlenmaier, M. Pohl, H. Luig: Determination of the autonomously functioning volume of the thyroid. Europ. J. nucl. Med. 20 (1993) 410–414.
3. Fradkin, J. E., J. Wolf: Iodide-induced thyrotoxicosis. Medicine 62 (1983) 1–20.
4. Gerber, H. et al.: Autonomie und Heterogenität der Follikel in der euthyreoten und hyperthyreoten menschlichen Knotenstruma: die Lösung alter Rätsel? Schweiz. med. Wschr. 113 (1983) 1178.
5. Hermann, J., H. L. Krüskempfer: Gefährdung von Patienten mit latenter und manifester Hyperthyreose durch jodhaltige Röntgenkontrastmittel und Medikamente. Dtsch. med. Wschr. 103 (1978) 1434–1443.
6. Joseph, K., J. Mahlstedt, H. H. Pries et al.: Früherkennung und Abschätzung des Hyperthyreoserisikos autonomen Schilddrüsengewebes. Nuc. Compact 8/134 (1977) 46–50.
7. Köbberling, J., G. Hintze, H. D. Becker: Iodine-induced thyrotoxicosis - a case for subtotal thyroidectomy in severely ill patients. Klin. Wschr. 63 (1985) 1–7.
8. Mahlstedt, J. K., J. Pries, U. Schmidt, U. Welke: Früherkennung und Abschätzung des Hyperthyreoserisikos autonomen Schilddrüsengewebes. Nuc. Compact 6 (1977) 134–139.
9. Parma, J., L. Dupres, J. van Sande, P. Cochaux, Ch. Gervy, J. Mockel, J. Dumont, G. Vassart: Somatic mutations in the thyrotropin receptor gene cause hyperfunctioning thyroid adenoms. Nature 365 (1993) 649–651.
10. Peter, H. J., H. Studer, R. Forster, H. Gerbert: The pathogenesis of „hot" and „cold" follicles in multinodular goiters. J. clin. Endocr. 55 (1982) 941–946.
11. Reiners, C.: Die Radiojodtherapie der funktionellen Autonomie: Indikationen, Ergebnisse, Risiken. Acta med. Austriaca 17 (Sonderheft 1) (1990) 66–69.
12. Reinwein, D., H. D. Röher, D. Emrich: Therapie der Hyperthyreose – Aktueller Stand. Dtsch. med. Wschr. 118 (1993) 1036–1043.
13. Sandrock, D., T. Olbricht, D. Emrich, G. Benker, D. Reinwein: Long-term follow-up in patients with autonomous thyroid adenoma. Acta Endocr. 128 (1993) 51–55.
14. Seeger, T., D. Emrich, D. Sandrock: Radiojodtherapie der funktionellen Autonomie unter Verwendung des funktionellen autonomen Volumens. Nucl. Med. 34 (1995) 135–140.
15. Studer, H., P. J. Peter, H. Gerber: Natural heterogeneity of thyroid cells: The basis for understanding thyroid function and nodular goiter growth. Endocr. Rev. 10 (1989) 125–135.
16. Wiener, J. D.: Plummer's disease: localized thyroid autonomy. J. endocr. Invest. 10 (1987) 207–224.

20 Hyperthyreose

Martin Grußendorf

1	Definition/Klassifikation	168
2	Klinisches Bild	169
3	Pathogenese	169
3.1	Autonomie	169
3.2	Immunthyreopathie	170
3.3	Schilddrüsenentzündungen	170
3.4	Sekundäre (TSH-abhängige) Hyperthyreose	170
4	Pathophysiologie	170
5	Diagnostik	171
5.1	Anamnese und Befund	171
5.2	Labordiagnostik	171
5.2.1	Parameter der Schilddrüsenfunktion	171
5.2.2	Antikörperbestimmungen	172
5.2.3	Allgemeine Laborparameter	172
5.3	Morphologische Diagnostik	172
5.3.1	Schilddrüsensonographie	172
5.3.2	Schilddrüsenszintigraphie	172
5.3.3	Andere Untersuchungen	173
5.4	Rationales Vorgehen bei der Diagnostik	173
6	Therapie	173
6.1	Therapieformen	173
6.1.1	Medikamentöse Therapie	173
6.1.2	Radiojodtherapie	174
6.1.3	Schilddrüsenoperation	174
6.2	Therapie einzelner Hyperthyreoseformen	175
6.2.1	Autonomie	175
6.2.2	Morbus Basedow	175
7	Besonderheiten	176
7.1	Hyperthyreose und Schwangerschaft	176
7.2	Thyreotoxische Krise	177

Tabelle 20-1 Ursachen der Hyperthyreose.

Immunthyreopathie: Morbus Basedow, postpartale Thyreoiditis

Autonomie: uni- bzw. multifokal, disseminiert

Entzündung: subakute Thyreoiditis, „silent thyroiditis", Strahlenthyreoiditis

sekundäre (TSH-bedingte) Hyperthyreosen: TSH-produzierendes Adenom, hypophysäre Hormonresistenz

extrathyreoidale Schilddrüsenhormonproduktion: Karzinommetastasen, Struma ovarii

iatrogene Hyperthyreose: Medikamente, schilddrüsenhormonkontaminierte Nahrungsmittel

Hauptursachen der Hyperthyreose sind die Immunthyreopathie und die Schilddrüsenautonomie, die zusammen ca. 99 % aller Ursachen ausmachen.

1 Definition/Klassifikation

Der Begriff „Hyperthyreose" bezeichnet im eigentlichen Sinn ein Überangebot von Schilddrüsenhormonen am Rezeptor der Körperzellen, was zu einer pathologischen Hyperaktivität des intrazellulären Metabolismus führt. Diese Hyperthyreose ist in 99,9 % der Fälle durch eine Überfunktion der Schilddrüse bedingt, in seltenen Fällen auch durch ein vermehrtes Angebot von Schilddrüsenhormonen aus anderen Quellen, so z. B. iatrogen durch Medikamente oder durch extrathyreoidale Synthese von Schilddrüsenhormonen. (Aus diesem Grund sind die Begriffe „Hyperthyreose" und „Schilddrüsenüberfunktion" nicht synonym). In Tabelle 20-1 sind die wichtigsten Ursachen der Hyperthyreose aufgelistet.

Das Verhältnis der Prävalenz dieser beiden Formen ist regional abhängig vom Jodmangel, es variiert in Deutschland zwischen 60/40 % (Immunthyreopathie/Autonomie) im Norden und 40/60 % im Süden.

Eine Sonderform der Immunthyreopathie ist die postpartale Thyreoiditis, die in unmittelbarem Zusammenhang mit den peri- und postnatalen immunologischen Umstellungen steht.

Die *Hyperthyreose bei subakuter Thyreoiditis* ist eine seltene Begleiterscheinung dieser ätiologisch bisher nicht geklärten Schilddrüsenentzündung (s. Kap. 23), bei der die meist milde Hyperthyreose durch die Ausschwemmung der Schilddrüsenhormone aus den entzündlich zerstörten Follikeln bedingt ist. Auch die *Hyperthyreose bei Strahlenthyreoiditis* ist so zu erklären. Die *„silent thyroiditis"* ist pathogenetisch wahrscheinlich mit der subakuten Thyreoiditis verwandt (s. u.). Die sekundäre, *hypophysär bedingte Hyperthyreose* ist ein seltenes Krankheitsbild, bedingt durch eine pathologische TSH-Stimulation der sonst normalen Schilddrüse (s. Kap. 8).

Die *Hyperthyreose bei Struma ovarii* oder bei hormonaktiven Metastasen eines Schilddrüsenkarzinoms sind extreme Raritäten, die häufig erst nach längeren diagnostischen Irrwegen mittels Ganzkörperszintigramm etc. aufgedeckt werden.

Die iatrogene Hyperthyreose ist nicht immer anamnestisch leicht zu erfragen, da der Schilddrüsenhormongehalt mancher Medikamente (z. B. Schlankheitspräparate aus anderen Ländern) nicht immer exakt angegeben ist. Zu erwähnen ist auch die Möglichkeit, daß eine Hyperthyreose durch den Genuß von mit Schilddrüsenhormonen kontaminierten Nahrungsmitteln (z. B. Fleisch) entstehen kann („Hamburger-Thyrotoxikosis").

2 Klinisches Bild

Die klinische Diagnose der manifesten Hyperthyreose ist bei ausgeprägten Fällen eine dankbare Blickdiagnose. Bereits die *Anamnese* ist richtungweisend: allgemeine Unruhe, Nervosität, Tachykardie, Gewichtsabnahme trotz starkem Appetit, Hitzeintoleranz und häufiger Stuhldrang werden am häufigsten angegeben (Tab. 20-2).

Tabelle 20-2 Klinische Symptome der Hyperthyreose.

Anamnese
– Gewichtsabnahme
– Appetitsteigerung
– Tachykardie, Rhythmusstörungen
– Nervosität, Unruhe
– häufiger Stuhlgang, Diarrhö
– Hyperhidrosis, Hitzeintoleranz
– Haarausfall
– Müdigkeit, Abgeschlagenheit
– Muskelschwäche
– Zyklusstörungen

klinischer Befund
– Tachykardie, Arrhythmie
– warme, feuchte Haut
– systolischer Hypertonus (große RR-Amplitude)
– Tremor
– Hyperreflexie
– Glanzauge
– Muskelschwäche
– endokrine Orbitopathie*
– prätibiales Myxödem*

* zusätzlich beim Morbus Basedow

Bei der *klinischen Untersuchung* stehen die Tachykardie und die überwärmte, feuchte Haut ganz im Vordergrund, daneben auch Tremor, systolischer Hypertonus und allgemeine Unruhe. Diese Patienten (ca. 40 %) sind auch für den nichterfahrenen Arzt kein Problem, obwohl auch hierbei Fehldiagnosen vorkommen können: Die Differentialdiagnose einer vegetativen Dystonie oder einer streßbedingten Überlastung muß immer mitbeachtet werden. Bei solchen Patienten findet man häufig anamnestische Widersprüche: z. B. Nervosität, Unruhe, Tachykardie gepaart mit Gewichtszunahme, Obstipation etc. (allerdings findet sich ausnahmsweise eine Gewichtszunahme bei eindeutiger Hyperthyreose durch eine Hyperphagie).

Probleme bereiten eher die 60 % der Patienten, die nicht das klassische Bild der Hyperthyreose aufweisen: Insbesondere in höherem Alter finden sich monosymptomatische Verläufe, die auch vom erfahrenen Arzt übersehen werden können (s. Tab. 20-3). Gerade bei Patienten mit Autonomien, die lange kompensiert verlaufen können, kann es zu intermittierenden hyperthyreoten Phasen mit verdeckter Symptomatik kommen.

Tabelle 20-3 Häufigste Manifestationen der monosymptomatischen Hyperthyreose.

– Gewichtsabnahme
– Arrhythmie (plötzliches Vorhofflimmern)
– zunehmender Tremor
– Besserung einer Obstipation
– Müdigkeit
– Depression

Fallbeispiel 1

Ein 60jähriger, sonst gesunder süddeutscher Mann berichtete, daß immer dann eine absolute Arrhythmie mit Tachykardien aufgetreten sei, wenn er sich 1 Woche auf seinem Schiff auf der Nordsee (im jodreichen Umfeld) aufgehalten habe. Eine Woche nach dem Urlaub sei es regelmäßig wieder zu einem stabilen Sinusrhythmus gekommen. Es wurde eine multifokale Autonomie mit latenter Hyperthyreose (s.u.) nachgewiesen. Nach einer Radiojodtherapie traten die Rhythmusstörungen nicht mehr auf.

Bei solchen Patienten kann klinisch eine vergrößerte Schilddrüse auf die Schilddrüsenerkrankung hinweisen, jedoch ist gerade bei der Immunthyreopathie häufig auch eine normal große Schilddrüse zu finden.

Andererseits ist beim M. Basedow die Diagnose leicht, wenn ein Rauschen über der Struma auskultiert werden kann oder eine endokrine Orbitopathie (s. Kap. 21) vorliegt. Alle anderen Hyperthyreoseformen sind dann ausgeschlossen. Seltener findet sich das prätibiale Myxödem (bei ca. 5 % der Patienten mit Immunthyreopathie), nach dem gezielt gesucht werden muß. Dabei handelt es sich um Hautveränderungen, die an der unteren Hälfte des Unterschenkels und an den Füßen, in schweren Fällen auch an den Unterarmen und Händen lokalisiert sind. Es sind meist kleine, ca. 1–2 cm im Durchmesser messende Plaques, die jedoch auch Durchmesser von bis zu 20 cm erreichen können. In Abbildung 20-1 (s. Farbtafel) ist ein Extremfall eines prätibialen Myxödems bei einem Patienten mit hochaktivem M. Basedow dargestellt, diese Hautveränderungen haben sich im Laufe eines Jahres so ausgebildet und waren therapeutisch nicht wesentlich zu beeinflussen.

Die klinische Diagnose einer Hyperthyreose bei Patienten mit dem Vollbild (ca. 40%) ist dankbar und unproblematisch, bei oligo- oder monosymptomatischen Patienten muß jedoch differentialdiagnostisch immer auch an eine Hyperthyreose gedacht werden.

3 Pathogenese

3.1 Autonomie

Die Pathogenese der Autonomie ist Kapitel 19 ausführlich dargestellt. Hervorzuheben ist, daß sich bei dieser Form der Schilddrüsenüberfunktion – im Gegensatz zur Immunthyreopathie – die durch den Jodmangel bedingten Veränderungen ausschließlich auf die Schilddrüse beschränken und nicht mehr reversibel sind, weswegen immer eine ablative Therapie angestrebt werden muß.

3.2 Immunthyreopathie

Die Pathogenese der Immunthyreopathie beschränkt sich nicht nur auf die Schilddrüse, sondern ist ein komplexer Vorgang, der das gesamte Immunsystem betrifft [11]. Der Pathomechanismus ist bisher nur zum kleinen Teil aufgeklärt. Bekannt ist, daß Personen mit speziellen Gewebsantigenen (HL-B8, HLA-DR3) eine Risikogruppe darstellen. Zusätzlich werden auch psychische Auslöser bei disponierten Patienten diskutiert.

Ausgelöst durch eine abnorme T-Zell-Funktion kommt es zur Expression von Antikörpern, die an den TSH-Rezeptor binden und die Schilddrüsenzelle via cAMP zur vermehrten Hormonproduktion stimulieren; außerdem stimulieren Wachstumsfaktoren das Wachstum der Schilddrüse – jedoch nicht in allen Fällen. Bei ca. 40% der Patienten kommt es begleitend zu einer endokrinen Orbitopathie (s. Kap. 21).

Das seltene Auftreten des *prätibialen Myxödems* ist ebenfalls pathogenetisch nicht geklärt. Bekannt ist, daß bei dieser Hautveränderung Fibrozyten und Glykosaminoglykane (wie auch in dem veränderten Augenmuskel der Patienten mit endokriner Orbitopathie) nachweisbar sind, außerdem ist auffällig, daß alle Patienten mit prätibialem Myxödem sehr hohe Titer des TSH-Rezeptor-stimulierenden Antikörpers haben, was auf einen gemeinsamen ätiologischen Faktor hinweist. Bei 5–10% der Patienten mit Immunthyreopathie finden sich auch andere Autoimmunerkrankungen (Vitiligo, Diabetes mellitus Typ I, M. Addison, perniziöse Anämie, Myasthenia gravis).

Aus der Tatsache, daß die Pathogenese der Immunthyreopathie noch so wenig geklärt ist, wird verständlich, daß auch die sehr variablen *Verlaufsformen des M. Basedow* nicht vorhergesagt werden können: Man kann lediglich aus den Ergebnissen der bisherigen Untersuchungen retrospektiv zusammenfassen, daß es bei ca. 50% der Patienten mit M. Basedow zu einer Remission der Hyperthyreose kommt (wobei dann später Rezidive bei der Hälfte dieser Patienten möglich sind). Die andere Hälfte der Patienten bedarf auf Dauer einer ablativen Therapie, der Anteil der Patienten mit Struma ist bei diesen höher.

Eine Sonderform der Immunthyreopathie ist die *postpartale Thyreoiditis*. Die Pathogenese ist ebenfalls noch weitgehend unklar [9]. Man nimmt an, daß die immunologischen Umstellungen postpartal zu einer milden, transienten, autoimmun bedingten Hyperthyreose führen, die ca. 1–3 Monate andauert und häufig von einer ebenfalls ca. 3 Monate dauernden hypothyreoten Phase gefolgt wird. Danach kommt es wieder zu einer Normalisierung der Stoffwechsellage.

3.3 Schilddrüsenentzündungen

Die subakute *Thyreoiditis de Quervain* ist in Kapitel 23 dargestellt. Ursache der Hyperthyreose ist die rasche Freisetzung der schon synthetisierten Schilddrüsenhormone aus den zerstörten Zellen [1]. Daraus folgt, daß eine Behandlung mit Thyreostatika sinnlos ist. Dagegen ist mit einer antiphlogistischen Therapie (insbesondere mit Glukokortikoiden) die Hyperthyreose rasch zu beseitigen.

Die „*silent thyroiditis*" ist ein sehr komplexes Krankheitsbild, das auch als schmerzlose Form der subakuten Thyreoiditis bezeichnet wird und in den USA relativ häufig, in Europa dagegen selten diagnostiziert wird. Möglicherweise ist dieser Unterschied durch die differente Jodversorgung bedingt.

3.4 Sekundäre (TSH-abhängige) Hyperthyreose

Diese seltene Erkrankung muß noch weiter unterteilt werden: Bei einem Teil der Patienten ist die ungeregelte TSH-Sekretion durch einen TSH-produzierenden Hypophysentumor bedingt; die Ursache für die Ausbildung der Adenome ist nicht bekannt. Bei den anderen Patienten handelt es sich um eine Resistenz der thyreotropen Zellen gegen die Schilddrüsenhormone, wodurch der hypophysär-thyreoidale Regelkreis gestört ist (s. Kap. 25).

Die *Autonomie* entsteht als Folge des Jodmangels und ist ausschließlich eine Erkrankung der Schilddrüse. Dagegen ist die *Immunthyreopathie* eine komplexe Autoimmunerkrankung, bei der die Schilddrüsenüberfunktion durch Bindung von pathologischen Antikörpern an den TSH-Rezeptor ausgelöst wird. Die *Hyperthyreose bei subakuter Thyreoidits* ist durch die Freisetzung der Schilddrüsenhormone aus den entzündlich zerstörten Follikeln bedingt.

---

4 Pathophysiologie

Jede Körperzelle hat Rezeptoren für die Schilddrüsenhormone, die als Regulatoren des Zellmetabolismus in den verschiedenen Geweben fungieren. Das hat zur Folge, daß eine Überschwemmung der Zellen mit Schilddrüsenhormonen zu einer Hyperaktivität der einzelnen Organe führt, die im folgenden einzeln aufgeführt werden.

Herz und Kreislauf: Die positiv chronotrope Wirkung der Schilddrüsenhormone bewirkt eine Dauertachykardie, daneben kommt es vermehrt zu Rhythmusstörungen. Bei schweren Hyperthyreosen tritt nicht nur wegen der Tachykardie, sondern auch wegen der zunehmenden Myopathie des Herzmuskels eine manifeste Herzinsuffizienz auf. Beim M. Basedow kommt es bei einem Teil der Patienten zu einem Mitralklappenprolaps, der möglicherweise durch Einlagerungen von

Glykosaminglykanen in die Herzklappe im Rahmen der Immunthyreopathie bedingt ist.
Lunge: Nicht nur die globale Herzinsuffizienz führt zur Dypnoe, sondern bei längerbestehender ausgeprägter Hyperthyreose auch die Myopathie der Atemmuskulatur.
Gastrointestinaltrakt: Die vermehrte Peristaltik der Darmmuskulatur bei Hyperthyreose führt zu häufigen Entleerungen von relativ dünnem Stuhl, die Darmresorption ist gestört, weswegen die Patienten trotz Hyperphagie abnehmen. Es besteht ein beschleunigter Lebermetabolismus.
Zentrales und peripheres Nervensystem: Die allgemeine Gespanntheit, Erregtheit und Unruhe ist durch die Auswirkungen des beschleunigten Metabolismus der zentralen und peripheren Nervenzellen bedingt, ebenso der Tremor. Im Extremfall (thyreotoxische Krise!) kommt es zur generalisierten Enzephalopathie und zur zerebellären Dysfunktion.
Bewegungsapparat: Der Knochenstoffwechsel ist deutlich beschleunigt, die erhöhte osteoklastische Aktivität führt zur Osteoporose. Bei längerbestehender Hyperthyreose kommt es außerdem zunehmend zu einer thyreotoxischen Myopathie, so daß sich die Patienten nicht mehr allein aus der Hocke erheben können.
Haut: Die vermehrte Durchblutung der Haut und die gestörte Thermoregulation führen zu Überwärmung und Hyperhidrosis, die Haare werden sehr weich, es kommt vermehrt zu Haarausfall. Bei 5% der Patienten mit Immunthyreopathie entwickelt sich das prätibiale Myxödem.
Augen: Die hyperthyreote Stoffwechsellage an sich führt zum „Glanzauge" mit leicht vermehrter Tränenbildung, leichter Protrusio, häufigem Lidschlag. Bei M. Basedow finden sich bei ca. 40% der Patienten zusätzlich Veränderungen durch die endokrine Orbitopathie (s. Kap. 21).
Reproduktionssystem: Durch die Hyperthyreose kann es zu ausgeprägten Zyklusstörungen bis hin zur sekundären Amenorrhö kommen; die komplexen Hormoninteraktionen können auf hypophysärer und ovarieller Ebene empfindlich gestört werden, so daß es auch zu einer Sterilität kommen kann. Außerdem können Potenzstörungen und Libidoverlust auftreten.

5 Diagnostik

5.1 Anamnese und Befund

Auf den hohen Stellenwert von Anamnese und klinischem Befund in der Primärdiagnostik wurde schon eingegangen. Allerdings wird kein erfahrener Kliniker bei ausgeprägten, scheinbar hyperthyreoten Beschwerden thyreostatisch behandeln, wenn die Laborkonstellation eindeutig auf eine Euthyreose hinweist!

5.2 Labordiagnostik

5.2.1 Parameter der Schilddrüsenfunktion

Zum Ausschluß einer Hyperthyreose bei verdächtiger Symptomatik ist die Bestimmung eines basalen TSH-Wertes mit einer ultrasensitiven Methode ausreichend [6].

Ist der TSH-Spiegel normal, ist eine Hyperthyreose mit sehr großer Wahrscheinlichkeit ausgeschlossen.

Allerdings sollten bei auffälliger Diskrepanz zum klinischen Befund doch die peripheren Hormone mitbestimmt werden, da nur so die seltene sekundäre Hyperthyreose oder ein Laborfehler sicher ausgeschlossen werden können. Bei supprimiertem TSH-Wert muß immer die Bestimmung der peripheren Hormonwerte angeschlossen werden. Diese sollten auch bei begründetem Verdacht auf eine Hyperthyreose immer gleich zusammen mit TSH bestimmt werden, da nur so Informationen über die Schwere der Erkrankung erlangt werden können.

Die häufigsten Irrtümer bei der Interpretation dieser Werte sind in Tabelle 20-4 aufgelistet. Ganz im Vordergrund steht die Mißinterpretation der erhöhten Gesamthormonkonzentrationen von T_3 und T_4 unter Kontrazeptiva oder in der Schwangerschaft. Durch die Bestimmung der freien Fraktionen von T_3 und T_4 (mittels indirekter oder direkter Messung, s. a. Kap. 16,4) wird das Interpretationsproblem etwas vereinfacht, jedoch nicht vollständig behoben.

Tabelle 20-4 Häufige Fehlerquellen bei der Interpretation von Schilddrüsenparametern.

bestimmter Parameter	Fehlinterpretation
gesamt T_4, gesamt T_3	„Hyperthyreose" bei hohen Werten unter oraler Kontrazeption oder bei Schwangerschaft
TSH	Verzicht auf Bestimmung, Nichtberücksichtigung eines normalen Wertes
Thyreoglobulinantikörper Anti-TPO-Antikörper	Überbewertung von niedrigtritrigen Antikörperkonzentrationen (<1000) oder von Titerschwankungen
TSH-Rezeptor-Antikörper	Überbewertung bei der Verlaufsbeobachtung von Basedow-Patienten

Die Vorstufe der manifesten Hyperthyreose ist die *latente Hyperthyreose*, bei der die peripheren Schilddrüsenhormonwerte noch im Normbereich liegen, TSH jedoch bereits durch ein Schilddrüsenhormon-Überangebot am hypophysären Rezeptor supprimiert ist. Diese Konstellation findet sich häufig über lange Zeiträume bei Patienten mit Autonomien (Kap. 19), seltener auch bei den Immunthyreopathien, bei denen der Übergang in die manifeste Hyperthyreose deutlich rascher verläuft. Meist bedeutet die Laborkonstellation einer latenten Hyperthyreose noch keine Indikation zur thyreostatischen Therapie, im Einzelfall kann dies jedoch bei entsprechender Klinik indiziert sein. Bei Patienten mit latenter (und natürlich auch manifester!) Hyperthyreose muß unbedingt auf eine absolute Jodkarenz (insbesondere jodhaltige Röntgenkontrastmittel, Pharmaka) geachtet werden; müssen diese appliziert werden, muß vorher eine thyreostatische oder ablative Therapie eingeleitet werden. Allerdings kann TSH auch durch andere Einflüsse, insbesondere Medikamente (z.B. Glukokortikoide) supprimiert sein (Tab. 20-1), so daß in solchen Fällen keine latente Hyperthyreose vorliegt. Auf der anderen Seite muß berücksichtigt werden, daß in höherem Alter die normalen Schilddrüsenhormonkonzentrationen und TSH um 10-20% und somit auch die oberen Grenzbereiche tiefer liegen.

Schließlich können auch bei gleichzeitigem Vorliegen von schwerer Erkrankung und Hyperthyreose die Gesamthormonkonzentrationen von T_3 und T_4 im Normbereich liegen (sog. low-T_4-low-T_3-Syndrom), so daß in solchen Fällen auf jeden Fall die Bestimmung des freien T_4 erfolgen muß.

5.2.2 Antikörperbestimmungen

Antikörperbestimmungen sind bei der Differentialdiagnose hilfreich, weniger im Verlauf.

Bei Nachweis einer Hyperthyreose und unklarer Differentialdiagnose (Autonomie/Immunthyreopathie) ist die Messung von Anti-TPO-Ak und TSH-Rezeptor-stimulierenden Ak sinnvoll, wobei einschränkend gesagt werden muß, daß auch bei der Autonomie niedrigtitrige Anti-TPO-Ak durchaus vorkommen können und umgekehrt die Immunthyreopathie auch mit negativen Ak-Befunden einhergehen können (Tab. 20-5). Nachdem der TSH-Rezeptor jetzt kloniert ist, sind noch sensitivere Bestimmungsmethoden für den Rezeptorantikörper zu erwarten.

Tabelle 20-5 Antikörperbefunde bei 336 Patienten mit gesichertem M. Basedow.

TSH-Rezeptor-Ak	Anti-TPO-Ak	Patienten	(%)
+	+	151	45
+	−	60	18
−	+	53	16
−	−	72	21

Wichtig ist die Frage, ob die Aktivität des Rezeptor-Ak ein signifikanter Indikator für den Verlauf der Immunthyreopathie und insbesondere für das Auftreten einer Remission ist. Durch eine prospektive Studie wurde belegt, daß dies nicht der Fall ist [10]. Dies wurde von anderer Seite immer wieder bestritten. Nach den vorliegenden Untersuchungen kann man zusammenfassen, daß sehr hohe Aktivitäten des TSH-Rezeptor-Ak eher gegen eine baldige Remission sprechen, negative Werte ein Rezidiv jedoch nicht ausschließen.

5.2.3 Allgemeine Laborparameter

Die Durchführung der BSG zum Ausschluß einer subakuten Thyreoiditis ist wichtig, die AP ist häufig durch die Stimulierung der Osteoblasten erhöht. Kalzium kann ebenfalls leicht erhöht sein, ebenso die Transaminasen durch eine begleitende Hepathopathie. Die Blutfettwerte sind häufig erniedrigt.

5.3 Morphologische Diagnostik

5.3.1 Schilddrüsensonographie (s. Kap. 16.2)

Bei jedem Patienten mit Hyperthyreose muß eine sonographische Untersuchung der Schilddrüse erfolgen.

Der Nachweis einer diffusen Echoarmut des gesamten Organs im Sonogramm ist bei Hyperthyreose zu 99% spezifisch für das Vorliegen einer Immunthyreopathie. (*Ausnahme:* subakute Thyreoiditis mit diffusem entzündlichem Organbefall). Auf der anderen Seite spricht das Fehlen einer diffusen Echoarmut nicht gegen das Vorliegen einer Immunthyreopathie: nur ca. 70% der Patienten mit M. Basedow weisen dieses sonographische Bild auf.

Abbildung 20-2 zeigt die „klassischen" Befunde einer Immunthyreopathie und einer disseminierten Autonomie (s. Farbtafel). Der Unterschied des sonographischen Bildes bei ähnlichem Szintigramm ist offenkundig.

Auch die Diagnose eines sog. „Pfropf-Basedows", bei dem sich die Immunthyreopathie auf eine vorbestehende Struma ohne oder mit Autonomie („Marine-Lenhardt-Syndrom") „aufgepfropft" hat, läßt sich mit dem Ultraschall häufig besser als mit der Gammakamera nachweisen, da neben der allgemeinen Echoarmut die Größe und die ausgeprägte Inhomogenität der Struma sehr viel besser darstellbar ist (s.a. Kap. 19).

5.3.2 Schilddrüsenszintigraphie (s. Kap. 16.1)

Die Domäne der Schilddrüsenszintigraphie – insbesondere ihrer quantitativen Auswertung – ist die Autonomie (s. Kap. 19).

Bei Verdacht auf das Vorliegen einer Autonomie (inhomogene Struktur im Ultraschall, umschriebene Areale etc.) ist die Szintigraphie unerläßlich.

Bei laborchemischen und sonographischen Hinweisen auf eine Immunthyreopathie ist die nuklearmedizinische Untersuchung nur relativ indiziert, in Problemfällen jedoch häufig hilfreich. Hier ist ein erhöhter Technetium-Uptake hinweisend, sowie in einem hohen Prozentsatz die szintigraphische Darstellung des Lobus pyramidalis. Bei der subakuten Thyreoiditis ist die Nuklidaufnahme typischerweise gestört, ebenso bei der iatrogenen Hyperthyreose (s.a. Kap. 16,1).

5.3.3 Andere Untersuchungen

Weitere technische Untersuchungen sind in Einzelfällen notwendig: eine Röntgenuntersuchung von Thorax, Trachea und Ösophagus bei großem Strumen und Verdacht auf hyperthyreote Herzinsuffizienz, eine Kernspintomographie der Hypophysenregion bei Verdacht auf TSH-abhängige Hyperthyreose. Schilddrüsenpunktionen sind nur in Ausnahmefällen indiziert. (Diagnostik der endokrinen Orbitopathie s. Kap. 21).

Bei Verdacht auf eine Osteoporose wird man eine Densitometrie durchführen, bei entsprechender Symptomatik die kardiologische Untersuchung (Mitralklappenprolaps bei Immunthyreopathie! s. o.).

5.4 Rationales Vorgehen bei der Diagnostik

In Abbildung 20-3 wird der sinnvolle Ablauf einer Schilddrüsendiagnostik bei Verdacht auf Hyperthyreose noch einmal zusammenfassend dargestellt.

Jede Hyperthyreose muß pathogenetisch abgeklärt werden, da erst danach das therapeutische Vorgehen festgelegt werden kann.

6 Therapie

6.1 Therapieformen

6.1.1 Medikamentöse Therapie

Der Einbau des Jods in Tyrosin sowie die Synthese der Jodthyronine wird durch die *Thionamide* blockiert, die Jodaufnahme in die Schilddrüse wird durch *Perchlorat* gehemmt. Eine dritte Alternative ist die Behandlung mit *Jod* in sehr hohen Dosen, das ebenfalls wie *Lithium* die Ausschüttung des schon synthetisierten Schilddrüsenhormons aus den Follikeln hemmt. Dies kommt jedoch nur in besonderen Fällen zur Anwendung (Tab. 20–6).

Die bei uns am häufigsten benutzten Thyreostatika bei der Behandlung von Patienten mit Hyperthyreose

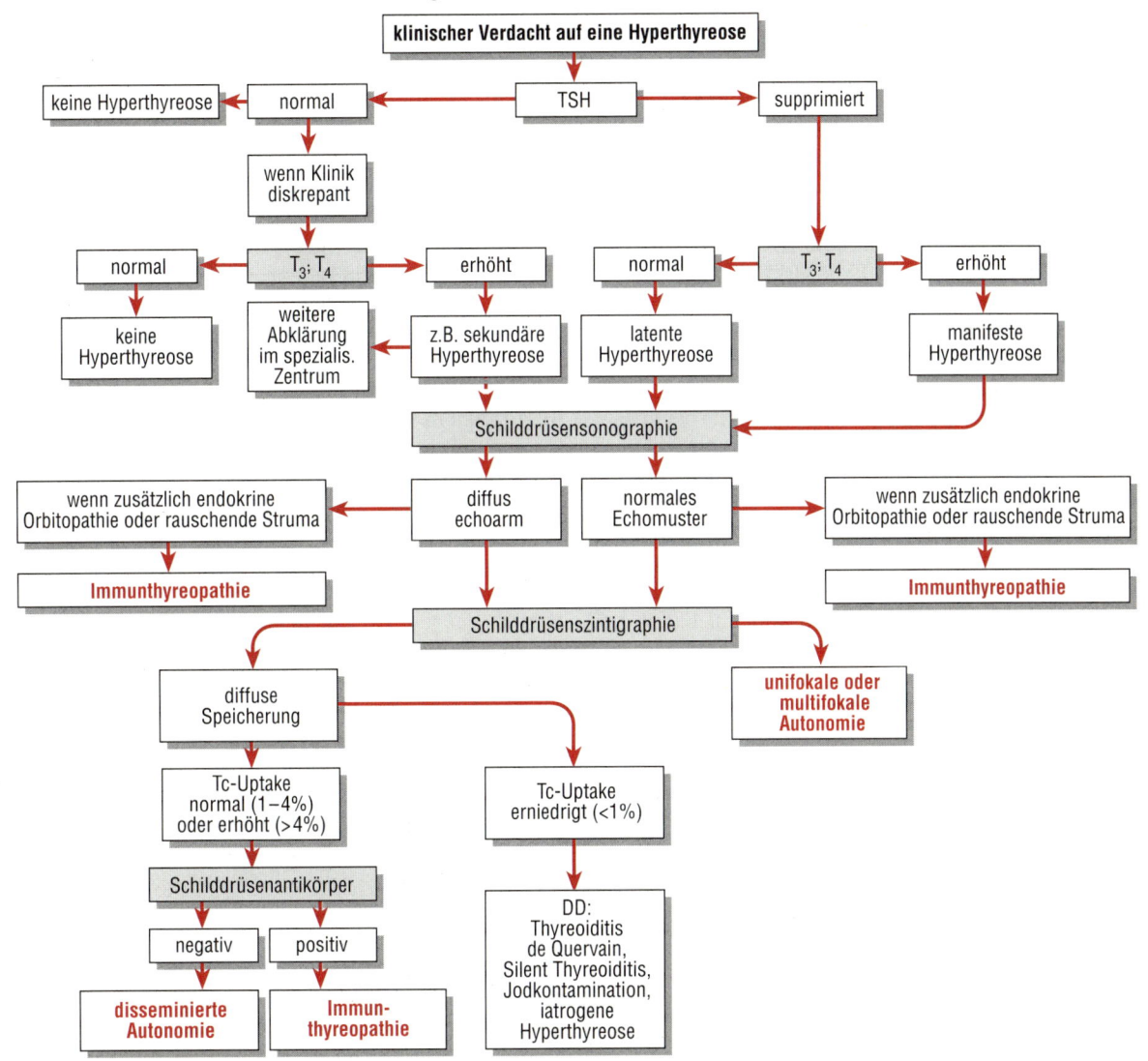

Abb. 20-3 Differentialdiagnostisches Vorgehen bei klinischem Verdacht auf Hyperthyreose.

Tabelle 20-6 Wirkung und Dosierung von Thyreostatika.

Präparate	Wirkung	Initial-dosierung (mg/Tag)	Dauer-dosierung (mg/Tag)
Thionamide	Hemmung des Jodeinbaus und der Synthese der Jodthyronine (zus. Dejodasehemmung)		
– Thiamazol		10–40	2,5–10
– Carbimazol		15–60	5–15
– Propyluracil		100–300	25–150
Perchlorat	Hemmung der Jodaufnahme	600–1500	60–400
Jod (hochdosiert)	Hemmung der Hormonausschüttung	200–600	(keine Dauertherapie)
Lithium		900–1200	

sind *Thiamazol* und *Carbimazol*, wobei Carbimazol als Prodrug in vivo komplett in Thiamazol umgewandelt wird. Durch die unterschiedliche Molekulargröße ergibt sich ein Dosierungsverhältnis von 1:1,5 (T:C), die Nebenwirkungsrate ist identisch. Es erscheint sinnvoll, bei der Therapie gleich den aktiven Metaboliten zu geben. Immer wieder werden Fälle beobachtet, die nicht auf eine Therapie mit Carbimazol ansprechen, bei denen die Gabe von Thiamazol jedoch einen guten Effekt hat, möglicherweise bedingt durch eine Metabolisierungsstörung für Carbimazol.

Propylthiouracil (PTU) wird bei uns weniger benutzt, da es höher dosiert werden muß; ein Vorteil ist allerdings, daß es zusätzlich eine Hemmung der peripheren T_4-Dejodierung zu T_3 bewirkt.

Perchlorat wird eingesetzt, wenn sich Nebenwirkungen (insbesondere Allergien) bei der Behandlung mit den Thionamiden zeigen. Es wird auch bei schweren Hyperthyreosen nach Jodkontamination mit gutem Erfolg in Kombination mit Thiamazol (das bei dieser Form der Hyperthyreose allein häufig wenig Effekt hat) eingesetzt. Außerdem wird Perchlorat dann gegeben, wenn Kontrastmittelgaben bei latenter Hyperthyreose nicht zu umgehen sind (z.B. 1200 mg/Tag 1 Tag vor bis 7 Tage nach Applikation) (s.a. Kap. 19). Die wichtigsten *Nebenwirkungen der Thyreostatika* sind in Tabelle 20-7 aufgeführt, sie sind bis auf Exanthem und Effluvium selten und treten hauptsächlich zu Beginn der thyreostatischen Therapie auf [7]. Trotzdem sollte hierauf auch im weiteren Verlauf geachtet werden, Blutbildkontrollen sollten initial alle 2 bis 4 Wochen, später alle 2–3 Monate erfolgen. Die Nebenwirkungen sind auch der Grund dafür, daß eine medikamentöse Dauertherapie der Hyperthyreose in der Regel nicht erfolgen sollte.

Additiv können bei schweren Hyperthyreosen noch Betablocker (vor allem Propranolol 60–120 mg/Tag) insbesondere dann eingesetzt werden, wenn eine ausgeprägte Tachykardie oder Herzrhythmusstörungen vorliegen. Eine tachykarde Form der absoluten Arrhythmie kann auch bei jüngeren Patienten vorkommen und wird mit Verapamil eurhythmisiert.

6.1.2 Radiojodtherapie

Die Radiojodtherapie ist gerade bei der Autonomie ein sehr selektives und schonendes Therapieverfahren, bei der die Tatsache benutzt wird, daß 1. die jodavidesten und damit aktivsten Zellen am meisten Radiojod aufnehmen und 2. der extrem kurze Radius der Betastrahlung des Radiopharmakons eine sehr selektive intrazelluläre Radiolyse der jodaviden Zellen bewirkt, während die Strahlenbelastung für das nicht speichernde Schilddrüsengewebe und den Gesamtorganismus gering ist (ausführliche Darstellung s. Kap. 19).

Vor der Radiojodtherapie sollte eine stabile Euthyreose unter thyreostatischer Behandlung erreicht sein. Da die Thionamide die Jodaufnahme nicht stören, wird die Radiojodtherapie beim M. Basedow häufig unter laufender thyreostatischer Therapie durchgeführt; andere Therapeuten bevorzugen eine vorherige Karenzzeit von 1–3 Wochen. Bei der Autonomie muß gewährleistet sein, daß die autonomen Zellen das Nuklid selektiv aufnehmen, weswegen bei diesen Patienten das Thyreostatikum auf jeden Fall vorher abgesetzt werden muß.

Nach der Radiojodtherapie kontrolliert man den Befund initial in 4wöchentlichen Abständen, bei Patienten mit ausgeprägter Hyperthyreose muß evtl. die thyreostatische Therapie noch weitergeführt bzw. wieder aufgenommen werden. Nach 2–3 Monaten kann man diese in der Regel dann absetzen, weitere Kontrollen sollten dann später in 3–9monatigen Abständen erfolgen, damit die Entwicklung einer posttherapeutischen Hypothyreose nicht übersehen wird. Bei persistierender oder rezidivierender Hyperthyreose muß die Radiojodtherapie ggf. wiederholt werden.

6.1.3 Schilddrüsenoperation

Seit Kocher ist die Schilddrüsenoperation die klassische Therapieform bei großen, verdrängenden Strumen. Beim M. Basedow mit begleitender endokriner Orbitopathie sehen wir noch einen zusätzlichen Nutzen im positiven Effekt auf die Augensymptomatik bei ca. 60–70% der Patienten.

Die Komplikationsrate der modernen Schilddrüsenchirurgie ist sehr gering und liegt bei weniger als 1–3% (Rekurrensparese und parathyreoprive Tetanie). Während bei *autonomisierter Struma* eine funktionskritische Technik bevorzugt wird, bei der lediglich das ver-

Tabelle 20-7 Nebenwirkungen der Thionamide mit Angabe der Häufigkeit [7].

– Exantheme	5,6%	– Dysosmie	0,0%
– Effluvium	4,1%	– allergische Vaskulitis	0,0%
– Arthropathien	1,6%	– hämatologische Nebenwirkungen	
– gastrointestinale NW	0,9%		
– Hepatopathien	0,8%	• Leukopenie	0,4%
– Neuropathien	0,7%	• Thrombopenie	0,2%
– Ödeme	0,7%	• Agranulozytose	0,2%
– Schwindel	0,5%	• Panzytopenie	0,1%
– Fieber	0,3%		

änderte Gewebe selektiv exstirpiert wird, ist man beim *Morbus Basedow* dazu übergegangen, eine fast totale Resektion (Reste ca. 1–2 ml beidseits oder Hemithyreoidektomie + kontralateraler Rest 3 ml) anzustreben, da bei Belassung zu großer Reste die Gefahr eines Rezidivs besteht.

Vor der Schilddrüsenoperation sollten die Patienten optimal medikamentös eingestellt sein, eine „Plummerung" (hochdosierte Gabe von 500–1000 mg Kaliumjodid bei großen, schwirrenden Basedow-Strumen zur Reduktion der starken Durchblutung) ist nur selten erforderlich. *Postoperativ* muß beim M. Basedow bei adäquater Operationstechnik (Reste nicht größer als 3–5 ml) in ca. 98% der Fälle eine Schilddrüsenhormonsubstitution erfolgen, bei der Autonomie kann postoperativ eventuell auf eine Therapie verzichtet werden bzw. lediglich eine Jodsubstitution indiziert sein.

6.2 Therapie einzlener Hyperthyreoseformen (s. Abb. 20-4)

6.2.1 Autonomie

Auf die Therapie der Autonomie wird in Kapitel 19 ausführlich eingegangen.

6.2.2 Morbus Basedow

Determinanten für die Therapieentscheidung: Alle genannten drei Therapieformen haben bei der Immunthyreopathie ihre Berechtigung [5]. Folgende Faktoren beeinflussen die Therapie:

Dauer der Immunthyreopathie: Die Dauer des Bestehens einer Immunthyreopathie ist von entscheidender Wichtigkeit für die Auswahl der optimalen Therapieform: Patienten mit „frischer" Hyperthyreose wird man in der Regel medikamentös behandeln. Bestehen jedoch nach 1–2 Jahren noch Hinweise, daß unbehandelt immer noch eine Hyperthyreose vorliegen würde, sollte eine ablative Therapieform in Betracht gezogen werden.

Größe der Struma: Patienten mit großen Strumen und Basedow (insbesondere bei „Pfropf-Basedow", s. o.) wird man in aller Regel nach initialer thyreostatischer Therapie bald operativ behandeln, da häufig die Indikation zur Operation auch ohne Vorliegen einer Hyperthyreose bestehen würde.

Vorliegen einer endokrinen Orbitopathie: Die Vor- und Nachteile einer Schilddrüsenoperation bei gleichzeitigem Vorliegen einer deutlichen endokrinen Orbitopathie werden ausführlich in Kapitel 21 abgehandelt; wir haben mit diesem ablativen Verfahren deutlich bessere Erfolge (bezüglich der endokrinen Orbitopathie) gemacht als mit der Radiojodtherapie [3].

Therapiemöglichkeiten: Da in Deutschland die Radiojodtherapie nur unter stationären Bedingungen durchgeführt werden kann und die Zahl der Therapiebetten limitiert ist, wird leider auch hierdurch die Wahl der geeigneten Therapieformen beeinflußt: Oft sind die Wartezeiten für die Radiojodtherapie zu lang, weswegen die schneller verfügbare Operation gewählt wird.

Wunsch des Patienten: Auch der Wunsch des Patienten ist mit entscheidend, gerade in Hinblick auf seine Befürchtungen bezüglich Operationskomplikation oder fatale Strahleneinwirkung. Diese können

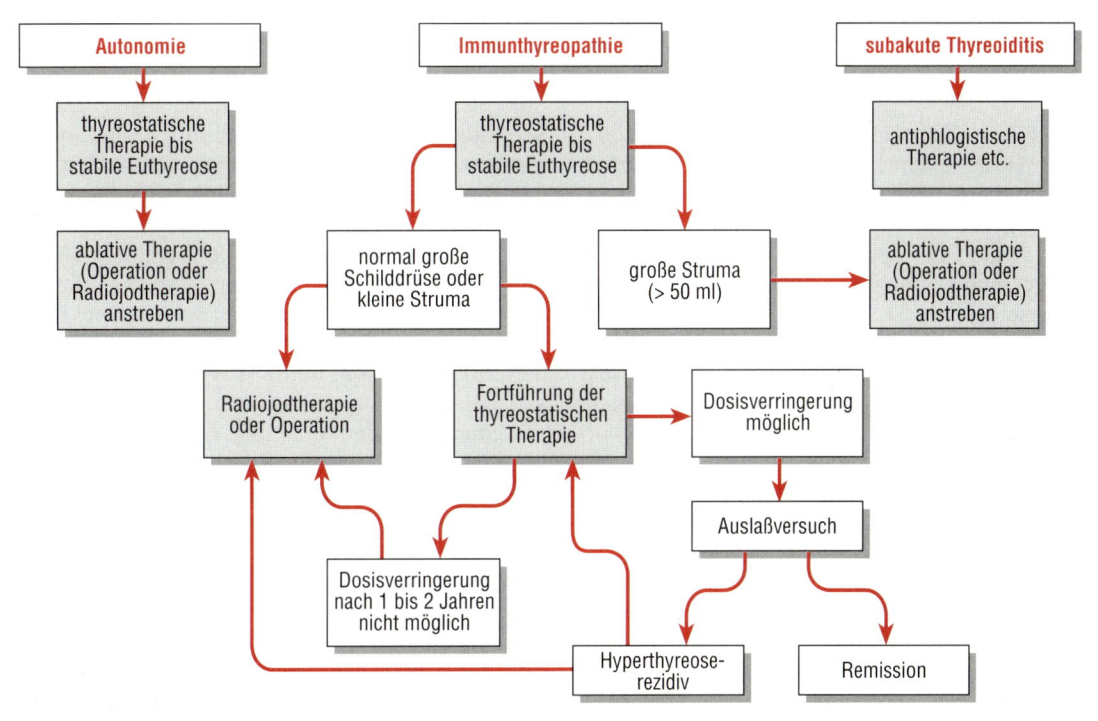

Abb. 20-4 Differentialtherapie bei thyreogener Hyperthyreose.

nicht immer ausgeräumt werden, so daß auch dies der ausschlaggebende Faktor für die Therapiewahl sein kann.
Medikamentöse Therapie beim Morbus Basedow anhand eines Fallbeispiels:

Fallbeispiel 2
40jährige Patientin, kein Kinderwunsch, Hyperthyreosesymptomatik seit 2 Monaten: Unruhe, Nervosität, Diarrhö, Gewichtsabnahme 6 kg, keine Augenbeschwerden. Klinisch Tachykardie (96/min), überwärmte Haut, leichter Tremor. Laborchemisch Hyperthyreose (Tab. 20-8), Anti-TPO-Ak und TSH-Rez.-Ak deutlich positiv. Sonographisch bds. vergrößerte Schilddrüse (Volumen 38 ml), diffuse Echoarmut. Keine umschriebenen Areale, auf eine Szintigraphie wurde verzichtet.

In Tabelle 20-8 ist der Verlauf der Krankheit bei dieser Patientin in Kurzform dargestellt: Die Anamnese der Patientin ist kurz, die Schilddrüse nur mäßig vergrößert: Aus diesem Grund ist die Indikation zu einer medikamentösen Therapie gegeben. Die Hyperthyreose ist deutlich, jedoch nicht sehr schwer, weswegen wir eine mittlere Dosis von Thiamazol (20 mg/Tag) gewählt haben (bei schwerer Hyperthyreose, schlechtem Allgemeinzustand hätte man 30–40 mg/Tag gegeben, bei einer leichten Form 5 mg/Tag). Nach einer prospektiven Therapiestudie weiß man, daß auch schwere Hyperthyreosen auf eine relativ niedrige Dosis (10 mg/Tag) nach einem etwas längeren Zeitraum ansprechen; die Nebenwirkungsrate war bei diesen Patienten etwas geringer [7].

Unsicher ist, ob die höher dosierte thyreostatische Therapie in Kombination mit Thyroxin wegen der in vitro nachgewiesenen immunsuppressiven Wirkung der Thyreostatika im Vergleich zur niedrig-dosierten Monotherapie eine günstigere Auswirkung auf die Remissionsrate der Immunthyreopathie hat (das Ergebnis laufender Studien muß abgewartet werden) [4].

Alternativ zu der Dosisreduktion („Adaption") kann die Dosis auch beibehalten und zusätzlich Thyroxin (in diesem Fall ca. 75–100 µg/Tag [„Kombination"]) gegeben werden, bei einer internationalen Befragung zeigte sich, daß die Verteilung von „adapters" und „combiners" sogar in den einzelnen Ländern ganz unterschiedlich ist. Vorteil der „Adaption" ist der geringere Dosisbedarf, Nachteil die eher schwierigere Einstellbarkeit der Patienten, die bei der „Kombination" unproblematisch ist. Bis die Ergebnisse der geplanten prospektiven Therapiestudien vorliegen, bevorzugen wir daher in der Regel die Monotherapie, wenden die Kombinationstherapie allerdings großzügig bei schwierig einstellbaren Hyperthyreosen an.

Bei der beschriebenen Patientin war die Monotherapie problemlos, nach 3 Monaten stieg der TSH-Wert in den Normbereich, Thiamazol konnte auf 2,5 mg/Tag reduziert werden, nach weiteren 3 Monaten wurde es abgesetzt. Seitdem besteht eine komplette Remission, die Patientin erhält keine Medikation, Kontrollen werden alle 4–6 Monate durchgeführt.

Tabelle 20-8 Verlauf unter thyreostatischer Therapie

Zeit n. Diagnose	0	2 Wo	5 Wo	2 Mo	3 Mo	6 Mo
Klinik	hyper	eu/hyper	eu	eu	eu	eu
FT_4 (0,8–1,9 ng/dl)	5,4	2,8	1,8	1,3	1,1	1,0
FT_3 (2,2–5,5 pg/ml)	12,3	7,1	5,4	4,7	3,9	3,4
TSH (0,4–4,0 uU/ml)	<0,01	<0,01	<0,01	0,1	0,3	0,7
Anti-TPO-Ak (U/ml)	13 200					
TSH-Rez.-Ak (U/ml)	56					
Blutbild	o.B.	o.B.	o.B.	o.B.	o.B.	o.B.
Leberwerte	o.B.	o.B.		o.B.		
Thiamazol	20	10	5	5	2,5	0 mg/Tag

7 Besonderheiten

7.1 Hyperthyreose und Schwangerschaft

Sowohl Diagnostik als auch Therapie der Hyperthyreose haben in der Schwangerschaft zusätzliche Besonderheiten, die kurz dargestellt werden sollen:

Diagnostik: Auf die Problematik der erhöhten normalen Gesamthormonkonzentrationen von T_3 und T_4 in der Schwangerschaft wegen des erhöhten TBG-Spiegels wurde oben schon eingegangen. Die *freien* Schilddrüsenhormonkonzentrationen sind physiologischerweise eher niedrig normal. Zusätzlich besteht das Problem, daß TSH bei einem Teil der schwangeren Frauen deswegen supprimiert ist, weil das stark erhöhte HCG eine leichte thyreotrope Wirkung hat und es daher zu einer „extrahypophysären" thyreotropen Stimulation der Schilddrüsenhormonsynthese kommt, was wiederum zu einer Hemmung der TSH-Sekretion führt. Aus diesem Grund müssen neben den typischen klinischen und sonographischen Befunden unbedingt deutlich erhöhte Werte für FT_3 und FT_4 nachweisbar sein, bevor eine thyreostatische Therapie eingeleitet wird. *Cave:* Szintigraphien sind in der Schwangerschaft absolut kontraindiziert!

Therapie: Die Schwangerschaftshyperthyreose muß unbedingt behandelt werden. Retrospektive Untersuchungen haben gezeigt, daß einerseits die Abortrate bei nichtbehandelter Hyperthyreose steigt, andererseits keine erhöhte Nebenwirkungs- und insbesondere Fehlbildungsrate unter thyreostatischer

Therapie nachzuweisen ist. Allerdings muß bei der thyreostatischen Therapie berücksichtigt werden, daß die Thyreostatika diaplazentar auch eine Wirkung auf die fetale Schilddrüse haben, so daß die tägliche Dosis von 7,5 mg Thiamazoläquivalent nicht überschritten werden sollte [2]. Daraus folgt auch, daß in der Schwangerschaft eine Kombinationstherapie (Thyreostatika + Thyroxin) kontraindiziert ist, da hierbei höhere Thyreostatikadosen benötigt werden. Thyroxin passiert nicht die Plazentaschranke. Bei höherem Thiamazolbedarf (>7,5 mg/Tag über einen längeren Zeitraum) sollte eine Schilddrüsenoperation im 2. Trimenon (Beginn der fetalen Schilddrüsenentwicklung) in einem spezialisierten Zentrum (Universitätsklinik!) in Betracht gezogen werden.

In ca. 70% der Fälle mit vorbestehendem M. Basedow kommt es in der Schwangerschaft durch die immunologischen Umstellungen zur Remission der Immunthyreopathie, selten jedoch auch zur Exazerbation. Bei sehr hohen Titern des TSH-Rezeptor-Antikörpers muß daran gedacht werden, daß dieser in seltenen Fällen diaplanzentar auch die fetale Schilddrüse zur Überfunktion stimulieren kann.

Die Hyperthyreosediagnostik in der Schwangerschaft ist schwierig, da auch bei euthyreoten Schwangeren die Gesamt-T_3- und -T_4-Konzentration erhöht und das TSH supprimiert sein können. Deutlich erhöhte Werte für FT_4 und/oder FT_3 müssen daher unbedingt vor Beginn der thyreostatischen Therapie vorliegen. Eine Grenzdosis von 7,5 mg/Tag Thiamazol-Äquivalent sollte nicht überschritten werden.

7.2 Thyreotoxische Krise

Eine Sonderform der Hyperthyreose ist die thyreotoxische Krise, die als Komplikation sowohl der Immunthyreopathie als auch der Autonomie auftreten kann. Auch hierbei kann es maskierte Verläufe geben, bei denen nicht immer extrem hohe Schilddrüsenhormonwerte vorliegen müssen (s. Kap. 82).

Fallbeispiel 3

Wir haben bei einem multimorbiden, seit 2 Tagen komatösen Patienten mit nur mäßig erhöhten peripheren Schilddrüsenhormonwerten (FT_3:7,3 pg/ml [normal bis 5], FT_4 3,1 ng/dl [normal bis 1,8]) der eindeutig Zeichen der thyreotoxischen Krise aufwies, die Indikation zur Resektion der normal großen Schilddrüse gestellt. Am 1. postoperativen Tag war er nach 7tägigem Koma bereits wach, ansprechbar und aß erstmalig mit gutem Appetit.

Die konservative Therapie ist in Kapitel 82 beschrieben. In letzter Zeit setzt sich zunehmend die sofortige, notfallmäßige Schilddrüsenoperation als die Therapie der 1. Wahl durch. Diese hat die Mortalität dieses lebensbedrohenden Krankheitsbildes drastisch gesenkt (Übersicht bei [5]).

Literatur

1. Benker, G., T. Olbricht, R. Windeck et al: The sonographical and functional sequelae of de Quervain's subacute thyroiditis. Acta endocr. 117 (1988) 425–441.
2. Burrow, G. N.: The management of thyrotoxicosis in pregnancy. New Engl. J. Med. 313 (1985) 462–465.
3. Grußendorf, M., Y. Inanc, P. E. Goretzki et al.: Effect of near total thyroidectomy on ophthalmopathy in patients with Graves' disease. In: Pickardt, C. R., K. P. Boergen (eds.): Graves' Ophthalmopathy, pp. 86–90. Karger, Basel 1989.
4. Hashizume, K., K. Ichikawa, A. Sakurai et al.: Administration of thyroxine in Graves' disease. New Engl. J. Med. 324 (1991) 947–954.
5. Meng, W.: Definitive Therapie bei Morbus Basedow. In: Reinwein, D., B. Weinheimer (Hrsg.): Therapie der Hyperthyreose („Schilddrüse 93"), S. 96–115.
6. Pickardt, C. R., A. Grüters-Kießlich, M. Grußendorf et al.: Schilddrüsendiagnostik. In: Ziegler, R., C. R. Pickardt, R.-P. Willig (Hrsg.): Rationelle Diagnostik in der Endokrinologie, S. 42–78. Thieme, Stuttgart – New York 1993.
7. Reinwein, D., G. Benker, J. H. Lazarus et al.: A prospective randomized trial of antithyroid drug dose in Graves' disease therapy. J. clin. Endocr. 76 (1993) 1516–1521.
8. Reinwein, D., H.-D. Röher, D. Emrich: Therapie der Hyperthyreose – Aktueller Stand. Dtsch. med. Wschr. 118 (1993) 1036–1043.
9. Roti, E., C. H. Emerson: Postpartum thyroiditis. J. clin. Endocr. 74 (1992) 3–5.
10. Schleusener, H., J. Schwander, C. Fischer et al.: Prospective multicentre study on the prediction of relapse after antithyroid drug treatment in patients with Graves' disease. Acta endocr. (Kbh.) 120 (1989) 689–701.
11. Volpé, R.: Pathogenesis of Graves' disease. In: Braverman, L. E., R. E. Utiger (eds.): The Thyroid, pp. 648–657. Lippincott Co., Philadelphia 1991.

# 21 Endokrine Orbitopathie

George Kahaly

1 Definition/Klassifikation 178
2 Klinisches Bild 178
3 Pathogenese 179
4 Diagnostik........................... 179
5 Therapie............................. 180
5.1 Konservative Therapie 180
5.1.1 Glukokortikoidtherapie 180
5.1.2 Retrobulbärbestrahlung 181
5.1.3 Ciclosporin/Plasmapherese 181
5.2 Reparative Chirurgie 181

– *Grad IV:* Augenmuskelverdickung und Motilitätseinschränkungen
– *Grad V:* Hornhauterosionen bei fehlendem Lidschluß
– *Grad VI:* Kompression des N. opticus mit Visus- und Gesichtsfeldeinschränkung.

Nachteil dieser Klassifikation ist, daß bei den meisten Patienten zugleich Befunde mehrerer Schweregrade in unterschiedlicher Ausprägung vorliegen und damit die Zuordnung zu einem Schweregrad den klinischen Befund nur unvollständig wiedergibt und auch eine Verlaufsbeurteilung einschränkt. Weiterhin können die Ergebnisse moderner Untersuchungsverfahren, die typische Veränderungen der EO dokumentieren und auch quantifizieren, in dieser Klassifikation nicht berücksichtigt werden [3].

1 Definition/Klassifikation

Die endokrine Orbitopathie (EO), eine genetisch determinierte Autoimmunerkrankung, die in ca. 90% der Fälle von einer Schilddrüsen-(SD-)Dysfunktion begleitet wird, ist gekennzeichnet durch eine immunologisch vermittelte Entzündungsreaktion im Retrobulbärraum, in deren Verlauf in unterschiedlichem Ausmaß sowohl Binde-, Fett- als auch Muskelgewebe lymphozytär infiltriert werden [1, 2, 4].

Die EO weist einen langjährigen Verlauf mit häufigen Rezidiven auf, wobei der Spontanverlauf schwerer Stadien eine schlechte Prognose hat und eine Erblindung durch Kompression des N. opticus in ca. 10% der Fälle befürchtet werden muß [7].

Bleibende Schäden wie dauerhaftes Doppeltsehen aufgrund von Motilitätsstörungen der Augenmuskeln und Hornhautläsionen durch unvollständigen Lidschluß sind bei später Diagnose bzw. Verzögerung des Behandlungsbeginns zu beobachten. Die EO tritt sowohl mit der Hyperthyreose vom Typ M. Basedow als auch mit der Hashimoto-Thyreoiditis und der primären idiopathischen Hypothyreose auf. Dabei läßt sich bei einem Großteil von Basedow-Patienten ohne das klinische Bild einer EO mit verschiedenen diagnostischen Methoden eine Augenmuskelbeteiligung nachweisen [1, 2].

Die Einteilung der Schweregrade der EO ist nachfolgend dargestellt:
– *Grad I:* nichtinfiltrative Lidsymptomatik wie Lidretraktion und seltener Lidschlag
– *Grad II:* entzündliche Symptomatik, wie Chemosis, Konjunktivitis, Lidödem
– *Grad III:* Exophthalmus

2 Klinisches Bild

Patienten mit EO klagen über Lichtempfindlichkeit, Fremdkörpergefühl, vermehrtes Tränen, Druckgefühl hinter den Augen, Lidödeme, verschwommenes Sehen, Doppelbilder und Visusminderung [7, 19].

Die Beschwerden treten meist beidseitig, morgens ausgeprägter als abends, häufig asymmetrisch und seltener einseitig auf. Bei schweren Verlaufsformen kann es als Folge des mangelnden Lidschlusses zu einer ausgeprägten Konjunktivitis, einer Chemosis, zu lokalen Infektionen, einer Keratitis und Hornhautulzerationen kommen. Eine Einschränkung des Gesichtsfeldes mit Verschlechterung des Visus durch Kompression des Nervus opticus stellt eine seltene, jedoch schwerwiegende Komplikation dar.

Die klinische Untersuchung sollte die Inspektion, Messung und Beurteilung der Weite der Lidspalten, des Lidschlusses und eines Lidödems beinhalten. Verschiedene klinische Zeichen dienen der Beschreibung der Befunde:
– Das *Dalrymple-Zeichen* bezeichnet die Retraktion des Oberlids, verleiht den Patienten einen starren Blick und wird durch mechanische Restriktion des M. levator palpabrae hervorgerufen, so daß bei Blick geradeaus die Sklera über dem oberen Hornhautrand noch zu sehen ist.
– Durch diese Retraktion ist auch das *Von-Graefe-Zeichen*, das Zurückbleiben des Oberlids beim Blick nach unten, bedingt. Lidspaltenmessungen können diese Befunde objektivieren.

– Das *Stellwag-Zeichen* beschreibt den seltenen Lidschlag
– das *Moebius-Zeichen* eine Konvergenzschwäche.

Die Beurteilung der Sehschärfe und die Motilität der Augenmuskeln wird orientierend geprüft. Der Grad einer Protrusio bulbi wird mit Hilfe der Exophthalmometrie nach Hertel quantifiziert. Sie mißt den sagittalen Abstand des Hornhautscheitels von der seitlichen Orbitabegrenzung.

Die klinisch erhobenen Befunde hinsichtlich der Veränderung im Bereich der Augenlider, der äußeren Augenmuskeln, des Nervus opticus und eines Exophthalmus sollten für jeden Patienten getrennt dokumentiert werden. Der Einsatz eines Punktesystems kann dabei für die Verlaufsbeurteilung hilfreich sein [3].

3 Pathogenese

Die pathogenetischen Zusammenhänge zwischen der EO und der SD-Erkrankung sind bis heute unklar, zumal die EO zeitgleich mit, aber auch vor und nach Manifestation einer autoimmunen Hyperthyreose auftreten kann [6, 7]. Untersuchungen, die eine mangelnde Assoziation zwischen Augenmuskelantikörpern, den HLA-Phänotypen B8/DR3 und SD-stimulierendem Immunglobulin ergaben, deuten darauf hin, daß EO und M. Basedow eng korrelierte, jedoch separate, organspezifische autoimmune Krankheitsbilder darstellen [10, 18]. Bis heute sind weder das/die orbitale(n) Zielgewebe oder gar das/die Antigen(e) definitiv bekannt [20].

Immunhistochemisch auffallend ist im retrobulbären Gewebe die lymphozytäre Infiltration [4, 9]. Qualitative sowie quantitativ vergleichende Untersuchungen der retrobulbären Lymphozytenpopulation in sowohl Patienten- als auch in normalem Gewebe wurden durchgeführt [4, 17]. Anfärbbar sind ebenfalls Glykosaminoglykane (GAG), für deren vermehrte Produktion durch Lymphokine/Zytokine stimulierte Fibroblasten verantwortlich sind [12]. Die Hydrophilie dieser sauren Mukopolysaccharide führt zu einer ödematösen Veränderung des retrobulbären Gewebes, zur Schwellung der Augenmuskeln und somit zum Exophthalmus (*aktive EO*). Im Verlauf kommt es zu einer Proliferation des Bindegewebes mit Fibrosierung, einhergehend mit einer Fibronektinablagerung sowie zu einem Verlust der Querstreifung der extraokulären Augenmuskeln mit Faseratrophie (*chronische inaktive EO mit restriktiver Myopathie*). Untersuchungen des retrobulbären Gewebes haben ein Überwiegen an Hyaluronsäure und Dermatansulfat in der analysierten GAG ergeben, wobei für Dermatansulfat Sequenzhomologien zu epidermalen Wachstumsfaktoren bekannt sind [12, 17].

Der Frage nach dem Stellenwert einer vermehrten GAG-Produktion in der klinischen Beurteilung wurde ebenfalls nachgegangen; dabei zeigte sich die biochemische Bestimmung der GAG im Urin und im Plasma bei Patienten mit aktiver, unbehandelter EO als ein sensitiver Parameter der Aktivität der EO [11, 12, 21].

4 Diagnostik

Für die Sicherung der Diagnose, der Quantifizierung von Veränderungen in der Verlaufsbeurteilung und nicht zuletzt zum Ausschluß anderer Ursachen eines Exophthalmus, ist die fachophthalmologische Untersuchung und der Einsatz bildgebender Verfahren wie der Orbitasonographie, der Kernspintomographie [5], ggf. des Octreotid-Scans erforderlich [8].

Der ophthalmologische Untersuchungsablauf wird in seinem Umfang vom Ausmaß der Erkrankung abhängen (Tab. 21-1) [13].

Tabelle 21-1 Ophthalmologische Untersuchungen bei endokriner Orbitopathie.

- Inspektion
  Beurteilung der Lidmotilität und des Lidschlusses
  Messung der Lidspaltenweite
- Exophthalmometrie
  Messung der horizontalen und vertikalen Dislokation des Bulbus
- Visus
  objektive und subjektive Refraktionsbestimmung, Prüfung der Pupillenreaktion
- Motilität
  objektive und subjektive Untersuchung zur Prüfung der Motilität und Konvergenz
- Spaltlampenmikroskopie
  objektive Untersuchung der Vorderaugenabschnitte
- Blickrichtungsmotilität
- Ophthalmoskopie des Augenhintergrunds
- Gesichtsfelduntersuchung
- visuelle evozierte Potentiale
- Ultraschall
- Photodokumentation

Die Spaltlampenmikroskopie dient zur Inspektion der genauen Betrachtung der Lider, der Bindehaut und der Hornhaut bis zur Linse. Besonders die intensive fokale Injektion der Bindehautgefäße über den Ansätzen der horizontalen Augenmuskeln ist ein sehr sensitives Zeichen der Krankheitsaktivität. Wichtig ist auch die Kontrolle der Hornhaut. Bedingen Protrusio und Bindhautödem einen unvollständigen Lidschluß, eventuell mit Reiben der Wimpern, entstehen Läsionen der Hornhautoberfläche, bevorzugt im unteren Drittel. Bei längerem Bestehen oder Superinfektion können daraus schwere Hornhautgeschwüre werden.

Die *Augeninnendruckmessung in Ruheposition und beim Aufblick* ist eine sehr gute Methode zur Diagnostik und zur Verlaufskontrolle der EO. Positionsbedingte Druckansteige von >3 mmHg sind nahezu bei allen Patienten mit EO und Protrusio meßbar, zu etwa 60% auch bei subklinischer EO. Dieses Phänomen erklärt sich durch den Mangel an Elastizität des M. rectus inferior, der beim Blick nach oben den Augapfel mechanisch imprimiert. Eine Relation zwischen der Schwere der Erkrankung, besonders in Hinsicht auf eine drohende Sehnervenkompression, und der Höhe der Tensiosteigerung beim Aufblick ist nachgewiesen.

Flache Gesichtsfeldausfälle, verzögerte Pupillenreaktion, Veränderungen der visuell evozierten Potentiale und gestörtes Farbensehen sind Frühzeichen einer Sehnervenkompression, ehe es zu einer Reduktion der zentralen Sehschärfe kommt. Daher ist die *Perimetrie* in allen fortgeschrittenen Stadien der Erkrankung unerläßlich.

Durch den erhöhten Druck in der Orbita kann es zum Papillenödem und zur horizontalen Fältelung der Aderhaut am hinteren Augenpol kommen (*Ophthalmoskopie!*).

Die EO stellt die häufigste Form einer orbitalen Entzündung dar.

Differentialdiagnostisch muß man vor allem an Pseudotumoren, orbitale Myositis, fortgeleitete Entzündungen der Nasennebenhöhlen, Tumoren, Zysten, Gefäßfehlbildungen und Fremdkörper denken [6, 13]. Der Pseudotumor der Orbita ist eine idiopathische, lokalisierte, entzündliche Infiltration des Orbitagewebes mit fibrovaskulärer Reaktion. Nicht selten tritt er zusammen mit einer okulären Myositis auf, so daß die Differentialdiagnose zur EO sich schwierig gestalten kann (Tab. 21-2).

Tabelle 21-2 Differentialdiagnose okuläre Myositis (M), Pseudotumor Orbitae (PT) und endokrine Orbitopathie (EO).

	M / PT	EO
Anamnese		
– Beginn	akut	progredient
– Schmerz	ja	nein
– systemische Erkrankung	häufig (PT)	nein
– Fremdkörpergefühl	nein	ja
– vermehrtes Tränen	nein	ja
Klinik		
– Skleritis	ja (PT)	nein
– Ptosis	ja	nein
– Liderythem	ja	nein
– Myositis	ja	nein
– Schwellung der Tränendrüsen	ja (PT)	selten
– Lidretraktion	nein	ja
– Augenbefall	unilateral	bilateral
Bildgebende Verfahren		
– Ultraschall		
• Muster	homogen (M)	heterogen
• Reflektion	niedrig (M)	hoch
• Muskelverdickung	schlauchförmig (M)	birnenförmig
– CT		
• Sehnenbefall	ja (M)	nein
• Muskelverdickung	elliptisch (M)	spindelförmig
Labor		
– Hyperthyreose	nein	häufig
– SD-Antikörper	nein	häufig
– Glykosaminoglykane (Urin)	nein	erhöht (aktive EO)
– BSG	erhöht (M)	nein

5 Therapie

5.1 Konservative Therapie

Angesichts der unkaren Pathogenese stehen keine kausalen Therapieverfahren zur Verfügung. Neben der *Beseitigung einer Funktionsstörung der Schilddrüse* (häufig ist allein durch Erreichen einer Euthyreose eine Besserung der Augensymptome zu erzielen), werden eine Minderung der lokalen Beschwerden und die Hemmung der Autoimmunphänomene im Orbitaraum angestrebt.

Die Anwendung *lokaler Maßnahmen* ist bei der EO grundsätzlich zu empfehlen.

Bei milden Verlaufsformen sind sie in der Regel als alleinige Behandlung ausreichend. Hierzu zählen das Tragen getönter Brillen (Photophobie), die Anwendung methylzellulosehaltiger Augentropfen (Sicca-Syndrom) tagsüber und gelhaltiger Gleitmittel nachts, einen Augenverband bei Lagophthalmus, Prismenfolien bei Diplopie sowie die Hochlagerung des Kopfes in der Nacht.

5.1.1 Glukokortikoidtherapie

Die Steroide hemmen die Freisetzung von GAG, Entzündungsmediatoren (Prostaglandine, Leukotriene) und Wachstumsfaktoren (wie Lympho-/Zytokine, IGF-1) aus den retrobulbär gelegenen Zellen. Die GAG-Ausscheidung im Harn wird ebenfalls unter Steroidtherapie signifikant gesenkt [11]. Bei resultierender verminderter Hydrophilie dieser Mukopolysaccharide kommt es zu einer Abnahme der Muskelschwellung im Orbitaraum. Patienten mit florider, aktiver EO (rasche Zunahme der Weichteilschwellung, des Exophthalmus, des Augeninnendruckes, der Lidspaltenweite sowie der Motilitätsstörungen, Visusabnahme, ferner erhöhte GAG-Ausscheidung im Urin und erhöhte T2-Relaxationszeit, ödembedingt, der geraden Augenmuskeln) antworten gut auf den Einsatz von Steroiden (Tab. 21-3) [5, 21].

Die *systemische Gabe von Glukokortikoiden* wird in der Regel mit einer täglichen Dosierung von initial 1 mg eines Prednisonäquivalents/kg/KG begonnen. Die Dosis sollte schrittweise innerhalb von 12 Wochen ausschleichend abgebaut und die Therapie mit einer individuellen Schwellendosis, mit der die Beschwerden des Patienten noch beseitigt werden, weitergeführt werden. Mit diesem Vorgehen ist in der Regel eine rasche Besserung zu erreichen. Die objektive Erfassung jedes Einzelsymptoms als Aktivitätsparameter der EO ist notwendig, um die Wirksamkeit der angewandten Therapie aufzuzeigen. Die Erfolgsrate beträgt 40–70%. Therapeutische Erfolge hinsichtlich der entzündlichen Veränderungen und der Protrusio bulbi können bereits innerhalb von 48–72 Stunden beobachtet werden. Eine Besserung der Muskelfunktion tritt nach Tagen ein, sofern die Fibrose des retrobul-

Tabelle 21-3 Therapeutische Empfehlungen bei endokriner Orbitopathie (EO).

Zustand	Therapie
Aktive EO	
entzündliche Veränderungen der vorderen Augenabschnitte, Protrusio bulbi, Augenmotilitätsstörungen	**Glukokortikoide** (1 mg/kg Prednisolonäquivalent/Tag)
keine Besserung unter Glukokortikoidtherapie oder Rezidiv nach Absetzen von Prednisolon oder Beteiligung der Hornhaut/Visusminderung	**Glukokortikoide** und **retrobulbäre Bestrahlung**
akute Verschlechterung (Erblindungsgefahr)	Dexamethason (i.v.) össäre **Dekompression** der Orbitahöhle
Inaktive EO (Korrektur der bleibenden Defekte)	
– Exophthalmus > 25 mm	ossäre Dekompression
– dauerhafte Diplopie	operative Augenmuskelkorrektur
– Lidretraktion	Müllerektomie

bären Gewebes nicht zu weit fortgeschritten ist. Bei schweren Verläufen sind höhere Einleitungsdosen (ca. 100 mg Prednisolonäquivalent/Tag) und meistens eine kombinierte (Prednisolon-Bestrahlung, Tab. 21-3) Behandlung erforderlich.

Die *lokale (retro-, parabulbäre bzw. subkonjunktivale) Anwendung von Steroiden* ist der systemischen Behandlung unterlegen.

5.1.2 Retrobulbärbestrahlung

Die retrobulbäre Bestrahlung stellt lediglich eine symptomatische Therapie dar. Die Durchführung der Strahlentherapie ist heute weitgehend standardisiert. Es werden kleine Stehfelder von etwa 5×5 cm über seitliche Einstrahlung auf die Retrobulbärregion angewandt, bei dorsaler Abwinkelung um 5–10 Grad, ggf. mit zusätzlicher Abdeckung der Augen. Zwischen drei- und fünfmal pro Woche werden 0,8–2 Gy täglich bei einer Gesamtdosis von 10–20 Gy appliziert. Die zur Anwendung kommende Strahlenqualität ist von untergeordneter Bedeutung.

Es ist nicht mit systemischen Nebenwirkungen zu rechnen. Die Linse erhält etwa 3–5% der Dosis. Dies entspricht bei Anwendungen von 10 Gy auf das Zielvolumen einer Belastung der Linse mit etwa 0,5 Gy. Als Grenze, bei der es zu geringfügigen Linsentrübungen kommen kann, werden Dosen zwischen 5,5 und 12 Gy angegeben.

Die Ergebnisse der Strahlentherapie sind hinsichtlich der periokulären entzündlichen Weichteilsymptome günstig, bei mehr als der Hälfte der Patienten, insbesondere bei aktiver, frisch aufgetretener EO, wird ein guter Erfolg angegeben [1, 2, 15].

Hinsichtlich der Protrusio bulbi sind die Ansprechraten deutlich niedriger, etwa ein Drittel aller Patienten zeigt eine Besserung. Eine kombinierte Behandlung Glukokortikoide/Strahlentherapie ist nach kontrollierten Studien einer Monotherapie (seien es Steroide oder Bestrahlung) überlegen [15]. Patienten mit einer Einschränkung der Sehkraft und/oder einer Muskelbeteiligung profitieren offenbar mehr von der kombinierten Therapie.

Die Wirkung der Strahlentherapie ist ebenso wie die Wirkung der Steroidtherapie unbefriedigend bei langjährig bestehender, inaktiver EO mit Fibrosierung der beteiligten Strukturen der Augenanhangsgebilde in der Orbita. Angaben über die Notwendigkeit von Orbitadekompressionsoperationen nach Abschluß der Strahlentherapie, operative Korrekturen der Augenmotilitätsstörungen und Augenlidoperationen zur Verbesserung des Lidschlusses oder auch aus kosmetischer Indikation finden sich selten in quantitativer Auswertung.

5.1.3 Ciclosporin/Plasmapherese

Zwei kontrollierte Studien [6, 16] zeigten, daß zwar Prednison allein einer Monotherapie mit Ciclosporin (4–5 mg/kg/KG) überlegen ist, daß jedoch die Kombination Prednison/Ciclosporin bei schweren Fällen erfolgreich und der Prednisonmonotherapie deutlich überlegen ist. Aufgrund möglicher Nebenwirkungen des Ciclosporins (insbesondere Nephro- und Hepatotoxizität) wird diese Substanz derzeit in spezialisierten Zentren, als Ergänzung zur Glukokortikoidtherapie bei theapieresistenten Verläufen einer EO verstanden und nicht allein verabreicht.

In Einzelfällen wurde über eine rasche und deutliche Besserung der Symptomatik einer EO durch eine Plasmapherese zur Elimination von Autoantikörpern berichtet [6]. Der Effekt ist meist temporär, so daß sie nicht als gesicherte Therapie gelten kann.

5.2 Reparative Chirurgie

Eine operative Dekompression der Orbita ist indiziert, wenn aufgrund des Exophthalmus oder von Muskelverdickungen im Konus der Orbita Komplikationen auftreten, die konservativ nicht zu beheben sind [1, 2, 14]. Die wichtigsten Komplikationen sind eine bestehende oder fortschreitende Kompressionsneuropathie mit Visus- und Gesichtsfeldausfällen sowie Hornhautschäden durch Lagophthalmus. Persistierende Doppelbildwahrnehmungen im Gebrauchsblickfeld nach konservativer Therapie und schwere kosmetische Beeinträchtigungen, die erhebliche berufliche oder private Probleme verursachen, stellen ebenfalls eine *Indikation zur operativen Dekompression der Orbita* dar (Tab. 21-3).

Ziele der chirurgischen Entlastung bei EO sind die Wiederherstellung und Erhaltung des bedrohten Sehvermögens, der Bulbusmotilität, die Wiederherstellung des Lidschlusses zum Schutz der Hornhaut, die Verringerung des orbitalen Drucks insbesondere in der Orbitaspitze und ein zufriedenstellendes kosmetisches Ergebnis.

Verschiedene *Techniken* zur Dekompression stehen zur Verfügung. Am gebräuchlichsten sind Verfahren, bei denen die Entlastung über eine vollständige Ausräumung des Siebbeins mit Entfernung der medialen und/oder unteren Orbitawand erreicht wird. Die möglichen operativen Vorgehensweisen umfassen den temporalen Zugang, den transethmoidalen Zugang mit Fensterung der Kieferhöhle, den frontalen sowie den transmaxillären Zugang. Bei persistierender Diplopie und Lidretraktion nach Ausschöpfung der konservativen Therapie können eine Korrektur der Augenmotilitätsstörung sowie Augenlidoperationen erfolgen.

Eine enge interdisziplinäre Zusammenarbeit von speziell mit dem Krankheitsbild der EO befaßten Ärzten, insbesondere Ophthalmologen, Endokrinologen/Nuklearmedizinern und Hals-Nasen-Ohren-Ärzten ist die Voraussetzung für ein gutes Behandlungsergebnis.

Literatur

1. Burch, H. B., L. Wartofsky: Graves' ophthalmopathy: current concepts regarding pathogenesis and management. Endocr. Rev. 14 (1993) 747–793.
2. Char, D. H.: Thyroid Eye Disease. Livingstone, New York 1990.
3. Classification of eye changes of Graves' disease. Thyroid 2 (1992) 235–236.
4. Gaag, R., E. Schmidt, L. Koorneef: Retrobulbar histology and immunohisto-chemistry in endocrine ophthalmopathy. In: Kahaly, G. (ed.): Endocrine Ophthalmopathy. Molecular, Immunological and Clinical Aspects, pp. 1–10. Karger, Basel 1993.
5. Just, M., G. Kahaly, H. Higer, H. Rösler, J. Kutzner, J. Beyer, M. Thelen: Graves' ophthalmopathy: role of MR imaging in radiation therapy. Radiology 179 (1991) 187–190.
6. Kahaly, G.: Nichtsteroidale Immunsuppressiva bei endokriner Ophthalmopathie. Thieme, Stuttgart – New York 1990.
7. Kahaly, G., H. Böckmann, J. Beyer, S. Bischoff: Longterm observation of endocrine ophthalmopathy and retrospective appraisal of therapeutic measures. J. endocr. Invest. 13 (1990) 287–292.
8. Kahaly, G., M. Diaz, K. Hahn, J. Beyer, A. Bockisch: Octreotide scintigraphy in Graves' ophthalmopathy. J. nucl. Med. 36 (1995) 550–554.
9. Kahaly, G., C. Hansen, B. Felke, H. P. Dienes: Immunohistochemical staining of retrobulbar adipose tissue in Graves' ophthalmopathy. Clin. Immunol. Immunopath. 73 (1994) 53–62.
10. Kahaly, G., R. Moncayo, C. Stover, J. Beyer: Relationship of eye muscle antibodies with HLA phenotypes and thyroid – stimulating immunoglobulins in endocrine ophthalmopathy. Res. exp. Med. 191 (1991) 137–144.
11. Kahaly, G., M. Schuler, A. Sewell, G. Bernhard, J. Beyer, U. Krause: Urinary glycosaminoglycans in Graves' ophthalmopathy. Clin. Endocr. 33 (1990) 35–44.
12. Kahaly, G., C. Stover, E. Otto, J. Beyer, M. Schuler: Glycosaminoglycans in thyroid – associated ophthalmopathy. Autoimmunity 13 (1992) 81-88.
13. Lieb, W.: Autoimmune endocrine ophthalmopathy. The ophthalmologist's view. In: Kahaly, G. (ed.): Endocrine Ophthalmopathy. Molecular, Immunological and Clinical Aspects, pp. 112–119. Karger, Basel 1993.
14. Mann, W., G. Kahaly, W. Lieb, R. Amedee: Orbital decompression for endocrine ophthalmopathy: the endonasal approach. Amer. J. Rhinology 8 (1994) 123–127.
15. Marcocci, C., L. Bartalena, G. Bruno-Bassio, G. Vanni, F. Cartei, F. Bogazzi, A. Pinchera: Orbital radiotherapy in the treatment of endocrine ophthalmopathy: why and when. In: Kahaly, G. (ed.): Endocrine Ophthalmopathy. Molecular, Immunological and Clinical Apsects, pp. 131–141. Karger, Basel 1993.
16. Prummel, M., M. Mourits, A. Berghout, E. P. Krenning, R. v. d. Gaag, L. Koorneef, W. M. Wiersinga: Prednisone and cyclosporine in the treatment of severe Graves' ophthalmopathy. New Engl. J. Med. 321 (1989) 1353–1358.
17. Stover, C., E. Otto, J. Beyer, G. Kahaly: Cellular immunity and retrobulbar fibroblasts in Graves' ophthalmopathy. Thyroid 4 (1994) 161–165.
18. Volpe, R.: Graves' hyperthyroidism and endocrine ophthalmopathy. One or two closely related diseases. In: Kahaly, G: (ed.): Endocrine Ophthalmopathy. Molecular, Immunological and Clinical Aspects, pp. 101–111. Karger, Basel 1993.
19. Wall, J. R.: Pathogenesis and management of thyroid associated ophthalmopathy: an update. Thyroid Today 14 (1991) 1–9.
20. Weetman, A.: Update: thyroid – associated ophthalmopathy. Autoimmunity 12 (1992) 215–222.
21. Wiersinga, W. M.: Immunsuppression in endocrine ophthalmopathy: why and when. In: Kahaly, G. (ed.): Endocrine Ophthalmopathy. Molecular, Immunological and Clinical Aspects, pp. 120–130. Karger, Basel 1993.

22 Hypothyreose

Petra-Maria Schumm-Draeger

1 Definition, Klassifikation und Epidemiologie 183
2 Klinisches Bild 184
3 Pathogenese/Pathophysiologie 185
3.1 Angeborene Hypothyreose 185
3.2 Erworbene Hypothyreose 185
4 Diagnostik 186
4.1 Ausschlußdiagnostik................ 186
4.2 Nachweisdiagnostik 186
4.2.1 Angeborene Hypothyreose 187
4.2.2 Hypothyreose im höheren Lebensalter 187
4.2.3 Sekundäre Hypothyreose 187
5 Differentialdiagnose 187
6 Therapie.................. 188
6.1 Angeborene Hypothyreose 188
6.2 Erworbene Hypothyreose 188
6.3 Subklinische Hypothyreose 188
6.4 Therapiefehler 189
7 Myxödemkoma 189

Tabelle 22-1 Einteilung der Hypothyreosen (nach der Klassifikation der Schilddrüsenkrankheiten der Sektion Schilddrüse der Deutschen Gesellschaft für Endokrinologie [9]).

1.	**Hypothyreose**
1.1.	**Neugeborenen-Hypothyreose**
1.1.1.	angeborene (irreversible)
1.1.1.1.	bei Schilddrüsenaplasie (Athyreose)
1.1.1.2.	bei Schilddrüsendysplasie
1.1.1.2.1.	eutop (an normaler Stelle des Halses)
1.1.1.2.2.	ektop (z.B. Zungengrundschilddrüse)
1.1.1.3.	bei Jodfehlverwertung (Dyshormongenese, z.Z. 6 Typen bekannt)
1.1.1.4.	bei peripherer Schilddrüsenhormonresistenz
1.1.1.5.	bei TSH-Mangel
1.1.2.	intrauterin erworbene (reversible bzw. teilreversible) z.B. durch Jodmangel, Jodexzeß; andere strumigene Substanzen; immunogen
1.2	**postnatal erworbene Hypothyreose**
1.2.1.	primär (mit oder ohne Struma)
1.2.1.1.	entzündlich
1.2.1.2.	postoperativ
1.2.1.3.	nach Strahlenbehandlung (Radiojod, externe Bestrahlung)
1.2.1.4.	durch strumigene Substanzen (z.B. Jodexzeß, Medikamente)
1.2.1.5.	bei extremem Jodmangel
1.2.1.6.	anderer Art (z.B. Neoplasie, bei hormonbindenden Antikörpern; bei extremem Hormonverlust)
1.2.2.	sekundär (hypophysär bzw. hypothalamisch)
1.3.	**periphere Hormonresistenz (Spätmanifestation)**

1 Definition, Klassifikation und Epidemiologie

Die Hypothyreose ist die Folge unzureichender Versorgung der Körperzellen mit Schilddrüsenhormon. Dabei besteht ein Defizit an Schilddrüsenhormonwirkung in den Zellen des Organismus. Während bei der *primären Hypothyreose* die Störung der Hormonproduktion in der Schilddrüse selbst zu suchen ist, werden die *sekundäre* bzw. *tertiäre Hypothyreose* durch hypophysär-hypothalamische Prozesse mit einem Mangel an TSH bzw. TRH verursacht. Zwischen der normalen Schilddrüsenfunktion, der subklinischen Hypothyreose und der klinisch manifesten Form der Schilddrüsenunterfunktion bestehen fließende Übergänge bis hin zur seltenen schweren hypothyreoten Stoffwechseldekompensation beim hypothyreoten Koma [3].

Die *Einteilung* der Hypothyreosen nach der Klassifikation der Schilddrüsenkrankheiten der Sektion Schilddrüse der Deutschen Gesellschaft für Endokrinologie [9] ist in Tabelle 22-1 wiedergegeben und zeigt die bedeutsame Unterteilung in angeborene und in der Kindheit oder im Erwachsenenalter erworbene Hypothyreosen.

Während bei den angeborenen Schilddrüsenkrankheiten die Befunde einer Schilddrüsenaplasie oder -dysplasie sowie verschiedene Formen von Enzymdefekten im Jodstoffwechsel und der Schilddrüsenhormonsynthesen oder einer peripheren Schilddrüsenhormonresistenz im Vordergrund stehen, wird eine Hypothyreose im Erwachsenenalter häufig durch entzündliche Prozesse im Rahmen einer Autoimmunthyreoiditis verursacht.

Neben anderen häufigen Ursachen der erworbenen Schilddrüsenunterfunktion, die nach Operationen oder Bestrahlung des Schilddrüsengebietes und im Verlauf einer Therapie mit Hemmern der Schilddrüsenhormonsynthese oder Freisetzung bzw. anderer strumigener Substanzen auftreten kann, sind erworbene Hypothyreosen als Folge von Systemerkrankungen, wie z.B. Amyloidose oder Sarkoidose, von Neoplasien oder extremen Jodmangel- oder Jodüberschußzuständen äußerst selten. Hypophysär-hypothalamische Prozesse mit nachfolgender sekundärer bzw. tertiärer Hypothyreose sind ebenso wie eine Schilddrüsenunterfunktion als Folge einer peripheren Hormonresistenz sehr selten.

Angeborene Hypothyreosen treten mit einer Prävalenz von 1:4000 Neugeborenen auf, das Geschlechtsverhältnis beträgt 2:1 (Mädchen:Jungen). Die kongenitale Hypothyreose stellt somit die häufigste angeborene Stoffwechselstörung dar.

Aufgrund umfangreicher Untersuchungen [1] in Großbritannien muß davon ausgegangen werden, daß die Hypothyreoseprävalenz bei Erwachsenen für Frauen bei 1,9% und für Männer bei 0,1% liegt. Dabei steigt die Prävalenz bei älteren Patienten auf 1–2,3% und weist bei diesen Patienten mit primärer Hypothyreose ein Verhältnis Frauen:Männer von 4:1 auf. Die Prävalenz der subklinischen Hypothyreose ist bei Frauen mit 7,5% und bei Männern mit 2,8% anzusetzen, wobei in Abhängigkeit von der Höhe des TSH und des Nachweises von Schilddrüsenautoantikörpern 5–10% dieser Patienten pro Jahr eine manifeste Hypothyreose entwickeln [9].

2 Klinisches Bild

Durch postnatales TSH-Screening wird die *angeborene Hypothyreose* frühzeitig erkannt, auch wenn die Kinder asymptomatisch sind.

Wichtige Hinweise für einen pränatal bestehenden Schilddrüsenhormonmangel sind eine *verlängerte Schwangerschaftsdauer*, ein hohes Geburtsgewicht und vor allem ein prolongierter *Icterus neonatorum*.

Wie in Tabelle 22-2 zusammengefaßt, sind weitere charakteristische Symptome der Hypothyreose beim *Neugeborenen* Makroglossie, Obstipation, Trinkfaulheit, Bewegungsarmut, vermehrtes Schlafbedürfnis, trockene, blasse, kühle Haut, während im *Kleinkindes- und Vorschulalter* bei Kindern mit nichtbehandelter Hypothyreose vor allem eine Retardierung der intellektuellen sowie psychischen und somatischen Entwicklung dominiert. Diese Patienten mit einem pränatalen Krankheitsbeginn, d.h. einer passageren, im Fetalleben abgelaufenen Schilddrüsenunterfunktion, werden als *sporadische Kretins* bezeichnet.

Die *erworbene Hypothyreose* des heranwachsenden Kindes ist dadurch charakterisiert, daß Störungen des Wachstums, der Skelett- und Zahnentwicklung sowie Störungen der zerebralen und neurologischen sowie auch der Pubertätsentwicklung auftreten (Tab. 22-2).

Die klinische Symptomatik der primären Hypothyreose des Erwachsenen entwickelt sich meist äußerst langsam und wird dadurch lange Zeit nicht wahrgenommen oder falsch interpretiert [13].

Im Anfangsstadium sind die Patienten, vor allem im höheren Lebensalter, oligosymptomatisch, klagen subjektiv keine Beschwerden und erkennen erst auf intensives gezieltes Befragen nach Symptomen eine Änderung ihres Befindens im Sinne klinischer Befunde der Hypothyreose. Liegt das Vollbild einer manifesten Hypothyreose vor, so handelt es sich in der Regel um eine Spätdiagnose. Aufgrund der verschiedenen biologischen Wirkungen der Schilddrüsenhormone verursacht eine Hypothyreose Veränderungen im Bereich multipler Organsysteme [16], die beim Vollbild der manifesten Hypothyreose charakteristische klinische Symptome zur Folge haben (Abb. 22-1).

Die *Haut* ist kühl, trocken, durch mukoide Verquel-

Tabelle 22-2 Klinische Symptome der Hypothyreosen. Besonderheiten der klinischen Symptomatik bei angeborener, juveniler und Altershypothyreose.

häufige Symptome der Hypothyreose
– Kälteintoleranz
– vermehrte Müdigkeit
– verstärktes Schlafbedürfnis
– Obstipation
– kühle, schuppende, trockene, blaßgelbe Haut
– psychomotorische Verlangsamung
– Antriebsarmut
– Gewichtszunahme
– langsame, verwaschene Sprache, rauhe Stimme
– Zyklusstörungen
– Libidoverlust
– brüchige Haare/Nägel
– Lidödeme

Besonderheiten, zusätzliche Befunde der angeborenen Hypothyreose
– herabgesetzte Aktivität, Bewegungsarmut
– Makroglossie, stumpfer Gesichtsausdruck
– Hypotonie, kalte Extremitäten
– Probleme der Fütterung (Trinkschwäche), Ernährung
– Lethargie
– Verzögerung von Wachstum, Reife, Pubertät
– retardierte psychosomatische und intellektuelle Entwicklung

Besonderheiten, zusätzliche Befunde der juvenilen Hypothyreose
– gestörte zerebrale und neuro-neurologische Entwicklung
– Störungen von Wachstums-, Skelett- und Zahnentwicklung, Knochenproportionen unreif
– gestörte Pubertätsentwicklung
– Taubheit
– Myopathie bei Hypothyreose

Besonderheiten, zusätzliche Befunde der Altershypothyreose
– Oligomonosymptomatik z.B.
  • Adynamie
  • depressive Verstimmung
  • Steonokardien
– Fehldeutung der Symptome als Altersbeschwerden

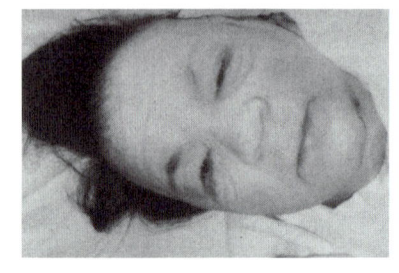

Abb. 22-1 Patientin mit schwerer manifester Hypothyreose bei Autoimmunthyreoiditis Hashimoto.

lung teigig-pastös, schuppig mit Hyperkeratosen und gelblichem Kolorid. Es besteht eine *Kälteintoleranz* aufgrund der herabgesetzten Hauttemperatur und eine Neigung zu *Ödemen* vor allem der unteren Extremität. Darüber hinaus kommt es zum *Haarausfall* bei stumpfem trockenem Kopfhaar sowie zu brüchigen splitternden Nägeln.

Die *gestörte geistige Funktion* zeigt sich vor allem in Gedächtnis- und Konzentrationsschwächen, depressiven Verstimmungen, stark vermehrtem Schlafbedürfnis und neurologischen Veränderungen sowie einer psychomotorischen Verlangsamung, partieller Schwerhörigkeit, Sensibilitätsstörungen und zerebellären Dysfunktionen mit Ataxien und Intentionstremor.

Bezüglich des *kardiovaskulären Systems* fallen bei manifester Hypothyreose eine Bradykardie, ein erhöhter diastolischer Blutdruckwert und in sehr schweren Verläufen ein allseits vergrößertes Herz auf, wobei diese Befunde von Perikard-, Pleuraergüssen und Aszitesbildung begleitet sein können.

Neben oft frühzeitig auftretenden Schluckbeschwerden und einem Kloßgefühl in der Kehle führt der Schilddrüsenhormonmangel *im Bereich des Gastrointestinaltrakts* vor allem zur Inappetenz und schweren Obstipation. Aufgrund des verminderten Stoffwechsels kommt es trotz Inappetenz zur stetigen Gewichtszunahme.

Durch die bei manifester Hypothyreose starke *Muskelhypertrophie auch der Zunge*, die plump und groß erscheint, entwickelt sich eine langsame und verwaschene Sprache sowie vermehrtes Schnarchen. Häufig tritt auch eine veränderte Stimmlage mit tiefer heiserer Stimme auf.

Auffällig ist auch eine *ausgeprägte Muskelschwäche* als Folge einer Myopathie, die mit Muskelschmerzen sowie Hyper-, aber auch Atrophien der Muskulatur einhergehen kann. Gleichzeitig kommt es zur Verzögerung der Muskelkontraktion und damit zur Verlängerung von z.B. der Achillessehnenreflexzeit, die ein wichtiges Zeichen der Hypothyreose darstellt.

Schließlich entwickeln sich vor allem als Folge der begleitenden Hyperprolaktinämie bei manifester Hypothyreose Menstruationsstörungen und häufig eine Amenorrhö sowie auch Galaktorrhö bei gleichzeitigem Libido- und Potenzverlust.

Durch Kombination der primären erworbenen Hypothyreose auf dem Boden einer Autoimmunthyreoiditis mit anderen immunologischen Erkrankungen des Endokriniums können klinische Symptome einer Nebennierenrindeninsuffizienz, einer perniziösen Anämie oder eines Typ-I-Diabetes mit den klinischen Befunden der Hypothyreose verknüpft sein (s.a. Kap. 63).

Tabelle 22-2 faßt die typischen klinischen Befunde bei Hypothyreose im Erwachsenenalter zusammen und stellt gleichzeitig die charakteristischen klinischen Symptome der angeborenen, der erworbenen juvenilen und der Altershypothyreose heraus.

3 Pathogenese/Pathophysiologie

3.1 Angeborene Hypothyreose

Bei Patienten mit angeborener Hypothyreose ist die Schilddrüsenunterfunktion bei 80% durch eine Schilddrüsenfehlanlage verursacht. Bei etwa zwei Dritteln besteht eine Schilddrüsenektopie, ein Drittel hat eine Schilddrüsenaplasie. Mit einer Prävalenz von 10–20% können angeborene Störungen des Schilddrüsenstoffwechsels nachgewiesen werden, die mit und ohne Schilddrüsenvergrößerung einhergehen. Eine autoimmunologische Ursache der angeborenen Hypothyreose kann durch zytotoxische Autoantikörper nachgewiesen werden [2]. In seltenen Fällen kann es durch transplazentare Passage von blockierenden Immunglobulinen zu einer angeborenen Hypothyreose bei Müttern mit Autoimmunthyreoiditis kommen.

Intrauterin erworbene Hypothyreosen, die reversibel bzw. teilreversibel sein können, können durch extremen Jodmangel, aber auch sehr starken Jodüberschuß in der pränatalen Phase bedingt sein und durch strumigene Substanzen wie z.B. eine überdosierte thyreostatische Therapie der Mutter, ausgelöst werden.

3.2 Erworbene Hypothyreose

Bestehen anamnestisch keine Hinweise für eine frühere Schilddrüsenoperation oder Radiojodbehandlung, so ist die Autoimmunthyreoiditis die häufigste Ursache einer subklinischen oder manifesten primär erworbenen Hypothyreose.

Die chronische Thyreoiditis Hashimoto ist durch ausgeprägte lymphozytäre und plasmazelluläre Infiltrationen der Schilddrüse charakterisiert. Ähnlich der Hyperthyreose Typ Morbus Basedow weist die Thyreoiditis Hashimoto eine familiäre Häufung mit Assoziation von HLA-Markern (HLIA-DR3, DR5, B8) auf und es ist darüber hinaus eine häufige Assoziation mit anderen Autoimmunerkrankungen wie der perniziösen Anämie und insbesondere mit Endokrinopathien wie dem Morbus Addison und dem Typ-I-Diabetes zu finden (s. Kap. 23).

Eine erworbene Hypothyreose entwickelt sich darüber hinaus häufig nach Schilddrüsenoperationen und ist dabei abhängig vom Resektionsausmaß bei etwa 10–50% der Patienten in Form einer subklinischen oder manifesten Hypothyreose zu finden. Die postoperative Hypothyreosefrequenz steigt bis auf über 90% an, wenn Patienten mit immunogener Hyperthyreose Typ Basedow unter Belassung eines nur kleinen Schilddrüsenrestes (< 8 ml) betroffen sind.

Infolge einer Radiojodbehandlung werden subklinische oder manifeste Hypothyreosen in Abhängigkeit von der jeweils applizierten Herddosis und der Grunderkrankung bei 10–50% der Patienten beobachtet. Auch hier steigt die Hypothyreosefrequenz auf bis zu 90%, wenn Patienten mit immunogener Hyperthyreose Typ Basedow ablativ behandelt wurden.

Von großer Bedeutung ist es, daß sich die Entwicklung der Hypothyreose nach Radiojodbehandlung über einen langen Zeitraum erstreckt und, mit einer kumulativen Häufigkeit von etwa 3% pro Jahr, auch noch nach Jahren auftreten kann.

Auch *nach externer Bestrahlung* im Halsbereich entwickelt sich bei 20–60% der Patienten eine subklinische oder manifeste Hypothyreose, die ganz überwiegend innerhalb der ersten 3 bis maximal 6 Jahre nach der Strahlenbehandlung auftritt.

Schließlich können Hypothyreosen *medikamentös* induziert werden, wobei hier die Gabe von Pharmaka im Vordergrund steht, die entweder die Jodaufnahme in die Schilddrüse (Perchlorat), die Schilddrüsenhormonsynthese (Thiamazol, Carbimazol, Propylthiouracil) oder die Freisetzung von Schilddrüsenhormonen aus der Schilddrüse (Lithium) hemmen.

Neben anderen strumigenen Substanzen ist darüber hinaus das Auftreten einer Hypothyreose infolge eines *Jodexzesses* zu nennen, der vor allem nach Gabe von jodhaltigen Röntgenkontrastmitteln oder im Verlauf der Therapie mit dem Antiarrhythmikum *Amiodaron* beobachtet wird. Eine Hypothyreoseentwicklung nach übermäßiger Jodzufuhr ist insbesondere in ausreichend jodversorgten Gebieten und nur als Rarität im Jodmangelgebiet zu verzeichnen.

Im Rahmen neuer Therapieformen verschiedener Tumoren mit *Zytokinen*, wie α- und γ-Interferon und Interleukinen, wurde gehäuft die Entwicklung von subklinischen und manifesten Hypothyreosen beschrieben, die dann offensichtlich auf die Induktion oder Verstärkung von autoimmunologischen Schilddrüsenprozessen durch die Zytokingabe zurückzuführen sind (Kap. 76).

Äußerst selten entwickelt sich eine erworbene Hypothyreose im Zusammenhang mit *Systemerkrankungen* wie z.B. einer Amyloidose oder Sarkoidose, wobei hier in der Schilddrüse morphohistologisch das für die Grunderkrankung typische Bild vorherrscht. Die Schilddrüsenunterfunktion entwickelt sich nur dann, wenn entsprechend große Bezirke funktionstüchtigen Schilddrüsengewebes durch die jeweilige Erkrankung verdrängt wurden.

Die seltene sekundäre bzw. tertiäre Hypothyreose ist Folge einer *hypophysär-hypothalamischen Erkrankung*, wobei hier Tumoren des Hypophysenvorderlappens im Vordergrund stehen, die durch verdrängendes Wachstum zu einer Hemmung der TSH-Sekretion mit nachfolgender sekundärer Hypothyreose führen. Immer besteht die Kombination mit anderen Symptomen der Hypophysenvorderlappeninsuffizienz bzw. eines hormonproduzierenden Hypophysenvorderlappentumors (Kap. 8 und 9).

4 Diagnostik

4.1 Ausschlußdiagnostik

Zum Ausschluß einer primären Hypothyreose muß neben einer ausführlichen Anamnese und einem körperlichen Untersuchungsbefund des Patienten der basale TSH-Wert im Serum bestimmt werden.

Sowohl zum Ausschluß als auch zum Nachweis einer primären Hypothyreose stellt die TSH-Bestimmung im Serum einen äußerst empfindlichen Parameter dar. Ein normaler TSH-Serumwert schließt eine primäre Hypothyreose aus [14].

Auch bei normalen peripheren Schilddrüsenhormonspiegeln im Serum bedeutet ein erhöhtes Serum-TSH bereits den Nachweis einer verminderten thyreoidalen Leistung (*subklinische Hypothyreose*).

4.2 Nachweisdiagnostik

Im Falle einer für die Schilddrüsenunterfunktion positiven Anamnese und entsprechender klinischer Befunde und/oder bei erhöhten Serum-TSH-Spiegeln ist eine Nachweisdiagnostik der Hypothyreose zu veranlassen, die über das basale Serum-TSH hinaus zunächst die *Bestimmung des freien Thyroxin* (FT_4) bzw. des *Gesamtserum-T_4* vorsieht. Die Bestimmung des Gesamt-T_3 oder freien T_3 (FT_3) ist in der Hypothyreosediagnostik nicht geeignet, da diese Werte auch bei einer Hypothyreose über längere Zeit in Folge stärkerer thyreoidaler Produktion und vor allem erhöhter peripherer Konversion normal bleiben [14].

Wenn auch die Bestimmung des basalen Serum-TSH einen sehr empfindlichen Testparameter darstellt, so ist gegenwärtig zum sicheren Nachweis der subklinischen Hypothyreose sowie bei anamnestischem und klinischem Verdacht auf eine sekundäre Hypothyreose die Durchführung des *TRH-Tests mit TSH-Bestimmung* noch angezeigt.

Nachdem die Stoffwechsellage im Sinne einer subklinischen oder manifesten primären oder sekundären Hypothyreose definiert ist, muß dann eine weitere differentialdiagnostische Abgrenzung der verschiedenen Formen der erworbenen primären Hypothyreose erfolgen. In diesem Zusammenhang ist über die anamnestischen und klinischen Daten hinaus vor allem die *Bestimmung von Schilddrüsenautoantikörpern* gegen die Schilddrüsenperoxidase von Bedeutung, um die Thyreoiditis Hashimoto weiter zu sichern.

Als darstellende Methode ist vorrangig die *Sonographie* der Schilddrüsenregion zu veranlassen, die ein charakteristisches Bild mit hypo- oder hypertropher Schilddrüse und echoarm inhomogener Struktur im Falle der Autoimmunthyreoiditis Hashimoto zeigt. Sonographisch ist darüber hinaus eine Orientierung bezüglich der Schilddrüsengröße nach Operation oder Radiojodbehandlung möglich. Knotige, die Schilddrüse infiltrierende Prozesse können sonographisch vor allem bei Verdacht auf das Vorliegen einer Neoplasie vorab geklärt werden (s.a. Kap. 16.2).

Nur in Ausnahmefällen ist eine *szintigraphische Untersuchung* der Schilddrüse in der Diagnostik einer Hypothyreose zu veranlassen, wobei diese insbesondere dann sinnvoll scheint, wenn der Verdacht auf dystopes Schilddrüsengewebe besteht.

In der Feinnadelzytologie zeigt die Thyreoiditis Hashimoto das charakteristische Bild der lymphozytär plasmazellulären Infiltration der Schilddrüse (Kap. 16.3).

4.2.1 Angeborene Hypothyreose

Ein erhöhter, im Vollblut bestimmter TSH-Screening-Wert beweist die angeborene Hypothyreose nicht. Ab Grenzwerten zwischen 20 und 50 mU/l und immer ab Werten über 50 mU/l TSH muß die Bestimmung von TSH, Gesamt-T_4 oder FT_4 und Gesamt-T_3 in einer Serumprobe erfolgen, um die Diagnose zu sichern [7]. Im Falle primärer angeborener Hypothyreosen werden massiv erhöhte TSH-Werte von über 100 mU/l bei gleichzeitig erniedrigten Werten des Gesamt-T_4, FT_4 und Gesamt-T_3 gefunden. Patienten mit einer Schilddrüsenektopie können noch normale Gesamt-T_4 und -T_3-Werte als Hinweis auf eine kompensierte Schilddrüsenfunktionslage aufweisen. Ergänzend ist die Bestimmung des Gesamtjod im Serum und Harn zum Nachweis eines Jodüberschusses oder Jodmangels von Bedeutung. Die Bestimmung von Schilddrüsenautoantikörpern kann Hinweise auf eine Immunthyreopathie der Mutter geben. Eine weitere Differenzierung kann durch eine Thyreoglobulinbestimmung im Serum und durch eine Schilddrüsensonographie erfolgen. Die 123-Jod-Szintigraphie erlaubt eine weitere differentialdiagnostische Zuordnung und kann im Neugeborenenalter sicher durchgeführt werden.

Falls die Ursache einer permanenten angeborenen Hypothyreose nicht primär gesichert wurde, muß nach dem 2. Lebensjahr ein Auslaßversuch von der Schilddrüsenhormonsubstitution durchgeführt werden, wobei zum Zeitpunkt des Auslaßversuches eine weitere diagnostische Abklärung mittels szintigraphischer Methoden wiederum möglich wird.

Die *Bestimmung des Knochenalters* (Knie und Fuß) des Neugeborenen hat prognostisch große Bedeutung, da bei einer ausgeprägten Retardierung von einer bereits pränatal bestehenden Hypothyreose ausgegangen werden muß.

4.2.2 Hypothyreose im höheren Lebensalter

Aufgrund uncharakteristischer Symptome, die nicht selten dem Alterungsprozeß zugeordnet werden, und gleichzeitiger schwerer allgemeiner Begleiterkrankungen wird eine Schilddrüsendiagnostik zur Abklärung einer entsprechenden Funktionsstörung oft nicht veranlaßt. Die Nachweisdiagnostik entspricht der erworbenen Hypothyreose des Erwachsenen.

4.3.3 Sekundäre Hypothyreose

Eine Nachweisdiagnostik bei klinischem Verdacht auf hypophysär-hypothalamische Funktionsstörungen muß die Bestimmung des basalen Serum-TSH sowie des Gesamt-T_4 und -T_3 bzw. FT_4 und FT_3 einschließen. Im Falle der sekundären Hypothyreose finden sich normale bis erniedrigte Serum-TSH-Werte bei im unteren Normbereich oder erniedrigt vorliegenden Werten für die peripheren Schilddrüsenhormonwerte, wobei im Gegensatz zur primären Hypothyreose hier auch die Bestimmung des Gesamt-T_3 bzw. FT_3-Werts zuverlässige Resultate bringt [14]. Zur Sicherung der Diagnose einer sekundären Hypothyreose ist die Durchführung des TRH-Tests sinnvoll, um ergänzend den inadäquaten TSH-Anstieg bei gleichzeitig niedrig normalen oder erniedrigten peripheren Schilddrüsenhormonwerten zu dokumentieren.

5 Differentialdiagnose

Bei der Neugeborenenhypothyreose muß vor allem ein transienter Verlauf berücksichtigt werden, der mit einer Inzidenz von 0,5–1% auftritt und durch physiologische Adaptionsvorgänge, durch Jodmangel bzw. eine iatrogene Peripartaljodkontamination zu erklären ist [15]. Erniedrigte Serum-T_3-Werte des Neugeborenen können auch im Zusammenhang mit schweren neonatalen Erkrankungen als Low-T_3-Syndrom auftreten (s. Kap. 16.4).

Bei der primären erworbenen Hypothyreose müssen differentialdiagnostische Zustände eines Low-T_4- und Low-T_3-Syndroms im Rahmen schwerer nichtthyreoidaler Erkrankungen bedacht werden. In der Folge schwerer Allgemeinerkrankungen können passager auch erhöhte TSH-Spiegel auftreten (Kap. 77).

Darüber hinaus müssen differentialdiagnostisch passagere Formen der Hypothyreose berücksichtigt werden, die z.B. im Rahmen einer subakuten Thyreoiditis de Quervain auftreten können, aber auch postoperativ nach Schilddrüsenoperationen, im Rahmen einer Postpartum-Thyreoiditis, im Verlauf von Hashitoxikosen, in der thyreostatischen Therapie von Hyperthyreosen und im Zusammenhang mit übermäßiger Jodzufuhr oder schwerem Jodmangel gefunden werden.

Weiterhin muß differentialdiagnostisch als seltene Ursache einer TSH-Erhöhung ohne Hypothyreose ein TSH-produzierender Hypophysentumor ausgeschlossen werden, wobei hier neben den erhöhten TSH-Werten immer erhöhte periphere Schilddrüsenhormonwerte auffällig sind (Kap. 8).

Auch methodische Störungen, wie die Beeinflussung der TSH-Bestimmung durch heterophile Antikörper, können zu Fehlinterpretationen führen und müssen differentialdiagnostisch unter Umständen miteinbezogen werden.

6 Therapie

Für die Substitutionstherapie der Hypothyreose ist heute die Verabreichung reiner *Levothyroxinpräparate* zu bevorzugen. Auch mit einer einmaligen täglichen Gabe von Levothyroxin sind ausreichend konstante Schilddrüsenhormonspiegel im Serum zu erzielen, da Levothyroxin eine sehr lange biologische Halbwertszeit von ungefähr 8 Tagen aufweist. Trijodthyronin entsteht bedarfsgerecht durch periphere Konversion aus Levothyroxin [13].

Die Gabe von *Trijodthyronin* wird nur zur Überbrückung von Auslaßphasen eingesetzt, wie sie z.B. zur szintigraphischen Diagnostik bei Schilddrüsenkarzinomen notwendig werden können.

Mit dem Ziel einer höheren und konstanten Resorption müssen Levothyroxinpräparate auf nüchternen Magen, 30–60 min vor der nächsten Mahlzeit, eingenommen werden.

6.1 Angeborene Hypothyreose

Im Hinblick auf die möglichen irreversiblen neurologischen Schäden ist bereits der Verdacht auf eine angeborene Hypothyreose Anlaß für eine Substitutionstherapie mit Levothyroxin.

Nach den Therapiedaten von de Groot et al. [5] steigt die tägliche Levothyroxindosis von 10–25 µg bei Frühgeburten auf 50–75 µg im 6.–12. Lebensmonat und steigert sich bis zum 12. Lebensjahr auf 100–200 µg Levothyroxin pro Tag. Zur Therapieüberwachung ist bis zum 6. Lebensmonat das FT_4 im Serum maßgeblich, danach ist die Levothyroxindosierung nach dem basalen TSH-Wert im Serum auszurichten.

6.2 Erworbene Hypothyreose

Die zur Normalisierung der Stoffwechsellage erforderliche Levothyroxindosis beim Erwachsenen ist zwar individuell verschieden, liegt jedoch bei mehr als 90% der Patienten zwischen 100–200 µg Levothyroxin/Tag, entsprechend einer mittleren Dosierung von 2 µg Levothyroxin/kg/KG und Tag.

Die Dosierung mit Levothyroxin sollte schrittweise begonnen werden, wobei *jüngere Patienten* ohne Begleiterkrankungen und noch nicht lange bestehender Hypothyreose beginnend mit 50 µg Levothyroxin/Tag zügig über wenige Wochen bis zur Erhaltungsdosis von Levothyroxin gesteigert werden können. Hingegen ist bei *älteren Patienten* mit schon lang bestehender Hypothyreose und/oder vor allem kardialen Begleiterkrankungen eine sehr vorsichtige einschleichende Dosierung mit Levothyroxin, beginnend mit 12,5 µg/Tag, zur Vermeidung von Komplikationen unbedingt zu empfehlen. Die Steigerung der Schilddrüsenhormonsubstitutionsdosis muß sehr langsam, im Abstand von 2–4 Wochen um 12,5–25 µg/Tag, erfolgen. Kardiale Komplikationen, insbesondere die kritische Verschlechterung einer koronaren Herzerkrankung durch den akuten Anstieg des myokardialen Sauerstoffverbrauchs, können durch die einschleichende Dosierung vermieden werden.

Erste Erfahrungen bestehen zu einem neuen Konzept der Levothyroxinsubstitution bei primärer Hypothyreose, bei dem mit einer hochdosierten i.v. Initialtherapie mit 500 µg Levothyroxin/Tag eine rasche Normalisierung der Stoffwechsellage und klinischen Symptome erreicht wurde [15]. Schwerwiegende Nebenwirkungen wurden nicht berichtet, wobei hier Patienten mit koronarer Herzkrankheit von der hochdosierten Initialtherapie ausgeschlossen wurden. Unter kontrollierten stationären Bedingungen kann dieses therapeutische Vorgehen bei Patienten ohne schwere Begleiterkrankungen eingesetzt werden.

Zur Therapiekontrolle der Schilddrüsenhormonsubstitution mit Levothyroxin bei Patienten mit primärer Hypothyreose steht die Bestimmung des Serum-TSH-Spiegels im Vordergrund, wobei eine Normalisierung des basalen TSH unter der Therapie erreicht werden soll, ohne daß der basale TSH-Wert völlig supprimiert vorliegt [21]. Die 24 h nach der letzten Einnahme von Levothyroxin ermittelten Serumspiegel des Gesamt-T_4 und des FT_4 liegen meist im oberen Normbereich bis leicht erhöht und sind ebenso wie die eher niedrig normalen Gesamt-T_3- und -FT_3-Werte nicht für die Dosierung des Levothyroxinpräparats maßgeblich.

Kontrolluntersuchungen sollten zu Beginn der Therapie in 4wöchigen und im weiteren Verlauf in 3- bis 6monatigen Abständen erfolgen.

Die Substitutionstherapie mit Levothyroxin muß während der Gravidität zwingend fortgeführt werden, wobei insbesondere im 3. Trimenon eine Dosiserhöhung um 25–50 µg/Tag notwendig werden kann [8].

6.3 Subklinische Hypothyreose

Falls klinische Symptome der Hypothyreose fehlen und eher davon auszugehen ist, daß es sich um eine passagere subklinische Hypothyreose handelt, kann auf eine Therapie mit Schilddrüsenhormonen verzichtet werden. Allerdings sind regelmäßige, mindestens jährliche Kontrollen des klinischen Verlaufes und der Schilddrüsenfunktionswerte zwingend angezeigt, um eine grundsätzlich mögliche Zunahme der Schilddrüsenfunktionsstörung rechtzeitig zu erkennen.

Wie Abbildung 22-2 zusammenfassend zeigt, ist eine Behandlung der subklinischen Hypothyreose indiziert, wenn eine Anamnese mit vorangegangener Schilddrüsenoperation, Radiojodbehandlung oder externer Bestrahlung der Halsregion vorliegt. Eine weitere Behandlungsindikation ist dann gegeben, wenn der basale Serum-TSH-Spiegel höher als 10 mU/l ist sowie auch dann, wenn Autoantikörper gegen die Schilddrüsenperoxidase positiv nachweisbar sind, die für eine Thyreoiditis Hashimoto mit in aller

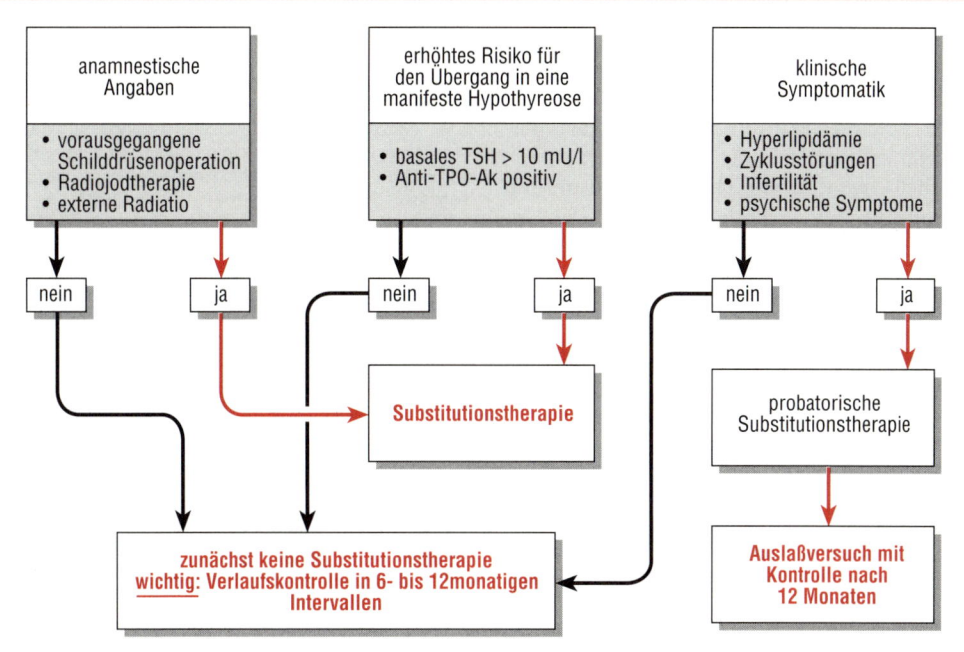

Abb. 22-2 Indikationsschema zur Therapie der subklinischen Hypothyreose.

Regel stetig zunehmender Hypothyreoseentwicklung sprechen. Schließlich ist im Verlauf der Gravidität sowie auch in der Neugeborenenzeit die Indikation zur Therapie mit Schilddrüsenhormonen zu stellen.

Wie ebenfalls in Abbildung 22-2 dargestellt ist, sollten insbesondere klinische Symptome wie Zyklusstörungen, Infertilität, psychische Auffälligkeiten und Fettstoffwechselstörungen dazu Anlaß sein, eine subklinische Hypothyreose durch eine Substitutionsbehandlung mit Schilddrüsenhormonen auszugleichen.

Bei probatorischer Schilddrüsenhormonsubstitution aufgrund klinischer Symptomatik sollte die Therapie nach 6–12 Monaten ausgesetzt werden, um festzustellen, ob die subklinische Hypothyreose unverändert fortbesteht und inwieweit sich die klinischen Symptome in Abhängigkeit von der Behandlung beeinflussen lassen.

Mehr als die Hälfte der Patienten mit subklinischer Hypothyreose, die einer Substitutionsbehandlung mit Schilddrüsenhormonen zugeführt werden, geben eine Besserung ihrer klinischen Symptome an [12, 16]. Dabei stehen vor allem eine verbesserte Leistungsfähigkeit, Stabilisierung der Stimmungslage und eine Besserung von depressiven Verstimmungen im Vordergrund. Klinische Daten zeigen zudem, daß LDL-Cholesterin bei unbehandelten Patienten mit subklinischer Hypothyreose erhöht, HDL-Cholesterin hingegen vermindert gemessen wird, wobei diese Befunde unter der Substitutionsbehandlung mit Schilddrüsenhormonen gebessert werden können [16, 18]. Darüber hinaus werden Besserung kardialer Beschwerden [4] und neurologischer Störungen [10] berichtet.

6.4 Therapiefehler

Ein häufiger Fehler der Behandlung ist, die Dosis der Schilddrüsenhormonsubstitution so hoch zu wählen, daß das basale TSH vollständig supprimiert wird. Dies ist nicht Ziel der Therapie und führt zu Nebenwirkungen.

Vor allem bei älteren Patienten treten unangenehme Tachykardien und Tachyarrhythmien auf. Im Falle einer jahrelangen TSH-Suppression unter der Einnahme von Schilddrüsenhormonen scheint die Entwicklung einer Osteoporose, vor allem bei postmenopausalen Frauen, begünstigt.

Von großer Wichtigkeit erscheint es, bei Verdacht auf passagere Hypothyreose einen Auslaßversuch der Schilddrüsenhormonsubstitution vorzunehmen, um eine Normalisierung der Schilddrüsenfunktion erkennen zu können und eine unnötige Substitutionstherapie zu vermeiden [17].

7 Myxödemkoma

Das Myxödemkoma, die hypothyreote Krise, stellt einen zwar seltenen, aber lebensbedrohlichen Zustand der Schilddrüsenunterfunktion dar, wobei in der Regel eine jahrelange Entwicklung zur manifesten Hypothyreose vorausgegangen ist (s.a. Kap. 81).

Unabhängig von der jeweiligen Ursache der primären erworbenen Hypothyreose sind auslösende Faktoren für eine hypothyreote Krise vor allem schwere allgemeine Infektionen bei älteren manifest hypothyreoten und unbehandelten Patienten; ebenso tragen eine Kälteexposition, die Therapie mit Barbituraten sowie Phenothiazinen zur Entwicklung des Myxödemkomas bei [11].

Klinische Zeichen des Myödemkomas sind vor allem die sich langsam entwickelnde Bewußtseinstrübung, die gestörte Wärmeregulation mit ausgeprägter Hypothermie sowie einer Bradykardie, Hypoxie und Hyperkapnie bei gleichzeitiger Neigung zu Hypoglykämien. Ein wesentlicher Grund für die Dekompensation und die Entwicklung in das Myxödemkoma ist die Unfähigkeit des über lange Zeit manifest hypothyreoten Patienten, sich an akute funktionelle Veränderungen (z.B. akute Blutvolumenverluste, neurologische Veränderungen durch einen Apoplex usw.) anzupassen. Klinik, Diagnostik und Therapie des hypothyreoten Komas werden ausführlich in Kapitel 82 dargestellt.

Literatur

1. Bilous, R. W., W. M. G. Tunbridge: The epidemiology of hypothyroidism – an update. Clin. Endocr. 2 (1988) 531–540.
2. Bogner, U., A. Grüters, B. Sigle, R. Helge, H. Schleusener: Cytotoxic antibodies in congenital hypothyroidism. J. clin. Endocr. 68 (1989) 671–675.
3. Braverman, L. E., R. D. Utiger: Introduction to hypothyroidism. In: Braverman, L. E., R. D. Utiger (eds.): The Thyroid, a Fundamental and Clinical Text, pp. 919–921. Lippincott Company, Philadelphia – New York – London – Hagerstown 1991.
4. Cooper, D. S., R. Halpern, L. C. Wood, A. A. Levin, E. C. Ridgway: L-Thyroxine therapy in subclinical hypothyroidism. Ann. intern. Med. 10 (1984) 18–24.
5. de Groot, L. J., P. R. Larsen, S. Refetoff, J. B. Stanbury (eds.): The Thyroid and its Disease, p. 611. Wiley, New York 1984.
6. Engler, H., J. J. Staub, M. Kunz, B. Althaus, A. Ryff, E. Viollier, J. Girard: Ist eine isolierte TSH-Erhöhung behandlungsbedürftig? Schweiz. med. Wschr. 122 (1992) 66–69.
7. Grüters, A.: Richtlinien für das Neugeborenen-Screening auf Hypothyreose. Europ. J. Pediat. 152 (1993) 974–975.
8. Karbadi, U. M.: Optimale Dosierung einer Levothyroxintherapie in der Gravidität und Stillperiode. Arch. intern. Med. 149 (1989) 19–22.
9. Krüskemper, H. L., J. Joseph, J. Köbberling, D. Reinwein, H. Schatz, F. J. Seif: Klassifikation der Schilddrüsenkrankheiten der Sektion Schilddrüse der Deutschen Gesellschaft für Endokrinologie. Int. Welt 8 (1985) 47–57.
10. Monzani, F., P. Del Guerra, N. Caraccio, C. A. Pruneti, E. Pucci, M. Luisi, L. Baschieri: Subclinical hypothyroidism: Neurobehavioral features and beneficial effect of L-thyroxine treatment. Clin. Invest. 71 (1993) 367–371.
11. Nicoloff, J. T., J. S. LoPresti: Myxedema Coma: A form of decompensated hypothyroidism. In: Ober, K. (ed.): Endocrine Crises, pp. 279–290. Saunders, Philadelphia – London – Toronto – Montreal – Sydney – Tokyo 1993.
12. Nyström, E., K. Caidahl, G. Fager, C. Wikkelso, P.-A. Lundberg, G. Lindstedt: A double-blind cross-over 12-month study of L-thyroxine treatment of women with „subclinical" hypothyroidism. Clin. Endocr. 29 (1988) 63–76.
13. Pfannenstiel, P., B. Saller (Hrsg.): Schilddrüsenkrankheiten, Diagnose und Therapie, 2. Aufl. Berliner Medizinische Verlagsanstalt 1991.
14. Pickardt, C. R., A. Grüters, M. Grußendorf, G. Hintze, K. Horn, J. Köbberling, W. Meng, T. Olbricht, C. Reiners, H. Schleusener: Schilddrüse. In: Deutsche Gesellschaft für Endokrinologie (Hrsg.): Rationelle Diagnostik in der Endokrinologie, S. 42–78. Thieme Stuttgart – New York 1993.
15. Reinwein, D.: Schilddrüse, Hypothyreose. In: Reinwein, D., G. Benker (Hrsg.): Klinische Endokrinologie, S. 120–130. Schattauer, Stuttgart – New York 1992.
16. Staub, J. J., B. U. Althaus, H. Engler, A. S. Ryff, P. Trabucco, K. Marquardt, D. Burckhardt, J. Girard, B. D. Weintraub: Spectrum of subclinical and overt hypothyroidism: Effect on thyrotropin, prolactin, and thyroid reserve, and metabolic impact on peripheral target tissues. Amer. J. Med. 92 (1992) 631–642.
17. Takasu, N., I. Komiya, Y. Nagasawa, T. Yamada: Test for recovery from hypothyroidism during thyroxine therapy in Hashimoto's thyroiditis. Lancet 336 (1990) 1084–1086.
18. Tjerk, W. A. B., H. v. Barlingen, M. v. Linde-Sibenius Trip, A.-R. R. v. Vuurst de Vries, M. J. Akveld, W. Erkelens: Lipoprotein(a) and Apoliprotein B plasma concentration in hypothyroid, euthyroid, and hyperthyroid subjects. J. clin. Endocr. 76 (1993) 121–126.
19. Tunbridge, W. M. G., D. C. Evered, R. Hall, D. Appleton, M. Brewis, F. Clark, J. Grimley Evans, E. Young, T. Bird, P. A. Smith: The spectrum of thyroid disease in a community: The Whickham survey. Clin. Endocr. 7 (1977) 481–493.
20. Volpé, R.: Autoimmune thyroiditis. In: Braverman, L. E., R. D. Utiger (eds.): The Thyroid, a Fundamental and Clinical Text, pp. 921–933. Lippincott, Philadelphia – New York – London – Hagerstown 1991.
21. Wood, A. J. J. (ed.): Drug therapy. Toft, A. D.: Thyroxine therapy. New Engl. J. Med. 331 (1994) 174–180.

23 Thyreoiditis

Roland Gärtner

1	Definition und Einteilung	191
2	Klinisches Bild	192
2.1	Akute Thyreoiditis	192
2.2	Subakute Thyreoiditis de Quervain	192
2.3	Autoimmunthyreoiditiden	192
2.4	Sonderformen	193
3	Pathogenese/Pathologie	194
3.1	Akute Thyreoiditis	194
3.2	Subakute Thyreoiditis de Quervain	194
3.3	Autoimmunthyreoiditiden	194
3.4	Sonderformen	195
4	Diagnostik	195
4.1	Akute Thyreoiditis	195
4.2	Subakute Thyreoiditis	195
4.3	Autoimmunthyreoiditiden	195
5	Therapie	196
5.1	Akute Thyreoiditis	196
5.2	Subakute Thyreoiditis	196
5.3	Autoimmunthyreoiditiden	196

Tabelle 23-1 Einteilung der Thyreoiditiden.

akute (eitrige) Thyreoiditis, bakteriell, tuberkulös, syphilitisch, durch Pilzinfektion

subakute Thyreoiditis de Quervain (postvirale Thyreoiditis)

Autoimmunthyreoiditiden
– chronische, lymphozytäre Autoimmunthyreoiditis
– hypertrophe Form (Hashimoto)
– atrophische Form
– Post-partum-Thyreoiditis, „silent thyroiditis",
– fibrosierende Thyreoiditis (M. Riedel)

Sonderformen
– Strahlenthyreoiditis
– granulomatöse Erkrankungen (Sarkoidose, eosinophiles Granulom)
– Karzinomassoziierte Thyreoiditis

1 Definition und Einteilung

Der Begriff Thyreoiditis umfaßt die Gruppe der primär entzündlichen Erkrankungen der Schilddrüse. Entsprechend ihrer Ätiologie werden die Thyreoiditiden heute in drei Hauptgruppen eingeteilt (Tab. 23-1) [11, 16].

Zu den Autoimmunthyreoiditiden gehört auch die immunogene Hyperthyreose vom Typ M. Basedow, sie wird aber allgemein als gesondertes Krankheitsbild aufgeführt (Kap. 20). Früher wurde die *subakute Thyreoiditis* zusammen mit der *„silent thyroiditis"* und der *Post-partum-Thyreoiditis* dargestellt, da sie einen ähnlichen klinischen Verlauf haben. Da die subakute Thyreoiditis aber keine eindeutige Autoimmunerkrankung ist, wird sie als eine gesonderte Form betrachtet. In den Richtlinien der Deutschen Gesellschaft für Endokrinologie [16] wird die *fibrosierende Thyreoiditis (M. Riedel)* noch als eigenständiges Krankheitsbild aufgeführt, es handelt sich hierbei aber eindeutig um einen Autoimmunprozeß [13, 14] und daher wird sie hier mit den Autoimmunthyreoiditiden dargestellt.

Die einzelnen Autoimmunthyreoiditiden sind zwar gut charakterisierte und eindeutig definierte Krankheitsbilder, ein Übergang von einer zur anderen Erkrankung innerhalb dieser Gruppe ist aber in Einzelfällen möglich.

Die *Häufigkeit* der verschiedenen Thyreoiditisformen ist unterschiedlich. Die klinisch manifesten Autoimmunthyreoiditiden (ca. 1–2% der Bevölkerung) sind am häufigsten [14], ebenso die Post-partum-Thyreoiditis (ca. 5% aller Frauen nach der Entbindung) [1, 3, 4].

Neben den klassischen Formen der Thyreoiditiden gibt es eine Reihe von *Sonderformen* unterschiedlichster Ätiologie. So kann im Rahmen einer Sarkoidose oder einer eosinophilen Granulomatose (Non-Hodgkin-Lymphom) auch die Schilddrüse mitbeteiligt sein und meist nur morphologisch als Thyreoiditis imponieren. Eine Thyreoiditis, definiert als *schmerzhafte Schilddrüse*, kommt häufig *nach Radiojodtherapie* innerhalb der ersten 24–48 Stunden vor und heilt spontan ab, ein Anstieg der Autoantikörper wird gelegentlich als Begleitphänomen beobachtet. Getrennt davon ist die *Thyreoiditis nach externer Bestrahlung* zu sehen [5]. Diese tritt in unterschiedlicher Ausprägung, abhängig von der Art der Bestrahlung, meist erst nach einigen Jahren klinisch bemerkbar auf und kann sich als Hypothyreose mit Autoantikörpern und lymphozytärer Infiltration äußern. Auch im Rahmen eines Schilddrüsenkarzinoms kann es zu einer vermehrten lymphozytären Reaktion im Schilddrüsengewebe kommen, so daß manche Autoren von einer karzinomassoziierten Thyreoiditis sprechen.

2 Klinisches Bild

2.1 Akute Thyreoiditis

Eine schmerzhafte Schwellung im Bereich der Schilddrüse, die innerhalb weniger Stunden oder Tage auftritt, kommt bei Patienten mit Struma in Jodmangelgebieten relativ häufig vor. Ein solches Ereignis wird häufig als akute Thyreoiditis gedeutet. Hierbei ist aber eher an spontane Einblutungen in die Schilddrüse oder Einblutungen in vorbestehende Zysten zu denken.

Eine bakterielle Infektion mit Ausbildung eines Abszesses ist die Ausnahme. Sie imponiert durch Schilddrüsenschwellung und Rötung der Haut, mit akut auftretenden Schmerzen teilweise mit Ausstrahlung zum Ohr, Kieferwinkel oder Unterkiefer. Eine Thyreoiditis im Rahmen einer Tuberkulose, Syphilis oder Pilzinfektion hingegen verläuft chronisch und meist ohne die massiven Schmerzen, aber auch mit Schwellung der Schilddrüse und Rötung der Haut. Bei diesen entzündlichen Formen der Thyreoiditis werden regelhaft lokoregional vergrößerte Lymphknoten bei der Untersuchung gefunden. Funktionsstörungen der Schilddrüse gibt es im Rahmen einer bakteriellen Thyreoiditis praktisch nie [10, 11].

2.2 Subakute Thyreoiditis de Quervain

Die subakute Thyreoiditis geht mit erheblichen Schmerzen, ausstrahlend in Ohr, Kieferwinkel oder Unterkiefer, einher.

Viele Patienten suchen von sich aus den HNO-Arzt auf, oder werden primär dorthin überwiesen. Typisch ist auch der von einer zur anderen Halsseite wechselnde Schmerz mit unterschiedlicher Ausstrahlung. Die Patienten leiden unter einem allgemeinen Krankheitsgefühl, ähnlich einem schweren viralen Infekt oder einer konsumierenden Erkrankung. Häufig ist ein viraler Atemwegsinfekt einige Wochen vorher durchgemacht worden. Erhöhte Temperaturen, manchmal auch Fieber bis 40 °C, können vorübergehend auftreten. Die Schilddrüse ist derb, berührungsempfindlich aber schluckverschieblich. Ein Überstrecken des Halses ist wegen der massiven Schmerzen nicht möglich. Lymphknotenschwellungen findet man im Gegensatz zur akuten, bakteriellen Thyreoiditis nicht.

Funktionsstörungen der Schilddrüse treten bei subakuter Thyreoiditis regelhaft auf: Meist findet sich eine leichte Schilddrüsenüberfunktion mit der entsprechenden Symptomatik in der initialen Phase (erste Wochen); danach kommt es über eine Euthyreose häufiger zur Hypothyreose (nach mehreren Wochen bis Monaten), die sich meist spontan normalisiert. Nach Abklingen der subakuten Thyreoiditis (1–4 Monate, selten länger) ist in den meisten Fällen eine euthyreote Stoffwechsellage zu beobachten [7].

2.3 Autoimmunthyreoiditiden

Bei den verschiedenen Formen der Autoimmunthyreoiditis treten fast nie Schmerzen auf. Die Patienten fallen klinisch entweder durch eine Funktionsstörung der Schilddrüse auf oder aber die Diagnose wird nur zufällig im Rahmen einer Strumaabklärung oder bei einer internistischen Untersuchung gestellt.

Die *chronisch lymphozytäre Thyreoiditis (Hashimoto)* ist charakterisiert durch eine Hypothyreose und den Nachweis von Autoantikörpern gegen schilddrüsenspezifische Antigene (TPO-Ak und Tg-Ak) im Serum. Die tatsächliche Inzidenz einer manifesten Hypothyreose bei Patienten mit lymphozytärer Thyreoiditis ist wegen der vielen asymptomatischen Verlaufsformen schwer feststellbar.

Schilddrüsenspezifische Autoantikörper werden bei 8% aller gesunden, prämenopausalen Frauen, bei 16% aller postmenopausalen Frauen und bei 2% aller Männer gefunden. Die meisten Patienten bleiben ihr Leben lang euthyreot und sind somit nicht als krank zu bezeichnen.

Angenommen wird, daß es nur bei etwa 10% dieser Patienten zu einer subklinischen oder manifesten Hypothyreose kommt, meist erst im höheren Alter. Etwa 1–2% aller über 60jährigen sind somit von dieser Erkrankung unter Einschluß der subklinischen Verlaufsformen betroffen. Frauen etwa 5mal häufiger als Männer [11, 14]. Die Erkrankung verläuft schleichend, viele Symptome sind uncharakteristisch. Die Diagnose wird deshalb häufig verzögert gestellt. Antriebsarmut, depressive Verstimmung, trockene Haut, Obstipation, rauhe Stimme, Kälteintoleranz, Bradykardieneigung sind Symptome, die differentialdiagnostisch an eine subklinische oder manifeste Hypothyreose und damit an eine Autoimmunthyreoiditis denken lassen sollten.

Häufigste Ursache einer primären Hypothyreose – ausgenommen ist die postoperative Hypothyreose – ist auch im endemischen Jodmangelgebiet Deutschland nicht der Jodmangel, sondern die lymphozytäre Thyreoiditis [8].

Die Schilddrüse ist palpatorisch derb, manchmal von einer fein-nodulären Konsistenz. Deshalb sollte bei diesem Palpationsbefund differentialdiagnostisch neben einer Knotenstruma an eine Autoimmunthyreoiditis gedacht werden.

Da eine lymphozytäre Thyreoiditis (Hashimoto) eine organspezifische Autoimmunerkrankung ist, kann sie mit anderen Autoimmunerkrankungen assoziiert sein:
– atrophische Gastritis mit perniziöser Anämie
– thrombozytopenische Purpura (M. Werlhof)
– autoimmun bedingte Nebenniereninsuffizienz (M. Addison)
– Diabetes mellitus Typ I
– Vitiligo
– autoimmunbedingte Gonadenstörung
– Sjögren-Syndrom, aber auch seltenere Formen wie

Goodpasture-Syndrom oder Lupus erythematodes. Umgekehrt ist natürlich auch bei einer dieser organspezifischen Autoimmunerkrankungen an eine Autoimmunthyreoiditis zu denken. So findet man beispielsweise bei etwa einem Drittel der Patienten mit Autoimmunadrenalitis auch eine Hashimoto-Thyreoiditis (*Schmidt-Syndrom*) [14] (s.a. Kap. 63).

Unter dem klinischen Bild einer immunogenen Hyperthyreose verbirgt sich in seltenen Fällen eine „*silent thyroiditis*" oder eine Post-partum-Thyreoiditis. Letztere unterscheidet sich lediglich durch die vorangegangene Gravidität von der „silent thyroiditis". Ihr Verlauf in bezug auf die Hyperthyreose ähnelt dem einer subakuten Thyreoiditis de Quervain. Es fehlen die charakteristischen Schmerzen und das allgemeine Krankheitsgefühl. Die Schilddrüse ist palpatorisch derb, vergrößert und schluckverschieblich. Besonders die Post-partum-Thyreoiditis muß abgegrenzt werden von der Exazerbation einer vorbestehenden immunogenen Hyperthyreose nach der Entbindung. Für letztere ist typisch, daß sich die Hyperthyreose während der Gravidität spontan bessert, um postpartal zu exazerbieren [1]. In der Literatur werden häufig diese beiden Krankheitsbilder nicht sauber getrennt. Die echte Post-partum-Thyreoiditis ist mit dem klinischen Bild der „silent thyroiditis" identisch, zeigt eine derbe Schwellung der Schilddrüse mit verminderter Speicherung im ^{99m}Tc-Pertechnetat-Szintigramm und eine transiente Hyperthyreose 4–8 Wochen nach der Entbindung, gefolgt von einer transienten Hypothyreose mit spontaner Ausheilung nach etwa 6–8 Monaten. Die postpartale Exazerbation einer immunogenen Hyperthyreose hingegen geht mit einer weichen bis schwirrenden Struma einher, einer vermehrten Speicherung im Szintigramm, und ist in der Regel immer behandlungsbedürftig ohne spontane Remission.

Fallbeispiel

Eine 25jährige Patientin wird seit einigen Jahren wegen einer diffusen Jodmangelstruma mit Jodid (200 µg/Tag) behandelt. Etwa 6 Wochen nach einer komplikationslosen Entbindung klagt sie über eine Größenzunahme der Schilddrüse, Nervosität, Unruhe, Wärmeintoleranz, Schlafstörung und Gewichtsabnahme. Die körperliche Untersuchung zeigt eine Ruhetachykardie (120/min), einen feinschlägigen Tremor sowie eine derbe, deutlich vergrößerte Schilddrüse. Sonographisch ist die Schilddrüse diffus vergrößert und echoarm, kaum abgrenzbar vom umgebenden Gewebe. Das FT_4 ist mit 2,8 ng% deutlich erhöht, TSH supprimiert. Da die Patientin stillt, wird kein Szintigramm durchgeführt. Jodid wird abgesetzt. Nach 2 Wochen stellt die Patientin sich wieder vor, sie hat mittlerweile abgestillt. Im Szintigramm zeigt sich eine verminderte ^{99m}Tc-Pertechnetat-Aufnahme von 0,3%. Das FT_4 ist bereits auf 1,8 ng% gefallen. Nach weiteren 4 Wochen ist das basale TSH auf 5,9 mU/l angestiegen, FT_4 auf 0,8 ng% abgefallen. Die Schilddrüse ist deutlich weicher und sonographisch auf das Ausgangsvolumen zurückgegangen. Die Patientin wird mit L-Thyroxin substituiert, nach 8 Monaten kann die Schilddrüsenhormonsubstitution abgesetzt werden, es besteht eine euthyreote Stoffwechsellage, die Schilddrüse ist sonographisch noch diskret echoarm. Antikörper gegen thyreoidale Peroxidase (TPO-Ak) und Thyreoglobulin (Tg)-Ak waren transient positiv.
Diagnose: Post-partum-Thyreoiditis mit transienter Hyperthyreose gefolgt von einer transienten Hypothyreose und spontaner Ausheilung nach 8 Monaten (Abb. 23-1).

An eine *fibrosierende Thyreoiditis (M. Riedel oder Riedel-Struma)* ist zu denken, wenn eine extrem derbe („eisenharte"), nicht schluckverschiebliche, asymmetrisch vergrößerte Schilddrüse bei der klinischen Untersuchung gefunden wird. Subjektiv werden meist Heiserkeit und Schluckstörungen, sowie ein ausgeprägtes Enge- bis Würgegefühl am Hals angegeben. Differentialdiagnostisch muß immer an ein anaplastisches Schilddrüsenkarzinom gedacht werden. Die meisten Patienten sind klinisch euthyreot. Erst im weiteren Verlauf kommt es bei etwa einem Drittel der Patienten zu einer Hypothyreose. Bei vielen der Patienten werden auch an anderen Organen fibröse Infiltrationen gefunden, sehr häufig findet sich eine *retroperitoneale Fibrose*. Infiltrationen der Orbita mit klinischen Zeichen einer endokrinen Orbitopathie, aber auch fibröse Infiltrate der Lunge, des Mediastinums und der Leber kommen vor. Das Krankheitsbild ist extrem selten, bislang sind etwa 200 Fälle gut dokumentiert beschrieben worden [13, 14].

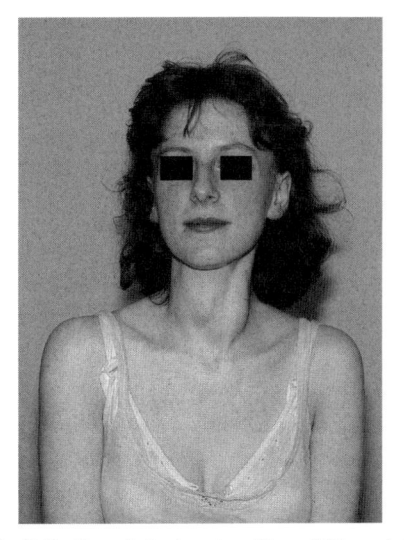

Abb. 23-1 Patientin mit Post-partum-Thyreoiditis und Hyperthyreose.

2.4 Sonderformen

Nach Radiojodtherapie kann abhängig von der gewählten Strahlendosis eine Thyreoiditis mit akuter Schwellung, Schluckstörung und Schmerzen auftreten. Auch eine transiente Hyperthyreose durch die Destruktion der Thyreozyten kann vorübergehend vorkommen. Die akute Symptomatik klingt meist innerhalb einer Woche ab. Auch *nach externer Bestrahlung der Halsregion* kann eine Schwellung der Schilddrüse, bedingt durch eine Thyreoiditis, auftreten, nach Jahren manchmal gefolgt von Knotenbildungen, Hypothyreose oder Schilddrüsenkarzinom [5].

3 Pathogenese/Pathologie

3.1 Akute Thyreoiditis

Bei der akut eitrigen Thyreoiditis liegt entweder eine bakterielle, tuberkulöse oder Pilzinfektion der Schilddrüse vor.

Diese akute Thyreoiditis ist Folge einer Bakteriämie oder Sepsis und tritt oft im Rahmen einer Immunschwäche auf. Etwa zwei Drittel der Patienten mit akuter Thyreoiditis haben bakterielle Infektionen, vorwiegend mit Staphylokokken oder Streptokokken. Beim restlichen Drittel finden sich Mykobakterien, Pilze und Treponemen [10, 11].

3.2 Subakute Thyreoiditis de Quervain

Die subakute Thyreoiditis wird heute als eine *granulomatöse Entzündungsreaktion* in der Schilddrüse nach einem vorangegangenen Virusinfekt meist des respiratorischen Systems angesehen.

Histopathologisch findet man eine lymphozytäre Infiltration und häufig Gewebsmakrophagen. Pathognomonisch ist der Nachweis von mehrkernigen *Riesenzellen*. Die Follikelzellen sind teilweise destruiert, mit Austritt von Kolloid aus den Follikeln. Die fokalen Entzündungsreaktionen laufen nicht synchron ab, unterschiedliche Stadien mit frischen Infiltraten und ältere Stadien mit Fibrosierungsreaktionen sind nebeneinander zu sehen. In der Feinnadelzytologie findet man Granulozyten, Lymphozyten und Makrophagen sowie mehrkernige Riesenzellen, deren Nachweis für die Diagnosestellung beweisend ist. Obwohl in mehreren Studien eindeutig der postinfektiöse Charakter der Krankheit belegt werden konnte mit Titeränderungen von Antikörpern gegen Coxsackie-, Adeno-, Mumps-, Masern-, Epstein-Barr- und Influenza-Viren, ist ein Virusnachweis im Gewebe der betroffenen Schilddrüsen bislang nicht gelungen [7].

Da transiente Antikörpertiter gegen schilddrüsenspezifische Antigene vorkommen, muß eine passagere Autoimmunreaktion angenommen werden. Daher wird die subakute Thyreoiditis auch nicht zu den Autoimmunthyreoiditiden gezählt. Die Autoantikörper (meist nur Tg-Ak, selten auch TPO-Ak und TSH-Rezeptorantikörper) sind meist nach einem Jahr nicht mehr nachweisbar. Für eine Autoimmungenese spricht auch die Assoziation der Erkrankung mit HLA-Bw35. Nach Abheilung der akuten Entzündungsreaktion findet man histologisch eine mehr oder weniger ausgeprägte herdförmige Fibrose. In Einzelfällen sind Rezidive beschrieben worden.

3.3 Autoimmunthyreoiditiden

Die *lymphozytäre Thyreoiditis* oder *Hashimoto-Thyreoiditis* ist histopathologisch charakterisiert durch eine Infiltration mit Lymphozyten und Plasmazellen sowie durch eine geringe Fibrosierung. Die Lymphozyten infiltrieren entweder diffus das gesamte Organ oder sind fokal angeordnet (fokale Thyreoiditis). Die meisten dieser Lymphozyten sind T-Lymphozyten, daneben finden sich auch aktivierte B-Lymphozyten, die schilddrüsenspezifische Antikörper (TPO-Ak, Tg-Ak und TSH-Rezeptor-Ak) sezernieren. Die Follikel sind klein, kolloidarm und weisen hypertrophierte Thyreozyten auf. Einige der Thyreozyten sind vakuolisiert und haben eosinophile Granula. Die Granula entsprechen elektronenmikroskopisch aufgetriebenen Mitochondrien. Diese Zellen werden nach ihren Erstbeschreibern Hürthle-Zellen oder Askanazy-Zellen genannt.

Die lymphozytäre Thyreoiditis ist eine organspezifische Autoimmunerkrankung. Sie tritt meist in prädisponierten Familien auf. Sie ist assoziiert mit dem HLA-DR3, HLA-DR5 und HLA-B8, wobei die atrophische Form mit klinisch manifester Hypothyreose mehr mit HLA-DR3 und die hyperplastische Verlaufsform eher mit HLA-DR5 assoziiert ist. Die HLA-Antigene werden auch von den Thyreozyten auf der Zelloberfläche exprimiert und scheinen für die Chronifizierung der Erkrankung verantwortlich zu sein. Patienten mit Down-Syndrom oder Turner-Syndrom leiden signifikant häufiger an einer lymphozytären Thyreoiditis, was einen Zusammenhang mit den chromosomalen Veränderungen bei diesen Patienten vermuten läßt [2, 8, 12].

Der histopathologische Befund bei „*silent thyroiditis*" und der *Post-partum-Thyreoiditis* ist identisch. Histopathologisch findet man, ähnlich der Autoimmunthyreoiditis, eine lymphozytäre Infiltration ohne mehrkernige Riesenzellen, aber mit Destruktion von Follikelzellen und Follikel. Die Zugehörigkeit zu den Autoimmunerkrankungen ergibt sich aus dem Auftreten von schilddrüsenspezifischen Autoantikörpern im Serum, antigenpräsentierenden Lymphozyten im Blut sowie ihrer Assoziation zu bestimmten HLA-Antigenen, nämlich HLA-DR3 („silent thyroiditis") und HLA-DR3 und HLA-DR5 (Post-partum-Thyreoiditis). Viele Patienten haben auch eine positive Familienanamnese [1, 3, 9]. Diese beiden Formen der Thyreoiditis sind somit Sonderformen der Autoimmunthyreoiditis. Sie sind durch die initiale Destruktion von Schilddrüsengewebe mit Freisetzung von präformiertem Schilddrüsenhormon (mit transienter Hyperthyreose) charakterisiert und lassen sich dadurch von der klassischen lymphozytären Thyreoiditis abgrenzen. Die lymphozytäre Infiltration ist deutlich geringer und die Entwicklung einer permanenten Hypothyreose selten (etwa nur 1–2% der Fälle).

Auf dem Boden einer lymphozytären Thyreoiditis kann sich in seltenen Fällen ein sogenanntes *MALT (mucosa-associated lymphocytic tissue)-Lymphom* entwickeln, hierbei handelt es sich um eine klonale Proliferation von T-Lymphozyten. Bei präexistierender lymphozytärer Thyreoiditis mit relativ rasch einsetzendem Strumawachstum muß daran gedacht werden. Eine präventive Thyreoidektomie bei lymphozytärer Thyreoiditis ist aber nicht gerechtfertigt [6].

Bei der *fibrosierenden Thyreoiditis (Riedel-Struma)* wird heute angenommen, daß es sich um eine Variante der Hashimoto-Thyreoiditis handelt. Histopathologisch findet man neben einer lymphozytären Infiltration, Plasmazellen und Granulozyten vorwiegend eine Fibroblastenproliferation, die über die Organgrenze hinaus das umgebende Gewebe infiltriert. Trotz dieses infiltrativen Wachstums handelt es sich nicht um eine maligne Erkrankung [12, 13].

3.4 Sonderformen

Bei papillären Schilddrüsenkarzinomen kann es manchmal auch zu einer vermehrten lymphozytären Proliferation kommen, so daß in der Feinnadelbiopsie diese lymphozytäre Infiltration im Vordergrund steht. Bei klinischem Verdacht muß daher eine histologische Abklärung erfolgen [5].

Nichtverkäsende Granulome in der Schilddrüse werden gelegentlich bei Sarkoidose gefunden, selten ist der pathologische Befund der Schilddrüse Ausgangspunkt für die weitere Diagnostik.

4 Diagnostik

4.1 Akute Thyreoiditis

Zur Diagnostik erforderlich ist neben Anamnese und klinischer Untersuchung die Sonographie der Halsregion. Bei Nachweis von Zysten ist die gezielte Punktion mit zytologischer und mikrobiologischer (einschließlich Tuberkulose) Untersuchung erforderlich. In unserer eigenen Schilddrüsenspezialambulanz wurde in den letzten 15 Jahren diese Diagnose nur dreimal gestellt, wobei es sich um zwei Streptokokkeninfektionen und eine Tuberkulose handelte (Tab. 23-2).

4.2 Subakute Thyreoiditis

Beweisend für die Diagnose sind (Tab. 23-2) [16]:
- *Untersuchungsbefund:* derbe teilweise knotige und *druckdolente Schilddrüse*, schluckverschieblich, keine Lymphknotenschwellungen.
- *Sonographie:* Nachweis von *unregelmäßig begrenzten Arealen*.
- *Punktionszytologie:* Nachweis von mehrkernigen *Riesenzellen*, daneben Lymphozyten, Makrophagen und Granulozyten. Wichtig ist die Punktionszytologie zum Ausschluß eines Schilddrüsenkarzinoms, das die wichtigste Differentialdiagnose darstellt.
- *Labor: Sturzsenkung*, aber normales Blutbild und Differentialblutbild, TSH meist supprimiert mit wenig ausgeprägter FT_4- und T_3-Erhöhung. Der Nachweis von Autoantikörpern (TPO-Ak oder Tg-Ak) ist nicht hilfreich für die Diagnostik oder Verlaufskontrolle; sie sind immer nur transient nachweisbar.
- *Szintigraphie:* (nicht obligat): deutlich *verminderte* umschriebene oder homogene *Speicherung* vor allem in der hyperthyreoten Phase; sie kann differentialdiagnostisch als Abgrenzung zur immunogenen Hyperthyreose bedeutsam sein.

4.3 Autoimmunthyreoiditiden

Da die Autoimmunthyreoiditiden nahezu immer schmerzlos verlaufen, können sie nur aufgrund der Funktionsstörung der Schilddrüse oder zufällig im Rahmen einer Sonographie der Schilddrüse diagnostiziert werden.

Wegweisend für die Diagnose ist neben den Symptomen der Hypothyreose (oder transienten Hyperthyreose bei der „*silent thyroiditis*" oder *Post-partum-Thyreoiditis*) eine positive Familienanamnese oder das Vorhandensein anderer organspezifischer Autoimmunerkrankungen (s. a. Tab. 23-2) [16].
- *Untersuchungsbefund:* Meist kleine, selten aber auch diffus vergrößerte, eher derb tastbare Schilddrüse. Keine Lymphknotenschwellungen am Hals.
- *Sonographie:* Im gesamten Organ verminderte Echogenität, oft schwer vom umgebenden Gewebe abgrenzbar (s.a. Kap. 16.2).

Tabelle 23-2 Differentialdiagnostische Überlegungen bei V.a. Thyreoiditis.

	Schmerz		Hyperthyreose	
Befund	lokale Entzündung Euthyreose	derbe Schilddrüse Hyper-/Euthyreose	derbe Struma	weiche, schwirrende Struma
Sonographie	Zyste	echoarme Areale	diffus echoarm	diffus echoarm
Szintigraphie	nicht obligat	verminderte Speicherung	verminderte Speicherung	vermehrte Speicherung
Labor	BKS, beschleunigte Leukozytose TSH normal	BKS: Sturzsenkung, Leukozyten normal, TSH suppr./normal	BKS leicht beschleunigt Leukozyten normal TSH suppr.	BKS normal Leukozyten normal TSH suppr.
Diagnose	*akute Thyreoiditis*	*subakute Thyreoiditis*	*„silent thyroiditis"*	*immunogene Hyperthyreose (M. Basedow)*

> Die verminderte Echogenität der gesamten Schilddrüse ist ein hartes Kriterium für die Verdachtsdiagnose: Autoimmunthyreoiditis und sensitiver als der Nachweis von Autoantikörpern im Serum.

- *Labor:* TSH basal, wenn erhöht bzw. erniedrigt ergänzend FT$_4$ und Nachweis von schilddrüsenspezifischen Autoantikörpern (TPO-Ak und Tg-Ak) mit teilweise massiv erhöhten Titern. Manchmal sind auch TSH-Rezeptorantikörper positiv, zur Diagnostik sind sie aber nicht erforderlich.
- *Punktionszytologie:* Diese Untersuchung ist für die Diagnostik nicht notwendig.
- *Szintigraphie:* Die Szintigraphie ist nur hilfreich bei transienter Hyperthyreose zur differentialdiagnostischen Abgrenzung einer „silent thyroiditis" bzw. Post-partum-Thyreoiditis von einem M. Basedow; in der postpartalen Phase ist die Durchführung der Szintigraphie meist wegen des Stillens der Patientinnen nicht möglich. Bei Vorliegen einer Hypothyreose ist keine Szintigraphie notwendig.

Bei dem Verdacht auf eine *fibrosierende Thyreoiditis* gelingt die Punktionszytologie wegen der Derbheit des Gewebes oft nicht. Die Verdachtsdiagnose ergibt sich aus dem Untersuchungsbefund (nicht schluckverschiebliche Schilddrüse), der Sonographie und der dann notwendigen Computer- bzw. Kernspintomographie. Die Diagnose wird letztlich durch die immer notwendige Operation histologisch gestellt.

Die *Thyreoiditis nach Radiojodtherapie oder externer Bestrahlung* ergibt sich aus der Anamnese.

Granulomatöse Entzündungen werden über andere Organmanifestationen diagnostiziert, nur ausnahmsweise und dann meist als Zufallsbefund primär in der Schilddrüse.

5 Therapie

5.1 Akute Thyreoiditis

Die akute Thyreoiditis wird gezielt antibiotisch behandelt. Wichtig ist, daran zu denken, daß es sich um eine bakterielle Streuung handelt und der Primärherd gesucht und eventuell saniert werden muß. Eine Schilddrüsenoperation ist nicht notwendig, bei Vorliegen eines Abszesses erfolgt die operative Drainage.

5.2 Subakute Thyreoiditis

Eine kausale Therapie ist nicht möglich. Die Therapie erfolgt symptomatisch mit dem Ziel der Beschwerdefreiheit des Patienten. In leichteren Fällen reicht eine Behandlung mit nichtsteroidalen Antiphlogistika aus, z.B. Salicylat (ASS) 0,5 g, 3- bis 4mal täglich. Die meisten Patienten benötigen aber Steroide beginnend mit 40–60 mg Prednison/Tag mit Reduktion um 10 mg/ Woche für etwa insgesamt 4 Wochen. Die Steroidtherapie wirkt rasch, so daß innerhalb von 24–48 Stunden eine völlige Beschwerdefreiheit erreicht wird. Ist dies nicht der Fall, so muß die Diagnose überprüft werden. In seltenen Fällen treten nach Reduktion der Steroiddosis erneut Schmerzen auf, so daß eine prolongierte Steroidtherapie notwendig sein kann, dies aber nur nach Reevaluierung der Diagnose. Anzumerken ist, daß die Steroidtherapie auf den natürlichen Verlauf der Erkrankung keinen Einfluß hat [15].

> Liegt eine Hyperthyreose vor, so ist eine antithyreoidale Therapie nicht indiziert, da eine passive Freisetzung präformierter Hormone die Ursache der stets nur transienten Hyperthyreose ist.

Wenn klinisch erforderlich, kann ein β-Blocker zur Inhibierung der peripheren Schilddrüsenhormonwirkung eingesetzt werden (Propranolol 40–80 mg/Tag).

Im weiteren Verlauf der Erkrankung muß die Schilddrüsenfunktion in Abständen von etwa 6 Wochen überprüft werden, um bei den in manchen Fällen auftretenden Hypothyreosen eine Schilddrüsenhormonsubstitution durchzuführen. Da die Hypothyreose meist nicht permanent besteht, muß nach einigen Monaten überprüft werden, ob die Hormonsubstitution noch notwendig ist.

Eine Strumaresektion kann bei persistierenden Beschwerden oder nicht eindeutig ausgeschlossenem Karzinom in seltenen Fällen notwendig sein.

5.3 Autoimmunthyreoiditiden

Auch hier ist eine kausale Therapie nicht möglich. Bei subklinischer oder manifester Hypothyreose erfolgt eine Schilddrüsenhormonsubstitution. Ziel ist die Wiederherstellung einer Euthyreose (s. Kap. 22). Die Therapie wird lebenslang durchgeführt. Bei Patienten mit sonographischem Zufallsbefund, die noch euthyreot sind, ist eine Schilddrüsenhormonsubstitution nicht angezeigt. Diese ändert den Verlauf der Autoimmunthyreoiditis nicht. Eine niedrig dosierte Jodsubstitution (100 µg/Tag) beeinflußt den Verlauf nicht, höhere Dosen können aber zu einem rascheren Verlauf mit vorzeitiger Entwicklung einer Hypothyreose führen [11]. Bei einer „silent thyroiditis" oder *Post-partum-Thyreoiditis* mit transienter Hyperthyreose ist aus den gleichen Gründen wie bei der subakuten Thyreoiditis eine antithyreoidale Therapie nicht sinnvoll. Wenn klinisch notwendig, kann eine Therapie mit β-Blockern erfolgen (Propranolol 40–80 mg/Tag). Ansonsten ist nur eine Verlaufsbeobachtung angezeigt. Bei Hypothyreose ist eine Schilddrüsenhormonsubstitution in nicht-TSH-suppressiver Dosierung erforderlich. Da diese Hypothyreose im Gegensatz zur Hashimoto-Thyreoiditis meist nur transient auftritt, ist auch hier wie bei der subakuten Thyreoiditis de Quervain im weiteren Verlauf die Indikation zur Substitution zu überprüfen.

Die *fibrosierende Thyreoiditis (M. Riedel)* zwingt wegen den lokalen Beschwerden meist zu einer Operation. Bei verbleibendem Rest oder inoperablen Patienten ist eine Langzeitsteroidtherapie hilfreich und kann eine weitere Infiltration verhindern und die Beschwerden bessern [13].

Literatur

1. Amino, N.: Postpartum thyroid disease. Advanc. exp. Med. Biol. 299 (1991) 167–180.
2. Davies, T. F., Y. Tomer: Infection, thyroid disease, and autoimmunity. Endocr. Rev. 14 (1993) 107–120.
3. Gärnter, R.: Post-partum-Thyreoiditis – Definition, Häufigkeit und klinische Bedeutung. Internist 33 (1992) 100–102.
4. Gerstein, H. C.: How common ist postpartum thyroiditis? A methologic overview of the literatur. Arch. intern. Med. 150 (1990) 1397–1400.
5. Groot, L. J. De: Effects of irradiation on the thyroid gland. Endocr. Metab. Clin. N. Amer. 22 (1993) 60–7–615.
6. Holm, L. E., H. Blomgren, T. Löwhagen: Cancer risk in patients with lymphocytic thyroiditis. New Engl. J. Med. 312 (1985) 601–604.
7. Nikolai, Th. F.: Silent thyroiditis and subacute Thyroiditis. In: Braverman, L. E., R. D. Utiger: Werner and Ingbar's The Thyroid. 6th ed., pp. 710–727. Lippincott, Philadelphia – New York – London – Hagerstown 1991.
8. Rapaport, B.: Pathophysiology of Hashimoto's thyroiditis and hypothyroidism. Ann. Rev. Med. 42 (1991) 91–96.
9. Roti, E., C. H. Emerson: Clinical review 29: Postpartum Thyroiditis. J. clin. Endocr. 74 (1992) 3–5.
10. Sakiyama, R.: Thyroiditis: a clinical review. Amer. Fam. Phycn 48 (1993) 615–621.
11. Singer, P. A.: Thyroiditis. Acute, subacute, and chronic. Med. Clin. N. Amer. 75 (1991) 61–77.
12. Sundrick, R. S.: Iodine in autoimmune thyroiditis. Immunol. Ser. 52 (1990) 213–228.
13. Thomson, J. A., I. M. D. Jackson, W. P. Duguid: The effect of sterois therapy on Riedel's thyroiditis. Scot. Med. J. 13 (1968) 13–18.
14. Volpe, R.: Autoimmune Thyroiditis. In: Braverman, L. E., R. D. Utiger: Werner and Ingbar's The Thyroid. 6th ed., pp. 921–933. Lippincott, Philadelphia – New York – London – Hagerstown 1991.
15. Volpe, R.: The management of subacute (De Quervain's) thyroiditis. Thyroid 3 (1993) 253–255.
16. Ziegler, R., C. R. Pickardt, R.-P. Willig (eds.): Schilddrüsenentzündungen. In: Ziegler, R., C. R. Pickardt, R.-P. Willig (eds.): Rationelle Diagnostik in der Endokrinologie, S. 69–72. Thieme, Stuttgart – New York 1993.

24 Schilddrüsenmalignome

Peter E. Goretzki, Dietmar Simon und Cornelia Dotzenrath

1	Definition und Klassifikation	198
2	Klinisches Bild	199
3	Pathogenese/Pathophysiologie	200
4	Diagnostik	200
4.1	Bildgebende Verfahren und Punktionszytologie	200
4.2	Tumormarker	201
4.3	Diagnostik von Lymphknoten- und Fernmetastasen	201
5	Therapie	202
5.1	Therapie des verdächtigen Schilddrüsenknotens	202
5.2	Therapie des nachgewiesenen Schilddrüsenmalignoms	202
5.3	Nachsorge und postoperative Therapie	203
5.4	Therapie von Rezidiven und Metastasen	203
5.5	Prognose	204

1 Definition und Klassifikation

Die klassische Einteilung von malignen Schilddrüsentumoren orientiert sich am histomorphologischen Wachstumsmuster und dem zellulären Ursprung. Es werden papilläre, follikuläre mit onkozytärer Varianten und anaplastische Schilddrüsenkarzinome unterschieden und davon abgegrenzt medulläre Schilddrüsenkarzinome mit Ursprung aus den parafollikulären Zellen (C-Zellen), Plattenepithelkarzinome, Sarkome und Lymphome [12]. Diese Klassifikation impliziert neben epidemiologischen und physiologischen bzw. pathophysiologischen Charakteristika, wie Patientenalter, regionale Verteilung, Hormonsynthese und Jodspeicherung, ein typisches Wachstumsverhalten mit entsprechendem Metastasierungsweg und gewinnt damit vor allem prognostische Relevanz.

Etwa 90% aller bösartigen Schilddrüsentumoren sind differenzierte Karzinome vom follikulären oder papillären Typ.

Weitaus seltener sind medulläre Schilddrüsenkarzinome mit etwa 5% und anaplastische Karzinome sowie Lymphome und andere seltene Tumoren mit gleichfalls etwa 5%. Insgesamt sind Malignome der Schilddrüse selten mit einer Inzidenz von etwa 1–5/100 000 Einwohner und Jahr. Frauen sind etwa 2–3mal häufiger betroffen als Männer. Das Schilddrüsenkarzinom liegt an 11. Stelle aller krebsbdingten Todesursachen.

Beim *follikulären Karzinom* liegt in der Regel ein solitärer Tumor mit häufig bindegewebiger Kapsel vor. Es kann sich um hochdifferenzierte Karzinome handeln, die sich histologisch nur durch Gefäß- und Kapseleinbrüche vom benignen follikulären Adenom abgrenzen lassen, oder aber wenig differenzierte Karzinome mit grob invasivem Wachstumsverhalten. Eine Sonderform des follikulären Karzinoms ist das *onkozytäre Karzinom* (Hürthle-Zell-Tumor, oxiphiles oder eosinophiles Karzinom), gekennzeichnet durch ein granuläres eosinophiles Zytoplasma mit zahlreichen Mitochondrien. Die Abgrenzung zum onkozytären Adenom folgt den gleichen Kriterien wie das follikuläre Karzinom. Von klinischem Interesse ist die Tatsache, daß onkozytäre Karzinome kein Radiojod speichern, in der Regel jedoch Thyreoglobulin synthetisieren.

Papilläre Karzinome sind gekennzeichnet durch ein papilläres Wachstumsmuster mit Nachweis großer Milchglaskerne sowie typischer Kerneinschlüsse. Papilläre Karzinome können als gekapselte oder grob invasive Tumoren in Erscheinung treten. Bei Tumoren unter 1 cm Größe spricht man von papillären Mikrokarzinomen. Papilläre Karzinome können in bis zu 10% der Fälle multifokal auftreten. Mischtumoren mit papillärer und follikulärer Wachstumsform werden aufgrund ihres biologischen Verhaltens den papillären Karzinomen zugeordnet.

Entdifferenzierte oder *anaplastische* Karzinome sind hochmaligne Tumoren mit diffus invasivem Wachstum, in der Regel die Organgrenzen überschreitend und die Halsviszera infiltrierend. Das histologische Bild kann sehr unterschiedlich sein mit kleinzelligen, großzellig polymorphen oder auch spindeligen Zellformationen. Entscheidend ist die Abgrenzung zu malignen Lymphomen der Schilddrüse, die mit immunhistochemischen Methoden möglich ist.

Maligne Lymphome können im Rahmen der systemischen Lymphomerkrankung in der Schilddrüse auftreten. Häufiger jedoch finden sich primäre Lymphome der Schilddrüse, wobei die Hashimoto-Thyreoiditis als fakultative Präkanzerose diskutiert wird. Meist handelt es sich um Non-Hodgkin-Lymphome der B-Zell-Reihe, prinzipiell sind jedoch alle Lymphomformen möglich.

Das *medulläre Schilddrüsenkarzinom oder C-Zell-Karzinom* entsteht aus den parafollikulären Zellen oder C-Zellen. Das medulläre Karzinom kann als sporadischer Tumor oder hereditär auftreten. Die hereditäre Form umfaßt das isolierte familiäre C-Zell-

Karzinom, wie auch familiäre C-Zell-Karzinome im Rahmen der multiplen endokrinen Neoplasie Typ II, die dann zusammen mit Phäochromozytomen und dem primären Hyperparathyreoidismus auftreten (s. Kap. 62). Die Tumoren können histologisch als solide Tumoren mit Zellnestern oder als trabekuläre Tumoren mit hohem Bindegewebsanteil und Amyloidgehalt in Erscheinung treten.

Beweisend für ein C-Zell-Karzinom ist der immunhistochemische Nachweis von Calcitonin.

Entsprechend der WHO-Klassifikation werden Schilddrüsenkarzinome nach der TNM-Klassifikation eingeteilt (Tab. 24-1 und Tab. 24-2) [12].

Tabelle 24-1 Die TNM-Klassifikation der Schilddrüsenmalignome (nach [12]).

Postoperative histopathologische TNM-Klassifikation von Schilddrüsentumoren

pT0	kein Hinweis auf Primärtumor
pT1	einzelner Knoten bis 1 cm ohne Kapseldurchbruch
pT2	einzelner Knoten über 1 cm ohne Kapseldurchbruch
pT3	einzelner Knoten über 4 cm oder im Isthmus gelegen ohne Kapseldurchbruch
pT4	Überschreiten der Organkapsel; der Zusatz a bedeutet unilateral, b bilateral oder multifokal
pN0	kein Befall regionärer Lymphknoten
pN1a	Befall unilateraler regionärer Lymphknoten
pN1b	Befall kontralateraler, bilateraler oder mediastinaler Lymphknoten
pM0	keine Fernmetastasen
pM1	Fernmetastasen

Tabelle 24-2 Histologische Klassifikation maligner Schilddrüsentumoren und Häufigkeitsverteilung.

differenzierte Schilddrüsenkarzinome (papillär, follikulär)	80–90%
anaplastische Karzinome	1–3%
medulläre Schilddrüsenkarzinome	5–10%
Lymphome und andere maligne Tumoren	1–3%

2 Klinisches Bild

Die klinische *Verdachtsdiagnose* eines malignen Schilddrüsenprozesses liegt ganz sicher immer vor, wenn ein Patient aus einer Familie mit vererbten Schilddrüsenkarzinomen einen Schilddrüsenknoten entwickelt oder wenn bei fehlender Familienanamnese der Schilddrüsentumor alle Zeichen eines Malignoms, wie schnelles Wachstum, Infiltration der Umgebung (spontane Rekurrensparese) und die Entstehung von Fernmetastasen aufweist. Da Patienten mit solch einer Anamnese die Ausnahme darstellen und typischerweise die Anamnese unergiebig ist, muß jeder Schilddrüsenknoten bis zum Nachweis des Gegenteils als mögliches Malignom gewertet werden.

Vor dem Hintergrund einer Strumaprävalenz von über 20% in Deutschland ergibt sich die Notwendigkeit, anamnestische und klinische Daten zu sammeln, die eine *Auslese* der gefährdeten Patienten ermöglichen.

So kann allein vom Alter ein Schilddrüsenknoten vor dem 20. Lebensjahr und ein neu aufgetretener Knoten nach dem 60. Lebensjahr als „verdächtig" gewertet werden, wie es auch für alle *isolierten Knoten* in einer sonst normalen Schilddrüse, Knoten die unter Thyroxingabe wachsen, Knoten mit derber Textur und höckriger Oberfläche und *schnell wachsende Knoten* in einer jahrelang sich kaum ändernden Struma nodosa gilt.

Als anamnestisch wichtige Daten sind neben der Familienanamnese besonders externe Strahlenbelastungen im Kindesalter zu erfragen, während die Radiojodtherapie nach allen vorhandenen Kenntnissen keine erhöhte Karzinominzidenz zur Folge hat (Tab. 24-3).

Doch selbst bei Wertung aller klinischen Daten wird die Anzahl maligner Befunde bei verdächtigen Schilddrüsenknoten in einem Endemiegebiet wie der Bundesrepublik sicher nicht über 5% liegen. Deshalb ist eine *weitergehende Untersuchung* mittels Ultraschall, Szintigraphie und gegebenenfalls Punktionszytologie vor einer operativen Entfernung sinnvoll.

So kann die Anzahl der malignompositiven Befunde bei isolierten Schilddrüsenknoten unter Einschluß der bildgebenden Verfahren und der Punktionszytologie in gefährdeten Altersgruppen auf über 20% aller operierten Patienten gesteigert werden. Dies ist für die Strategie des operativen Vorgehens (Resektion oder Hemithyreoidektomie) von Bedeutung [8].

Ein großer Anteil aller Patienten mit differenziertem Schilddrüsenkarzinom und sporadischem C-Zell-Karzinom wird dagegen *zufällig vom Pathologen* nach Operation einer klinisch relativ unauffälligen Struma nodosa entdeckt. Dies betrifft auch Patienten nach ausgiebiger präoperativer Voruntersuchung (Tab. 24-4). Da die Erstoperation dieser Patienten mit Tumoren mehr oder weniger Schilddrüsenrestgewebe zurückläßt, stellt sich die Frage nach der Notwendigkeit einer Nachoperation zur vollständigen Thyreoidektomie mit allen Risiken einer solchen Zweitoperation. Die Ner-

Tablle 24-3 Familienanamnese und typischer Befund bei Patienten mit unterschiedlichen Schilddrüsenmalignomen.

		differenziertes Karzinom	C-Zell-Karzinom	anaplastisches Karzinom
Familienanamnese	familiäres Schilddrüsenkarzinom	leer	MEN-II	leer
	schnelles Wachstum	selten	selten	typisch
Befund	isolierter Knoten	< 50%	sporadisch > familiär	selten
	derb, höckrig	selten	sporadisch > familiär	typisch

Tabelle 24-4 Verteilung der zufällig entdeckten, verdächtigten und über Metastasen diagnostizierten Schilddrüsenkarzinome in einer Spezialklinik mit über 50% Zuweisungen zu Rezidiveingriffen.*

Weg zur Diagnose	papilläres Schilddrüsenkarzinom		follikuläres Schilddrüsenkarzinom		gesamt	
	n	(%)	n	(%)	n	(%)
Zufallsbefund verdächtiger	40	(23.3)	18	(22.5)	58	(23,0)
Knoten	86	(50,0)	40	(50,0)	126	(50,0)
Metastase	46	(26,7)	22	(27,5)	68	(27,0)
gesamt	172	(100)	80	(100)	252	(100)

*Daten der Allgemein- und Unfallchirurgie Heinrich-Heine-Universität Düsseldorf 1994

vus-recurrens-Parese- und Hypoparathyreoidismus-Rate ist 5- bis 10mal höher als beim Ersteingriff). Auch unter diesem Gesichtspunkt muß die Erfassung eines malignen Befundes so weit wie möglich schon präoperativ erfolgen.

Klinische Besonderheiten ergeben sich bei Patienten mit einem *familiären C-Zell-Karzinom* im Rahmen des MEN II, da hier schon präoperativ Zeichen eines Phäochromozytoms vorliegen können (Hochdruck, Schweißausbrüche etc.), obwohl die Mehrzahl der Patienten mit MEN IIa das C-Zell-Karzinom als Primärmanifestation der Erkrankung aufweisen. Für Patienten mit MEN IIb gilt dagegen, daß die Schleimhautneurome, der asthenische Habitus und die wulstigen Lippen so auffällig sind, daß allein diese Befunde schon die Verdachtsdiagnose des MEN IIb ergeben, und ein zusätzlicher Schilddrüsentumor oder vergrößerte Halslymphknoten sofort an das assoziierte C-Zell-Karzinom denken lassen (s.a. Kap. 62) [20].

Vergleichbar einfach erscheint auch die Diagnose des *anaplastischen Schilddrüsenkarzinoms* durch seinen klinischen Verlauf, da der meist schnell wachsende, infiltrierende Tumor des Patienten nach dem 60. Lebensjahr eigentlich nur vom Non-Hodgkin-Lymphom differentialdiagnostisch getrennt werden muß.

Die Mehrzahl der Patienten mit differenzierten Schilddrüsenkarzinomen und sporadischem C-Zell-Karzinom weisen keine klinischen Besonderheiten gegenüber Patienten mit gutartigen Tumoren auf. Jeder isolierte Schilddrüsenknoten gilt als potentiell maligne, bis zum Gegenbeweis.

3 Pathogenese/Pathophysiologie

Externe Bestrahlung im Kindesalter stellt den am besten untersuchten Umwelteinfluß dar, der zu einer Induktion von Schilddrüsenkarzinomen führt. Molekulargenetisch kann hierbei eine Veränderung der ras- und ret-Protoonkogene gezeigt werden, die auch bei einem Teil spontan auftretender Schilddrüsentumoren verändert sind. Eine Kanzerogenität der *Radiojodtherapie* für das Schilddrüsenkarzinom kann mit fast gleicher Sicherheit verneint werden. Umfangreichere Daten von über 20 000 Patientinnen aus den USA haben gezeigt, daß eine Radiojodtherapie auch während der reproduktionsfähigen Zeit wegen einer Hyperthyreose vom Typ Basedow zu keiner nachweislichen Erhöhung von Malignomen oder späteren Fehlgeburten bzw. Fehlbildungen der Kinder führt.

Externe Bestrahlung besonders im Kindesalter induziert Schilddrüsenkarzinome, nicht aber die therapeutische Dosis von Radiojod zur Behandlung der Hyperthyreose.

Die auffälligste Veränderung in *Ländern mit einer Jodprophylaxe* ist nicht ein Rückgang der Zahl von Schilddrüsenmalignomen, sondern ein Wandel von follikulären zu papillären Formen des differenzierten Schilddrüsenkarzinoms.

Als weitere Faktoren, die zur Entstehung eines Schilddrüsenkarzinoms prädisponieren, werden heute *lokale Wachstumsfaktoren* und das *TSH* genannt, wobei all diese Faktoren in einzelnen experimentellen Ansätzen zwar ihre *wachstumsfördernden Eigenschaften* erweisen, jedoch in keinem Fall die klinische Bedeutung für die *Karzinomentstehung* gesichert ist.

Von fraglos klinischer Bedeutung sind *molekulargenetische Veränderungen* der differenzierten Schilddrüsenkarzinome und des C-Zell-Karzinoms der Schilddrüse (s.a. Kap. 62). Der Nachweis von Mutationen des ret-Protoonkogens als Grundlage der MEN-IIa-Erkrankung hat heute alle bisherigen diagnostischen Verfahren an Sensitivität und Spezifität bei Risikopatienten übertroffen [7, 10, 14]. Bei der Diagnose papillärer und follikulärer Karzinome und deren Abgrenzung gegenüber follikulären Adenomen konnten molekulargenetische Untersuchungen bisher leider keinen vergleichbaren Erfolg verbuchen [1, 6, 9].

Anders verhält es sich mit Untersuchungen zur *Prognose differenzierter Schilddrüsentumoren*. Hier haben neben den bildgebenden Verfahren mit Unterscheidung von z.B. abgekapselten bis hin zu grob invasiven Tumoren die Untersuchungen der Onkogen- und Adhäsionsmolekülexpression eine *eindeutige* klinisch relevante Korrelation zwischen p53 und Neuexpression, verminderter E-Cadherin-Expression und schlechter Prognose erbracht. In wieweit diese Befunde Eingang in den klinischen Alltag finden, ist zur Zeit noch nicht absehbar [3, 6, 19].

4 Diagnostik

4.1 Bildgebende Verfahren und Punktionszytologie

Der bildgebende Nachweis intrathyreoidaler Knoten ist die Domäne des *Ultraschalls*, bei dem Karzinome meist als echoarme Knoten (Kap. 16.2) imponieren. Zusätzlicher szintigraphischer Nachweis eingeschränkter oder fehlender *Jodspeicherung* erhöht die Wahrscheinlichkeit eines Malignoms, doch kann in beiden Fällen immer nur der Verdacht geäußert, nie aber der Nachweis maligner Potenz geführt werden. Dies bleibt der präoperativen *Punktionszytologie* vorbehalten, die im optimalen Fall mit einer Verläßlichkeit von 98 % ein Malignom ausschließen oder nachweisen kann. Leider reduziert sich die Stärke dieser Methode bei „*follikulären Neoplasien*", bei denen die Zytologie nichts über die Dignität (follikuläres Adenom versus follikuläres Karzinom) aussagen kann [8]. Die Punktionszytologie hilft auch nicht bei Patienten mit multinodösen Strumen, bei denen jeder Knoten punktiert werden müßte, um das klinisch inapparente Karzinom aufzuspüren. Demnach zeigt die Punktionszytologie ihre Stärke besonders bei der Abklärung isolierter „verdächtiger Knoten" (Kap. 18) und dann, wenn dem Knoten ein papilläres Karzinom zugrunde liegt. Dieser Umstand erklärt auch, warum die hohe Wertschätzung der präoperativen Punktionszytologie in jodreichen Gebieten mit hauptsächlich uninodulären Strumen (USA, England, Japan) und papillären Karzinomen (bis zu 80 % aller Schilddrüsenkarzinome) nicht auf Strumaendemiegebiete übertragbar ist. Hier kann bei vielen multinodulären Strumen und einer höheren Anzahl follikulärer Karzinome (bis zu 30 %) die generelle Empfehlung zur präoperativen Punktionszytologie nur für verdächtige Einzelknoten abgegeben werden.

4.2 Tumormarker

Während die Bestimmung von Tumormarkern für die Diagnose und Operationsindikation von Patienten mit familiären C-Zell-Karzinomen eine eindeutige Verbesserung der Früherfassung und Langzeitergebnisse erbrachte, gilt dies nicht in gleicher Weise für das differenzierte Schilddrüsenkarzinom. So kann die Höhe präoperativer Serumthyreoglobulinwerte nicht zwischen gutartigen Strumen und differenzierten Karzinomen unterscheiden.

Bildgebende Verfahren (Ultraschall und Szintigraphie) können den Verdacht auf ein Schilddrüsenmalignom erhöhen, wohingegen die Punktionszytologie schon präoperativ den Nachweis erbringen kann.

4.3 Diagnostik von Lymphknoten- und Fernmetastasen

Ein besonderes diagnostisches aber auch therapeutisches Problem stellt die histologische Befundung von Schilddrüsengewebe in Lymphknoten, Knochen, Lunge, Leber oder ZNS dar, wenn der Primärtumor so klein ist, daß er der präoperativen Diagnostik entgeht. Bei diesen Patienten erlaubt der Nachweis von Thyreoglobulin in der Metastase immer die Diagnose „metastasierendes differenziertes Schilddrüsenkarzinom".

Normalerweise wird jedoch die Lymphknoten- und Fernmetastasierung erst nach Diagnose und Operation des Schilddrüsentumors dargestellt [16]. So gilt für *differenzierte Schilddrüsenkarzinome* die totale Thyreoidektomie als Voraussetzung zur Darstellung des metastatischen Gewebes mittels Radiojod. Doch kann die Speicherungsfähigkeit der Thyreozyten bei wenig differenzierten Karzinomen und bei allen onkozytären Karzinomen teilweise oder völlig fehlen, so daß hier neben dem bildgebenden Verfahren als Tumormarker das *postoperative Serumthyreoglobulin* in seiner absoluten Höhe und seinem Verlauf von einer entscheidenden Bedeutung ist [13]. Bei Patienten mit potentiell weiterhin vorhandener Jodspeicherfähigkeit verwenden wir dagegen beide Verfahren (Serum-TG, Gesamtkörper-Radiojodszintigramm) zur Diagnose synchron oder metachron auftretender Metastasen (s. Absch. 5.3) [13, 16].

Der Nachweis von Metastasen des *C-Zell-Karzinoms* kann ebenfalls vor der Diagnose des Primärtumors erfolgen (Lymphknotenmetastasen des Halses mit calcitoninpositiven soliden Tumorformationen), doch ist hier aufgrund der möglichen immunhistochemisch nachweisbaren Calcitoninspeicher in kleinzelligen Bronchialkarzinomen, entdifferenzierten Mammakarzinomen etc. der Beweis über den Serumcalcitoninspiegel vor und nach Pentagastringabe (basales und stimuliertes Serumcalcitonin) zu führen [20].

Andererseits wird das basale und stimulierte Serumcalcitonin als der sensibelste Marker für das Vorhandensein von lokoregionärem Tumorrest oder Fernmetastasen des C-Zell-Karzinoms verwendet. Bildgebende Verfahren mit Ultraschalluntersuchung des Halses, Rö-Thorax, CT und MRT des Halses und des Mediastinums, wie auch spezifische szintigraphische Verfahren (MIBG, markiertes Octreotide, Thallium etc.) [4, 16] zeigen trotz zunehmender Verbesserung der Sensitivität und Spezifität weiterhin große Mängel, so daß vor Operation möglicher mediastinaler Metastasen der Ausschluß von anderen Fernmetastasen (bis hin zur Laparoskopie der Leber) und die „Regionalisierung" des erhöhten Serumcalcitonins mittels selektivem Venenkatheter empfohlen wird (Tab. 24-5).

Tabelle 24-5 Präoperatives Untersuchungsschema in Abhängigkeit von der zugrundeliegenden oder zu erwartenden Histologie.

Tumortyp	Untersuchungen	Spezialuntersuchung	Begründung der Spezialuntersuchung
diff. SD-Ca	US, Rö-Thorax, Ca, HNO	Punktionszytologie	Strategie
C-Zell-Ca	US, Rö-Thorax, Ca, HNO	DNA-ret Oncogen bas./ stim Calc., CEA	MEN Frühdiagnose
anapl. Ca	CT-Hals+Thorax, Ca, HNO	Immunzytologie	DD: Lymphom

5 Therapie

5.1 Therapie des verdächtigen Schilddrüsenknotens

Abhängig von der Wahrscheinlichkeit eines malignen Befundes kann die Knotenentfernung mit umgebendem normalem Schilddrüsengewebe (eher gutartig) oder die Hemithyreoidektomie (eher maligne) als Primäreingriff bevorzugt werden (Abb. 24-1), während bei follikulärem Karzinom auch die intraoperative Schnellschnittuntersuchung keine definitive Aussage über die Dignität des Prozesses zuläßt. Dagegen können papilläre Karzinome und C-Zell-Karzinome der Schilddrüse im Schnellschritt mit größerer Sicherheit diagnostiziert werden. Die Hemithyreoidektomie als operatives Vorgehen für verdächtige Knoten kann in der Hand des geübten Chirurgen sicher mit einer Rekurrenspareserate unter 1% durchgeführt werden, wohingegen bei auch größter Sorgfalt Reeingriffe mit Rekurrenspareseraten von 5% und mehr belastet sind.

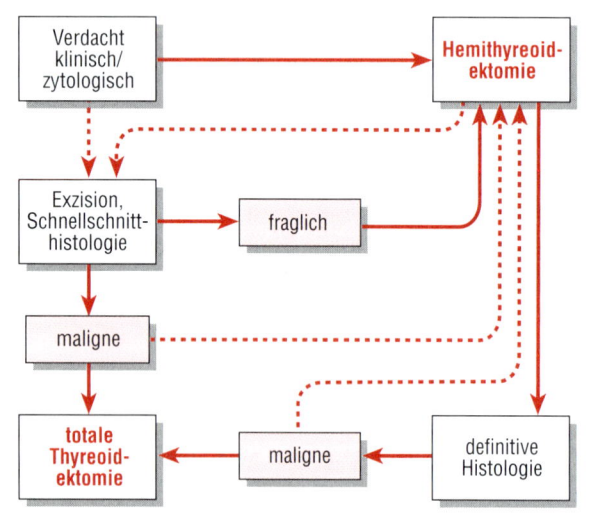

Abb. 24-1 Entscheidungsbaum für die Durchführung einer Hemithyreoidektomie bei klinisch „verdächtigem Schilddrüsenknoten".

5.2 Therapie des nachgewiesenen Schilddrüsenmalignoms

Grundlage der derzeitigen Therapiestrategien für fast alle Schilddrüsenmalignome stellt die *totale Thyreoidektomie* dar. Dies trifft aus unterschiedlicher Begründung sowohl für differenzierte papilläre und follikuläre Schilddrüsenkarzinome zu, wie auch für das sporadische und familiäre C-Zell-Karzinom [17]. Mit Einschränkungen kann die totale Thyreoidektomie bei einigen anaplastischen Karzinomen, dem Plattenepithelkarzinom und dem primären Lymphom der Schilddrüse akzeptiert werden, doch hier nur unter der Voraussetzung, daß vor der Operation oder direkt anschließend immer eine Radio- und/oder Chemotherapie erfolgt.

Die totale Thyreoidektomie bei Patienten mit *differenzierten Schilddrüsenkarzinomen* soll dabei sowohl eine radikale lokale Tumorentfernung erbringen, wie auch die Voraussetzungen zu einer anschließenden Radiojodtherapie möglicher Metastasen schaffen [15, 18].

Keine Bedeutung hat eine Radiojodtherapie für junge Patienten mit kleinen Primärtumoren ohne klinische Zeichen von Lymphknotenmetastasen am Hals oder Fernmetastasen in Lungen oder Skelett.

So kann davon ausgegangen werden, daß bei Patienten unter dem 40. Lebensjahr mit einem kleinen Primärtumor (T1–2) eine Hemithyreoidektomie alles Tumorgewebe entfernt hat, und eine weiterführende Operation (totale Thyreoidektomie) wie auch die anschließende Radiojodtherapie keine nachweisliche Verbesserung der sehr guten Prognose erbringt [15]. Gleiches gilt für Patienten mit gekapselten papillären Schilddrüsenkarzinomen unter 1 cm (Mikrokarzinom), deren klinische Bedeutung immer noch fraglich ist. Diese Tumoren werden meist erst durch den Pathologen bei Aufarbeitung einer operierten „Struma" entdeckt (Tab. 24-6).

Tabelle 24-6 Beispiele für eingeschränkte Operationsradikalität und Verzicht auf postoperative Radiojodtherapie bei Patienten mit differenziertem Schilddrüsenkarzinom.

Histologie	Tumorgröße	Patientenalter	Begründung	mögliche Nachteile
papillär	< 1,5 cm	< 45	gute Prognose	lokale Rezidive, Nachsorgesicherheit
papillär/ follikulär	< 1 cm	unabhängig	gute Prognose	Nachsorgesicherheit
papillär/ follikulär (Kapsel)	< 1,5–2 cm	unabhängig	gute Prognose	Nachsorgesicherheit

Für die meisten Patienten mit differenzierten Schilddrüsenkarzinomen bleibt jedoch die totale Thyreoidektomie mit Entfernung der zentralen paratrachealen Lymphknoten und anschließender Radiojodtherapie das Vorgehen der Wahl. So kann auf diese Weise sehr leicht sowohl das Vorhandensein von Fernmetastasen, wie auch ein Tumorrezidiv mittels Ganzkörper-Radiojod-Uptake und/oder über die Messung der Serumthyreoglobulinwerte nachgewiesen oder ausgeschlossen werden [17].

Die totale Thyreoidektomie ist die Regeloperation beim differenzierten Schilddrüsenkarzinom. Weniger und auch mehr Chirurgie bedarf einer Begründung. Die Chirurgie des C-Zell-Karzinoms schließt dagegen immer die Neckdissection mit ein [20].

Doch auch für größere *differenzierte Schilddrüsenkarzinome* befürworten wir heute die Neck-dissection schon beim Primäreingriff, da hier sonst mit einer großen Zahl von Wiederholungseingriffen aufgrund lokoregionärer Rezidive zu rechnen ist [5]. Zusätzlich erfolgt zumindest bei Patienten mit T4-Tumoren eine *perkutane Strahlentherapie*, die nachweislich zu einer Verminderung lokoregionärer Rezidive führt.

Inwieweit noch *ausgedehntere Eingriffe*, mit transsternaler mediastinaler Lymphknotenausräumung oder Operationen mit multiviszeraler Tumorentfernung (Ösophagus, Trachea) langfristig die Prognose der Patienten mit differenzierten Schilddrüsenkarzinomen und C-Zell-Karzinomen der Schilddrüse verbessern, ist noch offen [9]. Zweifellos wird zukünftig der Vergleich multimodaler Therapiekonzepte (OP, Strahlentherapie, Chemotherapie, Immuntherapie etc. in unterschiedlichster Kombination) und multiviszeraler Tumorchirurgie hier bessere Entscheidungskriterien liefern.

5.3 Nachsorge und postoperative Therapie

Grundsätzlich sollte nach jeder Schilddrüsenoperation eine postoperative Kontrolle des *Serumkalziums* und der *Stimmbandfunktionsfähigkeit* erfolgen. Die Bedeutung dieser Untersuchungen korreliert zwangsläufig mit dem Ausmaß des Eingriffs und ist prinzipiell nach Schilddrüsenkarzinomoperationen zu fordern. Nicht jede Rekurrensparese wird klinisch auffällig. Ein postoperativer Hypoparathyreoidismus muß nicht unbedingt mit Tetanie und positivem Chvostek-Zeichen einhergehen, kann aber langfristig zu Komplikationen wie der Ausbildung eines Kataraktes führen.

Die postoperative Kontrolle beinhaltet bei allen Patienten mit totaler Thyreoidektomie wegen eines *differenzierten Schilddrüsenkarzinoms* die Messung des Serumthyreoglobulins und ein Ganzkörper-Radiojodszintigramm zum Ausschluß von Metastasen und möglichem Restschilddrüsengewebe [13, 16, 18]. Beide Untersuchungen finden unter endogener Stimulation (Serum-TSH über 15–20 µg/ml) statt, weshalb der Patient für die ersten 4–6 Wochen ohne Thyroxinsubstitution verbleiben muß. Als Alternative kann Trijodthyronin (z.B. 80 µg T_3/Tag) für 4 Wochen gegeben werden und nach Absetzen dieser Medikation die Untersuchung 3–4 Wochen später erfolgen. Die Zeit der klinischen Hypothyreosephase ist dadurch verringert, die Möglichkeit von Medikationsfehlern jedoch erhöht. Die Verfügbarkeit von rekombinantem TSH wird das Vorgehen voraussichtlich vereinfachen.

Für Patienten mit eingeschränkt operativer Radikalität (Hemithyreoidektomie, subtotale Resektion) ohne Nachoperation wird postoperativ unter stabiler Thyroxingabe (TSH-Suppression auf subnormale Werte) ein Thyreoglobulinwert bestimmt, der als Ausgangswert bei weiteren Kontrolluntersuchungen dient.

Bei Patienten mit *C-Zell-Karzinomen* ist die Bestimmung des basalen und stimulierten Serumcalcitonins der verläßlichste Parameter für den Nachweis eines Rezidivs (Tab. 24-7) [7, 14] (s.a. Kap. 62).

Als spezifische postoperative Therapie wird bei Patienten mit totaler Thyreoidektomie wegen eines differenzierten Schilddrüsenkarzinoms nach positivem Ganzkörperszintigramm eine *ablative Radiojoddosis* verabreicht, um jegliches speicherndes Schilddrüsengewebe (normales Restgewebe plus Tumorgewebe) zu entfernen.

Bei Patienten mit differenziertem Schilddrüsenkarzinom sollte die postoperative Substitutionstherapie mit Thyroxin zu einer leichten Suppression des Serum-TSH (basal 0,2–0,5 sTSH) führen, ohne daß eine Hyperthyreosis factitia angestrebt wird. Bei allen anderen Patienten mit Schilddrüsenmalignomen ist die reine Substitution von Thyroxin zur Verhinderung einer Hypothyreose mit normalen Serum-TSH-Werten ausreichend.

Für Patienten mit *Lymphomen, anaplastischen Schilddrüsenkarzinomen* und *Plattenepithelkarzinomen* ist als weitere spezifische prä- und/oder postoperative Therapie vornehmlich die Radio- und Chemotherapie zu nennen, die durch entsprechende onkologische bzw. strahlentherapeutische Spezialeinheiten jeweils dem Einzelfall angepaßt (Radio-/Chemosensibilität, Ausdehnung des Primärtumors und Vorhandensein von Metastasen) werden muß.

5.4 Therapie von Rezidiven und Metastasen

Die primäre Therapie von lokalen Rezidiven, lokoregionären Metastasen und Fernmetastasen *differenzierter Schilddrüsenkarzinome* und des *C-Zell-Karzi-*

Tabelle 24-7 Beispiel eines Nachsorgeplans nach operativer Therapie von Schilddrüsenmalignomen.

Tumortyp	1. Termin	weitere Termine	bildgebende Verfahren	Spezialszintigraphie	Tumormarker
differenziertes Schilddrüsenkarzinom	6 Wochen	1/2–1jährlich	US, Rö-Thorax, (CT)	Ganzkörper, Radiojod, bei Verdacht J*	Tg
C-Zell-Karzinom	1/4 Jahr	1/2–1jährlich	US, Rö-Thorax, (CT)	bei Verdacht Thal*, Octreotid*, Sestam	b/s CT, CEA
anaplastisches Karzinom etc.	individuell	individuell	US, Rö-Thorax, (CT)	entfällt	entfällt

*Nuklide

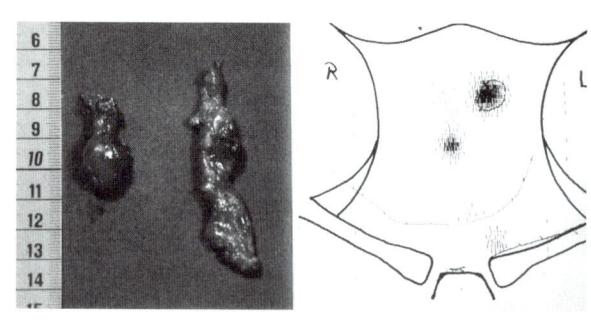

Abb. 24-2 Beispiel eines jungen Patienten mit lokalem und lokoregionärem Restgewebe nach Erstoperation eines differenzierten Schilddrüsenkarzinoms und das entfernte klinische Korrelat.

noms liegt in erneuter operativer Tumorentfernung (Abb. 24-2) [5, 9]. Da jedoch sowohl ausgedehnte Kompartmentdissektionen des Halses und Mediastinums wie auch Leber- oder Lungenteilresektionen nicht ohne operatives Risiko durchgeführt werden können, sollte das Ausmaß des Rezidivs bzw. der Metastasierung durch Staging (Rö, CT, NMR, Radiojod, MIBG, Octreoide) vorher festgestellt werden. Zusätzlich wird speziell für Patienten mit C-Zell-Karzinomen vor transsternaler mediastinaler Dissektion eine Venenkatheteruntersuchung zur „Regionalisierung" des Tumors empfohlen [20].

Nur potentiell resektable *Metastasen* werden operativ angegangen. Ausnahmen bilden *Knochenmetastasen*, bei denen der Knochen vor einer drohenden pathologischen Fraktur mittels Verbundosteosynthese stabilisiert werden sollte und Patienten mit C-Zell-Karzinomen und den klinischen Zeichen der hormonellen Aktivität der Metastasen (z.B. Durchfälle, Cushing), wenn eine Octreotide-Therapie nicht erfolgreich war. In diesen Fällen ist auch eine palliative Tumorreduktion oder gegebenenfalls eine arterielle Tumorembolisation indiziert.

Bei Patienten mit differenzierten Schilddrüsenkarzinomen und noch vorhandener Radiojodspeicherung der Metastasen folgt der erneuten Operation wieder die Radiojodtherapie [15, 18].

5.5 Prognose

Die Prognose der Patienten mit *differenzierten Schilddrüsenkarzinomen* ist generell sehr gut (80–95% 5-Jahres-Überlebensrate), aber abhängig vom Patientenalter (jüngere Patienten haben eine bessere Prognose), der histologischen Differenzierung (gekapselt versus grob invasiv) und dem Ausmaß des Tumorgeschehens bei Diagnosestellung (Verschlechterung der Prognose bei Fernmetastasen und leichte Verschlechterung der Prognose bei klinisch auffälligen Lymphknotenmetastasen) (Abb. 24-3) [11]. Auch zeigt sich ein Unterschied zwischen der Lebenserwartung von Patienten mit Tumorfreiheit nach der Operation gegenüber solchen mit Resttumor, was für eine radikale Tumorentfernung spricht. Andererseits hat weder die Thyreoidektomie „en principe" noch die Radiojodtherapie „en prin-

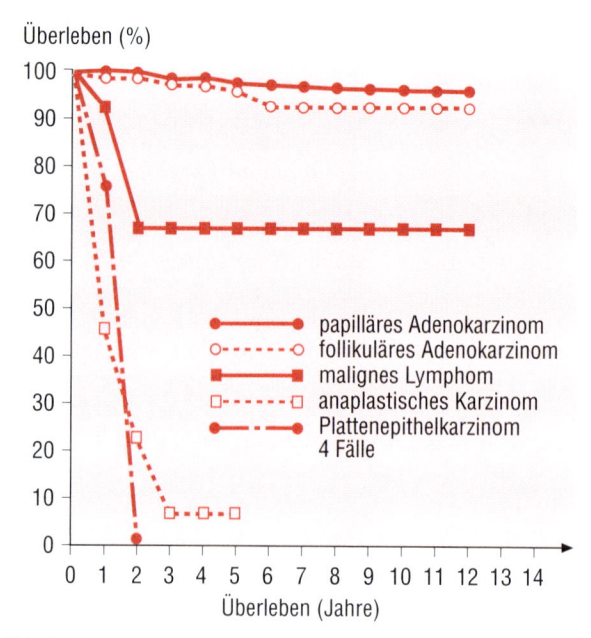

Abb. 24-3 Prognose der Patienten mit Schilddrüsenmalignomen in Abhängigkeit von der zugrundeliegenden Histologie.

cipe" zu einer Verbesserung der Prognose geführt [15], so daß hier eine individualisierte Therapiestrategie mit jeweiliger Abwägung des Risikos der Therapie gegenüber dem zu erwartenden Nutzen angezeigt ist.

Für Patienten mit einem *C-Zell-Karzinom* gilt, daß bei 5-Jahres-Überlebensraten von 50–80% die Prognose besonders vom Erkrankungsausmaß bei Diagnosestellung (Lymphknotenmetastasen haben großen Einfluß auf die Prognose) und der postoperativen Tumorfreiheit (sCT negativ) beeinflußt wird [20]. Dies trifft nicht für anaplastische Karzinome zu, deren weiterhin schlechte Ergebnisse (mittlere Überlebensrate von unter 1 Jahr) auch durch aggressives chirurgisches Vorgehen kaum beeinflußbar erscheinen (Bild).

Die Prognose des differenzierten Schilddrüsenkarzinoms und des C-Zell-Karzinoms ist nur relativ gut, wenn die kooperativen Voraussetzungen gegeben sind: frühe Diagnose – adäquate chirurgische Therapie – sinnvolle additive Therapie – verläßliche Nachsorge – frühe Reintervention falls notwendig.

Literatur

1. Aasland, R., J. R. Lillehaug, R. Male, O. Josendahl, J. E. Varhaug, K. Kleppe: Expression of oncogenes in thyroid tumors: coexpression of c-erbB2/neu und c-erbB. Brit. J. Cancer 57 (1988) 358–363.
2. Bäckdahl, M., G. Wallin, U. Askensten, G. Auer, L. Grimelius, T. Lowhagen: Nuclear DNA measurments in follicular thyroid adenoms. Europ. J. Surg. Oncol. 15 (1989) 125–129.
3. Brabant, G., C. Hoang-Vu, Y. Cetin, H. Dralle, G. Scheumann, J. Molne, S. Jansson, L. E. Ericson, M. Nilsson: E-Cadherin: a differentiation marker in thyroid malignancies. Cancer Res. 53 (1993) 4987–4993.
4. Brendel, A. J., M. Guyot, R. Jeandot, G. Lefort, G. Manciet: Thallium-201 imaging in the follow-up of differentiated thyroid carcinoma. J. nucl. Med. 29 (1988) 1515–1520.
5. Dralle, H., A. Hornbostel, O. Schober, H. Geerlings:

Tumorrezidive und chirurgische Ersttherapie des differenzierten Schilddrüsenkarzinoms. In: Börner, W., C. Reiners (Hrsg.): Schilddrüsenmalignome, S. 99–103. Schattauer, Stuttgart – New York 1987.

6. Fagin, J. A.: Genetic basis of endocrine disease 3 molecular defects in thyroid gland neoplasia. J. clin. Endocr. 75 (1992) 1398–1400.

7. Frilling, A., H. D. Röher, B. A. J. Ponder, P. E. Goretzki, R. Schlaghecke, C. Reiners: Erfahrungen mit präsymptomatischem Screening bei Patienten mit C-Zell-Karzinom der Schilddrüse. Chirurg 64 (1993) 28–35.

8. Goretzki, P. E., A. Frilling, C. Ohmann, L. Wins, M. Grussendorf, H. D. Röher: Unterschiedliche Strategien in Diagnostik und Therapie des Schilddrüsenkarzinoms. Chirurg 60 (1989) 398–402.

9. Goretzki, P. E., D. Simon, A. Frilling, J. Witte, C. Reiners, M. Grussendorf, F. A. Horster, H. D. Röher: Surgical reintervention for differentiated thyroid cancer. Brit. J. Surg. 80 (1993) 1009–1012.

10. Grieco, M., M. Santoro, N. Sabino, M. T. Berlingieri, R. M. Melillo, N. Fabien, N. Berger, I. D. Hay, M. A. Jenkins, M. A. Pierotti, A. Fusco, G. Vecchio: Detection of PTC activation in human thyroid papillary carcinomas by RT-PCR. Cell 60 (1990) 557–559.

11. Hay, I. D.: Prognostic factors in thyroid carcinoma. Thyroid Today 12 (1989) 1–9.

12. Hedinger, C., E. D. Williams, L. H. Sobin: Histological Typing of Thyroid Tumors. WHO, International Histological Classification of Tumors, No 11, 2nd ed. Springer, Berlin – Heidelberg 1988.

13. Hüfner, M., C. Reiners: Thyroglobulin and Thyroglobulin Antibodies in the Follow-up of Thyroid Cancer and Endemic Goiter, pp. 153–171. Thieme, Stuttgart – New York 1987.

14. Lips, C. J. M., R. M. Landsvater, J. W. M. Höppener, R. A. Geerding, G. Glijham et al.: Clinical screening as compared with DNA analysis in families with multiple endocrine neoplasia Type 2a. New Engl. J. Med. 331 (1994) 828–835.

15. Maxon, H. R., H. S. Smith: Radioiodine-131 in the diagnosis and treatment of well differentiated thyroid cancer. In: Kaplan, M. M. (ed.): Thyroid Carcinoma, Endocrinology and Metabolism Clinics of North America. Vol. 19, pp. 685–719, 1990.

16. Reiners, C., S. P. Müller, S. Frahati, E. G. Eising: SPECT and planar scintigraphy in diagnostic and follow-up of thyroid cancer. Exp. clin. Endocr. 102 (1990) 43–50.

17. Röher, H. D., D. Simon, J. Witte, P. E. Gorethki: Principals of limited or radical surgery for differentiated thyroid cancer. Thyroidology 5 (1994) 93–96.

18. Schober, O., H.-B. Saur, J. Scink, S. Ahrens: Radioiodine therapy of malignant thyroid diseases. Exp. clin. Endocr. 102 (1994) 55–66.

19. Simon, D., P. E. Goretzki, V. Gorelov, B. Ebling, E. Reishaus, J. Lyons, H. Haubruck, H. D. Röher: Significance of p53 in human thyroid tumors. World J. Surg. 18 (1994) 535–541.

20. Wahl, R. A., H. D. Röher: Surgery for C-cell-carcinoma of the thyroid. Prog. Surg. 19 (1988) 100–112.

25 Syndrom der Schilddrüsenhormonresistenz

Ulrich Loos

1	Definition und Einteilung	206
2	Klinisches Bild	206
3	Pathogenese/Pathophysiologie	207
3.1	Schilddrüsenhormonrezeptoren	207
3.2	Prävalenz und Erblichkeit	207
4	Diagnostik	208
4.1	Befunde	208
4.2	Differentialdiagnose	208
5	Therapie	209
6	Mutations-Screening	209

1 Definition und Einteilung

Das Syndrom der Schilddrüsenhormonresistenz ist charakterisiert duch die paradoxe Konstellation erhöhter Serumspiegel der Schilddrüsenhormone T_4 und T_3 in Gegenwart von inadäquat erhöhtem oder normalem TSH und des Fehlens typischer hyperthyreoter Klinik.

Die zuerst beschriebenen Patienten wiesen sogar hypothyreote Zeichen auf, so daß der Begriff der Resistenz der Zielorgane gegenüber Schilddrüsenhormonen geprägt wurde [15]. Das klinische Erscheinungsbild ist aber heterogener. Teilweise sind die Patienten euthyreot, können aber auch in seltenen Fällen, häufig organbezogen, hyperthyreot sein. Nach klinischen und laborchemischen Kriterien werden drei Formen unterschieden (Abb. 25-1 und Tab. 25-1):

Tabelle 25-1 Einteilung der Schilddrüsenhormonresistenz.

Resistenz	Erscheinungsbild	Labor
generalisiert	hypothyreote Entwicklungsstörung, euthyreot, organspezifisch hyper-hypothyreot	$T_4 \uparrow$ $T_3 \uparrow$ TSH n, $\uparrow$
zentral	generell hyperthyreot	
peripher	hypothyreot	T_4 normal T_3 normal TSH normal

– Findet sich ein hypothyreotes oder auch euthyreotes Erscheinungsbild, dann handelt es sich um die *generalisierte Resistenz*, die Hypophyse und den Körper insgesamt (jedoch nicht komplett, sondern nur partiell) betrifft.

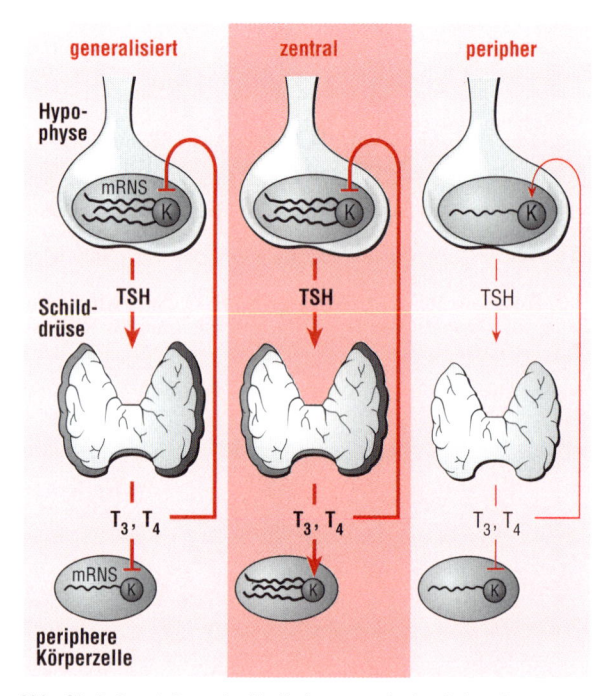

Abb. 25-1 Darstellung der Veränderungen in der Achse Hypophyse – Schilddrüse – periphere Körperzelle bei den drei Formen der Schilddrüsenhormonresistenz. K = Zellkern.

– Sind die Patienten klinisch hyperthyreot, wird eine zentrale Resistenz, die nur die hypophysäre Ebene betrifft, angenommen.

Die in einem Einzelfall beschriebene *periphere Resistenz* zeigt klinisch eine Hypothyreose, laborchemisch jedoch eine ganz normale Hormonkonstellation [8].

Die strenge Differenzierung zwischen zentraler und generalisierter Resistenz sollte aufgrund neuer Analysen relativiert werden, da der Phänotyp fließende Übergänge zeigt [1, 6, 12] und die genetischen Defekte keine charakteristischen Unterschiede aufweisen.

Als Ursache für die Schilddrüsenhormonresistenz konnten durch molekulargenetische Untersuchungen Defekte im Gen des T_3-Rezeptors β1 nachgewiesen und deren funktionelle Auswirkung sowie die Erblichkeit des Krankheitsbildes aufgezeigt werden.

2 Klinisches Bild

Die *schweren Fälle* mit Schilddrüsenhormonresistenz zeigen ausgeprägte hypothyreote Entwicklungsstörungen, die sich in einer *körperlichen* und *geistigen Retardierung* äußern [10, 15]. Seitens der gestörten knöchernen Entwicklung können Kleinwuchs sowie Schädel- und Thoraxdeformierungen („Vogelgesicht", Hühnerbrust) auftreten. Meist besteht auch eine neurologische Symptomatik, die auf zerebrale Entwicklungsstörungen mit teilweise fokalen Defekten zurückzuführen ist. Klinisch lassen sich Defizite der Lernfähigkeit und Aufmerksamkeit oder auch in Form von Sprachstörungen bis hin zur Taubstummheit nachweisen [10, 14]. Typisch sind auch neurologische Affektionen in Form von Agitiertheit und Hyperaktivität bis hin zu extremer konvulsiver Symptomatik. Der Begriff „*hyperactive child*" ist für diese seltenen Fälle zutreffend. Auch motorische Störungen mit Teilparesen wurden beschrieben. Auffallenderweise haben viele Patienten schon im Kindesalter einen Kropf. Relativ häufig zeigt sich eine kardiale Symptomatik in Form von Tachykardien.

Im Gegensatz dazu zeigen die *leichten, inapparenten Formen*, die meist nur zufällig und häufig erst im Jugend- oder eher Erwachsenenalter diagnostiziert werden, eine normale körperliche und geistige Entwicklung. Sie weisen jedoch häufig organbezogen teilweise eine leicht hypothyreote oder andererseits, insbesondere kardial, aber auch gastrointestinal, eine hyperthyreote Symptomatik auf [5, 19]. Auch kann das periodische Auftreten der hyperthyreoten Symptomatik beobachtet werden [4].

Erwachsene Patienten mit Schilddrüsenhormonresistenz werden nicht selten in Verkennung des Krankheitsbildes thyreostatisch oder mit Radiojod behandelt und auch strumareseziert. Die rezidivierende Struma ist ein Charakteristikum für das Krankheitsbild und dessen häufige Fehlinterpretation (Tab. 25-2).

Tabelle 25-2 Häufige Symptome der Schilddrüsenhormonresistenz (Synopsis der Literatur).

- (Rezidiv-)Struma
- hypothyreot – euthyreot – hyperthyreot (partiell organbezogen)
- psychische Veränderungen
- Hyperaktivität
- geistige Retardierung
- Kleinwuchs
- Taubstummheit

3 Pathogenese/Pathophysiologie

3.1 Schilddrüsenhormonrezeptoren

Der Erkrankung liegen nach den bisherigen Kenntnissen Gendefekte nur im T_3-Rezeptor β1 zugrunde. Das trifft gleichermaßen für die generalisierte und zentrale Resistenz zu [1, 12]. Bekanntermaßen wird der T_3-Rezeptor vom c-erbA-Gen codiert, welches vier verschiedene Proteine mit unterschiedlichen molekularbiologischen Charakteristika exprimiert. Die α_1- und α_2-Formen stellen Splice-Varianten des auf Chromosom 17 lokalisierten c-erbA-Gens dar. Das α_2-Protein bindet kein Schilddrüsenhormon und ist daher nicht als Rezeptor, sondern sogar als Repressor des responsiven Gens anzusehen. Der *T_3-Rezeptor α_1* ist essentiell bei der Embryogenese und der Entwicklung beteiligt, so daß seine eventuellen Gendefekte wohl deletär sind. Der *T_3-Rezeptor β_2*, der aus einem unterschiedlichen Translationsstart des auf Chromosom 3 lokalisierten c-erbA-Gens resultiert, wird ausschließlich in der Hypophyse exprimiert und spielt nach bisherigen Erkenntnissen bei der Schilddrüsenhormonresistenz keine Rolle. Eine organspezifisch unterschiedliche Expression ist insbesondere vom c-erbA β_1- und c-erbA α_1-Gen bekannt. Bei den Gendefekten handelt es sich vorwiegend um Punktmutationen, die vorzugsweise in zwei „hot-spot"-Regionen [13, 14] in der Ligandenbindungsdomäne und sehr selten außerhalb davon [5] im T_3-Rezeptor β1 lokalisiert sind (Abb. 25-2). Sie führen zu einer verminderten Ligandenbindung an den T_3-responsiven Elementen der Zielgene [7]. Bei dem fast ausschließlich heterozygoten Vorkommen übt der mutante Rezeptor gegenüber dem „Wildtyp"-Rezeptor eine Repression der Transaktivierung im Sinne einer *negativen Dominanz* aus [20]. Eine Optimierung der Transaktivierung spielt sich in konzertierter Aktion mit anderen Transkriptionsfaktoren wie den Retinsäurerezeptoren ab (Abb. 25-3).

3.2 Prävalenz und Erblichkeit

Das Syndrom der Schilddrüsenhormonresistenz wurde früher als sehr selten angesehen, da nur die schweren Fälle mit ihrer hypothyreoten Expression erkannt wurden [10, 15]. Erst in neuerer Zeit mit der sehr differenzieren Bestimmung von Schilddrüsenhormonen und den sensitiven TSH-Radioimmunoassays konnten auch leichte Verlaufsformen identifiziert werden. Bisher wurden weltweit erst über 200 Fälle beschrieben. Eine erhebliche Dunkelziffer dürfte hier vorliegen.

Der Erbgang ist in der Mehrzahl autosomal-dominant, seltener autosomal-rezessiv. Heterozygotie ist die Regel, homozygote Fälle sind nur bei Konsanguinität beschrieben worden. Seltener werden sporadisch auftretende Fälle beschrieben.

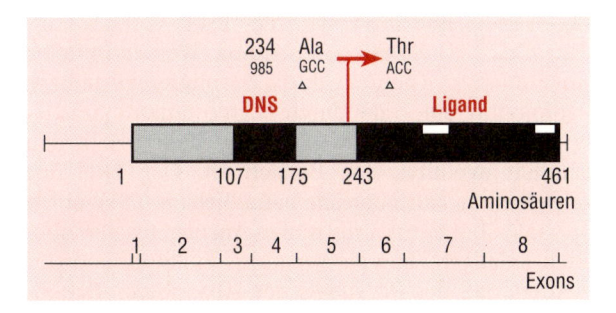

Abb. 25-2 Domänenstruktur des T_3-Rezeptor β1-Gens und Lokalisation von Mutation. Hot-spot-Regionen (weiße Aussparungen). Punktmutation in Codon 243 mit Basenaustausch (G → A) und folglichem Aminosäureaustausch (Alanin → Threonin).

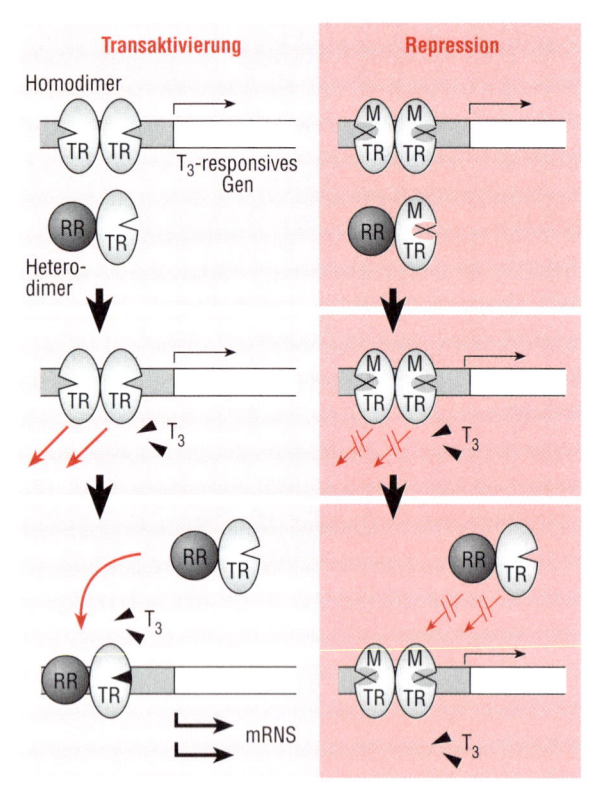

Abb. 25-3 Schema der Transaktivierung und Repression: Der T_3-Rezeptor β1 (TR) heterodimerisiert mit dem Retinsäurerezeptor (RR). Nach Bindung von T_3 bindet das Heterodimer an spezifischen DNS-Elementen und führt zur Transaktivierung. Der mutante (M) TR bindet nicht oder nur vermindert T_3 und bewirkt eine Repression des Zielgens.

4 Diagnostik

4.1 Befunde

Schilddrüsenhormone: Typisch für das Krankheitsbild der Schilddrüsenhormonresistenz sind die erhöhten freien Serumspiegel von T_4 und T_3 bei inadäquat normalem oder sogar erhöhtem TSH. Die Schilddrüsenhormone können sich vom leicht bis stark hyperthyreoten Bereich bewegen.

Rückkopplung in der Hypophysen-Schilddrüsen-Achse: Das TSH liegt häufig im mittleren Normbereich, kann jedoch auch leicht erhöht sein. Die Serumspiegel der Schilddrüsenhormone können sich im Tagesverlauf und im Verlauf der Erkrankung verändern. Das TSH verhält sich reziprok. Werden in Folge einer ablativen Therapie, durch Strumaresektion bzw. Radiojodtherapie, oder durch Thyreostatika T_4 und T_3 in den Normbereich gesenkt, steigt das TSH in den deutlich hypothyreoten Bereich an. Der TRH-Test zeigt bei im Normbereich befindlichem TSH einen normalen bis grenzwertig hohen Anstieg, reagiert aber nach ablativer Therapie verstärkt. Es kann gefolgert werden, daß der Regelkreis der Hypophysen-Schilddrüsen-Achse intakt, jedoch auf ein höheres Rückkopplungsniveau eingestellt ist.

Schilddrüsenmorphologie: Die Schilddrüse ist unter dauernder TSH-Stimulation diffus vergrößert. In der Schilddrüsensonographie zeigt sich meist ein homogenes isoechogenes Parenchym und in der Schilddrüsenszintigraphie entsprechend eine diffuse Speicherung mit einem vermehrten Uptake als Hinweis auf eine verstärkte Hormonsynthese.

Biologische Aktivität: Wegen der organspezifisch unterschiedlichen Expression des T_3-Rezeptors $β_1$ wird versucht, die Auswirkungen seiner Defekte differenziert aufzuzeigen [16, 17, 19]. Exakte Zuordnungen von Genotyp und Phänotyp sind jedoch nicht möglich:

– Die Bioaktivität *auf hypophysärer Ebene* ist aufgrund der fehlenden Suppression des TSH als vermindert anzusehen.
– Auch die *Senkung des Cholesterins* kann reduziert sein. Meist finden sich im mittleren bis oberen Normbereich liegende Cholesterinkonzentrationen.
– Bei Schilddrüsenhormonresistenz kann die *Herzaktion* normal oder beschleunigt sein. In einzelnen Fällen kommt es periodisch oder paroxysmal zu Tachykardien [4, 5, 19].
– Der früher als Integral der Stoffwechselwirkung bestimmte, schwer standardisierbare *Grundumsatz* kann unterschiedlich normal, hypothyreot erniedrigt oder hyperthyreot erhöht ausfallen.
– Das bei typischen Hyperthyreosen meist erhöhte „*sex-hormone-binding-globulin*" (SHBG) kann bei der peripheren Resistenz normal, jedoch in einzelnen Fällen auch erhöht sein. Das gleiche gilt für die Bestimmung von Ferritin.
– Als Parameter für *Wachstum und Knochenstoffwechsel* können die alkalische Phosphatase im Serum und die Hydroxyprolinausscheidung im Urin in einzelnen Fällen entsprechend erhöht sein.

4.2 Differentialdiagnose

Differentialdiagnostisch müssen Erhöhungen allein der totalen Konzentrationen von T_4 und T_3, bedingt durch *Vermehrung der Bindungsproteine* TBG und Transthyretin von diesem Krankheitsbild abgegrenzt werden. Diese häufig zu beobachtende Konstellation ist meist auf erhöhte Östrogenspiegel, z.B. im Rahmen von Schwangerschaft oder Einnahme oraler Antikonzeptiva zurückzuführen (Abb. 25-4). Normale freie Fraktionen der Schilddrüsenhormone schließen ein Resistenzsyndrom und andererseits eine Hyperthyreose aus (s.a. Kap. 16.4).

Auch *jodinduzierte Hyperthyroxinämien* mit normalem TSH können zu Fehlinterpretationen führen. In diesem Fall kommt es durch die Jodbelastung zu einer meist vorübergehend vermehrten Sekretion von T_4, was sich auch in erhöhtem freiem T_4 niederschlägt, wobei jedoch ein normales T_3, wohl aufgrund einer verminderten peripheren T_4-Konversion, zu finden ist.

Bei *Leberfunktionsstörungen* wie der primär biliären Zirrhose oder auch der hepatischen Porphyrie können die totalen und auch freien Hormonfraktionen bei normalem TSH erhöht sein, wobei dann die Lebererkrankung die Resistenz ausschließt.

nutzen. Der Schilddrüsenhormonmetabolit TRIAC hat eine besonders günstige Wirkung auf die TSH-Suppression, ohne eine starke Wirkung in der Peripherie zu entfalten und ist daher bei den hyperthyreoten hypophysären Formen günstig [9]. Auch Bromocryptin und Somatostatin wurden erfolgreich eingesetzt [2, 3].

> Die rechtzeitige klinische Erkennung der Erkrankung ist für den weiteren Verlauf entscheidend. Schwere Formen müssen sofort nach der Geburt behandelt werden.

Bei hypothyreoter Expression ist die umgehende Applikation von Thyroxin oder Trijodthyronin angezeigt, um Entwicklungsstörungen zu verhindern.

Bei inapparenten Verlaufsformen mit zum Teil organspezifisch veränderter Schilddrüsenhormonexpression ist ein differenziertes, selektives Therapieverfahren angezeigt. Der Einsatz von β-Rezeptorblockern eignet sich beispielsweise für die Behandlung kardial hyperthyreoter Expression. Eine stationäre Beobachtungsphase ist initial bei den schweren Fällen erforderlich, wobei hier die entsprechenden therapeutischen Möglichkeiten differentiell überprüft und eingesetzt werden. Die leichteren Verlaufsformen lassen sich ambulant einstellen.

6 Mutations-Screening

Bei bekannten Mutationen läßt sich ein entsprechendes Screening durchführen [11, 18]. Dieses ist als pränatale Diagnostik bei Familien mit schweren Verlaufsformen indiziert, um gegebenenfalls schon in der Schwangerschaft oder direkt post partum eine entsprechende Therapie einzuleiten. Bei frühzeitigem Nachweis von Homozygotie ist eine Interruptio zu diskutieren.

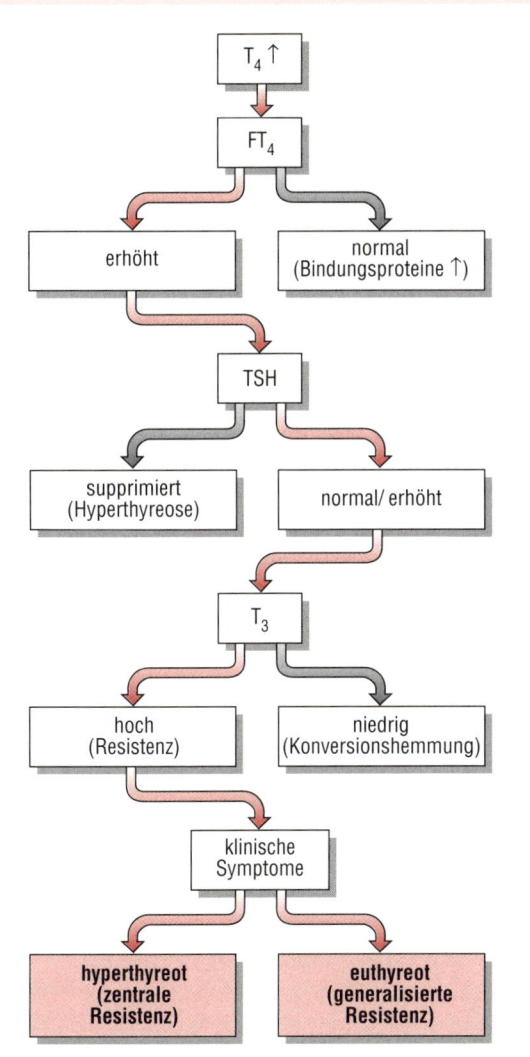

Abb. 25-4 Stufendiagnostik zur Erkennung der Schilddrüsenhormonresistenz.

Von der Resistenz zu differenzieren sind auch *TSH-sezernierende Hypophysentumoren*. Hier findet sich ein stärker erhöhtes TSH bei nur leicht erhöhten peripheren Hormonparametern, das sich im Gegensatz zur Resistenz durch zusätzliche Gabe von T_3 nicht supprimieren läßt [14] (s. a. Kap. 8).

5 Therapie

Zur Evaluierung eines differenzierten therapeutischen Konzepts werden unter klinischer Beobachtung Testapplikationen von Schilddrüsenhormonen oder Analoga durchgeführt, um die Suppression des TSH und insbesondere das Ansprechen peripherer Parameter zu überprüfen. So können T_3 oder auch T_4, bzw. die Metabolite oder Analoga stufenweise unter Monitoring der entsprechenden Funktionsparameter appliziert [14] werden. Hier ist das unterschiedliche Ansprechen von Stoffwechselparametern wie Cholesterin, Grundumsatz und Parameter des Eiweißstoffwechsels zu evaluieren und für die Therapieeinstellung sinnvoll zu

Literatur

1. Adams, M., C. Matthews, T. N. Collingwood, Y. Tone, P. Beck-Peccoz, K. K. Chatterjee: Genetic analysis of 29 kindreds with generalized and pituitary resistance to thyroid hormone. J. clin. Invest. 94 (1994) 506–515.
2. Bajorunas, D. R., W. Rosner, I. A. Kourides: Use of bromocriptine in a patient with generalized resistance to thyroid hormone. J. clin. Endocr. 58 (1984) 731–735.
3. Beck-Peccoz, P., S. Mariotti, P. J. Guillausseau, G. Medri, G. Piscitelli, A. Bertoli, A. Barbarino, M. Rondena, P. Chanson, A. Pinchera, G. Faglia: Treatment of hyperthyroidism due to inappropriate secretion of thyrotropin with the somatostatin analog SMS 201–995. J. clin. Endocr. 68 (1989) 208–214.
4. Behr, M., U. R. M. Bohr, U. Loos: A point mutation (Asp[317] to Asn) in the c-erb Aβ thyroid hormone receptor (TR) gene in thyroid hormone resistance (THR) with undulating clinical Expression. Exp. clin. Endocr. 102 (Suppl. 1) (1994) 59.
5. Behr, M., U. Loos: A point mutation (Ala229 to Thr) in the hinge domain of the c-erb Aβ thyroid hormone receptor gene in a family with generalized thyroid hormone resistance. Molec. Endocr. 6 (1992) 1119–1126.
6. Franklyn, J.A.: Thyroid hormone resistance syndromes – are generalized and selective pituitary resistance part of the same disorder? Clin. Endocr. 38 (1993) 235–236.
7. Glass, C. K.: Differential recognition of target genes by nuclear receptor monomers, dimers, and heterodimers. Endocr. Rev. 15 (1994) 391–407.

8. Kaplan, M. M., S. L. Swartz, P. R. Larsen: Partial peripheral resistance to thyroid hormone. Amer. J. Med. 70 (1981) 1115–1121.

9. Kunitake, J. M., N. Hartman, L. C. Henson, J. Lieberman, D. E. Williams, M. Wong, J. M. Hershman: 3,5,3´-triiodothyroacetic acid therapy of thyroid hormone resistance. J. clin. Endocr. 69 (1989) 461–466.

10. Lamberg, B. A., K. Liewendahl: Thyroid hormone resistance. Ann. clin. Res. 12 (1980) 243–253.

11. Loos, U., M. Behr: Current methodological approaches in the evaluation of thyroid hormone resistance syndrome. Exp. clin. Endocr. 102 (1994) 130–138.

12. Mixson, A. J., J. C. Renault, S. Ransom, D. L. Bodenner, B. D. Weintraub: Identification of a novel mutation in the gene encoding the β-triiodothyronine receptor in a patient with apparent selective pituitary resistance to thyroid hormone. Clin. Endocr. 38 (1993) 227–234.

13. Parilla, R., A. J. Mixson, J. A. McPherson, J. H. McClaskey, B. D. Weintraub: Characterization of seven novel mutations of the c-erbAβ gene in unrelated kindreds with generalized Thyroid hormone resistance. J. clin. Invest. 88 (1991) 2123–2130.

14. Refetoff, S., R. E. Weiss, S. J. Usala: The syndromes of resistance to thyroid hormone. Endocr. Rev. 14 (1993) 348–399.

15. Refetoff, S., L. T. De Wind, L. J. De Groot: Familial syndrome combining deaf-mutism, stippled epiphyses, goiter, and abnormally high PBI: Possible target organ refractoriness to thyroid hormone. J. clin. Endocr. 27 (1967) 279–294.

16. Sakurai, A., K. Takeda, K. Ain, P. Ceccarelli, A. Nakai, S. Seino, G. I. Bell, S. Refetoff, L. J. De Groot: Generalized resistance to thyroid hormone associated with a mutation in the ligand-binding domain of the human thyroid hormone receptor β. Proc. nat. Acad. Sci. (Wash.) 86 (1989) 8977–8981.

17. Smallridge, R. C., R. A. Parker, E. A. Wiggs, K. R. Rajagopal, H. G. Fein: Thyroid hormone resistance in a large kindred: physiologic, biochemical, pharmacologic, and neurophsychologic studies. Amer. J. Med. 86 (1989) 289.

18. Takeda, K., S. Balzano, A. Sakurai, L. J. De Groot, S. Refetoff: Screening of nineteen unrelated families with generalized resistance to thyroid hormone for known point mutations in the thyroid hormone receptor β gene and the detection of a new mutation. J. clin. Invest. 87 (1991) 496–502.

19. Usala, S. J., G. E. Tennyson, A. E. Bale, R. W. Lash, N. Gesundheit, F. E. Wondisford, D. Accili, P. Hauser, B. D. Weintraub: A base mutatin of the c-erbAβ Thyroid hormone receptor in a kindred with generalized Thyroid hormone resistance. J. clin. Invest. 85 (1990) 93–100.

20. Yen, P. M., A. Sugawara, S. Refetoff, W. W. Chin: New insights on the mechanism(s) of the dominant negative effect of mutant thyroid hormone receptor in generalized resistance to thyroid hormone. J. clin. Invest. 90 (1992) 1825–1831.

V. Nebennieren

26 Diagnostische Methoden bei Nebennierenerkrankungen

Wolfgang K. H. Oelkers

1	**Einleitung**	212
2	**Diagnostische Verfahren bei Erkrankungen der Nebennierenrinde**	212
2.1	Messung basaler Hormonkonzentrationen	213
2.2	Hormonsuppressionstests	213
2.2.1	Niedrigdosierter Dexamethasontest	213
2.2.2	Hochdosierter Dexamethasontest	213
2.2.3	Androgensuppressionstest bei Hyperandrogenämie	214
2.2.4	Aldosteronsuppressionstest	214
2.3	Hormonstimulationstests	214
2.3.1	Insulin-Hypoglykämie-Test	214
2.3.2	Corticotropin-Releasing-Hormone-Test (CRH-Test)	214
2.3.3	ACTH-Kurztest	215
2.3.4	Metopiron-Kurztest	215
2.3.5	Aldosteron-Orthostase-Test	215
2.4	Bildgebende Diagnostik	216
3	**Diagnostische Verfahren bei Erkrankungen des Nebennierenmarks**	216
3.1	Messung basaler Hormonkonzentrationen	216
3.1.1	Freies Adrenalin und Noradrenalin im Urin	216
3.1.2	Metanephrine im 24-Stunden-Harn	216
3.1.3	Vanillinmandelsäure im 24-Stunden-Harn	217
3.1.4	Freies Adrenalin und Noradrenalin im Plasma	217
3.2	Hormonsuppressionstest	217
3.3	Hormonstimulationstest	217
3.4	Bildgebende Diagnostik	217

1 Einleitung

Diagnostische Methoden umfassen die unmittelbare ärztliche Tätigkeit am und mit dem Patienten (Anamnese und körperliche Untersuchung), die Durchführung bewährter endokrinologischer Tests, bei denen Blut- und Urinproben gewonnen werden, deren Analyse im Labor und die bildgebende Diagnostik. Endokrinologische Tests lassen sich einteilen in
- **Messung basaler Hormonkonzentrationen** in Blut oder Urin
- **Hormonsuppressionstests**
- **Hormonstimulationstests**.

Alle drei Testprinzipien spielen in der Diagnostik von Erkrankungen der Nebennierenrinde (NNR) und des Nebennierenmarks (NNM) eine große Rolle (s. Kap. 2).

2 Diagnostische Verfahren bei Erkrankungen der Nebennierenrinde

Um eine umfassende Diagnostik von Funktionsstörungen der NNR durchführen zu können, müssen für die Bestimmung folgender Hormone sensitive und spezifische Verfahren zur Verfügung stehen:
- Im *Plasma:* adrenokortikotropes Hormon (ACTH), Reninaktivität (PRA) oder Konzentration des aktiven Renins.
- Im *Serum* oder *Plasma*: Kortisol, Aldosteron, Dehydroepiandrosteronsulfat (DHEAS), Testosteron und 17-Hydroxy-Progesteron (17-OH-P); für bestimmte Fragestellungen sind wünschenswert: 11-Desoxy-Kortisol, 18-Hydroxy-Kortikosteron und δ4-Androstendion im Serum oder Plasma.
- Im *24-Stunden-Harn*: Kortisol, Aldosteron-18-Glukuronid und/oder Tetrahydroaldosteron-Glukuronid. Manche pädiatrische Zentren bestimmten Pregnantriol im Urin (Therapiekontrolle bei adrenogenitalem Syndrom).

Für die moderne Differentialdiagnostik des primären Hyperaldosteronismus ist die Bestimmung von 18-Hydroxy-Kortisol im Urin wünschenswert [16].

Die Plasma-/Serumkonzentrationen der NNR-Hormone (mit Ausnahme von DHEAS) und ihrer tropen Hormone ACTH und Renin zeigen einen ausgeprägten zirkadianen Rhythmus mit Maxima etwa zwischen 6.00 und 9.00 Uhr und Minima in den späten Abend- und frühen Nachtstunden.

Bei Einnahme östrogenhaltiger Kontrazeptiva und in der Schwangerschaft ist das Gesamtkortisol im Serum wegen Erhöhung der Transkortinkonzentration deutlich erhöht. Das freie (nicht proteingebundene) Kortisol und die Kortisolausscheidung im 24-Stunden-Harn sind hingegen nicht oder nur geringfügig erhöht.

2.1 Messung basaler Hormonkonzentrationen

Besonders in Verbindung mit der Messung adrenotroper Hormone (ACTH und Renin) kann die einmalige Messung eines NNR-Hormons eine große Aussagekraft haben. So kann z.B. die Diagnose *primäre NNR-Insuffizienz* oder *primärer Hyperaldosteronismus* durch einmalige Bestimmung von Serumkortisol und Plasma-ACTH bzw. von Serumaldosteron und der Plasmareninaktivität gestellt werden [3, 12]. Hingegen ist eine einmalige Bestimmung von Serumkortisol, auch im Zusammenhang mit ACTH, für die primäre Diagnostik des *Cushing-Syndroms* ungeeignet. Ein eindeutig erhöhtes Kortisol im 24-Stunden-Harn erlaubt bei passender Symptomatik allerdings mit großer Wahrscheinlichkeit die Diagnose eines Cushing-Syndroms.

Blutentnahmen für die Bestimmung basaler Hormone sollten grundsätzlich morgens zwischen 8.00 und 9.00 Uhr durchgeführt werden. Der Patient sollte nicht unter Streßeinwirkung stehen und keinen fieberhaften Infekt haben. Auch *dynamische* Hormontests, besonders Suppressionstests, können bei Patienten mit Infekten zu Fehlinformationen führen. Wann eine basale Hormonbestimmung ausreicht und wann ein dynamischer Test durchgeführt werden muß, bedarf spezieller Erfahrung. Basale Hormonbestimmungen sind z.B. in der endokrinologischen Erholungsphase *nach operativer Behandlung eines zentralen Cushing-Syndroms* (transsphenoidale Adenomektomie) oder eines kortisolproduzierenden NNR-Adenoms ausreichend. Diese Patienten bedürfen mehrere Monate bis einige Jahre nach der Operation einer Substitution mit Hydrokortison. Die allmähliche Normalisierung der Hypophysen-NNR-Achse kann durch die morgendliche Messung des Serumkortisols (vor Tabletteneinnahme) überprüft werden. Erreicht das Serumkortisol allerdings den Normalbereich, dann ist für die Überprüfung der Regeneration der gesamten Hormonachse ein dynamischer Test (z.B. CRH-Test) erforderlich.

2.2 Hormonsuppressionstests

Suppressionstests dienen der Prüfung von endokrinen Regelkreisen, die bei endokrinologischen Erkrankungen oft gestört sind. Sie werden nur bei Verdacht oder zum Beweis einer NNR-*Überfunktion* durchgeführt. Der weitaus wichtigste Suppressionstest ist der Dexamethasontest (Dex-Test) bei Verdacht auf ein *Cushing-Syndrom* bzw. in hoher Dosierung zur Differentialdiagnose des Cushing-Syndroms [1, 6, 7].

2.2.1 Niedrigdosierter Dexamethasontest

Indikation: Verdacht auf Cushing-Syndrom. Der Test wurde erstmals von Liddle et al. [7] in einer für stationäre Patienten geeigneten Mehrtagesversion beschrieben. Er beruht darauf, daß bei allen Formen von nichtiatrogenem Cushing-Syndrom durch eine niedrige Dosis Dexamethason (Dex; Glukokortikoid mit ca. 30mal stärkerer Potenz als Hydrokortison, das nicht in die Hydrokortisonmessung im Plasma oder Urin eingeht) die Kortisolsekretion nicht oder nur geringfügig supprimiert wird, während bei Gesunden die Kortisolsekretion (durch Hemmung der ACTH-Sekretion) stark abfällt. Heute wird fast überall der Über-Nacht-Dex-Kurztest durchgeführt [1, 6].
Durchführung:
– *Tag 1*, 8.00 bis 9.00 Uhr: Blutabnahme (BE) für Kortisol; 24.00 Uhr: 1 (–2) mg Dex per os.
– *Tag 2*, 8.00 bis 9.00 Uhr: BE für Kortisol.
Bewertungskriterien: Bei Gesunden und bei Patienten mit alimentärer Adipositas beträgt Serumkortisol morgens ca. 7–23 µg/dl (200–650 nmol/l). Nach Dex fällt es auf < 3 µg/dl (80 nmol/l) ab. Bei *Cushing-Syndrom* bleibt Serumkortisol nach Dex immer weit > 3 µg/dl (80 nmol/l) bzw. fällt gegenüber dem Ausgangswert nicht ab.
Fehlermöglichkeiten: In seltenen Fällen ist bei Gabe von 2 mg Dex bei zentralem Cushing-Syndrom eine starke Kortisolsuppression beobachtet worden. Deshalb besser nur 1 mg (bei Kindern 0,5 mg) geben, bei sehr schwergewichtigen Patienten (über 90 kg) evtl. 1,5 mg.

Bei endogener Depression, bei hochgradiger Niereninsuffizienz und bei floriden Infekten kann auch ohne Vorliegen eines Cushing-Syndroms die Kortisolsuppression unzureichend sein.

2.2.2 Hochdosierter Dexamethasontest

Indikation: Differentialdiagnose des bewiesenen Cushing-Syndroms. Auch der hochdosierte Dex-Test wird heute meist als Über-Nacht-Kurztest durchgeführt [1].
Durchführung:
– *Tag 1*, 8.00 bis 9.00 Uhr: BE für Serumkortisol; 24.00 Uhr: 8 mg Dex per os.
– *Tag 2*, 8.00 bis 9.00 Uhr: BE für Serumkortisol.
Bewertungskriterien: Bei *zentralem Cushing-Syndrom* in etwa 90 % der Fälle Suppression des Serumkortisols auf unter 50 % des Basalwertes. Bei ausgeprägtem Hyperkortisolismus, besonders bei Vorliegen von *Hypophysenmakroadenomen*, kann die Suppression trotz hypophysärer Ursache geringer ausfallen. Bei *ektopem ACTH-Syndrom* kann der hochdosierte Dex-Test selten positiv (Suppression um > 50 %) aus-

fallen. Meist erfolgt allerdings keine Suppression. Bei *adrenalem Cushing-Syndrom* (NNR-Adenom oder -Karzinom, primäre mikronoduläre Hyperplasie) fällt er immer negativ aus (keine Suppression oder um < 50 %). Das Hauptproblem dieses Tests ist also die nicht 100%ige Spezifität bei der Differentialdiagnose des ACTH-abhängigen Cushing-Syndroms (hypophysär versus ektop).

Die Dex-Dosis beim hochdosierten Dex-Kurztest ist willkürlich festgelegt und aus der Mehrtagesvariante des Tests von Liddle et al. [7] abgeleitet worden. Auch höherdosierte Tests sind beschrieben worden. Bei unzureichender oder fehlender Kortisolsuppression und weiterbestehendem Verdacht auf zentrales Cushing-Syndrom kann der Test mit höheren Dexamethasondosen (z.B. 4 × 8 mg in 24 h bei gleichzeitiger Sammlung eines 24-Stunden-Harns zur Bestimmung des freien Kortisols) durchgeführt werden.

2.2.3 Androgensuppressionstest bei Hyperandrogenämie

Bei Frauen mit Hirsutismus oder Virilismus und stark erhöhtem Serumtestosteron (> 1,5 µg/l bzw. postmenopausal > 1 µg/l) und/oder DHEAS (> 7 mg/l bzw. postmenopausal > 5 mg/l) kann mit Hilfe eines Androgensuppressionstests zwischen einer *funktionellen Hyperandrogenämie* und einer *durch einen NNR-(Ovarial-)Tumor bedingten Hyperandrogenämie* unterschieden werden. Eine allgemein akzeptierte Version dieses Testprinzips existiert nicht. Es erlaubt auch keine sichere Unterscheidung zwischen NNR und Ovar als Androgenquelle, obwohl hohe DHEAS-Werte meist auf die NNR hindeuten [8].

Da DHEAS eine sehr lange Halbwertzeit hat, muß bei Durchführung des Androgensuppressionstests das Glukokortikoid (z.B. 2 × 2 mg Dex täglich) für 4 – 5 Tage gegeben werden.

2.2.4 Aldosteronsuppressionstest

Andere Hormonsuppressionstests haben nur noch geringe klinische Bedeutung. Gelegentlich wird noch der Aldosteronsuppressionstest mit mehrtägiger Gabe einer kochsalzreichen Diät plus 9α-Fluoro-Hydrokortison (z.B. 0,5 mg täglich für 5 Tage) zur Diagnose bzw. Differentialdiagnose des *primären Hyperaldosteronismus* durchgeführt. Fehlende Aldosteronsuppression spricht für ein *Aldosteronom*, während beim sog. *idiopathischen primären Hyperaldosteronismus* mit einer Suppression gerechnet werden kann.

Dieser Test ist bei Anwendung des Aldosteron-Orthostase-Tests, der Bestimmung von 18-Hydroxy-Kortikosteron im Plasma bzw. von 18-Hydroxykortisol im Urin und moderner bildgebender Diagnostik nur noch selten indiziert.

2.3 Hormonstimulationstests

Stimulationstests werden überwiegend bei Verdacht auf eine *NNR*-Insuffizienz (primär, sekundär, „tertiär") angewandt, jedoch auch zur Differentialdiagnose des *Cushing-Syndroms*. Bei niedrig physiologischen Plasma-ACTH-Konzentrationen ist die Dosis-Wirkungs-Beziehung zwischen Plasma-ACTH und Kortisol sehr steil. Bereits bei ca. 60 pg/ml Plasma-ACTH erreicht Plasmakortisol in Kurzzeitstimulationsversuchen etwa 75 % des möglichen Maximalwertes. Bei noch höheren ACTH-Konzentrationen wird die Dosis-Wirkungs-Kurve sehr flach [10].

2.3.1 Insulin-Hypoglykämie-Test

Die NNR funktioniert nur dann normal, wenn die gesamte Regelkreisstrecke Hypothalamus – Hypophyse – NNR intakt ist. Ein Test, mit dessen Hilfe man dieses Gesamtsystem überprüfen kann, ist der Insulin-Hypoglykämie-Test.

Glukose ist der wichtigste Energieträger des Gehirnstoffwechsels. Nach dosierter Erzeugung einer Hypoglykämie durch Insulininjektion kommt es zur Sekretion von Vasopressin und Corticotropin-Releasing-Hormone (CRH) in den hypophysären Portalkreislauf. Hierdurch wird die ACTH-Sekretion stark stimuliert, wodurch die Kortisolsekretion angeregt wird. Bei Unterschreiten eines Blutzuckers von 40 mg% (2,2 mmol/l) und gleichzeitigem Auftreten von Hypoglykämiesymptomen steigt Plasma-ACTH bei Gesunden aus dem morgendlichen Normbereich (ca. 5 – 40 pg/ml) auf mindestens 150 pg/ml an [14]. Die Kortisolsekretion wird maximal aus dem Normbereich auf mindestens 20 µg/dl (550 nmol/l) stimuliert:

Ein normal ausfallender Insulin-Hypoglykämie-Test schließt eine funktionelle Läsion des Hypothalamus-Hypophysen-NNR-Regelkreises praktisch aus.

Die *Indikation* zur Durchführung dieses Tests ist nur bei Verdacht auf hypophysäre und hypothalamische Läsionen (und zur Sicherung der Diagnose Cushing-Syndrom), nicht bei Verdacht auf primäre NNR-Erkrankungen, gegeben, da es für letztere bessere Tests gibt.

2.3.2 Corticotropin-Releasing-Hormone-Test (CRH-Test)

Ein Test, der nur bei Verdacht auf *hypophysäre* Erkrankungen durchgeführt werden sollte, ist der Corticotropin-Releasing-Hormone-Test.

CRH ist (neben Vasopressin) ein wichtiges physiologisches Stimulans der kortikotropen Zellen des Hypophysenvorderlappens (HVL). Nach i.v. Injektion von 100 µg oder von 1 µg/kg/KG synthetischem humanem oder ovinem (Schafs-)CRH i.v. kommt es bei Gesunden zu einem deutlichen Anstieg von Plasma-ACTH. Der ACTH-Anstieg ist jedoch nicht so stark wie beim Insulin-Hypoglykämie-Test [10]. Da die Kortisolsekretion der NNR jedoch bereits bei Plasma-ACTH-Konzentrationen von ca. 60 pg/ml fast maximal ist, unterscheidet sich die Kortisolantwort auf CRH und auf Hypoglykämie nicht wesentlich.

Fällt der Insulin-Hypoglykämie-Test subnormal oder ohne Kortisolstimulation aus, der ACTH-Anstieg nach CRH ist aber positiv oder gar gesteigert, dann spricht das für eine hypothalamisch bedingte („tertiäre") NNR-Insuffizienz.

Der CRH-Test hat darüber hinaus eine Bedeutung in der Differentialdiagnose des *ACTH-abhängigen Cushing-Syndroms*. Bei hypophysärem Cushing (meist Mikroadenom) steigen Plasma-ACTH und -kortisol nach CRH-Injektion in ca. 90 % der Fälle signifikant an (oft supranormal), während bei *ektoper ACTH-Sekretion* nur selten eine signifikante Stimulation erfolgt [1, 6].

2.3.3 ACTH-Kurztest

Ein wichtiger Test zur Diagnose einer primären NNR-Insuffizienz *(Variante A)* oder der nicht-klassischen Form des 21-Hydroxilasemangels (adrenogenitales Syndrom [AGS]) *(Variante B)* ist der ACTH-Kurztest.
Durchführung: 250 μg synthetisches ACTH 1-24 (z.B. 1 Ampulle Synacthen® [Ciba]) werden i.v. oder i.m. injiziert, nachdem eine basale Blutentnahme erfolgt ist. 60 min nach Injektion wird eine zweite Blutprobe entnommen [12].
Bewertungskriterien: Gemessen wird Plasmakortisol. Die NNR-Funktion hinsichtlich Kortisol ist normal, wenn die basale Messung einen Normalwert ergibt und Plasmakortisol nach ACTH-Injektion > 20 μg/dl (550 nmol/l) erreicht [12]. Bei primärer NNR-Insuffizienz (*M. Addison*) ist Plasmakortisol basal erniedrigt oder niedrig-normal und steigt nach ACTH-Injektion nicht an, da das endogene Plasma-ACTH stark erhöht und die kranken NNR dadurch bereits maximal stimuliert ist. Bei Verdacht auf M. Addison ist allerdings die basale Messung von Plasmakortisol und -ACTH dem ACTH-Kurztest gleichwertig, da der ACTH-Kurztest auch bei höhergradiger sekundärer oder tertiärer NNR-Insuffizienz (wegen sekundärer NNR-Atrophie) pathologisch ausfällt. Vielfach wird deshalb der ACTH-Kurztest auch bei Patienten mit Hypophysenerkrankungen zur Testung der Hypophysen-Hypothalamus-NNR-Achse durchgeführt. Obwohl ein pathologischer Ausfall eine Störung der Achse beweist, erlaubt ein normaler Ausfall noch nicht den Ausschluß einer leichten Insuffizienz der HHN-Achse, die nur im Insulin-Hypoglykämie-Test, im CRH-Test oder im Metopirontest erkannt wird [12].
Variante B: Gemessen wird 17-OH-Progesteron im Plasma [11]. Beim klassischen adrenogenitalen Syndrom (21-Hydroxylase-Mangel) ist Serum-17-OH-Progesteron bereits basal auf > 10 μg/l erhöht. Bei nichtklassischem 21-Hydroxylase-Mangel ist 17-OH-Progesteron leicht bis deutlich erhöht und steigt nach ACTH-Gabe auf > 10 μg/l an (Normal auf < 2,6 μg/l).

2.3.4 Metopiron-Kurztest

Ein ebenfalls sehr brauchbarer Test zur Untersuchung der gesamten HHN-Achse ist der Metopiron-Kurztest, der allerdings wenig verwendet wird, weil die wenigsten endokrinologischen Labors die Kortisolvorstufe 11-Desoxy-Kortisol bestimmen können.
Prinzip: Metopiron hemmt die 11-Hydroxylase der NNR. Dadurch Abfall von Plasmakortisol, Enthemmung der ACTH-Sekretion und Stimulation der Sekretion des Kortisolvorläufers 11-Desoxy-Kortisol.
Indikationen: Der Test ist indiziert bei Verdacht auf Erkrankungen der Hypophyse und des Hypothalamus, alternativ zum Insulin-Hypoglykämie-Test, der z.B. bei Patienten mit koronarer Herzerkrankung oder mit Epilepsie kontraindiziert ist [5, 15].
Durchführung: Um 24.00 Uhr Einnahme von 30 mg/kg Körpergewicht Metopiron® (Metyrapon® [Ciba], Kapseln à 250 mg, zur Zeit in Deutschland nur über internationale Apotheken erhältlich), zusammen mit einem Glas Milch und einem Butterbrot (bei Einnahme auf nüchternen Magen manchmal Beschwerden). Um 8.00 Uhr BE für die Bestimmung von 11-Desoxy-Kortisol, möglichst auch von Plasma-ACTH.
Bewertungskriterien: Bei Gesunden steigt 11-Desoxy-Kortisol von sehr niedrigen Werten (< 0,1 μg/dl bzw. 1 bis 2 nmol/l auf > 7 μg/dl (200 nmol/l) an. Plasma-ACTH steigt, ähnlich wie im IHT, auf > 150 ng/l an. Der Test kann auch allein mit Messung von Plasma-ACTH durchgeführt werden und ist dann empfindlicher für die Erkennung von hypophysären Erkrankungen als bei Messung von 11-Desoxy-Kortisol allein [15].
Fehlerquellen: Die Plasmakonzentration des NNR-Hemmstoffes Metyrapon und seines Metaboliten Metyrapol sind um 8.00 Uhr bereits relativ niedrig. In seltenen Fällen deshalb keine ausreichende Hemmung der 11-Hydroxylase, besonders wenn die Patienten Antiepileptika (Diphenylhydantoin oder Carbamazepin) einnehmen, die den Metyraponstoffwechsel beschleunigen.

2.3.5 Aldosteron-Orthostase-Test

Für die Diagnostik von Störungen des Regelkreises Niere – Zona glomerulosa (Renin-Aldosteron) ist der Aldosteron-Orthostase-Test klinisch wichtig.
Prinzip: Plasmaaldosteron beträgt morgens nach nächtlicher Bettruhe (Flachlagerung) 0,1–0,5 nmol/l, die Plasmareninaktivität ist 0,5–4 ng/ml/h (je nach Labor). Nach 2stündiger oder 4stündiger Orthostase steigen Plasmaaldosteron und Plasmareninaktivität um mehr als 30 % an [3]. Dies gilt für Personen, die eine „normal" gesalzene Diät (100–180 nmol Natrium/Tag) konsumieren.
Indikationen: bewiesener primärer Hyperaldosteronismus (PHA) und Verdacht auf Hypoaldosteronismus.
Durchführung: 8.00 Uhr Blutentnahme für Plasmaaldosteron, -Kortisol und Plasmareninaktivität nach nächtlicher (mindestens 3stündiger) Flachlagerung. Dann 2 oder 4 h Orthostase (Gehen, Stehen) und erneute Blutabnahme.

Bewertungskriterien: Bei *primärem Hyperaldosteronismus* infolge Adenom der NNR ist Plasmareninaktivität erniedrigt und steigt in Orthostase kaum an. Plasmaaldosteron ist im Liegen erhöht und fällt in ca. 90 % in Orthostase ab bzw. steigt um weniger als 30 % an. Bei primärem Hyperaldosteronismus infolge mikronodulärer NNR-Hyperplasie (idiopathischer primärer Hyperaldosteronismus) ist Plasmareninaktivität ebenfalls supprimiert und seigt in Orthostase wenig an. Plasmaaldosteron steigt allerdings deutlich an, da die Zona glomerulosa sensibel auf den geringen Anstieg von Renin und Plasmaangiotensin II reagiert. Die Messung des Plasmakortisols dient einer eventuellen Korrektur der Veränderung des Plasmaaldosterons durch einen ACTH-Anstieg während des morgendlichen Orthostasetests [3]. Bei *primärem (hyperreninämischem) Hypoaldosteronismus* (isolierte Funktionsstörung der Zona glomerulosa) ist die Plasmareninaktivität im Liegen erhöht und steigt in Orthostase überschießend an, während Plasmaaldosteron erniedrigt ist und orthostatisch kaum reagiert. Bei *sekundärem (hyporeninämischem) Hypoaldosteronismus* sind sowohl Plasmareninaktivität wie Aldosteron im Liegen erniedrigt oder niedrig-normal und steigen in Orthostase kaum an. Kortisol braucht bei dieser Indikation im Rahmen des Tests nicht gemessen zu werden.

2.4 Bildgebende Diagnostik

Die Indikation zur Anforderung bildgebender Verfahren wird von den Ergebnissen der Hormondiagnostik bestimmt.

Ergebnisse bildgebender Verfahren sind oft vieldeutig und nur im Zusammenhang mit definierten Funktionsstörungen richtig zu interpretieren. Besonders in der Differentialdiagnose des Cushing-Syndroms werden bei Nichtbeachtung dieses Prinzips immer wieder gravierende therapeutische Fehlentscheidungen getroffen.
Beispiel: Eine ohne strenge endokrinologische Indikation durchgeführte Kernspintomographie der Hypophyse kann zur Fehldeutung führen. In ca. 10 % aller Hypophysen finden sich Strukturvarianten, die als Mikroadenom interpretiert werden können. Eine operative Intervention an der Hypophyse bei Cushing-Syndrom ist aber nur bei Vorliegen beweisender Hormonbefunde zulässig.

Nach Sicherung der Diagnose primärer Hyperaldosteronismus ist allerdings sofort ein CT der NNR angezeigt, da dessen Befund einen relativ größeren Stellenwert hat als in der Differentialdiagnostik des Cushing-Syndroms.

3 Diagnostische Verfahren bei Erkrankungen des Nebennierenmarks

Die einzige klinisch bedeutsame Erkrankung des Nebennierenmarks (NNM) ist das Phäochromozytom.

Dem Phäochromozytom ähnliche Tumore (Paragangliome) können auch vom Grenzstrang des Sympathikus oder von sympathischen Ganglien im kleinen Becken ausgehen (Kap. 33).

3.1 Messung basaler Hormonkonzentrationen

3.1.1 Freies Adrenalin und Noradrenalin im Urin

Die freien Urinkatecholamine Adrenalin und Noradrenalin repräsentieren nur einen Bruchteil der Katecholaminsekretion, spiegeln die mittlere Plasmakatecholaminkonzentration jedoch zuverlässig wider. Die Urinkatecholamine sind regelmäßig erhöht, wenn das Phäochromozytom permanent oder mehrfach am Tag Adrenalin und/oder Noradrenalin sezerniert. Sezerniert der Tumor allerdings nur einmal am Tag für einige Minuten, dann kann die Katecholaminausscheidung im 24-Stunden-Harn durch „Verdünnung" des Urins der Hypersekretionsperiode durch den der längeren Normalperiode noch im Normalbereich sein.

Adrenalin kommt zu fast 100 % aus dem NNM, während bei Gesunden und Patienten mit essentieller Hypertonie der größte Teil von NA aus den Vesikeln des peripheren sympathischen Nervensystems kommt.

Phäochromozytome sezernieren meist Adrenalin und Noradrenalin, allerdings in unterschiedlichem Verhältnis zueinander. Paragangliome sezernieren meist nur Noradrenalin. Die *getrennte* Bestimmung im Harn von Adrenalin (normal bis ca. 25 µg/24 h) und Noradrenalin (normal bis etwa 100 µg/24 h) ist deshalb in der Phäochromozytomdiagnostik von großer Bedeutung.

Die *Sensitivität* einer einzigen Bestimmung von Adrenalin und Noradrenalin im 24-Stunden-Harn in der Diagnostik des Phäochromozytoms wird mit 70 – 100 % angegeben [9].

3.1.2 Metanephrine im 24-Stunden-Harn

In vielen Organen des Körpers werden die freien Katecholamine durch das Enzym Catecholamin-ortho-methyl-transferase (COMT) in Metanephrine umgewandelt. Methanephrin und Normethanephrin werden meist als Gesamtmetanephrine gemessen. Die obere

Normgrenze ist ca. 1 mg/24 h. Die Sensitivität in der Phäochromozytomdiagnostik ist 77–100 % [9].

3.1.3 Vanillinmandelsäure im 24-Stunden-Harn

Die Messung der Vanillinmandelsäure (VMA) ist weniger empfehlenswert als die der freien Katecholamine und Metanephrine. Für die Entstehung der VMA bedarf es der im Körper weit verbreiteten COMT und der Monoaminoxidase (MAO), die überwiegend im Tumor selbst aktiv ist. Bei geringer MAO-Aktivität im Tumor, besonders bei kleinen Tumoren, kann die VMA-Ausscheidung trotz erhöhter Katecholaminsekretion noch normal sein. Ältere, weniger spezifische, spektralphotometrische VMA-Tests wurden häufig durch Einnahme bestimmter Medikamente und Nahrungsmittel störend beeinflußt. Das ist bei moderneren Meßmethoden mit HPLC-Trennung und Ultraviolett- oder elektrochemischer Detektion (heute auch Standardverfahren für Katecholamine und Metanephrine) nicht oder weniger der Fall.

3.1.4 Freies Adrenalin und Noradrenalin im Plasma

Bei Patienten mit unklaren Urinbefunden, aber mit weiterbestehendem Verdacht auf ein Phäochromozytom können die freien Katecholamine im Plasma gemessen werden. Die Messung soll nach einstündiger Flachlagerung in Ruhe erfolgen. Obere Normgrenze bei Gesunden ist etwa 100 pg/ml für Adrenalin und 500 pg/ml für Noradrenalin.

Werte über 500 pg/ml für Adrenalin und über 2000 pg/ml für Noradrenalin sind fast beweisend für ein Phäochromozytom.

Leicht erhöhte Werte können auch bei „essentieller Hypertonie" mit überaktivem Sympathikus gemessen werden [2, 9].

3.2 Hormonsuppressionstest

Bei Patienten mit nur leicht erhöhten Plasmakatecholaminen kann man den *Clonidin-Suppressionstest* nach Bravo et al. [2] durchführen.
Prinzip: Clonidin senkt durch zentralnervöse Stimulation von α_2-Rezeptoren den Sympathikotonus, so daß bei Gesunden und bei Patienten mit essentieller Hypertonie Plasmaadrenalin und -noradrenalin abfallen.

Bei Phäochromozytom werden erhöhte Katecholaminwerte durch Clonidin nicht beeinflußt.

Durchführung: Patienten flach und ruhig lagern und Venenkanüle legen. Viertelstündlich Blutdruck und Puls messen, nach einer Stunde in 5minütigem Abstand 2 Blutentnahmen für Plasmakatecholamine. Danach orale Gabe von 300 μg Clonidin. Alle 30 min Blutdruck, Puls. Blutentnahmen für Plasmakatecholamine nach 180 min.
Bewertungskriterien: Ein deutlicher Abfall von Adrenalin und Noradrenalin gegenüber dem erhöhten Ausgangswert spricht gegen ein Phäochromozytom. Nach Bravo et al. ist Noradrenalin im Clonidin-Test das zuverlässigere Kriterium als Adrenalin. Erhöhte Adrenalin- und Noradrenalinwerte ohne Abfall nach Clonidin sprechen für ein Phäochromozytom. Bei normalen Plasmakatecholaminwerten ist die Durchführung dieses Tests nicht sinnvoll. Verschiedentlich wurde bei Patienten mit essentieller Hypertonie nach Clonidin über einen starken Blutdruckabfall, selten mit zerebralen Durchblutungsstörungen berichtet. Die Sensitivität des Tests wird mit 97 %, die Spezifität mit 67 % angegeben [4].

3.3 Hormonstimulationstest

In seltenen Fällen kann ein *Glukagonstimulationstest* zur Diagnostik eines Phäochromozytoms indiziert sein. Glukagon führt bei Patienten mit Phäochromozytom, nicht jedoch bei Gesunden und bei Patienten mit essentieller Hypertonie, innerhalb weniger Minuten zu einem deutlichen Anstieg der Plasmakatecholamine. Gemessen werden Plasmaadrenalin und -noradrenalin vor und 2 Minuten nach i.v. Injektion von 1 mg Glukagon. Da es bei Patienten mit Phäochromozytomen nach Glukagongabe zu einem starken Blutdruckanstieg kommen kann, wird die prophylaktische Prämedikation mit α-Rezeptorenblockern oder Kalziumantagonisten empfohlen. Der Test ist nur selten indiziert. Die Sensitivität des Tests wird mit 81 %, die Spezifität mit 100 % angegeben [4].

3.4 Bildgebende Diagnostik

Da Phäochromozytome in 5–10 % der Fälle extraadrenal auftreten, und da maligne Phäochromozytome (ca. 10 %) metastasieren können, wird bei endokrinologisch gesichertem oder sehr wahrscheinlichem Phäochromozytom empfohlen, folgende bildgebende Diagnostik durchzuführen:
– CT der Nebennierenregion und des gesamten Abdomens einschließlich des kleinen Beckens
– alternativ, manchmal auch ergänzend, MRT der gleichen Region
– Röntgenuntersuchung des Thorax (Paragangliom des Grenzstranges?, Lungenmetastasen?).

Bei Nachweis eines unilateralen adrenalen Befunds, der für ein Phäochromozytom typisch ist, und sonst unauffälligem CT des Abdomens bei normaler Thorax-Röntgenaufnahme, ist in manchen Fällen keine weitere Diagnostik erforderlich. Bei Verdacht auf extraadrenale Lokalisation des Tumors und auf multiple Tumoren oder Metastasen ist ein
– Ganzkörperszintigramm nach i.v. Applikation von [131]J-Meta-Jod-Benzyl-Guanidin ([131]J-MIBG) indi-

ziert. MIBG wird wie ein Katecholamin-Precursor von chromaffinen Geweben aufgenommen. Nach Shapiro et al. [13] ist die Sensitivität (Nachweis von fokaler Speicherung im Tumor) der MIBG-Szintigraphie bei sporadischem Phäochromozytom ca. 78 %, bei malignem Phäochromozytom 92 % und bei familiärem Phäochromozytom (multiple endokrine Neoplasie Typ II) ca. 94 %. Die Spezifität ist mit 98–100 % sehr hoch.

Literatur

1. Aron, D. C., J. W. Findling, J. B. Tyrell: Cushing's disease. Endocrin. Metab. Clin. North Am. 16 (1987) 705–730.
2. Bravo, E. L.: Diagnosis of pheochromocytoma. Reflections on a controversy. Hypertension 17 (1991) 742–744.
3. Fontes, R. G., C. E. Kater, E. G. Biglieri, I. Irony: Reassessment of the predictive value of the postural stimulation test in primary aldosteronism. Am. J. Hypertens. 4 (1991) 786–791.
4. Grossmann, E., D. S. Goldstein, A. Hoffman, H. A. Keiser: Glucagon and clonidine testing in the diagnosis of pheochromocytoma. Hypertension 17 (1991) 733–741.
5. Jubiz, W., A. W. Meikle, C. D. West, F. H. Tyler: Single dose metyrapone test. Arch. Intern. Med. 125 (1970) 472–474.
6. Kaye, T. B., L. Crapo: The Cushing syndrome: An update on diagnostic tests. Ann. Intern. Med. 112 (1990) 434–444.
7. Liddle, G. W.: Tests of pituitary-adrenal suppressibility in the diagnosis of Cushing's syndrome. J. Clin. Endocrinol. Metab. 20 (1960) 1539–1560.
8. Lobo, R. A.: Ovarian hyperandrogenism and androgen-producing tumors. Endocrin. Metab. Clin. North Am. 20 (1991) 773–805.
9. Manelli, M.: Diagnostic problems in pheochromocytoma. J. Endocrinol. Invest. 12 (1989) 739–757.
10. Oelkers, W., T. Boelke, V. Bähr: Dose-response relationship between plasma ACTH, cortisol, aldosterone and 18-hydroxycorticosterone after injection of ACTH (1-39) or human CRH in man. J. Clin. Endocr. Metab. 66 (1988) 181–186.
11. Oelkers, W., H. G. Dörr, H. L. Fehm, O. A. Müller: Nebennierenrinde. In: Deutsche Gesellschaft für Endokrinologie (Hrsg.): Rationelle Diagnostik in der Endokrinologie, S. 137–166. Thieme, Stuttgart – New York 1993.
12. Oelkers, W., S. Diederich, V. Bähr: Diagnostik der Nebennierenrindeninsuffizienz. Dtsch. Med. Wschr. 119 (1994) 555–559.
13. Shapiro, B., J. E. Copp, J. C. Sisson, P. L. Eyre, J. Wallis, W. H. Beierwaltes: Iodine-131 Metaiodobenzylguanidine for the localization of suspected pheochromocytoma. Experience in 400 cases. J. Nucl. Med. 26 (1985) 576–585.
14. Staub, J. J., B. Noelpp, J. Girard, J. B. Baumann, S. Graf, J. G. Ratcliffe: The short metyrapone test: comparison of the plasma ACTH respons to metyrapone and insulin-induced hypoglycemia. Clin. Endocrinol. 10 (1979) 595–601.
15. Steiner, H., V. Bähr, P. Exner, W. Oelkers: Pituitary function tests: Comparison of ACTH and 11-deoxycortisol responses in the metyrapone test and with the insulin hypoglycemia test. Exp. Clin. Endocrinol. 102 (1994) 33–38.
16. Ulick, S., J. D. Blumenfeld, S. Atlas, J. Z. Wang, E. D. Vaughan: The unique steroidogenesis of the aldosteronoma in the differential diagnosis of Primary aldosteronism. J. Clin. Endocrinol. Metab. 76 (1993) 873–878.

27 Hyperkortisolismus – Cushing-Syndrom

Heinrich M. Schulte

1	Definition und Klassifikation	219
2	Klinisches Bild	219
3	Pathogenese/Pathophysiologie	221
3.1	ACTH-abhängiger Hyperkortisolismus	221
3.1.1	Morbus Cushing	221
3.1.2	Ektopes ACTH-Syndrom	222
3.1.3	Ektopes Corticotropin-Releasing-Hormon-Syndrom	222
3.2	ACTH-unabhängiger Hyperkortisolismus	222
3.2.1	NNR-Adenome/NNR-Karzinome	222
3.2.2	Mikronoduläre Dysplasie	222
3.2.3	Makronoduläre Hyperplasie	222
3.3	Pseudo-Cushing-Syndrom	223
3.4	Hyperkortisolismus ohne Cushing-Syndrom (Steroidhormonresistenz)	223
4	Diagnostik	223
4.1	Endokrinologische Testverfahren	223
4.2	Bildgebende Verfahren	224
4.3	Differentialdiagnose	225
4.4	Fehldiagnosen	225
5	Therapie	226

1 Definition und Klassifikation

Der Begriff *Cushing-Syndrom* faßt eine Konstellation von klinischen Zeichen und Symptomen zu einem Krankheitsbild zusammen, welches durch einen chronischen Glukokortikoidexzeß über einen längeren Zeitraum im Organismus entsteht. Das Krankheitsbild wurde durch Harvey Cushing 1912 zum erstenmal bei einer 23jährigen Frau beschrieben und 20 Jahre später als „polyglanduläres Syndrom" in Zusammenhang mit einer hypophysären Dysfunktion gebracht. Ursachen des endogenen Cushing-Syndroms sind eine Überproduktion von Kortisol oder ACTH. Ursache des exogenen Cushing-Syndroms ist die Gabe von Glukokortikoiden oder ACTH über längere Zeit, meist aus therapeutischen Gründen.

Das endogene Cushing-Syndrom wird in die ACTH-abhängigen Formen und in die ACTH-unabhängigen Formen unterteilt (Tab. 27-1). Das *ACTH-abhängige Cushing-Syndrom* ist in 85% der endogenen Formen Ursache der Erkrankung. Es wird durch vermehrte hypophysäre ACTH-Sekretion in 80% der Fälle und durch die ektope ACTH-Sekretion in ca. 20% der Erkrankung verursacht. Das *ACTH-unabhängige Cushing-Syndrom* umfaßt überwiegend die benignen kortisolsezernierenden Nebennierenrindenadenome und -karzinome. Seltene Formen sind die mikronoduläre Dysplasie und die makronoduläre Hyperplasie.

Die Inzidenz des endogenen Cushing-Syndroms wird auf 1:100 000 bis 1:500 000 geschätzt, Frauen sind beim Morbus Cushing (ACTH-Produktion durch hypophysäre Mikro- oder Makroadenome) im Verhältnis 5:1 beteiligt. Überwiegend sind Frauen im dritten bis fünften Lebensjahrzehnt betroffen; vereinzelt kommt die Erkrankung auch bei Kindern und im hohen Alter vor [5, 10].

2 Klinisches Bild

Die typischen klinischen Symptome werden durch die Stoffwechselwirkungen des vermehrt produzierten Kortisols verursacht. Das Krankheitsbild ist sehr bunt, und es dauert oft Jahre, bis die Diagnose gestellt wird. Die wichtigsten klinischen Zeichen und Symptome sind in Tabelle 27-2 aufgeführt. Keines dieser Zeichen ist pathognomonisch, und häufig führt erst eine Zunahme verschiedener dieser Symptome zur Verdachtsdiagnose Hyperkortisolismus. Das klinische Bild wird durch Alter und vorbestehende Erkrankungen wie Übergewicht, Hypertonie und Glukoseintoleranz geprägt. Vor allem Frauen klagen häufig über eine *progressive Gewichtszunahme mit zentripetaler Fettsucht,* die das Gesicht, den Nacken, Oberkörper und Abdomen einbezieht. Die Extremitäten sind meist dünn infolge der *Muskelatrophie.* Die zervikodorsale Zunahme des Fettgewebes in Verbindung mit einer dorsalen Kyphose durch eine Osteoporose der Wirbelsäule führt zum typischen „*Büffelnacken".* Eine Fettzunahme im Bereich der Wangen

Tabelle 27-1 ACTH-abhängige und -unabhängige Formen des Cushing-Syndroms.

ACTH-abhängige Form	ca. 85%
– ACTH-produzierendes Hypophysenadenom (Morbus Cushing)	80%
– ektope ACTH-Bildung in einem Tumor (manifest oder okkult) z.B. Bronchialkarzinome, Bronchialkarzinoide, Pankreaskarzinome	20%
– ektope CRH-Bildung (paraneoplastisch, Rarität)	
ACTH-unabhängige Form	**ca. 15%**
– NNR-Adenom/NNR-Karzinom	
– mikro-/makronoduläre Hyperplasie (sehr selten)	
– exogene Glukokortikoidgabe (häufigste Ursache)	

Tabelle 27-2 Häufigste Symptome und klinische Zeichen des Cushing-Syndroms (Angaben in %).

zentripetale Fettsucht	80–100
Mondgesicht	50–95
Glukoseintoleranz	40–90
Muskelschwäche	30–90
Bluthochdruck	75–85
psychische Veränderungen	30–85
Gefäßfragilität („blaue Flecken")	25–85
Hirsutismus	60–80
Oligo-/Amenorrhö	55–80
Impotenz	55–80
Striae rubrae distensae	50–70
Knöchelödeme	30–60
Frakturen/Vertebralfrakturen	40–50
Polydipsie/Polyurie	25–45

und unterhalb des Kinns zusammen mit einer Plethora zeichnen das „*Mondgesicht*" aus (Abb. 27-1). Die Lebensqualität ist stark beeinträchtigt. Müdigkeit und Leistungsabfall, beim Mann Potenz- und Libidoverlust, bei der Frau Zyklusunregelmäßigkeiten bis zur sekundären Amenorrhö (Tab. 27-2) sind häufig der Anlaß für den ersten Besuch beim Arzt [2].

Die *kardiovaskulären Komplikationen* sind die Hauptursache für die Mortalität beim unbehandelten Cushing-Syndrom. Die *Hypertonie* ist überwiegend milde, nur in ca. 10% liegt der diastolische Wert über 130 mmHg. Eine zunehmende *Herzinsuffizienz* entwickelt sich in ca. der Hälfte der Patienten in höherem Lebensalter und ist abhängig von der Dauer und dem Schweregrad der Erkrankung.

Striae rubrae distensae an Schultergürtel, Bauch und Oberschenkeln (Abb. 27-2) werden durch eine Überdehnung des Unterhautfettgewebes sowie durch Zunahme und Ausdünnung des subkutanen Venenplexus verursacht. Die Striae rubrae beim Cushing-Syndrom sind im Vergleich zu den Striae bei normaler Adipositas tiefrot und mehr als 0,5 cm breit. Sie machen sich häufiger bei jüngeren Patienten bemerkbar.

Glukokortikoide wirken supprimierend auf die Immunfunktion. Schwere Allgemeininfektionen treten jedoch nur bei stark ausgeprägtem Hyperkortisolismus auf. Dagegen finden sich häufig *Infektionen der Haut*, insbesondere im Hals- und Brustbereich.

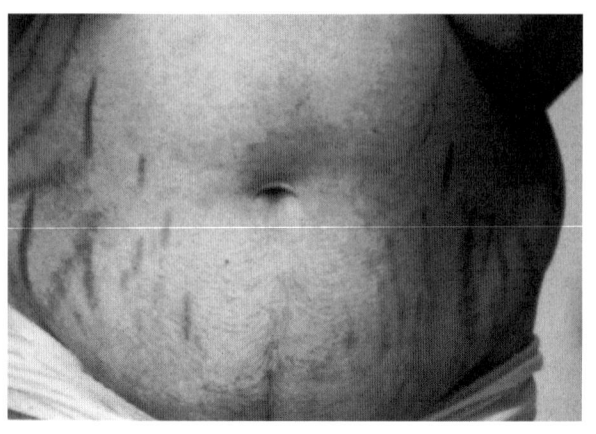

Abb. 27-2 Striae rubrae distensae bei einer Patientin mit schwerem Cushing-Syndrom infolge eines ektop ACTH-produzierenden Tumors.

Die glukokortikoidbedingte *Osteoporose* führt zu Rückenschmerzen, Kyphose und in bis zu 40% der Patienten zu pathologischen Frakturen von Wirbelkörpern und Rippen. Sie wird verursacht durch eine Hemmung der enteralen Kalziumaufnahme und direkte Hemmung des Aufbaus der Knochenmatrix durch den Hyperkortisolismus. Auch aseptische Hüftkopfnekrosen wurden beschrieben [10].

Weitere klinische Zeichen sind die pergamentartige dünne Haut (Abb. 27-3), Spontanhämatome, Hirsutismus und Haarausfall sowie eine erhöhte Anfälligkeit für arterielle und venöse Thrombosen. Psychiatrische Komplikationen treten bei mehr als der Hälfte der Pa-

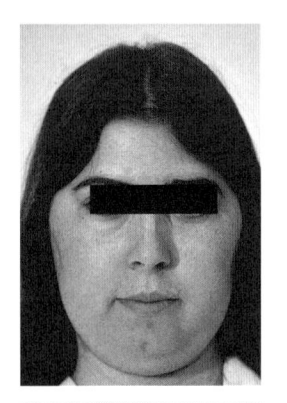

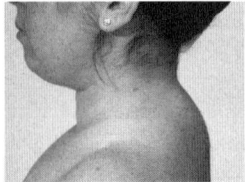

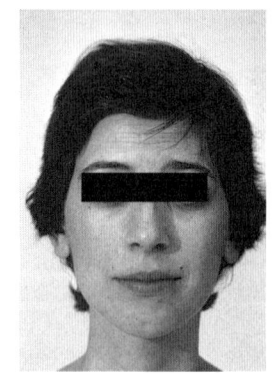

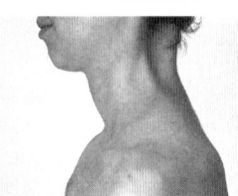

Abb. 27-1 Patientin mit Morbus Cushing vor und ein Jahr nach erfolgreicher transsphenoidaler Entfernung des ACTH-produzierenden Hypophysenadenoms. Man achte auf Mondgesicht, Büffelnacken, supraklavikuläre Fettpolster, Hirsutismus.

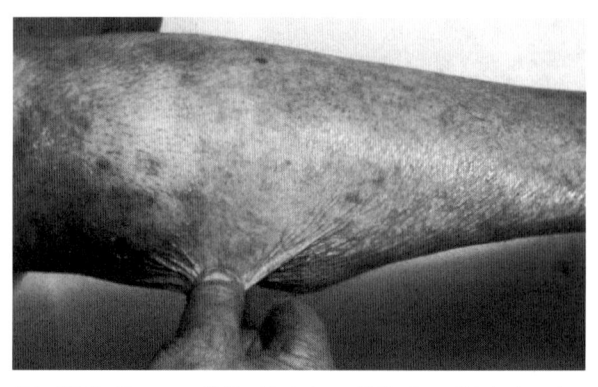

Abb. 27-3 „Pergament"-Haut bei einem Patienten mit jahrelang bestehendem Asthma bronchiale unter Glukokortikoidtherapie (iatrogenes Cushing-Syndrom).

tienten mit Cushing-Syndrom (Tab. 27-2) auf und sind durch den Hyperkortisolismus bedingt. Emotionale Labilität, agitierte Depression, Verlust an Lebensfreude, Energie und Libido sind gepaart mit Angst- und Panikattacken bis hin zu milden paranoiden Zuständen.

Chronischer Hyperkortisolismus führt im peripheren Blutbild zu *Eosinopenie, Lymphozytopenie und Thrombozytose* sowie auch gelegentlich zu Polyglobulie und Granulozytose.

Eine schwere hypokaliämische Alkalose weist auf eine ektope ACTH-Sekretion oder ein Nebennierenkarzinom hin. Bei Kindern und Heranwachsenden ist der Wachstumsstillstand eines der ersten Symptome des Hyperkortisolismus.

3 Pathogenese/Pathophysiologie

3.1 ACTH-abhängiger Hyperkortisolismus

3.1.1 Morbus Cushing

Das klinische Krankheitsbild als Folge einer chronischen Mehrausschüttung von Glukokortikoiden auf dem Boden einer hypophysären ACTH-Überproduktion wird als Morbus Cushing bezeichnet. Die hypophysäre ACTH-Überproduktion führt zu einer bilateralen Hyperplasie der Nebennieren.

Bei dieser Form des Hyperkortisolismus ist die Amplitude, aber nicht die Zahl der ACTH-Sekretionsphasen erhöht. Die hypophysäre ACTH-Sekretion und somit auch die Kortisolsekretion (Abb. 27-4) folgen beim Morbus Cushing nicht der normalen zirkadianen Rhythmik, sind auf die Gabe von Dexamethason nicht ausreichend supprimierbar und durch chirurgischen Streß oder Hypoglykämie nicht stimulierbar. Die Konzentration von ACTH im Plasma ist meßbar, liegt aber meist im Normbereich oder nur gering darüber.

Ursache der hypophysären Mehrsekretion von ACTH ist meist ein Mikroadenom (< 1 cm im Durchmesser) und gelegentlich auch ein Makroadenom der Hypophyse. Der chronische Hyperkortisolismus supprimiert sowohl die hypothalamische CRH-Sekretion als auch die ACTH-Sekretion der außerhalb des Adenoms gelegenen normalen hypophysären ACTH-produzierenden Zellen. Obwohl die adenomatösen Zellen auf einen erniedrigten Plasmakortisolspiegel durch eine vermehrte ACTH-Sekretion reagieren und in den meisten Fällen eine vermehrte Glukokortikoidkonzentration im Serum (z.B. durch exogene Zufuhr von Steroiden im Dexamethason-Hemmtest) zu einer geringeren ACTH-Sekretion führt, ist diese Erkrankung gekennzeichnet durch eine relative *Resistenz der ACTH-Sekretion gegenüber dem negativen Rückkopplungseffekt durch Glukokortikoide*.

Histologisch handelt es sich bei der Mehrzahl der Tumoren um chromophobe, weniger häufig um basophile oder gemischt chromophob-basophile Adenome, die heute immunhistochemisch durch den erfahrenen Neuropathologen charakterisiert werden.

Erfahrene Neurochirurgen entfernen in diagnostisch gesicherten Fällen von Morbus Cushing heute in über 90% ein Adenom aus dem Hypophysenvorderlappen [3].

In den übrigen 10% der Fälle, in denen der Hyperkortisolismus durch eine bilaterale Adrenalektomie behandelt wurde, entwickelt sich in einem geringen Prozentsatz aus dem Hypophysenadenom ein rasch wachsender Tumor, der als Nelson-Tumor bezeichnet wird [10]. Dieser führt zu hohen ACTH-Spiegeln im Plasma, zu Ausweitung der Sella, Hyperpigmentation und durch Druck auf den Sehnerv auch zu Sehstörungen *(Nelson-Syndrom)*.

Die früher häufig diskutierte hypothalamische Mehrsekretion von CRH oder eine Imbalance anderer hypothalamischer Releasing-Faktoren als Ursachen des Morbus Cushing konnten bisher nicht nachgewiesen werden und gelten als unwahrscheinlich.

Gegen einen „hypothalamischen" Morbus Cushing spricht die hohe Erfolgsrate neurochirurgischer Operationen. Darüber hinaus kommt es bei Patienten nach Entfernung des Adenoms über Monate zu einer tertiären Nebennierenrindeninsuffizienz, die behandlungsbedürftig und durch eine Suppression des hypothalamischen CRH-produzierenden Neurons bedingt ist.

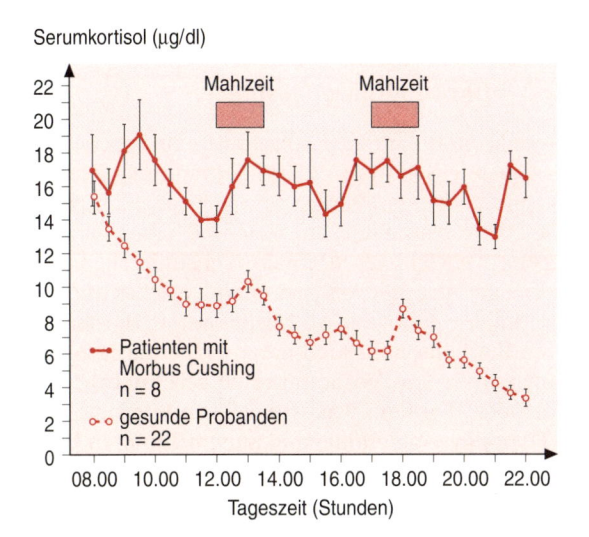

Abb. 27-4 Konzentration von Kortisol im Serum bei gesunden Probanden und Patienten mit Morbus Cushing. Bei den Patienten mit Morbus Cushing ist die zirkadiane Rhythmik aufgehoben (cave: Werte am Morgen nicht unterschiedlich!). Gegen 12 Uhr und vor 18 Uhr wurde eine Mahlzeit eingenommen.

Fallbeispiel

Bei dem Patienten P.S., Beamter, wird im Alter von 40 Jahren ein Bluthochdruck festgestellt. Er nimmt ständig an Gewicht zu, wobei dem Hausarzt eine zentripetale Fettverteilung auffällt. Eine Spontanfraktur während eines Fußballspiels führt bei der Abklärung zur Diagnose eines Hyperkortisolismus. Im CRH-Test zeigt sich ein deutlicher Anstieg von ACTH im Plasma sowie von Kortisol auf das 8fache des Ausgangswerts. Im CT der Nebennieren

zeigt sich eine deutliche Hyperplasie beider Nebennieren. Im MRT der Sellaregion läßt sich kein Adenom nachweisen. Nach Katheterisierung des Sinus petrosus inferior und CRH-Gabe läßt sich eine Lateralisation der ACTH-Sekretion auf der linken Seite sichern. Nach transsphenoidaler Entfernung eines ACTH-produzierenden Hypophysenadenoms kommt es zu einem sofortigen Abfall der Kortisolkonzentration im Serum. Der Patient ist postoperativ nebennierenrindeninsuffizient und muß substituiert werden.
Diagnose: Morbus Cushing (ACTH-produzierender Hypophysentumor) mit schwerer glukokortikoidbedingter Osteoporose.

3.1.2 Ektopes ACTH-Syndrom

Beim ektopen ACTH-Syndrom produziert und sezerniert nicht-hypophysäres Tumorgewebe biologisch aktives ACTH, welches die Nebennieren stimuliert und zu einer bilateralen Nebennierenhyperplasie führt. Der dadurch bedingte Hyperkortisolismus supprimiert die hypothalamische CRH-Synthese und -Sekretion, blockiert die CRH-Wirkung auf die normalen hypophysären ACTH-produzierenden Zellen und supprimiert damit die hypophysäre ACTH-Sekretion.

Das ektope ACTH-Syndrom ist dem klinischen und biochemischen Bild des Morbus Cushing sehr ähnlich und zählt trotz des Einsatzes moderner diagnostischer Verfahren zu den schwierigsten Differentialdiagnosen [7].

Ein Tumor kann häufig über Jahre nicht nachgewiesen werden. Die tumorbedingte ACTH-Sekretion wird meist durch die Plasmaglukokortikoidkonzentration nicht beeinflußt.

Die bilaterale Katheterisierung des Sinus petrosus inferior mit ACTH-Bestimmung nach CRH-Gabe ist die beste Methode zur Sicherung der Diagnose [1, 9, 10]. Ein fehlender ACTH-Gradient zwischen zentraler und peripherer Messung schließt einen Morbus Cushing aus. Der Tumor wird meist in Lunge, Thymus, Pankreas, Schilddrüse und Nebennierenmark diagnostiziert. Es sollte auf jeden Fall ein Thorax-CT bzw. ein Thorax-NMR angefertigt werden.

3.1.3 Ektopes Corticotropin-Releasing-Hormon-Syndrom

Ektope CRH-Sekretion durch nichthypothalamische Tumoren führt zu einer Hyperplasie der kortikotropen Zellen des Hypophysenvorderlappens und somit zu einer Mehrsekretion von ACTH. Die Erkrankung ist extrem selten. In den meisten Fällen ist die ektope CRH-Sekretion nicht von der ektopen ACTH-Sekretion zu unterscheiden, da diese Tumoren häufig auch bioaktives ACTH produzieren.

3.2 ACTH-unabhängiger Hyperkortisolismus

3.2.1 NNR-Adenome/NNR-Karzinome

Ist ein Cushing-Syndrom mit einer primären Nebennierenerkrankung assoziiert und produziert das transformierte Gewebe genügend Kortisol, so werden die hypothalamische CRH-Synthese und -Sekretion ebenso wie die ACTH-Synthese und -Sekretion supprimiert und ist auch eine Tagesrhythmik der Kortisolsekretion nicht mehr nachweisbar. Die exogene Gabe von Steroiden (Dexamethason-Hemmtest) kann die Kortisolsekretion nicht hemmen. Es kommt zu einer Atrophie sowohl der kortikotropen Zellen des Hypophysenvorderlappens als auch des normalen Nebennierenrindengewebes. ACTH ist mittels Radioimmunoassay nicht mehr nachweisbar.

Nebennierenadenome sind häufig einseitig lokalisiert, wiegen meist weniger als 100 g und sind nicht palpabel.

Nebennierenkarzinome produzieren schon aufgrund ihrer Größe exzessive Mengen an Steroidhormonen. Die Tumoren erreichen häufig ein Gewicht von mehreren hundert Gramm, verursachen aber in bis zu 50% der Patienten zum Zeitpunkt der Diagnose keine endokrinen Symptome [6, 10]. Bis zu 70% der Tumoren sind bereits bei der körperlichen Untersuchung palpabel. Die Produktion von Vorstufen der Kortisolsynthese führt häufig zu einem ausgeprägten Virilismus. Eine hypokaliämische Alkalose wird bei Nebennierenkarzinomen durch die Überproduktion von Mineralokortikoiden viel häufiger diagnostiziert als beim Nebennierenadenom und bei der mikronodulären Hyperplasie.

Nebennierenkarzinome finden sich mit gleicher Häufigkeit auf der linken und auf der rechten Seite, bilaterale Tumoren und ektope Karzinome sind selten.

3.2.2 Mikronoduläre Dysplasie

Die mikronoduläre Hyperplasie ist eine seltene Form des Cushing-Syndroms. Diese Erkrankung tritt überwiegend im Kindesalter auf und kann familiär gehäuft sein. Die Nebennieren sind klein und haben oft ein geringeres Gewicht als normale Nebennieren, bedingt durch eine Atrophie des gesunden Gewebes durch die supprimierte endogene ACTH-Sekretion. Bei der familiären Form der mikronodulären Hyperplasie sind gehäuft kutane und Vorhofmyxome beschrieben, ebenso Hodentumoren, Wachstumshormon-produzierende Hypophysenadenome und andere Tumoren [8].

3.2.3 Makronoduläre Hyperplasie

Die bilaterale ACTH-unabhängige makronoduläre Hyperplasie ist ebenfalls eine extrem seltene Erkrankung der Nebennierenrinde. Die Erkrankung ist charakterisiert durch erhöhte Kortisolwerte im Serum bei supprimierten Plasma-ACTH-Konzentrationen. Die Nebennieren wiegen zwischen 60 und 500 g und enthalten multiple makroskopisch nichtpigmentierte Knoten mit einem Durchmesser größer 5 mm. Die Pathogenese dieser Erkrankung ist unklar [8].

3.3 Pseudo-Cushing-Syndrom

Patienten mit psychiatrischen Erkrankungen, insbesondere schweren hospitalpflichtigen Depressionen, können ebenso wie Patienten mit chronischem Alkoholismus einen Hyperkortisolismus entwickeln.

Dieser ist wahrscheinlich bedingt durch eine vermehrte streßinduzierte CRH-Sekretion. Da einerseits beim Cushing-Syndrom generell die Depression ein häufiges Symptom ist, depressive Patienten andererseits häufig übergewichtig sind und an einem Hypertonus leiden, läßt sich bei Vorliegen verschiedener dieser Symptome das Krankheitsbild des Pseudo-Cushing häufig nur schwer von einem Morbus Cushing unterscheiden. Eine sorgfältig erhobene Vorgeschichte und bei Alkoholikern der Hinweis auf pathologische Leberwerte führen häufig zur richtigen Diagnose.

3.4 Hyperkortisolismus ohne Cushing-Syndrom (Steroidhormonresistenz)

Die Glukokortikoidresistenz ist gekennzeichnet durch exzessiven Hyperkortisolismus ohne die klinischen Zeichen des Cushing-Syndroms. Ursache dieses noch selten diagnostizierten Syndroms ist eine Insensitivität des Endorgans für Kortisol, bedingt durch einen Rezeptordefekt. Die erhöhten Kortisolspiegel zeigen eine zirkadiane Rhythmik und sind durch höhere Dosen Dexamethason supprimierbar. Die betroffenen Patienten fallen durch eine Hypertonie und Hypokaliämie auf. Diese ist durch eine ACTH-stimulierte Mehrsekretion von Mineralokortikoiden bedingt. Der Hyperkortisolismus bei diesen Patienten ist nicht behandlungsbedürftig, dagegen müssen die arterielle Hypertonie und die Hypokaliämie therapiert werden.

Fallbeispiel
Eine 26jährige Hausfrau fiel durch erhöhte Serumkortisolkonzentration auf. Sie litt an Hirsutismus, Haarausfall mit beginnender Alopezie und Zyklusstörungen. Blutdruck und Serumkaliumspiegel waren normal, Zeichen eines Cushing-Syndroms lagen nicht vor. Die Serumkortisolkonzentration war mit 38 µg/dl am Morgen deutlich erhöht (Normalwerte: 8–15 µg/dl um 8 Uhr) und ließ sich durch eine Dexamethasongabe (1 mg) nicht supprimieren (21 µg/dl um 8 Uhr). Der Vater der Patientin und zwei ihrer Brüder wiesen ebenfalls erhöhte und nichtsupprimierbare Serumkortisolspiegel auf, waren aber klinisch unauffällig. Die Serumkortisolkonzentration von zwei weiteren Geschwistern war normal. Die Plasmaandostendion- und die Plasmatestosteronkonzentration der Patientin waren deutlich erhöht. Die Patientin reagierte mit einem Anstieg von ACTH und Kortisol auf die Gabe von CRH. Das MRT der Sellaregion und das abdominelle CT waren unauffällig. Als Ursache wurde eine Endorganresistenz vermutet und in dieser Familie mittels verminderter Affinität des Glukokortikoidrezeptors durch Bindungsstudie nachgewiesen.
Diagnose: familiäre Glukokortikoidrezeptor-Mutation.

4 Diagnostik

4.1 Endokrinologische Testverfahren

Die geeignete Therapie von Patienten mit Hyperkortisolismus hängt von der richtigen Diagnose und Einordnung des Krankheitsbildes ab. Neben einer sorgfältigen Anamnese und einer ausführlichen klinischen Untersuchung sind die Durchführung von dynamischen Tests und die Anwendung von bildgebenden Verfahren erforderlich. Wichtig ist die Sicherung der Diagnose eines Hyperkortisolismus, im Anschluß daran erfolgt die Abklärung der Ätiologie und somit die Differentialdiagnostik [1, 10].

Der Nachweis des endogenen Hyperkortisolismus erfolgt meist ambulant durch Messung der Ausscheidung von freiem Kortisol im 24-Stunden-Urin.

Auch der *Dexamethason-Kurztest* eignet sich als Screening-Methode. Einzelne basale Messungen von ACTH und Kortisol im Plasma sind wegen der episodischen Sekretion dieser Hormone nicht sinnvoll.

Eine ausreichende Hemmung der Kortisolsekretion im Dexamethason-Kurztest zusammen mit normaler Exkretion von freiem Kortisol in den Urin schließt ein Cushing-Syndrom aus [10, 12].

Die Durchführung des Corticotropin-Releasing-Hormone-(CRH-)Tests und des Insulintoleranztests (ITT) mit Messungen der ACTH- und Kortisolkonzentrationen im Plasma sind unerläßlich.

Patienten mit Morbus Cushing reagieren in über 90% mit einem überschießenden Anstieg von ACTH und Kortisol auf die Gabe von CRH [4], während beim ektopen ACTH-Syndrom kein Anstieg verzeichnet werden kann (Abb. 27-5). Patienten mit Morbus Cushing reagieren in der Mehrzahl nicht auf den Streß der Hypoglykämie während des Insulintoleranztests.

Beim Pseudo-Cushing steigen die ACTH- und die Kortisolkonzentration im Plasma weiter an. Patienten mit autonomer Sekretion von Kortisol, bedingt durch Nebennierenkarzinome oder -adenome, reagieren nicht auf die Gabe von CRH [12].

Die Katheterisierung des Sinus petrosus inferior ist dann indiziert, wenn durch ein bildgebendes Verfahren kein Mikroadenom nachgewiesen werden kann und die Ergebnisse der dynamischen Tests Zweifel an der Diagnose eines Morbus Cushing nicht ausräumen [1]. Diese Untersuchung ist heute in erfahrenen neu-

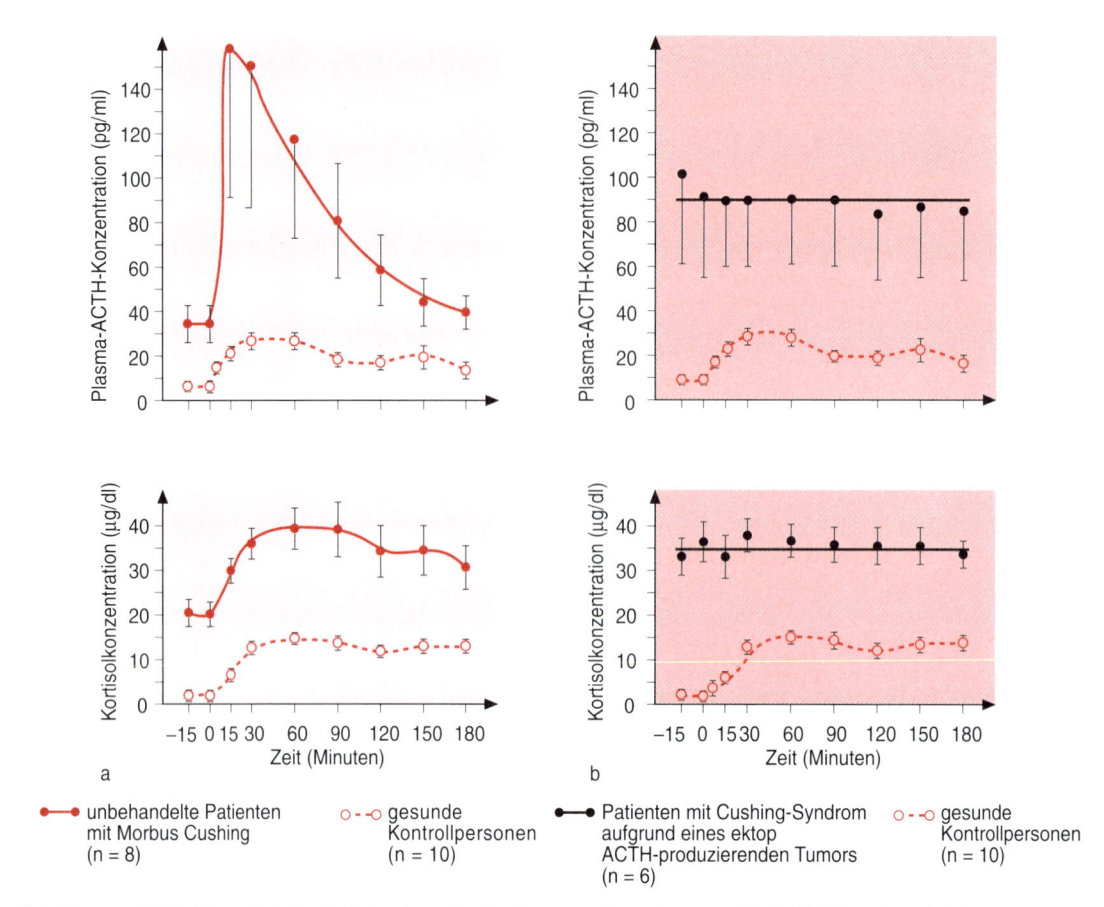

Abb. 27-5 Plasma-ACTH- (oberer Teil der Abbildung) und Kortisolkonzentrationen (unterer Teil der Abbildung) nach Gabe von bovinem CRH bei 8 unbehandelten Patienten mit Morbus Cushing (geschlossene Kreise), 6 Patienten mit Morbus Cushing aufgrund eines ektop ACTH-produzierenden Tumors (schwarze Kreise) und 10 gesunden Kontrollpersonen (offene Kreise) (aus [4]).

roradiologischen Händen komplikationsarme Routinediagnostik und erlaubt eindeutig die Differenzierung zwischen ektoper und hypophysärer ACTH-Sekretion [9]. Nach CRH-Stimulation werden die ACTH-Spiegel in beiden Sinus gemessen und mit denen der Peripherie verglichen.

Bei ektoper ACTH-Sekretion ist kein Gradient zwischen zentral und peripher nachzuweisen (Abb. 27-6).

4.2 Bildgebende Verfahren

Ist die Diagnose des Hyperkortisolismus gesichert, so erfolgt gleichzeitig mit den zur Differentialdiagnose eingesetzten dynamischen Tests der Einsatz der bildgebenden Verfahren. *Pneumenzephalographie* und *Karotisangiographie* in der Diagnostik hypophysärer Erkrankungen sind heute obsolet. Neben der Ultraschalldiagnostik der Nebennieren haben *Computertomographie (CT)* und *Magnetresonanz-(Kernspin-) Tomographie (MRT)* ihren festen Platz. Die MR-Tomographen der neuesten Generation können bei 40% der Patienten mit später neurochirurgisch entferntem Mikroadenom eine pathologische Veränderung der

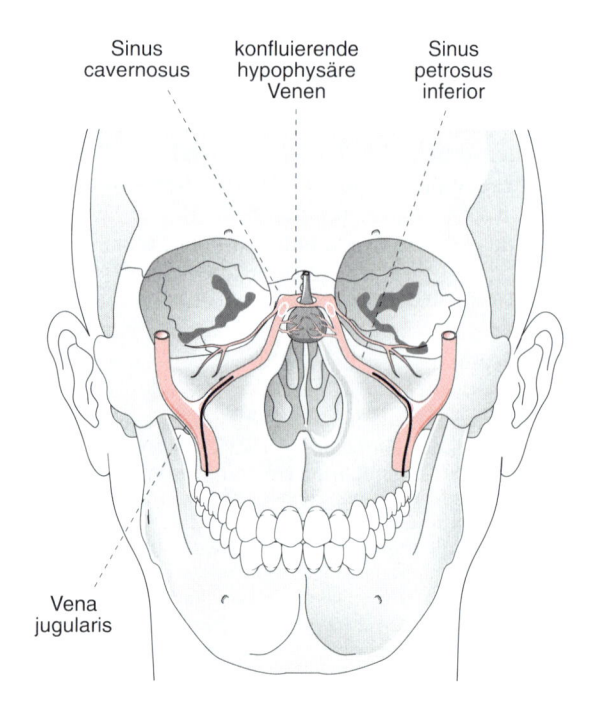

Abb. 27-6 Schematische Darstellung der Katheterlage bei der bilateralen, simultanen Blutentnahme aus dem rechten und linken Sinus petrosus inferior (aus [9]).

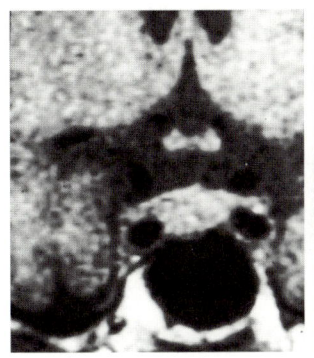

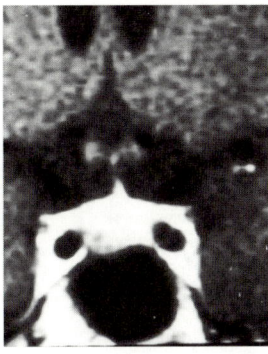

Abb. 27-7 Kernspintomogramm eines Patienten mit Morbus Cushing vor, und 30 Minuten nach Gabe eines Kontrastmittels (Gadolinium). *Cave:* Bei vielen Patienten mit einem ACTH-produzierenden Hypophysentumor läßt sich mit dieser Technik das Adenom nicht darstellen (s. Text). Bei ca. 15% der endokrin gesunden Bevölkerung lassen sich im Kernspintomogramm „adenomverdächtige" Veränderungen nachweisen („Inzidentalome" der Hypophyse).

Sellaregion nicht nachweisen. Dagegen finden sich bei einem Kollektiv ohne endokrine Erkrankungen schon in ca. 15% der Fälle radiologische Veränderungen der Hypophysenregion (Abb. 27-7)

Mittels *CT der Nebennieren* können ein Adenom, ein Karzinom und häufig auch die mikronoduläre Hyperplasie nachgewiesen werden. Iodocholesterol-Szintigramme in der Diagnostik des Hyperkortisolismus haben heute keine Bedeutung mehr.

4.3 Differentialdiagnose

Die Differenzierung der ACTH-abhängigen von den ACTH-unabhängigen Ursachen des Hyperkortisolismus werden durch die verläßlichen Hormonbestimmungsmethoden sowie durch die dynamischen Testverfahren vereinfacht. Die bildgebenden Verfahren untermauern häufig die Ergebnisse der Hormondiagnostik. Allerdings ist nach wie vor die Differentialdiagnose der ACTH-abhängigen Formen des Cushing-Syndroms, d.h. die Differentialdiagnose zwischen Morbus Cushing, ektoper ACTH-Sekretion und Pseudo-Cushing, schwierig.

Kortisolproduzierende Tumoren der Nebennierenrinde reagieren nicht auf die Gabe von CRH oder im Dexamethasontest. Die Konzentration von ACTH im Plasma liegt unterhalb der Nachweisgrenze des Radioimmunoassays. Die bildgebenden Verfahren weisen sicher auf die Lokalisation des Tumors hin.

Dagegen ist beim *Morbus Cushing* und bei der *ektopen ACTH*-Sekretion die Konzentration von ACTH im Plasma normal oder gering erhöht.

Die Gabe von Dexamethason während des Dexamethason-Langtests supprimiert bei 85% der Patienten mit *Morbus Cushing* und *Pseudo-Cushing* die Kortisolkonzentration unter 50% des Ausgangswertes, nur weniger als 10% der Patienten mit *ektoper ACTH-Sekretion* reagieren auf diesen Test.

> Der heute bedeutsamste Test in der Differentialdiagnose des Hyperkortisolismus ist der CRH-Test.

Patienten mit *ektoper ACTH-Sekretion* zeigen keinen Anstieg der ACTH- und Kortisolkonzentration nach CRH, im Gegensatz zu den Patienten mit einer *hypophysären ACTH-Sekretion (Morbus Cushing)*.

> Ein negativer CRH-Test in Kombination mit einem negativen Dexamethason-Test schließt einen Morbus Cushing weitgehend aus.

Die Vorgehensweise bei der Differentialdiagnose des Cushing-Syndroms ist in einem diagnostischen Flußdiagramm dargestellt (Abb. 27-8).

4.4 Fehldiagnosen

Erkrankungen wie Hyperthyreose, chronische Lebererkrankungen oder chronisches Nierenversagen können durch Veränderungen der Konzentration von kortisolbindendem Globulin (CBG) oder durch Änderungen des Kortisolmetabolismus diagnostische Tests verfälschen. Erhöhte Kortisolwerte im Serum sind daher nicht mit einer erhöhten Kortisolproduktion gleichzusetzen. Die erhöhten Kortisolkonzentrationen aufgrund der Eiweißbindung und der Erhöhung der Bindungsproteine durch Östrogene wie z.B. in der Schwangerschaft oder bei Einnahme östrogenhaltiger Kontrazeptiva führen häufig zur Fehldiagnose eines Hyperkortisolismus.

Ein häufiger Grund für die Abklärung eines Cushing-Syndroms ist eine vorliegende Adipositas. *Adipositas* in Kombination mit z.B. schwangerschaftsbedingten Striae führt bei der Inspektion der Patienten häufig zur Verdachtsdiagnose „Hyperkortisolismus".

Zufällig gefundene Nebennierentumoren bei einer abdominellen Computer- oder Kernspintomographie führen häufig zu ausgedehnten diagnostischen Maßnahmen. Die Zahl der zufällig entdeckten Nebennierenadenome wird mit der Häufigkeit der Tomographien größer. Bei fehlenden klinischen Zeichen des Glukokortikoidexzesses und bei unauffälligem Dexamethason-Suppressionstest kann man bei diesen sogenannten Inzidentalomen auf eine chirurgische Entfernung verzichten.

> Weder ist ein positives Computertomogramm (in 15% der Fälle sogenannte Inzidentalome der Hypophyse) bei fehlenden klinischen Zeichen eines Hyperkortisolismus hinweisend auf ein Cushing-Syndrom, noch schließt ein negatives kranielles CT oder MRT ein ACTH-produzierendes Mikroadenom der Hypophyse aus.

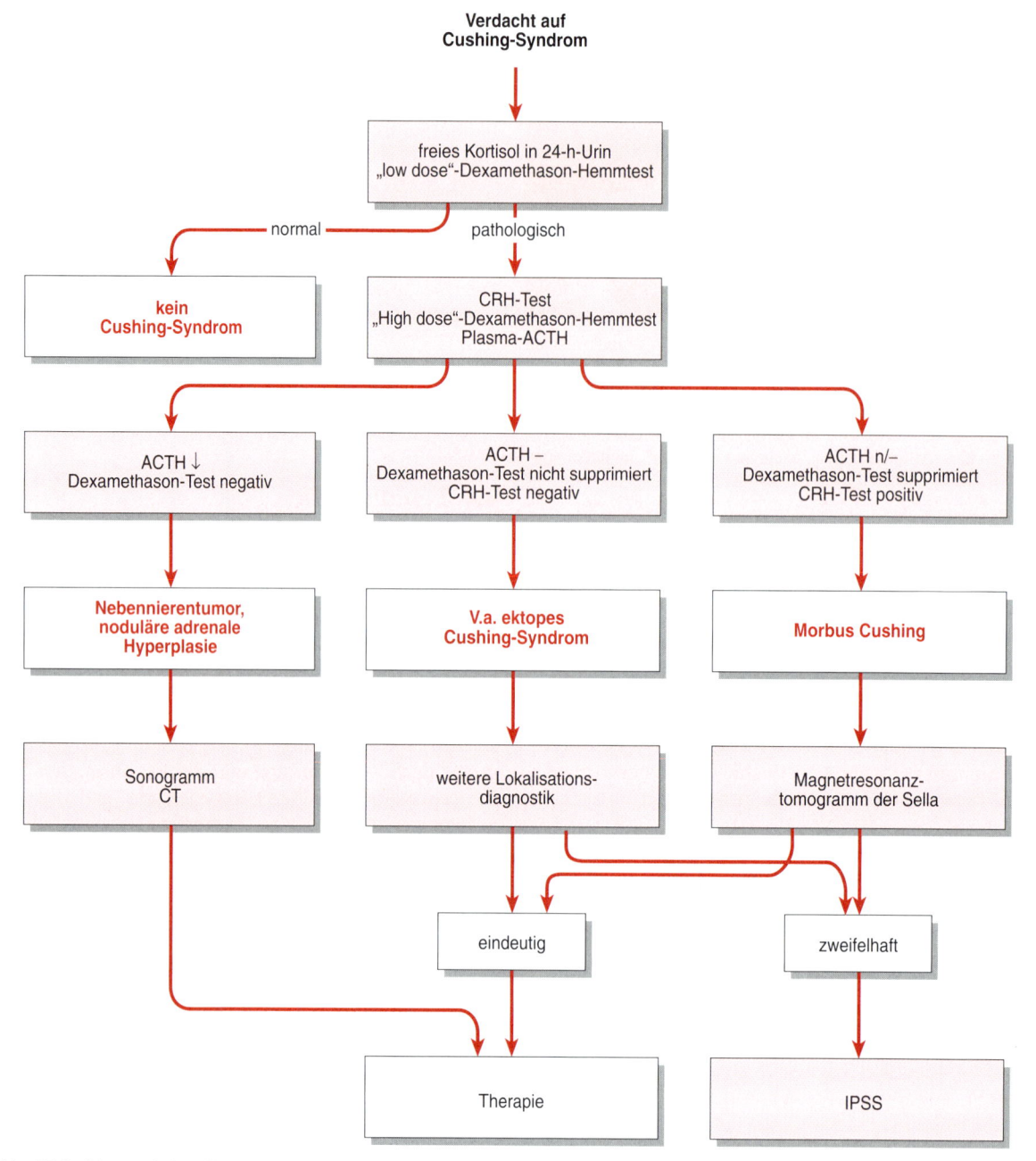

Abb. 27-8 Diagnostisches Vorgehen bei Patienten mit Verdacht auf Cushing-Syndrom (IPPS = Blutabnahme aus dem Sinus petrosus inferior).

5 Therapie

Alle Patienten mit den klinischen Zeichen eines Hyperkortisolismus und dem biochemischen Nachweis eines Cushing-Syndroms müssen therapiert werden. Ohne Therapie nimmt die Erkrankung einen letalen Verlauf. Ziele einer Therapie sollen die Entfernung eines Tumors, die Normalisierung einer exzessiven Kortisolproduktion sowie die Vermeidung einer endokrinen Insuffizienz [1, 10] sein.

Beim Morbus Cushing ist die Therapie der Wahl eine selektive transsphenoidale Entfernung des Hypophysenadenoms, die in geübten Händen in über 90 % der Fälle gelingt.

Der Erfolg dieser therapeutischen Maßnahme ist abhängig von der Exaktheit der Diagnose. Patienten mit kompletter Remission müssen meist mit Glukokortikoiden substituiert werden, da es zu einer tertiären (hypothalamisch bedingten) Nebennierenrindeninsuffizienz kommt.

In ca. 10 % der Fälle ist ein Rezidiv die Folge unvollständiger Entfernung des Hypophysenadenoms. In den meisten Fällen wird dann eine weitere Operation durchgeführt. Führt diese nicht zum Erfolg, kann die

Steroidbiosynthese mit Imidazolderivaten wie Ketokonazol supprimiert werden [12]: Ketokonazol (Nizoral®) 0,6–1 g tgl., oral verabreicht. *Cave:* Gefahr der Nebennierenrindeninsuffizienz, Kontrolle der Kortisolsekretion wichtig.

Bei hochakuten Krankheitsbildern und zur Operationsvorbereitung kann die exzessive Kortisolsekretion rasch und sicher mittels geringer Dosen von Etomidat gesenkt werden [11]: Etomidat (Hypnomidate®, i.v. Präparat wird zur Einleitung einer Narkose oder zur Kurznarkose verwandt) in nicht hypnotischer Dosierung als Infusion, 0,1–0,2 mg/kg pro Stunde. *Cave:* Gefahr der Nebennierenrindeninsuffizienz, Kontrolle der Kortisolsekretion wichtig.

Die bilaterale Adrenalektomie wird heute nur noch durchgeführt, wenn bei einem *ektopen ACTH-Syndrom* der Tumor nicht identifiziert und entfernt werden kann oder nach einer zweiten transsphenoidalen Operation immer noch ein Hyperkortisolismus besteht. Das Verfahren ist auch heute noch mit einer hohen Letalität behaftet. Eine Alternative zur bilateralen Adrenalektomie ist die Bestrahlung der Hypophysenregion. Ein Effekt tritt jedoch meist erst nach bis zu 2 Jahren ein.

Beim *Nebennierenrindenadenom* und insbesondere beim *-karzinom* muß der Tumor entfernt werden. Bei der *mikronodulären Hyperplasie* sind beide Nebennieren betroffen, und die bilaterale Adrenalektomie ist die Therapie der Wahl.

Bei einem *benignen Adenom der Nebenniere* wird dieses selektiv chirurgisch entfernt. Die Hypothalamus- und die Hypophysenfunktion sowie die Funktion des atrophischen Nebennierengewebes erholen sich meist innerhalb eines Jahres. Die in der Tumortherapie eingesetzten Adrenostatika wie Metyrapon, Aminogluthetimid und o,p'DDD (Mitotane, Lysodren®) haben zum Teil beträchtliche Nebenwirkungen, können aber eine Lebensverlängerung und Verbesserung der Lebensqualität bei Nebennierenkarzinomen erreichen [6, 11]; Mitotane, (Lysodren®; erhältlich nur über die internationale Apotheke, Kontakt über die örtliche Apotheke) 0,5–6 g/Tag oral. *Cave:* massive gastrointestinale Nebenwirkungen, teratogen.

Gefahr der Nebennierenrindeninsuffizienz, Kontrolle der Kortisolsekretion wichtig.

Literatur

1. Allolio, B., H. M. Schulte (Hrsg.): Moderne Diagnostik und therapeutische Strategien bei Nebennierenerkrankungen. Schattauer, Stuttgart – New York 1990.
2. Aron, D. C, J. W. Findling, J. B. Tyrrell: Cushing's disease. Endocrin. Metab. Clin. North Am. 16 (1987) 705–730.
3. Buchfelder, M., R. Fahlbusch: Therapiekonzepte bei Hypophysenadenomen aus neurochirurgischer Sicht. In: Bamberg, M., H. Sack (Hrsg): Therapie primärer Hirntumoren. S. 132–146. Zuckschwerdt, München 1988.
4. Chrousos, G. P., H. M. Schulte, E. H. Oldfield, G. B. Cutler jr., P. W. Gold, D. L. Loriaux: The corticotropin releasing factor stimulation test: an aid in the differential diagnosis of Cushing's syndrome. New Engl. J. Med. 310 (1984) 622–627.
5. Hesch, R. D. (Hrsg): Endokrinologie (Innere Medizin der Gegenwart, Band 5) Urban & Schwarzenberg, München – Wien – Baltimore 1989.
6. Kern, W., H. L. Fehm: Das Nebennierenrindenkarzinom. In: Allolio, B., H. M. Schulte (Hrsg.): Moderne Diagnostik und therapeutische Strategie bei Nebennierenerkrankungen. S. 198–209. Schattauer, Stuttgart – New York 1990.
7. Mönig, H., H. M. Schulte: Ektopes ACTH-Syndrom. Aktuelle klinische und molekularbiologische Aspekte. Dtsch. Med. Wschr. 117 (1992) 1605–1610.
8. Nelson, D. A. (ed.): New aspects of adrenal cortical diseases. Endocrin. Metab. Clin. North Am. (1991) 20.
9. Oldfield, E. H., J. L. Doppman, L. K. Nieman, G. P. Chrousos, D. L. Miller, D. A. Katz, G. B. Cutler jr., D. L. Loriaux: Petrosal sinus sampling with and without corticotropin-releasing hormone for the differential diagnosis of Cushing's syndrome. New Engl. J. Med. 325 (1991) 897–905.
10. Orth, D. N.: Cushing's syndrome. New Engl. J. Med. 332 (1995) 791–803.
11. Schulte, H. M., G. Benker, D. Reinwein, W. G. Sippell, B. Allolio: Infusion of low-dose etomidate: correction of hyperkortisolemia in patients with Cushing's syndrome and dose-response relationship in normal subjects. J. clin. Endocr. 70 (1990) 1426–1430.
12. Stalla, G. K., O. A. Müller: Pharmakotherapie des Cushing-Syndroms. In: Allolio, B., H. M. Schulte (Hrsg.): Moderne Diagnostik und therapeutische Strategien bei Nebennierenerkrankungen. S. 98–108. Schattauer, Stuttgart – New York 1990.

28 Nebennierenrindenkarzinom

Bruno Allolio

1	Definition/Klassifikation	228
2	Klinisches Bild	228
3	Pathogenese/Pathophysiologie	229
4	Diagnostik	229
4.1	Bildgebende Verfahren	229
4.2	Endokrine Diagnostik	229
4.3	Weitere Diagnostik	229
4.4	Differentialdiagnose	230
5	Therapie	230
5.1	Operative Therapie	230
5.2	Strahlentherapie	230
5.3	Medikamentöse Therapie	230

1 Definition/Klassifikation

Das Nebennierenrindenkarzinom (NNR-Karzinom) ist ein seltener hochmaligner Tumor mit einer jährlichen Inzidenz von 1 : 1,7 Mio. Einwohner. Etwa 0,2 % aller Krebstodesfälle sind durch das NNR-Karzinom verursacht. Die Erkrankung ist heterogen. Man unterscheidet endokrin aktive von endokrin inaktiven Tumoren. Dieses Einteilungsprinzip ist unscharf, da bei sogfältiger biochemischer Diagnostik für die Mehrzahl aller Karzinome eine endokrine Aktivität nachgewiesen werden kann, die klinisch aber nur teilweise relevant wird. Zur Stadieneinteilung siehe Tabelle 28-1.

Die Prognose der Erkrankung ist ungünstig. Die Hälfte der Patienten verstirbt in den ersten 2 Jahren nach Diagnosestellung [9].

Tabelle 28-1 Stadieneinteilung des NNR-Karzinoms.

Stadium	TNM-Klassifikation
1	T1 N0 M0
2	T2 N0 M0
3	T3 N0 M0 oder T1-3 N1 M0
4	T1-3 N0-1 M1

T1 = Tumor < 5 cm; T2 > 5 cm; T3 = lokal infiltrierend;
N1 = regionaler Lymphknotenbefall; M1 = Fernmetastasen

2 Klinisches Bild

Das NNR-Karzinom kann in jedem Lebensalter auftreten, bevorzugt im 4. und 5. Lebensjahrzehnt. Bei Kindern ist das NNR-Karzinom die häufigste Ursache eines Cushing-Syndroms. Wegen der geringen Effektivität der Steroidbiosynthese in der Karzinomzelle und der meist fehlenden Allgemeinsymptome erreichen die NNR-Karzinome eine beträchtliche Größe bis zur Diagnosestellung.

Bei der Mehrzahl der Patienten führen die Symptome der Raumforderung (Völlegefühl, Übelkeit, Brechreiz, Schmerzen) zum Arzt.

Gelegentlich werden Fieber, Gewichtsverlust und allgemeine Schwäche berichtet. Manche Patienten werden klinisch auffällig durch Fernmetastasen (Lebervergrößerung, pathologische Frakturen, etc.) [2, 5, 10, 12].

Bei den übrigen Patienten ist die endokrine Aktivität des Tumors wegweisend. *Androgensezernierende Tumoren* führen bei Frauen zur *Virilisierung* mit Glatzenbildung, Klitorishypertrophie und Änderung der Stimmlage (Abb. 28-1). Die häufigste endokrine Störung ist die autonome Glukokortikoidsekretion. Es kann zum Vollbild des *Cushing-Syndroms* kommen mit Muskelschwäche, stammbetonter Adipositas, Hautatrophie, Wirbelfrakturen (Kap. 27). Bei vielen Patienten mit NNR-Karzinom ist die autonome Glukokortikoidsekretion jedoch gering, so daß die klinischen Zeichen eines Cushing-Syndroms oft übersehen werden. Eine gesteigerte Glukokortikoidsekretion kann mit anderen Endokrinopathien (Androgen-/Östrogenexzeß) gleichzeitig auftreten.

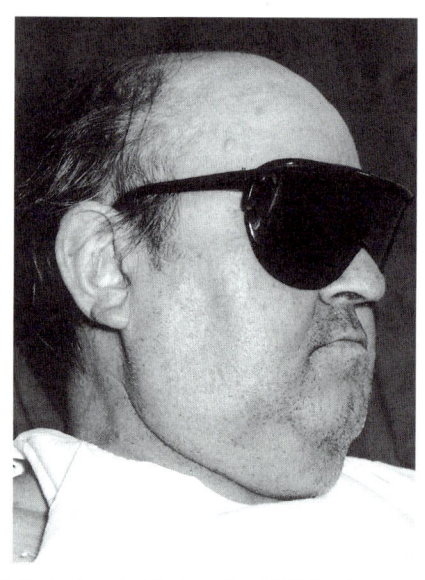

Abb. 28-1 Patientin mit virilisierendem NNR-Karzinom.

Östrogenproduzierende Nebennierentumoren beim Mann sind immer als maligne anzusehen. Es kommt zu Gynäkomastie, Hodenatrophie, Oligospermie und Impotenz. Ein primärer Hyperaldosteronismus als Folge eines NNR-Karzinoms ist selten.

Eine *hypokaliämische Hypertonie* ist auch bei exzessiver Kortisolsekretion möglich. Große NNR-Karzinome können zur Nüchternhypoglykämie führen.

Die Metastasierung erfolgt in die regionären Lymphknoten. Fernmetastasen werden am häufigsten in Leber und Lunge nachgewiesen. Seltenere Metastasierungsorte sind Knochen, ZNS, Pleura und Peritoneum [2, 5, 10, 12].

3 Pathogenese/Pathophysiologie

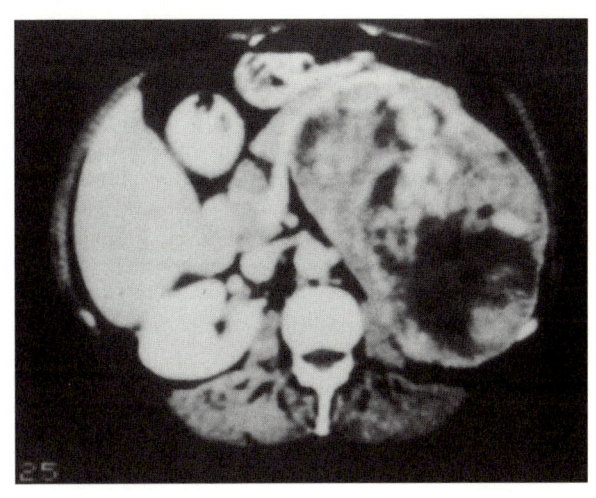

Abb. 28-2 Typische Bildgebung beim NNR-Karzinom: sehr große, inhomogene Raumforderung im CT.

Die Entstehung des NNR-Karzinoms ist bisher nicht aufgeklärt. Ein unbehandeltes adrenogenitales Syndrom mit chronischer Stimulation der Nebenniere ist als Risikoerkrankung anzusehen. Welche somatischen Mutationen die Tumorentwicklung auslösen, ist unsicher. Bei einem Teil der Karzinome werden p53-Mutationen nachgewiesen, wobei diese Mutationen offenbar ein spätes Ereignis darstellen [13].

Die Steroidsekretion der Tumorzelle ist ineffektiv und in der Regel ACTH-unabhängig. Das Sekretionsmuster ist häufig verschoben, so daß überproportional adrenale Androgene sezerniert werden. Die Ursache hierfür liegt möglicherweise darin, daß die Tumorzellen ACTH-entkoppelt sind und die 3β-Hydroxysteroid-Dehydrogenaseaktivität verändert ist. Die Ausscheidung an 17-Ketosteroiden ist daher oft drastisch erhöht.

Die tumorinduzierte Hypoglykämie entsteht durch parakrine IGF-II-Aktivität mit konsekutiver Steigerung der Glukoseaufnahme bei großer Tumormasse.

4 Diagnostik

4.1 Bildgebende Verfahren

Wenn Patienten durch die Symptome der Raumforderung auffällig werden, liegt initial meist bildgebende Diagnostik vor. Der Tumor kann mit allen Verfahren gut dargestellt werden. Sein Durchmesser beträgt bei Diagnosestellung in der Regel > 8 cm, das Gewicht mehr als 500 g (Abb. 28-2).
Sonographie: Variable Echotextur mit heterogenem Muster und Nachweis von Tumornekrosen, Einblutungen und auch Kalzifizierungen.
Computertomographie: Typischerweise wechselnde Dichtewerte als Ausdruck der Nekrosen und eine unregelmäßige KM-Anreicherung. Nachweis von Kalzifizierungen, gelegentlich ein schmaler kapselähnlicher Ring, der den Tumor umgibt.
Kernspintomographie: Charakteristisch ist die hohe Signalintensität in den T2-gewichteten Bildern. Dadurch unterscheidet sich das Signalverhalten von dem benigner Nebennierentumoren [8].

4.2 Endokrine Diagnostik

Umfang und Vollständigkeit der endokrinen Diagnostik richten sich auch nach der klinischen Präsentation. Die Messung der adrenalen Adrogene des Kortisols und von Steroidvorstufen (z.B. 17-OH-Progesteron) erfolgen unter Dexamethasonsuppression, um die Autonomie der Steroidproduktion nachzuweisen und ein Cushing-Syndrom präoperativ aufzudecken. Ergänzend erfolgt die Bestimmung der Plasmareninaktivität, des Aldosterons und des Östradiols im Plasma. Ebenfalls sinnvoll ist die Bestimmung der Steroidsekretion im 24-Stunden-Urin (freies Kortisol, Mineralokortikoide, 17-Ketosteroide). Ziel dieser Diagnostik ist das Auffinden eines geeigneten Tumormarkers (z.B. DHEAS) zur Überwachung der Therapie und zur Klärung, welche perioperativen Probleme (z.B. postoperative NNR-Insuffizienz) zu erwarten sind.

Kürzlich ist auch erstmals die Sekretion von digitalisähnlichen Steroiden (Ouabain) durch ein NNR-Karzinom beschrieben worden. Bei endokrin inaktiven Tumoren ist LDH oft als Marker geeignet.

4.3 Weitere Diagnostik

Eine Feinnadelpunktion des Tumors ist fast nie indiziert, da die Tumorgröße fast stets eine Indikation zur operativen Entfernung und die pathologische Differenzierung von benigner und maligner Nebennierenraumforderungen im Biopsat problematisch ist. Abtropfmetastasen sind beschrieben.

Die Metastasensuche umfaßt die Röntgenaufnahme des Thorax, Abdomen-CT und Knochenszintigraphie.

4.4 Differentialdiagnose

Die Differentialdiagnose gleicht der zufällig entdeckten Nebennierenraumforderung (Kap. 32). Abgegrenzt werden müssen NNR-Adenome und NNR-Metastasen (bevorzugt Mammakarzinom, Bronchialkarzinom und malignes Melanom) sowie retroperitoneale Tumoren (Fibrosarkome, Nierenzellkarzinome etc.), die im CT als Nebennierenraumforderung gelegentlich fehlgedeutet werden.

Eine wichtige Differentialdiagnose ist das Phäochromozytom, das morphologisch durch seine zystische Struktur mit einem NNR-Karzinom verwechselt werden kann. Hierzu trägt auch das ähnliche Verhalten in der Kernspintomographie bei (Kap. 32). Präoperativ muß daher die Katecholaminsekretion geprüft werden.

5 Therapie

5.1 Operative Therapie

Die erfolgversprechendste Behandlung ist die *vollständige chirurgische Resektion des Tumors*. Aufgrund der Größe der Raumforderung ist oft die gleichzeitige Nephrektomie oder eine En-bloc-Resektion unter Mitnahme der Milz erforderlich [2, 10].

Auch wenn chirurgisch keine vollständige Entfernung des Malignoms gelingt, wird durch die Reduktion des Tumorvolumens und die konsekutive Verminderung der Hormonproduktion sehr oft ein wichtiger palliativer Effekt erreicht.

Auch die Lebenserwartung wird von einer Tumormassenreduktion günstig beeinflußt. In Abhängigkeit von der Zahl und Verteilung von Metastasen kann eine Metastasenchirurgie durchgeführt werden. Bei Tumorrezidiven muß eine mögliche chirurgische Intervention erwogen werden. Eine aktive Verringerung der Tumorgröße schafft bessere Ausgangsbedingungen für adjuvante Therapieformen.

5.2 Strahlentherapie

Das NNR-Karzinom wird immer wieder als radioresistent bezeichnet. Verschiedene Studien haben jedoch gezeigt, daß eine Strahlentherapie sich durchaus günstig auswirken kann [11]. Insbesondere erscheint es gerechtfertigt, bei großer Raumforderung (Durchmesser > 8 cm) das Tumorbett nachzubestrahlen um die sehr häufigen lokalen Rezidive zu verhindern. Es werden 40–55 Gy über 4–6 Wochen verabreicht. Die Strahlentherapie ist ebenfalls gerechtfertigt zur symptomatischen Therapie bei Knochenmetastasen. Insgesamt werden die Möglichkeiten der Strahlenbehandlung derzeit nicht ausreichend genutzt.

5.3 Medikamentöse Therapie

Es gibt keine medikamentöse Therapie für das NNR-Karzinom, deren Wirksamkeit in prospektiven randomisierten Studien etabliert wurde, da wegen der Seltenheit der Erkrankung die Durchführung solcher Studien äußerst schwierig ist.

Die wichtigste Substanz ist *o,p'-DDD* (Mitotane, Lysodren®) eine vom DDT abgeleitete adrenolytische Verbindung, die erstmals 1960 klinisch eingesetzt wurde [3]. o,p'-DDD wirkt selektiv adrenotoxisch und führt zur Zerstörung von Nebennierengewebe sowie zur Hemmung unterschiedlicher Enzymsysteme in der Nebenniere. Die Wirksamkeit von o,p'-DDD beim NNR-Karzinom ist variabel und anhaltende Remissionen und Heilungen sind nur ausnahmsweise zu erwarten [2, 3, 4, 10]. Langsam wachsende Karzinome mit Hormonaktivität sprechen eher an als rasch progrediente undifferenzierte endokrin inaktive Tumoren. Die Dosis wird schrittweise bis an die Grenze der Toleranz gesteigert. Maximaldosen bis 12 g/Tag können eingesetzt werden. In der Regel ist durch die Nebenwirkungen bereits bei wesentlich niedrigerer Dosis eine Grenze erreicht. Prinzipiell sollte man versuchen, eine Tagesdosis von mindestens 3 (–6) g langfristig zu erreichen. o,p'-DDD hat eine außerordentliche lange Halbwertszeit. Dies bedeutet, daß bei konstanter Dosis über einen längeren Zeitraum ansteigende Serumspiegel erreicht werden. Die Substanz wird im Fettgewebe gespeichert und nach Absetzen kommt es nur sehr langsam zu einem Abklingen der Nebenwirkungen. Unter der Therapie ist der Kortisolmetabolismus gesteigert.

Eine hochdosierte Glukokortikoidsubstitution ist notwendig, um eine NNR-Insuffizienz zu verhindern und die Verträglichkeit der Behandlung zu verbessern. Ein mildes Cushing-Syndrom sollte dabei durchaus in Kauf genommen werden.

Die begrenzenden Nebenwirkungen bestehen in gastrointestinalen Störungen mit Übelkeit und Erbrechen sowie in ZNS-Nebenwirkungen mit Müdigkeit, Anorexie, Schwäche, Schwindel, Sprechstörungen und Ataxie [4, 12]. Mäßige Transaminasenerhöhungen sind nicht ungewöhnlich.

Die Nebenwirkungen, die Gefahr der Nebennierenrindeninsuffizienz und die mehrwöchige Halbwertszeit erfordern die sorgfältige Überwachung der o,p'-DDD-Therapie durch einen erfahrenen Arzt.

Die Glukokortikoidsubstitution mit Dexamethason sollte so durchgeführt werden, daß das Plasma-ACTH im unteren Normbereich bleibt. Die Mineralokortikoidsubstitution muß so erfolgen, daß die Plasmareninaktivität bei Normotonie nicht erhöht ist.

Zahlreiche *Chemotherapeutika* sind zur Behandlung des NNR-Karzinoms eingesetzt worden: Doxorubicin, BCNU, 5-Fluorouracil, Methotrexat, Cisplatin,

Etoposid und andere. Eine Partialremission ist für alle diese Therapeutika in Einzelfällen beschrieben worden [4, 6, 7, 14]. Ein Therapieversuch ist bei Versagen einer o,p'-DDD-Therapie gerechtfertigt. Wir setzen eine Kombinationstherapie von Carboplatin und Etoposid ein (Tab. 28-2).

Tabelle 28-2 Vorschlag eines Chemotherapieprotokolls beim metastasierten NNR-Karzinom.

Tag 1	Cisplatin 75 - 100 mg/m² i.v. oder äquivalente Dosis Carboplatin
Tag 1–3	Etoposid 100 mg/m² i.v.
Zyklusabstand:	28 Tage

Soll die endokrine Aktivität des Tumors beseitigt werden, so sind andere Therapieoptionen durch den Einsatz von *Ketoconazol* (bis 1200 g/Tag), *Metyrapone* (3×2 Kapseln) und *Aminogluthetimid* vorhanden. Unter Ketoconazol sind auch Tumorrückbildungen berichtet worden. Eine rasche adrenostatische Wirkung ist auch durch die parenterale Gabe von Etomidate (Hypnomidate®) möglich (siehe Kap. 27). In allen Fällen muß die Möglichkeit einer NNR-Insuffizienz erwogen und ggf. eine Substitutionstherapie eingeleitet werden.

Experimentelle Therapien für das NNR-Karzinom bestehen in der Verabreichung von *Suramin und Gossypol* [1, 15]. Beide Behandlungen sind bisher nicht etabliert. *Suramin* ist mit erheblichen toxischen Nebenwirkungen (Blutungen, Polyneuropathie, Leber- und Nierenfunktionsstörungen) verbunden. Unter *Gossypol* sind weniger schwere Nebenwirkungen beobachtet worden, allerdings kam es in Einzelfällen zum Auftreten eines Ileus. Eine längerdauernde Partialremission wurde bei einem Teil bereits anders vorbehandelter Patienten beobachtet. Die Therapie mit Suramin und Gossypol erfordert besondere Erfahrung.

Literatur

1. Arlt, W., M. Reincke, L. Siekmann, W. Winkelmann, B. Allolio: Suramin in adrenocortical cancer: Limited efficacy and serious toxicity. Clin. Endocr. 41 (1994) 299–307.
2. Arlt, W., M. Reincke, W. Winkelmann, B. Allolio: Klinik und Therapie des Nebennierenrindenkarzinoms. Therapiewoche 40 (1990) 2400–2406.
3. Bergenstal, D. M., R. Hertz, M. B. Lipsett, R. H. Moy: Chemotherapy of adrenocortical carcinoma with o,p'-DDD. Ann. intern. Med. 63 (1960) 672–682.
4. Bukowski, R. M., M. Wolfe, H. S. Levine, D. E. Crawford, R. L. Stephens, E. Gaynor, W. G. Harker: Phase II trial of mitotane and cisplatin in patients with adrenal carcinoma: A southwest oncology group study. J. clin. Oncol. 11 (1993) 161–165.
5. Didolkar, M. S., R. A. Bescher, E. G. Elias, R. H. Moore: Natural history of adrenal cortical carcinoma: A clinicopathologic study of 42 patients. Cancer 47 (1981) 2153–2161.
6. Haq, M. M., S. S. Legha, N. A. Samaan, G. P. Bodey, M. A. Burgess: Cytotoxic chemotherapy in adrenal cortical carcinoma. Cancer Treatm. 64 (1980) 909–913.
7. Johnson, D. H. F. A. Greco: Tretament of metastatic adrenal cortical carcinoma with cisplatin and etoposide (VP-16). Cancer 58 (1986) 2198–2202.
8. Krestin, G. P., W. Steinbrich, G. Friedmann: Adrenal masses: Evaluation with fast gradient-echo MR imaging and Gd-DTPA-enhanced dynamic studies. Radiology 171 (1989) 675–680.
9. Lipsett, M. B., R. Hertz, G. T. Ross: Clinical and pathophysiologic aspects of adrenocortical carcinoma. Amer. J. Med. 35 (1963) 374–383.
10. Luton, J. P., S. Cerdas, L. Billaud et al.: Clinical features of adrenocortical carcinoma, prognostic factors, and the effect of mitotane therapy. New Engl. J. Med. 322 (1990) 1195–1201.
11. Markoe, A. M., W. Serber, B. Micaily, L. W. Brady: Radiation therapy for adjunctive treatment of adrenal cortical carcinoma. Amer. J. clin. Oncol. 14 (1991) 170–174.
12. Nader, S., R. C. Hickey, R. V. Sellin, N. A. Samaan: Adrenal cortical carcinoma. Cancer 52 (1983) 707–711.
13. Reincke, M., M. Karl, W. Travis, G. Mastorakos, B. Allolio, M. Linehan, G. P. Chrousos: p53 mutations in human adrenocortical neoplasms: immunohistochemical and molecular studies. J. clin. Endocr. 78 (1994) 790–794.
14. Schlumberger, M., M. Ostronoff, M. Bellaiche, P. Rougier, J. P. Droz, C. Parmentier: 5-Fluorouracil, doxorubicin, and cisplatin regimen in adrenal cortical carcinoma. Cancer 61 (1988) 1492–1494.
15. Stein, C. A., R. V. La Rocca, R. Thomas et al.: Suramin: An anticancer drug with a unique mechanism of action. J. clin. Oncol. 7 (1989) 499–508.

29 Mineralokortikoidhochdruck/Conn-Syndrom

Johannes Hensen

1	Definition/Klassifikation	232
2	Klinisches Bild	233
3	Pathogenese/Pathophysiologie	233
3.1	Wirkung von Aldosteron	233
3.2	Aldosteronproduzierendes Adenom	233
3.3	Idiopathischer Hyperaldosteronismus	233
3.4	Glukokortikoidsupprimierbarer Hyperaldosteronismus	234
3.5	Makronoduläre Hyperplasie	234
4	Diagnostik	234
4.1	Labordiagnostik	234
4.2	Screening	234
4.3	Weiterführende Diagnostik – Bestätigung der Verdachtsdiagnose	236
4.4	Differentialdiagnostische Abklärung des primären Hyperaldosteronismus	236
4.5	Differentialdiagnose	238
5	Therapie	239
5.1	Aldosteronproduzierendes Adenom	239
5.2	Idiopathischer Hyperaldosteronismus	239
5.3	Glukokortikoidsupprimierbarer Hyperaldosteronismus	240

Tabelle 29-1 Klassifikation des „reninunabhängigen" Mineralokortikoidhochdrucks. Bei den 3 unteren Hauptgruppen ist Plasmaaldosteron erniedrigt.

Aldosteron als Mineralokortikoid (primärer Hyperaldosteronismus, Conn-Syndrom)	
– unilaterales aldosteronproduzierendes Adenom (Aldosteronom)	60–80%
• autonom (Renin- und Angiotensin-II-unabhängig)	häufig
• Renin- und Angiotensin-II-sensitiv	sehr selten
– idiopathischer Hyperaldosteronismus (bilaterale homogene oder mikronoduläre Zona-glomerulosa-Hyperplasie)	20–30%
– einseitige oder doppelseitige primäre makronoduläre Nebennierenhyperplasie (autonom)	1–5%
– glukokortikoidsupprimierbarer Hyperaldosteronismus	1–3%
– aldosteronproduzierendes Karzinom (entweder adrenal oder ektop [z.B. ovarielles Arrhenoblastom])	extrem selten
Desoxycorticosteron (DOC) als Mineralokortikoid	selten
– 11β-Hydroxylasemangel	
– 17α-Hydroxylasemangel	
– DOC-produzierender Tumor	
– Cushing-Syndrom (insbes. bei ektoper ACTH-Produktion)	
– primäre Kortisolresistenz	
Kortisol als Mineralokortikoid	selten
– apparenter Mineralokortikoidexzeß (AME)	
• familiär: Typ-I-AME, Typ-II-AME	
• erworben: Lakritze, Carbenoxolon (Typ-I-AME), Cushing-Syndrom (Typ-II-AME)	
Pseudohyperaldosteronismus	sehr selten
– Liddle-Syndrom	

1 Definition/Klassifikation

Zu den klinisch bedeutsamen Mineralokortikoiden gehören *Aldosteron* und *Desoxycorticosteron (DOC)*. DOC verfügt über etwa 5% der mineralokortikoiden Aktivität von Aldosteron. Bei autonomer Überproduktion von Aldosteron durch ein aldosteronproduzierendes Adenom *(Aldosteronom)* kommt es zum klassischen „Conn-Syndrom" [4] mit *arterieller Hypertonie, Hypokaliämie* und *metabolischer Alkalose*. Die verschiedenen Krankheitsbilder, die einen „*reninunabhängigen*" Mineralokortikoidhochdruck bewirken können, sind in Tabelle 29-1 aufgeführt.

Bei einem *primären Hyperaldosteronismus* sind *Plasmareninaktivität, Plasmareninkonzentration und* Angiotensin II erniedrigt (supprimiert). Beim *sekundären Hyperaldosteronismus* ist die Erhöhung der Plasmaaldosteronkonzentration hingegen eine Folge der Erhöhung der Plasmareninaktivität (z.B. bei Nierenarterienstenose, sog. maligner Nephrosklerose oder nach Diuretikatherapie).

Die häufigste Ursache des primären Hyperaldosteronismus ist das *Aldosteronom* der Nebenniere. Wichtig ist die differentialdiagnostische Abgrenzung dieser operablen Form von anderen *Untergruppen des primären Hyperaldosteronismus*, insbesondere vom idiopathischen Hyperaldosteronismus („*idiopathischen Zona-glomerulosa-Hyperplasie*"). Aldosteronproduzierendes Adenom und idiopathische Zona-glomerulosa-Hyperplasie machen zusammen etwa 95% aller Fälle von Mineralokortikoidhochdruck aus (Tab. 29-1). Die Prävalenz des primären Hyperaldosteronismus wird mit 0,3–1% des Gesamtkollektivs der Hypertoniker angegeben. Er tritt gehäuft zwischen dem 3. und 5. Lebensjahrzehnt auf, in einigen Studien sind Frauen häufiger betroffen, in anderen Studien nicht [14].

2 Klinisches Bild

Der Blutdruck ist in fast allen Fällen eines primären Hyperaldosteronismus mäßig bis stark erhöht, ein maligner arterieller Hypertonus mit schweren vaskulären Schäden kann jedoch auch vorkommen.

Symptome einer ausgeprägten Hypokaliämie sind Müdigkeit, Muskelschwäche, Paresen einzelner Muskelgruppen, tetanisches Syndrom, Arrhythmien (Extrasystolen) sowie eine Polyurie/Polydipsie mit Isosthenurie (Tab. 29-2).

Als Symptom des Hochdrucks sind bei etwa der Hälfte der Patienten Kopfschmerzen vorhanden.

Tabelle 29-2 Häufigkeit von Beschwerden und klinischen Befunden bei primärem Hyperaldosteronismus.

Beschwerden	
– Polyurie, Nykturie	73 %
– Muskelschwäche	71 %
– Kopfschmerzen	53 %
– Polydipsie	48 %
– Lähmungen, intermittierend	25 %
– Parästhesien	24 %
– tetanische Anfälle	21 %
– Müdigkeit	
– Palpitationen	
– Obstipation	
– keine Beschwerden	5 %
klinische Befunde	
– Hypertonie, benigne	100 %
– Retinopathie bis III	53 %
– Herzvergrößerung	42 %
– Trosseau	17 %
– Chvostek	8 %
– schlaffe Paresen	4 %
– Arrhythmien (Extrasystolen)	

3 Pathogenese/Pathophysiologie

3.1 Wirkung von Aldosteron

Die Hauptwirkung von Aldosteron besteht in einem Austausch von Kalium- und Wasserstoffionen (H^+) gegen Natriumionen im distalen Tubulus. Nach Applikation von Aldosteron kommt es zunächst zu einer Natrium- und Volumenretention mit einem Anstieg des Herzminutenvolumens. Nach einigen Wochen kommt es zum sog. „aldosterone escape". Dieser Begriff beschreibt die „Flucht" vor der natriumretinierenden Wirkung von Aldosteron durch Erhöhung des peripheren Widerstands und damit des arteriellen Blutdrucks. Der Blutdruckanstieg bedingt eine sog. „Druckdiurese" mit Natriurese. Somit stellt sich nach einigen Wochen ein neues Gleichgewicht zwischen Na^+-Retention und Na^+-Ausscheidung ein, allerdings auf Kosten einer *arteriellen Hypertonie*. Die *Hypokaliämie* entsteht durch den gesteigerten Na^+-K^+-Austausch im distalen Nierentubulus unter dem Einfluß von Aldosteron. Hält ein Patient eine natriumarme Diät ein, so bessert sich die Hypokaliämie, da im distalen Nierentubulus weniger Natrium für den Austausch mit Kalium zur Verfügung steht. Umgekehrt nimmt die Hypokaliämie unter einer kochsalzreichen Diät weiter zu.

Die *Hypokaliämie* geht mit verschiedenen Stoffwechselveränderungen einher. Sie führt zu einer verzögerten Sekretion von Insulin und inhibiert die Bildung von Glykogen. Deshalb besteht bei etwa der Hälfte der Patienten mit primärem Hyperaldosteronismus eine pathologische Glukosetoleranz. Durch die Hypokaliämie kommt es über einen unklaren Mechanismus zur Polydipsie und zu einem renalen Konzentrationsdefekt (Abnahme der ADH-stimulierten Adenylatzyklaseaktivität) mit Polyurie.

Eine prolongierte Hypokaliämie kann eine Abnahme der GFR, sowie interstitielle und proximal tubuläre vakuoläre Schädigungen und eine Proteinurie verursachen.

3.2 Aldosteronproduzierendes Adenom

Das aldosteronproduzierende Adenom ist die weitaus häufigste Form des primären Hyperaldosteronismus. Die Adenome haben meist einen Durchmesser von 0,5 – 2,5 cm. Sie kommen links häufiger als rechts vor. Bei Diagnosestellung ist der Hyperaldosteronismus im Durchschnitt ausgeprägter als beim idiopathischen Hyperaldosteronismus. Das trifft auch für die Hypokaliämie zu, so daß bei Serumkaliumwerten < 2,7 mmol/l von vornherein ein aldosteronproduzierendes Adenom sehr wahrscheinlich ist [14]. Die Aldosteronsekretion ist weitgehend autonom, d.h. Angiotensin-II-unabhängig und nicht durch exogenes Angiotensin II stimulierbar, während Aldosteron durch ACTH stimulierbar und kurzzeitig durch Dexamethason supprimierbar ist. Durch Kombination des Orthostasetests und Angiotensin-II-Infusion konnte kürzlich bei Patienten mit aldosteronproduzierendem Adenom eine neue kleine Untergruppe von sog. *reninresponsiven Adenomen* aufgezeigt werden. In dieser neuen Untergruppe zeigten die Aldosteronpräkursoren (wie *Desoxycorticosteron [DOC]* oder *18-Hydroxy-Corticosteron [18-OH-B]*) niedrigere Serumkonzentrationen, vergleichbar mit denen bei idiopathischem Hyperaldosteronismus. Kürzlich wurde auch das familäre Vorkommen eines aldosteronproduzierenden Adenoms, eines idiopathischen Hyperaldosteronismus oder beides gemeinsam bei 5 Familien beschrieben und als *familiärer Hyperaldosteronismus Typ II* (s. Abschn. 3.4) bezeichnet.

3.3 Idiopathischer Hyperaldosteronismus

Pathologisch-anatomisch ist beim idiopathischen Hyperaldosteronismus die Zona glomerulosa homogen bis kleinknotig hyperplastisch. Die Aldosteronsekretion reagiert meist überempfindlich auf endogenes und exogenes Angiotensin II. Obwohl Plasmareninaktivität und Angiotensin II supprimiert sind, spielt endogenes Angiotensin II durchaus noch eine Rolle als endogener Regulator der Aldosteronsekretion. Während bei Patienten mit aldosteronproduzierendem Adenom die Korrelation zwischen Aldosteron und Plasmareninaktivität negativ ist, ist sie beim idiopathischen Hyperaldosteronismus, wie bei Gesunden und bei Patienten mit essentieller Hypertonie, positiv. Als ursächlich für die erhöhte Sensitivität der Nebenniere gegenüber Angiotensin II werden z.B. adrenales Renin sowie ungewöhnliche Stimulatoren für Aldosteron diskutiert. Es gibt keine absolute Trennlinie zwischen Patienten mit essentieller Hypertonie und solchen mit idiopathischem Hyperaldosteronismus. Insbesondere existiert eine Variante der essentiellen Hypertonie, bei der die Plasmareninaktivität niedrig-normal oder erniedrigt ist, während das Plasmaaldosteron oder die Aldosteronexkretionsrate niedrig, normal oder hochnormal sein können (*Niedrig-Renin-Hochdruck; low-renin-essential hypertension*). Bei der Untergruppe dieser Patienten mit hoch-normalem Aldosteron liegt offenbar eine Störung vor, die derjenigen bei primärem Hyperaldosteronismus ähnlich, aber quantitativ weniger ausgeprägt ist.

3.4 Glukokortikoidsupprimierbarer Hyperaldosteronismus

Der glukokortikoidsupprimierbare Hyperaldosteronismus wird auch als *familiärer Hyperaldosteronismus Typ I* bezeichnet. Dabei liegt eine autosomal-dominant vererbte Anomalie der Steroidbiosynthese vor. Ein wichtiger klinischer Hinweis ist die positive *Familienanamnese*. Beide Nebennieren sind geringgradig bilateral (knotig) hyperplasiert. Aldosteron wird aus der Zona glomerulosa und aus einer ungewöhnlich breiten Übergangszone (transition zone) zwischen Zona fasciculata und Zona glomerulosa unter dem Einfluß normaler Plasma-ACTH-Konzentrationen vermehrt sezerniert. Dabei werden charakteristische *Hybridsteroide*, nämlich *18-Hydroxykortisol* und *18-Oxokortisol* in hoher Menge sezerniert und über die Nieren ausgeschieden. Diese Steroide entstehen aufgrund einer Fusion der Gene für die 11β-Hydroxylase und der Aldosteronsynthase.

3.5 Makronoduläre Hyperplasie

Der Hyperaldosteronismus bei makronodulärer Hyperplasie ist eine Form des autonomen Hyperaldosteronismus mit entweder unilateraler oder bilateraler makronodulärer Hyperplasie. Er ist meist ausgeprägt und ähnelt in seiner Abhängigkeit von regulatorischen Hormonen (Angiotensin II und ACTH) demjenigen bei aldosteronproduzierendem Adenom. Bisher wurden nur wenige Fälle beschrieben [1].

4 Diagnostik

4.1 Labordiagnostik

Leitbefund des primären Mineralokortikoidhochdrucks (meist primärer Hyperaldosteronismus) ist die hypokaliämische Hypertonie.

Laboranalytisch findet sich die Serumkaliumkonzentration in Abwesenheit von kaliumsparenden Diuretika und/oder einer sehr kochsalzarmen Diät fast immer erniedrigt. Bei einem milden primären Hyperaldosteronismus kann Serumkalium nur auf 3,5 – 3,6 mmol/l erniedrigt sein, meist liegt Serumkalium jedoch unter 3 mmol/l und nicht selten sogar um 2 – 2,5 mmol/l [14]. Berichte über Patienten mit primärem Hyperaldosteronismus und normalem Serumkalium reflektieren vermutlich Patienten unter einer besonders niedrigen Kochsalzdiät oder unter kaliumsparenden Diuretika, sowie Patienten mit sehr mildem idiopathischem Hyperaldosteronismus (Übergang zum Niedrig-Renin-Hochdruck) oder Patienten mit glukokortikoidsupprimierbarem Hyperaldosteronismus. Eine unsachgemäße Blutentnahme (Stauung, Hämolyse) kann ebenfalls ein falsch-hohes Serumkalium verursachen. Die Urinkaliumausscheidung ist bei primärem Hyperaldosteronismus unter normaler Natriumzufuhr selbst bei kaliumarmer Ernährung meist auf mehr als 20 mmol/Tag erhöht. Auch die Urinchloridexkretion beträgt mehr als 20 mmol/Tag, was die Hypokaliämie bei primärem Hyperaldosteronismus von anderen (chloridsensitiven) Hypokaliämieformen (Diuretika, Laxanzien) abgrenzt. Serumnatrium liegt bei primärem Hyperaldosteronismus meist im mittleren bis oberen Normbereich. Verantwortlich ist zum einen eine verminderte ADH-Freisetzung aufgrund der Expansion des Plasmavolumens bzw. aufgrund des Hochdrucks, zum anderen eine hypokaliämieinduzierte Reduktion der ADH-Freisetzung und der Wirkung von ADH an der Niere.

4.2 Screening

Die Kombination der Symptome *Hypertonie* und *Hypokaliämie* ist als primärer Hyperaldosteronismus-Suchtest gut geeignet.

Prinzipiell soll bei jedem Hypertoniker 2- oder 3mal Serumkalium zum Ausschluß eines Hyperaldosteronismus bestimmt werden.

Ist Serumkalium normal, so sollte zum Ausschluß falsch-negativer Befunde sichergestellt sein, daß der Hochdruckpatient nicht eine kochsalzarme Diät eingehalten oder kaliumsparende Diuretika eingenommen hat. Ist das Kalium < 3,7 mmol/l, dann sollte nach Ausschluß eines falsch-positiven Befunds (Therapie mit Thiaziden, Laxanzien) eine weitergehende endokrinologische Diagnostik angeschlossen werden [9]. Wie oben bereits diskutiert, sind einige wenige Patienten mit primärem Hyperaldosteronismus, insbesondere Patienten mit mildem idiopathischem Hyperaldosteronismus und Patienten mit glukokortikoidsupprimierbarem Hyperaldosteronismus nicht oder nicht immer hypokaliämisch (< 3,7 nmol/l) [3, 17]. Das daraus abgeleitete Argument, man solle bei allen Hypertonikern unabhängig vom Serumkalium einmal Aldosteron und Plasmareninaktivität bestimmen, ist nicht zu rechtfertigen, da nur ca. 0,5 % aller Hypertoniker einen primären Hyperaldosteronismus haben und davon wiederum nur maximal 10 % normokaliämisch sind. Außerdem werden viele Plasmareninaktivitäts- und Aldosteronbestimmungen aus Unkenntnis unter falschen Bedingungen durchgeführt (Diuretika, β-Blocker, ACE-Hemmer nicht abgesetzt, Proben nicht auf Eis usw.).

4.3 Weiterführende Diagnostik – Bestätigung der Verdachtsdiagnose

Die Konstellation supprimierte Plasmareninaktivität und erhöhte Ausscheidung von Aldosteronmetaboliten (oder erhöhtes Plasmaaldosteron) sichert die Diagnose des primären Hyperaldosteronismus.

Da die Symptomkonstellation der *hypokaliämischen Hypertonie* nicht spezifisch für den primären Hyperaldosteronismus ist, müssen direkte Untersuchungen des *Renin-Aldosteron-Systems* folgen. Auch diese Bestimmungen müssen wieder möglichst unbeeinflußt von Medikamenten unter „Normalkost" (ca. 100–200 mmol Na$^+$, mindestens 7 g pro Tag) erfolgen.

Diuretika und ACE-Hemmer müssen möglichst 2 Wochen vor der Blutentnahme abgesetzt werden, Spironolacton möglichst 4 Wochen früher.

Viele andere Antihypertensiva (z.B. β-Blocker, Kalziumantagonisten, Clonidin) beeinflussen ebenfalls die Plasmareninaktivität, weniger die Aldosteronsekretion. Da Progesteron als Aldosteronantagonist die Aldosteronsekretionsrate erhöht, sollte die Diagnostik bei Frauen in der ersten Zyklushälfte durchgeführt werden. Einige Autoren empfehlen, die Bestimmung von Plasmareninaktivität und Aldosteron nach einer intravenösen (3 l 0,9 % NaCl über 6 h) Kochsalzbelastung durchzuführen. Meist ist dies nicht unbedingt nötig, kann aber in Ausnahmefällen (z.B. Vorbehandlung mit Diuretika) die diagnostische Sicherheit erhöhen. Auf jeden Fall ist es sinnvoll, die Diagnostik unter einer kochsalzreichen Diät durchzuführen. Die Natriumausscheidung im 24-h-Urin sollte hoch (> 200 mmol) sein, um die ausreichende Natriumrepletion zu dokumentieren [17]. Da unter der kochsalzreichen Diät die Kaliurese zunimmt, muß Kaliumchlorid oral substituiert werden.

Für die Bestätigung der Verdachtsdiagnose primärer Hyperaldosteronismus ist die Bestimmung von *Aldosteron-18-Glukuronid* im 24-Stunden-Harn besser geeignet als die einmalige Bestimmung von Plasmaaldosteron [16]. Bei versehentlicher weiterer Diuretikaeinnahme vor Materialgewinnung oder bei renovaskulärer Hypertonie sind in der Regel Plasmareninaktivität und Aldosteron erhöht.

Ein anderer Test beruht auf der unterschiedlichen Reaktion von Plasmareninaktivität und Plasmaaldosteron 2 h nach Einnahme von 25 mg *Captopril* (ACE-Hemmer) bei Gesunden und Patienten mit primärem Hyperaldosteronismus. Bei primärem Hyperaldosteronismus fällt Plasmaaldosteron nach Captopril meist nicht unter 15 ng/100 ml ab, während dies bei Gesunden und essentieller Hypertonie der Fall ist. Auch wird der Unterschied des Quotienten Plasmaaldosteron/Plasmareninaktivität [10] zwischen primärem Hyperaldosteronismus und essentieller Hypertonie nach Captopril deutlicher [12].

Zwischen Patienten mit mildem idiopathischem Hyperaldosteronismus und solchen mit Niedrig-Renin-Hochdruck gibt es keine scharfe Trennlinie, so daß es in einigen Fällen Ermessenssache bleibt, ob man bei einem Patienten einen primären Hyperaldosteronismus oder einen Niedrig-Renin-Hochdruck klassifiziert.

4.4 Differentialdiagnostische Abklärung des primären Hyperaldosteronismus

Ist die Diagnose primärer Hyperaldosteronismus biochemisch gesichert, dann muß *differentialdiagnostisch* geklärt werden, welche Form der Erkrankung vorliegt. Insbesondere muß zwischen aldosteronproduzierendem Adenom und idiopathischem Hyperaldosteronismus unterschieden werden (Abb. 29-1).

Computertomographie der Nebennieren: Das differentialdiagnostisch wichtigste Verfahren ist die axiale Computertomographie (CT) der Nebennierenregion. Kleine Tumoren (< 0,5 cm im Durchmesser) können zwar dem Nachweis entgehen, insgesamt werden die Adenome jedoch heutzutage in ca. 90 % der Fälle sichtbar gemacht [7].

Die Computertomographie der Nebenniere ist zur Zeit die Methode mit der größten Sensitivität in der Differentialdiagnose eines aldosteronproduzierenden Adenoms und eines idiopathischen Hyperaldosteronismus.

Die Knoten sind in der Regel hypodens (cholesterinreiche Adenome). Bei idiopathischem Hyperaldosteronismus sehen die Nebennieren im CT normal oder gelegentlich kleinknotig verändert aus. Bei glukokortikoidsupprimierbarem Hyperaldosteronismus zeigt das CT meist geringgradig nodulär veränderte Nebennieren. Sind *Hypokaliämie* und *Hyperaldosteronismus* stark ausgeprägt und zeigt das CT einen eindeutigen hypodensen Knoten von typischer Größe oder gar einen größeren Tumor (Verdacht auf Karzi-

Screening

- arterielle Hypertonie
- ja → 2mal Serumkalium K<3,7 (-4) mmol/l?
  bei der Interpretation berücksichtigen:
  - kochsalzarme Diät?
  - Kalium-sparende Diuretika?
  - Thiazide?
  - korrekte Blutentnahme?
- ja →

Diagnostik

- Plasmareninaktivität, Aldosteron (unter standardisierten Bedingungen), gegebenenfalls nach Kochsalzinfusion
- Plasmareninaktivität ↓ Aldosteron ↑
- **primärer Hyperaldosteronismus**

Differentialdiagnose

- CT-Nebenniere und Orthostasetest
  - kleines unilaterales NNR-Adenom und Abfall von Aldosteron und 18-OH-B in Orthostase
  - andere Kombinationen, unklare Befunde
  - kein Nebennierenadenom und Anstieg von Aldosteron und 18-OH-B in Orthostase
- seitengetrennter Nebennierenvenenkatheter, evtl. 18-Hydroxycortisol i. Urin, evtl. Nebennierenszintigraphie nach Dexamethason
- positive Familienanamnese? probatorische Dexamethasonbehandlung, evtl. 18-Hydroxycortisol i. Urin, evtl. Genanalyse

Ergebnisse:
- **Aldosteronom** (Adrenalektomie nach Vorbehandlung)
- **glukokortikoid-supprimierbarer Hyperaldosteronismus**
- **idiopathischer Hyperaldosteronismus**

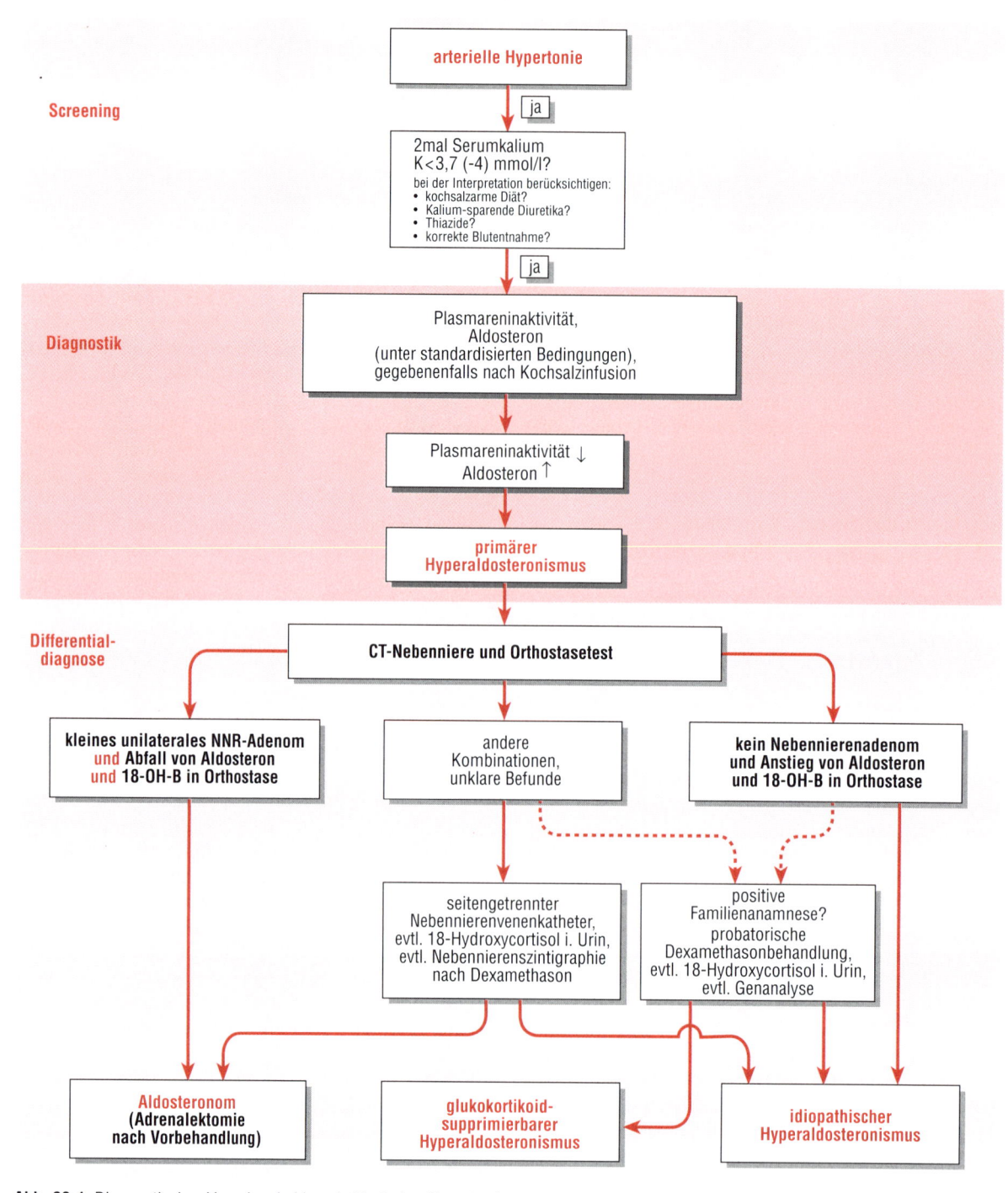

Abb. 29-1 Diagnostisches Vorgehen bei hypokaliämischer Hypertonie.

nom), dann ist in der Regel die Diagnostik abgeschlossen und nach Vorbehandlung mit Spironolacton die Indikation zur *einseitigen Adrenalektomie* (selten isolierte Tumorentfernung) gegeben. Oft sind die Befunde allerdings nicht so eindeutig. Nicht selten werden folgende Fehler gemacht [8]:
- Ein aldosteronproduzierendes Adenom wird aufgrund einer bilateralen Multinodularität oder aufgrund normal erscheinender Nebennieren als idiopathischer Hyperaldosteronismus klassifiziert.
- Ein Nebennierenzufallstumor wird fälschlicherweise als aldosteronproduzierendes Adenom eingestuft.

Um Fehldiagnosen zu vermeiden, sollte als zweites Standbein der Differentialdiagnostik neben einem bildgebenden Verfahren zusätzlich ein endokrinologischer Funktionstest eingesetzt werden.

Orthostasetest: Der Orthostasetest ist als einfacher Test zur Differentialdiagnose zwischen aldosteronproduzierendem Adenom und idiopathischem Hyperaldosteronismus geeignet (s. Kap. 26).

> Ein Anstieg von Aldosteron und (18-OH-B) in Orthostase spricht gegen ein Aldosteronom und für einen idiopathischen Hyperaldosteronismus.

Der kochsalzreich ernährte, nicht mit Diuretika, Spironolacton, β-Blockern oder ACE-Hemmern vorbehandelte Patient bleibt über Nacht bis zur ersten Blutentnahme (auf Plasmaaldosteron, 18-OH-B und Plasmareninaktivität) um 8.00 Uhr liegen. Nach 2 oder 4 h Orthostase (Umherlaufen) erfolgt um 10.00 Uhr oder 12.00 Uhr die zweite Blutentnahme für die Bestimmung der genannten Hormone. Beim idiopathischen Hyperaldosteronismus sind Plasmaaldosteron und 18-OH-B hoch-normal oder leicht erhöht und reagieren auf Orthostase wie bei Normalpersonen mit einem Anstieg [2, 14]. Bei aldosteronproduzierendem Adenom ist basales Plasmaaldosteron und 18-OH-B im Liegen meist bereits stärker erhöht als beim idiopathischen Hyperaldosteronismus. Beide Hormone bleiben bei aldosteronproduzierendem Adenom nach 2 h Orthostase dagegen unverändert oder fallen, bedingt durch die Tagesrhythmik von ACTH, sogar ab (Abb. 29-2). Der Test ist oft bei Messung von Plasmareninaktivität und Plasmaaldosteron allein schon aufschlußreich, die Bestimmung von 18-OH-B und ACTH verbessert die Aussage jedoch weiter [2, 14]. Selten kommt es bei Patienten mit reninsensitiven Aldosteronomen, wie bei Patienten mit idiopathischem Hyperaldosteronismus zu einem Anstieg der Kortikosteroide nach Orthostase [6]. Ein Anstieg von Plasmaaldosteron bei aldosteronproduzierendem Adenom kann jedoch auch vorkommen, wenn eine längere Vorbehandlung mit Diuretika (z.B. Spironolacton) über einen Anstieg der Plasmareninaktivität das gesunde Nebennierengewebe wieder reaktiviert hatte. Patienten mit glukokortikoidsupprimierbarem Hyperaldosteronismus und makronodulärer Hyperplasie verhalten sich ähnlich wie Patienten mit aldosteronproduzierendem Adenom [1].

Kochsalzbelastungstest: Beim idiopathischen Hyperaldosteronismus läßt sich Plasmaaldosteron durch Infusion größerer Mengen isotonischer NaCl-Lösung (3 l 0,9 % NaCl über 6 h p.i.; *cave:* Blutdruckanstieg, Herzinsuffizienz) senken, denn bei idiopathischem Hyperaldosteronismus ist die Aldosteronsekretion noch Angiotensin-II-abhängig, nicht aber bei aldosteronproduzierendem Adenom.

Nebennierenrindenszintigraphie: Die szintigraphische Darstellung wird meist mit Hilfe von ^{131}J-19-Jod-Cholesterin durchgeführt. Geeigneter soll ^{131}J-6β-Jod-Methyl-19-Norcholesterin (NP 59) nach Suppression des nicht-autonomen Nebennierengewebes mit Dexamethason sein [7]. Da die gonadale Strahlenbelastung durch die Nebennierenszintigraphie wesentlich höher ist als die des CT, sollte auf diese Methode insbesondere bei jüngeren Patienten nur in differentialdiagnostisch schwierigen Fällen zurückgegriffen werden [7].

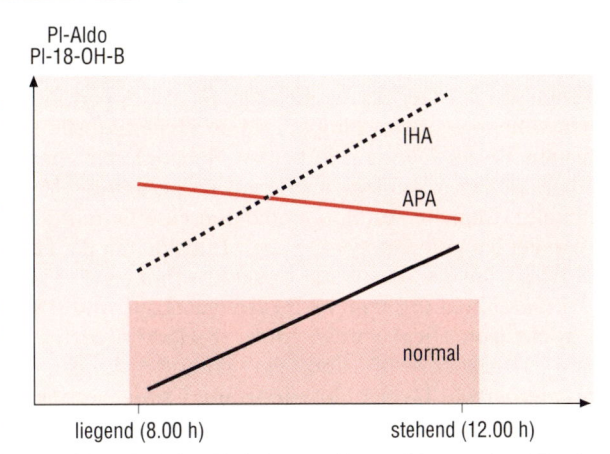

Abb. 29-2 Typisches Verhalten von Plasmaaldosteron im Orthostasetest bei einer Normalperson, bei einem Patienten mit idiopathischem Hyperaldosteronismus (IHA) und einem Patienten mit Aldosteronom (APA). Das Aldosteronom ist unabhängig von Angiotensin II. Deshalb kommt es dabei trotz des orthostasebedingten Angiotensin-II-Anstiegs nicht zu einem Anstieg von Plasmaaldosteron. Plasmaaldosteron kann sogar, bedingt durch die Tagesrhythmik von ACTH, etwas abfallen.

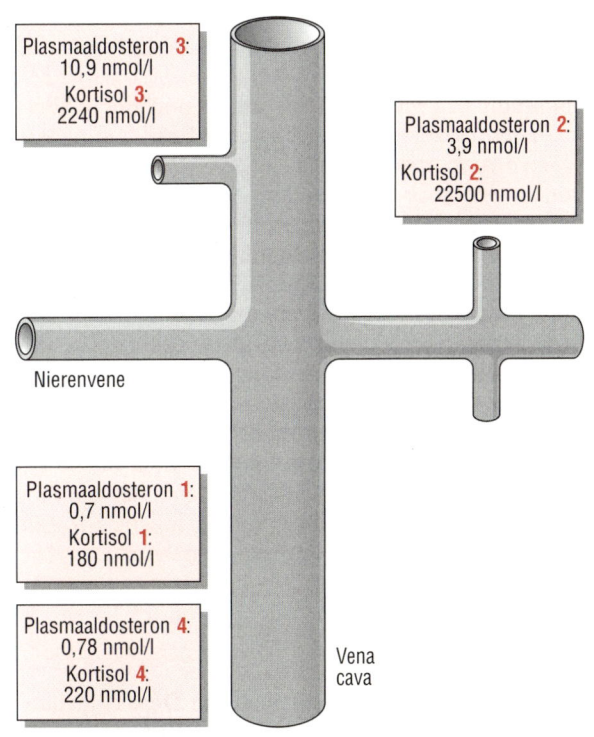

Abb. 29-3 Ergebnisse der Nebennierenvenenkatheterisierung bei einem Patienten mit Verdacht auf Aldosteronom. Die Konzentrationen sind in nmol/l angegeben (s. Fallbeispiel). Entscheidend für die Beurteilung sind die Aldosteron/Kortisol-Quotienten.

Aldosteronbestimmung im Nebennierenvenenblut: Nach Einführung eines Katheters über die V. femoralis in die Nebennierenvenen (rechts oft nur einem erfahrenen Untersucher möglich) wird Blut aus den Nebennierenvenen und zusätzlich vorher und nachher aus der unteren V. cava caudalis entnommen (Abb. 29-3). Bei Vorliegen eines aldosteronproduzierenden Adenoms ist der Quotient Aldosteron/Kortisol im Venenblut der adenomtragenden Nebenniere deutlich höher als im peripheren Venenblut, während der Quotient im Venenblut der Gegenseite niedriger ist als im peripheren Venenblut. Beim idiopathischen Hyperaldosteronismus ist der Quotient in beiden Nebennierenvenen etwas kleiner oder etwas größer als im peripheren Venenblut. Manche Autoren empfehlen eine Durchführung der Untersuchung unter einer Infusion mit ACTH (5 IU/h), um die Sensitivität weiter zu erhöhen [5, 13].

Urinausscheidung von 18-Hydroxycortisol und 18-Oxocortisol: Die Hybridsteroide 18-Hydroxycortisol und 18-Oxocortisol sind bei glukokortikoidsupprimierbarem Hyperaldosteronismus stark erhöht (s.o.). Bei Patienten mit aldosteronproduzierendem Adenom, nicht aber bei idiopathischem Hyperaldosteronismus, sind beide Steroide im Urin ebenfalls nachweisbar, allerdings in wesentlich geringeren Konzentrationen als beim glukokortikoidsupprimierbaren Hyperaldosteronismus. Die C-18-oxidierten Kortisolderivate entstehen bei aldosteronproduzierendem Adenom durch eine noch nicht geklärte Besonderheit der Steroidbiosynthese im Adenom, die dazu führt, daß das normale Substrat Kortikosteron im terminalen Oxidasesystem der Biosynthese von Aldosteron und 18-OH-B teilweise durch Kortisol ersetzt wird. Mit empfindlichen Methoden, die jedoch noch nicht allgemein verfügbar sind, läßt sich durch Bestimmung von 18-Hydroxycortisol im Urin eine sehr gute Abgrenzung von aldosteronproduzierendem Adenom zu idiopathischem Hyperaldosteronismus erreichen.

Probatorische Dexamethasonbehandlung: Bei Patienten ohne aldosteronproduzierendes Adenom und ohne makronoduläre Veränderung der Nebenniere(n) im Computertomogramm und insbesondere mit *positiver Familienanamnese* kann man durch mehrwöchige Behandlung mit $2 \times 0,5$ mg bis 2×1 mg Dexamethason pro Tag einen glukokortikoidsupprimierbaren Hyperaldosteronismus ausschließen oder diagnostizieren. Eine Diagnostik ist auch über eine Bestimmung der Exkretion von 18-Hydroxycortisol möglich (> 3000 nmol/24 h) [15], oder über die Genanalyse.

4.5 Differentialdiagnose

Mineralokortikoidhypertonus durch Desoxycorticosteron (DOC): Wie Aldosteron können auch schwache Mineralokortikoide, in erster Linie *Desoxycorticosteron* (DOC), eine hypokaliämische Hypertonie bewirken. Selten kommt es bei *angeborenen adrenalen Enzymdefekten* zu milder Hypertonie und Hypokaliämie. Beim *11β-Hydroxylasemangel* bestehen wie beim 21-Hydroxylasemangel ein Glukokortikoidmangel und ein Exzeß an adrenalen Androgenen, so daß die klassischen klinischen Symptome des *adrenogenitalen Syndroms* (Virilisierung bei Mädchen und eine „Pseudopubertas praecox" bei Jungen) im Vordergrund stehen. Beim *17α-Hydroxylasemangel* können weder im Ovar, in den Testes noch in der Nebenniere Androgene und Östrogene gebildet werden. So stehen Zeichen der *Gonadeninsuffizienz* (Ovarialinsuffizienz bei Frauen und Pseudohermaphroditismus bei Männern) im Vordergrund. Es kommt auch zu einer erniedrigten Produktion von Glukokortikoiden mit einem Anstieg von ACTH. Dieses stimuliert die Mineralokortikoide, welche die 17-Hydroxylierung ja nicht benötigen (17-Desoxy-Weg). Beim 11β-Hydroxylasemangel sind die Plasmakonzentration von Desoxycorticosteron und 11-Desoxykortisol erhöht. Beim 17α-Hydroxylasemangel sind Desoxycorticosteron und Corticosteron erhöht. Hohe ACTH-Konzentrationen, wie bei ektoper ACTH-Überproduktion mit schwerem Cushing-Syndrom, können ebenfalls eine Überproduktion von DOC bewirken. Auch ein *Kortisolrezeptordefekt* kann über eine Erhöhung der Plasmakonzentration von DOC eine hypokaliämische Hypertonie bewirken [11].

Mineralokortikoidhypertonus durch Kortisol: Beim sehr seltenen Syndrom des *„apparenten Mineralokortikoidexzesses" (AME)* liegt ein Hypertonus mit hypokaliämischer Alkalose, Hypervolämie und niedriger Plasmareninaktivität vor, wobei aber die Plasmakonzentrationen von Aldosteron und allen anderen bekannten Mineralokortikoiden ebenfalls niedrig sind. Die Diagnose wird meist im Kindesalter gestellt, der Hochdruck ist oft schwer. Es handelt sich nicht um eine primäre Erkrankung der Nebenniere, sondern der *Niere*: Da die Konzentration des zirkulierenden Kortisols etwa 100- bis 1000fach höher als die von Aldosteron ist, existiert ein enzymatischer Mechanismus, der den Mineralokortikoidrezeptor vor der Aktivierung durch Kortisol schützt. Die Spezifität des Rezeptors für Aldosteron wird durch die hochaffine, NAD-abhängige Alkoholdehydrogenase *11β-Hydroxysteroiddehydrogenase* (11β-HSD-2), aufrechterhalten, die eine Umwandlung des aktiven Kortisols (F) zum nicht an den Rezeptor bindenden Kortison (E) bewirkt (Abb. 29-4).

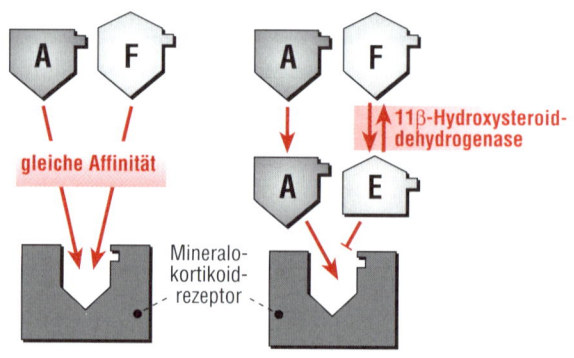

Abb. 29-4 Der Mineralokortikoidrezeptor.
Links: Der Mineralokortikoidrezeptor hat für Kortisol (F) und Aldosteron (A) die gleiche Affinität.
Rechts: Die *11β-Hydroxysteroiddehydrogenase (11β-HSD)* schützt den Rezeptor wie ein Torhüter durch Inaktivierung von Kortisol (F) zum nicht am mineralokortikoidrezeptorbindenden Cortison (E) – (nach R. G. Dluhy). Wenn die 11β-HSD inhibiert wird (z.B. durch Lakritze), wirkt Kortisol wie ein Mineralokortikoid.

Die 11β-HSD schützt den Mineralokortikoidrezeptor wie ein Torhüter vor der mineralokortikoiden Wirkung von Kortisol.

Hohe 11β-HSD-Aktivität findet man in aldosteronselektiven Geweben wie z.B. in der Niere, nicht aber in nicht-selektivem Gewebe wie im Herzen. Ist die Inaktivierung von F zu E gestört, so kann Kortisol den Mineralokortikoidrezeptor erreichen und wie ein Mineralokortikoid wirken. Im Urin beträgt das Verhältnis von (5β-*Tetrahydrocortisol [THF]* und 5α-*Tetrahydrocortisol [allo-THF]*) zu *Tetrahydrocortison [THE]* in diesem Fall 7:1, während es bei Normalpersonen etwa 1:1 beträgt [17]. Neben dem Typ I „apparent mineralocorticoid excess" wurde kürzlich noch eine zweite Form beschrieben, die durch eine verringerte Ring-A-Reduktion von Kortisol durch die 5α- oder 5β-Reduktase charakterisiert ist (*Typ-II-AME*).

Das Syndrom des apparenten Mineralokortikoidexzesses läßt sich durch Dexamethason, welches nur an *Typ-II-Kortikosteroid-(Glukokortikoid-)Rezeptoren* bindet, *behandeln*. Dexamethason supprimiert die Sekretion des potentiell mineralokortikoid wirkenden Kortisols. Eine Therapie mit Hydrocortison dagegen reproduziert das Syndrom. Ein dem „apparent mineralocorticoid excess" vergleichbarer Mechanismus scheint bei Patienten vorzuliegen, die große Mengen der aus der Süßholzwurzel gewonnenen Glyzyrretinsäure (z.B. in *Lakritze, Kautabak bei Baseballspielern*) oder von seinem Hemisuccinatderivat *Carbenoxolon* einnehmen. Früher wurde angenommen, daß Carbenoxolon und Glyzyrretinsäure aufgrund ihrer mineralokortikoiden Eigenschaften direkt die hypokaliämische Hypertonie induzieren. Beide Substanzen haben jedoch nur eine sehr geringe intrinsische Mineralokortikoidaktivität. Außerdem konnte mit diesen Substanzen keine Natriumretention bei Patienten mit M. Addison erzeugt werden. Es ist heute bekannt, daß beide Substanzen die 11β-HSD und damit den Abbau von Kortisol inhibieren. Der Verlust des „Shuttle-Mechanismus" in der Niere führt zu einer Exposition des Typ-I-Rezeptors gegenüber Kortisol mit Entwicklung des gleichen klinischen Bilds wie beim primären Hyperaldosteronismus, nämlich zu Hypertension, Hypervolämie, niedriger Plasmareninaktivität bei allerdings adäquat erniedrigten Aldosteronspiegeln. Auch beim schweren Cushing-Syndrom (z.B. bei ektoper ACTH-Produktion) wurde eine Überforderung der Kortisolinaktivierung im Sinne eines Typ-II-AME beschrieben.

Pseudomineralokortikoidhypertonus: 1963 wurde von *Liddle* eine familiäre Erkrankung mit Symptomen des Mineralokortikoidexzesses beschrieben, wobei wie beim *AME* Aldosteron und andere Mineralokortikoide erniedrigt waren. Spironolacton und Inhibitoren der Steroidbiosynthese brachten keine Besserung, Triamteren und Amilorid, die die Natriumreabsorption im distalen Tubulus inhibieren, sind hingegen wirksam. Jüngste Untersuchungen haben gezeigt, daß der normalerweise durch ein aldosteronabhängiges Protein gesteuerte amiloridsensitive Natriumkanal in der luminalen Membran der renalen Sammelrohrepithelien beim Liddle-Syndrom konstitutiv aktiviert ist. Somit wird auch ohne Anwesenheit von Aldosteron vermehrt Natrium retiniert und Kalium tubulär sezerniert.

5 Therapie

5.1 Aldosteronproduzierendes Adenom

Die Behandlung des aldosteronproduzierenden Adenoms (incl. reninresponsives Aldosteronom) besteht in der Regel in der einseitigen *Adrenalektomie*. Wegen der chronischen Plasmareninaktivität- und Angiotensin-II-Suppression ist die nicht-adenomatöse Zona glomerulosa der ipsilateralen und kontralateralen Nebenniere morphologisch und funktionell „atrophisch". Wird die das Adenom tragende Nebenniere ohne längere Vorbehandlung mit Spironolacton entfernt, resultiert fast immer ein mehrere Monate anhaltender postoperativer *sekundärer Hypoaldosteronismus*, der zu ausgeprägter arterieller *Hypotension mit Hyperkaliämie* führen kann.

Vor Adrenalektomie bei M. Conn ist zur Vermeidung eines postoperativen Hypoaldosteronismus eine 2monatige Vorbehandlung mit 200–400 mg Spironolacton erforderlich. Postoperativ muß bei Hyperkaliämie und Hypotonie Fludrocortison gegeben werden.

Bei sachgemäßer Überwachung des Patienten (engmaschig Blutdruck, Serumkalium, Plasmareninaktivität) wird die Komplikation rechtzeitig erkannt und mit 50–100 µg 9α-Fluoro-Hydrocortison (Fludrocortison, starkes Mineralokortikoid) behandelt. Diese Therapie ist manchmal für 6–10 Monate erforderlich. Zur Verhinderung eines vorübergehenden postoperativen Hypoaldosteronismus nach Entfernung eines aldosteronproduzierendes Adenoms sollten alle Patienten etwa 2 Monate vor der Adenomentfernung mit 200–400 mg Spironolacton behandelt werden. Bei doppelseitiger makronodulärer Hyperplasie sollen zunächst konservative Behandlungsmöglichkeiten (s. Abschn. 3.3) ausgeschöpft werden. Bei Patienten mit einseitiger makronodulärer Hyperplasie ist die unilaterale Adrenalektomie die Therapie der Wahl.

Nach erfolgreicher Adrenalektomie normalisiert sich der Hochdruck in etwa 2/3 der Fälle innerhalb einiger Wochen bis Monate. Bei etwa 20 % tritt eine Besserung ein, beim Rest ist die Hypertonie durch renale Schädigung fixiert.

5.2 Idiopathischer Hyperaldosteronismus

Patienten mit idiopathischem Hyperaldosteronismus werden nicht operiert. Die bilaterale Adrenalektomie wäre ein zu gravierender Eingriff, da die Patienten lebenslang mit Hydrocortison und Fludrocortison substituiert werden müßten. Außerdem wird berichtet, daß diese Patienten nicht unbedingt von der Adrenalektomie profitieren, was die Einstellung des Hypertonus betrifft. Basismedikament der antihypertensiven und kaliumsparenden Pharmakotherapie bei idiopathischem Hyperaldosteronismus (aber auch bei nichtoperablen Patienten mit aldosteronproduzierendes Adenom) ist *Spironolacton*. Mit Spironolacton lassen sich sowohl bei Aldosteronom als auch bei idiopathischem Hyperaldosteronismus Blutdruck und Serumkalium weitgehend normalisieren. Als Dauertherapie tolerieren die meisten Patienten wegen unerwünschter Nebenwirkungen (z.B. gastrointestinal, Mastodynie, Gynäkomastie, Abnahme von Libido und Potenz, Zyklusstörungen, Stimmveränderungen) meist nur 50 bis höchstens 200 mg Spironolacton. Zusätzlich können kaliumsparende Diuretika (Amilorid 5–20 mg/Tag oder Triamteren 50–200 mg/Tag) eingesetzt werden. Außerdem können zur Normalisierung des Blutdrucks neben kochsalzbeschränkter Diät und Hydrochlorothiazid weitere Antihypertonika, z.B. Nifedipin oder ACE-Hemmer, eingesetzt werden.

5.3 Glukokortikoidsupprimierbarer Hyperaldosteronismus

Die Behandlung erfolgt mit niedrigen Dosen Dexamethason (0,5–1 mg) zur Nacht. Die volle Wirkung tritt erst nach einigen Wochen ein. Sie kann inkomplett sein und nachlassen, so daß bei einigen Patienten zusätzliche Antihypertensiva erforderlich werden.

Fallbeispiel

Ein 50jähriger Mann wird über die neurologische Klinik wegen einer Krampfneigung und Muskelschwäche vorgestellt. Dort waren ein Blutdruck von 180/110 mmHg, ein Kalium von 2,0 mmol/l und ein leicht erniedrigtes Magnesium (kann auch bei primärem Hyperaldosteronismus vorkommen) aufgefallen. Ein Hochdruck wird seit 10 Jahren medikamentös, zuletzt mit Nifedipin und ACE-Hemmern (unzureichend) behandelt. Wegen der bekannten Hypokaliämie wird Kalium regelmäßig supplementiert. 1 Woche nach Weglassen des ACE-Hemmers und einer kochsalzreichen Ernährung (10 g/Tag) liegt das Serumkalium bei 2,8 mmol/l, Plasmareninaktivität beträgt im Liegen 0,5 ng/ml/h und Plasmaaldosteron ist mit 0,9 nmol/l leicht erhöht. Nach 2 h Orthostase fällt Aldosteron leicht bis auf 0,84 nmol/l ab (weist auf ein Aldosteronom hin). Ein CT der Nebennieren zeigt rechts eine normal große Nebenniere mit einem kleinen hypodensen Knoten von etwa 5 mm und links eine knotige Hyperplasie, mit 2 angedeuteten hypodensen Hyperplasieknoten. Eine seitengetrennte Katheterisierung der Nebennierenvenen (NNV) ergibt die Befunde aus Abbildung 29-3. Die Kortisolkonzentrationen (die zur Beurteilung immer mitbestimmt werden müssen) zeigen, daß die Katherisierung der rechten (schwierigen) NNV nur suboptimal gelang. Da die Kortisolkonzentration rechts nur etwa 1/10 der Konzentration in der linken NNV war, muß die Aldosteronkonzentration rechts mit dem Faktor 10 multipliziert werden, damit sie mit der Konzentration in der linken NNV verglichen werden kann. Der fast 30fache Unterschied des *Aldosteron/Kortisol-Quotienten* beweist das rechtsseitige Aldosteronom. Eine präoperative Therapie mit 2 × 100 mg Spironolacton und Nifedipin wird eingeleitet. Es kommt zu einer Normalisierung von Serumkalium und zu einer deutlichen Verbesserung der Blutdruckeinstellung. Nach 6 Wochen erfolgt die Adrenalektomie rechts. Postoperativ wird Spironolacton abgesetzt. 3 Tage postoperativ ist das Serumkalium auf 5,8 mmol/l gestiegen. Bei V.a. Hypoaldosteronismus wird eine Therapie mit 0,1 mg Fludrocortison eingeleitet, die der Patient wegen einer leichten Hyperkaliämie noch einige Wochen weiter benötigt. Wegen der arteriellen Hypertonie, die wesentlich gebessert ist, ist weiter eine Therapie mit Nifedipin erforderlich.

Literatur

1. Banks, W. A., A. J. Kastin, E. G. Biglieri, A. E. Ruiz: Primary adrenal hyperplasia. A new subset of primary hyperaldosteronism. J. clin. Endocr. 58 (1984) 783–785.
2. Biglieri, E. G., M. Schambelan: The significance of elevated levels of plasma 18-hydroxycorticosterone in patients with primary aldosteronism. J. clin. Endocr. 49 (1979) 87–91.
3. Bravo, E. L., R. C. Tarazi, H. P. Dustan, F. M. Fouad, S. C. Textor, R. W. Gifford, D. G. Vidt: The changing clinical spectrum of primary aldosteronism. Amer. J. Med. 74 (1983) 641–651.
4. Conn, J. W.: Presidential adress. I. Painting background. II. Primary aldosteronism, a new clinical syndrome. J. Lab. clin. Med. 45 (1955) 3–17.
5. Doppman, J. L., J. R. Gill Jr., D. L. Miller et al.: Distinction between hyperaldosteronism due to bilateral hyperplasia and unilateral aldosteronoma: Reliability of CT. Radiology 184 (1992) 677–682.
6. Gordon, R. D., C. E. Gomez-Sanchez, S. M. Hamlet, T. J. Tunny, S. A. Klemm: Angiotensin-responsive aldosterone-producing adenoma masquerades as idiopathic hyperaldosteronism (IHA: adrenal hyperplasia) or low-renin essential hypertension. J. Hypertens. 5 (1987) 103–106.
7. Guerin, C. K., H. W. Wahner, C. A. Gorman et al: Computed tomographic scanning versus radioisotope imaging in adrenocortical diagnosis. Am. J. Med. 75 (1983) 653–657.
8. Hensen, J., M. Buhl, W. Oelkers: Diagnostisches und therapeutisches Vorgehen bei Patienten mit zufällig entdeckten Nebennierentumoren. In: Allolio, B. et al. (Hrsg.): Moderne Diagnostik und therapeutische Strategien bei Nebennierenerkrankungen. S. 210–215. Schattauer, Stuttgart – New York 1990.
9. Hensen, J., W. Oelkers: Adrenocorticale Hypertonie. In: Allolio, B. et al. (Hrsg.): Intensivkurs für klinische Endokrinologie. S. 528–545. PMI, Frankfurt 1991.
10. Hiramatsu, K., T. Yamada, Y. Yukimura et al.: A screening test to identify aldosterone-producing adenoma by measuring plasma renin activity. Results in hypertensive patients. Arch. intern. Med. 141 (1981) 1589–1593.
11. Karl, M., G. P. Chrousos: Familial glucocorticoid resistance: an overview. Exp. clin. Endocr. 101 (1993) 30–35.
12. Lyons, D. F., D. C. Kem, R. D. Brown, C. S. Hanson, M. L. Carollo: Single dose captopril as a diagnostic test for primary aldosteronism. J. clin. Endocr. 57 (1983) 892–896.
13. Melby, J. C., R. F. Spark, S. L. Dale et al.: Diagnosis and localization of aldosterone-producing adenomas by adrenalvein catheterization. New Engl. J. Med. 277 (1994) 1050–1056.
14. Oelkers, W., H. Holzhäuer: Hypertonie bei Hypersekretion von Mineralokortikoiden. In: Allolio, B. et al. (Hrsg.): Moderne Diagnostik und therapeutische Strategien bei Nebennierenerkrankungen. S. 40–52. Schattauer, Stuttgart – New York 1990.
15. Rich, G. M., S. Ulick, S. Cook et al.: Glucocorticoid-remediable aldosteronism in a large kindred: clinical spectrum and diagnosis using a characteristic biochemical phenotype. Ann. intern. Med. 116 (1994) 813–820.
16. Vecsei, P., S. Abdelhamid, P. Bubel et al.: Radioimmunologic methods in aldosterone diagnosis. In: Kaufmann, W. et al.: Mineralokortikoids and Hypertension. pp. 62–77. Springer, Berlin – Heidelberg – New York 1983.
17. Young, W. F., Jr., M. J. Hogan: Renin-independent hypermineralocorticoidism. Trends Endocr. Metab. 5 (1994) 97–106.

30 Nebennierenrindeninsuffizienz

Georg Brabant

1	Definition und Klassifikation	241
2	Klinisches Bild	241
3	Pathogenese/Pathophysiologie	242
4	Diagnostik	243
5	Therapie	244
5.1	Addison-Krise	244
5.2	Chronische NNR-Insuffizienz	244
5.3	Verlaufskontrollen	245

1 Definition und Klassifikation

Der Ausfall der Nebennierenfunktion ist mit einer Inzidenz von ca. 5/100 000 Erwachsenen eine seltene Erkrankung und manifestiert sich durch einen Ausfall der Funktionen der Nebennierenrindenhormone, während die Sekretion von Katecholaminen durch das Nebennierenmark von anderen sympathisch aktiven Zentren übernommen werden kann. Die Nebennierenrindeninsuffizienz (NNR-Insuffizienz) kann primär durch einen akuten oder allmählichen Ausfall der Nebennieren und sekundär durch eine fehlende Stimulation über hypothalamisch-hypophysäre Zentren zustande kommen. Wie in Abbildung 30-1 schematisch dargestellt, steht bei den sekundären und tertiären Formen der NNR-Insuffizienz der Ausfall der Glukokortikoidsekretion im Vordergrund während die Mineralokortikoidsekretion nur wenig oder nicht beeinträchtigt ist. Der klassische von Addison beschriebene primäre Ausfall der Nebenniere ist dagegen durch einen *Ausfall der Kortisol- und der Aldosteronsekretion* gekennzeichnet und führt gegenregulatorisch sowohl zu einer *Hypersekretion von ACTH* als auch einer deutlichen *Aktivierung des Renin-Angiotensin-Systems*.

Im vorliegenden Kapitel soll lediglich die primäre Form der NNR-Insuffizienz diskutiert werden; die sekundären und tertiären Formen werden in Kapitel 9 ausführlich beschrieben.

2 Klinisches Bild

Die klinischen Zeichen eines M. Addison sind abhängig von der Geschwindigkeit, mit der die NNR-Insuffizienz eintritt. Zumeist kommt es zur schleichenden Ausbildung einer NNR-Insuffizienz, die durch zusätzliche Erkrankungen oder durch akute Streßzustände dekompensiert und eine akute schwere NNR-Insuffizienz auslöst.

Chronische NNR-Insuffizienz: Eine chronische NNR-Insuffizienz ist häufig durch unspezifische anamnestische und klinische Veränderungen gekennzeichnet, die im Einzelfall die Diagnostik erschweren. Wie aus Tabelle 30-1 deutlich wird, kommt es fast regelhaft zu *Schwäche, Müdigkeit* und *Leistungsinsuffizienz*, die sich unter Belastung deutlich verschlechtern. Ebenso uncharakteristisch ist die *Appetitlosigkeit* und *Übelkeit* bei den Patienten, die von einem regelhaften mäßig bis stark ausgeprägten *Gewichtsverlust* vor allem durch Dehydratation begleitet ist. Auch bei chronischen Manifestationen des M. Addison werden häufig gastrointestinale Symptome wie Stuhlunregelmäßigkeiten und abdominelle Schmerzzustände von den Patienten angegeben [8], die Häufigkeit ist aber

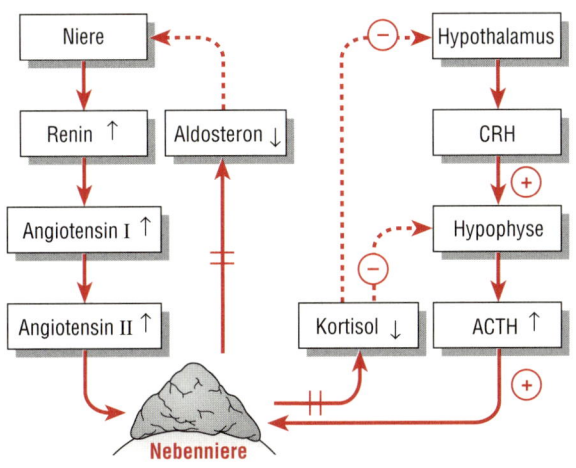

Abb. 30-1 Regulation bei primärer NNR-Insuffizienz.

Tabelle 30-1 Klinische Zeichen einer primären NNR-Insuffizienz. (diagnostisch wegweisende Symptome sind **fett** dargestellt).

– Schwäche, Müdigkeit, Leistungsinsuffizienz	100%
– Appetitlosigkeit	100%
– Gewichtsverlust	100%
– **Hyperpigmentation von Haut und Schleimhäuten**	**ca. 95%**
– gastrointestinale Symptome wie Übelkeit, Erbrechen, Stuhlunregelmäßigkeit, Schmerzen	ca. 90%
– **Hypotension (systolischer Druck 100 mmHg)**	**ca. 90%**
– **Salzhunger**	**ca. 15%**
– Vitiligo	ca. 15%
– orthostatische Kollapsneigung	ca. 10%
– Muskel- und Gelenkschmerzen	ca. 10%
– Verlust der Schambehaarung bei Frauen	?

nicht systematisch evaluiert worden. Spezifischer für die Erkrankung ist die *Hyperpigmentation*, die sich langsam entwickelt und vorwiegend durch das ACTH kosezernierte Peptid α-MSH induziert wird. In ca. 10% der Fälle ist eine Hyperpigmentation bei Patienten mit M. Addison zum Zeitpunkt der Diagnose nicht nachweisbar. Eine Hyperpigmentation zeigt sich vor allem an den Hautlinien, an Narben und in den Schleimhäuten. Sie kann sich auch als diskretes Zeichen durch eine langanhaltende Braunpigmentierung der Haut nach Sonnenexposition zeigen. Diagnostisch wichtig sind auch *Hypoglykämien*, die bei ca. 30% dieser Patienten nach Fasten aber auch einige Stunden nach einer kohlenhydratreichen Mahlzeit auftreten. In ca. 90% der Fälle treten kardiovaskuläre Symptome wie orthostatische Dysregulation mit *Hypotonie* bis hin zu Kollapserscheinungen auf. Die *Hypovolämie* der Patienten führt zu Tachykardien und durch die Hypovolämie und Azidose können kardiale Arrhythmien ausgelöst werden. Bei einem Teil der Patienten kommt es durch die Elektrolytveränderungen zu einem ausgeprägten *Salzhunger*, der ein wichtiges Zeichen in der Differentialdiagnose der Krankheit darstellt. Ebenfalls den Elektrolytverschiebungen zuzuschreiben sind die *Muskelschmerzen*, über die manche der Patienten klagen.

Addisonkrise:

Ein akuter Ausfall der Nebennieren oder eine Streßsituation bei einem Patienten mit bislang unerkanntem M. Addison kann eine lebensbedrohliche krisenhafte Situation mit Dehydratation, Hypotension und Schock auslösen.

Diese Zeichen des akuten Mineralokortikoidmangels können auch zu den neuropsychiatrischen Veränderungen beitragen, die bei ca. 40% der Patienten nachzuweisen sind. Daneben finden sich häufig Schmerzzustände im Bereich des Thorax, Abdomens und der Flanke.

Die gastrointestinalen Beschwerden bei Addisonkrise mit Übelkeit, Stuhlveränderungen und abdomineller Abwehrspannung lassen zusammen mit dem in ca. 70% der Fälle nachweisbaren Fieber differentialdiagnostisch an eine gastrointestinale Entzündung (Gastroenteritis) denken.

3 Pathogenese/Pathophysiologie

Der klassische von Addison beschriebene primäre Ausfall der Nebennieren ist heute in ca. 75% auf eine Immunadrenalitis zurückzuführen [2] (Tab. 30-2).

Diese tritt in etwa der Hälfte der Fälle isoliert auf, in der anderen Hälfte der Erkrankungen als Manifestation einer *polyglandulären Autoimmunendokrinopathie* auf. Isolierte Formen finden sich überwiegend bei Männern (ca. 70%) während die *polyglandulären*

Tabelle 30-2 Ursachen einer primären NNR-Insuffizienz.

– immunologische Ursachen	ca. 75%
– infektiöse Ursachen (Tuberkulose, Mykosen, AIDS-abhängige Infektionen, Chronic-fatigue-Syndrom)	ca. 20%
– Adrenoleukodystrophie, Adrenomyeloneuropathie, AAA-Syndrom	1–5%
– Metastasen	selten
– bilaterale adrenale Infarkte, Hämorrhagien (Waterhouse-Friderichsen-Syndrom)	selten
– adrenale Hypoplasie	selten
– Störungen des Cholesterinmetabolismus	selten
– isolierte Mineralokortikoiddefizienz 18-Hydroxylasemangel	selten

Immunopathien bei Frauen (ca. 70%) gehäuft auftreten. Beide Formen der Immunoendokrinopathien, der *Typ I*, der in etwa 3/4 der Fälle mit einer mukokutanen Candidiasis assoziiert ist und vorwiegend bei jungen Patienten gefunden wird, und der *Typ II*, der starke Assoziation mit den HLA-Allelen HLA-B8, HLA-DR3 und -DR4 aufweist, sind in einem hohen Prozentsatz mit anderen endokrinen Störungen wie einem Typ-I-Diabetes und einer Immunthyreopathie vergesellschaftet (Tab. 30-3; s. a. Kap. 63) [7].

Tabelle 30-3 Polyglanduläre Autoimmunendokrinopathie.

Polyglanduläre Autoimmunendokrinopathie Typ I	
– Hypoparathyreoidismus	ca. 90%
– **Nebenniereninsuffizienz**	**ca. 60%**
– Insuffizienz der Ovarien/Testes	ca. 45%
– Hypothyreose	ca. 10%
– Malabsorptionssyndrom	ca. 25%
– Alopecia totalis/areata	ca. 20%
– perniziöse Anämie	ca. 15%
– Hepatitis	ca. 10%
– Vitiligo	ca. 5%
Polyglanduläre Autoimmunendokrinopathie Typ II	
– Nebenniereninsuffizienz	100%
– Immunthyreopathie	ca. 70%
– Typ-I-Diabetes	ca. 50%
– Insuffizienz der Ovarien/Testes	ca. 30%
– Vitiligo	ca. 5%
– übrige nichtendokrine Manifestationen der polyglandulären Immunopathien Typ I	1%

Histologisch läßt sich akut eine *lymphozytäre Adrenalitis* nachweisen, die in einem späteren Stadium zu einer Atrophie des Organs mit Verdickung der Organkapsel und narbiger Umwandlung führt. Bei diesen Patienten finden sich hohe Antikörpertiter gegen alle Anteile von Nebennierengewebe [12]. Diese Reaktion scheint wie auch bei anderen Autoimmunerkrankungen vor allem gegen organspezifische Enzyme gerichtet.

Als bedeutende Autoantigene in der Pathogenese des M. Addison sind Zytochrom-P_{450}-abhängige Enzyme der Steroidbiosynthese wie die 21-Hydroxylase und die 17α-Hydroxylase erkannt worden [14].

Die häufigste Ursache eines M. Addison war in früheren Jahren eine *Zerstörung der Nebennieren durch*

Infektion, wobei die Tuberkulose führend war. Die hämatogene Absiedlung in die Nebennieren löst zunächst eine Schwellung der Drüsen aus, um zu einem späteren Zeitpunkt in eine verkäsende noduläre Fibrose mit Verkalkung überzugehen. Weitere infektiöse Ursachen sind disseminierte Mykosen wie Histoplasmosen, Parakokzidiomykosen und Blastomykosen, welche allerdings nur in entsprechenden Endemiegebieten von Relevanz sind. Bei AIDS-Patienten findet sich eine nekrotisierende Adrenalitis bei Zytomegalieinfektionen in ca. 10% der Erkrankten, aber auch Mycoplasma-avium-Infektionen und Kryptokokkosen spielen eine Rolle.

Schließlich ist die *Interaktion von Medikamenten* zu beachten. Medikamente wie Ketokonazol, Suramin oder Aminoglutethimid hemmen die Kortisolbiosynthese während durch Rifampicin, Phenytoin oder Barbiturate der Metabolismus von Kortisol beschleunigt wird. Im Einzelfall wird eine NNR-Insuffizienz durch die Gabe dieser Präparate manifest.

Beim *Waterhouse-Friderichsen-Syndrom* kommt es zu einer Einblutung in beide Nebennieren im Rahmen einer Meningokokkeninfektion, aber auch Pneumokokken oder eine Pseudomonasinfektion können über eine adrenale Hämorrhagie akut zu einem Ausfall der Nebennierenfunktion führen.

Einschränkungen der Nebennierenfunktion werden auch beim sog. *Chronic-fatigue-Syndrom* beschrieben, das möglicherweise auf eine virale Genese zurückzuführen ist [13].

Auch wenn ein hoher Prozentsatz von Patienten mit *Malignomen* (vor allem von Mamma, Bronchialsystem, Magen-Darm-Trakt ausgehend, aber auch Lymphome und maligne Melanome) im Sektionsgut Metastasen in den Nebennieren aufweist, scheint nur ein kleiner Prozentsatz der Patienten eine klinisch therapiebedürftige NNR-Insuffizienz zu entwickeln [9].

Weitere seltene Ursachen einer NNR-Insuffizienz sind die sich im Kindesalter manifestierende *Adrenoleukodystrophie* und die später klinisch manifest werdende *Adrenomyeloneuropathie* [6]. Es handelt sich dabei um angeborene Störungen der Peroxisomen die über eine Alteration des Fettsäuremetabolismus zu Ablagerungen von Cholesterinestern und Gangliosiden in der Nebennierenrinde, aber auch im Gehirn führen, und mit neurologischen Veränderungen wie Schwäche, Spastik, Blindheit und Demenz vergesellschaftet sind. Die Erkrankung ist X-chromosomal-rezessiv vererbt und betrifft daher vorwiegend das männliche Geschlecht.

Außerordentlich seltene Ursachen sind eine *angeborene adrenale Hypoplasie* und ein meist als Störung des ACTH-Rezeptors zu begreifender *selektiver Glukokortikoidmangel*. Diese Störung ist in wenigen Fällen im Sinne eines AAA-Syndroms mit einer Assoziation der **a**drenalen Insuffizienz mit einer **A**lakrimie und einer **A**chalasie verbunden. Auch eine Abetalipoproteinämie oder eine homozygote Hypercholesterinämie kann durch die Interaktion mit der Cholesterinbiosynthese eine Unterfunktion der Nebenniere auslösen.

Eine ebenfalls sehr seltene Form einer NNR-Insuffizienz ist ein *isolierter adrenaler Ausfall der Aldosteronsekretion*. Hierbei handelt es sich um einen 18-Hydroxylasemangel, einem Enzym des P_{450}-Systems, das die Umwandlung von Desoxycorticosteron in Aldosteron katalysiert. Die genetischen Veränderungen wurden molekularbiologisch charakterisiert. Damit ist die Möglichkeit gegeben, Familien mit dieser seltenen autosomal-rezessiv vererbten Erkrankung heute hinsichtlich des Vorliegens einer distinkten Mutation molekularbiologisch zu erfassen. Symptomatik wie Therapie der Erkrankung entsprechen der des Mineralokortikoidmangels bei M. Addison.

4 Diagnostik

Der Nachweis einer ausgeprägten Hyponatriämie, einer Hyperkaliämie, einer Hyperkalzämie sowie die Zeichen einer Anämie, einer Eosinophilie und Lymphozytose können Hinweise auf das Vorliegen eines M. Addison sein und helfen oft in der Differentialdiagnose der unspezifischen klinischen Zeichen der Erkrankung.

Der Nachweis der NNR-Insuffizienz stützt sich, wie Abbildung 30-1 schematisch zeigt, auf die Bestimmung von Kortisol und ACTH. Eine Untersuchung der Mayo-Klinik wies nach, daß durch die Bestimmung des Plasma-ACTH zusammen mit der 24-Stunden-Urinausscheidung von Kortisol Patienten mit M. Addison sicher von Gesunden oder von Patienten mit einer sekundären Form der NNR-Insuffizienz getrennt werden können [11]. Die *ACTH-Bestimmung*, die lange Zeit problematisch war, ist heute sicher durchzuführen; dabei ist allerdings unbedingt notwendig, die Kühlkette von der Blutabnahme bis zur Verarbeitung des Plasmas einzuhalten. Die *Bestimmung des Plasmakortisols* hat aufgrund seiner Pulsatilität eine geringere Trennschärfe.

Der sichere Nachweis eines M. Addison bei nicht ganz eindeutiger Konstellation von Urinkortisol und Plasma-ACTH wird durch einen *ACTH-Stimulationstest* geführt. Hierzu wird Kortisol vor und 60 min nach einer i.v. oder i.m. Injektion von 250 µg ACTH (1–24) gemessen. Typischerweise bleibt bei bereits maximaler endogener ACTH-Stimulation ein Kortisolanstieg vollständig aus. Ein Anstieg des Plasmakortisols auf >18 µg/dl (550 nmol/l) schließt einen M. Addison aus (s. Kap. 26). Auch bei hypothalamisch-hypophysären Formen kann es durch die Atrophie der Nebennieren zu einem verminderten Kortisolanstieg im Test kommen.

Bei Hinweisen auf eine Addison-Krise darf die Therapie nicht durch Tests verzögert werden.

Nach Abnahme von Blut zur Bestimmung von Serumelektrolyten, Blutzucker sowie dem Asservieren von

Tabelle 30-4 Diagnostik der NNR-Insuffizienz.

hinweisende Befunde	
– Hyponatriämie	ca. 88%
– Hyperkaliämie	ca. 65%
– Hyperkalzämie	ca. 6%
– Azotämie	ca. 55%
– Anämie	ca. 40%
– Eosinophilie, Lymphozytose	ca. 20%
Diagnosesicherung	
– ACTH	> 60 pg/ml
– Kortisol im 24-Stunden-Urin	1 nmol/l
– ACTH-Kurztest:	
• Plasmakortisol nach 60 min	550 nmol/l
• Plasmarenin	erhöht
• Aldosteron im 24-h-Urin	erniedrigt
ergänzende Diagnostik	
– radiologisch und im Ultraschall Nachweis von Kalk in den Nebennieren zur Differentialdiagnose einer Tuberkulose	
– Bestimmung der C_{26}-Fettsäuren an Plasmatriglyzeriden zur Diagnose einer Adrenoleukodystrophie (insbesondere bei gleichzeitiger neurologischer Symptomatik)	

Plasma zur ACTH- und Kortisolbestimmung sollten umgehend therapeutische Maßnahmen eingeleitet werden. Fakultativ kann auch das Plasmarenin und die 24-Stunden-Urinausscheidung von *Aldosteron* bestimmt werden, um die Mineralokortikoiddysregulation zu erfassen. Hier zeigen Untersuchungen von Betterle et al., daß eine Schädigung der Zona glomerulosa mit Anstieg der Reninsekretion als frühes Zeichen der NNR-Insuffizienz gewertet werden muß, wobei zu diesem Zeitpunkt die Aldosteronsekretion noch normal sein kann (Tab. 30-4) [1].

5 Therapie

5.1 Addison-Krise

Bei klinischen Hinweisen auf eine akute NNR-Insuffizienz muß die Therapie umgehend eingeleitet werden. Ziel der Behandlung ist es, die ausgeprägte Dehydratation dieser Patienten auszugleichen und zum anderen rasch das Glukokortikoid zu ersetzen. Darüber hinaus muß nach den auslösenden Ursachen der Krise, wie bakterielle Infektionen etc., gefahndet und diese therapeutisch angegangen werden. Entscheidend ist zunächst der Ausgleich der Dehydratation durch eine rasche i.v. Applikation großer Mengen von 0,9% NaCl. Die Glukokortikoidsubstitution sollte durch i.v. Infusion von Hydrokortison (100 mg alle 6 h über Perfusor) erfolgen. Alternativ kann auch Dexamethason gegeben werden. Da die natriumretinierende Wirkung von Mineralokortikoiden erst im Verlauf einiger Tage wirksam wird, sollte das Natriumdefizit des Patienten zunächst durch die Infusion von Kochsalz ausgeglichen werden (detaillierte Darstellung zum therapeutischen Vorgehen bei Addison-Krise s. Kap. 82).

5.2 Chronische NNR-Insuffizienz

Üblicherweise wird zum Ausgleich der fehlenden Eigenproduktion des Patienten eine *Substitutionstherapie* mit 20–30 mg Hydrokortison bzw. mit 25–37,5 mg Kortisonazetat empfohlen. Die Dosis wird dabei in zwei Einzelgaben morgens früh und am frühen Nachmittag aufgeteilt. Bei Schichtarbeitern muß diese Dosierung dem Aktivitäts-, Inaktivitätsrhythmus angepaßt werden. Eine Substitution mit Dexamethason 0,5 mg/Tag oder Prednison 5 mg/Tag, jeweils als Einzeldosis kann alternativ durchgeführt werden, ist hierzulande aber ungebräuchlich.

Die oben angegebene Dosierung von Hydrokortison/Kortisonazetat liegt möglicherweise zu hoch, legt man neuere Untersuchungen, die eine tägliche Produktionsrate von ca. 10 mg/Kortisol/Tag ermittelt haben, zugrunde. Dies gilt insbesondere dann, wenn eine Restfunktion der Nebennieren erhalten ist. Andererseits sind unter einer solchen Substitutionstherapie keine Nebenwirkungen im Sinne eines Cushing-Syndroms beobachtet worden.

Patienten mit M. Addison sind unter der Substitutionstherapie gut leistungsfähig.

Studien zeigten, daß sich die Befindlichkeit eines Kollektivs von Addison-Kranken unter Substitution nicht von Normalpersonen unterscheidet. Lediglich die Applikation der gesamten Substitutionsdosis am Abend anstelle des üblichen Applikationsmodus führt zu einem signifikant schlechteren Wohlbefinden des Patienten [10].

Diese Glukokortoidgabe reicht bei manchen Patienten aus, um auch den Mineralokortikoidbedarf zu decken, insbesondere wenn der Patient über eine großzügige Natriumzufuhr aufgeklärt wurde. Viele Patienten mit M. Addison benötigen allerdings eine gleichzeitig durchgeführte Mineralokortikoidsubstitution mit täglich 0,05–0,2 mg Fludrocortison p.o., die als Einzeldosis verabreicht wird.

Die *Aufklärung des Patienten* über seine Krankheit und das Vorgehen in Streßsituationen oder Notfällen ist ein entscheidender Teil der Therapie. Die Patienten sollten wissen, daß ihre Nebennieren (abgesehen von sehr seltenen Ausnahmen) permanent geschädigt sind und sie eine lebenslängliche Behandlung benötigen. Andererseits sollte deutlich gemacht werden, daß die Krankheit nur zu einer geringen oder keiner Einschränkung ihrer Belastbarkeit führt, wenn die Medikation der Situation richtig angepaßt wird.

Alle Patienten mit M. Addison müssen einen Ausweis über die Erkrankung und das Vorgehen bei Unfällen in ihren Ausweispapieren mit sich führen.

Dies ist entscheidend, da die Patienten in Streßsituationen deutlich höhere Glukokortikoiddosen benötigen. *Bei febrilen Erkrankungen* wie bei persönlichem

Streß sollte unter Beibehaltung der Mineralokortikoiddosis die orale *Glukokortikoidgabe verdoppelt bis verdreifacht* werden. Dies gilt auch für kleinere medizinische Eingriffe wie z.B. Zahnextraktionen. Für größere diagnostische Eingriffe (z.B. Angiographie, Endoskopie) werden 50 mg 2mal täglich bis 100 mg alle 8 h oral bzw. als Infusion jeweils in Abhängigkeit von der Größe des Eingriffs gegeben.

Bei größeren Operationen sollten 100 mg Hydrokortison i.v. vor Einleitung der Narkose und 50 mg vor der Hydrocortisoninfusion als Bolusinjektion appliziert werden.

Schwangere Patientinnen müssen selten und nur im 3. Trimenon der Gravidität angepaßt werden. Durch die antimineralokortikoide Wirkung des hohen Progesteronspiegels ist oft auch eine Dosiserhöhung der Mineralokortikoide sinnvoll. Bei ausgeprägter Übelkeit und Erbrechen im ersten Trimenon muß ebenfalls eine Dosiserhöhung durchgeführt werden. Während der Entbindung sollten 25 mg Hydrocortison alle 6 h appliziert werden, bei komplizierter Geburt ist wie bei größeren Operationen zu verfahren.

Gastrointestinale Infekte mit Übelkeit und Erbrechen stellen für die Patienten eine besondere Gefahr dar, da der erhöhte Glukokortikoidbedarf nicht mehr über eine orale Zufuhr gedeckt werden kann.

Wir rezeptieren unseren Patienten für diese Situationen Suppositorien mit 100 mg Hydrokortison, welche durch die Hausapotheke des Patienten hergestellt werden. Ein solches Vorgehen hilft dem Patienten, die Zeit bis zu einem Besuch beim Hausarzt zu überbrücken, und erhöht die Sicherheit der Behandlung.

5.3 Verlaufskontrollen

Die Substitutionstherapie wird klinisch nach der Befindlichkeit des Patienten, sowie dem Blutdruckverhalten im Liegen und Stehen dosiert. Eine Messung von ACTH zur Verlaufskontrolle erscheint ebenso wie die Bestimmung von Kortisol im Serum und Urin nur ausnahmsweise sinnvoll (Compliance). Wichtig ist es, die Interaktion mit Medikamenten, die zu einer Adaptation der Glukokortikoiddosis zwingen, zu kennen. Dies ist beispielsweise für Phenytoin, Barbiturate oder Rifampicin beschrieben. Eine exzessive Gewichtszunahme kann sowohl auf eine Überdosierung im Sinne eines iatrogenen Cushing-Syndroms hinweisen als auch Teil einer verstärkten Mineralokortikoidwirkung mit Ausbildung von Ödemen sein. Diese kann vom Auftreten eines Hypertonus oder einer Hypokaliämie begleitet sein. Ein Mineralokortikoidmangel läßt sich durch die Bestimmung der Serumelektrolyte und die Messung der Reninaktivität bzw. des Plasmarenins im angestrebten mittleren-oberen Normbereich ausschließen.

Einen kurzen Überblick über die Behandlung bei chronischer Niereninsuffizienz gibt Tabelle 30-5.

Tabelle 30-5 Behandlung der chronischen NNR-Insuffizienz.

chronische Substitutionstherapie
– Aufklärung des Patienten, Notfallausweis
– Hydrocortison 10 – 20 mg morgens, 5 – 10 mg nachmittags oder Kortisonazetat 12,5 – 25 mg morgens, 7,5 – 12,5 mg nachmittags, jeweils p.o.
– Fludrocortison, wenn nötig, 0,05 bis 0,2 mg/d p.o.
– liberale Salzzufuhr

mäßiger Streß/febrile Erkrankungen/kleinere operative Eingriffe
– Verdopplung der oralen Glukokortikoiddosis

schwere Erkrankungen/größere Operationen
– 50 mg zweimal täglich bis 100 mg über 8 h i.v.

Verlaufkontrollen/Überwachung
– subjektives Befinden
– Gewichtskontrolle
– Blutdruck im Liegen und Stehen
– Serumkalium
– Plasmareninaktivität im mittleren-oberen Normbereich

Fallbeispiel

Ein 21jähriger Mann ohne internistische Vorerkrankung klagt seit 6 Monaten über einen Abfall seiner körperlichen Leistungsfähigkeit. Aus relativem Wohlbefinden trat eine Tonsillitis auf, welche antibiotisch behandelt wurde. Nach einem Tag Behandlung kam es zu Durchfall, Brechreiz und zu einer Gewichtsabnahme von 8 kg über den Zeitraum von zwei Tagen. Der Patient klagte über abdominelle Schmerzen und Krämpfe. Er wurde unter dem Verdacht eines intestinalen Infektes eingewiesen.

Bei Aufnahme zeigt der Patient Zeichen einer Dehydratation und ein auffällig schmutzig graubraunes Hautkolorit mit Betonung der Handlinien. Auch bukkal fanden sich Pigmentationen. Die Bewußtseinslage war klar, die Atmung vertieft. Der Blutdruck betrug 75/45 mmHg. Es bestand eine Tachykardie von 105 min^{-1}. Die Untersuchung des Abdomens war regelrecht.

In der *Laboruntersuchung* fand sich ein Natrium von 122 mmol/l und ein Kalium von 4,97 mmol/l. Es bestand eine Leukozytose mit Granulozytose. Eosinophile und Lymphozyten waren nicht vermehrt. Das Kreatinin war auf 124 mmol/l erhöht, die Harnsäure war ebenfalls auf 12,1 mmol/l erhöht. Die Leberenzyme zeigten lediglich eine Erhöhung der Gamma-GT auf 41 U/l. In einer arteriellen Blutgasanalyse fand sich ein pH von 7,5, ein PO_2 von 100 mmHg, PCO_2 von 24 mmHg.

Eine Bolusgabe von Hydrocortison (100 mg i.v.) mit nachfolgender Infusion von Hydrocortison (100 mg alle 8 h) sowie der Ausgleich des Flüssigkeitsdefizits mit physiologischer Kochsalzlösung parenteral (4 l in den ersten 24 h) führten zu einer schlagartigen Besserung des Allgemeinbefindens. Der Patient entwickelte Appetit und konnte wieder oral ernährt werden. Die Nierenfunktion und Serumelektrolyte normalisierten sich. *Hormondiagnostik vor Therapie:* ACTH mit 155 pg/ml deutlich erhöht, Kortisol mit 70 nmol/l erniedrigt. Die Bestimmung der Reninaktivität im Plasma erbrachte einen erhöhten Wert von 42 ng/ml/h.

Nach Umsetzen der Hydrocortisongaben auf eine orale Dosis wurde der Patient langfristig mit 20 mg Hydrocortison morgens und 10 mg nachmittags eingestellt. Zusätzlich war die Gabe von Fludrocortison 0,1 mg/Tag langfristig notwendig. Der Patient wurde mit einem Notfallausweis versorgt. Er ist wieder voll leistungsfähig und körperlich aktiv.

Literatur

1. Betterle, C., C. Scialici, F. Presotto et al.: The natural history of adrenal function in autoimmune patients with adrenal autoantibodies. J. Endocr. 117 (1988) 467 – 475.
2. Burke, C. W.: Adrenocortical insufficiency. Clin. Endocr. 14 (1985) 86 – 95.
3. Jones, D. B., A. F. Coulson, G. W. Duff: Sequence homologies between hsp60 and autoantigens. Immunol. Today 14 (1993) 115 – 123.
4. Kerrigan, J. R., J. D. Veldhuis, S. A. Leyo, A. Iranmanesh, A. D. Rogol: Estimation of daily cortisol production and clearance rates in normal pubertal males by deconvolution analysis. J. clin. Endocr. 76 (1993) 1505 – 1510.
5. Krohn, K., R. Uibo, B. Aavik, P. Peterson, K. Savilahti: Identification by molecular cloning of an autoantigen associated with Addison's disease as steroid 17α-hydroxylase. Lancet 339 (1992) 770 – 773.
6. Ladenson, P. W.: Adrenoleukodystrophy. J. Amer. med. Ass. 262 (1989) 1504 – 1506.
7. Leshin, M.: Polyglandular autoimmune syndromes. Amer. J. med. Sci. 290 (1985) 77 – 88.
8. Nerup, J.: Addison's disease – clinical studies. A report of 108 cases. Acta endocr. 76 (1974) 549 – 594.
9. Redman, B. G., R. Pazdur, A. P. Zingas: Prospective evaluation of adrenal insufficiency in patients with adrenal metastasis. Cancer 60 (1987) 103 – 107.
10. Riedel, M., A. Wiese, Th. Schuermeyer, G. Brabant: Quality of life in patients with Addison's disease: Effects of different cortisol replacement modes. Exp. clin. Endocr. 100 (1993) 106 – 111.
11. Snow, K., N. S. Jiang, P. C. Kao, B. W. Scheithauer: Biochemical evaluation of adrenal dysfunction: The laboratory perspective. Mayo Clin. Proc. 67 (1992) 1055 – 1067.
12. Sotsiou, F., G. F. Bottazzo, D. Doniach: Immunofluorescence studies on autoantibodies to steroid-producing cells, and to germline cells in endocrine disease and infertilitiy. Clin. exp. Immunol. 39 (1980) 97 – 111.
13. Sternberg, E. M.: Hypoimmune fatigue syndromes: Diseases of the stress response. J. Rheum. 20 (1993) 418 – 421.
14. Uibo, R. E. Aavik, P. Peterson, J. Perheentupa, S. Aranko, R. Pelkonen, K. J. E. Krohn: Autoantibodies to cytochrom P450 enzymes P450scc, P450c17, and P450c21 in autoimmune polyglandular disease types I and II and in isolated Addison's disease. J. clin. Endocr. 78 (1994) 323 – 328.
15. Winquist, O., F. A. Karlsson, O. Kämpe: 21-hydroxylase, a major autoantigen in idiopathic Addison's disease. Lancet 339 (1992) 1550 – 1562.

31 Adrenogenitales Syndrom

Helmuth-Günther Dörr

1	Definition und Einteilung............	247
2	Klinisches Bild	248
2.1	21-Hydroxylasedefekt	248
2.2	11β-Hydroxylasedefekt	250
2.3	Cholesterindesmolase-(P450scc)-Defekt ...	250
2.4	3β-Hydroxysteroiddehydrogenase-(3β-HSD-)Defekt	250
2.5	17-Hydroxylase-/17-20-Lyasedefekt	250
2.6	Nicht-klassische AGS-Formen...........	250
3	Pathogenese/Pathophysiologie	251
3.1	21-Hydroxylasedefekt	251
3.2	11β-Hydroxylasedefekt	252
3.3	Cytochrom-P450scc-Enzymdefekt (Lipoidhyperplasie der Nebennieren)	253
3.4	3β-Hydroxysteroiddehydrogenase-(3β-HSD-)Defekt	253
3.5	17-Hydroxylase-/17-20-Lyasedefekt	253
3.6	Nicht-klassische AGS-Formen...........	253
4	Diagnostik	253
4.1	21-Hydroxylasedefekt	253
4.2	11β-Hydroxylasedefekt	255
4.3	Cholesterindesmolase-(P450scc)-Defekt ...	255
4.4	3β-Hydroxysteroiddehydrogenasedefekt ...	255
4.5	17-Hydroxylase-/17-20-Lyasedefekt	255
4.6	Nicht-klassische AGS-Formen...........	256
5	Therapie	256
5.1	21-Hydroxylasedefekt	256
5.1.1	Glukokortikoidsubstitution	256
5.1.2	Medikamentöse Akuttherapie („Salzverlustkrise")	256
5.1.3	Operative Therapie	257
5.1.4	Therapieüberwachung	257
5.1.5	Prognose	258
5.1.6	Pränatale Therapie	258
5.2	11β-Hydroxylasedefekt	258
5.3	Cholesterindesmolase-(P450scc)-Defekt ...	258
5.4	3β-Hydroxysteroiddehydrogenasedefekt ...	258
5.5	17-Hydroxylasedefekt	258
5.6	Nicht-klassische AGS-Formen...........	258
6	Enzymdefekte mit normaler Kortisolproduktion	259
6.1	17-20-Lyase-(Desmolase-)Defekt	259
6.2	Aldosteronsynthasemangel	259

1 Definition und Einteilung

Das kongenitale adrenogenitale Syndrom (AGS) faßt eine Gruppe von autosomal-rezessiv vererbten Störungen der Kortisolbiosynthese der Nebennierenrinde (NNR) zusammen. Über eine vermehrte hypothalamo-hypophysäre Stimulation kommt es zu einer gesteigerten Produktion von Steroiden vor dem jeweiligen Enzymdefekt und zu einer NNR-Hyperplasie (Übersichten in [19]). Die verschiedenen Formen können auch in Relation zur Androgenproduktion eingeteilt werden:

– AGS mit Androgenüberproduktion: 21-Hydroxylase- und 11β-Hydroxylasedefekt
– AGS ohne Androgenüberproduktion: Cholesterin-Desmolase-, 17-Hydroxylase-/17-20-Lyase-, 3β-Hydroxysteroiddehydrogenasedefekt.

Adrenale Enzymdefekte mit *normaler* Kortisolsynthese betreffen die Aldosteronsynthase und die 17-20-Lyase. Eine *vermehrte* Kortisolsynthese liegt beim 11β-Hydroxysteroiddehydrogenasedefekt vor (s. Kap. 29).

Der Grundbaustein aller Steroide ist Cholesterin, welches zum größten Teil in der Leber aus Azetat gebildet wird. An der Steroidbiosynthese sind mehrere spezifische Enzymsysteme beteiligt (Abb. 31-1). Bei den Oxidasen handelt es sich um Cytochrom-P450-abhängige Enzyme, nur die 3β-Hydroxysteroiddehydrogenase (Δ5-Δ4-Isomerase) ist kein P450-abhängiges Enzym. Alle P450-abhängigen Enzyme brauchen das NADPH-System, um ihre spezifischen Funktionen ausüben zu können. Zwei Elektronentransportproteine (Adrenotoxinreduktase und Adrenotoxin) spielen als Shuttle-System eine wichtige Rolle.

Die Enzyme werden entweder nach ihrer Funktion konventionell klassifiziert z.B. als 21-Hydroxylase (= Hydroxylierung in Position C21) oder aber als P450c21, wobei P450 für die Cytochrom-P450-Abhängigkeit steht und c21 für die Position der Hydroxylierung. Nach der neuesten Nomenklatur wird die aktive 21-Hydroxylase (P450c21) als CYP21 bezeichnet, wobei CYP wiederum als Abkürzung für Cytochrom P450 steht [18].

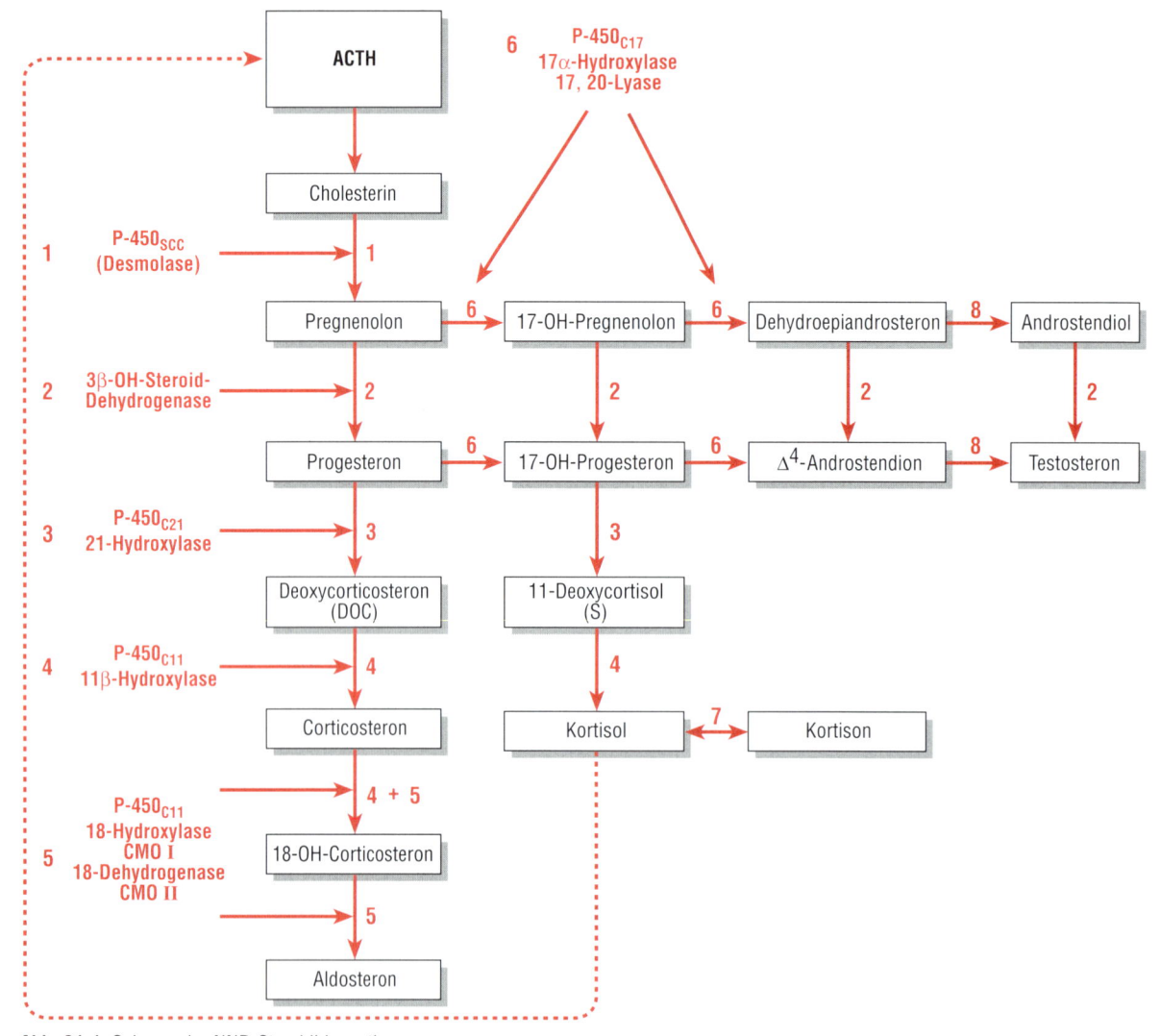

Abb. 31-1 Schema der NNR-Steroidbiosynthese.
1: Cytochrom-P450scc-Enzym (scc = side chain cleavage): Abspaltung der Cholesterinseitenkette mit Bildung von Pregnenolon.
2: 3β-HSD (Hydroxysteroiddehydrogenase) vermittelt Hydroxysteroiddehydrogenase und Delta-5-/Delta-4-Isomerase-Aktivität.
3: P450c21 (21-Hydroxylase) katalysiert die 21-Hydroxylierung von Progesteron zu DOC und von 17-Hydroxyprogesteron zu 11-Deoxycortisol.
4: P450c11 und P450c18 vermitteln 11β-Hydroxylaseaktivität.
5: P450c18, auch als Aldosteronsynthase bezeichnet, kann Kortikosteron in Position C18 hydroxylieren (18-OH-B) und anschließend in Position C18 oxidieren und somit Aldosteron bilden.
6: P450c17 vermittelt sowohl 17-Hydroxylase- als auch 17-20-Lyase-(Desmolase)-Aktivität
7: 11β-Hydroxysteroiddehydrogenase
8: 17-Ketosteroidreduktase (17β-Hydroxysteroiddehydrogenase): Aktivität nur in den Gonaden

2 Klinisches Bild

2.1 21-Hydroxylasedefekt

Aufgrund der in utero frühzeitig stattfindenden Virilisierung haben die *weiblichen* AGS-Neugeborenen bei der Geburt ein intersexuelles Genitale (*Pseudohermaphroditismus femininus*). Der Schweregrad der Virilisierung wird international nach Prader (s. Kap. 54, Abb. 54-1) eingeteilt.

Die Veränderungen sind mehr oder weniger stark ausgeprägt und können von einer einfachen Klitorishypertrophie (Prader 1) bis hin zur kompletten Fusion der Labioskrotalfalten mit einer penisartig vergrößerten Klitoris und Extension der Urethra auf die Glans penis (Prader 5) reichen [25]. Beschrieben sind auch seltene Fälle ohne Klitorishypertrophie aber mit Fusion der hinteren Kommissur der Labien. Es kommt nicht selten vor, daß die weiblichen AGS-Neugeborenen irrtümlicherweise bei der Geburt als Knaben verkannt werden (Abb. 31-2).

Das innere Genitale aller *AGS-Mädchen* ist immer weiblich.

Das Genitale der *männlichen* AGS-Neugeborenen ist bei der Geburt unauffällig, wenngleich gelegentlich eine vermehrte Pigmentierung des Skrotums und/oder eine Vergrößerung des Penis berichtet wird. Bei Neugeborenen und jungen Säuglingen kann die diffuse Hyperplasie der Nebennierenrinde mittels Ultraschall meistens gut dargestellt werden [11].

der therapiebedingten Aufhebung der androgenbedingten Blockierung des hypothalamischen GnRH-Pulsgenerators in eine echte Pubertas praecox umschlagen.

Beim AGS mit Salzverlustsyndrom setzt die lebensbedrohliche Salzverlustkrise in der Regel erst zwischen der 2. und 3. Lebenswoche ein.

Die typischen Symptome Trinkschwäche, Erbrechen, Elektrolytveränderungen (Hyperkaliämie, Hyponatriämie), Exsikkose, metabolische Azidose und zunehmende Apathie (bei oft erstaunlich gut entwickelter Skelettmuskulatur) sowie Hyperpigmentierung von Mamillen und Genitalhaut müssen an ein AGS denken lassen (Tab. 31-1). Auch ältere Kinder unter Therapie sind prinzipiell immer von einer Salzverlustkrise bedroht, wenn sie in akute Streßsituationen (z.B. Infektionskrankheiten mit hohem Fieber, akute Gastroenteritis, Operationen) geraten und die Therapie nicht rechtzeitig adäquat angepaßt wird.

Tabelle 31-1 Klinik des AGS mit 21-Hydroxylasedefekt.

inadäquate Glukokortikoidproduktion
– Müdigkeit, Apathie, verminderte Streßtoleranz
– Hypoglykämie, erhöhte Infektneigung
– Addison-ähnliche Krisen
– NNR-Hyperplasie

inadäquate Mineralokortikoidproduktion
– Hyperkaliämie, Hyponatriämie
– Salzverlustsyndrom
– metabolische Azidose
– Blutdruckabfall

vermehrte Androgenproduktion
– pränatal: – Virilisierung des äußeren weiblichen Genitales
– postnatal: – Pseudopubertas praecox bei beiden Geschlechtern

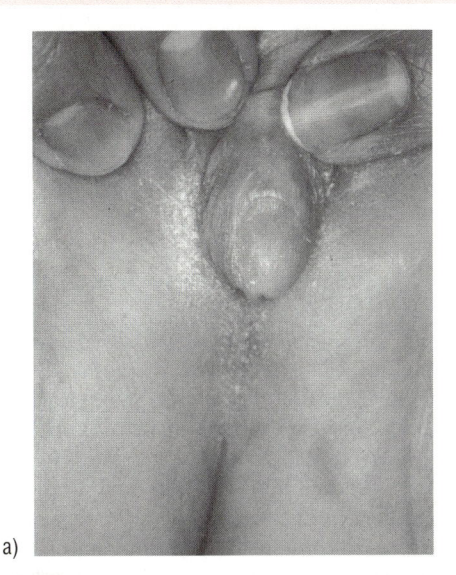

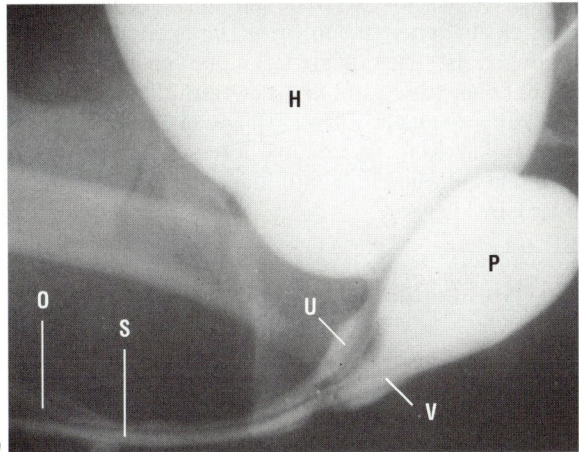

Abb. 31-2 Klinischer Befund bei kongenitalem AGS mit 21-Hydroxylasedefekt.
a) Intersexuelles äußeres Genitale eines weiblichen Neugeborenen
b) Spätere Zystourethrogenitographie: H = Harnblase, O = Orificium externum des Sinus communis; S = Sinus urogenitalis; V = Vagina; P = Portio; U = proximaler Anteil der Urethra

Die Knaben und die nicht erkannten Mädchen entwickeln dann ab dem Kleinkindesalter eine zunehmende Pseudopubertas praecox mit frühem Auftreten von Pubesbehaarung, Penis- bzw. Klitorishypertrophie, ein beschleunigtes Längenwachstum und eine Knochenalterakzeleration.

Ohne Therapie schreitet die Virilisierung rasch fort. Bei unbehandelten AGS-Kindern kommt es zum vorzeitigen Epiphysenschluß, der unbehandelte erwachsene AGS-Patient ist kleinwüchsig. Häufig sind aber auch bei behandelten Patienten unter regelmäßiger Therapiekontrolle die erreichten Endgrößen unter der Norm [16].

Die AGS-Mädchen bleiben ohne Therapie primär amenorrhoisch, da die Hypothalamus-Hypophysen-Gonaden-Achse in der Regel durch die hohen Androgenspiegel supprimiert ist. Wird die Therapie erst verspätet, etwa bei einem Knochenalter von 12 Jahren, eingeleitet, kann die Pseudopubertas praecox infolge

Differentialdiagnostisch sind vom klassichen kongenitalen AGS mit 21-Hydroxylasedefekt NNR-Tumoren, androgenbildende Gonadentumoren, die idiopathische Pubertas praecox vera der Knaben sowie das kongenitale AGS mit 11β-Hydroxylasedefekt abzugrenzen. Bei Salzverlustsyndrom in der Neugeborenenperiode müssen die anderen AGS-Formen (Cholesterindesmolase, 3β-Hydroxysteroiddehydrogenase), die kongenitale NNR-Hypoplasie, der familiäre Glukokortikoidmangel, der Aldosteronsynthasemangel sowie der Pseudohypoaldosteronismus abgegrenzt werden.

Fallbeispiel 1

Ein 7jähriger Junge wird von seiner Mutter erstmals in der Hormonsprechstunde vorgestellt, weil sie wegen einer seit wenigen Monaten bestehenden Schamhaarentwicklung besorgt ist. Die Körpergröße des Jungen (er überragt seine Mitschüler in der 1. Klasse um mehr als einen Kopf) sowie der relativ große Penis wurden dagegen von ihr als nicht beängstigend empfunden. *Befunde:* Körperhöhe 136 cm (> 97. Perz.), Gewicht 28 kg (90. Perz.), Längenalter 9 Jahre, Knochenalter (nach Greulich und Pyle) 12 Jahre, Penisschaftlänge gestreckt 6,5 cm, Testesvolumen je 2,5 ml,

Pubes 3 (nach Tanner). 17-OHP-Konzentration im Plasma massiv erhöht mit 8000 ng/dl (242 nmol/l), LH, FSH basal sowie nach GnRH-Stimulation präpubertär niedrig, Pregnantriol im 24-Stunden-Urin 10000 µg/Tag.
Diagnose: Einfach virilisierendes AGS mit 21-Hydroxylasedefekt.

Fallbeispiel 2

Eine 20jährige AGS-Patientin mit Salzverlustsyndrom wird vom Notarzt in die Klinik gebracht. Bei der Aufnahme ist sie verwirrt, hat halonierte Augen, der Hautturgor ist reduziert. *Labor bei Aufnahme:* Serumnatrium 123 mmol/l, Kalium 6,8 mmol/l, pH 7,23, BE –18. Die Patientin hatte seit Tagen wegen einer eitrigen Angina tonsillaris ihre Medikamente (Hydrocortison und Astonin H) nicht eingenommen.
Diagnose: Akute Salzverlustkrise bei AGS mit 21-Hydroxylasedefekt.

2.2 11β-Hydroxylasedefekt

Der *klassische* 11β-Hydroxylasemangel bewirkt, daß die Glukokortikoid- und Mineralokortikoidbiosynthese gestört ist. Es kommt jedoch bis auf sehr seltene Ausnahmen zu keinem Salzverlustsyndrom, da das vermehrte produzierte DOC aufgrund seiner mineralokortikoiden Wirkungen den Aldosteronmangel kompensiert [32]. Bei den meisten Patienten kommt es bereits in den ersten Lebensjahren zu einem arteriellen Hypertonus. Einige Patienten entwickeln später eine Linksherzhypertrophie und/oder Retinopathie; in seltenen Fällen sind auch Todesfälle aufgrund eines zerebralen Insultes beschrieben.

Charakteristisch sind wie beim 21-Hydroxylasedefekt die Symptome der Androgenüberproduktion (intersexuelles Genitale bei Mädchen, Pseudopubertas praecox bei beiden Geschlechtern). Knaben entwickeln präpubertär häufig eine Gynäkomastie.

2.3 Cholesterindesmolase-(P450scc)-Defekt

Knaben zeigen ein phänotypisch weibliches oder intersexuelles Genitale, während Mädchen ein normales Genitale haben. Alle Säuglinge entwickeln früh Zeichen der akuten NNR-Insuffizienz mit einem schweren Salzverlustsyndrom.

2.4 3β-Hydroxysteroiddehydrogenase-(3β-HSD-)Defekt

Die klinischen Symptome sind ähnlich wie bei dem P450scc-Defekt, d.h. im Vordergrund steht das Salzverlustsyndrom. Kasuistisch sind auch Fälle ohne Salzverlust beschrieben worden. Man nimmt an, daß in diesen Fällen die Zona glomerulosa nicht betroffen ist. Bei Mädchen ist das äußere Genitale in der Regel unauffällig, gelegentlich können aufgrund der stark erhöhten DHEA-Konzentrationen leichte Virilisierungszeichen (Klitorishypertrophie) auftreten. Bei Knaben kommt es zu einer Hypospadie, da die Testosteronsynthese in den Gonaden mitbetroffen ist. Wird die Diagnose unmittelbar in der Neugeborenenperiode gestellt und eine rasche Substitution eingeleitet, können die Kinder überleben.

2.5 17-Hydroxylase-/17-20-Lyasedefekt

Das klinische Bild wird durch die vermehrte Produktion von DOC und Kortikosteron geprägt. Da beide Steroide eine ausgesprochene Mineralokortikoidwirkung haben, kommt es zur Hypertonie, Hypernatriämie und Hypokaliämie mit hypokaliämischer Alkalose. Da weder genügend Östrogene noch Androgene gebildet werden können, ist die Entwicklung der sekundären Geschlechtsmerkmale ungenügend. Es findet sich ein hypergonadotroper Hypogonadismus. Bei Mädchen ist das äußere Genitale unauffällig, das Krankheitsbild wird of erst aufgrund der ausbleibenden Pubertät diagnostiziert [4]. Das männliche Neugeborene fällt, wenn überhaupt, durch ein intersexuelles Genitale auf (die Hoden können abdominal, inguinal oder labial liegen).

2.6 Nicht-klassische AGS-Formen

21-Hydroxylasedefekt: Patienten mit der asymptomatischen (cryptic) Form zeigen definitionsgemäß keine klinischen Symptome, sondern lediglich die hormonellen Laborveränderungen.

Die klinischen Zeichen der symptomatischen Form (Late onset) des nicht-klassischen AGS sind bei beiden Geschlechtern durch die vermehrte Androgensekretion charakterisiert. Es fehlen aber die charakteristischen Symptome des klassischen AGS, wie z.B. die pränatale Virilisierung des äußeren Genitales weiblicher AGS-Feten. Man findet eine große Variabilität des klinischen Bildes.

Trotz biochemischem Defekt kann es spontan zu einem völligen Verschwinden der klinischen Symptome kommen. Der Beginn der Krankheit ist in jedem Lebensalter möglich. In der Regel virilisieren Mädchen und Knaben aber erst kurz vor Beginn oder während der Pubertät (Tab. 31-2). Erwachsene Frauen werden dem gynäkologischen Endokrinologen meistens wegen Zyklusstörungen und Infertilität vorgestellt.
11β-Hydroxylase- und 3β-HSD-Defekt: Die klinischen Symptome sind nahezu identisch mit denen bei der Late-onset-Form des AGS mit 21-Hydroxylasedefekt. Das klinische Bild zeigt eine große Variabilität [15].

Differentialdiagnostisch müssen von den Late-onset-AGS-Formen NNR-Tumoren, androgenbildende Gonadentumoren sowie bei erwachsenen Frauen das Syndrom der polyzystischen Ovarien abgegrenzt werden [20].

Tabelle 31-2 Klinische Symptome der Androgenwirkung bei jungen Mädchen und Frauen.

vor der Pubertät
– prämature Adrenarche/Pubarche
– Großwuchs, akzeleriertes Knochenalter
– leichte Klitorishypertrophie

in der Pubertät und bei erwachsenen Frauen
– Hirsutismus, Akne, Seborrhö
– tiefe Stimme
– Klitorishypertrophie
– temporärer Haarausfall, Stirnglatze
– primäre oder sekundäre Amenorrhö
– Kleinwuchs im Erwachsenenalter

Fallbeispiel 3
Das Mädchen wird erstmals im chron. Alter (CA) von 8,1 Jahren wegen einer seit 2 Jahren bestehenden Pubarche bei Adipositas und psychomotorischer Retardierung vorgestellt. *Befunde:* Körperhöhe 127,1 cm, Gewicht 42,1 kg, Knochenalter (KA nach Greulich und Pyle) 12,5 Jahre; SDS der Körperhöhe (CA) 0,32, SDS der Körperhöhe (KA) 3,88, Gewichts-/Höhenindex 166%. Tanner: PH3, B1, Klitorislänge 1,5 cm. Prospektive Endgröße (Bayley und Pineau): 137.6 cm; genetische Zielgröße 155.2 cm. *Labor:* LH, FSH basal niedrig, im GnRH-Test präpubertärer Anstieg, *basal:* erhöhte Werte für DHEAS mit 360 µg/dl (Norm bis 50) und Testosteron mit 44 ng/dl (Norm bis 16), normale Werte für 17-OHP mit 31 ng/dl (Norm <180), 11-Deoxycortisol mit 30 ng/dl (Norm <170), Kortisol 6,9 µg/dl (Norm >6 µg/dl), Pregnenolon mit 83 ng/dl (Norm <250), 17-OH-Pregnenolon mit 164 ng/dl (Norm <160); *nach ACTH:* normaler Anstieg von 17-OHP (210 ng/dl), 11-Deoxycortisol (183 ng/dl) und Kortisol (37 µg/dl); DHEAS-Anstieg auf 470 µg/dl, Pregnenolon auf 655 ng/dl (Norm <450), 17-OH-Pregnenolon auf >1200 ng/dl (Norm <680 ng/dl); *im Urin* DHEA und Pregnentriol deutlich erhöht.
Diagnose: partieller 3β-HSD-Defekt.

3 Pathogenese/Pathophysiologie

Man unterscheidet bei den Störungen der Kortisolbiosynthese, sogenannte klassische und nicht-klassische AGS-Formen. Tabelle 31-3 gibt einen Überblick über die wichtigsten biochemischen und klinischen Befunde bei den klassischen AGS-Formen. In über 90% der Fälle handelt es sich um einen Defekt der 21-Hydroxylase, an 2. Stelle kommt der Defekt der 11β-Hydroxylase mit ca. 5–8%, während die anderen Enzymdefekte (P450scc, 3β-Hydroxysteroiddehydrogenase, 17-Hydroxylase/17-20-Lyase) insgesamt noch seltener sind. Nicht-klassische AGS-Formen sind für die 21-Hydroxylase, 11β-Hydroxylase und 3β-Hydroxysteroiddehydrogenase beschrieben.

3.1 21-Hydroxylasedefekt

Der *Defekt der 21-Hydroxylase* tritt klinisch in vier Formen auf:
– AGS mit Salzverlustsyndrom
– unkompliziertes (einfach virilierendes) AGS
– Late-onset-AGS
– cryptic AGS.

Das *AGS mit Salzverlustsyndrom* (3× häufiger als das unkomplizierte AGS) und das unkomplizierte AGS bilden die klassischen Formen, das Late-onset-AGS und cryptic AGS die nicht-klassischen Formen. Beim Salzverlustsyndrom besteht der 21-Hydroxylasedefekt auch in der Zona glomerulosa, so daß die Aldosteronbiosynthese gestört ist, beim unkomplizierten AGS ist dagegen nur die Kortisolbiosynthese gestört. Man hat verschiedene Theorien (z.B. Zwei-Enzym-Theorie oder „Zwei-Drüsen-Modell") entwickelt, um diese bei-

Tabelle 31-3 Charakteristische klinische und laborchemische Befunde bei adrenalen Enzymdefekten.

Enzymdefekt	Klinik			Labor			Genlokus
	intersexuelles Genitale	Salz-verlust	postnatale Virilisierung	Plasmasteroide erhöht	erniedrigt	Urinsteroide erhöht	Chromosom
P450scc	Jungen	ja	nein	nein	alle	nein	15
3β-HSD	Jungen	(ja)	ja	DHEA Pregnenolon 17O-H-Preg	Aldo, T 17-OHP, F	Pregnentriol DHEA	1q
21-Hydroxylase							
• mit Salzverlust	Mädchen	ja	ja	17-OHP,4-A,T	Aldo, F	Pregnantriol	6p
• ohne Salzverlust	Mädchen	nein	ja	17-OHP,4-A,T	F	Pregnantriol	6p
11β-Hydroxylase	Mädchen	nein	ja	DOC, S	Aldo, F	TH-DOC, TH-S	8q
17α-Hydroxylase	Knaben	nein	nein	DOC, B	F, T	TH-DOC, TH-B	10
Aldosteronsynthase							
• Typ II	nein	ja	nein	18-OH-B 18-OHB/Aldo		18-OH-THB TH-B	8q
• Typ I	nein	ja	nein	DOC	Aldo	TH-B	8q

Abkürzungen:
3β-HSD = 3β-Hydroxysteroiddehydrogenase;
4-A = Androstendion;
17-OHP = 17-Hydroxyprogesteron;
18-OHB = 18-Hydroxycorticosteron;
Aldo = Aldosteron
B = Kortikosteron;
DHEA = Dehydroepiandrosteron;
DOC = 11-Deoxycorticosteron;
F = Kortisol;
P450scc = cholesterinseitenkettenabspaltendes Enzym;
S = 11-Deoxycortisol;
T = Testosteron;
TH-B = Tetrahydro-B;
TH-DOC = Tetrahydro-DOC;
TH-S = Tetrahydro-S;

den Verlaufsformen erklären zu können. Heute glaubt man, daß Punktmutationen im aktiven CYP21-Gen zu Veränderungen der Aminosäurenstruktur im Protein führen, weshalb die 21-Hydroxylierung unterschiedlich betroffen ist. Klinisch werden häufig fließende Übergänge zwischen beiden Formen (unkompliziert – Salzverlust) beobachtet. Es konnte auch gezeigt werden, daß AGS-Patienten mit Salzverlustsyndrom und identischer Mutation im CYP21-Gen, im Laufe der Jahre wieder Mineralokortikoide produzieren konnten [27].

Für die weiße Bevölkerung wurde weltweit eine mittlere Inzidenz für das *klassische* AGS mit 21-Hydroxylasedefekt von ca. 1:11900 errechnet, wobei das Verhältnis AGS mit Salzverlust zu unkompliziertem AGS bei 3:1 liegt [22].

Daneben gibt es bei bestimmten Bevölkerungsgruppen wie z.B. bei den Yupik-Eskimos in Alaska eine Inzidenz von ca. 1:282. Geht man aber von der weltweit errechneten mittleren Inzidenz aus, so errechnet sich eine Heterozygotenfrequenz von ca. 1:55, d.h. jeder 55. in der Bevölkerung ist Überträger des AGS. Das zu erwartende Geschlechtsverhältnis von 1:1 trifft nur bei der Salzverlustform zu, bei diagnostizierten Patienten mit unkompliziertem AGS beträgt das Verhältnis Mädchen zu Knaben ca. 3:1, d.h. Knaben mit unkompliziertem AGS werden häufiger nicht diagnostiziert.

Der Genort für die 21-Hydroxylase liegt auf dem kurzen Arm des 6. Chromosoms im sog. „major histocompatibility complex" (MHC) der Klasse III (Abb. 31-3). Es existieren 2 dicht beieinanderliegende Gene, ein aktives Gen B, welches spezifisch die 21-Hydroxylase kodiert und nach der neuesten Nomenklatur als CYP21 bezeichnet wird und ein inaktives Pseudogen A (CYP21P oder CYP21A). Beide Gene haben eine hohe Homologie, die enge Nachbarschaft des Pseudogens mit dem aktiven Gen hat eine kausale Bedeutung für die Entstehung zahlreicher Gendefekte (Übersicht in [1]). Bisher wurden verschiedene Gendefekte beim klassischen 21-Hydroxylasedefekt beschrieben, z.B. Mutationen im CYP21-Gen oder Gendefekte, die im CYP21P vorkommen und durch Genkonversion ins aktive CYP21-Gen gelangen. Am häufigsten kommen bei den AGS-Patienten folgende drei Mutationen vor: 8bp-Deletion, Intron-2-Mutation sowie eine Exon-4-Mutation.

Auf dem 6. Chromosom liegen in direkter Nachbarschaft auch die Genorte für das HLA-(humanes Leukozytenantigen-)System und für die Komplementfaktoren. Die HLA-Gene werden kodiminant vererbt. Zwischen dem HLA-System und dem AGS mit 21-Hydroxylasedefekt besteht eine enge Genkopplung. Alle homozygoten Geschwister sind HLA-identisch. Mittels HLA-Typisierung läßt sich somit innerhalb einer Familie mit einem betroffenen AGS-Kind (Indexfall) feststellen, welche Geschwister heterozygote Träger bzw. welche Geschwister nicht betroffen sind. Darüber hinaus konnte bei Patienten mit den klassischen Formen des 21-Hydroxylasedefekts eine signifikante Assoziation zwischen HLA-Bw 47 und Salzverlust sowie zwischen HLAB 51 und dem unkomplizierten AGS gefunden werden. Bei den beiden Formen des nicht-klassischen AGS (late onset und cryptic) besteht fast immer eine Assoziation mit HLAB 14 und HLA-DR1.

3.2 11β-Hydroxylasedefekt

Der 11β-Hydroxylasedefekt (CYP11B1) bewirkt, daß DOC nicht zu Kortikosteron und 11-Deoxycortisol (S) nicht zu Kortisol umgewandelt werden kann. Die Häufigkeit wird weltweit mit ca. 1:100 000 angegeben. In Israel liegt die Häufigkeit bei den aus Marokko eingewanderten Juden bei ca. 1:7000. Beim Menschen sind zwei 11β-Hydroxylase-Isoenzyme (CYP11B1 und CYP11B2) für die Aldosteron- und Kortisolbiosynthese verantwortlich (Übersicht in [30]):

– CYP11B1 katalysiert die Umwandlung von DOC zu Kortikosteron (B) und von S zu Kortisol. CYP11B1 kann Kortikosteron nicht zu Aldosteron umwandeln.
– CYP11B2 hat ebenfalls eine starke 11β-Hydroxylaseaktivität, kann darüber hinaus Kortikosteron in Position C-18 hydroxylieren (18-OH-B), anschließend in Position C-18 oxidieren und somit Aldosteron bilden. CYPB2 wird auch als Aldosteronsynthase bezeichnet.

CYP11B1 und CYP11B2 werden beim Menschen von 2 Genen auf dem langen Arm des 8. Chromosoms (8q21–q22) kodiert. Jedes Gen enthält neun Exone, die über 7000 DNS-Basenpaare verteilt sind. Ähnlich wie bei den CYP21-Genen, weisen die CYP11B1- und -B2-Gene eine hohe Homologie zueinander auf. Der 11β-Hydroxylasedefekt entsteht durch Mutationen im CYP11B1-Gen. Bei den aus Marokko eingewanderten Juden in Israel konnte die gleiche Mutation, R448H, gefunden werden. Bisher sind ca. 10 verschiedene Mutationen beschrieben [5]. Bisher konnten keine Korrelationen zwischen Phäno- und Genotyp gefunden werden, vielmehr zeigen alle Patienten mit der klassischen Form ein weites Spektrum der klinischen Symptome und der biochemischen Laborparameter.

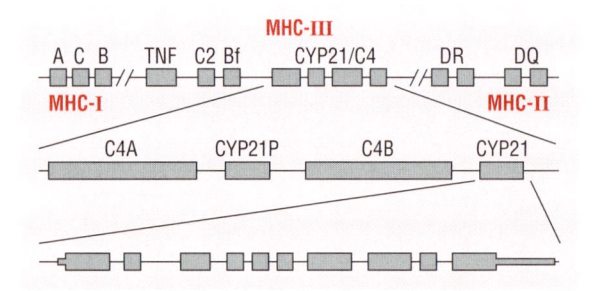

Abb. 31-3 Die CYP21-Gene am kurzen Arm des 6. Chromosoms. Das CYP21-Gen für die 21-Hydroxylase sitzt in Tandem mit dem Pseudogen CYP21P zwischen den Genen für den Komplementfaktor C4 im MHC (major histocompatibility complex) der Klasse III. Im unteren Teil der Abbildung sind die 10 Exone des CYP21-Gens schematisch dargestellt.

3.3 Cytochrom-P450scc-Enzymdefekt (Lipoidhyperplasie der Nebennieren)

Bei dieser erstmals 1955 von Prader und Gürtner [26] beschriebenen extrem seltenen Störung fehlt das Cytochrom-P450scc-Enzym (scc = side chain cleavage). Unter dem Cytochrom-P450scc-Enzym sind eigentlich drei Enzyme subsummiert (20α-Hydroxylase, 22-Hydroxylase und 20-22-Desmolase), welche die Umwandlung von Cholesterin zu Pregnenolon bewirken. Die Biosynthese aller Steroide einschließlich Sexualhormone (auch in den Gonaden) ist auf der frühesten Stufe blockiert. Es kommt zu einer massiven Anreicherung von Cholesterin in der Nebennierenrinde, so daß man pathologisch-anatomisch große und auffallend gelbe Nebennieren (*Lipoidhyperplasie*) finden kann. Überraschenderweise konnte molekulargenetisch bei überlebenden Patienten bisher kein Defekt der P450scc nachgewiesen werden.

3.4 3β-Hydroxysteroiddehydrogenase-(3β-HSD-)Defekt

Der Defekt, der erstmals 1962 von Bongiovanni beschrieben wurde, betrifft Nebennieren und Gonaden und bewirkt, daß die Umwandlung der Δ_5-Steroide Pregnenolon, 17-OH-Pregnenolon und DHEA in die entsprechenden Δ_4-Steroide Progesteron, 17-OH-Progesteron und Androstendion nicht möglich ist. Beim Menschen konnte in den letzten Jahren die Struktur von 2 Genen auf dem kurzen Arm des Chromosoms 1 aufgeklärt werden, die zwei 3β-HSD-Isoenzyme Typ I und II kodieren:
- 3β-HSD Typ I wird hauptsächlich in der Plazenta und in peripheren Geweben wie Haut
- 3β-HSD Typ II wird in den Nebennieren und Gonaden exprimiert. Bei Patienten mit dem 3β-HSD-Defekt konnten Mutationen im 3β-HSD-Typ-II-Gen gefunden werden.

3.5 17-Hydroxylase-/17-20-Lyasedefekt

Der 17-Hydroxylasedefekt führt zu einer Störung der Kortisol- und aufgrund des gleichzeitigen 17-20-Lyasedefekts zu einer Störung der Androgen- und Östrogenbiosynthese. Bislang sind weltweit ca. 120 Patienten mit dem kombinierten Defekt beschrieben. Die Mineralokortikoidproduktion ist intakt. Klinisch ist kein Glukokortikoidmangel vorhanden, da das vermehrt gebildete Kortikosteron durch seine Glukokortikoidaktivität den Kortisolmangel kompensiert. Die 17-Hydroxylase und die 17-20-Lyase werden vom selben Gen kodiert, welches auf dem Chromosom 10 lokalisiert ist (CYP17). In einer Vielzahl von Patienten wurden verschiedene molekulare Defekte innerhalb des CYP17-Gens gefunden [31].

3.6 Nicht-klassische AGS-Formen

21-Hydroxylasedefekt: Für das homozygote *Late-onset*-AGS wird von der Arbeitsgruppe von New eine Inzidenz angenommen, die bei bestimmten ethnischen Gruppen wie den Askenazi-Juden bei ca. 1:53, bei der weißen Bevölkerung allemein bei ca. 1:100 liegen soll, womit diese Form die häufigste autosomal-rezessive Erbkrankheit beim Menschen wäre. Für die nicht-klassische AGS-Form wurden zahlreiche Mutationen im CYP21-Gen beschrieben [28].

11β-Hydroxylase- und 3β-HSD-Mangel: Diese beiden Formen werden in den letzten Jahren zwar zunehmend häufiger diagnostiziert, in der Literatur liegen aber keine exakten Angaben zur Häufigkeit vor. So hatten in einer Studie von 260 hyperandrogenämischen Frauen nur 0,8% einen 11β-Hydroxylasedefekt, während der Anteil des 3β-HSD-Defekts in einer anderen Studie bei ca. 12,9% lag. Die Häufigkeit hängt stark von den biochemischen Kriterien ab, die für die Diagnosestellung genommen werden (s. Abschn. 4). Bisher konnten keine molekulargenetischen Defekte nachgewiesen werden.

4 Diagnostik

4.1 21-Hydroxylasedefekt

Labor: Für den 21-Hydroxylasemangel ist die massive Erhöhung von 17-Hydroxyprogesteron (17-OHP) im Plasma beweisend.

Ein generelles Neugeborenen-Screening mittels 17-OHP-Bestimmung im getrockneten Vollblut auf Filterpapier ähnlich dem TSH-Screening ist möglich und wurde als Pilotprojekt in verschiedenen Ländern bereits durchgeführt. Ein generelles AGS-Screening gibt es in Deutschland nicht, seine Einführung wird seit Jahren kontrovers diskutiert. Reifgeborene Neugeborene mit klassischem AGS haben bereits wenige Tage nach Geburt extrem hohe Konzentrationen von 50–700 ng/ml, die um ein Vielfaches über dem Normbereich von reifgeborenen gesunden Neugeborenen (3.–7. Lebenstag: 0,24–5,14 ng/ml bzw. 0,73 bis 15,6 nmol/l) liegen. Bei Neugeborenen müssen für die Diagnostik spezifische Methoden verwendet werden [12]. Für Frühgeborene und schwerkranke Neugeborene werden oft streßbedingt erhöhte 17-OHP-Spiegel (Abb. 31-4) gemessen. Im Zweifelsfall müssen die Werte rasch kontrolliert werden. Neben den 17-OHP-Konzentrationen sind auch die Konzentrationen von 21-Deoxycortisol, Androstendion und Testosteron im Serum erhöht [29].

Im Urin läßt sich mittels Kapillargaschromatographie ein charakteristisches Profil finden (Abb. 31-5). Pregnantriol, der spezifische Urinmetabolit von 17-OHP, ist massiv erhöht. Die quantitative Bestimmung von Pregnantriolon, das unter physiologischen Bedingungen praktisch nicht nachweisbar ist, ist ebenfalls ein guter Parameter der Diagnosesicherung.

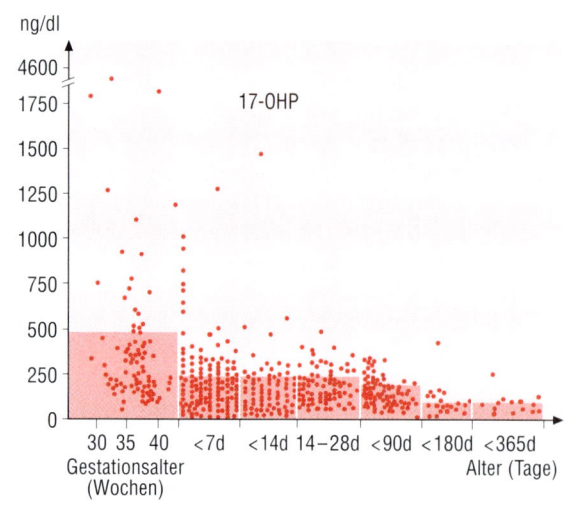

Abb. 31-4 17-OHP-(17-Hydroxyprogesteron-)Konzentrationen im Plasma von Kindern bei denen ein AGS mit 21-Hydroxylasedefekt ausgeschlossen wurde. Der schraffierte Bereich markiert den Normalbereich (Mittelwert ± 2 SD) für das jeweilige Alter.

Bei den einfach virilisierenden Formen finden sich gelegentlich auch erhöhte PRA-Werte, weshalb die Grenze zwischen Salzverlust und unkompliziertem AGS häufig nicht exakt zu ziehen ist.

Heterozygotentests: Mittel der Wahl ist der i.v. ACTH-Kurztest (Dosierung 250 µg/m² KOF, Max: 250 µg). Frauen werden in der frühen Follikulärphase (3. bis 8. Zyklustag) getestet. Die Blutentnahmen erfolgen morgens nüchtern basal (0 min) sowie 60 min nach Injektion. Nach ACTH-Stimulation ist der 17-OHP-Anstieg bei den Heterozygoten deutlich höher (>2,60 ng/ml) als bei einem Normalkollektiv, während die basalen 17-OHP-Spiegel keinen Unterschied zeigen. Der Test kann allerdings nur ca. 80% der Heterozygoten erkennen [14]. Eine Treffsicherheit von praktisch 100% wird mit der kombinierten Bestimmung von 17-OHP und DOC erreicht, wobei der Quotient 17-OHP/DOC nach Stimulation bei allen Heterozygoten >12 ist [24].

Pränatale Diagnostik:

Bei den AGS-Kindern mit Salzverlustsyndrom sind auch die Plasmareninaktivität (PRA), sowie die Konzentrationen von Renin und Angiotensin II erhöht.

In einer Familie mit einem betroffenen AGS-Kind (Indexfall) muß bei weiterem Kinderwunsch rechtzeitig eine DNS-Typisierung von Patient und Eltern erfolgen.

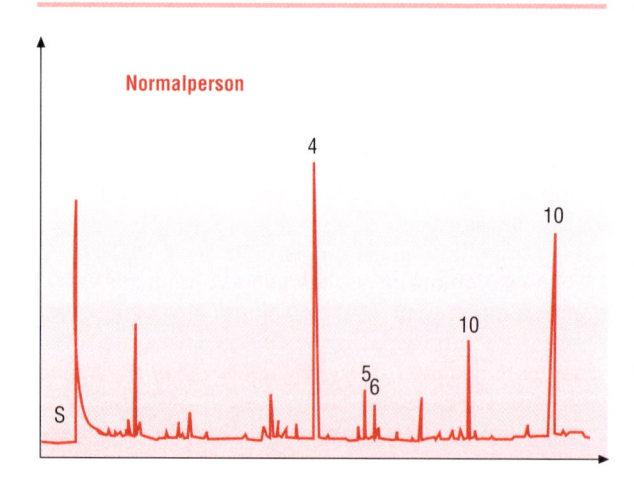

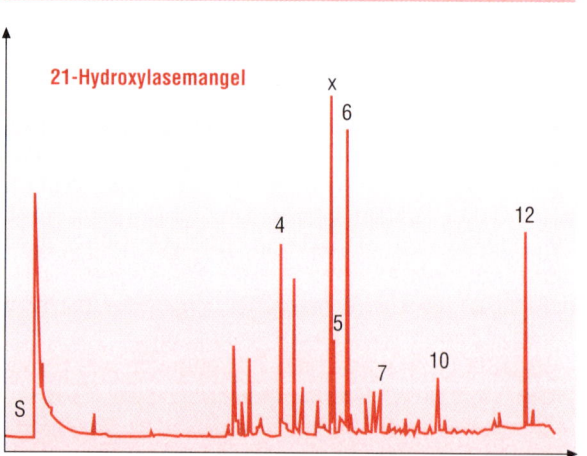

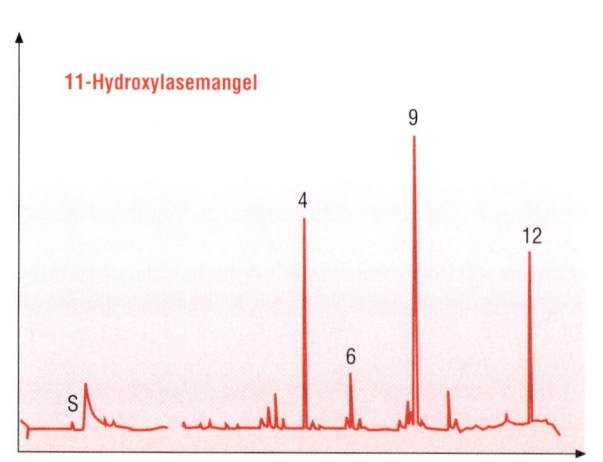

Abb. 31-5 Charakteristische Harnsteroidprofile von AGS-Patienten analysiert mittels Kapillargaschromatographie.
Zeichen- und Zahlenerklärung: S = Start, 4 = interner Standard, 5 = Pregnandiol, 6 = Pregnantriol, 7 = Pregnantriolon, 8 = Δ5-Pregnentriol, 9 = Tetrahydro-11-Desoxycortisol (THS), 10 = Tetrahydrocortison (THE), 12 = interner Standard (Cholesterylbutyrat), x = 17-Hydroxypregnanolon.

Bei einer erneuten Schwangerschaft wird die pränatale Diagnostik heute mittels Chorionzottenbiopsie durch DNS-Analyse bereits in der Frühschwangerschaft (9./10. SSW) durchgeführt (Mittel der 1. Wahl). Eine weitere Möglichkeit der Diagnostik stellt die Amniozentese (14. bis 16. SSW) mit HLA-/DNS-Typisierung der Amnionzellen und spezifischer Messung der Steroide 17-OHP und Androstendion im Fruchtwasserüberstand dar. Bei AGS-Feten sind die 17-OHP- und Androstendionkonzentrationen deutlich über den Normbereich für das entsprechende Gestationsalter erhöht [7, 10, 21]. Es empfiehlt sich 17-OHP und Androstendion kombiniert zu bestimmen, da es Hinweise gibt, daß die 17-OHP-Spiegel im Fruchtwasser bei unkompliziertem AGS nicht erhöht sind. Jeder Pränataldiagnose muß eine eingehende genetische Beratung vorausgehen.

Die pränatale Diagnostik sollte nicht zur Abruptio der Schwangerschaft führen, sondern vielmehr die Möglichkeit der pränatalen Therapie eröffnen [9].

Indikationen zur Diagnostik: Hinweise auf ein adrenogenitales Syndrom sind klinisch:
- ein auffälliges äußeres Genitale des weiblichen Neugeborenen, insbesondere Klitorishypertrophie oder bei männlichen Neugeborenen ein hyperpigmentiertes Skrotum
- Gedeihstörung in den ersten Lebenswochen
- positive Familienanamnese (auch unklarer Tod eines männlichen Neugeborenen oder Säuglings)
- Abweichen der Wachstumskurve nach oben, Akzeleration des Knochenalters, Pseudopubertas praecox.

Auch Laborwerte können auf ein AGS hinweisen, z.B. eine Hyperkaliämie, eine Hypoglykämie, eine metabolische Azidose.

4.2 11β-Hydroxylasedefekt

Die Diagnose kann oft bereits durch die Messung der erhöhten basalen Plasmakonzentrationen von 11-Deoxycortisol (S) und DOC gestellt werden. Nach ACTH-Stimulation kommt es zu einem überschießenden Anstieg der Plasmakonzentrationen sowohl von S und DOC, in seltenen Fällen nur zu einem erhöhten Anstieg entweder von S oder von DOC. Der Anstieg von Kortisol ist in allen Fällen nach ACTH-Stimulation aber vermindert. Altersabhängige Normalwerte müssen für die Interpretation der Steroidkonzentrationen herangezogen werden. Im Urin lassen sich mittels spezifischer Methoden die erhöhten Urinmetaboliten Tetrahydro-S und Tetrahydro-DOC (s. Abb. 31-5) ebenfalls bestimmen. Eberlein und Bongiovanni konnten bereits vor 40 Jahren das charakteristische Steroidprofil bei Patienten mit 11β-Hydroxylasedefekt beschreiben. Aufgrund der erhöhten DOC-Konzentrationen und einiger Metaboliten, die als Mineralokortikoidagonisten wirken, ist die Plasmareninaktivität bzw. die Reninkonzentration bei älteren Kindern supprimiert, die Aldosteronkonzentrationen sind daher gewöhnlich niedrig. Auf die Notwendigkeit spezifischer Meßmethoden muß erneut hingewiesen werden. Insbesondere in der Neugeborenenperiode kann die Diagnose erschwert sein. Aufgrund der gleichmäßig erhöhten 17-Hydroxyprogesteronspiegel kann bei einer unspezifischen Methode dann fälschlicherweise ein 21-Hydroxylasedefekt diagnostiziert werden.

Pränatale Diagnose: Die pränatale Diagnose kann mittels Messung der erhöhten Steroidkonzentrationen (S, DOC) im Fruchtwasser gestellt werden. Die pränatale Diagnostik mittels Chorionzottenbiopsie und DNS-Typisierung ist zu aufwendig und sollte nur in Israel eingesetzt werden.

4.3 Cholesterindesmolase-(P450scc)-Defekt

Die Diagnose läßt sich anhand der typischen Elektrolytveränderungen (Hyponatriämie, Hyperkaliämie), den hohen Plasma-ACTH-Konzentrationen in Relation zu den erniedrigten Steroidkonzentrationen (Plasma und Urin) stellen. Im ACTH-Kurztest lassen sich die Steroide nicht stimulieren. Sonographisch kann man die hyperplastischen Nebennieren gut erkennen.

4.4 3β-Hydroxysteroiddehydrogenasedefekt

Biochemisch sind im Plasma unter basalen Bedingungen die erhöhten Δ_5-Steroide nachzuweisen, im ACTH-Test zeigt sich ein weiterer Anstieg von DHEA, Pregnenolon und 17-Hydroxypregnenolon. Der Quotient aus Δ_5-Steroide zu Δ_4-Steroiden ist erhöht. Im Urin sind die entsprechenden Metaboliten, insbesondere Pregnentriol erhöht (s. Abb. 31-5).

4.5 17-Hydroxylase-/17-20-Lyasedefekt

Im ACTH-Test lassen sich die 17-Hydroxykortikosteroide 17-OHP und Kortisol nicht ausreichend stimulieren. Die 17-Deoxykortikosteroide DOC und Kortikosteron sind basal bereits erhöht und zeigen nach ACTH einen deutlichen Anstieg. Im Urin sind die entsprechenden Metaboliten THDOC (Metabolit von DOC), THB und allo-THB (Metaboliten von Kortikosteron) sowie Pregnandiol (Metabolit von Progesteron) erhöht. Aufgrund der hohen DOC-Konzentrationen sind die Plasmareninaktivität und sekundär auch die Aldosteronspiegel erniedrigt.

Differentialdiagnostisch müssen alle Formen mit „low-renin-Hypertension" (Conn-Syndrom, NNR-Tumoren, dexamethasonsupprimierbarer Hyperaldosteronismus, 11β-Hydroxysteroiddehydrogenasedefekt) ausgeschlossen werden.

4.6 Nicht-klassische AGS-Formen

21-Hydroxylasedefekt: Die basalen 17-OHP-Konzentrationen sind normal bis leicht erhöht. Nach ACTH-Stimulation kommt es zu einem exzessiven Anstieg von 17-OHP, wobei die stimulierten 17-OHP-Konzentrationen zwischen den Referenzbereichen der AGS-Heterozygoten und der klassischen AGS-Patienten liegen. Nach den neuesten Empfehlungen wird als Screening-Methode für das Late-onset-AGS bei hyperandrogenämischen Frauen die basale Bestimmung von 17-OHP in der Follikularphase vorgeschlagen. Erst wenn der gemessene 17-OHP-Wert ≥200 ng/dl (>6 nmol/l) ist, soll ein i.v. ACTH-Test durchgeführt werden [2].

11β-Hydroxylasedefekt: Patienten mit Late-onset-AGS haben basal normale Steroidkonzentrationen, zeigen aber nach ACTH-Stimulation einen überhöhten Anstieg von DOC und S, während der Anstieg von Kortisol normal ist. Die Interpretation muß mit laborspezifischen Normalwerten erfolgen. Bis heute ist nicht genau festgelegt, wann ein Late-onset-AGS biochemisch zu diagnostizieren ist, S-Anstieg >2 SD der Norm oder >3× über den Wert der 95. Perzentile, wie von Azziz et al. gefordert [2].

3β-Hydroxysteroiddehydrogenasedefekt: Patienten haben basal bereits oft erhöhte DHEAS-Konzentrationen, während die Konzentrationen von Pregnenolon und 17-OH-Pregnenolon in der Regel normal sind. Im ACTH-Test kommt es zu einem überschießenden Anstieg beider Steroide. Die Quotienten 17-Hydroxypregnenolon/17-OHP sowie 17-Hydroxypregnenolon/Kortisol liegen bei jungen Frauen mehr als 2 SD über dem Mittelwert der Norm. Um bei Frauen mit Hyperandrogenämie einen 3β-HSD-Defekt sicher beweisen zu können, sollte der 17-OH-Pregnenolonanstieg um den Faktor 3 über dem Wert liegen, der der 95. Perzentile entspricht [2].

5 Therapie

5.1 21-Hydroxylasedefekt

5.1.1 Glukokortikoidsubstitution

Die Therapie der Wahl ist die lebenslange Dauersubstitution mit einem Glukokortikoid und beim Salzverlustsyndrom zusätzlich mit einem Mineralokortikoid.

Bis zum Abschluß des Wachstums stellt das physiologische Hydrokortison (= Kortisol) das Medikament der Wahl dar. Der Bedarf wird individuell ermittelt. Als Richtdosis kann eine Menge von 15–20 mg/m² KO und Tag gelten, wobei die Tagesdosis auf 3 Einzeldosen verteilt wird. Beim Salzverlustsyndrom wird zusätzlich das Mineralokortikoid 9α-Fluorcortison als freier Alkohol (Astonin H) oder als Azetat (Fludrocortison, Florinef) in einer altersabhängigen Absolutdosis von 20–200 µg/Tag verabreicht. Die Tagesdosis wird gleichmäßig verteilt (Tab. 31-4). Bei jungen Säuglingen sollte im 1. Lebenshalbjahr zusätzlich zur Nahrung täglich 0,5–1 g NaCl p.o. gegeben werden (Übersichten in [3, 8]).

Strengste Vorsorge ist dahingehend zu treffen, daß die Dauerbehandlung niemals unterbrochen oder gar abgebrochen wird.

Bei allen Streßsituationen muß die Hydrokortisondosis unverzüglich entsprechend der Streßantwort der gesunden NNR auf das Doppelte bis Fünffache gesteigert werden.

Ist die orale Medikation aus irgendeinem Grund nicht möglich (z.B. Erbrechen), muß sie parenteral durchgeführt werden. Es gibt keine Indikation, die Therapie zu unterbrechen.

Tabelle 31-4 Richtdosen beim AGS mit 21-Hydroxylasedefekt.

Hydrocortison	15–20 (–25) mg/m² KOF/Tag in 3 Einzeldosen, 50% der Tagesdosis morgens
Astonin H (9α-Fluorcortison)	
• Säuglingsalter	0,05–0,1 mg/Tag
• Kleinkindalter	0,075 mg/Tag
• Schulalter	0,1 mg/Tag
• Erwachsenenalter	0,1–0,15 mg/Tag in 2–3 Einzeldosen

AGS-Patienten müssen einen Notfallausweis erhalten!

Die Therapie muß beim AGS mit Salzverlustsyndrom (*cave:* Addison-ähnliche Krisen) lebenslang fortgeführt werden. Sie sollte aber auch beim unkomplizierten AGS im Erwachsenenalter konsequent bei beiden Geschlechtern fortgesetzt werden. AGS-Frauen virilisieren sonst progredient, AGS-Männer ohne Therapie haben sehr wahrscheinlich eine eingeschränkte Fertilität und können Hodentumoren (versprengte NNR-Reste im Hoden) entwickeln, die histologisch wie eine Leydig-Zellhyperplasie aussehen. Darüber hinaus gibt es Hinweise, daß die chronische Überstimulierung der NNR bei ungenügend eingestellten AGS-Patienten zur Ausbildung von NNR-Tumoren führen kann.

Stellt man nach Abschluß des Längenwachstums auf andere Glukokortikoide um, so ist die Kenntnis der Äquivalenzdosis Voraussetzung für eine adäquate Therapie, um Unter- bzw. Überdosierungen zu vermeiden.

5.1.2 Medikamentöse Akuttherapie („Salzverlustkrise")

Die Akutmaßnahmen umfassen:
– sofort i.v. oder i.m.: Prednisolon (Solu-Decortin H) 20 mg/m² KOF, d.h. Säuglinge 10 mg, Kinder 25 mg, Erwachsene 50 mg
– Infusion von 0,9% NaCl, mindestens jedoch Glukose 5%: NaCl 0,9% = 1:1 bzw. sog. Päd-III-Lösung, oder 75 ml 5,85% NaCl ad 1000 ml Glukose 5%,

Menge: je nach Exsikkose 100–200 ml/kg KG/24 h, anfangs 10–20 ml/kg KG/h.
– Unverzüglicher Transport zur nächsten (pädiatrischen) Intensivpflegestation.

Da parenteral applizierbares Aldosteron (Aldocorten®) heute nicht mehr verfügbar ist, muß statt Prednisolon Hydrokortisonhemisukzinat (Hydrokortison 100 bzw. 200) in einer Anfangsdosis von 100 mg/m² i.v. (notfalls i.m.) gegeben werden, um ausreichende Mineralokortikoideffekte zu erzielen. Bei schweren Hyperkaliämien (über 8 mmol/l) mit EKG-Veränderungen (Schenkelblock) sind Kalzium i.v. sowie evtl. Insulin und Glukose und/oder Ionenaustauscher (Resonium A®) zu geben.

5.1.3 Operative Therapie

Genitalkorrekturoperationen gehören in die Hand des auf diesem Gebiet erfahrenen Chirurgen und sollten ausschließlich in Zentren durchgeführt werden. Man sollte die plastisch-chirurgische Korrektur der vergrößerten Klitoris am besten um den 1. Geburtstag durchführen. Die Wahl des Zeitpunkts für die Vaginalerweiterungsplastik ist umstritten. Manche Zentren streben eine frühe Korrektur evtl. zusammen oder im Anschluß an die Klitorisplastik an, während andere Gruppen für die Vaginalerweiterungsplastik zu einem späteren Zeitpunkt in der Pubertät eintreten, da die Narbenschrumpfung am östrogenisierten Genitale geringer ist und die sonst in der Regel notwendigen regelmäßigen Bougierungen in Narkose entfallen.

5.1.4 Therapieüberwachung

Patienten mit AGS sollten zusammen in einem Zentrum mit einem erfahrenen pädiatrischen Endokrinologen betreut werden, welchem auch ein zuverlässiges pädiatrisch-endokrinologisches Labor zur Verfügung steht (Tab. 31-5). Zur Therapiekontrolle eignen sich im Grunde dieselben Methoden wie zur Dignostik. Ein guter, über die Tagesrhythmik integrierender Indikator ist die quantitative Menge der Steroidmetaboliten im 24-Stunden-Urin. Für die Interpretation muß man die altersabhängigen Normbereiche kennen. Von einer guten Einstellung kann nach Knorr bei folgenden Pregnantriolwerten (µg/Tag, kapillargaschromatographische Bestimmung) gesprochen werden: Säuglinge 50–200, Kleinkinder 80–500, Schulkinder 200–1500 (menstruierende Mädchen –3000), Erwachsene 500 bis 4000. Die Bestimmung der 17-Ketosteroide ist überholt.

Für Kinder gilt, daß eine Suppression des Pregnantriols bzw. Werte im unteren Normbereich bereits Glukokortikoiddosen voraussetzen, die Symptome einer Überdosierung wie Wachstumsstillstand oder Cushing-Zeichen hervorrufen können. Angestrebt werden daher Werte im mittleren bis oberen Normbereich. Für die Compliance der Patienten ist der Quotient Pregnantriol zu Tetrahydrocortisol (Metabolit des zugeführten Hydrocortisons) von Bedeutung, wobei ein

Tabelle 31-5 Parameter der Therapieüberwachung beim AGS mit 21-Hydroxylasedefekt.

klinische Untersuchungen
– Körpergröße, -gewicht (Perzentilenkurven), Blutdruck
– Pubertätsstadien (Reifestatus) nach Tanner
– bei Mädchen: Inspektion des äußeren Genitales (Klitorislänge)
– bei Knaben: Hodenvolumen, Penisschaftlänge
– Knochenalter (Rö-Hand), Sonographie der Nebennieren (1 × Jahr)

Laboruntersuchungen
– Urinsteroide (24-Stunden-Sammelurin) (bei Säuglingen und Kleinkindern: 2 Urinportionen, morgens und abends)
– 17-OHP-Tagesprofil im Speichel (3 Proben, vor Tabletteneinnahme)
– Plasmareninaktivität oder Reninkonzentration
– zusätzlich bei Neugeborenen und Säuglingen: Serumnatrium, -kalium

Wert < 1 erfahrungsgemäß eine gute Einstellung anzeigt [3].

Die Hormonbestimmung im Speichel stellt eine echte Alternative zu den Bestimmungen aus dem Blut dar [13]. Zwischen den 17-OHP-Konzentrationen im Plasma und Speichel besteht eine enge Korrelation. Die Steroide im Speichel reflektieren den freien, nicht proteingebundenen Anteil der Steroide im Blut. Liegt ein Defizit an Mineralokortikoiden vor, dann kommt es zu einer Aktivierung des Renin-Angiotensin-Systems. Laborchemisch findet man eine erhöhte Plasmareninaktivität bzw. Reninkonzentration, die Natriumkonzentration sowie der Na/K-Quotient im Sammelurin sind massiv erhöht. Daneben kommt es aber auch zu einem ACTH-Anstieg und damit zu einer weiteren Verschlechterung der Einstellung. Allein durch eine Erhöhung der Mineralokortikoiddosis läßt sich die Einstellung aber wieder normalisieren. Die PRA-/Renin-Werte sollen im Normbereich (altersabhängig) liegen. Eine supprimierte PRA zeigt eine Mineralokortikoidüberdosierung an. Das Längenwachstum der Kinder verläuft bei einer normalen PRA normal. Im Säuglingsalter sind selbstverständlich auch bei jeder Blutnahme die Elektrolyte zu kontrollieren.

Jedes Kind mit AGS muß individuell eingestellt werden. Die benötigte Dosis muß dem Körperwachstum entsprechend regelmäßig angepaßt, d.h. erhöht werden! Eine gute AGS-Einstellung zeigt keine Nebenwirkungen.

Auch alle Impfungen können termingerecht erfolgen. Neben der medizinischen Betreuung ist eine psychologische Betreuung der Familie insbesondere der adoleszenten Mädchen und jungen Frauen wünschenswert. Es hat sich gezeigt, daß Selbsthilfegruppen dem Arzt bei Betreuung der Patienten hilfreich zur Seite stehen können. So wurde vor kurzem in Deutschland der Verein „AGS-Patienten und Elterninitiative e.V." gegründet.

5.1.5 Prognose

Die Prognose der AGS ist bei adäquater Therapie nicht eingeschränkt. Bei frühdiagnostizierten, optimal kontrollierten und eingestellten AGS-Patienten kann deren Erwachsenengröße durchaus im Bereich der elterlichen Zielgröße liegen. Bei guter Einstellung liegt das mittlere Menarchealter der AGS-Mädchen meist nur geringfügig höher. Zyklusunregelmäßigkeiten und das Auftreten von polyzystischen Ovarien sind jedoch bei Patientinnen mit AGS und Salzverlust nicht selten. Die Fertilitätsprognose ist beim unkomplizierten AGS besser als beim AGS mit Salzverlustsyndrom, insgesamt aber doch eingeschränkt [17].

5.1.6 Pränatale Therapie

Die pränatale Therapie des AGS wurde erstmals von David und Forest beschrieben [6]. Sie hat zum Ziel, die Virilisierung des äußeren Genitales weiblicher AGS-Feten zu verhindern, um diesen Kindern die aufwendigen Genitalkorrekturoperationen zu ersparen.

Da die pathologisch exzessive Androgenbildung der fetalen NNR und somit die Virilisierung des äußeren Genitales weiblicher AGS-Feten bereits beginnt (nämlich ab der 6. SSW), bevor eine pränatale Diagnostik möglich ist, müssen alle AGS-Risikoschwangerschaften zunächst „blind" behandelt werden. Dexamethason ist das Medikament der Wahl, da es im Gegensatz zu anderen Glukokortikoiden die Plazenta unverändert passiert und so die fetale NNR zu supprimieren vermag. Nach Kenntnis der Schwangerschaft (5./6. SSW) erhält die Schwangere täglich 3mal 0,5 mg Dexamethason (Richtdosis: 20 µg/kg und Tag) p.o. Ergibt die pränatale Diagnose, daß der Fetus weiblich und homozygot erkrankt ist, wird die Therapie kontinuierlich bis zum Ende der Schwangerschaft fortgeführt (Abb. 31-6). In allen anderen Fällen erfolgt ein schrittweises Absetzen der Therapie. Eine sorgfältige Überwachung der Risikoschwangerschaft ist selbstverständlich [9, 23].

5.2 11β-Hydroxylasedefekt

Mittel der Wahl ist wie beim 21-Hydroxylasedefekt die Substitution mit Hydrocortison. Es gelten für die Therapie und für die Überwachung die gleichen Regeln wie beim 21-Hydroxylasedefekt (siehe dort). Eine supprimierte PRA oder Reninkonzentration, ein konstant erhöhter Blutdruck, sowie hohe Steroidkonzentrationen im Plasma und Urin zeigen eine zu niedrige Einstellung, während ein schlechtes Längenwachstum, Cushing-Zeichen, sowie erniedrigte Steroidkonzentrationen im Plasma und Urin eine zu hohe Therapie anzeigen. In Streßsituationen muß die Hydrocortisondosis ebenfalls verdoppelt bis verdreifacht werden. Eine antihypertensive Therapie kann ebenfalls notwendig werden. Für die Genitalkorrekturoperation gelten die gleichen Überlegungen wie beim 21-Hydroxylasedefekt. Beim 11β-Hydroxylasedefekt ist ebenfalls eine pränatale Therapie mit Dexamethason möglich.

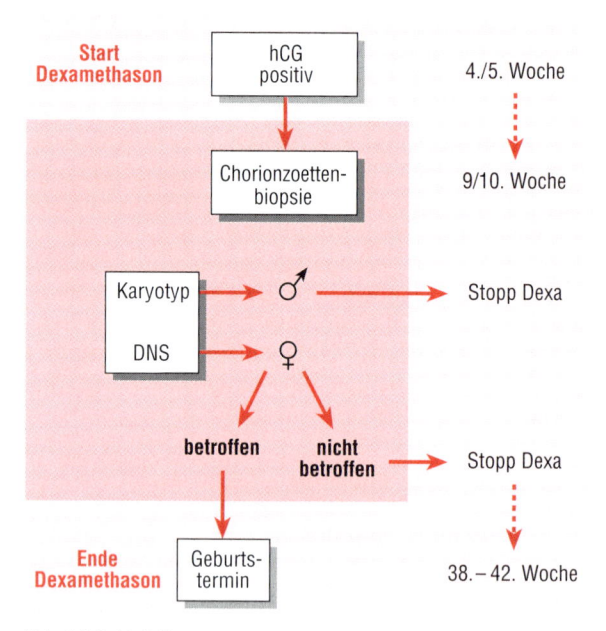

Abb. 31-6 Flußdiagramm zum Ablauf der pränatalen AGS-Therapie.

5.3 Cholesterindesmolase-(P450scc)-Defekt

Die Therapie wird wie beim kongenitalen AGS mit 21-Hydroxylasedefekt und Salzverlustsyndrom durchgeführt (siehe dort). Trotz früher Substitution mit Gluko- und Mineralokortikoiden versterben mit Ausnahme weniger Fälle die meisten Patienten im Neugeborenen- und Säuglingsalter.

5.4 3β-Hydroxysteroiddehydrogenasedefekt

Die Therapie wird wie beim kongenitalen AGS mit 21-Hydroxylasedefekt durchgeführt.

5.5 17-Hydroxylasedefekt

Therapeutisch werden Glukokortikoide substituiert, wodurch der Blutdruck normalisiert werden kann. Zur Einleitung der Pubertät müssen Östrogene bzw. Testosteron verabreicht werden.

5.6 Nicht-klassische AGS-Formen

Bei den *nicht-klassischen* AGS-Formen mit 21-Hydroxylase-, 3β-HSD- und 11β-Hydroxylasedefekt besteht die Therapie der Wahl ebenfalls in einer allerdings niedrigdosierten Glukokortikoidtherapie. Bei Kindern im Wachstum empfiehlt sich Hydrocortison in niedriger Dosierung (z.B. Hydrocortison 5–10 mg/m²/Tag), bei ausgewachsenen Jugendlichen und erwachsenen Frauen Dexamethason (z.B. 0,25 mg/Tag). Daneben hat sich auch die Gabe eines Antiandrogens wie Cyproteronacetat (Dosis 25–50 mg/m² KOF) in der Therapie bewährt.

6 Enzymdefekte mit normaler Kortisolproduktion

6.1 17-20-Lyase-(Desmolase-)Defekt

Der isolierte 17-20-Lyasedefekt stellt eine Variante des 17-Hydroxylasedefektes dar. Er tritt sowohl in den Nebennieren wie in den Gonaden auf und verursacht einen Mangel an Sexualsteroiden, während die Gluko- und Mineralokortikoidsynthese nicht betroffen ist. Im Urin findet man eine erhöhte Ausscheidung von Pregnantriolon, einem Metaboliten von 17-OHP. Nach ACTH- und hCG-Stimulation steigt die Ausscheidung an, während die von Testosteron und DHEA nicht zunimmt. Diese Beobachtung unterstützt die Theorie, daß der Gendefekt sowohl in den Nebenniere als auch in den Gonaden vorkommt. Bisher wurde das Krankheitsbild nur bei genetisch männlichen Individuen beschrieben.

Differentialdiagnostisch muß ein 17-Ketosteroid-Reduktasedefekt ausgeschlossen werden, der nur in Gonaden vorkommt. Der 17-Ketosteroid-Reduktase-(17β-Hydroxysteroiddehydrogenase)-Defekt bewirkt, daß Androstendion nicht zu Testosteron und DHEA nicht zu Androstendiol umgewandelt werden. Knaben mit dem Defekt weisen eine hochgradige Hypospadie auf. Sie werden deshalb häufig bei der Geburt als Mädchen verkannt und erst in der Pubertät aufgrund von Virilisierungszeichen erkannt.

6.2 Aldosteronsynthasemangel

Ein isolierter Hypoaldosteronismus entsteht, wenn eines der beiden Enzyme (18-Hydroxylase, 18-Dehydrogenase) fehlt, die für die Umwandlung von Kortikosteron zu Aldosteron notwendig sind. Nach Ulick wurden diese beiden Störungen bisher Kortikosteron-Methyloxidase (CMO) Typ I und II genannt, wobei sich diese Einteilung für die biochemische Diagnostik bewährt hat. Heute wird das vom CYP11B2-Gen kodierte Enzym als Aldosteronsynthase bezeichnet. Der Aldosteronsynthasedefekt wurde besonders häufig bei iranischen Juden beschrieben. Man hat bisher verschiedene Gendefekte aufgeklärt wie eine Deletion in Exon 1 von CYP11B2 oder Mutationen im CYP11B2-Gen (Übersicht in [30]).

Klinik: Die beiden kongenitalen Aldosteronsynthasedefekte (CMO I und II) lassen sich klinisch nicht unterscheiden. Je nach Ausprägung des Enzymdefekts manifestiert sich die Krankheit im Neugeborenenalter durch eine schwere Salzverlustkrise (Hyponatriämie, Hyperkaliämie) oder erst im Kleinkindesalter aufgrund einer Gedeihstörung. Im Laufe der Jahre kann die Niere Mechanismen zur aldosteronunabhängigen Na^+-Rückresorption entwickeln, so daß es zu einer Verbesserung der Stoffwechsellage kommt.

Diagnostik: Sie läßt sich aufgrund der niedrigen Aldosteronkonzentration im Plasma und Urin sowie der exzessiv erhöhten Plasmareninaktivität (PRA) stellen. Die Unterscheidung zwischen CMO Typ I und II ist wissenschaftlich interessant, hat aber klinisch keine Bedeutung. Da beim Typ I die 18-Hydroxylierung defekt ist, werden im Urin vermehrt Kortikosteronmetaboliten ausgeschieden. Beim CMO Typ II ist die nachfolgende Dehydrogenierung defekt, so daß hier vermehrt 18-Hydroxycorticosteron (18-OH-B) gebildet wird. Das Verhältnis 18-OH-B zu Aldosteron ist im Plasma erhöht, die Urinmetaboliten von 18-OH-B werden vermehrt ausgeschieden. Die Kortisolkonzentrationen sind normal oder leicht erhöht, die Androgenbiosynthese ist nicht betroffen.

Differentialdiagnostisch müssen alle AGS-Formen mit Salzverlust, die kongenitale Nebennierenhypoplasie, der transitorische Hypoaldosteronismus bei Neugeborenen (Unreife der Zona glomerulosa), sowie der Pseudohypoaldosteronismus (Typ I) abgegrenzt werden.

Therapie: Die Therapie besteht in der oralen Substitution von Kochsalz (z.B. 2 g NaCl/Tag) und Mineralokortikoiden (Astonin H 0,1–0,3 mg/Tag). Darunter lassen sich die Elektrolyte normalisieren, die Kinder gedeihen und zeigen ein Aufholwachstum.

Literatur

1. Aisenberg, J. E., P. W. Speiser: The genetics of 21-hydroxylase deficiency. Endocrinologist 4 (1994) 92–98.
2. Azziz, R., D. Dewailly, D. Owerbach: Clinical review 56: nonclassical adrenal hyperplasia: current concepts. J. clin. Endocr. 78 (1994) 810–815.
3. Bidlingmaier, F., L. Siekmann: Therapiekontrolle beim adrenogenitalen Syndrom (AGS). In: Allolio, B., H. M. Schulte (Hrsg.): Moderne Diagnostik und therapeutische Strategien bei Nebennierenerkrankungen, S. 174–181. Schattauer, Stuttgart – New York 1990.
4. Biglieri, E. G., C. E. Kater: 17 alpha-hydroxylation deficiency. Endocr. Metabol. Clin. N. Amer. 20 (1991) 257–268.
5. Curnow, K. M., L. Slutsker, J. Vitek, T. Cole, P. W. Speiser, M. I. New, P. C. White, L. Pascoe: Mutations in the CYP11B1 gene causing congenital adrenal hyperplasia and hypertension cluster in exons 6, 7 and 8. Proc. nat. Acad. Sci. (Wash.) 90 (1993) 4552–4556.
6. David, M., M. G. Forest: Prenatal treatment of congenital adrenal hyperplasia resulting from 21-hydroxylase deficiency. J. Pediat. 105 (1984) 799–803.
7. Dörr, H.G., W. G. Sippell: Prenatal dexamethasone treatment in pregnancies at risk for congenital adrenal hyperplasia due to 21-hydroxylase deficiency: effect on midgestational amniotic fluid steroid levels. J. clin. Endocr. 76 (1993) 117–120.
8. Dörr, H.G., W. G. Sippell: Adrenogenitales Syndrom mit 21-Hydroxylase-Defekt. Mschr. Kinderheilk. 141 (1993) 609–621.
9. Dörr, H.G., W. G. Sippell, R. P. Willig: Pränatale Therapie und Diagnostik des adrenogenitalen Syndroms mit 21-Hydroxylasedefekt. Mschr. Kinderheilk. 140 (1992) 661–663.

10. Forest, M. G.: Pitfalls in prenatal diagnosis of 21-hydroxylase deficiency by amniotic fluid steroid analysis? A six years experience in 102 pregnancies at risk. Ann. N. Y. Acad. Sci. 458 (1985) 130–147.

11. Hauffa, B. P., D. Menzel, H. Stolecke: Age-related in adrenal size during the first year of life in normal newborns, infants and patients with congenital adrenal hyperplasia due to 21-hydroxylase deficiency: comparison of ultrasound and hormonal parameters. Europ. J. Pediat. 148 (1988) 43–49.

12. Honour, J. W., G. Rumsby: Problems in diagnosis and management of congenital adrenal hyperplasia due to 21-hydroxylase deficiency. J. Steroid Biochem. Mol. Biol. 45 (1993) 69–74.

13. Hughes, I. A., J. Dyas, J. Robinson, R. F. Walker, D. R. Fahmy: Monitoring treatment in congenital adrenal hyperplasia. Use of serial measurements of 17-OH-progesterone in plasma, capillary blood, and saliva. Ann. N. Y. Acad. Sci. 458 (1985) 193–202.

14. Knorr, D., F. Bidlingmaier, W. Höller, U. Kuhnle: Diagnosis of homozygosity and heterozygosity in congenital adrenal hyperplasia (CAH) and control of treatment. J. Steroid Biochem. 19 (1983) 645–653.

15. Lucky, A. W., R. L. Rosenfield, J. McGuire, S. Rudy, J. Helke: Adrenal androgen hyperresponsiveness to adrenocorticotropin in women with acne and/or hirsutism: adrenal enzyme defects and exagerrated adrenarche. J. clin. Endocr. 62 (1986) 840–848.

16. Migeon, C. J., P. A. Donohoue: Congenital adrenal hyperplasia caused by 21-hydroxylase deficiency. Its molecular basis and its remaining therapeutic problems. Endocr. Metabol. Clin. N. Amer. 20 (1991) 277–296.

17. Mulaikal, R. M., C. J. Migeon, J. A. Rock: Fertility rates in female patients with congenital adrenal hyperplasia due to 21-hydroxylase deficiency. New Engl. J. Med. 316 (1987) 178–182.

18. Nelson, D. R., T. Kamataki, D. J. Waxman, F. P. Guengerich, R. W. Estabrook, R. Feyereisen, F. J. Gonzales, M. J. Coon, I. C. Gunsalus, O. Gotoh, K. Okuda, D. W. Nebert: The P450 superfamily: update on new sequences, gene mapping, accession numbers, early trivial names of enzymes, and nomenclature. DNA Cell Biol. 12 (1994) 1–51.

19. New, M. I., L. S. Levine: Congenital adrenal hyperplasia. Monogr. Endocr. 26 (1984) 1–88.

20. New, M. I.: Nonclassical congenital adrenal hyperplasia and the polycystic ovarian syndrome. Ann. N. Y. Acad. Sci. 687 (1993) 193–205.

21. Pang, S., L. S. Levine, L. L. Cederqvist, M. Fuentes, V. M. Riccardi, J. H. Holcombe, H. M. Nitowsky, G. Sachs, C. E. Anderson, M. A. Duchon, R. Owens, I. Merkatz, M. I. New: Amniotic fluid concentrations of delta 5 and delta 4 steroids in fetuses with congenital adrenal hyperplasia due to 21 hydroxylase deficiency and in anencephalic fetuses. J. clin. Endocr. 51 (1980) 223–229.

22. Pang, S., M. A. Wallace, L. Hofman, H. C. Thuline, C. Dorche, I. C. T. Lyon, R. H. Dobbins, S. Kling, K. Fujieda, S. Suwa: Worldwide experience in newborn screening for classical congenital adrenal hyperplasia due to 21-hydroxylase deficiency. Pediatrics 81 (1988) 866–874.

23. Pang, S., M. S. Pollack, R. N. Marshall, L. Immken: Prenatal treatment of congenital adrenal hyperplasia due to 21-hydroxylase deficiency. New Engl. J. Med. 322 (1990) 111–115.

24. Peter, M., W. G. Sippell, F. Lorenzen, R. P. Willig, E. Westphal, H. Grosse-Wilde: Improved test to identify heterozygotes for congenital adrenal hyperplasia without index case examination. Lancet 335 (1990) 1296–1299.

25. Prader, A.: Vollkommen männliche äußere Genitalentwicklung und Salzverlustsyndrom bei Mädchen mit kongenitalem adrenogenitalem Syndrom. Helv. paediat. Acta 1 (1958) 5–15.

26. Prader, A., H. P. Gürtner: Das Syndrom des Pseudohermaphroditismus masculinus bei kongenitaler Nebennierenrindenhyperplasie ohne Androgenüberproduktion. Helv. paediat. Acta 10 (1955) 397–412.

27. Speiser, P. W., L. Agdere, H. Ueshiba, P. C. White, M. I. New: Aldosterone synthesis in salt-wasting congenital adrenal hyperplasia with complete absence of adrenal 21-hydroxylase. New Engl. J. Med. 324 (1991) 145–149.

28. Speiser, P. W., M. I. New, P. C. White: Molecular genetic analysis of nonclassic steroid 21-hydroxylase deficiency associated with HLA-B14,DR1. New Engl. J. Med. 319 (1988) 19–23.

29. Schnakenburg, K. von, F. Bidlingmaier, D. Knorr: 17-hydroxyprogesterone, androstenedione, and testosterone in normal children and in prepubertal patients with congenital adrenal hyperplasia. Europ. J. Pediat. 133 (1980) 259–267.

30. White, P. C., K. M. Curnow, L. Pascoe: Disorders of steroid 11β-hydroxylase isozymes. Endocr. Rev. 15 (1994) 421–438.

31. Yanase, T., E. R. Simpson, M. R. Waterman: 17 alpha-hydroxylase/17,20-lyase deficiency: from clinical investigation to molecular definition. Endocr. Rev. 12 (1991) 91–108.

32. Zachmann, M., D. Tassinari, A. Prader: Clinical and biochemical variability of congenital adrenal hyperplasia due to 11 beta-hydroxylase deficiency. A study of 25 patients. J. clin. Endocr. 56 (1983) 222–229.

32 Zufällig entdeckte Nebennierenraumforderung

Martin Reincke

1	Definition und Klassifikation	261
2	Klinisches Bild	261
3	Differentialdiagnose	262
4	Diagnostik	262
4.1	Endokrinologische Diagnostik	262
4.2	Bildgebende Diagnostik	263
5	Therapie	264

1 Definition und Klassifikation

Die zufällig entdeckte Raumforderung der Nebenniere wird als *Inzidentalom* bezeichnet. Man versteht hierunter einen Nebennierentumor als Zufallsbefund, ohne daß vor Durchführung der bildgebenden Diagnostik ein entsprechender Verdacht geäußert wurde. Ob eine adrenale Raumforderung als zufällig entdeckt eingestuft werden muß, ist gelegentlich nicht ganz eindeutig festzulegen. Der Nachweis von Nebennierenmetastasen im Rahmen von Staging-Untersuchungen bei einem Malignom erlaubt nicht die Einordnung als Zufallsbefund. Schwierig ist auch die Zuordnung im Rahmen der Abklärung einer Hypertonie. Der Nachweis einer adrenalen Raumforderung mittels Sonographie kann als Ergebnis einer zielgerichteten Diagnostik eingestuft werden. Andererseits gilt für endokrine Ursachen einer Hypertonie, daß einer Lokalisationsdiagnostik der biochemische Nachweis der Störung vorgeschaltet sein sollte.

Die Nebennieren waren lange Zeit den bildgebenden Verfahren schwer zugänglich. Durch die Entwicklung von Sonographie, Computertomographie und Kernspintomographie ist die Nebennierendiagnostik revolutioniert worden. Eine Folge dieser Entwicklung ist der Nachweis von Tumoren im Bereich der Nebenniere als Zufallsbefund.

Die zufällig entdeckte Nebennierenraumforderung stellt die häufigste pathologische Veränderung der Nebennieren dar.

Im Sektionsgut finden sich klinisch unerkannte Nebennierenadenome in 1,4–8,7 % der Fälle [6]. Die meisten dieser Adenome sind klein, aber die Prävalenz von Adenomen, die größer als 1,5 cm sind, beträgt immer noch 1,8 %. Raumforderungen mit einem Durchmesser von 6 cm und mehr wurden im Sektionsgut mit einer Häufigkeit von 0,025 % gefunden [2]. In der abdominellen Computertomographie schwanken die Angaben über die Prävalenz zufällig entdeckter Nebennierentumoren zwischen 0,6 und 4,4 % und liegen bei 30 000 Untersuchungen im Mittel bei 1,0 %. Am häufigsten sind kleine Tumoren mit einem Durchmesser ≤ 1 cm, und 79 % aller computertomographisch nachgewiesenen Raumforderungen sind kleiner als 2 cm [4].

Der außerordentlichen Häufigkeit der zufällig entdeckten Nebennierenraumforderung muß das seltene Auftreten des Nebennierenrindenkarzinoms gegenübergestellt werden.

Man rechnet bei 1,7 Mio. Einwohnern mit einer Neuerkrankung pro Jahr [1, 8]. Bei Diagnosestellung ist das Nebennierenrindenkarzinom typischerweise bereits sehr groß und hat fast ausnahmslos einen Durchmesser von über 6 cm. Damit ist klar, daß der Nachweis einer adrenalen Raumforderung allein niemals einen operativen Eingriff rechtfertigt. Bei einer geschätzten Mortalität von 1 % für eine unilaterale Adrenalektomie würden für jedes frühzeitig entfernte Nebennierenrindenkarzinom mehr als 100 Patienten mit gutartigem Nebennierentumor an den Operationsfolgen versterben.

2 Klinisches Bild

Ein Patient mit zufällig entdecktem Nebennierentumor sollte per definitionem keine richtungsweisenden Symptome erkennen lassen. Überdurchschnittlich häufig finden sich bei diesen Patienten aber Hypertonie (55,8 %), Hyperlipidämie (51,6 %), Übergewicht (33 %), und Diabetes mellitus Typ II (27,7 %) [6]. Es kann aber derzeit nicht sicher entschieden werden, ob Patienten mit kardiovaskulärem Risikoprofil häufiger Inzidentalome tragen oder lediglich in diesen Fällen häufiger eine abdominelle Lokalisationsdiagnostik durchgeführt wird. Allerdings findet sich auch im Sektionsgut eine Assoziation zwischen Hypertonie und asymptomatischen Nebennierenadenomen [6]. Die Altersverteilung zeigt einen Gipfel zwischen dem 60. und 70. Lebensjahr, wobei Frauen im Verhältnis von 3 zu 2 häufiger betroffen sind als Männer.

Ist ein Nebennierentumor nachgewiesen worden, muß sorgfältig nach Hinweisen auf eine endokrine Aktivität gesucht werden. Keinesfalls darf bei Fehlen klinischer Zeichen oder entsprechender anamnestischer Angaben ohne biochemische Analyse eine endokrine

Aktivität des Tumors verneint werden, da symptomarme Phäochromzytome und kortisolsezernierende Adenome nicht ungewöhnlich sind [7].

Das Fehlen von spezifischen Beschwerden oder klinischen Zeichen schließt eine endokrine Aktivität der zufällig diagnostizierten Nebennierenraumforderung nicht aus.

3 Differentialdiagnose

Eine Übersicht über die Differentialdiagnose der zufällig diagnostizierten Nebennierenraumforderung gibt Tabelle 32-1. Wichtig ist die Tatsache, daß größere extraadrenale Raumforderungen gelegentlich als von der Nebenniere ausgehend eingeordnet werden. Dies betrifft insbesondere retroperitoneale mesenchymale Tumoren und Nierenzellkarzinome.

Tabelle 32-2 gibt eine Übersicht über die pathologisch-anatomischen Diagnosen von operierten, zufällig entdeckten Nebennierentumoren. Am häufigsten sind kleine, endokrin inaktive Nebennierenrindenadenome. Da nur ein Teil dieser Tumoren nach variablen Kriterien operativ entfernt wurde, spiegelt die Tabelle nicht die tatsächliche Prävalenz der einzelnen Diagnosen bei der zufällig entdeckten Nebennierenraumforderung wider.

4 Diagnostik

4.1 Endokrinologische Diagnostik

Bei der zufällig entdeckten Nebennierenraumforderung besteht eine Abhängigkeit der endokrinen Aktivität von der Größe der adrenalen Raumforderung.

Während sich bei kleinen Tumoren mit einem Durchmesser von weniger als 2 cm selten eine endokrine Ak-

Tabelle 32-1 Differentialdiagnose der zufällig entdeckten Nebennierenraumforderung.

- Nebennierenrindenadenom
  - endokrin inaktiv
  - kortisolproduzierendes Adenom
  - androgenproduzierendes Adenom
  - östrogenproduzierendes Adenom
- Nebennierenrindenkarzinom
- Phäochromozytom
- knotige Nebennierenrindenhyperplasie
- Nebennierenzyste
- Myelolipom
- Metastasen
- malignes Lymphom
- fibröse Histiozytome
- Hämatom
- Nierenzellkarzinom
- Leiomyom des Magens
- retroperitoneale Sarkome
- Ganglioneurom
- Neurolemmom
- Neuroblastom

Tabelle 32-2 Pathologisch anatomische Diagnosen bei 172 Inzidentalomen (% in Klammern) (nach [6]).

endokrin inaktive Nebennierenrindenadenome*	134	(77,9)
kortisolproduzierende Adenome	14	(8,1)
Aldosteronom	1	
Nebennierenkarzinom (aldosteronbildend)	1	
knotige Nebennierenrindenhyperplasie	1	
Phäochromozytom	5	(2,9)
Nebennierenzyste*	5	(2,9)
Myelolipom*	6	(3,5)
Ganglioneurom	2	
Neurilemmom	1	
Hypernephrom	1	
Metastase (Schilddrüsenkarzinom)	1	

*Diagnose z.T. ohne Operation allein durch bildgebende Verfahren oder Verlaufskontrollen gesichert

Tabelle 32-3 Endokrine Diagnostik bei der zufällig entdeckten Nebennierenraumforderung.

Basisprogramm
obligat
- freie Katecholamine im 24-Stunden-Urin
- Serumkortisol im Dexamethason-Hemmtest (1 mg)

fakultativ (bei Hypertonie und Hypokaliämie)
- Reninaktivität im Plasma nach 30minütiger Ruhephase
- Kaliumexkretion im 24-Stunden-Urin

erweiterte Diagnostik bei pathologischem Basisprogramm
präklinisches Cushing-Syndrom
- hochdosierter Dexamethason-Hemmtest (8 mg)
- CRH-Stimulationstest

Conn-Syndrom
- Aldosteron-18-Glucoronid im 24-Stunden-Urin
- Reninaktivität und Aldosteron im Plasma in Ruhe und Orthostase
- bedarfsweise selektive Nebennierenvenenkatheterisierung mit beidseitiger Blutentnahme zur Bestimmung von Aldosteron und Kortisol im NN-Venenblut (s. Kap. 29)

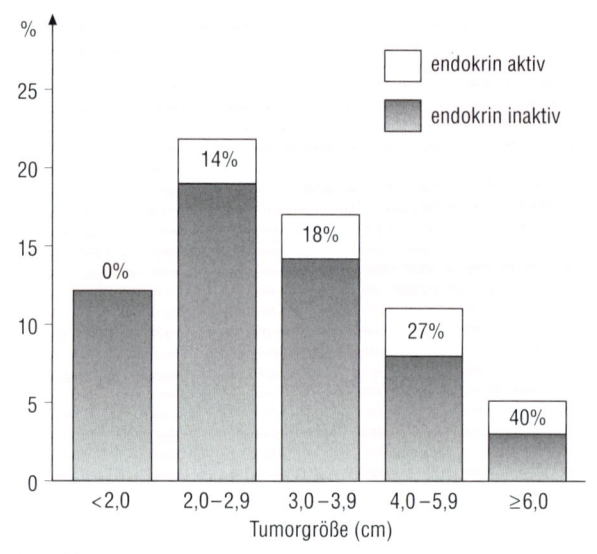

Abb. 32-1 Tumorgröße und endokrine Aktivität bei Patienten mit Nebennereninzidentalom. Mit zunehmender Größe des zufällig entdeckten Nebennierentumors steigt die Wahrscheinlichkeit einer subklinischen endokrinen Aktivität (nach [6]).

tivität nachweisen läßt, steigt die Wahrscheinlichkeit einer autonomen, klinisch-inapparenten Hormonsekretion bei größeren Tumoren an und liegt bei Raumforderungen größer 6 cm bei ca. 50 % (Abb. 32-1). Deshalb ist bei jeder Raumforderung mit einem Durchmesser von mehr als 1 cm oder mit suspekter Klinik eine endokrinologische Abklärung erforderlich [8]. Sie umfaßt die Bestimmung der Katecholamine Adrenalin und Noradrenalin im 24-Stunden-Urin, um oligo- oder asymptomatische Phäochromozytome zu erfassen (Tab. 32-3). Kortisolproduzierende Tumoren ohne klinische Zeichen des Cushing-Syndroms liegen bei 5–15 % aller Patienten vor und stellen die häufigste endokrine Aktivität der zufällig diagnostizierten Nebennierenraumforderung dar. Für dieses Krankheitsbild hat sich der Ausdruck *präklinisches Cushing-Syndrom* eingebürgert.

Aufgrund der Häufigkeit von zufällig entdeckten Nebennierenraumforderungen in der Allgemeinbevölkerung ist das präklinische Cushing-Syndrom 2–5mal häufiger als das klinisch manifeste adrenale Cushing-Syndrom.

Zum Nachweis einer klinisch inapparenten Kortisolproduktion durch die Nebennierenraumforderung ist die Bestimmung des Serumkortisols im *Dexamethason-Kurztest* am besten geeignet [7]. Eine Serumkortisolkonzentration unter 3 µg/dl schließt eine signifikante Kortisolproduktion durch den Tumor aus. Konzentrationen zwischen 3 und 5 µg/dl weisen möglicherweise auf ein kortisolproduzierendes Adenom hin, das in Analogie zum warmen Knoten der Schilddrüse weniger als den Kortisoltagesbedarf sezerniert. Eine Demaskierung dieser Autonomie ist noch sicherer durch *hochdosiertes Dexamethason* möglich, da in diesem Falle ebenfalls keine Suppression unter 3 µg/dl gelingt.

Muß eine Kortisolproduktion durch den Tumor angenommen werden, ist eine Bestimmung des freien Kortisols im 24-Stunden-Urin und die Durchführung eines CRH-Stimulationstests sinnvoll, um das Ausmaß des Kortisolexzesses sicherer beurteilen zu können (Abb. 32-2) [7]. Bleibt ein Kortisol- und ACTH-Anstieg im CRH-Test aus, ist nach operativer Entfernung eines solchen Adenoms mit einem postoperativen passageren Hypokortisolismus zu rechnen, der adäquat substituiert werden muß, um eine krisenhafte Nebennierenrindeninsuffizienz zu vermeiden.

Bei arterieller Hypertonie und gleichzeitiger spontaner Hypokaliämie sollte ein Conn-Syndrom durch entsprechende Diagnostik ausgeschlossen werden. Eine langjährige Hypertonie allein mit normwertigem Serumkalium (> 3,7 mval/l) rechtfertigt keine ausführliche Conn-Diagnostik. Hingegen muß bei jüngeren Patienten (< 50 Jahre) und neu aufgetretener Hypertonie sorgfältig nach einem Conn-Syndrom gesucht werden.

Nicht sinnvoll sind die Bestimmungen von Testosteron, Östradiol oder Dehydroepiandrosteronsulfat. Androgen- oder östrogenproduzierende Nebennierenadenome sind außerordentlich selten und erzeugen fast stets richtungweisende klinische Stigmata wie Hirsutismus, Virilisierung oder Gynäkomastie. Isoliert androgen- oder östrogensezernierende, zufällig entdeckte Nebennierentumoren sind bisher nicht beschrieben worden.

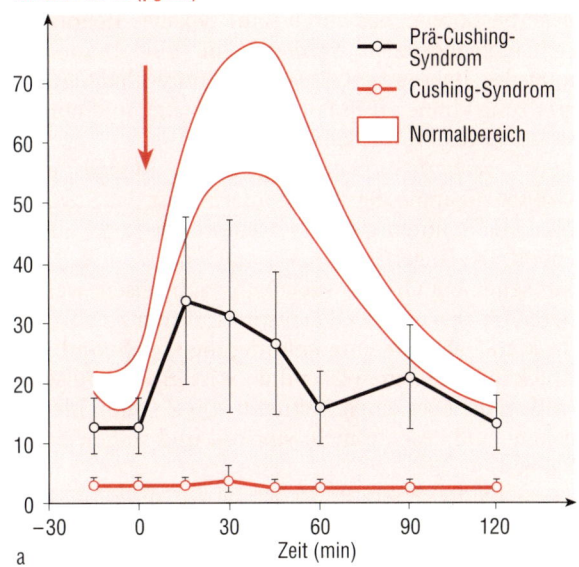

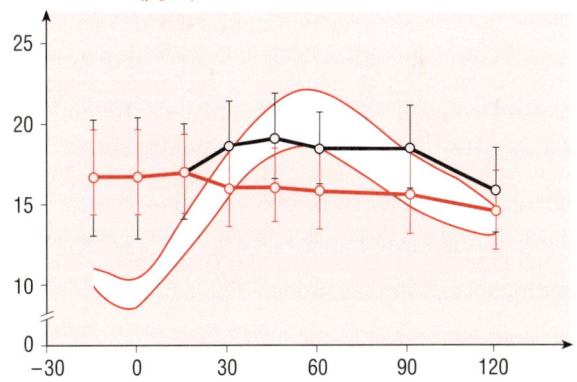

Abb. 32-2 Vergleich der ACTH- und Kortisolkonzentrationen im CRH-Stimulationstest bei präklinischem Cushing-Syndrom (n = 7) und klinisch manifesten Cushing-Adenomen (n = 6). Die ACTH-Sekretion ist beim präklinischen Cushing-Syndrom partiell supprimiert.

4.2 Bildgebende Diagnostik

Je nachdem, mit welchem Verfahren die Nebennierenraumforderung primär nachgewiesen wurde und welche klinischen Verdachtsmomente vorliegen, kann der Einsatz weiterer bildgebender Diagnostik sinnvoll sein. Die *Sonographie* ist im Nachweis adrenaler Raumforderungen der *Computertomographie* bei kleinen Tumoren unterlegen. Hier kann daher die Computertomographie zur besseren anatomischen Darstellung ergänzend erforderlich werden. Eine differentialdiagnostische Klärung mittels Sonographie und Computertomographie gelingt in der Regel nicht. Ausnahmen hiervon sind zystische Veränderungen und das Myelolipom, das durch seine typische Echotextur sicher diagnostiziert werden kann. Eine Inhomogenität des Tumors im CT und eine unregelmäßige Begrenzung können für Malignität sprechen und müssen weiter abgeklärt werden.

Für *Verlaufsuntersuchungen* zur Frage einer Größenzunahme der Raumforderung ist die Sonographie bei Tumoren größer 1,5 cm in der Regel ausreichend. Bei längerfristigen Verlaufskontrollen läßt sich nur selten ein Größenwachstum nachweisen, was generell für eine niedrige Wachstumsrate der zufällig entdeckten Nebennierenraumforderung spricht und Ausdruck ihrer benignen Grundnatur ist [6]. Verlaufskontrollen, die über einen Zeitraum von 2 Jahren hinausgehen, sind deshalb nicht sinnvoll und sollten unterbleiben.

Eine häufig geübte Praxis ist die *sonographie- oder CT-gesteuerte Punktion* des Nebennierenprozesses. Die Feinnadelpunktion eines Inzidentaloms ist nach übereinstimmender Erfahrung fast nie indiziert, da das gewonnene Material eine Differenzierung zwischen Nebennierenadenom und Nebennierenkarzinom nicht erlaubt. Als Ausnahme kann gelten, wenn eine Nebennierenraumforderung der einzige metastasenverdächtige Befund im Rahmen eines Tumor-Stagings ist. Hier kann die Feinnadelpunktion unter Umständen den Nachweis der Metastasierung erbringen. Vor Punktion einer Nebennierenraumforderung muß in jedem Fall ein Phäochromozytom biochemisch ausgeschlossen sein, da es unter der Punktion zu lebensbedrohlichen Komplikationen kommen kann.

Fallbeispiel
Eine völlig beschwerdefreie 26jährige Patientin wird zur Abklärung einer Mikrohämaturie in der Urologie vorgestellt. Bei der Sonographie findet sich eine 4 cm große linksseitige Nebennierenraumforderung. Die Patientin wird zur CT-gesteuerten Nebennierenpunktion überwiesen. Bei der Punktion kommt es akut zu Kopfschmerzen, Herzrasen, Unruhe und Schweißausbruch. Die Histologie ist unergiebig. Bei einer Wiederholung der Punktion kommt es zu einem erneuten Auftreten der Symptomatik. Die endokrinologische Abklärung erbringt stark erhöhte Katecholaminkonzentrationen im 24-Stunden-Sammelurin.
Diagnose: oligosymptomatisches Phäochromozytom.

Die Feinnadelpunktion der zufällig entdeckten Nebennierenraumforderung ist fast nie erforderlich. In jedem Fall muß vorher ein Phäochromozytom biochemisch ausgeschlossen werden.

Einen Fortschritt stellt die Entwicklung der *Kernspintomographie* dar, durch die zur Dignität der Raumforderung in gewissem Umfang Aussagen möglich geworden sind. Mit T2-betonten Sequenzen ist die relative, auf das Fettgewebe bezogene Signalintensität der meisten gutartigen Raumforderungen zwischen 0,6 und 1,4 zu finden, während Malignome und Phäochromzytome überwiegend Signalintensitätswerte über 2,0 aufweisen. Durch dynamische Kontrastmitteluntersuchungen mit Gadolinium-DTPA gelingt darüber hinaus oft noch die Differenzierung unklar gebliebener Fälle, da Malignome und Phäochromozytome einen deutlich stärkeren Signalintensitätsanstieg und eine längeranhaltende Anreicherung nach Kontrastmittel zeigen [5]. Ausnahmen hiervon sind bei Melanommetastasen, die eine adenomtypische Signalintensität aufweisen können, und bei stark vaskularisierten Nebennierenadenomen mit malignomtypischem Signalverhalten möglich. Limitiert wird der Einsatz der Kernspintomographie durch die hohen Untersuchungskosten und die apparative Ausrüstung, da möglichst schnelle Gradientensequenzen zur Anwendung kommen sollten [5].

Andere bildgebende Verfahren sind in der Regel überflüssig. Dies gilt insbesondere für die Szintigraphie der Nebenniere. Sie ist für das therapeutische Vorgehen selten hilfreich, kostenaufwendig und mit einer signifikanten Strahlenbelastung verbunden. Eine Ausnahme bildet natürlich die szintigraphische Diagnostik mit ^{131}J-Metajodbenzylguanidin beim biochemisch gesicherten Phäochromozytom zur Frage einer Metastasierung.

5 Therapie

Mögliche endokrine Aktivität und Größe des nachgewiesenen Inzidentaloms bestimmen die Vorgehensweise (s. Abb. 32-3). Bei Tumoren < 1 cm wird auf endokrine Diagnostik in der Regel verzichtet. Bei größeren Tumoren beschränkt sich eine sparsame endokrine Funktionsdiagnostik auf die Bestimmung des Serumkaliums, die Serumkortisolkonzentration nach Dexamethason und die Katecholaminausscheidung im 24-Stunden-Urin. Nur wenn hier pathologische Befunde erhoben wurden, erfolgt eine weitergehende

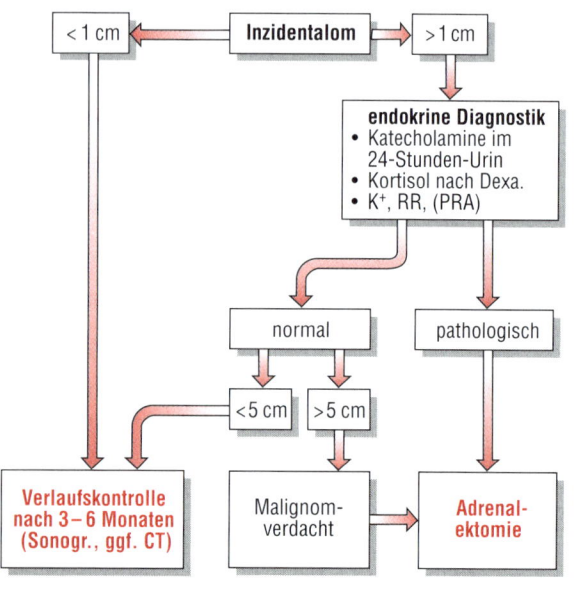

Abb. 32-3 Flußdiagramm zur Abklärung und Therapie des Nebennereninzidentaloms.

endokrine Diagnostik, wie oben dargestellt. Endokrin aktive Tumoren werden operativ entfernt, beim Phäochromozytom nach entsprechender pharmakologischer Vorbehandlung (s. Kap. 33). Ist der Tumor endokrin inaktiv, entscheidet seine Größe über das weitere Vorgehen. Bei Tumoren größer als 5 cm Durchmesser besteht eine Operationsindikation wegen des Risikos der Malignität. Nach einer Berechnung von Copeland ist jedoch nur mit 1 Karzinom auf 60 Adenome bei dieser Größe zu rechnen. Bei kleineren endokrin inaktiven Tumoren sind (sonographische) Verlaufsbeobachtungen sinnvoll. Dabei sollte die Kontrolluntersuchung bei Tumoren kleiner 3 cm nach 6 Monaten und bei 3–5 cm großen Tumoren nach 3 Monaten erfolgen. Eine signifikante Größenzunahme stellt eine Operationsindikation dar, da dann ein Malignitätsverdacht geäußert werden muß. Verlaufskontrollen, die über einen Zeitraum von 2 Jahren hinausgehen, sind nicht erforderlich. In seltenen Fällen kann die Kernspintomographie hilfreich sein, um die Dignität der Raumforderung sicherer einzuordnen, vor allem wenn im CT ein malignomverdächtiger Befund erhoben wird. Aus Kostengründen sollte sie nur bei Patienten mit größeren Tumoren veranlaßt werden.

Literatur

1. Bertagna, C., D. C. Orth: Clinical and laboratory findings and results of therapy in 58 patients with adrenocortical tumors admitted to a single medical center. Amer. J. Med. 71 (1981) 855–875.
2. Copeland, P. M.: The incidentally discovered adrenal mass. Ann. intern. Med. 98 (1983) 940–945.
3. Hensen, J., M. Buhl, W. Oelkers: Diagnostisches und therapeutisches Vorgehen bei Patienten mit zufällig entdeckten Nebennierentumoren. In: Allolio, B., H. M. Schulte (Hrsg.): Moderne Diagnostik und therapeutische Strategien bei Nebennierenerkrankungen, S. 210–215. Schattauer, Stuttgart 1990.
4. Kley, H. K., H. Wagner, S. Jaresch, R. Jungbluth, R. Schlaghecke: Endokrin inaktive Nebennierentumoren. In: Allolio, B., H. M. Schulte (Hrsg.): Moderne Diagnostik und therapeutische Strategien bei Nebennierenerkrankungen, S. 216–222. Schattauer, Stuttgart 1990.
5. Krestin, G. P., W. Steinbrich, G. Friedmann: Adrenal masses: Evaluation with fast gradient-echo MR imaging and Gd-DTPA-enhanced dynamic studies. Radiology 171 (1989) 675–680.
6. Reincke, M., B. Allolio: Das Nebenniereninzidentalom: Die Kunst der Beschränkung in Diagnostik und Therapie. Dtsch. Ärztebl. (A) 92 (1995) 764–770.
7. Reincke, M., J. Nieke, G. P. Krestin, W. Saeger, B. Allolio, W. Winkelmann: Preclinical Cushing´s syndrome in patients with adrenal „incidentalomas": comparison with adrenal Cushing´s syndrome. J. clin. Endocr. 75 (1992) 826–832.
8. Ross, N. S., D. C. Aron: Hormonal evaluation of the patient with an incidentally discovered adrenal mass. New Engl. J. Med. 323 (1990) 1401–1405.

33 Phäochromozytom

Stefan R. Bornstein

1	Definition und Einteilung	266
2	Klinisches Bild	267
3	Pathophysiologie/Pathogenese	267
3.1	Entwicklungsgeschichtlicher Hintergrund und Pathogenese	267
3.2	Katecholaminstoffwechsel	268
3.3	Katecholaminwirkung	268
4	Diagnostik	268
4.1	Labordiagnostik	268
4.1.1	Urinbestimmungen	268
4.1.2	Plasmabestimmungen	269
4.1.3	Suppressionstests	270
4.1.4	Stimulationstests	270
4.1.5	Andere Bestimmungen	270
4.2	Lokalisationsdiagnostik	270
4.3	Differentialdiagnose	271
5	Therapie	271

1 Definition und Einteilung

Jeder Tumor, der Katecholamine synthetisiert und die Symptome der Katecholaminüberproduktion zeigt, muß als Phäochromozytom angesehen und als solches behandelt werden.

Das Phäochromozytom ist die wichtigste Erkrankung des Nebennierenmarkes. Phäochromozytome gehen in 90% der Fälle von den chromaffinen Zellen des Nebennierenmarkes aus. Das Nebennierenmark ist das am besten untersuchte sympathische Paragangliom.

Alle Paraganglionzellen leiten sich entwicklungsgeschichtlich vom Neuralrohr ab [10]. Aus diesem Grund ist es für das Verständnis des Krankheitsbildes und der möglichen Probleme bei der Lokalisation des Tumors wichtig, neben der oben genannten für den klinischen Alltag praktischen Definition des Phäochromozytoms eine Klassifikation des gesamten Paragangliensystems zu kennen [23, 25].

Wie aus Tabelle 33-1 ersichtlich, treten etwa 10% der adrenalen Phäochromozytome und gelegentlich auch extraadrenale Paragangliome im Rahmen eines familiären Syndroms auf. Die Tatsache, daß häufig ein Phäochromozytom mit bestimmten Syndromen vergesellschaftet ist, muß bei der Familienanamnese, Therapie und Verlaufskontrolle berücksichtigt werden (s. Tab. 33-2).

Darüber hinaus kann ein Phäochromozytom auch im Rahmen einer Multiplen Endokrinen Neoplasie auftreten, die eher dem Typ I entspricht (Nebenschilddrüsenadenom, Hypophysenadenom, Pankreasadenom). Die Kombination von Phäochromozytom und Inselzelltumor spricht für ein solches gemischtes Bild. Die Verbindung von Leiomyosarkom des Magens, Chondromen der Lunge mit einem funktionell aktiven extraadrenalen Phäochromozytom wird als *Carney-Trias* bezeichnet [5].

Tabelle 33-1 Paraganglien-System und Phäochromozytomlokalisation.

	intraadrenale Phäochromozytome	extraadrenale Phäochromozytome = Paragangliome	Chemodektome (Glomustumoren)
funktionelle Aktivität	86%	71%	1%
Häufigkeit	85–90%	10%	57–81% jugulär 8–36% Karotis 4–13% vagal 4–10% aortal
Altersverteilung	85–90% bei Erwachsenen 50% bei Kindern	10% bei Erwachsenen 50% bei Kindern	
Geschlechterverteilung (bei Erwachsenen)	kein Unterschied	kein Unterschied	häufiger bei Frauen
Assoziation mit anderen Erkrankungen	10%	selten	selten
% maligne	2–5%	30%	5–15%

Tabelle 33-2 Familiäre Syndrome, die mit einem Phäochromozytom assoziiert sein können.

Multiple Endokrine Neoplasien
MEN 2A	Sipple-Syndrom (medulläres Schilddrüsenkarzinom, Hyperparathyreoidismus)
MEN 2B	medulläres Schilddrüsenkarzinom, Hyperparathyreoidismus, Neurinome, marfanoider Habitus

Phakomatosen
Neurofibromatose (von Recklinghausen)	zentrale und/oder periphere Neurofibrome
von-Hippel-Lindau-Syndrom	retinale und Kleinhirnhämangiome
Morbus Bourneville	Krampfleiden, geistige Retardation, Adenoma sebaceum
Sturge-Weber-Syndrom	kapilläre oder kavernöse Hämangiome

Tabelle 33-3 Klinische Symptome bei Phäochromozytom.

Hypertension	> 95%
– konstant	15–25%
– konstant mit Anfällen	50–60%
– nur anfallsweise	25%
Kopfschmerzen	80–95%
Schwitzen	65–70%
Herzklopfen	60–70%
Blässe	
Zittern	
Nervosität/Beklemmung Gewichtsverlust Übelkeit/Erbrechen Schwäche/Müdigkeit	20–50%

2 Klinisches Bild

Die Kenntnis der klinischen Symptome des Phäochromozytoms ist aus drei Gründen besonders wichtig:
- Das Phäochromozytom stellt eine der wenig kurativ behandelbaren Ursachen der arteriellen Hypertonie dar.
- Ein unerkanntes Phäochromozytom stellt immer eine Bedrohung dar.
- Es ist nicht gerechtfertigt, bei der Seltenheit des Krankheitsbildes (ca. 1 von 1000 Hypertonikern hat ein Phäochromozytom) ohne typische Klinik bei jedem Hypertoniker grundsätzlich die teure Phäochromozytomdiagnostik durchzuführen.

Das Charakteristikum des Phäochromozytoms ist der Bluthochdruck. Dieser kann konstant vorhanden sein oder anfallsweise in Form von hypertensiven Krisen auftreten.

Bei nachgewiesenem Bluthochdruck erwies sich die Trias von Kopfschmerzen, Schwitzen und Tachykardie mit 94 % Spezifität und 90 % Sensitivität als nahezu diagnostisch. Bei Fehlen einer Hypertonie und dieser drei Symptome ist ein Phäochromozytom weitgehend ausgeschlossen [8]. Gerade bei älteren Patienten können die Symptome diskret sein.

Die häufigsten Symptome des Phäochromozytoms *Schweißausbruch*, *Kopfschmerzen* und *Palpitation* kann man sich als *die* Symptome der sympathischen Überfunktion merken: Jeder kennt diese Symptome, z. B. als Teil des Prüfungsstresses.

Tabelle 33-3 zeigt die Häufigkeitsverteilung der einzelnen Symptome beim Phäochromozytom.

Die hypertensiven Episoden können spontan oder nach körperlicher Anstrengung auftreten. Jede Erhöhung des intraabdominalen Druckes wie z.B. Tasten des Tumors, Defäkation oder eine andere Reizung des Sympathikus können das hypertensive Geschehen auslösen.

In aller Regel werden die Anfälle *nicht* durch Angst oder psychologischen Streß ausgelöst.

Ein Anfall kann kurz sein, wenige Minuten oder mehrere Stunden andauern. Nach dem Anfall sind die Patienten erschöpft. Weitere Symptome sind Schwindel, orthostatische Dysregulation, Gewichtsverlust, und gelegentlich auch psychische Veränderungen. Manche Patienten geben das Gefühl einer Gesichtsrötung an. Die tatsächliche Beobachtung einer Gesichtsrötung sollte jedoch an der Diagnose Phäochromozytom zweifeln lassen. Wer auf *alle* Symptome eines Krankheitsbildes wartet, stellt bekanntlich nie eine Diagnose. Ein Phäochromozytom mit allen klassischen Zeichen ist einfach zu diagnostizieren. Am Anfang der Krankheit sind die Symptome jedoch oft nur diskret und nehmen erst allmählich an Stärke zu.

3 Pathophysiologie/Pathogenese

3.1 Entwicklungsgeschichtlicher Hintergrund und Pathogenese

Das chromaffine Gewebe des Nebennierenmarkes und die Ganglien des sympathischen Nervensystems leiten sich embryogenetisch vom Neuralrohr ab. Sehr vereinfachend kann man das Nebennierenmark als ein peripheres Ganglion bezeichnen, welches nach der Vereinigung mit dem Nebennierenrindengewebe in dieser Lokalisation hormonelle Funktionen erhält. Während die Katecholamine Noradrenalin und Dopamin im gesamten sympathischen Nervensystem synthetisiert werden, kann nur das Nebennierenmark Adrenalin synthetisieren. Das Enzym, das Noradrenalin in Adrenalin umwandelt, die Phenylethanolamin-N-Methyltransferase (PNMT) wird durch Glukokortikoide induziert [12]. Mit diesem Wissen läßt sich bereits ein wertvoller Hinweis für die Lokalisationsdiagnostik ableiten: Ein Phäochromozytom, das extraadrenal liegt, sezerniert vorwiegend Noradrenalin. Die Inaktivierung multipler Tumorsuppressorgene scheint für die Entwicklung und das Wachsen von hereditären und auch nicht-hereditären Phäochromozytomen notwendig. Der Verlust der Heterozygosität auf dem kurzen Arm von Chromosom 1 (1p) und dem langen Arm von Chromosom 22 (22q) ist gehäuft mit Phäochromozytomen assoziiert.

3.2 Katecholaminstoffwechsel

Aus der Darstellung der Katecholaminsynthese und der Metaboliten lassen sich die Parameter ableiten, die einen Stellenwert in der Diagnostik des Phäochromozytoms haben. Neben den Katecholaminen sind dies die Gesamtmetanephrine und die Vanillinmandelsäure. Alternativ kann auch ein Abbauweg erst über die Monoaminooxidase (MAO) und dann über die Katechol-O-Methyltransferase (COMT) erfolgen. In diesem Fall führt der Abbau zu dem Metaboliten Dihydroxyphenylglykol (DHPG). Die Bestimmung des Verhältnisses von Noradrenalin und des Metaboliten DHPG war bei Patienten mit Phäochromozytom > 2,0, bei Normalpatienten und anderen Hypertonikern < 0,5. Nach neueren Untersuchungen ist die Aussagekraft dieses Quotienten jedoch umstritten.

3.3 Katecholaminwirkung

Die Symptomatik und Pathophysiologie des Phäochromozytoms wird durch die Überproduktion der Katecholamine bestimmt. Die Charakteristika der gesteigerten Sympathikusaktivität werden daher an dieser Stelle rekapituliert. Als Merkhilfe dient das bewährte Bild von der Fluchtbereitschaft bei Bedrohung:
– Mydriasis
– Tachykardie, Palpitationen
– Durchblutung aller wichtigen Organe
– Energie zur Verfügung stellen
– Darmmotilität und alle entspannenden Funktionen gehemmt.

Die Wirkungen können systematisch in drei große Gruppen eingeteilt werden.

Die Wirkung der Katecholamine auf den *Glukosestoffwechsel* umfaßt eine Stimulation der hepatischen Glykogenphosphorylase, die Hemmung der Glykogensynthese, die Stimulation der Glukoneogenese und die α-Rezeptor-vermittelte Hemmung der Insulinsekretion. Bei pathologischer Katecholaminproduktion spielt vor allem der Effekt auf die Insulinsekretion eine Rolle. Dies führt in 29–79% der Phäochromozytompatienten zu einer gestörten Glukosetoleranz [9]. Die Nüchternblutzucker sind häufig normal. Typischerweise zeigt der OGTT eine eingeschränkte Insulinfreisetzung und einen verzögerten Gipfel. Unter α-Blocker normalisieren sich Insulinsekretion und Glukosetoleranz.

Katecholamine beeinflussen nahezu alle endokrinen Drüsen. Sie stimulieren die Streßfunktion der Hypothalamus-Hypophysen-Nebennieren-Achse zur Freisetzung von Glukokortikoiden [2]. Physiologie und Pathophysiologie der Katecholamine sind bei der Therapie des Phäochromozytoms zu berücksichtigen. Die chronische adrenerge Stimulation führt häufig zu einer erheblichen Reduktion des effektiven Blutvolumens. Daher besteht eine der Hauptaufgaben der präoperativen α-adrenergen Blockade darin, das Blutvolumen wieder zu normalisieren.

4 Diagnostik

Die Diagnostik des Phäochromozytoms verfolgt zwei Ziele:
– biochemische Sicherung
– Lokalisationsdiagnostik.

4.1 Labordiagnostik

Die Diagnose basiert auf dem laborchemischen Nachweis, da eine normale Nebennierenmorphologie ein Phäochromozytom nicht ausschließt, genausowenig wie der Nachweis eines Nebennierentumors ein Phäochromozytom beweist.

Der biochemische Nachweis soll beim Phäochromozytom der Lokalisationsdiagnostik immer vorausgehen.

Die Labordiagnostik verfolgt ein in der Endokrinologie übliches Stufenschema: erst Messung der Basalwerte im Urin und Plasma, dann Funktionstests bei unklaren Befunden (Tab. 33-4). Bei den Funktionstests haben nur die Suppressionstests noch eine Bedeutung.

4.1.1 Urinbestimmungen

Als Standard zum Nachweis oder Ausschluß eines Phäochromozytoms gilt die *Bestimmung der Urinkatecholamine und der Vanillinmandelsäure* im 24-Stunden-Urin. Der Urin muß in einer starken Säure gesammelt werden (20 ml 6 N HCl), um die Oxidation der Katecholamine zu verhindern. Der Behälter muß einen festen Schraubverschluß haben. Die Proben müssen nicht gekühlt werden. In allen Proben wird Kreatinin mitbestimmt, um eine Kontrolle zu haben, ob korrekt gesammelt wurde. Bei den meisten Phäochromozytompatienten ist die Katecholaminausscheidung im Urin konstant erhöht. Einige wenige Patienten haben nur selten hypertensive Episoden.

Die dreimalige Bestimmung der Vanillinmandelsäurewerte und der Urinkatecholamine im 24-Stunden-Urin unter stationären Bedingungen mit engmaschiger Überwachung des Blutdruckes erwies sich als zuverlässig zum Ausschluß eines Phäochromozytoms.

Tabelle 33-4 Vorgehen bei der Labordiagnostik und Interpretation der Katecholaminwerte und pharmakologischen Tests [4].

a) Messung der Basalwerte: Katecholaminkonzentrationen in Plasma und 24-Stunden-Sammelurin

Bestimmung	Katecholaminart	Normwert	Grenzwert*	Phäochromozytom
Plasma	Adrenalin + Noradrenalin (ng/l)	< 500	500–2000	> 2000
Urin	Adrenalin + Noradrenalin (µg/24 h)	< 50	50–150	> 150
	Vanillinmandelsäure (mg/24 h)	1–8	8–11	> 11
	Gesamtmetanephrine (mg/24 h)	< 0,5	0,5–2,5	> 2,5

b) Suppressionstest

	Anwendung	Interpretation
Clonidintest 3 h nach 0,3 mg Clonidin p.o.	bei erhöhten Plasmakatecholamin-(A + NA-)Werten z. B. zwischen 1000–2000 pg/ml	eine normale Suppression: Abfall von Plasmakatecholaminen < 500 pg/ml (A + NA)

c) Provokationstests

	Anwendung	Interpretation
Glukagontest 1,0–2 mg Glukagon i.v. kontinulierliche RR-Messung (um RR-Krisen zu vermeiden, 30 min vor dem Test 10 mg Nifedipin)	bei normalem oder leicht erhöhtem Blutdruck (RR ≥ 160/100 mmHg) und auch noch normalen bzw. leicht erhöhten Plasmakatecholamin-werten (A+NA: 500–1000 pg/ml)	ein positiver Glukagontest bedeutet: > 3facher Anstieg der Plasmakatecholamine oder Werte > 2000 pg/ml 1–3 min nach der Glukagongabe

*Grenzwertige Katecholaminkonzentrationen können bei Streß oder arterieller Hypertonie vorkommen. Wiederholte Bestimmung und eine erweiterte Diagnostik ist in diesem Fall erforderlich.

Unter ambulanten Bedingungen kann der Patient angewiesen werden, den Urin dann zu sammeln, wenn Symptome aufgetreten sind.

Die sog. *VMS-Kost* also eine aminfreie Diät, ist zum Nachweis oder Ausschluß eines Phäochromozytoms nicht notwendig. Der Patient sollte während der Untersuchungen keine Medikamente einnehmen. Muß eine Blutdruckmedikation fortgeführt werden, verursachen Diuretika, Vasodilatatoren und α- und β-Blocker die geringsten Interferenzen. Vor der Bestimmung der Vanillinmandelsäure im Urin hat sich heute die Bestimmung der Katecholamine Adrenalin und Noradrenalin sowie der Metanephrine durchgesetzt. Die Bestimmung der totalen Metanephrine gilt als am zuverlässigsten. Die Messung der Metanephrine in einer Einzelurinprobe erwies sich als nützlich in der Diagnose des Phäochromozytoms. Die Messungen in Einzelurinproben zeigen jedoch große Schwankungen und haben daher eine geringere diagnostische Sensitivität als die 24-Stunden-Proben. Die Bestimmung des Adrenalins und Noradrenalins im Urin ist sinnvoll, da bei Patienten mit einer Multiplen Endokrinen Neoplasie der erhöhte Adrenalinwert der einzige abnormale Befund sein kann. Die gemeinsame Bestimmung aller drei Parameter (Katecholamine, Metanephrine und VMS) im Urin ist am sichersten. Sollte eine der drei Bestimmungen deutlich erhöht sein und die zwei anderen normal, spricht dies für einen Laborfehler oder eine Wechselwirkung mit einem Medikament. Zum Beispiel sind die Gesamtkatecholamine im Urin deutlich bei Patienten erhöht, die Methyldopa einnehmen, da dieses zu Methylnoradrenalin verstoffwechselt und als Katecholamin gemessen wird. In diesem Fall sind die Metanephrine und VMS-Werte normal.

4.1.2 Plasmabestimmungen

Während die Bestimmung der Katecholamine im 24-Stunden-Urin sich als Screening-Test für das Phäochromozytom eignet, sind die Plasmakatecholaminbestimmungen als Momentaufnahmen der sympathoadrenalen Aktivität dafür nicht geeignet. Die Blutabnahme muß unter kontrollierten Bedingungen erfolgen. Der Patient sollte morgens nüchtern zur Blutabnahme kommen, 20 min vor der Blutabnahme wird ein Zugang gelegt. Die Proben werden sofort auf Eis ins Labor gebracht und eingefroren. Alternativ ist eine Abnahme in speziellen Röhrchen möglich, die eine Oxidation der Katecholamine verhindern.

Nur Werte größer 2000 pg/ml für Noradrenalin oder größer 400 pg/ml für Adrenalin sind diagnostisch für ein Phäochromozytom.

Cola und Kaffee (auch dekoffeinierter Kaffee) können falsch-positive Ergebnisse ergeben. Die Bestimmung der Plasmakatecholamine in Abhängigkeit vom Stehen, Sitzen und anderen Aktivitäten ist nicht hilfreich in der Phäochromozytomdiagnostik.

4.1.3 Suppressionstests

Sollten die basalen Bestimmungen keine eindeutige Aussage erlauben, bieten sich bestimmte pharmakologische Untersuchungen an. Der *Clonidintest* sollte nur bei erhöhten basalen Katecholaminwerten durchgeführt werden. Der zentralwirksame α-Blocker Clonidin wird oral verabreicht in einer Dosierung von 0,3 mg/70 kg KG. Die Blutdruckwerte werden bei fast allen Patienten unabhängig von der Ursache fallen. Blutabnahmen zur Bestimmung von Plasmakatecholaminen erfolgen vor dem Test und 3 h nach Einnahme von Clonidin. Die Katecholaminspiegel werden, sofern sie normaler physiologischer Kontrolle unterliegen, abnehmen. Bei Phäochromozytompatienten funktioniert dieser Regulationsmechanismus nicht. Die Plasmakatecholaminspiegel bleiben gleich oder steigen sogar an (siehe Kap. 26).

Ein weiterer Suppressionstest ist der *Regitin-(Phentolamin-)Test*. Bei der Durchführung dieses Tests muß der Patient gut überwacht werden. Blutdruck und Puls werden engmaschig gemessen und ein i.v. Zugang muß vorhanden sein. Der Test sollte nur durchgeführt werden beim Vorliegen eines Hypertonus und wenn ausgeschlossen ist, daß der Patient andere blutdrucksenkende Medikamente einnimmt. Es wird zunächst immer mit einer Dosis von 1 mg Regitin i.v. begonnen. Sollte sich darunter kein Effekt auf den Blutdruck ergeben, kann ein i.v. Bolus von 5 mg gegeben werden. Ein Abfall des Blutdruckes systolisch um mehr als 35 mmHg und 25 mmHg diastolisch nach Gabe des α-Blockers kann als diagnostisch gewertet werden. Der RR-Abfall erfolgt 2 min nach der i.v. Gabe und dauert 10 min an. Falsch-positive Ergebnisse sind bei diesem Test häufig [7].

4.1.4 Stimulationstests

Stimulationsversuche in der Diagnostik des Phäochromozytoms werden weniger oft eingesetzt, sind gefährlich und gelten weithin als obsolet.

Sollte bei weiter bestehendem klinischen Verdacht auf ein Phäochromozytom und unauffälligen Laborbestimmungen in den genannten Untersuchungen ein Stimulationsversuch als Ultima ratio durchgeführt werden, müssen folgende Punkte berücksichtigt werden:
– Verwendung von Glukagon 1 mg i.v. 30 min vor Glukagongabe 10 mg Nifidipin p.o.
– RR und Pulsmonitor, i.v. Zugang. Phentolaminspritze aufgezogen am Bett, nur unter stationären Bedingungen
– neben RR-Messung Messung der Plasmakatecholamine vor und 2 min nach der Gabe (s. a. Kap. 26).

4.1.5 Andere Bestimmungen

Chromogranine sind vesikelassoziierte Proteine neuroendokriner Zellen. In der Histologie und Pathologie

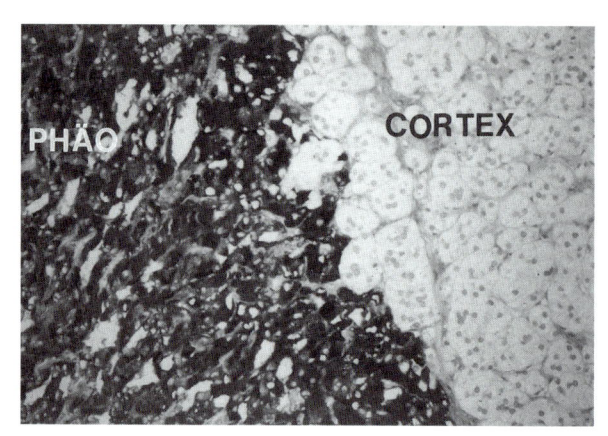

Abb. 33-1 Chromograninnachweis bei Phäochromozytom.

können Antikörper gegen diese Proteine als Marker für chromaffine Zellen und das Phäochromozytom verwendet werden (s. a. Abb. 33-1) [3, 6]. Es wurde ebenfalls berichtet, daß die Plasmakonzentration der Chromogranine bei Patienten mit Phäochromozytom erhöht ist.

4.2 Lokalisationsdiagnostik

Wenn klinisch und laborchemisch ein Phäochromozytom gesichert wurde, kann die Lokalisation des Tumors in aller Regel mit den modernen bildgebenden Verfahren erfolgen. Die *Computertomographie* hat sich als sehr zuverlässig in der Lokalisation des Phäochromozytoms erwiesen. Die Methode ist einfach, sicher und kann Tumoren größer als 1 cm entdecken. Auch extraadrenale Phäochromozytome können paravertebral, im Zuckerkandlschen Organ oder im Becken einschließlich der Blasenwand nachgewiesen werden. Sollte kein Tumor im Abdomen oder Becken nachweisbar sein, ist es gerechtfertigt, ein Thorax-CT durchzuführen.

Die *Magnetresonanztomographie* (MRT) erlaubt neben der Lokalisation des Tumors zusätzlich zum CT auch noch eine Aussage über die Histologie der Nebennierenveränderung.

Als nuklearmedizinische Methode der Wahl gilt der *MIBG-Scan*. Das ^{131}J-Metaiodobenzylguanidin (MIBG) hat eine molekulare Struktur, die dem Noradrenalin ähnlich ist. MIBG wird daher aktiv im chromaffinen Gewebe und adrenalen Nervensystem angereichert. Mit dem MIBG-Scan lassen sich 85–90% aller Phäochromozytome nachweisen. Während die Methode bei der Darstellung der häufigeren Nebennierentumoren dem CT unterlegen ist, leistet sie bei dem Nachweis ektoper Phäochromozytome und Metastasen mehr. Vor der Untersuchung muß die Schilddrüse blockiert werden, um die Aufnahme des ^{131}J zu hemmen. Die Untersuchung dauert 2 bis maximal 4 Tage.

CT oder MRT und der MIBG-Scan können sich in der Lokalisationsdiagnostik des Phäochromozytoms ergänzen. In den seltenen Fällen, in denen CT, MRT und MIBG-Scan in der Lokalisation des Tumors nicht weiterführen, können invasivere Untersuchungen erforderlich sein. Angiographische Untersuchungen dürfen nur bei Patienten durchgeführt werden, die adäquat mit α-Blockern blockiert sind, da sonst lebensbedrohliche hypertensive Krisen ausgelöst werden können.

4.3 Differentialdiagnose

Das Phäochromozytom zählt zu den Krankheitsbildern, bei denen bis zur Diagnosestellung oft Jahre vergehen. Phäochromozytome können jederzeit lebensbedrohliche Krisen auslösen [4]. Im Rahmen der hypertensiven Krise kann es zu *Hirnblutungen* kommen oder ein *Myokardinfarkt* ausgelöst werden. Die Katecholaminüberproduktion führt zu einer *Kardiomyopathie* bis hin zur *dekompensierten Herzinsuffizienz*. Schließlich muß auch in der Differentialdiagnose des *unklaren Schocks* an ein Phäochromozytom gedacht werden [1]. Katecholaminüberproduktion kann zu Angst, Parästhesien und Hyperventilation führen und als *Hyperventilationssyndrom* abgetan werden. Bei vorherbestehender kompensierter Linksherzdekompensation kann ein Patient mit Phäochromozytom mit akutem *Lungenödem* in die Notfallaufnahme kommen. Werden bei Phäochromozytompatienten β-Blocker ohne gleichzeitige α-Blockade gegeben, kann es ebenfalls durch die Kombination aus nun uneingeschränkter α-Rezeptor-vermittelter Vasokonstriktion und negativer Inotropie des Herzens durch β-Blockade zu einer dekompensierten Herzinsuffizienz mit Lungenödem kommen. Zu den Notfällen, die im Rahmen eines Phäochromozytoms auftreten können, zählen auch *metabolische Entgleisungen* wie Laktatazidosen, Hypoglykämien, hyperkalzämische Krisen und die schwere hypokaliämische Alkalose [4].

Der Gastroenterologe kann zu einem Patienten mit Phäochromozytom mit *adynamischem Ileus* oder sogar *Darmischämie mit gastrointestinaler Blutung* gerufen werden. Dies kann besonders bei sehr großen Tumoren und ausgeprägter Katecholaminüberproduktion der Fall sein. Gelegentlich fällt ein Phäochromozytom auch mit *Durchfällen* auf. Dabei ist zu berücksichtigen, daß Phäochromozytome oft auch Neuropeptide sezernieren (z.B. VIP, Somatostatin, Calcitonin und Gastrin). Die Überproduktion von VIP kann zu wäßrigen Durchfällen führen. Hypertensive Anfälle können durch bestimmte Medikamente ausgelöst werden.

5 Therapie

Die Therapie der Wahl beim Phäochromozytom ist die operative Entfernung des Tumors. Nur die enge Zusammenarbeit zwischen Internisten. Anästhesisten und Chirurgen erlaubt eine sichere und erfolgreiche Therapie.

Medikamentöse Therapie: Mindestens 7–14 Tage vor der Operation sollte eine Therapie mit einem α-Rezeptorenblocker eingeleitet werden (Phenoxybenzamin). Die Anfangsdosis von 2x10 mg täglich sollte auf eine durchschnittliche Dosis von 0,5–1 mg/kg KG täglich (verteilt auf 2–3 Einnahmen pro Tag) gesteigert werden.

Alternativ kann *Prazosin*, ein spezifischer α-Antagonist, in einer Dosierung von 2–5 mg verabreicht werden. Die hohen Dosen der α-Rezeptorenblocker sind zum einen notwendig, um den Blutdruck des Patienten zu senken und zum anderen, um das Plasmavolumen zu normalisieren.

Die Einstellung erfolgt unter engmaschigen klinischen Kontrollen. Sobald sich ein normales Blutvolumen einstellt, stellt die orthostatische Hypotension kein Problem mehr dar. Bei einer zu hohen Dosis des α-Rezeptorenblockers nimmt die Neigung zur Hypotonie jedoch wieder zu.

Bei Blutdruckspitzen bietet sich auch die Theapie mit *Kalziumantagonisten* (z.B. Nifedipin 10 mg sublingual) an. Kalzium ist notwendig für die Freisetzung von Katecholaminen aus der endokrinen Zelle.

Die Einnahme von *β-Blockern* ist zumeist nicht erforderlich. Keinesfalls sollte eine β-Blockade vor der α-Blockade durchgeführt werden, da sonst die verstärkte Adrenalinwirkung auf die α-Rezeptoren eine hypertensive Krise auslösen kann.

Hypertensive Krisen während der Operation sollten ähnlich wie in einer akuten Notfallsituation mit Phentolamin oder Nitroprussid als Infusion oder über Perfusor beherrscht werden. Bei Tachykardie oder katecholamininduzierten Arrhythmien kann die Gabe eines β-Blockers (z.B. Propranolol 0,1–1 mg i.v.) notwendig werden.

Intraoperativ (sobald der Tumor entfernt ist) und postoperativ in den ersten 24–48 h steht die *Volumensubstitution* im Vordergrund. Ein Blutdruckabfall wird durch Volumensubstitution und nicht erneut durch Gabe von Katecholaminen beherrscht.

Vorgehen bei Narkose: Gerade beim Phäochromozytom ist die enge Zusammenarbeit mit dem Anästhesisten wichtig. Der Anästhesist sollte bereits bei allen invasiven Untersuchungen in der präoperativen Phase eingeschaltet werden. Die Vorbereitung zur Narkoseeinleitung und die Narkose selber müssen von einem erfahrenen Anästhesisten überwacht werden. Die Intubation wird so behutsam wie möglich und unter optimaler Prämedikation durchgeführt, um das Risiko einer Krise zu vermeiden. Präoperativ sollte kein Morphinpräparat wegen der Möglichkeit der Katecholaminfreisetzung gegeben werden.

Therapie des malignen Phäochromozytoms: Die Entscheidung, ob ein Phäochromozytom benigne oder maligne ist, ist nach histologischen Kriterien an der Struktur der Zellen nicht möglich. Hauptkriterien für diese Differenzierung sind daher Gefäßinvasion durch den Tumor und Metastasierung in andere Gewebe. Etwa 10% der Phäochromozytome sind bösartig. Die

Filialisierung erfolgt in Knochen, Leber, Lunge und Lymphknoten.

Soweit möglich sollte die chirurgische *Resektion des Tumors* oder die Verkleinerung des erreichbaren Tumorgewebes erfolgen. Dadurch verringern sich die Katecholaminspiegel im Blut. Der Bluthochdruck und andere Auswirkungen des Tumors können ebenfalls besser beherrscht werden. Bei Kompression des Spinalkanals durch den Tumor oder bei schmerzhaften Knochenmetastasen ist die *Strahlentherapie* indiziert. Eine *Chemotherapie* kann ähnlich wie beim Neuroblastom intravenös mit Cyclophosphamid 750 mg/m^2 Tag, Vincristin 1,4 mg/m^2 Tag und Dacarbazin 600 mg/m^2 Tag 1 und 2 durchgeführt werden. Dieses Schema wird alle 21 Tage wiederholt. Mit dieser Therapie kann eine partielle Remission, jedoch keine Heilung erzielt werden. Eine partielle Remission oder Palliation kann auch mit der ^{131}J-MIGB-Therapie erreicht werden [13]. Die therapeutischen Erfolge sind jedoch begrenzt.

Phäochromozytom in der Schwangerschaft: Schwangere mit einem Phäochromozytom werden mit α-Blockern behandelt. Anschließend erfolgt bis zum 2. Trimester die operative Entfernung des Tumors. Die Schwangere muß darüber aufgeklärt werden, daß das Risiko eines spontanen Aborts im Rahmen dieses Eingriffs sehr hoch ist. Im letzten Trimester sollte die medikamentöse Therapie, bis der Fetus lebensfähig ist, fortgesetzt werden und anschließend in einer Operation die Sectio und die Entfernung des Phäochromozytoms durchgeführt werden. Das Phäochromozytom stellt in der Schwangerschaft ein besonderes Risiko dar und das Leben der Mutter geht zu jedem Zeitpunkt vor.

Verlaufskontrollen: Da der Ausschluß der Malignität durch den Pathologen nicht möglich ist, sind Verlaufskontrollen sinnvoll. Bei einem als benigne eingestuften Phäochromozytom werden postoperativ in 6monatigen Abständen, später in jährlichen Intervallen, folgende Basiskontrollen durchgeführt:
– Blutdruckkontrolle
– Katecholamine im 24-Stunden-Urin
– Oberbauchsonographie.

Sollte nach der Entfernung des Phäochromozytoms weiterhin ein Bluthochdruck bestehen, bietet sich der Clonidintest an. In 25% der Fälle kann der Hochdruck auf eine vorher bestehende essentielle Hypertonie zurückgeführt werden. Ein medulläres Schilddrüsenkarzinom (MEN, s. Kap. 62) sollte durch eine molekularbiologische Untersuchung ausgeschlossen werden.

Literatur

1. Bergland, B. E.: Pheochromocytoma presenting as shock. Amer. J. Emerg. Med. 7 (1989) 44.
2. Bornstein, S. R., M. Ehrhart-Bornstein, W. A. Scherbaum, E. F. Pfeiffer, J. J. Holst: Effects of splanchnic nerve stimulation on the adrenal cortex may be mediated by chromaffin cells in a paracrine manner. Endocrinology 127 (1990) 900.
3. Bornstein, S. R., J. A. González-Hernández, M. Ehrhart-Bornstein, G. Adler, W. A. Scherbaum: Intimate contact of chromaffin and cortical cells within the human adrenal gland forms the cellular basis for important intraadrenal interactions. J. clin. Endocr. 78 (1994) 225.
4. Bravo, E. L.: Evolving concept in the pathophysiology, diagnosis, and treatment of pheochromocytoma. Endocr. Rev. 15 (1994) 356-368.
5. Carney, A.: The triad of gastric epithelioid leiomyosarcoma, pulmonary chondroma and functioning extra-adrenal paraganglioma: A five year review. Medicine 62 (1983) 159.
6. Helle, K. B.: Chromogranins: Universal proteins in secretory granules from paramecium to man. Neurochem. Int. 17 (1990) 165.
7. Keiser, H. R.: Pheochromocytoma and other diseases of the sympathetic nervous system. In: Becker, K. L. et al. (eds.): Principles and Practice of Endocrinology and Metabolism. p. 676. Lippincott, Philadelphia 1990.
8. Plouin, P. F., P. Degoulet, A. Tugaye: Le deputage du phéochromocytome: chez quels hypertendus? Etude sémilogique chez 2585 hypertendus dont 11 ayant un phéochromocytome. Nouv. Press. Med. 10 (1981) 869.
9. Sternström, G., L. Sjöström, U. Smith: Diabetes mellitus in pheochromocytoma: fasting blood glucose levels before and after surgery in 60 patients with pheochromocytoma. Acta endocr. (Kbh.) 106 (1984) 511.
10. Tischler: The adrenal medulla and extra-adrenal paraganglia. In: Kovacs, K., S. L. Asa: (eds.) Functional Endocrine Pathology, pp. 509. Blackwell Scientific Publication, Cambridge 1991.
11. Whalen, R. K., A. F. Althausen, G. H. Daniels: Extra-adrenal pheochromocytoma. J. Urol. (Baltimore) 147 (1992) 1.
12. Wurtman, R. J., J. Axelrod: Control of enzymatic synthesis of adrenaline in the adrenal medulla by the adrenal cortical steroids. J. biol. Chem. 241 (1966) 2301.
13. Krempf, M., J. Lumbroso, R. Mornex, et al.: Use of m-[131] iodobenzylguanidine in treatment of malignant pheochromocytoma. J. Clin. Endocrinol. Metab. 72 (2) (1991) 455-461.

VI. Kalziumregulierende Hormone/Knochenstoffwechsel

34 Diagnostische Methoden in der Osteologie

Helmut W. Minne

1	**Einleitung**	274
2	**Anamnese**	274
3	**Klinische Untersuchung**	274
4	**Laborchemische Analysen**	275
4.1	Routinelabor, Hormonmessungen	275
4.2	Knochenspezifisches Labor	275
5	**Bildgebende Verfahren**	276
5.1	Röntgenuntersuchungen	276
5.2	Computertomographie, Magnetresonanztomographie	277
5.3	Morphometrische Verfahren	277
5.4	Knochendichteanalysen	278

1 Einleitung

Die Diagnostik und Differentialdiagnostik dient in der Osteologie mehreren Zielen: Zum einen gilt es, die *pathophysiologischen Zusammenhänge* aufzuklären, die zur Stoffwechselkrankheit im Bereich des Skeletts geführt haben. Zum anderen gilt es, die *Folgen derartiger pathophysiologischer Vorgänge* für die Knochen zu untersuchen: Es ist zu prüfen, ob es im Zusammenhang mit den Erkrankungen zur Instabilität von Knochen kam, ob also Knochenbrüche oder Verformungen drohen oder bereits eingetreten sind. Darüber hinausgehend ist nach Veränderungen zu fahnden, die sich unmittelbar auf die Funktion von Gelenken auswirken oder zu Über- bzw. Fehlbelastungen von Muskeln, Bändern und Sehnen führen können.

Für diese Untersuchungen dienen Anamnese, Untersuchungsbefund, laborchemische sowie bildgebende Verfahren.

Die Diagnostik in der Osteologie dient darüber hinausgehend der *Kontrolle des Erfolges therapeutischer Interventionen*. Hierbei gilt es zu überprüfen, ob pathophysiologisch relevante Abnormitäten durch Therapie korrigiert werden konnten, und ob die Schädigung der Knochen zum Sistieren oder zur Rückbildung gebracht werden kann.

2 Anamnese

Hier ist auf Hinweise zur Pathophysiologie von Knochenkrankheiten und auf Berichte über Ereignisse zu achten, die Ausdruck struktureller Veränderungen der Knochen sind.

Zu ersterem zählen die Symptome des Hyperkalziämiesyndroms oder Allgemeinerscheinungen wie *Gewichtsverlust*, der auf malignes Tumorwachstum weisen kann. Vermehrtes *Stuhlvolumen* und -frequenz sowie Beeinträchtigungen der Stuhlkonsistenz können auf chronische Pankreatitis bzw. Sprue deuten. Der Hypogonadismus des Mannes geht mit Libido- und *Potenzverlust* einher, während dieses Symptom beim die Wechseljahre auslösenden Hypogonadismus der Frau fehlen kann. Allgemeinsymptome des Hormonmangels wie *Hitzewallungen, Stimmungsverluste, Schlafstörungen* u.a.m. sind zu beachten. Berichte über spezifische äußere Veränderungen können auf einen Morbus Cushing bzw. allgemein Hyperkortisolismus deuten.

Knochendestruktionen finden ihren Niederschlag häufig in Berichten über akut aufgetretene bzw. chronische *Schmerzen im Bereich des Rumpfes*, wenn Wirbelkörperzerstörung auftrat. Dies kann auch Ursache für allgemeinen Größenverlust werden. Zerstörungen in anderen Skelettarealen demaskieren sich in der Regel durch Funktionsverluste, die unmittelbar zur ärztlichen Intervention führen.

3 Klinische Untersuchung

Entwicklung eines *Rundrückens, Körpergrößenverlust, Hautfaltenausbildung* im Bereich des Rumpfes werden häufig als spezifische Symptome einer Osteoporose dargestellt.

Es gilt zu beachten, daß im Zusammenhang mit chronischen Bandscheibenschäden und allgemeinen Alterungserscheinungen Rundrücken und Größenverlust unabhängig von einer Osteoporose auftreten können und auch die Körperfaltenbildung ein unspezifisches Begleitsymptom des Alterns werden kann.

Reduktion des Allgemeinzustandes und Lokalbefunde (Lymphknotenvergrößerungen) können Hinweise auf maligne Tumorleiden sein. Eine *Urticaria pigmentosa* kann auf Osteoporose im Zusammenhang mit Mastozytose hinweisen. Hier muß jedoch hervorgehoben werden, daß weniger als ein Drittel der Patienten mit ossär wirksam werdender Mastozytose diese Hautsymptomatik aufweisen (Kap. 42) [4].

4 Laborchemische Analysen

4.1 Routinelabor, Hormonmessungen

Auf die Bedeutung des üblichen Routinelabors im Zusammenhang mit der Diagnostik maligner Tumoren, gastroenterologischer Krankheiten u.a.m. wird hier verwiesen (s. a. Kap. 38 und 73).

Bei der differentialdiagnostischen Abklärung systemischer Osteopathien werden folgende *Laborparameter* bestimmt:
- Senkung
- Blutbild und Differentialblutbild
- harnpflichtige Substanzen
- Elektrolyte
- Leberenzyme und alkalische Phosphatase
- Elektrophorese
- Immunelektrophorese
- Bence-Jones-Protein.

Durch die Anwendung dieser Untersuchungen kann jedoch nur bei einem Teil der Patienten, bei denen Osteopathien im Zusammenhang mit malignen Tumorleiden entstehen, die zugrundeliegende Krankheit identifiziert werden. Es wurde gezeigt, daß bei 30 bioptisch gesicherten hämatologischen Systemkrankheiten lediglich ein kleiner Teil durch Leukozytose auffällig geworden war (30%), die dann allerdings von relativ hoher Spezifität war (95%). Dagegen waren Anämie und Störungen der Elektrolyte nur in Ausnahmefällen nachzuweisen. Bei Patienten mit Plasmozytom war allerdings die Immunelektrophorese in allen Fällen spezifisch verändert. Dies läßt die Empfehlung aussprechen, daß bei Patienten mit untypischem Krankheitsverlauf und untypischem Alter bei Krankheitsmanifestation die Möglichkeit einer derartigen Krankheitsursache zu erwägen ist.

Die Knochenbiopsie (transiliakale Biopsie unter Nutzung des Trocard-Bordier) verdient daher großzügige Indikationsstellung.

Endokrinologische Spezialuntersuchungen verdienen ihren Einsatz, wenn der klinische Verdacht besteht, daß endokrinologische Krankheiten die Ursache einer Knochenstoffwechselstörung sind. Beim Mann wird zur Feststellung eines Hypogonadismus die Messung von Testosteron und Gonatropinen (letztere auch mit GnRH-Test) eingesetzt. Bei der Frau in der Postmenopause steht dagegen in aller Regel das Ergebnis derartiger Untersuchungen fest. Bei der überwiegenden Anzahl erübrigen sich dann endokrinologische Spezialuntersuchungen wie die Messung des Östradiol 17ß oder der Gonadotropine.

4.2 Knochenspezifisches Labor
(s.a. Kap. 41)

In den letzten Jahren sind Technologien entwickelt worden, die es erlauben, im Blut und Urin Substrate zu bestimmen, die Aufschluß über den Knochenumsatz zu geben vermögen. Beispielhaft seien hier genannt:
- Osteocalcin
- Kollagentelopeptide
- knochenspezifisches Isoenzym der alkalischen Phosphatase im Blut
- Desoxypyridinoline im Urin.

Der Einsatz derartiger Labormethoden im Rahmen routinemäßiger Abklärungen ist jedoch noch nicht breit zu empfehlen, weil bei vielen Patienten die Ergebnisse dieser Untersuchungen keine neuen pathophysiologischen Erkenntnisse bringen. Der Knochenumsatz pflegt im Zusammenhang mit dem die Wechseljahre auslösenden Mangel an Sexualhormonen bei der Frau anzusteigen (Abb. 41-4). Es wurden zwar Bemühungen unternommen, aus dem Ausmaß dieser Anstiege das Ausmaß des parallellaufenden Knochensubstanzverlustes zu ermitteln, die Ergebnisse rechtfertigen jedoch noch nicht den breiten Einsatz dieser Analytik unter Routinebedingungen [9]. Auch bei der Therapiekontrolle der Osteoporosen haben diese laborchemischen Möglichkeiten noch keinen Eingang gefunden.

Gelegentlich wird empfohlen, anstelle derartig aufwendiger Meßmethoden ersatzweise die relativ kostengünstige *Messung des Kalziums* im Morgenurin (Bestimmung des Kalzium/Kreatinin-Quotienten) einzusetzen, um Aufschluß über den Knochenumsatz zu erlangen. Die Erfahrungen zeigen jedoch, daß die Spezifität zu gering ist, um wahrscheinlich zu machen, daß aus dem Meßergebnis plausible Schlußfolgerungen für den Patienten gezogen werden können.

Die *Bestimmung von Parametern, die die Osteolyseaktivität anzeigen* (z.B. Desoxypyridinolinum) kann jedoch sinnvoll bei Patienten sein, bei denen maligne Tumoren die Osteolyse stimulieren. Hier dient die Methode dann der Kontrolle der Wirksamkeit einer antiosteolytischen Therapie (z.B. Bisphosphonate) [1].

Auch bei Patienten mit Morbus Paget kann laborchemisch erfolgreich der Therapieerfolg kontrolliert werden. Hier genügt es jedoch in der Regel, die übliche alkalische Gesamtphosphatase im Blut zu messen, die Anwendung der Messung der knochenspezifischen Iso-AP bleibt besonderen Fragestellungen vorbehalten. Rascher kann bei diesen Patienten der Erfolg einer Pharmakotherapie durch die Messung des Desoxypyridinolin im Urin dokumentiert werden, weil beim

Morbus Paget eine osteoklastenhemmende Therapie zunächst diese Zelleistung blockiert, während die für die Osteoblastenfunktion charakteristische alkalische Phosphatase um Wochen nachhinken kann [6].

5 Bildgebende Verfahren

Der Einsatz von bildgebenden Verfahren im Zusammenhang mit der differentialdiagnostischen Abklärung von Osteopathien folgt üblichen internistisch-endokrinologischen Regeln und wird dort beschrieben. Hier soll nur darauf hingewiesen werden, daß die Knochenszintigraphie zur Entdeckung von Einzelmetastasen sinnvoll sein, bei der Feststellung von hämatologischen Systemkrankheiten jedoch versagen kann [4].

Hier folgt die Beschreibung bildgebender Verfahren zur Beurteilung der Veränderungen, die Krankheiten am Knochen selbst verursachen können.

5.1 Röntgenuntersuchungen

Röntgenuntersuchungen werden eingesetzt, um Normabweichungen der Knochenstruktur und Formveränderungen nach Knochendestruktionen zu dokumentieren.

Nach wie vor ist die konventionelle Röntgenuntersuchung das Mittel der Wahl zur Dokumentation von üblichen Frakturen.

Bei der Frage jedoch, ob es sich um eine pathologische Fraktur im Rahmen osteolytischer Metastasierung handelt oder um einen Bruch im Rahmen einer Osteoporose, kann konventionelles Röntgen versagen und der Einsatz weiterführender bildgebender Verfahren wie *Computertomographie* oder *Magnetresonanztomographie (MRT)* angezeigt sein.

Dies gilt insbesondere bei der Wirbelsäule, bei der osteolytische Prozesse bei üblicher Röntgenuntersuchung verborgen bleiben können, außer sie haben zu Zerstörungen außerhalb der Wirbelkörper (also Bogenwurzeln oder Dornfortsätzen) geführt. Isolierte osteolytische Metastasen innerhalb eines Wirbelkörpers können auch üblichen Schichtaufnahmen entgehen, so daß auch hier weiterführende bildgebende Untersuchungen unter Nutzung von Computertomographie bzw. Magnetresonanztomographie (MRT) notwendig werden kann. Dies verdient um so mehr herausgestellt zu werden, als die röntgenologischen Zeichen bei hämatologischen Systemkrankheiten im Bereich der Wirbelsäule völlig unspezifisch sein können und bei einem Teil der Patienten nicht von denen einer üblichen Osteoporose abgegrenzt werden können [4].

Osteoporose: Die bei üblichen Osteoporosen typischen strukturellen Veränderungen, die sich röntgenologisch in Form von *Grund- und Deckplattenbetonung, Vertikalisierung der Spongiosastruktur* oder *strähniger Spongiosazeichnung* zeigen sollen, können nur bei einem begrenzten Teil der Patienten auch mit klassischen Osteoporoseformen nachgewiesen werden. Im eigenen Krankengut waren dies weniger als 30 % der untersuchten Patienten.

Selbst die doch für die Osteoporose typischen, im Zusammenhang mit Wirbelkörperfrakturen einhergehenden Formveränderungen der Wirbelkörper können differentialdiagnostische Schwierigkeiten bereiten.

Nicht jede Wirbelkörperhöhenreduktion ist als Folge von Wirbelkörperfrakturen zu interpretieren. Derartige Formveränderungen können auch im Zusammenhang mit chronischen Bandscheibenleiden entstehen.

Frakturähnliche Bilder werden gelegentlich als Folge sog. Schmorl-Knoten (Einbrüche von Bandscheibenmaterial in den Wirbelkörper) gesehen. In seltenen Fällen können allein röntgenologisch endgültige Zuordnungen nicht gemacht werden.

Osteomalazie: Im typischen Fall zeigen sich charakteristische Veränderungen, wenn eine Osteomalazie vorliegt. Scheinbare Strukturverluste führen zu milchglasartiger Knochendarstellung in den Bereichen trabekulärer Knochen, im typischen Fall lassen sich radiologisch klassische Kriechfrakturen, insbesondere im Bereich von Sitz- und Schambein, demonstrieren (Kapl. 38). Es muß jedoch darauf verwiesen werden, daß dies nur für einen begrenzten Teil der an üblicher Osteomalazie fortgeschritten erkrankten Patienten gilt. Auch, wenn richtungweisende Kriechfrakturen nicht ausgemacht werden können, bleiben die übrigen scheinbar typischen Anzeichen der Osteomalazie häufig verborgen. Nur bei den seltenen im Zusammenhang mit Rezeptordefekten entstehenden jugendlichen Osteomalazieformen werden die im alten Schrifttum noch mitgeteilten Besonderheiten der klassischen Rachitis sichtbar, die nicht nur mit Skelettverformungen, sondern auch zur Distanzierung von Knochen im Gelenkbereich einhergeht.

Zur differentialdiagnostischen Abklärung von Mischosteopathien (urämische Osteopathie u.a.m.) vermag die übliche Röntgenologie nur ausnahmsweise einen Beitrag zu leisten (Kap. 37).

Jaffé-Lichtenstein-Syndrom: Der Nachweis von Knochenzysten kann Hinweis auf ein Jaffé-Lichtenstein-Syndrom sein, im Falle von Einzelzysten ist der diagnostische Wert jedoch begrenzt.

Morbus Paget: Anders kann dieses bei Patienten mit Morbus Paget sein, die durch charakteristische röntgenologische Veränderungen auffällig werden können. Jedoch muß auch hier betont werden, daß sich hinter dem scheinbar charakteristischen Bild eines Morbus Paget auch gemischte Knochenmetastasen, z.B. eines Prostatakarzinoms, verbergen können. Auch ist die differentialdiagnostische Abklärung eines üblichen Morbus Paget von einem sich entwickelnden Paget-Sarkom zunächst nicht möglich. Verdächtig für eine derartige Entwicklung können Lokalisation des Morbus Paget im Bereich der Arme sein, darüber hinausgehend unplausible Schmerzentwicklung und unerwarteter Anstieg der alkalischen Phosphatase unter Therapie.

5.2 Computertomographie, Magnetresonanztomographie

Insbesondere bei der differentialdiagnostischen Abklärung der pathologischen Frakturen haben neue Untersuchungstechniken wie Computertomographie, Magnetresonanztomographie an Bedeutung gewonnen. Zwar kann die Magnetresonanztomographie noch keinen Beitrag zur Abklärung struktureller Besonderheiten der Knochen selbst leisten, sie vermag jedoch bei hämatologischen Systemkrankheiten die Tumorverbände selbst sichtbar zu machen (Abb. 34-1). Darüber hinausgehend können bei Patienten mit bekannten sekundären Osteopathien im Zusammenhang mit malignem Tumorleiden Computertomographie und Kernspinanalyse *Aufschluß über Zerstörungen im Bereich der Wirbelkörperrückwand* geben, also über das Risiko von Einbrüchen in den Spinalkanal.

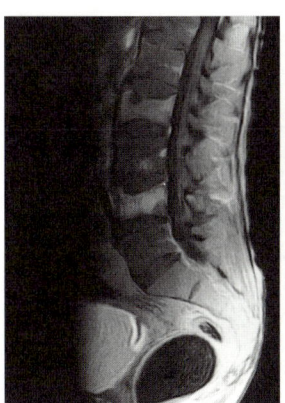

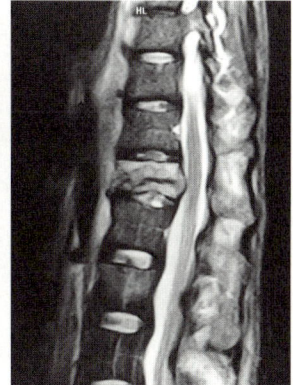

Abb. 34-1 MRT zur differentialdiagnostischen Abklärung pathologischer Frakturen.
Links: Mäßig frische Kompressionsfraktur mit Knochenmarksödem (LWK 2 und 4), osteoporotisch bedingt und alte osteoporotische Kompressionsfraktur von BWK 12. *Rechts:* Tumorbedingte Kompressionsfraktur von BWK 12 mit Infiltration der Bogenwurzel, der Subarachnoidalraum ventral bereits aufgebraucht, noch keine nennenswerte Einengung des Myelons (rechts). (Wir danken Herrn Prof. Dr. D. Hahn vom Institut für Röntgendiagnostik der Univ. Würzburg für die Überlassung der Aufnahmen.)

5.3 Morphometrische Verfahren

Bei der Wirbelsäulenosteoporose sind morphometrische Verfahren eingesetzt worden, um das Ausmaß von frakturbedingten Verformungen im Bereich von Wirbelkörpern festzustellen. Es wird darüber hinaus versucht, durch Einsatz dieser Verfahren bei epidemiologischen Untersuchungen große Zahlen von Röntgenbildern teilautomatisiert zu analysieren.

Allen morphometrischen Verfahren ist gemein, daß sie zur Differentialdiagnose einer feststellbaren Wirbelkörperverformung noch keinen Beitrag leisten können.

Dies kann gerade bei epidemiologischen Untersuchungen dazu führen, daß ein Teil von Wirbelkörperverformungen einer Osteoporose zugeordnet wird, ohne daß dieses gerechtfertigt wäre.

Morphometrische Verfahren finden jedoch breite Anwendung bei der Auswertung von Röntgenbildern, die im Zusammenhang mit Therapiestudien gewonnen werden, weil hier nach eindeutiger differentialdiagnostischer Zuordnung einer Wirbelkörperverformung durch Bewertung durch Augenschein objektive, wirbelkörperhöhenmessende Verfahren eingesetzt werden, um den möglichen therapeutischen Erfolg eines Pharmakons zu dokumentieren.

Allen Verfahren gemeinsam ist, daß mittels Digitizer an Röntgenbildern die Wirbelkörperhöhe an 3 Positionen gemessen wird: Vorderkante, Wirbelmitte, Hinterkante (Abb. 34-2). Unterschiedliche Algorhithmen werden eingesetzt, um zu ermitteln, ob die Wirbelhöhe im Vergleich zu einer anzunehmenden Norm reduziert ist, ob also eine Formveränderung nachweisbar ist (s.a. Kap. 41).

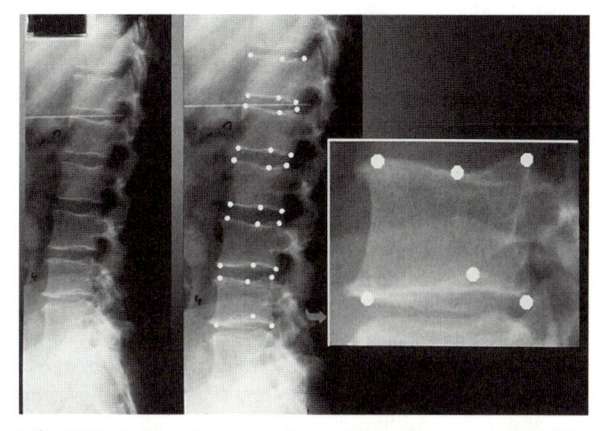

Abb. 34-2 Meßpunkte zur morphometrischen Ausmessung der Wirbelsäule mittels Digitizer.

Über die Anwendung bei klinischen Studien hinausgehend, haben derartige Techniken jedoch auch Bedeutung für die Erkennung pathophysiologischer Zusammenhänge. So war schon immer auffällig, daß die von Patienten geschilderten Beschwerden bei Osteoporose nur in lockerer Beziehung zu der Anzahl nachweisbarer Wirbelkörperfrakturen steht. Einzelne Patienten weisen erhebliche Beschwerden und Limitationen im Alltag auf, obwohl nur mäßiggradige Veränderungen an der Wirbelsäule erkannt werden können, andere leben scheinbar beschwerdefrei, obwohl mehrere Frakturen nachweisbar sind.

Es hat sich gezeigt, daß das Ausmaß der Beschwerden besser dem Ausmaß der Wirbelkörperdeformierung zugeordnet werden kann, als der Anzahl der Brüche selbst.

Dies wird jedoch durch jüngst gemachte Beobachtungen wieder relativiert: Untersucht man bei Patienten krankheitsbedingte Verformungen des Rumpfes (Körpergrößenreduktion, Rundrückenausbildung, etc.), so zeigt sich, daß diese Werte wiederum enger dem Beschwerdebild der Patienten korreliert sind, als die Meßwerte für die Wirbelkörperverformungen. Dies ist wohl Ausdruck der Tatsache, daß Beschwerden bei Patienten mit Osteoporose auch durch Fehl- und Überlastung von Wirbelkörpergelenken, Rumpfmuskulatur, Bändern und Sehnen bedingt sind [7].

5.4 Knochendichteanalysen

Mittels neu entwickelter Instrumentarien kann der *Knochenmineralgehalt* im Bereich verschiedener Skelettareale bestimmt werden. Darüber hinaus kann wahrscheinlich auch Aufschluß über die *Knochenqualität* (Knochenfestigkeit) gewonnen werden. Sogenannte DXA- bzw. DEXA-Meßgeräte, spezifische periphere Computertomographiegeräte und die quantitative Computertomographie im Bereich der Wirbelsäule bestimmen den Knochenmineralgehalt.

Ultraschalluntersuchungstechniken, die im Bereich von Fersenbein, Patella oder Phalangen eingesetzt werden, sollen zusätzlich Aufschluß über die Knochenqualität geben [5].

In der routinemäßigen Anwendung werden jedoch bis heute lediglich die radiologischen Verfahren eingesetzt, während für die Ultraschalltechniken epidemiologische und klinische Untersuchungen zur Wertigkeit der Methode noch nicht im wünschenswerten Umfange vorliegen.

Die Knochenmineralometrie unter Einsatz der o.g. radiologischen Verfahren repräsentiert nach wie vor die einzige Untersuchungstechnik, mit deren Hilfe eine Anhebung des Frakturrisikos durch Knochensubstanzverlust vor Eintritt eines ersten Knochenbruches feststellbar ist (Abb. 34-3). Hierzu liegen inzwischen umfangreiche epidemiologische Untersuchungen vor, die den Einsatz derartiger Geräte zur Früherkennung einer Osteoporose rechtfertigen [2, 3]. Motiv zur Früherkennung wiederum ist die Tatsache, daß eine medikamentöse Intervention bei Osteoporose um so erfolgversprechender ist, je früher sie zum Einsatz kommt. Wenn bei Patienten im Zusammenhang mit einer Osteoporose bereits multiple Frakturen aufgetreten sind, so ist die Wahrscheinlichkeit, durch Pharmakotherapie entscheidenden Gewinn für die Patienten zu ermöglichen, begrenzt.

Die Diskussionen über die Wertigkeit der Methode entzünden sich weniger an der diagnostischen Sicherheit des Verfahrens, als mehr an den Kosten, die durch einen breiten Einsatz der Mineralometrie befürchtet werden.

Erwartungsgemäß stieg mit der Verfügbarkeit dieser Geräte initial die Frequenz des Einsatzes exponentiell an. Dies haben Knochendichtemessungen mit allen Untersuchungstechniken gemeinsam, die neu zur Verfügung gestellt werden. In der Zwischenzeit ist keine weitere Steigerung der Messungen mehr zu verzeichnen.

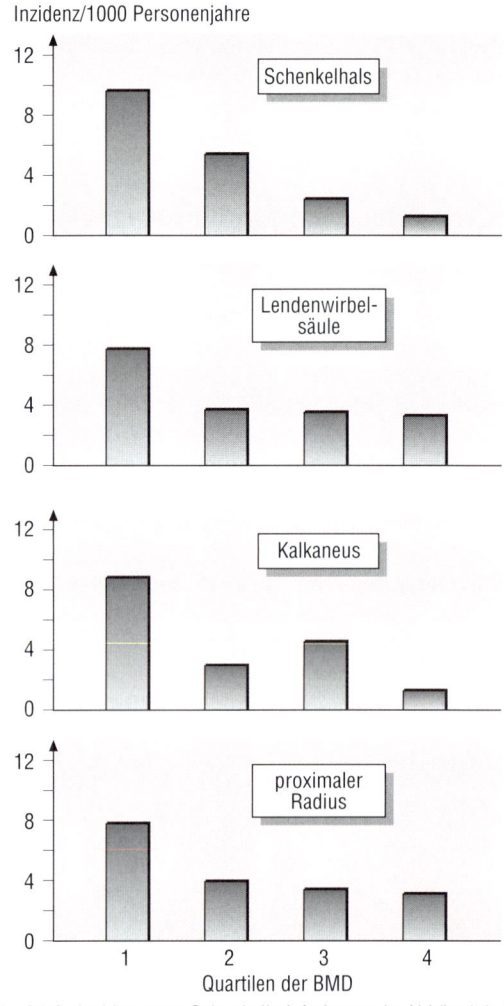

Abb. 34-3 Inzidenz von Schenkelhalsfrakturen in Abhängigkeit von der alterskorrigierten Quartile der Knochendichte (BMD) (aus Cummings et al. 1993 [2]).

Kontrovers wird die Frage diskutiert, ob Knochendichteanalysen im Rahmen von Screening-Untersuchungen vor allem bei Frauen zum Einsatz kommen sollten, bei denen mit Eintritt in die Wechseljahre die Frage ansteht, ob eine sexualhormonersetzende Therapie dringlich ist oder nicht. Befürworter gehen davon aus, daß durch den Einsatz derartiger Messungen die Indikation zur hormonersetzenden Behandlung bei Frauen, bei denen der Eintritt in die Wechseljahre beschwerdearm erfolgt, gezielter gestellt werden kann.

Es wurden weltweit umfangreiche Untersuchungen vorgenommen, Risikopatienten durch anamnestische Besonderheiten zu identifizieren, um einen gezielteren Einsatz der Knochendichteanalytik zu ermöglichen. Hier hat sich jedoch gezeigt, daß die Mehrzahl dieser Erhebungssysteme keine brauchbare Hilfe bei der Indikationsstellung darstellt. Einzig wirklich sichere und sicher belegbare Risikofaktoren für die Entstehung einer Osteoporose sind bei derartigen epidemiologischen Untersuchungen immer das Lebensalter der

Betroffenen und bei Frauen der Sexualhormonmangel gewesen. Haarfarbe und Hautbesonderheiten, selbst die Familienanamnese, jedoch auch Besonderheiten der Lebensführung bleiben zumeist unspezifische Indikatoren, die bei vielen Patienten, bei denen selbst eine manifeste Osteoporose nachweisbar ist, nicht nachgewiesen werden können [3].

Unabhängig von diesen Diskussionen bleiben jedoch einige unstrittige Indikationen zur Knochendichteanalytik, bei denen die Meßtechnologie durch andere Verfahren nicht ersetzt werden kann.

Hierzu zählen die Messungen
- bei Patienten mit knochenbedrohenden hämatologischen Systemkrankheiten
- bei steroidbehandelten Patienten
- insbesondere bei Patienten nach Organtransplantation
- bei Endokrinopathien, die eine Osteoporoseentstehung fördern
- bei allen Krankheiten, die zur sekundären Osteoporose führen können.

Die Indikation zur Knochendichteanalyse ist auch dann gegeben, wenn bei Patienten mit einer manifesten Osteoporose medikamentöse Behandlung mit dem Ziel erfolgt, den Knochenaufbau wieder zu fördern. Hier dient die Messung der *Therapiekontrolle* sowie der Identifizierung von Therapieversagen [4].

Mit der Zunahme von Medikamenten, deren positive Wirkung bei Osteoporosen beweisbar ist, wird auch die Indikation zur Mineralometrie des Knochens ansteigen. Ein Zusammenhang zwischen Verlust an Knochensubstanz und Anstieg des Knochenbruchrisikos ist ebenso bewiesen, wie ein Zusammenhang zwischen der Zunahme krankheitsbedingter Knochendestruktion und den Beschwerden und Limitationen bei den betroffenen Patienten.

Literatur

1. Body, J.J., P.D. Delmas: Urinary pyridinium cross-links as markers of bone resorption in tumor-associated hypercalcemia. J. Clin. Endocrinol. Metab. 74 (1992) 471–475.
2. Cummings, S.R., D.M. Black, M.C. Nevitt et al.: Bone density at various sites and prediction of hip fractures. Lancet 341 (1993) 72–75.
3. Cummings, S.R., M.C. Nevitt, W.S. Browner et al.: Risk factors for hip fracture in white women. New Engl. J. Med. 332 (1995) 767–773.
4. Favus, M.J. (ed.): Primer on the Metabolic Bone Diseases and Disorders of Mineral Metabolism. Lippincott-Raven, Philadelphia 1993.
5. Hans, D., A.M. Schott, P.J. Meunier: Ultrasonic assessment of bone: a review. Eur. J. Med. 2 (1993) 157–163.
6. Kanis, J.: Pathophysiology and Treatment of Paget's Disease of Bone. Carolina Academic Press, Durham 1991.
7. Leidig, G., H.W. Minne, P. Sauer, C. Wüster, J. Wüster, M. Lojen, F. Raue, R. Ziegler: A study of complaints and their relation to vertebral destruction in patients with osteoporosis. Bone Mineral. 8 (1990) 217–229.
8. Minne, H.W., G. Leidig, Chr. Wüster et al.: A newly developed spine deformity index (SDI) to quantitate vertebral crush fractures in patients with osteoporosis. Bone Mineral. 3 (1988) 335–349.
9. Seibel, J.J., H.W. Woitge, R. Ziegler: Biochemische Marker des Knochenstoffwechsels II: Klinische Anwendung. Klin. Lab. 39 (1993) 839–850.

35 Primärer Hyperparathyreoidismus

Friedhelm Raue

1	Definition und Einteilung	280
2	Klinisches Bild	280
3	Pathogenese/Pathophysiologie	282
3.1	Hyperkalziämie – Regulationsmechanismen	282
3.2	Parathormonbedingte Hyperkalziämie	282
3.3	Parathormon-related-Protein-bedingte Hyperkalziämie	283
3.4	1,25(OH)$_2$-Vitamin-D-bedingte Hyperkalziämie	283
3.5	Hyperkalziämie durch erhöhten Knochenumbau	283
3.6	Medikamentös induzierte Hyperkalziämie	283
4	Diagnostik	283
4.1	Endokrinologische Diagnostik	283
4.2	Bildgebende Verfahren	284
4.3	Differentialdiagnose	285
5	Therapie	285
5.1	Operative Therapie	285
5.2	Verlaufsbeobachtung des asymptomatischen Hyperparathyreoidismus	286
5.3	Medikamentöse Therapie	286
5.4	Schlußbemerkungen	287

1 Definition und Einteilung

Zu den häufigsten Ursachen der Hyperkalziämie gehört der *primäre Hyperparathyreoidismus* (pHPT) (Tab. 35-1). Er ist definiert als autonome Mehrsekretion von Parathormon (PTH) aus einem oder mehreren vergrößerten Epithelkörperchen. Vom pHPT abzugrenzen ist der *tertiäre Hyperparathyreoidismus*, der ebenfalls mit Hyperkalziämie und erhöhten PTH-Serumspiegeln einhergeht. Der tertiäre Hyperprathyreoidismus ist Folge einer jahrelang bestehenden regulativen Anpassung der Nebenschilddrüsen an eine Kalziumstoffwechselstörung (*sekundärer Hyperparathyreoidismus*), z.B. bei Niereninsuffizienz, die sich dann im Lauf der Zeit zu einer autonomen Mehrsekretion von PTH mit konsekutiver Hyperkalziämie entwickelt (refraktärer sekundärer Hyperparathyreoidismus oder tertiärer Hyperparathyreoidismus). Die andersartige Pathophysiologie und die im Vordergrund stehende auslösende Erkrankung (z.B. Niereninsuffizienz) erleichtert die Abgrenzung zum pHPT. Die klinischen Veränderungen beim pHPT sind zum einen durch die verstärkte Wirkung von PTH an seinen Zielorganen Knochen und Nieren, zum anderen durch die Folgen des chronisch erhöhten Serumkalziumspiegels, das Hyperkalziämiesyndrom, bedingt.

Die zweithäufigste Ursache des Hyperkalziämiesyndroms ist die Tumorhyperkalziämie, ausgelöst durch Knochenmetastasen und/oder Sekretion von hyperkalziämieauslösenden Substanzen (z.B. Parathormon – related-Protein = PTHrP) [9]. Biochemisch geht diese nicht durch PTH ausgelöste Hyperkalziämie mit supprimierten Serum-PTH-Spiegeln einher. Tumorhyperkalziämie und pHPT machen zusammen über 80% aller Hyperkalziämien aus. Die restlichen Ursachen verteilen sich auf die Vitamin-D-Intoxikation, durch andere Medikamente oder durch andere endokrine Krankheiten hervorgerufene Hyperkalziämien (Tab. 35-1).

Während bei ambulanten Patienten der pHPT überwiegt, ist bei Krankenhauspatienten die Tumorhyperkalziämie die häufigste Ursache des erhöht gefundenen Serumkalziumspiegels.

---

2 Klinisches Bild

Das klinische Bild des pHPT hat sich in den letzten zwei Jahrzehnten von einer seltenen, aber typischen Knochen- und Nierensteinerkrankung (disease of stones, bones and abdominal groans) zu einem häufigen, dafür aber oligo- oder asymptomatischen Krankheitsbild gewandelt [4]. Ursache dieses Wandels ist die routinemäßige Serumkalziumbestimmung, die zu einer deutlichen Zunahme der Inzidenz (25 pro 100 000/Jahr) geführt hat.

Tabelle 35-1 Ursachen und Häufigkeit der Hyperkalziämie.

häufige Ursachen	
– primärer Hyperparathyreoidismus	45%
– Tumorhyperkalziämie	35%
seltene Ursachen	
– Medikamente (Vitamin D-Intoxikation, Thiaziddiuretika, Vitamin-A-Intoxikation)	10%
– Immobilisation	5%
– Hyperthyreose	2%
– M. Addison	
– granulomatöse Erkrankungen (M. Boeck, Tuberkulose, Histoplasmose)	
– VIPome	
– familiäre hypokalziurische Hyperkalziämie	
– Milch-Alkali-Syndrom	

Nach dem Diabetes mellitus und der Hyperthyreose ist der pHPT die dritthäufigste endokrine Erkrankung mit einer Häufigkeit von bis zu 3% bei postmenopausalen Frauen.

Der pHPT hat einen Altersgipfel im 4. und 5. Lebensjahrzehnt, Frauen sind 2mal häufiger betroffen.

Fast die Hälfte der neu entdeckten Fälle von pHPT sind asymptomatisch.

Die klinische Symptomatik zeigt eine große Variabilität von der asymptomatischen Form über die rezidivierende Nephrolithiasis zur hyperkalziämischen Krise [7]. Sie ist zum einen durch die organspezifischen Veränderungen, z.T. durch direkte Wirkungen von PTH am Zielorgan (z.B. Knochen) und zum anderen durch funktionelle Störungen, das Hyperkalziämiesyndrom, gekennzeichnet (Tab. 35-2). Das Hyperkalziämiesyndrom entwickelt sich unabhängig von der Ursache des Serumkalziumanstieges und ist meist nach Korrektur der Hyperkalziämie reversibel.

Tabelle 35-2 Klinische Symptomatik des primären Hyperparathyreoidismus.

Organ	morphologische Beschwerden	funktionelle Beschwerden (Hyperkalziämiesyndrom)
Niere	Nephrolithiasis Nephrokalzinose	Polyurie Polydipsie Creatinin-Clearance ↓
Knochen	Osteodystrophia fibrosa cystica, pathologische Fraktur	Knochenschmerzen (?)
Magen-Darm-Trakt	peptische Ulzera, Pankreatitis, Cholelithiasis	Obstipation Übelkeit Erbrechen
Herz, Kreislauf		QT-Verlängerung Rhythmusstörung Hypertonie
Nervensystem Psyche		Reflexabschwächung Depression Koma

Zu den *renalen Manifestationen* des pHPT zählen rezidivierende Nierensteine, eine Nephrokalzinose und funktionelle Veränderung im Rahmen des Hyperkalziämiesyndroms. Bedingt durch die erhöhte Kalzium- und Phosphatausscheidung können sich vermehrt Kalziumoxalat- und Phosphatsteine bilden oder sich im Nierenparenchym eine Nephrokalzinose entwickeln, die meist auf der Röntgenübersichtsaufnahme zu sehen ist. Auch wenn insgesamt die Nephrolithiasis beim pHPT rückläufig ist, bleibt sie die häufigste Organmanifestation bei diesem Krankheitsbild. Umgekehrt haben nur 5% der Patienten mit Nierensteinen einen pHPT. Funktionell führt die Hyperkalziämie über eine Einschränkung der Wirkung des antidiuretischen Hormons am distalen Tubulus zu einer Einschränkung der Konzentrationsfähigkeit der Niere, es resultiert eine Polyurie und konsekutiv eine Polydipsie. Dadurch kommt es auch zu einem erheblichen Kaliumverlust mit Hypokaliämie.

Die klassische *ossäre Manifestation* des pHPT die „Osteodystrophia fibrosa cystica generalisata" mit Knochenschmerzen, Zystenbildung und evtl. pathologischen Frakturen ist heute eine Seltenheit. Unspezifische Skelettbeschwerden können zur radiologischen Abklärung führen, bei der neben einer Osteopenie auch typische radiologische Zeichen des pHPT, wie subperiostale Resorption an den Phalangen, beobachtet werden. Bei der Bestimmung der Knochendichte findet sich besonders eine Abnahme des kortikalen Mineralgehaltes.

Die weiteren funktionelle Beschwerden im Rahmen des Hyperkalziämiesyndroms sind häufig diskret und werden erst nach gezielter Suche aufgedeckt. Dazu gehören *neuropsychiatrische Manifestationen* wie Depression, Persönlichkeitsveränderung, Erinnerungsstörung, sowie neuromuskuläre Symptome wie leichte Ermüdbarkeit, proximale Muskelschwäche und Reflexabschwächung. Zu den *gastrointestinalen Manifestationen* des Hyperkalziämiesyndroms gehören die Obstipation, Übelkeit und Gewichtsverlust. Ob das Ulkusleiden, die Pankreatitis oder die Cholelithiasis häufiger beim pHPT vorkommt und ursächlich durch Hyperkalziämie oder PTH-Exzeß hervorgerufen wird, ist umstritten. Die Hyperkalziämie kann Ursache von *Herzrhythmusstörungen* sein, im EKG findet man gelegentlich QT-Zeit-Verkürzungen.

Wegen der synergistischen Wirkung von Kalzium und Digitalis am Herzmuskel ist Digitalis bei hyperkalziämischen Patienten kontraindiziert.

Eine *Verkalkung des Gelenkknorpels* (Chondrokalzinose) sowie eine Hyperurikämie wird häufiger bei pHPT beobachtet. Ob der häufig gefundene *Hypertonus* Folge der Niereninsuffizienz, der Hyperkalziämie oder direkt auf den PTH-Exzeß zurückzuführen ist, bleibt umstritten.

Bei Anstieg des Serumkalziumspiegels über 4 mmol/l droht die hyperkalziämische Krise.

Auslöser dieser kritischen Situation ist häufig der Übergang von der Polyurie in die Oligo-Anurie, z.B. durch eine massive Nephrokalzinose und/oder durch eine Obstruktion durch Nierensteine. Wegen mangelnder Kalziumausscheidung kann es zu einem kritischen Anstieg des Serumkalziumspiegels mit Entwicklung eines Komas kommen. Wird nicht innerhalb von 24–48 h die Diagnose pHPT gestellt und die Operation eingeleitet, ist der Ausgang meist letal [11].

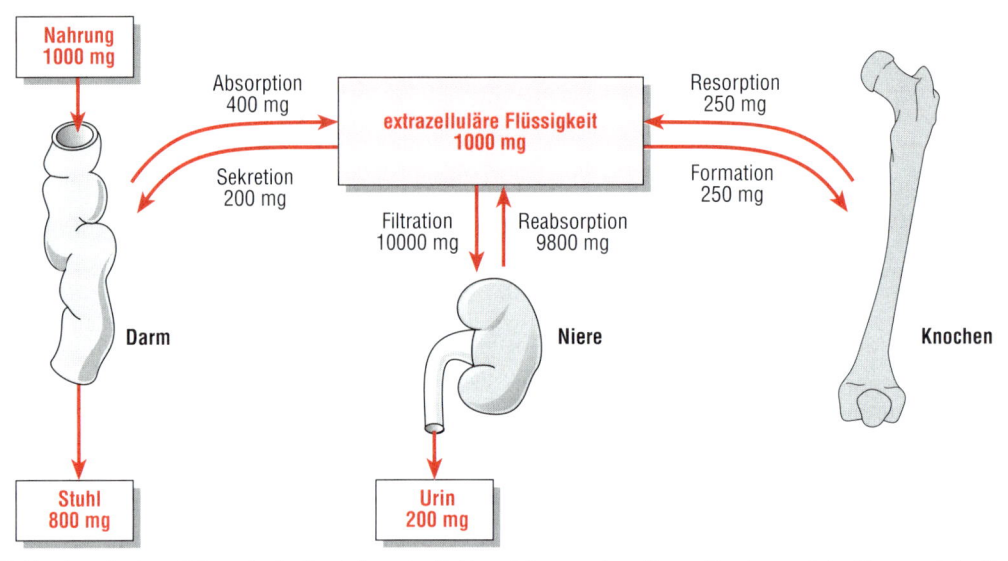

Abb. 35-1 Kalziumhomöostase. Schematische Darstellung der Kalziumströme von/zum Darm, Knochen und der Niere sowie in die extrazelluläre Flüssigkeit.

3 Pathogenese/Pathophysiologie

3.1 Hyperkalziämie – Regulationsmechanismen

Der Serumkalziumspiegel wird durch hormonelle Kontrolle in engen Grenzen (2,2–2,6 mmol/l) konstantgehalten. Der ionisierte freie Anteil umfaßt ca. die Hälfte des Gesamtkalziums, die andere Hälfte ist am Albumin gebunden. Bei Bestimmung des Gesamtkalziums können falsch-hohe Kalziumwerte durch Anstieg des Albumins bedingt durch Dehydratation oder Hämokonzentration (z. B. Stauung bei der Blutabnahme) gemessen werden. Unter normalen Bedingungen halten sich der Zustrom von Kalzium aus Darm, Knochen und Niere und der Abstrom über Darm, Haut und Niere im Gleichgewicht (Abb. 35-1). Erst wenn die homöostatische Kapazität der beteiligten Organe, insbesondere der Niere, den vermehrten Zustrom durch eine vermehrte Ausscheidung nicht kompensieren kann, entwickelt sich eine Hyperkalziämie. Der Hyperkalziämie geht meist eine Hyperkalziurie voraus. Der wichtigste Pathomechanismus für die Entwicklung einer Hyperkalziämie ist die osteoklastäre Knochenresorption stimuliert durch PTH, PTHrP oder $1,25(OH)_2$ Vitamin D. Daneben können auch Zytokine wie Interleukin 1α, Interleukin 1ß, Tumornekrosefaktor α und Transforming-growth factor α die Osteoklasten aktivieren. $1,25(OH)_2$ Vitamin D fördert die Kalziumresorption aus dem Darm. Ein weiterer wichtiger Entstehungsmechanismus der Hyperkalziämie ist die vermehrte Kalziumresorption aus dem Darm bedingt durch $1,25(OH)_2$-Vitamin D. Eine verminderte Kalziumausscheidung über die Niere, z. B. durch Chlorothiazide kann zur Hyperkalziämie beitragen [13].

3.2 Parathormonbedingte Hyperkalziämie

Ursache des erhöhten PTH-Spiegels bei pHPT ist in über 80 % ein benignes solitäres Adenom der Nebenschilddrüse.

In 15–20 % findet man eine Hyperplasie aller 4 Drüsen, gelegentlich auch mehrere Adenome. Der Befall mehrerer Drüsen ist typisch für die Multiple Endokrine Neoplasie Typ 1 und 2. Bei 1 % der Patienten ist mit einem Nebenschilddrüsenkarzinom zu rechnen.

Die Adenomzelle hat offensichtlich die Sensitivität gegenüber Kalzium verloren, die negative Rückkopplung – eine Erhöhung des Serumkalziumspiegels über die obere Norm führt zu einer Abnahme der PTH-Sekretion – funktioniert nicht mehr. Es konnte gezeigt werden, daß der Kalziumsensor der Nebenschilddrüse verstellt ist, da auf einem höheren Kalziumniveau die PTH-Sekretion gebremst werden kann („set-point"-Verstellung). Bei der Nebenschilddrüsenhyperplasie führt die Zunahme der Gesamtzellzahl zu einer Zunahme der PTH-Sekretion. Die zugrundeliegende Störung der Proliferation der Nebenschilddrüsenzellen ist noch nicht sicher geklärt. Bei der Hyperplasie im Rahmen der Multiplen Endokrinen Neoplasie Typ 1 wird der Verlust eines Tumorsuppressorgens auf Chromosom 11 vermutet, der für das klonale Wachstum verantwortlich ist [1].

Erhöhte Serum-PTH-Spiegel führen zu einer vermehrten Osteolyse. Die dafür verantwortlichen Osteoklasten werden nicht direkt, sondern über die Osteoblasten, die PTH-Rezeptoren besitzen, aktiviert. Darüber hinaus aktiviert PTH Osteoklastenvorstufen und fördert die Differenzierung und Erhöhung der Anzahl reifer Osteoklasten.

An der Niere führt PTH zu einer Hemmung der Phosphatrückresorption, es resultiert eine vermehrte Phosphatausscheidung und gelegentlich eine Hypophosphatämie. Gleichzeitig fördert PTH die Rückresorption von Kalzium im distalen Tubulus, dies führt zur Verstärkung der Hyperkalzämie. Trotzdem findet sich meist eine Hyperkalziurie, da der Effekt auf die Kalziumrücksresorption von dem massiv anfallenden Kalzium überspielt wird. Die Wirkung von PTH am Tubulus wird intrazellulär von dem Second-messenger zyklisches Adenosinmonophosphat übertragen, das zum Teil aus der Zelle austritt und im Urin gemessen werden kann. PTH stimuliert darüber hinaus die 1α-Hydroxylase in der Niere, dadurch wird vermehrt 25(OH)-Vitamin D zu dem biologisch aktiven 1,25(OH)$_2$-Vitamin D umgewandelt, das die hyperkalziämische Wirkung von PTH verstärkt [14].

3.3 Parathormon-related-Protein-bedingte Hyperkalziämie

Bei manchen Patienten mit Tumorhyperkalzämie findet man, ähnlich wie beim pHPT, eine Hypophosphatämie, Hyperphosphaturie und vermehrte Ausscheidung von zyklischem Adenosinmonophosphat (cAMP). Wegen der Ähnlichkeit zum pHPT spricht man von einer humoral vermittelten Hyperkalziämie durch den Tumor, von einem Pseudohyperparathyreoidismus. Ursache ist die Sekretion von PTH-related Protein (PTHrP) durch den Tumor [10]. PTHrP hat eine ausgeprägte Sequenzhomologie zum PTH, besonders am aktiven aminoterminalen Ende. Dies erklärt die PTH-ähnliche Wirkung am Knochen und an der Niere. Je nach Bestimmungsmethode findet man in 60–90% der Patienten mit Tumorhyperkalziämie erhöhte PTHrP-Spiegel unabhängig davon, ob Knochenmetastasen vorliegen oder nicht [3]. Folgerichtig ist es nicht mehr sinnvoll, die lokal osteolytische von der humoralen Form des Hyperkalziämiesyndroms abzutrennen. Darüber hinaus können lokale Faktoren direkt von Knochenmetastasen freigesetzt die osteoklastäre Osteolyse stimulieren ohne gleichzeitige Aktivierung der Osteoblasten. Dazu gehören Zytokine, die bei der Interaktion von Tumorzellen mit Entzündungszellen freigesetzt werden. Beim Plasmozytom sind es Interleukin 1 und der Tumornekrosefaktor, die zur Aktivierung der Ostekklasten führen. Manche Lymphome (z. B. das B-Zell-Lymphom) gehen mit erhöhten 1,25(OH)$_2$-Vitamin-D-Spiegeln einher.

3.4 1,25(OH)$_2$-Vitamin-D-bedingte Hyperkalziämie

Eine Hyperkalziämie, bedingt durch Vitamin-D-Wirkung, kann durch eine Vitamin-D-Intoxikation als auch durch vermehrte körpereigene Produktion von 1,25(OH)$_2$-Vitamin D hervorgerufen werden. Die therapeutische Breite von Vitamin-D-Präparaten ist gering, Dosen von 10 000 E Vitamin D pro Tag führen bei längerer Einnahme meist zu einer Hyperkalziämie, dies gilt auch für Dosen von mehr als 1 µg 1,25(OH)$_2$-Vitamin D pro Tag. Es kommt zu einer vermehrten Kalziumaufnahme aus dem Darm, darüber hinaus können exzessive Vitamin-D-Dosen osteolytisch wirken.

Granulomatöse Erkrankungen wie die Sarkoidose und die Tuberkulose können mit erhöhten 1,25(OH)$_2$-Vitamin-D-Spiegeln, die zur Hyperkalziämie führen, einhergehen. Offensichtlich sind die an dem Entzündungsprozeß beteiligten Makrophagen in der Lage, autonom 1,25(OH)$_2$-Vitamin D zu produzieren. Eine autonome extrarenale 1,25(OH)$_2$-Vitamin-D-Produktion wird auch bei manchen Lymphomen beobachtet (s. Abschn. 3.3).

3.5 Hyperkalziämie durch erhöhten Knochenumbau

Eine schwere Hyperthyreose führt zu einem erhöhten Knochenumbau mit Erhöhung der alkalischen Phosphatase, vermehrter Kalziumausscheidung im Urin und einer milden Hyperkalziämie. Der Mangel an Glukokortikoiden bei Morbus Addison kann ebenfalls zu einer leichten Hyperkalziämie führen. Eine Immobilisation bei Kindern und Jugendlichen, z. B. durch eine Querschnittslähmung, kann zu einer Hyperkalziämie aufgrund einer Osteoklastenaktivierung führen.

3.6 Medikamentös induzierte Hyperkalziämie

Zu den Medikamenten, die eine Hyperkalziämie induzieren können, gehören die o.g. Vitamin-D-Präparate (Abschnitt 3.4), Thiazide, Vitamin A und Kalziumkarbonat. Thiazide führen u.a. zu einer Verminderung der Kalziumausscheidung, bei gleichzeitig vermehrtem Anfall des Kalziums (Immobilisation, milder pHPT) kann es zur Entwicklung einer Hyperkalziämie kommen. Dieser die latente Hyperkalziämie demaskierende Effekt kann diagnostisch genutzt werden. Wenn unter Thiaziden eine Hyperkalziämie auftritt, sollten nicht nur diese abgesetzt werden, sondern es sollte gezielt nach einer Hyperkalziämieursache gesucht werden. Vitamin D (50 000–100 000 E/Tag) oder Retinol in hohen Dosen führen zu einer gesteigerten Knochenresorption mit Hyperkalziämie. Die früher geübte Ulkustherapie mit hohen Dosen von Kalziumkarbonat und Milch (mehr als 2 g Kalzium pro Tag) führt bei einigen Patienten zu einer Hyperkalziämie (Milch-Alkali-Syndrom).

4 Diagnostik

4.1 Endokrinologische Diagnostik

Bei anamnestischen und/oder klinischen Hinweisen auf einen pHPT wie z. B. rezidivierende Nephrolithiasis, seltener diffuse Knochenschmerzen oder Symptome des Hyperkalziämiesyndroms wie z. B. eine Depression, ist eine Serumkalziumbestimmung angezeigt. Wird der Verdacht durch einen erhöhten Serumkalziumspiegel bestätigt, bedarf es einer weiteren Abklärung.

Die Diagnose des pHPT kann laborchemisch am besten durch den Nachweis einer persistierenden Hyperkalziämie zusammen mit einem erhöhten Intakt-Parathormon gesichert werden (Abb. 35-2).

Das PTH sollte heutzutage nur noch mit Hilfe des Two-site immunoassay bestimmt werden, der das gesamte Intakt-PTH-Molekül 1–84 (Intakt-PTH) erfaßt [15]. Alle Fragmente (C-, N-terminal) oder mittregionale Assays haben eine geringere Sensitivität und sollten zur Diagnosesicherung des pHPT nicht mehr eingesetzt werden. Bei erhöhtem Intakt-PTH und gleichzeitiger Hyperkalziämie ist die Diagnose pHPT nahezu 100%ig sicher (Abb. 35-3). Alle anderen Ursachen der Hyperkalziämie mit Ausnahme einiger Fälle der familiären hypokalziurischen Hyperkalziämie haben ein erniedrigtes oder niedrig-normales Intakt-PTH. Sonstige, früher zur Diagnosesicherung unverzichtbare Parameter, haben eine geringere Aussagekraft, dienen der Ergänzung und zeigen den Grad der Organbeteiligung. Der Serumphosphatspiegel kann erniedrigt sein, die alkalische Phosphatase und das Osteokalzin können erhöht sein. Im Urin kann eine Hyperphosphaturie, Hyperkalziurie, vermehrte cAMP oder Hydroxyprolinausscheidung meßbar sein. Eine leichte hyperchlorämische Azidose ist Ausdruck der Hemmung der Bikarbonatrückresorption im proximalen Tubulus der Nieren durch PTH. Die 1,25(OH)$_2$-Vitamin-D-Spiegel können erhöht sein. Bei der histologischen Untersuchung des Knochens findet man eine Fibroosteoklasie.

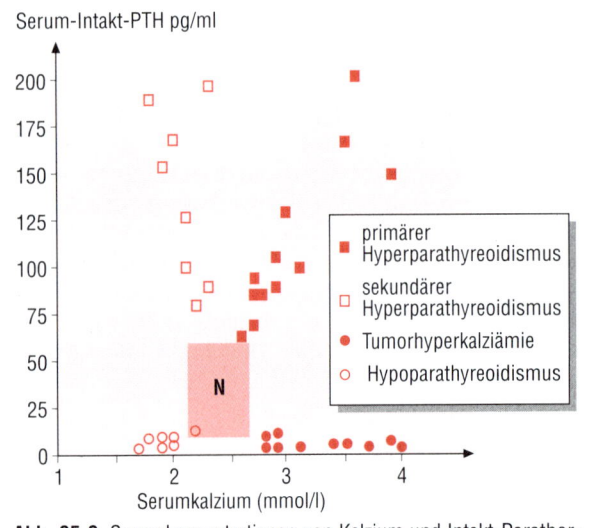

Abb. 35-2 Serumkonzentrationen von Kalzium und Intakt-Parathormon bei Patienten mit primärem und sekundärem Hyperparathyreoidismus, Tumorhyperkalziämie und Hypoparathyreoidismus.

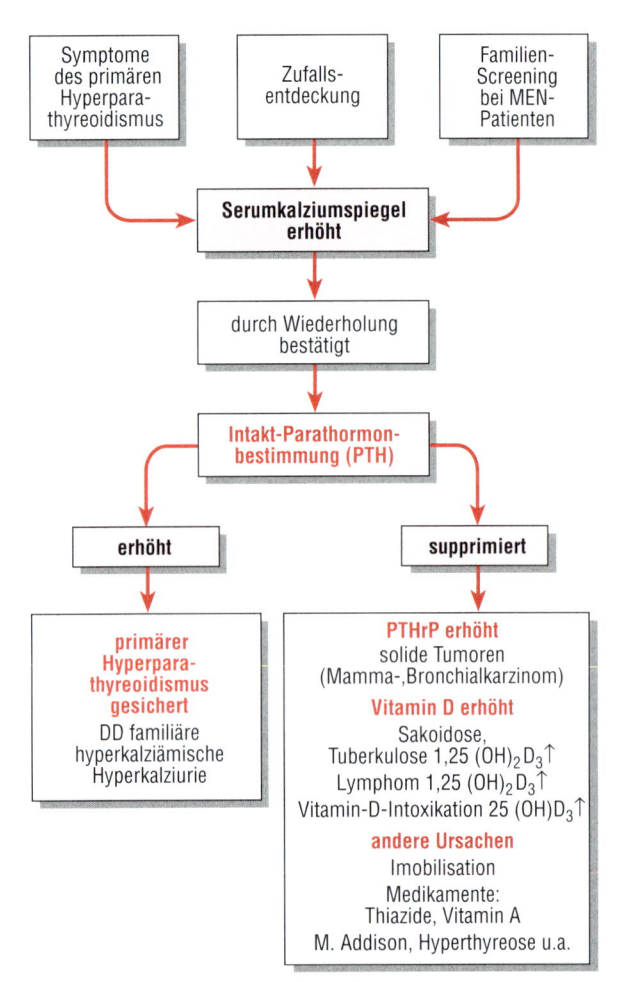

Abb. 35-3 Diagnostisches Vorgehen bei Patienten mit einer Hyperkalziämie.

4.2 Bildgebende Verfahren

Nach biochemischer Sicherung der Diagnose des pHPT stellt sich die Frage der Lokalisation des vermuteten Epithelkörperchenadenoms. Die wichtigste Lokalisationsmaßnahme ist die Suche nach einem erfahrenen Chirurgen.

Da ein erfahrener Chirurg in über 95% im Ersteingriff das Adenom findet und alle Lokalisationsmaßnahmen eine schlechtere Trefferrate haben, erübrigt sich eine aufwendige Lokalisationsdiagnostik.
Die Nichtdarstellbarkeit eines vergrößerten Epithelkörperchens widerlegt die biochemisch gesicherte Diagnose pHPT nicht!

Sollten sich bei der Ultraschalluntersuchung des Halses Veränderungen an der Schilddrüse ergeben, ist in Ergänzung ein Schilddrüsenszintigramm durchzuführen, um bei einer etwaigen Operation diesen Schilddrüsenbefund mit zu operieren. Sollte der Chirurg im Ersteingriff das vergrößerte Nebenschilddrüsenadenom nicht gefunden haben, ist vor einem Zweiteingriff bei persistierendem oder rezidivierendem pHPT eine Lokalisationsdiagnostik erforderlich.

Kernspintomographie, Computertomographie, selektive Halsvenenkatheterisierung mit Blutprobenentnahme zur PTH-Bestimmung und ggf. eine szintigraphische Methode können eingesetzt werden.

Radiologische Verfahren wie Handaufnahmen zum Nachweis von subperiostalen Usuren, Abdomenübersichtsaufnahmen zum Nachweis einer Nephrokalzinose oder Nephrolithiasis sind zur Sicherung der Diagnose nicht mehr notwendig, sie dokumentieren den Organbefall (Abb. 35-4). Dazu gehört auch die Osteodensitometrie, die eine Abschätzung des Knochenmassenverlustes erlaubt.

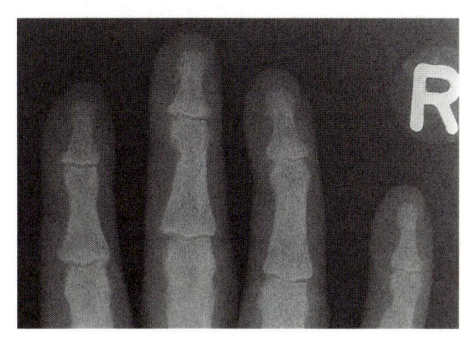

Abb. 35-4 Röntgenbefunde am Fingerskelett beim pHPT mit subperiostalen Resorptionszonen und lamellärer Aufsplitterung der verdünnten Kortikalis.

4.3 Differentialdiagnose

Bei asymptomatischen Patienten mit Hyperkalziämie und leicht erhöhtem PTH-Spiegel kann differentialdiagnostisch an eine *familiäre hypokalziurische Hyperkalziämie* gedacht werden (s. Abb. 35-3).

Die *familiäre hypokalziurische Hyperkalziämie* ist ein seltenes autosomal-dominant vererbbares Leiden mit hoher Penetranz, das durch eine milde Hyperkalziämie bei relativer Hypokalziurie (relativ niedrige Kalziumausscheidung bezogen auf die Hyperkalziämie) gekennzeichnet ist. Die klinische Ausprägung ist meist mild bzw. asymptomatisch. Die Diagnose stellt sich gelelgentlich im Rahmen der Abklärung eines asymptomatischen pHPT. Die Differentialdiagnose zum pHPT wird dadurch erschwert, daß in 5–10 % der Patienten mit familiärer hypokalziurischer Hyperkalziämie ein erhöhtes PTH gefunden wird. Erst die genaue Analyse der Urinkalziumausscheidung, eine Erniedrigung der Kalzium-Clearance/Kreatinin-Clearance unter 0,01 und eine positive Familienanamnese sprechen für eine familiäre hypokalziurische Hyperkalziämie. Die Abgrenzung zum pHPT ist vor allem aus therapeutischer Sicht wichtig, da Patienten mit familiärer hypokalziurischer Hyperkalziämie nicht von einer Parathyreoidektomie profitieren. Der Serumkalziumspiegel sinkt nur kurzfristig in den Normbereich, auch geringstes zurückbelassenes Nebenschilddrüsengewebe führt erneut zur Hyperkalziämie. Ursache für dieses milde Krankheitsbild ist ein gestörter Kalziumsensor auf den Nebenschilddrüsenzellen und den Nierenzellen. Kürzlich wurde eine Mutation in dem Gen des Kalziumsensors auf Chromosom 3q2 entdeckt.

Sind bei nachgewiesener Hyperkalziämie die Intakt-PTH-Spiegel im unteren Normbereich oder erniedrigt, so kommen differentialdiagnostisch alle nicht PTH-bedingten Hyperkalziämien in Betracht. Am häufigsten ist die *Tumorhyperkalziämie*. Meist ist das Tumorleiden vorher bekannt, die Hyperkalziämie häufig Ausdruck der fortgeschrittenen Erkrankung mit Knochenmetastasen (z. B. Mammakarzinom). Selten ist die Hyperkalziämie Zeichen einer okkulten Neoplasie. Dagegen kommt ein pHPT gelegentlich auch bei Tumorpatienten, z. B. postmenopausalen Frauen mit metastasierendem Mammakarzinom als Zweiterkrankung vor. Es bleibt abzuwarten, ob mit zukünftigen PTHrP-Assays die Tumorhyperkalziämie durch den Nachweis von erhöhtem PTHrP bei gleichzeitig supprimierten PTH-Spiegeln zu sichern ist (s. Abb. 35-2). Eine *medikamentös induzierte Hyperkalziämie* (Vitamin D, Vitamin A, Thiazide) läßt sich meist anamnestisch ausschließen. Bei erhöhten $1,25(OH)_2$-Vitamin-D-Spiegeln ist an eine *granulomatöse Erkrankung* zu denken. *Endokrine Erkrankungen*, die mit einer Begleithyperkalziämie einhergehen, sind durch die Grundkrankheit definiert (Hyperthyreose, M. Addison).

5 Therapie

5.1 Operative Therapie

Die kausale Therapie des symptomatischen pHPT ist die operative Entfernung des zugrundeliegenden Epithelkörperchenadenoms oder der Nebenschilddrüsenhyperplasie.

Dazu bedarf es eines in der Nebenschilddrüsenchirurgie erfahrenen Chirurgen, der nach Möglichkeit alle vier Nebenschilddrüsen darstellt und beim Vorliegen eines Adenoms dieses entfernt oder beim Vorliegen einer Vierdrüsenhyperplasie eine subtotale Parathyreoidektomie (evtl. totale Parathyreoidektomie mit Autotransplantation von Nebenschilddrüsen in den Unterarm) vornimmt. Die Operation kann dadurch erschwert werden, daß ein oder mehrere überzählige Nebenschilddrüsen, die ebenfalls erkranken können, vorliegen.

Vor einer Nebenschilddrüsenoperation sollte die Schilddrüse abgeklärt werden, um etwaige Veränderungen operativ mitbeseitigen zu können.

Verläuft die Erstoperation nicht erfolgreich, (in < 5 % persistiert der pHPT) schließt sich eine ausführliche Lokalisationsdiagnostik an. Dazu gehören der selektive Halsvenenkatheter mit Blutprobenentnahme zur PTH-Bestimmung und ein CT oder MRT von Hals und Mediastinum. Das gleiche gilt für ein Rezidiv des pHPT, wenn nach mindestens 6 Monaten Normokalziämie erneut eine Hyperkalziämie auftritt [6].

Nach Entfernung des Nebenschilddrüsenadenoms kommt es häufig zu einer passageren Hypokalziämie mit Tetanie, bedingt durch die Rekalzifierung von präformiertem Osteoid und/oder durch Suppression der PTH-Sekretion in den normalen, zurückgebliebenen Nebenschilddrüsen. Eine vorübergehende Therapie mit Kalzium (z. B. 1000–3000 mg Kalzium/Tag) und Vitamin D (0,5–1,0 µg 1,25(OH)$_2$D$_3$, Rocaltrol®) ist sinnvoll. Sollte nach einem Jahr die verbliebene Nebenschilddrüse ihre Tätigkeit nicht wieder aufgenommen haben, geht man von einem permanenten Hypoparathyreoidismus aus. Eine Langzeitbehandlung mit Vitamin D (z. B. 200000–600000 E Vitamin D/Woche) und Kalzium (1000–2000 mg/Tag) ist angebracht. Der Serumkalziumspiegel sollte unter Therapie im unteren Normbereich liegen [12].

5.2 Verlaufsbeobachtung des asymptomatischen Hyperparathyreoidismus

Die Frage, ob ein asymptomatischer pHPT, der als Zufallsbefund entdeckt wurde, auf jeden Fall operiert werden sollte, wird heute kontrovers diskutiert. Im Einzelfall müssen das Operationsrisiko und die Folgeerkrankungen gegen die möglichen Komplikationen beim konservativen Management abgewogen werden [5]. 1990 fand am National Institute of Health eine Konsensuskonferenz zu dieser Frage statt, die eine Definition des asymptomatischen pHPT und die notwendigen Kontrolluntersuchungen vorschlug (Tab. 35-3) [8]. Den Patienten, die nur beobachtet werden, sollten folgende Verhaltensmaßregeln mitgegeben werden:
– Es soll auf eine ausreichende Flüssigkeitszufuhr geachtet werden.
– Dehydratationszustände und Immobilisation sollten vermieden werden.
– Thiaziddiuretika und Digitalis sollten nicht eingenommen werden.

Tabelle 35-3 Asymptomatischer primärer Hyperparathyreoidismus. Definition und notwendige Kontrolluntersuchungen.

Definition
Biochemisch gesicherter primärer Hyperparathyreoidismus mit folgenden zusätzlichen Kriterien:
– keine funktionelle oder morphologische Veränderung
– Serumkalziumspiegel unter 3 mmol/l
– Urinkalziumausscheidung unter 10 mmol/24 h
– Creatinin-Clearance nicht weniger als 70% der Altersnorm
– Knochenmasse innerhalb der 2 Standardabweichungen der Altersnorm
– Alter > 50 Jahre

Kontrolluntersuchung (alle 6 Monate)
– Anamnese (funktionelle, organische Veränderung)
– Blutdruckmessung
– Labor: Serumkalzium, Kreatinin, Kreatinin-Clearance, Kalziumausscheidung
– Oberbauchsonographie (Nierensteine, Nephrokalzinose?) jährlich
– Knochendichte jährlich

– Auch ein milder Hypertonus sollte sorgfältig eingestellt und überwacht werden.
– Bei postmenopausalen Frauen ist ein Östrogen/Gestagen-Präparat sinnvoll, da es einen günstigen Einfluß auf die ossäre Komponente des primären Hyperparathyreoidismus haben kann.

Kommt es im Beobachtungszeitraum
– zu einem Anstieg des Serumkalziums über 3 mmol/l
– zu einer Einschränkung der Kreatinin-Clearance über > 30% des altersentsprechenden Kollektivs
– zu einer weiteren Abnahme der Knochendichte über 2 Standardabweichungen von einem geschlechts- und altersentsprechenden Kollektiv
– zum Auftreten von Begleiterkrankungen, die das konservative Vorgehen erschweren
– oder wünscht der Patient die Operation
so sollte die Verlaufsbeobachtung zugunsten der Operation beendet werden.

5.3 Medikamentöse Therapie

Die medikamentöse Therapie des symptomatischen pHPT dient zur Überbrückung der Zeit bis zur Operation (Tab. 35-4).

Die notwendige Operation soll nicht durch vergebliche Versuche der Normalisierung des Serumkalziumspiegels verzögert werden. Sollte die differentialdiagnostische Abklärung einen pHPT ausgeschlossen haben, wird die kalziumsenkende Therapie je nach Ursache bis zur Wirkung anderer Maßnahmen (z. B. bei Tumorhyperkalziämie, Chemotherapie oder Operation/Bestrahlung des Tumors) fortgeführt. Die Entscheidung für ein bestimmtes therapeutisches Vorgehen hängt von der Höhe des Serumkalziumspiegels und von Begleiterkrankungen ab [2].

Das aus pathophysiologischen Überlegungen ableitende Therapiekonzept ist:
– Rehydratation
– Aufrechterhaltung eines ausreichenden Flüssigkeitsangebotes (Hydratation)
– Hemmung der Osteolyse oder der Kalziumresorption aus dem Darm.

Übersteigt der Serumkalziumspiegel 3 mmol/l nicht, so reicht häufig eine Erhöhung der Trinkmenge auf 3 l pro Tag aus (Tab. 35-4).

Rehydratation: Durch *Infusion von physiologischer Kochsalzlösung* (3–4 l) in den ersten 24 h werden die Dehydratation beseitigt, das Glomerulumfiltrat und damit die Kalziumausscheidung erhöht.

Hyperkalziämische Patienten sind meist auch hypokaliämisch. Diese Tendenz wird durch die Diurese verstärkt.

Deshalb ist bei der Rehydratation für eine ausreichende Kaliumsubstitution zu sorgen (z. B. 80 mval KCl/Tag). Nach ausreichender Rehydrierung sollte eine weitere kontinuierliche Flüssigkeitszufuhr erfolgen. Wenn dies durch Trinken nicht möglich ist, sollte eine

Tabelle 35-4 Medikamentöse Therapie der Hyperkalziämie.

Rehydratation – Auffüllung des Volumendefizites
– 3–4 l 0,9%ige NaCl über 24 h

Hydratation – Verstärkung der Kalziumausscheidung
– 2–3 l Trinkmenge/24 h
– 2–3 l 0,9%ige NaCl über 24 h i.v., Kaliumsubstitution (bei Übelkeit oder Erbrechen)
– evtl. 40–80 mg Furosemid i.v. über 24 h

Hemmung der Osteolyse
– Calcitonin (z. B. 4 x 100 E s.c./i.v.), Wirkungseintritt nach 2 h
– Bisphosphonate (z. B. Clodronat 300 mg i.v. oder Pamidronat 30 mg i.v. für eine oder mehrere Tage bis zur Normalisierung des Serumkalziumspiegels), Wirkungseintritt nach 2–5 Tagen
– Glukokortikoide (z. B. 40 mg Prednison/Tag) bei Vitamin-D-Intoxikation, Wirkungseintritt nach Tagen

Infusionsbehandlung von 2–3 l 0,9%iger Kochsalzlösung fortgeführt werden. Höhere Flüssigkeitsmengen bis zu 10 l/Tag, wie sie früher häufig verabfolgt wurden, führen zur starken Volumenbelastung und sind heutzutage durch wirksamere Medikamente (Bisphosphonate) abgelöst worden.

Hydratation: Schleifendiuretika dienen nach der Phase der Rehydratation vor allem der Volumenregulation (z. B. Furosemid 40–80 mg/Tag). Die wesentliche Voraussetzung der Wirkung von Furosemid ist ein ausreichendes Flüssigkeits- und Elektrolytangebot.

Senkung des Kalziumspiegels: *Calcitonin* hat eine direkt hemmende Wirkung auf die Osteoklasten und damit auf die Osteolyse. Darüber hinaus fördert es die Kalziumausscheidung. Die Wirkung tritt innerhalb von 2–6 h ein, führt jedoch selten zu einer Normalisierung des Serumkalziumspiegels. Die kalziumsenkende Wirkung läßt meist nach 2–3 Tagen nach. Calcitonin (Cibacalcin®, Karil®) in Dosen von 4 x 100 IE/Tag s.c. oder i.v. hat sich bewährt.

Die *Bisphosphonate* sind potente Inhibitoren der Knochenresorption, die sicher und zuverlässig innerhalb von 2–6 Tagen den Serumkalziumspiegel normalisieren können. Da die intestinale Resorption von Bisphosphonaten gering ist, werden sie parenteral verabfolgt. 300 mg Clodronat (Ostac®, Bonefos®) oder 15 bis 30 mg Pamidronat (Aredia®)/Tag für 1–5 Tage führen zu einer gut verträglichen und sicheren Senkung jeglicher Form der osteolytischen Hyperkalziämie innerhalb von 2–6 Tagen. Unterstützt wird diese Therapie durch eine ausreichende Flüssigkeitsgabe.

Bei der *Vitamin-D-Intoxikation* kann durch die Gabe von Glukokortikoiden (z. B. 50 mg Prednisolon) die Vitamin-D-Wirkung am Darm antagonisiert werden.

5.4 Schlußbemerkungen

Durch die Kombination verschiedener Maßnahmen kann in den meisten Fällen eine ausreichende Senkung des Serumkalziumspiegels erreicht werden. Problematisch bleibt die hyperkalziämische Krise mit akutem Nierenversagen, bei der die wichtige kalziumausscheidende Funktion der Nieren nicht mehr gewährleistet ist. In diesen Fällen ist eine Dialyse gegen kalziumarmes Dialysat notwendig. Bisphosphonate sind zwar bei eingeschränkter Nierenfunktion kontraindiziert, jedoch in dieser Situation unter Abwägung aller Risiken einsetzbar. Innerhalb von 24–48 h sollte die Differentialdiagnose pHPT oder Hyperkalziämie anderer Ursache getroffen und ggf. eine Operation angestrebt werden [11].

Sollte ein Patient mit pHPT die Therapie der Wahl, die Operation, ablehnen, oder bestehen erhebliche Bedenken gegen eine Operation, so sind folgende Verhaltensmaßregeln zu beachten und ggf. therapeutische Maßnahmen einzuleiten:
– Es sollte auf eine ausreichende Trinkmenge von 2–3 l kalziumarmes Wasser geachtet werden.
– Die Kalziumzufuhr mit der Nahrung sollte eingeschränkt werden (keine Milch).
– Digitalis und Thiaziddiuretika sind kontraindiziert.
– Postmenopausale Frauen sollten Östrogene (0,625 bis 1,25 mg konjugierte Östrogene/Tag) erhalten. Östrogene können die PTH-Wirkung am Knochen antagonisieren, haben jedoch keinen Einfluß auf die PTH-Sekretion.
– Durch wiederholte Gaben von Bisphosphonaten (p.o., i.v., s.o.) kann der Serumkalziumspiegel vorübergehend gesenkt werden.
– In ausgesuchten Fällen, sehr alte Patienten mit erheblicher Kontraindikation zur Operation und klinisch manifester pHPT kann durch eine Alkoholinjektion in die sonographisch vermuteten Epithelkörperchen versucht werden, eine Remission zu erreichen. Die Nebenwirkungsrate ist hoch, die Erfolgsrate ist bescheiden; häufig ist eine spätere Operation unter erschwerten Bedingungen (z. B. Vernarbung) notwendig.

Literatur

1. Arnold, A.: Molecular mechanisms of parathyroid neoplasia. Endocr. Metab. Clin. N. Amer. 23 (1994) 93–107.
2. Bilezikian, J. P.: Management of acute hypercalcemia. New Engl. J. Med. 326 (1992) 1196–1203.
3. Blind, E., F. Raue, J. Götzmann, H. Schmidt-Gayk, B. Kohl, R. Ziegler: Circulating levels of midregional parathyroid hormone-related protein in hypercalcaemia of malignancy. Clin. Endocr. (Oxf.) 37 (1992) 290–297.
4. Blind, E., F. Raue, A. Zisterer, B. Kohl, R. Ziegler: Epidemiologie der Hypercalcämie. Dtsch. med. Wschr. 115 (1990) 1739–1745.
5. Davies, M.: Primary hyperparathyroidism: aggressive or conservative treatment? Clin. Endocr. (Oxf.) 36 (1992) 325–332.
6. Kaplan, E. L., T. Yashiro, G. Salti: Primary Hyperparathyroidism in the 1990s. Ann. Surg. 215 (1992) 300–317.
7. Mundy, G. R.: Primary hyperparathyroidism. In: Mundy, G. R. (ed.): Calcium Homeostasis: Hypercalcemia and Hypocemia, pp. 137–167. Dunitz, London 1990.
8. NIH-Conference: Diagnosis and management of asymptomatic primary hyperparathyroidism: Consensus development-conference statement. Ann. intern. Med. 114 (1991) 593.
9. Raue, F.: Epidemiological aspects of hypercalcemia of malignancy. In: Raue, F. (ed.): Hypercalcemia of Malignancy. Recent Cancer Research; Vol 137, pp. 99–106. Springer, Heidelberg 1994.

10. Raue, F., E. Blind: Parathormon-related Protein. Dtsch. med. Wschr. 118 (1993) 916–920.

11. Raue, F., E. Blind, G. Schuler, G. Otto, R. Ziegler: Parathyreotoxische Krise mit letalem Ausgang – was lernen wir daraus? Med. Klinik 87 (1992) 495–497.

12. Raue, F., A. Grauer: Therapie des Hyperparathyreoidismus. Med. Klinik (1994).

13. Shane, E.: Hypercalcemia, pathogenesis, clinical manifestations, and differential diagnosis. In: Favus, M. J. (ed.): Primer on the Metabolic Bone Diseases and Disorders of Mineral Metabolism, pp. 153–155. Raven, New York 1993.

14. Ziegler, R.: Pathophysiologie des Hyperparathyreoidismus. In: Rothmund, M. (Hrsg.): Hyperparathyreoidismus, S. 10–28. Thieme, Stuttgart 1991.

15. Ziegler, R.: Diagnostik und Differentialdiagnostik des primären Hyperparathyreoidismus. In: Rothmund, M. (Hrsg.): Hyperparathyreoidismus, S. 52–60. Thieme, Stuttgart 1991.

36 Hypoparathyreoidismus, Hypokalziämie, Pseudohypoparathyreoidismus

Rainer Windeck

1	Einleitung und Definition	289
2	Klinisches Bild	289
3	Pathogenese/Pathophysiologie	290
4	Krankheitsbilder und Diagnose	291
4.1	Hypokalziämien bei fehlender Nebenschilddrüsenfunktion	291
4.2	Hypokalziämien bei intakter Nebenschilddrüsenfunktion	292
4.3	Hypokalziämie bei ausgeprägten Zellnekrosen	292
5	Therapie	293
5.1	Hypokalziämien bei fehlender Nebenschilddrüsenfunktion	293
5.1.1	Akute Hypokalziämie	293
5.1.2	Chronische Hypokalziämie	293
5.2	Pseudohypoparathyreoidismus	294
5.3	Hypokalziämie bei ausgeprägten Zellnekrosen	294

1 Einleitung und Definition

Kalziumionen kommen im Serum in drei verschiedenen Formen vor:
– eiweißgebundene Fraktion 40–45%
– Komplex mit Zitrat, Bikarbonat oder Phosphat 5–10%
– ionisierte, freie Form 45–50%.

Für den klinischen Gebrauch wird in der Regel der Serumkalziumspiegel gemessen, obgleich der ionisierten Fraktion physiologisch und pathophysiologisch die wichtigere Rolle zukommt. Dennoch hat die Messung des freien Serumkalziumspiegels aufgrund technischer Schwierigkeiten keinen Eingang in die Klinik gefunden. Man kann sich einer rechnerischen Korrektur bedienen, die von einem Albuminwert von 4 g/dl (Payne) bzw. einem Gesamteiweißwert von 7,76 g/dl (Husdan) ausgehen.

Nach *Payne* ergibt sich der korrigierte Kalziumwert in mg/dl aus der Formel:

- korrigiertes Ca (mg/dl) = gemessenes Ca (mg/dl) – Albumin (g/dl) + 4,0 bzw.

- korrigiertes Ca (mmol/l) = gemessenes Ca (mmol/l) – 0,025 × Albumin (g/l) + 1,0.

Die Korrekturformel nach *Husdan* lautet:

- korrigiertes Ca (mg/dl) = $\dfrac{\text{gemessenes Ca (mg/dl)}}{\dfrac{0{,}6 + \text{Gesamteiweiß (g/dl)}}{19{,}4}}$

Bei der Pseudohypokalziämie wird aufgrund erniedrigter Eiweißspiegel eine niedrige Konzentration des Gesamtserumkalziums gemessen.
Eine Azidose erhöht, eine Alkalose vermindert die ionisierte Kalziumfraktion.

---

2 Klinisches Bild

Die niedrige Kalziumkonzentration vermehrt die neuromuskuläre Erregbarkeit, wobei dieser Effekt verstärkt werden kann durch Hyperkaliämie (z. B. bei chronischer Niereninsuffizienz) und Hypomagnesiämie (z. B. nach Diuretikaeinsatz). Bei chronischen Hypokalziämien ist die klinische Symptomatik oft nur gering ausgeprägt. Es ist durchaus möglich, daß ein postoperativer Hypoparathyreoidismus aufgrund der milden Symptomatik bis zu 10 Jahre unerkannt und unbehandelt bleibt. Andererseits kann die Hypokalziämie im Rahmen eines akuten Nierenversagens oder die Hypokalziämie nach Strumektomie mit Parathyreoidektomie in wenigen Tagen zu sehr eindrucksvollen Symptomen führen.

Das typische klinische Bild der Hypokalziämie ist die *Tetanie*. Am besten bekannt sind die Verkrampfungen der Mittelhand- und Mittelfußmuskulatur, die an den Händen zu der typischen *Pfötchenstellung* führen. Bei der neurologischen Untersuchung lassen sich das *Chvostek-* und *Trousseau-Zeichen* auslösen.

Die Patienten schildern *Parästhesien* im Bereich des Mundes, aber auch an Finger- und Zehenspitzen. Krämpfe der Muskulatur werden seltener im Bereich des Rückens geschildert. Beschwerden im Waden- und Fußbereich werden oft als Durchblutungsstörungen fehlgedeutet. Bei Beteiligung der glatten Muskulatur kann es zu abdominellen Spasmen, Bauchschmerzen und Obstipation kommen.

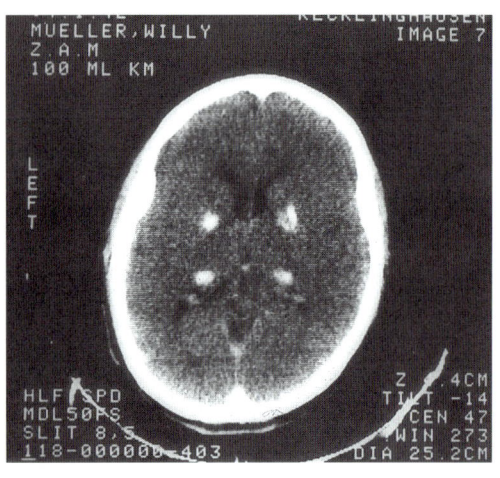

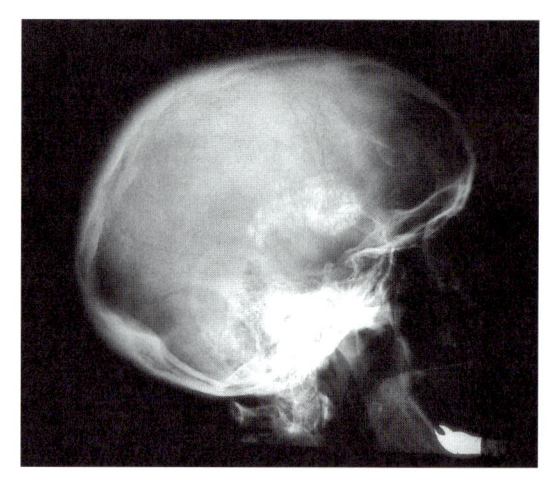

Abb. 36-1 Schädel-CT und konventionelles seitliches Röntgenbild des Schädels von einem Patienten mit postoperativem Hypoparathyreoidismus, die Diagnose wurde erst 24 Jahre nach Strumektomie gestellt.

Leider werden tetanische Äquivalente, die sich durchaus wie ein Grand-mal-Anfall manifestieren können, als solche oft nicht gedeutet, und die Patienten unnötigerweise lange Zeit mit Antiepileptika behandelt.

An psychischen Veränderungen werden eine ängstliche Grundhaltung und depressive Verstimmungen angegeben.

Fast alle diese Symptome werden aber auch im Rahmen der *Hyperventilationstetanie* geschildert, so daß es ratsam erscheint, zumindest bei der Erstuntersuchung von Patienten mit tetanischen Äquivalenten neben der Bestimmung des Serumkalzium- und des Serumphosphatspiegels eine Blutgasanalyse durchzuführen, um eine Hyperventilation als solche eindeutig einstufen und behandeln zu können.

Hypokalziämien gehen auch mit *EKG-Veränderungen* einher, die allerdings unspezifisch sind (z. B. Verlängerung des korrigierten QT-Intervalls). Andererseits gibt es aber auch Berichte über eine Herzinsuffizienz aufgrund von Hypokalziämien, die sich allein durch Normalisierung des Serumkalziumspiegels wieder beherrschen läßt.

Hypokalziämische Erkrankungen *nach Schilddrüsenoperation* werden häufig verspätet diagnostiziert. Wir haben Fälle gesehen, bei denen 24 Jahre nach Strumektomie der postoperative Hypoparathyreoidismus festgestellt und behandelt worden ist, obwohl über 20 Jahre Symptome der Tetanie bestanden hatten. Folge der verspäteten Therapie sind *Katarakte, Basalganglienverkalkungen* und Demineralisierungen des Skeletts. Basalganglienverkalkungen (Morbus Fahr), die im Rahmen einer CT-Untersuchung gefunden werden, sind ein häufiger Nebenbefund (1–2% der älteren Patienten) [3].

Ist die Basalganglienverkalkung jedoch Folge eines lang bestehenden Hypoparathyreoidismus, können *neurologische Symptome* in Form einer extrapyramidalen Symptomatik mit Choreoathetosen oder eines Parkinsonismus auftreten (Abb. 36-1).

3 Pathogenese/Pathophysiologie

Die Konzentration des extrazellulären ionisierten Kalziums wird in einem sehr schmalen Bereich durch Parathormon und $1,25\text{-}(OH)_2$-Vitamin D_3 (Calcitriol) reguliert. *Parathormon* kann die osteoklastäre Knochenresorption stimulieren. Dadurch wird Kalzium aus dem Knochen abgegeben, und der Serumspiegel angehoben. In der Niere vermehrt Parathormon über die Wirkung am distalen Tubulus die Reabsorption von Kalzium. Zusätzlich vermindert Parathormon am proximalen Tubulus die Reabsorption von Phosphat. Als weiterer Wirkmechanismus ist die intrarenale Konversion von $25\text{-}OH$-Vitamin D_3 zu $1,25\text{-}(OH)_2\text{-}D_3$ zu berücksichtigen.

Calcitriol wirkt direkt am Knochen und vermehrt dort die Knochenresorption: an der intestinalen Dünndarmschleimhaut wird die Absorption des Kalziums aus der Nahrung vermehrt.

Es ist sinnvoll, die Hypokalziämien in Krankheitsbilder mit fehlender und erhaltener Parathormonsekretion aufzuteilen.

Da bei fehlender Parathormonwirkung auch die tubuläre Reabsorption von Phosphat vermehrt ist, gehen solche Hypokalziämien im allgemeinen mit einer *Hyperphosphatämie* einher. Weiterhin ist die PTH-abhängige renale Produktion von $1,25\text{-}H(OH)_2$-Vitamin D_3 vermindert, so daß es zu einer geringeren intestinalen Kalziumresorption kommt.

Bei Krankheitsbildern mit Hypokalziämien, bei denen ein Vitamin-D-Mangel oder eine Vitamin-D-Resistenz vorliegt, wird ein sekundärer Hyperparathyreoidismus und damit eine erhöhte PTH-Produktion ausgelöst. Dadurch wird die renale Phosphatausscheidung vermehrt, andererseits entfällt die Calcitriolwirkung auf die intestinale Kalziumresorption, so daß die Hypokalziämien aufgrund eines Vitamin-D-Mangels mit einer *Hypophosphatämie* einhergehen (Abb. 36-2).

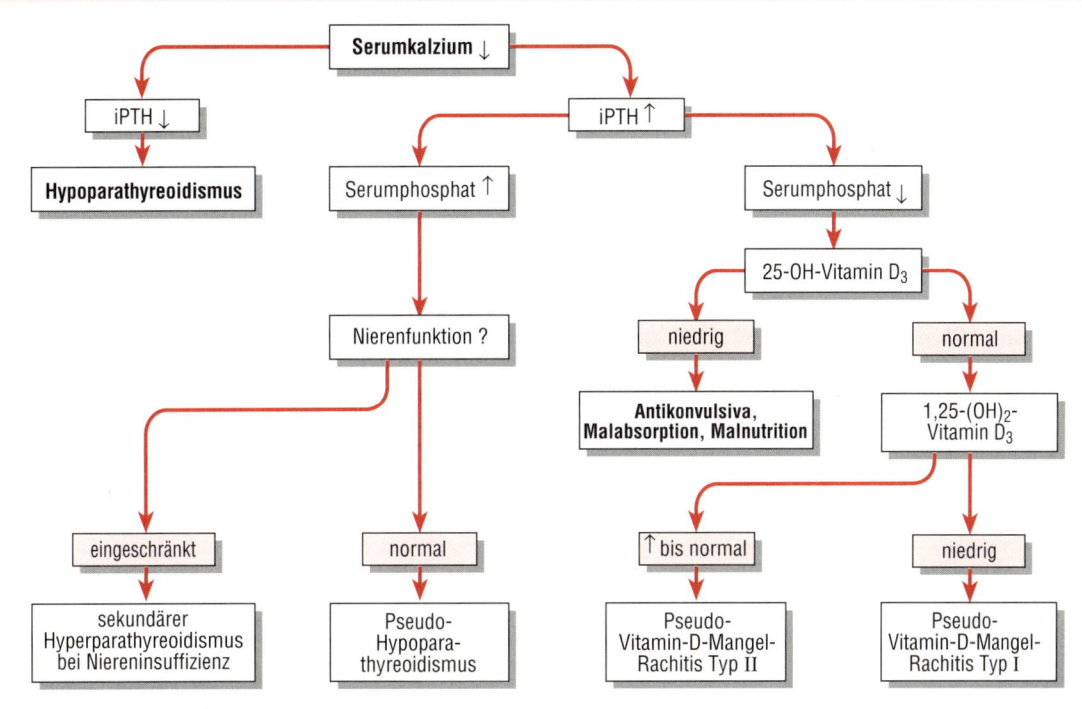

Abb. 36-2 Differentialdiagnose der Hypokalziämie.

4 Krankheitsbilder und Diagnose

4.1 Hypokalziämien bei fehlender Nebenschilddrüsenfunktion

Postoperativer Hypoparathyreoidismus: Der postoperative Hypoparathyreoidismus als die häufigste Form der Hypokalziämie mit fehlender Parathormonwirkung kann nach verschiedenen Eingriffen im vorderen Halsbereich auftreten (Thyreoidektomie, Parathyreoidektomie und Entfernung maligner Veränderungen im Halsbereich). Dabei muß die Nebenschilddrüse nicht unbedingt entfernt worden sein, sondern häufig ist nur der Blutzufluß unterbrochen worden, der in der Regel nur über ein einziges Gefäß erfolgt.

Im Rahmen der Thyreoidektomie sollte in den Händen erfahrener Chirurgen die Häufigkeit des postoperativen Hypoparathyreoidismus nicht über 2% liegen. Bei Zweit- oder Drittoperation im Halsbereich muß aber ein postoperativer Hypoparathyreoidismus je nach Ausmaß des Eingriffs in bis zu 5–10% der Fälle erwartet werden.

Bei der Diagnose sollte unterschieden werden zwischen einem chronischen Parathormonmangel und einem vorübergehenden Parathormonmangel nach Schilddrüsen- und Nebenschilddrüsenoperation, der sich innerhalb von 4 Wochen wieder erholen kann. In beiden Fällen treten die Hypokalziämie und die Tetanie oft am ersten und zweiten postoperativen Tag auf. Beim vorübergehenden Hypoparathyreoidismus werden verschiedene Ursachen angenommen, wie eine vorübergehende unzureichende Blutversorgung der Nebenschilddrüsen, vermehrte Calcitoninausschüttung und eine vermehrte Kalziumaufnahme in den Knochen. Insbesondere bei präoperativ hyperthyreoten Patienten, die einen vermehrten Knochenumsatz und präoperativ leicht erhöhte Kalziumspiegel mit einer andauernden Suppression des endogenen Parathormons hatten, kann postoperativ eine Tetanie auftreten. Für diese Hypothesen existieren aber wenige gesicherte Daten.

Zur Differenzierung zwischen permanentem und vorübergehendem Hypoparathyreoidismus, sollte die Tetanie nach Möglichkeit nur mit Gabe von Kalziumsalzen behandelt werden, in der postoperativen Phase intravenös, in der späteren Phase durch orale Gabe von Kalziumsalzen.

Ist 4–12 Wochen postoperativ immer noch eine Hypokalziämie nachweisbar ohne adäquaten Parathormonanstieg, kann von einem permanenten Hypoparathyreoidismus ausgegangen werden.

Wenn die Behandlung mit oralen Kalziumsalzen allein nicht mehr ausreicht, kann die Behandlung mit Vitamin-D-Präparaten begonnen werden.

Idiopathischer Hypoparathyreoidismus: Sporadische Formen des Hypoparathyreoidismus können im jugendlichen Alter oder bei jungen Erwachsenen diagnostiziert werden. Im allgemeinen läßt sich bei einem älteren Patienten nicht mehr feststellen, ob es sich um eine angeborene oder erworbene Störung handelt. Hilfreich kann dabei lediglich die Röntgenuntersuchung der Zahnwurzeln sein.

Der Hypoparathyreoidismus im Kindes- und Jugendalter verzögert die Ausreifung der Zahnlage, so daß mit Hilfe der Röntgenaufnahme der Beginn des Hypoparathyreoidismus in etwa abgeschätzt werden kann.

Autoimmuner Hypoparathyreoidismus: Bei positiver Familienanamnese sollte an das Vorliegen einer Multiplen Endokrinen Autoimmunerkrankung [6] gedacht werden, die aber auch sporadisch auftreten kann. Die Krankheit ist gekennzeichnet durch Candidiasis, gefolgt von Hypoparathyreoidismus, perniziöser Anämie, Hashimoto-Thyreoiditis, frühzeitiger Ovarialinsuffizienz und Diabetes mellitus Typ I. Bei den familiären Formen tritt in der Regel in der Kindheit die Candidiasis als erstes auf, ca. 4 Jahre später ist ein Hypoparathyreoidismus nachweisbar und 9 Jahre später eine Addison-Krankheit, wobei die Variabilität aber sehr breit ist [6].

Seltene Formen des Hypoparathyreoidismus: Eine seltene Form des Hypoparathyreoidismus ist das *DiGeorge-Syndrom*, eine Agenesie der Nebenschilddrüsen in Verbindung mit Aplasie des Thymus und Fehlbildung des Herzens. Wegen des Immundefektes erreichen diese Kinder aber im allgemeinen nicht einmal das jugendliche Alter.

Weiterhin kann ein Hypoparathyreoidismus mit Hypokalziämien durch *Tumorinfiltrationen der Halsorgane* verursacht sein, oder es liegen *Speicherkrankheiten* vor mit Beteiligung der Nebenschilddrüsen, wie Hämochromatose und Amyloidose.

Der *neonatale Hypoparathyreoidismus* wird bei unreifen Kindern gefunden. Man vermutet hier eine noch fehlende Nebenschilddrüsenfunktion oder eine -unterfunktion. Bei reifen Neugeborenen sollte bei einer neonatalen Hypokalziämie der Kalziumspiegel der Mutter gemessen werden, da möglicherweise die Mutter an unerkanntem primärem Hyperparathyreoidismus erkrankt ist und der erhöhte Kalziumspiegel im mütterlichen Blut zu einer Suppression der kindlichen Nebenschilddrüsen geführt hat.

4.2 Hypokalziämien bei intakter Nebenschilddrüsenfunktion

Funktionelle Formen des Hypoparathyreoidismus treten bei Patienten mit lange bestehender *Hypomagnesiämie* auf, die durch verminderte gastrointestinale Magnesiumresorption, nutritives Fehlverhalten, wie z. B. bei chronischem Alkoholismus, und Diuretikagaben verursacht sein kann. Magnesium ist erforderlich, um aus der Nebenschilddrüse Parathormon freizusetzen, so daß bei diesen Patienten der Parathormonspiegel in der Regel niedrig ist. Bei Behandlung mit Magnesiumsalzen steigt der Parathormonspiegel sehr rasch an und führt dann zur Wiederherstellung der Normokalziämie.

Klassifikation: Der *Pseudohypoparathyreoidismus* (PsHP) war das erste endokrine Krankheitsbild, bei dem eine Hormonresistenz bzw. verminderte Ansprechbarkeit gegenüber endogenem und exogenem Hormon vermutet und später auch bewiesen wurde. Zwischenzeitlich erfolgte aufgrund pathogenetischer Erkenntnisse die Aufteilung in Typ I a, b, c und Typ II. Die Erstbeobachter fanden bei diesem Krankheitsbild ein Ausbleiben der hyperkalziämischen Antwort nach Gabe von exogenem Parathormon. Auerbach konnte zeigen, daß die parathormonvermittelte renale cAMP-Ausscheidung bei diesen Patienten ausblieb und wies damit auf die gestörte Hormon-Rezeptor-Interaktion hin [2].

Pathophysiologie: In späteren Untersuchungen wurde gefunden, daß Patienten mit PsHP Typ Ia eine 50%ige Reduktion der Aktivität des G_s-Anteils im Adenylcyclase-Rezeptor-Komplex haben [4]. Dieser Defekt ist auch im extrarenalen Gewebe nachweisbar und erklärt weitere Beobachtungen, daß diese Patienten auch eine Hormonresistenz gegenüber anderen Peptidhormonen haben [5].

Patienten mit *PsHP Typ Ib* haben eine normale G_s-Aktivität [8], und die Hormonrezeptorresistenz beschränkt sich lediglich auf den Parathormonrezeptor, so daß bei diesen Patienten wahrscheinlich ein Defekt des Rezeptors für Parathormon ursächlich ist [1, 9].

Bei *Typ-Ic-Patienten* wird ebenfalls eine normale G_s-Aktivität gefunden, jedoch wird hier ein Defekt in der katalytischen Einheit vermutet.

Bei Patienten mit *PsHP Typ II* ist der PTH-Rezeptor-Adenylasecyclase-Komplex wahrscheinlich funktionell normal, aber die von cAMP vermittelte intrazelluläre Antwort bleibt aus. Klinisch läßt sich dies nachweisen durch eine Parathormoninfusion, nach der ein normaler Anstieg des cAMP im Urin, aber nicht die konsekutiv vermehrte Phosphatausscheidung im Urin gefunden wird.

Klinik: Die Patienten fallen weniger durch tetanische Symptome als durch ihr typisches Aussehen auf, das allerdings nur bei PsHP Typ Ia nachweisbar ist: mondrundes Gesicht, kurzer, gedrungener Körperbau, Fettsucht, Verkürzung der IV. und V. Mittelfuß- und Mittelhandknochen, heterotope Verkalkung der Subkutis und Exostosen. Einige Patienten sind geistig retardiert. Für die Beschreibung des klinischen Bildes hat sich das Kürzel AHO eingebürgert (Albright's hereditäre Osteodystrophie).

Patienten mit *Typ-II-PsHP* haben keine typischen klinischen Veränderungen. Insgesamt sind nur ca. 30 Fälle in der Weltliteratur beschrieben worden. Auch eine familiäre Häufung ist nicht beschrieben worden.

4.3 Hypokalziämie bei ausgeprägten Zellnekrosen

Schwere Hypokalziämien werden beobachtet, wenn akut große Mengen körpereigener Zellen zerfallen. Typische klinische Krankheitsbilder, die zu solchen Zuständen führen können, sind:
– eine akute nekrotisierende Pankreatitis
– ein Tumorlysesyndrom nach erfolgreicher Therapie maligner Tumoren

– eine schwere Rhabdomyolyse nach Traumen, Krampfanfällen und Intoxikationen.

Die Patienten haben neben der ausgeprägten Hypokalziämie eine erhebliche Hyperphosphatämie. Weiterhin fallen bei den Laboruntersuchungen erhöhte intrazelluläre Enzyme (CK, GOT, GPT und LDH) im Serum auf mit Aktivitäten bis zum 100fachen der Norm. Weiterhin sind durch den intrazellulären Zerfall und Nukleinsäureabbau die Harnsäurewerte erhöht. Es findet sich außerdem eine ausgeprägte Azidose. Obwohl bei diesen Patienten eine intakte Nebenschilddrüsenfunktion vorausgesetzt werden darf, sind die bisher in diesen Fällen gemessenen Parathormonspiegel niedriger, als man sie bei dem Ausmaß der Hypokalziämie erwartet.

5 Therapie

Bei der Behandlung des Hypoparathyreoidismus jedweder Genese muß zuerst eine ausreichende Kalziumversorgung sichergestellt werden. Dabei sollen Kalziumdosen von 2 g elementaren Kalziums nicht unterschritten werden. Erst wenn diese Behandlung versagt, soll *zusätzlich* ein Vitamin-D-Präparat gegeben werden.

5.1 Hypokalziämien bei fehlender Nebenschilddrüsenfunktion

Die logische Behandlung des Hypoparathyreoidismus wäre die Gabe von Parathormon. Da es sich jedoch um ein Peptid handelt und z.Z. noch ein Mangel an kommerziell verfügbarem humanem Parathormon besteht, wird mit oralen Kalziumsalzen und Vitamin-D-Gaben behandelt.

Bei der Therapie soll unterschieden werden zwischen der Behandlung einer *akuten hypokalziämischen Tetanie*, wie z.B. nach Schilddrüsenoperationen, und der Behandlung der *chronischen Hypokalziämien* bei lang bestehendem Hypoparathyreoidismus.

5.1.1 Akute Hypokalziämie

In der Notfallsituation steht im allgemeinen die 10%ige Lösung von Kalziumglukonat zur Verfügung, wobei in 10 ml 90 mg elementares Kalzium enthalten sind. Es wird empfohlen, von dieser Lösung nicht mehr als 2 ml/min zu geben, wobei im akuten Stadium durchaus 2 g elementaren Kalziums gegeben werden müssen.

Ziel der Behandlung ist nicht unbedingt die Wiederherstellung der Normokalziämie, sondern die Beschwerdefreiheit des Patienten, d.h. die Behandlung des tetanischen Äquivalents steht im Vordergrund.

Bei Kalziumspiegeln von 2 mmol/l kann der Patient durchaus beschwerdefrei werden.

Es wird immer wieder davor gewarnt, Kalzium einem bereits digitalisierten Patienten zu geben, weil durch die Zufuhr von Kalziumsalzen die Digitaliswirkung am Herzen verstärkt wird. In diesen Fällen sollte eine elektrokardiographische Überwachung erfolgen, um eine evtl. AV-Blockierung rechtzeitig zu erkennen und zu behandeln. Andererseits gibt es keine Berichte, daß ein Patient, der wegen eines Hypoparathyreoidismus schon langfristig mit Kalziumsalzen und Vitamin-D-Präparaten behandelt wird, durch Digitalisgabe kardiale Probleme, insbesondere Rhythmusprobleme, erlitten habe.

Nach der intravenösen Gabe von Kalzium sollte so rasch wie möglich auf die orale Gabe von Kalziumsalzen umgestellt werden.

5.1.2 Chronische Hypokalziämie

Bei chronischen Hypokalziämien mit permanentem Hypoparathyreoidismus sollte zunächst ein Behandlungsversuch mit Kalziumsalzen allein versucht werden, da ein Teil der Patienten damit gut zu führen ist und diese Behandlung nicht die Risiken der Vitamin-D-Therapie beinhaltet.

Ziel der Behandlung ist in erster Linie die Beschwerdefreiheit des Patienten. Dazu ist es wiederum nicht notwendig, den Serumkalziumspiegel völlig zu normalisieren. Es sollte vielmehr ein Serumkalziumspiegel angestrebt werden, der im niedrigen Normbereich liegt. Dieses therapeutische Ziel kann oft mit hohen Dosen an Kalziumsalzen erreicht werden, jedoch tolerieren viele Patienten wegen der Nebenwirkungen (Durchfälle, Magendruck) nicht mehr als 2–3 g elementaren Kalziums.

Kalziumsalze werden als Glukonat, Zitrat, Laktat, Chlorid oder Karbonatsalz angeboten. Im Prinzip sind sie gleichwertig, dem behandelnden Arzt sollte jedoch der Gehalt an *elementarem Kalzium* bekannt sein (1 g Kalzium ist enthalten in 2,5 g Kalziumkarbonat, 5 g Kalziumzitrat, 4 g Kalziumchlorid, 11 g Kalziumkarbonat). Ist der Patient mit der Gabe von Kalziumsalzen allein nicht befriedigend eingestellt, so kann *zusätzlich* ein Vitamin-D-Präparat verordnet werden. Die Dosis muß dabei aber für jeden Patienten individuell gefunden werden [7]. Folgende mittlere Dosen kommen dabei zur Anwendung:
– DHT (AT 10®) 1 Perle oder 12 Tropfen/Tag = 0,5 mg/Tag
– Cholecalciferol 40000 IE = 1 mg/Tag
– 1α-Hydroxyvitamin D_3 3 µg/Tag
– 1,25-Dihydroxy-Vitamin D_3 1,5 µg/Tag.

Häufiger Therapiefehler: Bei der Behandlung mit AT®-Tropfen wird nicht berücksichtigt, daß das Lösungsmittel an Gefäßen und Löffeln haftet und somit eine unzuverlässige Bioverfügbarkeit des Dihydrotachysterol die Folge ist. AT®-Tropfen sollen auf ein Stück Brot oder einen Zuckerwürfel aufgetropft werden.

Alle *Vitamin-D-Präparate* können im Grunde zum Einsatz gebracht werden, da sie alle die Vitamin-D-vermittelte Kalziumresorption im Darm fördern. Es ist wichtig, die Abklingquote der Präparate zu kennen, da jede Therapie mit Vitamin-D-Präparaten durch die Gefahr der Hyperkalziämie belastet ist. Diese Hyperkalziämien können auch bei Patienten auftreten, die viele Jahre erfolgreich mit einer konstanten Dosis behandelt worden sind, so daß diese Behandlung einer lebenslänglichen Überwachung bedarf. Wegen der kurzen Halbwertszeit bedient man sich meistens des sehr preiswerten Dihydrotachysterol (AT 10®) oder des relativ teuren Calcitriols (Rocaltrol®).

Zur *Therapiekontrolle* bei Patienten mit Hypoparathyreoidismus eignet sich die Messung der Urinkalziumausscheidung und der Serumkalziumspiegel. Die Kalziumausscheidung im Urin sollte 250 mg/Tag nicht überschreiten. Der Serumkalziumspiegel sollte zwischen 8 und 9,5 mg/dl liegen.

Einige Patienten mit mildem Hypoparathyreoidismus können mit Kalziumsalzen allein behandelt werden. Zusätzlich kann man Thiazide verordnen, die den Serumkalziumspiegel durch die Entwicklung einer Hypokalziurie steigern. Dabei können gängige Thiazide oder Chlortalidon verordnet werden [8].

5.2 Pseudohypoparathyreoidismus

Die Therapie des Pseudohypoparathyreoidismus jedweder Genese entspricht der des Hypoparathyreoidismus. Es kommen orale Kalziumsalze und Vitamin-D-Präparate zur Anwendung.

5.3 Hypokalziämie bei ausgeprägten Zellnekrosen

Die Behandlung der Hypokalziämie bei ausgeprägten Zellnekrosen ist nur ein Teilaspekt einer breit angelegten internistischen Therapie zur Kontrolle des Elektrolyt- und Säure-Basen-Haushaltes. Eine rasche Alkalisierung des Urins ist notwendig, um einem Nierenversagen vorzubeugen, falls dieses nicht schon zum Zeitpunkt der Diagnosestellung eingetreten ist.

Literatur

1. Breslau, N. A.: Pseudohypoparathyreoidismus, current concepts. Amer. J. Med. 298 (1989) 230–140.
2. Chase, L. R., G. L. Melson, G. D. Aurbach: Pseudohypoparathyreoidism: defective excretion of 3'5'-AMP in response to parathyroid hormone. J. clin. Invest 48 (1969) 1832.
3. Illum, F., E. Dupont: Prevalence of CT-detected calcification in the basal ganglia in idiopathic hypoparathyreoidism and pseudohypoparathyreoidism. Neuroradiology 27 (1985) 32.
4. Levine, M. A. et al.: Activity of the stimulatory guanine-nucleotide binding protein is reduced in erythrocytes of patients with pseudohypoparathyroidism and pseudopseudohypoparathyroidism: Biochemical, endocrine, and genetic analysis of Albright's hereditary osteodystrophy in six kindreds. J. clin. Endocr. 52 (1986) 497.
5. Levine, M. A., R. W. Jr. Downs, A. M. Moses et al.: Resistance to multiple hormones in patients with pseudohypoparathyroidism: association with deficient activity of the guanine nucleotide regulatory protein. Amer. J. Med. 74 (1983) 545.
6. Neufield, R. B., N. Maclaren, R. Blizzard: Two types of autoimmune Addison's disease associated with different polyglandular autoimmune syndromes. Medicine (Baltimore) 60 (1981) 355.
7. Okano, K. et al.: Comparative efficiency of various vitamin D metabolites in the treatment of various types of hypoparathyroidism. J. clin. Endocr. 55 (1982) 238.
8. Porter, R. H., B. G. Cox, D. Heaney, T. H. Hostetter, B. J. Stinebaugh, W. N. Suki: Treatment of pypoparathyroid patients with chlortalidone. New Engl. J. Med 298 (1978) 577–581.
9. Silve, C., A. Santora, N. Breslau et al.: Selective resistance to parathyroid hormone in cultured skin fibroblasts from patients with pseudohypoparathyroidism type 1 b. J. clin. Endocr. 1986 – (1 I) 62-64.

37 Sekundärer Hyperparathyreoidismus, renale Osteopathie

Hans-Peter Kruse

1 Definition 295
2 Klinisches Bild 295
2.1 Sekundärer intestinaler Hyperparathyreoidismus 295
2.2 Sekundärer renaler Hyperparathyreoidismus, renale Osteopathie 295
3 Pathogenese/Pathophysiologie 296
3.1 Intestinaler sHPT 296
3.2 Renaler sHPT, renale Osteopathie 297
3.3 Tertiärer HPT 297
3.4 Aluminiumosteopathie 298
4 Diagnostik 298
4.1 Symptome und Befunde 298
4.2 Knochenhistologie 298
4.3 Laborchemie 298
4.4 Bildgebende Diagnostik 299
5 Therapie 300

1 Definition

Der *sekundäre Hyperparathyreoidismus (sHPT)* ist wie der *primäre Hyperparathyreoidismus* (pHPT) (Kap. 35) durch eine gesteigerte Sekretion von Parathormon (PTH) gekennzeichnet. Diese ist jedoch im Gegensatz zum pHPT durch eine permanente Hypokalzämie bedingt, welche die Nebenschilddrüsen stimuliert. Dabei ist der Rückkoppelungsmechanismus zwischen Serumkalziumkonzentration und PTH-Sekretion primär intakt.

Bei einem längerbestehenden sHPT kann es zu einer Autonomisierung der Nebenschilddrüsenüberfunktion kommen, so daß sich eine Hyperkalzämie entwickelt. Dieser Zustand wird als *tertiärer HPT* bezeichnet. Eine Untergruppe von Patienten mit ausgeprägtem sHPT weist eine nicht mehr supprimierbare PTH-Sekretion auf, obwohl noch keine Hyperkalzämie besteht. Dieser Zustand wird auch als refraktärer sHPT bezeichnet [6].

Die Ursache der Hypokalzämie, die die Nebenschilddrüsen stimuliert, ist in den Nieren oder im Gastrointestinaltrakt gelegen, so daß ein *renaler sHPT* und ein *intestinaler sHPT* unterschieden werden.

Der *renale sHPT* ist Folge einer chronischen Niereninsuffizienz mit eingeschränkter glomerulärer Filtrationsrate, während der *intestinale sHPT* bei Malabsorptions- und Maldigestionssyndromen auftreten kann. Unter den Begriffen *renale und intestinale Osteopathie* werden die Skelettbefunde zusammengefaßt, ohne daß damit der knochenhistologische Befund näher charakterisiert wird.

2 Klinisches Bild

2.1 Sekundärer intestinaler Hyperparathyreoidismus

Die klinischen Symptome des intestinalen sHPT werden vom gastrointestinalen Grundleiden und von der *Skelettaffektion* bestimmt [12]. In der Mehrzahl der Fälle mit intestinalem sHPT besteht gleichzeitig ein Vitamin-D-Mangel, so daß klinisch die Symptome einer *Osteomalazie* überwiegen (s. Kap. 38). Steht pathologisch-anatomisch eine Osteopenie im Vordergrund, können seltener auch Spontanfrakturen oder Frakturen nach inadäquatem Trauma wie bei einer Osteoporose auftreten. Die *Ostitis fibrosa* bzw. *Fibroosteoklasie* führt im Rahmen des intestinalen sHPT nur sehr selten zu Akroosteolysen oder Knochenzysten, analog den sogenannten braunen Tumoren beim primären HPT. Schwere Malabsorptionssyndrome führen gelegentlich zu so ausgeprägten Hypokalzämien, daß *Tetanien* mit allen damit verbundenen Symptomen auftreten können.

2.2 Sekundärer renaler Hyperparathyreoidismus, renale Osteopathie

Wie beim intestinalen sHPT läßt sich die klinische Symptomatik bei renaler Osteopathie teilweise auf die chronische Niereninsuffizienz und die damit verbundenen Stoffwechselstörungen beziehen, z.T. auf die Skelettveränderungen selbst. In Tabelle 37-1 sind die klinischen Befunde am Bewegungsapparat bei chronischer Niereninsuffizienz und renaler Osteopathie zusammengestellt [13].

Tabelle 37-1 Klinische Befunde am Bewegungsapparat bei chronischer Niereninsuffizienz und renaler Osteopathie [13].

- Knochenschmerzen
- Frakturen
- Skelettdeformitäten
- Zahnlockerung
- Pseudogicht
- periartikuläre Verkalkung
- kalzifizierende Periarthritis
- Amyloidarthropathie und Karpaltunnelsyndrom
- proximale Myopathie
- Sehnenruptur
- Wachstumsverzögerung
- Epiphysenlösung

Mit der Dauer und dem Schweregrad einer chronischen Niereninsuffizienz nimmt die Häufigkeit des Auftretens einer renalen Osteopathie zu.

Zu Beginn einer Dialysebehandlung weisen knochenhistologisch etwa 90 % aller Patienten relevante Veränderungen auf. Im Frühstadium der Niereninsuffizienz gibt es keine spezifische Symptomatik der renalen Osteopathie und auch in fortgeschrittenen Stadien besteht meist keine deutliche Korrelation zwischen dem klinischen Bild einerseits und den radiologischen, laborchemischen und knochenhistologischen Befunden andererseits [8, 10].

Die Entwicklung von *Knochenschmerzen* ist meist langsam progredient, die Lokalisation oft im knöchernen Thorax, in der Lendengegend, den Hüften und unteren Extremitäten. *Arthralgien und Spontanfrakturen* finden sich häufiger bei der aluminiuminduzierten Osteopathie. *Skelettdeformitäten* im Sinne von Verbiegungen der langen Röhrenknochen finden sich vorzugsweise bei Kindern mit renaler Rachitis, bei Erwachsenen treten eher Kyphosierungen der Brustwirbelsäule sowie fischwirbelartige Deformierungen und Kompressionen der Wirbelkörper mit Abnahme der Körpergröße auf. Bei Kindern sind Verzögerungen des Wachstums unter Langzeithämodialyse obligat, Epiphysenlösungen nicht selten.

Spontane *Sehnenrupturen* stellen ein akutes schmerzhaftes Ereignis dar. Am häufigsten sind die Strecksehnen der Finger sowie die Achillessehne und die Sehne des Musculus quadriceps femoris betroffen.

Die proximale *Myopathie* geht mit Schmerzen und einer ausgeprägten Muskelschwäche einher und führt daher zu einer starken Beeinträchtigung der Patienten.

Ausgesprochen unangenehm kann der urämische *Pruritus* sein, der beim schweren sHPT auch unter Dialysetherapie persistieren oder noch zunehmen kann.

Extraossäre Kalzifizierungen können zu einer vielfältigen klinischen Symptomatik führen:

- Vaskuläre Kalzifizierungen betreffen neben den Arterien der Arme, Hände und Füße auch die Abdominal- und Beckenarterien sowie die Hirnarterien.
- Periartikuläre Verkalkungen stehen meist im Zusammenhang mit hohen Phosphatspiegeln im Serum und sind vorzugsweise im Bereich der Schulter-, Ellenbogen-, Hand- und Fingergelenke lokalisiert.
- Kalzifizierungen können auch am Auge in der Kornea oder Konjunktiva vorkommen mit rezidivierender Konjunktivitis, auch als „Red-eye-Syndrom" bezeichnet.
- Viszerale Kalziumeinlagerungen können alle Organsysteme betreffen und zu vital bedrohlichen Komplikationen führen, z.B. bei myokardialer oder pulmonaler Manifestation.
- Als *Kalziphylaxie-Syndrom* werden ischämische Nekrosen der Haut mit Ulzerationen bezeichnet, die zu schmerzhaften Läsionen an Finger- und Zehenspitzen oder im Bereich der Fußknöchel führen. Superinfektionen komplizieren den klinischen Verlauf.

Ein besonderes Problem stellt die *Amyloidose* dar. Die Amyloidablagerungen bestehen hauptsächlich aus β_2-Mikroglobulin und manifestieren sich generell als Spätkomplikation nach über 5- bis 10jähriger Dialysebehandlung. In Tabelle 37-2 sind die klinischen und radiologischen Charakteristika zusammengestellt [3]. Ihre Kenntnis ist zur Abgrenzung von den Symptomen der renalen Osteopathie im engeren Sinne von Bedeutung. Charakteristisch sind Arthralgien besonders der Schultern, subakut auftretende lokalisierte Schmerzen in der Wirbelsäule, Symptome eines Karpaltunnelsyndroms und periartikuläre Weichteilschwellungen. Die röntgenologischen Befunde, insbesondere Knochenzysten, sollten nicht als Ausdruck eines schweren sHPT fehlgedeutet werden.

Tabelle 37-2 Klinische und radiologische Befunde der β_2-M-Amyloidose (nach [3]).

Klinik
- Arthralgie (Schulter, Hände, Hüften, Knie)
- periartikuläre Weichteilschwellung
- Karpaltunnelsyndrom
- Wirbelsäulensyndrom

Radiologie
- subchondrale Knochenerosionen
- Knochenzysten
- destruktive Arthropathie und Spondyloarthropathie
- szintigraphisch fokal erhöhter Tracer-uptake

3 Pathogenese/Pathophysiologie

3.1 Intestinaler sHPT

Zur Pathogenese des intestinalen sHPT sei auf Kapitel 38 verwiesen.

Hauptfaktor für die Entwicklung des sHPT ist die Hypokalzämie, die einerseits direkte Folge einer Malabsorption und andererseite indirekte Folge eines Vitamin-D-Mangels sein kann.

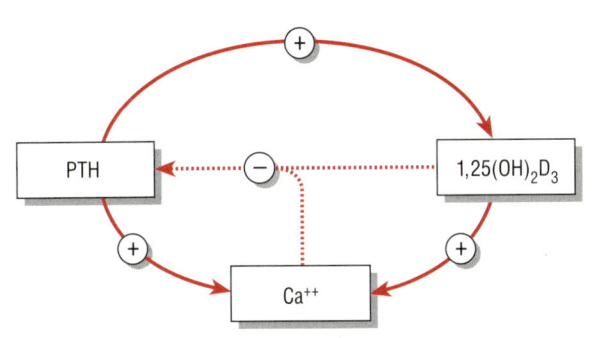

Abb. 37-1 Physiologische Beziehung zwischen Serumkalziumionenkonzentration, Parathormon und D-Hormon-Produktion.

3.2 Renaler sHPT, renale Osteopathie

Die Abbildung 37-1 zeigt die physiologischen Beziehungen zwischen Parathormon- und D-Hormonproduktion sowie der Serumkonzentration des ionisierten Kalziums. PTH und $1,25(OH)_2D_3$ wirken durch Förderung der intestinalen Kalziumabsorption, der renalen Kalziumrückresorption und der Knochenresorption hyperkalzämisch. Das PTH stimuliert die renale 1α-25-OH-D_3-Hydroxylase und somit die D-Hormonproduktion, während die PTH-Sekretion durch $1,25$-$(OH)_2D_3$ und eine ansteigende Serumkalziumkonzentration gehemmt wird.

Bedeutsamster Faktor in der Pathogenese des renalen sHPT ist der relative oder absolute Mangel an $1,25(OH)_2D_3$.

Dieser resultiert aus dem renalen Parenchymverlust bei chronischer Niereninsuffizienz und der Hemmung der renalen 1α-Hydroxylase durch Hyperphosphatämie [14]. Bei Messung des intakten PTH tritt der sHPT jedoch auch schon bei noch normalen Serumkonzentrationen von Kalzium und anorganischem Phosphor auf, z.T. schon bei Patienten mit einer glomerulären Filtrationsrate zwischen 90 und 60 ml/min. Erniedrigte $1,25(OH)_2D_3$-Werte im Frühstadium der chronischen Niereninsuffizienz trotz erhöhter PTH-Konzentration sprechen für eine gestörte Regulation der Biosynthese des $1,25(OH)_2D_3$ [18].

Der Mangel an $1,25(OH)_2D_3$ führt zu einer unzureichenden Suppression der PTH-Produktion (Abb. 37-1) [5].

Außerdem kommt es über eine verminderte intestinale Kalziumabsorption zur Hypokalzämie, die ihrerseits die Nebenschilddrüsen stimuliert. Noch unzureichend geklärt sind die Mechanismen, die zu einer Erhöhung des Set points der Nebenschilddrüsen für die Kalziumkonzentration und damit zu einer reduzierten Suppression der Nebenschilddrüsen bei ansteigenden Serumkalziumwerten führen. Gleiches gilt für die relative Resistenz des Skeletts gegenüber PTH, die zur Aufrechterhaltung einer Hypokalzämie beiträgt [17].

Abbildung 37-2 stellt das Zusammenwirken der wesentlichen pathophysiologischen Mechanismen für die Entwicklung eines renalen sHPT und der renalen Osteopathie schematisch dar.

3.3 Tertiärer HPT

Für die Pathogenese des refraktären sHPT und des tertiären HPT werden verschiedene Faktoren diskutiert [6]. Dabei ist bislang unklar, warum sich diese Formen der Nebenschilddrüsenüberfunktion fast ausschließlich bei renaler Grunderkrankung entwickeln. Ein ter-

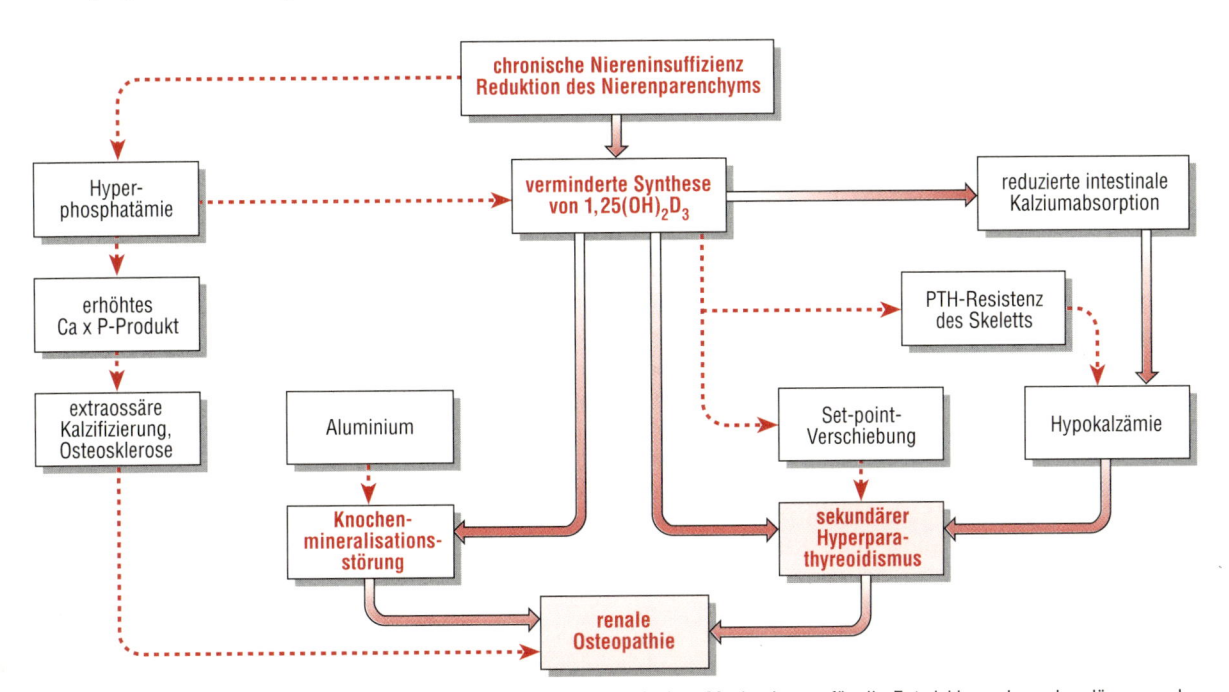

Abb. 37-2 Schematische Darstellung der wesentlichen pathophysiologischen Mechanismen für die Entwicklung des sekundären renalen Hyperparathyreoidismus und der renalen Osteopathie (Einzelheiten im Text).

tiärer HPT auf dem Boden eines intestinalen sHPT ist nur in Einzelfällen beschrieben. Veränderungen in den Nebenschilddrüsen auf Gewebs-, Zell- und molekularer Ebene werden als Erklärung für die Autonomisierung der Nebenschilddrüsenüberfunktion herangezogen. Histologisch findet sich oft eine noduläre Hyperplasie der Nebenschilddrüsen, wobei ein einzelner Nodulus aus einer monoklonalen Proliferation einer Drüsenzelle entstanden sein könnte.

3.4 Aluminiumosteopathie

Ein spezielles Problem stellt die Aluminiumosteopathie im Rahmen der renalen Osteopathie dar [11]. Mit zunehmender Niereninsuffizienz nimmt auch die Aluminiumausscheidung des Organismus ab, es akkumuliert in Knochen, Leber, Milz und Muskulatur.

Bei urämischen Patienten finden sich rund 70 % des gesamten Aluminiums im Knochengewebe.

Hier entfaltet es zwei Hauptwirkungen:
- Bereits in niedriger Konzentration wird die Knochenmineralisation durch Bildung unlöslicher Aluminiumzitratkomplexe an der Kristalloberfläche der Mineralisationsfront gehemmt bzw. inhibiert.
- In höherer Konzentration kommt es zusätzlich zu einem toxischen Effekt auf die Osteoblasten mit Abnahme der Kollagensynthese.

Eine niedrige PTH-Sekretion begünstigt die Entwicklung einer Aluminiumosteopathie, wobei das Aluminium selbst die PTH-Sekretion supprimiert [16]. Die wesentlichen Quellen der Aluminiumaufnahme bei Dialysepatienten sind aluminiumhaltige Phosphatbinder und Antazida, aluminiumhaltiges Trinkwasser sowie ein hoher Aluminiumgehalt des Dialysats bei unzureichender Aufbereitung des Wassers.

4 Diagnostik

4.1 Symptome und Befunde

Die klinische Diagnose der renalen Osteopathie stützt sich auf die vielfältigen Symptome und Befunde am Bewegungsapparat (s. Tab. 37-1), die vielfach unspezifisch sind. Allein die Kenntnis der chronischen Niereninsuffizienz bzw. Hämodialysebehandlung lassen es als wahrscheinlich erscheinen, daß auftretende Skelettbeschwerden einer renalen Osteopathie zuzuordnen sind.

Knochenschmerzen können natürlich auch durch andere Osteopathien bedingt sein, z.B. eine Osteoporose, einen Morbus Paget oder eine Tumorerkrankung wie Knochenmetastasen oder Plasmozytom. Bei über 90 % der Patienten mit einer Aluminiumosteopathie bestehen Skelettschmerzen, Spontanfrakturen mit schlechter Heilungstendenz sind dabei nicht selten.

4.2 Knochenhistologie

Die Knochenhistologie stellt für die Diagnose der renalen Osteopathie den beweisenden Befund dar.

Allgemein gilt, daß weder die klinischen, noch die radiologischen und laborchemischen Befunde sehr gut mit dem histologischen Bild korrelieren, so daß in den meisten Fällen mit Verdacht auf das Vorliegen einer renalen Osteopathie die Durchführung einer Knochenbiopsie indiziert ist.

Histologisch erfolgt die *morphologische Klassifikation* meist nach der von Delling vorgeschlagenen Einteilung [2]:
- *Typ I:* Fibroosteoklasie (sekundärer HPT)
- *Typ II:* Osteoidose (Mineralisationsstörung)
- *Typ III:* Fibroosteoklasie und Osteoidose (sekundärer HPT und Mineralisationsstörung).

Als *Zusatzkriterien* gelten für den endostalen Knochenumbau:
- a = reduziert
- b = normal oder gering gesteigert
- c = stark erhöht.

Die *Beurteilung der Knochenmasse* erfolgt mit:
- minus = Osteopenie (Reduktion der Knochenmasse)
- plus = Osteosklerose (Zunahme der Knochenmasse).

Durch eine spezielle Aluminiumfärbung ist auch das Ausmaß einer Aluminiumablagerung an den Mineralisationsfronten zu erfassen.

Die Aluminiumosteopathie zeigt histologisch neben der positiven Aluminiumfärbung in der Regel eine Osteomalazie mit niedrigem Knochenumbau, Typ IIa (oder IIIa) entsprechend.

Insgesamt am häufigsten findet sich bei renaler Osteopathie Typ IIb und IIa. Vor Hämodialyse weisen rund 60 % der Fälle und unter Dialyse 50 % Typ IIIb auf, während Typ IIa in etwa 24 % vor und 31 % unter Dialyse auftritt [2].

4.3 Laborchemie

Die charakteristische laborchemische Konstellation der unbehandelten renalen Osteopathie bzw. des renalen sHPT umfaßt neben den Parametern der eingeschränkten Nierenfunktion, Hypokalzämie, Hyperphosphatämie, Erhöhung der alkalischen Serumphosphatase, erniedrigtes $1,25(OH)_2D_3$ und erhöhtes intaktes PTH (s. Abb. 37-2). Bei Kenntnis der Niereninsuffizienz bietet die laborchemische Differentialdiagnose keine Probleme.

Zur Beurteilung des sHPT werden nur noch Radioimmunoassays für intaktes PTH angewandt, da PTH-Fragmente durch die eingeschränkte renale Clearance bereits im Serum ansteigen, wenn die PTH-Sekretion normal ist. Werte des intakten PTH über dem 2–3fachen der oberen Norm weisen auf einen therapiebedürftigen sHPT hin.

Bei terminaler Niereninsuffizienz liegen die $1,25$-$(OH)_2D_3$-Konzentrationen etwa bei 20 % der unteren

Norm, bei beidseits nephrektomierten Patienten meist unterhalb der Nachweisgrenze.

Das 25-OH-D_3 im Serum ist normal, erniedrigte Werte sprechen für einen exogenen Vitamin-D-Mangel oder eine gastrointestinale Störung (s. Kap. 38). Zu beachten ist jedoch, daß beim nephrotischen Syndrom erniedrigte 25-OH-D_3-Konzentrationen durch erhöhten renalen Verlust mit dem Vitamin-D-bindenden Protein auftreten können. Durch Substratmangel kann auch die 1,25$(OH)_2D_3$ Konzentration trotz normaler glomerulärer Filtrationsrate absinken [9].

Bei unbehandeltem sHPT besteht typischerweise eine Hypokalzämie. Hyperkalzämien bei präterminaler Niereninsuffizienz oder Hämodialyse sind am häufigsten bedingt durch die orale Einnahme von Kalziumsalzen, eine D-Hormontherapie oder das Auftreten eines tertiären HPT. Auch bei der Aluminiumosteopathie besteht eine Tendenz zur Hyperkalzämie bei schon relativ niedrigen Kalzium- oder D-Hormon-Dosen.

Beim Gesunden beträgt die Aluminiumkonzentration im Serum etwa 0–6 μg/l. Bei Dialysepatienten gehen Werte unter 50 μg Al/l selten mit einer histologisch nachweisbaren Aluminium-Osteopathie einher, während bei Werten über 300 μg/l mit einer Aluminiumintoxikation zu rechnen ist, insbesondere bei relativ niedrigen PTH-Spiegeln. Bei mittleren Aluminiumkonzentrationen kann zur weiteren Differenzierung ein Desferrioxamin-Belastungstest (z.B. mit 10 mg DFO/kg/Körpergewicht) durchgeführt werden. Ein Anstieg des Serum-Aluminiums über 150 μg/l macht eine Aluminium-Osteopathie wahrscheinlich. Im Zweifelsfall muß eine Knochenbiopsie erfolgen.

4.4 Bildgebende Diagnostik

Die *radiologischen Befunde* sind vielgestaltig, je nach dem ob morphologisch der sHPT oder die Osteomalazie überwiegt. Zusätzlich kommen Osteopenien oder Osteosklerosen sowie extraossäre Verkalkungen oder Befunde einer Amyloidose vor. Generell lassen die röntgenologischen Bilder jedoch keinen ausreichenden Rückschluß auf die aktuelle Knochenhistologie zu.

Typisches röntgenologisches Zeichen des sHPT sind subperiostale und subchondrale Knochenresorptionen im Bereich der Hände, sowie der Gelenke des Schulter- und Beckengürtels mit Pseudoerweiterung der Akromioklavikulargelenke, der Sakroiliakalgelenke und der Symphyse.

An den Händen befinden sich *subperiostale Resorptionszonen* besonders an den Radialseiten der Mittelphalangen des 2. und 3. Fingers (Abb. 37-3a). In fortgeschrittenen Fällen kommen auch *Akroosteolysen* der Fingerendglieder vor (Abb. 37-3b). Die subperiostalen Resorptionen müssen nicht zwangsläufig einem aktuellen schweren sHPT entsprechen, sondern können auch die Vergangenheit reflektieren, wenn zwischenzeitlich die Bezirke mit unverkalktem Osteo-

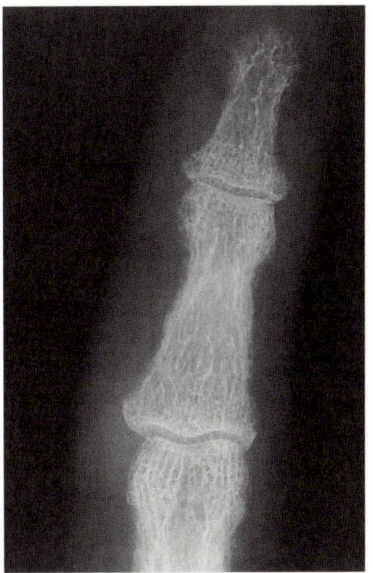

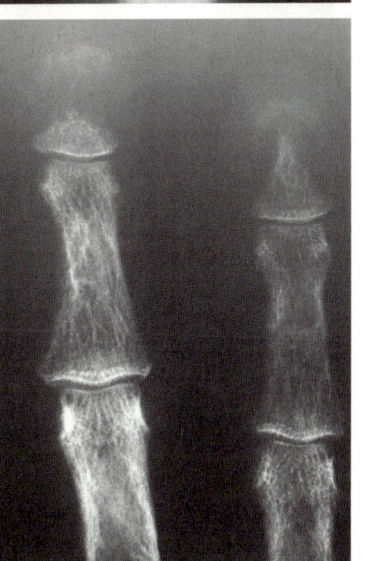

Abb. 37-3a und 37-3b
a) Subperiostale Knochenresorption im Bereich der Mittelphalanx des 2. Fingers der rechten Hand bei renalem sHPT.
b) Akroosteolyse der Endphalangen des 3. und 4. Fingers der rechten Hand bei fortgeschrittenem renalem sHPT.

id aufgefüllt wurden. Die Schädelkalotte kann durch kortikale Resorption und hohe Trabekeldichte als sogenannter *Salz- und Pfeffer-Schädel* imponieren. An der Wirbelsäule tritt gelegentlich eine Dreischichtung der Wirbelkörper mit Osteosklerosebezirken an den Grund- und Deckplatten auf (Abb. 37-4), dieses wird auch als *Sandwich-Wirbel* oder *Rugger-jersey-spine* bezeichnet. Die langen Röhrenknochen weisen häufig eine lamelläre Aufsplitterung der Kortikalis auf. Alle genannten röntgenologischen Phänomene des renalen sHPT unterscheiden sich bis auf die Sandwich-Wirbel prinzipiell nicht von denen eines ausgeprägten primären HPT. Zystische Veränderungen im Sinne sogenannter brauner Tumoren sind allerdings beim sHPT seltener, differentialdiagnostisch muß an die ß$_2$-M-Amyloidose gedacht werden.

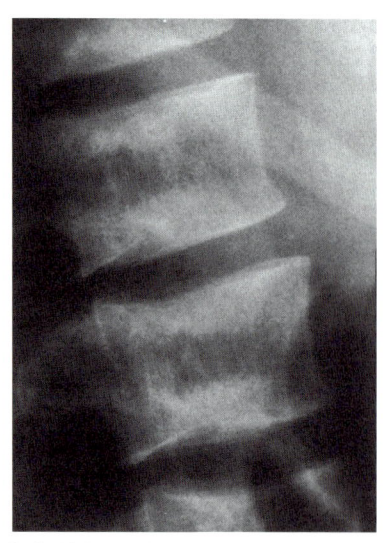

Abb. 37-4 Dreischichtung der Wirbelkörper bei renaler Osteopathie im Sinne von sog. Sandwich-Wirbeln oder einer Rugger-jersey-spine.

Tabelle 37-3 Prophylaktische und therapeutische Ansatzpunkte der renalen Osteopathie.

- Normalisierung der Serumphosphatkonzentration
  - Reduktion der oralen Zufuhr (etwa 0,8 g/Tag)
  - Hemmung der intestinalen Phosphatabsorption (z. B. 1,5 – 3,0 g Kalziumkarbonat/Tag)
  - Vermeidung eienr Hypophosphatämie
- Regulation der Kalziumzufuhr
  - orale Zufuhr etwa 1 g/Tag
  - Dialysat-Kalzium 1,75 – 1,85 mmol/l oder Adaption an die individuelle Situation
- Vermeidung oder Reduktion der Aluminiumaufnahme, Therapie der Aluminiumintoxikation (z.B. 0,5 – 1,0 g Desferrioxamin/Woche)
- Azidoseausgleich
- D-Hormon-Therapie (z.B. 0,25 – 0,50 µg 1,25(OH)$_2$D$_3$/Tag, oder 2 – 4 µg 1,25(OH)$_2$D$_3$ 1 – 2×/Woche)
- subtotale Parathyreoidektomie – Indiktaion
  - intaktes PTH > 3fach der oberen Norm
  - und Kalzium im Serum > 2,6 mmol/l vor Dialyse ohne 1,25(OH)$_2$D$_3$-Therapie
  - und nach Ausschluß einer Low-turnover-Osteopathie mit/ohne Aluminiumintoxikation

Vorzugsweise oder neben den röntgenologischen Zeichen des sHPT treten bei ausgeprägter Knochenmineralisationsstörung Skelettbefunde einer *Osteomalazie* auf (s. Kap. 38).

Szintigraphische Untersuchungen zeigen meist eine je nach Knochenumbau mehr oder minder diffus gesteigerte Aktivitätsmehrbelegung des Skeletts, Looser-Umbauzonen stellen sich als Lokalbefunde gut dar. Messungen des Knochenmineralgehaltes beim renalen sHPT bzw. bei renaler Osteopathie bedürfen einer sorgfältigen Interpretation, da beim selben Patienten an verschiedenen Skelettabschnitten sowohl Osteopenien als auch Osteosklerosen und Osteoidosen vorkommen [4].

Röntgenologische Befunde eines intestinalen sHPT sind meist nicht so ausgeprägt wie die des renalen sHPT, Knochenzysten sind selten und Sandwich-Wirbel werden nicht beobachtet. Häufiger stehen die Zeichen einer Osteomalazie im Vordergrund.

5 Therapie

Die wichtigsten prophylaktischen und therapeutischen Ansatzpunkte der renalen Osteopathie sind in Tabelle 37-3 zusammengestellt.

Normalisierung der Serumphosphatkonzentration: Die Serumphosphatkonzentration sollte möglichst im Normbereich gehalten werden. Ansteigende Werte finden sich etwa unterhalb einer glomerulären Filtrationsrate von 30–40 ml/min. Diätetisch sollte die orale Phosphatzufuhr auf etwa 0,8 g täglich beschränkt werden, eine weitere Drosselung ist oft schwierig durchzuführen. Bei präterminaler und terminaler Niereninsuffizienz ist eine ausreichende Phosphatkontrolle nur durch die zusätzliche Gabe von Phosphatbindern zur Hemmung der intestinalen Phosphatabsorption möglich.

Vermeidung der Aluminiumaufnahme: Aluminiumhaltige Antazida sollten möglichst gemieden werden, so daß heute die Gabe von Kalziumkarbonat (etwa 1,5–3,0 g täglich) an erster Stelle steht. Die Anwendung kann jedoch durch die Tendenz zur Hyperkalzämie eingeschränkt sein. Kalziumzitrat sollte nicht gleichzeitig mit aluminiumhaltigen Verbindungen gegeben werden, da es die intestinale Aluminiumaufnahme erhöht.

Prophylaxe der Aluminiumintoxikation: Eine erhöhte Aluminiumaufnahme zur Prophylaxe einer Aluminiumintoxikation bzw. Aluminiumosteopathie sollte vermieden werden. Bei nachgewiesener *Aluminiumosteopathie* ist durch reduzierten zellulären Knochenumbau auch nach Absetzen der Aluminiumzufuhr nur mit einer extrem langsamen Aluminiumelimination zu rechnen. In diesen Fällen kommt die Behandlung mit einem *Chelatbildner* wie Desferrioxamin (DFO) in Frage, z.B. 0,5–1,0 g DFO/Woche über mehrere Wochen bis Monate.

Regulation der Kalziumzufuhr: Eine Hypokalzämie bei sHPT kann neben der Therapie mit D-Hormonen durch eine adäquate orale Kalziumzufuhr von etwa 1 g täglich angehoben werden. Außerdem kann durch die Konzentration des ionisierten Kalziums im Dialysat der Serumkalziumspiegel reguliert werden. Entscheidend für die Verlaufsbeobachtung ist das prädialytische Serumkalzium. Bei ausgeprägtem sHPT oder einer renalen Osteopathie Typ Ib/c wird man das Dialysatkalzium eher hochhalten, während bei reduziertem Knochenumbau und/oder überwiegender Osteoidose (Typ IIa) eine Senkung zur Stimulation des Turnover erforderlich sein kann.

Azidoseausgleich: Der Ausgleich einer metabolischen Azidose bei chronischer Niereninsuffizienz wirkt sich positiv auf eine Knochenmineralisationsstörung, die Progression des sHPT und eine reduzierte Knochenneubildung aus. Bei Anwendung von Kalziumzitrat kann über diesen Weg gleichzeitig der Phosphatspiegel gesenkt werden.

D-Hormontherapie:

Allgemein besteht die einhellige Meinung, daß der frühzeitige Einsatz von 1,25(OH)$_2$D$_3$ bzw. 1α-hydroxyliertem Vitamin D$_3$ eine gute Prophylaxe des renalen sHPT darstellt [1, 7], insbesondere bei langem prädialytischem Krankheitsverlauf, zusätzlichem Vitamin-D- und Kalziummangel sowie bei metabolischer Azidose.

Der zeitliche Beginn der D-Hormongabe kann sich an der Nierenfunktion oder am Grad des sHPT orientieren und liegt entweder bei einer glomerulären Filtrationsrate unterhalb etwa 60 ml/min bzw. bei einem Serumspiegel des intakten PTH vom 2- bis 3fachen der oberen Norm. Die Dosis beträgt dann 0,25 µg 1,25-(OH)$_2$D$_3$ täglich; sie muß an die Serumkalzium- und PTH-Spiegel angepaßt werden. Bei präterminaler Niereninsuffizienz oder unter der Dialyse werden auch 0,50 µg 1,25(OH)$_2$D$_3$ täglich für eine adäquate Suppression der Nebenschilddrüsenüberfunktion erforderlich sein. Das PTH sollte jedoch nicht unter das 2fache der oberen Norm abfallen, damit keine zu starke Hemmung des Knochenumbaus erfolgt.

Alternativ zur täglichen D-Hormongabe kommt bei Dialysepatienten auch eine *orale Pulstherapie* in Frage, z.B. 2–4 µg 1,25(OH)$_2$D$_3$ 1–2mal wöchentlich [8, 19]. Erfahrungen bestehen auch mit der intravenösen Gabe von 1,25(OH)$_2$D$_3$, das in Deutschland jedoch in dieser Applikationsform nicht im Handel ist. Bei Werten des intakten PTH oberhalb des 8fachen der oberen Norm kann einerseits mit hoher Wahrscheinlichkeit ein Typ Ib/c (oder IIIc) der renalen Osteopathie angenommen werden, andererseits ist unter der D-Hormontherapie oft keine Suppression der Nebenschilddrüsenaktivität ohne Auftreten einer Hyperkalzämie mehr zu erreichen. In diesen Fällen wird ein refraktärer sHPT angenommen.

Subtotale Parathyreoidektomie: Ein tertiärer HPT stellt meist eine Indikation für eine subtotale Parathyreoidektomie dar. Das intakte PTH sollte über dem 3fachen der oberen Norm liegen bei gleichzeitiger Hyperkalzämie über 2,6–2,7 mmol/l, gemessen vor der Dialyse und ausreichend lange nach Absetzen einer D-Therapie. Vor der Operation muß sichergestellt werden, daß keine Low-turnover-Osteopathie oder eine Aluminiumosteopathie vorliegen, so daß präoperativ in allen Fällen die Indikation zur Knochenbiopsie besteht.

Literatur

1. Baker, R. L. I.: Prevention of renal osteodystrophy. Miner. Electrolyte Metab. 17 (1991) 240–249.
2. Delling, G., B. Hinrichs, K. Röser, E. Wolf: Morphologie, Klassifikation und Häufigkeit der renalen Osteopathie. In: Ittel, Th., H.-G. Sieberth, H. H. Matthiaß (Hrsg.): Aktuelle Aspekte der Osteologie, S. 112–123. Springer, Berlin–Heidelberg–New York 1992.
3. Drüeke, T. M.: Beta-2-microglobulin amyloidosis and renal bone disease. Miner. Electrolyte Metab. 17 (1991) 261–272.
4. Eeckhout, E., D. Verbeelen, J. Sennesael, L. Kaufmann, M. H. Jonckheer: Monitoring of bone mineral content in patients on regular hemodialysis. Nephron 52 (1989) 158–161.
5. Feinfeld, D. A., L. M. Sherwood: Parathyroid hormone and 1,25(OH)$_2$D$_3$ in chronic renal failure. Kidney int. 33 (1988) 1049–1058.
6. Galbraith, S. C., L. D. Quarles: Tertiary hyperparathyroidism and refractory secondary hyperparathyroidism. In: Favus, M. J. (ed.): Primer on the Metabolic Bone Diseases and Disorders of Mineral Metabolism, pp. 159–163. Raven Press, New York 1993.
7. Goodman, W. G., J. W. Coburn: The use of 1,25-dihydroxyvitamin D$_3$ in early renal failure. Ann. Rev. Med. 43 (1992) 227–237.
8. Goodman, W. G., J. W. Coburn, J. A. Ramirez, E. Slatopolsky, I. B. Salusky: Renal osteodystrophy in adults and children. In: Favus, M. J. (ed.): Primer on the Metabolic Bone Diseases and Disorders of Mineral Metabolism, pp. 304–323. Raven Press, New York 1993.
9. Harris, R. C., N. Ismail: Extrarenal complications of the nephrotic syndrome. Amer. J. Kidney Dis. 23 (1994) 477–497.
10. Henning, H. V., G. Delling: Renale Osteopathie. In: Hornbostel, H., W. Kaufmann, W. Siegenthaler (Hrsg.): Innere Medizin in Praxis und Klinik, Bd. II. 4. Aufl., S. 9.54–9.69. Thieme, Stuttgart–New York 1992.
11. Hümpfner, A.: Aluminiumintoxikation bei Niereninsuffizienz: Geschichte, Klinik, Theapie, Prävention. Zuckschwerdt, München 1989.
12. Kruse, H.-P.: Intestinale Osteopathien. In: Hornbostel, H., W. Kaufmann, W. Siegenthaler (Hrsg.): Innere Medizin in Praxis und Klinik, Bd. II. 4. Aufl., S. 9.49–9.54. Thieme, Stuttgart–New York 1992.
13. Kruse, H.-P.: Osteologische Befunde beim sekundären Hyperparathyreoidismus. In: Beyer, J., Th. Junginger, H. Lehnert, S. Walgenbach (Hrsg.): Diagnostische und chirurgische Aspekte bei endokrinen Erkrankungen, S. 158–163. Sympomed, München 1993.
14. Malluche, H. H. (ed.): Bone disease in renal failure. Miner. Electrolyte Metab. 17 (1991) 205–296.
15. McCarthy, J. T., R. Kumar: Renal osteodystrophy. Endocr. Metab. Clin. N. Amer. 19 (1990) 65–93.
16. Morrissey, J., E. Slatopolsky: Effect of aluminium on parathyroid hormone secretion. Kidney int. 29 (Supp. 18) (1986) 41–44.
17. Portale, A. A., R. C. Morris Jr.: Pathogenesis of secondary hyperparathyroidism in chronic renal insufficiency. Miner. Electroly Metab. 17 (1991) 211–220.
18. Reichel, H., B. Deibert, H. Schmidt-Gayk, E. Ritz: Calcium metabolism in early chronic renal failure: implications for the pathogenesis of hyperparathyroidism. Nephrol. Dial. Transplant. 6 (1991) 162–169.
19. Shigematsu, T., Y. Kawaguchi, S. Unemura, H. Yamamoto, M. Momose, K. Yokoyama, Y. Wakabayashi, M. Ikeda, T. Hasegawa, O. Sakai: Suppression of secondary hyperparathyroidism in chronic dialysis patients by single oral weekly dose of 1,25-dihydroxycholecalciferol. Intern. Med. 32 (1994) 695–701.

38 Osteomalazie, Rachitis

Hans-Peter Kruse

1 Definition und Einteilung 302
2 Klinisches Bild 303
2.1 Symptome und Beschwerden der Osteomalazie 303
2.2 Grunderkrankungen und Umstände, die zu einer Osteomalazie führen können .. 303
3 Pathogenese/Pathophysiologie 304
4 Diagnostik 306
5 Therapie 307
5.1 Vitamin D und D-Hormone 307
5.1.1 Präparate und Dosierung 307
5.1.2 Indikationsgebiete 308
5.2 Kalzium 308
5.3 Phosphate 308
5.4 Alkalisierende Substanzen 309

Tabelle 38-1 Einteilung und Ursachen einer Osteomalazie nach klinischen Gesichtspunkten.

– exogener Vitamin-D-Mangel
  • unzureichende UV-Bestrahlung
  • mangelhafte Nahrungszufuhr
– gastrointestinale Störungen
  • Malabsorption und Maldigestion
  • Gastrektomie
  • hepatobiliäre Erkrankungen
– Medikamente
  • Antikonvulsiva
  • Antazida
  • Etidronsäure
  • Fluoride
  • Aluminium
  • diverse Medikamente, die ein Fanconi-Syndrom oder eine RTA bedingen können
  • parenterale Ernährung
– renale tubuläre Funktionsstörungen
  • Phosphatdiabetes
  • Phosphatdiabetes in Kombination mit weiteren tubulären Funktionsstörungen
  • Fanconi-Syndrom
  • renale tubuläre Azidose
– Tumorosteomalazie
– chronische Niereninsuffizienz
– hereditäre Pseudomangelrachitis
– Hypophosphatasie

Tabelle 38-2 Einteilung der Osteomalazie nach pathogenetischen Gesichtspunkten.

kalzipenische Formen
– Vitamin-D-Mangel
– intestinal bedingte Osteopathie
– hepatobiliär bedingte Osteopathie
– Osteopathia antiepileptica
– renale Osteopathie
– hereditäre Pseudomangelrachitis
– (mangelhafte orale Kalziumzufuhr)

phosphopenische Formen
– Phosphatdiabetes
– Debré-De Toni-Fanconi-Syndrom
– Tumorosteomalazie
– (mangelhafte orale Phosphatzufuhr)

1 Definition und Einteilung

Osteomalazie und Rachitis sind prinzipiell gleichartige Skeletterkrankungen, denen eine Knochenmineralisationsstörung zugrunde liegt. Pathologisch-anatomische und klinische Unterschiede ergeben sich aus dem Umstand, daß die Rachitis das noch wachsende und die Osteomalazie das Skelett nach abgeschlossenem Wachstum betrifft.

Histomorphometrisch wird die Osteomalazie durch eine mittlere Breite der Osteoidsäume über 15 µm und eine verlängerte Zeitspanne bis zum Einsetzen der Mineralisation des neugebildeten Osteoids (mineralisation lag time) von mehr als 100 Tagen definiert [16]. Bei der Osteomalazie besteht eine charakteristische inverse Relation von Osteoidsaumbreite und Mineral-Appositionsrate.

Die Osteomalazie läßt sich klinisch-ätiologisch oder nach pathogenetischen Gesichtspunkten einteilen [8]. Tabelle 38-1 zeigt eine Einteilung der Osteomalazie unter klinischen Gesichtspunkten, während Tabelle 38-2 die Pathogenese berücksichtigt, ob der Osteomalazie primär ein Kalzium- oder Phosphatmangel zugrunde liegt [7]. Für die Praxis ist die klinische Einteilung einfacher zu handhaben.

Von größter klinischer Bedeutung sind exogene Vitamin-D-Mangelzustände, gastrointestinale Störungen und die chronische Niereninsuffizienz. Die renale Osteopathie ist dabei in einem gesonderten Kapitel dargestellt (s. Kap. 37).

2 Klinisches Bild

2.1 Symptome und Beschwerden der Osteomalazie

Im Vordergrund der Beschwerden stehen diffuse *Skelettschmerzen*, vor allem in den belasteten Abschnitten wie Füßen, unteren Extremitäten, Hüften und Wirbelsäule. Die Entwicklung der Symptomatik ist langsam zunehmend über Monate bis Jahre. Dabei kann es zur Ausbildung von *Gangstörungen* und einer ausgeprägten *Muskelschwäche* kommen, so daß nicht selten primär an eine neurologische Störung gedacht wird.

Bei der klinischen Untersuchung weisen die Patienten eine *Druckschmerzhaftigkeit der Knochen* auf, z.B. bei festem Händedruck, Druck auf die Tibiakante, die Rippen oder das Becken. In schweren Fällen kann es auch im Erwachsenenalter wie bei der Rachitis zu *Knochenverformungen* kommen, so im Bereich des knöchernen Thorax, des Beckens oder der unteren Extremitäten. Eine *Abnahme der Körpergröße* kann durch eine verstärkte Kyphosierung der Brustwirbelsäule und durch Höhenminderung und fischwirbelartige Verformung der Wirbelkörper bedingt sein. Ein sogenannter Watschelgang wird durch das positive Trendelenburg-Phänomen hervorgerufen. Dies ist bedingt durch die Muskelschwäche selbst oder durch eine Varisierung des Oberschenkelhalses mit der dadurch verbundenen funktionellen Verkürzung der Glutealmuskulatur.

Die klinische Symptomatik wird außerdem immer durch die zugrundeliegende Ursache mitbestimmt (s. Tab. 38-1).

2.2 Grunderkrankungen und Umstände, die zu einer Osteomalazie führen können

Exogener Vitamin-D-Mangel: Knochenmineralisationsstörungen, die ausschließlich auf einer unzureichenden oralen Vitamin-D-Zufuhr oder einer mangelhaften UV-Bestrahlung beruhen, sind bei uns selten. Besonders gefährdet sind ältere und behinderte Personen. Dabei sind auch häufiger Patienten mit Osteoporose betroffen, die dann zusätzlich die Zeichen einer Osteomalazie entwickeln können. Außerdem kommen Vitamin-D-Mangelzustände in unseren Breitengraden nicht selten bei Personen mit dunkelpigmentierter Haut vor, die aus Südosteuropa stammen (Immigranten-Osteomalazie). Die Manifestation der Osteopathie kann durch zu geringe orale Vitamin-D-Zufuhr begünstigt werden, wie sie z.B. bei vegetarischer Ernährung vorkommt [5].

Gastrointestinale Störungen: Malabsorptions- und Maldigestionssyndrome können über Kalzium- und Vitamin-D-Mangel eine Osteomalazie verursachen. Gastrointestinale Symptome stehen dabei oft im Hintergrund oder fehlen, so daß die Diagnose erst spät gestellt wird [11]. Beim *Morbus Crohn* treten Osteopathien am häufigsten nach Dünndarmresektionen auf. Die Inzidenz einer *Postgastrektomieosteomalazie* wird in der Literatur mit bis zu 30 % angegeben. Es handelt sich um eine Spätkomplikation, die meist erst zehn Jahre nach der Operation auftritt. Patienten *nach Billroth-II-Operation oder totaler Gastrektomie* haben ein höheres Risiko als nach Billroth-I-Operation [18].

Unter den hepatobiliären Erkrankungen stellt die primär biliäre Leberzirrhose die häufigste Ursache einer Osteomalazie dar, während sonst überwiegend Osteoporosen gefunden werden [4]. Generalisierte Osteopathien bei chronischem Alkoholabusus sind meist Low-turnover-Osteoporosen [1]. Bei der *alkoholinduzierten Leberzirrhose* sind klinisch relevante Osteomalazien selten.

Medikamente: Für die Entwicklung einer medikamentös induzierten Osteomalazie kommen Antikonvulsiva, Antazida, Etidronsäure, Fluoride, Aluminium und Medikamente in Frage, die ein Fanconi-Syndrom oder eine renale tubuläre Azidose bedingen können [17]. Außerdem kann eine totale parenterale Ernährung über lange Zeit zur Osteomalazie führen. Die klinische Symptomatik dieser Patienten wird oft vom Grundleiden bestimmt:

– Eine klinisch manifeste Osteopathie unter *Antikonvulsiva* tritt am häufigsten bei Patienten auf, die aufgrund ihres Anfallsleidens in Heimen leben.
– Nach Einnahme von phosphatbindenden *Antazida* sind Osteomalazien beschrieben. Voraussetzung für die Entwicklung der Mineralisationsstörung ist die Einnahme hoher Dosen über lange Zeit, in der Regel mehr als 2 Jahre. Begünstigt wird dies durch eine eingeschränkte Nierenfunktion.
– Die typische Aluminiumosteopathie durch Einnahme *aluminiumhaltiger Phosphatbinder* zählt zu den Komplikationen der chronischen Niereninsuffizienz (s. Kap. 37).
– Beim *Fanconi-Syndrom* und bei der *renalen tubulären Azidose* (RTA) Typ II treten Osteomalazien häufig in Erscheinung, bei der RTA Typ I eher selten. Als Auslöser gelten die in Tabelle 38-3 aufgeführten Medikamente. Die klinische Symptomatik kann durch Hyperkalzurie und Nephrokalzinose mitbestimmt werden.

Tabelle 38-3 Medikamente, die ein Fanconi-Syndrom oder eine renale tubuläre Azidose induzieren können.

Fanconi-Syndrom
– überalterte Tetrazykline
– 6-Mercaptopurin
– Cephalotin
– Gentamycin

renale tubuläre Azidose Typ I
– Lithium
– Amphotericin B

renale tubuläre Azidose Typ II
– Acetazolamid
– Sulfanilamid

– Skelettsymptome unter *vollständiger parenteraler Ernährung* treten in bis zu 20 % der Patienten nach 2–36 Monaten Therapie auf. Registriert werden Knochenschmerzen insbesondere periartikulär, lumbal und im knöchernen Thorax [6].

Renale tubuläre Funktionsstörungen: Zur Klinik von Phosphatdiabetes (Vitamin-D-resistente Rachitis [VDRR]) und Fanconi-Syndrom sei auf Kapitel 39 verwiesen. Selten sind erworbene Formen mit Manifestation einer schweren Osteomalazie im Erwachsenenalter [10]. Die Diagnose wird oft erst spät gestellt, anamnestisch bestehen langsam progrediente Skelettschmerzen mit zunehmender Muskelschwäche und röntgenologisch nachweisbaren multiplen Looser-Umbauzonen. Das mittlere Lebensalter bei Diagnosestellung beträgt 48 Jahre [13]. Erworbene Formen der renalen tubulären Azidose können zahlreiche Ursachen haben, die oft die klinische Symptomatik bestimmen [2]. Dabei führt die RTA Typ II häufiger zu Osteomalazie als Typ I.

Tumorosteomalazie: Seit 1959 sind rund 80 Fälle mit einer onkogenen bzw. tumorassoziierten Rachitis oder Osteomalazie beschrieben worden. Die Patienten entwickeln die typischen Symptome einer hypophosphatämischen Osteomalazie wie beim erworbenen Phosphatdiabetes, gelegentlich auch Frakturen der langen Röhrenknochen. Das mittlere Lebensalter bei Diagnosestellung ist das 4. Lebensjahrzehnt. Rund 10 % der Patienten sind jünger als 18 Jahre. Die dem Syndrom zugrundeliegenden Tumoren sind in erster Linie mesenchymale Tumoren wie Angiome, benigne Angiofibrome, Hämangioperizytome, Chondrosarkome, Riesenzelltumoren des Knochens und undifferenzierte mesenchymale Tumoren, seltener Karzinome, Plasmozytome und chronisch lymphatische Leukämie. Charakteristisch ist das Abklingen der Osteomalaziesymptomatik nach Resektion des Tumors [3].

Chronische Niereninsuffizienz: Eine Osteomalazie kommt häufig im Rahmen der renalen Osteopathie vor. Die Einzelheiten sind in Kapitel 37 dargestellt.

Hereditäre Pseudomangelrachitis: Die hereditäre Pseudomangelrachitis (Pseudo-Vitamin-D-Mangelrachitis, vitamin D dependency, vitamin D dependent rickets [VDDR]) ist eine seltene angeborene Störung des D-Hormonstoffwechsels. Das Krankheitsbild manifestiert sich gewöhnlich in den ersten zwei Lebensjahren mit den typischen Symptomen einer Vitamin-D-Mangelrachitis trotz ausreichender Vitamin-D-Versorgung. Beschrieben sind jedoch auch Spätmanifestationen im zweiten Lebensjahrzehnt, die klinisch gewöhnlich mildere Formen der Erkrankung präsentieren. Es lassen sich zwei Formen differenzieren, Typ I und Typ II, die beide autosomal-rezessiv vererbt werden. Beim Typ II besteht in rund zwei Dritteln der Fälle eine *Alopezie* unterschiedlichen Ausmaßes. Einige Patienten weisen zusätzlich *ektodermale Anomalien* auf, wie multiple Milien, epidermale Zysten oder eine Oligodentie.

Hypophosphatasie: Die Hypophosphatasie (Hypophosphatasämie) stellt eine seltene Ursache einer Rachitis oder Osteomalazie dar. Die Inzidenz der schweren Formen wird mit 1:100000 angegeben. Der klinische Schweregrad des Krankheitsbildes ist ausgesprochen variabel und reicht vom intrauterinen Fruchttod bis hin zur Symptomfreiheit. Nach dem Alter der Skelettmanifestation werden vier Formen unterschieden: die perinatale, infantile, jugendliche und erwachsene Form. Generell nimmt der Schweregrad der Erkrankung ab, je später das Leiden manifest wird. Die Erwachsenenform der Hypophosphatasie manifestiert sich meist in mittleren Lebensjahren, oft mit schlecht heilenden rezidivierenden Streßfrakturen der Metatarsalia oder mit Hüftschmerzen bei Looser-Umbauzonen. Rund 50 % der Patienten haben anamnestisch eine Rachitits und/oder einen vorzeitigen Verlust der Milchzähne. Häufiger kommt auch ein frühzeitiger Zahnverlust im Erwachsenenalter vor, ebenso eine Chondrokalzinose.

3 Pathogenese/Pathophysiologie

Den unterschiedlichen Grunderkrankungen der Osteomalazie entsprechend sind die pathophysiologischen Mechanismen der Knochenmineralisationsstörung variabel. Allen Formen gemeinsam ist die verzögerte oder fehlende Mineralisation der neu gebildeten Knochenmatrix, die zur Verbreiterung und vermehrten Ausdehnung der Osteoidsäume führt.

Exogener Vitamin-D-Mangel: Der tägliche Vitamin-D-Bedarf beträgt etwa 400–800 IE und wird durch die Nahrung und Sonnenexposition gedeckt. Rund 70–80 % des Vitamin D_3 werden in der Haut aus 7-Dihydrocholesterin gebildet, nur 20–30 % werden über die Nahrung, insbesondere Fisch oder Vitamin-D-angereicherte Milchprodukte aufgenommen. Vitamin D_3 (Cholecalciferol) wird an ein Vitamin-D-bindendes Protein gekoppelt und in der Leber zum 25-Hydroxycholecalciferol (25-OH-D_3) hydroxyliert (Abb. 38-1). Dieses stellt die Speicherform des Vitamin D dar.

Die Serumkonzentration des 25-OH-D_3 (normal 10 bis 50 ng/ml) gilt als Maß für die Vitamin-D-Versorgung des Organismus. Werte unter 5 ng/ml gehen praktisch obligat mit einer Osteomalazie einher.

Die 25-OH-D_3-1α-Hydroxylase der Nieren wird durch zahlreiche Faktoren aktiviert, so daß trotz 25-OH-D_3-Mangel die Serumkonzentration des 1,25(OH)$_2D_3$ noch lange Zeit normal bleiben kann und erst bei fehlendem Substrat absinkt (Abb. 38-1). Neben der direkten Mineralisationsstörung des Knochengewebes führt der Vitamin-D-Mangel zu einer Abnahme der intestinalen Kalzium- und Phosphatabsorption, so daß es zur Hypokalzämie und Hypophosphatämie kommen kann. Erniedrigte Serumkalziumspiegel stimulieren die Nebenschilddrüsen im Sinne eines sekundären Hyperparathyreoidismus (HPT), der über eine gesteigerte renal tubuläre Kalziumrückresorp-

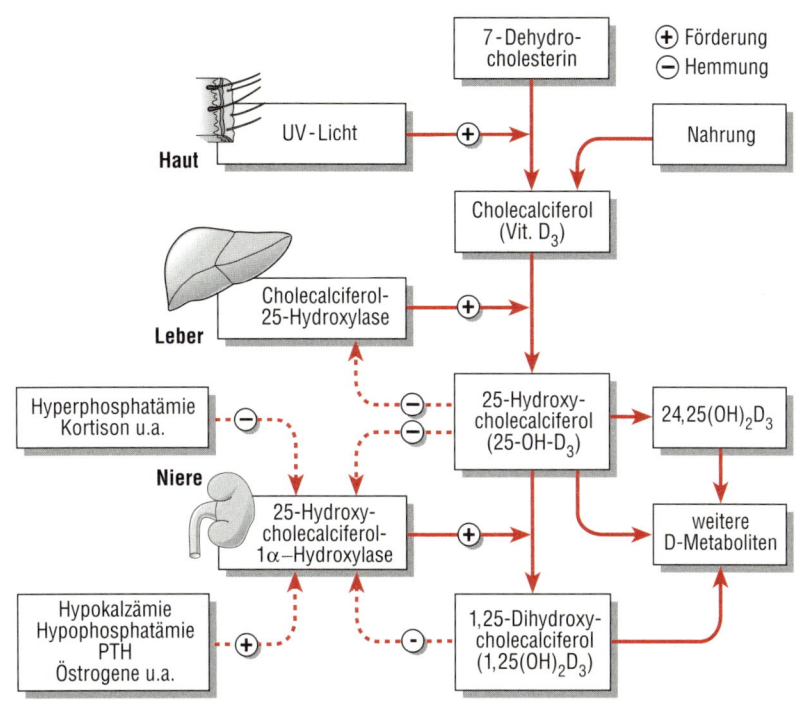

Abb. 38-1 Die wichtigsten Wege des D-Hormonstoffwechsels, Enzyme und regulierende Faktoren [11]. ($\oplus$ Förderung, $\ominus$ Hemmung)

tion zur Abnahme der renalen Kalziumausscheidung führt.
Gastrointestinale Störungen: Die pathophysiologischen Mechanismen entsprechen denen bei exogenem Vitamin-D-Mangel. Neben Kalzium- und Vitamin-D-Malabsorption können eine beschleunigte Darmpassage sowie eine verminderte orale Kalziumzufuhr von pathogenetischer Bedeutung sein. Eine Störung des enterohepatischen Kreislaufs des 25-OH-D$_3$ mit reduzierter Rückresorption im Ileum verstärkt den Vitamin-D-Mangel.
Medikamente: Nachfolgend aufgeführte Medikamente können eine Osteomalazie verursachen:
- *Antikonvulsiva* wie Phenobarbital oder Phenytoin können zu einem Mangel an 25-OH-D$_3$ führen, da die medikamentös bedingte Induktion mikrosomaler Enzyme zu einer vermehrten Produktion anderer D-Metaboliten und so zur Reduktion der 25-Hydroxylierung des Vitamin D führen kann [20]. Dabei bleiben die 1,25-(OH)$_2$D$_3$-Konzentrationen meist normal oder können sogar gegenregulatorisch erhöht sein. Darüber hinaus können die Antiepileptika noch andere Effekte auf den Kalziumstoffwechsel haben wie Hemmung der intestinalen Kalziumabsorption und der renalen Kalziumexkretion. Die Entwicklung eines milden sekundären HPT ist nicht selten.
- Die langzeitige und hochdosierte Einnahme von phosphatbindenden Antazida kann zu einem chronischen Phosphatmangel mit Entwicklung einer Osteomalazie führen. Der Serumphosphatspiegel ist signifikant erniedrigt bei normalem Serumkalziumspiegel, die alkalische Serumphosphatase ist erhöht. Die Phosphatausscheidung im 24-Stunden-Urin beträgt in der Regel unter 50 mg, während die Kalziumausscheidung erhöht ist [16]. 25-OH-D$_3$ und PTH sind dabei normal.
- Das Bisphosphonat *Etidronsäure*, das zur Therapie des Morbus Paget eingesetzt wird, kann zu einer direkten Hemmung der Knochenmineralisation führen, meist jedoch erst bei langfristigen Tagesdosen über 10 mg/kg/KG.
- Die histologisch nachweisbare Osteoidvermehrung unter einer *Fluoridtherapie* ist in der Regel Ausdruck der gesteigerten Matrixsynthese und nicht einer gestörten Mineralisation.
- Zur *Aluminiumosteopathie* sei auf das Kapitel 37 verwiesen.
- Medikamente, die ein *Fanconi-Syndrom* oder eine *renale tubuläre Azidose* induzieren können, sind in Tabelle 38-3 zusammengestellt. Zur Osteomalazie tragen Hypophosphatämie und metabolische Azidose bei.
- Für die Entwicklung einer Knochenmineralisationsstörung unter langzeitiger vollständiger *parenteraler Ernährung* werden auf der einen Seite Kalzium- und Phosphatmangel diskutiert, auf der anderen eine erhöhte Aluminiumzufuhr über die Infusionslösungen [6]. Verschiedene Infusionslösungen weisen signifikante Aluminiumkonzentrationen auf. Knochenhistologisch konnte eine Aluminiumakkumulation nachgewiesen werden [19].

Renale tubuläre Funktionsstörungen: Phosphatdiabetes, Fanconi-Syndrom und renale tubuläre Azidose kommen sowohl angeboren als auch erworben vor. Der Erbgang des Phosphatdiabetes ist X-chromosomal-dominant (X-linked hypophosphatemia, XLH). Die Entwicklung der Osteomalazie ist in erster Linie durch die Hypophosphatämie und die partielle Endorganresistenz gegenüber 1,25(OH)$_2$D$_3$ bedingt. Die Hypophosphatämie resultiert aus der reduzierten renal tubulären Phosphatrückresorption. Aus der Tatsache, daß das 1,25(OH)$_2$D$_3$ im Serum normal oder leicht erniedrigt sein kann, wird auf eine Störung der 1α-Hydroxylase-Aktivität bzw. -Regulation geschlossen.

Beim Fanconi-Syndrom findet sich neben der Hypophosphatämie eine Glukosurie und Hyperaminoazidurie sowie eine metabolische Azidose. Letztere trägt ebenfalls zur Knochenmineralisationsstörung bei. Die hereditären Formen von Fanconi-Syndrom und RTA werden autosomal-rezessiv vererbt, die RTA teilweise auch dominant.

Tumorosteomalazie: Die tumorassoziierte Osteomalazie zeigt die laborchemischen Befunde eines Phosphatdiabetes. Die pathophysiologischen Mechanismen sind nur teilweise geklärt. Es wird angenommen, daß die Tumoren einen oder mehrere humorale Faktoren produzieren, die die Funktion der Nierentubuli beeinflussen. Neben einer gestörten tubulären Phosphatrückresorption weisen einige Patienten auch eine Glukosurie und Hyperaminoazidurie auf. In einem Teil der Fälle mit Leichtkettenproteinurie wird angenommen, daß der Tubulusschaden direkte Folge einer Immunglobulinablagerung im Gewebe ist [15].

Chronische Niereninsuffizienz: Zur Pathophysiologie der renalen Osteopathie, die vorzugsweise oder als Teilkomponente eine Knochenmineralisationsstörung aufweisen kann, sei auf Kapitel 37 verwiesen.

Hereditäre Pseudomangelrachitis: Beide Formen der hereditären Pseudomangelrachititis werden autosomal-rezessiv vererbt. Für *Typ I* wird ein Enzymdefekt der renalen 25-OH-D$_3$-1α-Hydroxylase angenommen. Dementsprechend finden sich sehr niedrige Serumkonzentrationen des 1,25(OH)$_2$ D$_3$, während das 25-OH D$_3$ normal oder erhöht ist. Als Folge des D-Hormonmangels ist die Serumkonzentration des Kalziums erniedrigt und des Parathormons erhöht. *Typ II* ist durch eine Endorganresistenz gegenüber 1,25(OH)$_2$-D$_3$ gekennzeichnet, so daß auch die Bezeichnung hereditäre 1,25(OH)$_2$-D-Resistenz vorgeschlagen wurde. Die Patienten haben erhöhte Serumkonzentrationen von 1,25(OH)$_2$D$_3$ bei normalem oder erhöhtem 25-OH-D$_3$ im Serum, sind jedoch wie bei Typ I hypokalzämisch mit erhöhten Parathormonspiegeln. Der 1,25(OH)$_2$-D-Resistenz liegt ein zellulärer Defekt des Rezeptorsystems zugrunde. Fünf phänotypisch unterschiedliche intrazelluläre Defekte wurden identifiziert [14].

Hypophosphatasie: Bei dieser angeborenen Erkrankung liegt ein Enzymdefekt der alkalischen Phosphatase vor, der das Leber-, Knochen- und Nierenisoenzym, aber nicht das Dünndarm- oder Plazentaisoenzym betrifft [21]. Die perinatale und infantile Form wird autosomal-rezessiv ererbt, der Erbgang der milderen Formen ist weniger eindeutig, aber wohl überwiegend autosomal-dominant. Dem Enzymdefekt entsprechend weisen die Patienten eine erniedrigte Aktivität der alkalischen Serumphosphatase auf, Serumkalzium und anorganischer Phosphor sind dabei normal, ebenso 25-OH-D$_3$, 1,25(OH)$_2$D$_3$ und PTH. Drei Phosphatverbindungen finden sich in erhöhten Konzentrationen: Phosphoräthanolamin, anorganisches Pyrophosphat und Pyridoxal-5´-Phosphat. Erhöhte Plasmaspiegel von Pyridoxal-5´-Phosphat sind sensitiv und spezifisch für die Hypophosphatasie, je höher die Werte, desto schwerer stellt sich das klinische Bild der Erkrankung dar.

4 Diagnostik

Die *klinische Diagnose* der Osteomalazie stützt sich auf das typische Beschwerdebild und den körperlichen Untersuchungsbefund. Zu berücksichtigen sind die Familienanamnese bei den genetisch bedingten Störungen, Symptome gastrointestinaler Störungen oder Vorerkrankungen und die Einnahme von Medikamenten.

Die diagnostisch wegweisende *laborchemische Konstellation* wird von der zugrundeliegenden Störung bestimmt.

Häufigster einheitlicher Befund ist eine Erhöhung der alkalischen Serumphosphatase, die Werte können auf ein mehrfaches der oberen Norm ansteigen.

Bei Bedarf kann das Knochenisoenzym der alkalischen Phosphatase und das Osteokalzin als Marker der Osteoblastenfunktion bestimmt werden. Die Differentialdiagnose einer erhöhten Knochenphosphatase ist vielfältig, in erster Linie ist an primäre und sekundäre Knochentumoren, Morbus Paget, Hyperparathyreoidismus, ausgedehntere Frakturheilungsprozesse oder eine Fluoridtherapie zu denken.

Die Hypophosphatasie stellt die einzige Osteomalazieform mit erniedrigter Phosphataseaktivität dar.

Röntgenologisch weist das Skelett bei Osteomalazie eine erhöhte Strahlentransparenz auf. Die Spongiosazeichnung ist dabei oft verwaschen, milchglasartig und unscharf (*Renoir-Effekt*). Verformungen einzelner Knochen finden sich im Bereich der Wirbelsäule als sogenannte Fischwirbel, die eine bikonkave Deformierung der Grund- und Deckplatten aufweisen. Das Thoraxskelett kann wie bei der Rachitis glockenförmig verändert sein, das Becken eine sogenannte *Kartenherzform* annehmen und der Oberschenkelhals zum Schaft in Varusstellung abweichen. Verbiegungen der langen Röhrenknochen sowie Enthesopathien treten vorzugsweise beim Phosphatdiabetes auf.

Charakteristische röntgenologische Befunde sind Looser-Umbauzonen, die zwar nicht obligat sind, eine Osteomalazie jedoch sehr wahrscheinlich machen, wenn sie nachgewiesen werden (Abb. 38-2 und 38-3).

ren lokalisierten Skelettprozessen abgegrenzt werden.

Die *Osteodensitometrie* objektiviert den niedrigen Knochenmineralgehalt, erlaubt aber keine Abgrenzung zur Osteoporose oder anderen generalisierten Osteopathien.

Der Definition der Osteomalazie entsprechend läßt sich jede Form der Knochenmineralisationsstörung histologisch nachweisen. Die Durchführung einer *Knochenbiopsie* ist daher die Methode der Wahl, um im Zweifelsfall die Diagnose einer Osteomalazie zu sichern.

Die Histologie erlaubt jedoch in der Regel keine sichere Differenzierung der Ursachen einer Osteomalazie. Über eine vorausgegangene Therapie mit Fluoriden oder aluminiumhaltigen Medikamenten sollte der Pathologe informiert werden, um ihm eine richtige Interpretation des Befundes zu ermöglichen. Ebenso notwendig ist die Kenntnis einer bereits eingeleiteten Behandlung mit Vitamin D oder D-Hormonen.

5 Therapie

Die Grundprinzipien der Therapie der Osteomalazie sind in Tabelle 38-4 zusammengestellt [9]. Eine ätiologische Therapie kommt in erster Linie bei Osteomalazien in Frage, die durch einen Vitamin-D-Mangel, gastrointestinale Störungen, Medikamente oder Tumoren bedingt sind (s. Tab. 38-1). Die pathogenetische Therapie besteht in der medikamentösen Förderung der Knochenmineralisation. Im folgenden werden die verschiedenen Substanzen im einzelnen abgehandelt, auch wenn im Einzelfall eine kombinierte Therapie indiziert sein kann.

5.1 Vitamin D und D-Hormone

5.1.1 Präparate und Dosierung

Dauer und Dosis einer D-Therapie müssen dem Einzelfall angepaßt werden. Im folgenden können daher nur Richtlinien gegeben werden. Um Überdosierungen zu vermeiden sind regelmäßige Kontrollen des Serumkalziumspiegels und der Kalziumausscheidung im 24-Std.-Urin erforderlich.

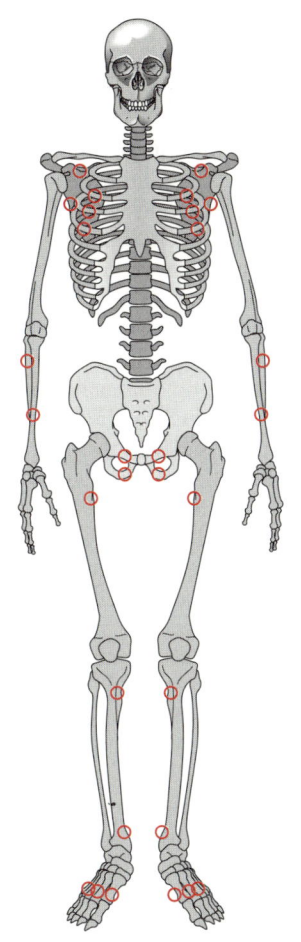

Abb. 38-2 Die häufigsten Lokalisationen von Looser-Umbauzonen.

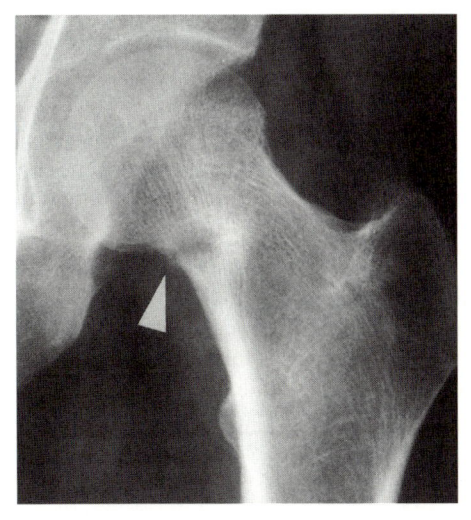

Abb. 38-3 Looser-Umbauzone im Bereich des linken Oberschenkelhalses bei einer 47jährigen Patientin mit Osteomalazie.

Die *Skelettszintigraphie* zeigt bei vielen Osteomalazieformen einen diffus gesteigerten Knochenstoffwechsel an, insbesondere bei Patienten mit gleichzeitigem sekundärem Hyperparathyreoidismus. Looser-Umbauzonen stellen sich als herdförmige Aktivitätsmehrbelegungen dar und müssen differentialdiagnostisch von Knochenmetastasen, Osteolysen oder ande-

Tabelle 38-4 Grundprinzipien der Therapie der Osteomalazie [9].

– ätiologische Therapie (Therapie des Grundleidens soweit möglich)
– pathogenetische Therapie (Förderung der Knochenmineralisation)
  • Vitamin D und D-Hormone
  • Kalzium
  • Phosphate
  • alkalisierende Substanzen
  • Kombinationen der genannten Substanzen
– ergänzende Maßnahmen
  • orthopädische und chirurgische korrigierende Maßnahmen
  • physikalische und krankengymnastische Behandlung

Eine Hyperkalzurie tritt in der Regel noch vor der Hyperkalzämie auf, so daß dann schon die D-Therapie reduziert oder abgesetzt werden muß.

Vitamin-D-Dosen werden üblicherweise in internationalen Einheiten (IE) entsprechend der biologischen Aktivität der Substanz oder in Gewichtseinheiten (mg oder μg) angegeben. Dabei gilt: 40000 IE Vitamin D_3 = 1 mg bzw. 0,025 μg = 1 IE

Als Handelspräparate stehen zur Verfügung (s.a. Abb. 38-1):
– Vitamin D_3 (Cholecalciferol)
– 25-Hydroxycholecalciferol (25-OH-D_3, Calcifediol)
– 5,6-trans-25-Hydroxycholecalciferol (5,6-trans-25-OH-D_3)
– 1α-Hydroxcholecalciferol (1α-OH-D_3, Alfacalcidol)
– 1,25-Dihydroxycholecalciferol (1,25(OH)$_2D_3$, Calcitriol).

Calcifediol und 5,6-trans-25-OH-D_3 werden in den Nieren an Position 1 hydroxyliert, während Alfacalcidol in der Leber an Position 25 hydroxyliert wird. Als Richtlinie beträgt die biologische Aktivität des 25-OH-D_3 etwa das 10fache des Vitamin D_3, die des 1,25-(OH)$_2D_3$ etwa das 1000fache.

Bei der Therapie mit Vitamin D_3 oder 25-OH-D_3 ist die lange Halbwertszeit des Calcifediol zu bedenken, wodurch der Therapieeffekt erst nach 3–4 Wochen einsetzt. Entscheidungen über Dosisänderungen oder Fortführung der D-Therapie haben dies zu berücksichtigen. Der Therapieeffekt von Calcitriol tritt dagegen in 3–7 Tagen ein, ebenso schnell klingt der Effekt nach Absetzen wieder ab.

5.1.2 Indikationsgebiete

Exogene Vitamin-D-Mangelzustände und gastrointestinale Störungen: Bei Vitamin-D-Mangelzuständen infolge unzureichender UV-Bestrahlung oder mangelhafter oraler Zufuhr genügen gewöhnlich kleine Vitamin-D_3-Dosen von etwa 1000–5000 IE täglich. Ausgeprägte Malabsorptionssyndrome erfordern deutlich höhere Dosen, die bei einer Steatorrhö zweckmäßigerweise parenteral verabreicht werden. Bei 25-OH-D_3-Konzentrationen unter 5 ng/ml sind etwa 150000 IE Vitamin D_3 erforderlich, um die Depots wieder aufzufüllen. Die Gesamtmenge kann durch wöchentliche Injektionen von 50 000 IE Vitamin D_3 i.m. verabreicht werden. Bei ausgeprägter Hypokalzämie im Rahmen der Malabsorption können gleichzeitige kleine Dosen von Calcitriol zur schnelleren Anhebung des Serumkalziumspiegels sinnvoll sein.

Immer muß eine ausreichende orale Kalziumzufuhr bis etwa 2 g täglich sichergestellt sein.

Störungen der 25-Hydroxylierung des Cholecalciferols in der Leber durch Medikamente oder Leberparenchymerkrankungen lassen sich durch ein erhöhtes Angebot von Vitamin D_3 von etwa 5000–30 000 IE täglich ausgleichen. Durch 25-OH-D_3 und 5,6-trans-25-OH-D_3 kann dieser Stoffwechselschritt übersprungen werden, so daß kleine Dosen bis etwa 0,05 mg täglich ausreichen.

Renale tubuläre Funktionsstörungen: Nach wie vor problematisch ist die Behandlung der renalen tubulären Funktionsstörungen im Erwachsenenalter. Die besten therapeutischen Effekte lassen sich mit Calcitriol, etwa 1–2 μg täglich, erzielen. Die Dosis sollte so hoch wie möglich gesteigert werden, ohne daß eine Hyperkalzämie oder Hyperkalzurie auftritt. Bei Erwachsenen mit einer hereditären Form des Phosphatdiabetes hängt die Behandlungsindikation vom klinischen Befund ab. Auf zusätzliche Phosphatgaben wird im Gegensatz zum Kindesalter im Erwachsenenalter wegen der Gefahr des Auftretens von Diarrhöen, Urolithiasis und Aktivierung der Nebenschilddrüsen bis hin zum autonomen HPT oft verzichtet.

Tumorosteomalazie: Bei der Tumorosteomalazie steht die operative Behandlung des Grundleidens im Vordergrund, falls nicht oder nur unzureichend möglich erfolgt die Therapie wie beim Phosphatdiabetes mit Calcitriol.

Chronische Niereninsuffizienz: Bezüglich der Osteopathie bei chronischer Niereninsuffizienz sei auf das Kapitel 37 verwiesen.

Hereditäre Pseudomangelrachitis und Hypophosphatasie: Der Pathophysiologie der hereditären Pseudomangelrachitis entsprechend läßt sich der Typ I erfolgreich mit 1,25(OH)$_2D_3$ behandeln, während der Typ II nur teilweise auf D-Hormone anspricht. Die Hypophosphatasie ist bislang keiner medikamentösen Therapie zugänglich.

5.2 Kalzium

Eine alleinige Kalziumtherapie ist zur Behandlung einer Osteomalazie unzureichend, da die Mineralisationsstörung des Skeletts auf diese Weise nicht durchbrochen oder beseitigt werden kann.

Dennoch ist selbstverständlich eine ausreichende Kalziumzufuhr für jede Form der Osteomalazie erforderlich, insbesondere bei Malabsorptionssyndromen in Ergänzung der D-Therapie.

5.3 Phosphate

Eine orale Phosphattherapie kommt bei den renalen tubulären Funktionsstörungen in Frage, wenn unter der Behandlung mit Calcitriol kein ausreichender klinischer Behandlungserfolg zu erzielen ist oder wenn es unter der Calcitrioltherapie zum Wiederauftreten von Looser-Umbauzonen kommt. Angewendet werden z.B. Dinatriumhydrogenphosphat als Kapseln oder Pulver in einer Dosierung von 1–3 g Phosphor täglich. 4,6 g Na_2HPO_4 enthalten 1,0 g anorganischen Phosphor. So können z.B. 6–18 Kapseln à 0,75 g Dinatriumhydrogenphosphat täglich verabreicht werden. Eine Normalisierung der erniedrigten Phosphatwerte im Serum ist wie bei alleiniger D-Hormontherapie nicht zu erwarten.

5.4 Alkalisierende Substanzen

Eine alkalisierende Therapie wird bei der renalen tubulären Azidose zum Ausgleich der metabolischen Azidose im Blut durchgeführt. Auf diese Weise kann die Mineralisationsstörung des Knochengewebes beseitigt werden, jedoch nicht der renale Tubulusdefekt. Durch den alkalischen Harn kann eine Nephrokalzinose trotz Therapie fortschreiten. Gut anzuwenden ist die Shohlsche-Lösung (Acidum citricum 140,0; Natrium citricum 98,0; Aqua dest. ad 1000,0), die oral in einer Dosis von 40–100 ml täglich verabreicht wird. Bei kombinierten proximalen und distalen Tubulusfunktionsstörungen kann die alkalisierende Therapie mit Calcitriol kombiniert werden.

Literatur

1. Bikle, D. D., H. K. Genant, C. Cann, R. R. Recker, B. P. Halloran, G. J. Strewler: Bone disease in alcohol abuse. Ann. intern. Med. 103 (1985) 42.
2. Chesney, R. W.: Fanconi syndrome and renal tubular acidosis. In: Favus, M. J. (ed.): Primer on the Metabolic Bone Diseases and Disorders of Mineral Metabolism. 2nd. ed., pp. 291–295. Raven, New York 1993.
3. Cotton, G. E., P. van Puffelen: Hypophosphatemic osteomalacia secondary to neoplasia. J. Bone Jt Surg. 68 A (1986) 129–133.
4. Diamond, T. H.: Metabolic bone disease in primary biliary cirrhosis. J. Gastroent. Hepat. 5 (1990) 66.
5. Gain, T., M. Classen: Vitamin-D-Mangel bei vegetarischer Ernährung. Dtsch. med. Wschr. 114 (1989) 1177.
6. Hurley, D. L., M. M. McMahon: Long-term parenteral nutrition and metabolic bone diesease. Endocr. Metab. Clin. N. Amer. 19 (1990) 113.
7. Kruse, K.: Hereditäre Störungen des Vitamin D-Stoffwechsels. Ergebn. Inn. Med. Kinderheilk. 54 (1985) 107.
8. Kruse, H.-P.: Osteomalazie. Internist 32 (1991) 90.
9. Kruse, H.-P.: Osteomalazie. In: Hornbostel, H., W. Kaufmann, W. Siegenthaler (Hrsg.): Innere Medizin in Praxis und Klinik. 4. Aufl., S. 9.38– 9.48. Thieme, Stuttgart–New York 1992.
10. Kruse, H.-P., F. Kuhlencordt: Osteomalazie. In: Bartelheimer, H., F. Kuhlencordt (Hrsg.): Klinische Osteologie. Handbuch der Inneren Medizin: Bd. 6/1 B. 5 Aufl., S. 751. Springer, Berlin–Heidelberg–New York 1980.
11. Kruse, H.-P., F. Kuhlencordt: Erkrankungen der Nebenschilddrüsen und Störungen des Kalzium-Phosphat-Stoffwechsels. In: Gross, R., P. Schölmerich, W. Gerok (Hrsg.): Die Innere Medizin. 8. Aufl., S. 874 – 887. Schattauer, Stuttgart 1994.
12. Kruse, H.-P., J.-D. Ringe, R. Tomforde-Brunckhorst: Die einheimische Sprue, oft verkannte Ursache hochgradiger generalisierter Osteopathien. Dtsch. med. Wschr. 112 (1987) 1155.
13. Kruse, H.-P., M. Vorkefeld, J. Woggan: Untersuchungen zum Phosphatdiabetes im Erwachsenenalter. In: Heuck, F. H. W., E. Keck (Hrsg.): Fortschritte der Osteologie und Diagnostik und Therapie, S. 64–68. Springer, Berlin–Heidelberg–New York 1988.
14. Liberman, A. K., S. J. Marx: Vitamin D dependent rickets. In: Favus, M. J. (ed.): Primer on the Metabolic Bone Diseases and Disorders of Mineral Metabolism. 2nd. ed., pp. 274–278. Raven, New York 1993.
15. McClure, J., P. S. Smith: Oncogenic osteomalacia. J. clin. Path. 40 (1987) 446–453.
16. Parfitt, A. M.: Osteomalacia and related disorders. In: Krane, S. M. (ed.): Metabolic Bone Diseases. 2nd. ed., pp. 329–396. Grune and Stratton, New York 1990.
17. Parfitt, A. M.: Drug-induced osteomalacia. In: Favus, M. J. (ed.): Primer on the Metabolic Bone Diseases and Disorders of Mineral Metabolism. 2nd. ed., pp. 296–300. Raven, New York 1993.
18. Rao, D. S.: Metabolic bone disease in gastrointestinal and biliary disorders. In: Favus, M. J. (ed.): Primer on the Metabolic Bone Diseases and Disorders of Mineral Metabolism. 2nd. ed., pp. 268–273. Raven, New York 1993.
19. Sedman, A. B., G. L. Klein, R. J. Merritt, N. L. Miller, K. O. Weber, W. L. Gill, H. Anand, A. C. Alfrey: Evidence of aluminium loading in infants receiving intravenous therapie. New Engl. J. Med. 312 (1985) 1337–1343.
20. Tjellsen, L.: Metabolism and action of vitamin D in epileptic patients on anticonvulsive treatment and healthy adults. Dan. med. Bull. 41 (1994) 139–150.
21. Whyte, M. P.: Hypophosphatasie. In: Scriver, C. R., A. L. Beaudet, W. S. Sly, D. Valle (eds.): The Metabolic Basis of Inherited Disease. 6th ed., pp. 2843–2856. McGraw-Hill, New York 1989.

# 39 Phosphorpenische Rachitisformen/ Phosphatdiabetes

Eckhard Schönau

1 Definition und Einteilung 310
2 Klinisches Bild 311
3 Pathogenese/Pathophysiologie 311
4 Diagnostik........................... 312
5 Therapie............................. 313
5.1 Phosphatsubstitution 313
5.2 Steuerung der Therapie und mögliche Nebenwirkungen 314
5.3 Chirurgische Therapie 315

1 Definition und Einteilung

Die hypophosphatämischen Rachitisformen zeigen charakteristischerweise erniedrigte Serumphosphatspiegel und in der Regel eine gesteigerte renale Phosphatausscheidung. Primäre Störungen des Kalzium- und Vitamin-D-Stoffwechsels liegen nicht vor.

Die Hauptursachen dieser Krankheitsbilder zeigen primär oder sekundär eine inadäquat erhöhte renale tubuläre Phosphatausscheidung (Tab. 39-1).

Diese kann als isolierte gesteigerte Phosphatausscheidung nachgewiesen werden bzw. mit komplexen renal-tubulären Funktionsstörungen einhergehen. Die häufigsten Ursachen sind die isolierten renal-tubulären Phosphatverluste. Im Vordergrund steht der *Phosphatdiabetes* – auch als familiäre hypophosphatämische Rachitis oder *Vitamin-D-resistente Rachitis* bezeichnet. Der Erbgang ist X-chromosomal-dominant. In Einzelfällen wurde auch ein autosomal-dominanter Erbgang beschrieben. Eine Sonderform des *Phosphatdiabetes mit Hyperkalziurie* wurde 1985 von Tieder beschrieben [2]. Der Erbgang ist bisher unbekannt. Bei der sporadisch auftretenden *adulten Form des Phosphatdiabetes* handelt es sich um ein sehr seltenes Krankheitsbild. Es sind immer tumorassoziierte Formen abzugrenzen. Verschiedene mesenchymale Tumoren wurden hierbei beschrieben. Diskutiert wird die tumorinduzierte Bildung eines humoralen Faktors, der die renale Phosphatrücksresorption steuert [3].

Neben den isolierten Phosphatverlusterkrankungen kommt es auch zum gesteigerten Phosphatverlust bei komplexeren Störungen des renal-tubulären Systems. Beim *Fanconi-Syndrom* findet man neben der gesteigerten Phosphatausscheidung eine gestörte renale Rückresorption von Glukose, Aminosäuren und Bikarbonat. Unterteilt werden diese Krankheitsbilder in vererbte und erworbene Formen. Bei den vererbten Formen wird das idiopathische Fanconi-Syndrom (primäres Fanconi-Syndrom) von den sekundären Formen der Stoffwechselerkrankungen abgegrenzt. Bei vielen Stoffwechseldefekten kommt es zu einer Störung der renal-tubulären Funktionen. Die pathologischen Stoffwechselprodukte führen zu einer toxischen Schädigung der Tubuluszellen mit einer generellen Störung der Rückresorptionsfähigkeit. Bei den idiopathischen Fanconi-Syndromen ist der Stoffwechseldefekt nicht bekannt. Die Unterscheidung in Typ I und Typ II erfolgt an Hand der $1,25\text{-}(OH)_2$-Vitamin-D_3-Spiegel. Bei dem Typ II liegen erhöhte $1,25(OH)_2$-D_3-Spiegel vor und zusätzlich zum Verlust von Glukose, Aminosäuren, Bikarbonat und Phosphat wird eine

Tabelle 39-1 Ursachen einer Hypophosphatämie.

A Störungen der renalen tubulären Phosphatreabsorption
– Phosphatdiabetes (Vitamin-D-resistente Rachitis)
• familiär
• mit Hyperkalziurie
• bei Tumoren
– Fanconi-Syndrom
• primär
• sekundär
  bei Stoffwechselkrankheiten (Zystinose, Tyrosinämie u.a.)
  Vergiftungen (Schwermetalle)
  Zytostatika
  nach Nierentransplantation
  Nierenvenenthrombose
  Hyperparathyreoidismus
  Hypokaliämie, Hyperkalziurie
  Kortisonbehandlung

B Störungen der intestinalen Phosphatabsorption
– Vitamin-D-Mangel
– Diarrhö und Malabsorptionssyndrom
– phosphatbindende Antazida, Kortison
– Alkoholabusus

C Verteilungsstörung – Zellkompartimente
– respiratorische Alkalose
– Hypothermie
– akute Leukämie
– osteoblastische Metastasen
– Hormone: Insulin, Glukagon, Androgene, Katecholamine
– Ernährung: Glukose, Fruktose, Laktat, Aminosäuren

gesteigerte Kalziumausscheidung beschrieben. Bei den erworbenen Formen des Fanconi-Syndroms handelt es sich in der Regel um sekundäre Folgen nach Vergiftungen.

Eine immer größere Rolle im klinischen Alltag spielen die renal-tubulären Schädigungen nach Langzeitzytostatikatherapie bzw. nach Einsatz anderer nephrotoxischer Substanzen (Aminoglykoside).

Der *alimentäre Phosphatmangel* spielt eine Rolle bei der Ernährung von Frühgeborenen, bei Langzeiternährungen mit ausschließlich Muttermilch und bei extremen Formen alternativer Ernährungsweisen.

Die in Tabelle 39-1 unter B und C beschriebenen Ursachen sind von untergeordneter Bedeutung.

2 Klinisches Bild

Die Diagnose des Phosphatdiabetes wird am häufigsten im 2. Lebensjahr gestellt. Die auffallenden Symptome sind ein zunehmender Kleinwuchs (Körpergröße unterhalb der 3. Perzentile) bzw. eine verminderte Wachstumsgeschwindigkeit (dauerhaft unterhalb der 25. Perzentile). Abbildung 39-1 zeigt einen 12jährigen Jungen mit den typischen rachitischen Beindeformitäten.

Die zunehmende O-Bein-Stellung ist der wesentliche Grund für die bestehenden Wachstumsstörungen. Diese Fehlstellung ist progredient unter der wachsenden biomechanischen Belastung (Gewichtszunahme) der unteren Extremität.

In vielen Fällen zeigt sich bei sorgfältiger Untersuchung bereits im ersten Lebensjahr eine verzögerte Wachstumsentwicklung, häufig begleitet von einer allgemeinen motorischen Entwicklungsverzögerung bei generalisierter muskulärer Hypotonie. Im Schul- und Jugendalter kann sich der Phosphatdiabetes auch mit ausgeprägter Valgusstellung der unteren Extremität manifestieren. Dies kann unabhängig von Wachstumsstörungen auftreten. Weitere Symptome des Skelettsystems sind bei unbehandelten Patienten Knochenschmerzen, Frakturen oder Pseudofrakturen. Knochenschmerzen werden im Erwachsenenalter nach Abschluß der Behandlung beobachtet. Im höheren Lebensalter kann ein vermehrtes Wachstum der Knochen im Bereich der Muskelansätze auftreten, insbesondere in den gelenknahen Regionen. Diese Veränderungen können zur eingeschränkten Beweglichkeit der betroffenen Gelenke führen. Vereinzelt wurden knöcherne Einengungen des Spinalkanals beschrieben.

Neben den Skelettanomalien kommt es in hohem Maße zu Störungen der Zahnentwicklung.

Im Kindesalter zeigt sich ein verspäteter Zahndurchbruch und Zahnwechsel. Weiterhin auffällig sind Zahnschmelzdefekte und bei Erwachsenen Zahnwurzelabszesse [4, 5]. Bei der Form des Phosphatdiabetes in Verbindung mit Hyperkalziurie ist die Entwicklung einer Nephrokalzinose möglich.

3 Pathogenese/Pathophysiologie

Beim Phosphatdiabetes handelt es sich um die häufigste der angeborenen Rachitisformen mit einer Häufigkeit von ca. 1 : 25000 Neugeborenen.

Dieses Krankheitsbild wird X-chromosomal-dominant vererbt. Molekulargenetische Untersuchungen konnten den Gendefekt in der Region Xp22 lokalisieren [6]. Diskutiert werden 2 verschiedene Pathomechanismen, die zum gesteigerten Phosphatverlust über die Nieren führen:
– Zum einen vermutet man einen Membrandefekt der Tubuluszellen, der eine verminderte Phosphatrückresorption verursacht [7].
– Dagegen zeigten Untersuchungen bei Mäusen mit Phosphatdiabetes (Hyp-Mäuse) Hinweise dafür, daß ein humoraler Faktor für die Steuerung der renalen Phosphatausscheidung notwendig ist.

Kürzlich wurde das Gen für die X-chromosomal-dominante Form des Phosphatdiabetes kloniert [2a]. Das Gen zeigt Homologien zur Familie der Endopeptidasengene und wurde als PEX (*p*hosphat regulating gene with homologies to *e*ndopeptidases, on the *x* chromosome) bezeichnet. Es wird diskutiert, daß PEX enzymatisch ein „Hormon" beeinflußt, das die renale Phosphatexkretion steuert.

Zudem gibt es zunehmend Hinweise für einen primären Osteoblastendefekt beim Phosphatdiabetes [9]. Insbesondere bei den seltenen Formen des tumorassoziierten Phosphatverlustes muß die vermehrte Bildung eines phosphaturischen Faktors angenommen

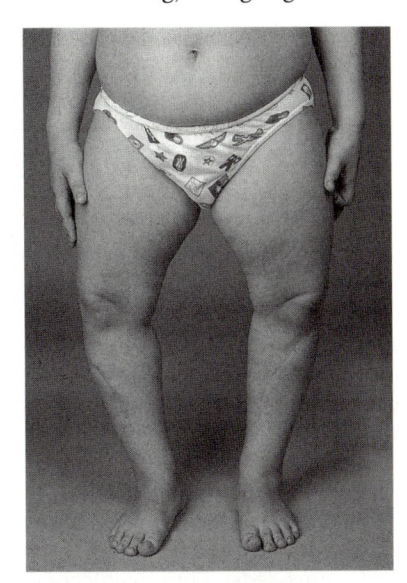

Abb. 39-1 Ausgeprägte O-Bein-Stellung bei einem 12jährigen Jungen mit schlechter Compliance und gleichzeitig bestehender Adipositas. Zustand nach Umstellungsosteotomien.

werden. Außerdem spricht die physiologisch höhere Phosphatrückresorption bzw. das gesteigerte Phosphattransportmaximum während der Phasen mit beschleunigtem Wachstum dafür, daß ein übergeordnetes Steuerungssystem über die Phosphatausscheidung den individuellen Phosphatbedarf kontrolliert.

Phosphat ist einer der Hauptbestandteile des Knochenminerals Hydroxylapatit $[Ca_{10}(PO_4)_6(OH)_2]$. Der Phosphatmangel hat somit eine Störung der Mineralisation zur Folge.

Diese führt bei Kindern zu den typischen *rachitischen Veränderungen* mit einer ausgedehnten Proliferationszone des Säulenknorpels im Bereich der Epiphysenfuge (Abb. 39-2). Die Knorpelzone und der Bereich des primären Knochens sind nicht bzw. nur teilweise mineralisiert. Davon abzugrenzen sind die *Zeichen der Osteomalazie*, die sowohl im kortikalen als auch im spongiösen Knochen gefunden werden. Sie sind gekennzeichnet durch ein erhöhtes Osteoidvolumen mit einer entsprechend vergrößerten Oberfläche und insbesondere durch einen vermehrten Osteoidsaum der Osteozyten. Die generalisierte Knochenstörung erklärt, daß es nicht nur zu Fehlstellungen im gelenknahen Bereich kommt, sondern auch Verbiegungen im diaphysären Bereich auftreten. Mit zunehmender biomechanischer Belastung der betroffenen Skelettanteile entstehen progrediente Achsabweichungen. Bei Manifestation im Kleinkindesalter findet man eine zunehmende Varusstellung und bei späterer Manifestation eine Valgusstellung der unteren Extremität.

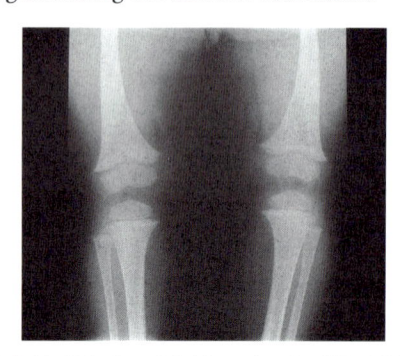

Abb. 39-2 Beide Knie dv. mit Zeichen einer Rachitis bei Hypophosphatämie. Vorgetäuschte Verbreiterung der Epiphysenfugen durch nichtmineralisiertes Osteoid. Insbesondere medial deutliche Ausziehungen der Metaphysen von Femur und Fibula.

4 Diagnostik

Abbildung 39-3 zeigt das diagnostische Vorgehen bei den aufgeführten klinischen Symptomen, die an eine generalisierte Skeletterkrankung denken lassen, insbesondere bei erhöhter Aktivität der alkalischen Phosphatase.
Laboruntersuchung: Grundvoraussetzung für die Beurteilung des Knochenstoffwechsels im Kindesalter ist die Kenntnis der altersabhängigen Normalwerte für den Phosphatstoffwechsel und des Knochenumsatzes (Tab. 39-2). Insbesondere während der Phasen mit ho-

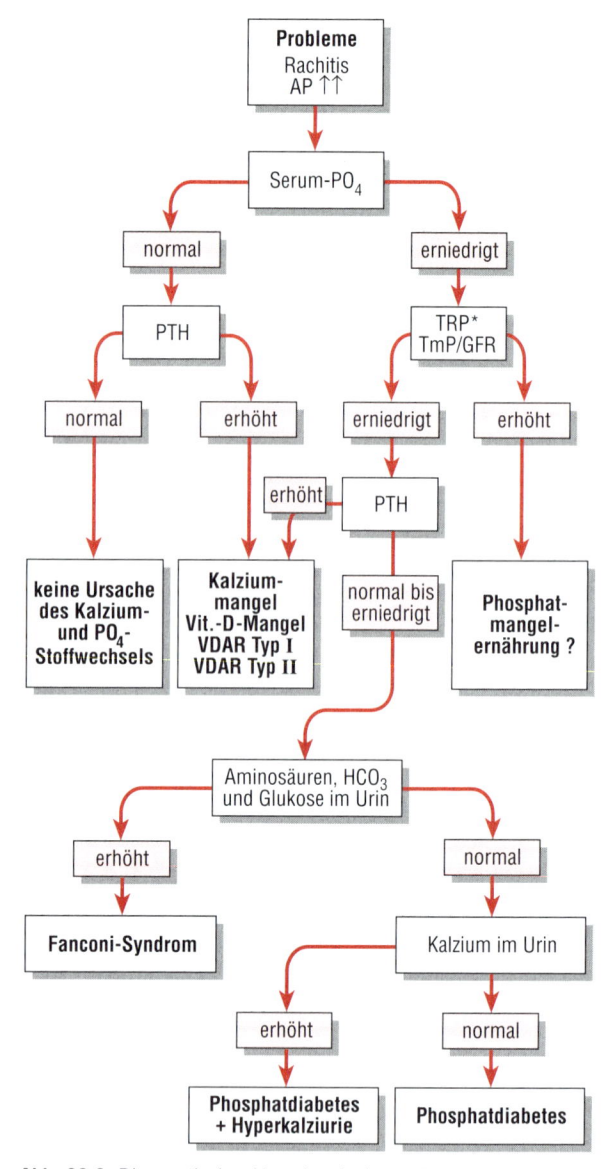

Abb. 39-3 Diagnostisches Vorgehen insbesondere bei V.a. Rachitis und erhöhten Aktivität der alkalischen Phosphatase (VDAR = Vitamin-D-abhängige Rachitis).
* Formel s. Text

hen Wachstumsraten (Säuglings- und Pubertätsalter) zeigen sich höhere Aktivitäten des Knochenstoffwechsels im Vergleich zu den Befunden bei Erwachsenen. Entsprechend des erhöhten Mineralbedarfs (Kalzium, Phosphat) findet man im Kindesalter höhere Phosphatspiegel im Serum und eine entsprechende gesteigerte Phosphatrückresorption. Das Flußschema zeigt, wie mit einfachen Labormethoden die wichtigsten Erkrankungen des Kalzium- und Phosphatstoffwechsels diagnostiziert werden können.

Die typische Laborkonstellation beim Phosphatdiabetes besteht aus erhöhter Aktivität der alkalischen Phosphatase (bzw. Knochenphosphatase), erniedrigtem Serumphosphat mit verminderter Phosphatrückresorption bei niedrig-normalen Parathormonwerten.

Tabelle 39-2 Normalwerte des Phosphatstoffwechsels, der alkalischen Phosphatase (AP) und der Knochenphosphatase (K-AP) im Kindesalter (nach [9, 10]).

		1 Jahr	–2 Jahre	–10 Jahre	–16 Jahre	< 18 Jahre	> 18 Jahre
AP (U/L)	w	177–656	180–498	144–485	136–531	49–189	55–147
	m	177–661	185–532	192–498	118–731	74–235	70–175
K-AP[1] (U/L)	w	142–500	130–438	135–361	106–489	22–169	
	m	140–575	120–470	151–338	88–582	41–192	
TRP[2] (%)	w	85–98	85–98	82–99	79–98	82–90	82–90
	m	85–98	85–98	85–98	83–97	82–90	82–90
TmP/GFR (mg/dl)	w	4–8	4–8	4–8	2,8–8,2	2,8–5,1	2,5–4,2
	m	4–8	4–8	4–8	3,4–7,5	3,3–5,9	2,5–4,2
Serum-PO$_4$ (mg/dl)	w	4–8	4–6	4–6,5	3–5,8	2,6–4,8	2,6–4,5
	m	4–8	4–6	4–6,3	3–6,4	1,9–5,2	2,6–4,5

[1] K-AP wurde mit einer elektrophoretischen Methode im eigenen Labor ermittelt.
[2] TRP = prozentuale Phosphatrückresorption; TmPO$_4$ = Phosphattransportmaximum.

Die prozentuale tubuläre Phosphatrückresorption (TRP%) berechnet den Anteil des Phosphats im Primärharn, der tubulär rückresorbiert wird:

$$\mathrm{TRP}(\%) = \left[1 - \frac{U.PO_4 \times S.\mathrm{Krea}}{S.PO_4 \times U.\mathrm{Krea}}\right] \times 100$$

Das tubuläre Maximum der Phosphatrückresorption (TmP/GFR) bezeichnet die renale Phosphatschwelle unterhalb derer alles filtrierte Phosphat tubulär absorbiert wird. Im allgemeinen erfolgt die Berechnung nach einem Nomogramm anhand des Serumphosphatspiegels und des TRP-Wertes [10]. Eine Schlüsselfunktion in der Diagnostik besitzt die Bestimmung des Parathormons.

Skelettprobleme, die durch Kalziummangelerkrankungen bzw. Störungen des Vitamin-D-Stoffwechsels verursacht werden, sind gekennzeichnet durch regulativ erhöhte Parathormonspiegel.

Zeigen sich die typischen Befunde eines Phosphatdiabetes, müssen weitere Urinuntersuchungen ein *Fanconi-Syndrom* bzw. eine Assoziation mit *Hyperkalziurie* ausschließen. Ergibt sich bei einem erniedrigten Serumphosphatspiegel eine gesteigerte Rückresorption, so ist insbesondere bei Frühgeborenen, Langzeit-Muttermilchernährung und extremen alternativen Ernährungsformen, an einen *alimentären Phosphatmangel* zu denken. Dies läßt sich in der Regel anamnestisch klären.

Beim Auftreten eines gesteigerten Phosphatverlustes im Erwachsenenalter müssen durch sorgfältige körperliche Untersuchungen, Skelettszintigraphie und radiologische Diagnostik Tumoren ausgeschlossen werden.

Die Diagnose eines Phosphatdiabetes ist mit einfachen Laborbestimmungen möglich. Erst bei unklaren Fällen bzw. zum Nachweis entsprechender Störungen des Vitaminstoffwechsels sind zusätzliche Untersuchungen zum Beispiel der Vitamin-D-Metabolite notwendig (z.B. bei Hyperkalziurie).

Kostenintensivere und aufwendigere Methoden zur Bestimmung moderner Parameter des Knochen- und Kollagenstoffwechsels wie Crosslinks, Prokollagen-Peptide usw. ermöglichen keine entscheidende Verbesserung der Diagnostik zu den aufgeführten Krankheitsbildern.

Röntgenuntersuchung: Röntgenologische Befunde zeigen beim Phosphatdiabetes in den ersten Lebensjahren die charakteristischen Zeichen einer Rachitis mit Ausziehungen und Erweiterung der metaphysären Enden der Tibia, Femur, Ulna und Radius (Abb. 39-2). Diese sind besonders ausgeprägt im Bereich der biomechanisch belasteten Skelettanteile (z.B. Knie). Mit zunehmendem Alter normalisieren sich die Befunde am Handgelenk. Zusätzlich zeigen sich Verbiegungen im Schaftbereich mit Verbreiterung der Kortikalis. Knochendensitometrische Untersuchungen ergaben zum Teil erhöhte Werte bedingt durch die hohe Dichte des vermehrt gebildeten Osteoids. Diese erhöhten Dichtebefunde dürfen nicht über die ausgeprägte Mineralisationsstörung hinwegtäuschen. Eine erfolgreiche Phosphatsubstitutionstherapie kann zu einem vermehrten Umbau des Skelettsystems mit Abnahme der Kortikalisdicke und Reduktion der trabekulären Dichte führen [5].

5 Therapie

5.1 Phosphatsubstitution

Im Vordergrund der Therapie steht die orale Verabreichung von Phosphat. Die Dosis beträgt etwa 50 bis 70 mg/kg KG und Tag. Die angegebene Menge bezieht sich auf elementaren Phosphor. Die Dosis muß möglichst gleichmäßig in mindestens 5 Einzelgaben erfolgen, um eine kontinuierliche Steigerung des Serumphosphatspiegels zu erzielen und um unnötige kurzfristige Phosphatspiegelspitzen zu vermeiden. Für die

Behandlung steht für kleinere Kinder eine Phosphatlösung zur Verfügung [2] (– $Na_2HPO_4 \times 7\ H_2$ 145,0 g, $NaH_2PO_4 \times H_2O$ 18,2 g, Sirup. simpl. 300 g, Aqua dest. ad 1000 g – 10 ml enthalten 229 mg elementaren Phosphor) bzw. fertige Phosphatpräparate wie Reducto spezial® und Phosphat Sandow-Brausetabletten®.

Auf grund des durch die Phosphatgabe induzierten *sekundären Hyperparathyreoidismus* erfolgt eine Behandlung mit 1,25(OH)$_2$-Vitamin D$_3$ (Rocaltrol®) in einer Dosis von initial 15–20 ng/kg täglich oral in zwei Einzeldosen. Diese Dosis wird vorsichtig in den ersten Behandlungswochen gesteigert bis max. 40–60 ng/kg KG. Neben der Vermeidung des sekundären Hyperparathyreoidismus wird unter dieser Kombinationsbehandlung eine Beschleunigung der Ausheilung der Mineralisationsstörung erzielt [11]. Bei der seltenen Kombination eines Phosphatverlustes mit Hyperkalziurie werden erhöhte 1,25(OH$_2$)D$_3$-Spiegel beschrieben. In diesen Fällen erfolgt keine Behandlung mit Vitamin D.

Unter dieser Kombinationsbehandlung lassen sich in der Regel bei frühzeitigem Einsatz die rachitischen Knochenveränderungen und Wachstumsstörungen vermeiden bzw. bei bereits bestehenden Störungen kommt es zur Verbesserung der klinischen Symptomatik im ersten Behandlungsjahr.

Besonders wichtig ist die frühzeitige Diagnostik und Therapie bereits im Neugeborenenalter, falls es bereits Erkrankungsfälle in der Familie gibt.

In den Fällen mit begleitender *Hyperkalziurie* bzw. unter Therapie auftretender Hyperkalziurie kann zusätzlich eine Behandlung mit Hydrochlorothiazid (1–2 mg/kg KG/Tag) durchgeführt werden. Diese induziert eine renale Kalziumkonservierung und verbessert die Knochenheilung und das Wachstum [12]. Die Phosphatbehandlung erfolgt bis zum Abschluß des Wachstums bzw. der vollständigen Skelettausreifung. Sollten bei erwachsenen Patienten erneut Symptome auftreten, wie z. B. Knochenschmerzen, ist die Fortsetzung der Therapie zu diskutieren und ggf. ein erneuter Behandlungsversuch durchzuführen.

Die beschriebene Therapie ist grundsätzlich gleich für die primären und sekundären Fanconi-Syndrome. Liegt als Ursache ein alimentärer Phosphatmangel vor (Frühgeborene, Langzeit-Muttermilchernährung), so ist lediglich eine gesteigerte Phosphatzufuhr durchzuführen bzw. die Ernährung den altersüblichen Empfehlungen entsprechend umzustellen.

Die Ernährung sollte aber auch grundsätzlich beim familiären Phosphatdiabetes bzw. dem Fanconi-Syndrom optimiert werden. Empfehlenswert sind phosphathaltige Nahrungsmittel wie z.B. Nüsse, Schmelzkäse usw. Besonderer Vorteil der Optimierung der Ernährung hinsichtlich der Phosphatzufuhr gegenüber der medikamentösen Phosphatzufuhr ist die kontinuierlichere und langsamere intestinale Phosphatresorption.

5.2 Steuerung der Therapie und mögliche Nebenwirkungen

Unter dieser Therapie kommt es in den ersten Monaten zur Abnahme der Aktivität der alkalischen Phosphatase, zur Verbesserung des Längenwachstums und zur Normalisierung der bestehenden Beinfehlstellungen. Diese wird dokumentiert durch regelmäßige Messungen des Abstandes zwischen den medialen Femurkondylen. Bei guter Einstellung liegt die Aktivität der alkalischen Phosphatase im oberen Größennormbereich bzw. ist leicht erhöht. Wichtiger jedoch als die Normalisierung der Laborbefunde ist die Verbesserung der klinischen Symptomatik. Bei unzureichender Wachstumsverbesserung bzw. bestehenbleibender Beinfehlstellungen ist in erster Linie die Phosphatsubstitution zu steigern. Die Therapie wird in der Regel bis zum Abschluß des Körperlängenwachstums durchgeführt. Es erfolgt dann spontan eine Normalisierung der Aktivität der alkalischen Phosphatase bei bestehender Hypophosphatämie. Aufgrund der vielfältigen Probleme, insbesondere unter medikamentöser Therapie, sollte die Behandlung in Zusammenarbeit mit entsprechend spezialisierten pädiatrischen Zentren durchgeführt werden.

Die wesentlichen *Nebenwirkungen* der Phosphatbehandlung sind intestinale Probleme mit Entwicklung einer Diarrhö, eines sekundären Hyperparathyreoidismus und bei Hyperkalziurie einer Nephrokalzinose (Abb. 39-4).

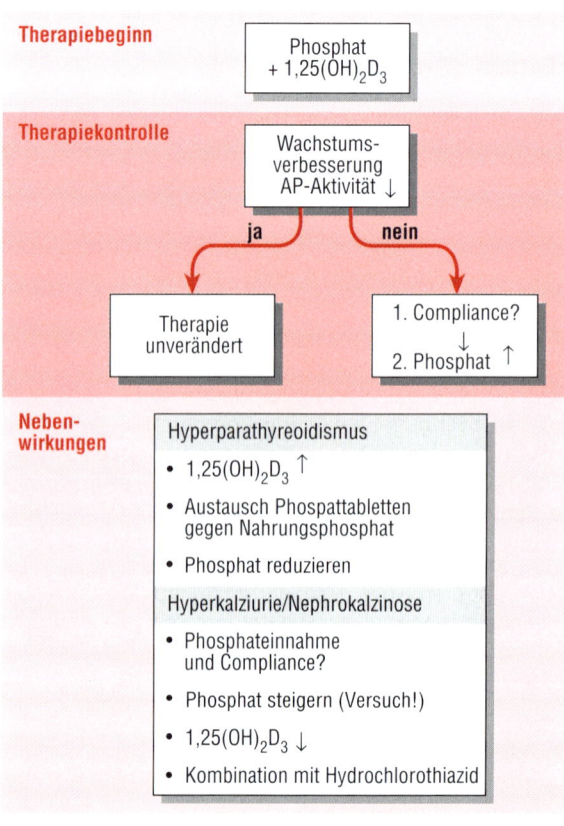

Abb. 39-4 Therapiekontrolle beim Phosphatdiabetes.

Erste Berichte, daß eine sekundäre Hyperoxalurie Ursache für die Nephrokalzinose ist, konnten nicht bestätigt werden. Am ehesten ist die Entstehung der Nephrokalzinose durch eine relative Vitamin-D-Überdosierung und Hyperkalziurie bei unregelmäßiger Phosphateinnahme zu erklären [13]. Bei alleiniger 1,25-$(OH)_2$-D_3-Substitution steigt bei fehlender Phosphatsubstitution (Compliance-Probleme) der Anteil des ionisierten Kalziums mit nachfolgender Hyperkalziurie und Übersteigen des Löslichkeitsproduktes für Kalzium und Phosphat im Urin. Auf diese Gefahr müssen die betroffenen Patienten bzw. die Eltern eingehend hingewiesen werden.

Zur frühzeitigen Erkennung einer sich entwickelnden Nephrokalzinose sind 3- bis 6monatliche Ultraschallkontrollen der Nieren notwendig. Zudem sollte im 24-Stunden-Urin die Kalziumausscheidung (nicht über 4–6 mg/kg KG/Tag) bzw. im Spontanurin der Kalzium/Kreatinin-Quotient (nicht über 0,25 mg/mg Kreatinin) kontrolliert werden.

Ebenfalls zu berücksichtigen ist die *Oxalsäureausscheidung*, die zur Nephrokalzinoseentwicklung beitragen kann. Die Ausscheidung sollte nicht über 100 mmol/mol Kreatinin liegen [15]. Wird eine Hyperkalziurie nachgewiesen, so muß die regelmäßige Phosphateinnahme überprüft bzw. die Phosphatsubstitution gesteigert werden. Es muß eine kurzfristige Urinkontrolle erfolgen.

Führt die Phosphatsteigerung bzw. die regelmäßige Einnahme nicht zur Normalisierung der Kalziumausscheidung, muß die Vitamin-D-Dosis reduziert werden bzw. kann eine Kombination mit Hydrochlorothiazid versucht werden.

5.3 Chirurgische Therapie

Orthopädische Maßnahmen und Korrekturosteotomien sind trotz medikamentöser Behandlung (insbesondere bei spätem Therapiebeginn) in Einzelfällen nicht zu umgehen. Unzureichende Normalisierung der Achsenfehlstellung führt zu ungleichmäßigen Belastungen der Gelenkflächen und im weiteren Verlauf zu arthrotischen Veränderungen. Die operativen Maßnahmen sollten durch kinderorthopädische Zentren durchgeführt werden. Neuere Berichte zeigten besonders erfolgreiche Ergebnisse durch intramedulläre Nagelung [14].

Besonders wichtig bei operativen Maßnahmen und Immobilisierung eines Patienten ist die rechtzeitige Therapieunterbrechung mit Vitamin D. Im Rahmen der Immobilisierung besteht die Gefahr einer Hyperkalziurie.

Bei Einsatz von 1,25-$(OH)_2$-D_3 sollte die Therapie 2 Wochen zuvor unterbrochen werden. Die Phosphatsubstitution kann weiter erfolgen. Bei Remobilisierung wird die oben beschriebene Therapie erneut vollständig aufgenommen. Sollte dies nicht erfolgen, so ist mit Rezidiven zu rechnen.

Literatur

1. Alon, U., J. C. M. Chan: Effect of hydrochlorothiazide and amiloride in renal hypophosphatemic rickets. Pediatrics 75 (1985) 754–758.
2. Brodehl, J.: Tubuläre Störungen. In: Reinhardt, D. (Hrsg.): Therapie der Krankheiten des Kindesalters, S. 766–772. Springer, Berlin 1994.
2a. Consortium, T.H.: A gene (PEX) with homologies to endopeptidases is mutated in patients with x-linked hypophosphatenic rickets. Nature genet. 11 (1995) 130–136.
3. Ecarot-Charrier, B., F. H. Glorieux, R. Travers et al.: Defective bone formation by transplanted hyp mouse bone cells into normal mice. Endocrinology 123 (1988) 768–773.
4. Econs, M. J., M. K. Drezner: Bone disease resulting from inherited disorders of renal tubule transport and vitamin D metabolism. In: Coe, F. L., M. J. Favus (eds.): Disorders of Bone and Mineral Metabolism, pp. 935–950. Raven, New York 1992.
5. Eyres, K. S., J. Brown, D. L. Douglas: Osteotomy and intramedullary nailing for the correction of progressive deformity in vitamin D-resistant hypophosphataemic rickets. J. roy. Coll. Surg. Edinb. 38 (1993) 50–54.
6. Glorieux, F. H., P. J. Marie, J. M. Pittifor, E. E. Delvies: Bone response to phosphate salts, ergocalciferol and calditrid in hypophosphataem. Vitamin D resistent-rickets. New Engl. J. Med. 303 (1980) 1023–1031.
7. Jüppner, H., H. P. Krohn: Nebenschilddrüsen und Vitamin-D-Stoffwechsel. In: Stolecke, H. (Hrsg.): Endokrinologie des Kindes- und Jugendalters, S. 245–331. Springer, Berlin 1992.
8. Kruse, K.: Metabolische Osteopathien im Kindesalter. Internist 31 (1990) 745–755.
9. Kruse, K., U. Kracht, G. Göpfert: Renal threshold phosphate concentration. Arch. Dis. Childh. 57 (1982) 217–223.
10. Machler, M., D. Frey, A. Gai et al.: X-Linked dominant hypophosphatemia is closely linked to DNA markers DXS41 and DXS43 at Xp22. Hum. Genet. 73 (1986) 271–275.
11. Rasmussen, H., H. S. Tenenhouse: Hypophosphatemias. In: Scriver, C. R., A. L. Beaudet, W. S. Sly, D. Valle (eds.): The Metabolic Basis of Inherited Disease, pp. 2581–2604. Mc-Graw-Hill Information Services, New York 1989.
12. Schmidt-Gayk, H., L. Thomas: Mineralhaushalt und Nebenschilddrüse. In: Thomas, L. (Hrsg.): Labor und Diagnose, S. 342–386. Medizinische Verlagsgesellschaft, Marburg 1992.
13. Tenenhouse, H. S., C. R. Scriver, R. R. McInnes et al.: Renal handling of phosphat in vivo and in vitro by the X-linked hypophosphatemic male mouse: Evidence for a defect in the brush border membran. Kidney Int. 14 (1978) 236–242.
14. Tieder, M., J. Blonder, S. Strauss, U. Shaked, J. Moor, D. Gabizon, H. Manor, B.-A. Sela: Hyperoxaluria is not a cause of nephrocalcinosis in phosphate-treated patients with heriditray hypophosphatemic rickets. Nephron 64 (1993) 526–531.
15. Tieder, M., Modei, R. Samuel et al.: „Idiopathic" hypercalciuria and heriditary hypophosphatemic rickets. New Engl. J. Med. 316 (1987) 125–129.

40 Störungen des Magnesiumhaushaltes

Eckhard Schönau

1	Hypomagnesiämie	316
1.1	Definition und Einteilung	316
1.2	Klinisches Bild	316
1.3	Pathophysiologie	317
1.4	Diagnostik	317
1.5	Therapie	317
2	Hypermagnesiämie	318

1 Hypomagnesiämie

1.1 Definition und Einteilung

Magnesium steht an 4. Stelle der Kationen im Extrazellulärraum und an 2. Stelle nach Kalium im Intrazellulärraum.

Lediglich 1 % des Gesamtkörpermagnesiumgehaltes befindet sich im extrazellulären Kompartiment.

65 % des Gesamtmagnesiums ist im Skelettsystem gebunden. Das Serummagnesium ist zu 20 % an Proteine gebunden und steht im ständigen Austausch mit dem Magnesium in den Zellmembranen und dem intrazellulären Magnesiumgehalt. Das intrazelluläre Magnesium ist an der Katalyse vieler enzymatischer Prozesse des Energiestoffwechsels sowie des membranösen Transportes und der Speicherung vieler Substanzen beteiligt [1, 2].

Der tägliche Magnesiumbedarf liegt bei Kindern bei ca. 10 mg/kg KG und bei Erwachsenen zwischen 20 und 40 mg/Tag [3, 4].

Die Hauptaufnahme des Magnesiums erfolgt über Fleisch, grünes Gemüse, Getreide und Fisch.

Tabelle 40-1 zeigt, daß im Kindesalter die Magnesiumserumspiegel etwas höher sind als bei Erwachsenen [5]. Die Beurteilung der Serumspiegel ist jedoch erschwert durch die Tatsache, daß Magnesium überwiegend intrazellulär vorkommt.

Bei einem zellulären Magnesiummangel können erhöhte, normale oder erniedrigte Serumspiegel nachgewiesen werden [4]. Zusätzliche Informationen ergibt die Untersuchung der Magnesiumausscheidung im 24-Stunden-Urin.

Sind Serumspiegel und die renale Ausscheidung normal, so ist ein Magnesiummangel sehr unwahrscheinlich. Findet man dagegen Magnesiumspiegel im Serum < 1,5 mg/dl (Erwachsene) und eine Urinausscheidung von weniger als 1,5 mg/Tag, so ist mit einer hohen Wahrscheinlichkeit von einem Magnesiummangel auszugehen [2].

Tabelle 40-1 Magnesiumserumspiegel [5].

Neugeborene 1 Woche	0,93 – 2,92 mg/dl (0,38 – 1,2 mmol/l)
Kinder 6 – 14 Jahre	1,39 – 2,94 mg/dl (0,57 – 2,21 mmol/l)
Frauen	1,87 – 2,51 mg/dl (0,77 – 1,03 mmol/l)
Männer	1,78 – 2,56 mg/dl (0,73 – 1,06 mmol/l)

1.2 Klinisches Bild

Die wichtigsten neuromuskulären klinischen Symptome des Magnesiummangels zeigen sich in der Regel nur bei gleichzeitig bestehender Hypokalziämie (Tab. 40-2). Das häufigste Frühsymptom ist das Trousseau-Zeichen. Hierbei zeigt sich eine sog. Geburtshelferstellung der Finger (die Finger werden aneinandergepreßt, der Daumen stark abduziert) nach kräftigem Druck auf die Nervenstränge des Oberarmes mittels eines Stauschlauches. Bei ausgeprägten Mangelsituationen können entsprechende tetanische Anfälle auftreten.

Von besonderer klinischer Bedeutung sind die kardialen Probleme wie Herzrhythmusstörungen, Herzmuskelschwäche und Veränderungen der Koronararterien.

Tabelle 40-2 Symptome des Magnesiummangels.

– Muskelfaszikulation
– Tremor
– Spastik
– Reflexabschwächung
– Krampfanfälle
– Herzrhythmusstörungen
– Appetitmangel
– Übelkeit
– Erbrechen
– Apathie
– Trousseau-Zeichen
– Chvostek-Zeichen

Im Rahmen dieser Beschwerden werden gehäuft Fälle des plötzlichen Herzversagens beschrieben [8].

1.3 Pathophysiologie

Die Veränderungen des Magnesiumspiegels sind eng gebunden an die des ebenfalls überwiegend intrazellulär vorkommenden Kaliums. Patienten mit Magnesiummangel zeigen ebenfalls erniedrigte Serumkaliumspiegel und eine gesteigerte renale Kaliumausscheidung [6]. Diese Verknüpfung ist verantwortlich für das Überschneiden der klinischen Symptome bei dem Mangel beider Ionen. Umgekehrt zeigt sich auch bei einem Kaliummangel ein sekundärer Magnesiummangel. Diese Beziehung ist auch zu berücksichtigen in der Initialphase der Insulintherapie beim Diabetes mellitus. Zusätzlich besteht eine enge Koppelung der Serumkalziumspiegel zum Magnesium.

> Die Hypokaliämie steht im Vordergrund der klinischen Symptomatik beim Magnesiummangel.

Die wichtigsten Hypothesen zur Erklärung dieses Zusammenhanges sind die Möglichkeit einer Endorganresistenz gegenüber Parathormon und die gestörte Synthese und/oder Freisetzung von Parathormon aus den Nebenschilddrüsen bedingt durch eine Hypomagnesiämie.

1.4 Diagnostik

Im Vordergrund der Diagnostik steht die Untersuchung des Magnesiumspiegels im Serum sowie die renale Ausscheidung im 24-Stunden-Urin. Aufgrund der beschriebenen Assoziationen mit Störungen der Regulation von Kalzium, Kalium und Phosphat werden diese Parameter im Serum mituntersucht. Gibt es bei den entsprechenden klinischen Symptomen die Bestätigung eines Magnesiummangels, so müssen in erster Linie folgende Ursachengruppen abgeklärt werden.
– Verschiebung des Magnesiums von extrazellulär in den Intrazellulärraum z.B. unter Insulintherapie, bei Katecholaminexzeß, akuter respiratorischer Alkalose und akuter Pankreatitis
– Störungen der Absorption von Magnesium im Rahmen gastrointestinaler Erkrankungen
– verminderte renale Magnesiumrückresorption.

Tabelle 40-3 zeigt die verschiedenen Ursachen gastrointestinaler und renaler Störungen, die mit einer Hypomagnesiämie einhergehen können (nach [4]). Als hereditäre Erkrankungen liegen die familiäre Hypomagnesiämie mit verminderter gastrointestinaler Resorption [7] und der renale primäre Magnesiumverlust vor [9]. Grundsätzlich ist im Neugeborenenalter an die angeborenen Formen zu denken und im weiteren Lebensalter an einen sekundären Magnesiummangel bei chronischen Darm- und Nierenerkrankungen. Regelmäßige Untersuchungen des Magnesiumhaushaltes und der assoziierten Elektrolyte (Kalzium, Kalium, Phosphat) sind insbesondere bei den aufgeführten medikamentösen Therapien mit begleitender renal-tubulärer Störung notwendig.

Tabelle 40-3 Ursachen einer Hypomagnesiämie.

gastrointestinale Störungen
– alimentärer Mangel
– Malabsorptionssyndrom
– Kurzdarmsyndrom
– parenterale Ernährung
– Laxanzienabusus
– chronische Diarrhö
– Alkohol
– Eiweißmangelernährung
– Pankreatitis

renale Störungen
– primäre tubuläre Störungen
 • renaler Magnesiumverlust
 • Welt-Syndrom
 • Bartter-Syndrom, Gitelman-Syndrom
 • renale tubuläre Azidose
– sekundäre tubuläre Störungen
 • Polyurie nach tubulärer Nekrose
 • nach Nierentransplantation
 • *Medikamente* (Diuretika, Aminoglykoside, Digoxin, cis-Platin, Cyclosporin)
– Hormone und Stoffwechsel
 • Aldosteron
 • Hyperthyreose
 • Hypoparathyreoidismus
 • Hypokalziämie
 • Phosphatmangel
 • Alkohol

1.5 Therapie

> Die Substitution von Magnesium und die Normalisierung des Magnesiumhaushaltes führt zum Verschwinden sämtlicher Symptome einschließlich der Normalisierung der Kalzium- und Kaliumspiegel.

Bei akuter Symptomatik erfolgt die Therapie mit intramuskulärer Injektion einer 20%igen Magnesiumsulfatlösung. Die Einzeldosis beträgt 0,5–1 mmol, entsprechend 12 mg/kg KG (bei Bedarf bis zu 4 Injektionen/Tag). Alternativ kann eine 10%ige Magnesiumsulfatlösung langsam (1 ml/min) i.v. substituiert werden. Zur Langzeitbehandlung werden Dosierungen von 1–3 (teilweise bis 10) mmol/kg KG/Tag Magnesiumsulfat p.o. eingesetzt. Hierbei kann es zur Diarrhö kommen. Bei Erwachsenen kann der initiale Magnesiumbedarf bei 8–12 g Magnesiumsulfat/Tag liegen [10, 4]. Bei parenteraler Magnesiumsubstitution muß die Tagesdosis auf 4–6stündliche Intervalle verteilt werden, da 50% jeder Dosis sofort renal eliminiert werden. Während der Substitutionsbehandlung müssen die Serumspiegel und der neurologische Reflexstatus engmaschig kontrolliert werden. Eine Abnahme der Eigenreflexe läßt auf eine Normalisierung bzw. bereits auf erhöhte Magnesiumspiegel schließen. Prophylaktisch sollte Magnesium bei der Initialbehandlung der diabetischen Ketoazidose substituiert werden. Meist reicht die konsequente Gabe der empfohlenen Tagesdosis aus (0,15 – 0,2 mmol/kg/24 h). Es sollten 4 – 8stdl. Kontrollen der Elektrolyte Magnesium, Kalium und Kalzium erfolgen. Entsprechend der Serumspiegel wird dann gezielt substituiert.

2 Hypermagnesiämie

Die Hypermagnesiämie entsteht gewöhnlicherweise durch eine vermehrte Aufnahme von Magnesium und in selteneren Fällen durch eine verminderte renale Elimination (Tab. 40-4). Da die Magnesiumbestimmungen im Serum nicht zu den routinemäßigen Elektrolytkontrollen gehören, sollten diese mehr berücksichtigt werden, insbesondere bei Einsatz magnesiumhaltiger Medikamente, wie die häufig eingesetzten Laxanzien und Antazida. Tabelle 40-5 zeigt die wichtigsten Symptome in Abhängigkeit von erhöhten Magnesiumserumspiegeln.

Tabelle 40-4 Ursachen einer Hypermagnesiämie.

- Verteilungsstörung intra- und extrazellulär
  - Azidose
  - Phäochromozytom
- gesteigerte intestinale Absorption
  - alimentär
  - magnesiumhaltige Laxanzien, Antazida und Klistiere
- verminderte renale Exkretion
  - Volumenmangel
  - Hyperkalziämie
  - Lithium
  - kaliumsparende Diuretika
  - antidiuretisches Hormon (ADH)
  - Glukagon
  - Calcitonin

Die wichtigste therapeutische Maßnahme ist die Vermeidung der weiteren Magnesiumzufuhr. Gefördert werden kann die renale Ausscheidung durch Volumen- (NaCl 0,9%) und Diuretikagabe (Lasix®). Bei vital bedrohlichen Situationen und entsprechenden Symptomen erfolgt die i.v. Gabe von Kalzium zur Antagonisierung der neuromuskulären und kardialen Magnesiumtoxizität. Dosierung: 10 mg/kg (etwa 1 ml/kg Kalzium-Glukonat 10%) über 5 – 10 min i.v. Anschließend erfolgt eine Steigerung der Diurese oder bei bestehender Niereninsuffizienz der Einsatz der Peritoneal- oder Hämodialyse [11].

Tabelle 40-5 Symptome bei Hypermagnesiämie (nach [4]).

Symptome	Serummagnesiumspiegel mg/dl
Übelkeit und Erbrechen	2,5 – 4,1
Sedierung	3,3 – 5,8
abgeschwächte Muskelreflexe	3,3 – 5,8
Muskelhypotonie	3,3 – 5,8
Hypotension, Bradykardie	4,1 – 8,3
Koma	8,3 – 12,5
Herzstillstand	> 12,5

Literatur

1. Dörner, K., J. D. Kruse-Jorres: Magnesium. In: Thomas, L. (Hrsg.): Labor und Diagnose, S. 412 – 413. Medizinische Verlagsgesellschaft, Marburg 1992.
2. Evans, R. A., J. N. Carter, C. R. P. George: The congenital „magnesium losing kidney". Quart. J. Med. 50 (1981) 395 – 452.
3. Fanconi, A.: Störungen des Kalzium- und Phosphatstoffwechsels. In: Reinhardt, P. (Hrsg.): Therapie der Krankheiten des Kindesalters, S. 121. Springer, Berlin–Heidelberg–New York 1994.
4. Gunther, T.: Biochemistry and pathobiochemistry of magnesium. Artery 9 (1981) 1967 – 1981.
5. Levi, M., R. E. Cornin, J. P. Knochel: Disorders of phosphate and magnesium metabolism. In: Coe, F. L., M. J. Favus (eds.): Disorders of Bone and Mineral Metabolism, pp. 587 – 610. Raven, New York 1992.
6. Mathey, J., J. Stoeppler, W. Morgenstern: Magnesium and trace metals: risk factors for coronary heart disease. Circulation 64 (1981) 722 – 729.
7. Paunier, L.: Effect of magnesium on phosphorus and calcium metabolism. Mschr. Kinderheilk. 140 (1992) 17 – 20.
8. Paunier, L., I. C. Radde, S. W. Kooh: Primary hypomagnesemia with secondary hypocolamica. J. Pediat. 67 (1965) 945 – 948.
9. Schranz, D.: Pädiatrische Intensivtherapie. Fischer, Stuttgart 1993.
10. Shils, M. E.: Experimental human magnesium depletion. Medicine 48 (1969) 61 – 82.
11. Wacker, W. E. C., A. F. Parisi: Magnesium metabolism. New Engl. J. Med. 278 (1968) 658 – 660.

41 Primäre Osteoporose

Bruno Allolio

1 Definition und Einteilung 319
2 Klinisches Bild 320
3 Pathogenese/Pathophysiologie 321
4 Diagnostik 323
4.1 Beurteilung des Knochenmineralgehaltes . . 323
4.2 Labordiagnostik 325
4.3 Histologie 326
4.4 Differentialdiagnose 326
5 Therapie 326
5.1 Prävention der Osteoporose 326
5.1.1 Physikalische Aktivität 326
5.1.2 Ernährung 326
5.1.3 Östrogen-/Gestagensubstitution nach der Menopause 327
5.1.4 Fallneigung 327
5.2 Therapie der manifesten Osteoporose 327
5.2.1 Schmerztherapie 328
5.2.2 Knochenstabilisierende Pharmakotherapie 328
5.2.3 Östrogene 328
5.2.4 Calcitonin 328
5.2.5 Bisphosphonate 329
5.2.6 Fluoride 329
5.2.7 Sonstiges 329

1 Definition und Einteilung

Osteoporose ist eine metabolische Knochenerkrankung, die durch eine *Verminderung von Knochenmasse, -struktur und -funktion* gekennzeichnet ist. Die Folge ist ein erhöhtes *Frakturrisiko*, so daß bereits ein geringfügiges Trauma zum Knochenbruch führt. Ist bereits eine osteoporotische Fraktur eingetreten, spricht man von *manifester Osteoporose*. Die durch Densitometrie oder Knochenhistologie nachweisbare quantitative Verringerung der Knochenmasse wird auch als *Osteopenie* bezeichnet. Zahlreiche Untersuchungen haben nachgewiesen, daß eine höhergradige Osteopenie mit einem erhöhten Frakturrisiko verbunden ist. Der Begriff entspricht damit dem der *präklinischen Osteoporose*.

Je nachdem, ob eine definierte Grunderkrankung für die Osteoporose als auslösend angesehen werden kann oder nicht, spricht man von einer *sekundären Osteoporose* oder der ätiologisch unklaren *primären Osteoporose* (Tab. 41-1). Häufig liegt eine Kombination von Störungen vor. Bei der primären Osteoporose werden 2 Formen unterschieden: Die *Typ-I-Osteoporose* entspricht der Osteoporose nach der Menopause. Der Verlust der Knochenmasse tritt vor allem an der metabolisch aktiven Spongiosa auf, während die Kompakta weniger betroffen sein soll. Die *Typ-II-Osteoporose* zeigt eine spätere Manifestation und betrifft beide Geschlechter. Neben dem Verlust der Spongiosa ist auch eine Verminderung des kompakten Knochens nachweisbar. Die Typ-II-Osteoporose entspricht damit der senilen Osteoporose. Eine seltene Form der primären Osteoporose ist die juvenile Osteoporose, die bereits im Kindesalter manifest werden kann.

Tabelle 41-1 Einteilung der Osteoporose.

primäre Osteoporosen
- Typ-I-Osteoporose (postmenopausal)
- Typ-II-Osteoporose (senile Osteoporose)
- juvenile Osteoporose

sekundäre Osteoporosen
- Endokrinopathien
  - Cushing-Syndrom,
  - Hyperthyreose
  - Hypogonadismus
  - Hyperprolaktinämie
  - Diabetes mellitus Typ I
  - Hyperparathyreoidismus
- maligne Erkrankungen
  - Plasmozytom
  - Non-Hodgkin-Lymphome
  - Mastozytose
  - diffuse Knochenmarkskarzinose
- Immobilisierung
  - langfristige Bettruhe
  - Paraplegie
- hereditäre Bindegewebserkrankungen
  - Homozystinurie
  - Osteogenesis imperfecta
  - Ehlers-Danlos-Syndrom
  - Marfan-Syndrom
  - Menke-Syndrom
- Pharmaka, Drogen
  - Heparin
  - LH-RH-Analoga
  - Glukokortikoide
  - Methotrexat
  - Alkohol
- komplexe Osteopathien
  - renale Osteopathie
  - intestinale Osteopathie, (z.B. primär-biliäre Zirrhose, Morbus Crohn, Maldigestion, Malabsorption, Zustand nach Gastrektomie)
- Sonstiges
  - rheumatoide Arthritis
  - Hypophosphatämie

Änderungen der Knochenstruktur bzw. -funktion unabhängig von der Knochenmasse sind vor dem Auftreten von Frakturen derzeit in vivo nicht sicher zu erfassen. Die Bedeutung qualitativer Faktoren wird jedoch daran deutlich, daß ein Teil der Patienten mit osteoporotischen Wirbelkörperfrakturen eine normale Knochendichte aufweist.

Ist bereits eine osteoporotische Wirbelkörperfraktur eingetreten, so besteht unabhängig von der Knochendichte ein erhöhtes Risiko für das Auftreten weiterer Frakturen [29].

Die Osteoporose ist überwiegend eine Erkrankung des älteren Menschen. Neben Frakturen der Wirbelkörper, des proximalen Femur und des distalen Radius können auch Brüche im Bereich der Rippen, des Humerus und des Beckens auftreten. Frakturen sind fast immer mit einer signifikanten Morbidität verbunden. Die Schenkelhalsfraktur geht darüber hinaus mit einer Mortalität von ca. 15% einher. Epidemiologische Untersuchungen zeigen, daß in Deutschland jährlich 85 000 Schenkelhalsfrakturen ohne adäquates Trauma auftreten. Aufgrund der Altersentwicklung der Bevölkerung ist mit einer Zunahme osteoporotischer Frakturen zu rechnen. In den Vereinigten Staaten und Großbritannien ist auch eine altersunabhängige Zunahme von Schenkelhalsfrakturen beobachtet worden [13]. Die Ursache hierfür ist nicht geklärt.

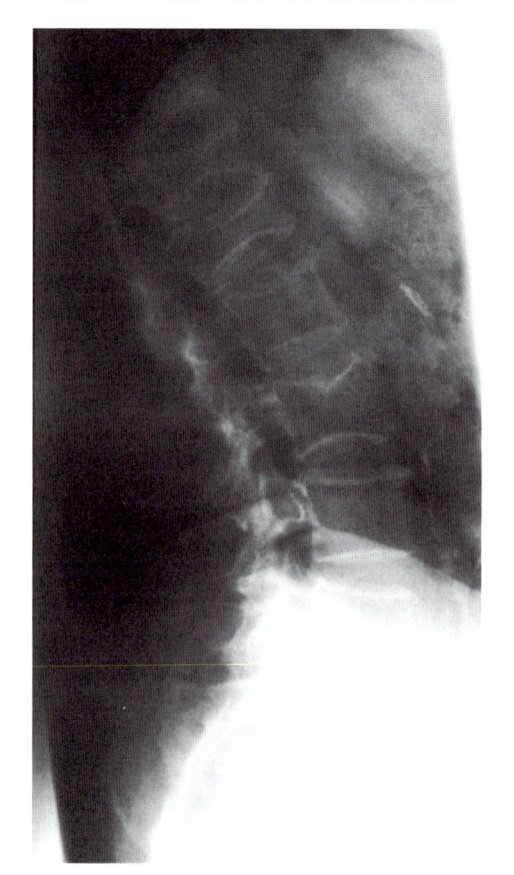

Abb. 41-1 73jährige Patientin mit Osteoporose. Sinterungsfrakturen von BWK 11, 12 und LWK 1, Deckplatteneinbruch bei LWK 3.

2 Klinisches Bild

Im Zentrum der klinischen Präsentation der Patienten stehen die osteoporotische *Fraktur* und die durch die Fraktur ausgelösten akuten und chronischen *Schmerzen*. Die osteoporotische Fraktur ist durch das inadäquate Trauma charakterisiert. Im Einzelfall ist es oft schwierig, die auf den Knochen einwirkende Kraft im Rahmen einer Fraktur festzulegen. Als inadäquat im Sinne einer osteoporotischen Falldefinition wird ein Sturz aus gleicher Höhe (z.B. aus dem Stand, aber nicht von einer Leiter) angesehen. Obwohl ein Osteoporosepatient letztlich jeden Knochen leichter brechen wird, ergibt sich eine deutliche Bevorzugung für *Frakturen* am *distalen Radius*, an der *Wirbelsäule* und am *Schenkelhals*.

Bei der distalen Radiusfraktur läßt sich fast immer ein typisches Trauma mit Sturz auf die ausgestreckten Hände eruieren. Dabei kommt es meist zu einer Dislokation der Hand nach dorsal *(Colles-Fraktur)*.

Im Gegensatz zur Radiusfraktur muß bei einer Wirbelfraktur nicht immer ein Trauma eruierbar sein. Die Verformung kann protrahiert eintreten mit der Ausbildung von *Keil-, Platt-* oder *Fischwirbeln* (Abb. 41-1). Die Keilwirbelbildung entwickelt sich charakteristischerweise im BWS-Bereich und führt zur typischen *Kyphose*. Die Höhenminderung der Wirbelkörper führt zur *Größenabnahme*. Beträgt diese mehr als 4 cm, so ist das Vorliegen von Frakturen wahrscheinlich. In schweren Fällen, wenn die Patienten an Größe 10–20 cm abnehmen, kommt es zum direkten Kontakt der Rippen mit dem Beckenkamm mit entsprechenden Schmerzen. Die Höhenminderung im Rahmen der Sinterungsfrakturen führt außerdem zu typischen Änderungen des Habitus. Neben dem Rundrücken kommt es dorsal zu charakteristischen Hautfalten *(Tannenbaumphänomen)* und zur Entwicklung eines *Kugelbauches*. Wenn Wirbelfrakturen akut auftreten, sind sie oft mit stärksten Schmerzen verbunden. Bei akuter Fraktur im BWS-Bereich kann der Frakturschmerz als kardial oder pleural ausgelöster Schmerz fehlgedeutet werden.

Die Schenkelhalsfrakturen (proximale Femurfrakturen) sind die gefährlichsten osteoporotischen Frakturen. Wie bei der distalen Radiusfraktur liegt auch hier in aller Regel ein klar erkennbares traumatisches Ereignis (Sturz) vor. Die osteoporotische Schenkelhalsfraktur betrifft überwiegend Personen jenseits des 75. Lebensjahres. Durch die mit der Fraktur verbundenen Schmerzen und die Bewegungseinschränkung ist die Fraktur rasch auffällig.

Ein wichtiges klinisches Leitsymptom ist der *chronische Osteoporoseschmerz*, der als Folge von Sinterungsfrakturen im Bereich der Wirbelsäule entsteht. Die Schmerzen imponieren als Rückenschmerzen von chronisch intermittierendem Charakter.

Es ist zweifelhaft, ob eine hochgradige Osteopenie

ohne Vorliegen von Wirbelkörperfrakturen bereits zu Rückenschmerzen führen kann.

Grundsätzlich muß bei einem Patienten mit Osteopenie und Rückenschmerzen, aber ohne Wirbelkörperfrakturen nach anderen Schmerzursachen gefahndet werden.

3 Pathogenese/Pathophysiologie

Die Struktur und die Zusammensetzung des Knochens sind das Ergebnis einer funktionellen Anpassung. 80% des Knochens bestehen aus kompaktem kortikalem Knochen und 20% aus trabekulärer Spongiosa. Diese ist stoffwechselaktiver und gestaltet die Wirbelkörper und die distalen Abschnitte der langen Extremitätenknochen. Die Entwicklung von Knochengröße und -struktur in den Jugendjahren wird als *Bone modeling* bezeichnet. Nach Beendigung des Skelettwachstums geht dieser Prozeß über in den lebenslang stattfindenden *Knochenumbau (Bone remodeling)*. Der Knochenumbau ist notwendig als Reparatur und Erneuerungsprozeß. Er findet in diskreten Remodeling Units statt, die millionenfach im Skelettsystem verteilt sind.

Das Remodeling ist ein zyklischer Vorgang, bei dem Osteoklasten- und Osteoblastenfunktion zeitlich gekoppelt aufeinanderfolgen (Abb. 41-2).

Die Aktivierung des Prozesses beginnt mit einer Freilegung der Osteoidoberfläche. Osteoklasten lagern sich an und resorbieren den Knochen. Es entsteht eine Resorptionshöhle, die als Howship-Lakune bezeichnet wird. Osteoblasten wandern in diese Lakune ein und synthesiieren die organische Knochenmatrix, die schrittweise mineralisiert wird, um die Lakune auszufüllen. Ein Remodeling-Zyklus dauert etwa 100 Tage. In jungen Jahren bleibt im Rahmen eines Remodeling-Zyklus die Knochenmasse konstant, die Reparaturvorgänge sind vollständig. Der altersassoziierte Knochenverlust wird darauf bezogen, daß mit zunehmendem Lebensalter die Osteoblastenfunktion nachläßt und dadurch die Knochenmasse im Rahmen eines Remodeling-Zyklus abnimmt [28].

Knochenmasse, -struktur und -funktion hängen zu jedem Zeitpunkt davon ab, welche Knochengipfelmasse *(Peak bone mass)* in jungen Jahren erreicht wurde und in welchem Ausmaß es nach Erreichen der Peak bone mass zu einem *altersassoziierten Knochenverlust* gekommen ist. Störungen im Bone modeling führen zu einer ungenügenden Knochenmasse im jungen Erwachsenenalter, so daß auch bei normalem altersassoziiertem Knochenverlust rascher die Frakturschwelle erreicht wird. Die Peak bone mass ist damit ein wichtiger Prädiktor für das spätere Auftreten osteoporotischer Frakturen. Sie wird von zahlreichen Faktoren wie Geschlecht, Rasse, genetischem Potential und Umwelteinflüssen (Kalziumzufuhr) geprägt. Schwarze haben eine höhere Knochengipfelmasse als Weiße oder Asiaten. Männer erreichen insgesamt eine höhere Knochenmasse als Frauen. Genetische Faktoren spielen für die individuelle Peak bone mass eine wichtige Rolle und erklären die familiäre Häufung osteoporotischer Frakturen. So wurde eine Beziehung der Knochendichte zu einem Vitamin-D-Rezeptor-Allelpolymorphismus beschrieben [20]

Von zentraler Bedeutung ist die körperliche Aktivität für Bone modeling und Bone remodeling. Die mechanische Belastung stellt einen adäquaten Reiz für die Knochenbildung dar. Die Knochenarchitektur adaptiert sich an die Belastungen mit dem Ziel, Belastungen zu kompensieren und Mikrofrakturen zu vermeiden. Man geht davon aus, daß in den Osteozyten die Belastung sensorisch erfaßt wird. Es entsteht damit ein Regelkreis zwischen Belastung und Knochenbildung (Abb. 41-3). Eine ungenügende Belastung z.B. bei Immobilisation führt daher zu Knochenverlust mit ne-

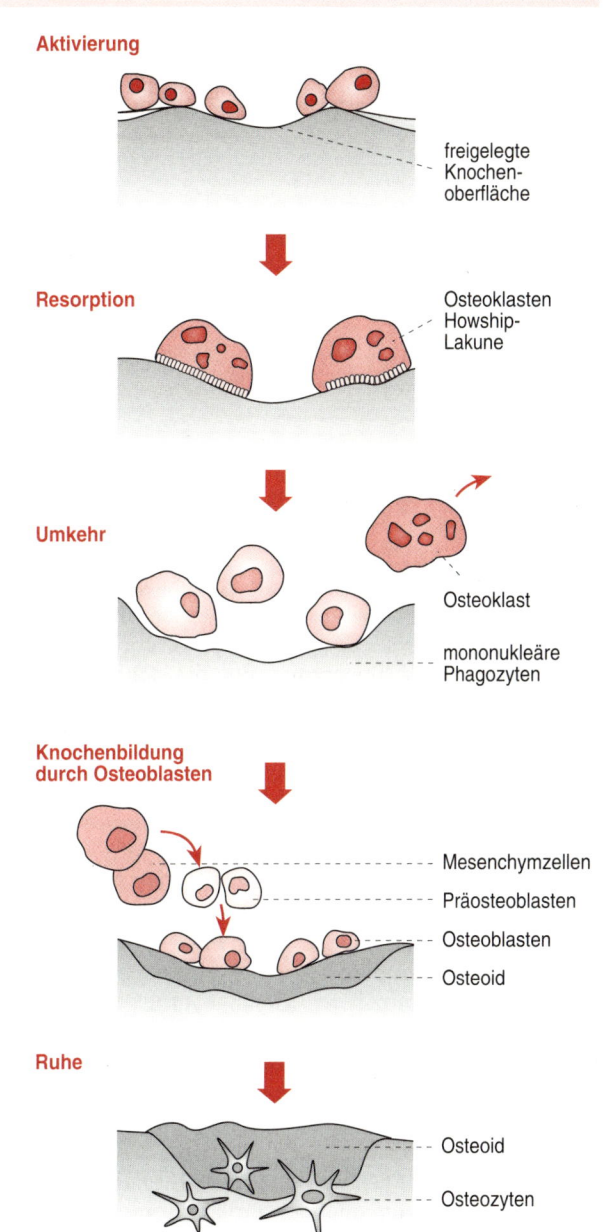

Abb. 41-2 Remodeling-Zyklus.

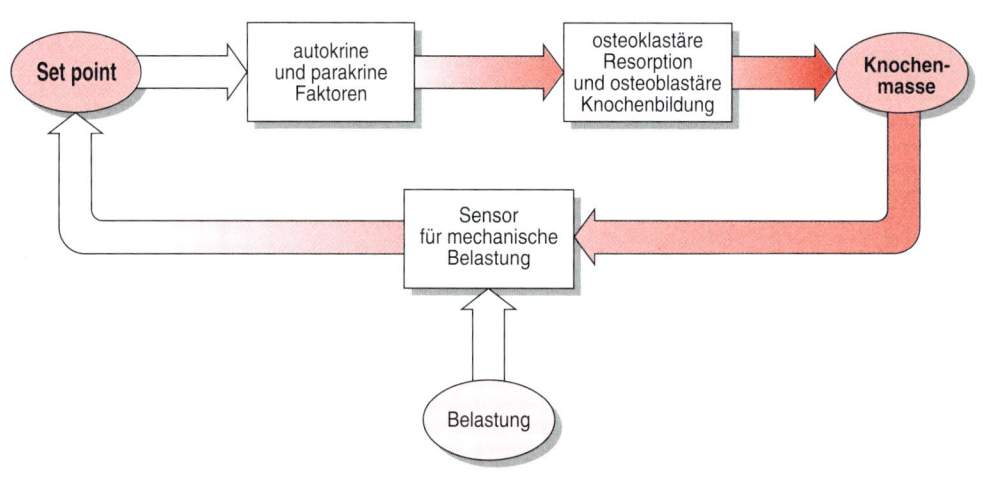

Abb. 41-3 Regelung der Knochenmasse. Die ideale Therapie der Osteoporose besteht danach in einer Beeinflussung des Set point.

gativer Kalziumbilanz. Eine ausreichende Knochenbelastung, aber nicht Überlastung, ist daher ein Grundprinzip für den Erhalt der Knochenstruktur [18].

Von besonderer Bedeutung für die Pathogenese osteoporotischer Frakturen ist die *Menopause*. Unmittelbar nach der Menopause kommt es zu einem beschleunigten Knochenverlust *(high turnover)* sowohl im Achsenskelett als auch im Bereich der Extremitäten, der durch eine Östrogen-/Gestagensubstitution verhindert werden kann. In den ersten 5 Jahren nach der Menopause können die Frauen 10–15% ihrer Knochenmasse, im Bereich der Wirbelsäule sogar bis 20% verlieren. Dieser Verlust folgt einer Exponentialkurve, die dann in den wesentlich langsameren *(low turnover)* altersassoziierten Knochenverlust übergeht. Betrachtet man allerdings den Knochenumsatz vor der Menopause, so liegt dieser (Normal-Turnover) meist noch unter dem spätpostmenopausalen Low-Turnover. Die fundamentale Bedeutung der Östrogene für den Knochen wird auch daran deutlich, daß Zyklusstörungen im Rahmen von Anorexie/Bulimie, intensivem Langstreckenlauf oder Prolaktinom ebenfalls mit einer verminderten Knochendichte einhergehen. Östrogene wirken direkt auf die Knochenzellen durch hochaffine Östrogenrezeptoren. Der Östrogenmangel nach der Menopause führt zu einem Anstieg des Knochenumsatzes mit einer stärkeren Zunahme der Knochenresorption. Die Freisetzung des Kalziums aus dem Knochen vermindert die Parathormonsekretion. Es kommt zur verminderten renalen Bildung von $1,25(OH)_2D_3$ mit konsekutiver Verminderung der Kalziumresorption aus der Nahrung (Abb. 41-4) [14].

Möglicherweise beeinflussen Östrogene auch den Set point im oben dargestellten Regelkreis zwischen mechanischer Belastung und Knochenbildung. Das Ergebnis der Menopause ist dann, daß für eine gegebene mechanische Belastung weniger Knochen gebildet wird. Bei Männern, bei denen es nach dem Erreichen der Peak bone mass zu einem Hypogonadismus kommt, lassen sich als Folge des Androgenmangels entsprechende Änderungen beobachten.

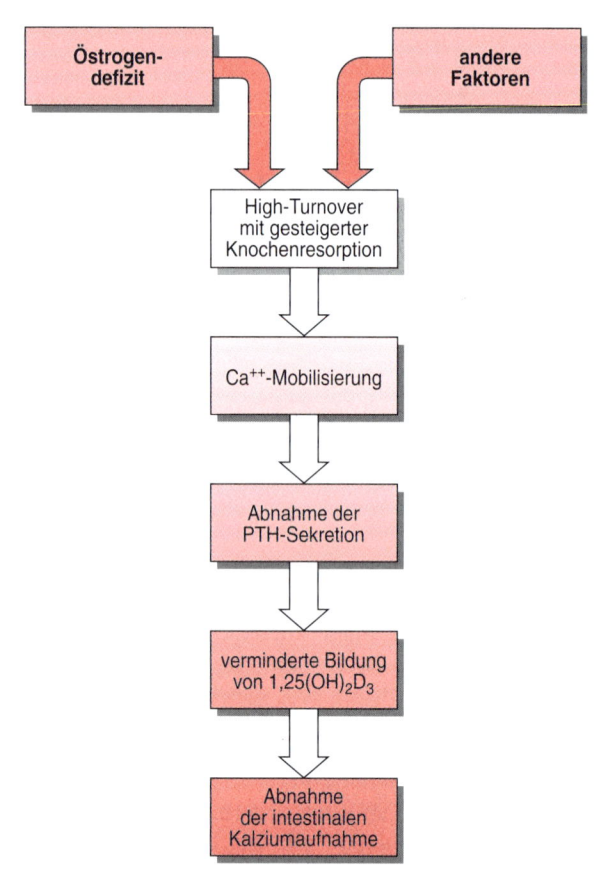

Abb. 41-4 Pathophysiologie des postmenopausalen Knochenverlustes.

Für das Auftreten osteoporotischer Frakturen ist also das Zusammenwirken unterschiedlicher Faktoren bedeutsam, die als Risikofaktoren bezeichnet werden (Tab. 41-2). Neben den unmittelbaren Einflüssen auf Knochenquantität, -struktur und -funktion spielt für das Auftreten von Frakturen auch die *Fallneigung* des älteren Menschen eine große Rolle. Je häufiger es zu Stürzen kommt, desto eher entwickelt sich hieraus eine osteoporotische Fraktur. Die verminderte Sehfähigkeit des alten Menschen, Herzrhythmusstörun-

Tabelle 41-2 Risikofaktoren für die Osteoporose.

- höheres Lebensalter
- weibliches Geschlecht
- kaukasische, asiatische Rasse
- zarter Körperbau
- späte Menarche
- Zyklusstörungen
- frühzeitige Menopause
- Anorexia nervosa
- familiäre Belastung
- kalziumarme Ernährung
- Laktoseintoleranz
- ungenügende körperliche Aktivität
- Alkoholabusus, Nikotinabusus

gen, Kreislaufregulationsstörungen, Einnahme von Psychopharmaka und geringere Geschicklichkeit begünstigen das Auftreten von Stürzen, die im höheren Alter schlechter abgefedert werden können.

Von Bedeutung ist auch der *Alkohol*, bei dem über eine Hemmung der Osteoblastenfunktion eine Beeinträchtigung der Knochenarchitektur ausgelöst wird und eine erhöhte Fallneigung besteht. Gerade bei der Osteoporose des Mannes sollte nach einem Alkoholabusus gefahndet werden [22].

4 Diagnostik

Die Diagnosesicherung der manifesten Osteoporose erfolgt radiologisch. Im Bereich der Extremitäten (distaler Radius, Schenkelhals) kommen die radiologischen Frakturzeichen problemlos zur Anwendung. Im Gegensatz hierzu gehen in die Beurteilung, ob ein Wirbel bereits als deformiert anzusehen ist, auch subjektive Kriterien des Untersuchers ein. Zur Objektivierung der Wirbelverformung und insbesondere zur besseren Beurteilung des Verlaufes einer Osteoporose wurden Wirbelkörperhöhenmessungen eingeführt, wobei unterschiedliche Systeme vorgeschlagen wurden. In dem von Minne entwickelten Verfahren [19] wird der – selten frakturierte – BWK 4 als Referenzwirbel genommen (Abb. 41-5). Gemessen werden die Wirbelvorderkante, die Wirbelkörpermitte und die

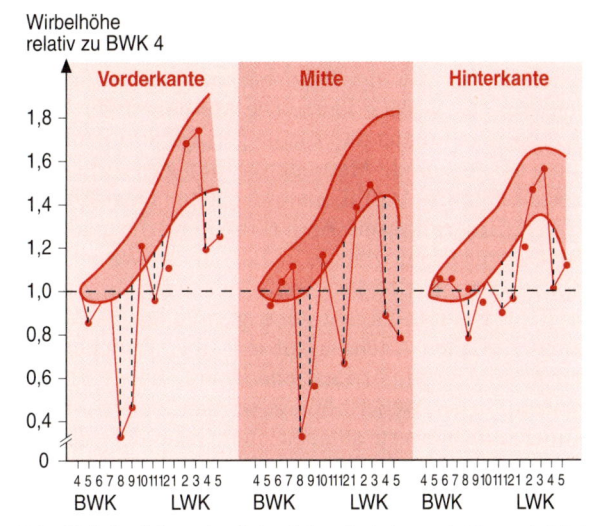

Abb. 41-5 Ermittlung des Spine deformity index nach Minne et al. bei einem Patienten mit Osteoporose [19]. Die Abstände (gestrichelte Linien) der gemessenen Wirbelhöhe zum unteren Normbereich werden aufaddiert.

Wirbelkörperhinterkante. Bei gesunden Personen nimmt die Höhe der Wirbelkörper von kranial nach kaudal zu. Ausgehend von einer Normalkurve kann daher eine Höhenminderung sensitiv erkannt werden. In anderen Verfahren gelten Höhenminderungen von mehr als 20% der Ausgangshöhe als signifikant (Abb. 41-6) [31].

4.1 Beurteilung des Knochenmineralgehaltes

Konventionelle Röntgenaufnahmen sind den modernen densitometrischen Meßmethoden in der Beurteilung des Mineralgehaltes unterlegen. Eine eindeutige *Transparenzminderung* kann erst bei einem Mineralverlust von 20–30% zuverlässig erkannt werden. Ergänzend können morphologische Kriterien herangezogen werden. Hierzu gehören die auffällige *Rahmenstruktur der Wirbel* sowie eine *Betonung der vertikalen Bälkchenstruktur* der Wirbelkörperspongiosa.

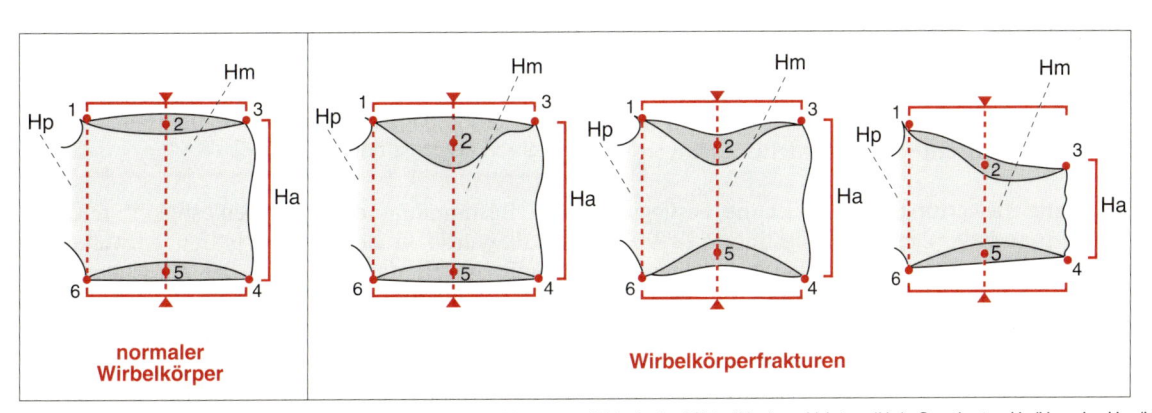

Abb. 41-6 Frakturobjektivierung durch Vergleich der Wirbelhöhen vorn (Ha), in der Mitte (Hm) und hinten (Hp). Quotienten Ha/Hp oder Hm/Hp bzw. Hm/Ha von ≤ 0,8 sind pathologisch. Bei Plattwirbeln versagt die Methode (nach [10]).

Einen wesentlichen Fortschritt stellt die Entwicklung der Densitometrie dar, durch die der Knochenmineralgehalt rasch mit hoher Präzision und großer Richtigkeit ermittelt werden kann. Die Methoden zeichnen sich darüber hinaus durch eine geringe Strahlenbelastung aus. Folgende Methoden stehen zur Verfügung: Einzelphotonenabsorptiometrie (SPA), Dual-Energy, Röntgenabsorptionsmessung (DXA) und die quantitative Computertomographie im Bereich der Wirbelsäule (QCT) oder in der Peripherie mit Spezialscannern (pQCT). Die Knochenmasse zeigt an allen Meßorten einen typischen Altersverlauf mit einer Knochengipfelmasse im jungen Erwachsenenalter (Abb. 41-7). Zur Bewertung der Meßergebnisse werden die erwarteten Knochendichtewerte altersgleicher Gesunder oder die Peak bone mass von Gesunden herangezogen.

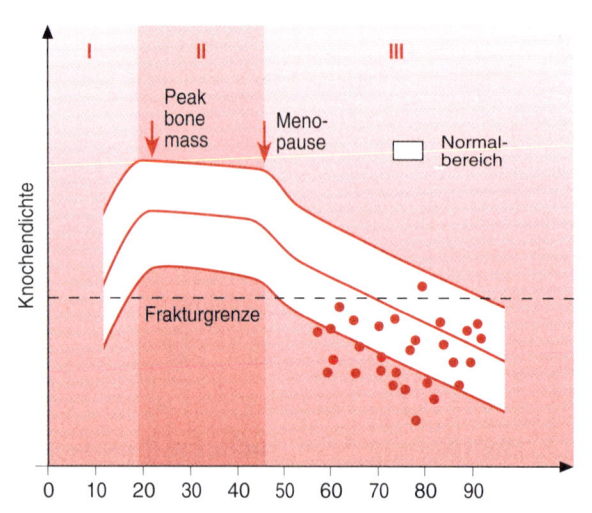

Abb. 41-7 Verlauf der Knochendichte. Die Peak bone mass wird im frühen Erwachsenenalter erreicht. Nach der Menopause erfolgt initial ein beschleunigter Verlust. (• Personen mit osteoporotischer Fraktur).

Es besteht bisher keine allgemein akzeptierte Übereinkunft, von welchem Knochendichte-Grenzwert an eine signifikante Osteopenie im Sinne eines Interventionsbedarfs angenommen werden muß.

Die Empfehlungen schwanken zwischen Werten unterhalb der 10%-Perzentile, Werten mehr als 2 Standardabweichungen unter dem Mittelwert und bei postmenopausalen Frauen Werten mehr als 1 Standardabweichung unter dem Mittelwert altersgleicher Gesunder [10]. Ein Vorschlag der WHO definiert die Osteoporose bei einer Knochendichte von 2,5 Standardabweichungen unter dem Mittelwert junger Erwachsener.

Ein anderes Bewertungskonzept ist die Festlegung einer *Frakturgrenze*. Diese wird bestimmt als 90%-Quantile der Verteilung von Meßwerten osteoporotischer Frauen mit Wirbelkörperfrakturen. Sie beträgt für die Flächendichte mit der DXA-Technik 0,97 g/cm², für die mit dem QCT-bestimmte Volumendichte 110 mg/cm³. Das Problem des Frakturgrenzenkonzeptes besteht darin, daß jenseits des 70. Lebensjahres mehr als die Hälfte der weiblichen Population unter die Frakturgrenze abgesunken ist und damit per definitionem ein Behandlungsbedarf besteht. Eine weitere Schwierigkeit besteht darin, daß unterhalb der Frakturgrenze das Frakturrisiko nicht konstant bleibt, sondern exponentiell ansteigt [26].

Unabhängig vom Meßort ist eine Osteopenie mit einer erhöhten Frakturinzidenz verbunden.

Frauen mit erniedrigter Knochendichte an Radius oder Kalkaneus haben auch ein erhöhtes Risiko, eine Schenkelhalsfraktur zu erleiden. Die direkte Messung im Bereich des Schenkelhalses besitzt jedoch eine höhere Aussagekraft. Eine Verringerung der Knochendichte um 1 Standardabweichung in dieser Region führt zu einem 2,6fach erhöhten Frakturrisiko. Eine 50jährige Patientin mit einer Knochendichte am Schenkelhals unterhalb der 10%-Perzentile hat ein 25%iges Risiko, eine Schenkelhalsfraktur in ihrem Leben zu erleiden, gegenüber einem 8%igen Risiko für eine Frau auf der 90%-Perzentile [4]. Messungen an der Wirbelsäule haben ergeben, daß ein Unterschied von 2 Standardabweichungen in der Knochendichte mit einem 4- bis 6fachen Risiko für das Auftreten neuer Wirbelkörperfrakturen behaftet war [29].

Erniedrigte Knochendichtewerte werden auch bei Osteomalazie beobachtet. Der Befund ist somit nicht spezifisch für die Osteoporose und bedarf der genauen Einordnung. Von besonderem Interesse ist die Densitometrie zur Beurteilung des Verlaufes der Knochendichteentwicklung. Gelingt eine zuverlässige Erfassung bereits geringfügiger Änderungen der Knochendichte, so können Patienten mit raschem Knochenverlust frühzeitig erfaßt bzw. kann die Wirksamkeit einer Therapie überwacht werden. Während die Präzision der Densitometrie diese Anforderungen im Rahmen von wissenschaftlichen Studien an Behandlungsgruppen erfüllt, gelingt eine individuelle Beurteilung des Knochendichteverlaufes wegen der immer noch unzureichenden Präzision meist nicht mit ausreichender Sicherheit. Auch bei einer Präzision von 1%, die unter Alltagsbedingungen auch mit modernen Geräten nicht regelhaft erreicht wird, kann mit 95%iger Wahrscheinlichkeit eine Abnahme des Knochenmineralgehaltes erst dann angenommen werden, wenn die Kontrollmessung eine Änderung von −2,5% überschreitet.

Verlaufsmessungen sollten daher in der Regel erst nach 2 Jahren durchgeführt werden [8].

Die Bestimmung der Knochenfestigkeit mit Ultraschall wurde in den letzten Jahren entwickelt und erlaubt neben der Erfassung der Knochenquantität auch die teilweise Beurteilung der Knochenqualität. Gemessen werden die Schallgeschwindigkeit (SOS) und die Schallabschwächung (BuA). Bevorzugter Meßort ist derzeit der Kalkaneus [9]. Für die klinische Routine ist die Methode bisher noch nicht geeignet.

4.2 Labordiagnostik

Da die primäre Osteoporose nicht mit spezifischen Laborveränderungen einhergeht, dienen die Laboruntersuchungen in erster Linie der differentialdiagnostischen Absicherung (Abb. 41-8). Das *Basisprogramm* umfaßt dabei Kalzium und Phosphat im Serum, alkalische Serumphosphatase (gesamt), Serumkreatinin, BSG, Blutbild, Eiweißausscheidung im Urin und die Kalziumausscheidung im 24-Stunden-Urin. Bei der primären Osteoporose werden hierfür Normwerte gefunden. Eine Ausnahme ist die alkalische Phosphatase, die nach frischen osteoporotischen Frakturen passager erhöht sein kann.

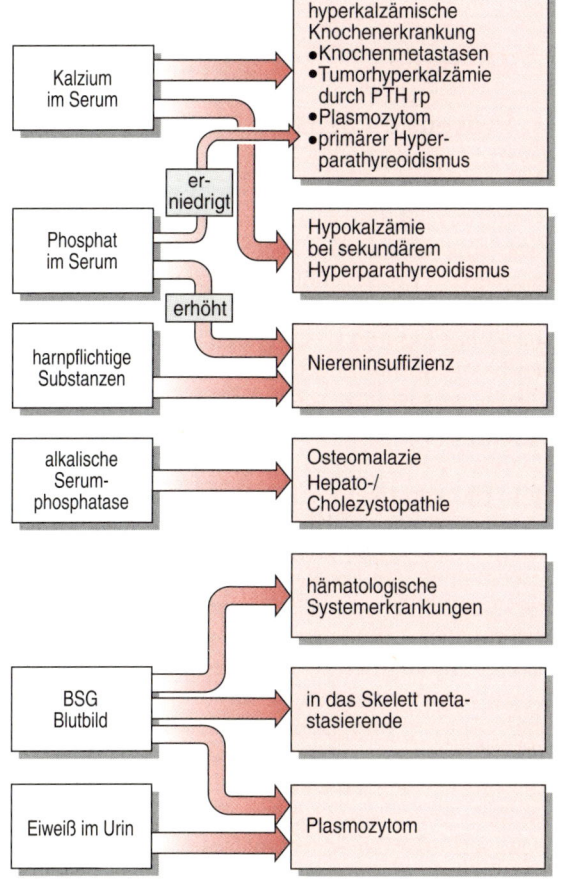

Abb. 41-8 Differentialdiagnose der Laborveränderungen bei Osteoporose.

Für die Differentialtherapie der Osteoporose kann es wünschenswert sein zu klären, ob eine High-Turnover- oder eine Low-Turnover-Osteoporose vorliegt. Zur Differenzierung dieser Formen können Osteoblasten- und Osteoklastenmarker bestimmt werden, die bei gesteigertem Knochenumsatz erhöht sind [30].

Als *biochemische Marker des Knochenanbaus* können die knochenspezifische alkalische Phosphatase, das Osteocalcin und das carboxyterminale Prokollagen-Typ-I-Propeptid (CP-IP) eingesetzt werden. Die knochenspezifische alkalische Phosphatase kann radioimmunologisch sicher nachgewiesen werden. Das Osteocalcin ist ein ausschließlich von Osteoblasten synthetisierter und damit hochspezifischer Marker des Knochenanbaus. Das Vitamin-K-abhängig produzierte Protein wird zum Teil ins Serum abgegeben. Unterschiedliche Bruchstücke zirkulieren, und eine Tagesrhythmik ist nachgewiesen. Nach der Menopause steigen die Osteocalcinwerte vorübergehend an als Hinweis auf den gesteigerten Knochenumsatz. Die von den Osteoblasten gebildete Knochenmatrix besteht aus Typ-I-Kollagen, das als Prokollagen sezerniert wird. Das bei der Matrixbildung abgespaltene Propeptid (CP-IP) ist im Serum meßbar und reflektiert die osteoblastäre Aktivität. Es besteht eine Korrelation mit histomorphometrischen Anbauparametern.

Als *biochemische Marker des Knochenabbaus* kann die Hydroxyprolinausscheidung im 24-Stunden-Urin, die Bestimmung der Hydroxypyridinium-Derivate (Cross-links) im Urin und die Messung der tartratresistenten sauren Phosphatase (TRAP) im Serum genutzt werden. Auch die Kalziumausscheidung im 24-Stunden-Urin ist ein einfacher, allerdings nicht sehr sensitiver Parameter der Knochenresorption. Die Messung der Hydroxyprolinausscheidung muß unter hydroxyprolinfreier Kost erfolgen, da das im Urin ausgeschiedene Hydroxyprolin nur zum Teil aus dem Knochen stammt. Ein spezifischerer Parameter der Knochenresorption sind die Cross-links, die durch die Degradation von reifem Kollagen im Rahmen des Knochenabbaus entstehen. Die Cross-links scheinen gegenüber der Hydroxyprolinausscheidung sensibler und rascher auf eine Steigerung des Knochenabbaus zu reagieren. Die Aktivität der tartratresistenten sauren Phosphatase im Plasma ist bei postmenopausalen Frauen erhöht und korreliert histomorphometrisch mit Abbauparametern des Knochens.

Die meisten dieser Methoden sind neu etabliert und noch nicht international standardisiert. In der Routinediagnostik der Osteoporose sind sie nur ausnahmsweise erforderlich. Ist eine Differenzierung in High- bzw. Low-Turnover-Osteoporose aus Gründen der Therapieplanung erwünscht, so sollte jeweils ein Marker des Knochenanbaus und des Knochenabbaus gemeinsam bestimmt werden. Dabei ist ein standardisiertes Vorgehen mit Berücksichtigung der Tageszeiten der Abnahmebedingungen notwendig [30].

Weitergehende labordiagnostische Maßnahmen sind nur bei Auffälligkeiten im Rahmen des Basisprogramms oder bei klinischem Verdacht notwendig. Hierzu gehören die Bestimmung des TSH bei Verdacht auf Hyperthyreose, die Messung des Kortisols nach Dexamethason bei Verdacht auf Cushing-Syndrom, die Messung von Testosteron und Gonadotropinen bei Verdacht auf Hypogonadismus, die Messung des intakten Parathormons bei vermuteten Störungen der Nebenschilddrüsenfunktion und die Bestimmung der Vitamin-D-Metaboliten [25(OH)D_3 und 1,25(OH)$_2D_3$] bei Verdacht auf Osteomalazie.

4.3 Histologie

Die histologische Untersuchung des Knochens ist bei Osteoporose nicht regelhaft erforderlich. Sie kann jedoch eine wichtige Rolle bei der *differentialdiagnostischen Abklärung* spielen und erlaubt darüber hinaus eine Bewertung des Knochenstoffwechsels mit der Differenzierung in High-Turnover- und Low-Turnover-Aktivität. Die histologische Diagnostik ist bei atypischen und unklaren klinischen Situationen einzusetzen. Sie ermöglicht die Entdeckung nichtsekretorischer Plasmozytome und anderer hämatologischer Systemerkrankungen.

Für die alleinige differentialdiagnostische Abklärung ist eine Biopsie mit der Jamshidi-Nadel ausreichend. Für eine umfassendere osteologische Abklärung sollte die Knochenprobe z.B. mittels Burckhardt-Bohrer gewonnen werden. Hierdurch werden größere Probenvolumina erzielt, und die bei der Jamshidi-Nadel häufige Mikrotraumatisierung des Biopsats kann vermieden werden. Bei der transiliakalen Bohrung ist zu beachten, daß die Lokalanästhesie auch die innere Wandung der Beckenschaufel im Biopsiebereich umfaßt. Eine ergänzende Sedierung mit einem Benzodiazepin wird von den Patienten als angenehm empfunden. Der am häufigsten gewählte Biopsieort liegt 2 cm posterior der Spina iliaca anterior superior unmittelbar unterhalb des Beckenkamms.

Die in Plexiglas eingebetteten und mit Hartschnittmikrotom aufgearbeiteten Knochenproben erlauben die quantitative Bestimmung des trabekulären Knochenvolumens, der Knochenoberfläche, der Osteoidoberfläche, der Osteoiddicke und der Mineralisation sowie weiterer osteologisch relevanter Parameter. Je nach Fragestellung ist eine *Tetrazyklinmarkierung* vor Durchführung der Histologie sinnvoll. Unterschiedliche Dosierungsschemata sind für die Tetrazyklinmarkierung vorgeschlagen worden. Das konkrete Vorgehen muß mit dem beurteilenden Pathologen besprochen werden. Üblicherweise verabreicht man jeweils 1 g an zwei aufeinanderfolgenden Tagen. 14 Tage später erfolgt eine neuerliche Tetrazyklingabe über 2 Tage, 5–6 Tage später wird die Biopsie entnommen [24].

4.4 Differentialdiagnose

Die primäre Osteoporose ist eine Ausschlußdiagnose und erfordert die systematische Einbeziehung von Ursachen einer sekundären Osteoporose in die diagnostische Abklärung (s. Tab. 41-1). Dies gelingt durch die sorgfältige anamnestische Erfassung von Risikofaktoren, die körperliche Untersuchung und das diagnostische Basisprogramm. Bei klinischem Verdacht sind ergänzende Laboruntersuchungen z.B. zum Ausschluß von Endokrinopathien oder hämatologischen Systemerkrankungen notwendig. Bei diagnostischer Unsicherheit sollte grundsätzlich eine Knochenhistologie angestrebt werden.

Grundsätzlich muß stets auch an eine Osteomalazie gedacht werden. Klinisch anamnestische Hinweise auf eine Malabsorption/Maldigestion, eine Erhöhung der alkalischen Phosphatase und des Osteocalcins, sowie der Nachweis von Looser-Umbauzonen in der Röntgendiagnostik weisen auf eine Osteomalazie hin.

> Oft liegen auch Osteoporose und Osteomalazie gleichzeitig vor (Poromalazie), insbesondere bei älteren, immobilen Menschen, die nur eine geringe Sonnenlichtexposition erreichen.

Nicht immer muß eine Erhöhung der alkalischen Phosphatase nachweisbar sein. In Zweifelsfällen hilft auch hier die Knochenhistologie.

5 Therapie

5.1 Prävention der Osteoporose

Präventive Maßnahmen sind bereits während des Kindes- und Jugendalters, also in der Phase des Bone modeling, sinnvoll mit dem Ziel, die Peak bone mass zu maximieren. Hierzu gehören eine genügende Kalziumzufuhr (800–1200 mg/Tag), eine ausreichende körperliche Belastung und das Vermeiden längerer Phasen eines Sexualhormondefizits. Patienten mit verzögerter Pubertätsentwicklung scheinen eine niedrigere Knochengipfelmasse zu erreichen.

5.1.1 Physikalische Aktivität

Genügende körperliche Belastung ist eine Grundvoraussetzung für den Erhalt der Knochenmasse. Langfristige Immobilität wie bei Bettlägerigkeit, Querschnittssyndrom oder Aufhebung der Schwerkraft führt zu im Einzelfall dramatischem Knochenverlust. Umgekehrt gilt, daß ein Knochenverlust durch anhaltende körperliche Belastung vermieden werden kann. Der Wiederaufbau bereits verlorenen Knochens durch körperliche Fitneß ist demgegenüber schwieriger und weniger gut gesichert. In der Regel ist hierzu ein hohes Aktivitätsniveau erforderlich, das langfristig aufrechterhalten werden muß.

> Regelmäßiges körperliches Training spielt eine wesentliche Rolle für die Verhinderung osteoporotischer Frakturen, da es die Geschicklichkeit verbessert und die Fallneigung vermindert.

Trainierte erleiden seltener Schenkelhalsfrakturen als Untrainierte, es kommt seltener zu „hilflosen Stürzen" [10].

5.1.2 Ernährung

Nach den Wechseljahren wird eine Kalziumaufnahme von 1500 mg/Tag empfohlen. Epidemiologische Untersuchungen zeigen, daß postmenopausale Frauen regelhaft weniger Kalzium aufnehmen. Zur Kalziumversorgung können Milch und Milchprodukte herangezogen werden, die die Hauptquelle des Kalziums in der täglichen Ernährung sind. Bei Fettstoffwechselstörungen sollen fettarme Produkte eingesetzt werden. Gegebenenfalls kann auf Kalziumpräparate zurückgegriffen werden. Die Kalziumaufnahme sollte dabei über den Tag verteilt erfolgen. Eine Nephrolithiasis ist kein Grund zur Einschränkung der Kalziumzufuhr [6]. Eine hohe Phosphorzufuhr begrenzt die intestinale Kalziumaufnahme, für die Ernährungsberatung spielt dies jedoch eine untergeordnete Rolle. Oxalathaltige Nahrungsmittel (z.B. Rhabarber) beeinträchtigen die Kalziumresorption und sollten gemieden werden.

5.1.3 Östrogen-/Gestagensubstitution nach der Menopause

Bei Frauen ist das postmenopausale Östrogendefizit der wesentlichste Faktor für die Entwicklung osteoporotischer Frakturen. Er kann durch Östrogensubstitution nahezu vollständig eliminiert werden: Die Inzidenz von Schenkelhalsfrakturen und von Wirbelkörperfrakturen wird mehr als halbiert im Vergleich zu unbehandelten Frauen. Eine langfristige Östrogen-/Gestagensubstitution ist insbesondere indiziert bei vorzeitiger Menopause, positiver Familienanamnese oder bei besonderen Risikofaktoren für eine Osteoporose. Besteht Unsicherheit, ob eine postmenopausale Substitutionstherapie durchgeführt werden sollte, kann eine Knochendichtemessung als Entscheidungshilfe dienen. Bei hysterektomierten Frauen kann auf eine Gestagengabe verzichtet werden. Eingesetzt werden natürliche Östrogene, die kontinuierlich eingesetzt werden können (0,625–1,25 mg konjugierte Östrogene, 1–2 mg Östradiolvaleriat). Als Gestagene werden über 12 Tage eines Zyklus eingesetzt: Medroxyprogesteronazetat 5–10 mg, Norethisteronazetat 0,7–2,5 mg oder Norgestrel 0,15 mg. Die Therapie sollte mindestens über 10 Jahre durchgeführt werden [7].

Kontraindikationen sind östrogenabhängige Malignome, insbesondere das Mammakarzinom. Eine familiäre Mammakarzinombelastung ist ebenfalls eine Kontraindikation. Hier kann die Verabreichung eines Antiöstrogens (Tamoxifen®) erwogen werden. Tamoxifen® schützt ebenfalls vor dem postmenopausalen Knochenverlust, wahrscheinlich durch seine partiell agonistische Aktivität [16].

5.1.4 Fallneigung

Personen mit einer erhöhten Fallneigung haben ein gesteigertes Risiko für das Auftreten osteoporotischer Frakturen. Die sorgfältige Evaluierung und Behandlung von möglichen Sturzursachen ist daher eine zentrale Aufgabe: Behandlung von Herz-Kreislauf-Erkrankungen, Schwindelneigung, Sehstörungen, Beseitigung von Sturzquellen in der Wohnung, Vermeidung von Sedativa [5].

5.2 Therapie der manifesten Osteoporose

Behandlungsziele der Osteoporosetherapie sind
- die Schmerzbekämpfung bei akuter Wirbelkörperfraktur und die Beeinflussung des chronischen Schmerzsyndroms bei osteoporosebedingter Verformung der Wirbelsäule
- das Verhindern weiterer Frakturen durch Stabilisierung des Knochens.

Siehe Tabellen 41-3 bis 41-5.

Tabelle 41-3 Therapie der akuten osteoporotischen Fraktur.

- kurzfristige, gelockerte Bettruhe
- nichtsteroidale Analgetika
  • Diclofenac 100–200 mg/Tag (z.B. Voltaren®, Duravolten®)
  • Ibuprofen 800 mg/Tag (z.B. Ibufug®, Tabalon®)
  • Paracetamol 500–1500 mg/Tag
- zentralwirksame Analgetika (falls erforderlich)
  • Tramadol (Tramal®)
  • Morphin (z.B. MST 10/Mundipharma®)
- Calcitonine
  • Lachscalcitonin/Humancalcitonin 100 E/Tag (z.B. Calsynar®, Karil®, Cibacalcin®)
- Stützmieder/Korsett

Tabelle 41-4 Therapie bei chronischem Osteoporoseschmerz.

- lockernde Massagen
- konsequente physikalische Therapie und Krankengymnastik (Rückenschule)
- nichtsteroidale Analgetika
  • Diclofenac 50–200 mg/Tag (z.B. Voltaren®)
  • Ibuprofen 200–800 mg/Tag (z.B. Tabalon®)
  • Paracetamol 500–1500 mg/Tag

Tabelle 41-5 Verhindern weiterer Frakturen durch Stabilisierung des Knochens.

Basistherapie
- Sicherung einer ausreichenden Kalziumzufuhr
  • (1000–1500 mg/Tag) durch Diät oder
  • ggf. durch Mineralpräparate (z.B. Calcium-Sandoz®)
- Sicherstellung einer ausreichenden Vitamin-D-Versorgung
  • ggf. Supplementierung mit 500–1000 E Vitamin D_3 (z.B. Vigantoletten® 1000)

antiresorptive Therapie
- Östrogen-/Gestagentherapie
  • zyklisch (z.B. Presomen® 1,25 comp.)
  • kontinuierlich (z.B. Kliogest®)
  • transdermal (z.B. Estraderm® TTS in Kombination mit Clinofem® über 12 Tage alle 1–3 Monate)
- Calcitonin
  • initial 100 E/Tag mit schrittweiser Dosisreduktion (z.B. Calsynar®, Karil®)
- Bisphosphonate
  • Etidronat 400 mg/Tag über 14 Tage (z.B. Diphos®) als zyklische Therapie mit anschließender Gabe von Kalzium (1 g/Tag) und Vitamin D (500 U/Tag) über 76 Tage
  • Alendronat 10 mg/Tag + Kalzium 0,5 g/Tag

knochenanabole Therapie
- Fluoride
  • NaF 50 mg (entsprechen 22 mg F-) als magensaftresistentes Präparat
  • Monofluorphosphat (15 mg F- entsprechen 3 Tabletten Tridin®)

5.2.1 Schmerztherapie

Patienten mit frischer osteoporotischer Wirbelkörperfraktur leiden oft an stärksten Schmerzen und bedürfen einer intensiven analgetischen Therapie. Neurologische Komplikationen solcher Frakturen sind extrem selten. Eine Bettruhe ist allenfalls für wenige Tage angezeigt. Es gilt, einen weiteren Knochensubstanzverlust durch längere Immobilisation zu vermeiden. *Nichtsteroidale Analgetika* sind häufig gut wirksam (Diclofenac 100–200 mg/Tag, Ibuprofen 800 mg/Tag). Insbesondere in der Initialphase werden *zentralwirkende Analgetika* bis hin zum Morphin notwendig. Bei frischer Wirbelkörperfraktur kann auch das analgetische Prinzip des *Calcitonins* effektiv eingesetzt werden (Tab. 41-3).

In ausgewählten Fällen tragen auch stabilisierende orthopädische Maßnahmen wie *Korsett* und *Stützmieder* zur Schmerzlinderung bei.

Auch beim chronischen Osteoporoseschmerz, der durch statische Dysbalancen, tendinöse, ligamentäre und periostale Störungen zustande kommt, ist eine Analgetikatherapie häufig erforderlich, wobei wiederum nichtsteroidale Analgetika primär vor zentralwirksamen Analgetika eingesetzt werden sollten. Zur Lösung von Verspannungen ist oft eine vorübergehende Therapie mit Tetrazepam in niedriger Dosierung (z.B. Musaril® 25–100 mg/Tag) sinnvoll.

Von zentraler Bedeutung für die Behandlung des chronischen Osteoporoseschmerzes ist die konsequente physikalische Therapie und Krankengymnastik. Die körperliche Übung verbessert die Struktur und die Funktion von Bändern, Sehnen und Gelenkstrukturen. Sie verbessert damit die statischen Bedingungen und durchbricht die Beziehung zwischen Schmerz und schmerzverstärkender Dysfunktion [26]. Lokkernde Massagen können die Voraussetzung für eine intensive krankengymnastische Therapie sein.

Eine strukturierte Krankengymnastik wird oft von den örtlichen Osteoporoseselbsthilfegruppen angeboten (Bundesselbsthilfeverband für Osteoporose e.V., Kirchfeldstraße 149, 40215 Düsseldorf).

Regelmäßiges körperliches Training wirkt nicht nur schmerzlindernd, sondern verhindert durch die Steigerung der allgemeinen Fitneß auch das Auftreten weiterer Stürze und damit das Risiko weiterer Frakturen. Die Krankengymnastik in Gruppen durchbricht darüber hinaus die häufig bestehende soziale Isolation der älteren Patienten.

5.2.2 Knochenstabilisierende Pharmakotherapie

Ein Basisprinzip ist die Sicherstellung einer ausreichenden Kalziumzufuhr (1000–1500 mg/Tag) über die Nahrung oder ggf. durch Kalziumpräparate. Insbesondere bei älteren Patienten, die in ihrer Mobilität bereits eingeschränkt sind, besteht häufiger ein Vitamin-D-Defizit, so daß zusätzlich Vitamin D in einer Dosis von 1000 E/Tag verabreicht wird, um die intestinale Kalziumresorption zu fördern. Es ist gezeigt worden, daß auch im hohen Alter die Gabe von 1200 mg Kalzium und 800 Einheiten Vitamin D_3 über $1^{1}/_{2}$ Jahre das Auftreten von Schenkelhalsfrakturen senken kann [2].

Eine Hyperkalzurie kann durch Thiazide (z.B. 25 mg Hydrochlorothiazid) verringert werden. Ist eine diuretische Therapie auch aus anderen Gründen indiziert, sollte jedenfalls einem entsprechenden Präparat der Vorzug gegeben werden, gegebenenfalls in Kombination mit Amilorid (z.B. Moduretik® mite) [17].

5.2.3 Östrogene

Auch bei manifester Osteoporose ist die Östrogen-/Gestagentherapie ein wirksames Prinzip, so daß bei Patientinnen ohne Kontraindikationen auch im höheren Lebensalter ein Therapieversuch durchgeführt werden sollte und bei guter Verträglichkeit beibehalten werden kann [15].

Östrogene wirken direkt auf die Knochenzellen und verringern den Knochenumsatz, sie verbessern die Kalziumabsorption und verringern die Kalziumausscheidung. Unter Östrogentherapie kommt es zu einer Zunahme der Knochendichte, wobei sich keine Anhaltspunkte dafür ergeben, daß ein pathologischer Knochen aufgebaut wird. Das Auftreten neuer Frakturen wird verringert.

Bei älteren Patienten ist eine einschleichende Dosierung sinnvoll (0,3 mg konjugierte Östrogene täglich). Eine Dosierung von 0,6 mg konjugierte Östrogene täglich oder 1 mg Östradiolvaleriat sollte als untere Dosis angestrebt werden. Auch die transdermale Östradiolapplikation (50 µg/Tag) hat sich als effektiv erwiesen. Die bisher vorliegenden Daten sprechen dafür, daß Gestagene synergistisch wirken.

Die Gestagengabe kann zyklisch oder auch kontinuierlich erfolgen. Liegt die natürliche Menopause länger zurück, so kommt es unter kontinuierlicher Östrogen-/Gestagengabe bei einem hohen Prozentsatz der Frauen nicht zum Auftreten von Blutungen. Die Akzeptanz der Therapie ist hierdurch verbessert. Eine Darstellung der Risiken findet sich an anderer Stelle (vgl. Kap. 59).

Ob Frauen jenseits des 75. Lebensjahres von einer Östrogentherapie profitieren, ist noch unsicher.

5.2.4 Calcitonin

Bei Frauen, die eine Östrogentherapie ablehnen oder bei denen Kontraindikationen vorliegen, bzw. bei Männern mit Osteoporose ist auch die Gabe von Calcitonin wirksam, um einen mäßigen Knochendichtezuwachs und eine Abnahme von Frakturen zu erreichen. Günstig ist darüber hinaus die analgetische Wirkung des Calcitonins, die insbesondere bei frischer Fraktur zur Linderung der Beschwerden eingesetzt werden kann. Calcitonin ist ein Inhibitor der Knochenresorption durch direkte Hemmung der Osteoklasten und verhindert effektiv den perimenopausalen trabekulären Knochenverlust [3].

Die Behandlung ist durch die Notwendigkeit der Injektion und durch die Kosten begrenzt. *Nebenwirkungen* sind nicht selten und bestehen in erster Linie aus einem Flush und gastrointestinalen Beschwerden wie Übelkeit und Brechreiz. Unterschiedliche Dosisschemata sind in Anwendung. Man beginnt mit 100 Einheiten/Tag mit schrittweiser Dosisreduktion über 4–12 Wochen. Bei langfristiger kontinuierlicher Therapie mit Calcitonin (> 1 Jahr) kann ein Wirkungsverlust beobachtet werden. Hier spielt möglicherweise Antikörperentwicklung eine Rolle.

In Zukunft wird ein Calcitonin-Nasenspray verfügbar sein, durch den die Anwendung für den Patienten wesentlich vereinfacht wird. Die optimale Dosierung dieser Therapie liegt bisher noch nicht fest.

Eine prinzipielle Überlegenheit des humanen Calcitonins gegenüber dem Lachscalcitonin ist nicht gegeben, allerdings ist in der Langzeittherapie in geringerem Umfang mit einer Antikörperbildung zu rechnen.

5.2.5 Bisphosphonate

Bisphosphonate sind stabile, aktive Analoga von Pyrophosphat, die sich an das Kalziumphosphat des Knochens binden. Bisphosphonate wirken in erster Linie durch die direkte Hemmung der Osteoklasten. Neuere Untersuchungen weisen darauf hin, daß die Wirkung teilweise auch über die Osteoblasten erfolgt, die unter dem Einfluß von Bisphosphonaten eine geringere osteoklastenstimulierende Aktivität entfalten. Bisphosphonate vermindern den postmenopausalen und auch den steroidinduzierten Knochenverlust. Untersuchungen an postmenopausalen Frauen und Osteoporosepatienten haben eine mäßige Zunahme der Knochendichte nachgewiesen. Auch eine Abnahme osteoporotischer Frakturen wurde unter einer Behandlung mit Etidronat beobachtet, wobei langfristige Nachbeobachtungen noch fehlen [32, 33]. Diese sind deshalb erforderlich, weil Bisphosphonate dauerhaft im Knochen verbleiben. Insbesondere mit den modernen Bisphosphonaten (z.B. Alendronat, Residronat) wird erhofft, daß es gelingt, die Tiefe der Resorptionslakunen zu vermindern, ohne die Osteoblastenaktivität zu verändern. Damit könnte langfristig eine positive Knochenbilanz erreicht werden [25].

Bisphosphonate sind zur Behandlung der Osteoporose in Deutschland erst seit kurzer Zeit zugelassen (Etidronat, Alendronat). Unter einer Therapie mit Etidronat (400 mg/Tag über 14 Tage), gefolgt von der Verabreichung von Kalzium (1000 mg/Tag) und Vitamin D (500 U/Tag) über 76 Tage, scheint eine Verringerung osteoporotischer Frakturen möglich. Die Therapie wird zyklisch im 3-Monats-Intervall durchgeführt. Histologische Untersuchungen haben keine pathologische Knochenstruktur nachgewiesen. Wegen der schlechten Resorbierbarkeit muß die Einnahme von Etidronat nüchtern erfolgen (z.B. vor dem Frühstück). Während der Etidronateinnahme muß die Kalziumgabe unterbrochen werden, um die Resorption nicht zu beeinträchtigen. Als neuere Bisphosphonate sind Pamidronat, Tiludronat und Alendronat in Erprobung. Erste Studien mit kontinuierlicher Gabe von Alendronat (10 mg) zeigen sehr günstige Ergebnisse mit einer Verminderung aller Frakturtypen [25].

5.2.6 Fluoride

Natriumfluorid erhöht dosisabhängig die Knochendichte an der Wirbelsäule. Natriumfluorid stimuliert die Osteoblasten, wobei der neu gebildete Knochen histologische Auffälligkeiten zeigt. Die Mineralisation kann gestört sein, so daß die gleichzeitige Verabreichung von Kalzium und ggf. auch Vitamin D erforderlich ist. Nicht alle Patienten reagieren auf eine Natriumfluoridtherapie mit einer Zunahme der Knochendichte. Etwa 25% sind Non-Responder, wobei die Ursache unklar ist. Die Wirkung von Natriumfluorid auf die Knochendichte der Extremitäten ist wesentlich geringer oder fehlt [11]. In zahlreichen retrospektiven Studien konnte unter Natriumfluorid eine Abnahme der Frakturrate bei Patienten mit Osteoporose nachgewiesen werden. Im Gegensatz dazu zeigten prospektive Studien nur zum Teil einen günstigen Effekt der Fluoride auf die Frakturrate trotz deutlicher Knochendichtezunahme [12, 21, 27]. Eine mögliche Erklärung hierfür ist eine schlechtere biomechanische Qualität des gebildeten Knochens unter Fluoriden. Möglicherweise war die Fluoriddosis in manchen Doppelblindstudien zu hoch gewählt.

Fluoride führen häufiger zu gastrointestinalen *Nebenwirkungen* mit Übelkeit und Meteorismus. Wahrscheinlich entwickelt sich eine Gastritis durch die Einwirkung von Flußsäure (HF). Die Verwendung von Monofluorophosphat führt seltener zu gastrointestinalen Nebenwirkungen als die Anwendung von Natriumfluorid. Der Knochendichtezuwachs an der Lendenwirbelsäule sollte 6%/Jahr nicht übersteigen. Eine weitere Nebenwirkung besteht in einer schmerzhaften Schwellung im Bereich der unteren Extremitäten bevorzugt in der Knöchel- und Fersenregion. Histologisch zeigt sich das Bild einer inkompletten Streßfraktur mit einem schlecht mineralisierten Mikrokallus. Nach Absetzen des Fluorids klingen die Beschwerden ab. Die Therapie sollte danach mit reduzierter Dosis fortgesetzt werden.

Die Stellung der Fluoride in der Therapie der Osteoporose bleibt umstritten [11]. Die Dauer sollte auf 3 Jahre begrenzt werden. NaF sollte daher als magensaftresistentes Präparat eingesetzt werden (50 mg/Tag). Jährliche Röntgenaufnahmen der Wirbelsäule sind notwendig, um die Entwicklung einer Fluorose rechtzeitig zu erkennen. Es ist derzeit nicht durch Studien abgesichert, eine Osteopenie ohne Frakturen mit Fluoriden zu therapieren.

5.2.7 Sonstiges

Eine größere Zahl von weiteren Therapieprinzipien für die Osteoporose befindet sich in der Erprobung. Hierzu gehören Parathormon (1–34 PTH), Vitamin-

D-Hormon, Anabolika (Nandrolondecanoat) und Wachstumshormon.

In der Parathormontherapie wird die anabole Wirkung intermittierend verabreichten Parathormons genutzt. Allein aus Kostengründen ist eine breite Anwendung derzeit nicht möglich. Das gleiche gilt für das Wachstumshormon, das ebenfalls eine knochenanabole Wirkung besitzt. Durch den Einsatz von Anabolika läßt sich ein Knochenzuwachs erreichen, wobei jedoch gerade bei Frauen gelegentlich störende Androgenisierungserscheinungen auftreten, so daß diese Therapie derzeit noch nicht etabliert ist. Die Behandlung mit Vitamin-D-Hormon und Vitamin-D-Analoga ist vielversprechend. Erste Untersuchungen weisen auf eine Abnahme der Frakturrate und eine Stabilisierung der Knochendichte hin. Die Dosierungen liegen dabei zwischen 0,6 und 1 µg Calcitriol/Tag (Rocaltrol®) und 1–2 µg 1α-D3/Tag (z.B. Doss®). Die Entwicklung einer Hyperkalzämie ist darunter möglich.

Literatur

1. Bühring, M.: Physikalische Therapie und Krankengymnastik. In: Ringe, J.D. (Hrsg.): Osteoporose, S. 157–216. De Gruyter, Berlin 1991.
2. Chapuy, M.C., M.E. Arlot, F. Dubœuf, J. Brun, B. Crouzet, S. Arnaud, P.D. Delmas, P.J. Meunier: Vitamin D3 and calcium to prevent hip fractures in elderly women. New Engl. J. Med. 327 (1992) 1637–1642.
3. Civitelli, R., S. Gonnelli, F. Zacchei et al.: Bone turnover in postmenopausal osteoporosis: effect of calcitonin treatment. J. clin. Invest. 82 (1988) 1268–1274.
4. Cummings, S.R., D.M. Black, M.C. Nevilt et al.: Bone density at various sites for prediction of hip fractures. Lancet 341 (1993) 72–75.
5. Cummings, S.R., M.C. Nevitt, W.S. Browner et al.: Risk factors for hip fracture in white women. New Engl. J. Med. 332 (1995) 767–773.
6. Curkan, G.C., W.C. Willett, E.B. Rimm, M.J. Stampfer: A prospective study of dietary calcium and other nutrients and the risk of symptomatic kidney stone. New Engl. J. Med. 328 (1993) 833–838.
7. Felson, D.T., Y. Zhang, M.T. Hannan, D.P. Kiel, P.W.F. Wilson, J.J. Anderson: The effect of postmenopausal estrogen therapy on bone density in elderly women. New Engl. J. Med. 329 (1993) 1142–1146.
8. Haberkamp, M., B. Allolio: Indikationen zur Knochendichtemessung. Med. Klin. 87 (1992) 131–138.
9. Hans, D., A.M. Schott, P.J. Meunier: Ultrasonic assessment of bone: a review. Europ. J. Med. 2 (1993) 157–163.
10. Hayes, W.C., S.J. Prazza, P.K. Zysset: Biomechanics of fracture risk prediction of the hip and spine by quantitative computed tomography. Radiol. Clin. N. Amer. 29 (1991) 1–18.
11. Kleerekoper, M., D.B. Mendlovic: Sodium fluoride therapy of postmenopausal osteoporosis. Endocr. Rev. 14 (1993) 312–323.
12. Kleerekoper, M., E. Peterson, D.A. Nelson et al.: A randomized trial of sodium fluoride as a treatment for postmenopausal osteoporosis. Osteop. Int. 1 (1991) 155–162.
13. Lewis, A.: Fracture of the neck of the femur: changing incidence. Brit. med. J. 283 (1981) 1217–20.
14. Lindsay, R.: Why do oestrogens prevent bone loss? Baillières Clin. Obstet Gynec. 5 (1991) 837–852.
15. Lindsay, R., J.F. Tohme: Estrogen treatment of patients with established postmenopausal osteoporosis. Obstet. and Gynec. 76 (1990) 290–295.
16. Love, R.R., R.B. Mazess, H.S. Barden, S. Epstein et al.: Effects of tamoxifen on bone mineral density in postmenopausal women with breast cancer. New Engl. J. Med. 326 (1992) 852–856.
17. Lukert, B.P., L.G. Raisz: Glucocorticoid-induced osteoporosis: pathogenesis and management. Ann. intern. Med. 112 (1990) 352–364.
18. Mazess, R.B., D. Whedon: Immobilization and bone. Calcif. Tiss. int. 35 (1983) 265–267.
19. Minne, H.W., C. Leidig, Chr. Wüster et al.: A newly developed spine deformity index (SDI) to quantitate vertebral crush fractures in patients with osteoporosis. Bone Miner. 3 (1988) 335–349.
20. Morrison, N.A., J.C. Qi, A. Tokita et al.: Prediction of bone density from vitamin D receptor alleles. Nature 367 (1994) 284–287.
21. Pak, C.Y.C., K. Sakhaee, V. Piziak et al.: Slow-release sodium fluoride in the management of postmenopausal osteoporosis. Ann. intern. Med. 120 (1994) 625–632.
22. Peris, P., A. Pares, N. Guanabens, F. Pons, M.J.M. De Osoba, J. Caballeria, J. Rodes, J. Munoz-Gomez: Reduced spinal and femoral bone mass and deranged bone mineral metabolism in chronic alcoholics. Alcohol 27 (1993) 619–625.
23. Pocock, N.A., J.A. Eisman, M.G. Yeates, P.N. Sambrook, S. Eberl: Physical fitness is a major determinant of femoral neck and lumbar spine bone mineral density. J. clin. Invest. 78 (1986) 618–621.
24. Recker, R.R.: Bone biopsy and histomorphometry in clinical practice. In: Favus, M.J. (ed.): Primer on the Metabolic Bone Diseases and Disorders of Mineral Metabolism, pp. 101–104. American Society for Bone and Mineral Research, Relseyville (California) 1992.
25. Recker, R.R., D.B. Karpf, H. Quan et al.: Three-year treatment of osteoporosis with alendronate: effect on vertebral fracture incidence. Endocr. Soc. (1995) Abstr. OR 2–5.
26. Reiners, Chr.: Nicht-invasive quantitative Knochendichtebestimmung. In: Ringe, J.D. (Hrsg.): Osteoporose, S. 157–216. De Gruyter, Berlin 1991.
27. Riggs, B.L., S.F. Hodgson et al.: Effect of fluoride treatment on the fracture rate in postmenopausal women with osteoporosis. New Engl. J. Med. 322 (1990) 802–809.
28. Riggs, B.L., L.J. Melton: The prevention and treatment of osteoporosis. New Engl. J. Med. 327 (1992) 620–627.
29. Ross, P.D., J.W. Davis, R.S. Epstein, R.D. Wasmich: Pre-existing fractures and bone mass predict vertebral fracture incidence. Ann. intern. Med. 114 (1991) 919–923.
30. Seibel, M.J., F. Raue: Biochemische Marker des Knochenstoffwechsels und ihre Bedeutung bei der Osteoporose-Diagnostik. Klin. Lab. 39 (1993) 341–345.
31. Smith-Bindman, R., S.R. Cummings, P. Steiger, H.K. Genant: A comparison of morphometric definitions of vertebral fracture. J. Bone Min. Res. 6 (1991) 25–34.
32. Storm, T., G. Thamsborg, T. Steiniche, H.G. Genant, O.H. Sorensen: Effect of intermittent cyclical etidronate therapy on bone mass and fracture rate in women with postmenopausal osteoporosis. New Engl. J. Med. 322 (1990) 1265–1271.
33. Watts, N.B., S.T. Harris, H.G. Genant, R.D. Wasnich et al.: Intermittent cyclical etidronate treatment of postmenopausal osteoporosis. New Engl. J. Med. 323 (1990) 73–79.

42 Osteoporose des Mannes – sekundäre Osteoporose

Bruno Allolio

1 Definition und Einteilung 331
2 Klinisches Bild 331
3 Pathogenese/Pathophysiologie 331
4 Diagnostik 332
5 Differentialdiagnose und Therapie 332
5.1 Osteoporose bei männlichem Hypogonadismus 332
5.2 Glukokortikoidinduzierte Osteoporose 333
5.3 Osteoporose bei neoplastischer Infiltration des Knochenmarks 334
5.4 Hyperkalzurie 334
5.5 Osteoporose bei gastrointestinalen Störungen und Einnahme von Antikonvulsiva 334
5.6 Juvenile Osteoporose 335

Tabelle 42-1 Ursachen bzw. assoziierte Erkrankungen bei 355 männlichen Patienten mit manifester Osteoporose (nach [2, 11, 15]).

sekundäre Osteoporose	**175**
– Glukokortikoidtherapie/Cushing-Syndrom	47
– Hypogonadismus	17
– Hyperkalzurie/Nephrolithiasis	16
– hämatologische Neoplasien	13
– Zustand nach Magenoperation	14
– Alkoholabusus/Hepatopathien	3
– Antikonvulsivatherapie	5
– Osteogenesis imperfecta	5
– seltene Ursachen (z. B. Homozystinurie, Darmteilresektion, Immobilisierung)	12
– Kombination von Ursachen	59*
primäre Osteoporose	**180**

*z.T. bei den Einzelursachen mitaufgelistet

1 Definition und Einteilung

Eine gesonderte Darstellung der Osteoporose des Mannes und sekundärer Osteoporoseformen ist gerechtfertigt, da sie hinsichtlich der Pathogenese, der Diagnostik und der therapeutischen Prinzipien Besonderheiten aufweisen. Definition und Einteilung in manifeste Osteoporose und präklinische Osteoporose entsprechen dabei der Bewertung der primären Osteoporose.

Neue Untersuchungen zeigen, daß *Wirbelkörperverformungen* bei Männern ähnlich häufig auftreten wie bei altersgleichen Frauen. Auch eindeutige osteoporotische *Wirbelkörperfrakturen* sind häufiger als bisher angenommen. Etwa ein Fünftel aller Schenkelhalsfrakturen tritt bei Männern auf [3]. Daß osteoporotischen Frakturen bei Männern insgesamt seltener sind, liegt an der höheren Knochengipfelmasse (Peak-bone-mass), der kürzeren Lebenserwartung und dem Fehlen eines Menopausenäquivalents mit Gonadenhormondefizit und beschleunigtem Knochenverlust.

Bei Männern kann die Osteoporose oft als sekundäre Osteoporose, d.h. als Folge einer anderen Erkrankung eingeordnet werden (s. Kap. 41, Tab. 41-1). Diese Zuordnung gelingt bei etwa 50% aller männlichen Patienten mit manifester Osteoporose (Tab. 42-1) [11].

2 Klinisches Bild

Die Präsentation der Patienten folgt den in Kapitel 41 dargestellten Befunden (s. dort). Im Vordergrund stehen die durch die Fraktur ausgelösten akuten und chronischen Schmerzen.

Vorgegeben durch die Häufigkeit von sekundären Osteoporosen wird das klinische Bild der Osteoporose des Mannes wesentlich durch die Grunderkrankung mitgeprägt. Als Beispiele seien genannt:

– papierdünne Haut mit Ekchymosen, Stammfettsucht bei exogenem und endogenem *Cushing-Syndrom*
– Gynäkomastie, verminderte sekundäre Sexualbehaarung und kleines Hodenvolumen bei Patienten mit *Hypogonadismus*
– Mangelernährung bei chronischem *Alkoholabusus*
– Leberhautzeichen bei *Leberzirrhose*.

3 Pathogenese/Pathophysiologie

Die Entstehung der Altersosteoporose des Mannes ist multifaktoriell (Abb. 42-1). Von wesentlicher Bedeutung ist eine Verminderung von Osteoblastenzahl und Osteoblastenfunktion mit zunehmendem Lebensalter. Die Kopplung von Knochenresorption und Knochenbildung ist gestört. Eine Abnahme lokaler Wachstums-

```
┌─────────────────────┐
│ Abnahme lokaler     │──▶ ┌──────────────────────┐
│ Wachstumsfaktoren   │    │ Osteoblastenzahl ↓   │
│ Gonadenhormondefizit│    │ Osteoblastenfunktion ↓│
└─────────────────────┘    └──────────────────────┘

┌─────────────────────┐
│ verminderte renale  │
│ Vitamin-D-Hormon-   │
│ (Calcitriol-) Synthese│
│         ↓           │    ┌──────────────────────┐
│ verminderte enterale│──▶ │ Osteoklasten-        │
│ Kalziumresorption   │    │ funktion ↑           │
│         ↓           │    └──────────────────────┘
│ gesteigerte         │
│ PTH-Sekretion       │
└─────────────────────┘

┌─────────────────────┐
│ verminderte orale   │
│ Kalziumzufuhr       │
│ Abnahme der körper- │
│ lichen Belastung    │    ┌──────────────────────┐
│ Abnahme von         │──▶ │ Verlust an trabekulärem│
│ Muskelmasse         │    │ und kortikalem Knochen│
│ und mechanischer    │    └──────────────────────┘
│ Belastung des       │
│ Knochens            │
└─────────────────────┘

┌─────────────────────┐
│ erhöhte             │    ┌──────────────────────┐
│ Fallneigung         │──▶ │ Fraktur              │
└─────────────────────┘    └──────────────────────┘
```

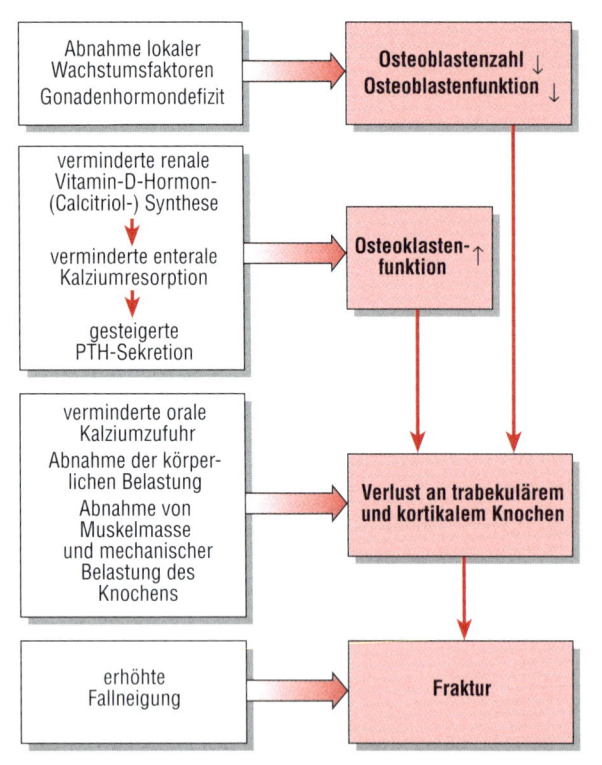

Abb. 42-1 Pathogenese der Altersosteoporose des Mannes.

faktoren wird angenommen. Die Zunahme der Fettzellen im Knochenmark zu Lasten der Osteoblastenvorstufen trägt hierzu bei [3, 5].

Die Bildung von Vitamin-D-Hormon (Calcitriol) in der Niere unter dem Einfluß des Parathormons ist weniger effektiv, so daß es zu einer Abnahme der Calcitriolsynthese kommt. Konsekutiv entwickelt sich eine verminderte gastrointestinale Kalziumaufnahme, die zu einer gesteigerten Parathormonsekretion führen kann. Auch die Kalziumzufuhr mit der Nahrung nimmt im Alter ab. Diese Faktoren begünstigen eine Steigerung der Osteoklastenaktivität [3]. Weitere wichtige Faktoren sind die Verminderung der Muskelkraft und die Abnahme der körperlichen Belastung, die zu einer verminderten mechanischen Stimulation des Remodelings führen. Wenngleich die Gonadenfunktion des Mannes keine der Menopause vergleichbare rasche Abnahme erfährt, so kommt es doch mit zunehmendem Lebensalter zu einer verminderten Verfügbarkeit von freiem Testosteron, so daß auch hierdurch eine Abnahme der Knochenmasse begünstigt wird.

Schließlich spielt mit zunehmendem Lebensalter auch die Fallneigung eine wesentliche Rolle, wenngleich sie offenbar weniger ausgeprägt ist als bei Fauen [16].

4 Diagnostik

Hinsichtlich der Frakturabsicherung, der Beurteilung des Knochenmineralgehaltes und der Labordiagnostik folgt die Diagnose der Osteoporose des Mannes den in Kapitel 41 dargestellten Überlegungen. Grundsätzlich sollte die Labordiagnostik dabei über das Basisprogramm (s. Kap. 41, Abb. 41-8) hinausgehen und der Möglichkeit einer sekundären Osteoporose Rechnung tragen. Ist eine eindeutige Zuordnung nicht möglich, so erfolgt eine histologische Abklärung. Ziel ist dabei die differentialdiagnostische Abgrenzung, die Bewertung des Knochenumsatzes und die Frage nach einer osteomalazischen Komponente.

Die Beckenkammbiopsie wird in der diagnostischen Abklärung der Osteoporose des Mannes regelhaft eingesetzt.

5 Differentialdiagnose und Therapie

Die Annahme einer primären idiopathischen Osteoporose des Mannes wird nur nach systematischem und vollständigem Ausschluß sekundärer Verursachung gestellt. Folgende Störungen bedürfen der besonderen Aufmerksamkeit:
– *glukokortikoidinduzierte Osteoporose*
– *männlicher Hypogonadismus*
– *Hyperkalziurie*
– *neoplastische Erkrankungen mit Knochemarksinfiltration*
– *Antikonvulsivatherapie*
– *gastrointestinale Störungen* (z.B. Zustand nach Magenoperation/Hepatopathien).

Sorgfältig und umfangreich ist darüber hinaus nach einem *Alkoholabusus* zu fanden.

5.1 Osteoporose bei männlichem Hypogonadismus

Ein langfristig bestehender *Testosteronmangel* ist eine wesentliche Ursache der vertebralen Osteoporose. Die Manifestation erfolgt oft in der 6. Lebensdekade, wobei ein über Jahrzehnte bestehender Hypogonadismus anamnestisch nachgewiesen werden kann. Typische Ursachen sind das *Klinefelter-Syndrom, Prolaktinome, Kallmann-Syndrom, Hämochromatose, Zustand nach Orchitis und Kastration*. Ein Testosteronmangel kann ein wesentlicher Bestandteil anderer Erkrankungen sein (z.B. Alkoholabusus, Glukokortikoidtherapie, schwere Allgemeinerkrankung, Malignome). Eine sorgfältige Untersuchung von männlichen Patienten mit Osteoporose schließt daher zwingend die Gonadenuntersuchung mit ein. Ein unauffälliger Gonadalstatus und eine intakte Potenz sind allerdings nicht ausreichend, um einen Hypogonadismus sicher auszuschließen. Grundsätzlich erfolgt daher die Messung von *Testosteron und LH*. Bei pathologischen Werten erfolgt eine differentialdiagnostische Zuordnung des Hypogonadismus (Kap. 46).

Die Knochenhistologie zeigt bei Hypogonadismus eine Heterogenität mit Ähnlichkeiten zur postmenopausalen Osteoporose [3].

Die Therapie besteht im Ausgleich des Testosterondefizites (z. B. 250 mg Testosteronenanthat i.m. alle 3 Wochen). Bei älteren Patienten ist hierunter eine sorgfältige Überwachung der Prostata erforderlich. Ein Prostatakarzinom stellt eine Kontraindikation zur Therapie dar. Die Wirksamkeit von anderen anabolen Steroiden (z. B. Nandrolondekanoat [Dekadurabolin®]) ist nicht systematisch untersucht. Ergänzend wird eine Basistherapie mit Sicherstellung einer ausreichenden Kalziumzufuhr (1000 mg/Tag) und Verabreichung von Vitamin D (500–1000 E/Tag) durchgeführt.

Die Wirksamkeit der Androgentherapie auf den Knochen ist altersabhängig.

Wird der Hypogonadismus in jungen Jahren entdeckt und behandelt, so kann eine normale Peak-bone-mass erreicht werden.

Bei älteren Patienten ist nur eine moderate Zunahme der Knochendichte zu erreichen. Allerdings wird ein weiterer Knochenverlust verhindert [3, 11, 15].

5.2 Glukokortikoidinduzierte Osteoporose

In der Regel liegt bei dieser Osteoporoseform eine exogene Zufuhr mit Steroiden vor, ausnahmsweise wird ein endogenes Cushing-Syndrom primär als Osteoporose manifest. Häufig trägt auch die mit Glukokortikoiden behandelte Grundkrankheit zur Osteoporose bei (z. B. rheumatoide Arthritis, Morbus Crohn, Asthma bronchiale). Als Faustregel kann gelten, daß unterhalb einer Dosis von 7,5 mg Prednisonäquivalent/Tag der Knochenverlust in der Regel unbedeutend bleibt. Bei hochdosierter Therapie kann der Verlust bis 15% pro Jahr und mehr betragen. Der trabekuläre Knochen ist dabei wesentlich stärker betroffen [1, 4, 13]. Klinisch im Vordergrund steht die Neigung zu *vertebralen Kompressionsfrakturen* und zu *Rippenfrakturen*.

Unter einer Steroidlangzeittherapie über mehrere Jahre erleben 50% der Patienten Frakturen.

Besonders empfindlich sind offenbar junge Männer und postmenopausale Frauen [1].

Glukokortikoide wirken über eine Vielzahl von Mechanismen ungünstig auf den Knochen (Tab. 42-2). Hervorzuheben sind die Hemmung der Osteoblastenfunktion und die Behinderung der intestinalen Kalziumabsorption, die zu einem milden Hyperparathyreoidismus mit gesteigerter Osteoklastenaktivität führt. Einen Beitrag hierzu liefert auch die verminderte Reabsorption von Kalzium in der Niere mit einer gerade in der Initialphase der Therapie gesteigerten Kalziurese [4]. Hinzu kommt die ungünstige Wirkung durch Senkung der Sekretion gonadaler Steroide bei Mann und Frau, Hemmung der Wachstumshormonsekretion und Verminderung der Kalzitoninfreisetzung. Zur Diagnostik und Prävention der Steroidosteoporose ist es gerechtfertigt, frühzeitig eine Densitometrie durchzuführen, wenn eine langfristige höher dosierte Glukokortikoidtherapie geplant ist. Bei Patienten mit sehr niedriger Knochendichte ist eine aggressive Prophylaxe notwendig. Unter Umständen ist frühzeitig der Einsatz „steroidsparender" Alternativtherapien zu erwägen.

Die *Vorbeugung der Steroidosteoporose* sollte folgende Regeln beachten [4]:
- Einsatz der minimal erforderlichen Glukokortikoiddosis
- regelmäßige körperliche Belastung mit Muskeltraining
- Sicherstellung einer ausreichenden Kalziumzufuhr (1000–1500 mg/Tag) und Verabreichung von Vitamin D (500–1000 E/Tag), um die Hemmung der Kalziumaufnahme auszugleichen
- ggf. Verminderung einer Hyperkalzurie durch Gabe von Thiaziddiuretika evtl. zusätzlich Amilorid zur Verhinderung der Hypokaliämie (z. B. Moduretik®)
- Östrogen/Gestagensubstitution bei postmenopausalen Frauen, soweit nicht kontraindiziert
- Androgensubstitution bei Testosterondefizit bei Männern.

Wenngleich keine kontrollierten Studien diese Prinzipien abgesichert haben, lassen pathophysiologische Überlegungen erwarten, daß diese einfachen Maßnahmen das Risiko einer manifesten Steroidosteoporose deutlich vermindern. Neue Untersuchungen haben gezeigt, daß Calcitriol in Verbindung mit Kalzium den Knochenverlust unter Glukokortikoidtherapie verringern kann. Die Dosierung betrug dabei 1 g Kalzium/Tag in Verbindung mit 0,5–1,0 µg Calcitriol [14]. Durch die parenterale Gabe von Kalzitonin kann der glukokortikoidinduzierte Knochenverlust verringert werden (z. B. 100 E Lachskalzitonin/Tag über 1 Monat, dann alle 2 Tage über 1–2 Jahre) [3, 4, 12]. Auch für Bisphosphonate ist eine Hemmung des glukokortikoidinduzierten Knochenverlustes gezeigt worden [10].

Bei der manifesten Steroidosteoporose mit Frakturen kommen grundsätzlich die gleichen Prinzipien zur Anwendung. In Anbetracht der Hemmung der Osteoblastenfunktion durch Glukokortikoide ist der Einsatz osteoanaboler Prinzipien wünschenswert. Möglicherweise gelingt durch den Einsatz von Natriumfluorid (50 mg/Tag als magensaftresistentes Retardpräparat) eine solche Stimulation mit Verminderung des Frakturrisikos.

Tabelle 42-2 Pathogenetisch bedeutsame Faktoren der glukokortikoidinduzierten Osteoporose.

- Hemmung der Osteoblasenfunktion
- verminderte intestinale Kalziumabsorption
- gesteigerte renale Kalziumausscheidung
- Steigerung der PTH-Sekretion
- verminderte Sekretion gonadaler Steroide
- Hemmung der Wachstumshormonsekretion
- Verminderung der Kalzitoninsekretion

Tabelle 42-3 Behandlungsmöglichkeiten der manifesten Steroidosteoporose.

Substanz	Handelspräparat	Dosierung
Calcitonin	z.B. Cibacalcin®, Calsynar®	100 U s.c. jeden 2. Tag
Biphosphonate		
• Alendronat	z.B. Fosamax®	10 mg/Tag
• Etidronat	z.B. Didronel®	zyklisch: 400 mg über 14 Tage alle 3 Monate
Fluoride		50 mg NaF/Tag
Anabolika		
• Nandorlondecanoat	z.B. Deca-Durabolin®	50 mg i.m. alle 3 Wochen
Thiaziddiuretika		
• Hydrochlorothiazid + Amilorid	z.B. Moduretik®	25–50 mg + 2,5-5 mg/Tag

Eine Übersicht über die Behandlungsmöglichkeiten der manifesten Steroidosteoporose gibt Tabelle 42-3.

5.3 Osteoporose bei neoplastischer Infiltration des Knochenmarks

Knochenmarksprozesse beeinflussen vielfach die benachbarte trabekuläre und endokortikale Knochenoberfläche. Eine Reihe von neoplastischen Störungen können zu ausgeprägter Osteoporose führen. Hierzu gehören das Plasmozytom, der Morbus Waldenström, die systemische Mastozytose und niedrig-malignen Non-Hodgkin-Lymphome [6].

Typischerweise ist das *Plasmozytom* durch multiple Osteolysen gekennzeichnet, gelegentlich besteht lediglich eine diffuse Osteopenie. Osteoklastenaktivierende Zytokine führen zum beschleunigten Knochenabbau. Die Diagnose gelingt in der Regel mit Serumelektrophorese und Urinimmunelektrophorese. Nichtsekretorische Plasmozytome können nur durch eine Beckenkammbiopsie bewiesen werden. Das Knochenszintigramm ist oft nicht hilfreich.

Die *systemische Mastozytose*, eine neoplastische Proliferation der Mastzellen, die auch physiologischerweise im Knochenmark vorkommen, kann ebenfalls zur generalisierten Osteoporose führen. Der Knochenumbau kann gesteigert sein. Die Knochenresorption ist nicht immer durch Osteoklasten vermittelt. Die pathognomonische Urticaria pigmentosa kann fehlen. Ein sicherer Ausschluß gelingt nur durch Beckenkammbiopsie.

Neben dem Plasmozytom und dem Morbus Waldenström können auch andere *Non-Hodgkin-Lymphome* eine Osteoporose induzieren, insbesondere Immunozytome und die chronisch lymphatische Leukämie. Auch hier ist in der Regel die Beckenkammbiopsie zur sicheren Diagnose notwendig.

Die Therapie der Osteoporose bei neoplastischer Infiltration richtet sich in erster Linie auf die Zurückdrängung der Grunderkrankung nach etablierten Therapieprinzipien. Darüber hinausgehende abgesicherte Therapiestrategien gibt es wegen fehlender Untersuchungen nicht. Bei gesteigerter Knochenresorption ist der Einsatz von Antiresorptiva plausibel (z.B. Gabe von Bisphosphonaten oder Kalzitonin wie bei primärer Osteoporose) (s. Kap. 41, Abschn. 5.2).

Fallbeispiel

Ein 54jähriger Patient stellt sich mit Rückenschmerzen beim Hausarzt vor. Die Röntgendiagnostik ergibt eine Wirbelkörperfraktur bei TH 10. Die ergänzend durchgeführte Densitometrie weist im Bereich der Wirbelsäule eine deutlich erniedrigte Knochendichte nach (Z-Wert –2,3). Auch im Bereich des Schenkelhalses ist eine relativ niedrige Knochendichte nachweisbar (Z-Wert –1,6).
Kalzium, Phosphat und alkalische Phosphatase, BSG, Blutbild und Elektrophorese im Serum sowie die Urindiagnostik unauffällig. Osteocalcin, Hydroxyprolinausscheidung im Urin und Parathormon ebenfalls im Normbereich.
In der Beckenkammbiopsie Nachweis einer systemischen Mastozytose mit deutlicher Osteopenie. Eine Urticaria pigmentosa lag nicht vor.
Diagnose: Osteoporose bei systemischer Mastozytose.
Therapieversuch mit Kalzium (1 g/Tag), Vitamin D (1000 E/Tag) und zyklischer Anwendung von Etidronat.

5.4 Hyperkalzurie

Eine Hyperkalzurie, die sowohl mit einer Steigerung der Kalziumabsorption wie auch mit einer verminderten renalen Reabsorption von Kalzium einhergeht, ist bei jungen Männern mit Osteoporose beschrieben worden [8]. Die histologische Untersuchung des Knochens zeigte einen gesteigerten Knochenumbau mit erhöhter Osteoklastenzahl und gleichzeitig gesteigerter Knochenbildung und Mineralisierung. Die Ätiologie ist unklar. Ein Teil der Patienten hat eine erhöhte alkalische Phosphatase, ansonsten fällt laborchemisch lediglich die reproduzierbare Hyperkalzurie auf. Therapeutisch naheliegend ist eine antiresorptive Therapie (z.B. mit Bisphosphonaten) und möglicherweise die Gabe eines Thiaziddiuretikums.

5.5 Osteoporose bei gastrointestinalen Störungen und Einnahme von Antikonvulsiva

Langfristige Einnahme von Antikonvulsiva, insbesondere von Phenobarbital oder Phenytoin kann Osteopathien auslösen, in erster Linie über eine verminderte Verfügbarkeit von 25(OH)-Vitamin D_3. Dies führt oft zu osteomalazischen Veränderungen, sehr häufig imponiert klinisch jedoch lediglich eine Osteopenie mit bevorzugter Frakturneigung im Bereich der Wirbelsäule (Kap. 38). In ähnlicher Weise können auch gastrointestinale Störungen Osteopathien auslösen. Verminderte Kalzium- und Vitamin-D-Resorption, Unverträglichkeit von Milch und Milchprodukten nach Gastrektomie begünstigen das Enstehen einer Osteopathie. Auch hier steht häufig eine Osteomalazie im Vordergrund. Nicht selten zeigt die Knochenhistologie jedoch weniger osteomalazische Veränderungen als eine *Low-turnover-Osteoporose*. Dies gilt auch bei hepatischen Störungen (z. B. primärer biliärer Zirrhose) [3, 9]. Pathophysiologie und Therapie sind in Kapitel 38 dargestellt. Während die osteomalazischen Veränderungen sehr gut auf Vitamin D (ggf. aktive Vitamin-D-Metaboliten) und Kalzium ansprechen, ist eine spezifische Behandlung der Osteoporose nicht etabliert. Es kommen die Prinzipien der Behandlung der primären Osteoporose zur Anwendung (Kap. 41).

5.6 Juvenile Osteoporose

Die idiopathische juvenile Osteoporose ist eine seltene Erkrankung, die typischerweise vor der Pubertät eintritt. Beide Geschlechter sind betroffen, die Familienanamnese ist in der Regel negativ. Der Beginn ist schleichend mit Rückenschmerzen und Beschwerden in den Hüftgelenken und den Füßen, die zu Gehschwierigkeiten führen können [7]. Pathophysiologisch gibt es sowohl Befunde einer gesteigerten Knochenresorption als auch Hinweise auf eine verminderte Knochenbildung als Hauptursache der Störung. Die Kalziumbilanz ist deutlich negativ oder (inappropriat) neutral. Kalzium, Phosphat und alkalische Phosphatase liegen im Normbereich. In Einzelfällen ist eine gesteigerte Hydroxyprolinausscheidung als Hinweis auf eine gesteigerte Resorption nachgewiesen worden.

Abgegrenzt werden müssen *Osteogenesis imperfecta* und *Osteomalazie*. Neue systematische Studien zur Behandlung der juvenilen idiopathischen Osteoporose liegen nicht vor. Einzelne positive Berichte existieren für den Einsatz von Fluoriden, Bisphosphonaten und Calcitriol. Bei den meisten Patienten ist die Prognose gut und es kommt nach der Pubertät zu einer Remission der Erkrankung. Einzelne Patienten entwickeln eine progressive Verlaufsform mit ausgeprägten Wirbelkörperfrakturen und Verformungen der unteren Extremitäten, die zur Invalidität führen [7].

Literatur

1. Allolio, B., H. M. Schulte: Glukokortikoid-induzierte Osteoporose. In: Schulte, H. M., G. Benker, B. Allolio (Hrsg.): Therapie mit Glukokortikoiden, S. 247–255. Schattauer, Stuttgart–New York 1993.
2. Francis, R. M., M. Peacock, D. H. Marshall, A. Horsman, J. E. Aaron: Spinal osteoporosis in men. Bone and Mineral 5 (1988) 347.
3. Jackson, J. A., M. Kleerekoper: Osteoporosis in men. Diagnosis, pathophysiology and prevention. Medicine (Baltimore) 69 (1990) 137.
4. Lukert, B. P., L. G. Raisz: Glucocorticoid-induced osteoporosis: Pathogenesis and management. Ann. intern. Med. 112 (1990) 352–364.
5. Marie, P. J., M. C. De Vernejoul, D. Connes, M. Hott: Decreased DNA-synthesis by cultured osteoblastic cells in eugonadal osteoporotic men with defective bone formation. J. clin. Invest. 88 (1991) 1167.
6. McKenna, M. J.: Miscellaneous causes of osteoporosis. In: Favus, M. J. (ed.): Primer on the Metabolic Bone Diseases and Disorders of Mineral Metabolism, pp. 258–262. Raven Press, New York 1993.
7. Norman, M. E.: Juvenile osteoporosis: In: Favus, M. J. (ed.): Primer on the Metabolic Bone Diseases and Disorders of Mineral Metabolism, pp. 245–248. Raven Press, New York 1993.
8. Perry, H. M., M. D. Fallon, M. Bergfield: Osteoporosis in young men. A syndrome of hypercalcuria and accelerated bone turnover. Arch. intern. Med. 142 (1982) 1295.
9. Rao, D. S.: Metabolic bone disease in gastrointestinal and biliary disorders. In: Favus, M. J. (ed.): Primer on the Metabolic Bone Diseases and Disorders of Mineral Metabolism, pp. 268–274. Raven Press, New York 1993.
10. Reid, I. R., A. R. King, C. J. Alexancer, H. H. Ibbertson: Prevention of steroid-induced osteoporosis with (3-amino-1-hydroxypropylidene)-1,1-bisphosphonate (APD). Lancet 1 (1988) 142–146.
11. Ringe, J. D., A. J. Dorst: Osteoporose bei Männern. Dtsch. med. Wschr. 119 (1994) 942–947.
12. Ringe, J. D., D. Welzel: Salmon calcitonin in the therapy of corticoid-induced osteoporosis. Europ. J. clin. Pharmacol. 33 (1987) 35–39.
13. Ruegsegger, P., T. C. Medici, M. Anliker: Corticosteroid-induced bone loss. A longitudinal study of alternate day therapy in patients with bronchial asthma using quantitative computed tomography. Europ. J. clin. Pharmacol. 25 (1983) 615–620.
14. Sambrook, P., J. Birmingham, P. Kelly et al.: Prevention of corticosteroid osteoporosis – a comparison of calcium, calcitriol and calcitonin. New Engl. J. Med. 328 (1993) 1747–1752.
15. Seeman, E., L. J. Melton II, W. M. O´Fallon, B. L. Riggs: Risk factors for spinal osteoporosis in men. Amer. J. Med. 75 (1983) 977.
16. Sheldon, J. H.: On the natural history of falls in old age. Brit. med. J. 2 (1960) 1685–1690.

43 Morbus Paget

Andreas Grauer und Christian Wüster

1 Definition und Klassifikation 336
2 Klinisches Bild 336
3 Pathophysiologie/Pathogenese 337
4 Diagnostik 337
4.1 Bildgebende Verfahren 337
4.2 Labor 338
4.2.1 Knochenformationsmarker 338
4.2.2 Knochenresorptionsmarker 339
4.3 Differentialdiagnose 339
5 Therapie 339
5.1 Medikamentöse Therapie 339
5.1.1 Calcitonin 339
5.1.2 Bisphosphonate 339
5.2 Symptomatische Therapie 340
6 Prognose und Verlauf 340

1 Definition und Klassifikation

Der Morbus Paget (Osteitis deformans) ist eine lokalisierte Erkrankung des Skelettsystems, die durch eine abnorme Stimulation des Knochenumbaus gekennzeichnet ist. Eine massiv gesteigerte Knochenresorption und ein überstürzter Knochenanbau führen zur Ausbildung einer chaotischen Knochenarchitektur in den betroffenen Arealen. Der Paget-Knochen ist voluminöser, weniger kompakt, stärker vaskularisiert und durch diese Veränderungen anfälliger für Deformation und Fraktur als gesunder Knochen.

Der M. Paget ist eine häufige Knochenerkrankung, die jedoch in den meisten Fällen unentdeckt bleibt. Systematische Studien finden Paget-Läsionen bei mehr als 3% der über 40jährigen [15]. Die Erkrankung wird überwiegend bei Menschen jenseits des 40. Lebensjahres entdeckt, die Erkrankungswahrscheinlichkeit steigt mit dem Alter. Männer sind in den meisten Studien etwas häufiger betroffen als Frauen. Die meisten Patienten sind asymptomatisch, nur in etwa 5% der Fälle treten Krankheitszeichen oder Symptome auf. Jeder Teil des Skelettes kann von der Erkrankung betroffen sein. Bei etwa einem Drittel der Patienten ist ein Knochen (monostotisch), bei den übrigen sind zwei oder mehr Knochen (polyostotisch) betroffen [19].

2 Klinisches Bild

Sichtbare Deformierungen, die mit Überwärmung oder Schmerzen der betroffenen Knochen einhergehen sind Leitsymptome der Erkrankung, bei vielen Patienten wird die Diagnose eines M. Paget aber zufällig gestellt, wenn Röntgenaufnahmen, Knochenszintigramme oder Laboruntersuchungen zur Abklärung anderer Beschwerden veranlaßt werden (Tab. 43-1).

Lokalisation: Die Klinik der Erkrankung hängt von Lokalisation und Ausprägung der Paget-Manifestation ab. Im Vordergrund stehen Beschwerden des Bewegungsapparates, die entweder direkt durch die Paget-Veränderungen hervorgerufen werden oder sekundär, z.B. als Folge veränderter mechanischer Bedingungen, auftreten können. Das Becken ist in etwa zwei Dritteln der Fälle betroffen und damit der am häufigsten befallene Knochen, gefolgt von Femur, Tibia, Schädel und Lendenwirbelsäule. Die Knochen der oberen Extremität, Klavikula, Skapula und Rippen sind weniger häufig, Hände und Füße selten befallen [8, 18].

Knochenschmerzen: Die Knochen sind häufig aufgrund der verminderten mechanischen Stabilität besonders in Bereichen statischer Belastung (Femur, Tibia) deformiert. Diese Krümmungen führen zu vermehrtem mechanischem Streß, der schmerzhafte kortikale Fissuren und manifeste Frakturen zur Folge haben kann, die insbesondere an der Tibia, am Femurschaft und subtrochantär auftreten. Die Deformierungen führen, ebenso wie durch den M. Paget aufgetriebene Knochenoberflächen, zu inkongruenten Gelenkflächen, die Sekundärarthrosen an den angrenzenden Gelenken verursachen. Ein typisches Beispiel hierfür ist die Entwicklung einer Protrusio acetabuli mit Befall des Os ileum durch die verminderte mechanische Stabilität des Beckens mit der nachfolgenden Entwicklung einer Koxarthrose. Wenn die Deformierungen funktionelle Beinlängendifferenzen bedingen, sind kompensatorische Fehlbelastungen der Gegenseite die Folge, die ebenfalls zu Sekundärveränderungen, wie Arthrosen und Myogelosen führen. Die veränderte Statik führt zusätzlich zu Muskelfehlbelastungen, die Verkrampfungen und hartnäckige Muskelschmerzen zur Folge haben.

Überwärmung: Die Überwärmung entsteht durch Hypervaskularisation und fällt vor allem an Knochen auf, die direkt unter der Hautoberfläche liegen. Bei Befall der Tibia kann durch Überwärmung eine klinisch rele-

vante einseitige Varikosis der Unterschenkelvenen auftreten.
Nervenkompression: Besonders bei Befall der Wirbelkörper und der Schädelbasis ist eine Einengung der Nervenkanäle und Durchtrittsstellen durch Auftreibung des betroffenen Knochens klinisch bedrohlich. Der Schädelbasisbefall kann hierbei durch die verminderte Stabilität der Schädelbasis zu einer basilären Impression mit Einsinken des Schädels in Richtung auf den Processus odontoideus führen. Durch den verlegten Liquorabfluß kann es zu einem akuten Hydrocephalus internus kommen.
Schwerhörigkeit: Bei Schädelbefall tritt eine Hypakusis in 30–50% der Fälle auf. Die Erscheinung ist multifaktoriell bedingt, Schallempfindungen sind hier wahrscheinlich häufiger die Ursache als Schalleitungsstörungen durch ankylosierte Ohrknöchelchen oder eine Kompression der Hörnerven [9].
Maligne Entartung: Die maligne Entartung von Paget-Knochen ist eine seltene Komplikation. Die Häufigkeit wird <1% der symptomatischen Fälle angegeben. Histologisch handelt es sich meist um Osteosarkome; Fibrosarkome und Chondrosarkome kommen seltener vor. Gutartige Riesenzelltumoren, die auch beim M. Paget vorkommen, können hiermit initial verwechselt werden.
Kardiovaskuläre Effekte: Durch den je nach Ausdehnung des Befalls zum Teil erheblich gesteigerten Blutfluß durch den hypervaskularisierten Knochen kann es zu einer vermehrten Volumenbelastung des kardiovaskulären Systems kommen. Eine Neigung zu Kalzifikationen der Gefäße und der Herzklappen ist beschrieben.

Tabelle 43-1 Klinische Zeichen und Symptome beim Morbus Paget und ihre Ursachen.

Deformierung	verminderte mechanische Stabilität gegenüber chronischer Belastung
Fraktur	verminderte mechanische Stabilität gegenüber akuter Belastung
Volumenzunahme des Knochens	durch unkoordinierten Knochenumbau minderwertig angelegter Knochen
Überwärmung	Hypervaskularisierung
Arthrosen	sekundär durch Veränderungen der Achsenverhältnisse
Muskelschmerzen	sekundär durch Fehlbelastungen
Nervenkompressionserscheinungen	Einengung von Nervendurchtrittsstellen durch Auftreibung des Knochens
Schwerhörigkeit	meist durch kochleäre Dysfunktion, seltener durch Kompression des Hörnerven
Varikosis	sekundär durch Überwärmung, z. B. der Tibia
Zunahme einer Herzinsuffizienz	erhöhtes Herzminutenvolumen

3 Pathophysiologie/Pathogenese

Die *Ätiologie* des M. Paget ist unklar. Die gängige Hypothese ist, daß die Erkrankung Folge einer Slow-Virus-Erkrankung durch Paramyxoviren sein könnte. Unter dem Elektronenmikroskop finden sich in Kernen und im Zytoplasma der Paget-Osteoklasten Partikel, die viralen Einschlußkörperchen ähneln. Mit molekulargenetischen Methoden wurde aus Paget-Knochen mRNS von Masernvirusnukleokapsiden und von Hundestaupeviren isoliert, durch In-situ-Hybridisierung wurden Transkripte dieser Viren identifiziert. Anderen Arbeitsgruppen gelang dieser Nachweis jedoch nicht – da darüber hinaus bei Paget-Patienten keine Antikörper gegen Paramyxoviren gefunden wurden und das geographisch gehäufte Vorkommen von Paget-Patienten nicht mit den Paramyxovirusinfektionen korrespondiert, ist die Virushypothese weiter umstritten [14].

In Skelettregionen mit aktivem M. Paget findet man eine erhebliche Vermehrung von Osteoklastenzahl und -größe mit einer bis zu 20mal höheren Zahl an Zellkernen. Die initiale Veränderung beim M. Paget ist ein Anstieg der Knochenresorption in den betroffenen Skelettanteilen durch die beschriebenen Paget-Osteoklasten. Dort findet sich dann reaktiv eine vermehrte Rekrutierung von Osteoblasten, die zu einem kompensatorischen Anstieg der Knochenneubildung führt. Das Ergebnis dieses überstürzten Knochenumbaus ist das charakteristische Mosaikmuster des Knochens wodurch ein hypervaskularisierter, von außen oft fühlbar überwärmter Knochen entsteht. Das pathoanatomische Gesamtbild des Paget-Knochens ist meist durch ein Mischbild dieser Veränderungen gekennzeichnet. Die gesteigerte Knochenresorption führt zum vermehrten Anfall von Knochenabbauprodukten wie dem Hydroxyprolin oder den Kollagen-Crosslinks, der überstürzte Knochenanbau spiegelt sich in einer erhöhten Aktivität der alkalischen Phosphatase im Serum wider [16].

Der M. Paget ist durch einen überstürzten Knochenumbau gekennzeichnet, wobei der erste Schritt die pathologisch gesteigerte Osteoklastenaktivität ist.

4 Diagnostik

4.1 Bildgebende Verfahren

Röntgen: Die röntgenologisch sichtbaren Veränderungen beim M. Paget sind zwar charakteristisch, aber vielfältig. Die ersten Manifestationen sind osteolytischer Natur, im Schädel spricht man von einer *Osteolysis circumscripta*, an den langen Röhrenknochen findet sich ein V-förmiger sog. *osteolytischer Frontkeil*. In der zweiten Phase, die am häufigsten anzutreffen ist, liegt ein Mischbild aus lytischen und sklerotischen Bezirken vor (Abb. 43-1a), in der dritten Phase überwiegen die Sklerosierungen. Insgesamt kommt es

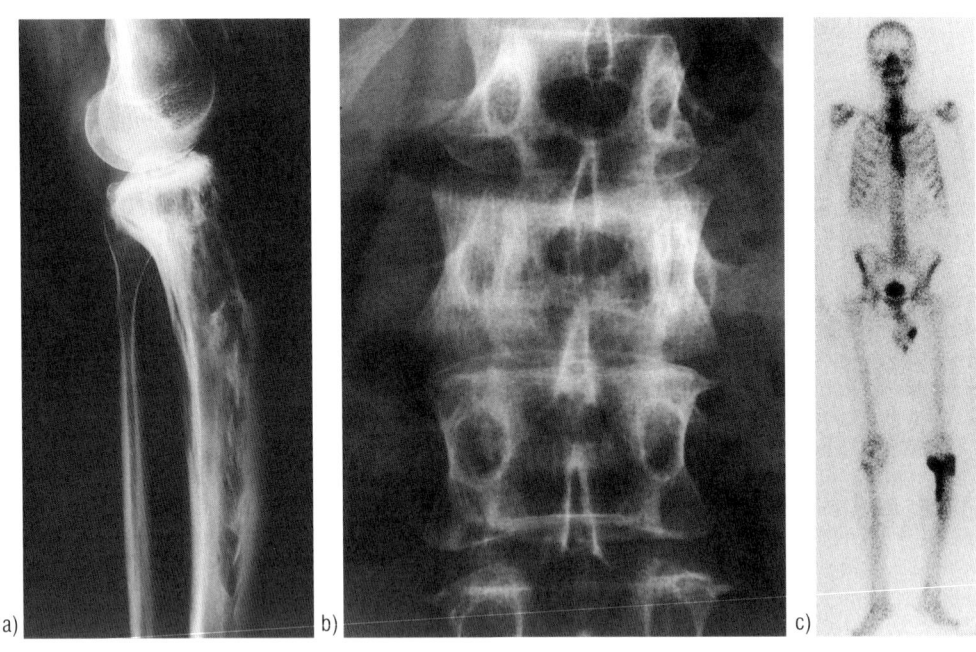

Abb. 43-1 Röntgenologische und szintigraphische Veränderungen bei M. Paget.
a) Tibiabefall bei einem 60jährigen Mann. Auffällig ist das Nebeneinander von lytischen und sklerotischen Zonen, sowie die ausgeprägte Antekurvation der Tibia.
b) Befall des 3. LWK bei einer 62jährigen Frau. Im Vergleich zu den umliegenden Wirbeln wird eine Volumenzunahme des betroffenen LWK 3 deutlich. Die übrigen radiologischen Zeichen an diesem Wirbel sind eher diskret, auffällig ist eine grobsträhnige Zeichnungsvermehrung.
c) Knochenszintigramm eines 58jährigen Mannes mit isoliertem Paget-Befall der linken Tibia.

meist zu einer Auftreibung der äußeren Kontur. Dies läßt sich gut bei einem Wirbelbefall beobachten, wo das betroffene Segment aus der Linie der anderen Wirbel heraustritt (Abb. 43-1b). Vor allem am Schädel und an den langen Röhrenknochen sieht man eine Verdickung der Kompakta, die faserig und unterminiert erscheint. Das trabekuläre Netzwerk ist vergrößert und in den beiden ersten Phasen von osteolytischen Herden durchsetzt (Abb. 43-1a) [2].

Die Diagnose des M. Paget wird vor allem durch das charakteristische Röntgenbild gestellt.

Knochenszintigraphie: Betroffene Areale imponieren als fokale Mehrspeicherungen, die sich ohne Kenntnis des Röntgenbildes nicht von Mehrspeicherungen anderer Genese unterscheiden lassen. Der Wert der Szintigraphie besteht in der hohen Sensitivität für Areale erhöhten Knochenumbaus und damit in der Möglichkeit auf einen Blick alle betroffenen Knochen zu identifizieren. Die Knochenszintigraphie beim M. Paget dient somit als Suchtest, um nach weiteren Läsionen zu fahnden. Jede Mehrspeicherung muß röntgenologisch abgeklärt werden, bevor sie als Paget-Befall identifiziert werden kann (Abb. 43-1c).

4.2 Labor

4.2.1 Knochenformationsmarker

Alkalische Phosphatase (AP):

Die Bestimmung der AP im Serum hat den höchsten Stellenwert in Diagnose und Verlaufsbeobachtung beim M. Paget [2].

Einer Erhöhung der AP bei einem ansonsten gesunden älteren Patienten ohne Anhalt für Lebererkrankung oder erhöhtes Serumkalzium liegt wahrscheinlich ein M. Paget zugrunde [16]. Die AP ist ein Osteoblastenmarker, das Ausmaß ihrer Erhöhung spiegelt die metabolische Aktivität und die Ausdehnung der Erkrankung wider. Bei Lebererkrankungen kann ein erhöhter AP-Wert durch eine Isoenzymbestimmung als Knochen-AP differenziert werden. In letzter Zeit sind immunoradiometrische Assays für die Direktmessung der *knochenspezifischen AP* verfügbar geworden, es ist jedoch noch unklar, ob damit AP-Veränderungen erfaßt werden können, die sich ansonsten im Normalbereich der Gesamt-AP-Bestimmung „verstecken" [11]. Andere Knochenformationsmarker wie Osteocalcin oder PICP haben sich beim M. Paget bislang nicht bewährt.

Kalzium und Parathormon (PTH): Normalerweise findet sich beim M. Paget keine Erhöhung des Serumkalziums. Die Immobilisierung eines Patienten mit ausgedehntem Befall kann in seltenen Fällen zu Hyperkalziämie und Hyperkalzurie führen. Ist der Patient mobil und sonst gesund, liegt einer Hyperkalziämie beim M. Paget wahrscheinlich ein primärer Hyperparathyreoidismus zugrunde.

4.2.2 Knochenresorptionsmarker

Hydroxyprolinausscheidung im 24-Stunden-Urin: Bei adäquater diätetischer Vorbereitung des Patienten spiegelt die Hydroxyprolinausscheidung die Krankheitsaktivität sehr gut wider. Da sie jedoch in fast allen Krankheitsphasen parallel zur AP verläuft, ist sie im Routinebetrieb entbehrlich.

Pyridinium-Crosslinks: Pyridinolin (PYD) und Desoxypyridinolin (DPD) sind spezifische Abbauprodukte der Knochenmatrix. Eine Nahrungsabhängigkeit besteht nicht, problematisch ist hier die noch sehr aufwendige Bestimmungsmethode mittels HPLC. Die Bestimmung der Pyridinium-Crosslinks entspricht beim M. Paget in ihrer diagnostischen Wertigkeit der Hydroxyprolinausscheidung. Erste vereinfachte Assays, bei denen freie Crosslinks mit immunoradiometrischen Methoden gemessen werden, zeigen zwar statistisch eine gute Korrelation mit den Ergebnissen der HPLC, sind jedoch beim M. Paget im Individualfall bislang nicht sensitiv genug.

4.3 Differentialdiagnose

Die charakteristischen Röntgenveränderungen zusammen mit dem klinischen Bild und den typischen Laborveränderungen machen differentialdiagnostische Erwägungen im allgemeinen unnötig. Sind die Röntgenveränderungen jedoch nicht pathognomonisch, kann sich bei älteren Patienten mit Knochenschmerzen, erhöhter AP und Hydroxyprolinausscheidung, Mehranreicherung im Szintigramm aber auch die Frage nach dem Vorliegen einer Knochenmetastasierung oder einer anderen Knochenstoffwechselerkrankung, wie zum Beispiel einer Osteomalazie, stellen. In diesen Fällen sollten ältere Aufnahmen oder Laborwerte hinzugezogen werden. Normalbefunde noch 1 Jahr zuvor sprechen sicher gegen einen M. Paget. Stehen keine Vorbefunde zur Verfügung kann nur die gezielte Knochenbiopsie des betroffenen Areals eine Knochenmetastasierung ausschließen.

5 Therapie

Das Prinzip der medikamentösen Therapie des M. Paget liegt in der Hemmung der osteoklastären Knochenresorption. Da nur 5% der Paget-Fälle symptomatisch sind, ist auch nicht jeder Erkrankte behandlungsbedürftig. Die Behandlungsindikationen sind in Tabelle 43-2 zusammengefaßt. Zugelassen für die Therapie des M. Paget sind in Deutschland lediglich Calcitonine verschiedener Spezies sowie das Bisphosphonat Etidronat (Diphos®). Neuere Bisphosphonate wie Pamidronat (Aredia®) oder Clodronat (Ostac®) sind jedoch ebenfalls gut erprobt und haben sich in klinischen Studien als deutlich potenter erwiesen [3, 4].

Tabelle 43-2 Behandlungsindikationen beim Morbus Paget.

- Schmerzen oder andere beeinträchtigende Symptome (Überwärmung)
- Befall von Knochen in mechanisch besonders belasteten Arealen und beginnende Deformierung bzw. Achsenabweichung (*Tibia, Femur, Becken*)
- Kompressionsgefahr für periphere Nerven oder ZNS (*Wirbelsäule, Schädelbasis*)
- erhebliche biochemische Aktivität (AP > 500 U/l) (*relative Indikation*)

5.1 Medikamentöse Therapie

5.1.1 Calcitonin

Calcitonin hemmt die Osteoklastenaktivität durch spezifische Calcitoninrezeptoren. Die strukturelle Qualität des Knochens wird durch Calcitonin nicht beeinträchtigt, der Effekt auf die Krankheitsaktivität läßt jedoch nach dem Absetzen der Medikation schnell nach. Calcitonin gleich welcher Spezies führt im allgemeinen zu einer Reduktion der AP um lediglich 50%, beim Lachscalcitonin kommt unabhängig davon das Problem der Resistenzentwicklung durch neutralisierende Antikörper dazu. Etwa 50–70% der Patienten entwickeln nach mehr als 6monatiger Theapie Antikörper gegen Lachscalcitonin, die in insgesamt ca. 30% eine neutralisierende Wirkung entfalten, die für die sekundäre Resistenzentwicklung verantwortlich ist [5, 6]. Bei Verwendung von humanem Calcitonin ist dieses Problem zu vernachlässigen [7]. Calcitonin ist eine „safe drug" ohne bedrohliche Nebenwirkungen. Die subjektiven Nebenwirkungen wie Übelkeit, Erbrechen und Flush, die bei mindestens 15–20% der Patienten auftreten, können die Lebensqualität der Patienten jedoch erheblich einschränken [17]. Calcitonin muß parenteral verabreicht werden, die subkutane Applikation und für das Lachscalcitonin die Gabe als Nasenspray haben sich bewährt, der Dosisbedarf für das Nasenspray liegt jedoch deutlich höher (Tab. 43-3).

5.1.2 Bisphosphonate

Etidronat (Diphos®): Etidronat war das erste Bisphosphonat, das für die Behandlung des M. Paget eingesetzt wurde. Tägliche Dosen von 5–20 mg/kg KG über 6 Monate haben sich hierbei als ähnlich effektiv wie Calcitonin erwiesen. Die höheren Dosen von 10 bis 20 mg Etidronat kg KG/Tag können bei 10–20% der Patienten zu reversiblen Mineralisationsstörungen führen. Im Gegensatz zum Calcitonin wird nach einer Unterbrechung der Etidronattherapie über eine gute Langzeitwirkung, teilweise über Jahre, berichtet [1]. Bei Patienten mit ausgeprägtem Krankheitsbild und hoher biochemischer Aktivität können trotz anfäng-

Tabelle 43-3 Medikamentöse Therapie beim Morbus Paget: bewährte Schemata.

Bisphosphonate
EHDP	(Diphos®)	2 x 1 Tablette (je 200 mg) (5 mg/kg KG) über 6 Monate
Clodronat*	(Ostac®)	2 x 1 Tablette je 400 mg)/Tag über 8 Wochen
Pamidronat*	(Aredia®)	2 x 1 Amp. (je 15 mg)/Tag (i.v. in 500 ml NaCl 0,9% über 4 h) über 2 – 6 Tage

Die Bisphosphonattherapien können bei nachlassendem Therapieeffekt wiederholt werden

Calcitonine
Lachscalcitonin	(Karil®)	5 – 100 IU s.c./Tag oder jed. 2. Tag
Lachscalcitonin nasal**	(Miacalcic®)	200 – 400 IU intranasal/Tag
humanes Calcitonin	(Cibacalcin®)	1 Amp (0,5 mg) s.c./Tag oder jd. 2. Tag

Kombinationen
EHDP + humanes Calcitonin	2 x 1 Tablette EHDP + 1 Amp. (0,5 mg) s.c./Tag
EHDP + Lachscalcitonin	2 x 1 Tablette EHDP + 100 IU s.c./Tag

* in Deutschland erhältlich, aber für die Indikation M. Paget (noch) nicht zugelassen
** in Deutschland (noch) nicht erhältlich

lich gutem Ansprechen erneute Therapien in immer kürzeren Abständen nötig werden, in diesem Fall bietet sich eine Kombinationstherapie mit humanem oder Lachscalcitonin über 6 Monate an (Tab. 43-3). Nach einer 6monatigen Einnahmepause kann ein erneuter Therapieversuch mit Etidronat unternommen werden. Reicht diese Medikation nicht aus, um die Erkrankungsaktivität befriedigend zu kontrollieren, sollte eine Therapie mit den neueren Bisphosphonaten erwogen werden.

Clodronat (Ostac®): Clodronat ist ein potenter Inhibitor der Knochenresorption und entfaltet in der empfohlenen Dosierung keine Mineralisationshemmung. In klinischen Studien wurde es oral in Dosen von 400 – 2400 mg/Tag oder i.v. mit 300 mg/Tag über 5 Tage eingesetzt. Eine Dosis von 800 mg/Tag p.o. über 2 Monate hat sich hierbei bewährt [10].

Pamidronat (Aredia®): Die Wirksamkeit des Aminobisphosphonats Pamidronat beim M. Paget ist in zahllosen Studien untersucht und belegt worden. Da es sich in Tierversuchen als noch potenter als Etidronat und Clodronat erwiesen hat, sind im allgemeinen niedrigere Dosen in parenteraler Form erprobt worden. Gesamtdosen von 60 – 180 mg können in Tagesdosen von 30 mg Pamidronat an 2 – 6 Tagen über 4 h in 500 ml NaCl infundiert werden (Tab. 43-3) [4]. Eine orale Präparation des Medikamentes steht wegen der unsicheren Resorption (ca. 1%) und der gastrointestinalen Nebeneffekte nicht zur Verfügung. Pamidronat hat sich auch als wirksam erwiesen, wenn Patienten mit Calcitonin oder den weniger potenten Bisphosphonaten nicht mehr adäquat therapierbar waren.

Die Jahrestherapiekosten der verschiedenen Therapiestrategien hängen vom Dosisbedarf des Patienten ab, die Kosten für 120 mg Pamidronat liegen derzeit etwa ein Drittel unter denen einer Behandlung mit Calcitonin (3 x 100 IU/Woche für ein Jahr) und der einer Therapie mit Etidronat (2 x 1 Tablette/Tag für 6 Monate).

Auch zahlreiche andere Bisphosphonate sind mit gutem Erfolg beim M. Paget erprobt worden [13], so daß man zusammenfassend sagen kann, daß die Anwendung von Bisphosphonaten beim M. Paget nach über 20jähriger Erfahrung inzwischen als Therapie der Wahl angesehen werden muß.

Welche Dosierung und welche Therapiedauer für die jeweiligen Präparate im Hinblick auf eine möglichst lange Remissiondauer als optimal anzusehen ist, kann noch nicht beantwortet werden. Die vorliegenden Daten sprechen jedoch dafür, daß eine Suppression der Aktivitätsparameter (besonders der AP) mindestens in den Normbereich mit einer längeren Remissionsdauer einhergeht [12].

5.2 Symptomatische Therapie

Da nur ein Teil der Beschwerden mit der Paget-Aktivität korreliert, ein anderer Teil aber durch Sekundärveränderungen bedingt ist, sind neben der spezifischen Osteoklastenhemmung oft auch supportive Maßnahmen wie eine Schmerztherapie und kankengymnastische Übungsbehandlung angebracht. Eine Wärmebehandlung im betroffenen, sowieso schon überwärmten Areal ist dagegen nicht sinnvoll.

6 Prognose und Verlauf

Der M. Paget ist nicht heilbar, sondern kann nur in seiner Aktivität gebremst werden. Einmal eingetretene Deformierungen werden sich darüber hinaus auch bei optimaler Therapie nicht mehr zurückbilden. In seltenen Fällen gelingt es jedoch schon durch eine einmalige Bisphosphonattherapie anhaltende Remissionen über 4 und mehr Jahre zu erzielen.

Literatur

1. Altman, R. D.: Long-term follow-up of therapy with intermittent etidronate disodium in Paget´s disease of bone. Amer. J. Med. 79 (1985) 583 – 590.

2. Bone, H. G., M. Kleerekoper: Clinical review-39 – Paget's disease of bone. J. clin. Endocr. Metab. 75 (1992) 1179–1182.

3. Grauer, A.: Morbus Paget des Knochens. Dtsch. Ärztebl. 90 (1993) 443–444.

4. Grauer, A., B. Klar, S. H. Scharla, R. Ziegler: Long-term efficacy of intravenous pamidronate in Paget's disease of bone. Semin. Arthr. Rheum. 23 (1994) 283–284.

5. Grauer, A., K. Frank-Raue, J. Schroth, F. Raue, R. Ziegler: Neutralisierende Antikörper gegen Lachscalcitonin: Ursache für ein Therapieversagen beim M. Paget. Dtsch. med. Wochenschr. 119 (1994) 507–510.

6. Grauer, A., F. Raue, H. G. Schneider, K. Frank-Raue, R. Ziegler: In vitro detection of neutralizing antibodies after treatment of Paget's disease of bone with nasal salmon calcitonin. J. Bone Miner. Res. 5 (1990) 387–391.

7. Grauer, A., H. H. Reinel, S. Ljunghall, E. Lindh, R. Ziegler, F. Raue: Formation of neutralizing antibodies after treatment with human calcitonin. Amer. J. Med. 95 (1993) 439–442.

8. Harinck, H. I., O. L. Bijvoet, C. J. Vellenga, H. J. Blanksma, W. B. Frijlink: Relation between signs and symptoms in Paget's disease of bone. Quart. J. Med. 58 (1986) 133–151.

9. Kanis, J. A.: Pathophysiology and Treatment of Paget's Disease of Bone, pp. 298. Dunitz, London 1991.

10. Klar, B., A. Grauer, R. Ziegler: Clodronat-Therapie beim Morbus Paget des Skeletts. Münch. med. Wschr. (1993) 499–502.

11. Panigrahi, K., P. D. Delmas, F. Singer, W. Ryan, O. Reiss, R. Fisher, P. D. Miller, I. Mizrahi, C. Darte, B. C. Kress, R. H. Christenson: Characteristics of a two-site immunoradiometric assay for human skeletal alkaline phosphatase in serum. Clin. Chem. 40 (1994) 822–828.

12. Patel, S., M. D. Stone, C. Coupland, D. J. Hosking: Determinants of remission in Paget's disease of bone. J. Bone Miner. Res. 8 (1993) 1467–1473.

13. Raue, F., A. Grauer: Bisphosphonate, ein neues Therapieprinzip bei Knochenstoffwechselerkrankungen. Med. Klin. 89 (1994) 421–428..

14. Roodman, G. D.: Current hypothesis for the etiology of Paget disease. Curr. Opin. Endocr. Diab. 1 (1994) 282–285.

15. Schmorl, G.: Über Osteitis deformans Paget. Virchow's Arch. A (path. Anat.) 283 (1932) 694–751.

16. Siris, E. S.: Paget's Disease of Bone. In: Favus, M. J. (ed.): Primer on the Metabolic Bone Diseases and Disorders of Mineral Metabolism. 2nd ed., pp. 375–384. Raven, New York 1993.

17. Wüster, C., W. Schurr, S. Scharla, F. Raue, H. W. Minne, R. Ziegler: Superior local tolerability of human versus salmon calcitonin in young healthy volunteers. Europ. J. clin. Pharmacol. 41 (1991) 211–215.

18. Ziegler, R.: Morbus Paget des Skelettes: Pathogenese, Diagnostik und Therapie. Internist. 26 (1985) 502–510.

19. Ziegler, R., G. Holz, B. Rotzler, H. Minne: Paget's disease of bone in West Germany. Prevalence and distribution. Clin. Orthop. 184 (1985) 199–204.

44 Osteosklerosen, Hyperostosen und Osteogenesis imperfecta

Christian Wüster

1	**Einleitung und Übersicht**	342
2	**Osteofluorose**	343
2.1	Endemische Fluorose	343
2.2	Osteosklerose nach Fluoridüberbehandlung einer Osteoporose	343
2.3	Fluoride und Osteosklerose bei renaler Osteodystrophie	344
3	**Sklerosierende Knochendysplasien**	344
3.1	Osteopoikilie	344
3.2	Osteopathia striata	344
3.3	Melorheostose	344
3.4	Endosthyperostose	345
3.5	Progressive diaphysäre Dysplasie (Camurati-Engelmann-Syndrom)	345
3.6	Pyknodysostose	345
3.7	Osteopetrose	346
4	**Fibröse Dysplasie (McCune-Albright-Syndrom)**	347
5	**Osteogenesis imperfecta**	348
5.1	Klinisches Bild	348

1 Einleitung und Übersicht

Der Begriff *Osteosklerose* kommt von dem griechischen Wort *Skleros*, welches „hart" bedeutet. Dieser Begriff mag verwirrend sein, da osteosklerotische Knochen nicht unbedingt härter und stärker sind als normale. So ist eines der Leitsymptome der osteosklerotischen Erkrankung „Osteopetrose" die Fraktur und so sind Osteosklerosen bei einigen Formen der Osteomalazie beobachtet, wo ebenfalls Deformitäten und Frakturen resultieren. Der Begriff *Hyperostose* meint „ein zu viel an Knochen" und beschreibt eine Steigerung des Knochenvolumens, insbesondere der externen Dimensionen von Knochen.

Genauso wie eine Osteopenie auf dem Röntgenbild erst erkennbar ist, wenn 30–40 % der Knochenmasse verlorengegangen sind, ist auch die Osteosklerose auf dem Röntgenbild häufig durch technische Mängel der Bilder fehldiagnostiziert. Auch hier bieten sich zur Verifizierung der Diagnose die sensitiveren Techniken der Knochendichtemessung an.

> Bei jeder unklaren Osteopathie sollte die Diagnosesicherung durch Knochenbiopsie angestrebt werden.

Die Diagnose entsteht immer durch ein Zusammenspiel aus Anamnese, klinischer Untersuchung, Röntgen, Osteodensitometrie, Labor und Histologie. Die Osteosklerosen und Hyperostosen entstehen primär durch eine Steigerung der Menge an mineralisierter Knochenmatrix und weniger durch eine Steigerung der Mineralisation von existierender Knochenmatrix.

Dieses Kapitel gibt nur einen kurzen Überblick über die verschiedenen Osteosklerosen und Hyperostosen und einen Leitfaden, wie man sich praktisch bei der Diagnose solcher Erkrankungen verhält. Im Einzelfall ist es notwendig, einen erfahrenen Knochenradiologen zu Rate zu ziehen oder die entsprechenden Röntgenatlanten oder ausführlicheren Lehrbücher zu konsultieren [3, 9, 25].

Tabelle 44-1 Ursachen von Osteosklerosen und Hyperostosen bei generalisiertem Befall des gesamten Skeletts oder lokalisierten Veränderungen.

generalisierte Ausbreitung
– Osteofluorose
– Osteopetrose
– McCune-Albright-Syndrom
– endokrin verursachte Osteopathien
– Osteopoikilie
– Osteopathia striata
– Melorheostose
– Endosthyperostose
– progressive diaphysäre Dysplasie
– Pyknodysostose
– Myelofibrose + Osteomyelosklerosen
– Osteogenesis imperfecta

lokalisierte Veränderungen
– M. Paget
– monostotische Form einer fibrösen Dysplasie
– primäre Knochentumoren
– Osteomyelitiden
– Osteonekrosen
– gelenkassoziierte Osteopathien

Tabelle 44-1 gibt eine Auswahl von Ursachen nach der Ausbreitung der Knochenerkrankung, die zwischen einem generalisierten Befall des gesamten Skeletts (übergeordnete Noxe) und lokalisierten Veränderungen unterscheidet (gesundes Restskelett):

Zum systematischen Erfassen von Osteosklerosen oder Hyperostosen wird folgendes Vorgehen vorgeschlagen:

- *genaue Anamnese:* Frakturen, Jahreszahl, Zusammenhang mit Trauma, Art des Traumas, Länge der Abheilung, Restitutio ad integrum
- *derzeitige Beschwerden von seiten des Knochensystems:* Schmerzen, Funktionseinschränkung, Deformierung, Körpergrößenveränderung
- *körperliche Untersuchung:* Frakturen, Funktionseinschränkung, Schmerzhaftigkeiten
- *röntgenologische und knochenszintigraphische Abklärung:* fokale, regionale oder generalisierte Osteosklerosen
- *Osteodensitometrie:* Verifizierung der Knochenverdichtung.

2 Osteofluorose

Fluorid ist eine potente Substanz zur Stimulation der Osteoblastenfunktion. Unterschiedliche Erkrankungen resultieren, wenn Fluorid in zu hohen Dosen und über zu lange Zeiträume auf ein vorgeschädigtes Skelettsystem trifft. Die Osteofluorosen unterteilen sich in die *endemische Fluorose*, die Osteosklerose nach *Fluoridüberbehandlung bei Osteoporose* und die *fluoridinduzierten Osteosklerosen bei renaler Osteodystrophie*.

2.1 Endemische Fluorose

Klinisches Bild: Die endemische Fluorose entsteht bei gesunden Menschen, die in Gebieten leben, in denen das Trinkwasser eine zu hohe Konzentration an Fluorid enthält (z.B. Indien) und bei Arbeitern, die mit Flußsäure arbeiten. Die Patienten werden an der Braunfärbung und Schädigung der Zähne erkannt. Sie klagen über Skelettschmerzen, Steifigkeit, herabgesetzte Gelenkmobilität und verkrüppelnde Deformitäten. Daraus resultieren auch neurologische Symptome mit Nervenausfällen, Radikulopathien und Plexusschädigungen. Diese entstehen besonders durch Osteophyten, Exostosen und ligamentöse Kalzifikationen.

Radiologische Merkmale: Der osteosklerotische Prozeß findet vorwiegend am axialen Skelett statt. Es kommt zu einer trabekulären Osteokondensation und verstärkten Röntgendichte der Wirbelsäule, Becken und der Rippen. Es entstehen Verkalkungen der interspinalen und paraspinalen Bänder (*Periostitis deformans*) sowie der Zwischenräume zwischen den Rippen. Es bilden sich Osteophyten und Exostosen in der Nähe von kleinen und großen Gelenken und in den Bandscheiben. In einem Viertel der Fälle treten Zeichen eines sekundären Hyperparathyreoidismus auf [20]. Die metaphysären Enden der langen Röhrenknochen zeigen eine Sklerose wie bei Rachitis oder renaler Osteopathie. Patienten mit Industrie-Fluoridose, beschrieben von Roholm [19], zeigten ein Verschwinden der medullären Markhöhle der langen Röhrenknochen durch die kortikale Verdickung. Bei Kindern führt die Osteofluorose zu Deformitäten wie Coxa vara, Genua valga et vara.

Bei Erwachsenen werden die radiologischen Veränderungen der Osteofluorose in drei Stadien nach Roholm eingeteilt [19]:

- *Stadium I:* Verbreiterung und Verdichtung der Bälkchenstruktur in den Wirbelkörpern sowie erhöhte Knochendichte des Beckens
- *Stadium II:* Weitere Sklerosierung der Spongiosa, Einengung der Markhöhlen der Röhrenknochen, beginnende Verkalkung der Längsbänder der Wirbelsäule
- *Stadium III:* Die Wirbelsäule zeigt marmorartige Struktur mit Verknöcherung des Bandapparates sowie Verkalkung von Sehnen, Muskelansätzen und Membrana interossea. Ektopische und periostale Knochenneubildung.

2.2 Osteosklerose nach Fluoridüberbehandlung einer Osteoporose

Eine Osteosklerose kommt nach lege artis durchgeführter Fluoridbehandlung einer Osteoporose (richtige Indikation, regelmäßige halbjährliche Kontrolluntersuchungen etc.) nicht vor. Die Fluoridtherapie der Osteoporose ist eine wirkungsvolle und sichere Therapie, die zu einem Stillstand der Frakturierung bei Osteoporose und zu einer Steigerung der Knochendichte führt [26]. Das Problem bei der Fluoridtherapie der Osteoporose ist das relativ kleine therapeutische Fenster bei der Dosierung dieses Medikamentes. So kommt es bei einigen Patienten zu keiner Antwort der Osteoblasten und der Knochendichte auf die Fluoridtherapie, möglicherweise bedingt durch eine Unterdosierung, auf der anderen Seite gibt es jedoch Patienten, die bereits nach kurzer Behandlungsdauer mit einer gewöhnlichen Fluoriddosis im Röntgen eine Fluorose Stadium Roholm I zeigen.

Durch den undifferenzierten Einsatz von Fluoriden in der allgemeinen Bevölkerung und durch die Behandlung bei falschen Indikationen (z.B. degenerativen Wirbelsäulenerkrankungen) sowie den ungenügenden Kontrollen bei den Patienten, stellen sich immer wieder Patienten vor, bei denen eine Fluoridose röntgenologisch diagnostiziert werden muß (Abb. 44-1).

Die Entstehung einer Fluoridose während der Behandlung einer Osteoporose hängt von vielen Faktoren ab. Eines der wichtigsten Faktoren ist wahrscheinlich die Höhe des Serumfluoridspiegels über einen bestimmten Zeitraum. Desweiteren kann es unter

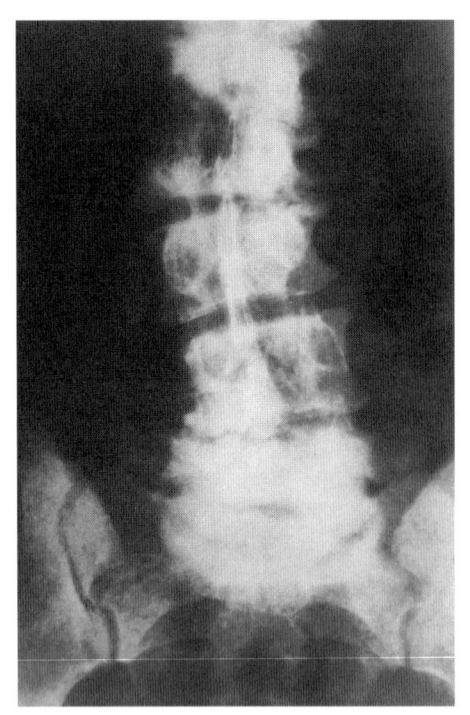

Abb. 44-1 Röntgenologische Darstellung der Wirbelsäule einer 75jährigen Patientin, die bei degenerativen Verschleißerscheinungen und der Fehldiagnose einer Osteoporose 7 Jahre mit 75 mg Natriumfluorid behandelt wurde.

einer Fluoridtherapie zu einer Untermineralisierung des Knochens kommen, wenn nicht genug Kalzium und Vitamin D gegeben wird. Die verkrüppelnden Bilder wie bei der endemischen Fluorose kommen bei der Fluoridbehandlung einer Osteoporose nicht vor. Ebenso sind Exostosen und Kalzifizierung sowie Osteophytenformationen selten:

Therapie: Therapeutisch wird die Fluoridose durch Absetzen der Fluoridtherapie behandelt. Die Schmerzen können auf nichtsteroidale Antiphlogistika oder Morphinderivate ansprechen. Desweiteren sind physikalische Maßnahmen hilfreich. Nach Absetzen der Fluoridtherapie kann nach Jahren eine Normalisierung der erhöhten Knochendichte und der Osteosklerose wieder eintreten, dies geht dann mit einer Besserung des Beschwerdebildes einher.

2.3 Fluoride und Osteosklerose bei renaler Osteodystrophie

Die Osteosklerose ist ein typisches Zeichen der renalen Osteodystrophie. Die Rolle der Fluoride bei der Pathogenese dieser Osteosklerosen wird kontrovers diskutiert. Es wurde vermutet, daß es zu einer „Umkehrdialyse" des Fluorids bei Hämodialysepatienten kommt. So wurde gezeigt, daß die Serumfluoridkonzentration während der Dialyse fällt und direkt danach wieder ansteigt. Dies wurde einem vermehrten Transfer von Fluorid vom Blut in den Knochen zugeschrieben. Diese Hypothese wurde durch Studien mit radioaktivem Fluorid unterstützt. Weiterhin wurden erhöhte Blutfluoridkonzentrationen bei urämischen Patienten mit Osteosklerose gefunden. Ebenfalls wurden hohe Knochenfluoridkonzentrationen (22 700 ppm) bei Hämodialysepatienten gemessen. Es wird daher angeraten, bei der Dialyse deionisiertes Wasser zu verwenden, solange die Diskussion über die Rolle des Fluorids bei der Pathogenese der renalen Osteodystrophie nicht geklärt ist.

3 Sklerosierende Knochendysplasien

3.1 Osteopoikilie

Die Osteopoikilie ist eine benigne Erkrankung die durch „gefleckte Knochen" charakterisiert ist. Kleine sklerotische Foci sind in den Metaphysen und Epiphysen der Röhrenknochen verteilt. Klinische Symptome werden dadurch nicht verursacht und die Diagnose wird häufig als Zufallsbefund gestellt. In 10 % der Patienten treten gleichzeitig Hautveränderungen auf (*Dermatofibrosis lenticularis disseminata*). Diese Erkrankung wird autosomal-dominant vererbt (*Buschke-Ollendorf-Syndrom*). Häufig werden diese sklerotischen Herde als Knochenmetastasen fehldiagnostiziert.

Charakteristische Röntgenbefunde sind multiple kleine Sklerosierungsherde im Knochen, die rund und oval sein können. Am häufigsten werden sie in den Enden der kleinen Röhrenknochen, in den Metaphysen der langen Röhrenknochen und in den Tarsalia, Karpalia und Beckenknochen gefunden. Diese Herde bleiben in Größe und Form konstant, sie speichern nicht im Knochenszintigramm.

Eine *Behandlung* der Osteopoikilose ist nicht notwendig. Die Patienten sollten aufgeklärt und die Familienmitglieder informiert werden [14].

3.2 Osteopathia striata

Die Osteopathia striata ist ebenfalls eine Variante der Knochenstruktur ohne therapeutische Konsequenzen. Sie ist gekennzeichnet durch eine strähnig streifige Struktur an den Enden der langen Knochen und am Os ileum. Die Erkrankung ist asymptomatisch und wird als Zufallsbefund diagnostiziert. Sie ist allerdings gelegentlich mit anderen Osteopathien verbunden, wie der kranialen Sklerose und der fokalen dermalen Hypoplasie. Auch eine Veränderung des Hörvermögens durch Knochenkompression auf den Hörnerv ist beschrieben.

3.3 Melorheostose

Die Bezeichnung benennt die charakteristische fleckige Osteosklerose, die meistens am Radium und am zweiten Metakarpale auftritt. Die röntgenologischen Veränderungen ähneln geschmolzenem Wachs, das an einer Kerze heruntergetropft ist. 200 Fälle wurden bisher beschrieben [15].

Die Melorheostose manifestiert sich typischerweise in der Kindheit. In 17% kommt es zu linearen sklerodermaähnlichen Regionen und Hypertrichosen. Fibrome, Fibrolipome, kapillär Hämangiome, Lymphangiektasien und arterielle Aneurysmen können auftreten. Die Weichteilveränderungen treten häufig vor der Hyperostose auf. Schmerzen und Steifigkeit sind die Leitsymptome. An den befallenen Gelenken können Kontrakturen und Deformitäten auftreten. Im Erwachsenenalter schreitet die Erkrankung langsam oder gar nicht fort.

Radiologisch zeigen sich irreguläre, dichte, exzentrische Hyperostosen, die sowohl den Kortex als auch die benachbarte Markhöhle eines einzelnen oder mehrerer benachbarter Knochen befällt. Jeder Knochen kann involviert sein, aber an der unteren Extremität tritt die Erkrankung häufiger auf. Die Routinelaborparameter sind normal. Im Knochenszintigramm speichern die befallenen Skelettareale im Gegensatz zur Osteopoikilie oder Osteopathia striata.

Als *Behandlung* hat sich die chirurgische Korrektur der Kontraktur als schwierig erwiesen. Als Kasuistik werden Distraktionstechniken beschrieben.

3.4 Endosthyperostose

Die Endosthyperostose kann autosomal-rezessiv und klinisch schwerwiegend oder autosomal-dominant und mild auftreten. Sie tritt bei Kindern und Erwachsenen und bei beiden Geschlechtern gleich häufig auf. Eine progressive asymmetrische Vergrößerung des Kiefers entsteht während der Pubertät. Die Unterkiefer der betroffenen Erwachsenen sind deutlich verdickt. Dabei entsteht allerdings keine Prognathie und eine Malokklusion ist nicht typisch. Es können Gesichtsnervenausfälle, Taubheit oder Optikusatrophie durch Einengung der kranialen Foramina auftreten, gelegentlich auch Schmerzen. Sind die Patienten noch extrem groß und ist eine Syndaktylie nachweisbar, wird die Erkrankung *Skleroostose* genannt. Im Röntgen zeigt sich eine typische endostale kortikale Verdickung.

Eine spezifische *Therapie* gibt es nicht, chirurgische Dekompression von verengten Foramina kann nötig werden.

3.5 Progressive diaphysäre Dysplasie (Camurati-Engelmann-Syndrom)

Beim Camurati-Engelmann-Syndrom kommt es zu einer Knochenneubildung sowohl periostal als auch endostal im Bereich der langen großen Röhrenknochen [8]. Eine Störung der Differenzierung von Monozyten-Makrophagen zu Fibroblasten bzw. Osteoblasten ist die Ursache [13]. In schweren Fällen kann diese weit verteilt sein und auch den Schädel und das axiale Skelett miteinbeziehen. Die Patienten kommen typischerweise während der Kindheit durch Humpeln oder Schmerzen im Bein, Muskelschwund und vermindertem subkutanem Fettgewebe der Extremität zur Vorstellung. Differentialdiagnostisch muß an eine Muskeldystrophie gedacht werden. Patienten mit schwerem Befall haben einen charakteristischen Körperhabitus mit vergrößertem Kopf und prominenter Stirn, Proptosis bulbi und dünnen Beinen mit dicken Knochen und wenig Knochenmasse. Gelegentlich tritt koinzident eine Pubertas tarda auf. Klinisch können diese Knochenverdickungen und Skelettabschnitte getastet werden. Manche Patienten haben eine Hepatosplenomegalie.

Die *Röntgenveränderungen* zeigen eine progressive diaphysäre Dysplasie mit kortikaler Hyperostose der großen langen Röhrenknochendiaphysen. Die befallenen Röhrenknochen speichern im Knochenszintigramm.

Die *Routineparameter* des Knochenstoffwechsel sind in der Regel normal. Es können eine erhöhte Aktivität der alkalischen Phosphatase und erhöhte Resorptionsmarker sowie eine erhöhte Blutsenkung gefunden werden.

Die Erkrankung ist genetisch determiniert und wird autosomal-dominant mit variabler Penetranz vererbt.

Eine Glukokortikoidtherapie in niedrigen Dosen ist die Therapie der Wahl, die effektiv Schmerzen vermindern kann und auch die Knochenveränderungen bessert.

3.6 Pyknodysostose

Die Erkrankung wird autosomal-rezessiv vererbt. Sie wird im Kindesalter diagnostiziert. Auffällig ist eine frontookzipitale Prominenz, relativ großes Kranium, ein verschmolzener Kieferwinkel, kleines Gesicht und Kinn, ein hochbogiger Gaumen, Zahnmalokklusionen sowie Retention der zweiten Zähne, Proptosis bulbi, blaue Skleren und spitze Nase [7]. Die Finger sind kurz und breit und zeigen Akroosteolysen und Aplasie der terminalen Phalangen, hypoplastische Fingernägel und die Hände sind klein und quadratisch. Der Thorax ist eng und zeigt häufig eine Trichterbrust oder eine Kyphoskoliose. Häufig treten Frakturen insbesondere der unteren Extremitäten auf und führen zu einer Genu-Valgum-Deformität. In 10% kommt es zu einer mentalen Retardierung. Die Patienten sind kleinwüchsig. Sie haben häufig rezidivierende Bronchialinfekte und Rechtsherzversagen bei chronisch-obstruktiver Atemwegserkrankung bei Vorliegen einer Mikrognatie.

Die *Röntgenveränderungen* zeigen eine generalisierte Osteosklerose und sind durch rezidivierende Frakturen gekennzeichnet. Die starken Defekte im Knochenumbau treten bei der Pyknodysostose im Gegensatz zur Osteopetrose jedoch nicht auf.

In der Regel zeigen die Knochenstoffwechselparameter im *Labor* Normwerte.

Eine *Behandlung* gibt es nicht. Die Frakturen werden entsprechend versorgt.

3.7 Osteopetrose

Formen: Die Osteopetrose ist der Prototyp der sklerosierenden Knochendysplasien und wurde zuerst von Albers-Schönberg 1904 beschrieben [1]. Die Krankheit ist auch unter dem Synonym der *Marmorknochenkrankheit* bekannt.

Es gibt zwei Hauptformen dieser Krankheit [23]:
– Die maligne Form der Osteopetrose mit autosomal-rezessivem Ergang tritt typischerweise während des Säuglingsalters oder der frühen Kindheit auf und endet meist letal.
– Die Osteopetrose mit Spätmanifestation, eine benigne Form die autosomal-dominant vererbt wird, ist mit wenig oder keinen Symptomen verbunden.

Weitere Formen sind wesentlich seltener und werden als sog. „Intermediär"-Form beschrieben und kennzeichnen Erkrankungen, die zwar im Kindesalter auftreten, aber nicht zum Tode führen. Die vierte klinische Form ist eine autosomal-rezessive Form der Osteopetrose mit renal tubulärer Azidose und zerebralen Kalzifikationen; es handelt sich hier um einen Stoffwechseldefekt mit Mangel an Carbonanhydrase II.

Alle Formen der Osteopetrose sind gekennzeichnet durch eine defekte Osteoklastenfunktion, die in einer verminderten Knochenresorption resultiert.

Dies führt dazu, daß die primäre Spongiosa (d.h. der kalzifizierte Knorpel, der während der enchondralen Knochenbildung entsteht) bis in das Erwachsenenalter hin persistiert und charakteristische histologische Veränderungen verursacht.

Klinisches Bild: Patienten mit *maligner Form* zeigen erste Manifestationen der Erkrankung während des Säuglingsalters: Frühsymptom ist eine nasale „Plattheit", die aus einer Fehlbindung des Mastoids und der paranasalen Sinus resultiert. Die Schädelforamina weiten sich nicht vollständig, dadurch kommt es zu Hirnnervenausfällen. Gedeihstörung, Störung der Zahnbildung, multiple Knochenbrüche, Schlafapnoe, Netzhautdegenerationen, rekurrente Infektionen und Komplikationen der Knochenmarksbildung resultieren beim Vollbild der Erkrankung. Die Verminderung der Knochenmarkshöhle (Myelophthise) führt zu Anämie und Thrombozytopenie bis hin zur Panzytopenie. Häufig kommt es zu einer Hepatosplenomegalie. Hypersplenismus und Hämolyse komplizieren die Situation. Bei der körperlichen Untersuchung zeigt sich der Kleinwuchs, eine Vorwölbung der Stirn, ein großer Kopf, eine „adenoide Erscheinung", Nystagmus, Hepatosplenomegalie und Genu valgum. Unbehandelte Kinder sterben in der ersten Lebensdekade durch Blutungen, Pneumonie, schwere Anämie oder Sepsis.

Die *benigne* (autosomal-dominante) *Osteopetrose* wird häufig als Zufallsbefund erkannt. Träger der genetischen Information können asymptomatisch ohne radiologische Veränderung bleiben. Es können Fazialisparese, Hörverlust durch Hirnnervenkompression oder pathologische Frakturen darauf hindeuten, daß eine generalisierte Osteosklerose vorliegt. Gelegentlich kann ein gehäuftes Auftreten der Osteomyelitis durch Keime aus dem Zahnbereich besonders im Bereich des Unterkiefers ein Problem sein.

Pathogenese: Zur Osteopetrose führt ein zellulärer Defekt der Osteoklasten, der zu einer verminderten Resorption der primären Spongiosa führt. Durch die fortgesetzte Knochenneubildung kommt es zu einer generalisierten Osteosklerose und metaphysären Deformität (s.u.). In einem Maus-Modell der Osteopetrose (op/op-mouse) wurde ein absoluter Mangel an CSF-1 (colong-stimulating factor) gezeigt, der sekundär zu einem Mangel an INF-α, IL-1α und G-CSF führt. Dies resultiert aus einem generalisierten Mangel an Makrophagen [16].

Es wurde weiterhin gezeigt, daß in diesem Maus-Modell der Osteoklastendefekt durch die Gabe von M-CSF korrigiert werden kann. Bei Kindern mit maligner Osteopetrose zeigte die Bestimmung von M-CSF im Serum allerdings keine erniedrigten Werte.

In einer speziellen Form der Osteopetrose wurde ein Mangel an Carboanhydrase II festgestellt. Diese Form wird auch als eigene Erkrankung zusammen mit einer renalen tubulären Azidose und zerebralen Kalzifikationen genannt (s.o.).

Röntgenologische Veränderungen: Das Hauptsymptom ist die generalisierte symmetrische Osteosklerose. Das Skelett ist meist einheitlich dicht, gelegentlich kommen aber alternierende dichte und aufgehellte Banden vor, besonders im Becken und in der Nähe der Enden der langen Röhrenknochen. Die Diaphysen und Metaphysen der langen Röhrenknochen sind typischerweise verbreitert und können die sog. „Erlenmeierkolben"-Deformität aufweisen. Axial ist besonders der Schädel dicht, hier besonders im Bereich der Schädelbasis, die Sinus paranasal und Mastoid sind unterpneumatisiert. Die Wirbel können in den Seitenaufnahmen sog. „Knochen im Knochen" (Endoknochen)-Ausbildung zeigen (Abb. 44-2).

Laboruntersuchung: Häufig finden sich im Serum erniedrigte Kalziumspiegel, ein sekundärer Hyperparathyreoidismus und erhöhte Spiegel von 1,25-Dihydroxycholecalciferol. Die saure Phosphataseaktivität von Osteoklasten ist typischerweise erhöht. Bei der *benignen* Form sind die Marker des Knochenmineralstoffwechsels im Normbereich.

Histologische Untersuchung: Pathognomonisch ist die verminderte osteoklastäre Knochenresorption, die zu einem Verbleiben von mineralisierter primärer Spongiosa führt. Die Anzahl der Osteoklasten ist erhöht. Bei diesen Osteoklasten fehlen allerdings gewöhnlich die typischen „ruffled-borders."

Behandlung: Die *benigne* Form der Osteopetrose ist in der Regel nicht behandlungsbedürftig. Bei der *malignen* Form der Osteopetrose wird der Krankheitsver-

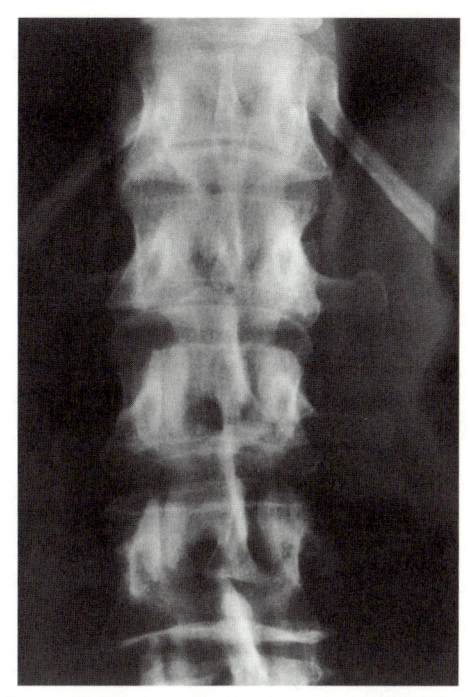

Abb. 44-2 Röntgenologische Darstellung der Wirbelsäule einer 42jährigen Patientin mit der benignen Form einer Osteopetrose.

lauf durch eine Knochenmarktransplantation eindeutig positiv beeinflußt. Dabei zeigt sich, daß nach Transplantation die Osteoklasten, aber nicht die Osteoblasten, vom Spender stammen.

Nicht alle Patienten profitieren von einer Knochenmarktransplantation, da der Erkrankung wahrscheinlich nicht in allen Fällen der gleiche Defekt zugrunde liegt. Bei anderen Patienten wurde eine kalziumarme Diät zur Verminderung der Mineralisierung mit einigem Erfolg versucht. Auch die Gabe von hochdosiertem Calcitriol zusammen mit eingeschränkter Kalziumzufuhr mit der Nahrung um Hyperkalziurie/Hyperkalziämie zu vermeiden, kann die Erkrankung so erfolgreich wie eine Knochenmarktransplantation beeinflussen. Bei Patienten mit Panzytopenie und Hepatomegalie ist die Gabe von hochdosierten Kortikoiden hilfreich. Neuerdings sind auch Erfolge mit einer Interferon-γ-Therapie beschrieben [12].

4 Fibröse Dysplasie (McCune-Albright-Syndrom)

Die fibröse Dysplasie ist eine monostotische, oligoostotische oder polyostotische, örtlich umschriebene Fehldifferenzierung des knochenbildenden Mesenchyms. In den befallenen Knochen entwickelt sich spindelzellartiges Stroma mit Metaplasie in einer Vielzahl schlankgliedriger, bizarr geformter Bällchen aus Faserknochen. Diese Fehldifferenzierung des Knochens führt zu charakteristischen Knochendeformitäten, die bei der polyostotischen Form wesentlich ausgeprägter sind als bei der monostotischen Form.

Es gibt eine Reihe von *Synonymen* dieser Erkrankung, die entsprechend des Erstbeschreibers oder der Ausgeprägtheit des Befundes unterteilt werden. Die polyostotische Form in Kombination mit Pubertas praecox, multiplen Pigmentationen der Haut und endokriner Erkrankung wird als das *McCune-Albright-Syndrom* zusammengefaßt [2, 18]. *Lichtenstein* beschrieb die polyostotische fibröse Dysplasie ohne endokrine Abnormalitäten [16] und Jaffé histologisch ähnliche Läsionen als Variante der fibrösen Dysplasie [11].

Der Defekt beim McCune-Albright-Syndrom ist eine Mutation im Exon 8 des G_S-α-Gens, die zu einer gesteigerten Aktivität des G_S-Proteins und zu einer gesteigerten cAMP-Bildung führt. Somatische Mutationen dieses Gens früh in der Embryogenese führen zur Mosaikbildung, die die variablen klinischen Manifestationen erklärt [22].

Klinische Zeichen: Die monostotische fibröse Dysplasie entwickelt sich charakteristisch während der 2. und 3. Lebensdekade. Die polyostotischen Erkrankungen kommen typischerweise bereits vor dem 10. Lebensjahr vor. Die monostotische Form ist häufiger. Die *Knochenläsionen* führen zu Deformitäten und Frakturen und können Nerven einklemmen. Schädel und lange Röhrenknochen sind am häufigsten befallen. Sarkomatöse Veränderungen werden beschrieben.

Beim McCune-Albright-Syndrom sind die *Café-au-lait-Flecken* typischerweise hyperpigmentiert und haben etwas zerrissene Grenzen im Gegenteil zu den Café-au-lait-Flecken bei der Neurofibromatose, die weich begrenzt sind. Eine Pubertas praecox bei betroffenen Mädchen ist typisch. Weitere Endokrinopathien wie Hyperthyreose, Cushing-Syndrom, Akromegalie, Hyperprolaktinämie, Hyperparathyreoidismus u.a. wurde beschrieben. Weiterhin kann die Erkrankung auch zusammen mit anderen Osteosklerosen oder Osteomalazien vorkommen.

Röntgenologische Veränderungen: Die Spannweite reicht vom Befall eines Knochens, über Befall einer Extremität, Befall einer Seite bis hin zur Beteiligung sämtlicher Knochen. Im Röntgenbild erkennt man ein- und mehrkammerige glattwandige Zysten. Die Kortikalis kann dabei ausgebuchtet und endostal arrodiert sein, ohne daß die Kontinuität unterbrochen wird (Abb. 44-3). Gelegentlich ist die Differentialdiagnose gegenüber dem Morbus Paget schwierig. Es kommen auch sklerosierende Formen vor, die Schädelveränderungen sind unterschiedlich, es können Kalottendefekte von 2–5 cm auftreten. Die polyostotische Form ist in der Regel an typischen röntgenologischen Veränderungen klar zu diagnostizieren. Die monostotische Form kann gelegentlich differentialdiagnostisch schwierig sein, hier ist in einzelnen Fällen eine bioptische Abklärung sinnvoll. Die szintigraphischen Veränderungen sind unspezifisch.

Laborchemische Veränderungen: Typischerweise zeigt sich eine erhöhte alkalische Phosphatase, Serumkal-

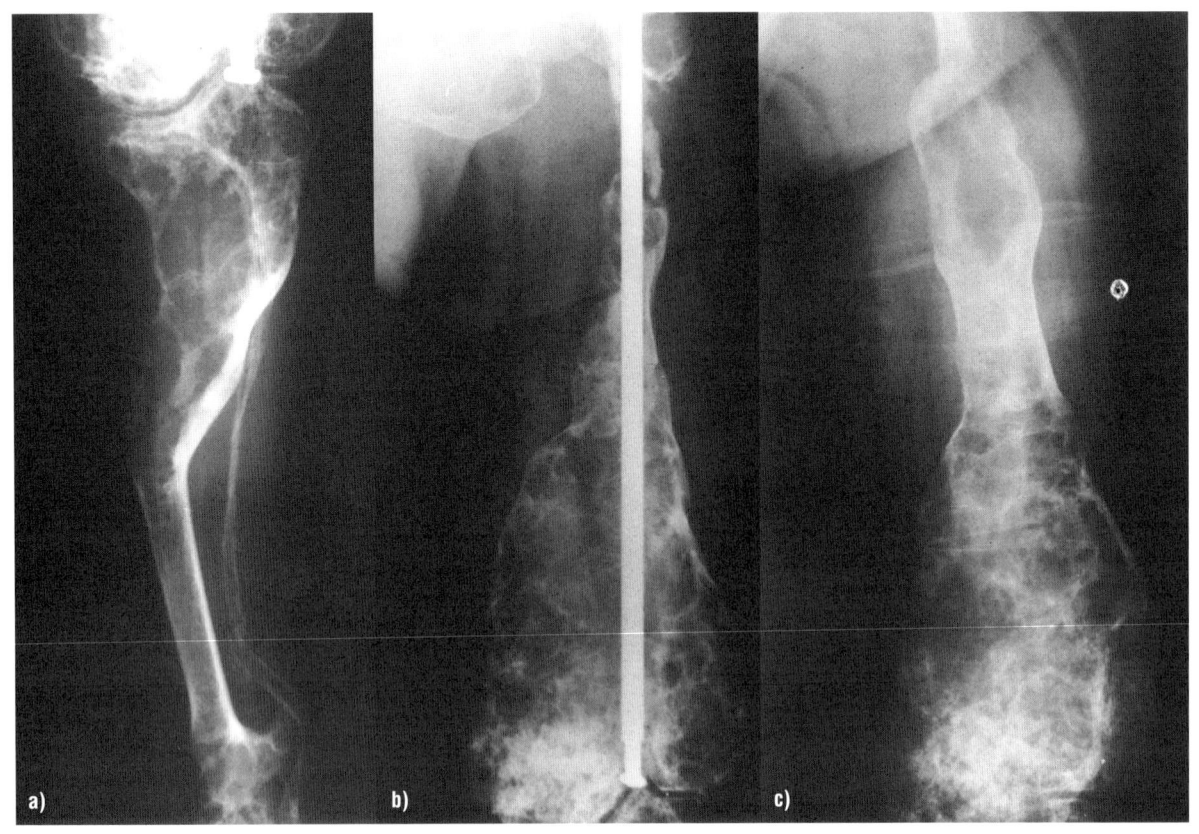

Abb. 44-3 Röntgenologische Darstellung des Femurs einer 25jährigen Patientin mit McCune-Albright-Syndrom vor und nach dem Versuch einer osteosynthetischen Versorgung einer Fraktur (a – c).

zium und -phosphor sind normal. Beim McCune-Albright-Syndrom wird nach Endokrinopathien gefahndet (s. o.).

Behandlung: Die Therapie der Skelettveränderungen ist nicht etabliert. Klinisch evaluiert wird die Behandlung mit Bisphosphonaten, insbesondere die Therapie mit i.v. Pamidronat hat sich bewährt [10]. Hierunter kommt es zu einem Sistieren der Frakturen. Die Endokrinopathien werden in üblicher Weise behandelt.

5 Osteogenesis imperfecta

Die Osteogenesis imperfecta (*Glasknochenkrankheit, OI*) ist eine Erbkrankheit des Bindegewebes, die bei fast allen klinischen Typen (Tab. 44-2) einen Defekt in der Synthese oder der Struktur des Typ-I-Kollagens beinhaltet. Die Krankheit ist schon lange bekannt [17, 21]. Die klinischen Kardinalsymptome der Osteogenesis imperfecta sind die Osteopenie assoziiert mit rezidivierenden Frakturen und Skelettdeformitäten. Viele Patienten haben Störungen der Zahnbildung sowie bei der OI Typ I blaue Skleren. Seit viele Defekte der Kollagensynthese exakt charakterisiert werden können, ist die Einteilung des klinischen heterogenen Bildes der Osteogenesis imperfecta besser möglich [6].

5.1 Klinisches Bild

Die Ausprägung der Erkrankung und die Frage, ob nur Knochen oder auch andere Bindegewebe gleichmäßig von der Erkrankung betroffen sind, ist abhängig von der Lokalisation des Defektes auf dem Typ-I-Kollagen. Häufig sind auch die Bänder lose, was zu einer Hypermobilität der Gelenke führt. Dentinogenesis imperfecta und Hörverlust sind typisch. Pathognomonisch, insbesondere bei der Typ-I-OI, sind die blauen Skleren. Weitere Symptome sind: hochfrequente Stimme, Kleinwuchs, Skoliosen, Hernien, eine dysproportionierte, gelegentlich dreieckig geformte Kopfform, Thoraxdeformitäten u.a. Die Patienten haben eine normale Intelligenz.

Typ-I-OI-Patienten zeigen neben typischer Blaufärbung der Skleren, die besonders während der Kindheit prominent erscheint, eine relativ milde Osteopenie und häufige Frakturen. 30% sind taub. Bei älteren Frauen wird die Erkrankung häufig als postmenopausale oder idiopathische Osteoporose verkannt. Die Erkrankung wurde in Typ A und B unterteilt, je nach dem ob die Dentinogenese intakt oder defekt ist. Die Typ-I-OI wird autosomal-dominant vererbt, ein Drittel der Fälle sind aber neue Mutationen. *Typ-II-OI* ist in der Regel in den ersten Tagen nach Geburt aufgrund von respiratorischen Komplikationen letal.

Die *Typ-III-OI* ist durch progressive Skelettdeformitäten charakterisiert. In der Kindheit und Pubertät

Tabelle 44-2 Einteilung der Osteogenesis imperfecta (OI) (nach [17]).

OI-Typ	klinische Zeichen	Vererbungsmodus	biochemische Defekte
I	normales Wachstum, wenig oder keine Deformitäten, blaue Skleren, in 50% Hörschwäche, selten Zahnfehlbildungen	AD	verminderte Bildung des Typ-I-Prokollagens, Aminosäuredefekt in der Triple-Helix von $\alpha_1(I)$
II	letale Form in der Perinatalperiode, minimale Mineralisation der Kalvarien, komprimierte Femora, verbogene Rippen, massive Fehlbildung der langen Röhrenknochen	AD	Neugliederung der COL1A1- und COL1A2-Gene, Substitution der Glycylreste in der Triple-Helix des $\alpha_1(I)$ $\alpha_2(I)$-Kette
III	progressive Deformierung der Knochen, gewöhnlich eher milde Geburt; häufig Dentinogenese imperfecta und Hörverlust; kleine Körpergröße	AR / AD	Mutation, die die Inkooperation von $pro\alpha_2(I)$ in die Moleküle verhindert / Punktmutation in der $\alpha_1(I)$- oder $\alpha_2(I)$-Kette
IV	normale Skleren, milde bis mäßige Knochendeformierung und glegentlich kleine Körpergröße, Dentinogenese imperfecta häufig, Hörverlust selten	AD	Punktmutation in der $\alpha_2(I)$-Kette, selten Punktmutationen in der $\alpha_1(I)$-Kette, kleine Deletion in der $\alpha_2(I)$-Kette

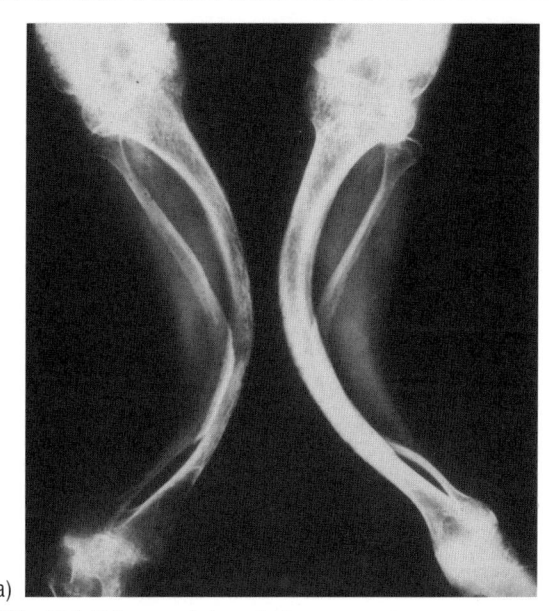

AD = autosomal-dominant, AR = autosomal-rezessiv

Abb. 44-4 Osteogenesis imperfecta.
a) Röntgenologische Darstellung der Tibiae eines 15jährigen Patienten mit OI Typ I.

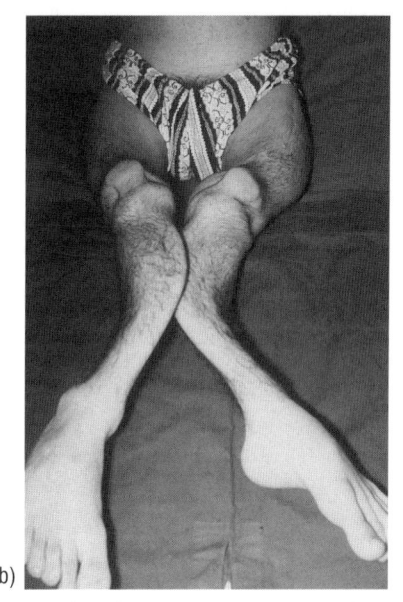

b) Hirtenstabförmige Verkrümmung der unteren Extremitäten bei demselben Patienten.

sind jährlich mehrere Frakturen typisch. Dentale Fehlbildung und Minderwuchs sind häufig. Nach Abschluß der Pubertät kommt es häufig zu einem Sistieren der Frakturen. Die *Typ-IV-OI* ist selten, die Skleren sind normal gefärbt, Skelettdeformitäten, dentale Veränderungen und Hörverlust können auftreten.

Die genetische Beratung ist wichtig. Die pränatale Diagnose von schweren Fällen kann z. B. auch mit Ultraschalluntersuchung in der 14.–18. Schwangerschaftswoche erfolgreich sein.

Röntgenologische Veränderungen:

Das Röntgenbild ist bei der Osteogenesis imperfecta charakteristisch und reicht zur Diagnosestellung aus.

Charakteristisch ist die hirtenstabförmige Verkrümmung der Femora (Abb. 44-4), besonders an den Krümmungsstellen kommt es häufig zu neuen Frakturen und Pseudoarthrosebildungen. Die Spongiosastruktur ist dünn, teilweise weitmaschig. Die Kortikalis ist ebenfalls verdünnt, die metaphysären Knochenpartien pflegen aufgetrieben zu sein. In der Neugeborenenperiode ist die „Aussplitterung" des Schädeldachs in Form eines Nebeneinanders von unregelmäßigen Knocheninseln im Bereich des Hinterhauptes und entlang der Lambdanähte typisch.

Therapie: Es gibt keine kausale Therapie. Therapiemaßnahmen beschränken sich darauf, Frakturen zu verhindern und Deformitäten auszugleichen. Insofern sind hier orthopädische Rehabilitationsmaßnahmen wichtig. Es gibt Patienten-Selbsthilfegruppen denen sich Betroffene anschließen sollten, um Erfahrungen auszutauschen. Die *medikamentöse Therapie* mit Bisphosphonaten oder nasalem Calcitonin sind in Einzelfällen in bezug auf die Frakturrate erfolgreich gewesen. Behandlung mit Wachstumshormon zum Ausgleich des Kleinwuchses sind in klinischer Evaluation, obwohl ein Wachstumshormonmangel bei diesen Patienten bisher nicht nachgewiesen wurde [4].

Literatur

1. Albers-Schönberg, H.: Röntgenbilder einer seltenen Knochenerkrankung. Münch. med. Wschr. 51 (1904) 365.
2. Albright, F., M. A. Butler, A. O. Hampton, P. Smith: Syndrome characterized by Osteitis fibrosa disseminata, creas of pigmentation and endocrine dysfunction with precocious puberty in females. New Engl. J. Med. 216 (1937) 727–746.
3. Avioli, L. V., S. M. Krane (eds.): Metabolic Bone Disease, 2nd ed. Saunders, Philadelphia 1990.
4. Brenner, R. E., B. Schiller, U. Vetter, I. Ittner, W. M. Teller: Serum concentrations of procollagen I C-terminal propeptide, osteocalcin and insulin-like growth factor I in patients with non-lethal osteogenesis imperfects. Acta Paediat. 82 (1993) 764–767.
5. Buchem, F. S. P. van, J. J. G. Prick, H. H. J. Jaspar: Hyperostosis Corticalis Generalisata Familiaris (Van Buchem's Disease). Excerpta, Amsterdam 1976.
6. Byers, P. H.: Disorders of collagen biosynthesis and structure. In: Scriver, C. R., A. L. Beaudet, W. S. Sly, D. Valle (eds.): The Metabolic Basis of Inherited Disease. 6th ed., pp. 2805–2842. McGraw-Hill, New York 1989.
7. Elmore, S. M.: Pycnodysostosis: a review. J. Bone J. Surg. A 49 (1967) 153–162.
8. Engelmann, G.: Ein Fall von Osteopathia hyperostotica (slceroticans) multiplex infantilis. Fortschr. Geb. Roentgenol. 39 (1929) 1101–1106.
9. Frame, B., M. Honasoge, S. R. Kottamasu: Osteosclerosis, Hyperostosis, and Related Disorders. Elsevier, New York 1987.
10. Frank, K., H. W. Minne, Chr. Wüster, R. Ziegler: APD-treatment in patients with McCune-Albright-Syndrome: Preliminary results. Calcif. Tiss. int. 4 (Suppl. P) (1987) 111.
11. Jaffé, H. L.: Fibrous dysplasia of bone. Bull. N. Y. Acad. Med. 22 (1964) 588–609.
12. Key, L. L., W. L. Ries, R. M. Rodriguiz, W. C. Wolf, P. Griffin: Recombinant human interferon gamma treatment of osteopetrosis. In: Cohn, D. V., C. Gennari, A. H. Tashjian jr. (eds.): Calcium regulating hormones and bone metabolism. pp. 431–436. Elsevier, New York – Amsterdam – London – Tokio 1992.
13. Labat, M. L., A. F. Bringuier, F. Séébold, Y. Moricard, C. Meyer-Mula, P. Laporte, R. V. Talmage, S. A. Grubb, D. J. Simmons, G. Milhaud: Monocytic origin of fibroblasts: spontaneous transformation of blood monocytes into neo-fibroblastic structures in osteomyelosclerosis and Engelmann's disease. Biomed. Pharmacother. 45 (1991) 289–299.
14. Lagier, R., A. Mbakop, A. Bigler: Osteopoikilosis: a radiological and pathological study. Skeletal Radiol. 11 (1984) 161 bis 168.
15. Léry, A., J. Joanny: Une affection non decrite des os. Hyperostose „en coulée" sur toute la longueur d'un membre ou „melorheostose". Bull. Mem. Soc. Hop. Paris 46 (1922) 1141–1145.
16. Lichtenstein, L.: Polyostotic fibrous dysplasia. Arch. Surg. 36 (1938) 874–898.
17. Lobstein, J. G. C. F. M.: Lehrbuch der pathologischen Anatomie, Bd II. Stuttgart 1835.
18. McCune, D. J.: Osteitis fibrosa cystica; the case of a nine year old girl who also exhibits precocious puberty, multiple pigmentation of the skin and hyperthyreoidism. Amer. J. Dis. Child. 52 (1936) 743–744.
19. Roholm, K.: Fluorine Intoxication: A Clinical-Hygenic Study with a Review of the Literature and Some Experimental Investigations. Lewis & Co, London 1937.
20. Teotia, S. P. S., M. Teotia: Endemic skeletal fluorosis in children. Evidence of secondary hyperparathyroidism. In: Frame, B., A. M. Parfitt, H. Duncan (eds.): Clinical Aspects of Metabolic Bone Disease. Excerpta Medica, Amsterdam 1973.
21. Vrolik, W.: Tabulae ad illustrandam embryogenesium hominis et mammalium, tam naturalan quam abnormen. Amstelodami 1849.
22. Weinstein, L. S., A. Slenker, P. V. Gejman, M. J. Merino, E. Friedmann, A. M. Spiegel: Activating mutations of the stimulatory G-protein in the McCune-Albright Syndrome. New Engl. J. Med. 325 (1991) 1688–1695.
23. Whyte, M. P.: Recent advances in osteopetrosis. In: Cohn, D. V., C. Gennari, A. H. Tashjian jr. (eds.): Calcium Regulating Hormones and Bone Metabolism, pp. 420–430. Elsevier, New York – Amsterdam – London – Tokio 1992.
24. Wiktor-Jedrzejczak, W.: In vivo role of macrophag growth factors as delineated using CSF-1 deficiant op/op mouse. Len. Kenia 7 (Suppl. 2) (1993) 117–121.
25. Wynne-Davies, R., C. M. Hall, A. G. Apley: Atlas of Skeletal Dysplasias. Churchill Livingstone, Edinburgh 1985.
26. Ziegler, R.: Was ist gesichert in der Therapie der Osteoporose. Internist 31 (1990) 680–688.

VII. Männliche Gonaden

45 Diagnostische Methoden in der Andrologie

Hermann M. Behre, Sabine Kliesch und Eberhard Nieschlag

1 Anamnese 352
2 Körperliche Untersuchung 352
3 Apparative Untersuchungen 353
4 Endokrinologische Labordiagnostik 355
5 Untersuchung des Ejakulats 356
6 Hodenbiopsie 357
7 Zyto- und molekulargenetische Untersuchungen 358

In diesem Kapitel werden die diagnostischen Methoden der Andrologie unter besonderer Betonung der männlichen *Infertilität* und des männlichen *Hypogonadismus* dargestellt. Spezielle diagnostische Verfahren bei weiteren andrologischen Fragestellungen, wie z. B. erektile Dysfunktion (s. Kap. 49), Gynäkomastie (s. Kap. 50) und Pubertas tarda (s. Kap. 13) werden in den entsprechenden Kapiteln dieses Buches beschrieben.

1 Anamnese

Da Infertilität und unerfüllter Kinderwunsch immer das Problem eines Paares sind, sollte die *Paaranamnese* in Anwesenheit beider Partner erhoben werden. Die Dauer des aktiven Kinderwunsches und des ungeschützten Verkehrs, die Koitusfrequenz und Hinweise auf Dyspareunien sowie regelmäßige Trennungen werden erfragt. Frühere Schwangerschaften oder bereits durchgeführte Fertilitätsuntersuchungen werden festgehalten.

Die *Eigenanamnese* liefert wichtige Informationen zur Beurteilung der Hodenfunktion. Hinweise auf einen Androgenmangel werden erfragt (s. Kap. 46). Lageanomalien der Testes, der Zeitpunkt einer medikamentösen oder operativen Korrektur sowie Herniotomien sind von Bedeutung. Nach systemischen Erkrankungen sowie Infektionskrankheiten mit und ohne klinisch manifeste Orchitis oder Epididymitis ist zu fragen.

Aus der *Familienanamnese* (Fertilitätsstatus der Eltern und Geschwister) können sich Hinweise auf genetische Ursachen der Infertilität ergeben. Darüber hinaus ist eine *Erfassung exogener Noxen*, die Spermatogenese und Testosteronproduktion der Hoden beeinträchtigen können, erforderlich.

2 Körperliche Untersuchung

Hoden: Der normale Hoden hat eine *feste Konsistenz*. Bei fehlender LH- und FSH-Stimulation sind die Hoden weich; kleine feste Hoden finden sich beim Klinefelter-Syndrom. Fluktuierende bis prall-elastische Konsistenz deutet auf eine Hydrozele hin, die durch Ultraschall bestätigt wird. Sehr harte Konsistenz mit Seitendifferenz und höckriger Oberfläche ergeben Verdacht auf einen Hodentumor. Die Größe der Hoden wird durch Palpation im Vergleich zu Modellen mit definierten Größen (Orchidometer) diagnostiziert.

Das *Hodenvolumen* beträgt beim gesunden Mitteleuropäer im Durchschnitt 18 ml pro Hoden (Normalbereich 12–30 ml). Eine genauere Volumenbestimmung ist durch die Sonographie möglich. Da das Hodenvolumen in weiten Grenzen mit der Spermienproduktion korreliert, lenkt ein normales Hodenvolumen bei Azoospermie den Verdacht auf einen Verschluß der ableitenden Samenwege [3].

Beim *Kryptorchismus* befindet sich der Hoden oberhalb des Inguinalkanals intraabdominal oder retroperitoneal und ist weder tast- noch sichtbar. Der *Leistenhoden* liegt fixiert im Inguinalkanal. Der *Gleithoden* liegt mobil am Ausgang des Inguinalkanals und kann temporär in das Skrotum herabgedrückt werden, während der *Pendelhoden* zwischen Skrotum und Leistenkanal spontan hin- und herpendelt, z. B. durch den Kremasterreflex bei Kältereiz. Bei der *Hodenektopie* liegt der Hoden außerhalb des normalen Deszensusweges. Die Palpation erfolgt im Stehen und Liegen. Die Sonographie kann bei hoher Lageanomalie die Diagnosestellung erleichtern.

Nebenhoden: Weiche zystische Erweiterungen des Nebenhodens lenken den Verdacht auf einen distalen Verschluß, Verhärtungen auf einen Verschluß z. B. nach gonorrhoischer Epididymitis. Spermatozelen im-

ponieren als prallelastische Gebilde im Nebenhodenkopfbereich. Schmerzhafte Schwellungen des Nebenhodens lassen an akute oder chronisch entzündliche Prozesse, weichlich tumoröse Schwellungen im Nebenhodenbereich an ein Tuberkulom denken.
Ductus deferens: Der Ductus deferens ist am aufrechtstehenden Patienten als Strang verschieblich zwischen den Gefäßen des Samenstranges mit Daumen und Zeigefinger zu tasten. Ein Fehlen des Ductus deferens führt zu einer obstruktiven Azoospermie. Obstruktive Azoospermien durch angeborene Fehlbildungen (ein- oder beidseitige *kongenitale Duktusaplasie*) finden sich bei 2% der Infertilitätspatienten reproduktionsmedizinischer Zentren [13]. Partielle Obliterationen oder Aplasien des Ductus deferens können sich der Palpation entziehen.
Plexus pampiniformis: Eine Erweiterung des venösen Plexus pampiniformis zur *Varikozele*, die meistens links auftritt, wird durch Palpation am stehenden Patienten erfaßt. Aufgrund einer Insuffizienz der Venenklappen füllen sich die Venen bei Erhöhung des Drucks im Bauchraum im Valsalva-Versuch. Die *Varikozele* wird in 3 Schweregrade eingeteilt:
- Die *Varikozele I. Grades* ist eine nur *im Valsalva-Versuch tastbare* Erweiterung des Plexus pampiniformis.
- Bei der *Varikozele II. Grades* besteht eine *deutlich palpable* Erweiterung.
- Die *Varikozele III. Grades* ist eine *sichtbare* Erweiterung des Plexus pampiniformis.

Die Diagnose bei Varikozelen geringer Ausprägung (Grad I, II) ist sehr von der Erfahrung des Untersuchers abhängig. Hier helfen die dopplersonographische und die bildgebende Sonographie, die Diagnose zu sichern.
Prostata: Bei Hypogonadismus ist die Prostata klein, die altersabhängige Größenzunahme bleibt aus. Teigige, weiche Konsistenz weist auf eine Prostatitis hin, allgemeine Vergrößerung auf benigne Prostatahyperplasie (BPH), höckrige Oberfläche und harte Konsistenz auf ein Karzinom.
Penis: Bei schon in der normalen Pubertät sich manifestierendem Hypogonadismus bleibt der Penis infantil. Das Peniswachstum erfolgt etwa bis zum 17. Lebensjahr. Der erigierte Penis erreicht eine Länge zwischen 11 und 15 cm. Bei der Untersuchung ist die Urethramündung genau zu lokalisieren, da auch leichte Hypospadieformen zu Fertilitätsstörungen führen können. Deviationen des Penis im erigierten Zustand und daraus resultierende Kohabitationsschwierigkeiten sollten vom Patienten beschrieben und gegebenenfalls durch Selbstphotographie dokumentiert werden.
Sekundäre Geschlechtsmerkmale: Die Symptome des endokrinen Hypogonadismus sind von der peri- oder postpubertären Erstmanifestation des Testosteronmangels abhängig (ausführliche Übersicht s. Kap. 46). Bei einem Testosteronmangel zum Zeitpunkt der normal einsetzenden Pubertät kommt es zum verzögerten Schluß der Epiphysenfugen mit eunuchoidem Hochwuchs. Die Ausbildung der sekundären Geschlechtsmerkmale erfolgt nicht. Nach der Pubertät auftretender Androgenmangel führt nicht zu einer Änderung der Körperproportionen, die Muskulatur ist jedoch in Abhängigkeit von der Dauer und dem Ausmaß des Androgenmangels atrophiert und die Fettverteilung hat feminine Züge (Betonung von Hüften, Nates, Unterbauch). Die sekundäre Körperbehaarung ist vermindert.
Geruchssinn: Das Vorliegen einer Hyposmie oder Anosmie wird durch gezieltes Befragen und systematische Überprüfung erfaßt. Die Untersuchung wird mit aromatischen Stoffen (z. B. Vanille, Lavendel) durchgeführt, die der Patient nicht wahrnehmen kann.

3 Apparative Untersuchungen

Durch die *Sonographie* sind die Skrotalorgane einer nebenwirkungsfreien bildgebenden Diagnostik zugänglich geworden. Normale Hoden und Nebenhoden weisen eine homogene Echostruktur des Parenchyms auf. In unserer Sprechstunde wurden bei 48% von 1689 konsekutiv untersuchten Patienten pathologische Befunde bei der sonographischen Untersuchung erhoben, hierunter:
- 20% Varikozelen
- 9% Hydrozelen
- 11% Nebenhodeninhomogenitäten oder -vergrößerungen
- 6% Spermatozelen
- 7% intratestikuläre hyper- oder hypoechogene Parenchyminhomogenitäten
- 1,1% intratestikuläre Zysten
- 0,5% Hodentumoren (z. T. Mehrfachbefunde).

Aufgrund des hohen Anteils erfaßbarer pathologischer Veränderungen sollte die bildgebende Sonographie als Screening-Untersuchung durchgeführt werden.

Hodenvolumenbestimmung: Unter Anwendung der Formel für das Rotationsellipsoid ist eine präzise und reproduzierbare Volumenbestimmung mit der Sonographie möglich, die besondere Bedeutung gerade bei Therapieverlaufsstudien (z. B. Gonadotropinbehandlung bei hypogonadotropem Hypogonadismus) erlangt (Abb. 45-1a) [2].
Sonographische Befunde bei Hydrozele: Eine Hydrozele erscheint als areflexiver Randsaum um den Hoden (Abb. 45-1d). Sie tritt in der überwiegenden Zahl der Fälle als idiopathische Hydrozele auf. Sie kann als Begleithydrozele nach Operationen, bei Hodentumoren oder chronischen und rezidivierenden Entzündungen der Testes und Nebenhoden auftreten. In diesen Fällen kann sich eine Septierung sowie eine Verdickung der begrenzenden Hodenhüllen finden.
Befunde bei Varikozele: Bei einer Varikozele wird eine Erweiterung der Venendurchmesser des Plexus pampiniformis registriert, die Zunahme des Durchmessers einzelner Venen kann im Valsalva-Versuch dokumentiert werden (Abb. 45-1b).

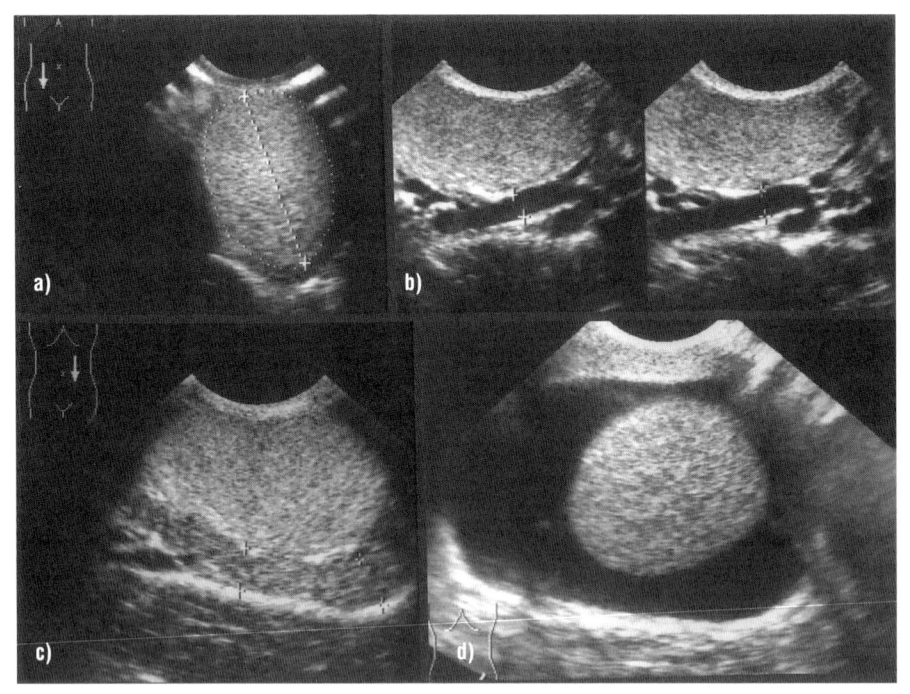

Abb. 45-1 Sonographie des Skrotalinhalts (Siemens Sonoline SL2, 7,5-MHz-Sektorschallkopf).
a) Exakte Bestimmung des Hodenvolumens mittels Rotationsellipsoid-Methode. Das Hodenvolumen beträgt 20 ml.
b) Sonographische Varikozelendiagnostik. Ultraschallbild einer linksseitigen Varikozele mit einer Erweiterung der Venendurchmesser von 4,2 mm auf 4,9 mm im Valsalva-Versuch.
c) Deutlich vergrößerter und hypoechogener Nebenhoden mit einem Korpusdurchmesser von 7,8 mm bei Epididymitis.
d) Ausgeprägte Hydrocele testis, die sich als echoarmer Randsaum darstellt bei ansonsten unauffälligem Binnenreflexmuster des Hodens.

Befunde bei Hodentumoren: Die Sonographie weist bei der Diagnostik von Hodentumoren eine hohe Sensitivität auf (Abb. 45-2a). Tumoren der Testes erscheinen als hyperechogene, hypoechogene oder gemischte Areale. Differentialdiagnostisch muß bei hypoechogenen Bezirken an Abszesse, Hämatome und intratestikuläre Zysten gedacht werden. Bei hyperechogenen Arealen kommen differentialdiagnostisch fibrotische Veränderungen (z.B. nach Mumpsorchitis [Abb. 45-2b] oder nach Hodenbiopsie) sowie die seltene Mikrolithiasis testis in Betracht. Da Patienten mit Fertilitätsstörungen eine erhöhte Inzidenz von Hodentumoren aufweisen, gewinnt die Sonographie auch aus diesem Grunde in der Fertilitätssprechstunde zunehmend an Bedeutung [11].

Befunde bei Epididymitis: Bei akuter Epididymitis ergibt sich ein hypoechogenes, verbreitertes, aufgelockertes sonographisches Bild des Nebenhodens (s. Abb. 45-1c). Häufig wird eine Begleithydrozele gefunden. Eine chronische Epididymitis ist aufgrund fibrotischer Umwandlung des Nebenhodens echoreich. Eine Spermatozele erscheint als reflexfreies, glatt begrenztes rundes Areal im Verlauf des Nebenhodens.

Transrektale Sonographie der Prostata und der Samenblasen: Die bildgebende *transrektale Sonographie der Prostata* (Abb. 45-2c) ist Bestandteil der Diagnostik der Prostatitis, der benignen Prostatahyperplasie und des Prostatakarzinoms und wird zur Therapieüberwachung bei der Testosteronsubstitution eingesetzt. Unter der Testosterontherapie steigt das bei Androgenmangel kleine Prostatavolumen in wenigen Monaten in den altersentsprechenden Normalbereich an [1]. Das prostataspezifische Antigen (PSA) und der Uroflow liefern weitere Parameter zur Überprüfung der Prostatafunktion. Bei Patienten über 45 Jahre ist die regelmäßige Überwachung der Prostata von besonderer Bedeutung. Durch die *transrektale Samenblasensonographie* (Abb. 45-2d und 45-2e) können durch die vergleichende Untersuchung vor und nach Ejakulation neben Samenblasenagenesie oder -aplasie auch Samenblasendysfunktionen erfaßt werden.

Dopplersonographie: Mit der Dopplersonographie lassen sich die Strömungsverhältnisse im Plexus pampiniformis erfassen. Ein Rückstrom kann im Valsalva-Versuch hörbar gemacht und bidirektional registriert werden. Die Dopplersonographie eignet sich zur Beurteilung des Therapieerfolgs nach Behandlung der Varikozele bzw. zur Objektivierung von Rezidiven. Neuerdings findet hier auch die Duplexsonographie Anwendung.

Thermographie: Eine Varikozele kann eine Temperaturerhöhung des betroffenen Skrotalfaches bewirken. Die Thermographie wird mit thermosensiblen Meßfolien [15] oder kontinuierlich über 24 h mittels eines tragbaren Meßgeräts mit Thermofühlern (Thermoport) durchgeführt [8].

Weitere bildgebende Verfahren: Bei Verdacht auf Kryptorchismus oder ein- oder beidseitige Anorchie und fehlendem sonographischem Nachweis testikulären Gewebes muß die **Magnetresonanztomographie** zur Hodensuche eingesetzt werden. Bei jüngeren Patienten mit Hypogonadismus oder Pubertas tarda

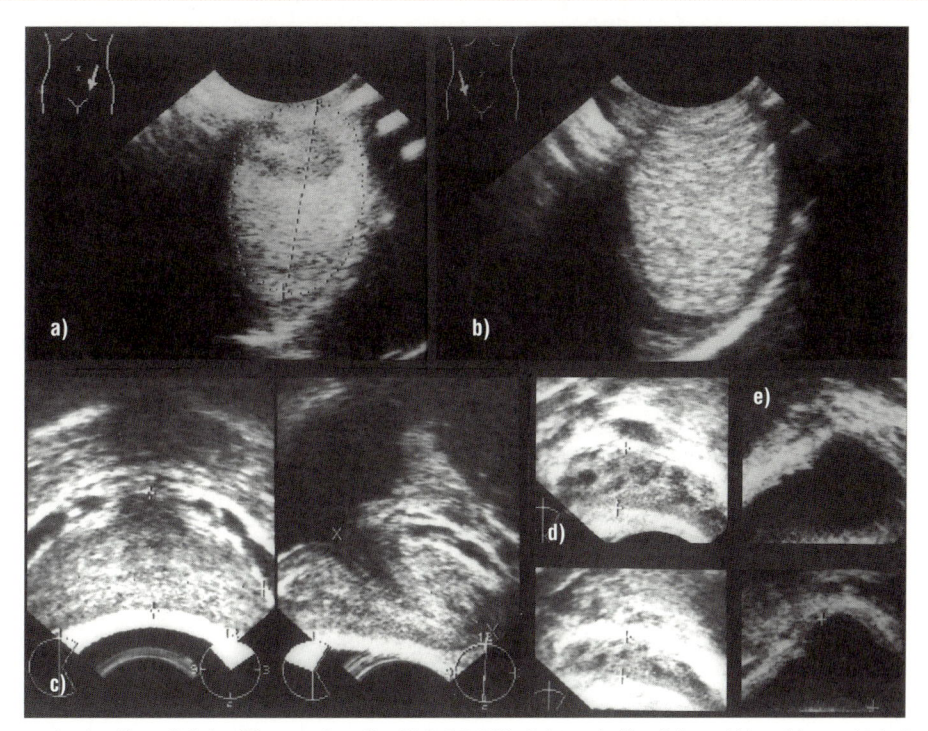

Abb. 45-2 Sonographe des Skrotalinhalts (Siemens Sonoline SL2, 7,5-MHz-Sektorschallkopf) [a und b] und transrektale Sonographie (Siemens Sonoline SL2, 7,5-MHz-Endo-P-Sonde) [c, d, e]
a) Darstellung eines Hodentumors. Inhomogenes BRM mit intratestikulärem hypoechogenem Areal des linken Hodens. Postoperative Diagnose: Seminom (pT1 N0 M0).
b) Inhomogenes Binnenreflexmuster („Schneegestöber") nach postpuberaler Mumpsorchitis.
c) Beurteilung der Prostata sowohl im Transversal- (linke Bildhälfte) als auch im Longitudinalschnitt (rechte Bildhälfte). Exakte Bestimmung des Prostatavolumens mittels Planimetrie oder – wie gezeigt – der Ellipsoidformel. Prostatavolumen: 21 ml. Normal gesunder Mann.
d) Darstellung einer normalen Samenblase vor Ejakulation (oberer Bildteil) mit einem Durchmesser von 11 mm und Entleerung der Samenblase nach Ejakulation (untere Bildhälfte) mit einem Durchmesser von 7,4 mm. Normal gesunder Mann.
e) Beurteilung der Samenblasenfunktion: bei bereits vor Ejakulation deutlich gestauter Samenblase (obere Bildhälfte) zeigt sich, wie hier dargestellt, post ejaculationem keine Entleerung. Samenblasendurchmesser 22 mm.

wird an linker Handwurzel und distalem Unterarm das *Knochenalter* röntgenologisch bestimmt (z.B. nach Greulich und Pyle) (s. Kap. 11). Eine durch Androgenmangel bedingte Osteoporose kann durch radiologische Verfahren der *Knochendichtemessung* (z.B. QCT) diagnostiziert werden (s. Kap. 34).

4 Endokrinologische Labordiagnostik

Zentraler Bestandteil der endokrinen Labordiagnostik in der Andrologie ist die Bestimmung von Testosteron und der Gonadotropine LH und FSH [12]. Auf die Durchführung des *GnRH-Tests* und die *Prolaktinbestimmung* wird in den Kapiteln 4 und 7 ausführlich eingegangen.
Bestimmung der Gonadotropine: Die Beurteilung des LH- und FSH-Serumspiegels in Kombination mit Testosteron gibt Hinweise über die Lokalisation der Ursache eines Hypogonadismus. Eine ausführliche Darstellung folgt in den Kapiteln 46 und 48.
Bestimmung von Testosteron, freiem Testosteron,

SHBG: *Testosteron* im Serum ist die wichtigste Labormeßgröße, um den klinischen Verdacht auf einen Hypogonadismus zu bestätigen und eine Testosteronsubstitutionstherapie zu überwachen. Bei der Beurteilung der Testosteronwerte müssen Tagesschwankungen mit ca. 20% höheren Serumkonzentrationen am Morgen berücksichtigt werden. Kurze intensive körperliche Arbeit kann zu einer Erhöhung, längerfristige, erschöpfende körperliche Arbeit und Leistungssport können zu einem Abfall der Serumkonzentration führen.

Normwertige Testosteronkonzentrationen im Serum beim erwachsenen Mann liegen während der ersten Tageshälfte zwischen 12 und 30 nmol/l; Werte unter 10 nmol/l sind sicher pathologisch, Werte zwischen 10 und 12 nmol/l müssen kontrolliert werden. Jungen vor der Pubertät und Kastraten weisen Werte unter 4 nmol/l auf.

Im Blut ist Testosteron an Proteine gebunden, spezifisch an das *sexualhormonbindende Globulin (SHBG)*. Nur ca. 2% des Testosterons sind ungebunden und stehen als *freies Testosteron* für die biologische Wirkung zur Verfügung. Da das Gesamttestosteron fast immer mit dem freien Testosteron korreliert, ist die separate Bestimmung des freien Testosterons für die Routine nicht erforderlich. Als Ausnahmen bewirken Hyperthyreose und Einnahme von Antiepileptika über eine Zunahme des SHBG eine Erhöhung der Testosteronkonzentration im Serum. Bei extremer Adipositas werden niedrige Testosteronwerte in Kombination mit niedrigen SHBG-Werten gemessen; die freie Testosteronfraktion bleibt normal.

hCG-Test: Durch Stimulation mit humanem Choriongonadotropin (hCG), das die Leydig-Zellen zur Testosteronproduktion anregt, kann die endokrine Reservekapazität der Testes überprüft werden. Am 1. Tag der Untersuchung werden nach einer basalen Testosteronserumbestimmung (Basalwert) einmalig 5000 IE hCG i. m. injiziert; nach 48 und 72 h wird erneut Blut abgenommen. Der hCG-induzierte Testosteronserumanstieg sollte das 1,5- bis 2,5fache des Ausgangswertes betragen. Werte darunter weisen auf einen primären, Werte darüber auf einen sekundären Hypogonadismus hin. Die Bedeutung dieses Tests liegt in der Differenzierung zwischen Kryptorchismus oder Hodenektopie und Anorchie. Fehlender Anstieg von basalen Werten im Kastratenbereich weist auf Anorchie oder vollständige Hodenatrophie hin.

5 Untersuchung des Ejakulats

Die Untersuchung des Ejakulats dient zur Abklärung von Fertilitätsstörungen und wird nach den *Richtlinien der Weltgesundheitsorganisation* durchgeführt. Die *Normalwerte* für die Ejakulatparameter sind in Tabelle 45-1 aufgeführt. Zur einheitlichen Be-

Tabelle 45-1 Soll- oder Normalwerte des Ejakulats bei Untersuchung entsprechend WHO-Richtlinien (1993) [17].

Ejakulatvolumen	≥ 2,0 ml
pH	7,2–8,0
Spermienkonzentration	≥ 20 Mio. Spermatozoen/ml
gesamte Spermienzahl	≥ 40 Mio. Spermatozoen/Ejakulat
Motilität	≥ 50% Spermatozoen mit Vorwärtsbeweglichkeit (d.h. Kategorien a + b) *oder* ≥ 25% Spermatozoen mit schneller progressiver Motilität (Kategorie a)
Morphologie	≥ 30% normalgeformte Spermatozoen
Vitalität	≥ 75% vitale Spermatozoen, d.h. Zellen, die Eosinfarbstoff nicht aufnehmen
MAR-Test	< 10% der Spermatozoen mit anhaftenden Partikeln oder Erythrozyten
Leukozyten	≤ 1 Mio./ml
α-Glukosidase (neutral)	≥ 20 mU/Ejakulat
Zitrat	≥ 52 µmol/Ejakulat
saure Phosphatase	≥ 200 U/Ejakulat
Fruktose	≥ 13 µmol/Ejakulat
Zink	≥ 2,4 µmol/Ejakulat

Tabelle 45-2 Beschreibende Terminologie der Ejakulatbefunde entsprechend WHO-Richtlinien (1993) [17].

Normozoospermie	normale Ejakulatbefunde (entspr. Tab. 45-1)
Oligozoospermie	< 20 Mio. Spermatozoen/ml
Asthenozoospermie	< 50% Spermatozoen mit progressiver Beweglichkeit (Kategorien „a" und „b") und < 25% der Spermatozoen mit Motilität der Kategorie „a"
Teratozoospermie	< 30% der Spermatozoen mit normaler Morphologie
Oligoasthenoteratozoospermie (OAT)	Kombination aller 3 zuvor genannten Defekte (Kombinationen von nur 2 Defekten sind durch Wortkombinationen beschreibbar)
Azoospermie	keine Spermatozoen im Ejakulat
Parvisemie	Ejakulatvolumen < 2 ml
Aspermie	kein Ejakulat

schreibung wird die in Tabelle 45-2 aufgeführte *Nomenklatur* empfohlen. Die Beurteilung der Ejakulatparameter allein erlaubt nur eine begrenzte Prognose bezüglich des Kinderwunsches des Paares. Eine scharfe Diskriminierung zwischen fertilen und infertilen Männern kann aufgrund der genannten Parameter und Diagnosen nicht erfolgen [17]. Eine Beurteilung der Fertilität sollte auf zwei Ejakulatuntersuchungen basieren, die 4–12 Wochen auseinanderliegen und nach einer sexuellen Karenz von 2–7 Tagen durchgeführt werden. Das Ejakulat wird am Untersuchungsort durch Masturbation in ein weithalsiges, steriles Glasgefäß mit graduiertem Zylinder gewonnen.

Physikalische Untersuchung: Das normale Ejakulatvolumen sollte mindestens 2 ml betragen. Normales Ejakulat hat ein homogenes, grau-opaleszentes Aussehen und liquefiziert bei Zimmertemperatur innerhalb von 60 min; danach kann mit der mikroskopischen Untersuchung begonnen werden. Gelblich trüber Aspekt und putrider Foetor können auf Infektionen hinweisen, rötliche Färbung auf Erythrozyten (Hämospermie). Für alle weiteren Untersuchungen muß das Ejakulat gut durchgemischt sein. Wenn der pH-Wert 8 übersteigt, besteht der Verdacht auf eine Infektion; in Verbindung mit Azoospermie geben pH-Werte unter 7,2 einen Hinweis auf eine Fehlbildung oder einen Verschluß des Ductus deferens, der Samenblasen oder des Nebenhodens.

Mikroskopische Untersuchung: Agglutinationen der Spermien im Nativpräparat geben Hinweise auf eine immunologisch bedingte Infertilität.

Die *Spermienmotilität* wird im Nativpräparat bei Raumtemperatur innerhalb von 60 min nach Ejakulation bestimmt. Die Bewegungsqualität wird nach Kategorien „a" – „d" in Prozent ausgedrückt:
- (a) schnelle progressive Beweglichkeit
- (b) langsame oder träge progressive Beweglichkeit
- (c) nicht progressive Beweglichkeit
- (d) Immotilität.

Sind mehr als 50% der Spermien immotil, so sollte zur

Differenzierung zwischen vitalen immotilen und toten Spermien eine *Vitalfärbung*, der sogenannte *Eosin-Test*, eingesetzt werden. Tote Spermien nehmen Eosin auf.

Die *Spermienkonzentration* wird in einer Zählkammer nach Verdünnung bestimmt.

Die *Spermienmorphologie* wird aus einem fixierten Ausstrich einer gut durchmischten Ejakulatprobe untersucht. Normale Spermatozoen haben eine regelmäßige ovale Kopfform, ein intaktes Mittelstück und einen intakten Schwanz. Das Akrosom sollte gut abgrenzbar sein und 40–70% der Oberfläche des Spermienkopfs einnehmen.

Objektivierung der Spermienparameter: Die Beurteilung der Konzentration, der Motilität und Morphologie der Spermien unterliegt starken subjektiven Faktoren. Neben der Standardisierung der Ejakulatuntersuchung [17] ist die Anwendung einer internen [6] und externen Qualitätskontrolle erforderlich.

Mit der Verwendung der *DNS-Flow-Zytometrie* steht eine objektive und genaue Methode zur Bestimmung der Spermienkonzentration zur Verfügung. Zur Objektivierung der Spermienmotilität werden videokinematographische, computerunterstützte Bildanalyseverfahren (*CASA, computerassistierte Samenanalyse*) eingesetzt, die Spermiengeschwindigkeit, Linearität der Bewegung, seitliche Spermienkopfauslenkung und Kopfschlagfrequenz der Spermien bestimmen können.

Elektronenmikroskopische Untersuchung: Bei einer Minderheit von infertilen Patienten lassen sich mit Hilfe der Elektronenmikroskopie Anomalien der Samenzellstruktur nachweisen. Hierbei kann man zwischen Kopfdefekten, die mit und ohne Kerndefekten vorkommen können, und Schwanzdefekten unterscheiden.

Mikrobiologische Untersuchung: Das Erregerspektrum wird bei männlichen Infertilitätspatienten heute von Keimen wie Chlamydia trachomatis, Ureaplasmen, E. coli, Klebsiellen, Proteus und gramnegativen Stäbchenbakterien bestimmt [14]. Die Erreger können teilweise direkt im Urin, Ejakulat, Prostataexprimat oder Harnröhrenabstrich identifiziert werden. Für eine Infektion der ableitenden Samenwege sprechen Leukozyten > 1 Mio./ml im Ejakulat und/oder der Nachweis pathogener Keime in der Ejakulatkultur [15]. Während das Anlegen einer Ejakulatkultur für den Nachweis von Ureaplasmen, E. coli und andere aerobe oder anaerobe Keime weitgehend unproblematisch ist, erfordert der Nachweis von Chlamydien die Chlamydienkultur aus dem Urethralabstrich und den Antikörpernachweis aus dem Patientenserum bzw. dem Ejakulat. Der Direktnachweis aus dem Ejakulat kann mittels PCR erfolgen.

Immunologische Untersuchung: Zur Bestimmung der gegen Spermienantigene gerichteten Antikörper der IgA- und IgG-Klasse hat sich der „mixed antigobulin reaction test" (*MAR-Test*) bewährt, bei dem eine frische Spermienprobe und IgA- bzw. IgG-beschichtete Latexpartikel oder Schaferythrozyten mit Antiserum gegen IgA- und IgG-Antikörper gemischt werden. Sind entsprechende Antikörper auf der Spermienoberfläche zugegen, werden die Partikel bzw. Zellen über das Antiserum an die Spermatozoen gebunden. Der Test ist positiv, wenn mehr als 10% IgG- oder IgA-Antikörpergebundene Spermien nachweisbar sind. Finden sich mehr als 50% antikörpergebundene Spermien, so ist eine immunologisch bedingte Fertilitätsstörung wahrscheinlich [17].

Biochemische Untersuchung: Die *Prostatafunktion* kann durch Bestimmung von *Zink, Zitrat* und *prostataspezifischer saurer Phosphatase* beurteilt werden. *Prostaglandine* und *Fruktose* werden vornehmlich in den *Samenblasen* gebildet. Erniedrigte Fruktosekonzentrationen lenken den Verdacht auf Agenesie und schwere Dysfunktionen der Samenblasen oder des Ductus deferens. Als Marker für die *Nebenhodenfunktion* sind die *neutrale α-Glukosidase, L-Carnitin* und *Glyzerophosphocholin* anzusehen [5].

Spermienfunktionstests: Angesichts der Interaktion der reproduktiven Funktionen von Mann und Frau werden zusätzlich interaktive Untersuchungen durchgeführt:

– *In-vivo-Test (Postkoitaltest):* Mit dem Postkoitaltest, der möglichst nahe am Ovulationszeitpunkt durchzuführen ist, wird nicht nur die Zahl der beweglichen Spermien im Zervikalschleim, sondern auch die Überlebensfähigkeit der Spermien erfaßt.
– *In-vitro-Test:* In-vitro-Untersuchungen dienen der Beurteilung der Spermien-Mukus-Interaktion. Der *Spermienzervikalschleimpenetrationstest (Kremer-Test)* mißt die Fähigkeit der Spermien, in den menschlichen Zervixmukus einzuwandern. Die Verfahren sind in Kapitel 53 ausführlich beschrieben.

6 Hodenbiopsie

Die routinemäßige FSH- und Glukosidasebestimmung haben heute die invasive Hodenbiopsie als Routinediagnostik zur Beurteilung der männlichen Fertilität verdrängt. Bei unklaren Befunden kann die immer beidseitig durchzuführende Hodenbiopsie eine Differenzierung zwischen einem Verschluß der ableitenden Samenwege und einer Schädigung des Samenepithels liefern. In jedem Fall sollte vor einer rekonstruktiven Chirurgie der ableitenden Samenwege *bei klinischem Verdacht auf einen Verschluß* eine Schädigung des Samenepithels durch eine beidseitige Hodenbiopsie ausgeschlossen werden (Abb. 45-3a). Die zweite Hauptindikation der Hodenbiopsie bildet heute die *Früherkennung des Carcinoma in situ* des Hodens (Abb. 45-3c). Die Biopsie weist hier eine sehr hohe Sensitivität und Spezifität auf.

Jede sonographisch auffällige Inhomogenität des Hodenparenchyms sollte einer Hodenbiopsie zugeführt werden.

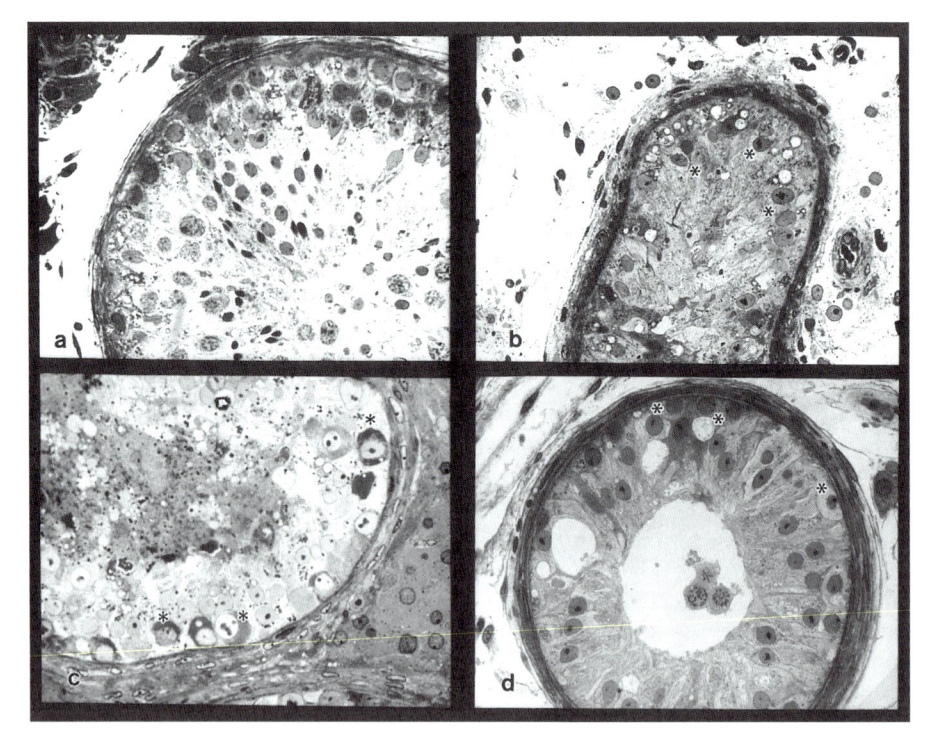

Abb. 45-3 Lichtmikroskopische Bilder von Hodenbiopsien (Semidünnschnitt, Toluidinblau-Färbung).
[Bilder freundlicherweise überlassen von Prof. Dr. M. Bergmann, Insititut für Anatomie und Zellbiologie, Martin-Luther-Universität, Halle (Saale)].
a) Normale Spermatogenese bei einem Patienten mit Verschlußazoospermie.
b) Sertoli-cell-only-Syndrom. Das Keimepithel enthält keine Spermatogenesezellen, sondern nur Sertoli-Zellen (*).
c) Schwer gestörte Spermatogenese mit typischen Carcinoma-in situ-Zellen (*).
d) Spermatogenesearrest auf der Stufe der Spermatogonien (*).

Bei Orchiektomie aufgrund eines klinisch manifesten Hodentumors sollte immer eine Biopsie aus dem kontralateralen Hoden beurteilt werden, da bei diesen Patienten die Inzidenz eines kontralateralen Hodentumors oder Carcinoma in situ mit bis zu 5 % der Hodentumorpatienten deutlich erhöht ist [7]. Darüber hinaus können Diagnosen wie die des fokalen oder totalen Sertoli-cell-only-Syndroms oder des Spermatogenesearrests gestellt werden (Abb. 45-3b, d). Die FSH-Werte sind in der Regel erhöht und korrelieren mit dem Schweregrad der Germinal-Zellaplasie.

7 Zyto- und molekulargenetische Untersuchungen

Neben dem Klinefelter-Syndrom als genetische Ursache für Hypogonadismus und Infertilität finden sich aufgrund der verbesserten zyto- und molekulargenetischen Untersuchungsmethoden heute in bis zu 15 % der Fälle chromosomale Defekte bei Infertilitätspatienten (Patienten mit ausgeprägter Oligozoospermie, Azoospermie, Sertoli-cell-only-Syndrom oder Spermatogenesearrest oder bei Patienten mit positiver Familienanamnese [z. B. Infertilität des Bruders]).

Der als Suchtest eingesetzte Abstrich von Mundschleimhautzellen zum Nachweis von *Barr-Körperchen („Geschlechtschromatin")* ist eine einfache und schnell durchzuführende diagnostische Methode. Ein positver Befund bedarf einer Bestätigung durch eine *Chromosomenanalyse (Karyotypisierung)*.

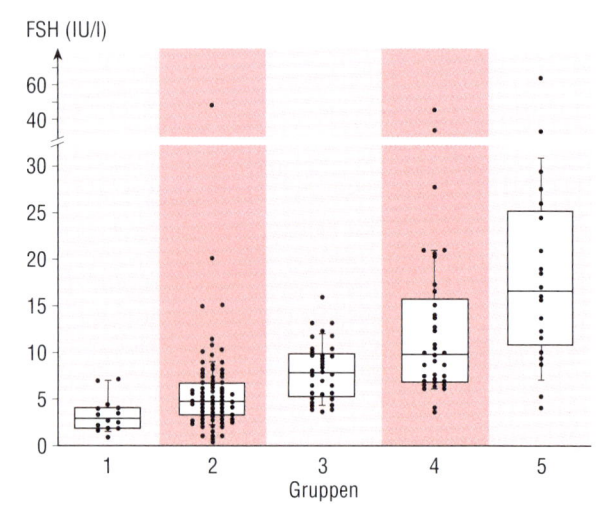

Abb. 45-4 Darstellung der FSH-Werte bei infertilen Patienten mit unterschiedlichen Anteilen von Sertoli-cell-only-Syndrom-Tubuli (SCO-Tubuli) in der Hodenbiopsie (nach [4]).
– *Gruppe 1:* Verschlußazoospermie bei normaler Spermatogenese
– *Gruppe 2:* Oligozoospermie ohne SCO-Tubuli
– *Gruppe 3:* Oligozoospermie mit unilateralem fokalem SCO
– *Gruppe 4:* Oligozoospermie mit bilateralem fokalem SCO
– *Gruppe 5:* Azoospermie bei bilateralem totalem SCO

Tabelle 45-3 Schema zur Differentialdiagnostik in der Andrologie.

FSH	Hoden	Ejakulat	Glukosidase	Testosteron	Verdacht auf	empfohlene weitere Maßnahmen
↑↑	Skrotum leer	Azoospermie	↓	↓	Anorchie, Kryptorchismus, Hodenektopie	hCG-Test, Sonographie, MRT, CT zur Hodensuche
↑↑	<6 ml (sehr feste Konsistenz)	Azoospermie	normal oder ↓	↓ oder zunächst noch normal	Klinefelter-Syndrom	Barr-Bodies im Mundepithelausstrich, Chromosomenanalyse
↑	>6 ml	Azoospermie/ OAT	normal	normal	primäre Spermatogenesestörung	Sonographie zur Varikozelen- und Tumordiagnostik, bei Verdacht auf Tumor (Hodenvolumendifferenz, einseitig harte Hodenkonsistenz): Tumormarker und Hodenbiopsie, bzw. Schnellschnittdiagnostik; evtl.: zyto- und molekulargenetische Untersuchungen
normal	>12 ml	Azoospermie/ OAT	↓	normal	Verschluß oder Aplasie der ableitenden Samenwege	Sonographie der Skrotalorgane mit Darstellung der Nebenhoden, transrektale Prostata- und Samenblasensonographie, Hodenbiopsie, Untersuchung des Zystische-Fibrose-Transmembran-Regulator-Gens
normal	>12 ml	OAT	normal	normal	immunologische Infertilität, Infektion der ableitenden Samenwege, primäre Spermatogenesestörung	MAR-Test, Kremer-Test, Infektionsdiagnostik, Sonographie der Skrotalorgane (inkl. Varikozelendiagnostik), transrektale Prostata- und Samenblasensonographie
↓	<6 ml [evtl. <12 ml bei postpubertärer Erstmanifestation] (weiche Konsistenz)	Azoospermie	normal oder ↓	↓	IHH/Kallmann-Syndrom, Pubertas tarda, Hypophyseninsuffizienz/-tumor	Prolaktin, Riechtest, kombinierter Hypophysenfunktionstest (evtl. nach pulsatiler GnRH-Behandlung), MRT

Strukturelle Anomalien des Y-Chromosoms werden zunehmend häufiger als Ursache von Spermatogenesestörungen erkannt. Deletionen des kurzen Y-Armes führen durch den Verlust des Testis-determinierenden Gens „SRY" zur Ausbildung eines weiblichen Phänotyps (XY-Frauen). Im proximalen Abschnitt des langen Armes des Y-Chromosoms (Yq11) wurde eine als „*Azoospermiefaktor*" *(AZF)* bezeichnete Erbanlage gefunden, deren Funktion essentiell für eine intakte Spermatogenese ist [9]. Patienten mit Deletionen im Bereich der AZF-Erbanlage sind aufgrund einer Azoo- bzw. Oligozoospermie infertil oder stark subfertil. Diese Mikrodeletionen sind jedoch nur mit bislang noch aufwendigen molekulargenetischen Untersuchungsmethoden nachweisbar [16].

Bei Patienten mit obstruktiver Azoospermie aufgrund beiderseitiger kongenitaler Ductus-deferens-Aplasie konnte eine starke Assoziation mit Mutationen im *Zystische-Fibrose-Transmembran-Regulator-Gen* aufgezeigt werden [13]. Bei Patienten mit einer angeborenen bilateralen Aplasie der Vasa deferentia *(CBAVD)* und/oder einer Samenblasendysfunktion finden sich in 50–60% heterozygote Anlageträger von Mutationen im Zystische-Fibrose-Transmembran-Regulator-Gen, wobei die häufigste Mutation die delta-F508-Mutation darstellt [10].

Eine *Zusammenfassung* der differentialdiagnostischen Überlegungen der andrologischen Befunderhebung findet sich in Tabelle 45-3.

Literatur

1. Behre, H. M., J. Bohmeyer, E. Nieschlag: Prostate volume in testosterone-treated and untreated hypogonadal men in comparison to age-matched normal controls. Clin. Endocr. 40 (1994) 341–349.
2. Behre, H. M., D. Nashan, E. Nieschlag: Objective measurement of testicular volume by ultrasonography: evaluation of the technique and comparison with orchidometer estimates. Int. J. Androl. 12 (1989) 395–403.
3. Behre, H. M., E. Nieschlag: Diagnostik des Hypogonadismus und der Infertilität des Mannes. Internist 34 (1993) 719–732.
4. Bergmann, M., H. M. Behre, E. Nieschlag: Serum FSH and testicular morphology in male infertility. Clin. Endocr. 40 (1994) 133–136.
5. Cooper, T. G.: Secretory proteins from the epididymis and their clinical relevance. Andrologia 22 (1990) 206.

6. Cooper, T. G., J. Neuwinger, S. Bahrs, E. Nieschlag: Internal quality control of semen analysis. Fertil. Steril. 58 (1992) 172–178.

7. Dieckmann, K. P.: Carcinoma in situ (testikuläre intraepitheliale Neoplasie) des Hodens. In: Hertle, L., J. Pohl (Hrsg.): Urologische Therapie, S. 456–458. Urban & Schwarzenberg, München–Wien–Baltimore 1993.

8. Lerchl, A., C. Keck, J. Spiteri-Grech, E. Nieschlag: Diurnal variations of scrotal temperature in normal men and patients with varicocele before and after treatment. Int. J. Androl. 16 (1993) 195–200.

9. Ma, K., J. D. Inglis, A. Sharkey, W. A. Bickmore, R. E. Hill, E. J. Prosser, R. M. Speed, E. J. Thomson, M. Jobling, K. Taylor, J. Wolfe, H. J. Cooke, T. B. Hargreave, A. C. Chandley: A Y chromosome gene family with RNA-binding protein homology: candidates for the azoospermia factor AZF controlling human spermatogenesis. Cell 75 (1993) 1187–1295.

10. Meschede, D., C. Keck, C. DeGeyter, A. Eigel, J. Horst, E. Nieschlag: Mutation im Zystische-Fibrose-Transmembran-Regulator-Gen bei beiderseitiger kongenitaler Ductus-deferens-Aplasie. Dtsch. med. Wschr. 118 (1993) 661–664.

11. Nashan, D., H. M. Behre, J. H. Grunert, E. Nieschlag: Diagnostic value of scrotal sonography in infertile men: report on 658 cases. Andrologia 22 (1990) 387–385.

12. Nieschlag, E., A. von zur Mühlen, W. G. Sippel: Männliche Gonaden. In: Deutsche Gesellschaft für Endokrinologie (Hrsg.): Rationelle Diagnostik in der Endokrinologie, S. 186–212. Thieme, Stuttgart – New York 1993.

13. Oates, R. D., J. A. Amos: The genetic basis of congenital bilateral absence of the vas deferens and cystic fibrosis. Minireview. J. Androl. 15 (1994) 1–8.

14. Purvis, K., E. Christiansen: Infection in the male reproductive tract. Impact, diagnosis and treatment in relation to male infertility. Int. J. Androl. 16 (1993) 1–13.

15. Rowe, P. J., F. H. Comhaire, T. B. Hargreave, H. J. Mellows (eds.): WHO Manual for the standardized investigation and diagnosis of the infertile couple. Cambridge, Cambridge University Press 1993.

16. Vogt, P.: Y-chromosome function in spermatogenesis. In: Nieschlag, E., U.-F. Habenicht (eds.): Spermatogenesis – Fertilization – Contraception, pp. 225–266. Springer, Berlin – Heidelberg – New York 1992.

17. WHO Laborhandbuch zur Untersuchung des menschlichen Ejakulats und der Spermien/-Zervikalschleim-Interaktion. Übersetzung: Nieschlag, E., M. Bals-Pratsch, H. M. Behre, U. A. Knuth, D. Meschede, S. Nieschlag. Springer, Berlin – Heidelberg – New York 1993.

46 Männlicher Hypogonadismus

Friedrich Jockenhövel

1	Definition und Klassifikation	361	3.3.3 Pseudohermaphroditismus masculinus	369
2	Klinisches Bild des Androgenmangels	363	3.3.4 Klinefelter-Syndrom	371
3	Pathogenese / Pathophysiologie	366	3.3.5 XX-Mann	372
3.1	Hypothalamische Erkrankungen	366	3.3.6 XYY-Syndrom	372
3.1.1	Idiopathischer hypogonadotroper Hypogonadismus und Kallmann-Syndrom	366	3.3.7 Noonan-Syndrom	373
3.1.2	Prader-Labhart-Willi-Syndrom und Angelman-Syndrom	366	3.3.8 Lagenanomalien der Hoden	373
3.1.3	Laurence-Moon-Bardet-Biedl-Syndrom	367	3.3.9 Orchitis	374
3.1.4	Pubertas tarda	367	3.4 Allgemeinerkrankungen und exogene Noxen	374
3.1.5	Untergewicht, Anorexia nervosa	367	4 Diagnostik	375
3.1.6	GnRH-Sekretionsstörung infolge anderer Erkrankungen	367	5 Therapie	376
3.2	Hypophysäre Erkrankungen	367	5.1 Androgene	376
3.2.1	Hypopituitarismus	367	5.2 Gonadotropine und pulsatiles GnRH	379
3.2.2	Selektiver LH-Mangel (Pasqualini-Syndrom) und biologisch inaktives LH	368		
3.2.3	Isolierter FSH-Mangel	369		
3.2.4	Hyperprolaktinämie	369		
3.3	Erkrankungen der Hoden	369		
3.3.1	Angeborene oder erworbene Anorchie	369		
3.3.2	Gonadendysgenesie	369		

1 Definition und Klassifikation

Definition: Jede Störung der exokrinen und endokrinen Hodenfunktion wird als Hypogonadismus bezeichnet. Die klinischen Symptome des Hypogonadismus sind daher Infertilität oder Zeichen des Andro-

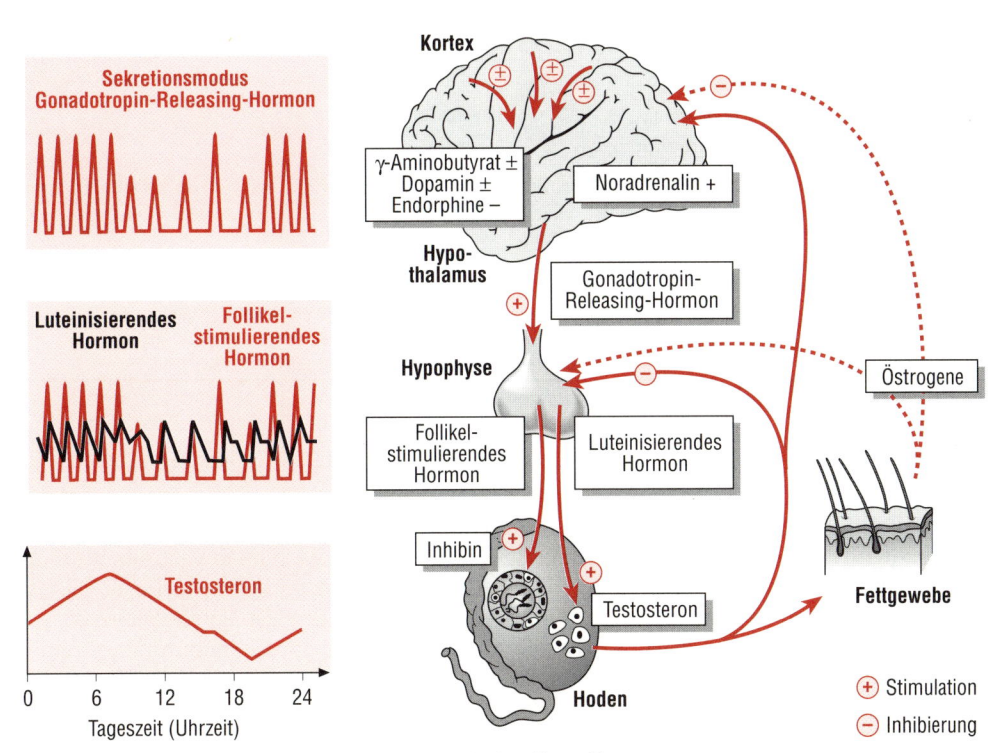

Abb. 46-1 Regulation der Hodenfunktion und Sekretionsmuster der beteiligten Hormone.

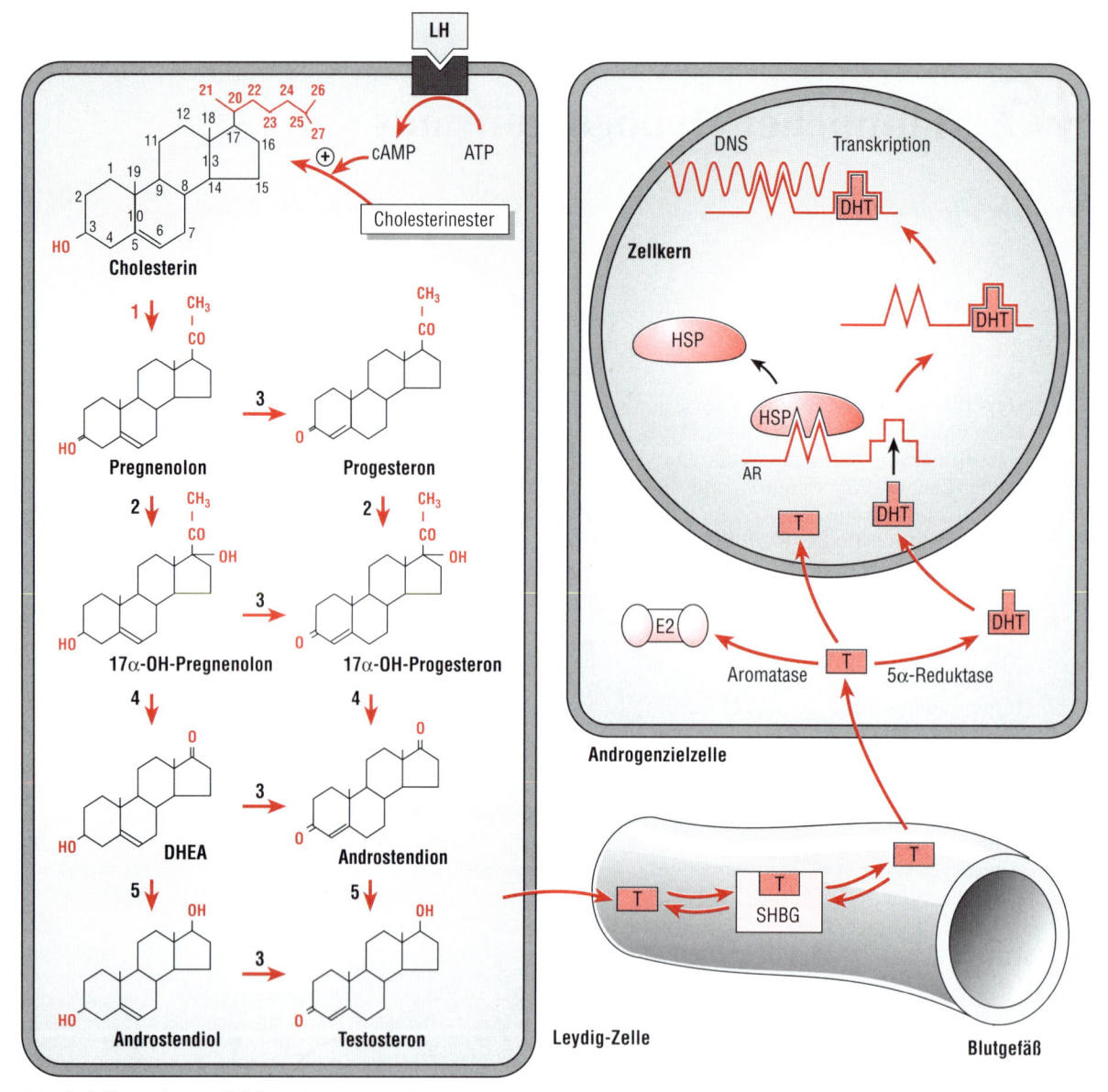

Abb. 46-2 Biosynthese und Wirkmechanismus von Testosteron. Unter dem Einfluß von LH wird Cholesterin zur Abspaltung der Seitenkette bereitgestellt und leitet damit die Biosynthese des Testosterons ein. Testosteron (T) verläßt die Leydig-Zelle und gelangt auf dem Blutweg, gebunden an das sexualhormonbindende Globulin (SHBG), zu den Zielorganen. Je nach Enzymbestand der Zielzelle kann Testosteron zu Östradiol (E2) oder 5α-Dihydrotestosteron (DHT) metabolisiert werden. DHT und Testosteron konkurrieren um den selben Rezeptor (AR), der sich nach Bindung eines Androgens vom Hitzeschockprotein 90 (HSP) löst und im Zellkern an androgensensible DNS-Abschnitte bindet. Dies aktiviert oder deaktiviert androgenabhängige Gene.
1 = 20,22-Desmolase
2 = 17α-Hydroxylase
3 = 3β-Hydroxysteroid-Dehydrogenase
4 = 17,20-Desmolase
5 = 17β-Hydroxysteroid-Dehydrogenase

genmangels oder eine Kombination von beiden. Wegen der Abhängigkeit der Spermatogenese von Androgenen führt eine endokrine Hodeninsuffizienz oft auch zur Infertilität, während umgekehrt die Infertilität meist nicht mit einem Androgenmangel einhergeht [21].
Regulation der Hodenfunktion: Die Hodenfunktion wird vom Hypothalamus vermittelt und durch hypophysäre Hormone gesteuert (Abb. 46-1). Hierzu produziert der Hypothalamus das Dekapeptid Gonadotropin-Releasing-Hormon (GnRH), das in der Hypophyse die Produktion und Freisetzung der gonadotropen Hormone Luteinisierendes Hormon (LH) und Follikel-stimulierendes Hormon (FSH) auslöst. GnRH wird vom Hypothalamus in episodischen Pulsen sezerniert, die beim erwachsenen Mann etwa alle 90–120 Minuten erfolgen. Störungen dieser Rhythmik durch Änderungen der Pulsfrequenz oder -amplitude beeinträchtigen die Gonadotropinsekretion. LH bewirkt in den testikulären Leydig-Zellen die Synthese von Testosteron, das zusammen mit FSH die Spermatogenese fördert. FSH wirkt direkt auf das Keimepithel in den Tubuli seminiferi und ist zur Initiierung und

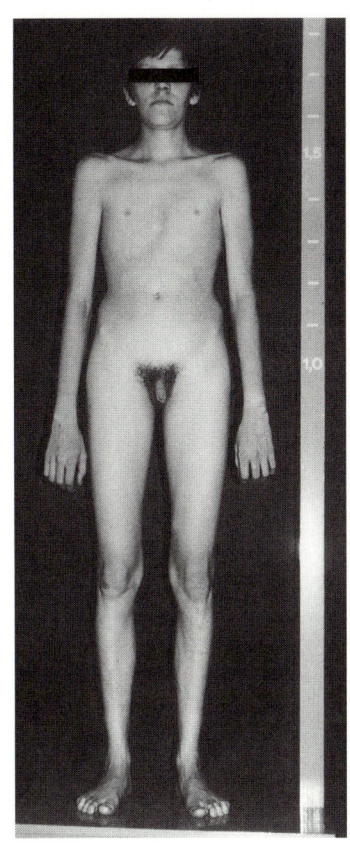

Abb. 46-3 25jähriger Mann mit dem Vollbild des Eunuchoidismus. Bei diesem Patienten hat ein Kallmann-Syndrom zu einem sekundären Hypogonadismus mit Pubertas tarda geführt. Beachte die fehlende Körper- und Bartbehaarung, die horizontale Schamhaargrenze und die eunuchoidalen Körperproportionen.

Aufrechterhaltung einer quantitativ normalen Spermatogenese erforderlich. In den Sertoli-Zellen fördert FSH die Produktion des Peptid-Hormons Inhibin.

Der Regelkreis zwischen Hypothalamus, Hypophyse und Hoden wird durch die testikulären Hormone Testosteron und Inhibin und das aus Testosteron in peripheren Geweben (hauptsächlich Fettgewebe) durch Aromatisierung hergestellte Östradiol geschlossen.

Stoffwechsel und Wirkmechanismus von Testosteron: Das wichtigste testikuläre Hormon ist Testosteron, das in den Leydig-Zellen unter dem stimulierenden Einfluß von LH gebildet wird (Abb. 46-2, S. 362). Als lipophiles Steroid diffundiert Testosteron aus der Leydig-Zelle in testikuläre Kapillaren und ist im Blut zu über 98% an Transportproteine gebunden, wobei Albumin etwa 38% und das in der Leber gebildete sexualhormon-bindende Globulin (*SHBG*) 60% des Testosterons transportieren. SHBG weist zu Testosteron eine höhere Affinität als zu Östradiol auf. Daher führt eine vermehrte hepatische Produktion von SHBG zu einer Verschiebung des Testosteron-Östradiol-Verhältnisses durch Verminderung des freien Testosterons. Das freie Testosteron diffundiert passiv in die Zielzelle und kann dort in Abhängigkeit vom Enzymbestand zu Östradiol aromatisiert oder zu Dihydrotestosteron (*DHT*) reduziert werden. Testosteron und DHT reagieren mit dem selben Androgenrezeptor, wobei DHT aufgrund seiner höheren Rezeptoraffinität eine etwa 10fach höhere androgene Potenz besitzt. Nach der Bildung des Hormon-Rezeptor-Komplexes bindet dieser an spezifische DNS-Sequenzen im Genom, die die Aktivität androgenabhängiger Gene regulieren [17]. Der Abbau von Testosteron erfolgt überwiegend in der Leber durch die Umwandlung zu Androstendion, Androsteron, Dehydroepiandrosteron und Ätiocholanolon, die nach der Konjugation mit Glukuronsäure als 17-Ketosteroide im Urin ausgeschieden werden.

Klassifikation des männlichen Hypogonadismus: Entsprechend der an der Regulation der Hodenfunktion beteiligten Organe können Erkrankungen des Hypothalamus, der Hypophyse und der Hoden selbst einen Hypogonadismus verursachen. Liegt die Ursache des Hypogonadismus in den Testes, spricht man vom *primären oder hypergonadotropen Hypogonadismus*. Hypothalamisch oder hypophysär bedingte Hodenfunktionsstörungen werden zum *sekundären oder hypogonadotropen Hypogonadismus* zusammengefaßt. Tabelle 46-1 gibt eine Synopsis der zu einem Hypogonadismus führenden Krankheitsbilder. Vollständigkeitshalber wurden auch Erkrankungen mit isolierter Beeinträchtigung der Fertilität und der Androgenzielorgane aufgeführt, die im folgenden besprochen werden.

2 Klinisches Bild des Androgenmangels

Die klinischen Zeichen des Androgenmangels werden vom Ausmaß und dem Zeitpunkt des Auftretens des Androgendefizits bestimmt [17].

Fetalzeit: Mangelhafte Testosteronproduktion oder -wirkung während der Fetalzeit in der frühen Phase der sexuellen Differenzierung (9. bis etwa 14. Schwangerschaftswoche) führen zur *Intersexualität* mit unzureichender Ausprägung des männlichen Phänotyps (*Pseudohermaphroditismus masculinus*). Fehlt Testosteron in der späteren Phase (etwa bis zur 24. Schwangerschaftswoche) können ein *Mikropenis* und *Lageanomalien der Hoden* resultieren.

Pubertät: Unterbleibt der normalerweise einsetzende Anstieg des Testosterons zur Pubertät, kommt es zum charakteristischen Bild des *Eunuchoidismus* (Tab. 46-2 und Abb. 46-3). Ohne Testosteron bleibt der in der Pubertät erfolgende Schluß der Epiphysenfugen aus und die Röhrenknochen der Arme und Beine wachsen weiter. Dadurch werden die Beine länger als der Rumpf (Stehriesen) und die Armspannweite größer als die Körperlänge. Der Bartwuchs und die Körperbehaarung entwickeln sich gar nicht oder nur schwach. Die Schambehaarung ist nur spärlich ausgeprägt und weist einen horizontalen Verlauf der oberen Begrenzung auf. Wegen der mangelnden Stimulation der Talgdrüsen durch Testosteron ist die Haut trocken; eine Pubertätsakne fehlt daher regelmäßig. Da das Wachstum des Kehlkopfs mit der Verlängerung der Stimmbänder ausbleibt, tritt kein Stimmbruch ein.

Tabelle 46-1 Übersicht der Erkrankungen mit Hypogonadismus beim Mann (modifiziert nach [12, 13]).

Krankheitsbild	Ursache	Androgenmangel	Infertilität
Hypothalamus (sekundärer Hypogonadismus)			
idiopathischer hypogonadotroper Hypogonadismus und Kallmann-Syndrom	anlagebedingte Störung der GnRH-Sekretion	+	+
Prader-Labhart-Willi-Syndrom	anlagebedingte Störung der GnRH-Sekretion	+	+
Laurence-Moon-Bardet-Biedl-Syndrom	anlagebedingte Störung der GnRH-Sekretion	+	+
familiäre Kleinhirnataxie	anlagebedingte Störung der GnRH-Sekretion	+	+
konstitutionelle Pubertas tarda	„nachgehende biologische Uhr"	+	+
sekundäre GnRH-Sekretionsstörung	Tumoren, Infiltrationen, Traumen, Strahlen, Unterernährung, vaskulär bedingt, Drogen Medikamente, Infektionen	+	+
Hypophyse (sekundärer Hypogonadismus)			
Hypopituitarismus	Infiltrationen, Adenome, Ischämie, Empty-Sella-Syndrom, Strahlen, postoperativ, Drogen, Medikamente	+	+
Pasqualini-Syndrom	isolierter LH-Mangel	+	(−)
isolierter FSH-Mangel	isolierter FSH-Mangel	−	+
Hyperprolaktinämie	Adenome, Medikamente	+	+
Testes (primärer Hypogonadismus)			
angeborene Anorchie	fetaler Hodenverlust	+	+
erworbene Anorchie	Trauma, Torsion, Operation	+	+
reine Gonadendysgenesie	Defekt des Y-Chromosoms (?)	+	+
gemischte Gonadendysgenesie	verspätete Entwicklung des Hodens Synthesestörung des fetalen Hodens (?)	+	+
Oviduktpersistenz	fehlendes Anti-Müller-Hormon	−	(−)
Germinalzellaplasie (Sertoli-Cell-Only-Syndrom)	anlagebedingt oder erworben (Strahlen, Medikamente, Infektionen)	−	+
Leydig-Zellaplasie	anlagebedingt	+	(+)
Pseudohermaphroditismus masculinus	Enzymdefekte der Testosteronbiosynthese	+	+
Klinefelter-Syndrom	numerische Chromosomenaberration	+	+
XYY-Syndrom	numerische Chromosomenaberration	(+)	(+)
XX-Mann-Syndrom	unvollständige Translokation eines Y-Chromosomenstücks	+	+
männliches Turner-Syndrom (Noonan-Syndrom)	unvollständige Translokation eines Y-Chromosomenstücks	+	+
Lageanomalien der Testes	anlagebedingt, fetaler Testosteronmangel	(+)	+
Hodentumoren	unbekannt	+	+
Varikozele	Durchblutungsstörung des Hodens infolge Veneninsuffizienz	(−)	+
Orchitis	Infektion (viral, bakteriell)	(−)	+
Globozoospermie	Spermiogenesestörung	−	+
Syndrom der immotilen Zilien	Spermiogenesestörung	−	+
idiopathische Infertilität	unbekannt	−	+
Allgemeinerkrankungen	z. B. Niereninsuffizienz, Hämochromatose, Leberzirrhose, HIV-Infektion, Diabetes mell. und viele weitere	+	+
exogene Noxen	Medikamente, Strahlen, Umwelt- und Genußgifte	+	+
ableitende Samenwege und akzessorische Geschlechtsdrüsen			
Infektionen	Bakterien, Chlamydien, Viren	−	+
Obstruktion	angeborene Fehlbildung, Infektion, Vasektomie	−	+
zystische Fibrose	Mutation im CF-Gen	−	+
Young-Syndrom	unbekannt	−	+
Liquifizierungsstörung	unbekannt	−	+
immunologisch bedingte Infertilität	Autoimmunerkrankung	−	+

Fortsetzung Tabelle 46-1

Samendeposition			
Penisdeformation	angeboren oder erworben	–	+
Hypo- oder Epispadie	angeboren, fetaler Testosteronmangel	(+)	(+)
Phimose	angeboren	–	(+)
erektile Dysfunktion	Durchblutungsstörungen, Testosteronmangel, neurogen, psychisch	(+)	(+)
Androgenzielorgane			
testikuläre Feminisierung	Defekt des Androgenrezeptorgens mit komplettem Funktionsverlust	+	+
unvollständige testikuläre Feminisierung	Defekt des Androgenrezeptorgens mit weitgehendem Funktionsverlust	+	+
Reifenstein-Syndrom	Defekt des Androgenrezeptorgens mit mäßigem Funktionsverlust	+	+
Infertilität bei Androgenresistenz	Defekt des Androgenrezeptorgens mit geringem Funktionsverlust	–	+
perineoskrotale Hypospadie mit Pseudovagina	Mutation im Gen der 5α-Reduktase	+	+

Tabelle 46-2 Manifestationen des Androgenmangels [17].
In den mit * gekennzeichneten Geweben wird die androgene Wirkung von 5α-Dihydrotestosteron ausgeübt, das im Zielgewebe aus Testosteron entsteht.

Organ	vor abgeschlossener Pubertät	nach abgeschlossener Pubertät
Knochen	eunuchoider Hochwuchs, Osteoporose	Osteoporose
Kehlkopf	Ausbleiben des Stimmbruchs	keine Änderung der Stimme
Behaarung	femininer Behaarungstyp: horizontale Schamhaargrenze, gerade Stirnhaargrenze, ausbleibender Bartwuchs, fehlende Körperbehaarung	nachlassende Bart-, Achsel-, Scham- und Körperbehaarung, ausbleibende androgene Alopezie (keine „Geheimratsecken")
Haut	trockene Haut und ausbleibende Pubertätsakne aufgrund fehlender Sebumproduktion, Blässe	fehlende Sebumproduktion, Atrophie, Blässe, feine Hautfältelung
Erythropoese	Anämie	Anämie
Muskulatur	unterentwickelt, geringe Kraft	Atrophie, nachlassende Kraft
Fettverteilung	weiblich (Hüftbetont)	zunehmend weiblich
Spermatogenese	nicht initiiert, Infertilität	sistiert, zunehmende Infertilität
Ejakulat	meist Aspermie	geringes Volumen
Libido und Potenz	nicht entwickelt	allmähliche Verminderung
Penis*	infantil	keine Größenveränderung
Skrotum*	wenig pigmentiert, geringe Fältelung	keine Veränderung
Prostata*	klein, unterentwickelt	Atrophie

Auch unterbleibt das pubertäre Wachstum von Hoden, Penis, Prostata und Samenblase. Da der anabole Effekt des Testosterons fehlt, sind Muskelmasse und -kraft gering. In Abhängigkeit vom Ausmaß des Testosteronmangels können die Symptome unterschiedlich ausgeprägt erscheinen, so daß nicht immer das Vollbild des Eunuchoidismus vorhanden ist.

Einmal entwickelte eunuchoide Körperproportionen sind irreversibel.

Erwachsenenalter: Setzt die endokrine Insuffizienz der Hoden erst beim erwachsenen Mann nach Abschluß der Pubertät ein, bleiben die Körperproportionen, Stimmlage und Größe der Genitalien unverändert erhalten (Tab. 46-2). Dies ermöglicht eine sichere Differenzierung zwischen prä- und postpubertärem Beginn des Androgenmangels. Die *Abnahme von Potenz, Libido und Infertilität* stellen oft die ersten klinischen Symptome dar. Wegen der reduzierten Libido geht im Gegensatz zu der nicht-endokrin bedingten erektilen Dysfunktion von dem Potenzverlust oft kein Leidensdruck aus. Die Körperbehaarung und der Bartwuchs werden spärlicher, so daß viele Patienten eine *Abnahme der Rasurfrequenz* angeben. Langwährender Androgenmangel verursacht regelmäßig eine schwere *Osteoporose* mit Lumbago und kann mit bis zur Invalidität beeinträchtigenden Frakturen einhergehen. Androgene fördern die Teilungsrate der erythropoetischen Stammzellen und bewirken eine vermehrte renale und extrarenale Produktion von Erythropoetin. Daher kann Testosteronmangel zu einer leichten normozytären *Anämie* mit Blässe und vermehrter Müdigkeit führen. Leistungsschwäche und nachlassende Kraft sind auch eine Folge der verminderten Muskelmasse, da die anabole Wirkung der Androgene fehlt.

3 Pathogenese/Pathophysiologie

3.1 Hypothalamische Erkrankungen

3.1.1 Idiopathischer hypogonadotroper Hypogonadismus und Kallmann-Syndrom

Definition: Der idiopathische hypogonadotrope Hypogonadismus (IHH) ist durch eine unzureichende hypothalamische Sekretion von GnRH charakterisiert. Aufgrund der fehlenden Stimulation durch GnRH unterbleibt die hypophysäre Produktion von LH und FSH, so daß im Hoden weder Androgenproduktion noch die Spermatogenese angeregt werden. Beim Kallmann-Syndrom besteht zusätzliche eine An- oder Hyposmie für aromatische Geruchsstoffe. Sporadische und familiäre Formen des IHH wurden beschrieben, wobei die verschiedenen Vererbungsmodi (X-chromosomal, autosomal-dominant mit variabler Penetration und autosomal-rezessiv) auf unterschiedliche pathogenetische Mechanismen deuten. Der IHH und das Kallmann-Syndrom finden sich bei weniger als 1 von 8000 Neugeborenen, mit einer 5fach höheren Prävalenz beim männlichen Geschlecht. Dies macht die X-chromosomal-vererbte Variante zur häufigsten Form des IHH und Kallmann-Syndroms.
Ätiologie: Als Ursachen der X-chromosomalen Variante des IHH wurden Mutationen eines Gens des X-Chromosoms (Xp22.3) identifiziert [8].
Diagnose: Selten fällt der Hypogonadismus schon beim Neugeborenen durch einen Mikropenis oder Maldescensus testis auf, der innerhalb der ersten 2 Lebensjahre korrigiert werden soll. Die meisten Patienten suchen wegen des ausbleibenden Eintritts der Pubertät ärztlichen Rat. Die Differentialdiagnose zur konstitutionellen Pubertas tarda ist schwierig, wenn nicht eine Riechstörung als Hinweis auf ein Kallmann-Syndrom vorliegt. Im Gegensatz zur Pubertas tarda fehlen beim IHH und Kallmann-Syndrom nächtliche LH-Pulse im Blutserum. Oft hilft der GnRH-Test bei der Differentialdiagnose, da sich bei der konstitutionellen Pubertas tarda meist mit 100 µg GnRH ein deutlicher Anstieg der Gonadotropine auslösen läßt.

Erwachsene mit unbehandeltem IHH weisen das Vollbild des Eunuchoidismus auf. Der Nachweis niedriger Serumspiegel von Testosteron, LH, FSH und der negative GnRH-Test bestätigt die Diagnose. Hier muß differentialdiagnostisch immer an hypothalamisch-hypophysäre Raumforderungen gedacht werden.

Die Aufdeckung des genetischen Defektes eines in der Ontogenese für die Zellwanderung relevanten Proteins erklärt auch die gelegentliche Assoziation des Kallmann-Syndroms mit anderen Anlagestörungen, wie z.B. *Synkinesien (Spiegelbewegungen), zerebelläre Ataxie, zentrale Taubheit, Augenmuskelstörungen, Nierenaplasie, Pes cavus* und *Lippen-Kiefer-Gaumen-Spalten*. Nach diesen Zeichen sollte immer gesucht werden, da sie mitunter auch die differentialdiagnostische Abgrenzung zur konstitutionellen Pubertas tarda erleichtern.
Therapie: Zum Ausgleich des Androgenmangels erfolgt eine Substitution mit Testosteron. Immer sollte frühzeitig eine skrotale Position der Hoden erreicht werden. Dies dient dem Erhalt der Chancen auf eine spätere Fertilität und zur Prophylaxe bzw. leichteren Erkennung einer möglichen Entartung. Die Anosmie ist nicht korrigierbar. Wird die Erkrankung noch vor der Ausbildung der eunuchoiden Statur behandelt, können das übermäßige Längenwachstum verhindert und normal männliche Proportionen erzielt werden. Bei bestehendem Kinderwunsch wird die Spermatogenese entweder mit pulsatiler Gabe von GnRH oder einer Kombination von hCG/hMG angeregt (Kap. 48) [18].

Fallbeispiel

Der 18jährige Patient wird von seinen Eltern wegen ausbleibender Pubertät vorgestellt. Anamnestisch Hodenhochstand, Orchidopexie im 3. Lebensjahr. Körpergröße 188 cm, Gewicht 74 kg, knabenhafte Stimme, fehlende Bart- und Körperbehaarung, Tanner-Stadium II, Hodenvolumen links 3 ml, rechts 4 ml; Penislänge gestreckt 6 cm; Riechtest für aromatische und reizende Stoffe normal. Das morgendliche Serumtestosteron beträgt 1,3 nmol/l, LH 0,5 U/l, FSH 0,3 U/l, kein Anstieg im GnRH-Test. Röntgen des Handgelenks: offene Epiphysenfugen, Knochenalter 15½ Jahre. NMR von Hypothalamus und Hypophyse unauffällig. Diagnostische Vorbehandlung („Priming") mittels tragbarer GnRH-Pumpe (5 µg alle 90 min s.c.) über 7 Tage, danach Wiederholung des GnRH-Tests. Jetzt Anstieg des LH auf 5,1 U/l und des FSH auf 3,7 U/l.
Die Differentialdiagnose Pubertas tarda oder idiopathischer hypogonadotroper Hypogonadismus ist jetzt nicht sicher zu klären. Daher erfolgt zur Virilisierung eine Therapie mit 250 mg Testosteronoenanthat alle 4 Wochen i.m.. Bei der Kontrolluntersuchung nach 4 Monaten: beginnender Stimmbruch und Bartwuchs, Tanner-Stadium III, Penis und Hoden unverändert, anamnestisch jetzt erstmalig spontane Erektionen. Nach einer Therapiepause von 3 Monaten sistiert die Virilisierung, Serumtestosteron 0,8 nmol/l, LH 0,4 U/l, FSH 0,4 U/l, negativer GnRH-Test. Jetzt ist ein idiopathischer hypogonadotroper Hypogonadismus sehr wahrscheinlich. Daher erfolgt zunächst eine Dauersubstitution mit Testosteron über ein Jahr, dann ein erneuter Auslaßversuch.

3.1.2 Prader-Labhart-Willi-Syndrom und Angelman-Syndrom

Definition und Ätiologie:

Dieses seltene Syndrom ist gekennzeichnet durch die Kombination folgender Symptome: ausgeprägte Muskelhypotonie, sekundärer Hypogonadismus, Kleinwuchs, Oligophrenie, faziale Dysmorphie, Adipositas und Diabetes mellitus Typ II.

Ursächlich liegt dem Prader-Labhart-Willi-Syndrom eine Deletion am langen Arm des Chromosoms 15 (15q11–13) zugrunde. Neue molekularbiologische Untersuchungen zeigen, daß beim Prader-Labhart-Willi-Syndrom immer das väterliche Chromosom 15 deletiert ist, während beim Angelman-Syndrom (Oligophrenie, ataktischer Gang, Dysmorphien) das deletierte Chromosom 15 von der Mutter stammt. Die Inzidenz wird auf etwa 1:20000 geschätzt, Jungen sind überrepräsentiert.

Klinisches Bild und Diagnose: Der Hypogonadismus fällt meist schon bei der Geburt durch den Maldescensus testis und Mikropenis auf und ist eine Folge einer gestörten hypothalamischen GnRH-Sekretion. Daher tritt auch keine Pubertät ein. Die Fettsucht entwickelt sich im Laufe des Kindesalters und verursacht über die ausgeprägte Adipositas bei etwa 5–10% der Betroffenen einen Diabetes mellitus. Die Diagnose erfolgt anhand des typischen klinischen Bildes, das häufig auch mit Akromikrie, Strabismus, Skoliose, Zahnschmelzhypoplasien und einer Vierfingerfurche einhergeht. Molekulargenetische Untersuchungen bestätigen die Diagnose und ermöglichen auch eine pränatale Diagnostik.

Therapie: Eine kausale Therapie steht nicht zur Verfügung. Unter Berücksichtigung der reduzierten kognitiven Fähigkeiten und der oft schweren Verhaltensstörung der Patienten, ist bei Gabe von Testosteron oder Medikamenten, die die Testosteronsynthese steigern (GnRH, hCG), mit Vorsicht zu verfahren. Die Lebenserwartung ist aufgrund der massiven Adipositas mit erhöhtem Risiko für kardiovaskuläre Erkrankungen verkürzt.

3.1.3 Laurence-Moon-Bardet-Biedl-Syndrom

Das seltene, autosomal-rezessiv vererbte Laurence-Moon-Bardet-Biedl-Syndrom ist durch 5 Hauptsymptome gekennzeichnet: Hypogonadismus, Retinitis pigmentosa (tapeto-retinale Degeneration), Poly-/Syndaktylie, Adipositas, Oligophrenie.

Weiterhin finden sich häufig Herzfehler, parenchymale Nierenerkrankungen und Fehlbildungen der ableitenden Harnwege, die bei 30% der Patienten zur terminalen Niereninsuffizienz führen. Bei der Therapie des Hypogonadismus wird wie beim Prader-Labhart-Willi Syndrom verfahren.

3.1.4 Pubertas tarda

Das Einsetzen der Pubertät (Gonadarche) zu einem späteren Lebensalter als es dem Durchschnitt der ethnisch und geschlechtsgleichen Bevölkerung entspricht wird als Pubertas tarda bezeichnet. Bei mitteleuropäischen Jungen beginnt die Pubertät mit dem Wachstum der Hoden im Alter von 11,2 ± 1,5 Jahren. Sind nach dem 14. Lebensjahr die Testes kleiner als 4 ml oder ist nach dem 15. Lebensjahr noch keine Schambehaarung erkennbar, liegt eine Pubertas tarda vor. Etwa 5% aller Jungen kommen verspätet in die Pubertät. Die Pubertas tarda wird ausführlich in Kapitel 13 beschrieben. Ein Fließschema zur Abklärung einer verzögerten Pubertät findet sich in Abbildung 46-4.

3.1.5 Untergewicht, Anorexia nervosa

Untergewicht infolge chronischer Erkrankung (Malabsorptionssyndrom, Tumorkachexie etc.), exzessiven Sports oder einer psychischen Störung (Anorexia nervosa) kann einen hypogonadotropen Hypogonadismus verursachen. Pathophysiologisch besteht eine funktionell reduzierte Sekretion von GnRH (s. a. Kap. 79). Die männliche Anorexie ist selten.

3.1.6 GnRH-Sekretionsstörung infolge anderer Erkrankungen

Jede Beeinträchtigung des Hypothalamus kann eine endokrine Funktionsstörung verursachen. Die Lokalisation der Schädigung im Hypothalamus (betroffene Kerngebiete) bestimmt unabhängig von der Ursache die klinische Symptomatik. Ist die Regio praeoptica des Hypothalamus betroffen, kann die GnRH-Sekretion gestört sein, so daß ein sekundärer Hypogonadismus resultiert, entweder als isolierter Defekt oder in Kombination mit anderen hypothalamischen Funktionsstörungen (s. a. Kap. 5).

3.2 Hypophysäre Erkrankungen

3.2.1 Hypopituitarismus

Definition: Hypopituitarismus bezeichnet eine Hypophyseninsuffizienz, d.h. einen Mangel eines oder mehrerer hypophysärer Hormone aufgrund verschiedener Erkrankungen. Da diese Erkrankung in Kapitel 9 ausführlich beschrieben wird, werden hier nur die für die Hodenfunktion wichtigen Aspekte dargestellt [12].

Der Ausfall der Gonadotropine ist oft das erste Zeichen einer Hypophysenerkrankung. Die fehlende Stimulation der testikulären Leydig-Zellen durch LH führt zum Androgenmangel, der in Kombination mit dem FSH-Mangel auch Infertilität bedingt.

Diagnose: Die Symptome des Androgenmangels oder eine Infertilität veranlassen die Bestimmung des Testosterons und der Gonadotropine, die typischerweise erniedrigt sind. Im GnRH-Test deutet der unzureichende Anstieg der Gonadotropine die hypophysäre Genese des sekundären Hypogonadismus an. Eine hypophysäre Raumforderung wird kernspintomographisch ausgeschlossen. Immer sollte eine ophthalmologische Untersuchung zur Überprüfung der Sehnervenfunktion sowie eine komplette endokrinologische Diagnostik die Abklärung der Hypophysenfunktion vervollständigen.

Therapie: Der Ersatz der Gonadotropine LH und FSH ist nur zur Erlangung der Fertilität bei aktuellem Kin-

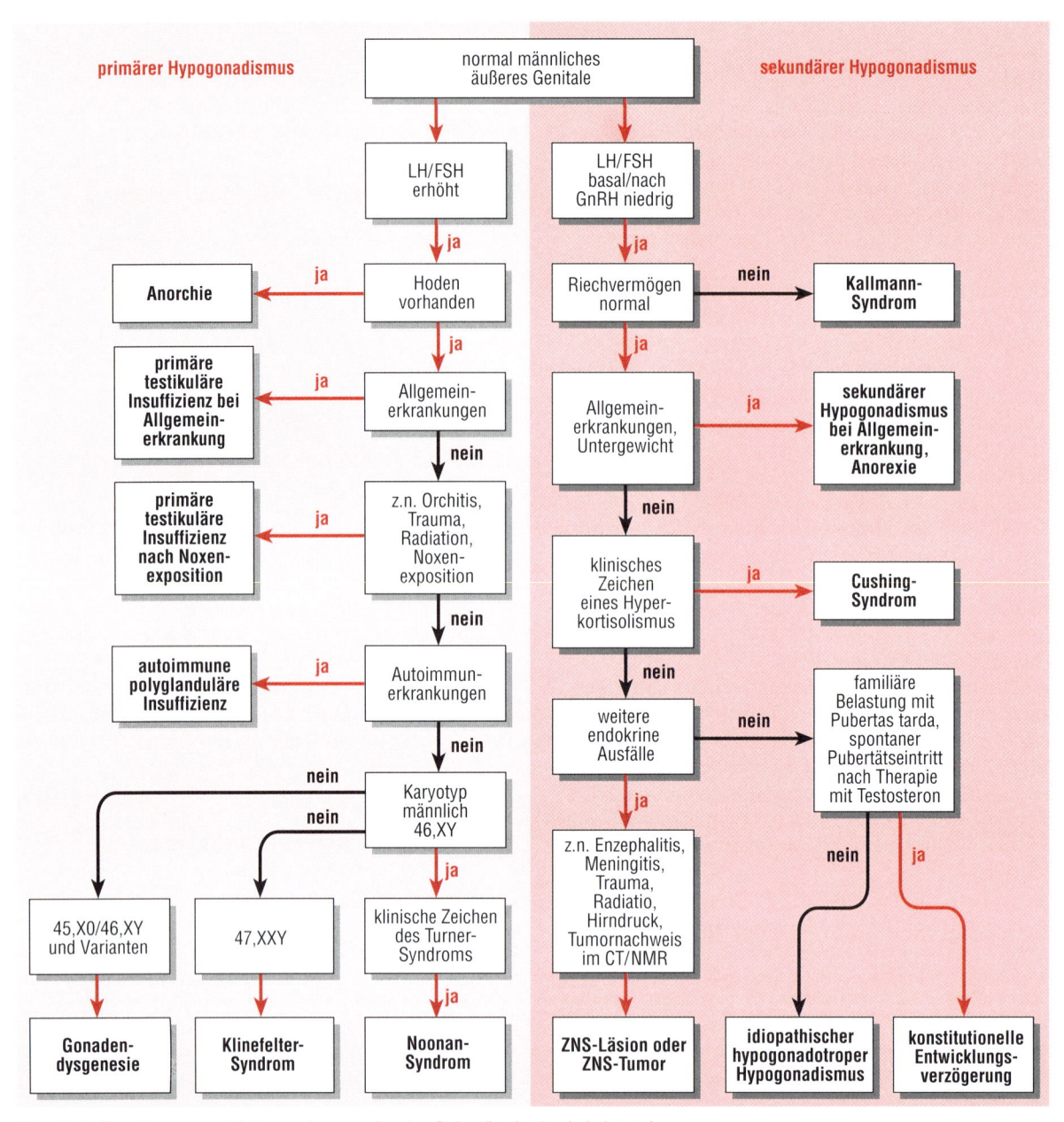

Abb. 46-4 Algorithmus zur Abklärung eines verzögerten Pubertätseintritts bei einem Jungen.

derwunsch erforderlich [18]. Andernfalls wird zum Ausgleich des Androgenmangels nur Testosteron substituiert.

3.2.2 Selektiver LH-Mangel (Pasqualini-Syndrom) und biologisch inaktives LH

Definition: Während beim Pasqualini-Syndrom ein kompletter selektiver Mangel an LH infolge unzureichender hypophysärer Produktion unbekannter Ursache besteht, wird beim Syndrom des inaktiven LH aufgrund einer Mutation im LH-Gen ein strukturell defektes LH produziert, das biologisch inaktiv ist. Der Mangel an LH bzw. biologischer LH-Wirkung verursacht ein Androgendefizit. In Abhängigkeit vom Ausmaß der LH-Restwirkung sind die intratestikulären Testosteronkonzentrationen im Zusammenspiel mit FSH zur Initiierung und Aufrechterhaltung der Spermatogenese gelegentlich noch ausreichend. Da der Androgenmangel allerdings extratestikulär manifest wird und zu einer verminderten Ausbildung der sekundären Geschlechtsmerkmale führt, werden diese Männer auch als *„fertile Eunuchen"* bezeichnet.

Diagnose: Bei der körperlichen Untersuchung fällt eine unzureichende Virilisierung bei meist normal großen Hoden auf. Die Hormonbestimmungen zeigen beim Pasqualini-Syndrom in Gegenwart normaler FSH-Werte erniedrigte LH- und Testosteronkonzentrationen. Beim Syndrom des inaktiven LH ist das im Standard-Immunoassay gemessene LH bei niedrigen Testosteronwerten dagegen erhöht. Die Messung des LH in einem Bioassay (z. B. Maus-Leydig-Zell-Assay) in Speziallaboratorien offenbart dann die verminderte biologische Aktivität. **Therapie:** Der Androgenmangel wird auf Dauer mit Testosteron behandelt. Bei Kinderwunsch erfolgt die Gabe von hCG.

3.2.3 Isolierter FSH-Mangel

Patienten mit normalem LH und Testosteron bei fehlendem FSH und gestörter Spermatogenese wurden vereinzelt beschrieben. Wie beim Pasqualini-Syndrom ist die Genese unklar.

3.2.4 Hyperprolaktinämie

Hyperprolaktinämie bezeichnet jede unphysiologische Erhöhung des Prolaktins. Beim Mann gelten Werte über 20 ng/ml (400 mU/l) als pathologisch. Prolaktin vermindert die hypothalamische Sekretion von GnRH und führt so zum sekundären Hypogonadismus. Verminderte Libido, Potenz und Infertilität sind die führenden Symptome beim Mann und fast immer vorhanden. Etwa 30% der Männer entwickeln eine Gynäkomastie. Seltener besteht eine Galaktorrhö. Erhöhte Prolaktinspiegel im Serum in Kombination mit verminderten Werten von LH, FSH und Testosteron bestätigen die Diagnose. Eine ausführliche Darstellung der Hyperprolaktinämie findet sich in Kapitel 7.

3.3 Erkrankungen der Hoden

3.3.1 Angeborene und erworbene Anorchie

Definition und Ätiologie: *Angeborene bilaterale Anorchie* kommt bei etwa 1 von 20000 neugeborenen Jungen vor. Da eine männliche Geschlechtsdifferenzierung erfolgte, muß bis etwa zur 14. Schwangerschaftswoche funktionsfähiges, endokrin aktives Hodengewebe vorhanden gewesen sein. Man vermutet intrauterine Hodentorsionen oder Gefäßverschlüsse als Ursache der Hodendegeneration [2]. Eine einseitige Anorchie (Monorchie) ist etwa viermal häufiger als eine beidseitige Anorchie.

Die *erworbene Anorchie* beruht meistens auf einer Ablatio testis bei Hodentumoren, seltener besteht sie in Folge von Traumen, schweren Entzündungen, Torsionen, Tumoren und mißglückten Operationen (Herniotomie, Orchidopexie).

Klinik: Bei einem neugeborenen phänotoypischen Jungen lenkt das leere Skrotum und der fehlende palpatorische und sonographische Nachweis von Hoden im Leistenkanal den Verdacht auf eine Anorchie. Gelegentlich findet sich ein Mikropenis als Ausdruck der mangelnden Testosteronstimulation in der späten Fetalphase. Der männliche Karotyp (46,XY) und die fehlenden Oviduktanlagen (Uterus, Eileiter) ermöglichen die Differenzierung von vollständig virilisierten Mädchen. Die wichtige Differentialdiagnose des Kryptorchismus kann mit dem hCG-Test geklärt werden (5000 E hCG/m^2 Körperoberfläche i.m., Bestimmung von Testosteron vor und 72 h nach Applikation). Beim Kryptorchismus erfolgt ein deutlicher Anstieg des Serumtestosterons, der bei bilateraler Anorchie ausbleibt.

Bleibt eine bilaterale Anorchie bei Jungen unentdeckt, so führt die Pubertas tarda zum Arzt. Zu diesem Zeitpunkt zeigen die erhöhten Gonadotropine den primären Hypogonadismus an. Auch bei Adoleszenten muß mit dem hCG-Test und bildgebenden Verfahren (Sonographie, Kernspintomographie) nach Bauchhoden gesucht werden, da diese wegen der Entartungsgefahr entfernt werden müssen.

Therapie: Eine Monorchie bedarf keiner Therapie, da der verbliebene Hoden die endokrine und exokrine Funktion gänzlich erfüllt. Bei beidseitiger Anorchie muß zum Zeitpunkt der erwarteten Pubertät eine Testosteronsubstition begonnen werden, die lebenslang fortgeführt wird. Die Infertilität kann nicht korrigiert werden. Aus psychologischen Gründen sollten Hodenprothesen in das Skrotum eingesetzt werden. Wurden die Hoden zur Behandlung eines Prostatakarzinoms oder bei Sexualdelinquenten entfernt, erfolgt keine Androgensubstitution.

3.3.2 Gonadendysgenesie

Der Begriff Gonadendysgenesie faßt eine Reihe von Störungen der Gonadendifferenzierung zusammen, die häufig auf numerische oder strukturelle Chromosomenaberrationen zurückzuführen sind. Nach dem Karyotyp unterscheidet man 46,XX- und 46,XY-Gonadendysgenesien sowie Varianten mit überzähligen Gonosomen. Liegt der Karyotyp 46,XY vor, wird die Störung als reine Gonadendysgenesie (Swyer-Syndrom) bezeichnet. Bei diesen Patienten erfolgt trotz des männlichen Karyotyps 46,XY keine Differenzierung der fetalen Keimdrüsenwülste zu Hoden. Bei etwa 10% der Patienten liegen Defekte des für die Testesdifferenzierung verantwortlichen Gens des Y-Chromosoms (Sex-determing region Y, SRY) vor. Bei der Mehrzahl der Patienten werden eine Mutation von autosomalen Genen und des auf dem X-Chromosom ständigen homologen Gens zu SRY vermutet.

Da die endokrine Aktivität der Gonaden völlig fehlt oder stark reduziert ist, resultiert eine Störung der sexuellen Differenzierung. Entsprechend besteht meist eine vollständige Feminisierung, seltener eine Intersexualität mit Klitorishypertrophie, unvollständiger labioskrotaler Fusion und Hypoplasie der Oviducte. Die Gonaden können mittels Sonographie oder Kernspintomographie als strangförmige Gebilde (*„streak gonads"*) im Bereich der Genitalleiste oder in Position der Ovarien identifiziert werden und sollten wegen der hohen Gefahr der malignen Entartung (Gonadoblastom) vor der Pubertät entfernt werden.

3.3.3 Pseudohermaphroditismus masculinus

Beim Pseudohermaphroditismus masculinus besteht trotz vorhandener Hoden und eines männlichen Genotyps (46,XY) eine unvollständige oder fehlende

Maskulinisierung. Neben genetisch bedingten Störungen der Hodenanlage und -differenzierung kann jede Störung der Produktion oder Wirkung der für die Geschlechtsdifferenzierung essentiellen testikulären Hormone Testosteron und Anti-Müller-Hormon (AMH) zu einem Pseudohermaphroditismus masculinus führen. In seltenen Fällen ist der Pseudohermaphroditismus masculinus mit kongenitalen Fehlbildungen in Form von Syndromen assoziiert (s. a. Kap. 47 und 54) [10].

Leydig-Zellaplasie, -hypoplasie: Bei dieser sehr seltenen, wahrscheinlich autosomal-rezessiv erblichen Störung fehlen die Leydig-Zellen der Hoden völlig oder sind hypoplastisch. Die reduzierte In-vitro-Bindung von hCG an testikuläre Membranen läßt einen Defekt des LH-Rezeptors vermuten. Daher erfolgt im hCG-Test trotz vorhandener Hoden kein Anstieg des Testosterons.

Betroffene Neugeborene weisen eine Feminisierung oder intersexuelle Ausprägung der äußeren Geschlechtsorgane auf. Da das Anti-Müller-Hormon unbeeinflußt von den Sertoli-Zellen sezerniert wird, fehlen Oviduktderivate. Die Hoden liegen meist intraabdominal.

Enzymdefekte der Testosteronbiosynthese: *Definition:* Die Biosynthese von Testosteron aus Cholesterin wird in den Leydig-Zellen von fünf verschiedenen Enzymen katalysiert, von denen jedes isoliert völlig fehlen oder in seiner Aktivität gemindert sein kann (s. Abb. 46-2). Defekte der Testosteronbiosynthese sind äußerst seltene Erkrankungen, die auf autosomalrezessiv vererbten Gendefekten beruhen (Tab. 46-3). Da die Steroidbiosynthese in den Hoden und der Nebenniere teilweise der gleichen Enzyme bedarf, können Symptome des Hypogonadismus und der Nebennierenrindeninsuffizienz gleichzeitig auftreten [19].

Pathophysiologie: Vollständiger Mangel oder starke Verminderung der Aktivität eines der Enzyme führt zu fehlender oder unzureichender Produktion von Testosteron und zu einer übermäßigen Anreicherung des Substrates vor dem Enzymblock. Entsprechend unterbleiben die Differenzierung des Wolff-Ganges in männliche Geschlechtsorgane (Nebenhoden, Ductus deferens, Samenblase) und die Maskulinisierung der äußeren Genitalien.

Klinik: In Abhängigkeit von der Restaktivität des gestörten Enzyms entsteht eine Feminisierung der äußeren Genitalien unterschiedlichen Grades (Tab. 46-3). Bei einem kompletten Enzymblock werden meist eindeutig weibliche Genitalien gebildet, die oftmals gar nicht den Verdacht auf Intersexualität wecken. Allerdings endet die Vagina blind, da Uterus, Eileiter und Ovarien aufgrund der erhaltenen Sekretion des Anti-

Tabelle 46-3 Enzymdefekte der Testosteronbiosynthese. Genlokalisation bezeichnet das Chromosom, welches das Gen des Enzyms trägt.

	20,22-Desmolase	3β-HSD	17α-OH	17,20-Desmolase	17β-HSD	5α-Reduktase
Enzymprotein	$P450_{scc}$	nicht P450	$P450_{c17}$	$P450_{c17}$	Nicht P450	Nicht P450
Genlokalisation	15q23–q24	1p11–p13	10q24–q25	10q24–q25	17q11–q12	5
Inzidenz	<50 Patienten	<100 Patienten	<1:100000	<50 Patienten	1:100000	
CAH	Typ VI	Typ IV	Typ V	–	–	–
DHT	fehlt	fehlt	fehlt	fehlt oder ↓	fehlt oder ↓	fehlt
Testosteron	fehlt	fehlt	fehlt	fehlt oder ↓	fehlt oder ↓	normal
Cortisol	fehlt	fehlt	fehlt	normal	normal	normal
Aldosteron	fehlt	fehlt	fehlt oder ↓	normal	normal	normal
Hauptprodukte der Androgensynthese (erhöhte Steroide)	–	DHEA, 17α-OH-Pregnenolon	DOC, Corticosteron, Progesteron	17α-OH-Pregnenolon 17α-OH-Progesteron	Androstendion Östron	Testosteron
Hypophysenhormone	LH ↑, FSH ↑, ACTH ↑	LH ↑, FSH ↑, ACTH ↑	LH ↑, FSH ↑, ACTH ↑	LH ↑, FSH ↑	LH ↑, FSH ↑	normal
äußere Genitalien	weiblich	männlich/intersexuell	weiblich/intersexuell	weiblich/männlich intersexuell	weiblich	weiblich/intersexuell
Wolff-Gang	fehlt	normal	fehlt	rudimentär	hypoplastisch	normal
Müller-Gang	fehlt	fehlt	fehlt	fehlt	fehlt	fehlt
Sonstiges	hohe Mortalität	hohe Mortalität	Hypertonus Hypokaliämie Alkalose	Virilisierung zur Pubertät	Virilisierung zur Pubertät	Virilisierung zur Pubertät
Gonaden	Hoden	Hoden	Hoden	Hoden	Hoden	Hoden
Karyotyp	46,XY	46,XY	46,XY	46,XY	46XY	46XY

Abkürzungen: CAH = kongenitale adrenale Hyperplasie; 3β-HSD = 3β-Hydroxysteroid-Dehydrogenase; 17α-OH = 17α-Hydroxylase; 17β-HSD = 17β-Hydroxysteroid-Dehydrogenase; P450 = Cytochrom P450; DHT = Dihydrotestosteron; DHEA = Dehydroepiandrosteron; DOC = Deoxykortikosteron.

Müller-Hormons immer fehlen. Die Hoden deszendieren unvollständig, so daß sie intraabdominal, inguinal oder, seltener, in den großen Labien zu finden sind. Gelegentlich wird die Diagnose schon präpubertär anläßlich einer Herniotomie gestellt. Meist führt die Abklärung einer primären Amenorrhö zur Aufdeckung des Enzymdefektes.

Ist die Enzymaktivität nur wenig vermindert, entsteht ein überwiegend männliches Genitale mit Hypospadie, unvollständiger labioskrotaler Fusion und Lageanomalien der Hoden. Die Variationsbreite ist sehr groß, so daß alle Übergangsformen möglich sind.

Oviduktpersistenz (Hernia uteri inguinale): Bisher wurden etwa 150 Männer mit normalem Karyotyp (46,XY) und männlichen äußeren und inneren Genitalien beschrieben, die rudimentäre oder vollständig entwickelte Derivate des Müller-Ganges (Uterus, Eileiter) aufwiesen. Bei diesen Patienten besteht eine Störung der Produktion (Synthesedefekt) oder Wirkung (Rezeptordefekt) des Anti-Müller-Hormons (AMH). Normalerweise produzieren die Sertoli-Zellen des Hodens in der 9. bis 20. Schwangerschaftswoche AMH, welches eine Atrophie des auch bei männlichen Feten angelegten Müller-Ganges bewirkt. Fehlt AMH oder kann es wegen eines AMH-Rezeptordefektes nicht wirken, differenziert der Müller-Gang unabhängig vom genetischen und gonadalen Geschlecht zu Eileiter und Gebärmutter [14].

Differentialdiagnostische Abklärung und Therapie bei Pseudohermaphroditismus masculinus: Die Abklärung bei einem Kind mit intersexuellen Genitalien verlangt in Hinblick auf die Geschlechtsbestimmung und Namensgebung zur Beruhigung der Eltern eine schnelle und zielstrebige Diagnostik, die von einem endokrinologischen Zentrum mit entsprechendem diagnostischem Instrumentarium durchgeführt werden sollte.

Eine zentrale Rolle in der Diagnostik spielt der *Ausschluß von Defekten der adrenalen Steroidogenese* (kongenitale adrenale Hyperplasie). Das adrenogenitale Syndrom wird ausführlich in Kapitel 31 behandelt. Die *Karyotypisierung* führt oft zur Diagnose eines Klinefelter-Syndroms (47,XXY) oder seiner Varianten, einer X-Chromatin-negativen Gonadendysgenesie (46,XY/45,X0) oder eines echten Hermaphroditismus (46,XX/46,XY). Ein normaler männlicher Karyotyp 46,XY erfordert die *Überprüfung der testikulären Testosteronproduktion* mittels hCG-Test. Normal ist eine Verdopplung der basalen Testosteronkonzentration nach 72 h.

Die Bestimmung des *5α-Dihydrotestosterons* basal und im hCG-Test mit Berechnung des Testosteron/5α-Dihydrotestosteron-Quotienten überprüft die Aktivität der *5α-Reduktase*.

Eine ausreichende Produktion von Testosteron und 5α-Dihydrotestosteron bei einem chromosomal-männlichen Neugeborenen (46,XY) mit unzureichender Maskulinisierung deutet auf einen Androgenrezeptordefekt.

Sind der Sinus urogenitalis und die äußeren Genitalien normal maskulinisiert, jedoch der Hodendeszensus oder das Peniswachstum ausgeblieben, muß auch an *hypothalamisch-hypophysäre Funktionsstörungen* (sekundärer Hypogonadismus) gedacht werden.

3.3.4 Klinefelter-Syndrom

Definition: Das Klinefelter-Syndrom ist eine angeborene numerische Chromosomenaberration und weist im klassischen Fall den Karyotyp 47,XXY auf. Mit einer Inzidenz von 0,2% ist das Klinefelter-Syndrom die häufigste Form des männlichen Hypogonadismus.

Ätiologie: Der Erkrankung liegen ein oder mehrere überzählige X-Chromosomen infolge einer Nondisjunction während der meiotischen Teilung der elterlichen Keimzellen zugrunde. Bei weniger als 5% der Patienten erfolgte die Nondisjunction während der Mitose der Zygote. 80% der Patienten weisen den klassischen Karyotyp 47,XXY auf; bei den anderen Männern mit Klinefelter-Syndrom liegen Varianten vor, die auch mit überzähligen Y-Chromosomen einhergehen können (z.B. 48,XXXY, 48,XXYY). Selten liegt ein chromosomales Mosaik vor. Daher schließt ein negativer Mundschleimhautabstrich ein Klinefelter-Syndrom nicht aus. Fortgeschrittenes mütterliches Alter bei der Empfängnis erhöht die Inzidenz des Klinefelter-Syndroms. Im Gegensatz zu vielen anderen numerischen Chromosomenaberrationen geht das Klinefelter-Syndrom nicht mit einer erhöhten Abortrate einher. Warum das zusätzliche X-Chromosom zur Beeinträchtigung der endokrinen und exokrinen Hodenfunktion führt, ist nicht bekannt.

Klinisches Bild: Das klinische Bild ist durch die Kombination von sehr kleinen Hoden mit Infertilität, Gynäkomastie und hypergonadotropem Hypogonadismus gekennzeichnet und manifestiert sich während der Pubertät. Im Kindesalter sind die Zeichen des Klinefelter-Syndroms sehr diskret. Gelegentlich fallen betroffene Jungen durch eine Hypoplasie der äußeren Genitalien oder erhöhte Beinlänge auf.

Mit der zeitgerecht einsetzenden Pubertät erfolgt meistens eine ausreichende Virilisierung. Das *Wachstum der Hoden* bleibt jedoch gänzlich aus, so daß das Hodenvolumen selten mehr als 4 ml beträgt. Histologische Untersuchungen zeigen eine hyaline Degeneration des Keimepithels mit sehr wenigen intakten Keimzellen. Im Ejakulat liegt daher fast immer eine Azoospermie vor. Bei Patienten mit der Mosaikform 46,XY/47,XXY werden vereinzelt Tubuli mit intakter Spermatogenese angetroffen, so daß sehr selten auch motile Spermien im Ejakulat gefunden werden. Die Zahl der Leydig-Zellen scheint insgesamt reduziert zu sein.

Libido und Potenz sind anfänglich normal, lassen aber ab dem 25.–30. Lebensjahr nach. Dies reflektiert die zunehmende Insuffizienz der Leydig-Zellen. Ohne Androgensubstitution entwickeln sich die typischen klinischen Anzeichen des Androgenmangels.

Patienten mit Klinefelter-Syndrom sind oft überdurchschnittlich groß. Dies beruht auf einem *vermehr-*

ten Wachstum der Röhrenknochen der Beine (Unterlänge > Oberlänge). Hierbei scheinen andere Faktoren als der Hypogonadismus eine Rolle zu spielen, da die für den Eunuchoidismus typische vergrößerte Armspannweite beim Klinefelter-Syndrom fehlt. Über die Hälfte der Patienten weisen eine *Gynäkomastie* von teilweise erheblicher Größe auf, deren Entwicklung bereits in der Pubertät beginnt und wahrscheinlich eine Folge des zugunsten der Östrogene verschobenen Androgen-Östrogen-Verhältnisses ist. Darüber hinaus ist die Inzidenz von Mammakarzinomen bei Patienten mit Klinefelter-Syndrom deutlich erhöht.

Etwa 1–3 % aller Klinefelter-Patienten entwickeln Brustkrebs [5]. Auch extragonadale Keimzelltumoren kommen häufiger als üblich vor, wobei bevorzugt junge Patienten bis zum 25. Lebensjahr betroffen sind.

Eine *Unterschenkelvarikosis* und chronisch venöse Insuffizienz findet sich überzufällig häufig bei Patienten mit Klinefelter-Syndrom.

Die *Intelligenz* vieler, aber nicht aller Patienten mit Klinefelter-Syndrom ist vermindert. Ob hierfür genetische Ursachen oder das frühzeitige Erkennen des Andersartigen schon in der Schulzeit zu einer Außenseiterrolle mit schlechter Lernleistung verantwortlich sind, ist unklar. Die meisten Patienten mit Klinefelter-Syndrom führen ein völlig normales Sozial- und Eheleben.

Diagnose und Laborbefunde:

Ein Hodenvolumen unter 5 ml bei einem erwachsenen Mann muß immer den Verdacht auf ein Klinefelter-Syndrom lenken.

Die Abgrenzung zum sekundären Hypogonadismus erfolgt durch den *Nachweis erhöhter Konzentrationen von LH und FSH im Serum*, wobei FSH regelmäßig stärker erhöht ist. Das Serumtestosteron ist oft reduziert oder liegt im unteren Normalbereich (40 % der Patienten). Allerdings ist das freie Testosteron reduziert, da das Transportprotein sexualhormonbindendes Globulin (SHBG) erhöht ist. Bei noch normalem Serumtestosteron belegen erhöhte LH-Spiegel den subklinischen Androgenmangel. Aufgrund der vermehrten LH-Stimulation produzieren die Leydig-Zellen vermehrt Östradiol, so daß die Serumöstradiolkonzentrationen oft erhöht sind. Die östrogeninduzierte gesteigerte Produktion von SHBG verschiebt den Androgen-Östrogen-Quotienten noch weiter zugunsten der Östrogene. Als Suchtest zum *Nachweis der Chromosomenanomalie* dient die Bestimmung der Barr-Körper im Wangenschleimhautabstrich, deren Ergebnis rasch vorliegt. Auch bei negativem Befund sollte eine Karyotypisierung aus Lymphozyten erfolgen, da bei Mosaikformen nicht alle Zellinien das überzählige X-Chromosom aufweisen. Daher müssen eventuell noch weitere Gewebe wie Hautfibroblasten oder Hodengewebe karyotypisiert werden.

Therapie: Für die Chromosomenstörung und die Infertilität gibt es keine Therapie. Bei Kinderwunsch kann dem Paar nur frühzeitig zur Adoption geraten werden. Der Androgenmangel muß ausgeglichen werden, sobald klinische oder laborchemische Anzeichen einer endokrinen Hodeninsuffizienz bestehen (s. Tab. 46-2).

Fallbeispiel

Ein 32jähriger Mann stellt sich wegen eines seit 5 Jahren bestehenden unerfüllten Kinderwunsches vor. Bei der körperlichen Untersuchung fallen auf: spärlich virile Behaarung, Rasurfrequenz 3mal pro Woche; bilaterale kleine, feste 2,5 cm messende Gynäkomastie; kleine Hoden (3 ml) und eine erhöhte Unterlänge (97 cm, Rumpflänge 82 cm). Die Armspannweite ist normal. Die Hormonbestimmung zeigt ein leicht erniedrigtes Serumtestosteron (9,8 nmol/l) bei erhöhtem LH (13 U/l) und FSH (29 U/l). Das Blutbild ist normal. Im Ejakulat besteht eine Azoospermie. Wegen des dringenden klinischen Verdachtes auf ein Klinefelter-Syndrom erfolgt ein Wangenschleimhautabstrich, in dem unter 100 ausgezählten Zellen 4 mit Barr-Körpern gefunden werden. Daraufhin Einsenden von Lymphozyten zur Chromosomenanalyse, die 3 Wochen später die Verdachtsdiagnose bestätigt: Karyotyp 47,XXY. Das Ehepaar wird in einem ausführlichen Gespräch über die angeborene Chromosomenanomalie aufgeklärt. Da die Chancen auf eine Vaterschaft äußerst gering sind, wird zur Adoption geraten. Anläßlich des 2. Termins erfolgt eine Bestimmung des Knochenmineralgehaltes, der 2,5 Standardabweichungen unter dem Mittelwert der Altersgruppe liegt. Daraufhin wird eine Testosteronsubstitution eingeleitet.

3.3.5 XX-Mann

Definition und Inzidenz: Trotz des weiblichen Genotypes von 46,XX besitzen viele Patienten weder innere noch äußere weibliche Geschlechtsorgane und sind phänotypisch rein männlich. Bei etwa 75 % dieser Patienten hat eine Translokation zwischen X- und Y-Chromosom in der Spermatogenese des Vaters stattgefunden, bei der u.a. das Gen der Hodenanlage (Sex-determining region Y, SRY) übertragen wurde [7]. XX-Männer sind mit einer Inzidenz von etwa 1:20000 wesentlich seltener als Patienten mit Klinefelter-Syndrom.

Klinisches Bild: Das klinische Bild ist dem des Klinefelter-Syndroms sehr ähnlich (kleine, feste Hoden, Gynäkomastie, Azoospermie), jedoch haben XX-Männer normale Körperproportionen und sind eher etwas kleiner als der Bevölkerungsdurchschnitt. Eine Hypospadie findet sich häufiger bei XX-Männern. Wie beim Klinefelter-Syndrom bestehen normale bis reduzierte Testosteronspiegel, erhöhte Östrogen- und Gonadotropinspiegel und im Ejakulat eine Azoospermie. Erst die Karyotypisierung erlaubt die Differenzierung zwischen beiden Syndromen.

Therapie: Therapeutisch wird wie beim Klinefelter-Syndrom verfahren.

3.3.6 XYY-Syndrom

Definition und Inzidenz: Diese numerische Chromosomenaberration geht mit einem überzähligen Y-Chromosom einher, so daß der Karyotyp 47,XYY vorliegt. Die Inzidenz beträgt etwa 1 auf 1000 männliche Neugeborene.

Klinik: Übermäßiges Längenwachstum ist häufig bei diesen Patienten zu finden. Die Funktion der meist normal großen Hoden bietet ein uneinheitliches Bild. Die meisten Patienten sind ausreichend androgenisiert, können jedoch eine Störung der Spermatogenese aufweisen, die nicht beeinflußbare Infertilität bedeutet. Bei einigen Patienten besteht ein substitutionsbedürftiger Testosteronmangel. Das Stereotyp der erhöhten Aggressivität von Männern mit dem Karyotyp 47,XYY ist heute widerlegt. Die kognitiven Fähigkeiten können reduziert sein. Die Diagnose wird durch den fluoreszenzmikroskopischen Nachweis des überzähligen Y-Chromosoms und die Karyotypisierung gestellt.

3.3.7 Noonan-Syndrom

Definition und Inzidenz: Die Kombination von eingeschränkter Hodenfunktion mit klinischen Symptomen, die an das weibliche Turner-Syndrom erinnern, wird Noonan-Syndrom genannt. Nur 5% der Patienten weisen einen Karyotyp 45,X0, meist in Form von Mosaiken, auf (45,X0 / 46,XY). Über 95% der Patienten verfügen über einen normalen Karyotyp (46,XY) und sind daher nicht als Pendant des Turner-Syndroms anzusehen. Bei diesen Patienten liegen andere Syndrome mit ähnlichem klinischem Bild vor (z.B. Williams-Syndrom). Bei Patienten mit echtem Noonan-Syndrom (mindestens in einer Zellinie 45,X0) hat ähnlich wie beim XX-Mann ein Transfer von genetischem Material vom Y-Chromosom auf andere Chromosomen mit nachfolgendem Verlust des Y-Chromosoms stattgefunden.

Klinisches Bild: Die führenden Symptome ähneln dem Turner-Syndrom: kurzer Hals mit Pterygium colli, Kleinwuchs, Ptosis, Schildbrust mit Hyperthelie, Epikanthus, Mikrognathie, Anomalien der Ohrmuschel, Cubita valga und Hodenhochstand (bei 70% der Patienten). Bei 75% der Patienten finden sich kardiovaskuläre Fehlbildungen und Herzfehler, die zu einer reduzierten Lebenserwartung führen können. Etwa die Hälfte der Patienten ist geistig retardiert. Die meisten Patienten sind infertil, da im Hoden die Keimzellen fehlen. Testosteron ist oft erniedrigt, die Gonadotropine sind erhöht und zeigen den primären Hypogonadismus an.

Therapie: Im Vordergrund steht die Korrektur der kardiovaskulären Fehlbildungen. Bei Hodenhochstand sollten die Testes im Hinblick auf die erhöhte Neigung zur Entartung ins Skrotum verlegt werden. Die Infertilität ist nicht behandelbar. Bei Androgenmangel ist eine Therapie mit Testosteron angezeigt.

3.3.8 Lageanomalien der Hoden

Definition: Jede Position eines Hodens außerhalb des Skrotums wird als Lageanomalie bezeichnet. Die folgenden Formen werden voneinander abgegrenzt:

– Pendelhoden (72%)
– Gleithoden (15%)
– Leistenhoden (10%)
– Kryptorchismus (<3%) und
– Hodenektopie (<0,5%).

Ein Hodenhochstand findet sich bei 2–3% aller reifen männlichen Neugeborenen. Bei zwei Dritteln erfolgt ein Spontandeszensus innerhalb der ersten drei Monate. Entsprechend beträgt die Prävalenz bei unbehandelten einjährigen Jungen 0,8%. Dagegen weisen frühgeborene Jungen zu etwa 30% einen Hodenhochstand auf. Allerdings wandern die Hoden der allermeisten Frühgeborenen innerhalb weniger Monate spontan in das Skrotum. Bei allen Formen ist unilateraler Hodenhochstand etwa 5mal häufiger als bilateraler.

Pathophysiologie: Die abnorme Position des Hodens führt vermutlich aufgrund der höheren Temperatur zu einer irreversiblen Schädigung des Keimepithels, die in Hodenbiopsien schon im ersten Lebensjahr nachweisbar und mit zunehmender Dauer der Lageanomalie progredient sind. Allerdings sind neben der Temperaturerhöhung weitere Faktoren von Bedeutung, da beim einseitigen Hodenhochstand der kontralaterale, deszendierte Hoden oft ebenfalls beeinträchtigt ist. Die endokrine Funktion bleibt meist intakt.

Klinik: Lageanomalien gehen mit einem etwa 10fach erhöhten Hodentumorrisiko einher (Kap. 51). Die Inzidenz ist bei kryptorchen Hoden höher als bei inguinalen und Gleithoden. Bei einseitiger Lageanomalie trägt auch der kontralaterale Hoden ein erhöhtes Tumorrisiko. Das Seminom ist der häufigste Tumor bei Hodenhochstand. Daher sollten unvollständig deszendierte Hoden auch nach Korrektur der Lageanomalie regelmäßig palpatorisch und sonographisch überwacht werden.

Therapie: Da schon innerhalb der ersten Lebensjahre Schädigungen des Keimepithels histologisch gesichert wurden, wird zur Prophylaxe einer Zeugungsstörung im Erwachsenenalter heute eine skrotale Position der Hoden bis zum Ende des 1. Lebensjahres angestrebt. Eventuell kann die Frühtherapie auch die Rate späterer Hodentumoren senken. Ist bis zum dritten postnatalen Monat kein Spontandeszensus eingetreten, erfolgt zunächst ein Therapieversuch mit intramuskulärem *hCG* oder intranasalem *GnRH*. Die Erfolgsrate ist für beide Therapieformen gleich und liegt zwischen 10 und 50% [20]. Bis zum zweiten Lebensjahr werden 2×250 I.E. hCG pro Woche über 5 Wochen gegeben. Bis zum 6. Lebensjahr beträgt die wöchentliche Dosis 2×500 I.E. und bei älteren Kindern 2×1000 I.E. hCG. Wenn notwendig, kann nach 3 Monaten eine weitere Kur durchgeführt werden. Die intranasale Applikation von jeweils 200 μg GnRH (alle Altersgruppen) in jedes Nasenloch als Sprühstoß 3mal täglich über 4 Wochen kann für Kinder angenehmer als intramuskuläre Injektionen sein, setzt aber eine gute Compliance voraus. Falls der Deszensus trotz Hormontherapie ausbleibt, sollte eine *Orchidopexie* nicht hinausgezögert werden. Besteht neben der Lageanomalie auch eine Hernie, wird ohne vorherige medikamentöse Therapie die Orchidopexie in Kombination mit einer Herniotomie durchgeführt. Die Fertilitätsstörung beim Erwachsenen ist keiner *medikamentösen Therapie* zugänglich, da eine irreversible Keimepithelschädigung vorliegt.

3.3.9 Orchitis

Definition und Ätiologie: Orchitiden sind heute selten und dann meist Folge einer Virusinfektion (Mumps, ECHO-, Arbo-, Marburg-Virus).

Die Mumpsorchitis ist die häufigste virale Infektion der Testes und tritt bei etwa 25% der Adoleszenten oder Erwachsenen mit einer Parotitis auf. Bei einem Drittel der Patienten sind beide Hoden betroffen. Jungen vor der Pubertät erleiden praktisch nie eine Orchitis.

Klinik: Die akute Entzündung ist gekennzeichnet durch eine schmerzhafte Hodenschwellung, Übelkeit, Kopfschmerzen und Fieber. Als Ausdruck der akuten Hodeninsuffizienz ist das Serumtestosteron vermindert und LH und FSH erhöht. Mit abklingender Entzündung nimmt das Hodenvolumen wieder ab. Falls keine Atrophie der Hoden eintritt, erreichen Testosteron und LH wieder ihre Ausgangswerte. Ein Androgenmangel resultiert nur selten. Die wichtige Differentialdiagnose einer Hodentorsion muß immer geklärt werden, da dann die rechtzeitige Operation einen irreversiblen Schaden verhindert.

3.4 Allgemeinerkrankungen und exogene Noxen

Eine Vielzahl von Allgemeinerkrankungen, Medikamenten, Genußgiften, Umweltschadstoffen und physikalischen Einflüssen können die Hoden- und Sexualfunktion beeinträchtigen. Auf eine detaillierte Beschreibung der Wirkungen und Wirkmechanismen der einzelnen Noxen wird an anderer Stelle verwiesen [10].
Allgemeinerkrankungen: Etwa 60% der Patienten mit *Hämochromatose* weisen einen Hypogonadismus auf. Infolge einer vermehrten Eiseneinlagerung liegt eine Störung von Hypothalamus, Hypophyse und Hoden vor.

Die *Sichelzellanämie* verursacht Thrombosen in der Endstrombahn mit multiplen Infarkten, die auch Hypophyse und Hoden betreffen.

Etwa 30% aller Männer mit der homozygoten Form der Sichelzellanämie weisen einen Hypogonadismus auf.

Im Gegensatz zur Frau beeinträchtigen *Schilddrüsenfunktionsstörungen* beim Mann nur selten die Fertilität. Eine primäre Hypothyreose kann über die TRH-vermittelte Hyperprolaktinämie einen sekundären Hypogonadismus verursachen. Eine Hyperthyreose verursacht gelegentlich durch eine vermehrte hepatische Produktion von SHBG eine Gynäkomastie.

Bei der autosomal-dominant vererbten *myotonischen Dystrophie* mit verzögerter Muskelrelaxation nach Kontraktion, Dystrophie der Extremitäten und Schlundmuskulatur, Katarakt, Hypakusis und frontotemporalem Haarverlust entwickeln etwa 80% der erkrankten Männer einen progredienten, therapeutisch unbeeinflußbaren primären Hypogonadismus mit einer Schädigung des Keimepithels und Testosteronmangel. Das Hodenvolumen ist oft reduziert. Früh identifizierten Erkrankten oder Anlageträgern sollte die Kryokonservierung von Spermien als Zeugungsreserve angeboten werden. Bei Testosteronmangel erfolgt eine Substitutionstherapie.

Auf die Auswirkungen chronischer Leber- und Nierenerkrankungen, schwerer Allgemeinerkrankungen sowie der HIV-Infektion auf die Gonadenfunktion wird in den Kapitel 76–78 eingegangen.
Genußgifte und Rauschdrogen: Alkohol führt nicht nur über die Schädigung der Leber zu Störungen der Hodenfunktion, sondern wirkt direkt toxisch auf die Testes. Alkohol inhibiert die Aktivität eines Enzyms der Testosteronbiosynthese (3β-Hydroxysteroid-Dehydrogenase), so daß ein Androgenmangel entsteht. Initial erfolgt ein kompensatorischer Anstieg des LH, der sich bei chronischem Alkoholmißbrauch aufgrund einer gestörten GnRH-Sekretion wieder normalisiert. Im Serum sind dann Testosteron erniedrigt und LH normal.

Tetrahydrocannabinol (THC), die wichtigste psychotrope Substanz des Marihuana, kann bei regelmäßigem Mißbrauch Infertilität und Androgenmangel verursachen. THC inhibiert die Sekretion von GnRH, so daß ein sekundärer Hypogonadismus entsteht. *Opiate* (Morphin, Heroin, Methadon) interferieren mit Endorphinen, die die GnRH-Sekretion fördern, und senken so die GnRH-Sekretion. *Kokain* beeinträchtigt wahrscheinlich ebenfalls über zentral vermittelte Mechanismen die GnRH-Sekretion.
Medikamente: *Barbiturate* wie auch *Verapamil* führen zu einer Verminderung der Gonadotropine im Serum. Während Barbiturate die GnRH-Sekretion beeinträchtigen, reduziert Verapamil den GnRH-induzierten Kalziumeinstrom in die Hypophysenzelle. *Exogene Anabolika* und *Androgene* supprimieren durch das negative Feedback die Gonadotropine LH und FSH. Hierdurch sinkt das intratestikuläre Testosteron und führt zusammen mit dem FSH-Mangel zur Infertilität. Libido und Potenz sind unbeeinträchtigt. Dieser Mechanismus wird in klinischen Studien zur Entwicklung eines männlichen Kontrazeptivums ausgenutzt. Eine meist akzidentelle Aufnahme von Östrogenen (Kosmetika, Vaginal-Cremes) supprimiert ebenfalls die Gonadotropine und verursacht eine Gynäkomastie sowie Infertilität in Kombination mit Libido- und Potenzmangel, da die androgene Wirkung fehlt. *GnRH-Agonisten*, die zur Therapie des Prostatakarzinoms eingesetzt werden, verursachen bei kontinuierlicher Applikation eine Verminderung der hypophysären GnRH-Rezeptoren, so daß LH und FSH nicht mehr sezerniert werden. Hieraus resultiert

Infertilität und Androgenmangel mit Libido- und Potenzverlust. Etliche Medikamente blockieren den Androgenrezeptor ohne intrinsische Aktivität aufzuweisen. Führende Symptome sind eine Gynäkomastie und Beeinträchtigung von Libido und Potenz. Hierzu gehören *Cimetidin, Spironolacton, Flutamid und Cyproteronacetat*. Darüber hinaus senken Spironolacton wie auch *Imidazolderivate* (Etomidat, Aminoglutethimid) und *Ketokonazol* die Testosteronproduktion durch eine Blockierung der Steroidogenese. Weiterhin führen eine Vielzahl von *Antihypertensiva und Psychopharmaka* zu Potenz- und Ejakulationsstörungen [10].

Umweltschadstoffe: Zielgerichtete reproduktionstoxikologische Untersuchungen werden erst seit wenigen Jahren intensiv betrieben. Daher stehen zwar sehr viele Umweltgifte, Schwermetalle und Chemikalien in Verdacht, antifertile Wirkung zu haben, gesichert ist dies jedoch nur für das Pestizid Dibromochlorpropan (DBCP), für Blei und für Schwefelkohlenstoff (CS_2) [10].

Ionisierende Strahlen: Das Keimepithel des Hodens ist äußerst strahlensensibel. *Fraktionierte Bestrahlungen* verursachen eine stärkere Schädigung als eine gleich hohe Einzeldosis. Mit zunehmendem Reifestadium der Spermatiden nimmt die Strahlensensibilität ab. Daher treten bei hohen Strahlendosen Veränderungen im Ejakulat früher auf als bei niedrigen Dosen (Tab. 46-4). In Reflektion der Spermatogeneseschädigung steigt das FSH im Serum an. Auch die *Radiojodtherapie* differenzierter Schilddrüsenkarzinome kann die Spermatogenese beeinträchtigen. Eine Gesamtdosis ab 3700 MBq (100 mCi) scheint hierzu schon ausreichend zu sein. Die endokrine Hodenfunktion ist wesentlich strahlenresistenter als die Spermatogenese. Bis zu einer Dosis von 0,2 Gray erfolgt ein vorübergehender Abfall des Testosteronserumspiegels, der wahrscheinlich eine Folge der verminderten Durchblutung des Hodens ist. Die Gonadotropine steigen entsprechend an. Ab einer Strahlendosis von 8 Gray kann eine irreversible Leydig-Zellinsuffizienz eintreten.

Hitzeexposition: Die Temperatur im Skrotum liegt beim Menschen etwa 1,5–2,5 °C unter der des Körperkerns. Dies wird nicht nur durch die extraabdominelle Lage ermöglicht, sondern auch durch die Fähigkeit der sehr dünnen Skrotalhaut (keine Subkutis) über die Vergrößerung der Oberfläche große Wärmemengen abzugeben. Störungen der Temperaturregulation wie bei Lageanomalien der Testes oder Varikozele gehen mit Spermatogenesestörungen und Infertilität einher. Inwieweit chronische Hitzeexposition am Arbeitsplatz oder in der Freizeit zur Infertilität beiträgt, ist nicht bekannt.

4 Diagnostik

Der Diagnostik andrologischer Krankheitsbilder ist ein eigenständiges Kapitel in diesem Buch (Kap. 45) gewidmet. Daher werden an dieser Stelle nur die endokrinologischen Testverfahren und deren differentialdiagnostische Wertung erläutert.

Endokrinologische Testverfahren: Im Mittelpunkt der Diagnostik bei Hodenfunktionsstörungen steht die Bestimmung der Hormone Testosteron, LH und FSH, da ihr Ergebnis maßgeblich die Differentialdiagnostik bestimmt und über eine Therapienotwendigkeit entscheidet. Daher gehören alle drei Parameter zur Basisdiagnostik des Hypogonadismus, die bei speziellen Fragestellungen mit der Messung des Prolaktins (Gynäkomastie, Galaktorrhö, sekundärer Hypogonadismus) und Östradiol (Gynäkomastie, Hodentumor) ergänzt wird.

Differentialdiagnostische Abklärung: Bei der Abklärung des Hypogonadismus ist die Beachtung anamnestischer Angaben und des klinischen Befundes für eine zielstrebige und kosteneffektive Diagnostik unerläßlich. Im Mittelpunkt der endokrinologischen Untersuchungen stehen die Bestimmungen des Testosterons, LH und FSH, da sie ggf. nach einem Stimulationstest die sichere Differenzierung zwischen primärem und sekundärem Hypogonadismus ermöglichen (Abb. 46-5).

Die Ursache eines sekundären Hypogonadismus infolge seltener Syndrome oder Allgemeinerkrankungen wird schon bei der internistischen Untersuchung auffällig. Findet sich keine erkennbare Ursache, sollte nach Ausschluß einer Hyperprolaktinämie eine Differenzierung zwischen hypothalamischer und hypophysärer Genese mittels GnRH-Stimulationstest und eine Kernspintomographie des Schädels erfolgen. Bei Auffälligkeiten (Adenome, Kraniopharyngiom, Tumoren, Infiltrationen) wird entsprechend des Befundes verfahren.

Bei primärem Hypogonadismus ist anamnestischen Angaben wie Hodenhochstand, durchgemachte Erkrankungen und Therapien besondere Aufmerksamkeit zu widmen. Die internistische Untersuchung deckt eine angeborene oder erworbene Anorchie, La-

Tabelle 46-4 Auswirkungen der Applikation von ionisierenden Strahlen auf die Hodenfunktion in Abhängigkeit von der Strahlendosis (s. a. Kap. 80) [10].

Dosis (Gray)	Effekt	Erholung
0,1–0,3	Oligozoospermie, FSH ↑	vollständig
0,3–0,5	nach 4–12 Monaten Azoospermie, FSH ↑ ↑	vollständig
0,5–1,0	nach 3–17 Monaten Azoospermie, FSH ↑ ↑	möglich
1,0–2,0	nach 2–15 Monaten Azoospermie, FSH ↑ ↑	möglich
2,0–3,0	nach 2 Monaten Azoospermie, FSH ↑ ↑ ↑	keine
>3,0	Azoospermie, FSH ↑ ↑ ↑ ↑, meist temporärer Testosteronabfall oder kompensierte Leydig-Zell-Insuffizienz	keine

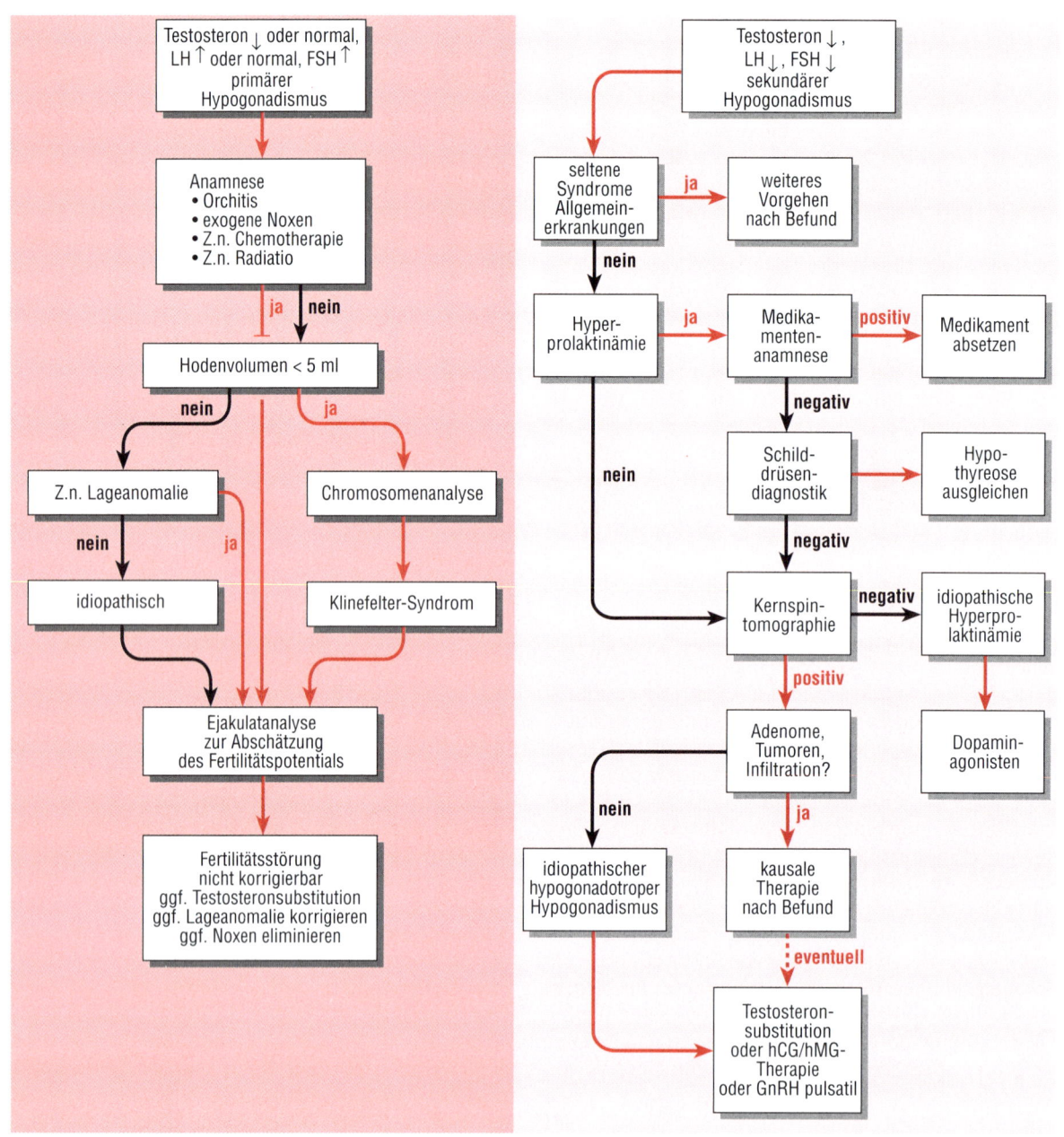

Abb. 46-5 Diagnostisches Vorgehen bei Hypogonadismus.

geanomalien und das männliche Turner-Syndrom auf. Bei allen Männern mit einem Hodenvolumen unter 5 ml sollte eine Chromosomenanalyse erfolgen. Mitunter ist die Ursache eines primären Hypogonadismus nicht zu eruieren. Dann sollte nach exogenen Noxen gesucht werden.

5 Therapie

5.1 Androgene

Indikationen für die Androgentherapie:

Jede Form des Hypogonadismus mit Testosteronmangel stellt eine Indikation zur Korrektur des Androgendefizits dar, wenn keine Kontraindikationen bestehen (Tab. 46-5).

Während beim primären Hypogonadismus nur die Option der Androgengabe besteht, können Patienten mit sekundärem Hypogonadismus mit Testosteron, Gonadotropinen (hCG/hMG) oder pulsatilem GnRH behandelt werden. Die teure und aufwendige Therapie mit hCG/hMG oder GnRH ist Patienten vorbehalten, bei denen zur Erfüllung eines aktuellen Kinderwunsches eine Stimulation der Spermatogenese erforderlich wird.

Da eine langjährige Testosterontherapie nicht die späteren Fertilitätschancen mindert, wird auch beim sekundären Hypogonadismus bis zum Auftreten eines Kinderwunsches nur mit Testosteron therapiert.

Die Akzeleration des Knochenalters und die Induktion des Epiphysenfugenschlusses durch Testosteron wird in der Behandlung von Jungen mit extrem über-

Tabelle 46-5 Indikationen zur Therapie mit Androgenen.

sichere Indikation
– männlicher Hypogonadismus

wahrscheinliche Indikation
– Mikropenis bei Neugeborenen
– konstitutionelle Entwicklungsverzögerung
– exzessiver Hochwuchs bei Jungen
– Androgenmangel im Alter und bei Allgemeinerkrankungen
– hereditäres Angioödem (C1s-Esterase-Inhibitor-Mangel)
– männliche Kontrazeption (zukünftig)

fragliche Indikation
– aplastische Anämie

sicher keine Indikation
– Symptome eines Hypogonadismus ohne Androgenmangel (z. B. Potenzstörungen, idiopathische Infertilität)
– Leistungssteigerung im Sport

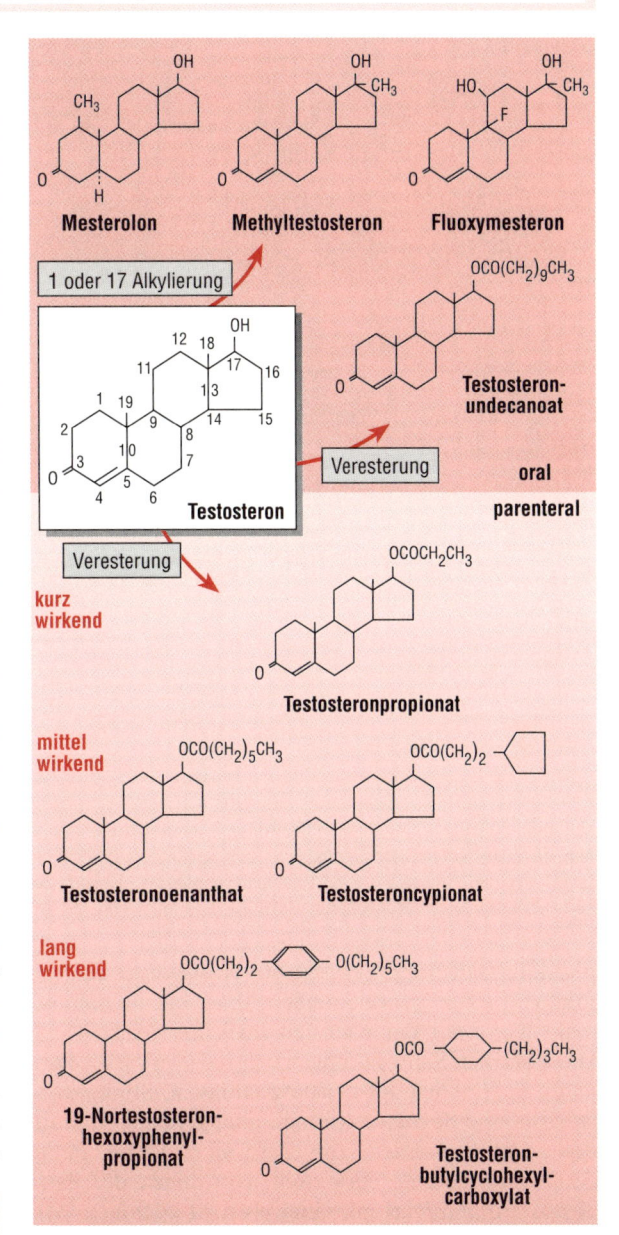

Abb. 46-6 Struktur von Testosteron und in der Klinik eingesetzten Derivaten. Methyltestosteron und Fluoxymesteron sind hepatotoxisch und daher in Deutschland nicht mehr zugelassen. Testosteron-butyl-cyclohexyl-carboxylat befindet sich noch in der Entwicklung.

mäßigem Längenwachstum genutzt. Meist führt eine 6monatige Therapie mit 500 mg Testosteronoenanthat alle 2 Wochen i.m. zu einer deutlichen Reduktion der Endgröße [4]. Diese Therapie sollte erfahrenen endokrinologischen Zentren vorbehalten bleiben. Auf die Besonderheiten der Androgentherapie im Alter und bei Allgemeinerkrankungen wird in Kapitel 52 eingegangen.

Präparate: Zur Therapie des Androgenmangels stehen verschiedene Präparate mit unterschiedlichen Applikationsmodi zur Verfügung (Tab. 46-6) (Abb. 46-6). Die gegenwärtigen Standardtherapien mit Testosteronoenanthat oder Testosteronundecanoat haben sich seit Jahren bewährt, weisen aber aufgrund der Pharmakokinetik mit stark schwankenden Serumspiegeln des Testosterons Nachteile auf (Abb. 46-7) [11, 16].

Testosteronundecanoat ist ein oral wirksames 17β-verestertes Testosteronpräparat, dem die hepatotoxischen Nebenwirkungen der obsoleten 17α-methylierten Präparate fehlen (s. Abb. 46-6). Unter Umgehung des „First-pass"-Effektes der Leber erreicht Testosteronundecanoat über das intestinale Lymphsystem den Blutkreislauf und seine Zielorgane. Aufgrund seiner kurzen Halbwertszeit muß Testosteronundecanoat 3mal täglich eingenommen werden (Abb. 46-7). Die Resorptionsrate weist große inter- und intraindividuelle Variationen auf und kann durch die gleichzeitige Einnahme mit den Mahlzeiten verbessert werden. Dennoch erreichen nicht alle Patienten unter Testosteronundecanoat normale Testosteronspiegel. Intramuskuläre Injektionen von 250 mg des 17β-veresterten *Testosteronoenanthats* alle 18–28 Tage ermöglichen eine ausreichende Substituion des Androgenmangels. Allerdings treten 24–48 h nach der Injektion un-

Tabelle 46-6 Präparate zur Therapie des Androgenmangels beim Mann: Präparat, Applikation, Dosierung.

geeignete Androgenpräparate		
Testosteronundecanoat	oral	3×40–80 mg/Tag
Testosteronoenanthat	i.m.	150–250 mg alle 2–4 Wochen
kristallines Testosteron (in Deutschland nicht im Handel)	s.c.	300–600 mg s.c. implantiert alle 6–9 Monate
Testosteronpflaster (in Deutschland nicht im Handel)	transkutan	1 Pflaster täglich
ungeeignete Präparate		
Mesterolon	oral	kein vollwertiger Testosteronersatz
Methyltestosteron		hepatotoxisch
Fluoxymesteron		hepatotoxisch
Testosteron-Propionat	i.m.	zu kurze Wirkdauer
Testesextrakte	i.m./s.c.	keine Wirkung

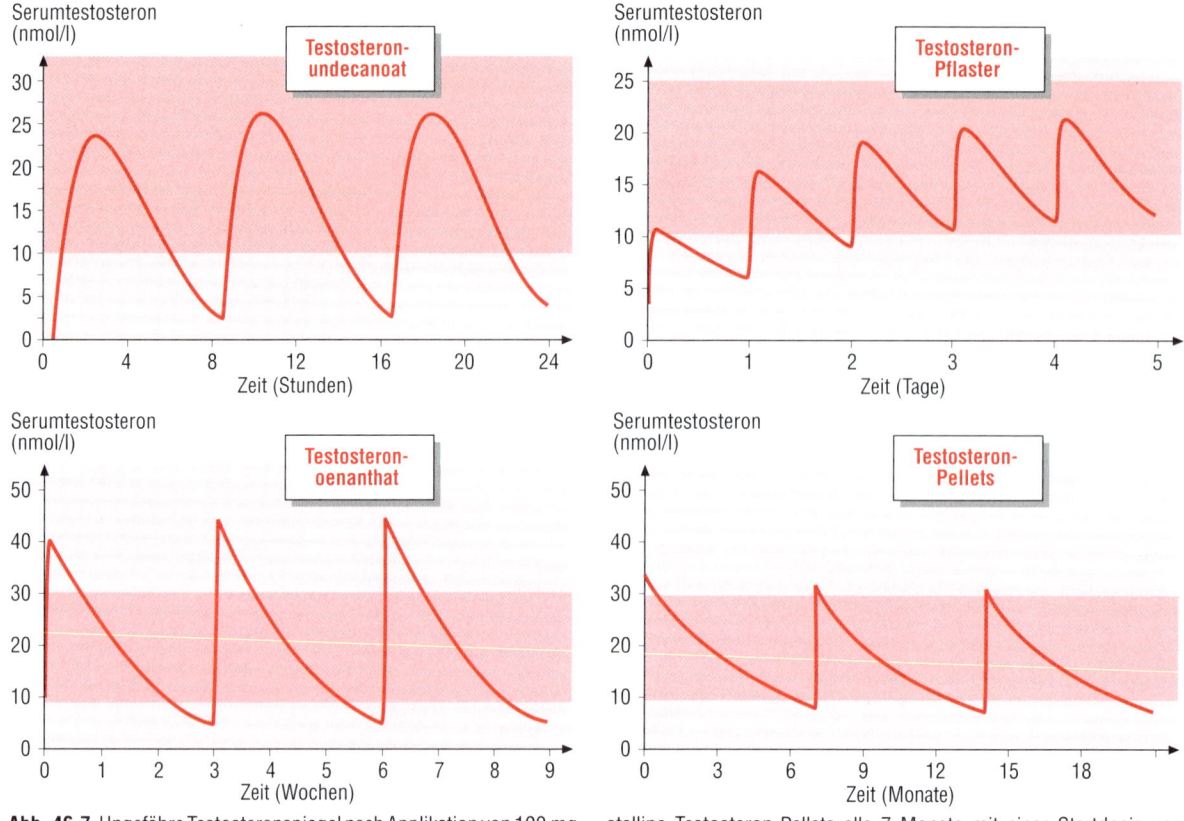

Abb. 46-7 Ungefähre Testosteronspiegel nach Applikation von 100 mg Testosteronundecanoat alle 8 h, 1 Testosteronpflaster (10 mg) alle 24 h, 250 mg Testosteronoenanthat alle 21 Tage, oder 600 mg kristalline Testosteron-Pellets alle 7 Monate mit einer Startdosis von 1200 mg [1, 11].

physiologisch hohe Serumtestosteronspiegel auf, gefolgt von einem exponentiellen Abfall bis auf subnormale Werte vor der nächsten Injektion (Abb. 46-7). Diese starken Schwankungen werden von vielen Patienten in Hinblick auf Leistungsfähigkeit, Stimmungswechsel und Sexualfunktionen unangenehm empfunden. Daher werden zur Zeit eine Reihe neuer Androgenpräparate entwickelt, von denen der Ester *Testosteronbuciclat* mit einer etwa 11wöchigen Wirkungsdauer vielversprechend ist.

Die *subkutane Implantation von reinem kristallinem Testosteron* in Form von Pellets findet in Großbritannien und Australien großen Zuspruch. Sie weist den Vorteil gleichmäßiger Serumspiegel über 6–9 Monate und die damit verbundene Freiheit von regelmäßigen intramuskulären Spritzen oder täglichen Tabletteneinnahmen auf (Abb. 46-7). Darüber hinaus erübrigen sich zwischenzeitliche Kontrollen des Testosteronspiegels. Die Pellets werden in lokaler Betäubung in das subkutane Fettgewebe der Bauchwand mit einem Trokar eingebracht und lösen sich unter gleichmäßiger Abgabe von Testosteron vollständig und rückstandslos auf. Aufgrund der langfristig gleichmäßigen Testosteronspiegel und der damit verbundenen Ausgeglichenheit und Konstanz der Sexualfunktion stellen die Testosteron-Pellets derzeit die günstigste Form der Dauersubstitution dar, sind aber nicht allgemein in Deutschland verfügbar.

Die *transdermale Applikation in Form von Testosteronpflastern* imitiert die normale zirkadiane Rhythmik des Serumtestosteronspiegel bei täglichem Pflasterwechsel am besten (Abb. 46-7). Das Pflaster wird skrotal getragen, da sehr große Mengen von Testosteron resorbiert werden müssen (mg im Vergleich zu µg bei der Östrogensubstitution) und die Skrotalhaut hier besondere Vorteile bietet (40fach höhere Resorptionsrate als am Unterarm). Allerdings entsteht aufgrund der hohen Enzymaktivität der 5α-Reduktase in der Skrotalhaut vermehrt Dihydrotestosteron (DHT), das als möglicher Induktor einer Prostatahypertrophie kontrovers diskutiert wird. Die Verschiebung des DHT-Testosteron-Verhältnisses wird daher als ungünstig bewertet. Eventuell weisen die in Entwicklung befindlichen neuen Testosteronpflaster, die aufgrund einer verbesserten Galenik mit erhöhter Resorptionsrate nicht mehr skrotal appliziert werden, hier Vorteile auf. Testosteronpflaster sind in Deutschland zugelassen, aber noch nicht im Handel.

Mesterolon ist zur Substitution eines Androgenmangels wenig geeignet, da es aufgrund seiner fehlenden Aromatisierbarkeit Testosteron nicht vollwertig ersetzt.

Die Wahl des geeigneten Präparats ist abhängig vom Lebensalter, der Aktivität und persönlichen Vorlieben eines Patienten. Testosteron-Pellets sind insbesondere als langfristige Dauersubstitution beim jüngeren Mann mit Hypogonadismus geeignet, da sie weitgehende Unabhängigkeit von Arztbesuchen und gleichmäßige Testosteronspiegel garantieren. Zur Induktion der Pubertät und beim älteren Mann werden kurzwirkende Testosteronester (Undecanoat, Oenanthat) bevorzugt, da so auch schnell ein Auslaß möglich ist, wenn der spontane Pubertätsverlauf verfolgt werden soll oder ein suspekter Befund der Prostata vorliegt.

Überwachung einer Testosteronsubstitutionstherapie: Die Dosierung orientiert sich am allgemeinen Wohlbefinden des Patienten, an Informationen über Koitus- und Rasurfrequenz, Libido und Erektionsvermögen. Zu Beginn einer Testosterondauersubstitution ist die Bestimmung der Talspiegel zur Einstellung der Dosis oder Applikationsintervalle sinnvoll. Bei Patienten mit primärem Hypogonadismus gibt die Suppression des LH Auskunft zur Pharmakodynamik und In-vivo-Aktivität der Androgene. Eine Normalisierung des LH wird allerdings nur mit den Testosteron-Pellets erreicht. Das Blutbild sollte zur Erkennung einer Polyglobulie ebenso wie die Blutfette einschließlich HDL-Cholesterin und die Leberfunktion (Transaminasen, Bilirubin) anfänglich vierteljährlich, danach halbjährlich oder jährlich überprüft werden.

Bei allen Patienten über 45 Jahren muß vor Beginn einer Androgentherapie und danach in jährlichem Abstand eine Untersuchung der Prostata erfolgen, die idealerweise mittels Sonographie durchgeführt wird. Osteodensitometrisch wird in mehrjährigen Abständen überprüft, ob eine Osteoporose verhindert oder rückgängig gemacht wurde.

Unerwünschte Wirkungen und Kontraindikationen: Unerwünschte Nebenwirkungen von Testosteron oder seinen Estern sind selten. Zu Beginn einer Testosterontherapie kann eine *Akne* auftreten, die Ausdruck der physiologischen Sebumstimulation durch Testosteron ist. Falls erforderlich wird die Akne wie üblich dermatologisch behandelt. Sehr selten ist eine Dosisreduktion erforderlich. Eine *Gynäkomastie* kann infolge der Konversion von Testosteron zu Östradiol entstehen. Die meisten hypogonadalen Patienten nehmen unter Testosteron wegen der anabolen Wirkung mit Muskelaufbau und einer geringen Natriumretention an *Gewicht* zu. Ödeme sind sehr selten. Die *Spermatogenese* wird durch Androgene fast immer reversibel supprimiert. Meist werden die Hoden dadurch etwas kleiner. Ein *Priapismus* kann sehr selten zu Beginn einer Testosterontherapie auftreten. *Leberfunktionsstörungen* unter einer Testosterontherapie sind sehr selten. Schwere Lebererkrankungen (Peliosis hepatis, Hepatom) treten fast ausschließlich bei Gebrauch hoher Dosen der obsoleten 17α-alkylierten Androgene und Anabolika auf. Bei vorbestehender Einnahme von Vitamin-K-Antagonisten oder Antiepileptika wird mitunter eine Neueinstellung notwendig. Androgene können eine *Polyglobulie* induzieren und eine vorbestehende Polyglobulie verschlechtern, die daher eine Kontraindikation darstellt. Bei prädisponierten Männern (chronisch-obstruktive Lungenerkrankung) können Androgene das Risiko einer *Schlafapnoe* steigern.

Androgene jeder Art sind beim Prostatakarzinom und Mammakarzinom absolut kontraindiziert, da diese Tumoren in ihrem Wachstum durch Androgene stimuliert werden können.

Es gibt keine Hinweise für die Induktion eines Prostatakarzinoms durch Androgene.

Eine *Verschlechterung des Kohlenhydratstoffwechsels* bei Diabetikern durch Androgene ist nicht bekannt. Jedoch beeinflussen Androgene den Fettstoffwechsel nachteilig. Meist wird HDL-Cholesterin durch Androgene gesenkt und LDL-Cholesterin erhöht, so daß insgesamt das atherogene Risiko zunimmt. Dieser Mechanismus wird auch als eine Ursache für das häufigere Vorkommen kardiovaskulärer Erkrankungen beim Mann im Vergleich zur Frau angesehen.

5.2 Gonadotropine und pulsatiles GnRH

Bei Patienten mit sekundärem Hypogonadismus sellt die Behandlung mit Gonadotropinen eine Alternative zur Androgentherapie dar. In Kapitel 48 wird hierzu ausführlich Stellung genommen.

Literatur

1. Behre, H. M., F. Oberpenning, E. Nieschlag: Comparative pharmocokinetics of androgen preparations: application of computer analysis and stimulation. In: Nieschlag, E., H. M. Behre (eds.): Testosterone, pp. 115–135. Springer, Berlin 1990.
2. Bernasconi, S., L. Ghizzoni, C. Panza, C. Volta, G. Caselli: Congenital anorchia: natural history and treatment. Horm. Res. 37 (Suppl.) (1992) 50–54.
3. Bourguignon, J. P.: Linear growth as a function of age at onset of puberty and sex steroid dosage: therapeutic implications. Endocr. Rev. 9 (1988) 467–489.
4. Brämswig, J. H., H. J. von Lengerke, H. Schmidt, G. Schellong: The results of short-term (6 months) high-dose testosterone treatment on bone age and adult height in boys of excessively tall stature. Europ. J. Pediat. 148 (1988) 104–106.
5. Evans, D. B., R. W. Crichlow: Carcinoma of the male breast and Klinefelter's syndrome: is there an association? Ca. Cancer J. Clin. 37 (1987) 246–251.
6. Farrer, J. H. A. H. Walker, J. Rajfer: Management of the postpubertal cryptorchid testis: a statistical review. J. Urol. (Baltimore) 134 (1985) 1071–1076.
7. Fechner, P., S. M. Marcantonio, V. Jaswaney, G. Stetten, P. N. Goodfellow, C. J. Migeon, K. D. Smith, G. D. Berkovitz, J. A. Amrhein, P. A. Bard, P. A. Lee, C. Reid, E. Tsalikian, M. D. Urban: The role of the sex-determining region Y gene in the etiology of 46,XX maleness. J. clin. Endocr. 76 (1993) 690–695.
8. Hardelin, J. P., J. Levilliers, J. Young, M. Pholsena, R. Legouis, J. Kirk, P. Bouloux, C. Petit, G. Schaison: Xp22.3 deletions in isolated familial Kallmann's syndrome. J. clin. Endocr. 76 (1993) 827–831.
9. Hutson, J. M., P. K. Donahoe: The hormonal control of testicular descent. Endocr. Rev. 7 (1986) 270–283.
10. Jockenhövel, F.: Hypogonadismus und Infertilität als Folge von allgemeinen Erkrankungen und Toxinen. Internist 34 (1993) 741–755.
11. Jockenhövel, F., H. M. Behre, E. Nieschlag: Therapie des Hypogonadismus und der Infertilität des Mannes. Teil I–III. Med. Klin. 85 (1990) 87–91, 145–150, 212–215.

12. Jockenhövel, F., E. Nieschlag: Männliche Fertilitätsstörungen und Hypogonadismus. In: Hesch, R. D. (Hrsg.): Endokrinologie, S. 832–839, 881–883. Urban & Schwarzenberg, München 1989.

13. Jockenhövel, F., E. Nieschlag: Primäre testikuläre Erkrankungen. In: Hesch, R. D. (Hrsg.): Endokrinologie, S. 928–951. Urban & Schwarzenberg, München 1989.

14. Lee, M. M., P. K. Donahoe: Mullerian inhibiting substance: a gonadal hormone with multiple functions. Endocr. Rev. 14 (1993) 152–164.

15. Nielsen, J., K. Sorensen: The importance of early diagnosis of Klinefelter's syndrome. In: Bandmann, H. J., R. Breit (eds.): Klinefelter's Syndrome, pp. 170–187. Springer, Berlin 1984.

16. Nieschlag, E., H. M. Behre: Pharmacology and clinical use of testosterone. In: Nieschlag, E., H. M. Behre (eds.): Testosterone, pp. 92–114. Springer, Berlin 1990.

17. Nieschlag, E., F. Jockenhövel: Hypogonadismus beim Mann – Androgenmangel-Syndrom. In: Hesch, R. D. (Hrsg.): Endokrinolgie, S. 1216–1220. Urban & Schwarzenberg, München 1989.

18. Nieschlag, E., F. Jockenhövel: Behandlung der männlichen Infertilität mit Gonadotropinen. In: Lehmann, F., M. Breckwoldt (Hrsg.): Gonadotropine, S. 93-100. Enke, Stuttgart 1991.

19. Peterson, R. E., J. Imperato-McGinley: Male pseudohermaphroditism due to inherited deficiencies of testosterone biosynthesis. In: Serio, M., M. Motta, M. Zanisi, L. Martini (eds.): Sexual Differentiation. Basic and Clinical Aspects, pp. 301–319. Raven, New York 1984.

20. Rajfer, J., D. J. Handelsman, R. S. Swerdloff, R. Hurwitz, H. Kaplan, T. Vandergast, R. M. Ehrlich: Hormonal therapy of cryptorchidism. New Engl. J. Med. 314 (1986) 466–470.

21. Swerdloff, R. S., F. Jockenhövel, C. Wang: Endocrinology of the male. In: Kelley, W. N. (ed.): Textbook of Internal Medicine, pp. 2013–2021. Lippincott Co., Philadelphia 1992.

22. Weinbauer, G. F., E. Nieschlag: Endokrine und parakrine Regulation der Spermatogenese: Was ist wichtig für den Arzt? Internist 34 (1993) 712–718.

47 Störungen der Androgenwirkung, Androgenresistenz

Michael Karl

1 Definition und Einteilung............ 381
2 Klinisches Bild 381
2.1 Komplette Androgenresistenz 381
2.2 Partielle Androgenresistenz 382
3 Pathogenese/Pathophysiologie.......... 382
3.1 Männliche Geschlechtsdifferenzierung 382
3.2 Androgenrezeptor 383
4 Diagnostik....................... 383
4.1 Allgemeine Kriterien 383
4.2 Komplette Androgenresistenz 383
4.3 Partielle Androgenresistenz 384
5 Differentialdiagnose 384
6 Therapie......................... 385
6.1 Komplette Androgenresistenz 385
6.2 Partielle Androgenresistenz 385
6.3 Psychologische Aspekte 386

1 Definition und Einteilung

Die Androgenresistenz wird durch eine Funktionsstörung des Androgenrezeptors ausgelöst. Dieser Androgenrezeptordefekt ist die Ursache einer fehlenden oder abgeschwächten Wirkung von Androgenen in den Zielzellen und äußert sich in einer Störung der männlichen Geschlechtsdifferenzierung im Sinne eines *Pseudohermaphroditismus masculinus*. Die Betroffenen besitzen einen unauffälligen 46,XY-Karyotyp und männliche Gonaden mit einer ungestörten Testosteronbiosynthese. In Abhängigkeit vom Ausmaß der Endorganinsensitivität werden alle Schweregrade einer gestörten Virilisierung der äußeren Geschlechtsorgane und eine Beeinträchtigung der Differenzierung der Wolff-Gänge beobachtet. Klinisch wird die komplette Androgenresistenz von einer partiellen Form abgegrenzt. Es handelt sich um eine X-chromosomal-rezessiv vererbte Störung, deren Prävalenz auf etwa 1:20000 bis 1:64000 Knabengeburten geschätzt wird [6].

Die *komplette Androgenresistenz*, die sich phänotypisch gleichförmig in einem völlig weiblichen äußeren Genitale und dem Fehlen jeglicher Axillar- und Schambehaarung äußert, wurde ursprünglich von Morris und Mahesh mit dem Ausdruck der „*testikulären Feminisierung*" belegt [12]. Unter dem Begriff *der partiellen Androgenresistenz* werden alle weiteren Formen der Intersexualität zusammengefaßt, die durch einen Androgenrezeptordefekt ausgelöst werden. Das Spektrum dieser Störungen reicht von einem weiblichen äußeren Genitale in Verbindung mit einer androgensensitiven Axillar- und Schambehaarung einerseits bis hin zu einer nur leichten Beeinträchtigung der Maskulinisierung im Sinne einer Hypospadie andererseits.

Das *Reifenstein-, Gilbert-Dreyfus-* und *Lubs-Syndrom* stellen Eponyme phänotypischer Variationen der partiellen Androgenresistenz dar. In molekulargenetischen Untersuchungen konnten als Ursache sowohl für die komplette als auch für die partielle Androgenresistenz Mutationen im Androgenrezeptorgen nachgewiesen werden, die zu unterschiedlich stark ausgeprägten Funktionsstörungen des Androgenrezeptors führen.

Im Gegensatz zur Androgenresistenz handelt es sich beim differentialdiagnostisch abzuklärenden *5α-Reduktasemangel* nicht um eine Endorganinsensitivität, sondern um einen enzymatischen Defekt des Testosteronmetabolismus in den Zielzellen (s.a. Kap. 54). Die Bildung von Dihydrotestosteron aus Testosteron wird dadurch beeinträchtigt, wodurch die dihydrotestosteronabhängige Differenzierung des äußeren männlichen Genitale gestört wird [4, 5].

2 Klinisches Bild

2.1 Komplette Androgenresistenz

Die Betroffenen werden mit einem anscheinend unauffälligen weiblichen äußeren Genitale geboren. Bei näherer Untersuchung wird eine verkürzte, blind endende Vagina ohne Uterus vorgefunden. Im Kleinkind- und Kindesalter werden in Inguinalhernien oder im Schamlippenbereich häufig männliche Gonaden nachgewiesen. Während der Pubertät entwickeln sich unter dem Einfluß von Östrogenen, die aus der peripheren Aromatisierung von Testosteron stammen, große weibliche Brustdrüsen, die aus normalem duktalem und glandulärem Gewebe bestehen. Die großen und kleinen Schamlippen sowie die Klitoris können nach der Pubertät im Vergleich zum normalen weiblichen Genitale leicht unterentwickelt sein. Eine androgenabhängige Axillar- und Schambehaarung fehlt voll-

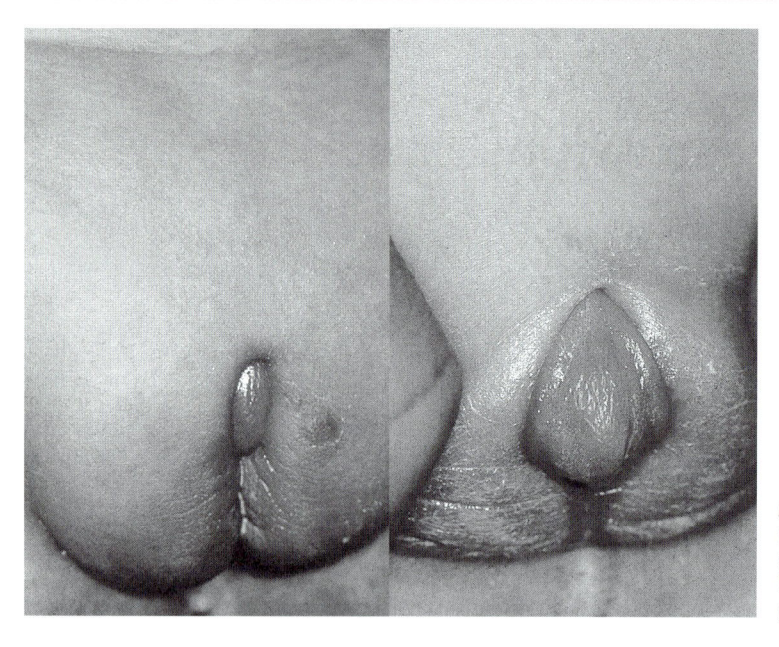

Abb. 47-1 Intersexuelles Genitale eines drei Monate alten Patienten mit partieller Androgenresistenz (freundlicherweise von Herrn Dr. Michael Peter, Universitäts-Kinderklinik Kiel zur Verfügung gestellt).

ständig; bei der kompletten Androgenresistenz ist lediglich Vellushaar vorhanden. Anzeichen einer androgensensitiven Behaarung deuten dagegen auf eine Restaktivität des Androgenrezeptors hin. In diesen Fällen ist trotz eines weiblichen äußeren Genitale, per definitionem, die Zuordnung zur partiellen Androgenresistenz erforderlich. Nach der Pubertät stellt die *primäre Amenorrhö* ein Leitsymptom der Androgenresistenz dar. Die Körpergröße der Patientinnen liegt gewöhnlich über der weiblichen Durchschnittslänge, die Körperproportionen sind normal entwickelt. Die Betroffenen identifizieren sich mit der weiblichen Geschlechtsrolle und sind sexuell aktiv. Sie besitzen eine ausgeprägte mütterliche Prägung, weshalb ihre Infertilität zu psychischen Problemen führen kann [4, 5, 6, 17].

2.2 Partielle Androgenresistenz

In Abhängigkeit von der Schwere der Androgenresistenz werden bei der partiellen Androgenresistenz alle Formen der Intersexualität des äußeren Genitale beobachtet. Eine androgensensitive Axillar- und Schambehaarung ist bei einem sonst unauffällig erscheinenden weiblichen äußeren Genitale als extreme Ausprägung der partiellen Androgenresistenz aufzufassen (Abb. 47-1).

Eine deutlichere Virilisierung des Genitale beobachtet man beim *Reifenstein-Syndrom*. Eine ausgeprägte *Hypospadie*, häufig mit der Lokalisation der Urethramündung an der Phallusbasis, ein *kleiner Penis* in Verbindung mit einem *Kryptochismus* sind die phänotypischen Merkmale dieser milderen Form der partiellen Androgenresistenz. Dazwischen finden sich viele Abstufungen einer fehlenden oder mangelnden Virilisierung der äußeren Genitale. Im unteren Urogenitaltrakt können Vagina und Urethra getrennt existieren oder eine gemeinsame Endung besitzen. Eine *rudimentäre Vagina* kann aber auch in die obere Harnröhre einmünden, in manchen Fällen ist keine Scheide angelegt. Die Gonaden liegen meist im Inguinalkanal oder in den Labioskrotalfalten. Die Müller-Gänge bilden sich in utero wie bei der kompletten Form der Androgenresistenz unter dem Einfluß des Müller-Gang-inhibierenden Faktors zurück oder sind nur noch als rudimentäre Strukturen nachweisbar [19]. Die Wolff-Gänge sind, wenn vorhanden, häufig hypoplastisch. Während der Pubertät entwickelt sich eine Axillar- und Schambehaarung, die Ausbildung einer *Gynäkomastie* wird durch die extraglanduläre Östrogenproduktion ausgelöst. In dieser Zeit kann es auch zu einer Zunahme der Virilisierung des äußeren Genitale kommen. Interessanterweise können innerhalb einer Familie graduelle Unterschiede in der phänotypischen Ausprägung der Androgenresistenz beobachtet werden, obwohl es sich um den gleichen Androgenrezeptordefekt handelt [4, 5, 6, 17].

3 Pathogenese/Pathophysiologie

3.1 Männliche Geschlechtsdifferenzierung

Die Ausbildung der normalen männlichen Geschlechtsmerkmale verläuft in mehreren Phasen, die in einen chromosomalen, einen gonadalen und einen phänotypischen Abschnitt eingeteilt werden können [7].

Mit der Verschmelzung von Ei- und Samenzelle wird das chromosomale 46,XY-Geschlecht festgelegt. Auf dem kurzen Arm des Y-Chromosoms wurde inzwischen durch neuere Untersuchungen das sog. „Sex-Determining Region Y Chromosome Gene" (SRY) lokalisiert.

Unter dem Einfluß des SRY-Proteins entwickelt sich aus der undifferenzierten Gonadenanlage der Hoden

(SRY ist nicht mit dem früher fälschlicherweise als „Testes-Determining-Faktor", TDF, angesehenen Protein des ZFY-Genes identisch) [8]. Dadurch erfolgt die Festlegung auf das gonadale Geschlecht und die Einleitung der weiteren Differenzierungsschritte. Das erste von den fetalen Testes ab der 6.–7. Woche sezernierte Hormon ist der Müller-Gang-inhibierende Faktor (MIF). Dieses Glykoprotein wird in den Sertoli-Zellen gebildet und löst die Regression des Müller-Ganges aus. In Abwesenheit von MIF differenzieren sich die Strukturen von Uterus, Adnexen und oberer Vagina aus dem Müller-Gang [3]. Bei der Androgenresistenz ist die Produktion und Wirkung von MIF ungestört, die androgenresistenten Patienten besitzen daher weder Uterus noch Adnexen. Etwa ab der 8. Woche beginnen die Leydig-Zellen der fetalen Testes unter der Stimulation von plazentarem hCG mit der Produktion von Testosteron. Zwischen der 8.–12. Schwangerschaftswoche, der kritischen Phase der männlichen Geschlechtsdifferenzierung, werden auch die höchsten hCG-Konzentrationen gemessen.

Ein funktionsfähiger Androgenrezeptor ist Voraussetzung für die folgende androgenvermittelte Differenzierung der äußeren Genitalien und der Wolff-Gänge. Unter dem Einfluß von Testosteron bilden sich Nebenhoden, Vas deferens und Samenblasen aus dem Wolff-Gang. Dihydrotestosteron ist für die Entwicklung der äußeren männlichen Geschlechtsorgane und der Prostata erforderlich und wird durch die 5α-Reduktase in den Zielzellen aus Testosteron gebildet. Dieser aktive Testosteronmetabolit ist unter anderem für die Fusion der Genitalfalten zu Penis und Skrotum verantwortlich. Liegt ein quantitativer und/oder qualitativer Defekt des Androgenrezeptors vor, so werden die oben beschriebenen Schritte der androgenabhängigen Geschlechtsdifferenzierung, d.h. die Weiterentwicklung der Wolff-Gänge und der äußeren männlichen Geschlechtsorgane beeinträchtigt. Dieses Phänomen wird als Androgenresistenz bezeichnet.

3.2 Androgenrezeptor

Der Androgenrezeptor gehört zur Familie der Steroidhormonrezeptoren. Es handelt sich um intrazelluläre Rezeptoren, die nach Aktivierung durch ein Steroidhormon im Zellkern an spezifische DNS-Sequenzen, sog. hormonresponsive Elemente, binden.

Der Androgenzezeptor wird durch ein Gen kodiert, das auf dem X-Chromosom liegt und aus acht Exons besteht. Die DNS-bindende Domäne setzt sich aus Exon zwei und drei zusammen, während sich die Liganden-Domäne aus dem vierten bis achten Exon zusammensetzt. Bei Störungen handelt es sich am häufigsten um Punktmutationen. Ein Basenaustausch kann als „Missense-Mutation" zu einem Aminosäureaustausch führen oder als „Nonsense-Mutation" den vorzeitigen Abbruch der Translation der Androgenrezeptor-mRNS zur Folge haben. Einzelheiten sind in Kapitel 3 beschrieben.

Veränderungen in der Ligandendomäne des Androgenrezeptors äußern sich in einer verminderten Affinität und/oder Bindungskapazität. Diese Mutationen führen zu Störungen der Steroidhormonbindung, wodurch die Aktivierung des Rezeptors beeinträchtigt wird. Defekte in der DNS-bindenden Domäne dagegen stören die Interaktion mit den hormonresponsiven Elementen, während die Ligandenbindung davon unbeeinflußt bleibt. Dies erklärt die zum Teil dem klinischen Bild widersprechenden Ergebnisse aus den Bindungsstudien in Genitalhautfibroblasten von Betroffenen.

Aufgrund der X-chromosomalen Lokalisation handelt es sich beim Androgenrezeptor um ein hemizygotes Gen. Mutationen des Androgenrezeptorgens werden deshalb bei einem 46,XY-Karyotyp voll wirksam und können nicht durch ein paternales Allel kompensiert werden. Frauen können aufgrund der XX-Konstellation als Konduktorinnen auftreten.

4 Diagnostik

4.1 Allgemeine Kriterien

Das klinische Bild, ein entsprechendes Hormonprofil, die Bestimmung eines 46,XY-Karyotyps mit dem Nachweis männlicher Gonaden und Androgenrezeptormessungen in Genitalhautfibroblasten führen zur Sicherung der Diagnose einer Androgenresistenz.

Der Androgenrezeptordefekt kann auf genomischer Ebene bestimmt werden. Dieser Nachweis ist besonders in den Fällen hilfreich, in denen unauffällige Bindungsstudien (normale Affinität und Rezeptorenzahl des Androgenrezeptors) im Widerspruch zu den klinischen und laborchemischen Parametern einer vermuteten Androgenresistenz stehen. Als Untersuchungsmaterial dienen geringe DNS-Mengen, die aus Leukozyten extrahiert werden. Die Analyse des Androgenrezeptorgens der weiblichen Verwandten (Mutter, Großmutter, Tanten) kann Spontanmutationen von ererbten Mutationen unterscheiden und einen möglichen Heterozygotenstatus aufdecken. Diese Information kann dann für die genetische Beratung und eine pränatale Diagnostik eingesetzt werden [4, 5, 6, 11, 17].

4.2 Komplette Androgenresistenz

In der Neugeborenenperiode wird die komplette Androgenresistenz aufgrund eines anscheinend unauffälligen äußeren weiblichen Genitales in der Regel übersehen. Der Nachweis männlicher Gonaden, die sich häufig im Inguinalbereich als Leistenhernien oder als Tumoren in den großen Labien bemerkbar machen, führt während des Kleinkindalters in Verbindung mit einem 46,XY-Karyotyp zur Diagnose.

Die Befundkonstellation einer primären Amenorrhö, einer deutlichen weiblichen Brustentwicklung und das Fehlen jeglicher Axillar- und Schambehaarung sind nach der Pubertät Leitsymptome einer kompletten Androgenresistenz.

Sonographisch läßt sich bei den Betroffenen eine blind endende Vagina ohne Uterus nachweisen. Bei etwa einem Drittel der Patienten/innen werden intraoperativ aber ein- oder beidseitig rudimentäre Anteile der Tuba uterina Fallopii gefunden, Wolff-Strukturen fehlen aufgrund der fehlenden Androgenwirkung.

Stimulation mit hCG führt bei prä- sowie postpubertären Patienten zu einem normalen Anstieg von Testosteron und Dihydrotestosteron, wodurch eine Störung der Testosteronbiosynthese ausgeschlossen wird. Dabei finden sich ebenfalls Normwerte für 17α-Hydroxypregnenolon, 17α-Hydroxyprogesteron, δ_4-Androstendion und Dehydroepiandrosteron (DHEA). Im Gegensatz zur partiellen Androgenresistenz liegen die LH- und Testosteronkonzentrationen in den ersten Lebensmonaten im altersentsprechenden Normbereich. Nach dem sechsten Monat sind hingegen erhöhte LH- und Testosteronspiegel beschrieben worden. Im Erwachsenenalter sind die LH-Spiegel in der Regel erhöht, während die Testosteronkonzentrationen im Normalbereich liegen oder ebenfalls erhöht sein können. Die Östradiolspiegel liegen deutlich über den männlichen Normwerten. Die FSH-Werte schwanken zwischen normalen und leicht erhöhten Plasmaspiegeln [2, 9, 13].

Durch den *Androgenresistenztest* mit dem androgenanabolen Hormon Stanazol scheint sich die Möglichkeit zu bieten, das Ausmaß der Androgenresistenz mit Hilfe laborchemischer Bestimmungen abschätzen zu können.

Bei ungestörter Androgenrezeptorfunktion fallen die Spiegel des sexualhormonbindenden Globulins (SHGB) nach Gabe von Stanazol (0,2 mg/kg/KG) auf etwa die Hälfte des Ausgangswertes ab. Bei kompletter Androgenresistenz erfolgt dagegen kein Abfall des SHGB. In den Fällen mit partieller Androgeninsensitivität wird ein geringer Abfall der SHBG-Spiegel beobachtet [18].

Fallbeispiel 1

Das betroffene Kind wurde mit einem unauffälligen weiblichen Phänotyp geboren. Am 10. Lebenstag wurden beidseits Inguinalhernien diagnostiziert, in denen Testes nachgewiesen wurden. Die chromosomale Untersuchung ergab einen unauffälligen 46,XY-Karyotyp. Anzeichen einer Klitorishypertrophie oder klinische Zeichen einer Androgenwirkung bestanden nicht.
Im Alter von 13 Jahren begann der spontane Eintritt in die Pubertät mit der Ausbildung eines weiblichen Habitus, aber ohne Entwicklung einer Axillar- und Schambehaarung. Nach dem Abschluß der Pubertät wurden die Testes operativ entfernt.
Androgenrezeptormessungen in Kulturen von Genitalhautfibroblasten, die durch Biopsie gewonnen wurden, ergaben eine 2,5fache Erhöhung der Androgenrezeptorkonzentration und unauffällige Affinität und Thermostabilität des Androgenrezeptors. In molekulargenetischen Untersuchungen wurde eine Deletion in der DNS-Bindungsdomäne des Androgenrezeptors nachgewiesen [16].
Diagnose: Komplette Androgenresistenz.

4.3 Partielle Androgenresistenz

Die äußeren Genitalien weisen abhängig von der Schwere der Androgenresistenz unterschiedliche Grade einer mangelnden Virilisierung auf.

Mit Hilfe des *hCG-Stimulationstests* lassen sich Störungen der Testosteronbiosynthese durch einen normalen Anstieg von Testosteron ausschließen. Die Werte für Androstendion, 17α-Hydroxypregnenolon, 17α-Hydroxyprogesteron und DHEA sollten dabei nur geringe Anstiege über den Basalspiegel hinaus aufweisen und deutlich unter der Testosteronkonzentration liegen. Ein adäquater Anstieg von Dihydrotestosteron ist Ausdruck einer normalen 5α-Reduktaseaktivität. Bei der partiellen Androgeninsensitivität sind die pubertären und postpubertären LH-Spiegel erhöht, die Testosteronkonzentrationen liegen im Normbereich oder sind ebenfalls leicht erhöht. Im Gegensatz zur kompletten Androgenresistenz finden sich bereits in der Neugeborenenperiode erhöhte LH- und Testosteronspiegel. Vom Kleinkindalter an dagegen werden bis zur Pubertät altersentsprechende LH- und Testosteronspiegel nachgewiesen. Im Erwachsenenalter werden erneut erhöhte LH- und normale bis erhöhte Testosteronspiegel gemessen [2, 9, 13].

Fallbeispiel 2

Das Kind wurde mit einem intersexuellen Genitale geboren. Der Penis war 1,5 cm lang und besaß einen Durchmesser von etwa 1 cm. Die Urethraöffnung befand sich an der Penisbasis. In den Labioskrotalfalten konnten beidseits Gonaden getastet werden. Die Karyotypbestimmung ergab einen unauffälligen 46,XY-Chromosomensatz. Bei der sonographischen Untersuchung konnte kein Uterus nachgewiesen werden. Der Plasmatestosteronspiegel lag bei 26 ng/ml am 3. Lebenstag und stieg nach einer einzelnen i.m. Injektion von hCG (2000 IU) auf 415 ng/ml an. Im Alter von zwei Jahren wurden durch explorative Laparotomie beidseits Inguinalhernien, das Fehlen von Müller-Strukturen und makroskopisch normale Hoden festgestellt. In Androgenrezeptormessungen wurde eine 7fach niedrigere Affinität beobachtet, bei der molekulargenetischen Analyse wurde eine Punktmutation in der Ligandenbindungsdomäne nachgewiesen, wodurch die Aminosäure Arginin an Position 840 durch Histidin ersetzt wurde [1].
Diagnose: Partielle Androgenresistenz.

5 Differentialdiagnose

Chromosomale Aberrationen wie beispielsweise das 45,X/46,XY-Syndrom oder ein 46,XX/46,XY-Mosaik, also Störungen im Sinne eines Pseudohermaphroditismus verus, lassen sich mit Hilfe der Karyotypisierung ausschließen.

Ein *Pseudohermaphroditismus masculinus* kann auch durch eine Leydig-Zell-Agenesie verursacht werden. Die äußeren Genitalien weisen in diesen Fällen wie bei der partiellen Androgenresistenz alle Grade einer mangelnden Virilisierung auf. Es werden niedrige Plasmaspiegel von 17α-Hydroxyprogesteron, Androstendion und Testosteron gemessen, die sich durch hCG nur geringfügig oder nicht stimulieren lassen. Die basalen und stimulierten LH- und FSH-Spiegel sind nach der Pubertät deutlich erhöht. Als Ursache dieser autosomal-rezessiv vererbten Störung wird ein Defekt des hCG-LH-Rezeptors diskutiert.

Enzymatische Störungen der Steroidbiosynthese führen ebenfalls zum Bild eines Pseudohermaphroditismus masculinus und sind daher differentialdiagnostisch abzuklären. Klinik, Differentialdiagnose und Therapie der adrenalen Enzymdefekte sind in Kapitel 31 abgehandelt.

Besondere Beachtung in der Abklärung eines intersexuellen Genitale verdient der *5α-Reduktasemangel*. Durch diesen Enzymdefekt wird die Reduktion von Testosteron zu Dihydrotestosteron gestört. Die Differenzierung der Wolff-Gänge zu Nebenhodengang, Vas deferens und Samenblase erfolgt unter dem Einfluß von Testosteron, da der Androgenrezeptor intakt ist. Die Regression der Müller-Gänge wird durch MIF ausgelöst. Der Mangel an Dihydrotestosteron führt zu einer Störung der Maskulinisierung der äußeren Geschlechtsorgane. Daraus resultiert ein intersexuelles Genitale mit einer blind endenden Vagina und einem rudimentären Penis mit Hypospadie, daher auch der Name „*pseudovaginale perineoskrotale Hypospadie*" (s.a. Kap. 46 und 54).

Die *Gonadendysgenesie und -agenesie* werden durch das Phänomen des Verschwindens der männlichen Gonaden verursacht. Im angloamerikanischen Sprachraum wird dies als „vanishing testes syndrome" bezeichnet. Abhängig vom Zeitpunkt der Gonadenstörung während der embryonalen bzw. fetalen Entwicklung führt dies ebenfalls zu einem intersexuellen Genitale.

Die *Einnahme von Progesteron oder Progesteronderivaten während der frühen Schwangerschaft* ist in Einzelfällen für das Auftreten von Hypospadien verantwortlich gemacht worden.

6 Therapie

6.1 Komplette Androgenresistenz

Aufgrund des weiblichen Erscheinungsbildes sind bei der kompletten Form der Androgenresistenz in der Regel keine *plastischen Operationen* an den äußeren Genitalien erforderlich.

Die mit steigendem Alter beobachtete Zunahme maligner Hodenerkrankungen macht aber die Gonadenentfernung zu einer zwingenden Notwendigkeit.

Das Risiko, an einem bösartigen Hodentumor zu erkranken, wird bei unter Zwanzigjährigen auf etwa 2 %, im Alter von 50 Jahren aber bereits auf 30 % geschätzt. Bei den Hodenmalignomen handelt es sich hauptsächlich um Seminome [10, 15]. Der Zeitpunkt, zu dem eine entsprechende Operation durchgeführt wird, sollte aber von der individuellen Situation abhängig gemacht werden.

Der Beginn der *Hormonsubstitution* hängt davon ab, in welchem Alter die Gonadektomie durchgeführt wird. Werden die Keimdrüsen bereits vor der Geschlechtsreife entfernt, muß die Pubertät im Alter von etwa zehn Jahren artefiziell mit niedrig dosierten Östrogenen eingeleitet werden. Über einen Zeitraum von 3–4 Jahren erfolgt anschließend, in Abhängigkeit vom klinischen Verlauf, eine Steigerung auf die Erwachsenendosis. Diese muß als Dauertherapie fortgeführt werden. Falls die Gonadektomie nach Abschluß der Pubertät erfolgt, muß nach der Operation direkt mit einer Östrogensubstitution begonnen werden, um das Auftreten menopausaler Symptome zu vermeiden. Die Substitution von Progesteronderivaten kann in Kombination mit den Östrogenpräparaten erwogen werden.

In Ausnahmefällen kann die bei den Betroffenen verkürzte Vagina, sie besitzt eine durchschnittliche Länge von etwa 5 cm, den Geschlechtsverkehr erschweren, Da es sich um ein sehr elastisches Organ handelt, ist mit Hilfe eines vaginalen Dilatators häufig eine konservative Therapie erfolgreich. Eine *Vaginoplastik* sollte ausschließlich den Fällen vorbehalten bleiben, in denen nicht-invasive Methoden versagen. Solche Operationen, deren Erfolg oftmals unbefriedigend ist, sollten aber keinesfalls vor der Pubertät durchgeführt werden [6, 14, 17].

6.2 Partielle Androgenresistenz

Die Therapie der partiellen Androgenresistenz ist im Vergleich zur kompletten Ausprägung mit wesentlich mehr Problemen behaftet. Da der Phänotyp abhängig vom Ausmaß der Androgenresistenz alle Schweregrade eines intersexuellen Genitale umfaßt, muß die Entscheidung, welchem Geschlecht das Kind zugeordnet werden soll, frühzeitig getroffen und auf den individuellen Fall abgestimmt werden. Im Vordergrund sollten Überlegungen stehen, welche plastischen Operationen möglich und welche Formen der Hormonsubstitution erforderlich sind, um den Betroffenen im späteren Leben ein weitgehend befriedigendes psychisches, sexuelles und soziales Leben zu ermöglichen.

Der Entschluß zur *Feminisierung des äußeren Genitale* sollten in keinem Falle die früher oftmals durchgeführte Resektion der Klitoris zur Folge haben. Extreme Ausprägungen einer Klitorishypertrophie müssen durch eine Reduktionsplastik unter Erhaltung der sensiblen Innervierung behandelt werden. Dies schließt gegebenenfalls die Entfernung überschüssiger Hautanteile und eine Verkleinerung der Schwellkörper mit ein. In den Fällen mit einer nur rudimentär angelegten Vagina ist es nötig, eine Vaginoplastik, beispielsweise durch Verlagerung von Blasen- oder Kolonschleimhautanteilen, durchzuführen. Das Resultat solcher Eingriffe ist jedoch aufgrund von Stenosierungen und Sekundärproblemen oft nicht zufriedenstellend.

Die *Entfernung der Gonaden* ist in allen diesen Fällen vordringlich, da nicht nur das Malignitätsrisiko gemindert, sondern auch eine Virilisierung durch testikuläre Androgene während der Pubertät vermieden werden muß.

Eine *Substitution mit Östrogenen* muß wie bei der kompletten Androgenresistenz zur Einleitung der Pubertät und anschließend als Dauertherapie durchgeführt werden.

Die *Rekonstruktion eines männlichen Genitale* muß davon abhängig gemacht werden, ob durch chirurgische Maßnahmen ein funktionsfähiger Penis geschaffen werden kann. Eine erfolgversprechende Therapie setzt zudem ein ausreichendes Phalluswachstum während der Pubertät unter Androgeneinfluß voraus. Das Ausmaß der intrauterinen Virilisierung bietet dafür einen klinischen Anhaltspunkt.

Die *rekonstruktiven Operationen* sollten, wenn möglich, bereits im ersten Lebensjahr durchgeführt werden. Sie müssen die größtmögliche optische wie funktionelle Angleichung an das normale männliche Genitale zum Ziel haben.

Eine *Behandlung mit supraphysiologischen Androgendosierungen* sollte möglichst früh im Säuglingsalter über einen Zeitraum von zwei bis drei Monaten durchgeführt werden. Bei fehlender oder ungenügender Wirkung kann gegebenenfalls eine Wiederholung mit einer gesteigerten Dosierung erfolgen. Unter sorgfältiger Beobachtung der Skelettreifung können während der Kindheit weitere Substitutionskurse erfolgen. Während der Pubertät müssen ebenfalls sehr hohe Androgendosen eingesetzt werden, um die Virilisierung des äußeren Genitale zu induzieren.

Die *Gynäkomastie*, die sich während der Pubertät bei vielen Patienten entwickelt und schwere psychische Probleme hervorrufen kann, bedarf in der Regel einer chirurgischen Therapie, in Einzelfällen ist auch das Antiöstrogen Tamoxifen zur medikamentösen Behandlung eingesetzt worden. Die in den meisten Fällen erforderliche Dauersubstitution mit Androgenen während des Erwachsenenlebens bedarf einerseits einer sorgfältigen Kontrolle, andererseits sollte sie möglichst mit Dihydrotestosteron (DHT) durchgeführt werden. DHT besitzt im Vergleich zu Testosteron den Vorteil einer höheren Affinität zum Androgenrezeptor und kann nicht zu Östrogenen aromatisiert werden. Die Ausbildung einer Gynäkomastie kann dadurch zumindest abgemildert werden [6, 14, 17].

6.3 Psychologische Aspekte

Die psychologische Betreuung und Führung von Patienten, Eltern und Familienangehörigen ist ein sehr wichtiger Bestandteil der Therapie der Androgenresistenz. Sie sollte in Zusammenarbeit mit einem erfahrenen Psychologen bereits bei Diagnosestellung beginnen.

Die schwierige Situation der fehlenden Geschlechtszugehörigkeit nach der Geburt eines Kindes mit einem intersexuellen Genitale, die erforderlichen Korrekturoperationen und mögliche Schuldgefühle, um nur einige Aspekte zu nennen, können schwere psychische Belastungen für die Eltern darstellen. Die Infertilität kann zu Schwierigkeiten bei der kompletten Androgenresistenz führen, da sich die Betroffenen mit ihrer Frauenrolle identifizieren und einen ausgeprägten Kinderwunsch besitzen. Die fehlende Geschlechtsidentifikation, als Folge von Stigmatisierungen während der Kindheit und enttäuschender Operationsergebnisse an dem intersexuellen Genitale, stellt ein zentrales Problem bei Personen mit partieller Androgenresistenz dar [17].

Literatur

1. Bellis, A. de, C. A. Quigley, K. B. Marschke, M. K. El-Awady, M. V. Lane, E. P. Smith, M. Sar, E. M. Wilson, F. S. French: Characterization of mutant androgen receptors causing partial androgen insensitivity syndrome. J. clin. Endocr. 78 (1994) 513–522.
2. Boyar, R. M., R. J. Moore, W. Rosner, et al.: Studies on gonadotropin-gonadal dynamics in patients with androgen insensitivity. J. clin. Endocr. 47 (1978) 1116–1117.
3. Donahoe, P. K., R. L. Cate, D. T. Mac Laughlin, J. Epstein, A. F. Fuller, M. Takahashi, J. P. Coughlin, E. G. Ninfa, L. A. Taylor: Mullerian inhibiting substance: gene structure and mechanisms of action of a fetal regressor. Recent Progr. Hormone Res. 43 (1987) 431–467.
4. Griffin, J. E., J. D. Wilson: The syndromes of androgen resistance. New Engl. J. Med. 302 (1980) 198–209.
5. Griffin, J. E., J. D. Wilson: The androgen resistance syndromes: 5α-reductase deficiency, testicular feminization, and related syndromes. In: Scriver, C. R., A. L. Beaudet, W. S. Sly, D. Vale (eds.): The Metabolic Basis of Inherited Disease. pp. 1919–1944. McGraw-Hill, New York 1989.
6. Grumbach, M., F. A. Conti: Disorders of sex differentiation. In: Wilson, J. D., D. W. Foser (eds.): Williams Textbook of Endocrinology, pp. 853–951. Saunders, Philadelphia 1992.
7. Jost, A.: Hormonal factors in the sex differentiation of the mammalian foetus. Phil. Trans. B. 259 (1970) 119–130.
8. Koopman, P., J. Gubbay, N. Vivain, P. Goodfellow, R. Lovell-Badge: Male development of chromosomally female mice transgenic for Sry. Nature 351(1991) 117–121.
9. Lee, P. A., T. R. Brown, H. A. La Torre: Diagnosis of the partial androgen insensitivity syndrome during infancy. J. Amer. med. Ass. 25 (1986) 2207–2209.
10. Manuel, M., K. Katayama, H. W. Jones jr.: The age of occurence of gonadal tumors in intersex patients with a Y chromosome. Amer. J. Obstet. Gynec. 124 (1976) 293–300.
11. McPhaul, M., M. Marcelli, S. Zoppi, J. E. Griffin, J. D. Wilson: The spectrum of mutations in the androgen receptor gene that causes androgen resistance. J. clin. Endocr. 76 (1993) 17–23.
12. Morris, J. M., V. B. Mahesh: Further observation on the syndrome, „testicular Feminization". Amer. J. Obstet. Gynec. 87 (1963) 731–734.
13. Nagel, B. A., B. M. Lippe, J. E. Griffen: Androgen resistance in the neonate: use of hormones of hypothalamic-pitu-

itary-gonadal axis for the diagnosis. J. Pediat. 109 (1986) 486–488.

14. Newman, J., J. Randolph, K. Anderson: The surgical management of infants and children with ambiguous genitalia. Lessons learned from 25 years. Ann. Surg. 215 (1992) 644–653.

15. O'Connell, M. J., H. E. Ramsey, J. Whang-Peng et al.: Testicular feminization syndrome in three sibs: emphasis on gonadal neoplasia. Amer. J. med. Sci. 265 (1973) 321–333.

16. Quigley, C. A., A. J. Bronwen, J. Evans, J. A. Simental, K. B. Marschke, M. Sar, D. B. Lubahn, P. Davis, I. A. Hughes, E. M. Wilson, F. S. French: Complete androgen insensitivity due to deletion of exon C of the androgen receptor gene highlights the functional importance of the second zinc finger of the androgen receptor in vivo. Molec. Endocr. 6 (1992) 1103–1112.

18. Sinnecker, G. H. G.: Sexualhormon-bindendes Globulin. Physiologische Bedeutung im Wirkungsmechanismus der Steroidhormone und klinische Bedeutung für die Diagnostik endokriner Erkrankungen. Thieme, Stuttgart–New York 1993.

19. Ulloa-Aguirre, A., J. P. Mendez, A. Angeles et al: The presence of mullerian remnants in the complete androgen insensitivity syndrome: a steroid hormone-mediated defect? Fertil. and Steril. 45 (1986) 302–305.

20. Wilson, J. D., J. E. Griffin, D. W. Russell: Steroid 5α-reductase 2 deficiency. Endocr. Rev. 14 (1993) 577–593.

48 Männliche Infertilität

Thomas H. Schürmeyer

1	**Grundlagen der Andrologie** 388
1.1	Anatomie und Organfunktionen 388
1.2	Endokrinologie 389
1.3	Spermatogenese und Spermiogenese 389
1.4	Zeugung 390
1.5	Andrologische Diagnostik 390
2	**Angeborene Fertilitätsstörungen** 390
2.1	Chromosomenaberrationen 390
2.2	Kongenitale Syndrome mit hypogonadotropem Hypogonadismus 391
2.3	Androgeninsensitivität 391
2.4	Syndrom der immotilen Zilien, Mukoviszidose und andere kongenitale Erkrankungen 391
3	**Exogen bedingte Fertilitätsstörungen** 392
3.1	Umweltfaktoren und Genußgifte 392
3.2	Ionisierende Strahlung 392
3.3	Medikamente 392
3.4	Infektionen 393
3.5	Verschlußazoospermie, Vasektomie und Refertilisierung 393
4	**Entwicklungs- und Funktionsstörungen** 394
4.1	Erektions- und Ejakulationsstörungen 394
4.2	Anorchie und Kryptorchismus 394
4.3	Varikozele 394
4.4	Durchblutungsstörungen 395
4.5	Autoimmunität 395
5	**Idiopathische Oligoasthenoteratozoospermie (OAT-Syndrom)** 395

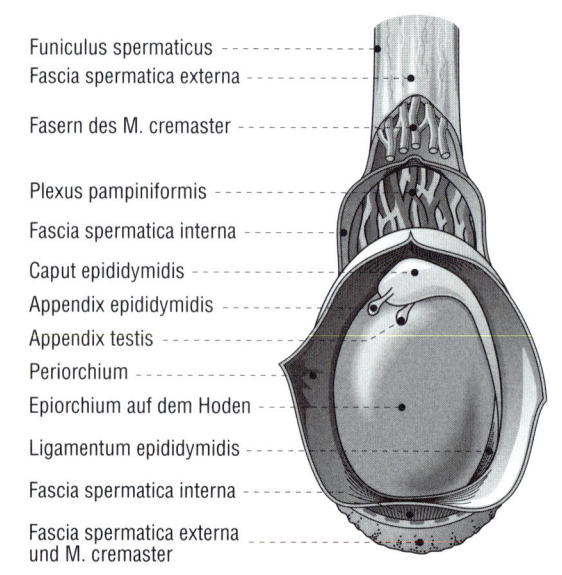

Abb. 48-1 Anatomie von Hoden, Nebenhoden und Hodenhüllen (aus [12]).

Labels: Funiculus spermaticus, Fascia spermatica externa, Fasern des M. cremaster, Plexus pampiniformis, Fascia spermatica interna, Caput epididymidis, Appendix epididymidis, Appendix testis, Periorchium, Epiorchium auf dem Hoden, Ligamentum epididymidis, Fascia spermatica interna, Fascia spermatica externa und M. cremaster

1 Grundlagen der Andrologie

1.1 Anatomie und Organfunktionen

Hoden: Die Hoden liegen intraskrotal in einer Ausstülpung des Peritoneums, dessen parietales Blatt, das Periorchium, an der Dorsalseite in das viszerale Blatt, das Epiorchium, umschlägt, wo Blutgefäße und Ductus deferens die Keimdrüsen erreichen. Die Fascia spermatica setzt die Schichten der Bauchwand fort, welche aus einer Abspaltung des M. obliquus internus und des M. transversus abdominis den M. cremaster bildet (Abb. 48-1).

Wenn keine Obstruktion der Samenwege besteht, so korreliert das Hodenvolumen gut mit der Anzahl gebildeter Spermatozoen.

Nebenhoden (Epididymis): Der 40–50 mm lange, 5–10 mm dicke Nebenhoden liegt dem Hoden dorsolateral an. Das Rete testis, ein netzartiger Spaltraum, sammelt die tubuläre Flüssigkeit von ca. 250 µl/h und die immotilen Spermien aus den Tubuli seminiferi und leitet sie in ca. zehn jeweils 12 cm lange Ductuli efferentes des Nebenhodenkopfes, wo mehr als 90 % der Flüssigkeit resorbiert wird. Ein einziger, ca. 6 m langer, 150–400 µm weiter, im Nebenhodenkorpus stark geknäuelter Sammelgang entwickelt sich in der Embryonalzeit aus dem Wolff-Gang und mündet an der Unterseite des Hodens in den Ductus deferens. Dieser erreicht im Samenstrang über den Leistenkanal das kleine Becken, bildet die Ampulle als wesentliches Speicherorgan der Spermien und findet im Bereich der Prostata mit den Samenblasen Anschluß an die Harnröhre.

Akzessorische Geschlechtsdrüsen: Die Ampulla vasis deferentis beherbergt in der Wand eine Vielzahl von Drüsen, die wie die Prostata ein elektrolyt-, zitrat- und laktatreiches Sekret produzieren. Die Erfordernis dieser Sekrete für die Fertilität des Menschen ist nicht bewiesen.

Die Spermienbildung und -reifung dauert ca. 12 Wochen und wird durch Testosteron und FSH reguliert. Eine FSH-Überhöhung zeigt einen schweren, oft irreversiblen Schaden des Samenepithels.

1.2 Endokrinologie

Nur zwei Hormone sind von wesentlicher Bedeutung für die Spermienbildung und -reifung:
- Das im Hypophysenvorderlappen gebildete *FSH* wird von den Sertoli-Zellen des Hodens besonders in der frühen Spermatogenese gebunden und induziert dort die Bildung von Inhibin, welches wieder die FSH-Sekretion hemmt. Ein FSH-Anstieg erfolgt, wenn mindestens ein Drittel der Tubuli seminiferi geschädigt ist. Bei Hypophysenschädigung kann FSH allein eine bereits initialisierte Spermatogenese nur unzureichend reinitialisieren.
- *Testosteron*, von welchem die Leydig-Zellen unter Einfluß des Hypophysenhormons LH ca. 7 mg/Tag bilden, hat im Hoden eine ca. 80fach höhere Konzentration als im Serum. Testosteron stimuliert besonders die späte Spermatogenese und reguliert nach Umwandlung in Dihydrotestosteron die Sekretion von Prostata, Samenblasen und Nebenhoden.

Die direkte klinische Bedeutung weiterer Hormone (z. B. Prolaktin, LHRH, β-Endorphin) für Spermienbildung und -reifung ist nicht belegt.

1.3 Spermatogenese und Spermiogenese

Spermatogenese: Das 60–80 µm hohe Keimepithel der Samenkanälchen liegt einer Basalmembran und einer 7–10 µm dicken Lamina propria auf, die Bindegewebe und Myofibroblasten enthält. Die in konstanter Zahl vorhandenen, sich nicht mehr teilenden Sertoli-Zellen reichen als Grundgerüst von der Basalmembran bis zum Lumen des Samenkanälchens, bauen die Blut-Hoden-Schranke auf, ernähren das Keimepithel, wandeln Testosteron in Dihydrotestosteron um, bilden das androgenbindende Protein (ABP), sezernieren Inhibin und wahrscheinlich auch Östradiol. Sie bilden eine Barriere zwischen einem luminalen und einem basalen Kompartiment, in dem durch mitotische Teilungen aus A-Spermatogonien B-Spermatogonien werden und wo auch die DNS-Duplikation in der S-Phase der Meiose stattfindet. Im luminalen Kompartiment erfolgt die Reifeteilung, die Meiose, mit dem Ziel, die 46 diploiden Chromosomen der Zellen auf 23 haploide Chromatiden zu reduzieren. Die Schritte der *Spermatogenese* sind in Tabelle 48-1 dargestellt.

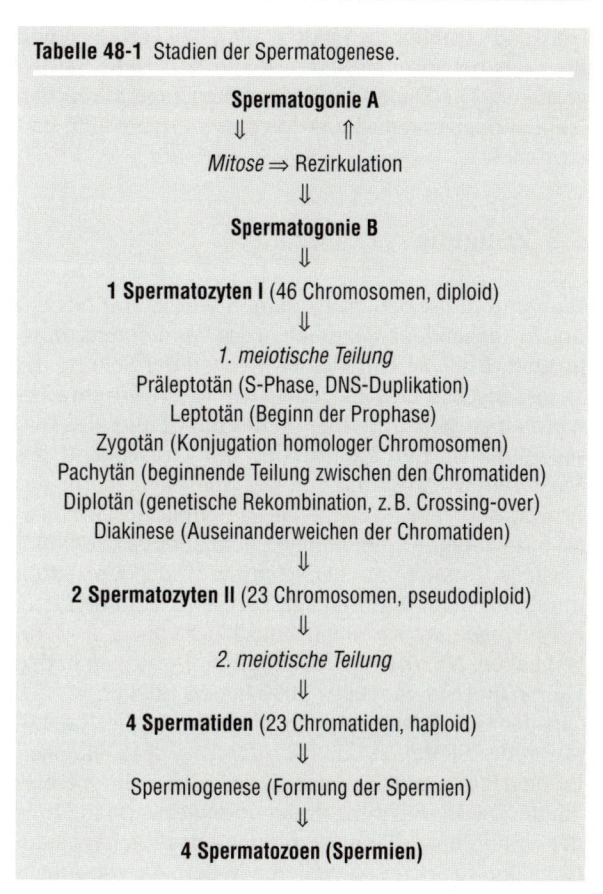

Tabelle 48-1 Stadien der Spermatogenese.

Spermatogonie A
⇓ ⇑
Mitose ⇒ Rezirkulation
⇓
Spermatogonie B
⇓
1 Spermatozyten I (46 Chromosomen, diploid)
⇓
1. meiotische Teilung
Präleptotän (S-Phase, DNS-Duplikation)
Leptotän (Beginn der Prophase)
Zygotän (Konjugation homologer Chromosomen)
Pachytän (beginnende Teilung zwischen den Chromatiden)
Diplotän (genetische Rekombination, z. B. Crossing-over)
Diakinese (Auseinanderweichen der Chromatiden)
⇓
2 Spermatozyten II (23 Chromosomen, pseudodiploid)
⇓
2. meiotische Teilung
⇓
4 Spermatiden (23 Chromatiden, haploid)
⇓
Spermiogenese (Formung der Spermien)
⇓
4 Spermatozoen (Spermien)

Die Spermatogenese dauert 70–74 Tage und geht mit einem Zellverlust von 30–50% einher.

Spermiogenese: Bei Spermiogenese differenzieren die Spermatiden innerhalb von 3 Wochen in ihre Transport- und Funktionsform, die Spermien. Hierbei kondensiert der Zellkern auf ein Zehntel des Ausgangsvolumens. Aus dem Golgi-Apparat entsteht das Akrosom, welches zwei Drittel der Kernoberfläche bedeckt und das zur Passage von Corona radiata und Zona pellucida erforderliche Akrosin enthält. Aus einem der Zentriolen entwickelt sich eine Geißel mit 2 zentralen Tubuli und 9 äußeren Doppeltubuli ($2 \times 9 + 2$-Struktur), die durch das zweite Zentriol am Kern verankert wird.

Nach dem Verlassen der Samenkanälchen erfolgt eine weitere Reifung der Spermien mit Wanderung von Zytoplasmaresten nach kaudal, Organisation der Mittelstückmitochondrien und Änderung von Lipoglykoproteingehalt der Plasmamembran. Es ist unklar, ob es sich hierbei um einen lediglich zeitabhängigen Reifungsvorgang handelt oder ob eine spezifische Nebenhodenfunktion erforderlich ist.

Die Lebenszeit der Spermien nach Verlassen des Hodens beträgt ca. 7–40 Tage.

Der gesunde Hoden des Menschen produziert stündlich mehr als 1 Mio. zunächst immotile Spermien, die unter dem Einfluß der durch die Myofibroblasten bewirkten Peristaltik die Hodenkanälchen verlassen und über das netzförmige Rete testis in den Nebenhoden gelangen. Die Dauer der Spermienpassage durch den Nebenhoden und die Funktion dieses Organs sind umstritten.

1.4 Zeugung

Während der sexuellen Exzitation werden im Nebenhoden vorhandene Spermien in das Vas deferens transportiert. Ein Übertritt kleiner Mengen der Sekrete der akzessorischen Geschlechtsdrüsen in die Urethra bewirkt einen sympathischen Reflex mit Schluß des Blasensphinkters und Kontraktion der Drüsen und des Vas deferens, wodurch erst die Spermien, dann das Prostatasekret und zuletzt das Samenblasensekret ejakuliert werden. Die Spermien, nicht aber das Seminalplasma, können um den Zeitpunkt der Ovulation durch das dann dünnflüssige Zervixsekret in den Uterus gelangen, wo sie eine Lebensdauer von ca. 2–4 Tagen haben. Nur 0,1–1 % der Spermien gelangen in den Uterus und nur ca. 1000–5000 in den Eileiter.

In der Gebärmutter erfolgt über 2–7 h die Kapazitation der Spermien durch Entfernung des Dekapazitationsfaktors und anderer Eiweiße von ihrer Oberfläche. Die Befruchtung findet normalerweise in Höhe der isthmo-ampullären Verbindung des Eileiters statt. Kapazitierte Spermien verlieren in der „Akrosomreaktion" die äußere akrosomale Membran direkt vor dem Kontakt mit der Zona pellucida, wodurch das Enzym Akrosin freigesetzt wird und die Spermien die Zona pellucida durchdringen können.

Sobald ein Spermium den perivittellinen Spaltraum erreicht, werden über die Eimembran Granula freigesetzt, die die Zona pellucida undurchlässig machen und so eine Polyspermie verhindern.

1.5 Andrologische Diagnostik

Zur andrologischen Untersuchung gehören neben der Beurteilung des Phänotyps und des externen Genitale auch eine sonographische Messung der Hodengröße und ein Spermiogramm. Die diagnostischen Methoden sind ausführlich in Kapitel 45 beschrieben (Abb. 48-2).

Spermiogrammresultate fluktuieren stark, so daß immer mehrere Untersuchungen mit zeitlichem Abstand zur Abschätzung der Fertilitätsprognose erforderlich sind.

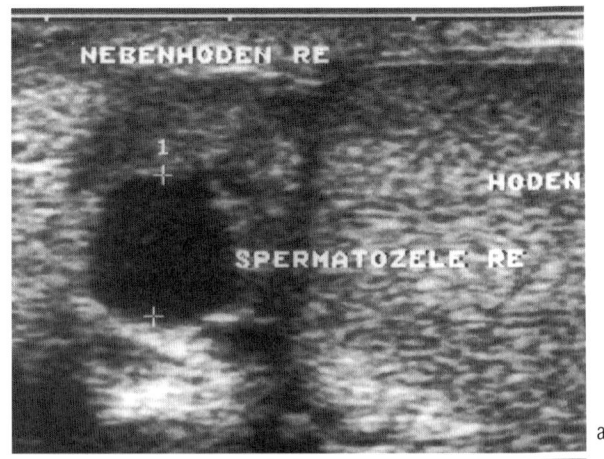

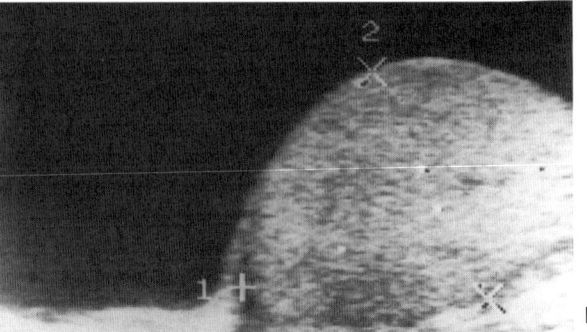

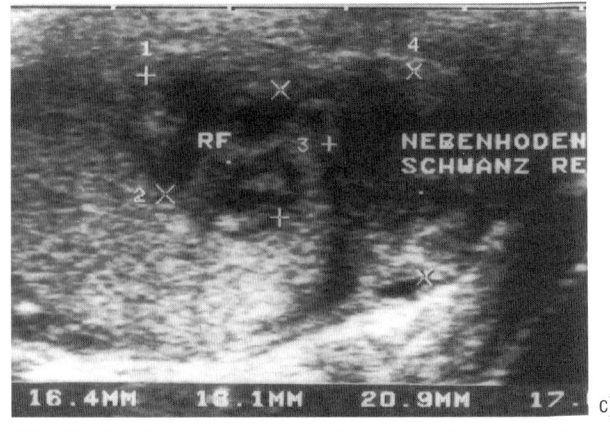

Abb. 48-2 Häufige sonographische Befunde bei andrologischen Patienten (a) Spermatozele, (b) Hydrozele und (c) Hodentumor.

2 Angeborene Fertilitätsstörungen

2.1 Chromosomenaberrationen

Nicht alle Patienten mit *Klinefelter-Syndrom* sind infertil. Bei dieser mit 1:500 in der Gesamtbevölkerung häufigen numerischen Chromosomenaberration liegt zumeist ein 47,XXY-Karyotyp oder ein 46,XY/47,XXY-Mosaik vor. Die Zahl der Spermatogonien ist stark vermindert und der Keimzellverlust schreitet fort, so daß eine Azoospermie oder hochgradige Oligozoospermie besteht.

> Bei Klinefelter-Syndrom besteht eine Chromosomenaberration des Karyotyps 47,XXY mit fast immer inkurabler Infertilität, erhöhtem Tumorrisiko und oft einem erst später manifesten hypergonadotropen Hypogonadismus.

Männer mit *XYY-Syndrom* sind schlank und haben eine reduzierte Spermatogenese, oft aber keine hormonelle Störung. Beim *Noonan-Syndrom*, dem „männlichen Ullrich-Turner-Syndrom", besteht neben Minderwuchs, Pterygium colli und Cubita valga häufig ein hypergonadotroper Hypogonadismus und oft, aber nicht obligat, eine Spermatogenesestörung. Der Karyotyp ist meist 46,XY und nur selten 45,X0. *XX-Männer*, bei denen ein Teil des Y-Chromosoms auf ein anderes Chromosom transferiert wurde, sind feminisiert und obligat infertil, genau wie Männer mit einer *Trisomie 21 (Down-Syndrom)* (vgl. auch Kap. 46).

Fallbeispiel 1
Beim Ehemann eines Paares mit langjährig unerfülltem Kinderwunsch soll vor einer Hysterosalpingographie der Frau eine andrologische Diagnostik erfolgen. Bei dem normal großen und virilen Patienten war die Pubertätsentwicklung regelrecht und es bestehen keine Störungen der Vita sexualis. Die Untersuchung zeigt eine geringe, symmetrische Gynäkomastie und ein Hodenvolumen von 2 ml bei fester Hodenkonsistenz. Im Spermiogramm besteht eine Azoospermie; das FSH ist mit 45 mU/ml bei normalem Testosteron überhöht, das Kerngeschlecht 47,XXY. Der Patient wird ohne Nennung der genauen Bezeichnung der Diagnose Klinefelter-Syndrom darüber aufgeklärt, daß eine genetisch bedingte, nicht heilbare Infertilität besteht. Das Ehepaar wird über die Möglichkeiten der Adoption und der heterologen Insemination beraten, zu der sich das Paar entscheidet.

2.2 Kongenitale Syndrome mit hypogonadotropem Hypogonadismus

Das *Kallmann-Syndrom* ist eine Sonderform des hypogonadotropen Hypogonadismus mit z.T. familiärem Auftreten und vermutetem X-chromosomalem Erbgang mit höherer Manifestation bei Männern.

Bei Kinderwunsch muß die Dauerbehandlung mit Testosteron durch eine GnRH-Pumpen- oder hCG/hMG-Therapie ersetzt werden, um die Spermatogenese zu (re)initialisieren. Beide Formen der Therapie müssen über mindestens drei Monate durchgeführt werden und haben eine ähnliche Erfolgsrate. Bei der *GnRH-Therapie* wird über eine kleine Infusionspumpe alle 90 min zunächst 5 µg GnRH s.c. infundiert. Die Dosis muß individuell langsam gesteigert werden, bis das Serumtestosteron im Normalbereich liegt.

Bei der *hCG/hMG-Therapie* wird 1500 IE hCG kombiniert mit 150 IE hMG dreimal in der Woche i.m. verabreicht. Bei mehr als 80% der Patienten mit hypogonadotropem Hypogonadismus wird durch beide genannten Therapieformen eine Fertilität erreicht. Schwangerschaften treten oft bereits bei noch deutlich verminderten Spermienzahlen auf. Nach stabiler Schwangerschaft (II. Trimenon) kann übergangslos wieder auf die einfachere Testosteronsubstitionstherapie zurückgewechselt werden.

2.3 Androgeninsensitivität

Die Details dieser Störung werden in Kapitel 47 dargestellt; hier soll nur auf den Fertilitätsaspekt eingegangen werden. Beim *Reifenstein-Syndrom* mit einem partiellen Androgenrezeptormangel unterschiedlichen Ausmaßes ist die Infertilität inkurabel. Bei einem *5α-Reduktase-Mangel* kann bei unvollständiger Ausprägung das Spermiogramm normal sein. Bei Subfertilität ist eine Therapie unbekannt.

2.4 Syndrom der immotilen Zilien, Mukoviszidose und andere kongenitale Erkrankungen

Beim *Syndrom der immotilen Zilien* bewirkt ein angeborener Defekt des Spermienschwanzes eine Unbeweglichkeit der Samenzellen. Derselbe Defekt der Zilien des Respirationstraktes führt zu rezidivierenden Atemwegsinfektionen. Beim *Kartagener-Syndrom* bestehen zusätzlich ein Situs inversus und Bronchiektasen. Die Ursache anderer seltener Spermatozoendefekte, wie der Globozoospermie mit angeborener Entwicklungsstörung des Akrosoms oder des LDH-X-Mangels sind noch nicht bekannt. Fast alle Patienten mit *Mukoviszidose* haben eine Hypoplasie oder Aplasie von Ductus deferens und Nebenhoden und sind somit infertil. Beim *Young-Syndrom* besteht eine Sekreteindickung, die zu Infektionen des Respirationstraktes und zu einer Obstruktion im Nebenhodenbereich führt. Hierbei wurden ausnahmsweise Erfolge durch eine Epidymovasostomie beschrieben. Ansonsten ist bei allen genannten Erkrankungen die In-vitro-Fertilisierung (IVF) mit intrazytoplasmatischer Spermieninjektion (ICSI) z.T. nach mikrochirurgischer epididymaler Spermienaspiration (MESA) die einzige Therapieoption [19] (s.a. Abschn. 5). Eine molekulare Diagnostik (CFTR-Gen) und eine humangenetische Beratung sollten in diesen Fällen durchgeführt werden.

Männer mit inkomplettem *21-Hydroxylase-Defekt*, der bei Frauen ein adrenogenitales Syndrom vom „Late-onset-Typ" bewirkt, werden meist nur zufällig entdeckt. Bei komplettem Ausfall der Enzymaktivität, einhergehend mit dem „Salz-Verlust-Typ", besteht meist eine nicht behandelbare Infertilität mit hypergonadotropem Hypogonadismus.

Bei der autosomal-dominant vererbten *myotonischen Muskeldystrophie* kommt es zu einem unaufhaltbaren, progredienten Keimzellverlust mit inkurabler Minderung der bis dahin normalen Fertilität. Extrem selten besteht als Ursache einer Infertilität das autosomal-rezessive *Werner-Syndrom*, die Progerie, mit Hautatrophie, vorzeitiger Alterung, präsenilem

Katarakt, Diabetes mellitus und hypergonadotroper Hypogonadismus oder das *Rothmund-Syndrom* mit Hautatrophie, präsenilem Katarakt, Minderwuchs und retikulärer Überpigmentierung.

3 Exogen bedingte Fertilitätsstörungen

3.1 Umweltfaktoren und Genußgifte

Die Behauptung, eine vermehrte Belastung der Umwelt mit Schadstoffen sei Ursache einer zunehmenden andrologisch bedingten Infertilität, ist ebenso wie die Annahme einer grundsätzlichen Abnahme der Fruchtbarkeit der Männer in Deutschland oder Europa während der letzten Jahrzehnte oder Jahrhunderte nicht gesichert. Einen nachweislich negativen Effekt auf die männliche Fertilität haben Blei und Kadmium, vermutlich auch andere *Schwermetalle* wie Quecksilber, Mangan und Arsen, *Pestizide* wie Dibromchlorpropan (DBCP), DDT und ähnliche Substanzen und wahrscheinlich auch *organische Lösungsmittel* wie Tetrachlorkohlenstoff, Benzol und Toluol. Die durch organische Substanzen bewirkte Azoospermie oder Oligozoospermie ist im Gegensatz zur durch Schwermetalle hervorgerufenen Schädigung meist reversibel.

Negative Auswirkungen des *Rauchens* auf Spermatogenese oder Spermienfunktion konnten bislang in keiner prospektiven Untersuchung belegt werden. *Alkohol* kann in höherer Dosierung genau wie Cannabis oder Opiate die Androgensekretion oder den Androgenmetabolismus stören. Der resultierende Hypogonadismus geht dann auch mit einer Fertilitätsminderung einher. Eine direkte durch Alkoholkonsum hervorgerufene Spermatogenesestörung ohne Hypogonadismus ist unbewiesen. Eine regelmäßige Überwärmung des Skrotums durch heiße Bäder, Mikrowellen, Hitzestau beim Sport in zu enger Kleidung oder bei persistierendem Fieber aufgrund von onkologischen oder hämatologischen Erkrankungen stört die Spermatogenese reversibel. Es ist fraglich, ob die einfach zu messende Oberflächentemperatur der Skrotalhaut ein gutes Maß für die intratestikuläre Temperatur darstellt. *Streß* kann Libido, Sexualität und die LHRH-Sekretion beeinflussen, eine Störung der menschlichen Spermatogenese ohne begleitende hormonelle Störung wurde bislang nicht belegt.

3.2 Ionisierende Strahlung

Ionisierende Strahlen schädigen teilungsaktive Zellen, also auch Spermatogonien B und Spermatozyten (Tab. 48-1), in niedriger Dosis aber nicht die Spermatogonien A, von welchen mit einer von der Strahlendosis abhängigen Latenz von mindestens 3 Monaten bis zu mehreren Jahren eine Erholung der Spermatogenese ausgehen kann. Die Hauptwirkung zeigt sich nach 8–12 Wochen.

Die wiederholte Verabreichung kleiner Strahlendosen hat schwerere Folgen als eine einmalige höhere Einzeldosis.

Die Gabe von weniger als 100 mCi bei einer Radiojodtherapie bewirkt keine Spermatogenesestörung.

3.3 Medikamente

Zytostatika, die in die DNS- oder RNS-Synthese eingreifen, stören die Spermatogenese. Ihre Verabreichung hat präpubertär deutlich geringere schädliche Folgen für die Fertilitätsprognose als die Verabreichung im Erwachsenenalter. Versuche, die Spermatogenese vor Beginn der Chemotherapie durch eine LHRH-Therapie in ein Ruhestadium zu überführen, haben bislang nur in tierexperimentellen, nicht aber in überzeugenden klinischen Untersuchungen negative Folgeschäden auf die spätere Fertilität verhindern können. Verglichen mit einer Strahlentherapie ist die Reversibilität einer onkologisch gleichwertigen Chemotherapie meist besser. Die gonadale Toxizität hängt von Therapiedauer, Dosis und Wahl des Medikaments ab. Je nach Wirkungsmechanismus der zytostatischen Substanz ist die zu erwartende Erholungsrate und Erholungslatenz unterschiedlich (Tab. 48-2); besonders

Tabelle 48-2 Gonadale Toxizität von Zytostatika (nach [8]) (s.a. Kap. 80).

gonadale Toxizität	Substanz	Wirkmechanismus	Erholungsrate	Erholungslatenz
gering	Methotrexat	hemmt Folsäurereduktase	>50%	<1 Jahr
mäßig	Vincristin	zerstört Spindel (Mitose)	20–50%	<1 Jahr
	Thioguanin	hemmt Purinumwandlung	20–50%	<1 Jahr
	Mercaptopurin	hemmt Purinumwandlung	20–50%	<1 Jahr
	Cytarabin	hemmt Cytidylreduktion	20–50%	<1 Jahr
mittel	Doxorubicin	hemmt RNA-Produktion	20–50%	1 Jahr
	Cisplatin	alkyliert DNS	20–50%	1–2 Jahre
schwer	Cyclophosphamid	akyliert DNS	<20%	1–5 Jahre
	Procarbazin	alkyliert DNS	<20%	2–5 Jahre
	Chlorambuzil	alkyliert DNS	<20%	3–5 Jahre

toxisch sind alkylierende Substanzen und Cisplatin. Die bezüglich einer Reversibilität kritische Gesamtdosis von Cisplatin liegt oberhalb des Grenzwerts von 600 mg/m². Erholt sich die Spermatogenese, so fällt auch der FSH-Meßwert wieder ab [8].

Eine Kombinationstherapie ist schädlicher als die Verabreichung von Einzelsubstanzen. Wird ein M. Hodgkin nach dem MOPP- oder COPP-Schema (Cyclophosphamid bzw. Mechlorethamin, Vincristin, Procarbazin, Prednison) behandelt, so ist mit einer passageren Azoospermie bei allen Patienten und einer vollständigen Erholung bei nur sehr wenigen Männern zu rechnen. Die Behandlung der Erkrankung mit dem ABVD-Schema (Doxorubicin, Bleomycin, Vinblastin, Dacarbazin) bewirkt nur bei einem Drittel der Patienten eine Azoospermie und bei mehr als der Hälfte der Patienten kommt es zu einer kompletten Erholung der Spermatogenese. Grundsätzlich sollte den Patienten die Möglichkeit der Kryokonservierung von Spermien vor einer Polychemotherapie angeboten werden, wenn ein späterer Kinderwunsch wahrscheinlich ist. Die Chemotherapie von Hodentumoren mit bis zu sechs Zyklen der PVB-Kombination (Cisplatin, Vinblastin, Bleomycin) bewirkt bei ca. 30–50% der Männer eine persistierende schwere Oligoasthenoteratozoospermie oder Azoospermie. Es ist unklar, ob dies Folge der Chemotherapie oder durch die Tumorerkrankung ist. Hodentumoren finden sich häufiger bei Patienten mit Kryptorchismus und können auch durch eine hCG- und Östrogensekretion die Spermatogenese stören. Die Polychemotherapie einer akuten lymphatischen Leukämie in der Kindheit resultiert normalerweise in keiner Störung der späteren Pubertätsentwicklung und Testosteronsekretion. Im Erwachsenenalter besteht nur selten eine schwere Oligozoospermie oder Azoospermie.

Eine negative Wirkung auf die Spermatogenese wurde für fast alle *Antibiotika* berichtet. Da diese Substanzen aber wegen Erkrankungen verabreicht werden, welche direkt oder indirekt z. B. durch hohes Fieber, selbst die Spermatogenese stören können, ist unklar, welche Bedeutung die Antibiotika selbst haben. Bei negativem Effekt ist von einer kompletten Reversibilität nach dem Absetzen auszugehen.

Psychopharmaka und *β-Blocker* können durch Libido- oder Erektionsstörungen die Fertilität vermindern. *Antiepileptika*, das Antimykotikum *Ketokonazol*, das Hypnotikum *Etomidat*, der H₂-Blocker *Cimetidin*, das Diuretikum *Spironolacton* und das Urikostatikum *Allopurinol* haben endokrine Wirkungen und können so die Spermatogenese stören. Gleiches gilt selbstverständlich für *Hormone* und ihre Antagonisten, d. h. Östrogene, Androgene, Gestagene, die Antiandrogene Cyproteronacetat und Flutamid, Aminoglutethimid und LHRH-Analoga. Eine direkte Spermatogenesestörung erfolgt durch das bei Darmerkrankungen und Krankheiten des rheumatischen Formenkreises gegebene *Sulfasalazin*. Toxische Wirkung auf die Spermatogenese soll das aus der Substanz entstehende Sulfapyridin haben. Bei Kinderwunsch sollte statt Sulfasalazin der aktive Metabolit 5-Aminosalicylsäure (Mesalazin) verabreicht werden, der keine Spermatogenesestörung bewirkt.

3.4 Infektionen

Epstein-Barr-, Masern-, Varizellen-, ECHO-, Arbo- und Coxsackie-Viren können eine Orchitis hervorrufen und eine passagere oder ggf. auch permanente Störung der Spermatogenese bewirken. Besonders gefürchtet ist die Mumpsorchitis, die bei jedem zweiten betroffenen Mann einen irreversiblen Schaden des Tubulusepithels der Hoden bewirkt. Ca. 30% der postpubertär an Mumps erkrankten Männer erleiden eine Orchitis, wobei in der Hälfte der Fälle beidseitige Beschwerden entstehen. Eine kausale Therapie oder eine prophylaktische Behandlung zur Verhinderung des Tubulusepithelschadens bei bereits bestehender Orchitis ist nicht bekannt. Die Mumpsimpfung in der Kindheit soll helfen, ein postpubertäres Auftreten dieser und anderer bei ca. 4% der Patienten auftretenden Komplikation zu verhindern.

Eine bakterielle Orchitis, z. B. bei Thyphus, Parathyphus, Bruzellose oder Tuberkulose ist selten. Die Bedeutung von Infektionen mit Chlamydia trachomatis oder Mykoplasmen und serologischer Parameter (Anti-Chlamydia-trachomatis-IgA und -IgG) für die Fertilität ist nicht geklärt. Es ist üblich, offensichtliche Chlamydien- und Mykoplasmeninfektionen vor Inseminationen oder einer In-vitro-Fertilisierung zu sanieren. Hierdurch kann oft eine Besserung einer vermehrten Agglutinationsneigung der Spermien erreicht werden. Mittel der Wahl sind hierzu Tetrazykline, z. B. Doxycyclin 200 mg/Tag, oder Makrolide, z. B. Erythromycin.

Eine Mumpsorchitis führt oft zu einer Infertilität. Vor der Durchführung von therapeutischen Maßnahmen der assistierten Reproduktion sollten urogenitale Infektionen saniert werden.

3.5 Verschlußazoospermie, Vasektomie und Refertilisierung

Ca. 10% der Männer mit Azoospermie haben eine *Obstruktion* im Ductus-deferens- oder Nebenhodenbereich. Die Schwangerschaftsraten werden für eine Vasovasostomie des Ductus deferens bei bis zu 80%, für eine Vasoepidymostomie im Korpusbereich bei 40–60% und im Kaputbereich bei ca. 40% angegeben. Alloplastische Spermatozelen haben sich nicht bewährt. Bei der Notwendigkeit einer In-vitro-Fertilisierung aus gynäkologischer Indikation oder bei nichtoperabler Obstruktion bietet sich als Alternative eine mikrochirurgische epidymale Spermienaspiration (MESA) nach Punktion des Nebenhodens an. Die Schwangerschaftsraten liegen bei 10–20%.

Die *Vasektomie*, d.h. die Durchtrennung des Ductus deferens, ist eine der einfachsten, risikoärmsten und sichersten Methoden der andrologischen Geburtenkontrolle. In den USA sind mehr als 15%, in Deutschland ca. 3% der Männer vasektomiert. Die Zahl der Vasektomien, die auch von den Krankenkassen finanziell getragen werden, liegt in Deutschland bei ca. 25000/Jahr. Sie übertrifft in den USA mit über 500000/Jahr die Zahl der Tubenligaturen. Die Rate perioperativer Hämatome, Wundheilungsstörungen und Nebenhodenentzündungen ist mit 1–4% niedriger als die Komplikationsrate der Tubenligatur. Die Inzidenz eines Hodenkrebses, Prostatakarzinoms oder kardiovaskulärer Erkrankungen ist bei vasektomierten Männern nicht erhöht [17].

Ca. 10% der vasektomierten Männer haben später den Wunsch nach einer *Refertilisierung*. Bei dieser von den Krankenkassen nicht finanzierten, mehrstündigen Operation wird bei ca. 80% der Patienten eine mikrochirurgische Rekonstruktion der Durchgängigkeit des Ductus deferens erreicht, aber eine Schwangerschaftsrate von nur 50%. Die Rekonstruktionsindikation wird durch Einführung von ICSI relativiert.

4 Entwicklungs- und Funktionsstörungen

4.1 Erektions- und Ejakulationsstörungen

Erektionsstörungen können durch vaskuläre, neurologische oder psychische Krankheiten bedingt sein, sowie durch Medikamente wie β-Blocker und sind in Kapitel 49 ausführlich beschrieben.

Ejakulationsstörungen haben meist eine neurologische Ursache. Eine Tonusstörung des inneren Blasensphinkters z.B. bei Diabetikern mit Polyneuropathie oder nach retroperitonealer Lymphadenektomie kann zur *retrograden Ejakulation* in die Harnblase führen. Ist ein Therapieversuch mit Imipramin erfolglos, so besteht die Möglichkeit der Insemination oder In-vitro-Fertilisierung mit Spermatozoen, die aus dem Harn post ejaculationem gewonnen und im Swim-up aufbereitet wurden. Ursache einer *Anejakulation* oder Hypospermie können selten Zysten im Prostatabereich sein, die mittels transrektaler Sonographie erkannt und operiert werden können. Häufiger besteht eine neurologische Störung (Multiple Sklerose, Polyneuropathie, Myelitis oder Rückenmarksläsion). Für diese Patienten besteht an einigen urologischen Kliniken die Möglichkeit einer *Elektroejakulation*. Hierbei können bei 80% der Patienten jeweils mindestens 10 Mio. progressiv motile Spermien gewonnen werden. Die Gesamtzahl der gewonnenen Spermatozoen ist meist recht hoch, doch die Motilität sehr schlecht, so daß die kumulative Schwangerschaftsrate nur bei ca. 35% liegt.

4.2 Anorchie und Kryptorchismus

Eine kongenitale *Monorchie* soll bei ca. einem von 5000, eine *Anorchie* bei einem von 20000 männlichen Neugeborenen bestehen. Zugrunde liegt eine intrauterine Degeneration der Hodenanlage nach der Geschlechtsdifferenzierung, d.h. nach der 18. Schwangerschaftswoche. Ursachen einer erworbenen Anorchie sind Traumen, Torsionen und eine operative Kastration z.B. bei Hodentumor oder Prostatakarzinom.

Im Vergleich zum *Kryptorchismus* (Retentio testis abdominalis) und zur Häufigkeit von *Leistenhoden* ist eine femorale oder perineale Hodenlage selten. Eine extraskrotale Lage der Hoden findet sich bei weniger als 1% der einjährigen Knaben und ist dann behandlungspflichtig, da diese Störung mit einer 10fach erhöhten Inzidenz von malignen Hodentumoren und oft einer Fertilitätsminderung einhergeht.

> Bereits im ersten Lebensjahr kommt es in kryptorchen Hoden zu einem irreversibeler Germinalzellverlust und Veränderungen der Sertoli-Zellen.

2–3% der andrologischen Patienten haben oder hatten eine Kryptorchismus. Eine Orchidopexie im Erwachsenenalter verbessert die Spermatogenese ebensowenig, wie eine im 2. Lebensjahr bei noch bis zu 50% der Jungen erfolgreichen 5wöchigen Behandlung mit GnRH (3× täglich 400 µg intranasal) oder hCG (2×500–1000 IE/Woche i.m.).

4.3 Varikozele

Ca. 20–35% der Männer haben eine Dilatation, Verlängerung und vermehrte Schlängelung des Plexus pampiniformis mit insuffizienten Venenklappen, d.h. eine Varikozele. Dopplersonographisch läßt sich eine geringe Venenklappeninsuffizienz sogar bei mehr als 40% der Männer feststellen (Abb. 48-3, s. Farbtafel). Mögliche Ursachen sind eine kongenitale Hypoplasie oder erworbene Insuffizienz vorhandener Venenklappen, klappenlose Kollateralen oder eine Abflußstörung in die V. renalis links bzw. V. cava rechts. Varikozelen finden sich in 85% der Fälle links, in ca. 15% beiderseits und selten nur auf der rechten Seite. Die linksseitige Prädilektion soll durch die um 10 cm größere Länge der linken Vene, ihren ungünstigen Einmündungswinkel in die V. renalis und ein häufiges Fehlen der Mündungsklappen bedingt sein. In seltenen Fälle komprimieren retroperitoneale Tumoren, z.B. Lymphome oder Hypernephrome, die Vv. testiculares. Als Entstehungsmechanismus der Fertilitätsminderung wird eine Störung der Thermoregulation durch die venöse Rückflußbehinderung postuliert. Bewiesen ist allerdings nur eine Erhöhung der Skrotalhaut-, nicht der Hodentemperatur.

Für die Bedeutung der Varikozele als Faktor, der die Fertilität eines Patienten negativ beeinflußt, spricht, daß das Hodenvolumen der betroffenen Seite meist vermindert ist. Die Persistenz einer Varikozele führt häufig zu einer progressiven Verschlechterung der Spermiogrammbefunde und die Inzidenz von Varikozelen ist bei Männern mit schlechter Spermienmotilität und hohem Anteil fehlgeformter Spermatozoen erhöht. In einer großen WHO-Studie des Jahres 1992 mit 9034 Männern kinderloser Paare aus 24 internationalen Zentren fanden sich palpable Varikozelen bei 12% der Patienten mit normalem Spermiogramm, aber bei 25% der Männer mit pathologischen Werten. Während die überwiegende Zahl unkontrollierter Studien eine deutliche Besserung der Spermiogrammparameter bei den behandelten Patienten beschreiben, können die meisten kontrollierten Studien keinen Unterschied der Schwangerschaftsrate zwischen operierten und unbehandelten Patienten feststellen [2, 20]. Die Schwangerschaftsrate liegt nach 4–6 Jahren in beiden Gruppen bei ca. 30–50%. Gegen eine Wirksamkeit der Varikozelenoperation spricht auch, daß der Schweregrad der operierten Varikozele keinen Einfluß auf die postoperative Schwangerschaftsrate hat [23].

Eine Varikozele ist eine krampfaderförmige Erweiterung des venösen Abflusses meist des linken Hodens mit Störung der Spermatogenese über nicht völlig geklärte Mechanismen. Es ist nicht gesichert, daß ihre Beseitigung die Schwangerschaftsrate erhöht.

Fallbeispiel 2
Beim Ehemann einer gesunden Frau wird ein schweres OAT-Syndrom festgestellt (Spermiendichte 5 Mio./ml, progressive Motilität 20%, normale Morphologie 18%), ein normales Testosteron und ein FSH an der oberen Normgrenze. Es findet sich links eine große, den Patienten störende Varikozele und ein Hodenvolumen von links 5 ml und rechts 9 ml. Die vom Patienten gewünschte Varikozelen-Sklerosierung resultiert erwartungsgemäß auch nach 6 Monaten in keiner Besserung des Spermiogramms. Bei der Percoll-Aufarbeitung lassen sich nur 700000 motile Spermien isolieren, so daß die Erfolgsrate einer einfachen IVF sehr gering wäre. Bei starkem Kinderwunsch entschließt sich das Paar zur Adoption. Zwei Jahre nach einer glücklichen Adoption stellen sich die Eheleute mit weiterem Kinderwunsch erneut zur Beratung vor. Bei unveränderten Befunden erfolgt nun ihre Entscheidung zur Durchführung einer IVF mit ICSI.

4.4 Durchblutungsstörungen

Eine akute Hypoxie der Hoden von mehr als 60 min führt zu morphologischen Schäden des Keimepithels. Nach 24 h besteht eine Nekrose. Auch die Funktion des kontralateralen Hodens wird bei einer einseitigen Hypoxie durch bislang unbekannte Mechanismen beeinträchtigt. Ursachen einer akuten Ischämie sind die Hodentorsion, Hämatome oder Ödeme nach Verletzungen oder eine Strangulation des Samenstrangs durch eine Leistenhernie. Die Bedeutung chronischer Durchblutungsstörungen z.B. durch eine Vaskulitis, Arteriolosklerose bei der arteriellen Hypertonie oder der diabetischen Mikroangiopathie für die Spermatogenese oder Fertilität sind nicht gut untersucht.

4.5 Autoimmunität

Der Organismus soll gegenüber den Antigenen der Spermatozoen keine Immuntoleranz besitzen, da diese erst nach der Pubertät außerhalb der Blut-Hoden-Schranke gebildet werden. Eine Störung dieser Schranke, z.B. durch Entzündung, Trauma oder Operation, soll die Bildung von Spermienautoantikörpern induzieren, die Spermatozoen agglutinieren oder in ihrer Motilität hemmen. Nach Vasektomie finden sich bei vielen Männern Spermienantikörper, die aber nach Refertilisierung keinen Einfluß auf die Schwangerschaftsrate haben. Ihr Nachweis im Blut und im Ejakulat korreliert nur schwach. Sie lassen sich in der Mixed-Antiglobulin-Reaktion (MAR) häufiger bei infertilen als bei fertilen Männern nachweisen, jedoch ist die Schwangerschaftsrate von Frauen andrologischer Patienten mit positivem MAR-Test nicht unterschiedlich zu der von Partnerinnen MAR-negativer Patienten. Die Fertilisierungsrate in vitro ist bei MAR-positiven Patienten nur dann vermindert, wenn mehr als 90% der Spermien agglutinieren. Möglicherweise ist der Nachweis von Spermienantikörpern nur Symptom einer Ausreifungsstörung der Spermien, welche in ihrer Funktion gemindert sind und fehlerhafte Oberflächenantigene exprimieren. Eine immunsuppressive Therapie, z.B. mit Glukokortikoiden, hat sich nicht bewährt und bewirkt bei positivem MAR-Test keine Erhöhung der Schwangerschaftsrate. Bei der Insemination oder In-vitro-Fertilisierung können durch Percoll-Zentrifugation antikörperbeladene von antikörperfreien Spermatozoen getrennt werden.

Der Nachweis von Spermienantikörpern beim Mann ist in den meisten Fällen ohne weitere therapeutische Konsequenz.

5 Idiopathische Oligoasthenoteratozoospermie (OAT-Syndrom)

Bei den meisten infertilen Männern läßt sich die Ursache der Fertilitätsstörung nicht finden. Postuliert werden Chromosomenaberrationen oder andere genetische Störungen, die auf die Keimbahn begrenzt sind oder frühkindliche virale Infektionen mit der Folge zu einer irreparablen Keimzelldepletion. Bei kaum einem der Patienten findet sich eine primäre endokrine Störung, so daß Therapieversuche mit Hormonen meist keine Wirkung haben. Grundlage der Beratung von Patienten mit idiopathischer Infertilität ist eine

Tabelle 48-3 Beziehung zwischen Oligoasthenoteratozoospermie und Schwangerschaftsrate (SSR) (nach [21]).

motile Spermienzahl (Mio./ml)	SSR (5 Jahre)	SSR (12 Jahre)
0,1–1	4%	9%
1–5	12%	27%
5–10	22%	34%
10–15	45%	59%
15–20	69%	82%

Abschätzung ihrer Fertilitätsprognose. Natürlich können dem Patienten nur Wahrscheinlichkeiten genannt werden, die sich hauptsächlich an den Resultaten mehrerer Spermiogrammuntersuchungen ausrichten, die mit einigem zeitlichem Abstand analysiert werden müssen, um saisonale Einflüsse oder kurzfristige, krankheitsbedingte Störungen auszuschließen. Von praktischer Bedeutung ist die Zahl motiler Spermien, die sich aus dem Produkt der Spermiendichte und dem Anteil progressiv motiler Spermatozoen ergibt. Nur wenige, wie die in Tabelle 48-3 und Abbildung 48-4 dargestellten Studien haben die Abhängigkeit von Schwangerschaftsrate und Zahl motiler Spermien über längere Zeit untersucht.

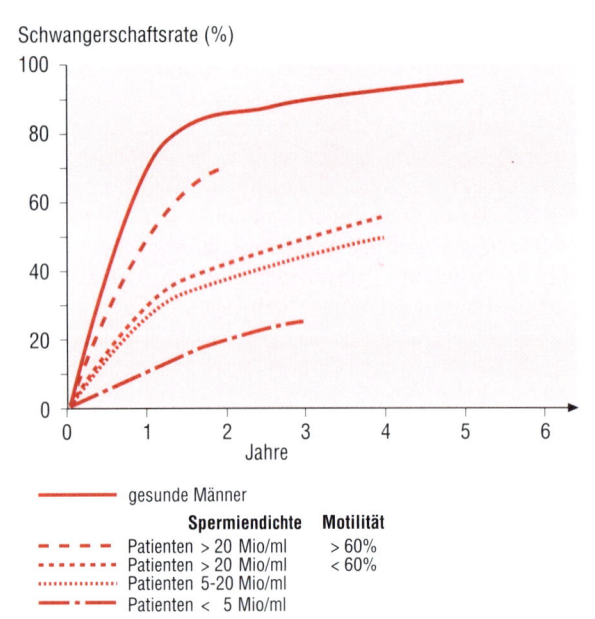

Abb. 48-4 Fertilitätsprognose bei verschiedenen Spermiogrammbefunden. Daten zusammengestellt nach [16] und [24].

Fallbeispiel 3

Bei dem Vater einer 9jährigen Tochter besteht seit 8 Jahren ein erneuter, unerfüllter Kinderwunsch. Die Ehefrau ist gesund. Wiederholte Spermiogramme zeigen eine normale Spermiendichte von 34–119 Mio./ml bei nur 20–45% progressiven und ca. 40% normal geformten Spermatozoen. Nach kompletter andrologischer Diagnostik mit der Diagnose einer idiopathischen Asthenoteratozoospermie besteht bei einem Kontrollspermiogramm unerwartet eine Azoospermie. Die genaue Anamnese ergibt, daß der Patient vor 2 Monaten wegen einer eitrigen Bronchitis vom Hausarzt über 10 Tage mit Ofloxacin behandelt wurde. Die Spermigrammkontrolle nach 4 Wochen zeigt 3 Mio. Spermien/ml (progressive Motilität von 25%, normale Morphologie von 31%), nach weiteren 8 Wochen wieder 89 Mio. Spermien/ml (progressive Motilität 25%, normale Morphologie 37%). Angesichts einer geschätzten Schwangerschaftswahrscheinlichkeit von ca. 50% in den nächsten 5 Jahren wünscht das Ehepaar keine weitere Diagnostik und Therapie.

Medikamentöse Therapie: Durch kontrollierte Studien ist belegt, daß bei der idiopathischen Infertilität die in Tabelle 48-4 aufgelisteten Behandlungen unwirksam sind [3]. Sie sollten heute nicht mehr durchgeführt werden, da hierdurch in den Patienten falsche Hoffnungen geweckt werden.

Tabelle 48-4 Erwiesenermaßen unwirksame und aus diesem Grund obsolete andrologische Therapien bei idiopathischer Infertilität.

– Androgene (z.B. Testosteronundecanoat, Mesterolon)
– Gonadotropine (LH und FSH bzw. hCG und hMG)
– Antiöstrogene (z.B. Tamoxiphen, Clomiphen)
– Aromatasehemmer (z.B. Testolacton)
– Kallikreine (Paduin®)
– Pentoxiphyllin
– Vitamin E
– Zink
– Milz- oder Hodenextrakte

Bei idiopathischer Oligoasthenoteratozoospermie ist die Gabe von Kallikrein, Tamoxiphen, Clomiphen, Androgenen oder Zink nicht sinnvoll.

Intrauterine und intratubare Insemination: Die Behandlungsresultate der idiopathischen männlichen Infertilität durch Inseminationen oder einen intratubaren Spermientransfer (ITST) nach Spermienaufarbeitung, z.B. mittels Swim-up oder Percoll-Präparation, sind wenig zufriedenstellend. Die Schwangerschaftsrate durch intrauterine Inseminationen (IU) beträgt bei Patienten mit normalem Spermiogramm oder auch bei Samenspendern ca. 10% pro Zyklus und kumulativ ca. 40% in 6 Monaten. Die Erfolgsrate ist bei Männern mit OAT-Syndrom mindestens um die Hälfte schlechter, wobei die Anzahl motiler Spermien von Bedeutung ist und ein ITST eine etwas bessere Prognose hat als die IUI. Liegt die Zahl progressiv motiler Spermatozoen nach der Spermienaufbereitung unter 1 Mio., so wird eine Schwangerschaft nur selten erreicht. Gerade bei männlicher Fertilitätsstörung sollte die Insemination möglichst nah dem Ovulationszeitpunkt erfolgen, da oft ein erheblicher Motilitätsverlust der Spermien in nur wenigen Stunden besteht.

GIFT und IVF/ET: Die Einbringung aufbereiteter Spermatozoen mit durch Follikelpunktion gewonnenen Oozyten in den Eileiter (GIFT: gamete intra-fallopian transfer) ist eine einfachere und billigere Alternative zur In-vitro-Fertilisierung mit einem Embryotransfer nach ca. 48 h (IVF/ET), um Frauen mit beidseitigem Eileiterverschluß zu behandeln. Da die Befruchtung der Eizelle an normaler Stelle im Eileiter stattfindet, bestehen auch weniger religiöse und ethische Einwände gegen dieses reproduktionsmedizinische Verfahren [15]. ZIFT (zygote intra-fallopian transfer) und PROST (pronuclear stage embryo transfer) stehen methodisch zwischen beiden Verfahren. Die Schwangerschaftsrate von GIFT und IVF/ET beträgt bei normalen Spermiogrammparametern und optimalen Bedingungen ca. 25% pro Zyklus oder kumulativ ca. 50–75% in 4 Monaten (s.a. Kap. 56).

SUZI und ICSI: Aufgrund der schlechten Resultate von GIFT und IVF/ET bei schwerem OAT-Syndrom wurden Methoden entwickelt, um mit nur einzelnen Spermien eine Befruchtung zu erreichen. Die Resultate derartiger Methoden sind demnach weitgehend unabhängig von der Zahl motiler Spermien und kann auch bei flagellaren Dyskinesien z.B. aufgrund von Fehlbildung der Spermienschwänze durchgeführt werden. Bei der subzonalen Spermieninjektion (SUZI) oder der Zona-pellucida-Dissektion (ZPD) spielt die Spermienmorphologie, besonders der Anteil der Spermien mit Akrosomdefekten, für das Resultat eine Rolle. Die intrazytoplasmatische Spermieninjektion (ICSI) erreicht eine hohe Fertilisierungsrate auch bei Patienten mit schweren Akrosomdefekten.

Inseminationen, ein intratubarer Gametentransfer und eine In-vitro-Fertilisierung mit Embryotransfer haben bei allein andrologisch bedingter Fertilitätsstörung nur geringe Erfolgsraten. Die Technik der intrazytoplasmatischen Spermieninjektion in Oozyten ist eine vielversprechende Methode zur Behandlung auch schwerer idiopathischer, andrologischer Fertilitätsstörungen.

Literatur

1. Bartoov, B.: Estimating fertility potential via semen analysis data. Hum. Reprod. 8 (1993) 65–70.
2. Breznik, R., V. Vlaisavljevic, E. Borko: Treatment of varicocele and male fertility. Arch. Androl. 30 (1993) 157–160.
3. Breznik, R.: Effectiveness of antiestrogens in infertile men. Arch. Androl. 31 (1993) 43–48.
4. Check, J. H.: Evaluation of sperm morphology using Kruger's strict criteria. Arch. Androl. 28 (1992) 15–17.
5. Check, J. H.: Standard sperm morphology as a predictor of male fertility potential. Arch. Androl. 28 (1992) 39–41.
6. Clermont, Y.: The cycle of the seminiferous epithelium in man. Amer. J. Anat. 112 (1963) 35–45.
7. Cooper, T. G.: The Epididymis, Sperm Maturation and Fertilisation. Springer, Berlin – Heidelberg – New York 1986.
8. Costabile, R. A.: The effect of cancer and cancer therapy on male reproductive function. J. Urol. 149 (1993) 1327–1330.
9. De Geyter, C., M. De Geyter, H. P. Schneider, E. Nieschlag: Subnormal sperm parameters in conventional semen analysis are associated with discrepancies between fertilization and pregnancy rates in in-vitro fertilization and embryo transfer. In. J. Androl. 15 (1992) 485–497.
10. Enginsu, M. E.: Male factor as determinant of in-vitro fertilization outcome. Hum. Reprod. 7 (1992) 1136–1140.
11. Ezra, Y.: Appraisal of in vitro fertilization. Europ. J. Obstet. Gynaec. 48 (1993) 127–133.
12. Fleischhauer, K. (Hrsg.): Benninghoff, Anatomie, Bd. 2. Urban & Schwarzenberg, München 1985.
13. Holland-Moritz, H.: Semen analysis and fertility prognosis in andrological patients. Int. J. Androl. 15 (1992) 473–484.
14. Holstein, A. F., C. Eckmann: Megalospermatocytes: Indicators of disturbed meiosis in man. Andrologia 18 (1986) 601–609.
15. McLaughlin, D. S. et al.: Tubal ovum transfer. A catholic approuved alternative to in-vitro fertilization. Lancet 1 (1987) 214.
16. McLeod, J., R. Z. Gold: The male factor in fertility and infertility. IV. Sperm morphology in fertile and infertile marriage. Fertil. and Steril. 2 (1951) 394–404.
17. Moller, H., L. B. Knudsen, E. Lynge: Risk of testicular cancer after vasectomy. Cohort study of over 73 000 men. Brit. med. J. 309 (1994) 295–299.
18. Palermo, G., H. Joris, M. P. Derde et al.: Sperm characteristics and outcome of human assisted fertilization by subzonal insemination and intracytoplasmic sperm injection. Fertil. and Steril. 59 (1993) 826–835.
19. Patrizio, P.: Aetiology of congenital absence of vas deferens: genetic study of three generations. Hum. Reprod. 8 (1993) 215–220.
20. Rageth, J. C. E., C. Unter, D. DaRugna et al.: Long-term results of varicocelectomy. Urol. int. 48 (1992) 327–331.
21. Schoysman, R., J. M. Drouart: Progress recents dans la chirurgie de la sterilite masculine et feminine. Acta clin. belg. 71 (1972) 261–280.
22. Silber, S.: Surgical advances for male infertility. In: Seibel, M. M. et al. (eds.): Technology and Infertility. pp. 73–82. Springer, Berlin – Heidelberg – New York 1993.
23. Steckel, J., A. P. Dicker, M. Goldstein: Relationship between varicocele size and response to varicocelectomy. J. Urol. 149 (1993) 769–771.
24. Steinberger, E. et al. (eds.): Reproductive Medicine. New York, Raven Press (1986).
25. Urban, M. D., P. A. Lee, C. J. Migeon: Adult height and fertility in men with congenital virilizing adrenal hyperplasia. New Engl. J. Med. 299 (1978) 1392–1396.
26. WHO-Laborhandbuch zur Untersuchung des menschlichen Ejakulates und der Spermien-Zervikalschleim-Interaktion. 3. Auflage. Springer, Berlin – Heidelberg – New York 1993.

49 Erektile Dysfunktion

Christian-Georg Stief

1 Definition und Klassifikation 398
2 Klinisches Bild 398
3 Pathogenese/Pathophysiologie 399
4 Diagnostik 400
4.1 Basisdiagnostik (Stufe I) 400
4.2 Andrologische nichtinvasive Diagnostik
 (Stufe II) 400
4.3 Invasive andrologische Diagnostik
 (Stufe III) 401
5 Therapie von Erektionsstörungen 401
5.1 Orale Medikation 401
5.2 Schwellkörper-Autoinjektionstherapie
 (SKAT) 402
5.3 Rekonstruktive Verfahren 402
5.4 Prothetische Versorgung 403
5.5 Vakuumpumpen 403

1 Definition und Klassifikation

Als erektile Dysfunktion wird eine chronische, mindestens über sechs Monate andauernde Beeinträchtigung des Erektionsvermögens mit der Unmöglichkeit, einen befriedigenden Verkehr zu vollziehen, bezeichnet. Es ist leicht ersichtlich, daß diese Definition starke interindividuelle Schwankungen bez. ihrer Auslegung zuläßt.

Als *primäre erektile Dysfunktion* wird eine seit der Pubertät bestehende Erektionsstörung bezeichnet; diese wird mit einer Häufigkeit von 5–8% im Gesamtkollektiv beobachtet. Die *sekundäre erektile Dysfunktion* tritt zumeist nach dem 40. Lebensjahr auf. Die Prävalenz der erektilen Dysfunktion wird in Deutschland auf ca. 4 Mio. Männer, in den USA auf ca. 20 Mio. veranschlagt [10]. Die Inzidenz steigt mit zunehmendem Alter in etwa linear an; mit 65 Jahren beträgt sie 25–30%.

Epidemiologische Daten über die Inzidenz der sekundären erektilen Dysfunktion liegen nur bei einigen Patientengruppen vor (Tab. 49-1) [2, 8].

2 Klinisches Bild

In den meisten Fällen besteht kein vollständiger Erektionsverlust, sondern die erforderliche Rigidität wird nur unzureichend, bzw. nur ungenügend kurz, erreicht. Oft berichten die Patienten über erhaltene morgendliche oder nächtliche Erektionen; diese sind aber aufgrund der unterschiedlichen autonom-neurogenen Verschaltung nicht notwendigerweise mit den Erektionen, die bei sexueller Stimulation erreicht werden, vergleichbar.

Durch den Verlust der erektilen Potenz wird das körperliche, seelische und soziale Selbstverständnis des Mannes, insbesondere des jungen Mannes, im Kern erschüttert. Patienten mit chronischer erektiler Dysfunktion sind in ihrem gesamten Verhalten stark verunsichert, sie haben Angst, kein „richtiger Mann mehr" zu sein. *Versagens- und Erwartungsängsten* kommen bei diesem Phänomen eine mitbringende und aufrechterhaltende Rolle zu. Trotz einer Vielzahl von wissenschaftlichen Arbeiten über den Erektionsmechanismus seit Anfang des 16. Jahrhunderts findet sich im medizinischen Schrifttum bis zu Anfang der 70er Jahre unseres Jahrhunderts die Auffassung, daß die erektile Dysfunktion ganz überwiegend psychogen verursacht sei. Diese Auffassung geht auf die Lehrmeinung von Freud zurück, der Erektionsstörungen als Folge von frühkindlichen Entwicklungsstörungen postulierte. Demzufolge wurden in großen Kollektiven von Patienten mit Erektionsstörungen in über 90% *psychogene Verursachungen* diagnostiziert.

Die Erfolge der von Masters und Johnson eingeführten paarorientierten Sexualtherapie sowie die Entwicklung der ersten Penisprothesen und die damit erstmals verbundene Behandlungsmöglichkeit von organisch bedingten Erektionsstörungen führten zu einem grundlegenden Wandel in der Auffassung des Krankheitswertes von Erektionsstörungen und deren möglicher Verursachung.

Grundlagenforschung und klinische Studien insbesondere des letzten Jahrzehntes haben zur wesentlichen Erweiterung unseres Wissens über Physiologie

Tabelle 49-1 Inzidenz der sekundären erektilen Dysfunktion.

Diabetes mellitus	50% nach 5 Jahren Krankheitsdauer
Hypertonie	18% unbehandelt, > 25% unter medikamentöser Therapie
Hypercholesterinämie	?
nach radikalen chirurgischen Eingriffen im kleinen Becken	bis zu 100%
nach komplexen Beckenringfrakturen mit Harnröhrenabriß	bis zu 100%

und Pathophysiologie des Erektionsvorganges geführt. Dieses vertiefte Verständnis in den normalen und gestörten Erektionsablauf, die wesentlich verfeinerten und erweiterten diagnostischen Möglichkeiten sowie die multidisziplinäre Abklärung des Patienten ergeben heute ein völlig neues Bild der ursächlichen Entstehung von Erektionsstörungen. Die Komplexität des Erektionsvorganges und die oft multifaktorielle Genese der manifesten Störung erfordern ein fein abgestimmtes Zusammenspiel der verschiedenen Fachdisziplinen.

Die diagnostische Fragestellung, ob Soma *oder* Psyche ursächlich für die Erektionsstörung verantwortlich sind, wird heute nicht mehr polarisierend, sondern im Sinne einer ätiologischen Synthese aus Soma *und* Psyche angesehen.

3 Pathogenese/Pathophysiologie

Anatomie und Physiologie: Die autonome *Innervation* des Schwellkörpergewebes erfolgt sympathisch und parasympathisch. Das spinale sympathische Erektionszentrum liegt thorakolumbal in Höhe Th11-L2. Das parasympathische Erektionszentrum ist im Sakralmark in Höhe S2–S4 lokalisiert. Die somatosensible Innervation des Penis wird über die Nn. pudendi gewährleistet. Der N. pudendus ist aus afferenten und efferenten Anteilen zusammengesetzt, die den Segmenten S2–S4 entspringen [3].

Die *arterielle Versorgung* der Corpora cavernosa erfolgt durch eine Endarterie der A. iliaca interna, die A. pudenda. Nach Abgabe der A. bulbi urethra zweigt sich die A. pudenda in die A. urethralis, die A. profunda penis und die A. dorsalis penis auf.

Der *venöse Abstrom* der Schwellkörper wird über drei verschiedene Drainagesysteme gewährleistet. Der überwiegende Teil des im Pars pendulans penis anfallenden Venenblutes (und damit der überwiegende Teil des sich im Schwellkörper befindlichen Blutes) wird über die schräg die Tunica albuginea durchlaufenden Vv. perforantes in die Vv. circumflexae geleitet. Diese drainieren ihrerseits in die V. dorsalis penis profunda oder in oberflächliche dorsale Penisvenen, die in den Plexus vesiculo-prostaticus oder die Vv. pudendae münden [1].

Als *peripherer Neurotransmitter* des sympathischen Systems wurde Noradrenalin identifiziert, wobei Endothelin wahrscheinlich eine Rolle als zusätzlicher Überträgerstoff im Sinne der längerfristigen kavernösen Kontraktion zukommt. Der periphere parasympathische Neurotransmitter ist Stickoxyd (NO), wobei verschiedenste peptiderge Transmittersubstanzen (VIP, CGRP) eine modulatorische Rolle übernehmen [4].

Das Phänomen der *Erektion* wird durch die Relaxation der glatten kavernösen Muskelzellen eingeleitet und unterhalten. Im Vergleich zur Flakzidität wird der arterielle Einstrom zu Beginn der Tumeszenz um das 8- bis 60fache gesteigert. Im Gegensatz zum flakziden Stadium, wo der Großteil des arteriellen Blutes über ein Kapillarsystem an den Sinusoiden vorbeigeshuntet wird, erfolgt nun der Verschluß dieser arteriovenösen Shunts und die arterielle Füllung der kavernösen Räume. Parallel mit der Erhöhung des arteriellen Einstroms und der Relaxation der glatten kavernösen Muskulatur geht eine dramatische Drosselung des venösen Abflusses der Schwellkörper einher [2, 9].

Endokrine Faktoren bei erektiler Dysfunktion: Lange Zeit wurden endokrinologische Störungen, insbesondere ein *Testosterondefizit*, als Hauptursachen von organisch bedingten Erektionsstörungen angenommen. Die Rolle des Testosterons beim Erektionsvorgang ist noch nicht endgültig geklärt; am kavernösen Gewebe selbst wurden keine signifikanten Mengen von Androgenrezeptoren gefunden. Testosteron übt einen Einfluß auf die Empfindlichkeit der neuronalen erektiogenen Erregungsüberleitung im zentralen Nervensystem aus. Weiterhin führt Testosteronentzug bei der Ratte zur deutlichen Gewichtsreduktion des kavernösen Gewebes und zur Apoptosis innerhalb des kavernösen Gewebes [13].

Eine Behandlung von Patienten mit erektiler Dysfunktion und normalem Testosteronspiegel mit Testosteron erbrachte im Vergleich zur Gabe von Placebo keinen signifikanten Therapieerfolg.

Störungen der erektilen Funktion durch eine *Hyperprolaktinämie* sind seit längerem bekannt. In einem unselektionierten Patientengut mit erektiler Dysfunktion ist bei ca. 1% der Patienten mit einer Erhöhung des Prolaktinspiegels zu rechnen; bei 15% der Patienten fand sich ein Prolaktinom (diese Patienten zeigten das typische Hormonprofil eines hypogonadotropen Hypogonadismus). Nur bei einem Teil der Patienten mit Hyperprolaktinämie, die sich einer medikamentösen Therapie unterzogen, stellte sich die erektile Funktion wieder ein.

Sowohl bei *hyperthyreoter* als auch bei *hypothyreoter Stoffwechsellage* berichtet ein großer Teil der Patienten von einer Reduktion von Libido und erektiler Potenz.

Neurogen verursachte Erektionsstörungen: In unserem unselektionierten Patientengut mit erektiler Dysfunktion fand sich im CC-EMG (s. u.) in ca. 40% der Patienten ein Verdacht auf eine autonome kavernöse Neuropathie. Tierexperimentelle Untersuchungen und Beobachtungen am Patienten legen nahe, daß eine *autonome Denervierung der Corpora cavernosa* mit einer Degeneration der kavernösen Muskelzellen einhergeht [11].

Die erektile Dysfunktion nach *traumatischer* (z. B. durch Beckenringfraktur mit Harnröhrenabriß) oder *iatrogener* (z. B. durch eine radikale Zystoprostatektomie) *Läsion der Nn. erigentes* zerstört gleichzeitig den parasympathischen und sympathischen Input des kavernösen Gewebes.

Nachdem Studien zu Beginn der 80er Jahre den detaillierten Verlauf dieser feinsten Nerven aufdeckten, war eine Entwicklung modifizierter Operationsverfahren mit Schonung der Nn. erigentes möglich.

Kavernöse Myopathie: Der Tonus der glatten Schwellkörpermuskulatur ist bestimmend für den jeweiligen Funktionszustand des Organs. Degenerative Veränderungen sind demzufolge eng mit Störungen des Erektionsablaufes verbunden. So fanden sich bei mindestens 40% der Patienten mit venösem Leck in der ultrastrukturellen Untersuchung eine ausgeprägte Degeneration der glatten kavernösen Muskelzellen [12]. Diese *myozytäre Degeneration* bewirkt eine mangelnde Ausdehnung des kavernösen Gewebes und somit eine ungenügende Tumeszenzzunahme bei der Erektion.

Störungen des arteriellen Einstroms: Durch die intrakavernöse Injektion vasoaktiver Substanzen (und dem dadurch induzierten funktionellen Zustand des Schwellkörpergewebes mit Weitstellung der Aa. cavernosae) vor der Durchführung der Dopplersonographie oder Arteriographie konnte die Aussagekräftigkeit der beiden Verfahren wesentlich gesteigert werden. Heute finden sich in großen Multizenterstudien mit multidisziplinärer Abklärung der Patienten bei etwa 20% der Patienten mit organisch bedingter erektiler Dysfunktion arterielle Einflußstörungen. Morphologisches Substrat dieser Störungen sind entweder angeborene *Gefäßdysplasien, traumatische Gefäßabbrüche* oder *makro- bzw. mikroangiopathische Veränderungen der Gefäße*.

Störung der kavernös-venösen Verschlußmechanismen: Eine mangelnde kavernöse Tumeszenz führt zu einer insuffizienten Kompression der subtunikal gelegenen Venenpolster und dadurch zu einem vermehrten kavernösen Abstrom. So ist zu erklären, daß sich bei Patienten mit ausgeprägter kavernöser Myopathie ein *venöses Leck* diagnostizieren läßt. Weiterhin finden sich Patienten, bei denen sich eine lokalisierte Störung des kavernös-venösen Okklusionsmechanismus verifizieren läßt [2, 12].

4 Diagnostik

Zur rationellen Abklärung der erektilen Dysfunktion hat sich eine *Teilung der Diagnostik* in der Praxis bewährt. Die *Basisuntersuchungen* werden vom einweisenden Arzt (meist Hausarzt, Internist oder Urologe) durchgeführt. Dann erfolgt die Durchführung des andrologischen nicht- bzw. gering invasiven diagnostischen Programms durch den andrologisch geschulten Arzt. Im Anschluß an diese zweite diagnostische Stufe können die meisten Patienten schon ihrer Therapie zugeführt werden (Abb. 49-1). Nur bei Vorliegen bestimmter Indikationen wird der Patient in dafür eingerichteten Zentren invasiven und aufwendigen, zumeist radiologischen Untersuchungen (z. B. Kavernosometrie und Kavernosographie, selektive Pallo-Arteriographie) zugeführt.

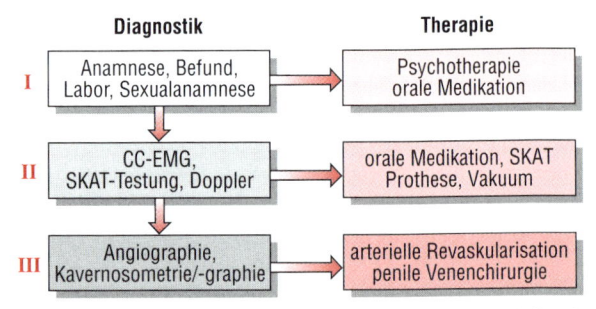

Abb. 49-1 Diagnostisches und therapeutisches Vorgehen bei erektiler Dysfunktion.

Diagnostik	Therapie
I Anamnese, Befund, Labor, Sexualanamnese	Psychotherapie, orale Medikation
II CC-EMG, SKAT-Testung, Doppler	orale Medikation, SKAT Prothese, Vakuum
III Angiographie, Kavernosometrie/-graphie	arterielle Revaskularisation, penile Venenchirurgie

4.1 Basisdiagnostik (Stufe I)

Die wesentlichen Elemente dieser diagnostischen Stufe sind *Anamnese, körperliche Untersuchung* und Labordiagnostik. Wünschenswert ist weiterhin das Ausfüllen eines standardisierten Fragebogens durch den Patienten. Dieses dient zum einen der umfassenden Anamneseerhebung, zum anderen führt es den Patienten in die Vielschichtigkeit der Problematik ein und weckt so Verständnis für die aufwendige und auch für den Patienten teils unangenehme Diagnostik.

Ist der die Anamneseerhebung durchführende Kollege/in nicht genügend mit dieser Thematik vertraut, oder besteht ein Verdacht auf eine psychogene Komponente/Verursachung der Störung, so sollte ein erfahrener Psychologe/Psychiater vor Durchführung der weiteren Diagnostik konsultiert werden.

Neben der Allgemeinanamnese sollte das Augenmerk auf Operationen im kleinen Becken, Unfälle, Rückenmarks- bzw. Wirbelsäulenerkrankungen sowie die klassischen internistischen *Risikofaktoren* (Nikotinabusus, Diabetes mellitus, Hypercholesterinämie, Hypertonie) der erektilen Dysfunktion gelegt werden. Situatives (z. B. im Urlaub oder anderen Gelegenheiten mit verringertem Streß) und partnerabhängiges Erektionsverhalten (z. B. mit anderer Partnerin, bei Masturbation) sowie das Auftreten nächtlicher und morgentlicher Erektionen sind zu erfragen.

An *Laborparametern* empfiehlt sich routinemäßig die Bestimmung der Elektrolyte, des kleinen Blutbildes, der Blutfette, Nieren- und Leberwerte; an Hormonen genügt als Screening die Bestimmung des Testosterons. Ein Blutzuckertagesprofil (3 Bestimmungen) oder ein Glukosetoleranztest sollte ebenfalls durchgeführt werden.

4.2 Andrologische nichtinvasive Diagnostik (Stufe II)

Die andrologische Diagnostik von Erektionsstörungen besteht im wesentlichen aus den *nicht- bzw. wenig invasiven Methoden* SKAT-Testung und dem Corpuscavernosum-EMG (CC-EMG). Diese Untersuchungen ermöglichen eine Beurteilung der (funktionellen) penilen Hämodynamik, der penilen autonomen Innervation sowie Rückschlüsse auf den Zustand der kavernösen glatten Muskulatur.

Zu allen folgenden Untersuchungen ist anzumerken, daß sie ein funktionelles Organ beurteilen.

Um die Rate falsch-positiver Ergebnisse möglichst niedrig zu halten, muß auf eine entspannte Atmosphäre während der Untersuchungen geachtet werden; Aufregung oder Streß des Patienten gehen mit einer Erhöhung des Sympathikotonus einher, was eine Kontraktion der kavernösen glatten Muskeln nach sich zieht.

Diese Kontraktion äußert sich dann (trotz ggf. normaler Verhältnisse) z.B. in einer negativen SKAT-Testung, einer pathologischen Dopplerkurve oder einem venösen Leck in der Kavernosometrie.

SKAT-Testung: Die SKAT-Testung ist eine apparativ wenig aufwendige Methode zur *globalen Beurteilung der kavernösen Funktionsfähigkeit*. Die Erektionsantwort auf die wiederholte, standardisierte intrakavernöse Injektion erlaubt Rückschlüsse auf die penile arterielle Versorgung, den Zustand der glatten kavernösen Muskulatur und die kavernös-venösen Verschlußmechanismen [14]. Als geeignete intrakavernöse Injektion hat sich die Kombination aus Papaverin (15 mg/ml) und Phentolamin (0,5 mg/ml) bewährt; der Zusatz des α-Blockers bewirkt zum einen eine wesentliche Wirkungsverstärkung des Papaverins, zum anderen eine Reduktion des (möglichen) Sympathikotonus durch die Blockade der α-Rezeptoren des Schwellkörpergewebes. Zur Sicherung der Diagnose sollten *mindestens drei Injektionen* (höchstens eine Injektion pro Tag!) durchgeführt werden.

Die größte Gefahr bei der SKAT-Testung stellen die prolongierten Erektionen (> 4 h) dar, die in bis zu 10% der Patienten auftreten können; die Möglichkeit der Behandlung dieser Komplikation ist unabdingbare Voraussetzung der SKAT-Testung.

Corpus-cavernosum-EMG: Das CC-EMG (oder auch SPACE [single potential analysis of cavernous electric activity] genannt) dient, analog zum EMG quergestreifter Muskeln, der Registrierung der kavernösen elektrischen Aktivität. Normalerweise läßt diese im flakziden Zustand bestimmte Muster erkennen: „Potentiale" von 12–18 sec Dauer und einer Frequenz von ca. 0,4–2,5/min werden von Phasen elektrischer Ruhe gefolgt. Bei Patienten mit neurologisch definierten Läsionen oder einer kavernösen Myopathie fanden sich spezifische Änderungen dieser Erregungsmuster. Das CC-EMG ermöglicht die *Diagnostik von neurogen-autonom und kavernös-myopathisch bedingten Erektionsstörungen* [15].

Dopplersonographie: Die Dopplersonographie dient der Beurteilung der funktionellen Kapazität der penilen Arterien. Im flakziden Zustand wird ein großer Teil des arteriellen kavernösen Blutes an den Schwellkörperkavernen vorbeigeshuntet. Nur im Stadium der Tumeszenz kommt es zu einem maximalen Einstrom in die kavernösen Sinus bei gleichzeitigem Verschluß der a.v. Shunts. Aus diesem Grunde ist die Doppler-Untersuchung der penilen Gefäße *nach intrakavernöser Injektion* vasoaktiver Substanzen nicht nur wesentlich vereinfacht, sondern überhaupt erst aussagekräftig. Eine Erhöhung der Meßgenauigkeit wird durch den Einsatz der Duplex-, bzw. der farbkodierten Duplexsonographie, erreicht [8].

Registrierung der penilen Tumeszenz und Rigidität während audiovisueller sexueller Stimulation (AVSS): Die klassische Untersuchungsmethode als Differenzierungshilfe zwischen psychogener und organogener Erektionsstörung ist die Registrierung der penilen Tumeszenz und Rigidität während des nächtlichen Schlafes („NPT-Messung"). Neuere Forschungsergebnisse ließen jedoch erhebliche Zweifel an der Folgerung „nächtliche Erektion = Erektion bei sexueller Erregung" und damit an der Grundvoraussetzung dieser Methode aufkommen [3]. Deswegen wird heute als Screening-Methode die Registrierung der penilen Tumeszenz und Rigidität während AVSS vor und nach intrakavernöser Injektion vasoaktiver Substanzen (0,2 ml SKAT) durchgeführt.

Nach Abschluß der zweiten diagnostischen Stufe ist eine therapierelevante Zuordnung des überwiegenden Teils (ungefähr 70–80%) der Patienten möglich.

4.3 Invasive andrologische Diagnostik (Stufe III)

Die invasive andrologische Diagnostik besteht im wesentlichen aus der selektiven Pharmako-Phalloarteriographie sowie der Pharmako-Kavernosometrie und -Kavernosographie. Diese Untersuchungsverfahren dienen der Vorbereitung der operativ-rekonstruktiven Verfahren.

5 Therapie von Erektionsstörungen

Zur Behandlung von organischen Erektionsstörungen stehen dem Therapeuten heute die intrakavernöse Injektionstherapie (SKAT), die penile Venenchirurgie, die arterielle Revaskularisation, die Applikation von sog. Vakuumpumpen sowie die prothetische Versorgung zur Verfügung.

Bei Patienten mit rein oder überwiegend psychogener Verursachung sollte die Therapie von einem geschulten Psychologen oder Psychiater geleitet oder überwacht werden.

5.1 Orale Medikation

Neben den klassischen (und aufwendigen) Optionen wie Gesprächs- oder Paartherapie kann insbesondere bei *Versagens- oder Erwartungsangst* ein Therapieversuch mit oralen, zentral wirksamen Substanzen, wie z. B. Yohimbin (Yohimbin Spiegel®), 3 x 5 mg für 3 Tage, dann 3 x 10 mg, unternommen werden. Dieser Therapieversuch bietet sich auch bei Patienten mit unauffälligen psychogenen Befunden und lediglich subsignifikanten organogenen Ergebnissen an. Mehrere Pharmafirmen entwickeln zur Zeit oral wirksame Substanzen mit zentralem oder peripherem Angriffsmechanismus, so daß in nächster Zeit medikamentöse Alternativen bereitstehen werden.

5.2 Schwellkörper-Autoinjektionstherapie (SKAT)

Standardtherapie bei Patienten mit organogener erektiler Dysfunktion, bei denen eine rekonstruktive Operation nicht aussichtsreich erscheint oder nicht gewünscht wird, ist die Schwellkörper-Autoinjektionstherapie (SKAT) [3].

Hierbei wird mit einer Insulinnadel (26 G × 1/2) der Schwellkörper einseitig von lateral (oder dorsal) im proximalen Schwellkörperbereich punktiert und das Substanzgemisch, ohne vorherige Aspiration, appliziert. Zur Reduktion möglicher Nebenwirkungen sollten Patienten mit schweren Herzrhythmusstörungen, AVK > III, schweren Leber- oder Nierenschäden, Suchterkrankungen und ausgeprägter Deviation von der SKAT ausgeschlossen werden. Unbedingte Voraussetzung zur SKAT sind weiterhin ein kooperationsfähiger Patient und ein ständig erreichbarer Therapeut.

Nach *Erlernen der Autoinjektionstechnik* und Adaptation der Dosis (angestrebte Dauer der Erektion ca. 30–60 min) wird der Patient in die häusliche Applikation entlassen; da unter häuslichen Bedingungen durch die zusätzliche Stimulation eine erhebliche Dosisverstärkung zu erwarten ist, wird die Dosierung um ca. 1/3 im Vergleich zur Testdosis gesenkt. Der Patient sollte höchstens 2–3 Injektionen pro Woche durchführen; zur Vermeidung prolongierter Erektionen (Erektionsdauer > 4 h) ist, auch im Falle eines Nichterfolges, eine Nachinjektion am gleichen Tage zu verbieten. Beim Auftreten der gefährlichsten Sofortnebenwirkung, der *prolongierten Erektion* mit der Gefahr der irreversiblen kavernösen Schädigung *muß sich der Patient zur Therapie sofort bei seinem behandelnden Arzt, oder einem in dieser Therapie Erfahrenen einfinden*. Zur frühzeitigen Erkennung lokaler oder systemischer Nebenwirkungen ist eine engmaschige Nachkontrolle (zuerst nach 10, dann nach je 25 Autoinjektionen) des Patienten mit Anamnese, körperlicher Untersuchung und Labor erforderlich. Im Falle des Auftretens von kavernösen Fibrosen muß sofort eine Injektionspause von 2–3 Monaten eingelegt werden. Sollten sich die Fibrosen in diesem Zeitraum zurückgebildet haben, kann, nach ausführlicher Abwägung, eine erneute SKAT mit einer anderen Substanz versucht werden.

Zum jetzigen Zeitpunkt ist beim BGA keine Substanz zur intrakavernösen Applikation zugelassen.

Aus diesem Grund muß jeder Patient über Risiken und mögliche Nebenwirkungen (insbesondere Nicht-Zulassung, Alternativen, prolongierte Erektion, Fibrose, vollständige Impotenz, Kreislaufversagen, Schock, Krebsentstehung) *ausführlich aufgeklärt* werden; diese Aufklärung ist zu dokumentieren und vom Patienten zu unterschreiben.

Aufgrund wissenschaftlicher Untersuchungen und klinischer Erfahrungen ist zum heutigen Zeitpunkt von der intrakavernösen Injektion von Papaverin als Monosubstanz abzuraten. Es hat sich hier gezeigt, daß im Vergleich zu anderen *Substanzen* zum einen die Ansprechrate im Bezug auf das Erreichen einer vollen Erektion deutlich geringer, zum anderen das Auftreten von intrakavernösen Fibrosen signifikant häufiger ist. Eher zu empfehlen ist zum jetzigen Zeitpunkt die Verwendung einer *Mischung von Papaverin (15 mg/ml) und Phentolamin (0,5 mg/ml)* in einer Dosierung von bis zu 2 ml dieses Gemisches oder die Applikation von Prostaglandin E_1 (PGE_1) bis zu einer Dosierung von 20 µg. Neueste wissenschaftliche Ergebnisse lassen annehmen, daß der NO-Donor *SIN-1* die Standardsubstanz der SKAT werden könnte. Weitere erfolgversprechende Substanzen mit möglichst selektiver Wirkung auf die kavernöse glatte Muskulatur sind in der Entwicklung.

Treten bei der Kombination von Papaverin und Phentolamin in einem etwas höheren Maße prolongierte Erektionen auf, so ist bei der Verwendung von PGE_1 bei etwa 25 % der Patienten mit Schmerzen bei der Erektion zu rechnen. SIN-1 scheint bezüglich dieser Nebenwirkungen allen anderen Substanzen überlegen [6, 16].

Als alternativer Applikationsmodus wurde kürzlich über die intraurethrale Instillation vasoaktiver Substanzen berichtet. Obwohl die Substanzmenge im Vergleich zur intrakavernösen Injektion wesentlich (bis zu 100mal) gesteigert werden muß, die Ansprechrate nur ca. 30 % beträgt und mögliche Nebenwirkungen (Harnröhrenstrikturen?) abgewartet werden müssen, so scheint diese alternative Darreichungsform doch für selektionierte Patienten attraktiv [17].

5.3 Rekonstruktive Verfahren

Jüngeren Patienten mit rein *arterieller Genese* der erektilen Dysfunktion (evtl. mit gering ausgeprägtem venösem Leck) kann eine *arterielle Revaskularisation* angeboten werden. Hierbei wird unter Zuhilfenahme mikrochirurgischer Techniken eine Anastomose zwischen A. epigastrica inferior und A. dorsalis penis (evtl. mit gleichzeitigem Shunt zur V. dorsalis penis) angelegt. Nachteil dieses Verfahrens ist die relativ geringe Erfolgsrate (ca. 40 %) und die zum Teil erheblichen Nebenwirkungen (Glanshyperämie).

Patienten mit rein *venöser Genese* kann zur Reduktion des pathologischen kavernös-venösen Abstroms eine *penile Venenligatur* vorgeschlagen werden; nach kavernosographischer Dokumentation werden die dorsalen penilen Venen ligiert bzw. exzidiert.

Beiden grundsätzlich attraktiven chirurgischen Verfahren ist gemeinsam, daß über die Indikationsstellung keine Klarheit herrscht und bez. der Langzeitergebnisse keinerlei Daten vorliegen. Unbedingte Voraussetzung in der präoperativen Diagnostik ist ein unauffälliger psychologischer Befund, normale Laborwerte und ein normales CC-EMG.

5.4 Prothetische Versorgung

Obwohl die schon am längsten verfügbare therapeutische Option, so kommt die prothetische Versorgung heute entweder nur noch als Ultima ratio (definitive Zerstörung des Schwellkörpergewebes) oder auf Wunsch des Patienten in Frage. Bei richtiger Indikationsstellung und Aufklärung der Patienten über die Limitationen dieser Therapieform ist aber auch die alloplastische Versorgung mit einer langfristig hohen Akzeptanz und Zufriedenheit der Patienten verbunden.

Dem Patienten stehen zwei grundsätzlich verschiedene Modelle von Prothesen, die semirigide und die aufblasbare Variante, zur Verfügung. Das bessere kosmetische Ergebnis der aufblasbaren Prothese im Vergleich zu den semirigiden wird auch nach wesentlichen technischen Verbesserungen durch eine erhebliche Reparaturanfälligkeit erkauft. So kann man trotz deutlich verringerter Reparaturanfälligkeit von einer Reoperationsrate von 5–7 Jahren ausgehen.

5.4 Vakuumpumpen

Durch Unterdruck wird hier Blut in die Schwellkörper gesaugt und dann mittels eines dehnbaren Gummiringes, der im Bereich der Penisbasis übergestreift wird, in den Corpora cavernosa „eingefangen". Obwohl die Methode recht zuverlässig funktioniert, findet sie nur bei ca. 10% der Patienten Akzeptanz. Sie sollte insbesondere bei Patienten mit erheblichen Risikofaktoren (z. B. nach Herztransplantation) oder schlechter Compliance eingesetzt werden.

Literatur

1. Breza, J., S. R. Aboseif, B. R. Orvis, T. F. Lue, E. A. Tanagho: Detailed anatomy of penile vascular structures. J. Urol. (Baltimore) 141 (1989) 437.
2. Fournier, G. R., K. P. Juenemann, T. F. Lue, E. A. Tanagho: Mechanisms of venous occlusion during canine penile erection. J. Urol. (Baltimore) 137 (1987) 163.
3. Groat, W. C. de, W. D. Steers: Neuroanatomy and neurophysiology of penile erection. In: Tanagho, E. A. (ed.): Contemporary Management of Impotence and Infertility. Williams and Wilkins, Baltimore 1988.
4. Holmquist, F., C. G. Stief, U. Jonas, K.-E. Andersson: Effects of the nitric oxide synthase inhibitor N^G-nitro-L-arginine on the erectile response to cavernous nerve stimulation in the rabbit. Acta physiol. scand. 143 (1991) 299–305.
5. Jevtich, M. J.: Non-invasive vascular and neurologic tests in use for evaluation of angiogenic impotence. Int. Angio. 3 (1984) 225.
6. Jünemann, K. P., P. Alken: Pharmacotherapy of erectile dysfunction. Int. J. Impotence Res. 1 (1989) 71.
7. Kim, J. H. M. L. Klychakin, E. Svendsen, M. G. Davies, P. O. Hagen, C. C. Carlson: Experimentalhypercholesterolemia in rabbits induces cavernosal artherosclerosis with endothelial and smooth muscle cell dysfunction. J. Urol. (Baltimore) 151 (1994) 198–205.
8. Kinsey, A. C., W. B. Pomeroy, C. E. Martin: Sexual Behaviour of the Human Male. Saunders, Philadelphia 1948.
9. Lue, T. F., T. Takamura, R. A. Schmid, E. A. Tanagho: Hemodynamics of erection in the monkey. J. Urol. (Baltimore) 130 (1983) 1227–1231.
10. National Institute of Health: Consensus development conference statement (impotence), Washington DC 10 (1992) 1–33.
11. Paick, J. S., P. C. Göldsmith, A. K. Barta, L. Nunes, C. A. Padula, T. F. Lue: Relationship between venous incompetence and cavernous nerve injury: ultrastructural alteration of cavernous smooth muscle in the neurotomized dog. Int. J. Impotence Res. 3 (1991) 185.
12. Persson, C., W. Diederichs, T. F. Lue, T. S. Yen, I. Fishman, P. H. McLin, E. T. Tanagho: Correlation of altered ultrastructure with clinical arterial evaluation. J. Urol. (Baltimore) 142 (1989) 1462–1469.
13. Raymond, J., R. Buttyan, C. Olsson, R. Shabsigh: Androgen-induced proliferation of cells in the erectile tissue of the adult rat penis. Abstract of 8th meeting of the Society of Basic Urologic Research, San Francisco, 1994.
14. Stief, C. G., W. Bähren, H. Gall, W. Scherb: Functional evaluation of penile hemodynamics. J. Urol. (Baltimore) 139 (1988) 734.
15. Stief, C. G., M. Djamilian, F. Schaebsdau, M. Truss, J. Abicht, E. P. Allhoff, U. Jonas: Single potential analysis of cavernous electric activity. World J. Urol. 8 (1990) 75.
16. Stief, C. G., F. Holmquist, E. P. Allhoff, K. E. Andersson, U. Jonas: Preliminary report on the effect of the nitric oxide donor SIN-1 on human cavernous tissue in vivo. World J. Urol. 9 (1991) 237.
17. Wolfson, B., S. Picket, N. E. Scott, J. B. de Kernion, J. Rajfer: Intraurethral PGE2 cream. Urology 42 (1993) 73.

50 Gynäkomastie

Klaus Mann

1 Definition und Klassifikation 404
2 Klinisches Bild 404
3 Pathogenese und Pathophysiologie 405
3.1 Physiologische Gynäkomastie 405
3.2 Pathologische Gynäkomastie 405
3.2.1 Hypogonadismus 405
3.2.2 Erhöhte Östrogenbildung 406
3.2.3 Chronische Systemerkrankungen 406
3.2.4 Medikamentös bedingte Gynäkomastie.... 406
4 Diagnostik 407
5 Therapie........................... 409
5.1 Medikamentöse Therapie und Strahlentherapie 409
5.2 Chirurgische Therapie................. 410

Tabelle 50-1 Einteilung der Gynäkomastie nach Ursachen.

physiologische Gynäkomastie
– bei Neugeborenen
– in der Pubertät
– im Alter

pathologische Gynäkomastie
– verminderte Bildung oder Wirkung von Testosteron
  • primärer Hypogonadismus: kongenitale Anorchie, Klinefelter-Syndrom, Androgenresistenz, (testikuläre Feminisierung), Reifenstein-Syndrom, Kennedy-Syndrom), primäre Hodeninsuffizienz (Orchitis, Trauma, Kastration, granulomatöse Erkrankungen)
  • sekundärer Hypogonadismus: hypogonadotroper Hypogonadismus
  • Testosteron idiopathisch vermindert
– erhöhte Östrogenbildung
  • Hermaphroditismus
  • Hodentumoren (Leydig-Zelltumor, Keimzelltumoren)
  • Bronchialkarzinom
  • idiopathisch
– Substraterhöhung der Aromatase
  • Nebennierenerkrankungen
  • Lebererkrankungen, Fettleber
  • Gewichtszunahme nach Unterernährung
  • Hyperthyreose
– erhöhte Aromataseaktivität
– Hyperprolaktinämie (Mikroprolaktinom)
– sonstige Erkrankungen
  • primäres Leberkarzinom
  • chronische Nierenerkrankungen
  • persistierende Pubertätsgynäkomastie
  • medikamentenassoziiert
  • idiopathische Gynäkomastie

differentialdiagnostisch wichtige andere Raumforderungen
– Pseudogynäkomastie
– Zyste
– Mammakarzinom

1 Definition und Klassifikation

Gynäkomastie ist eine benigne Vergrößerung der männlichen, normalerweise rudimentären Brustdrüse. Sie ist keine eigenständige Erkrankung, sondern ein Symptom, das auf eine hormonale Störung hinweist.

Sie ist zu unterscheiden von der Pseudogynäkomastie oder Lipomastie, einer Vergrößerung der Brustdrüse durch Fett. Hierbei ist der Drüsenkörper nie tastbar vergrößert.
Die Einteilung nach Ursachen der Gynäkomastie ist in Tabelle 50-1 zusammengefaßt. Ursächlich in Frage kommende Medikamente finden sich in Tabelle 50-2.
Bis zu einem gewissen Grad ist die Gynäkomastie physiologisch, ihre Prävalenz im Jugendalter und bei alten Menschen hoch [3, 10, 12, 13, 17, 19].

2 Klinisches Bild

Die Neugeborenengynäkomastie imponiert durch kurzfristig tastbare, kleine Drüsenkörper und wird durch die plazentaren Östrogene hervorgerufen. Sie persistiert nur selten. Die mögliche Hexenmilchbildung ist auf die gleichzeitig bestehende Prolaktinerhöhung zurückzuführen [3]. In der Pubertät beginnt die Gynäkomastie meist im Alter von 14 Jahren und bildet sich innerhalb von 2–3 Jahren wieder zurück [8, 10].
Meist ist die Gynäkomastie asymptomatisch oder führt zu Spannungsgefühl der Brüste und Berührungsempfindlichkeit der Mamillen. Typisch ist ein konzentrisch vergrößerter Drüsenkörper über 3 cm, der sich als subareoläre Verdichtung oder als festere diffuse Masse vom umgebenden Fettgewebe palpatorisch abgrenzen läßt. Der Vergleich mit subkutanem Gewebe in der Umgebung erleichtert die Diagnose. In der Regel bleibt die Brust kleiner als 4 cm und entspricht den frühen Tanner-Stadien 1 und 2. Entwickelt sich die Brust bis zum Stadium 3 und 4 ist eine vollständige Rückbildung nicht mehr zu erwarten. Die damit verbundene psychische Belastung kann schwerwiegend sein und die Operationsindikation dringlich machen. Die klinische Untersuchung erlaubt in der Regel

Tabelle 50-2 Medikamente, die zu einer Gynäkomastie führen können (nach [17]).

Hormone
- Östrogene (darunter östrogenhaltige Haarwässer und Hautlotionen)
- Androgene
- HCG
- Gonadotropine
- Anabolika

Testosteronantagonisten
- Ketokonazol
- Spironolacton
- Cimetidin
- Ranitidin
- Phenytoin
- Cyproteronacetat
- Flutamid

Psychopharmaka
- trizyklische Antidepressiva
- Diazepam
- Phenothiazine
- Phenytoin

Tuberkulostatika
- Ethionamide
- Thiacetazone
- Isoniazid

kardiovaskuläre Medikamente
- Reserpin
- Methyldopa
- Digitalis (Digitoxin, nicht dagegen Digoxin)
- Kalziumantagonisten
- Amiodaron
- ACE-Hemmer

Zytostatika (häufig irreversibel)
- Busulfan
- Vincristin
- Nitrosoharnstoffe
- Procarbazin
- Methotrexat
- Cyclophosphamid
- Chlorambucil

Rauschgifte
- Marihuana
- Heroin
- Methadon
- Amphetamin
- Alkohol

sonstige Medikamente
- D-Penicillamin
- Clomifen-Entzug
- Metronidazol

---

bereits die Abgrenzung von der Lipomastie, die man häufig bei stark übergewichtigen Jugendlichen findet.

In der Pubertät ist die Gynäkomastie am häufigsten und bei 60–70% gesunder Jungen zu finden [4, 12, 13, 19]. Im höheren Lebensalter beobachtet man sie in 30–40%.

Die klinisch wichtige Gruppe von Patienten mit pathologischen Ursachen (Leberzirrhose, Niereninsuffizienz, Medikamente u. a.) ist hierbei noch nicht berücksichtigt.
Die Gynäkomastie tritt meist beidseitig (ca. 80%), selten einseitig (ca. 20%) auf.

Bei einseitiger oder exzentrischer Gynäkomastie muß an das seltene Mammakarzinom gedacht werden [13].

Die *Altersgynäkomastie* ist zwar selten reversibel, aber kosmetisch häufig weniger störend und psychisch weniger beeinträchtigend als im Jugendalter.
Eine *Galaktorrhö* kommt beim Mann äußerst selten vor. Sie wurde bei Transvestiten unter hoher Östrogenmedikation beobachtet.

3 Pathogenese und Pathophysiologie

3.1 Physiologische Gynäkomastie

Steht die männliche Brustdrüse unter verstärktem Östrogeneinfluß, so entwickeln sich die Mammae makroskopisch und mikroskopisch wie bei der Frau. Die Ursache der Gynäkomastie ist also ein relativer oder absoluter *Östrogenüberschuß*. Östradiol entsteht in geringem Maße direkt im Hoden aus Testosteron, hauptsächlich jedoch durch Aromatisierung im peripheren Gewebe. Östron entsteht fast ausschließlich durch periphere Umwandlung von Androstendion und Testosteron in Haut, Muskel- und Fettgewebe. Während der Pubertät kann die Östrogenwirkung überwiegen. In der frühen Pubertätsphase stimuliert LH die Hoden zur Testosteronbildung nur nachts, erst später auch während des Tages. Im Gegensatz hierzu steigen die Östrogenspiegel durch Aromatisierung adrenaler Androgene frühzeitig kontinuierlich an. Hieraus resultiert ein vorübergehendes hormonelles Ungleichgewicht, bei dem die suppressive Wirkung des Testosterons auf das Brustgewebe im Verhältnis zur permanenten Östrogenwirkung vorübergehend vermindert ist. Ferner spielt eine verstärkte periphere Aromatisierung von Androgenen zu Östron und Östradiol eine Rolle. Die Serumöstradiolspiegel sind allerdings dabei nicht meßbar erhöht [3, 4, 6, 10, 12, 17, 19].

Die *Altersgynäkomastie* ist meist durch eine zunehmende Fettgewebsmasse bei abnehmender Körpermasse und eine erhöhte periphere Konversion von Androgenen in Östrogene im Fettgewebe zurückzuführen.

3.2 Pathologische Gynäkomastie

3.2.1 Hypogonadismus

Der Hypogonadismus, ob angeboren oder erworben, kann allein Ursache einer Gynäkomastie sein. Dies ist zurückzuführen auf eine vermehrte Aromatisierung adrenaler Androgene in der Adrenarche und eine fehlende Suppression der Östrogenwirkung durch Testosteron. Da außerdem beim hypergonadotropen Hypogonadismus (z.B. Klinefelter-Syndrom) und bei der seltenen Androgenresistenz die LH-Serumspiegel zunehmend ansteigen, kommt es auch zum pathologischen Anstieg von Östradiol [3, 5, 8].

Primärer Hypogonadismus: Das klassische und häufigste Krankheitsbild des angeborenen, primären Hypogonadismus ist das *Klinefelter-Syndrom* (47,XXY oder Mosaik, Häufigkeit 1:1000 Männer). Es ist charakterisiert durch Hochwuchs, Gynäkomastie (> 50%) und kleine Hoden (< 8 ml). Bei der angeborenen Androgenresistenz liegt ein partieller oder kompletter Androgenrezeptordefekt vor, der einen Anstieg des LH bewirkt und eine Gynäkomastie ähnlich dem hypergonadotropen Hypogonadismus auslösen kann [3, 13, 16].

Beim Klinefelter-Syndrom ist das Mammakarzinomrisiko um das 20fache erhöht (Operationsindikation) [3, 9, 13].

Daneben kommt es je nach Ausmaß der Resistenz zu einer unterschiedlichen Feminisierung, die bei der testikulären Feminisierung komplett ist. Störungen der Testosteronbiosynthese führen zu verschiedenen Erscheinungsbildern wie Mikrophallus, Hypospadie und Kryptorchismus [4, 13].

Beim *Kennedy-Syndrom* ist die partielle Androgenresistenz auf eine Mutation des Androgenrezeptorgens auf dem langen Arm des X-Chromosoms zurückzuführen. Sie ist mit einer spinalen und bulbären Muskelatrophie vergesellschaftet. Ursachen des erworbenen primären Hypogonadismus sind die Virusorchitits (z. B. Mumps), selten bilaterale Traumata und Strahlenschäden.

Sekundärer Hypogonadismus:

Beim sekundären Hypogonadismus kommt die Gynäkomastie nur selten vor [3].

Bei der *Hyperprolaktinämie* ist sie zwar in etwa 30% anzutreffen, wobei die Brustentwicklung aber offensichtlich nicht Folge der Prolaktinstimulation, sondern eher des damit verbundenen Hypogonadismus ist [8, 16].

3.2.2 Erhöhte Östrogenbildung

Bei Jugendlichen mit Gynäkomastie müssen die sehr seltenen östrogenbildenden Tumoren der Nebenniere (Adenome, Karzinome bilden vermehrt Androstendion) testikuläre Stromazelltumoren (Leydig-/Sertoli-Zelltumoren bilden Östradiol) und LH-produzierende Hypophysentumoren ausgeschlossen werden. Im Erwachsenenalter muß an gonadale und extragonadale Keimzelltumoren des Hodens (embryonales Karzinom, Teratokarzinom, Chorionkarzinom, Kombinationstumor) gedacht werden. Die Inzidenz beträgt etwa 4/100000 Männer/Jahr. Sie bilden in ca. 80% humanes Choriongonadotropin (hCG) oder α-Fetoprotein (AFP), die als spezifische Tumormarker gelten. HCG führt über eine Stimulation der Leydig-Zellen zu einer vermehrten Sekretion von Östradiol [4]. Östrogenproduzierende Leydig-Zelltumoren sind im Erwachsenenalter noch seltener [3, 4, 11, 15]. Eine vermehrte hCG- und Östrogenbildung findet sich auch als paraneoplastisches Syndrom bei Leber-, Magen-, Pankreas- und Bronchialkarzinomen, ja selbst bei Blasentumoren und Lymphomen.

Hormonbildende Tumoren müssen rasch diagnostiziert werden.

Keimzelltumoren und manche nichttrophoblastische Tumoren können ferner zirkulierende Präkursoren verstärkt aromatisieren und so zur pathologischen Östrogenbildung beitragen.

3.2.3 Chronische Systemerkrankungen

Besonders häufig wird eine Gynäkomastie bei der alkoholischen *Leberzirrhose* beobachtet. Die erhöhten Östrogenspiegel sind auf eine vermehrte Aromatisierung von Androstendion und Testosteron und eine Verminderung des freien Testosterons infolge einer vermehrten Bildung von sexualhormonbindendem Globulin (SHGB) zurückzuführen. Auch eine alkoholisch bedingte hypophysär-hypothalamische Störung mit Abfall des Testosterons wird diskutiert [3].

Bei *Hungerzuständen und chronisch konsumierenden Krankheiten* kann es zu Störungen der Leydig-Zellfunktion und der Hypophyse (verminderte LH-Sekretion) kommen. Bei Besserung des Allgemeinzustandes und einer Gewichtszunahme entsteht gleichsam eine „zweite Pubertät" mit einem relativen Östrogenexzeß [3].

Der gleiche Mechanismus mag für die Gynäkomastie bei urämischen Patienten unter *Hämodialysebehandlung* verantwortlich sein. Es werden jedoch sehr verschiedene Hormonveränderungen wie erniedrigte Testosteron- und erhöhte LH-Spiegel sowie normale oder erhöhte Östrogen- und Prolaktinspiegel beobachtet.

Im amerikanischen Schrifttum wird auf die *Hyperthyreose* als Ursache der Gynäkomastie hingewiesen (10–40%). Diskutiert werden eine permissive Wirkung von Schilddrüsenhormonen auf das Brustdrüsenwachstum, eine verstärkte, periphere Umwandlung von Androgenen in Östrogene und eine Erhöhung freier Östrogenspiegel bei vermehrter Bildung von SHBG. Die Gesamthormonspiegel können dabei erhöht sein, das freie Testosteron bleibt normal [3]. Ein weiterer Faktor ist die vermehrte adrenale Bildung von Androstendion, das als Substrat der Aromatisierung zu Östrogenen dient.

3.2.4 Medikamentös bedingte Gynäkomastie

Eine Reihe von Medikamenten können eine Gynäkomastie hervorrufen und müssen anamnestisch erfragt werden. Der Wirkungsmechanismus ist nur teilweise aufgeklärt (s. Tab. 50-2).

Eine ausführliche Medikamentenanamnese muß immer erhoben werden.

Während *Östrogene* die Brust direkt stimulieren, wirken *Androgene* hauptsächlich über die periphere Konversion zu Östrogenen. Da aber auch nichtaromatisierbares Methyltestosteron zur Gynäkomastie führt, müssen noch andere Mechanismen wirksam werden.

Spironolacton verdrängt kompetitiv das Dihydrotestosteron von seinem intrazellulären Rezeptor. Die Substanz und ihre Metaboliten sind wesentlich stärker antiandrogen wirksam als das Kaliumkanreonat, das seltener zur Gynäkomastie führt.

Cimetidin hat nicht nur antiandrogene Wirkung, sondern führt auch zu einer verminderten 2-Hydroxylierung von Östradiol, so daß eine Erhöhung der Östradiolspiegel um 20% resultieren kann.

Andere Medikamente wirken über eine Testosteronbiosynthesehemmung (z.B. Ketokonazol), eine Leydig-Zellschädigung (Zytostatika), eine Prolaktinerhöhung mit hierdurch bedingtem sekundärem Hypogonadismus oder gleichzeitig durch mehrere Mechanismen.

Auch die anderen zum Teil in Fallbeschreibungen dokumentierten Medikamente mit meist unbekanntem Wirkungsmechanismus werden im Auslaßversuch als ursächlich verantwortlich dokumentiert. Nach Absetzen der Präparate kann zumindest eine partielle Remission der Gynäkomastie erwartet werden.

Interessanterweise kann auch *Streß* zur reversiblen Gynäkomastie führen. Hierbei wurden relativ erhöhte Kortisol- und hGH-Spiegel und ein erniedrigtes Testosteron-Östrogen-Verhältnis beschrieben. Streß kann möglicherweise bei ätiologisch unklaren Fällen eine wichtigere Rollen haben als bisher angenommen wurde.

4 Diagnostik

Anamnese: Neben der Medikamentenanamnese ist es wichtig, den Beginn, die Dauer und die Symptome zu dokumentieren. Akutes Auftreten, Schmerzhaftigkeit und Spannungsgefühl sind charakteristisch für eine tumorbedingte Gynäkomastie. Eine asymptomatische, lange bestehende Gynäkomastie ist dagegen meist harmlos. Alkoholkonsum, Leber-, Nieren-, Schilddrüsen- und Tumorerkrankungen müssen erfragt werden.
Körperliche Untersuchung: Bei der körperlichen Untersuchung sollten die Größe der Gynäkomastie in 2 Ebenen bzw. das *Tanner-Stadium* angegeben werden (Abb. 50-1):
– Im *Stadium B2* besteht eine Brustknospe, der Warzenhof ist vergrößert, die Drüse im Bereich des Warzenhofs vorgewölbt.
– Im *Stadium B3* ist die Drüse größer als der Warzenhof.
– Bei *B4* besteht eine Knospenbrust, die Drüse hebt sich gesondert von der übrigen Drüse ab.
– *Stadium B5* entspricht einer reifen Brust. Die Warzenhofvorwölbung reicht in die allgemeine Brustkontur zurück.

Bei Jugendlichen sollten die B-Stadien der Brustentwicklung und die P-Stadien der Pubesbehaarung aufgezeichnet werden (s.a. Kap. 11). Palpatorisch ist eine reine Fettansammlung, die Lipomastie, von einem konsistenzvermehrten Drüsenkörper abzugrenzen. Besonders ist auf die Hodengröße (Orchidometer) und Konsistenz (Tumoren) zu achten.
Sonographie: Bei den technischen Untersuchungen kann die Sonographie für die Verlaufsbeobachtung der Brustdrüse herangezogen werden. Obligat ist bei der Erstuntersuchung die Sonographie des Hodens, um kleine oder okkulte Hodentumoren auszuschließen. Zusätzlich kann die Hodengröße exakt ermittelt werden. Keimzelltumoren können bereits als metastasierendes Tumorleiden mit Gynäkomastie und hohen hCG-Spiegeln imponieren, ohne daß der Hodentumor palpatorisch erfaßbar ist [7, 11, 15].

Auch die noch selteneren *Leydig-Zelltumoren* (1–2% aller Hodentumoren, 20% mit Gynäkomastie, unter 10% maligne) sind manchmal nur sonographisch zu entdecken [15].
Mammographie: Bei sehr großen Brüsten, unklarem Tastbefund, Einseitigkeit oder exzentrisch gelegener Gewebsvermehrung ist die Mammographie als sensitivste Methode zur Tumordiagnostik indiziert. Bei Erwachsenen empfiehlt sich eine Röntgen-Thoraxaufnahme zum Ausschluß von Tumoren und Metastasen.
Labor: Laboruntersuchungen sind bis zum 15. Lebensjahr in der Regel entbehrlich. Die differentialdiagnostisch in Frage kommenden Erkrankungen können mit den in Abbildung 50-2 und Tabelle 50-3 aufgeführten Bestimmungen sicher abgeklärt werden. Die Kerngeschlechtsbestimmung in der Wangenschleimhaut oder die Haarwurzeluntersuchung wird nur noch in wenigen Labors durchgeführt. Die Sicherung des Klinefelter-Syndroms erfolgt heute durch die Chromosomenanalyse. Die Bestimmung der Androgenrezeptorfunktion ist nur in spezialisierten Labors möglich. Bei Verdacht auf Androgenresistenz ist eine zusätzliche neurologische Untersuchung sinnvoll, um das seltene *Kennedy-Syndrom* zu diagnostizieren. Pathognomonisch ist ein Faszikulieren der Gesichts- und Zungenmuskulatur, ein Handtremor und ein atrophischer Schultergürtel. Die Reflexe sind abgeschwächt, die Muskel-CK ist erhöht. Meist besteht eine Hodenatrophie und Oligozoospermie.

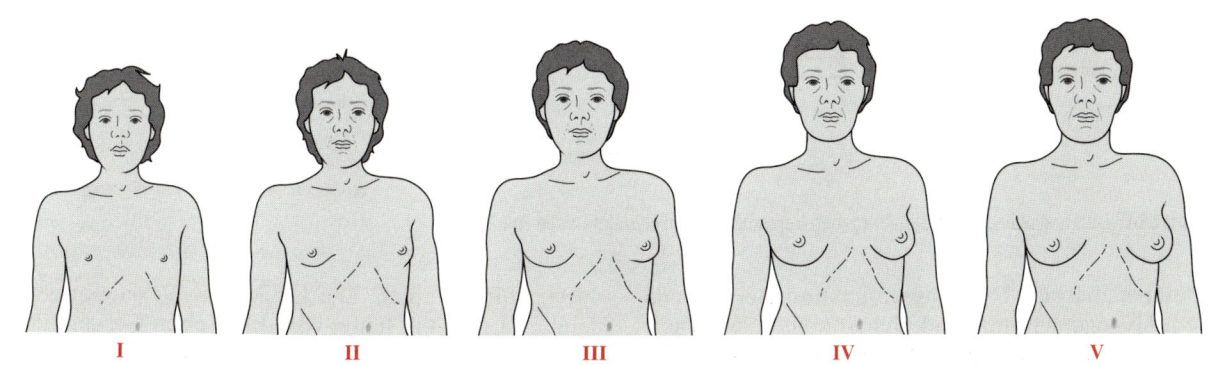

Abb. 50-1 Größe der Gynäkomastie nach der Tanner-Stadieneinteilung.

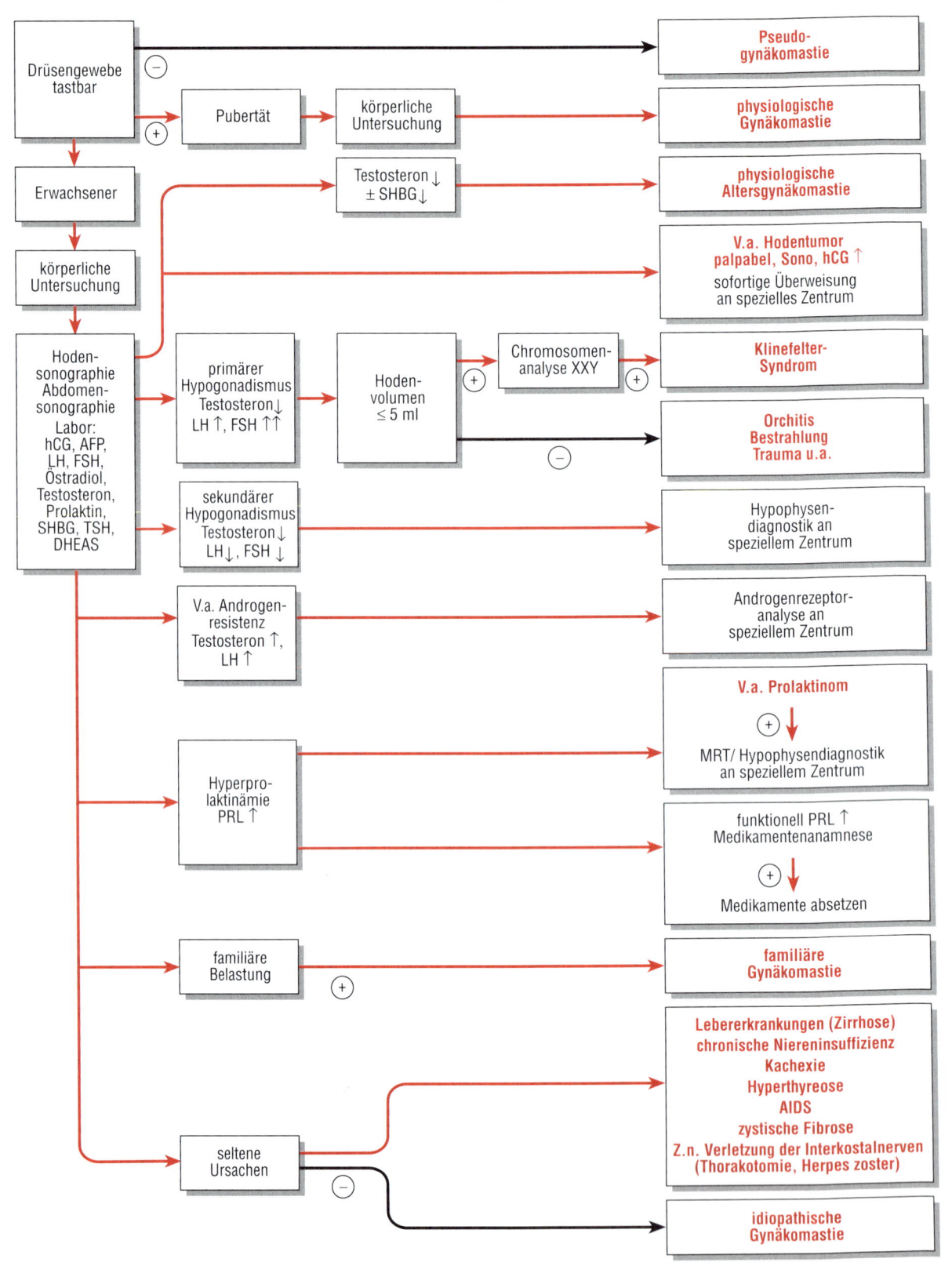

Abb. 50-2 Differentialdiagnostisches Vorgehen bei Patienten mit Gynäkomastie (nach [17]).

Untersuchung der Hypophysenfunktion: Bei sekundärem Hypogonadismus und Hyperprolaktinämie müssen die hypophysären Partialfunktionen weiter abgeklärt und eine Kernspintomographie der Hypophyse durchgeführt werden. Die Indikation für eine ausgedehnte Diagnostik hängt vom klinischen Gesamtbild ab. Akuter Beginn und großer Drüsenkörper mit Symptomen machen eine Abklärung dringlich.

Tabelle 50-3 Diagnostik bei der Gynäkomastie.

körperliche Untersuchung
- Lokalisation, Größe in cm bzw. Tanner-Stadium
- Asymmetrie
- Konsistenz
- Schmerzen, Spannungsgefühl
- Palpation von Hoden, Leber, Schilddrüse

technische Untersuchungen
- sonographische Größenbestimmungen der Brust
- bei Karzinomverdacht oder unklarem Palpationsbefund Mammographie
- Hodensonographie zum Ausschluß eines okkulten Tumors
- Röntgen-Thorax bei Erwachsenen

Labor
- Tumormarker hCG, AFP
- Östradiol, LH, FSH, Testosteron
- sexualhormonbindendes Globulin (SHBG) bzw. freier Androgenindex
- TSH basal
- bei Verdacht auf Klinefelter-Syndrom: Chromosomenanalyse
- bei Verdacht auf Androgenresistenz: Bestimmung der Androgenrezeptorfunktion in kultivierten Fibroblasten der Skrotalhaut

Differentialdiagnostisches Vorgehen: Das Vorgehen kann sich in der Pubertät in der Regel auf Anamnese und körperlichen Untersuchungsbefund einschließlich Palpation der Hoden beschränken.

Bei jungen Erwachsenen, insbesondere bei kurzer Anamnese und/oder Schmerzhaftigkeit sind Hoden- und Abdomensonographie (fakultativ Röntgen-Thorax) und Hormonanalysen einschließlich der Tumormarker hCG/AFP indiziert. Bei älteren Männern steht die Suche nach zugrundeliegenden Erkrankungen wie Leberzirrhose, chronischen Niereninsuffizienz, sehr selten Verletzung der Interkostalnerven (Thorakotomie, Herpes zoster) im Vordergrund. Nur bei klinischem Verdacht, exzentrischer einseitiger Gynäkomastie und/oder verdächtigem Sonographiebefund der Brust besteht eine Indikation zur Durchführung einer MRT, die bezüglich des Mammakarzinoms eine hohe Treffsicherheit hat. Eine histologische Klärung muß folgen. Die Pseudogynäkomastie ist meist palpatorisch differenzierbar. Eine schematische Darstellung des differentialdiagnostischen Vorgehens findet sich in Abbildung 50-2.

5 Therapie

5.1 Medikamentöse Therapie und Strahlentherapie

Die Gynäkomastie ist meist ein Zeichen einer diskreten hormonellen Störung. Sie neigt zur Spontanremission und bedarf in der Regel keiner Therapie [20].

Anerkannte Behandlungsindikationen sind in Tabelle 50-4 zusammengefaßt, die sich nach der Grundkrankheit (Tab. 50-1) richten.

Tabelle 50-4 Therapie der Gynäkomastie (nach [20]).

Klinik	Therapie
Pubertätsgynäkomastie	im allgemeinen keine Therapie meist spontane Remission bei Persistenz über 3 Jahre Operation
großer Drüsenkörper lange bestehende, fibrotisch durchsetzte Drüse jeglicher Genese	Operation
Verdacht auf Mammakarzinom, Klinefelter-Syndrom	Operation
akute, schmerzhafte Gynäkomastie	symptomatisch mit Antiöstrogenen (z.B. Tamoxifen 20 mg/Tag über 12 Wochen) Androgen (z.B. Danazol (3×100 mg/Tag über 4 Wochen, 2×100 mg/Tag über 8 Wochen)
Hypogonadismus	Testosteronoenantat 250 mg i.m. alle 3 Wochen
Hyperprolaktinämie	Dopaminagonisten z.B. Bromocriptin 2,5–5 mg/Tag oder Lisurid 0,2–0,4 mg/Tag (±) Tamoxifen
hormonaktive Hodentumoren	Semicastratio, stadiengerechte Chemo-/Strahlentherapie

Bei *älteren Patienten* genügt es häufig, die verantwortlichen Medikamente abzusetzen. Vor jeder Therapie muß jedoch ein Mammakarzinom ausgeschlossen sein. Besteht ein mammographischer Tumorverdacht, so ist die Operation obligat. Die Gynäkomastie stellt generell keine Präkanzerose dar, beim *Klinefelter-Syndrom* ist allerdings die Karzinominzidenz um das 20fache erhöht. Die *Pubertätsgynäkomastie* bleibt in der Regel unter 4 cm im Durchmesser. Sie verschwindet bei 75% der 14- bis 17jährigen innerhalb von 2 Jahren und bei weiteren 15% in 3 Jahren. Die Indikation zur medikamentösen Behandlung (Antiöstrogene) ist deshalb hier streng zu stellen. Bei einer Größe über 6 cm ist die Rückbildungstendenz nur noch gering, eine konservative Therapie hat wenig Aussicht auf Erfolg, insbesondere bei fibrotisch umgewandeltem Drüsenkörper. Bei diesen Patienten ist aus kosmetischen und psychologischen Gründen eine Operation kaum zu umgehen [8, 17, 18, 20].

Hauptindikation einer internistischen Behandlung ist die akute, schmerzhafte Gynäkomastie.

In kontrollierten und nicht-kontrollierten Studien wurden die Antiöstrogene Tamoxifen (Nolvadex®, Tamofen®, Kessar®, Nourytam®) und Clomifen (Dyneric®), das schwach wirksame Androgen Danazol (Winobanin®) und der Aromatasehemmer Testolacton (Fludestrin®) geprüft [14, 16, 17, 20]:

- *Tamoxifen* ist in einer Dosierung von 2×10 mg täglich wirksam und sicher. Innnerhalb von 2–4 Monaten wurde bei 10 von 12 Patienten Schmerzfreiheit

erzielt. Bei 14 von 16 Patienten kam es zur vollständigen oder teilweisen Rückbildung, in keinem Fall nach Absetzen von Tamoxifen zum Rezidiv. Die Wirksamkeit beschränkt sich allerdings wahrscheinlich auf die Tanner-Stadien 1 bis 3. Unter der Behandlung kommt es zu einem Anstieg von Östradiol und Testosteron. Die antiöstrogene Wirkung führt zu einer Stimulation der Gonadotropine und damit zum Anstieg beider peripherer Hormone.
- Dieser Effekt ist auch von *Clomifen* bekannt. Hauterkrankungen und gastrointestinale Nebenwirkungen beschränken den Einsatz von Clomifen, während Tamoxifen kaum Nebenwirkungen macht.
- Unter *Danazol* kommt es in 50–70% zur Rückbildung der Gynäkomastie, von Schmerzen und Spannungsgefühl. Auf die Verstärkung einer Akne, Gewichtszunahme und Muskelkrämpfe, Übelkeit und Leberfunktionsstörungen ist zu achten.
- Die subkutane Gabe von *Dihydrotestosteron*, das nicht zu Östrogenen aromatisiert wird, ist zwar gut wirksam und nebenwirkungsfrei, jedoch nicht im Handel erhältlich [13].
- Auch die Anwendung von *Testolacton* (3 × 150 mg/Tag) ist möglich, wahrscheinlich aber weniger und langsamer (erst nach 3–6 Monaten) wirksam als die anderen Verbindungen.

Bei Patienten mit *primärem Hypogonadismus* gibt man initial bevorzugt 50–100 mg, später zur Dauersubstitution 250 mg *Testosteronoenantat* (Testoviron Depot®) intramuskulär. Die erforderliche Substitutionstherapie führt aber nicht zur Besserung der Beschwerden oder Rückbildung der Gynäkomastie. Beim Klinefelter-Syndrom oder bei einer erhöhten peripheren Aromataseaktivität kann sich die Gynäkomastie sogar verschlechtern, so daß eine Operation nötig wird [8, 9, 14].

Die *hyperprolaktinämische Gynäkomastie* (Prolaktinom, medikamentenbedingt) sollte mit *Dopaminagonisten* (Bromocriptin, Pravidel®, Lisurid, Dopergin®), eventuell in Kombination mit Tamoxifen behandelt werden. Hierauf spricht auch die sehr seltene Galaktorrhö gut an [26].

Hormonaktive Hodentumoren müssen stadiengerecht operiert und einer Strahlen- oder Chemotherapie unterzogen werden.

Die *Strahlentherapie* einer Gynäkomastie kann nicht empfohlen werden, da Adenokarzinome als mögliche Spätfolgen beschrieben wurden [3]. Bei den heute zur Verfügung stehenden Behandlungsverfahren des Prostatakarzinoms ist die unter hochdosierter Östrogentherapie häufig angewandte prophylaktische Mamillenbestrahlung entbehrlich geworden.

5.2 Chirurgische Therapie

Alle großen und persistierenden Gynäkomastien müssen letztendlich aus kosmetischen und psychischen Gründen operativ behandelt werden.

Literatur

1. Abramo, A. C., J. C. Viola: Liposuction through an axillary incision for treatment of gynecomastia. Aesth. plast. Surg. 13 (1989) 85–89.
2. Becker, H.: The treatment of gynecomastia without sharp excision. Ann. plast. Surg. 24 (1990) 380–383.
3. Braunstein, G. D.: Gynecomastia. New Engl. J. Med. 328 (1993) 490–495.
4. Carlson, H. E.: Gynecomastia. New Engl. J. Med. 303 (1980) 795–799.
5. Castro-Magana, M., M. Angulo, I. Uy: Male hypogonadism with gynecomastia caused by late-onset deficiency of 17-ketosteroid reductase. New Engl. J. Med. 328 (1993) 1297–1301.
6. Cavanah, F. W., R. F. Dons: Partial 3β-hydroxysteroid dehydrogenase deficiency presenting as new-onset gynecomastia in a eugonadal adult male. Metabolism 42 (1993) 65–68.
7. Conway, G. S., T. MacConnell, G. Wells, S. D. Slater: Importance of scrotal ultrasonic in gynaecomastia. Brit. med. J. 297 (1988) 1176–1177.
8. Courtiss, E. H.: Gynecomastia: Analysis of 159 patients and current recommendations for treatment. Gynecomastia 79 (1987) 740–753.
9. Eversmann, T., J. Moito, K. von Werder: Testosteron- und Östradiolspiegel bei der Gynäkomastie des Mannes. Dtsch. med. Wschr. 109 (1984) 1678–1682.
10. Greydanus, D. E., D. S. Parks, E. G. Farell: Breast disorders in children and adolescents. Pediat. Clin. N. Amer. 36 (1989) 601–638.
11. Hendry, W. S., W. H. H. Garvie, A. K. Ah-See, A. P. Bayliss: Ultrasonic detection of occult testicular neoplasm's in patients with gynecomastia. Brit. J. Radiol. 57 (1984) 571–572.
12. Mahoney, C. P.: Adolescent Gynaecomastia. Pediat. Clin. N. Amer. 37 (1990) 1389–1404.
13. Mann, K.: Gynäkomastie, Abklärung und Therapie. In: Allolio, B., Th. Olbricht, H. M. Schulte (Hrsg.): Intensivkurs für klinische Endokrinologie, S. 249–262. pmi, Frankfurt 1991.
14. McDermott, M. T., F. D. Hofeldt, G. Kidd: Tamoxifen therapy for painful idiopathic gynecomastia. Sth. med. J. 83 (1990) 1284–1285.
15. Mellor, S. G., J. D. S. Mc Cutchan: Gynaecomastia and occult Leydig cell tumor of the testis. Brit. J. Urol. 63 (1989) 420–422.
16. Ruvalcaba, R. H. A.: Testosterone therapy in Klinefelter's Syndrome (a prolonged observation). Andrologia 21 (1989) 535–541.
17. Rzepka, A. H., D. Reinwein: Gynäkomastie. In: Rzepka, A. H., D. Reinwein (Hrsg.): Endokrinologische Entscheidungen. Klinische Algorithmen, S. 33–40. Kohlhammer, Stuttgart 1994.
18. Schrudde, J., V. Petrovici, K. Steffens: Chirurgische Therapie der ausgeprägten Gynäkomastie. Chirurg 57 (1986) 88–91.
19. Webster, D. J. T.: Benigne disorders of the male breast. World J. Surg. 13 (1989) 726–730.
20. Werder, K. von: Therapie der Gynäkomastie. Dtsch. med. Wschr. 113 (1988) 776–778.

51 Hodentumoren

Klaus Mann

1   Definition und Klassifikation 411
2   Klinisches Bild 412
3   Pathogenese und Pathophysiologie 412
4   Diagnostik 413
5   Therapie 413

1 Definition und Klassifikation

Hodentumoren sind in über 90% maligne Keimzelltumoren, die in Tabelle 51-1 aufgeführt sind. Sie sind zu 98% im Hoden, 2% extragonadal (Retroperitoneum, Mediastinum, suprasellär) gelegen. Histologisch handelt es sich dabei in 40% um Seminome, 20–30% Teratome und ca. 20% Kombinationstumoren aus Seminom- und Teratomanteilen. Etwa 5–10% der Keimzelltumoren sind ausgebrannte Tumoren, bei denen sich kein sicherer Tumor im meist atrophischen Hoden nachweisen läßt. Die wichtigsten nicht-germinativen Tumoren (3%) sind Leydig-Zell- und Sertoli-Zelltumoren und Karzinome der Rete testes. Metastasen (1%) stammen meist von malignen Lymphomen, Melanomen und Karzinomen [2, 3, 6, 8, 10, 15, 16, 17].

Die Inzidenz ist ansteigend und liegt derzeit bei ca. 7 Neuerkrankungen pro 100000 Männer im Jahr [3, 11]. In der Altersgruppe zwischen 15 und 30 Jahren sind sie die häufigsten Tumoren des Mannes. Der Altersgipfel liegt bei den Teratompatienten mit 25–28 Jahren um ca. 10 Jahre niedriger als bei den Seminompatienten mit einem Altersmaximum bei 35–38 Jahren.

In ca. 5% der Fälle mit einseitigem Hodentumor liegt im kontralateralen Hoden eine Frühform, das Carcinoma in situ vor, manifeste beidseitige Hodentumoren sind jedoch mit unter 2% sehr selten.

Die malignen Keimzelltumoren werden in 3 bzw. 4 Stadien gegliedert (Tab. 51-2). Die Einteilung des Tumorzentrums München bezeichnet
– *Stadium I* auf den Hoden beschränkt
– *Stadium II* Lymphknoten unterhalb
– *Stadium III* auch oberhalb des Zwerchfells
– *Stadium IV* Organmetastasen [3].
Diese klinischen Stadien können der TNM-Klassifikation zugeordnet werden. Aus therapeutischen Gründen müssen zusätzliche prognostisch ungünstige Kriterien zum Zeitpunkt der Diagnose, insbesondere eine hohe Tumorlast, gesondert definiert werden. Einen praktisch nutzbaren Vorschlag enthält Tabelle 51-3.

Tabelle 51-1 Klassifikation, prozentuale Häufigkeit und Markernachweis bei Keimzelltumoren des Hodens.

GB [16]	WHO [15]	prozentuale Häufigkeit	Marker
Seminome	Seminom „typisch"	85%	hCG ±, AFP –
„klassisch" („typisch")	anaplastisch	5–10%	
spermatozytär	spermatozytär	5–10%	
Nichtseminome			
Teratom (Dermoidzyste)	(Dermoidzyste)		
Teratom, differenziert reif/unreif (TD)	Teratom reif/unreif	5%	hCG –, AFP –
malignes Teratom Intermediärtyp (MTT)	embryonales Karzinom + Teratom (Teratokarzinom) Teratom mit maligner Transformation	40%	hCG +, AFP +
malignes Teratom undifferenziert (MTU)	embryonales Karzinom (Polyembryom)	30%	hCG +, AFP +
malignes Teratom trophoblastischer Typ (MTT)	Chorionkarzinom ± Teratom oder andere Typen	5%	hCG +, AFP +
Kombinationstumoren	Seminom		
malignes Teratom (MTT, MTU, MTT) + Seminom	+ embryonales Karzinom + Chorionkarzinom + Dottersacktumor + Teratom	15%	hCG +, AFP +
Dottersacktumor (endodermaler Sinustumor, Yolk-Sac-Tumor)	Dottersacktumor (endodermaler Sinustumor, Yolk-Sac-Tumor)	5%	hCG –, AFP +

Tabelle 51-2 Stadieneinteilung des Hodentumors.

Workshop for Staging and Treatment of Testicular Cancer (Lugano 1979)		Tumorzentrum München
I	keine Metastasen nachweisbar	I
I A	Tumor auf den Hoden und die Nebenorgane beschränkt	
I B	Tumor mit kryptorchischen Hoden oder Infiltration des Samenstrangs	
I C	Tumor infiltriert Skrotalhaut (oder transskrotal operiert)	
II	Lymphknotenmetastasen unterhalb des Zwerchfells	
II A	alle Lymphknoten < 2 cm Ø	II A = < 2 cm
II B	mindestens 1 Lymphknoten 2–5 cm Ø	II B = 2–5 cm
II C	retroperitoneale Lymphknoten > 5 cm Ø oder Tumorinvasion der Venen, kein makroskopischer Resttumor nach Lymphadenektomie	II C = 5–10 cm
II D	makroskopischer Resttumor nach Lymphadenektomie, fixierte	II D = > 10 cm
III 0	positive Tumormarker ohne sichtbare Metastasen	II CM
III	Metastasen oberhalb des Zwerchfells	
III A	Supraklavikulärer oder mediastinaler Lymphknotenbefall, ohne Organmetastasen	III
III B	nur Lungenmetastasen	IVA = < 2 cm
	minimal < 5 Herde in jeder Lunge, < 2 cm	< 5 Metastasen
	„advanced": > 5 Herde in jeder Lunge oder ein Herd > 2 cm oder Pleuraerguß	IVB = > 2 cm / > 5 Metastasen
III C	hämatologische Metastasen außerhalb der Lungen	E = extragonadal

Tabelle 51-3 Definitionen für Bulky-Erkrankung (große Tumorlast).

Metastasengröße	Lymphknoten ≥ 10 cm Durchmesser (abdominell/mediastinal), Lungenfiliae ≥ 5 cm Durchmesser
Metastasenzahl	mehr als 10 Lungenfiliae
Metastasenort	ZNS-/Leber-/Skelettbefall, gleichzeitiger Befall mehrerer Organe
Tumormarker	hCG > 10000 U/l (± MTT), AFP > 1000 ng/ml, LDH > 500 U/l
primär extragonadale Keimzelltumoren	

2 Klinisches Bild

Typischer Befund bei Hodentumoren ist eine schmerzlose, tastbare Raumforderung im Skrotum vor allem bei jungen Erwachsenen.

Seltener ist eine schmerzhafte Hodenschwellung, die differentialdiagnostisch von einer Epididymitis abzugrenzen ist. Andere Ursachen wie Hodentorsion, Gumma oder Trauma sind sehr selten. Liegt eine Varikozele oder Hydrozele vor, kann ein Hodentumor leicht übersehen werden.

Jede dolente/indolente Hodenschwellung sonographisch abklären.

Symptome der Metastasierung können schon vor der Hodenschwellung auftreten. Bei Flankenschmerz sollte an einen retroperitonealen Lymphknotenbefall, bei Atemnot im jugendlichen Alter an eine pulmonale Metastasierung gedacht werden. Eine durch erhöhtes Choriongonadotropin bedingte, rasch sich entwickelnde Gynäkomastie kann führendes Symptom sein. Häufig unklar bleibt die Symptomatik primär extragonadaler Tumoren, die sich durch ihre Raumforderung lediglich retroperitoneal, mediastinal oder sogar suprasellär manifestieren. Mehr als ein Viertel aller Patienten werden immer noch zu spät mit einer Anamnesedauer über 1 Jahr diagnostiziert [2].

3 Pathogenese und Pathophysiologie

Histogenetisch geht man bei den Keimzelltumoren davon aus, daß aus einer pluripotenten Stammzelle das Seminom entsteht. Nichtseminomanteile differenzieren sich zu embryonalen und extraembryonalen Tumoren. Die extraembryonalen Strukturen enthalten entweder Dottersackelemente, die α-Fetoprotein (AFP) oder trophoblastäre Elemente, die humanes Choriongonadotropin (hCG) bilden. Die histologisch reinen Tumoren sind der Dottersacktumor und das Chorionkarzinom. Manche Seminome (ca. 30 %) sind ebenfalls zur hCG-Sekretion fähig [13].

Ein gesicherter Risikofaktor für Hodentumoren ist der Maldescensus testis. Das Tumorrisiko ist auf das 40fache erhöht, dies gilt auch für den kontralateralen Hoden. Hierbei unterscheiden sich Leistenhoden (20fach) und Bauchhoden (50fach) [2, 6].

Eine frühzeitige Korrektur des Hodenhochstands (hormonell oder operativ) ist daher notwendig. Ein erhöhtes Risiko liegt auch bei angeborenen Leistenhernien vor [3]. Als Markerchromosom gilt das Isochromosom 12p; auch Veränderungen am Chromosom 1, 6 und 17 wurden beschrieben.

Inwieweit diese und der Nachweis von Onkogenen (C-ki-ras, N-myc) pathogenetisch und prognostisch bedeutsam sind, ist offen.

4 Diagnostik

Klinische Untersuchung: Zur Vorsorge empfiehlt sich die regelmäßige Palpation des Hodens als Selbstuntersuchung bei warmer Haut nach dem Duschen. Die ärztliche Untersuchung muß neben der Palpation des Hodens auch die der Lymphknotenstationen vor allem links supraklavikulär einbeziehen. Zu achten ist auf Flankenschmerzen, Gynäkomastie, Schmerzen im Bereich des Skeletts oder neurologische Komplikationen.

Wird eine Epididymitis angenommen, sollte nicht länger als 10 Tage erfolglos antibiotisch behandelt und nach 2 Wochen eine histologische Klärung erfolgen. Die Sonographie kann die operative Freilegung des Hodens nicht ersetzen.

Technische Untersuchungen: Mit der Diaphanoskopie kann eine Hydrozele diagnostiziert werden. Ansonsten sind die Sonographie des Hodens und Abdomens sowie Röntgen-Thorax obligatorisch. Unerläßlich sind Computertomographie des Abdomens und des Mediastinums, sofern negativ fakultativ eine bipedale Lymphographie im Stadium I, wenn keine Lymphadenektomie vorgesehen ist. Die Kavographie wird erforderlich bei massivem Tumorbefall oder Verdacht auf Kavazapfen, der CT-Schädel ohne neurologische Symptomatik nur bei Nichtseminom mit großer Tumorlast, das Skelettszintigramm beim Seminom (Metastasierung bis zu 30%) sowie bei primär extragonadalen oder „bulky-disease"-Hodentumoren [2, 8].

Tumormarker: Einen wichtigen Stellenwert haben die Tumormarker α-Fetoprotein (AFP), humanes Choriongonadotropin (hCG) und die Laktatdehydrogenase (LDH). Sie müssen präoperativ und im Verlauf bestimmt werden (vgl. Nachsorgeprogramm Tab. 51-4). HCG sollte mit Assays bestimmt werden, die hCG und die freie β-Kette erfassen (hCG-β-Kits) [13, 14].

Tumormarker hCG/AFP sind unerläßlich für Diagnostik und Verlaufskontrolle.

Bei der histologischen Untersuchung sollte die Immunperoxidasetechnik für *AFP* und *hCG und hCG-β* insbesondere zur Differentialdiagnostik zwischen Seminom und Nichtseminom einbezogen werden.

Der serologische oder immunhistologische Nachweis von AFP schließt ein reines Seminom aus (s. Tab. 51-1) und weist auf einen Kombinationstumor hin. Eine hCG-Bildung ist dagegen auch beim reinen Seminom (stadienabhängig 10–50%) nachgewiesen.

Die Hormonbildung stammt aus synzytiotrophoblastären Riesenzellen oder einzelnen Seminomzellen

Tabelle 51-4 Therapie bei Keimzelltumoren des Hodens.

Tumor/Stadium	Therapie
Seminom	
Stadium I	Strahlentherapie (26 Gy)
Stadium II a/b Lymphknotenbefall < 5 cm	Strahlentherapie (30 max. 36 Gy)
Stadium II c – IV Lymphknotenbefall > 5 cm	Chemotherapie
hCG-positives Seminom	stadiengerechte Therapie
Nichtseminom/Kombinationstumor	
Stadium I	modifizierte RLA
Stadium II a/b	RLA + Chemotherapie (EIP/PEB)
Stadium II c – IV	Chemotherapie PEB (3) – 4 Zyklen
„bulky disease", Hochrisiko	Chemotherapie PEB oder ECBC, PEBC autologe KMT? + GMCSF RLA, Thorakotomie sekundäre Operation Salvage-Chemotherapie

und überschreitet selten Serumspiegel von 1000 IU/l. Stark erhöhte hCG-Spiegel weisen auf chorionkarzinomatöse Tumoranteile hin, und die Therapie muß sich dann nach den Kriterien eines Kombinationstumors richten (also keine primäre Strahlentherapie des Seminoms).

Die diagnostische Sensitivität von AFP liegt bei Nichtseminomen bei 50–80%, von hCG bei 60%. Einer von beiden Markern ist präoperativ bei ca. 80% erhöht.

Fallen nach der Orchiektomie die Tumormarker nicht in den Normbereich ab, so muß von einer Metastasierung ausgegangen werden. Zur Beurteilung, ob durch Orchiektomie und/oder Lymphadenektomie die Tumormasse vollständig entfernt wurde, kann zusätzlich die Markerverschwinderate (biologische Halbwertszeit, T1/2) postoperativ herangezogen werden. Eine signifikant verlängerte Halbwertszeit (hCG > 3 Tage, AFP > 6 Tage) spricht postoperativ oder nach Chemotherapie für einen Residualtumor. Darüber hinaus sind stark erhöhte hCG-Spiegel sowie pathologische Abklingraten unabhängig von anderen Parametern (Tumormasse, Histologie u.ä.) prognostisch ungünstig. Dies gilt auch für AFP und LDH [14]. Die *LDH* ist ein unspezifischer Marker, der bei ansonsten markernegativen Tumoren mit großer Tumorlast, besonders beim Seminom, zur Verlaufskontrolle unter Therapie geeignet ist.

5 Therapie

Allgemeine Prinzipien: Grundsätzlich muß innerhalb von Tagen der tumorverdächtige Hoden durch hohe inguinale Orchiektomie entfernt bzw. eine Laparotomie bei entsprechender Hodendystopie oder primär extragonadaler Tumorlokalisation durchgeführt werden. Beim *Seminom* wird bei fehlender Lymphknotenmetastasierung eine adjuvante Strahlentherapie der Paraaortalregion (BWK 11–LWK 4/5) durchgeführt, bei fortgeschrittenen Stadien eine Chemotherapie. Beim *Nichtseminom* wird in niedrigen Tumorstadien nach Orchiektomie eine retroperitoneale Lymphadenektomie aus diagnostischen und therapeutischen Gründen durchgeführt und eine adjuvante Chemotherapie angeschlossen. Bei höherer Tumorlast erfolgt eine primäre Chemotherapie und gegebenenfalls eine operative Theapie verbliebenen Tumorgewebes.

Bei adäquater, stadiengerechter Therapie besteht heute eine kurative Chance zwischen 85 und 100%. Die eingeschränkt radikale Lymphadenektomie ist fertilitätsprotektiv.

Aufgrund der damit verbundenen hohen therapeutischen Verantwortung darf die Behandlung nur in der Hand besonders Erfahrener und möglichst an onkologischen Zentren durchgeführt werden [2, 3, 6, 9, 17, 20].

Die Prinzipien der Behandlung sind der Tabelle 51-4 zu entnehmen.

Therapie des Seminoms: Beim Seminom bis Stadium IIb führen Operation und Strahlentherapie in 80–100% zur Dauerremission. Die Standardtherapie des fortgeschrittenen Seminoms besteht in 3 Zyklen *PEB* (Lymphknoten < 10 cm) und 4 Zyklen bei „bulky disease". Komplette Remissionen bzw. NED von 90% werden aber auch mit dem *VIP-Schema* (Vinblasten, Ifosfamid, Cisplatin) und dem *EIP-Schema* (Etoposid, Ifosfamid, Cisplatin) erreicht. Letzteres wird jetzt bevorzugt eingesetzt, da pulmonale Komplikationen (Bleomycinlunge) und die Neurotoxizität (Vinblastin) erheblich reduziert ist [2, 4, 5]. Eine *Monotherapie mit Carboplatin* kann noch nicht allgemein empfohlen werden [12]. Eine *palliative Strahlentherapie* kann bei Skelettbefall und ZNS-Metastasen notwendig werden. Resttumoren über 3 cm nach Chemotherapie werden *operiert*. Bei Nachweis von verbliebenem malignem Gewebe (ca. 10%) erfolgt anschließend eine erneute Strahlentherapie oder Salvage-Chemotherapie. Intrakranielle Germinome (Seminome) werden operiert. Die anschließende Strahlentherapie bezieht den Spinalkanal mit ein. Extragonadale Seminome werden wie Hodenseminome im Stadium III oder IV behandelt.

Therapie des Nichtseminoms und von Kombinationstumoren:
- *Stadium I:* Die retroperitoneale Lymphadenektomie (RLA) wird heute in eingeschränkt modifizierter fertilitätsprotektiver Form durchgeführt. Eine adjuvante Chemotherapie ist indiziert beim reinen Chorionkarzinom, sehr stark erhöhten hCG-Spiegeln und bei postoperativ persistierend erhöhten Tumormarkern [2, 20].
- *Stadium IIa, IIb:* Nach RLA wird als Standardtherapie eine Chemotherapie mit 3–4 Zyklen PEB durchgeführt.
- *Stadium II–IV:* Die primär nicht operablen Tumorstadien umfassen Lymphknoten über 5 cm und Organmetastasen. Die Standardtherapie besteht aus 4 Zyklen PEB [2, 19].

Bei Hochrisikopatienten wurden verschiedene Protokolle einer intensivierten Therapie einschließlich autologer Knochenmark- und Stammzelltransplantationen und der Gabe von hämatopoetischen Wachstumsfaktoren (GM-CSF) eingesetzt [1, 7, 18, 19]. Eine Steigerung der Vollremissionsraten von 50 auf 75% bei allerdings erhöhter Mortalität (5–10%) wurde erreicht. Verbleiben nach intensiver Chemotherapie noch Reste im Bereich des Retroperitoneums oder des Mediastinums und der Lunge, muß eine operative Sanierung angeschlossen werden. Finden sich maligne Reste, folgt eine Salvage-Chemotherapie mit EIP oder VIP. Bei *ZNS-Metastasen* ist eine systemische Therapie nicht ausreichend. Eine Schädelbestrahlung, aber

Tabelle 51-5 Nichtseminom: Nachsorgeprogramm bei Vollremission (Untersuchungsintervall in Monaten).

Untersuchungsart	Stadium I, IIa ohne adjuvante Chemotherapie			Stadium IIb–IV mit Chemotherapie ± sekundäre Operation		
	1–2 Jahre	3 Jahre	4–10 Jahre	1–2 Jahre	3 Jahre	4–10 Jahre
körperliche Untersuchung (Lymphknoten, Hoden Op.-Gebiet, Gewicht)	2	6	12	3	6	12
Labor (AFP, hCG, BKS, Hb, Leuko., Diff.-BB., LDH, γ-GT. Kreat., AP)	2	6	12	3	6	12
Rö-Thorax (in 2 Ebenen)	2	6	12	3	6	12
CT-Abdomen (retrop. LK, Leber)	4	6	12	4	6	12
Hodensonogramm	6	12	12	6	12	12
CT-Thorax	nur bei unsicherem röntgenologischem Befund					
CT-Schädel	nur im Stadium IV mit bulky disease und längerem Krankheitsverlauf (einmalig) nach Abschluß der Behandlung					
Skelettszintigramm	bulky disease, extragonadale Tumoren (einmal nach Behandlungsabschluß)					

auch eine Operation singulärer Herde sowie die intrathekale Gabe von Methotrexat müssen in Betracht gezogen werden.

Leydig- und Sertoli-Zelltumoren: Es handelt sich um benigne Stromatumoren, die selten einen malignen Verlauf zeigen. In Einzelfällen wurde eine Chemotherapie mit dem PEB-Schema durchgeführt. Leydig-Zelltumoren gelten als weitgehend strahlenresistent [2].

Nachsorge: In den ersten 2 Jahren nach Primärtherapie (90% aller Rezidive) soll der Patient mindestens vierteljährlich, später über 5 Jahre halbjährlich nachuntersucht werden (Tab. 51-5 u. 51-6).

Tabelle 51-6 Seminom, Nachsorgeprogramm bei Vollremission (Untersuchungsfrequenz in Monaten).

Untersuchungsart	1.–2. Jahr	3.–5. Jahr	6.–10. Jahr
körperliche Untersuchng (Lymphknoten, Hoden, Bestrahlungsgebiete, Gewicht)	3	6	12
Labor (AFP, hCG, BKS, Hb, Leuko, LDH, γ-GT, AP, Diff.-BB., Kreatinin)	3	6	12
Rö-Thorax (in 2 Ebenen)	3	6	12
CT-Abdomen (retroperitoneale Lymphknoten, Leber)	6	12	12
Hodensonogramm	6	12	12
Skelettszintigramm	nur beim anaplastischen Seminom 1. und 2. Jahr		

Die programmierte Nachsorge ist entscheidend für das Langzeitüberleben.

Hierzu gehören Tumormarkerbestimmungen, Röntgenaufnahme des Thorax, CT des Abdomens und Hodensonogramm, bei „bulky disease" Skelettszintigramm und CT des Schädels. Entdeckte Rezidive sind in der Regel kurativ behandelbar.

Die großen kurativen Chancen bei malignen Keimzelltumoren rechtfertigen auch den hohen Nachsorgeaufwand.

Nur durch eine interdisziplinäre Zusammenarbeit von Spezialisten sind optimale Therapieergebnisse zu erreichen.

Es sei deshalb diesbezüglich auch auf die spezifisch onkologische Literatur verwiesen [2, 3, 6].

Literatur

1. Bokemeyer, C., H.-J. Schmoll, A. Harstrick, H. J. Illinger, B. Metzner, U. Rüther, A. Ostermann, J. Preiss, J. Hohnloser, C. Clemm, W. Berdel, J. Beyer, W. Siegert, R. Hartenstein, H. Wilke, H. Poliwoda: Dose intensified treatment for advanced cell cancer with cisplatin (P), Etoposide (E) and ifosfamide (I) Plus GM-CSF. Europ. J. Cancer (Suppl. 2) Abstr. 641 (1991) 109.

2. Clemm, C., N. Schmeller: Maligne Hodentumoren. In: Wilmanns, W. (Hrsg.): Internistische Onkologie, S. 450–465. Urban & Schwarzenberg, München 1994.

3. Clemm, C.: Empfehlungen zur Diagnostik, Therapie und Nachsorge von Urogenitaltumoren. Schriftenreihe des Tumorzentrums München 1 (1989).

4. Clemm, C.: Phase III-Studie: Cisplatinkombinationstherapie beim metastasierten Seminom. Urologe A 30 (1991) 75–76.

5. Clemm, C., N. Hartenstein, N. Willich, G. Ledderose, W. Wilmanns: Combination chemotherapy with vinblastine, ifosfamide und cisplatin in bulky seminoma. Acta Oncol. 28 (1989) 231–235.

6. Einhorn, L. H., E. D. Crawford, W. U. Shipley, P. H. Loehrer, S. D. Williams: Cancer of the testis. In: Vita, V. T. De, K. Hellmanns, S. A. Rosenberg (eds.): Cancer Principis and Practice in Oncology, pp. 107–116. Lippincott, Philadelphia 1979.

7. Gerl, A., C. Clemm, M. Hentrich, R. Hartenstein, W. Wilmanns: Etoposide, cisplatin, bleomycin and cyclophosphamide (ECBC) as first line chemotherapy for poor-risk nonseminomatous germ cell-tumors. Acta Oncol. 32 (1993) 541–546.

8. Gerl, A., R. Lamerz, C. Clemm, W. Wilmanns: Primary extragonadal nonseminomatous germ cell tumors, differential diagnosis and monitoring of treatment. Diag. Oncol. 1 (1991) 269 ff.

9. Harding, M. J., J. Paul, C. R. Gillis, S. B. Kaye: Management of malignant teratoma: does referral to a specialist unit matter? Lancet 341 (1993) 999–1002.

10. Höffken, K., C. G. Schmidt: Klassifikation und Stadieneinteilung der Hodentumoren. Dtsch. med. Wschr. 102 (1977) 249–252.

11. Hölzel, D. J., J. E. Altwein: Hodentumoren. Dtsch. Ärztebl. 88 (1991)

12. Horwich, A., G. Deamaley, G. M. Duchesne et al.: Simple nontoxic treatment of advanced metastatic seminomas with carboplatin. J. clin. Oncol. 7 (1989) 1150–1156.

13. Mann, K.: Stellenwert der Tumormarker bei Keimzelltumoren. Schriftenreihe der Bundesärztekammer (1994).

14. Mann, K.: Tumormarker beim Hodenkarzinom. Urologe A 29 (1990) 77–86.

15. Mostofi, F. K., L. H. Sobin: Histological Typing of Testis Tumours. International Histological Classification of Tumors. Nr. 16. WHO, Geneva 1977.

16. Pugh, R. C. B.: Pathology of the Testis. Blackwell, Oxford – London – Edinburgh – Melbourne 1976.

17. Schmoll, H. J., L. Weißbach: Diagnostik und Therapie von Hodentumoren. Springer, Heidelberg 1988.

18. Siegert, W., J. Beyer, I. Strohscheer, V. Weißbach, H. G. Heuft, H. Oettle, J. Zingsem, R. Eckstein, H. J. Schmoll, D. Huhn: High-dose carboplatin, etoposide and ifosfamide followed by autologous stem cell transplantation in poor risk germ cell tumors. Bone Marrow Transplant. 10 (Suppl. 2) (1992) 26.

19. Stoter, G., D. Th. Sleijfer, J. H. Schornagel, H. Bokkel-Huinink: BEP versus VIP in intermediate risk patients with disseminated non-seminomatous testicular cancer. Proc. ASCO 12 (1993) 232.

20. Weißbach, L., R. Bussar-Maatz: Operative Maßnahmen beim Hodentumor. Onkol. Forum 3 (1993) 19.

52 Androgensubstitution des älteren Mannes

Friedrich Jockenhövel

1 Definition 416
2 Klinik des Androgenmangels im Alter 416
3 Pathophysiologie des Androgenmangels bei Männern im fortgeschrittenen Lebensalter 417
4 Indikationen und Durchführung einer Androgentherapie 417
5 Unerwünschte Wirkungen einer Androgentherapie 418
5.1 Benigne Prostatahyperplasie........... 418
5.2 Prostatakarzinom 419
5.3 Fettstoffwechsel..................... 419
5.4 Schlafapnoe-Syndrom................ 419

1 Definition

Im Gegensatz zur Frau tritt beim Mann mit zunehmendem Lebensalter keine abrupte Verminderung der Gonadenfunktion ein. Daher gibt es das „Klimakterium virile" nicht. Dennoch leiden viele Männer nach dem 55. bis 60. Lebensjahr unter klinischen Zeichen verminderter „Virilität" mit nachlassender Muskelkraft, Leistungsfähigkeit, Sexualfunktion und einer Osteopenie. Dies führt zu einer teilweise erheblichen Minderung der Lebensqualität der zunehmend größer werdenden Gruppe älterer Männer. Bei diesen Patienten entsteht daher immer häufiger die Frage einer Behandlung mit Androgenen.

Tabelle 52-1 Veränderungen der Sexualfunktionen beim älteren Mann in Relation zu jüngeren Jahren.

- verlängerte Zeitspanne bis zum Erreichen einer Erektion
- verminderte Rigidität
- Verkehr ohne Ejakulation oder Orgasmus
- rascher Verlust der Erektion
- verlängerte Refraktärzeit
- verminderte Häufigkeit und Rigidität spontaner nächtlicher Erektionen

2 Klinik des Androgenmangels im Alter

Sexualfunktionen: Libido und Potenz nehmen mit steigendem Lebensalter ab [19]. Ältere Männer mit erektiler Dysfunktion (Tab. 52-1) suchen zunehmend häufiger ärztlichen Rat und erfordern eine detaillierte Diagnostik zur Abklärung der Genese (s. Kap. 49). Obwohl einige Studien eine Korrelation zwischen sexueller Aktivität und freiem Testosteron bei älteren Männern feststellen konnten, ist nur selten ein Androgenmangel alleinige Ursache einer erektilen Dysfunktion [14].

Neben allgemeinen Erkrankungen mit Verschlechterung der körperlichen Leistungsfähigkeit (z.B. chronische Niereninsuffizienz, koronare Herzkrankheit, degenerative Gelenkveränderungen) sowie deren medikamentösen Therapie [12], führen Versagensangst, sexuelle Unlust oder Dyspareunie der Partnerin zur Verminderung der sexuellen Aktivität. Bei älteren Männern sind reduzierte Libido und erektile Dysfunktion daher meist multifaktoriell bedingt.

Ferner sind Erektionen in Reaktion auf visuelle oder taktile Stimuli im Gegensatz zu Libido und spontanen nächtlichen Erektionen testosteronunabhängig [5, 24]. Daher konnte in einer placebokontrollierten „Crossover"-Studie eine Testosteronsubstitution nur den Libidoverlust bessern, während eine erektile Dysfunktion unbeeinflußt blieb [20].

Osteopenie: Ältere Männer weisen im Vergleich zu jungen Männern eine deutlich reduzierte Knochenmasse und eine erhöhte Frakturrate auf.

Etwa ein Fünftel aller Oberschenkelhalsfrakturen betreffen Männer. Eine wesentliche Ursache der Osteopenie ist der Androgenmangel [1, 10, 21].

Osteoblasten verfügen über Androgenrezeptoren und werden durch Androgene in ihrer Proliferation stimuliert. Die Testosteronsubstitution führt bei Männern mit Hypogonadismus zu einer deutlichen Steigerung des Knochenmineralgehaltes, und auch bei älteren Männern zeigen Studien eine Abnahme der Exkretion von Markern der Knochenresorption [23].

Körperliche Leistungsfähigkeit: Androgene üben erheblichen Einfluß auf die körperliche Leistungsfähigkeit aus. Die Muskulatur ist ein Androgenzielorgan.

Testosteronmangel verursacht eine deutliche Reduktion von Muskelmasse und Muskelkraft. Die Testosterontherapie hebt bei Männern mit Hypogonadismus den Katabolismus auf und kann eine normale Muskelmasse wieder herstellen.

Etwa ab der 6. Lebensdekade tritt bei vielen Männern eine Reduktion der Muskelmasse und -kraft parallel zum Abfall der Testosteronspiegel ein. Zwar ist die Muskelatrophie wahrscheinlich multifaktorieller Genese (mangelndes körperliches Training, Allgemeinerkrankungen, Mangel an Wachstumshormon), doch führt schon eine kurzfristige Testosterontherapie älterer Männer zu einer leichten Zunahme der Muskelmasse und -kraft [6, 23].

Erythrozyten: Männer verfügen über eine höhere Erythrozytenmasse als Frauen. Dies beruht auf der Erythropoietin- und Stammzellproliferation-stimulierenden Wirkung von Testosteron. Eine Therapie mit Androgenen kann bei Männern unabhängig von der endogenen Testosteronproduktion zu einer Zunahme der Erythrozytenmasse führen.

3 Pathophysiologie des Androgenmangels bei Männern im fortgeschrittenen Lebensalter

Querschnittsuntersuchungen zeigen mit zunehmendem Lebensalter eine moderate *Verminderung der testikulären Testosteronproduktion* (Abb. 52-1) [24]. Zwar besteht eine breite Streuung der Testosteronspiegel, die sich bei besonders gesunden älteren Männern oft nicht von denen junger Männer unterscheiden, dennoch weist die Gesamtheit der Gruppe älterwer-

dender Männer eine negative Korrelation zwischen Lebensalter und Testosteronserumspiegel auf [19].

Bei der Mehrzahl älterer Männer mit erniedrigten Testosteronserumspiegeln besteht eine *Leydig-Zellinsuffizienz*, wie die mit dem Lebensalter steigenden Gonadotropinkonzentrationen belegen. Aufgrund einer Reduktion der Leydig-Zellzahl ist auch die endokrine Reservekapazität der Testes im hCG-Stimulationstest vermindert. Der Mangel an freiem, biologisch aktivem Testosteron wird durch die ansteigenden Konzentrationen des sexualhormonbindenden Globulins (SHBG) noch verstärkt (Abb. 52-1).

Neben primär testikulären Defekten weisen einige Männer eine *Störung der GnRH-Sekretion* auf. Dann sind die Gonadotropine LH und FSH trotz erniedrigtem Testosteron nicht erhöht [17, 19, 24].

Die Ursache für die testikulären hypothalamischen Funktionseinschränkungen ist unklar. Bei einer Verschlechterung des allgemeinen Gesundheitszustandes durch Erkrankungen findet sich eine Verminderung des Testosteronserumspiegels häufiger als bei gesunden älteren Männern [17], so daß offensichtlich ein Zusammenhang zwischen allgemeinem Gesundheitszustand und der empfindlichen Hodenfunktion besteht [12]. Die *Spermatogenese* ist im Alter nur wenig beeinträchtigt.

4 Indikationen und Durchführung einer Androgentherapie

Indikationen: In Analogie zur postmenopausalen Östrogensubstitution der Frau liegt die substitutive Testosterontherapie älterer Männer nahe, wenn klinische Zeichen eines Androgenmangels und erniedrigte Testosteronserumspiegel vorhanden sind. Nach den vorliegenden Daten profitieren wahrscheinlich ältere Männer mit Libidomangel, Osteoporose oder reduzierter körperlicher Leistungsfähigkeit von einer Testosterontherapie. Eine erektile Dysfunktion wird dagegen nur selten durch Testosteron verbessert wer-

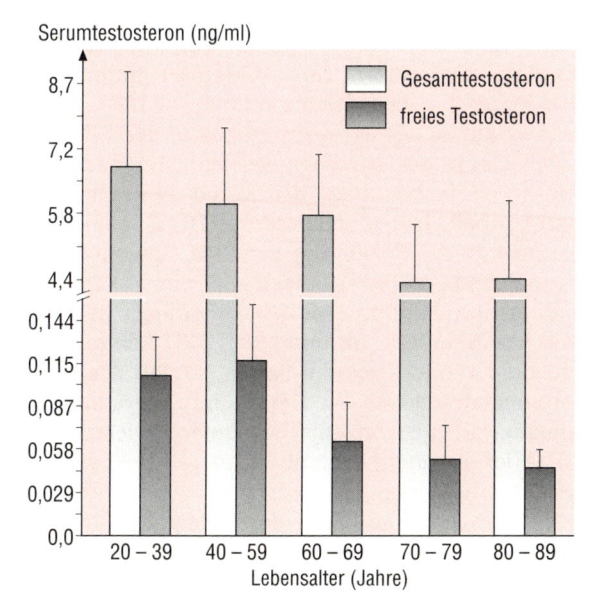

Abb. 52-1 Testosteronspiegel in Abhängigkeit vom Lebensalter (Daten [24]).

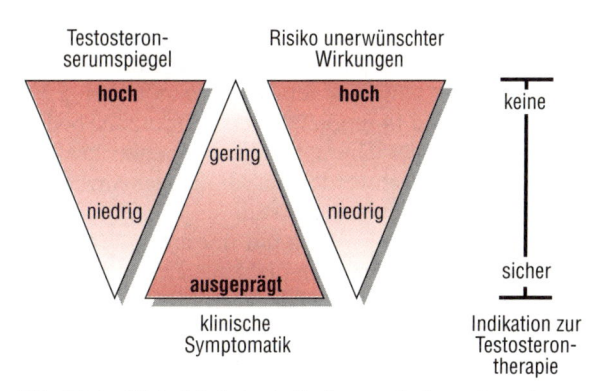

Abb. 52-2 Abhängigkeit der Indikation zur Androgentherapie von Männern im fortgeschrittenen Lebensalter von Testosteronserumspiegel, klinischer Symptomatik und potentieller unerwünschter Wirkungen auf vorbestehende Störungen.

Tabelle 52-2 Spezielle Untersuchungen zur Abklärung der Indikationen und Kontraindikationen einer Testosterontherapie beim älteren Mann.

Nachweis eines Androgenmangels	Abschätzung möglicher Risiken
Anamnese	
Leistungsschwäche	Hinweise für eine Prostatavergrößerung
erektile Dysfunktion	Hinweise für kardiovaskuläre Erkrankungen
Libidomangel	Schlafapnoe-Syndrom
Hinweise für eine Osteoporose	
körperliche Untersuchung	
Muskelatrophie	Prostatapalpation
verringerte Sekundärbehaarung	
Laboruntersuchungen	
Blutbild (Anämie?)	Blutbild (Polyglobulie?)
Testosteron i.S.	Fettstoffwechselstörung
	prostataspezifisches Antigen
sonstige Untersuchungen	
Osteodensitometrie	Prostatasonographie

den können. Noch fehlen allerdings fundierte longitudinale Studien zum Nutzen-Risiko-Verhältnis einer Androgentherapie beim älteren Mann.

Indikationen und Kontraindikationen sind in Abbildung 52-2 und Tabelle 52-2 zusammengefaßt.
Voraussetzungen:

Voraussetzung einer Androgentherapie ist der Nachweis eines erniedrigten oder niedrig-normalen Testosteronserumspiegels.

Allerdings ist die Bewertung des Testosteronserumspiegels eines älteren Mannes schwierig, da viele Labors für ihren Testosteron-Assay keine lebensalterbezogenen Normbereiche angeben. Wird der an jüngeren Männern etablierte Normbereich von 3,5 – 8,7 ng/ml (12 – 30 nmol/l) herangezogen, besteht wahrscheinlich eine sichere Therapieindikation bei Werten unter 2,3 ng/ml (8 nmol/l). Ein Testosteronserumspiegel von mehr als 4,0 ng/ml (14 nmol/l) macht die Notwendigkeit und den therapeutischen Nutzen einer Testosterontherapie unwahrscheinlich. Die zwischen 2,3 – 4,0 ng/ml (8 und 14 nmol/l) liegende Grauzone bedarf zur Erhärtung der Therapieindikation einer exakten Erfassung der Beschwerden mit sorgfältiger Abwägung gegenüber potentiellen Risiken, da die Androgentherapie beim älteren Mann mit nur mäßig erniedrigtem Serumtestosteron noch nicht ausreichend wissenschaftlich abgesichert ist (Tab. 52-2).
Durchführung: Die Testosterontherapie des älteren Mannes folgt den allgemeinen Prinzipien der Testosteronsubstitution (s. Kap. 46, Abschn. 5). Langwirkende Applikationsformen wie Testosteron-Pellets sind für ältere Patienten allerdings weniger geeignet, da eine notwendig werdende Beendigung der Theapie nicht kurzfristig möglich ist. Die für diese Indikation besonders geeigneten Testosteronpflaster stehen demnächst auch in Deutschland zur Verfügung. Die intramuskuläre Gabe von Testosteronoenanthat ist aktuell üblich. Wenn die Standarddosis von 250 mg Testosteronoenanthat alle 4 Wochen zu leichten Nebenwirkungen wie z.B. einer Polyglobulie führt, kann eine Dosisreduktion auf 100 mg alle 2 Wochen oder 50 – 75 mg wöchentlich erfolgen.
Verlaufskontrolle: Verlaufskontrollen beinhalten eine digitale rektale Untersuchung nach 3, 6 und 12 Monaten, danach jährlich (s.a. Kap. 46, Abschn. 5.3). Die Bestimmung der Blutfette, des Blutbildes, der Transaminasen, des Bilirubins, des PSA und die Prostasonographie erfolgen nach 6 und 12 Monaten und dann jährlich. Mit diesem konservativen Vorgehen sind die Patienten in ein regelmäßiges Vorsorgeprogramm eingebunden, das insbesondere die prostataspezifischen Risiken einer Androgentherapie minimiert [11]. Ob Testosteron wie Östrogene und evtl. auch Wachstumshormon in Zukunft zum Arsenal der Hormontherapie zur Verbesserung der Lebensqualität älterer Menschen gehört, werden zukünftige Studien zeigen.

5 Unerwünschte Wirkungen einer Androgentherapie

Testosteron, in substitutiven Dosen appliziert, ist ein sicheres Medikament ohne wesentliche Nebenwirkungen (s. Kap. 46, Abschnitt 5.1). Beim älteren Mann sind jedoch einige Aspekte einer Androgentherapie zusätzlich zu beachten.

5.1 Benigne Prostatahyperplasie

Die benigne Prostatahyperplasie (BPH) ist eine Erkrankung des Alters. Ihre Häufigkeit nimmt von 30% in der 7. Lebensdekade auf nahezu 100% in der 10. Dekade zu. Zwar ist die Ätiologie der BPH nur unvollständig geklärt, doch spielen paradoxerweise Androgene, insbesondere der 5α-reduzierte Testosteron-Metabolit Dihydrotestosteron (DHT), eine wichtige Rolle in der Entstehung der BPH, obwohl gerade zum Zeitpunkt der Entwicklung einer BPH die Androgenproduktion nachläßt. Allerdings bestehen zwischen Männern mit und ohne BPH keine Unterschiede der Androgene im Serum, so daß der Testosteronmetabolismus zu DHT und Östradiol auf zellulärer Ebene von entscheidender Bedeutung ist [15]. Hierfür spricht auch der günstige Effekt von 5α-Reduktasehemmern.

Der therapeutische Ersatz des Testosterons bei jüngeren und älteren Männern mit Hypogonadismus stimuliert das Prostatawachstum und normalisiert die primär reduzierte Prostatagröße und PSA-Serumkonzentration [3, 18]. Ob bei älteren Männern ohne Hypogonadismus die Gabe von Testosteron den spontanen Verlauf einer BPH beeinflußt und ob ein nachteiliger Effekt durch eine begleitende Therapie, z. B. mit 5α-Reduktasehemmern verhindert werden kann, ist bisher nicht untersucht worden.

5.2 Prostatakarzinom

Etwa 50% aller Männer jenseits des 70sten Lebensjahres weisen präklinische, mikroskopische Foci maligner Zellen in der Prostata auf, wobei große ethnische und geographische Unterschiede in der Progression zum klinisch manifesten Karzinom bestehen. Ob Androgene die Progression präklinischer Foci zu klinisch manifestem Prostatakrebs fördern ist unbekannt. Allerdings ist die Wachstumsabhängigkeit bereits manifest gewordener Prostatakarzinome von Testosteron dokumentiert und wird auch therapeutisch genutzt.

5.3 Fettstoffwechsel

Die erhöhte Inzidenz kardiovaskulärer Erkrankungen von Männern im Vergleich zu Frauen wird den Einflüssen der Sexualsteroide auf den Fettstoffwechsel zugeschrieben. Bis zur Pubertät bestehen bei Kindern keine geschlechtsspezifischen Unterschiede der High-density-Lipoprotein-(HDL), Low-density-Lipoprotein-(LDL) und Triglyzerid-Konzentrationen. Mit der Pubertät fällt bei Jungen das HDL-Cholesterin ab und LDL-Cholesterin und Triglyzeride steigen an [9]. Androgene Steroide, insbesondere Anabolika, führen zu einer Verminderung des HDL-Cholesterins und Steigerung des LDL-Cholesterins bei unverändertem Gesamtcholesterin. Diese Wirkung ist bei oral applizierten anabolen Steroiden (z. B. Stanozolol) und nicht-aromatisierbaren Androgenen (z. B. Mesterolon) wesentlich stärker ausgeprägt als bei parenteral verabreichtem Testosteron [7, 8].

Ob die Senkung des HDL-LDL-Verhältnisses durch Androgene tatsächlich die kardiovaskulären Ereignisse erhöht, ist unklar, da neben dem Lipidprofil noch weitere Einflußfaktoren zu berücksichtigen sind. Testosteron senkt den unabhängigen Risikofaktor Lipoprotein(a) [2] und steigert die Fibrinolyse durch eine Stimulation von Plasminogen und Reduktion des Plasminogen-Aktivator-Inhibitors [4].

5.4 Schlafapnoe-Syndrom

In seltenen Fällen kann eine Testosterontherapie bei prädisponierten Männern (ausgeprägte Adipositas, chronisch-obstruktive Lungenerkrankung) ein Schlafapnoe-Syndrom reversibel induzieren. Betroffene Patienten weisen einen Anstieg des Hämatokrits über 50% auf. Mit dem Absetzen der Testosterontherapie bildet sich das Schlafapnoe-Syndrom wieder zurück [16].

Literatur

1. Anderson, D. C.: Osteoporosis in men. Brit. med. J. 305 (1992) 489–490.
2. Baumstark, M. W., T. von Stark, E. Jakob, C. Luley, A. Berg, J. Keul: Testosterone lowers serum concentrations of lipoprotein Lp(a). In: Steinmetz, A., J. Schneider, H. Kaffarnik (eds.): Hormones in Lipoprotein Metabolism, pp. 165–169. Springer, Berlin – Heidelberg 1993.
3. Behre, H. M., J. Bohmeyer, E. Nieschlag: Prostate volume in testosterone-treated and untreated hypogonadal men in comparison to age-matched normal controls. Clin. Endocr. 40 (1994) 341–349.
4. Caron, P., A. Bennet, R. Camare, J. P. Louvet, J. P. Boneu, P. Sie: Plasminogen activator inhibitor in plasma is related to testosterone in men. Metabolism 38 (1989) 1010–1015.
5. Davidson, J. M., M. Kwan, W. J. Greenleaf: Hormonal replacement and sexuality in men. Clin. Endocr. Metab. 11 (1982) 599–623.
6. Elashoff, J. D., A. D. Jacknow, S. G. Shain, G. D. Braunstein: Effects of anabolic-androgen steroids on muscular strength. Ann. intern. Med. 115 (1991) 387–393.
7. Friedl, K. E., C. J. Hannan, R. E. Jones, S. R. Plymate: High density lipoprotein cholesterol is not decreased if an aromatizable androgen is administered. Metabolism 39 (1990) 69–74.
8. Glazer, G.: Atherogenic effects of anabolic steroids on serum lipid levels. Arch. intern. Med. 151 (1991) 1925–1933.
9. Hazzard, W. R.: Why women live longer than men (or why can't a man be more like a woman). In: Steinmetz, A., J. Schneider, H. Kaffarnik (eds.): Hormones in Lipoprotein Metabolism, pp. 89–97. Springer, Berlin – Heidelberg 1993.
10. Jackson, J. A., M. W. Riggs, A. M. Spiekerman: Testosterone deficiency as a risk factor for hip fractures in men: a case-control study. Amer. J. med. Sci. 304 (1992) 4–8.
11. Jackson, J. A., J. Waxman, M. Spiekerman: Prostatic complications of testosterone replacement therapy. Arch. intern. Med. 149 (1989) 2365–2366.
12. Jockenhövel, F.: Hypogonadismus und Infertilität als Folge von allgemeinen Erkrankungen und Toxinen. Internist 34 (1993) 741–755.
13. Johnson, L.: Spermatogenesis and aging in the human. J. Androl. 7 (1986) 331–354.
14. Korenman, S. G., J. E. Morley, A. D. Mooradian, S. Stanik Davis, F. E. Kaiser, A. J. Silver, S. P. Viosca, D. Garza: Secondary hypogonadism in older men: its relation to impotence. J. clin. Endocr. 71 (1990) 963–969.
15. Krieg, M., S. Tunn: Androgens and human benign prostatic hyperplasia (BPH). In: Nieschlag, E., H. M. Behre (eds.): Testosterone, pp. 219–244. Springer, Berlin 1990.
16. Matsumoto, A. M., R. E. Sandblom, R. B. Schoene, K. A. Lee, E. C. Giblin, D. J. Pierson, W. J. Bremner: Testosterone replacement in hypogonadal men: effects on obstructive sleep apnoea respiratory drives, and sleep. Clin. Endocr. 22 (1985) 713–721.
17. Morley, J. E., F. E. Kaiser: Testicular function in the aging male. In: Armbrecht, H. J., R. M. Coe, N. Wongsurawat (eds.): Endocrine Function and Aging. Springer, Berlin 1990.
18. Morley, J. E., H. M. Perry, F. E. Kaiser, D. Kraenzle, J. Jensen, K. Houston, M. Mattammal: Effects of testosterone replacement therapy in old hypogonadal males: a preliminary study. J. Amer. Geriat. Soc 41 (1993) 149–152.
19. Nankin, H. R., P. Kilman: Testicular function after age fifty. In: Bardin, C. W. (ed.): Current therapy in endocrinology and metabolism, pp. 507–511. Decker Inc., Philadelphia 1991.
20. O'Carroll, R., J. Bancroft: Testosterone therapy for low sexual interest and erectile dysfunction in men: a controlled study. Brit. J. Psychiat. 145 (1984) 146–151.
21. Rudman, D., P. J. Drinka, C. R. Wilson, D. E. Mattson, F. Scherman, M. C. Cuisinier, S. Schultz: Relations of endogenous anabolic hormones and physical activity to bone mineral density and lean body mass in elderly men. Clin. Endocr. 40 (1994) 653–661.
22. Schröder, F. H.: Androgens and carcinoma of the prostate. In: Nieschlag, E., H. M. Behre (eds.): Testosterone, pp. 245–260. Srpinger, Berlin 1990.
23. Tenover, J. S.: Effects of testosterone supplementation in the aging male. J. clin. Endocr. 75 (1992) 1092–1098.
24. Vermeulen, A.: Androgens and male senescence. In: Nieschlag, E., H. M. Behre (eds.): Testosterone, pp. 261–276. Springer, Berlin 1990.

VIII. Weibliche Gonaden

53 Diagnostische Methoden in der gynäkologischen Endokrinologie

Daniela Hornung und Ludwig Kiesel

1	**Klinische Untersuchungen**	422
1.1	Anamnese	422
1.2	Basaltemperaturkurve	424
1.3	Vaginalzytologie	424
1.4	Farnkrauttest	424
1.5	Zervixschleimspinnbarkeit	424
1.6	Zervix-Score nach Insler	425
1.7	Sims-Huhner-Test	425
1.8	Kurzrock-Miller-Test	425
1.9	Kremer-Test	425
1.10	Gestagentest	426
1.11	Östrogen-Gestagen-Test	426
2	**Apparative Untersuchungen**	426
2.1	Pertubation	426
2.2	Hysterosalpingographie	426
2.3	Diagnostische Laparoskopie und Chromopertubation	427
2.4	Hysteroskopie	427
2.5	Sonographie	427
2.6	Röntgen	427
2.7	Selektive Venenkatheterisierung	428
3	**Laboruntersuchungen**	428
3.1	Bakteriologische Abstriche, Chlamydienabstriche	428
3.2	Zytologische Abstriche	428
3.3	GnRH-Test	428
3.4	GnRH-Suppressionstest	428
3.5	Dexamethasonhemmtest	428
3.6	TRH-Test	429
3.7	Metoclopramidtest	429
3.8	ACTH-Test	429

1 Klinische Untersuchungen

1.1 Anamnese

Wie am Anfang jeder klinischen Untersuchung sollte auch auf dem Gebiet der gynäkologischen Endokrinologie die Anamneseerhebung die ersten Hinweise für bestimmte Erkrankungen liefern:

Größen- und Gewichtsrelation:

Die Gewichtsverteilung scheint neben internistischen Risikofaktoren sowohl die pubertäre Entwicklung als auch den Ablauf eines normalen Zyklus zu beeinflussen.

Für das *Untergewicht* bei Frauen spielen die Krankheiten aus dem Formenkreis der *Anorexia nervosa* mit einer relativ geringen Fettmasse im Verhältnis zum Gesamtkörpergewicht eine wichtige Rolle. Bei der kausalen Pathogenese scheint die mangelnde Zufuhr von Aminosäuren und anderer wichtiger Stoffwechselprodukte von Bedeutung zu sein. Daneben fehlt aufgrund des geringen Fettspeichers die ausreichende Aromataseaktivität zur Umwandlung von Androgenen in Östrogene. Die Erhebung der Größen- und Gewichtsrelation wie auch die Beurteilung der psychologischen Gesamtsituation ist zur Feststellung des Symptomenkomplexes der Anorexia nervosa von großer Bedeutung. Ziel der therapeutischen Bemühungen ist das Erreichen des Normalgewichtes mit Hilfe psychologischer Beratung und ggf. vorübergehender Östrogen-/Gestagensubstitution (vgl. auch Kap 79).

Bei *Adipositas* und *erhöhter Androgensekretion* müssen die Verdachtsdiagnosen „polyzystisches Ovarsyndrom" (PCO-Syndrom) und Cushing-Syndrom in Erwägung gezogen werden. Die Adipositas ist gelegentlich mit Oligo- und Amenorrhö aufgrund der Follikelreifungsstörung vergesellschaftet und muß bei der Abklärung einer Zyklusstörung mitberücksichtigt werden. Zusammen mit Zeichen der Hyperandrogenämie muß ein PCO-Syndrom abgeklärt werden. Auch hier wäre das Therapieziel eine Normalisierung des Körpergewichts.

Haut und Hautanhangsgebilde: Erhöhte Androgenspiegel können im äußeren Erscheinungsbild der Frau sichtbar werden. Die Einwirkung von Androgenen auf Androgenrezeptoren führt zu Hirsutismus, Alopezie, Akne und Seborrhö. Hierbei entspricht die Ausprägung der Androgenisierungserscheinungen nicht immer der Höhe des Androgenspiegels, da die Gewebesensitivität (Androgenrezeptorkonzentration, Aktivität der 5α-Reduktase) eine wesentliche Rolle spielt. Klinische Zeichen der Hyperandrogenämie sollten durch Hormonuntersuchungen ergänzt werden. Im Falle einer Hyperandrogenämie können antiandrogene Medikamente auch die Erkrankungen an Haut und Hautanhangsgebilden bessern oder heilen.

Milchsekretion: Eine *erhöhte Prolaktinsekretion* kann nicht nur zur lästigen Galaktorrhö führen, sondern auch Zyklusstörungen im Sinne von Oligo- und Amenorrhö sowie Sterilität bedingen. Durch die Hyperprolaktinämie wird die pulsatile Gonadotropinsekretion vermindert oder aufgehoben. Physiologisch ist dieser Vorgang jedoch nur während der Stillzeit. Bei Galaktorrhö klärt eine Serumprolaktinbestimmung, ob eine Hyperprolaktinämie vorliegt. Eine leichte bis mittelgradige Prolaktinwerterhöhung wird bei Kinderwunsch mit Prolaktinhemmern behandelt. Bei exzessiver Prolaktinerhöhung sollte ein Hypophysenadenom durch NMR oder CT ausgeschlossen werden. Im Fall eines Adenoms ergänzen Gesichtsfeldbestimmungen die Verlaufskontrolle der Erkrankung. Die operative Sanierung eines Hyopophysenadenoms dürfte nur bei sehr großen bzw. größenprogredienten Adenomen erforderlich sein.

Um ein malignes Geschehen an der Mamma bei Galaktorrhö nicht zu übersehen, sollten zytologische Abstriche des Mammasekretes angefertigt werden.

Internistische Erkrankungen: Viele internistische Erkrankungen können Zyklusstörungen bzw. Einschränkungen der Fertilität bedingen, von denen nur die wesentlichen hier aufgezählt werden können. So beeinflussen internistische endokrinologische Erkrankungen die Gonadotropinsekretion entweder direkt zentral über die Wirkung auf Hypophyse/Hypothalamus oder peripher durch die Wirkung auf das Ovar. Ebenso beeinflussen immunologische, infektiologische und schwere Organgrunderkrankungen den Regelkreis der Frau.

Folgende internistische Grunderkrankungen sollten am Anfang der Behandlung einer Patientin in der gynäkologischen Hormonsprechstunde erkannt, abgeklärt und behandelt werden:
– Hypo- oder Hyperthyreose
– Diabetes mellitus
– Erkrankungen der Nebennierenrinde
– immunologische Erkrankungen
– Infektionskrankheiten
– chronische Leber- und Nierenkrankheiten
– Darmerkrankungen
– pathologische Streßverarbeitung
– psychische Erkrankungen.

Menstruationsblutungen: Die Menstruationsblutungen beim normalen weiblichen Zyklus (*Eumenorrhö*) erfolgen im Mittel in Intervallen von 28 ± 3 Tagen mit einer Blutungsdauer von etwa 5 Tagen (Abb. 53-1a).
– Frauen mit Eumenorrhö haben meistens eine normale Follikel- und Corpus-luteum-Phase. Abweichungen von diesem Blutungsmuster können die Blutungsstärke (*Hypo-* oder *Hypermenorrhö*) oder die Abstände (*Oligo-* und *Polymenorrhö*) betreffen. Außerdem können irreguläre Zusatzblutungen vorkommen:
– *Oligomenorrhö:* Als Oliogomenorrhö bezeichnet man eine seltene Blutung mit Blutungsintervallen über 35 Tage (Abb. 53-1b). Oligomenorrhöen sind häufig ein Hinweis auf anovulatorische Zyklen. Weitere Gründe können eine verlängerte Follikelphase und eine Corpus-luteum-Persistenz sowie Hyperprolaktinämie und Hyperandrogenämie sein.
– *Polymenorrhö:* Bei der Polymenorrhö beträgt das Intervall zwischen zwei Periodenblutungen weniger als 25 Tage (Abb. 53-1c). Polymenorrhöen treten durch verkürzte Follikelreifungsphasen oder verkürzte Corpus-luteum-Phasen auf. Auch anovulatorische Zyklen können für die Polymenorrhö verantwortlich sein.
– *Hypomenorrhö:* Die Hypomenorrhö bezeichnet eine zu schwache Periodenblutung (Abb. 53-1d). Häufig liegt ein Östrogenmangel (z.B. bei beginnender Ovarialinsuffizienz) vor, wodurch sich das Endometrium nicht ausreichend aufbauen kann. Auch die Hyperprolaktinämie und die Hyperandrogenämie können bei der Hypomenorrhö eine Rolle spielen.
– *Hypermenorrhö:* Bei der Hypermenorrhö liegt eine zu starke Periodenblutung vor (Abb. 53-1e). Häufig sind Hypermenorrhöen bei Uterus myomatosus, Malignomen, Blutgerinnungsstörungen oder anderen internistischen Erkrankungen. Als hormonelle Ursache kommt auch einmal eine Follikelreifungsstörung mit Corpus-luteum-Insuffizienz vor.

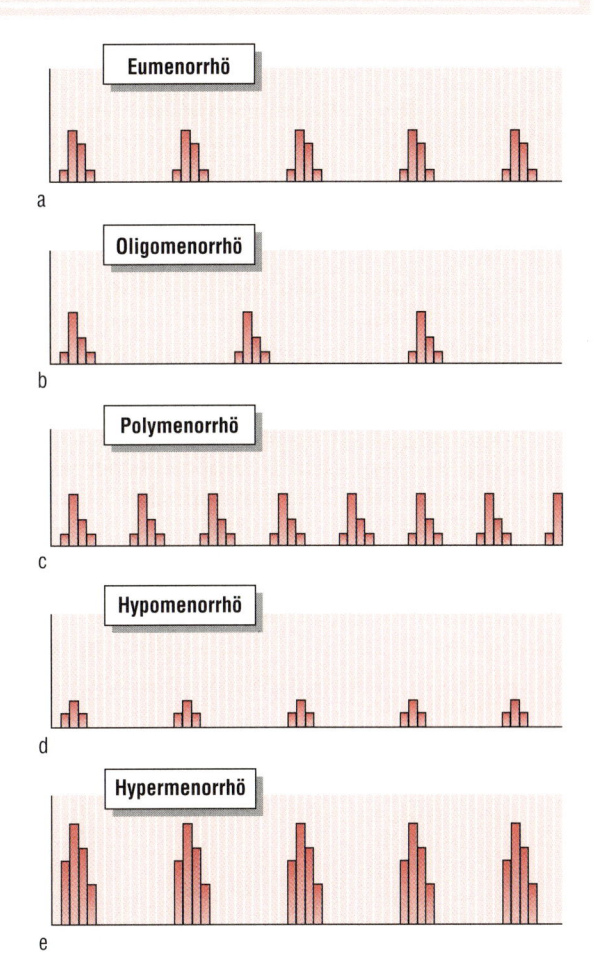

Abb. 53-1 Blutungsmuster beim normalen und veränderten menstruellen Zyklus.

1.2 Basaltemperaturkurve

Das Prinzip der Basaltemperaturkurvenmessung besteht darin, daß der Gelbkörper nach erfolgtem Eisprung Progesteron bildet. Dieses wirkt ein auf das temperaturregelnde Zentrum in der Rautengrube und steigert die Körperkerntemperatur um 0,3–0,5 °C.

Die einfachste und kostengünstigste Methode zur Zyklusdiagnostik bei Patientinnen mit Sterilität oder Zyklusstörungen ist die Messung der morgentlichen Aufwachtemperatur. Die Messung sollte morgens direkt nach dem Aufwachen nach einer genügend langen Ruhephase durchgeführt werden. Um eine ausreichende Genauigkeit zu erreichen, ist eine orale oder rektale Messung erforderlich, ein elektronisches Thermometer kann die Messung erleichtern:

– *Normale Basaltemperaturkurve* (Abb. 53-2): Temperaturanstieg um 0,3–0,5 °C innerhalb von 2 Tagen in der Zyklusmitte; mindestens an 3 Tagen um 0,3 °C höher als der Mittelwert der 7 vorangehenden Tage; Temperaturerhöhung bleibt bis kurz vor der nächsten Periode erhalten.

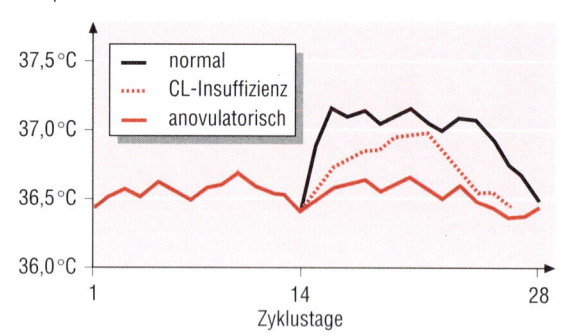

Abb. 53-2 Verläufe von Basaltemperaturkurven: normaler biphasischer Zyklus; Temperaturkurve mit Corpus-luteum-Insuffizienz mit langsamem, treppenförmigem Temperaturanstieg und vorzeitigem Temperaturabfall; die monophasische Basaltemperaturkurve zeigt meistens einen Zyklus ohne Ovulation an.

– *Pathologische Temperaturkurven* (Abb. 53-2): Monophasischer Verlauf bei fehlendem Progesteron, z. B. infolge Ausfall des Eisprungs; biphasische Temperaturkurve, aber langsamer treppenförmiger Temperaturanstieg bei Corpus-luteum-Insuffizienz; vorzeitiges Abfallen der Temperaturkurve am Ende des Zyklus ebenfalls bei Corpus-luteum-Insuffizienz; kurze Hyperthermiephase von weniger als 12–14 Tagen; frühzeitiger Temperaturanstieg vor dem 12. Zyklustag.

In allen Fällen eines pathologischen Temperaturkurvenverlaufes sollten Hormonprofile zu Anfang des Zyklus und die Messung von Progesteron, Östrogen und Prolaktin in der zweiten Zyklushälfte erfolgen.

1.3 Vaginalzytologie

Die Scheidenepithelien unterliegen bestimmten hormonabhängigen Veränderungen. Diese können durch einen Nativabstrich unter Zugabe von einem Tropfen physiologischer NaCl-Lösung leicht erkannt werden. Unter Östrogeneinfluß überwiegen helle, große Plattenepithelien mit pyknotischen Kernen. Während sich unter Gestageneinfluß die Zellränder einkrempeln, liegen die Plattenepithelien in kleineren Grüppchen zusammen (s. Farbtafel, Abb. 53-3). Auch können die bakteriellen Besiedelungen wechseln: So überwiegen unter Östrogeneinfluß die Döderlein-Bakterien, während unter Gestageneinfluß eher eine Mischflora vorliegt.

Bei einer nicht dem Zyklustag entsprechenden Vaginalzytologie besteht der Verdacht auf Östrogen- bzw. Gestagenmangel. Hormonanalysen sollten dann die Diagnostik ergänzen, um eine entsprechende Therapie einleiten zu können.

1.4 Farnkrauttest

Unter Östrogeneinwirkung tritt ein Arborisationsphänomen des getrockneten Zervixschleims auf. Es bilden sich farnkrautähnliche Kristalle. Dieses Phänomen verschwindet unter Gestageneinfluß. Für die Untersuchung wird ein wenig Schleim vom äußeren Muttermund abgesaugt und auf einem Objektträger getrocknet. Ein typisches Farnkrautmuster ist in Abbildung 53-4 zu sehen.

Falls dieser Test eine ungenügende Kristallisation zeigt, sollte eine Östrogenbestimmung aus dem Serum den Verdacht auf Östrogenmangel bestätigen, bevor eine Östrogensubstitution begonnen wird.

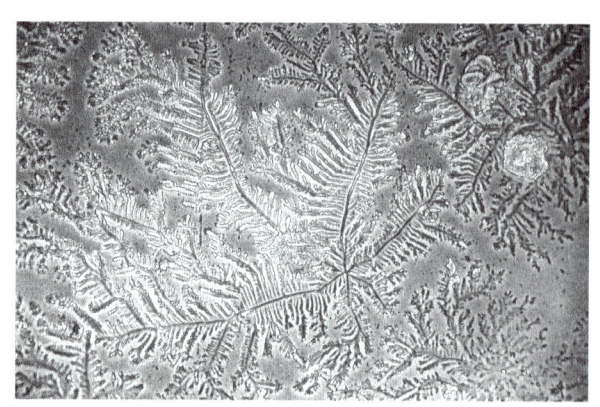

Abb. 53-4 Arborisationsphänomen des getrockneten Zervixschleims unter Östrogeneinfluß, sog. Farnkrautmuster (Aufnahmen von Dr. P. Stoll, Univ.-Frauenklinik Tübingen).

1.5 Zervixschleimspinnbarkeit

Die Zervixschleimspinnbarkeit nimmt im Laufe des Zyklus immer mehr zu und erreicht zum Zeitpunkt des Eisprungs ein Maximum mit ca. 10 cm Länge. Auch diese Spinnbarkeit ist ein Indikator für eine ausreichende Östrogenwirkung.

Eine fehlende oder verkürzte Spinnbarkeit kann zum einen wiederum einen Östrogenmangel anzeigen, ebenso ist auch an eine verfrühte Ovulation mit entsprechend verfrühter Gestagenwirkung bei ungenügender Follikelreifung zu denken.

Die bakterielle Vaginose kann die Zervixschleimspinnbarkeit verringern; mit Hilfe eines Nativs und eines bakteriellen Abstrichs können Keime erkannt und entsprechend therapiert werden.

1.6 Zervix-Score nach Insler

Der Insler-Score faßt die beiden oben genannten Untersuchungen (Farnkrauttest und Zervixschleimspinnbarkeit) zusammen und bewertet daneben noch die Muttermundweite und die Menge des Zervixschleims (Tab. 53-1).

Tabelle 53-1 Zervix-Score nach Insler. Der Zervixindex ergibt sich aus der Summe von A, B, C und D und beträgt maximal 12 Punkte.

Punktezahl	0	1	2	3
Menge des Zervikalsekretes (A)	kein Sekret	wenig Sekret	vermehrt, ein Tropfen im Zervikalkanal sichtbar	reichlich, Sekret fließt aus Zervikalkanal
Muttermundweite (B)	geschlossen, Mukosa blaßrosa, Muttermund kaum sondendurchgängig		teilweise offen, Mukosa rosa, Muttermund leicht sondendurchgängig	offen, Mukosa rot, Muttermund deutlich geöffnet
Spinnbarkeit (C)	keine	leicht, 1/4 des Abstandes zwischen Muttermund und Vulva	gut, 1/2 des Abstandes zwischen Muttermund und Vulva	sehr gut, Faden kann bis vor die Vulva gezogen werden
Farnbildung (D)	kein kristallisierbares Sekret	linear, feine Linien an einigen Stellen	partiell, seitliche Verzweigungen an einigen Stellen	komplett, volles Farnkrautphänomen im gesamten Präparat

Der Insler-Score wird im Rahmen der Sterilitätsdiagnostik erhoben, um eine Aussage über eine ausreichende Östrogenproduktion und eine zeitentsprechende Follikelreifung machen zu können. Ein möglichst hoher Insler-Score sollte auch erreicht werden, wenn die Interaktion zwischen Schleim und Spermien geprüft wird.

1.7 Sims-Huhner-Test

Der Sims-Huhner-Test (SH-Test), einer der sog. Postkoitaltests, dient zur groben Beurteilung der männlichen Zeugungsfähigkeit. Außerdem wird hierbei die Frage beantwortet, ob eine funktionelle zervikale Störung vorliegt. Desweiteren wird die Verträglichkeit zwischen Spermien und Zervixschleim beurteilt.

Der SH-Test sollte möglichst zur Zeit des Eisprungs stattfinden, da zu diesem Zeitpunkt der Insler-Score optimal und die Aussagefähigkeit des SH-Tests am größten ist. Falls es aus organisatorischen Gründen nicht möglich ist, den SH-Test genau in der Zyklusmitte durchzuführen, ist eine Verschiebung um bis zu 7 Tage nach vorne möglich. In diesem Fall sollten Östrogene gegeben werden (z.B. Progynon C®, 2×1/Tag für 7 Tage bis zum Tage des SH-Tests). Nach drei Tagen sexueller Karenz sollte das Paar mit Kinderwunsch dann 6–10 Stunden vor der Untersuchung Geschlechtsverkehr haben.

Der Zervixschleim wird unter dem Mikroskop bei 400facher Vergrößerung untersucht:
- positiver Test bei 7 oder mehr gut propulsiv beweglichen Spermien
- eingeschränkt positiver Test bei 2–7 gut propulsiv beweglichen Spermien
- deutlich eingeschränkter Test bei 2 gut propulsiv beweglichen Spermien
- negativer Test, falls keine Spermien im Mukus vorgefunden werden.

1.8 Kurzrock-Miller-Test

Der Kurzrock-Miller-Test prüft die Verträglichkeit von Zervixschleim und Spermien unter In-vitro-Bedingungen.

Zervixschleim wird kurz vor dem Termin des Eisprungs gewonnen und auf ein Deckglas gegeben. Von der anderen Seite des Deckglases werden die Spermien des Partners aufgetragen, die Anzahl und Beweglichkeit der Spermien innerhalb des Zervixschleims werden nach 30 min beobachtet:
- normaler Test bei normaler Invasion von gut beweglichen Spermien
- pathologischer Test, falls sich die Spermien vor dem Zervixschleim ansammeln oder sich darin nicht ausreichend bewegen bzw. Klümpchen bilden.

1.9 Kremer-Test

Beim Kremer-Test werden die Interaktionen zwischen Zervixschleim und Spermien unter standardisierten Bedingungen gemessen.

Der Zervixschleim der Frau wird kurz vor dem Eisprung mit Hilfe eines Stempelchens entnommen, eine Vorbehandlung der Frau über 7 Tage mit Ethinylöstradiol (z.B. Progynon C® 2×1/Tag) optimiert den Test. Der Zervixschleim wird in ein Spermienpenetrationsmeter eingefüllt, dieses wird in ein Reservoir mit Spermien des Partners eingetaucht. Nach 30 min, 2 und 6 h kann man die Eindringhöhe des vordersten Spermiums, die Gesamtanzahl und Beweglichkeit der Spermien in der Glaskapillare ablesen.

Dieser Test kann wiederum mit Spenderschleim oder Spenderspermien durchgeführt werden, um beurteilen zu können, ob immunologische Faktoren auf der einen oder anderen Seite vorliegen.

Ergänzend zu den drei oben genannten Tests kann auch eine *Spermaantikörperbestimmung* aus dem Mukus vorgenommen werden. Die Aussagefähigkeit von Spermaantikörpern im Serum ist umstritten.

Bei ungünstigem Ausfall der Tests könnten zum einen auf andrologischer Seite eine Therapie begonnen werden, um eventuell die Motilität der Spermien zu verbessern. Zum anderen müßte bei pathologischem Mukus die Insemination angewendet werden, um die Zervixbarriere zu überwinden.

1.10 Gestagentest

Bei primärer oder sekundärer Amenorrhö dient der Gestagentest dazu, ein funktionsfähiges Endometrium und eine ausreichende Östrogenproduktion nachzuweisen.

Vor Beginn eines Gestagentests sollte eine Schwangerschaft ausgeschlossen werden.
Durchführung: Gabe von 10–20 mg Gestagen/Tag für 10 Tage (z.B. Duphaston® 2×1/Tag oder Prothil® 5 2×1/Tag).
Bewertung:
- *positiver Test* bei Blutung innerhalb von einer Woche nach Absetzen der Gestagene, auch falls die Blutung nur sehr schwach ist
- *negativer Test*, falls eine Entzugsblutung ausbleibt, z.B. bei Uterusfehlbildungen, Uterussynechien, Asherman-Syndrom oder fehlender Östrogenwirkung.

Bei negativem Gestagentest sollte der Östrogen-Gestagen-Test angeschlossen werden (s. Abschn. 1.11).

1.11 Östrogen-Gestagen-Test

Der Östrogen-Gestagen-Test sollte bei negativem Gestagentest zur weiteren Diagnostik der primären oder sekundären Sterilität angewendet werden. Nach Ausschluß einer Schwangerschaft werden 20 Tage lang Ethinylöstradiol gegeben (z.B. Progynon C® 2×1/Tag) vom 11. bis zum 20. Tag zusätzlich 10 mg Gestagen (z.B. Duphaston® 1×1/Tag oder Prothil® 5 2×1/Tag).

Bei *positivem Östrogen-Gestagen-Test* tritt eine Woche nach Absetzen der Präparate eine Entzugsblutung auf, funktionsfähiges Endometrium ist vorhanden. Der Grund für die Amenorrhö muß auf hormoneller Ebene liegen.

Bei *negativem Östrogen-Gestagen-Test* liegt der Verdacht nahe, daß Uterusfehlbildungen oder Veränderungen nach Operationen oder Infektionen vorliegen (Synechien, Asherman-Syndrom, tuberkulöse Veränderungen). Zur weiteren Diagnostik sollten apparative und operative Untersuchungen angeschlossen werden, z.B. Vaginalsonographie und Hysteroskopie.

2 Apparative Untersuchungen

2.1 Pertubation

Bei primärer oder sekundärer Sterilität kann die Tubendurchgängigkeit durch verschiedene Methoden geprüft werden. Eine einfache, jedoch nur begrenzt aussagefähige Methode ist die Pertubation. Diese sollte in der ersten Zyklushälfte durchgeführt werden; Blutungen, Infektionen und eine Schwangerschaft sind vorher auszuschließen.

Durchführung: Anlegen eines Portioadapters, Aufbau eines Vakuums, Pertubation mit 50 mmHg CO_2, allmähliche Drucksteigerung unter Registrierung des CO_2-Durchflusses, Auskultation des Unterbauchs.

Die Pertubation kann auch wahlweise mit einer speziellen Pertubationslösung durchgeführt werden. *Vorteil:* ambulant durchzuführender Eingriff ohne Narkose.
Nachteile:
- die Pertubation kann eine aszendierende Infektion auslösen
- für die Patientin häufig schmerzhafter Eingriff
- falsch-negatives Ergebnis bei spastischem Tubenverschluß
- eine Aussage über Uteruskavum, Tubenbeweglichkeit oder Adhäsionen kann nicht getroffen werden.

Da die Nachteile gegenüber den Vorteilen deutlich überwiegen, wird die Pertubation von uns nicht empfohlen.

2.2 Hysterosalpingographie

Eine weitere apparative Untersuchung bei primärer oder sekundärer Sterilität ist die Hysterosalpingographie.

Nach Anlegen eines Portioadapters wird Röntgenkontrastmittel in Uteruskavum, Tuben und Bauchhöhle gespritzt. Ein bis zwei Röntgenaufnahmen dokumentieren den Befund (Abb. 53-5).

Die Hysterosalpingographie bietet gegenüber der Pertubation folgende *Vorteile:* Darstellung von Uteruskavum und damit auch bestimmten Sonderformen, die eine Sterilität bedingen können: Myome, Uterus subseptus und andere Fehlbildungen, Synechien. *Nachteile:* Erhöhtes Risiko für aszendierende Infektionen, schmerzhafter Eingriff, Strahlenbelastung.

Falls Uterusfehlbildungen oder ein Tubenverschluß entdeckt werden, sollte die Patientin über mögliche

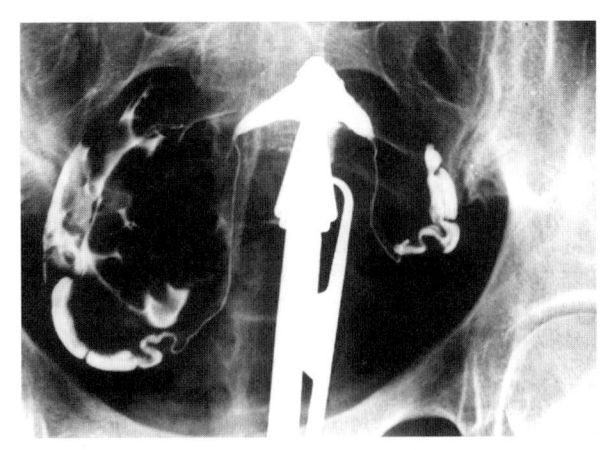

Abb. 53-5 Hysterosalpingographie. Das Röntgenkontrastmittel läßt das Kavum (dreiecksförmig dargestellt) und die Tuben erkennen. Aus der einen Tube (links im Bild) tritt bereits Kontrastmittel in die freie Bauchhöhle aus.

operative Therapieformen, Risiken und Chancen einer Therapie aufgeklärt werden.

2.3 Diagnostische Laparoskopie und Chromopertubation

Die besten diagnostischen und ggf. therapeutischen Untersuchungs- und Behandlungsmöglichkeiten bei primärer und sekundärer Sterilität bietet die Laparoskopie mit Chromopertubation.

Die Laparoskopie muß im Operationssaal unter sterilen Bedingungen in Vollnarkose durchgeführt werden.
 Bei der Laparoskopie können Uterus, Tuben, Tubendurchgängigkeit und Ovarien beurteilt werden. Kleinere Adhäsionen können per Laparoskopie gelöst werden, größere Operationen wie z. B. die mikrochirurgische Wiederherstellung der Tubendurchgängigkeit oder Myomenukleation müssen meistens per Laparotomie vorgenommen werden.
 Die Risiken des Eingriffs betreffen die allgemeinen Operationsrisiken wie Blutungen, Infektionen, Thrombose, die Verletzung von inneren Organen sowie die Risiken, die durch die Anästhesie bedingt sind.

2.4 Hysteroskopie

Die Hysteroskopie wird in zunehmendem Maße nicht nur zur Diagnostik, sondern auch zur Therapie bei Sterilität oder habituellen Aborten angewendet, falls der Grund für diese Erkrankung ein mechanischer ist.
 Es handelt sich um eine relativ neue und elegante Operationsmethode, mit der Diagnostik und Operationen am Uterus mit kleinem Aufwand durchzuführen sind. Der Patientin können dadurch oftmals ein längerer Krankenhausaufenthalt, Laparotomien oder Narben am Uterus erspart werden, wodurch sich auch evtl. später folgende Schwangerschaften komplikationsloser gestalten können.

2.5 Sonographie

Die Sonographie ist eine schnell durchzuführende, kostengünstige und nebenwirkungsfreie Methode, um das innere Genitale einer Patientin besser beurteilen zu können.
Tuben: Inwischen ist die Beurteilung der Tubendurchgängigkeit auch mit Hilfe von Sono-Kontrastmittel (Echovist®) möglich.
Uterus: Die Vaginalsonographie sollte bei jeder Patientin der endokrinologischen Sprechstunde angewendet werden. Bei der Beurteilung des Uterus werden Besonderheiten beobachtet, die z. B. Grund für eine Sterilität sein können:
– Uterus myomatosus
– Uterus subseptus
– Uterus bicornis, Uterus duplex etc.
– strichförmiges Endometrium kann ein Hinweis für Östrogenmangel sein.

Bei Uterus myomatosus kann eine operative Entfernung der Myome, ggf. nach Vorbehandlung mit GnRH-Analoga erforderlich sein. Bei Uterus subseptus Entfernung des Uterusseptums durch laparoskopisch assistierte hysteroskopische Septumabtragung. Bei Uterus bicornis oder Uterus duplex ist eine operative Therapie nicht in jedem Fall sinnvoll oder möglich. Bei strichförmigem Endometrium erstreckt sich die Therapie auf eine Östrogensubstitution.
Ovarien (polyzystische Ovarien, benigne oder maligne Ovarialtumoren): Da polyzystische Ovarien mit Hyperandrogenämie vergesellschaftet sind, besteht die Therapie im allgemeinen in der Gabe von antiandrogenen Medikamenten.
Zyklusmonitoring: Mit Hilfe des Ultraschalls kann ein Zyklusmonitoring durchgeführt werden. Durch eine Beobachtung des Follikelwachstums kann der optimale Zeitpunkt der Ovulation bzw. für eine Ovulationsauslösung mit hCG gefunden werden. Hiermit läßt sich ebenso der richtige Termin für eine Insemination festlegen.
Oberbauch: Die Oberbauchsonographie kann größere hormonproduzierende Nebennierentumoren erkennen, zur genaueren Diagnostik auch bei kleineren oder unklaren Befunden sollten zusätzlich CT und/oder NMR des Abdomens angefertigt werden. Nebennierentumoren sollten operativ entfernt werden. Kleinere NNR-Tumoren sind nicht selten und müssen nicht immer klinisch von Bedeutung sein.
 Bei deutlich erhöhten Prolaktinwerten sollte zum Ausschluß oder Nachweis eines Hypophysentumors ein NMR durchgeführt werden.

2.6 Röntgen

Bei Urogenitalfehlbildungen oder Ovarialtumoren sollte vor der operativen Korrektur ein i.v. Pyelogramm angefertigt werden, um Besonderheiten des Ureterverlaufes, Nierenfehlbildungen oder einen Harnstau rechtzeitig zu erkennen und bei der Operation berücksichtigen zu können.

2.7 Selektive Venenkatheterisierung

Falls der Ursprungsort einer exzessiven Hyperandrogenämie unbekannt ist, kann eine selektive Venenkatheterisierung mit Blutentnahmen aus Ovarial- und Nebennierenvenen Hinweise auf den Tumorsitz geben. Die gemessenen Androgenwerte werden jeweils seitengetrennt mit den Werten der peripheren Venen verglichen.

Das Verfahren ist sehr aufwendig, die nötige Kontrastmittelgabe kann zu allergischen Reaktionen führen, und in seltenen Fällen bleibt der Tumorsitz weiterhin unbekannt, so daß die selektive Venenkatheterisierung nur in Ausnahmefällen angewendet wird.

3 Laboruntersuchungen

3.1 Bakteriologische Abstriche, Chlamydienabstriche

Viele Infektionen des weiblichen Genitale führen zu Subfertilität oder Sterilität. Insbesondere Chlamydieninfektionen, aber auch andere sexuell übertragbare Erkrankungen sollten erkannt und behandelt werden.

Vaginal-, Zervix- und Urethraabstriche sowie Fimbrienabstriche im Rahmen einer Laparoskopie dienen zum Nachweis von bakteriellen Infektionen.

Die antibiotische Therapie (z.B. Doxycyclin bei Chlamydieninfektionen) sollte beide Partner miteinbeziehen, um Reinfektionen zu verhindern. Falls es postinfektiös bereits zu Adhäsionen im Unterbauch gekommen ist, können diese laparoskopisch gelöst werden.

3.2 Zytologische Abstriche

Bestimmte sexuell übertragbare Viren (z.B. HPV 16/18) werden u.a. für eine Dysplasie im Bereich der Zervix uteri verantwortlich gemacht. Selten kann die Veränderung zum Carcinoma in situ, manchmal sogar zum invasiven Zervixkarzinom übergehen. Eine zytologische Kontrolle sollte deshalb bei jeder Patientin mindestens einmal jährlich, bei Besonderheiten auch öfter vorgenommen werden.

Auffällige zytologische Befunde sollten ergänzt werden durch eine Kolposkopie mit Essig- und Jodprobe.

3.3 GnRH-Test

Der GnRH-Test wird bei primärer oder sekundärer Amenorrhö und bei negativem Gestagentest nach Ausschluß einer Schwangerschaft durchgeführt. GnRH kann parenteral oder intranasal einmalig oder mehrmals in kurzen Abständen appliziert werden. LH wird im Serum vor und 20 und 30 Minuten nach GnRH-Gabe gemessen. Bei ausreichendem hypophysärem LH-Speicher steigt der LH-Wert um das drei- bis fünffache an.

Ein erniedrigter Basalwert mit normalem LH-Anstieg nach GnRH-Gabe kann ein Zeichen für einen hypothalamischen Hypogonadismus sein. Die Patientin könnte bei Kinderwunsch mit der GnRH-Pumpe und pulsatiler Sekretion behandelt werden (alle 90 min 50 µg GnRH i.c. oder i.v.). Ohne Kinderwunsch kann bei mehrjähriger Anamnese eine Östrogen-/Gestagensubstitution empfohlen werden.

Bei stark erhöhtem Basalwert und stark stimulierbaren LH-Werten liegt ein primärer Hypogonadismus mit Ovarialinsuffizienz vor. Dies ist nur in wenigen Fällen reversibel und therapeutisch angehbar. Bei erniedrigten und nicht stimulierbaren Basalwerten liegt eine Hypophysenfunktionsstörung vor (*sekundärer Hypogonadismus*). Die anderen Hypophysenfunktionen sollten überprüft werden, ggf. müssen alle entsprechenden peripheren Hormone substituiert werden.

3.4 GnRH-Suppressionstest

Durch Gabe von GnRH-Analoga (Decapeptyl®, Enantone-Gyn®, Suprefact®, Synarela®, Zoladex-Gyn®) wird die hypophysäre LH/FSH-Reserve erschöpft. Es kommt zum Erliegen der ovariellen Steroidproduktion.

Bei benigner ovarieller Hyperandrogenämie (z.B. PCO-Syndrom) sinken die Androgene in den Normalbereich. Eine weitere Therapie mit antiandrogenen Medikamenten ist gerechtfertigt.

Die autonome ovarielle Androgenproduktion wie z.B. bei androgenproduzierenden Ovarialtumoren wird wenig gehemmt. In diesem Fall ist die Operation und Adnexektomie nicht zu vermeiden.

3.5 Dexamethasonhemmtest

Dexamethasonkurzzeittest, Low-dose-Suppressionstest und 8-mg-Dexamethasontest zur Abklärung von Hyperkortisolismus und Hyperandrogenämie werden in Kapitel 26 beschrieben.

Der Langzeittest über 14 Tage wird am häufigsten angewendet bei Patientinnen mit Hyperandrogenämie und Kinderwunsch. Die Patientin muß 2 mg Dexamethason jeden Abend 14 Tage lang einnehmen. Testosteron, freies Testosteron, DHEAS und Kortisol werden vor und nach Dexamethasoneinnahme bestimmt.

Bei adäquater Nebennierensuppression betragen DHEAS weniger als 400 ng/ml und Kortisol weniger als 30 ng/ml. Lassen sich sämtliche Androgene gut supprimieren, erfolgt im allgemeinen die Überproduktion hauptsächlich von der Nebenniere. Die ovarielle Hyperandrogenämie läßt sich durch Dexamethason nur wenig supprimieren. Bei gemischt ovariell-adrenaler Hyperandrogenämie liegen die Werte zwischen den beiden oben genannten Formen.

Bei extrem erhöhten Werten für DHEAS (>7000 ng/ml) und Testosteron (>2 ng/ml) und fehlender Supprimierbarkeit, besteht der dringende Verdacht auf einen malignen, androgenproduzierenden Tumor in Ovar oder Nebenniere.

Ist mit dem Dexamethasonhemmtest ein androgenproduzierender Tumor ausgeschlossen, kann die längerfristige Dexamethasongabe (z. B. 0,5 µg/Abend) unter Kontrolle der Androgenwerte häufig zur gewünschten Schwangerschaft führen, falls die Hyperandrogenämie vorher der einzige Grund für die Sterilität war.

3.6 TRH-Test

Der TRH-Test sollte durchgeführt werden zur Diagnostik bzw. zum Ausschluß einer latenten Hypo- bzw. Hyperthyreose und zur Therapiekontrolle einer Schilddrüsenhormonsubstitution (Kap. 16, Abschn. 4).

Der TSH-Wert sollte zwischen 2 und 20 µE/l liegen und 3- bis 4mal so hoch wie der Basalwert sein. Die latente Hypothyreose wird bei der Patientin mit Kinderwunsch mit L-Thyroxin substituiert.

3.7 Metoclopramidtest

Der Metoclopramidtest wird bei V. a. latente Hyperprolaktinämie durchgeführt, um die hypophysäre Prolaktinreserve beurteilen zu können. Er sollte möglichst in der zweiten Zyklushälfte stattfinden. Nach Kontrollblutabnahme werden 10 mg Metoclopramid (Paspertin) i.v. gespritzt. Die zweite Blutentnahme erfolgt 30 min später.

Stimulierte Werte bis 200 ng/ml Prolaktin sind normal, bei einem Anstieg bis 300 ng/ml liegt eine latente Hyperprolaktinämie vor, bei Werten über 300 ng/ml besteht eine manifeste Hyperprolaktinämie.

Bei bestehendem Kinderwunsch sollten die Patientinnen mit latenter oder manifester Hyperprolaktinämie mit Prolaktininhibitoren behandelt werden (z. B. Pravidel®). Die Einnahmemenge richtet sich nach dem Prolaktinwert. Man beginnt z. B. mit einer halben Tablette abends und steigert ggf. langsam, bis der Prolaktinwert unter 16 mg/ml liegt.

3.8 ACTH-Test

Der ACTH-Test kann bei V. a. Nebenniereninsuffizienz, zur Unterscheidung der verschiedenen Formen des M. Cushing und bei Hyperandrogenämie zur weiteren Diagnostik eingesetzt werden (s. Kap. 26 und 31).

Literatur

1. Bettendorf, G., M. Breckwoldt: Reproduktionsmedizin. Fischer, 1989.
2. Göretzlehner, G., C. Lauritzen: Praktische Hormontherapie in der Gynäkologie, 2. Auflage. De Gruyter, 1995.
3. Keye, W. R., R. J. Chang, R. W. Rebar, M. R. Soules: Infertility Evaluation and Treatment. Saunders, Philadelphia 1995.
4. Leidenberger, F. A.: Klinische Endokrinologie für Frauenärzte. Springer-Verlag, Berlin 1992.
5. Runnebaum, B., T. Rabe: Gynäkologische Endokrinologie. Springer, Berlin 1994.
6. Schneider, H. P. G., C. Lauritzen, E. Nieschlag: Grundlagen und Klinik der menschlichen Fortpflanzung. De Gruyter, Berlin 1988.
7. Smolka, H., H.-J. Soost: Grundriß und Atlas der gynäkologischen Zytodiagnostik. Thieme, Stuttgart 1971.
8. Speroff, L., R. H. Glass, N. G. Kase: Clinical Gynecologic Endocrinology and Infertility. 5th ed. Williams and Wilkins, Baltimore 1994.
9. Stegner, H.-E.: Gynäkologische Zytologie – Grundlagen und Praxis. Enke, Stuttgart 1973.
10. Yen, S. C., R. B. Jaffe: Reproductive Endocrinology: Physiology, Pathophysiology and Clinical Management. Saunders, Philadelphia 1991.

54 Intersexualität

Joseph Neulen

1	**Definition und Einteilung**	430
2	**Hermaphroditismus verus**	430
3	**Pseudohermaphroditismus femininus**	432
3.1	Klinische Erscheinungsbilder	432
3.2	XX- und XO-Männer	433
3.3	Störungen des Steroidstoffwechsels	433
3.4	Exogene Androgene	433
4	**Pseudohermaphroditismus masculinus**	433
4.1	Enzymstörungen	434
4.2	Störungen der Androgenrezeptoren	434
5	**Gonosomale Aberrationen**	434
6	**Idiopathische Gonadendysgenesie**	435
7	**Störungen des Anti-Müller-Hormons (AMH)**	435
8	**Malformationen des weiblichen Genitales**	436

1 Definition und Einteilung

Das Syndrom der Intersexualität beruht auf einer Störung der Geschlechtsdifferenzierung und in deren Folge auf einer Störung der geschlechtlichen Reifung. Postpartal erfolgt die geschlechtliche Zuordnung in der Regel nach dem äußeren Erscheinungsbild des Individuums. Oft wird eine intersexuelle Störung erst durch eine gestörte geschlechtliche Reifung evident.

Bei Säugetieren wird das männliche Geschlecht durch spezifische parakrine und hormonelle Faktoren induziert. Werden beim Menschen solche Faktoren intrauterin in der 8.–14. SSW nicht aktiv, so entwickelt sich ein weibliches inneres und äußeres Genitale.

Die induzierenden Faktoren für das männliche Geschlecht sind auf verschiedenen Chromosomen lokalisiert. Das Y-Chromosom beinhaltet das sogenannte *SRY-Gen*, das den „testes determining factor" (TDF) kodiert. Tritt ein Verlust oder eine Mutation dieses Gens auf, so wird die indifferente Gonadenanlage nicht zu Hoden differenziert [1].

Weitere Gene, die für die Entwicklung männlicher Geschlechtsmerkmale verantwortlich sind, konnten auf dem kurzen Arm des X-Chromosoms lokalisiert werden [2]. Auf dem langen Arm des X-Chromosoms befindet sich das *Gen für Androgenrezeptoren*.

Das Spektrum der Androgeninsensivität wird in Kapitel 47 beschrieben.

Auf verschiedenen Autosomen wurden zusätzliche Gene gefunden, die die sexuelle Differenzierung beeinflussen. Dazu gehört das Gen, das für den Hemmfaktor der Müller-Gänge (*Anti-Müller-Hormon* [AMH]) kodiert. Das Gen ist auf dem kurzen Arm von Chromosom 19 lokalisiert. AMH ist ein Mitglied der Transforming-growth-factor-β-(TGF-β-)Superfamily. Es wird in den Sertoli-Zellen produziert. Höchste Konzentrationen finden sich präpartal bei männlichen Feten. Bis zur Pubertät sinken die Konzentrationen unter die Nachweisgrenze ab. AMH läßt die Müller-Gänge degenerieren. Es fördert die Ausreifung der Germinalzellen zu Spermatogonien. Die Morphogenese der männlichen Gonaden wird unterstützt. Der testikuläre Deszensus wird gefördert. Als negative Auswirkung inhibiert AMH die Lungenreifung bei männlichen Feten [3].

Die diagnostische Abklärung ist in Abbildung 54-1 dargestellt.

2 Hermaphroditismus verus

Hermaphroditismus verus bedeutet, daß bei einem Individuum gleichzeitig Testes- und Ovarialgewebe vorhanden sind.

Dabei weist der testikuläre Anteil mindestens Vorstufen des Keimgewebes auf. Die Tubuli sind meist hyalinisiert. Im ovariellen Anteil finden sich Primordialfollikel, z.T. reifen diese Follikel bis in das Tertiärstadium. Gelegentlich findet sich ein Corpus luteum. Weiterhin unterscheidet man anatomisch topographisch die Verteilung der Gonaden in eine laterale, unilaterale und bilaterale Form (Tab. 54-1, vgl. Kap. 55). Als genitale Anhänge besitzen Hoden meist einen Samenstrang. Bei Ovarien finden sich in der Regel Tuben. Die uterine Anlage ist meist einseitig auf der Seite, wo Ovar und Tube vorhanden sind. Der Uterus ist mit einem funktionellen Endometrium ausgekleidet. Im entsprechen-

54 Intersexualität

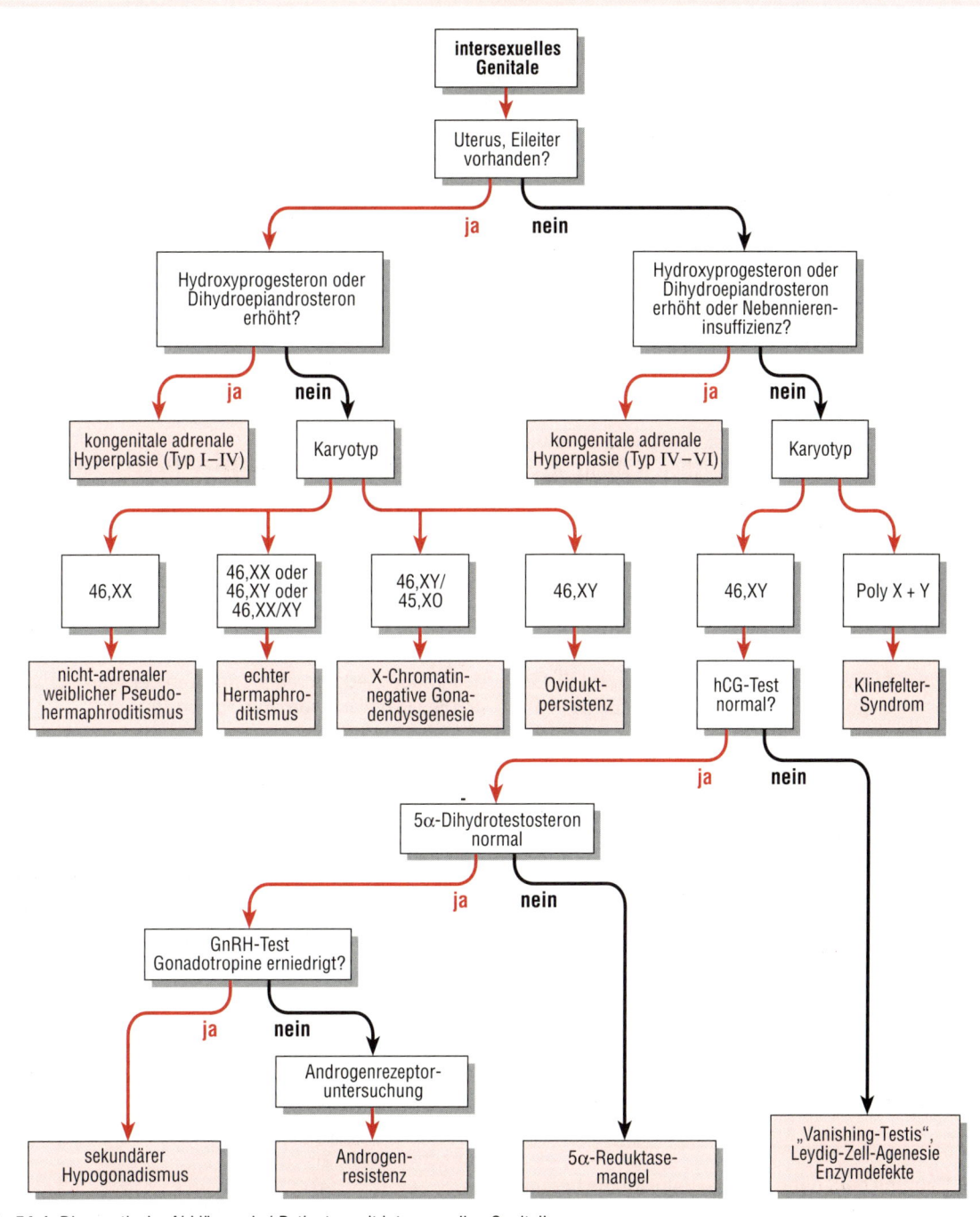

Abb. 54-1 Diagnostische Abklärung bei Patienten mit intersexuellen Genitalien.
Abkürzungen: 17-OH-P = Hydroxyprogesteron, CAH = kongenitale adrenale Hyperplasie, DEAH = Dihydroepiandrosteron, DHT = 5α-Dihydrotestosteron. NN-Insuffizienz = Nebenniereninsuffizienz

Tabelle 54-1 Einteilung des Hermaphroditismus verus nach anatomisch-topographischen Gesichtspunkten.

Typ	Status der einen Gonade	Status der kontralateralen Gonade	Häufigkeit
lateral	Testis	Ovar	30%
unilateral	Testis/Over Testis/Ovar	Ovotestis Ovotestis und Testis/Ovar	50%
bilateral	Ovotestis Testis/Ovar	Ovotestis Testis/Ovar	20%

den Alter weisen etwa zwei Drittel der Hermaphroditen eine Menstruation auf. Im maskulinen Anteil findet sich oft eine rudimentär ausgebildet Prostata. Gelegentlich können urethral wenige Spermien ausgeschieden werden. Trotz der vorhandenen Zwittrigkeit sind Eigenbefruchtungen nicht bekannt geworden. Es sind aber 21 Schwangerschaften von 10 Hermaphroditen ausgetragen worden, jedoch ist nur eine Schwangerschaft bekannt, bei der der Vater einen Hermaphroditismus verus aufwies. Die Ausbildung des Sinus urogenitalis entspricht meistens dem Typ III nach Overzier (Abb. 54-2) [4].

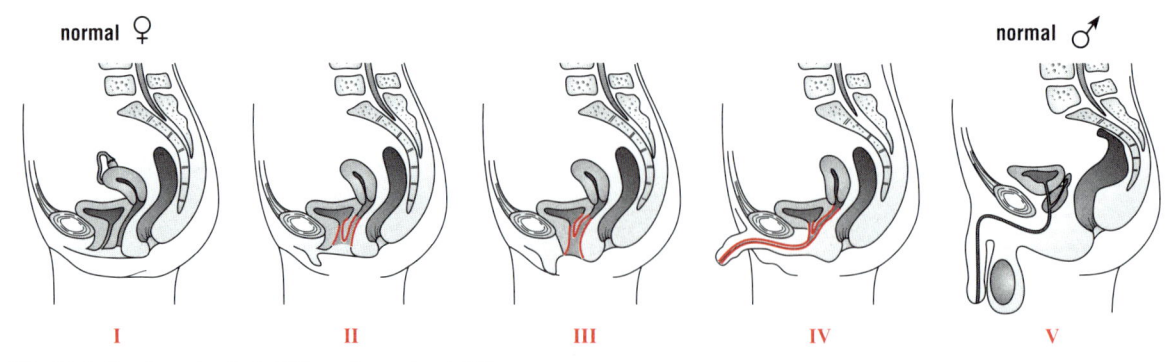

Abb. 54-2 Einteilung der Genitaldifferenzierung (nach [1]).

In der Weltliteratur sind bisher ca. 400 Einzelfälle von Hermaphroditismus verus beschrieben worden. Zytogenetisch können drei unterschiedliche Konstellationen angetroffen werden:
- 46,XX (häufigste Form, ca. 60%)
- 46,XY
- 46,XY/46,XX-Mosaik.

Bei Hermaphroditen mit einer 46,XX-Konstellation wird eine Translokation von Y-Chromosom-Sequenzen auf das inaktive X-Chromosom vermutet. Für Geschwister wird das Wiederholungsrisiko auf ca. 10% geschätzt. Die gonadale Synthese von Sexualsteroiden fördert beim überwiegenden Anteil der Betroffenen die *Ausbildung weiblicher Sekundärmerkmale*. Selten kommen Hermaphroditen in einen regelrechten Stimmbruch. Die Patienten besitzen eine normale Intelligenz und sind häufig mit ihrem standesamtlich festgelegten Geschlecht und ihrer geschlechtlichen Erziehung zufrieden.

Die Therapie des Hermaphroditismus verus sollte möglichst schon vor der Pubertät eingeleitet werden.

Wegen des Risikos der malignen Entartung der Gonaden (ca. 5%), insbesondere Dysgerminome und Gonadoblastome bei Individuen mit Y-Chromosom-haltiger Zellinie, sollte eine beidseitige Gonadektomie durchgeführt werden.

Ab der Pubertät muß dann eine Sexualhormontherapie durchgeführt werden. Diese sollte an der bisherigen Erziehung und dem postpartal gewählten Geschlecht orientiert werden:
- Bei maskuliner Ausrichtung erfolgt die Behandlung mit 250 mg Testosteronoenanthat alle 2–3 Wochen i.m.
- Die Substitution mit weiblichen Steroiden kann mit Hilfe der üblichen Menopausenpräparate erfolgen.

Spätestens in der pubertären Phase sollte eine psychologische Betreuung nicht nur für den betroffenen Hermaphroditen sondern auch für die Erziehungspersonen gewährt werden, um Identifikationsproblemen frühzeitig zu begegnen.

3 Pseudohermaphroditismus femininus

3.1 Klinische Erscheinungsbilder

Bei dieser Form der Zwittrigkeit findet sich stets ein normaler weiblicher Chromosomensatz (46,XX). Die Individuen haben jedoch mehr oder weniger männlich ausgeprägte Geschlechtsorgane (Tab 54-2).

Tabelle 54-2 Korrelation Karyotyp/Phänotyp im gonosomalen Bereich (nach Murken und Cleve).

Karyotyp	Phänotyp weiblich	Phänotyp männlich	Phänotyp intersexuell
46,XX	normales Mädchen	AGS mit kompletter Virilisierung	inkomplettes AGS, Virilisierung, NNR- oder Ovarialtumoren, exogene Virilisierung
46,XY	testikuläre Feminisierung, 5α-Reduktase-Defizienz, Vanishing-Testes	normaler Knabe	Testosteronsynthesestörung, Reifenstein-Syndrom
pathologischer Gonosomensatz	Ullrich-Turner-Syndrom, XO/poly-X-Mosaiken	Klinefelter-Syndrom, XYY-Syndrom	XO/XY-Mosaiken, XX/YY-Mosaiken, andere Mosaiken und Gonosomenpolysomien

Die Zahl der Betroffenen scheint klein zu sein. Familiäre Häufungen sind nicht berichtet worden. Nach Overzier können drei klinische Erscheinungsbilder auftreten [4]:
- *Allgemeiner Pseudohermaphroditismus femininus:* Bei den Betroffenen findet sich ein normaler Uterus, gelegentlich ein Uterus bicornis. Das äußere Genitale ist i.S. der Fehlbildungen des Sinus urogenitalis II – IV nach Overzier verändert. Im Einzelfall

können die Ovarien zystisch degenerieren. Kranial der Vagina kann eine Prostata die Urethra umfassen.
- *Pseudohermaphroditismus femininus mit peniler Urethra:* Bei wenigen Personen findet sich eine penile Urethra. Diese Fehlbildung ist häufig durch rezidivierende Harnwegsinfekte kompliziert bei Urethraldivertikeln und Harnblasenentleerungsstörungen.
- *Pseudohermaphroditismus femininus mit extragenitalen Fehlbildungen:* Diese Form des Pseudohermaphroditismus femininus ist meist nicht lebensfähig. Es überwiegen Fälle mit Nierenaplasie und anderen schweren Fehlbildungen der oberen Harnwege. Weiterhin sind Analatresien beschrieben oder Kloakenbildungen.

Die Patientinnen besitzen eine normale Intelligenz. Der Behaarungstyp ist typisch weiblich. Die Konzentration der männlichen Sexualhormone liegt im weiblichen Normbereich. Wenn bei den lebensfähigen Formen des Pseudohermaphroditismus femininus die Ovarien erhalten sind, sind diese Patientinnen fertil. Bei der Behandlung sind daher plastisch rekonstruktive Operationen in weiblicher Richtung anzuraten. Jedoch sollte vor einer plastischen Operation in endgültig weiblicher Richtung das psychische Geschlecht des betroffenen Individuums evaluiert werden. Es ist zumindest ein Fall berichtet worden, bei dem eine Person mit Pseudohermaphroditismus femininus als Mann verheiratet war. Es empfiehlt sich, die Gonaden engmaschig zu kontrollieren, da die Häufigkeit der malignen Entartung solcher Gonaden nicht sicher abzuschätzen ist.

3.2 XX- und XO-Männer

XX-Männer: Es sind über 100 Fallbeispiele von Personen mit einem normalen weiblichen Chromosomensatz (46,XX), aber komplett männlichen äußeren Geschlechtsmerkmalen bekannt. Diese Patienten haben kleine Hoden. Die Tubuli seminiferi sind obliteriert. In ihnen finden sich keine Spermatogonien. Daher sind solche Patienten infertil. In Einzelfällen imponierte ein Mikropenis mit Hypospadie. Die peripheren Testosteronkonzentrationen liegen im männlichen Normbereich. Ursächlich konnten Translokationen von Y-Chromosomenmaterial auf ein X-Chromosom oder ein Autosom wahrscheinlich gemacht werden.

XO-Männer: Wenige infertile Männer sind bisher mit dem Chromosomensatz 45,XO identifiziert worden. Allen gemeinsam ist ein unauffälliger männlicher Habitus und eine komplette Azoospermie. Im Einzelfall konnte eine Translokation des Y-Chromosoms auf ein Autosom nachgewiesen werden.

Bei diesen beiden Formen der Intersexualität ist eine operative Therapie nur angezeigt, wenn aufgrund der penilen Fehlbildungen ein Bedarf besteht. Eine hormonelle Substitution ist in der Regel nicht nötig.

3.3 Störungen des Steroidstoffwechsels

Adrenogenitales Syndrom: Per definitionem werden unter dem Pseudohermaphroditismus femininus auch virilisierende endokrine Störungen subsummiert. Hierbei dominieren Enzymdefizienzen der Nebennierenrinde, welche zu einem sogenannten adrenogenitalen Syndrom (AGS) führen. Erkrankungen, denen ein adrenaler Enzymdefekt zugrunde liegt, werden im Kapitel 31, „Adrenogenitales Syndrom", beschrieben.

Plazentarer Aromatasemangel: Vereinzelt sind Fälle einer Virilisierung des Genitales bei neugeborenen Mädchen aufgrund eines plazentaren Aromatasemangels beschrieben worden. Da die Plazenta während der intrauterinen Phase prinzipiell der Ort der Aromatisierung ist, können bei diesem Defekt Androgene nicht zu Östrogenen aromatisiert werden. Daher kommt es unter dem Einfluß von hohen Androgenkonzentrationen in utero zur Ausbildung eines Phallus sowie zum Dammverschluß. Postpartal entfällt die Störung. Durch entsprechende operative Korrekturen kann also das genotypische Geschlecht bei sonst normalen Genitalverhältnissen rekonstruiert werden. Die plazentare Aromatase schützt den weiblichen Feten vor virilisierenden Einflüssen aus dem mütterlichen Körper. Hierbei ist es gleich, ob diese nun in Luteomen oder in Tumoren der Nebennierenrinde produziert werden [6].

3.4 Exogene Androgene

Bei der akzidentellen Einnahme von nicht aromatisierbaren Androgenen in der Schwangerschaft muß mit einer Virilisierung gerechnet werden.

Wegen der therapeutischen Anwendung von Danazol bei der Endometriose besteht bei diesem Androgen das Risiko, daß es in der Frühschwangerschaft eingenommen wird und die nachfolgende Amenorrhö als Folge des Danazols mißgedeutet wird. Daher sollte eine Therapie mit Danazol nur nach Ausschluß einer Schwangerschaft begonnen werden. Bei der üblichen Dosis von 400–600 mg täglich sind die Gonadotropine infolge der negativen Rückkopplung supprimiert, so daß eine ausreichende Kontrazeption gegeben ist.

4 Pseudohermaphroditismus masculinus

Bei allen Formen des Pseudohermaphroditismus masculinus besteht ein erhöhtes Risiko der malignen Entartung der Gonaden. Eine frühzeitige Kastration schon im Kindesalter sollte deshalb bei bestätigter Diagnose erwogen werden (Tab. 54-2).

Eine generative Funktion der Gonaden ist nicht zu erwarten.

4.1 Enzymstörungen

Fünf Enzymstörungen sind bekannt, die bei männlichen Individuen zu zwittrigen Genitalien führen. *Drei* Enzyminsuffizienzen stören die Steroidproduktion sowohl in der Nebennierenrinde wie auch in den Gonaden: Beim 20-22-Desmolasemangel, 17-20-Desmolasemangel und 17-Hydroxylasemangel ist neben der Synthese der Sexualsteroide auch die Produktion von Glukokortikoiden unterwertig. Beim 5α-Reduktasemangel und beim 17β-Hydroxysteroiddehydrogenasemangel ist nur die Synthese der Sexualsteroide gestört. Insgesamt sind die genannten Störungen selten. Ausführlicher erwähnt wird der 5α-Reduktasemangel in Kap. 31 und 47.

5α-Reduktasemangel: Von Nowakowski und Lenz wurde 1961 eine Form des Pseudohermaphroditismus masculinus beschrieben, die sie als *pseudovaginale, perineoskrotale Hypospadie* bezeichneten. Das Leiden wurde als autosomal-rezessiv erblich erkannt. Biochemisch wurde ein Mangel der 5α-Reduktase identifiziert. Die 5α-Reduktase metabolisiert Testosteron zu Dihydrotestosteron, unter dessen Einfluß die Ausbildung des männlichen Geschlechts erfolgt. Betroffene männliche Neugeborene weisen ein phänotypisch weibliches Genitale auf. Gelegentlich findet sich eine Klitorishypertrophie oder ein hoher Dammschluß. Bei allen Betroffenen ist eine Vagina vorhanden. Die Wolff-Strukturen sind vollständig angelegt. Jedoch deszendieren die Testes, die in der Pubertät nur noch selten Zeichen einer minimalen Spermatogenese aufweisen, meist nur bis vor die innere Leistenöffnung. Die Entwicklung der Prostata unterbleibt, da sie dihydrotestosteronabhängig ist. Die unterschiedlichen Auswirkungen des 5α-Reduktasemangels auf die Entwicklung des männlichen Genitales werden durch unterschiedliche Mangelzustände der beiden bekannten 5α-Reduktasen erklärt. Die Testosteronkonzentrationen liegen in allen Lebensaltern im männlichen Normalbereich. Daher sind anabole Effekte der Androgene bei diesen Individuen nachweisbar. Bei steigenden Testosteronkonzentrationen in der Pubertät kommt es zur typisch männlichen Verteilung der Muskelmasse. Die Patienten kommen infolge der Hypertrophie der Stimmbänder in den Stimmbruch. Die Sebumproduktion steigt, so daß eine Pubertätsakne auftreten kann. Auch hypertrophiert die Klitoris. Die Haarverteilung bleibt dagegen weiblich, da die Haarwurzeln im Genitalbereich in ihrer Aktivität durch Dihydrotestosteron reguliert werden.

Die Erkrankung wird in den meisten Fällen erst in der Pubertät erkannt, wenn durch die einsetzende Testosteronproduktion Virilisierungserscheinungen auffallen. Die *Therapie* wird sich nach der bisherigen Erziehung und dem Persönlichkeitsgefühl der Betroffenen richten. Häufig kommt daher die Kastration mit anschließender weiblicher Substitutionstherapie in Frage. Entschließt man sich zur männlichen Entwicklung können topische DHT-Applikationen angewandt werden. Ein- bis zweimal täglich wird dazu eine 2%-DHT-Salbe auf den Genitalbereich appliziert [7].

17β-Steroiddehydrogenasemangel: Diese sehr seltene Form des Pseudohermaphroditismus masculinus ist in einigen arabischen Familien des Gaza-Streifens verbreitet. Männliche Nachkommen werden mit einem zwittrigen Genitale geboren. Als Folge des Enzymmangels wird vermindert aus Androstendion Testosteron metabolisiert werden. Andererseits wird kompensatorisch das vorhandene Testosteron vermehrt zu 5α-DHT reduziert. Bei den Betroffenen muß frühzeitig eine operative Korrektur des Genitales in männliche Richtung erfolgen. In der Pubertät sollte entsprechend dem endokrinologischen Befund eine Testosteronsubstitution per injectionem mit Testosteronenanthat erfolgen. Bei konsequenter Therapie sind die Langzeiterfolge vielversprechend [7].

4.2 Störungen der Androgenrezeptoren

Testikuläre Feminisierung: Diese Individuen besitzen einen normalen männlichen Karyotyp von 46,XY. Die Gonaden sind als Testes differenziert und liegen meist inguinal. Während der Fetalperiode produzieren die Leydig-Zwischenzellen AMH, so daß die Müller-Gänge degenerieren, bis auf eine normal tiefe Vagina. Andererseits fehlt der differenzierende Einfluß der Androgene bei der Geschlechtsentwicklung. Die Androgeninsensitivität beruht auf einem Defekt der Androgenrezeptoren. Einzelheiten sind im Kapitel 47, Störungen der Androgenwirkung, Androgenresistenz, beschrieben.

Reifenstein-Syndrom: Das Reifenstein-Syndrom beruht auf einer Androgeninsensitivität (Kap. 47), so daß noch gewisse, wenn auch unzulängliche, Androgeneffekte nachgewiesen werden können. Es findet sich hierbei ein Mikropenis mit Hypospadie, labioskrotaler Fusion und spärlichem Bartwuchs, andererseits aber einer Gynäkomastie und ein weibliches Schamhaarmuster. Ähnliche Defekte liegen beim Gilbert-Dreyfus-Syndrom, beim Lubs-Syndrom und beim Rosewater-Syndrom vor. Therapeutisch ist eine Entscheidung schwerer zu treffen. Eine Ausrichtung der operativen Korrekturen ist nach dem bisherigen Erziehungsmuster und nach dem Eigenbild des Betroffenen auszurichten. Eine Kastration ist aus den schon genannten Gründen aber angezeigt. Nachfolgend muß eine entsprechende Hormontherapie durchgeführt werden.

5 Gonosomale Aberrationen

Ullrich-Turner-Syndrom: 1930 wurde erstmals von Ullrich die Erkrankung eines Mächens berichtet, das durch Minderwuchs, Lymphödemen an Hals und Händen, Cubitus valgus sowie weiterer äußerer Fehlbildungen auffiel. 1954 wurde beobachtet, daß Patientinnen mit solchen angeborenen Störungen chromatinnegativ waren. Schließlich erkannte man 1959, daß Patientinnen mit Ullrich-Turner-Syndrom einen Chromosomensatz von 45,XO aufwiesen. Die Inzidenz wird heute mit 1:8000 neugeborenen Mädchen angegeben. Die Deletion eines Gonosoms ist von einer hohen Abortrate von ca. 98 % begleitet. In 70 % der Fälle fehlt bei Ullrich-Turner-Syndrom Patientinnen das väterliche Gonosom. Dies läßt darauf schließen, daß vor allem Maldysjunctions bei der Spermienmeiose zu dieser Erbkrankheit führen. Die Chromosomenaberration ist nicht mit dem Alter der Mutter korreliert. Klinische, diagnostische und therapeutische Aspekte sind in den Kapiteln 12 und 55 beschrieben.

Beim *Noonan-Syndrom* weisen die Betroffenen alle äußeren Merkmale des Ullrich-Turner-Syndroms auf. Die gonadale Funktion ist jedoch ungestört. Ebenso besitzen diese Patientinnen eine normalen Chromosomensatz von 46,XX. Das Noonan-Syndrom wird wahrscheinlich autosomal-dominant vererbt.

Klinefelter-Syndrom und entsprechende Mosaiken: Bei ca. einem auf 1000 männlichen Neugeborenen wird ein Klinefelter-Syndrom diagnostiziert. Bei den Neugeborenen ist das äußere Genitale meist von unauffälligem männlichem Aspekt. Das Syndrom ist in Einzelheiten in Kapitel 46 beschrieben.

6 Idiopathische Gonadendysgenesie

Bisher sind ursächliche Störungen, die zu einer Gonadendysgenesie bei normal weiblichem Karyotyp 46,XX führen, weitgehend unbekannt. In einzelnen Familien sind Häufungen gefunden worden, die auf einen autosomal-rezessiven Erbgang schließen lassen. Möglicherweise sind jedoch Mutationen einzelner Gene für die frühzeitige embryonale Degeneration der Gonaden verantwortlich. Die Diagnose ist also eine Ausschlußdiagnose und sollte erst gestellt werden, wenn keine anderen Ursachen für die Gonadendysgenesie gefunden werden.

Die Therapie erfolgt in gleicher Weise wie beim Ullrich-Turner-Syndrom. Dadurch kommt es zu einer ausreichenden Knochenreifung und zur Ausbildung von sekundären weiblichen Geschlechtsmerkmalen.

Autosomale Aberrationen: Zu den autosomalen Störungen mit zwittrigem Genitale werden noch einige seltene Syndrome gerechnet. Dazu gehört das Denys-Drash-Syndrom, das sich durch eine Mutation des Wilms-Tumor-Suppressor-Gens (WT1) auszeichnet. Die Betroffenen leiden neben der genitalen Fehlbildung an einer hochgradigen Störung der Nierenfunktion und erkranken als Kleinkind an einem Nephroblastom. Andere vergleichbare Störungen gehen mit einer Aniridie einher und werden auf eine Störung des Katalase-Gens zurückgeführt.

Genitalfehlbildungen im Rahmen von Fehlbildungssyndromen: Zusammenfassung in Tabelle 54-3.

7 Störungen des Anti-Müller-Hormons (AMH)

Das AMH, von den Sertoli-Zellen gebildet, führt zu einer Regression des Müller-Gangsystems. Ein mutiertes AMH führt somit zu einer intersexuellen Situation. 46,XY-Individuen mit Penis und labioskrotaler Fusion sowie nachweisbarer und wirksamer Testosteronproduktion haben – zumeist rudimentär – Tuben, Uterus und obere Zweidrittel der Vagina. Gelegentlich tritt dieses sog. *„Syndrom des persistierenden Müller-Gangsystems"* auch bei normalem AMH auf. In diesen Fällen muß von einem Rezeptordefekt dieses Differenzierungsfaktors ausgegangen werden.

Äußerlich werden diese Patienten auffällig durch einen meist beidseitigen Kryptorchismus. Der Penis ist

Tabelle 54-3 Genitalfehlbildungen im Rahmen von Fehlbildungssyndromen.

Syndrom	somatische Anomalie	Genitalfehlbildung
Müller-Aplasie mit Mittelohranomalie und Klippel-Feil-Syndrom	Fehlbildung der Mittelohrknochen Klippel-Feil-Syndrom	Aplasie der Müller-Gänge
Winter-Syndrom*	Mittelohr-Fehlbild. Nierenagenesie	Vaginalatresie
Fraser-Syndrom*	Äußere Ohrfehlbildung Kryptophthalmus	Vaginalatresie, Uterus bicornis
Hand-Fuß-Uterus-Syndrom*	metakarpale und metatarsale MB, Daumenanomalie	Uterus bicornis
Meckel-Syndrom*	Polydaktylie, polyzystische Nieren, okzipitale Enzephalozele, Gaumenspalte, Augenanomalien	Uterus bicornis, intersexuelles Genitale
Rüdiger-Syndrom*	Brachydaktylie, Extremitätenhypoplasie, Ohrfehlbildungen, neurologische Ausfälle	Uterus bicornis

* autosomal-rezessiver Erbgang

dagegen normal ausgebildet. In den gehäuft diagnostizierten Inguinalhernien finden sich neben den Hoden gelegentlich Tubengewebe oder ein rudimentärer Uterus. Der Maldeszensus der Hoden wird auf die mechanische Behinderung durch die Müller-Gänge zurückgeführt. Bei der operativen Korrektur durch Hysterektomie und beidseitige Salpingektomie, muß streng darauf geachtet werden, daß die Vasa deferential nicht mitamputiert werden, weil sie anatomisch in direkter Beziehung zu diesen Organen stehen. Der Maldescensus testis muß möglichst frühzeitig durch eine intraskrotale Verlagerung der Hoden operativ behoben werden, da dadurch die generative Fähigkeit dieser Patienten erhalten werden kann. Außerdem neigen nicht-deszendierte Hoden auch bei persistierendem Müller-Gangsystem gehäuft zur malignen Entartung. Im Zusammenhang mit einer Malfunktion des AMH wird auch ein gehäuftes Auftreten des Morbus Hirschsprung beobachtet. Daher sollte diese Diagnose zumindest an einen Defekt des AMH denken lassen und eine entsprechende Diagnostik veranlassen.

Vanishing „testes syndrome": Eine besondere Form des AMH-Mangels ist der Agonadismus bei Individuen mit einem 46,XY-Karyotyp. Bei diesem Syndrom gehen offensichtlich die noch indifferenten Gonadenanlagen bereits zugrunde. Dadurch wird kein AMH gebildet. Die Betroffenen weisen daher einen Pseudohermaphroditismus masculinus auf mit blindendender Vagina und rudimentären weiblichen Genitalorganen. Zu Beginn der Adoleszenz müssen diese Individuen mit weiblichen Sexualhormonen (zyklische Menopausenpräparate, gegebenenfalls zu Anfang Östrogenmonotherapie bis zur Ausbildung der Mammae) substituiert werden, um eine altersentsprechende Ausreifung des Skeletts zu gewährleisten.

Swyer-Syndrom: Eine besondere Entität stellt in diesem Zusammenhang das Swyer-Syndrom dar. Betroffene weisen einen normalen männlichen Chromosomensatz von 46,XY auf. Jedoch sind aus bisher nicht bekannten Ursachen die Gonaden in der frühen Embryonalzeit zugrundegegangen. Daher wird auch kein AMH gebildet, so daß bei diesen Patientinnen ein rudimentärer Uterus mit verkümmerten Tubenresten gefunden wird. Ähnlich wie bei der testikulären Feminisierung ist eine Vagina angelegt. Diese Erkrankung tritt sporadisch auf. Wenige familiäre Häufungen legen einen rezessiven X-chromosomalen Erbgang nahe. Das Entartungsrisiko der Stranggonaden ist extrem hoch. Dies macht eine operative Entfernung obligatorisch. Die Patientinnen werden mit weiblichen Sexualsteroiden substituiert.

Testesagenesie nach der 8. Gestationswoche: Geht die männliche Gonadenanlage erst nach der 8. Embryonalwoche zugrunde, so fehlt auch die Anlage der weiblichen Genitalorgane. Durch die kurzfristig wirksam gewordenen Androgene wird ein Penis mit peniler Urethra noch angelegt. Ebenso kann gelegentlich eine Prostataanlage nachgewiesen werden. Testikuläres Gewebe fehlt jedoch komplett. Patienten mit peniler Ausformung des äußeren Genitales werden mit Testosteronenanthat (250 mg / alle 2–3 Wochen i.m.) ab dem Pubertätsalter substituiert, um eine androgene Körperreifung zu erzielen.

Leydig-Zellhypo- bzw. -aplasie: Eine Sonderform dieses Symptomenkreises stellt die Leydig-Zellhypoplasie oder -aplasie dar. Personen mit einem normalen Karyotyp von 46,XY weisen eine blindendende Vagina auf. Die hormonabhängigen Wolff-Strukturen wie Penis und Prostata sind wegen der fehlenden androgenen Induktion nicht ausgebildet. Da die meist intraabdominal liegenden Testes Sertoli-Zellen beinhalten, kommt jedoch AMH zur Wirkung und zerstört die Müller-Gänge. Diese Patientinnen fallen endokrinologisch durch eine normale FSH-, aber stark erhöhte LH-Konzentration auf. Erklärt wird der Untergang der Leydig-Zellen durch einen LH-Rezeptordefekt.

8 Malformationen des weiblichen Genitales

Durch Hemmungsfehlbildung der Müller-Gänge können auf allen Ebenen der Verschmelzung der beiden Gangsysteme Fehlbildungen auftreten.

Hymen: Die harmloseste distale Fehlbildung ist das Hymen imperforatum. Sie wird meist mit der Menarche evident, wenn im Rahmen der Menses olimina auftreten. Bei der Inspektion der Vulva fällt ein bläulich durchschimmernder Tumor in der Vulva auf. Die operative Eröffnung sollte unter Antibiotikaschutz in Vollnarkose vorgenommen werden.

Vagina: Vaginalatresien können unterschiedlich lang ausgebildet sein. Auch wird ein operatives Vorgehen, gegebenenfalls mit kompletter Konstruktion einer Neovagina, erforderlich.

Uterus: Die verschiedenen Kompartimente des Uterus können einzeln atretisch sein. In seltenen Fällen fehlt isoliert die *Zervix*. Operative Korrekturen sind möglich, um eine Hämatometra zu vermeiden. Jedoch ist das Infektionsrisiko wegen der fehlenden Immunkompetenz nach operativer Fistelung des Uteruskavums hoch. Zahlenmäßig bedeutsamer sind Fehlbildungen des *Uteruskavums* oder des Gesamtuterus durch eine inkomplette Fusion der Müller-Gänge. Die verschiedenen Typen werden nach der Klassifikation von Buttram unterschieden, die sechs Gruppen umfaßt (s. Kap. 55, Abb. 55-1):

- Die erste Gruppe erfaßt hypo- oder aplastische Fehlbildungen.
- In der zweiten Gruppe werden einseitige Hypo- oder Aplasien eines Müller-Gangs beschrieben.
- Die dritte Gruppe beinhaltet die komplette Fusionsstörung, bei der zwei komplett getrennte Uteri mit separaten Cervices und meist einem longitudinalen Vaginalseptum gefunden werden.
- In Gruppe vier werden die verschiedenen Uteri bicornes beschrieben. Dazu zählt als gering ausge-

prägte Form der Uterus arcuatus. Der Uterus bicornis unicollis ist die schwerwiegendste Fehlbildung in dieser Gruppe.
- In der fünften Gruppe werden die septierten Uteri zusammengefaßt. Ein Uterusseptum kann unterschiedlich weit in das Kavum oder sogar in den Zervikalkanal herabreichen.
- Die sechste Gruppe beschreibt Fehlbildungen, welche durch Diäthylstylböstrol bei intrauteriner Einwirkung im weiblichen Genitaltrakt auftreten können.

Die Fertilität ist bei allen diesen Fehlbildungen deutlich reduziert. Dies wird vor allem durch eine hohe Abortrate im ersten und zweiten Trimenon hervorgerufen. Zum einen spielt die mangelnde Dehnbarkeit eine Rolle, zum anderen wird bei einer Nidation in den Trennwänden die schlechtere Durchblutung und damit geringere Ernährung der Schwangerschaft angeschuldigt. Operative Korrekturen sind möglich. Dabei wird vor allem die Entfernung der Septen angestrebt.

Müller-Gangsystem: Die hochgradigste Hemmungsfehlbildung der Müller-Gänge stellt das *Rokitanski-Küster-Mayer-Syndrom*. Hierbei fehlen die proximalen zwei Drittel der Tuben, der gesamte Uterus und die oberen zwei Drittel der Vagina. Die Ovarien sind an normaler Stelle und funktionstüchtig. Ihnen aufgelagert finden sich die Fimbrientrichter, die jedoch nach ein bis zwei Zentimetern blind enden. Auch die Vulva ist normal ausgebildet, so daß die Fehlbildung meistens erst nach der Pubertät bei primärer Amenorrhö oder durch Schwierigkeiten bei der Kohabitarche diagnostiziert wird. Wichtig bei der Diagnose ist, daß man Fehlbildungen der Nieren und der Ureteren abklärt. Diese Patientinnen weisen oftmals eine einseitige Nierenaplasie auf. Gelegentlich finden sich auch Hufeisennieren oder ein Ureter fissus. Eine operative Korrektur ist nur im Sinne einer Neovagina möglich. Diese wird heute meist nach der Methode von Vecchetti durch mechanische Dehnung der Introitushaut erreicht.

Literatur

1. Ferguson-Smith, M. A.: Abnormalities of human sex determination. J. inherit. Metab. Dis. 15 (1992) 518–525.
2. Jäger, R. J., M. Anvret, G. Hall, G. Scherer: A human XY female with a frame shift mutation in the candidate testis-determining gene SRY. Nature 348 (1990) 452–454.
3. Lee, M., P. K. Donahoe: Mullerian inhibiting substance: a gonadal hormone with multiple functions. Endocr. Rev. 14 (1993) 152–164.
4. Overzier, C.: Die Intersexualität. In: Käser, O., V. Friedberg, K. G. Ober, K. Thomsen, J. Zander (Hrsg.): Gynäkologie und Geburtshilfe, Bd. 1. Thieme, Stuttgart 1969.
5. Rosler, A., A. Belanger, F. Labrie: Mechanisms of androgen production in male pseudohermaphroditism due to 17β-hydroxysteroid dehydrogenase deficiency. J. clin. Endocr. 75 (1992) 773–778.
6. Shozu, M., K. Akasofu, T. Harada, Y. Kubota: A new cause of female pseudohermaphroditism: placental aromatase deficiency. J. clin. Endocr. 72 (1991) 560–566.
7. Wilson, J. D., J. E. Griffin, D. W. Russell: Steroid 5 alpha-reductase 2 deficiency. Endocr. Rev. 14 (1993) 577–593.

Neuere Übersichtsarbeiten

Heinrich, U., I. Gerhard: Intersexualität. In: Runnebaum, B., T. Rabe (Hrsg.): Gynäkologische Endokrinologie. Springer, Berlin 1987.

Murken, J., H. Cleve: Humangenetik. 3. Aufl. Enke, Stuttgart, 1984.

Schindler, A. E., W. Haberlandt: Die Intersexualität: Pathologische Entwicklung des Geschlechts und intersexuelle Syndrome. In: Käser, O., V. Friedberg, K. G. Ober, K. Thomsen, J. Zander (Hrsg.): Gynäkologie und Geburtshilfe. Bd. 1, 2. Aufl.. Thieme, Stuttgart 1987.

Wieacker, P.: Störungen der Geschlechtsdifferenzierung. In: Bettendorf, G., M. Breckwoldt (Hrsg.) Reproduktionsmedizin. G. Fischer, Stutgart 1989.

Willig, R.P.: Adrenale Dysfunktion. In: Bettendorf, G., M. Breckwoldt (Hrsg.) Reproduktionsmedizin. G. Fischer, Stuttgart 1989.

55 Zyklusstörungen, Amenorrhö

Franz Geisthövel

1	**Einleitung**	438
2	**Normogonadotrope Zyklusstörungen**	439
3	**Hyperprolaktinämie**	439
4	**Hyperandrogenämie**	439
4.1	Ovarielle Hyperandrogenämie, Adipositas	439
4.2	Adrenale Hyperandrogenämie	440
5	**Hypogonadotroper Hypogonadismus**	440
6	**Eßstörungen**	441
6.1	Anorexia nervosa, weight loss amenorrhea	441
6.2	Leistungssport, Tanzkunst, Körpergewicht, Körperideal	442
6.3	Bulimia nervosa	442
7	**Hypergonadotroper Hypogonadismus**	443
7.1	Climacterium praecox (premature ovarian failure, POF)	443
7.2	Reine Gonadendysgenesie	443
7.3	Ullrich-Turner-Syndrom, Turner-Mosaiksyndrome	444
8	**Hypophysäre und perihypophysäre Tumoren**	444
9	**Androgeninsensitivitätsyndrome, 5α-Reduktasesyndrome**	444
10	**Fehlbildungen des weiblichen Genitales**	445

1 Einleitung

Zyklusstörung und Amenorrhö sind keine Diagnosen, sondern Symptome, die Ausdruck einer leichten funktionellen Abweichung, aber auch eines schweren Syndroms sein können. Nur wenige pathogenetische Formen führen ausschließlich zur primären Amenorrhö (z.B. bestimmte Müller-Gang-Anomalien), die meisten von ihnen können sowohl mit primären wie auch sekundären Zyklusstörungen oder Amenorrhöen verbunden sein.

Fließende Übergänge von Schweregrad und phänotypischer Ausprägung sind zu beachten, so daß strenge Klassifikationen daher nicht möglich sind. Die im folgenden gewählte Einteilung (Tab. 55-1) richtet sich vor allem nach klinisch-didaktischen Gesichtspunkten und funktionellen Entitäten.

Tabelle 55-1 Zusammenfassung der Ursachen von Zyklusstörungen/Amenorrhö.

- normogonadotrope Zyklusstörungen
- Hyperprolaktinämie
- Hyperandrogenämie (HA)
  - ovarielle HA
  - PCOS
  - Adipositas
  - adrenale HA
- hypogonadotroper Hypogonadismus
  - Kallmann-Syndrom
  - Sonderformen
- Eßstörungen
  - Anorexia nervosa, weight loss amenorrhea
  - Leistungssport, Tanzkunst, Körperideal
  - Bulimia nervosa
- hypergonadotroper Hypogonadismus
  - Climacterium praecox
  - reine Gonadendysgenesie
  - Ullrich-Turner-Syndrom; Turner-Mosaiksyndrome
- hypophysäre und perihypophysäre Tumoren
- Androgeninsensitivitätssyndrome; 5α-Reduktasemangelsyndrom
- Fehlbildungen des weiblichen Genitales

Die Menarche sollte bis spätestens mit dem 16. Lebensjahr eingetreten sein, andernfalls spricht man von *primärer Amenorrhö*, die definitionsgemäß auch schon besteht, wenn ab dem 14. Lebensjahr keinerlei Zeichen einer sexuellen Entwicklung oder des pubertären Wachstumsschubs nachweisbar sind.

Die Amenorrhö wird als *sekundär* bezeichnet, wenn die letzte Menstruationsblutung ein halbes Jahr zurückliegt.

Die Prävalenz der Amenorrhö im fortpflanzungsfähigen Alter liegt in den USA bei 1,8–3% [18]. Bei einem Zyklusintervall von mehr als 35 Tagen spricht man von Oligomenorrhö. Regelmäßige Zyklen bestehen bei einem Zyklusintervall zwischen 21 und 35 Tagen; in Abhängigkeit von verschiedenen Zyklusparametern werden solche Zyklen als monophasisch (Anovulation), inkomplett biphasisch (Anovulation, Lutealphasendefekt) oder komplett biphasisch (Ovulation mit physiologischer Luteinisierung) bezeichnet.

2 Normogonadotrope Zyklusstörungen

Die zahlenmäßig wichtigste Form der Amenorrhö ist die sekundäre normogonadotrope Funktionsstörung, die erfahrungsgemäß um das 16.–22. Lebensjahr auftritt. Es handelt sich um die postpubertäre Phase, die von Identifikationsfindung, persönlicher Abgrenzung, ersten Partnerkontakten, Konflikten mit dem Elternhaus sowie von schulischen und beruflichen Belastungen geprägt ist. Die Patientinnen sind somatisch gesund. Das Östradiol liegt im unteren Normbereich (~ 40 pg/ml) oder sporadisch unter der Norm (< 20 pg/ml), der Zervixfaktor ist leicht östrogenisiert (Insler-Scoreum 6), sonographisch liegt der Endometriumaufbau um 4,5 mm (beide Endometriumschichten), und der Gestagentest (z.B. 5 mg Medroxyprogesteronacetat/Tag oral über 8 Tage) ist positiv (= Abbruchblutung).

Die wesentliche Aufgabe des behandelnden Arztes bei normogonadotropen Zyklusstörungen ist es, aufklärend und beruhigend auf die Patientin einzuwirken.
Wenn die Amenorrhö über einen längeren Zeitraum bestehen bleibt (z.B. länger als ein Jahr) und kein Kontrazeptionswunsch vorliegt, ist eine zyklische Substitutionstherapie (2 mg Östradiolvalerat/Tag oder 0,6–1,25 mg Equline®/Tag über 21 Tage mit 10tägigem Gestagenzusatz) aus osteoprotektiver Sicht zu empfehlen.

Die zyklische, gestagenenthaltende Substututiontherapie ist auch aus präventivmedizinischen Gründen insofern sinnvoll, als ein langandauernder relativer C18 > C21-Überschuß (wegen der Anovulation) das potentielle Risiko für die Entstehung eines Endometriumkarzinoms erhöht.

3 Hyperprolaktinämie

Für eine unphysiologische Erhöhung des zirkulierenden Prolaktins (> 18 ng/ml) außerhalb von Schwangerschaft und Stillzeit gibt es häufig keine Erklärung (idiopathisch). Neben dieser funktionellen Ursache können hypophysäre Mikro-(< 10 mm)- oder Makro-(> 10 mm)-Adenome oder suprahypophysäre Tumoren (s.a. Abschn. 8) für die Hyperprolaktinämie verantwortlich sein [29]. Die Hyperprolaktinämie ist ausführlich im Kapitel 7 beschrieben.

4 Hyperandrogenämie

4.1 Ovarielle Hyperandrogenämie, Adipositas

Unter der Diagnose „Polyzystisches-Ovar-Syndrom (PCOS)" verbirgt sich weniger eine ätiologiebezogene Diagnose, als vielmehr eine Ansammlung einzelner Symptome: androgenetische Merkmale (Hirsutismus, Akne, Alopezie), Oligoamenorrhö, Sterilität, erhöhter LH/FSH-Quotient, Hyperandrogenämie (Testosteron, Androstendion) und bilateral vergrößerte polymikrofollikuläre Ovarien [6, 10].

Die Störung setzt mit der Menarche ein. Da die Menarche als Zwischenstufe des peripuberalen Entwicklungsprozesses anzusehen ist, wird das PCOS eigentlich schon vor der Menarche initiiert.
Pathophysiologie: Merkmale des PCOS sind die Chronifizierung aller funktionalen Ebenen mit Aufhebung jeglicher Zyklizität und ein follikuläres Hyperrekruitment, kombiniert mit einem Selektionsblock, so daß ein dominanter, den gesamten weiteren Zyklus determinierender Follikel nicht entsteht. Die LH > FSH-Dominanz auf die klein-antralen Follikel führt über eine Theka- > Granulosazell-Dominanz zu einem ovariellen C19 > C18-Steroid-Überschuß und damit zur Hyperandrogenämie, die als zentrales Symptom aufzufassen ist. Der relative Mangel an Östradiol wird durch periphere Konversion (Fettgewebe, Leber) von Androgenen hauptsächlich zu Östron ausgeglichen, so daß gleichzeitig ein azyklischer C18/C21-Steroidüberhang besteht. In die profunde Störung der zentralgonadalen Achse ist eine diskrete hepatogene Fehlfunktion miteinbezogen, die aber für das gesamte Geschehen nicht unerheblich ist, nämlich die verminderte Biosynthese von Bindungsproteinen (z.B. sex hormone binding protein [SHBG]), wodurch es neben der schon bestehenden Erhöhung der totalen Testosteronkonzentration zu einer deutlichen Anhebung des freien, biologisch aktiven Testosteronanteils kommt.
Klinisches Bild: Eine Potenzierung des Befundkomplexes auf allen Ebenen erfolgt durch das Symptom *Adipositas* (> 28 kg/m^2), das bei diesen Patientinnen häufig schon seit Kindheit besteht und letztlich zur präpuberalen Initiierung des Syndroms beiträgt. Dabei scheint von besonderer Bedeutung das *Fettverteilungsmuster* zu sein mit einer Betonung der Fettablagerung in abdominalen und intraperitonealen („androiden") Arealen (Körperumfangsmessung: abdominal-gluteal > 0,8) (s.a. Abschn. 6.3). Noch komplexer wird das Syndrom durch die nicht selten anzutreffende Assoziation mit einer *Hyperinsulinämie* infolge einer Insulinresistenz. Man geht davon aus, daß chronisch erhöhtes Insulin die follikuläre Thekazelldominanz unterützt und zusätzlich zur Adipositas die hepatogene SHBG-Synthese massiv sup-

primiert. Wenn noch eine Dyslipidämie hinzukommt, sprechen wir vom *Hyperandrogenämie-Hyperinsulinämie Dyslipidämie-*(HT-HI-DL)-*Syndrom,* einer polyendokrin-polymetabolischen Funktionsstörung [8].

Bei der klinischen Bewertung ist zu beachten, daß eine große Streubreite der Symptomatik festzustellen ist, und zwar von einer einfachen idiopathisch-kosmetischen Akne im Jugendalter über die relativ schwer zu behandelnde Sterilität bei der PCO-Konstellation bis hin zu dem voll ausgebildeten Syndrom, das durch sein Risikopotential (Atherosklerose, Endometriumkarzinom) Auswirkungen auch auf die Postmenopause hat.

Diagnose: Entsprechend individuell muß das diagnostische Vorgehen ausgelegt sein. In Abhängigkeit von Anamnese, somatischem Befund und ovarsonographischem Ergebnis umfaßt die endokrine Diagnostik die obligate Bestimmung von Testosteron und DHEAS bis hin zu einem Screening aller wesentlichen Hormonachsen (LH, FSH, E2, Progesteron, freies Testosteron, SHBG, GH, Kortisol, TSH, freies T_3). Insbesondere bei Adipositas mit androidem Fettverteilungsmuster, deutlich angehobenem Testosteron (>1,0 ng/ml) und stark erniedrigtem SHBG (<10 nmol/l) sollte das Vorliegen einer Hyperinsulinanämie (Insulin basal >25 mU/l, 1 h nach oraler Zufuhr von 100 mg Glukose-delta-Insulin >100 mU/l) und einer Dyslipidämie abgeklärt werden.

Therapie: Korrespondierend zur klinischen Variabilität muß das therapeutische Procedere den individuellen Problemstellungen gerecht werden. Akne spricht gut auf eine lokale Therapie mit Östradioltropfen oder Benzoylperoxid-3 %-Gel an, während Hirsutismus am besten systemisch mit einer Östrogen-Antiandrogen-(Cyproteronacetat, Chlormadinoacetat-)Kombination behandelbar ist, die auch für die oft therapierefraktäre Alopezie am geeignetsten ist. Alternativ, vor allem bei Kontraindikation gegen synthetische Sexualsteroide (thromboembolisches Risiko, Hypertonie), können die nichtsteroidalen, antiandrogenen Substanzen Flutamid und Spironolacton eingesetzt werden. Bei Adipositas steht die Gewichtsabnahme an erster Stelle. Gleichwohl muß man dabei berücksichtigen, daß massives Übergewicht als ähnlich schwerwiegende Eßstörung wie die Anorexia nervosa (s. Abschn. 6.1) oder die Bulimia nervosa (s. Abschn. 6.3), die durchaus zusätzlich bei adipösen Patientinnen bestehen kann, einzustufen ist. Als frühkindliche Identifikationsstörung zu werten neigen Patientinnen mit Übergewicht im Gegensatz zu jenen mit Anorexia nervosa zu einem passiv-inaktiven Verhaltensmuster. Sie fühlen sich in einen unüberwindbaren Circulus vitiosus von Minderwertigkeitskomplex, Scham, sich zu zeigen, Immobilität, Depression und Frustration eingefangen. Alle Patientinnen haben eine ausgiebige Diätenanamnese hinter sich. Selbst Erfolge durch verhaltenstherapeutische Maßnahmen werden durch eine hohe Rezidivquote von ca. 60 % beeinträchtigt.

Daher ist von gynäkologischer Seite eine geduldig-einfühlsame Führung sinnvoll, die ernährungsphysiologische und verhaltenstherapeutische Therapieansätze miteinbezieht. Von pädiatrischer Seite ist Übergewicht im präpuberalen Alter ein Warnsignal. Bei Sterilität und Vorliegen einer ausgeprägten polyfollikulären Reaktion mit Vergrößerung der Ovarien (>30 mm Maximaldurchmesser) hat sich eine Langzeitstimulation mit 35–75 IE FSH/Tag s.c. (2–6 Wochen) als erfolgreich erwiesen, womit aus dem Pool an klein-antralen Follikeln die Induktion einer Mono- oder Oligomaturation ohne Gefahr der Mehrlingsschwangerschaft und des Hyperstimulationssyndroms möglich ist.

4.2 Adrenale Hyperandrogenämie

Von gynäkologischer Seite ist die postpuberal einsetzende adrenale Hyperandrogenämie von Bedeutung. International hat sich der Begriff „non-classic adrenal hyperplasia (NC-CAH)" durchgesetzt. Einzelheiten sind in den Kapiteln 31 und 37 ausführlich beschrieben.

5 Hypogonadotroper Hypogonadismus

Der unphysiologische Mangel an GnRH und Gonadotropinen in der Altersstufe ab dem 13.–14. Lebensjahr führt zum primären hypogonadotropen Hypogonadismus (HypoHG).

Zwar tritt die Pubarche ein, die durch die adrenalen Androgene (Adrenarche) hervorgerufen wird, die Sekundärbehaarung (axillär, Pubes) bleibt jedoch spärlich. Thelarche, pubertärer Wachstumsschub und Menarche bleiben aus, phänotypisch resultiert ein Infantilismus im Sinne einer Pubertas tarda (psychische und emotional-sexuelle Unreife, Minderwuchs, fehlende Brustentwicklung [Tanner-Stadium 0–1], primäre Amenorrhö). Der Zervixfaktor ist nicht östrogenisiert, sonographisch fehlen follikuläre Strukturen im Ovar, die Uteruslängsachse liegt bei <60 mm, das Endometrium ist flach (<3 mm). Östradiol ist <10 pg/ml und LH liegt <2 mU/ml. Der Gestagentest ist negativ (keine Abbruchblutung), die Gabe eines Östrogen-Gestagen-Präparates über 21 Tage führt zur Blutung. Mit der Kernspintomographie wird ein Tumor ausgeschlossen (s. Abschn. 8), durch radiologische Messung der Handwurzelknochen wird das Knochenalter bestimmt. Diese Störung ist häufig im Sinne einer konstitutionellen Entwicklungsverzögerung zu sehen, die spontan in den physiologischen Zustand übergehen kann. Dennoch ist an spezielle Ätiologieformen zu denken.

Ein besonderes Beispiel ist das *Anosmie/Hyposmie-Amenorrhö-Syndrom (olfaktogenitale Dysplasie; Kallmann-Syndrom)* [19]. In seiner ausgeprägten Form fehlen der Bulbus olfactorius und somit auch die GnRH-synthetisierenden Neurone, die physiologischerweise in der Embryonalzeit aus der olfaktorischen Plakode in hypothalamische Areale eingewandert sind. Es kommt infolge der kompletten Gonadotropindefizienz zur Pubertas tarda. Benachbarte hypophysäre Funktionen sind nicht gestört. Man geht einer Häufigkeit von 1:10 000 bei männlichen Neugeborenen und einem Verhältnis von 5:1 zwischen dem männlichen und weiblichen Geschlecht aus. Neben sporadischem Auftreten sind drei genetische Übertragungsmechanismen bekannt: X-chromosekmal, autosomal-dominant und autosomal-rezessiv. Die X-chromosomal vererbte Form entspricht einer Punktmutatin auf Xp22.3, wo das entsprechende Gen (KAL-Gen) lokalisiert ist. Wenn zusätzlich benachbarte Genorte am distalen Ende des kurzen Arms des X-Chromosoms betroffen sind, können komplexe Syndrome wie Chondrodysplasia punctata oder einseitige Nierenagenesie assoziiert sein.

Daher sind bei Patientinnen mit Kallmann-Syndrom eine akribe somatische und endokrine Durchuntersuchung (s. Abschn. 4.) sowie eine entsprechende humangenetische Exploration notwendig. Immer sollte bei Pubertas tarda eine Geruchsprüfung erfolgen (s.a. Kap. 13).

Eine sehr seltene Form des HypoHG ist der *kongenitale Hypopituitarismus*, der neben den Symptomen des hypophysären Ausfalls (z.B. mit Diabetes insipidus) durch fasziale Deformitäten wie Sattelnase und prominenter Stirn-Schädel-Bereich charakterisiert ist.

Eine andere Erkrankung ist das *Prader-Labhardt-Willi-Syndrom*, das durch GnRH-Mangel, Kleinwuchs, Fettsucht und Oligophrenie auffällt. Die Fettsucht ist durch eine ungebremste Polyphagie bedingt, in deren Folge meist auch eine Insulinresistenz bzw. ein Typ-II-Diabetes auftreten. die Diagnosen werden in der Regel bereits vom Pädiater gestellt.

Tritt sekundär (nach Erleben eines weitgehend normalen Zyklusmusters) eine HypoHG ein, ist neben idiopathischen Störungen an einen zentral-tumurösen Prozeß (s. Abschn. 8) oder an schwere psychosomatische Probleme (s. Abschn. 6) zu denken. Diese Differentialdiagnose ist besonders wichtig bei ungewollter Kinderlosigkeit, die erfolgreich mit Gonadotropinen oder mit der pulsatilen GnRH-Therapie behandelt werden kann. Bei der schweren Form der Amenorrhö mit ausgeprägter Erniedrigung aller osteoprotektiven Sexualsteroide (Östradiol, Progesteron, Testosteron) ist auch die Indikation für eine Knochendichtemessung gegeben, um zu entscheiden, ob die zusätzliche Gabe von Kalzium (500–1000 mg/Tag) notwendig ist.

6 Eßstörungen

6.1 Anorexia nervosa, weight loss amenorrhea

Die Anorexia nervosa (AN) ist ein Syndrom mit multiplen psychoneuroendokrin-metabolischen Dysfunktionen [24]. Infolge schweren GnRH-Mangels kommt es zum HypoHG. Funktionell-endokrinologisch gesehen ist das Körpergewicht von besonderer Bedeutung: Bei Unterschreiten einer Gewichtsgrenze von 46 kg ist mit einer *hypothalamischen Amenorrhö* zu rechnen, die je nach der zeitlichen Manifestation als primäre oder sekundäre Amenorrhö imponieren kann. Zusätzlich findet sich ein Hypothyroidismus, ein Hyperkortizismus und ein Hypersomatotropismus. Ursachen sind Malnutrition, somatische Hyperaktivität und psychogener Streß (s.a. Kap. 79). Die Kombination aus massiver Erniedrigung der ovariellen C18-, C19- und C21-Steroide zusammen mit Hypovitaminosen, Kalzium- und Proteinmangel, sind Ursache für die Entwicklung einer *Knochendichteverminderung*, die in hohem Prozentsatz gefunden wird und mit der Dauer der Amenorrhö korreliert.

Es besteht eine *frühkindliche Individualisationsstörung* mit Identitätsverlust und Selbstfindungsstörung. Die Patientinnen entstammen meist aus sozial höher gestellten Familien, in denen ein nach außen heiles und nach innen abgeschlossenes Familiensystem mit Dominanz und beständiger Vorwurfshaltung der Mutter vorherrscht. Gefühle und emotionale Bedürfnisse werden nicht angesprochen, sondern weitgehend unterdrückt. Die Selbstbeurteilung und -bewertung ist massiv gestört, eine Krankheitseinsicht besteht nicht. Der Arzt wird wegen der Amenorrhö, nicht wegen des Untergewichts aufgesucht.

Die Patientinnen sind, solange es ihre körperliche Konstitution erlaubt, intellektuell und somatisch hyperaktiv. Gewichts- und Beinumfang werden mitunter mehrfach täglich kontrolliert. Massiver Nikotinabusus ist typisch. Das Hungergefühl wird unterdrückt und nicht mehr empfunden. Der Körper wird als „böser" Bereich abgelehnt und als Protestort benutzt, auch um die eigene Besonderheit hervorzuheben. Gefühle von Fraulichkeit und Sinnlichkeit werden verdrängt, der phänotypische Ausdruck der Fortpflanzungsfähigkeit (Brust-, Hüftform) wird in eine neutral-peripuberale Stufe zurückgedreht. Mitunter kann eine therapiefraktäre Magersucht durch Kachexie zum Tode führen.

Wie bei allen Formen des HypoHG ist eine Substitutionstherapie und besonders die Prohylaxe oder Behandlung einer Osteopenie notwendig (s. Abschn. 6.2) [22]. Die alleinige somatisch-endokrine Behandlung wäre ungenügend; vielmehr ist ein langwieriges psychiatrisch-therapeutisches Procedere aufzubauen mit individuellen einzel- und gruppentherapeutischen Ansätzen.

Die sog. *„weight loss amenorrhea"* kann als eine milde Form der AN sowohl in psychosomatischer („anorektische Reaktion") wie in endokriner Sicht (eher normogonadotrop) angesehen werden. Meist liegt ein depressives Verstimmungssyndrom durch aktuelle äußere Anlässe (z.B. „Liebeskummer", Scheidung der Eltern, schulische oder berufliche Probleme) vor. Die Patientinnen sind einsichtig und verständig, therapeutische Erfolge sind leichter zu erzielen.

6.2 Leistungssport, Tanzkunst, Körpergewicht, Körperideal

Körperliche Überaktivität kann aus vielerlei Gründen zu unterschiedlich ausgeprägten Zyklusstörungen führen [25, 28]. Wenn extremes Training in der späten Infantilperiode durchgeführt wird, können primäre Amenorrhö und HypoHG die Folge sein, nach der Menarche ist das gesamte übergangsmäßige Spektrum von sekundärer hypothalamischer Amenorrhö bis zum Lutealphasendefekt möglich.

Insbesondere scheinen *Langstreckenläuferinnen* sowie Kunstturnerinnen und -tänzerinnen, weniger Schwimmerinnen [18], betroffen zu sein. Wie schon bei der Besprechung der AN kurz erwähnt, muß der Einfluß des Körpergewichts Beachtung finden, wobei dem Fettgewebe eine besondere Bedeutung zukommt. Sein Anteil von > 17% des Körpergewichts korrespondiert etwa mit einem Body-mass-Index von 19 kg/m^2, einem somatischen Status, der etwa um die Menarche besteht. Zur Erhaltung regelmäßiger Zyklen ist ein Fettanteil von > 22% notwendig. So haben Langstreckenläuferinnen, die zu den schlanksten Sportlerinnen gehören, einen Fettanteil von ca. 14%, während dieser Prozentsatz bei den *Schwimmerinnen* mit 20–25% höher liegt [24]. Insbesondere scheint die Abnahme des subkutanen feminin-glutealen Fettdepots, das eine Art weiblich-endokrines Schutzpolser darstellt (vgl. a. Abschn. 4.1), die Entwicklung von Zyklusstörungen zu fördern; aber nicht nur die subkutane, sondern auch die intraabdominal-viszerale Fettmasse ist reduziert.

Nun scheint das körperliche Training nicht allein für Zyklusstörungen verantwortlich zu sein [24, 28, 30]. Neben mentalem Streß durch den kompetitiven Charakter von Leistungssport (Versagensängste, Depressionen nach Niederlagen oder Verletzungen) spielen auch endokrin-metabolische Streßfaktoren, wie z.B. die Aktivierung der ACTH-Cortisol-Achse eine Rolle. Zudem weisen nutritive Komponenten auf pathopsychologische Streßfaktoren hin mit Übergängen zur AN oder auch zur Bulimia nervosa (s. Abschn. 6.3). In diesem Kontext ist auch eine einseitige vegetarische Ernährung zu nennen, die Zyklusstörungen hervorrufen kann [14, 22]. Weiterhin sollte die Psychodynamik des sozialen Umfelds (Einflüsse von Trainer und Eltern; Isolierung aus dem Schulklassenverband) berücksichtigt werden, so z.B. auch die manipulatorische Bremsung der Körpergewichtszunahme wie sie bei jungen Turnerinnen zu beobachten ist.

Übergänge gibt es auch zu einer zahlenmäßig nicht zu unterschätzenden Gruppe von Frauen, die z.B. nach Nikotinentzug und/oder im Hinblick auf ein modernes schlankes Körperideal (beruflich: Model, Mannequins), manchmal auch unter einem Fitneßwahn zu übermäßigem Langstreckenlauf (Jogging) tendieren, um ästhetisch-gewichtsreduzierende sowie psychischausgleichende, ablenkende und anxiolytisch-euphorisierende Effekte zu erzielen. Die Ausschüttung dopaminerger Substanzen und endogener Opiate (z.B. Endorphine, Enkephaline) scheinen solche psychotropen Reaktionen zu unterstützen [21]. Die synchrone Freisetzung von streßabhängigen Faktoren wie β-Endorphin und ACTH läßt sich mit dem Phänomen erklären, daß die gemeinsame Ausgangssubstanz das Prä-opio-melano-corticotropin (PMOC) ist. Auch könnte eine suchtartige Abhängigkeit von übermäßigem körperlichem Training in der kontinuierlichen Konzentrationserhöhung von endogenen Opiaten eine Erklärung finden. Weiterhin führt eine mit Leistungssport und dem Verlangen nach sportiv-körperlichem „Outfit" assoziierte Einnahme von anabolen Androgenen durch Suppression der Gonadotropinausschüttung zur Amenorrhö.

Verlängerung der Zyklusintervalle mit Verminderung der Anzahl ovulatorischer Zyklen resultiert in einer *Reduktion der mittleren Sexualsteroidkonzentration*. Ein relativer oder absoluter, länger anhaltender (< 1 Jahr) Mangel an osteoprotektiven C18-, C19- und C21-Steroiden ist mit einer *Knochendichteverminderung* assoziiert [20, 27]. Bei Sexualsteroidkonzentrationen entsprechend der Postmenopause liegt der Knochendichteverlust bei 5% pro Jahr. Ebenso kann die Knochenaufbauphase durch Sexualsteroidmangel oder -entzug empfindlich gestört werden. Dies ist besonders bei jüngeren Frauen von Bedeutung, da der Knochen seinen Dichte-Peak erst ca. um das 28. Lebensjahr erreicht. Eine signifikante Erniedrigung des Dichte-Peaks muß als Risikofaktor für die Entwicklung einer Osteoporose gelten. Es konnte gezeigt werden, daß bei Marathonläuferinnen die Knochendichte eindeutig niedriger als im Vergleichskollektiv ist [1], und daß die Verminderung des ossären Mineralgehalts bei Athletinnen mit der Qualität der Ovarialfunktion korrespondiert [8].

Daraus ist zu schließen, daß sportliche Betätigung nur dann osteoprotektiv wirkt, solange sie nicht infolge von Sekundäreffekten zu gonadaler Funktionsruhe führt, da offensichtlich der ossäre Nettoeffekt mehr durch die Sexualsteroidkonzentrationen als durch körperliche Aktivität bestimmt wird.

6.3 Bulimia nervosa

Überlappend zur AN ist als weitere Form der Eßstörung die Bulimia nervosa (BN) anzusehen, bei der im allgemeinen Normgewicht besteht und weniger ausgeprägte Zyklusstörungen (z.B. Oligomenorrhö) zu beobachten sind.

Die BN ist eine psychiatrische Erkrankung mit gierig gesteigertem Hunger- und fehlendem Sättigungsgefühl. Anfallsweise kommt es zu zwanghaften, heimlich-ritualisierten Eßattacken, bei denen in kurzer Zeit riesige Mengen an Nahrungsmitteln verschlungen werden, gefolgt von suchtartig provoziertem Erbrechen, das der möglichen Gewichtszunahme durch die Eßattacke vorbeugen soll. Die Anfälle sind dann verbunden mit schweren Selbstvorwürfen, Scham und Ekel vor sich selbst, und daraus resultierenden Depressionen, die wieder Ausgangspunkt einer nächsten Attacke sein können. Das geringste Überschreiten der Zufuhr von „schlechten" Nahrungsmitteln (z.B. ein Riegel Schokolade zuviel) kann dann Auslöser einer folgenden Eß- und Brechorgie sein. Die Anfälle treten definitionsgemäß mindestens 2mal pro Woche aber manchmal bis mehrfach täglich auf. Die Erkrankung umkreist in obsessiver Fixierung aufs Essen den gesamten Alltag. Das krankhafte Eßverhalten kann zusammen mit Laxanzienabusus zu Störungen im gesamten Verdauungstrakt (z.B. Zahnschmelzschäden, Heiserkeit, Refluxösophagitis, Durchfälle) und zu schweren Flüssigkeits- und Elektrolyentgleisungen führen bis hin zum Nieren-, Herz- und Kreislaufversagen. Verbrauch großer Mengen an Nahrungsmitteln kann durchaus die finanziellen Möglichkeiten übersteigen und zwanghaftes Betteln und Stehlen mit sich bringen.

Im Gegensatz zur AN bestehen Leidensdruck und Krankheitseinsicht. Obwohl Bulimiker als tüchtig, energisch und durchsetzungsfähig gelten, führen Schuld- und Schamgefühle zur Isolation, Einsamkeit und zum sozialen Abstieg. Streitigkeiten in den jeweiligen Familien werden offen mit Wut, Haßgefühlen und Geschrei ausgetragen, Scheidungen der Eltern sind häufig.

Auch die BN ist durch eine frühkindliche Identifikationsstörung gekennzeichnet. Im äußeren Erscheinungsbild meist unauffällig bleibt die Erkrankung lange Zeit oder überhaupt der nächsten Umgebung verborgen, zumal sich die Betroffenen aus Schamgefühl kaum jemandem mitteilen.

Die wohl effektivste Therapieform scheint eine Kombination aus Verhaltenstherapie, psychodynamischer Therapie und körperorientierter Therapieform zu sein.

7 Hypergonadotroper Hypogonadismus

7.1 Climacterium praecox (premature ovarian failure, POF)

Das Versiegen der Ovarialfunktion vor dem 40. Lebensjahr wird als Climacterium praecox (*premature ovarian failure*, POF) bezeichnet. Die sekundäre Amenorrhö in Verbindung mit klimakterischen Ausfallserscheinungen (Hitzewallungen, Schweißausbrüche, Schlafstörungen, Herzpalpitationen, migränoide Kopfschmerzen, Gefühlsschwankungen, gereizte Stimmung) sind die wesentlichen klinischen Kennzeichen. Meist findet sich keine erkenntliche Ursache (idiopathisch). Gelegentlich können für die Entwicklung eines POF auch autoimmunologische Störungen mit dem Auftreten von antinukleären Antikörpern gegen ovarielles Gewebe eine Rolle spielen, dies auch im Rahmen eines poly-autoimmunologisch-endokrinen Syndroms (mit z.B. Thyreoiditis Hashimoto, M. Addison) [24]. Ein POF kann auch infolge einer Chemotherapie oder bei Radiatio mit Unterbauchfeldern (z.B. bei M. Hodgkin) auftreten. Das FSH ist massiv erhöht (>25 mU/ml), das Östradiol stark erniedrigt (<20 pg/ml).

Therapeutisch sind eine Östrogen-Gestagen-Substitution, kalziumreiche Kost (evtl. Kalziumgabe) und isodense Körperübungen notwendig bzw. anzuraten. Bei Sterilität ist nur die heterologe IVF-ET-Therapie (Oozytendonation) möglich, ein Verfahren, das in Deutschland nach dem Embryonenschutzgesetz nicht erlaubt ist.

Die Insensitivität gegen Gonadotropine bei histologischem Normbefund der Ovarien wird als *„resistent ovary syndrome"* bezeichnet, wobei im Fall von Kinderwunsch eine hochdosierte Gonadotropintherapie versucht werden kann.

7.2 Reine Gonadendysgenesie

Bei der reinen Gonadendysgenesie (46,XX) ist es zu einem genetisch bedingten, überstürzten Verlust an Follikeln gekommen. Die embryonal angelegten Ovarien sind in bindegewebige Stränge (*„Stranggonaden"*) umgewandelt. Da die Entwicklung der Müller-Gänge passiv abläuft, solange kein testikulärer Anti-Müller-Faktor (AMF) wirksam ist, werden Vagina, Uterus und Tuben normal angelegt; Uterus wie Tuben sind aufgrund des Östrogenmangels hypoplastisch; die Vagina ist trocken. Es besteht ein hypergonadotroper Hypogonadismus mit Pubertas tarda, nur die Sekundärbehaarung ist aufgrund der Präsenz adrenaler Androgene spärlich vorhanden. Ausgeprägter Minderwuchs (< 150 cm wie beim Turner-Syndrom, s. Abschn. 7.3) fehlt jedoch.

Die Patientinnen benötigen eine kontinuierliche Östrogen-Gestagen-Substitutionstherapie. Es kommt zur Brustentwicklung und zu geringfügiger Körpergrößenzunahme, insgesamt ist auch in der gesamten Persönlichkeitsstruktur ein auffälliger Reifeprozeß festzustellen. Weitere therapeutische Maßnahmen sind in Abschnitt 7.1 beschrieben.

7.3 Ullrich-Turner-Syndrome, Turner-Mosaiksyndrome

Das Ullrich-Turner-Syndrom ist eine der häufigsten chromosomalen Störungen, die durch den kompletten oder partiellen Verlust des Y-Chromosoms gekennzeichnet ist [23]. Neben der Monosomie 45,X, die in etwa 50% der entsprechenden weiblichen Lebendgeborenen gefunden wird, tritt auf
- in etwa 17% eine Isochromosomie des langen Arms eines X-Chromosoms (46,Xq)
- in etwa 15% eine Mosaikkonstellation mit einer normalen weiblichen Zellinie (45,X/46,XX)
- in etwa 7% eine Ring-X
- in etwa 4% ein Mosaik mit einer normalen männlichen Zellinie (45,X/46,XY) [2].

Der Karyotyp 45,X ist mit einer 98%igen Abortinzidenz belastet, und wird bei weiblichen Neugeborenen in einer Frequenz von 1:5000 bis 1:8000 vorgefunden. In Abwesenheit des Y-Chromosoms ist zwar in der Embryonalphase der ovarielle Follikelapparat angelegt, es kommt aber zu einer überstürzten Regression, so daß meist schon mit der Geburt die Ovarien zu funktionslosen Stranggonaden umgebildet sind.

Klinisches Bild: Die klinische Symptomatik weist bestimmte pathognomonische Marker auf. An erster Stelle ist der Minderwuchs (< 144 cm unbehandelt) zu nennen. Weiterhin finden sich tiefer Nackenhaaransatz, Pterygium colli, Pigmentnaevi, lymphangiektatische Polster auf Hand- und Fußrücken, Cubitus valgus, Insulinresistenz, Hypothyreoidismus, Herzfehler, Osteoporose und HyperHG mit primärer Amenorrhö, Pubertas tarda und Sterilität. Da die äußeren Genitalien und das Müller-Gangsystem der Frau sich passiv entwickeln, zeigen sich beim Ullrich-Turner-Syndrom normal angelegte äußere Genitalien und Vagina sowie hypoplastische Tuben und Uterus. Der Minderwuchs ist nicht allein durch den Hypoöstrogenismus hervorgerufen, der erwartungsgemäß das Ausbleiben des puberalen Anstiegs von Growth hormone (GH) und Insulin-like-growth-Faktor I bedingt, sondern wohl auch genetisch in dem Sinne, daß eine gewisse Insensitivität des somatotropen Effektes von GH besteht.

Während beim 45,X-Karyotyp meist das phänotypische Gesamtspektrum des Ullrich-Turner-Syndroms vorliegt, ist bei den übrigen chromosomalen Konstellationen, besonders beim Mosaik mit einer breitgefächerten Variabilität des phänotypischen Erscheinungsbildes zu rechnen [5]. So finden sich neben dem Vollbild des Ullrich-Turner-Syndroms auch Patientinnen mit oligosymptomatischen Turner-Stigmata und äußerlich unauffällige Patientinnen mit Sterilität und Climacterium praecox. Selbst Spontanschwangerschaften wurden in seltenen Fällen bei Mosaikpatientinnen beobachtet, allerdings mit einer erhöhten Abort-, Totgeburten- und Fehlbildungsrate [16].

Therapie: Neben operativen Maßnahmen (z.B. plastische Korrektur des Pterygium colli oder Operation von Herzfehlern und Aortenaneurysma) ist eine wesentliche therapeutische Aufgabe die Behandlung mit GH. Wegen der relativen Resistenz gegen GH ist eine etwa 25% höhere Dosierung als diejenige, welche für die Behandlung beim GH-Mangel eingesetzt wird, notwendig. Der Körpergrößenzuwachs beträgt im Mittel 8,1 cm [23]. Weiterhin ist mit feinen biomolekularen Methoden nach kryptischem Y-chromosomalem Material zu suchen, das bei einigen wenigen Ullrich-Turner-Syndrom-Patientinnen mit dem Nachweis der sex-determining region des Y-Chromosoms (SRY) entdeckt wurde [15]. Die Präsenz von Y-chromosomaler DNS birgt das Risiko einer Virilisierung in der Pubertät und die Entwicklung eines Gonadoblastoms (Dysgerminom), da bei Patientinnen mit Y-gonadaler Dysgenesie oder mit Y-chromosomalem Mosaik (45,X/ 46,XY) die Inzidenz eines Gonadoblastoms bei 30% liegt. In solchen Fällen ist die baldige Entfernung der entsprechenden Gonadenanlage indiziert. Ansonsten ergeben sich die endokrinen und fortpflanzungsmedizinischen Therapiestrategien, wie schon zuvor beschrieben.

8 Hypophysäre und perihypophysäre Tumoren

Zyklusstörungen bis hin zur Amenorrhö können auch durch Tumoren entstehen, welche durch ihre anatomische Nähe das hypothalamisch-hypophysäre System störend beeinflussen, wie z.B. suprahypophysäre Kraniopharyngeome oder Hamartome. Einzelheiten zu Klinik, Diagnostik und Therapie siehe auch Kapitel 5 und 8.

9 Androgeninsensitivitätssyndrome, 5α-Reduktasesyndrome

Die Androgeninsensitivitätssyndrome (AIS) sind X-chromosomal gebundene Störungen mit unterschiedlich ausgeprägtem Maskulinisationsverlust bei Personen mit männlichem Karyotyp (46,XY) und intraabdominal oder inguinal gelegenen testosteronsezernierenden Hoden. Obwohl die AIS seltene Erkrankungen sind (etwa 1:60000 männlicher Neugeborener) [11], stellen diese Störungen die hauptsächliche Ursache für den männlichen Pseudohermaphroditismus dar. Bei den AIS liegt ein kongenitaler Androgenrezeptordefekt vor. Klinik und Therapie sind in Kapiteln 47 und 54 beschrieben (s.a. Abb. 55-1).

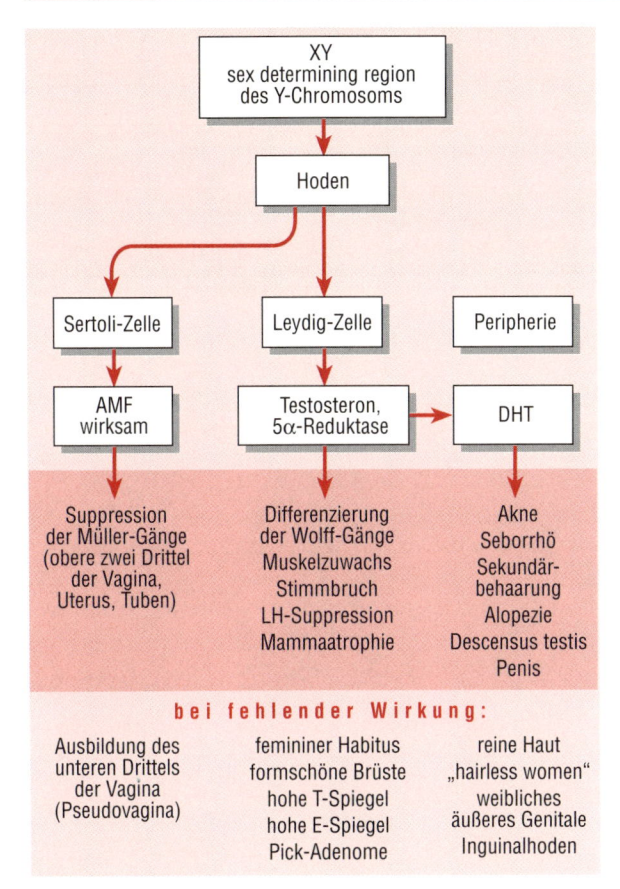

Abb. 55-1 Schematische Darstellung des kompletten Androgensensitivitätssyndroms.

10 Fehlbildungen des weiblichen Genitales

Die Bildung der Müller-Gänge (Tuben, Uterus, obere zwei Drittel der Vagina) ist hormonunabhängig und läuft passiv bei Fehlen des AMF ab, eines dimeren 140-KD-Glykoproteins, das von den Sertoli-Zellen des männlichen Feten gebildet wird und dessen Gen auf dem Chromoson 19 lokalisiert ist. Die Anlage des unteren Drittels der Vagina ist ein Beitrag des Sinus urogenitalis.

Bei der *Vaginalatresie* ist das untere Drittel der Vagina durch fibröses Gewebe ersetzt. Klinische Symptome sind primäre Amenorrhö mit zunehmenden Unterbauchschmerzen, die durch Hämatokolpos und Hämatometra bedingt sind. Die chirurgische Intervention besteht in einer Tunnelung des verlegenden Gewebes und in der Bildung einer Neovagina.

Eine primäre Amenorrhö mit normalem Hormonmuster oder mechanische Probleme beim ersten Koitusversuch weisen auf eine *inkomplette Aplasie der Müller-Gänge (Rokitansky-Küster-Mayer-Syndrom)* mit einer rudimentären Vaginalanlage und einem strangförmigen Uterus bicornis rudimentarius solidus hin. Die Ovarien sind morphologisch normal angelegt und endokrin voll funktionstüchtig, der zytogenetische Befund ist unauffällig. Häufig ist diese Fehlbildung mit urologischen und ossären Störungen assoziiert. Therapeutisch ist die chirurgische Anlage einer Neovagina anzustreben. Bei Kinderwunsch könnte diesen Patientinnen nur durch heterologe In-vitro-Fertilisationsverfahren („Leihmutterschaft") geholfen werden. Dieses Therapiekonzept ist nach dem deutschen Embryonengesetz gesetzlich untersagt.

Literatur

1. Aloia, J. F., S. H. Cohn, T. Baby et al.: Skeletal mass and body composition in marathon runners. Metabolism 27 (1978) 1793.
2. Connor, J. M., S. A. R. Loughlin: Molecular genetic analysis in Turner syndrome. In: Ranke, M. B., R. G. Rosenfeld (ed.): Turner Syndrome: Growth Promoting Therapies, pp. 12. Elsevier, Amsterdam 1988.
3. Drinkwater, B. L., K. Nilson, C. H. Chesnut et al.: Bone mineral content of amenorrhoic and eumenorrhoic athletes. New Engl. J. Med. 311 (1984) 277.
4. Flückiger, F., E. Del Pozo, K. von Werder: Prolactin. Physiology, Pharmacology, and Clinical Findings. Monographs of Endocrinology, B. 23. Springer, Berlin – Heidelberg – New York 1982.
5. Geisthövel, F., J. W. Siebers, M. Breckwoldt: Variabilität des Turner-Syndroms. Gynäk. Prax. 8 (1984) 41.
6. Geisthövel, F.: Polyzystisches Ovar: Ovarielle Hyperandrogenämie im Jugendalter. Der informierte Arzt 18 (1992) 1545.
7. Geisthövel, F.: Endokrinologische Entwicklungsmerkmale. In: Arbeitskries „Teenager Sprechstunde" (Hrsg.): Junge Mädchen in der Gynäkologischen Sprechstunde, S. 21. Satz und Druck Contzen, Lünen 1993(a).
8. Geisthövel, F., M. Olbrich, B. Frorath et al.: Obesity and hypertestosteronaemia are independently and synergistically associated with elevated insulin concentrations and dyslipidaemia in pre-menopausal women. Hum. Reprod. 9 (1994a) 610.
9. Imperato-McGinley, J., T. Gautier, L.-Q. Cai et al.: The androgen control of sebum production. Studies of subjects with dihydrotestosterone deficiency and complete androgen insensitivity. J. clin. Endocr. 76 (1993) 524.
10. Insler, V., B. Lunenfeld: Pathophysiology of polycystic ovarian disease: New insights. Hum Reprod. 6 (1991) 1025.
11. Jagiello, G., J. D. Atwell: Prevalence of testicular feminisation. Lancet 1 (1962) 329.
12. Katznelson, L., J. M. Alexander, A. Klibanski: Clinical review 45: clinically nonfunctioning pituitary adenomas. J. clin. Endocr. 76 (1993) 1089.
13. Leidenberger, F. A. (Hrsg.): Klinische Endokrinolgie für Frauenärzte. Springer, Berlin – Heidelberg – New York 1992.
14. Loucks, A. B., E. M. Heath, T. Law et al.: Dietary restriction reduces luteinizing hormone (LH) pulse frequency during waking hours and increases LH pulse amplitude during sleep in young menstruating women. J. clin. Endocr. 78 (1994) 910.
15. Medlej, R., J. M. Lobaaccaro, P. Berta et al.: Screening for derived sex determining gene SRY in 40 patients with Turner's syndrome. J. clin. Endocr. 75 (1992) 1289.
16. Nielsen, J., J. Sillesen: Fertility in women with Turner's syndrome: case reports and review of literature. Brit. J. Obstet. Gynaec. 86 (1979) 833.
17. Peters, F.: Prolaktin. In: Bettendorf, G., M. Breckwoldt (Hrsg.): Reproduktionsmedizin, S. 33. Fischer, Stuttgart – New York 1989.
18. Pettersson, F., H. Fries, S. J. Nillius: Epidemiology of secondary amenorrhea. Amer. J. Obstet. Gynec. 117 (1973) 80.
19. Prager, D., G. D. Braunstein: Editorial: X-chromosome-linked Kallmann's syndrome: Pathology at the molecular level. J. clin. Endocr. 76 (1993) 824.
20. Prior, J. C., Y. M. Vigna, M. T. Schechter et al.: Spinal bone loss and ovulatory disturbances. New Engl. J. Med 323 (1990) 1221.
21. Quigley, M. E., K. L. Sheehan, R. F. Casper, S. S. C. Yen: Evidence for increased dopaminergic and opoid activity in

patients with hypothalamic hypogonadotropic amenorrhea. J. clin. Endocr. 50 (1980) 949.

22. Reichman, M. E., J. T. Judd, P. R. Taylor et al.: Effect of dietary fat on length of the follicular phase of the menstrual cycle in a controlled diet setting. J. clin. Endocr. 74 (1992) 1171.

23. Saenger, P.: Clinical review 48: The current status of diagnosis and therapeutic intervention in Turner's syndrome. J. clin. Endocr. 77 (1993) 297.

24. Schachter, M., Z. Shoham: Amenorrhea during teh reproductive years – is it safe? Fertil. and Steril. 62 (1994) 1.

25. Shangold, M. M.: Exercise and amenorrhea. Semin. Reprod. Endocr. 3 (1985) 35.

26. Wardlaw, S. L., J. P. Bilezikian: Editorial: Hyperprolactinemia and osteopenia. J. clin. Endocr. 75 (1992) 692.

27. Warren, M. P., J. Brooks-Gunn, R. P. Fox et al.: Lack of bone accretion and amenorrhea: evidence for a relative osteopenia in weight-bearing bones. J. clin. Endocr. 72 (1991) 847.

28. Warren, M. P.: Clinical review 40: Amenorrhea in endurance runners. J. clin. Endocr. 75 (1992) 1393.

29. Werder, K. von: Hyperprolaktinämie. In: Bettendorf, G., M. Breckwoldt (Hrsg.): Reproduktionsmedizin, S. 327. Fischer, Stuttgart – New York 1989.

30. Wolf, A. S., K. G. Wüster: Leistungssport und reproduktive Funktion. In: Käser, O., V. Friedberg, K. G. Ober, K. Thomsen, J. Zander (Hrsg.): Gynäkologie und Geburtshilfe, S. 73 Thieme, Stuttgart – New York 1992.

56 Weibliche Infertilität und In-vitro-Fertilisation (IVF)

Michael A. Graf

1   Definition und Einteilung 447
2   Pathogenese/Pathophysiologie.......... 447
3   Diagnostik....................... 448
4   Therapie 449
4.1 Therapie der gestörten Ovarfunktion 449
4.2 Therapie der tubaren Sterilität 450
4.3 Therapie der gestörten Spermatozoen-Mukus-Interaktion 450
4.4 Therapie der uterinen Sterilität 451
4.5 Therapie bei Endometriose 451
4.6 Therapie bei Paarsterilität............. 451
5   In-vitro-Fertilisation (IVF) 452

Tabelle 56-1 Häufigkeitsverteilung der Sterilitätsursachen bei der Frau.

Sterilitätsfaktor	Häufigkeit
ovariell	bis 40%
tubar	bis 30%
zervikal	bis 5%
immunologisch (lokale Spermatozoen-AK, insbes. IgA)	bis 2% im Zervikalmukus ca. 10% im Ejakulat
uterin	bis ca. 20
kongenitale Fehlbildungen (zumeist Uterus subseptus und septus)	8–11%
vaginal	bis 6%
Endometriose	bis ca. 20–30%
psychisch	??
ungeklärt	ca. 15%

1 Definition und Einteilung

Im Gegensatz zum angloamerikanischen Sprachraum wird im Deutschen zwischen Infertilität und Sterilität unterschieden.

Unter *Infertilität* versteht man die Unfähigkeit, eine eingetretene Schwangerschaft bis zur Lebensreife auszutragen. Eine *Sterilität* liegt definitionsgemäß dann vor, wenn in einer Partnerbeziehung trotz regelmäßigem und ungeschütztem Geschlechtsverkehr innerhalb von zwei Jahren keine Konzeption eintritt [20].

Man geht davon aus, daß in den industrialisierten Ländern der westlichen Welt etwa 15% aller Partnerschaften ungewollt kinderlos bleiben. Formal ist zwischen *primärer Sterilität* bei Frauen ohne eine bisherige Schwangerschaft und *sekundärer Sterilität* bei Frauen mit Zustand nach Partus, Abort oder Extrauteringravidität zu unterscheiden. Dabei liegen die Ursachen nur unwesentlich häufiger bei der Frau als beim Mann. In 15–40% der Fälle sind beide Partner betroffen. In bis zu 15% findet sich trotz sorgfältiger Untersuchung keine Erklärung.

2 Pathogenese/Pathophysiologie

Bei der Häufigkeitsverteilung der Ursachen für die weibliche Sterilität steht die *gestörte Ovarfunktion* mit bis zu 40% an erster Stelle, gefolgt von der *tubar bedingten Sterilität* mit bis zu 30% (Tab. 56-1). Weitere Sterilitätsursachen stellen eine *zervikale Störung* mit relativer oder absoluter Dysmukorrhö, oftmals im Zusammenhang mit chirurgischer (z.B. Zustand nach Konisation) oder chronisch entzündlicher Zerstörung des Zervixdrüsenfeldes, *immunologische Störungen* mit pathologischem Postkoitaltest trotz guten Zervikalschleims und regelrechten Spermiogramms, *uterine Störungen* postinflammatorisch oder infolge von Anlagestörungen sowie – selten – Störungen im Bereich der *Vagina* dar. Die *Endometriose*, allgemein definiert als das Vorkommen von Uterusschleimhaut außerhalb des Uterus, stellt einen nicht zu unterschätzenden Faktor dar. Die Prävalenz wird bei Frauen im reproduktiven Alter auf bis zu 10% geschätzt [19]. In selektierten Kollektiven bei Frauen mit ansonsten ungeklärter Sterilität werden Endometrioseherde von einigen Autoren in über 80% beschrieben [21]. Bei bis zu 30% aller Frauen mit Endometriose sind ovarielle Dysfunktionen mit oder ohne Hyperprolaktinämie feststellbar. Bis zu 17% aller Eileiterverschlüsse sind durch eine Endometriose bedingt [16].

Einen hohen Stellenwert dürften auch *psychische Ursachen* haben. Stauber fand in 28% steriler Ehen keine somatische Ursache. In dieser Gruppe der *funktionellen Sterilität* traten bemerkenswert häufig Schwangerschaften nach Urlaub oder längeren Therapiepausen ein [22].

3 Diagnostik

Anamnese: Wie in allen Bereichen der Medizin, so stellt auch bei der Abklärung einer Sterilität die Anamnese bei Mann und Frau einen wesentlichen Faktor dar. Im Rahmen des Erstbesuches sollte sich der Arzt ausreichend Zeit für ein Gespräch mit beiden Partnern nehmen. Zunächst gilt es abzuklären, wie lange bereits ein unerfüllter Kinderwunsch vorliegt und ob während dieser Zeit die Koitusfrequenz unter Einbeziehung der für eine Konzeption optimalen Zeiten im Zyklus eine hinreichende Wahrscheinlichkeit für den Eintritt einer Schwangerschaft erwarten ließ. Es gibt Fälle, in denen die Unkenntnis über das Konzeptionsoptimum oder eine nur geringe Koitusfrequenz infolge starker beruflicher Anspannung eines oder beider Ehepartner einen wesentlichen Grund für das Nichteintreten einer Schwangerschaft darstellen. Zudem kann die psychische Belastung, die mit dem unerfüllten Kinderwunsch verbunden ist, zu Irritationen in der Partnerschaft mit negativen Auswirkungen auf das Sexualleben führen.

Die Anamnese läßt sich unterteilen in eine Anamnese des Mannes und eine Anamnese der Frau. Die männliche Infertilität wird in Kapitel 48 ausführlich dargestellt.

Bei der Frau stehen Fragen zur Zyklusanamnese (Menarche, Zyklusdauer, Blutungsdauer, Zwischenblutungen, Schmierblutungen vor und nach der eigentlichen Menstruationsblutung, Dysmenorrhö) im Vordergund. Galaktorrhö, Seborrhö, Akne und Hirsutismus können Hinweise auf eine hyperprolaktinämische oder hyperandrogenämische Störung geben.

Die Frage nach früheren Schwangerschaften mit demselben oder einem anderen Partner ist ebenso wichtig wie die nach Angaben zu möglichen Adnexitiden. Voroperationen im Bereich des Unterbauches, insbesondere gynäkologische Voroperationen, sollten genau registriert werden, die Operationsberichte nach Möglichkeit eingesehen werden. Schilddrüsenerkrankungen können in latenter und manifester Form zu einer Störung der Ovarfunktion sowie zum gehäuften Auftreten von Aborten führen. Auch andere internistische Erkrankungen wie ein Diabetes mellitus, Leber- oder Nierenerkrankungen sind für die ursächliche Bewertung bei einer Paarsterilität von Wichtigkeit. Wie beim Mann können ein Nikotin- oder Alkoholabusus negativen Einfluß nehmen. Die soziale Anamnese (psychische und/oder berufliche Beanspruchung? Nachtdiensttätigkeit? Schichtdienst?) kann einen gewichtigen Faktor darstellen.

Allgemeine Untersuchung: Bei der Inspektion interessieren die Fettverteilung, der Behaarungstyp sowie die Beurteilung des Integuments. Hirsutismus, Fettverteilung vom androiden Typ, Akne und Seborrhö können auf eine Hyperandrogenämie hinweisen. Bei der Inspektion und Palpation der Mammae muß auf mögliche Sekretabsonderungen geachtet werden. Eine Struma sollte klinisch ausgeschlossen werden.

Gynäkologische Untersuchung: Die Beurteilung der gynäkologischen Untersuchung ist abhängig vom Zykluszeitpunkt. Die Beurteilung von Zervikalsekret und Vaginalzytologie sind ebenso wichtig wie die Sonographie und die bimanuelle Tastuntersuchung (s.a. Kap. 53)

Methoden zur Überwachung der Ovarfunktion: An *einfachen Untersuchungsmethoden* sind zu nennen die Basaltemperaturkurve, die Vaginalzytologie und die Beurteilung des Zervikalsekrets. Zur exakten Beurteilung des Zyklusverlaufes ist eine zusätzliche *apparative Überwachung* der Ovarfunktion notwendig. Mit Hilfe der Sonographie lassen sich zyklische Veränderungen am Endometrium und Ovar in hervorragender Weise darstellen. In Spontanzyklen findet sich in der späten Ausreifungsphase des dominanten Follikels von Tag 5 bis zur Ovulation ein lineares Wachstum von etwa 2 mm/Tag bis zu einem präovulatorischen Durchmesser von 18–24 mm, im Mittel 20–21 mm. Der Nachweis eines Cumulus oophorus ist als Reifezeichen zu werten. Parallel zum Follikelwachstum verwandelt sich das *Endometrium vom Proliferationstyp* zum *mittzyklischen oder Periovulationstyp*. Die Endometriumdicke nimmt zu Zyklusbeginn während des Status menstrualis zunächst ab, um in Abhängigkeit von den steigenden Östrogenspiegeln in der fortgeschrittenen Follikelphase parallel zum Follikelwachstum wieder zuzunehmen (s. a. Kap. 53).

Als *sicherer Hinweis auf eine abgelaufene Ovulation* gilt der von einem auf den anderen Tag nicht mehr nachweisbare Follikel.

Die *Östradiolbestimmung im Serum* bietet einen verläßlichen Parameter zur Überprüfung der Sekretionsleistung und damit auch der Reife eines präovulatorischen Follikels. Präovulatorisch sollte ein sprungreifer Follikel einen Anstieg des peripheren Östradiolspiegels auf 250–400 pg/ml bewirken. Die maximale Kapillarisierung des Corpus luteum ist etwa eine Woche nach der Ovulation erreicht. Sie geht mit einer maximalen *Progesteronsekretion* einher.

Abklärung hormoneller Störungen: Bei unregelmäßigem Zyklus oder für den Fall, daß im Rahmen der Überwachung der Ovarfunktion Hinweise auf eine Störung der Follikelreifung und/oder eine Störung der Lutealfunktion zu finden sind, ist folgende *endokrinologische Basisdiagnostik* zu empfehlen:

– Abklärung einer hyperprolaktinämischen oder hyperandrogenämischen Störung durch Überprüfung der peripheren Hormonspiegel von *Prolaktin*, *DHEA-Sulfat*, *Androstendion* und *Testosteron*. Zusätzliche Bestimmung des *LH*-Basalspiegels, da dieser im Zusammenhang mit einem PCO-Syndrom erhöht sein kann. Für die Blutentnahme ist ein Zeitpunkt in der frühen Follikelphase zwischen dem 3. und 7. Zyklustag zu wählen. Der Prolaktinspiegel kann mittzyklisch zum Zeitpunkt des präovulatorischen Gonadotropinanstiegs leicht erhöhte Werte aufweisen, die dann einem physiologischen Begleit-

phänomen entsprechen und nicht als pathologisch zu bewerten sind.
Eine latente Hypothyreose sollte durch eine TSH-Bestimmung im *TRH-Stimulationstest* im Rahmen der ursächlichen Abklärung einer gestörten Ovarfunktion ausgeschlossen werden.
– Bei ausgeprägter Störung mit *Amenorrhö* empfiehlt sich eine zusätzliche Bestimmung des *FSH*-Spiegels zum Ausschluß eines vorzeitigen oder frühzeitigen Klimakteriums und des *Östradiol*spiegels mit der Frage, ob noch eine geringe ovarielle Restaktivität vorhanden ist.

Überprüfung der Spermatozoen-Mukus-Interaktion: Die Abklärung erfolgt durch die Durchführung eines *Postkoitaltests* (Synonym: Sims-Huhner-Test, s. Kap. 53).

> Ein pathologischer Postkoitaltest bei gutem Zervikalschleim und regelrechtem Spermiogramm gibt Hinweise auf eine *immunologische Sterilität*.

Der *In-vitro-Penetrationstest* (Objektträgertest, Miller-Kurzrock-Test) stellt eine in der Praxis einfach zu handhabende Untersuchung zur weiteren Abklärung bei pathologischem Postkoitaltest dar. Weitere spezielle Untersuchungen sind über Kapillarteste, z.B. dem *Sperm-penetration-meter*-Test nach *Kremer* sowie über den *Sperm-cervical-mucus-contact-(SCMC-)* Test nach Kremer und Jager, möglich. Der *Mixed-Antiglobulin-Reaktionstest (MAR)* eignet sich zur Demonstration von Antikörpern auf der Spermatozoen-Oberfläche.

Spezielle Untersuchungen zur Diagnostik einer gestörten Tubenfunktion und anatomischer Veränderungen des Uterus und des kleinen Beckens: Die *Hysterosalpingographie (HSG)* stellt das klassische röntgenologische Kontrastverfahren zur Beurteilung der Tubendurchgängigkeit dar. Mit Hilfe der HSG lassen sich auch Veränderungen im Bereich des Cavum uteri erkennen wie Septen, Synechien, Polypen und muköse Myome. Eine sonographische Alternativmethode stellt die *Hysterosalpingokontrastsonographie (HKSG)* dar, wobei ein echogenes Kontrastmittel (z.B. Echovist®) unter sonographischer Sicht in das nach zervikal durch einen kleinen Ballonkatheter geblockte Cavum uteri injiziert wird.

4 Therapie

Grundsätzlich hängt das therapeutische Vorgehen von den ermittelten Ursachen ab und sollte – wenn möglich – immer kausal erfolgen.

4.1 Therapie der gestörten Ovarfunktion

> Lediglich bei der *primären Ovarialinsuffizienz*, die sich durch eine vorzeitige Erschöpfung des ovariellen Follikelapparates im Sinne eines frühzeitigen oder vorzeitigen Klimakteriums zeigt und die durch die Feststellung eines außerhalb der präovulatorischen Phase hypergonadotropen FSH-Spiegels (über 20 mIU/ml) nachweisbar ist, ist eine erfolgversprechende Sterilitätsbehandlung nicht möglich. Gleiches gilt für Anlagestörungen wie die Gonadendysgenesie.

In seltenen Fällen eines sog. Syndroms resistenter Ovarien, bei denen Follikel noch nachweisbar sind, jedoch nicht auf FSH reagieren, könnte man den FSH-Spiegel regelmäßig kontrollieren und zu Zeiten etwas niedrigerer Spiegel einen Stimulationsversuch mit humanen Menopausengonadotropinen (HMG) oder hochgereinigten FSH-Präparaten in hoher Dosierung versuchen.

Bei Nachweis einer *Hyperandrogenämie* mit adrenaler Beteiligung sollte versucht werden, die erhöhten adrenalen Androgene mit Glukokortikoiden in niedriger Dosierung (z. B. 0,25–0,5 mg Dexamethason oder 5–7,5 mg Prednisolon täglich bei abendlicher Einnahme) in den Normbereich zu supprimieren. Die Patientin sollte unter einer derartigen Therapie streng auf ihr Gewicht achten.

> Übergewichtige Patientinnen sind von einer derartigen Therapie auszuschließen bzw. müssen vor Einleitung einer aktiven Sterilitätsbehandlung eine Gewichtsreduktion erreichen, da Übergewicht allein bereits zu einer vermehrten Androgenbildung führen kann.

Die Erfahrung zeigt, daß Normalisierungen der Androgenspiegel unter einer Glukokortikoidmedikation auch bei Patientinnen ohne erhöhte DHEA-Sulfatkonzentrationen möglich sind. Die therapeutische Effizienz ist 3–4 Wochen nach Beginn der Behandlung durch eine Überprüfung der Androgenspiegel und des morgendlichen Kortisolspiegels (8.00 Uhr Nüchternblutentnahme) abzuklären. Kortisolspiegel unter 20 ng/ml deuten auf eine adrenale Übersuppression hin, so daß die Glukokortikoiddosis reduziert werden muß. Gelingt es, die erhöhten Androgene zu normalisieren, ist bei anovulatorischen Patientinnen mit noch erhaltenem Zyklus in mehr als 80% der Fälle mit einer Wiederkehr ovulatorischer Zyklen zu rechnen.

Bei *Prolaktinspiegeln über 50 ng/ml* und insbesondere dann, wenn gleichzeitig eine Amenorrhö besteht, sollte vor Beginn einer Sterilitätsbehandlung das Vorliegen eines (Mikro-)Prolaktinoms abgeklärt werden. Geringgradige Hyperprolaktinämien können auch durch eine subklinische Hypothyreose bedingt sein.

Eine *Hypothyreose* sollte auch in ihrer subklinischen Form durch Substitution von Levothyroxin oder Jodid behandelt werden. Selbst geringe Anstiege im TRH-Test mit einem Delta-TSH von über 18 und unter 25 µIU/ml sollten bei Kinderwunschpatientinnen therapiert werden.

Ein *Untergewicht von mehr als 10%* und ein *Übergewicht von mehr als 20%* sind in einem zunehmenden Maße mit Zyklusstörungen vergesellschaftet. Eine

Normalisierung des Körpergewichts stellt das therapeutische Grundprinzip dar.

Die rein *hypophysäre Form der Ovarialinsuffizienz*, die sich in Form einer hypogonadotropen Amenorrhö darstellt, kann durch Hypophysenadenome bedingt sein. Eine Sterilitätsbehandlung mit HMG und HCG ist prinzipiell möglich, eine interdisziplinäre Kooperation beim Eintritt einer Schwangerschaft notwendig.

Wenn die Follikelreifung trotz Eliminierung von Störfaktoren gestört bleibt, ist eine *ovarielle Stimulationsbehandlung* in Abhängigkeit vom Schweregrad der Störung zu planen. Gleiches gilt von vornherein für den Fall einer hypothalamischen Störung, bei der die Ovarfunktion gestört ist, ohne daß eine spezifische Fehlfunktion nachgewiesen werden kann, sowie für die Fälle, bei denen sich eine Hyperandrogenämie oder Hyperprolaktinämie nicht korrigieren lassen. Bei positivem Gestagentest und erhaltenem Zyklus ist ein Therapieversuch mit *Clomifen* in anfänglich niedriger Dosierung (täglich 50 mg vom 3.–7. oder 5.–9. Zyklustag) sinnvoll. Dabei ist zu beachten, daß hohe LH-Spiegel unter einer Clomifenstimulation einen prognostisch ungünstigen Faktor darstellen. Zudem können sich ein schlechter präovulatorischer Zervixindex und ein zu flaches Endometrium (unter 8 mm präovulatorisch) negativ auswirken. Bei Fortbestehen unzureichender ovarieller Stimulation kann die Dosis in Einzelfällen bis auf 150 mg pro Tag erhöht werden. Bei Nachweis eines präovulatorischen Follikels mit einem Durchmesser von wenigstens 18 mm und einem hohen Östradiolspiegel von wenigstens 250–400 pg/ml pro sprungreifem Follikel ist eine Ovulationsindikation mit *humanem Choriongonadotropin* (z.B. 5000 IE i.m.) möglich. Bei ausbleibendem Therapieerfolg bzw. bei einer vorbestehenden Amenorrhö mit negativem Gestagentest müssen die fehlenden Gonadotropine in Form von HMG- oder FSH-Injektionen ersetzt werden. Mit der Therapie wird dabei üblicherweise zwischen dem 2. und 4. Zyklustag bzw. dem 2. und 4. Tag nach Beginn einer Abbruchblutung begonnen, wobei bei einem ausbleibenden Stimulationseffekt, welcher anhand einer sonographischen und endokrinologischen (Östradiol, LH) Überwachung des Follikelwachstums zu überprüfen ist, in jeweils 4- bis 5tägigen Abständen Dosissteigerungen erfolgen können. Bei Patientinnen mit hyperandrogenämischer Störung, insbesondere bei Patientinnen mit Nachweis polyzystischer Ovarien ist mit einem deutlich erhöhten Überstimulations- und Mehrlingsrisiko zu rechnen. In diesen Fällen sollte eine sogen. „Low-dose-Therapie" angewandt werden, bei der mit 1 Ampulle HMG i.m. täglich begonnen wird und die erste Dosissteigerung auf 1½ Ampullen täglich erst nach 14tägiger Therapie erfolgt. Mehr als 70% der so therapierten Zyklen verlaufen ovulatorisch, wovon wiederum mehr als 70% in diesem Risikokollektiv für Überstimulationen und Polyovulationen ein monofollikuläres Wachstum aufweisen [15]. Vergleichbare Ergebnisse sind auch bei Applikation von FSH-Präparationen zu erwarten.

Vorzeitige LH-Anstiege und vorzeitige Luteinisierungen, die gehäuft bei Patientinnen mit PCO-Syndrom auftreten und anhand eines vorzeitigen Anstiegs des Progesteronspiegels zu erkennen sind, sind auch durch die Gabe von FSH nicht zu verhindern. Bei Patientinnen mit einer derartigen Neigung empfiehlt sich der zusätzliche Einsatz von GnRH-Analoga. Dabei ist zu berücksichtigen, daß das Überstimulationsrisiko bei einer Kombinationstherapie mit GnRH-Analoga ansteigt.

Führen alle dargestellten therapeutischen Maßnahmen nicht zum Erfolg, verbleibt als letzte Möglichkeit bei *PCO-Patientinnen* eine chirurgische Verkleinerung der Thekazellmasse. Dabei wurde die klassische Keilresektion in den letzten Jahren durch weniger invasive endoskopische Operationsverfahren mit Elektrokoagulation oder Laservaporisation der Ovaroberfläche verdrängt. Die Therapieerfolge sind derart gut, daß einige Autoren laparoskopische Oberflächenbehandlungen am Ovar bereits zu einem früheren Zeitpunkt befürworten [4].

4.2 Therapie der tubaren Sterilität

Die besten Erfolge haben mikrochirurgische *Refertilisierungen* nach Tubensterilisation, wobei die Schwangerschaftsraten in günstigen Fällen mit einer Beschränkung auf sehr lange Resttuben von über 7 cm bis zu 85% betragen können [16]. Mikrochirurgische Operationen an erkrankten Eileitern führen zu deutlich geringeren Erfolgsraten. Bei Vorliegen einer Saktosalpinx stellt die primäre In-vitro-Fertilisation eine sinnvolle Alternative dar. Dies gilt auch für die Fälle tubarer Sterilität, bei denen die Patientin bereits älter ist, da Schwangerschaften nach Fertilitätsoperationen meist erst später eintreten.

4.3 Therapie der gestörten Spermatozoen-Mukus-Interaktion

Bei *immunologischer und andrologischer Störung* stellen intrauterine Inseminationen nach vorheriger Spermatozoenaufbereitung (bevorzugt Percoll-Dichtegradienten-Zentrifugation oder Swim-up) das Mittel der ersten Wahl dar. Die Spermaaufbereitung hat das Ziel, die intakten und motilen Spermatozoen herauszufiltern und möglichst zu konzentrieren. 0,1–0,4 ml des so präparierten Inseminationsvolumens werden intrauterin mit Hilfe eines englumigen, weichen Katheters appliziert. Bei weniger als 5 Mio. beweglichen Spermatozoen/ml im Ausgangsejakulat sind die Erfolgsaussichten so gering, daß ein primäres IVF-Verfahren in Erwägung zu ziehen ist.

Bei *zervikaler Sterilität* kommen zur Verbesserung des Zervixsekrets in Abhängigkeit von der Ursache eine Entzündungsbehandlung, die Therapie einer gestörten Ovarfunktion sowie eine Hyperöstrogenisierung durch HMG-Stimulation in Betracht.

Bei *absoluter Dysmukorrhö* sind intrauterine Inseminationen nach Spermatozoenaufbereitung erforderlich.

4.4 Therapie der uterinen Sterilität

Die häufigsten Fehlbildungen des Uterus, der Uterus septus oder subseptus sind in der Regel nicht Ursache einer *Sterilität*, sondern der Unfähigkeit, eine empfangene Frucht auszutragen (*Infertilität*). Die Straßmann-Operation zur Korrektur wurde in den letzten Jahren zunehmend durch weniger invasive hysteroskopische Verfahren ersetzt. Die Schwangerschaftsraten sind hoch und betragen bis zu 80% bei Uterus subseptus und 89% bei Uterus septus [10]. Ausgeprägte Störungen mit nicht oder nur rudimentär angelegtem Uterus, wie dies beim sog. *Mayer-Rokitansky-Küster-Syndrom* der Fall ist, sind mit einer infausten Prognose verbunden und nicht therapierbar. Große submuköse und intramurale Myome, die aufgrund ihrer Lokalisation im Verdacht stehen, die normale Entwicklung des Endometriums und damit die Implantation zu beeinträchtigen, sollten nur dann unter mikrochirurgischen Kautelen entfernt werden, wenn andere Sterilitäts- und Infertilitätsfaktoren ausgeschlossen sind.

4.5 Therapie bei Endometriose

Die Endometriose läßt sich nach der revidierten Fassung der American Fertility Society in die Schweregrade I–IV einteilen [2]. In randomisierten prospektiven Studien zeigte sich bei milder Endometriose entsprechend der Stadien I und II keine Erhöhung an Schwangerschaftsraten in den ersten 12–18 Monaten nach einer Behandlung mit Danazol, Gestagenen oder GnRH-Analoga im Vergleich zu abwartendem Verhalten [9, 19]. Einige Autoren berichten über Therapieerfolge im Zusammenhang mit ovarieller Überstimulation [11] und bei der Durchführung intrauteriner Inseminationen [8]. Bei den schweren Formen der Endometriose mit Beeinträchtigung des Eiauffangmechanismus und/oder Vorliegen eines Tubenverschlusses ist ein konservatives chirurgisches Vorgehen per laparoskopiam oder laparotomiam allgemein akzeptiert. Bei Erfolglosigkeit bei Auftreten eines Rezidivs nach mikrochirurgischem Eingriff sowie in Fällen, in denen eine mikrochirurgische Konstruktion von Ovarien und funktionsfähiger Tube nicht möglich ist, kommen die In-vitro-Fertilisation oder der intratubare Gametentransfer (GIFT) als weiteres therapeutisches Vorgehen in Betracht [21].

4.6 Therapie bei Paarsterilität

Tabelle 56-2 gibt eine Übersicht über das diagnostische und therapeutische Vorgehen bei der Sterilität des Paares.

Tabelle 56-2 Diagnostisches und therapeutisches Vorgehen bei der Paarsterilität (in Anlehnung an [15]).

I. Basisabklärung
Anamnese bei der Frau
- allgemeine Untersuchung
- gynäkologische Untersuchung
- Serologie-Infektionsparameter (HB-S-Antigen, Chlamydien-AK, HIV-AK, Röteln-AK)
- endokrine Diagnostik zwischen dem 3. und 7. Zyklustag (LH, Prolaktin, DHEA-Sulfat, Testosteron, TRH-Test; bei Amenorrhö auch FSH, Östradiol) und mittluteal 5–7 Tage post ovulationem (Progesteron, Östradiol)
- sonographische Überwachung des Follikelwachstums bis zum Ovulationsnachweis, bei präovulatorischem Follikel Postkoitaltest, Beurteilung des Zervikalsekretes.

Anamnese des Mannes
- allgemeine Untersuchung
- Spermiogramm
- Serologie-Infektionsparameter (HB-S-Antigen, Chlamydien-AK, HIV-AK)

II. gestörte Ovarfunktion (endokrine Sterilität)
- Behandlung möglichst kausal in Abhängigkeit von den ermittelten Ursachen

III. pathologischer Postkoitaltest (PCT)
bei gutem Zervikalschleim (Zervix-Score 10–12 nach Insler) und regelrechtem Spermiogramm (immunologische Sterilität)
- Kontrolle mit kürzerem Abstand zum GV
- Kappen-PCT
- In-vitro-Penetrationstest bei zweimal negativem PCT
- bei pathologischem In-vitro-Penetrationstest: SCMC-Test
- MAR-Test, Bestimmung von Spermatozoen-AK im Zervikal-Mukus der Patientin
- therapeutisch: intrauterine oder transuterine intratubare Insemination nach Spermaaufbereitung
- bei 3- bis 4mal erfolgloser Therapie s. IV

bei gutem Zervikalschleim und pathologischem Spermiogramm (andrologische Sterilität)
- gezielte andrologische Abklärung und Therapie
- intrauterine oder transuterine intratubare Insemination nach Spermaaufbereitung
- bei deutlicher Einschränkung kontrollierte Überstimulation der Frau
- bei 3- bis 4mal erfolgloser Therapie s. IV

bei schlechtem Zervikalschleim (Zervix-Score unter 8 nach Insler: zervikale Sterilität)
- ggf. Entzündungsbehandlung
- ggf. Therapie einer gestörten Ovarfunktion
- Hyperöstrogenisierung durch HMG-Stimulation
- bei absoluter Dysmukorrhö intrauterine Inseminationen nach Spermaaufbereitung
- bei 3- bis 4mal erfolgloser Therapie s. IV

IV. Zyklusmonitoring und PCT ohne Pathologie bzw. nach 3 erfolglosen ovulatorischen Therapiezyklen
- diagnostische Hysteroskopie und Laparaskopie mit Chromopertubation (falls noch nicht erfolgt)

bei regelrechtem HSK- und LSK-Befund
- Fortführung bzw. Beginn einer Stimulationstherapie über 3–4 Zyklen (in der Regel HMG/HCG)
- fakultativ Endometriumbiopsie in der Lutealphase

bei pathologischem Befund (tubare Sterilität u.a.)
- Abwägung Mikrochirurgie vs. In-vitro-Fertilisation

V. erfolglose Fortsetzung der Therapie über 3 weitere ovulatorische Zyklen (idiopathische Sterilität?)
- In-vitro-Fertilisation zur Überprüfung des Fertilisierungsvermögens der Gameten, evtl. später GIFT oder verwandte Methoden

5 In-vitro-Fertilisation (IVF)

Mit der Verbreitung der In-vitro-Fertilisation und des sich daran anschließenden Embryotransfers (ET) erfuhr die Reproduktionsmedizin seit 1978 eine bedeutsame Erweiterung. *Steptoe* und *Edwards* waren die ersten, die über die Geburt eines gesunden sog. Retortenbabys in der Zeitschrift *Lancet* berichteten [24]. In der Bundesrepublik Deutschland stand 1993 in einem Viertel aller Fälle die andrologische Subfertilität im Vordergrund (Tab. 56-3).

Tabelle 56-3 Indikationen für die In-vitro-Fertilisation in der BRD 1993.*

tubar	55,9%
andrologisch	25,5%
idiopathisch	7,6%
Endometriose	4,0%
andere	7,0%

Quelle: VIII. Treffen deutschsprachiger IVF-Gruppen, Lübeck, 14.05.94

Tabelle 56-4 Behandlungsergebnisse BRD 1993 (54 von 65 Arbeitsgruppen) und Gemeinschaftspraxis Leidenberger, Weise und Partner, Hamburg, 1994.

	Punktionen (n)	Transferrate	SS/Punktionszyklus	SS/Transferzyklus
IVF, BRD*	12941	75%	17,1%	22,9%
IVF, Hamburg	1224	87%	28,4%	32,7%
GIFT BRD*	803	97%	26,2%	27,0%

Quelle: VIII. Treffen deutschsprachiger IVF-Gruppen, Lübeck, 14.05.94

1984 wurde die *Gamete-intrafallopian-transfer*, abgekürzt *GIFT* eingesetzt [3]. Dabei handelt es sich um die Verbringung einer festgelegten Menge vorher wie für die In-vitro-Fertilisation aufbereiteter motiler Spermien in die Tube zusammen mit einer oder mehrerer nach vorheriger Punktion gewonnener Eizellen. Das ursprüngliche Vorgehen erfolgte auf laparoskopischem Wege und war an das Vorhandensein zumindest eines intakten Eileiters gebunden. Inzwischen wurden auch erfolgreiche Transfers auf transvaginalem/transuterinem Wege mit Hilfe von Spezialkathetern in die Tube durchgeführt. Die Hauptindikationen stellen die andrologisch bedingte Sterilität und die sog. idiopathische oder ungeklärte Sterilität dar. Der Vorteil gegenüber dem intrauterinen Embryotransfer wird darin gesehen, daß der Befruchtungsvorgang und die anschließende embryonale Entwicklung unter physiologischen Bedingungen ablaufen können. In den mit der Methode am besten vertrauten Arbeitsgruppen wird über zyklusbezogene Schwangerschaftsraten um 40% bei der idiopathischen Sterilität und nahe 30% für die andrologische Sterilität berichtet [27].

Dieses und verwandte Verfahren spielen in der Bundesrepublik Deutschland eine eher untergeordnete Rolle. So wurde im Jahre 1993 über knapp 13 000 Eizellpunktionen für IVF, aber nur 803 Punktionen für GIFT berichtet. Dabei wurden die Daten von 54 von insgesamt 65 auf dem Gebiet der Reproduktionsmedizin tätigen Gruppen erfaßt und ausgewertet (Tab. 56-4).

Die *In-vitro-Fertilisation mit anschließendem Embryotransfer* umfaßt die Befruchtung einer oder mehrerer durch transvaginale ultraschallkontrollierte Punktion gewonnener Oozyten im Reagenzglas durch vorher speziell aufbereitete Spermatozoen des Partners und die anschließende Übertragung des Frühembryos in das Cavum uteri, meist im 4- bis 8-Zell-Stadium, 40–50 h nach der In-vitro-Insemination. Nach § 121a Sozialgesetzbuch V dürfen Maßnahmen der In-vitro-Fertilisation nur von spezialisierten Ärzten durchgeführt werden, die über die notwendigen diagnostischen und therapeutischen Möglichkeiten verfügen und die von der zuständigen Landesbehörde eine Genehmigung zur Durchführung erhalten haben. Gemäß den Richtlinien der Bundesärztekammer können die In-vitro-Fertilisation und der Embryotransfer nur bei Ehepaaren im homologen System (keine Samenspender) vorgenommen werden. Ausnahmen bedürfen einer positiven Einzelfallentscheidung der jeweiligen Ethikkommission bei der zuständigen Ärztekammer. Das *Embryonenschutzgesetz* vom 13.12.1990 regelt den rechtlichen Rahmen zur Durchführung der In-vitro-Fertilisation. Danach sind die Möglichkeiten einer Leihmutterschaft sowie der Eizellspende ausgeschlossen. Es dürfen bei Strafandrohung für den Arzt innerhalb eines Zyklus nicht mehr als 3 Embryonen auf eine Frau übertragen werden und es dürfen nur jeweils so viele Eizellen befruchtet werden, wie innerhalb eines Zyklus übertragen werden können oder sollen.

Die *Erfolgswahrscheinlichkeit* der Methode hängt von einer Reihe von Faktoren ab, zu denen insbesondere auch das Alter der Patientin und die Anzahl an übertragenen Embryonen zählen (Abb. 56-1). Die Zahl der zum Transfer zur Verfügung stehenden Embryonen ist wiederum von der Qualität des andrologischen Befundes und der Stimulierbarkeit der Ovarien abhängig. Um eine akzeptable Schwangerschaftserwartung zu erzielen, müssen die Ovarien kontrolliert überstimuliert werden, wobei sich die Down-Regulation der körpereigenen Gonadotropinausschüttung in Kombination mit der ovariellen Stimulation durch HMG oder FSH bewährt hat. Die Schwangerschaftsrate wird bezogen auf punktierte oder transferierte Zyklen und beträgt bei den führenden Ärzteteams über 30%/Transferzyklus (Tab. 56-4). Die Abortrate beträgt üblicherweise 20–25%. In bis zu 5% treten Extrauteringraviditäten auf. Die sogenannte Baby-taken-home-Rate betrug auf alle Arbeitsgruppen bezogen in der Bundesrepublik im Jahre 1993 durchschnittlich 15,7% pro transferiertem Zyklus und nur 11,8% pro punktiertem Zyklus. Die Zahl der Mehrlinge, ermittelt an Schwangerschaften, die über die 20. Schwanger-

nischen Ausreifung, die auch bei einer hochgradigen Einschränkung der männlichen Fertilität mit weniger als 500 000 progressiv beweglichen Spermatozoen im gesamten Ejakulat den Eintritt einer Schwangerschaft ermöglichen. Im besonderen zu nennen ist die *intrazytoplasmatische Injektion eines einzelnen Spermatozoons in die Eizelle (ICSI)*. Soweit bisher bei aller Zurückhaltung erkennbar ist, finden sich wie auch schon bei der herkömmlichen In-vitro-Fertilisation keine vermehrten Fehlbildungen bei den so gezeugten Feten. Bei bekannten genetischen Defekten der Eltern werden ohnehin die Möglichkeiten der molekularen Diagnostik eingesetzt (Kap. 3). Eine Präimplantations-Diagnostik wird diskutiert und in wenigen Zentren bereits eingeführt. Die Befürworter des Verfahrens gehen davon aus, daß die ICSI in absehbarer Zeit die heterologe Insemination mit Samenspende eines für die Frau unbekannten Mannes weitgehend verdrängt.

Eine von israelischen Pädiatern und Psychologen vorgelegte randomisierte Vergleichsstudie konnte belegen, daß sich IVF-Kinder körperlich und psychomotorisch in den ersten Lebensjahren normal entwickeln [5]. Niedriges Geburtsgewicht und Gestationsalter können dabei allerdings negative Auswirkungen zeigen wie bei anderen Kindern mit vergleichbaren Belastungen. Es ist zudem zu bedenken, daß die Schwangerschaften nach In-vitro-Fertilisation komplizierter verlaufen mit häufigerem Auftreten von Plazentainsuffizienzen, von schwangerschaftsinduzierten Hypertonien und von vorzeitigen Plazentalösungen sowie mit einer größeren Zahl an wachstumsretardierten Kindern und einer um das 4- bis 6fache erhöhten perinatalen Mortalität im Vergleich zu allen Geburten [12]. Man geht allgemein davon aus, daß das höhere Alter der Patientinnen aus dem IVF-Kollektiv sowie eine erhöhte Mehrlingsrate den wesentlichen Teil dieser Komplikationen bedingen und daß es sich nicht um einen mit der Methodik vergesellschafteten Negativbesatz handelt.

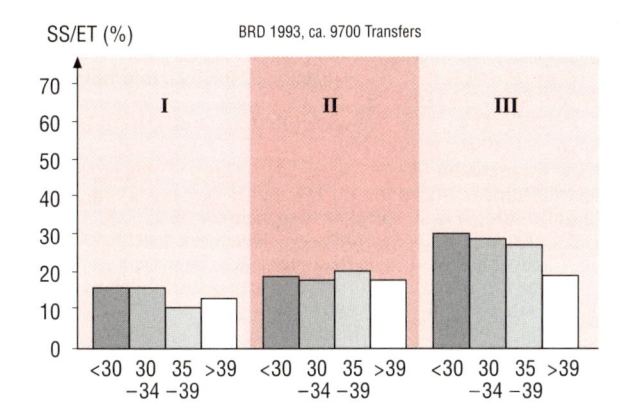

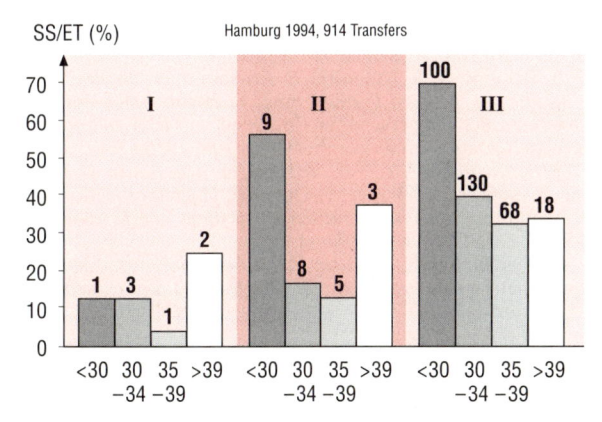

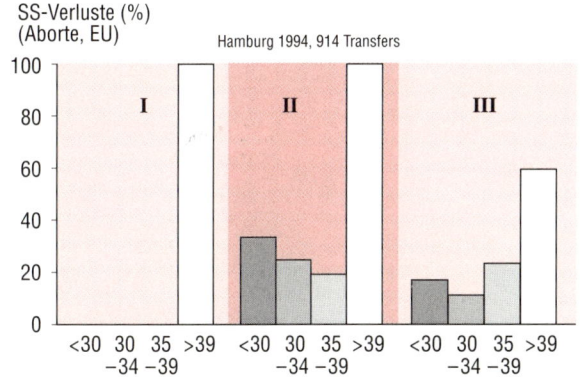

Abb. 56-1 In-vitro-Fertilisations-Erfolgsraten in der Bundesrepublik Deutschland im Jahre 1993 (54 von 65 Arbeitsgruppen, Quelle: VIII. Treffen deutschsprachiger IVF-Gruppen in Lübeck, 14.05.94) und in der Hamburger Institution (Leidenberger, Weise & Partner). Angegeben ist der Prozentsatz an klinischen Schwangerschaften (% SS) pro Embryotransfer (ET). Die Ergebnisse werden nach dem jeweiligen Alter der Frauen (in Jahren auf der Abszisse) und nach der Zahl der transferierten Embryonen (I, II, III) unterteilt. Für die Hamburger Institution werden auch die Absolutzahlen an Schwangerschaften und die Schwangerschaftsverluste (Aborte, Extrauteringraviditäten) detailliert dargestellt.

schaftswoche hinausgingen, betrug 22% im Jahr 1992 und 19% im Jahr 1993. Die Drillingsrate lag dabei bei 4,1 und 2,8%. Die Abbildung 56-1 verdeutlicht die Abhängigkeit des Erfolges von der Anzahl der transferierten Embryonen und die negative Korrelation mit dem Alter bei überproportionalem Ansteigen der Abortquote.

In jüngster Zeit gelangten spezielle Verfahren zur kli-

Literatur

1. Adams, J., D. W. Polson, S. Franks: Prevalence of polycystic ovaries in women with anovulation and idiopathic hirsutism. Brit. med. J. 293 (1986) 355–359.
2. American Fertility Society: Revised American Fertility Society classification of endometriosis: 1985. Fertil. and Steril. 43 (1985) 351–352.
3. Asch, R. H., L. R. Ellsworth, J. P. Balmaceda, P. C. Wong: Pregnancy after translaparoscopic gamete intrafallopian transfer. Lancet II (1984) 1034.
4. Balen, A. H., H. S. Jacobs: A prospective study comparing unilateral and bilateral laparoscopic ovarian diathermy in women with the polycystic ovary syndrome. Fertil. and Steril. 62 (1994) 921–925.
5. Brandes, J. M., A. Scheer, J. Itzhkovits, I. Thaler, M. Sarid, R. Gershoni-Baruch: Growth and development of children conceived by in vitro fertilization. Pediatrics 90 (1992) 424–429.
6. Campo, R. L., F. de Bruyne, J. Hucke: Neue diagnostische und therapeutische Verfahren in der Reproduktionsmedizin. Salpingoskopie und operative Hysteroskopie. Gynäkologe 23 (1990) 214–222.
7. Deichert, U., V. Duda, R. Schlief: Funktionelle Sonographie in Gynäkologie und Reproduktionsmedizin. Springer, Berlin – Heidelberg – New York 1993.

8. Dodson, W. C., A. F. Haney: Controlled ovarian hyperstimulation and intrauterine insemination for treatment of infertility. Fertil. and Steril. 55 (1991) 457–467.
9. Evers, J. L. H.: How to treat endometriosis associated subfertility: Or should we? Focus on Reproduction. Newsletter of the European Society of Human Reproduction and Embryology, Vol. III – No 1/93, 9–15.
10. Fedele, L., L. Arcaini, F. Parazzini, P. Vercellini, G. Di Nola: Reproductive prognosis after hysteroscopic metroplasty in 102 women: life-table analysis. Fertil. and Steril. 59 (1993) 768–772.
11. Fedele, L., S. Bianchi, M. Marchini, L. Villa, D. Brioschi, F. Parazzini: Superovulation with human menopausal gonadotropins in the treatment of infertility associated with minimal or mild endometriosis: A controlled randomized study. Fertil. and Steril. 58 (1992) 28–31.
12. Fiedler, K., W. Würfel, G. Krüsmann, M. Rothenaicher, P. Hirsch, W. Krüsmann: Zum Schwangerschafts- und Geburtsverlauf nach In-vitro-Fertilisation. Z. Geburtsh. Perinat. 194 (1990) 8–12.
13. Goldstein, D., H. Zuckermann, S. Harpaz, J. Barkai, A. Geva, S. Gordon, E. Shalev, M. Schwartz: Correlation between estradiol and progesterone in cycles with luteal phase deficiency. Fertil. and Steril. 37 (1982) 348–354.
14. Graf, M., E. Heywinkel: Sterilitätsdiagnostik und Therapie. Teil 1. Gynäkologe 25 (1992) 126–128.
15. Hamilton-Fairley, D., D. Kiddy, H. Watson, M. Sagle, S. Franks: Low-dose gonadotrophin therapy for induction of ovulation in 100 women with polycystic ovary syndrome. Hum. Reprod. 6 (1991) 1095–1099.
16. Hucke, J., H. W. Schlößer, R. L. Campo, H. Salem: Indikationen und Ergebnisse der mikrochirurgischen Verfahren zur Behandlung der weiblichen Sterilität. Gynäkologe 23 (1990) 196–202.
17. Mecke, H., K. Semm: Ergebnisse zur pelviskopischen Behandlung weiblicher Sterilität. Speculum 12 (1994) 4–10.
18. Moghissi, K. S., E. E. Wallach: Unexplained infertility. Fertil. and Steril. 39 (1983) 5–21.
19. Olive, D. L., L. B. Schwartz: Endometriosis. New Engl. J. Med. 328 (1993) 1759–1769.
20. Runnebaum, B., T. Rabe, M. Sillem, W. Eggert-Kruse: Sterilität. In: Runnebaum, B., T. Rabe (Hrsg.): Gynäkologische Endokrinologie und Fortpflanzungsmedizin. Bd. 2, S. 117 bis 182. Springer, Berlin – Heidelberg – New York 1994.
21. Schweppe, K. W.: Die Bedeutung der Diagnostik und Therapie der Endometriose zur Behandlung der weiblichen Sterilität. Frauenarzt 35 (1994) 699–706.
22. Stauber, M.: Psychosomatik der sterilen Ehe, 2. Aufl. Grosse, Berlin 1988.
23. Stein, I. F., M. L. Leventhal: Amenorrhea associated with bilateral polycystic ovaries. Amer. J. Obstet. Gynecol. 29 (1935) 181–191.
24. Steptoe, P. C., R. C. Edwards: Birth after re-implantation of a human embryo. Lancet II (1978) 366.
25. Trotnow, S., T. Kniewald, S. Al-Hasani, H. Becker: Follikelpunktion, In-vitro-Fertilisierung, Embryotransfer und eingetretene Schwangerschaften in Dyneric-/HCG-stimulierten Zyklen. Geburtsh. u. Frauenheilk. 41 (1981) 835–836.
26. Steirteghem, A. C. Van, Z. Nagy, H. Joris, J. Liu, C. Staessen, J. Smitz, A. Wisanto, P. Devroey: High fertilization and implantation rates after intracytoplasmatic sperm injection. Hum. Reprod. 8 (1993) 1061–1066.
27. Wiedemann, R., H. Hepp: Zur differenzierten Indikationsstellung der operativen Techniken der Reproduktionsmedizin – Mikrochirurgie, IVF und ET, GIFT und TET. Geburtsh. u. Frauenheilk. 49 (1989) 416–422.
28. WHO-Laborhandbuch zur Untersuchung des menschlichen Ejakulats und der Spermien-Zervikalschleim-Interaktion, 3. Aufl. Springer, Berlin – Heidelberg – New York 1993.

57 Hirsutismus

Martin Reincke

1 Definition und Klassifikation 455
2 Klinisches Bild 455
3 Pathogenese/Pathophysiologie 457
4 Diagnostik 458
4.1 Endokrinologische Diagnostik 458
4.2 Bildgebende Verfahren 460
5 Therapie 461
5.1 Kausale Behandlungsverfahren 461
5.2 Medikamentöse Therapie 461
5.3 Begleitende Therapiemaßnahmen 461

Tabelle 57-1 Ursachen von Hirsutismus/Hypertrichose.

androgenvermittelt (Hirsutismus)

ovarielle Genese	PCO-Syndrom
	Ovarialtumoren
	Hyperthekose
	Schwangerschaftsvirilisierung (Luteom)
adrenale Genese	adrenogenitales Syndrom (21-Hydroxylasemangel, 3β-Hydroxysteroiddehydrogenasemangel, 11β-Hydroxylasemangel)
	androgenbildende Tumoren
	ACTH-abhängiges Cushing-Syndrom
	familiäre Glukokortikoidresistenz
gemischt ovariell-adrenale Genese	
idiopathischer Hirsutismus	
andere	Akromegalie
	Hyperprolaktinämie/Prolaktinom
Medikamente	Androgene
	anabole Steroide
	Ovulationshemmer
	Progesteronderivate (19-Nortestosteronderivate)
	Danazol

androgenunabhängig (Hypertrichose)

idiopathische Hypertrichose	
Medikamente	Minoxidil
	Diazoxid
	Phenytoin
	Glukokortikoide
	Cyclosporin
	Penicillamin

1 Definition und Klassifikation

Unter Hirsutismus versteht man eine Behaarung von männlichem Verteilungsmuster bei Frauen. Es ist das Leitsymptom einer gesteigerten Androgenbildung oder Androgenwirkung am Zielorgan Haut. Tritt ein Hirsutismus zusammen mit androgenetischem Haarausfall, Klitorishypertrophie, Vertiefung der Stimmlage, Glatzenbildung und Vermännlichung der Körperstatur auf, wird von *Virilisierung* gesprochen. Abzugrenzen gegen Hirsutismus ist die *Hypertrichose*, die charakterisiert ist durch einen vermehrten Haarwuchs im Bereich des gesamten Körpers ohne männliches Verteilungsmuster (Abb. 57-1). Mögliche Ursachen der vermehrten Behaarung bei Frauen finden sich in Tabelle 57-1.

2 Klinisches Bild

Der klinischen Diagnostik kommt ein hoher Stellenwert in der Abklärung des Hirsutismus zu: Anamnese und Befund entscheiden darüber, ob man sich diagnostisch auf wenige Laborparameter beschränken kann oder ob aufwendigere diagnostische Untersuchungen erforderlich sind.

Anamnese: Zeitpunkt und Geschwindigkeit, mit der ein Hirsutismus aufgetreten ist, sind wichtige Kriterien, um benigne Ursachen von tumorösen Erkrankungen zu unterscheiden.

Die Symptome von idiopathischem Hirsutismus, „Late-onset-"adrenalogenitalem Syndrom (AGS) und des Syndroms der polyzystischen Ovarien (PCO-Syndrom) beginnen typischerweise peripuberal und schreiten langsam über mehrere Jahre fort. Eine rasche Progression über wenige Monate und ein Beginn des Hirsutismus (mit Virilisierung) nach dem 20. Lebensjahr deuten dagegen auf eine tumoröse Ursache hin.

Der *Zyklus* kann regelmäßig oder irregulär sein bis zur Amenorrhö. In der Regel ist der Hirsutismus milder ausgeprägt bei Frauen, die eine regelmäßige Periodenblutung haben. *Akne* ist ein häufiges Begleitsymptom von Hirsutismus und Virilisierung. Eine *vermehrte Libido* und ein *Tieferwerden der Stimmlage* sind Symptome der Virilisierung und reflektieren einen gravierenden Androgenexzeß.

Andere richtungsweisende Anamnesedaten, auf die geachtet werden muß, sind Symptome des Cushing-Syndroms, das Vorliegen eines Diabetes mellitus (Insulinresistenz bzw. Hyperinsulinismus, assoziiert mit

456 VIII. Weibliche Gonaden

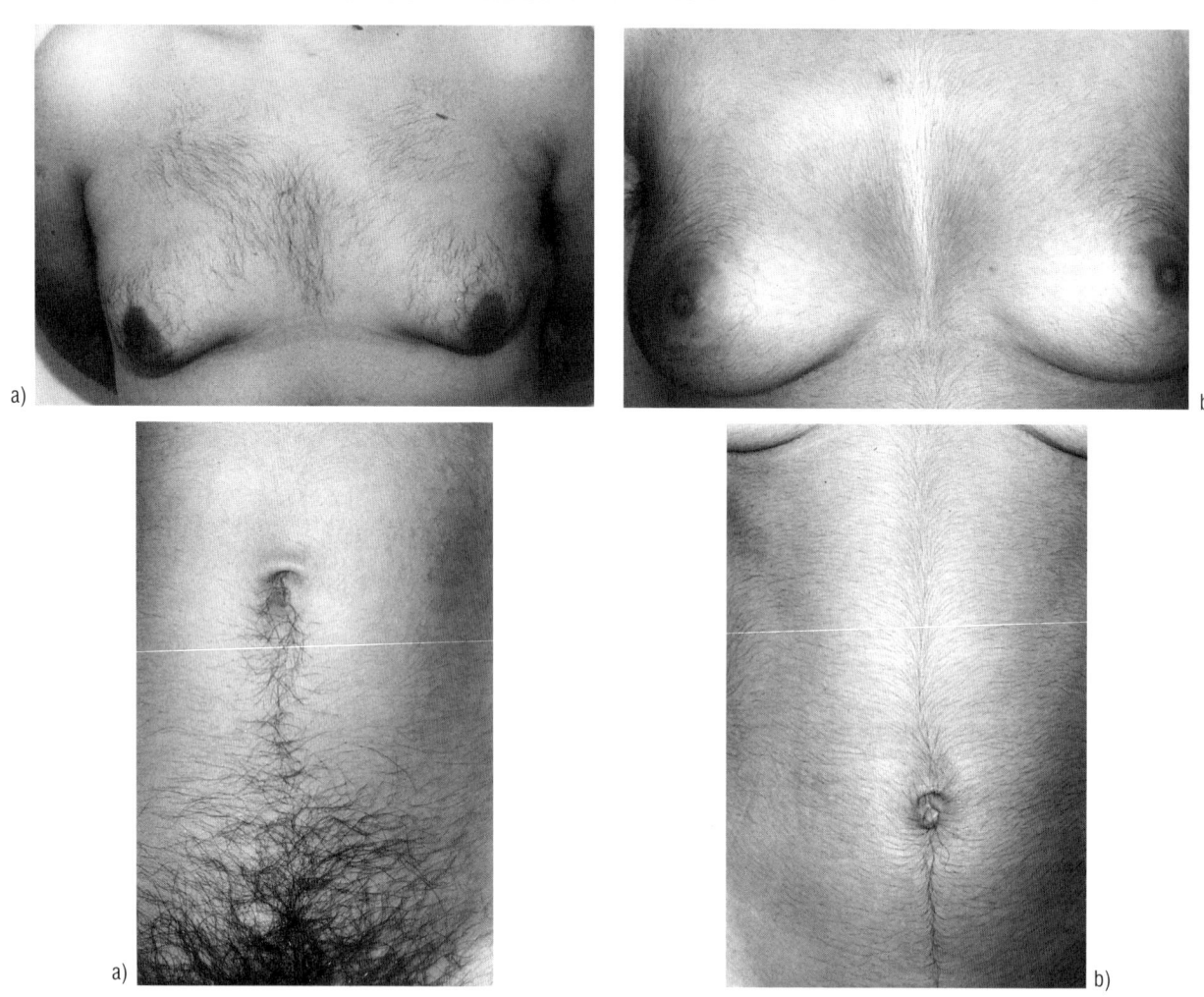

Abb. 57-1 Hirsutismus mit Behaarung vom männlichen Verteilungsmuster (a) im Vergleich zur Hypertrichose (b) an Brust und Abdomen. Nebenbefundlich Mammaatrophie bei der Patientin mit Hirsutismus [freundlicherweise überlassen von Prof. Dr. Wernze, Würzburg].

Tabelle 57-2 Quantifizierung des Hirsutismus in den 9 androgenabhängigen Hautarealen nach Ferriman und Gallwey [5]. Das Ausmaß der Behaarung wird mittels einer Skala von 0 (keine Terminalbehaarung) bis 4 (Behaarung vom männlichen Typ) bestimmt. Die maximale Punktzahl ist 36, ein Hirsutismus liegt bei einer Punktzahl größer 7 vor.

Hautareal	Punktzahl	Definition	Hautareal	Punktzahl	Definition
1. Oberlippe	1	wenige Haare am Außenrand		3	3/4-Bedeckung
	2	kleiner Schnurrbart außen		4	komplette Haardecke
	3	Oberlippenbart halbwegs bis zur Mittellinie	6. Oberbauch	1	einige Haare in der Mittellinie
				2	mehr, aber immer noch in der Mittellinie
	4	Oberlippenbart bis zur Mittellinie			
2. Kinn	1	einige einzelne Haare		3+4	halbe und komplette Haardecke
	2	einzelne Haare mit Ansammlungen	7. Unterbauch	1	einige Haare in der Mittellinie
	3+4	komplette Haardecke, locker und dicht		2	ein „Strich" von Haaren in der Mittellinie
3. Brust	1	einzelne Haare periareolär		3	ein „Band" von Haaren in der Mittellinie
	2	mit Haaren in der Mittellinie			
	3	3/4-Bedeckung		4	ein umgekehrtes „V"
	4	komplette Haardecke	8. Oberarm	1	geringes Wachstum (weniger als 1/4 der Oberfläche)
4. Rücken	1	einige einzelne Haare			
	2	mehr, aber immer noch vereinzelt		2	mehr, aber keine geschlossene Haardecke
	3+4	komplette Haardecke, locker und dicht		3+4	komplette Haardecke, gering und stark
5. Lenden	1	ein sakrales Haarpolster			
	2	mit lateraler Ausdehnung	9. Oberschenkel	1,2,3,4	wie Oberarm

dem PCO-Syndrom), eine Galaktorrhö (Prolaktinom) sowie eine athletische und durchtrainierte Gestalt der Patientin (Einnahme anaboler Steroide). Während anabole Steroide das Haarwachstum in den androgenabhängigen Haarfollikeln stimulieren, wird das Haarwachstum durch Medikamente wie Diazoxid, Minoxidil, Phenytoin und Cyclosporin mehr in den nicht androgenabhängigen Haarfollikeln angeregt.

Untersuchungsbefund: Die Ausprägung des Hirsutismus wird mittels einer objektiven Methode wie der von Ferriman und Gallwey erfaßt (Tab. 57-2) (Abb. 57-2) [5]. Hierfür wird die Behaarung in 9 androgensensitiven Hautarealen bestimmt. Bei der Bewertung gilt es zu bedenken, daß 10–15% der gesunden europäischen Frauen eine gewisse Terminalbehaarung im Gesicht und periareolär aufweisen. 2% aller Frauen haben eine Behaarung auf dem Sternum.

Glatzenbildung („male pattern baldness"), Klitorishypertrophie, tiefe Stimme, Mammaatrophie und eine männliche Körperform sind Symptome der Virilisierung. Akanthosis nigricans (Ausdruck von Insulinresistenz und Hyperinsulinismus), Cushing-Syndrom, Galaktorrhö oder eine Raumforderung im Abdomen, möglicherweise verbunden mit anderen Tumorzeichen, können auf die dem Hirsutismus zugrundeliegende Erkrankung hinweisen.

3 Pathogenese/Pathophysiologie

Hirsutismus ist das Resultat einer androgeninduzierten Konversion von Lanugo- zu Terminalhaar in den androgenabhängigen Haarfollikeln des Körpers.

Lanugohaar besteht aus kurzen, feinen, weichen, nicht pigmentierten Haaren, die überall am Körper vorkommen. Terminalhaar hingegen ist gröber und deutlich pigmentiert wie z.B. die Pubes- und Axillarbehaarung. Übergangshaare repräsentieren ein Zwischenstadium zwischen Lanugo- und Terminalhaar und können bei hirsuten Patientinnen überwiegen. Die *androgenabhängigen Haarfollikel*, deren Anzahl von Geburt an fixiert ist, kommen in den Regionen vor, in welchen Männer ein Haarwachstum entwickeln, vor allem im Schambereich, in Axilla, Gesicht, Brust, Ober- und Unterschenkel, Abdomen und Rücken (aufgezählt in der Reihenfolge einer abnehmenden Sensitivität gegenüber Androgenen). Das Ausmaß der Terminalbehaarung außerhalb der Pubes- und Axillarbehaarung ist abhängig von der Abstammung und von familiären Einflüssen, die bei der Betreuung von hirsuten Patientinnen berücksichtigt werden müssen [10].

Die zirkulierenden Androgene bei der Frau sind einerseits ein direktes Sekretionsprodukt der Ovarien und der Nebenniere, entstehen aber andererseits zu einem ganz wesentlichen Teil aus der peripheren Konversion von Steroidvorstufen. Der periphere Metabolismus von Androgenen spielt physiologischerweise eine wichtige Rolle für den Androgenhaushalt der Frau

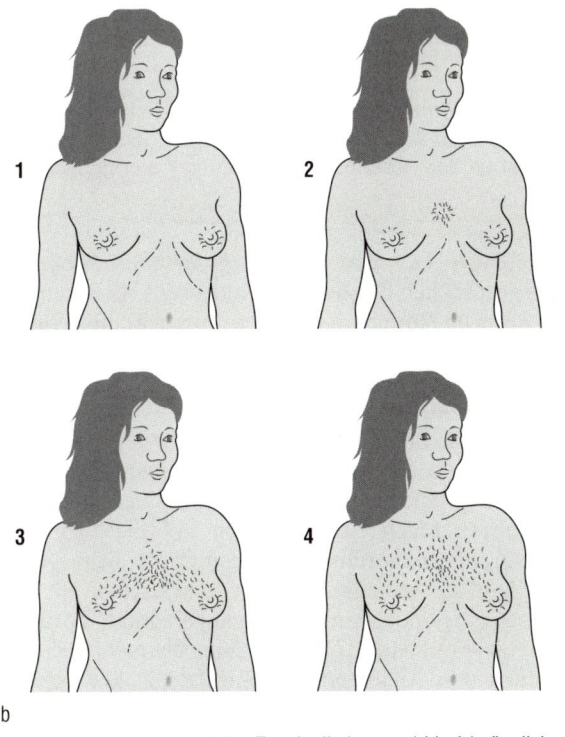

Abb. 57-2 Erfassung der Ausprägung von Hirsutismus mittels der Methode von Ferriman und Gallwey [5].
a) Die 9 androgensensitiven Hautareale (s. Tab. 57-2).
b) Quantifizierung von 0 (keine Terminalbehaarung) bis 4 (männlicher Behaarungstyp) im Bereich der Brust.

Tabelle 57-3 Sekretionsort und Metabolismus der wichtigsten Androgene bei Frauen [6].

Hormon	Ovarien	Nebenniere	periphere Konversion
Testosteron	5–25%	5–25%	50–90%
Androstendion	45–50%	30–35%	5–25%
Dehydroepiandrosteron	20%	80%	–
Dehydroepiandrosteron-sulfat	<5%	>95%	–
Dihydrotestosteron	–	–	100%

Tabelle 57-4 Relative Androgenwirkung und Serumkonzentration von Androgenen bei Frauen [6].

Hormon	relative Androgen-aktivität (%)	Serumkonzentration (ng/ml)*
Testosteron	100	* <0,5
Androstendion	10–20	0,5–2,5
DHEA	5	1,3–9,8
DHEAS	minimal	400–4000
Dihydrotestosteron	250	0,05–0,3

* Die Normbereiche können in unterschiedlichen Laboratorien variieren.

(Tab. 57-3 und 57-4). Im Haarfollikel erfolgt durch die 5α-Reduktase die Bildung von Dihydrotestosteron aus Testosteron. Dieses mit Abstand potenteste Androgen ist hauptsächlich für die Stimulation des Haarwachstums in den androgenabhängigen Arealen verantwortlich. Seine Bildung in den Haarfollikeln kann sowohl durch ein vermehrtes Angebot der bioverfügbaren Androgene als auch durch eine vermehrte 5α-Reduktaseaktivität gesteigert werden.

Ursächlich tritt Hirsutismus entweder als Folge einer *vermehrten ovariellen* bzw. *adrenalen* Androgenbildung auf oder er ist das Resultat einer erhöhten Androgensensitivität.

Im letzteren Fall wird vom *idiopathischen Hirsutismus* gesprochen, bei dem die Androgene im Serum in der Regel im Normbereich liegen. Hier wird ursächlich eine vermehrte Sensitivität der Haarfollikel gegenüber zirkulierenden Androgenen oder eine vermehrte 5α-Reduktaseaktivität angenommen.

Da sich alle Steroidhormone von einer gemeinsamen Vorstufe, dem Cholesterin, ableiten, haben Störungen in der Biosynthese von Glukokortikoiden und Mineralokortikoiden Auswirkungen auf die Synthese anderer Steroidhormone. So kommt es beim *AGS* (21-Hydroxylasemangel, 11β-Hydroxylasemangel, 3β-Hydroxysteroiddehydrogenasemangel) durch die reaktive Erhöhung von ACTH zu einer überschießenden Bildung von Androgenen. Während die klassischen Formen des AGS sich durch eine entsprechende Klinik in der Neugeborenenperiode bemerkbar machen, ist bei den nicht-klassischen („Late-onset")-Formen und bei heterozygoten Merkmalsträgern der in der Pubertät auftretende Hirsutismus häufig das einzige Symptom.

Die Schlüsselenzyme der Steroidhormonbiosynthese sind in der Nebenniere und dem Ovar identisch. Deshalb findet sich bei der häufigsten Ursache des ovariellen Hyperandrogenismus, beim *PCO-Syndrom*, neben der gesteigerten ovariellen Androgenbildung häufig auch eine adrenale Androgenhypersekretion. Das PCO-Syndrom ist charakterisiert durch polyzystisch veränderte Ovarien, Oligoamenorrhö, Hirsutismus und Adipositas. Ursächlich zugrunde liegt dieser Erkrankung einerseits eine vermehrte ovarielle Androgenproduktion als Folge einer Insulinresistenz. Durch die verminderte Bildung weiblicher Sexualhormone kommt es zu einer gesteigerten LH-Sekretion, die den Hyperandrogenismus weiter stimuliert. Eine vermehrte periphere Aromatisierung von Androstendion zu Östron wird ebenfalls als pathogenetischer Faktor der gesteigerten Sekretion von LH diskutiert. Auf der anderen Seite bestehen Hinweise auf eine gesteigerte Aktivität der ovariellen Cytochrom-P450-17α-Hydroxylase, eines der Schlüsselenzyme der ovariellen Androgensynthese. Die physiologische Regulation dieses Enzyms ist komplex, wobei ein Ungleichgewicht zwischen den stimulierend wirkenden Faktoren LH, Insulin und IGF I und dem hemmenden Inhibin und 17β-Östradiol für das Auftreten des PCO-Syndroms verantwortlich gemacht wird.

4 Diagnostik

Auf dem Boden von Anamnese und Untersuchungsbefund läßt sich der Hirsutismus in drei Schweregrade einteilen (Abb. 57-3):
– Ein *milder Hirsutismus* liegt vor, wenn die vermehrte Behaarung peripubertär einsetzt, keine oder nur eine geringe Progredienz zeigt und der Zyklus unauffällig ist. In diesem Fall kann sich die Labordiagnostik auf ein Minimum beschränken.
– Bei *progredientem Hirsutismus* und/oder Oligoamenorrhö liegt zumeist eine deutliche Hyperandrogenämie vor. Hier sind weitere diagnostische Maßnahmen erforderlich.
– Bei Hirsutismus mit Virilisierungszeichen besteht Tumorverdacht und die Diagnostik muß dementsprechend ausgerichtet werden.

4.1 Endokrinologische Diagnostik
(Tab. 57-5)

Das endokrinologische Basisprogramm beim Hirsutismus besteht in der Bestimmung von Testosteron, DHEAS und Androstendion im Serum. Da bei hirsuten Frauen häufig das Sex-Hormone-Binding-Globuline (= SHBG) erniedrigt ist, können auch bei normalem Gesamttestosteron die freien, biologisch wirksamen Testosteronkonzentrationen erhöht sein. Deshalb wird zum Gesamttestosteron das SHBG mit-

57 Hirsutismus

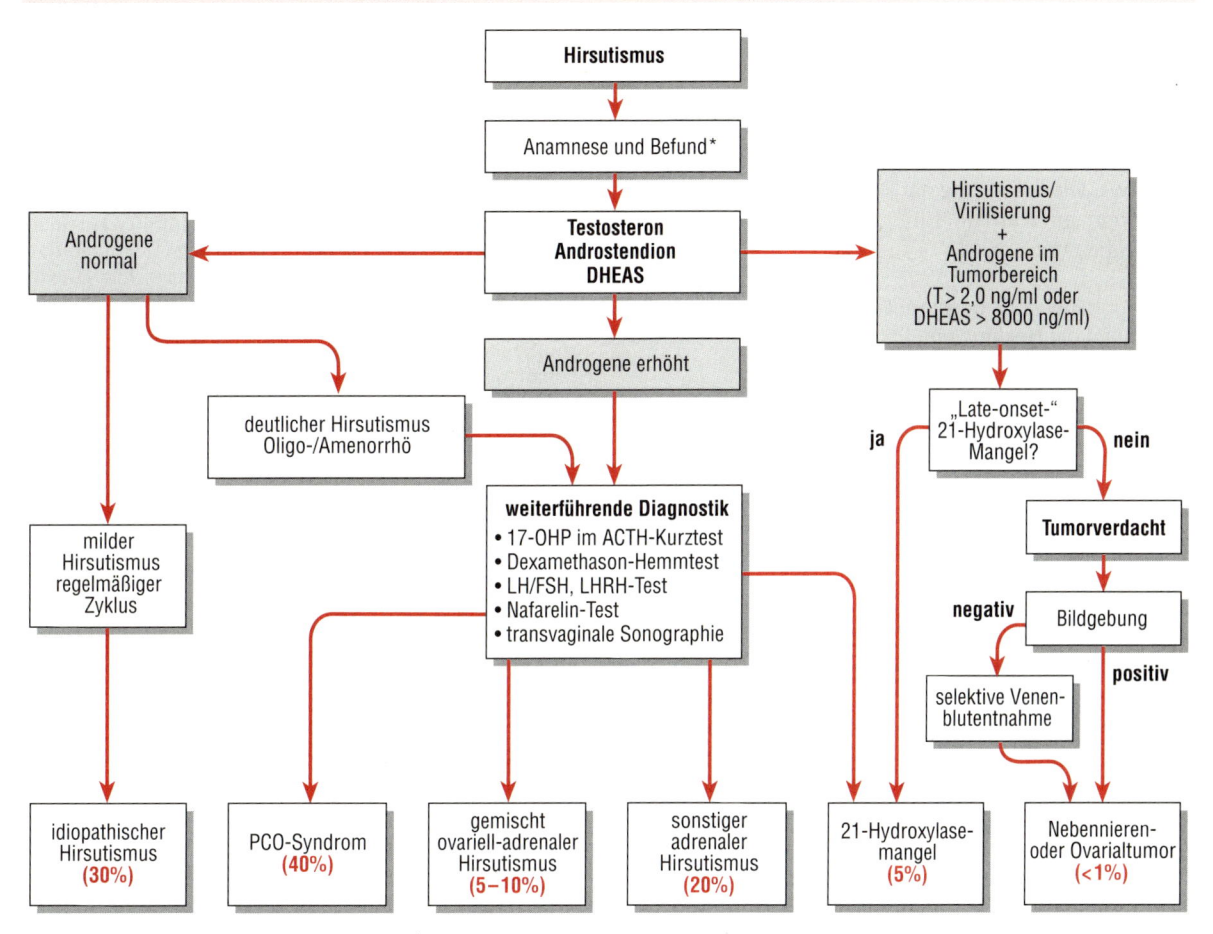

Abb. 57-3 Diagnostische Abklärung von Hirsutismus.
* Bei klinischem Hinweis auf Akromegalie, Prolaktinom, Cushing-Syndrom oder medikamentös induziertem Hirsutismus erfolgt eine gezielte endokrine Diagnostik.

Tabelle 57-5 Endokrinologische Funktionsdiagnostik bei Hirsutismus.

Test	Indikation	Durchführung	Blutentnahmen	Bewertung
Dexamethason-Suppressionstest	adrenaler Hirsutismus	4 × 0,5 mg Dex. Tag 1 + 2	Tag 0 und 3: T, A, DHEAS	• Suppression von T, A und DHEAS: adrenaler Enzymdefekt [3, 4]
ACTH-Stimulationstest	AGS (21-OH-Mangel)	250 µg 1–24 ACTH i.v.	17-OHP, 0' und 60'	• nicht-klassischer 21-OH-Mangel: stim. 17-OHP > 10 ng/ml [8] • heterozygote Merkmalsträger: Delta-17-OHP > 2,6 ng/ml
	AGS (3β-HSD-Mangel)	250 µg 1–24 ACTH i.v.	17-OHP+17-OH-Pregnenolon, 0' und 60'	• stim. 17-OH-Pregnenolon > 40 nmol/l • Quotient von 17-OH-Pregnenolon/17-OHP > 5,5 [4, 12]
	AGS (11β-OH-Mangel)	250 µg 1–24 ACTH i.v.	11-Deoxycortisol, Cortisol, 0' und 60'	• stim. 11-Deoxycortisol > 10 nmol/l [12] • stim. 11-Deoxycortisol/Cortisol > 8 × 10^{-3} nmol/l [4]
LHRH-Stimulationstest	PCO-Syndrom	100 µg LHRH i.v.	LH, FSH 0', 30' und 60'	• überschießender LH-Anstieg (LH/FSH-Quotient > 3,0) = Hinweis auf PCO-Syndrom
LHRH-Agonist-Test	PCO-Syndrom	4 × 0,5 mg Dex. Tag 1–5, Nafarelin 100 µg s.c. Tag 4, 8.00 h	17-OHP, 0 und 24 h nach Nafarelin	• stim. 17-OHP > 2,6 ng/ml = PCO-Syndrom [3]

Abkürzung: A = Androstendion; Dex = Dexamethason; 3β-HSD = 3β-Hydroxysteroiddehydrogenasemangel; 11β-OH-Mangel = 11β-Hydroxylasemangel; 17-OHP = 17-Hydroxyprogesteron; 21-OH-Mangel = 21-Hydroxylasemangel; T = Testosteron.

bestimmt oder besser das freie Testosteron direkt gemessen.

Bei normalen oder leicht erhöhten Androgenkonzentrationen und geringgradiger Ausprägung des Hirsutismus besteht in der Regel ein idiopathischer Hirsutismus. Diese Störung muß bei ca. 30% aller Frauen angenommen werden. Eine weiterführende Diagnostik erübrigt sich.

Die Labordiagnostik beschränkt sich bei geringem Hirsutismus auf die Bestimmung von Testosteron, Androstendion und DHEAS.

Besteht ein mäßiger Hirsutismus, der von Zyklusstörungen begleitet wird, und eine Erhöhung der zirkulierenden Androgene, liegt eine *adrenale oder ovarielle Mehrproduktion von Androgenen* vor. In diesem Fall werden weiterführende diagnostische Maßnahmen ergriffen, da sich die Therapie des Hirsutismus möglichst nach der zugrundeliegenden Störung richtet.

Bei ca. 5% aller hirsuten Frauen liegt ein *nicht-klassischer („late onset") 21-Hydroxylasemangel* vor [2]. Diese Erkrankung wird nachgewiesen durch die Bestimmung von 17-Hydroxyprogesteron 60 min nach i.v. Stimulation mit 1-24-ACTH. Ein stimulierter 17-Hydroxyprogesteronspiegel > 10 ng/ml spricht für einen homozygoten 21-Hydroxylasemangel. Die meisten Patientinnen mit dieser Erkrankung haben aber 17-Hydroxyprogesteronkonzentrationen > 20 ng/ml [8]. Zum Ausschluß eines Nebennierentumors muß eine Suppression der Androgenüberproduktion durch Dexamethason nachgewiesen werden.

Die *nicht-klassischen Formen des 11β-Hydroxylasemangels und 3β-Hydroxysteroiddehydrogenasemangels* sind nur durch aufwendige Tests nachzuweisen [4, 12]. Deshalb ist ein Routine-Screening für diese Erkrankungen nicht zu rechtfertigen. Ausnahmen sind gegeben, wenn sich in der Anamnese (z.B. frühe Pubeshaarentwicklung, frühes Größenwachstum und Menarche bei 3β-Hydroxysteroiddehydrogenasemangel) oder bei der körperlichen Untersuchung (z.B. Hypertonie bei 11β-Hydroxylasemangel) Hinweise auf diese Erkrankungen ergeben.

Ca. 50–60% aller Frauen mit einer biochemisch faßbaren Hyperandrogenämie weisen ein *PCO-Syndrom* auf. Charakteristisch ist für dieses Krankheitsbild eine Erhöhung des basalen LH bzw. des LH/FSH-Quotienten > 2,0. Im LHRH-Test findet sich ein überschießender Anstieg des LH. Ein empfindlicher, aber aufwendiger Parameter für den Nachweis des PCO-Syndroms ist die Stimulation der ovariellen Androgensekretion mittels LHRH-Superagonisten (z.B. Nafarelin) [3].

Ein Tumorverdacht besteht bei massivem Hirsutismus, Amenorrhö und Virilisierungszeichen verbunden mit Testosteron > 2,0 ng/ml bzw. *DHEAS* > 8000 ng/ml.

Eine Erhöhung des DHEAS spricht bei dieser Konstellation für das Vorliegen eines *Nebennierenrindenkarzinoms*, während die isolierte Erhöhung des Testosterons eher auf einen *Ovarialtumor* hinweist. In jedem Fall muß bei diesen Patientinnen durch einen Dexamethasonhemmtest ein nicht-klassischer 21-Hydroxylasemangel ausgeschlossen werden.

Fallbeispiel

Eine 38jährige Patientin leidet seit Jahren unter Hirsutismus mit zunehmender Androgenisierung. Eine familiäre Belastung wird von der Patientin angegeben. Die Patientin hat 2 gesunde Kinder geboren. Bei der Untersuchung findet sich ein massiver Hirsutismus, eine Klitorishypertrophie liegt nicht vor. Die endokrinologische Funktionsdiagnostik zeigt ein stark erhöhtes Serumtestosteron im tumorverdächtigen Bereich mit Werten zwischen 4,2 und 6,8 ng/ml (Normbereich < 0,5), sowie ein mäßig erhöhtes DHEAS von 4800 ng/ml (Normbereich < 4000). Die transvaginale Sonographie ergibt unauffällige Ovarien. Eine abdominelle Computertomographie zeigt beidseits nodulär-hyperplastische Nebennieren mit einem dominanten Knoten auf der linken Seite von 1,5 cm. Im ACTH-Kurztest findet sich ein überschießender Anstieg von 17-Hydroxyprogesteron, durch Dexamethason lassen sich Testosteron und DHEAS normalisieren.
Diagnose: „Late-onset"-21-Hydroxylasemangel mit knotiger Nebennierenrindenhyperplasie.

4.2 Bildgebende Verfahren

Bei klinischem und biochemischem Verdacht auf ein PCO-Syndrom kann die *transvaginale sonographische Darstellung der Ovarien* hilfreich sein. Hiermit läßt sich der PCO-typische Befund von perlschnurartig angeordneten Follikeln wenig belastend darstellen. Dieser Befund ist aber nicht obligat für das PCO-Syndrom und findet sich auch bei 20% der Normalbevölkerung [9]. Aufwendig läßt sich der typische ovarielle Befund des PCO-Syndroms mit der Kernspintomographie nachweisen.

Liegt aufgrund der biochemischen Befunde der Verdacht auf eine tumorbedingte Hyperandrogenämie vor, besteht die weitere Diagnostik in der Durchführung einer *computertomographischen Untersuchung der Nebennierenregion und des kleinen Beckens*. Bei Nachweis eines Nebennierentumors ist zu berücksichtigen, daß endokrin inaktive Nebennierenadenome (Inzidentalome) bei 1% der Allgemeinbevölkerung vorliegen.

Die transvaginale Sonographie wird als Screening-Untersuchung zum Nachweis von Ovarialtumoren durchgeführt. Kleine adrenale und ovarielle Tumoren können sich der bildgebenden Diagnostik entziehen.

Bei biochemischem Tumorverdacht und negativer Bildgebung muß eine *venöse Blutentnahme mit selektiver Katheterisierung der Nebennieren- und Ovarialvenen* durchgeführt werden.

Eine deutliche Lateralisierung der Testosteronkonzentration ist als Hinweis auf die Quelle der Androgenüberproduktion zu werten [7]. Die Aussagekraft dieser Untersuchung wird aber dadurch eingeschränkt, daß wegen anatomischer Schwierigkeiten nicht immer eine

Katheterisierung aller 4 Gefäße gelingt, und daß Verdünnungseffekte zu irreführenden Ergebnissen führen können.

5 Therapie

5.1 Kausale Behandlungsverfahren

Bei symptomatischem oder tumorbedingtem Hirsutismus erfolgt in erster Linie eine Behandlung der Grunderkrankung. Virilisierende Medikamente gilt es abzusetzen. Ein ACTH-abhängiges Cushing-Syndrom muß entsprechend seiner Ätiologie behandelt werden. Wachstumshormonproduzierende Hypophysentumoren werden einer neurochirurgischen Therapie zugeführt. Bei Mikro- und Makroprolaktinomen ist die Behandlung mit Dopaminagonisten Therapie der ersten Wahl. Androgenbildende Nebennieren- und Ovarialtumoren müssen chirurgisch entfernt werden. Bei Nebennierenrindenkarzinomen kann eine Nachbehandlung mit dem Adrenostatikum Lysodren bzw. mit einer Polychemotherapie erforderlich sein.

5.2 Medikamentöse Therapie

Sind symptomatische oder tumorbedingte Formen des Hirsutismus ausgeschlossen, hängt die medikamentöse Behandlung vom Schweregrad und der Progredienz des Hirsutismus ab. Bei mäßigem bis ausgeprägtem Hirsutismus werden Ovulationshemmer, Antiandrogene und Glukokortikoide eingesetzt. Eine komplette Rückbildung der vermehrten Behaarung ist hierunter selten. In den meisten Fällen kann eine 50%ige Reduktion der Haarwuchsgeschwindigkeit erreicht werden. Das therapeutische Ansprechen ist langsam und verlangt in den meisten Fällen 6–12 Monate Therapie. Ein häufiger Behandlungsfehler besteht in der vorzeitigen Beendigung der Therapie unter der Annahme einer fehlenden Effektivität. Junge Patientinnen mit einer kurzen Anamnesedauer sprechen besser auf eine medikamentöse Therapie an, weshalb eine frühzeitige Hirsutismusbehandlung angestrebt werden sollte, bevor eine große Anzahl von Haarfollikeln durch den Hyperandrogenismus aktiviert ist. Die Behandlung muß in der Regel lebenslang erfolgen, da nach Absetzen der Antiandrogene häufig ein Rebound beobachtet wird.
Ovulationshemmer: Ovulationshemmer sind zur Behandlung des Hirsutismus ovarieller Genese geeignet. Hierunter kommt es zur Suppression der LH-Sekretion und zu einem Anstieg des SHBG, wodurch die freie und biologisch wirksame Fraktion des Testosterons vermindert wird.
Antiandrogene: *Cyproteronacetat* und *Chlomadinonacetat* sind Präparate der ersten Wahl in der Behandlung des Hirsutismus [10]. In Kombination mit Ethinylöstradiol (Diane 35®, Neo-Eunomin®) oder Östrogenvalerat (Climen®, über Auslandsapotheke beziehbar) kann neben der kompetitiven Androgenrezeptorblockade zusätzlich die östrogenbedingte Suppression der ovariellen Androgensekretion ausgenutzt werden. Während in Kombination mit Ethinylöstradiol ein antikonzeptiver Effekt erzielt wird, läßt sich mit der Kombination von Cyproteronacetat und Östradiolvalerat bei postmenopausalen Frauen gleichzeitig eine Östrogen-Gestagen-Substitution durchführen. Diese Antiandrogene sind sowohl zur Therapie des PCO-Syndroms als auch zur Therapie des adrenogenitalen Syndroms geeignet.

Spironolacaton (Osyrol®, Aldactone®) ist in mittlerer Dosierung (100 bis maximal 200 mg aufgeteilt in 2 Tagesdosen morgens und abends) ein wirksames und gut verträgliches Antiandrogen [1]. Im Gegensatz zu den USA und anderen europäischen Ländern ist es aber in Deutschland für diese Indikation nicht zugelassen. Durch das Wirkprinzip, die kompetitive Androgenrezeptorblockade, ist Spironolacton bei allen Formen von Hirsutismus einsetzbar. Durch das andere Nebenwirkungsprofil kann Spironolacton bei den Patientinnen eingesetzt werden, bei denen Kontraindikationen (Übergewicht, Hypertonie, u.a.) gegen Cyproteronacetat und Chlormadinonacetat bestehen.

Günstig scheint eine *Kombination von Spironolacton mit Cyproteronacetat* bei schweren Formen von Hirsutismus zu sein, da sich die antiandrogenen Eigenschaften beider Medikamente ergänzen und Nebenwirkungen von Cyproteronacetat abgemildert werden. Wegen möglicher orthostatischer Probleme und Elektrolytverschiebungen sollte die Behandlung einschleichend begonnen und erst nach 4 Wochen auf die Enddosis erhöht werden. Bei Einnahme von Spironolacton mit den Mahlzeiten werden gastrointestinale Nebenwirkungen selten beobachtet. Wegen möglicher teratogener Schäden ist eine Kontrazeption obligatorisch.
Glukokortikoide: Der Einsatz von Glukokortikoiden bleibt auf Patientinnen mit adrenogenitalem Syndrom oder deutlicher adrenaler Komponente des Androgenexzesses beschränkt. Sie werden in der niedrigsten wirksamen Dosis verwandt, ohne daß eine komplette Suppression der Hypothalamus-Hypophysen-Nebennieren-Achse auftritt. Dexamethason (Fortecortin®) in einer Dosis von 0,25 (–0,5) mg zur Nacht ist dabei Hydrocortison (Dosierung: 10 mg/m^2 Körperoberfläche) vorzuziehen. Die alleinige Gabe von Glukokortikoiden bei adrenogenitalem Syndrom ist zur Behandlung des Hirsutismus fast nie ausreichend, so daß zusätzlich Antiandrogene und Ovulationshemmer gegeben werden müssen.

5.3 Begleitende Therapiemaßnahmen

Das PCO-Syndrom ist mit einem 6fach erhöhten Risiko für einen Diabetes mellitus Typ II, einem 3fach erhöhten Hypertonierisiko und einem 7fach gesteigerten Risiko für das Auftreten einer KHK assoziiert. Deshalb muß bei dieser Erkrankung besonderer Wert auf eine Gewichtsreduktion als Sekundärprävention gelegt werden.

Literatur

1. Barth, J. H., C. A. Cherry, F. Wojnarowska, R. P. R. Dawber: Spironolactone is an effective and well tolerated systemic antiandrogen therapy for hirsute women. J. clin. Endocr. 69 (1989) 966–970.
2. Cutler, G. B.: Hirsutism and virilization. Criteria for diagnosis. In: The Endocrine Society: 41st Postgraduate Assembly Syllabus, pp. 75–79. Bethesda, Maryland 1991.
3. Ehrmann, D. A., R. L. Rosenfield, R. B. Barnes et al.: Detection of functional ovarian hyperandrogenism in women with androgen excess. New Engl. J. Med. 327 (1992) 157–162.
4. Eldar-Geva, T., A. Hurwitz, P. Vecsei et al.: Secondary biosynthetic defects in women with late-onset congenital adrenal hyperplasia. New Engl. J. Med. 323 (1990) 855–863.
5. Ferriman, D., J. D. Gallwey: Clinical assessment of body hair growth in women. J. clin. Endocr. 21 (1961) 1440–1447.
6. Jaffe, R. B.: Hirsutism. In: The Endocrine Society: 41st Postgraduate Assembly Syllabus, pp. 236–242. Bethesda, Maryland 1991.
7. Müller, O. A.: Hirsutismus. Rationelle Diagnostik und Therapieprobleme. In: Allolio, B., H. M. Schulte (Hrsg.): Diagnostische und therapeutische Strategien bei Nebennierenerkrankungen, S. 152–161. Schattauer, Stuttgart 1989.
8. New, M. I., F. Lorenzen, A. J. Lerner et al.: Genotyping steroid 21-hydroxylase deficiency: Hormonal reference data. J. clin. Endocr. 57 (1983) 320–326.
9. Polson, D. W., J. Adams, J. Wadsworth, S. Franks: Polycystic ovaries – a common finding in normal women. Lancet I (1988) 870–872.
10. Reincke, M., B. Allolio: Hirsutismus. In: Bünte, H., W. Domschke, T. Meinertz, D. Reinhardt, R. Tölle, W. Wilmanns (Hrsg.): Therapiehandbuch, K 21. Urban & Schwarzenberg, München 1995.
11. Rittmaster, R. S.: Hirsutism – what is normal? New Engl. J. Med. 327 (1992) 194–196.
12. Siegel, S. F., D. N. Finegold, R. Lanes, P. A. Lee: ACTH stimulation test and plasma DHEAS levels in women with hirsutism. New Engl. J. Med. 323 (1990) 849–854.

58 Androgenetische Alopezie

Klaus Grunwald, Thomas Rabe, Benno Runnebaum

1	Einleitung	463
1.1.	Definitionen und Einteilung	463
1.2	Inzidenz und Genetik	464
2	Klinisches Bild	464
3	Pathogenese/Pathophysiologie	465
3.1	Endogene und exogene Störungen bei Haarausfall der Frau	465
3.2	Endokrinologie der Alopecia androgenetica/androgenica	465
3.2.1	Haarwuchsstörungen bei endokrinen Krankheiten	465
3.2.2	Androgenmetabolismus des Haares	465
4	Diagnostik	467
4.1	Anamnese und Haarstatus	467
4.2	Labordiagnostik	468
5	Therapie	468
5.1	Allgemeine Maßnahmen	468
5.2	Lokale Therapie	468
5.3	Systemische Therapie	468

1 Einleitung

1.1 Definitionen und Einleitung

Alopezie ist definiert als der Zustand der Haarlosigkeit. Man unterscheidet zwischen fokaler, diffuser und totaler Alopezie (*Alopecia focalis, Alopecia diffusa, Alopecia totalis*). Der dynamische Prozeß des Haarausfalls, der zur Alopezie führt, wird *Effluvium oder Defluvium* genannt [6]. Allgemein ist zwischen dem allgemeinen Haarausfall mit generalisierter Verminderung der Haardichte und Formen des Haarausfalls zu unterscheiden, bei denen es in bestimmten Regionen des Kopfes zu Lichtung oder komplettem Verschwinden des Haares kommt, in anderen hingegen der Haarwuchs sich nicht verändert. Weiterhin wird unterschieden zwischen der Alopezie des Spättyps (*telogenes Effluvium, telogene Alopezie*) und Alopezie des Soforttyps (*anagen-dystrophisches Effluvium, anagen-dystrophische Alopezie*). Von den vielen unterschiedlichen Alopezieformen werden in der Gynäkologie vor allem die *Alopecia androgenetica* und die meist passageren Formen des Haarausfalls, die *Alopecia climacterica, A. postpartualis* sowie *A. diffusa* gesehen.

Der Schweregrad des Haarausfalls läßt sich nach WHO in folgende *Stadien* einteilen:

- *Stadium 0*: keine Alopezie
- *Stadium 1*: minimaler Haarverlust
- *Stadium 2*: moderater Haarverlust
- *Stadium 3*: kompletter Haarverlust.

Für das individuelle Haarverteilungsmuster sind Androgene von essentieller Bedeutung. Aus endokrinologischer Sicht werden 3 *Haartypen* unterschieden:

- *Sexualhaar*: das Wachstum ist abhängig von der Menge zirkulierender Androgenkonzentrationen.
- *Ambisexuelles Haar*: das Wachstum dieses Haartyps setzt die normalen Androgenkonzentrationen der erwachsenen Frau voraus; nicht vorhanden vor der Pubertät (Axillae, Schambehaarung).
- *Nichtsexuelles Haar*: das Wachstum dieser Haare ist androgenunabhängig (Augenbrauen, Wimpern).

Das Haar wächst nicht kontinuierlich, sondern jeder Follikel durchläuft unabhängig von seinem Nachbarfollikel einen Wachstumszyklus.

Folgende *Phasen* werden unterschieden:

- *Anagenphase*: Die Anagenphase ist durch das Wachstum des Haares charakterisiert. Diese Phase des Zyklus kann bei Kopfhaaren ca. 6–10 Jahre dauern, wobei die mittlere Wachstumsgeschwindigkeit ca. 0,4 mm/Tag beträgt [16].
- *Katagenphase*: Die Katagenphase bezeichnet einen relativ kurzen Zeitraum nach der Wachstumsphase; die Vorgänge in dieser Phase werden von den meisten Untersuchern als degenerative Vorgänge nach Ende der mitotischen Aktivität der Anagenphase betrachtet. Die Länge der Katagenphase beträgt ca. 21 Tage.
- *Telogenphase*: In der Telogen- oder Ruhephase, die ca. 90 Tage dauert, kommt es schließlich zum Ausfall des nicht mehr stoffwechselaktiven Haares.

Die *Alopecia androgenetica* wird als ein gesteigerter Haupthaarausfall bei genetischer Disposition definiert. Das Vorliegen einer Hyperandrogenämie ist dabei nicht obligat. Abzugrenzen ist die *Alopecia androgenica*, bei der eine Erhöhung der Gesamtandrogenkonzentration im Serum nachzuweisen ist. Typischerweise tritt diese Form bei androgenproduzierenden Tumoren oder bei schweren Formen des Syndroms der polyzystischen Ovarien mit starken Erhöhungen der Serumandrogene auf. Das Haarausfallmuster entspricht dem „male pattern". In diesen Fällen findet man fast immer auch andere Symptome der Androgenisierung wie Hirsutismus, Akne oder Seborrhö und Zyklusstörungen.

1.2 Inzidenz und Genetik

Die Alopecia androgenetica gilt auch bei der Frau als die häufigste Form des Haarausfalls [12]. Zahlen über die genaue Inzidenz stehen nicht zur Verfügung. Ältere Studien [9] geben an, daß bei 47% der Männer und bei 13% der Frauen vor dem 30. Lebensjahr eine Alopecia androgenetica vorliegt, dieser große geschlechtsspezifische Unterschied ist bei höherem Alter nicht mehr nachweisbar (80% der Männer, 75% der Frauen) [5]. Eine Studie [24] an 564 normalen Frauen zeigte, daß 13% der prämenopausalen Frauen und 37% der postmenopausalen Frauen (d.h. insgesamt 50%) von einem frontalen und frontparietalen Haarausfall betroffen waren. Etwa ein Drittel aller Frauen in einer deutschen Bevölkerung weisen eine klinisch sichtbare Alopecia androgenetica auf [17]. Eine familiäre Belastung kann bei 30–50% der Frauen nachgewiesen werden. Häufig treten bei diesen Frauen gleichzeitig Androgenisierungserscheinungen wie Seborrhö, Akne und Hirsutismus auf. Obwohl der genaue genetische Hintergrund der Alopecia androgenetica unbekannt ist, besteht kein Zweifel an deren Vererblichkeit, wie die erhöhte Inzidenz in prädisponierten Familien zeigt [15]. In einer Gruppe von 400 Frauen mit Haarausfall konnte bei 52% eine familiäre Belastung gefunden werden [17]. Heute wird angenommen, daß ein multifaktorieller Erbgang, wobei ein autosomales dominantes Gen unterschiedlicher Expressivität in Interaktion mit anderen Genen tritt, vorliegt [19]. Interessanterweise gibt es Familien, wo nur die weiblichen Familienmitglieder eine früh einsetzende allgemeine Kahlheit zeigen [25].

2 Klinisches Bild

Haarausfall bei der Frau (besonders wenn er in Kombination mit Akne, Seborrhö und Hirsutismus auftritt) kann das Selbstwertgefühl erheblich beeinflussen.

Auch wenn diesen Veränderungen keine schwerwiegenden Ursachen zugrunde liegen, dürfen die kosmetischen Probleme, die sich aus Behaarungsstörungen ergeben, nicht unterbewertet werden. Die betroffenen Frauen fühlen sich in ihrer Weiblichkeit sehr beeinträchtigt, woraus psychosomatische Störungen resultieren können. In späteren Jahren nach der Menopause wird z.B. ein leichter Oberlippenflaum, der bei ca. 20% aller Frauen auftritt, mehr oder weniger als altersentsprechend akzeptiert. Andererseits werden zunehmend Erscheinungen, die mit dem Altern des Organismus in Zusammenhang gebracht werden müssen, allgemein weniger akzeptiert und auch jenseits der Wechseljahre können die psychosozialen Folgen von Alopezie schwerwiegend sein.

Die *Alopecia androgenetica* beginnt meist nach der Pubertät, üblicherweise zwischen dem 18. und 25. Lebensjahr. Perioden von starkem telogenem Haarausfall wechseln mit Perioden ohne oder mit nur geringem Haarausfall ab. Die Frauen, die den Dermatologen oder den Gynäkologen wegen Haarausfall aufsuchen, sind meistens im 3. Lebensjahrzehnt, wenn der Haarausfall bereits sichtbar wird [17]. Das klinische Bild der androgenetische Alopezie ist nicht immer charakteristisch und erlaubt per se nicht die Diagnose androgenetische Alopezie. Es kann bei der Patientin zu einer Haarlichtung kommen, die in leichten Fällen nur der Betroffenen selbst auffällt. Wenn sich noch keine klinisch sichtbare Haarlichtung entwickelt hat, findet man an der frontalen Haarlinie mehrere dünne, helle Haare (1–3 cm lang) als Übergang zu Haaren vom Vellustyp. Man spricht dann von einem *androgenetischen Haaransatz* [17].

Zwei verschiedene klinische Formen der Alopecia androgenetica treten auf:
– *Alopezie vom männlichen Typ (male pattern)*: Ausbildung von Geheimratsecken; es verbleibt lediglich ein Haarkranz temporal und okzipital (Abb. 58-1a) (seltenere Form).
– *Alopezie vom weiblichen Typ (female pattern)*: Haarverlust ausschließlich im zentroparietalen Bereich, wobei der frontale Haaransatz erhalten bleibt (Abb. 58-1b).

Die unterschiedlichen Schweregrade der Alopezie vom Typ „female pattern" sind in Abbildung 58-2 dargestellt.

Ein typischer Begleitbefund bei Alopecia androgenetica ist die Seborrhoea oleosa, ein Symptom der verstärkten Androgenwirkung an der Talgdrüse.

Abb. 58-1 Formen der Alopezie (aus [9a]).
a) Alopezie vom männlichen Typ (male pattern): Haarausfall im Bereich beider sog. Geheimratsecken

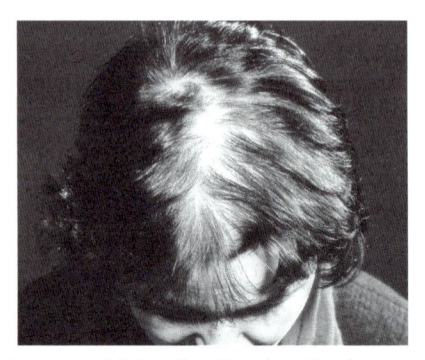

b) Alopezie vom weiblichen Typ (female pattern): zentroparietaler Haarausfall, Haaransatz an der Stirn erhalten, keine Bildung von Geheimratsecken

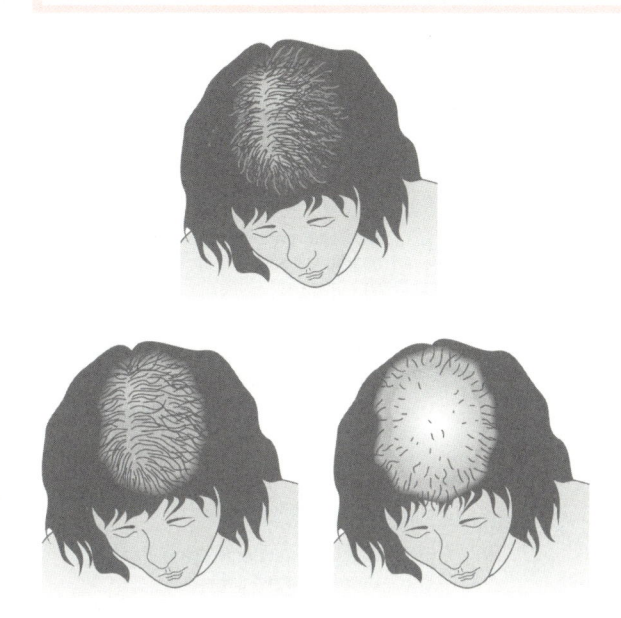

Abb. 58-2 Schematische Darstellung der drei Grade der weiblichen Form der Alopezie (nach [12]).

Weiterhin findet man bei der fortgeschrittenen Alopecia androgenetica einen reduzierten Durchmesser der Haarschäfte. Ein herausragendes Charakteristikum der Alopecia androgenetica ist der periodische Verlauf. Perioden starken Haarausfalls werden von Zeiträumen relativer Konstanz des Haarwechsels abgelöst. Den unterschiedlichen Perioden des Haarausfalls sind meist keine endokrinen Veränderungen zuzuordnen.

3 Pathogenese/Pathophysiologie

3.1 Endogene und exogene Störungen bei Haarausfall der Frau

Endogene Störungen: Hierzu zählen Veränderungen des Proteinstoffwechsels (im Rahmen einer Unterernährung: nutritive Störung), Veränderungen des Endokriniums (Schilddrüse, Hyperandrogenämie), entzündliche Veränderungen (Pilzinfekte), Malignome (Tumorkachexie) und Autoimmunerkrankungen (Lupus erythematodes) (Tab. 58-1).

Exogene Störungen: Zu den exogenen Einflüssen zählen mechanische Ursachen, wie bestimmte Frisuren (Pferdeschwanz = Zugalopezie) und toxische Störungen entweder im Sinne von Vergiftungen oder chronischer Exposition gegenüber bestimmten Substanzen. Die Bedeutung dieser Schadstoffe einzuschätzen, ist Gegenstand laufender Untersuchungen, so daß eine endgültige Bewertung im Hinlick auf die Entstehung von Haarausfall nur in Einzelfällen möglich ist. Im folgenden soll nur auf die Alopecia androgenetica eingegangen werden, wobei jedoch alle anderen Ursachen vor einer Therapie ausgeschlossen werden sollten.

3.2 Endokrinologie der Alopecia androgenetica/androgenica

3.2.1 Haarwuchsstörungen bei endokrinen Krankheiten

Nebennierenrinde: Adrenale Androgene und Kortikoide sind von noch nicht vollständig geklärter Bedeutung für die Ausbildung und das Wachstum des weiblichen Haarkleides. Befunde wie die Verminderung der Sexualbehaarung bei Männern bei *M. Addison*, wo der Ausfall der adrenalen Androgene in Anbetracht der testikulären Androgensekretion keine Rolle spielen sollte, unterstreichen die Funktion der adrenalen Androgensekretion. Die Nebennierenüberfunktion beim *M. Cushing* führt zu einer vermehrten Sekretion von Kortisol und Androgenen, wodurch je nach Disposition es zu Haarausfall und anderen Androgenisierungserscheinungen kommen kann. Welche Rolle das Kortisol für den Haarausfall spielt, ist noch nicht hinreichend geklärt. Man vemutet eine permissive Funktion des Kortisols für die androgene Wirkung am Haarfollikel [26]. Im Rahmen des adrenogenitalen Syndroms kommt es zu einer Pubertas praecox mit vorzeitigem Wachstum der Schambehaarung und Hirsutismus. Welche Bedeutung leichte (late-onset) Enzymdefekte der Nebennierenrinde (21-Hydroxylase, 3β-Hydroxysteroiddehydrogenase), für die Entwicklung einer Alopezie bei entsprechend disponierten Frauen haben, ist noch unklar.

Ovarien: Die ovarielle Überproduktion von Androgenen kann zu einer androgenbedingten Alopezie führen. Besonderen Stellenwert hat das *Syndrom der polyzstischen Ovarien*, bei dem in erhöhtem Maß ovarielle Androgene sezerniert werden. Weiterhin können androgenproduzierende Ovarialtumoren zur Alopecia androgenica führen; die Serumkonzentrationen von Testosteron liegen in diesen Fällen meist über 1,5 ng/ml. Es finden sich neben der „male pattern"-Alopezie Virilisierungserscheinungen (Klitorishypertrophie, tiefe Stimme als Folge des anabolen Effektes der Androgene etc.).

3.2.2 Androgenmetabolismus des Haares

Durch mehrere Studien konnte gezeigt werden, daß Zellen der Haarscheide über zwei Enzyme verfügen, die Androgene metabolisieren können: die 5α-Reduktase und die 17β-Hydroxysteroiddehydrogenase. In welcher Weise Haarfollikel androgenabhängig sind, ist noch unklar, da zwei wesentliche Komponenten, nämlich das zytoplasmatische Rezeptorprotein und der nukleäre Akzeptor im Haarfollikel bisher nicht nachgewiesen werden konnten. Weiterhin ist umstrittten, ob eine 5α-Reduktion, d.h. eine Umwandlung von Testosteron zu 5α-Dihydrotestosteron (5α-DHT), zur Androgenwirkung an der Haut überhaupt erforderlich ist [8, 23], um eine physiologische Wirkung auf das Haarwachstum zu haben. Möglicherweise ist die 5α-Reduktion von Testosteron nur für Haarareale der

Tabelle 58-1 Haarveränderungen bei verschiedenen Erkrankungen.

Erkrankung	Alopecia diffusa	Hypotrichose; andere Formen des Haarausfalls	Hirsutismus	Farbveränderungen	Anmerkungen
Hypophysenerkrankungen					
• Insuffizienz	X				Rarefizierung der Körperbehaarung, spärliches Barthaar, dünnes Haupthaar
• Überaktivität		X			Hirsutismus
Schilddrüsenerkrankungen					
• Hypothyreose	X	X			Verlust der lateralen Augenbrauen, reduzierte Sexualbehaarung, chronischer progressiver Haarausfall
• mangelnde Jodverwertung	X				
• Hyperthyreose	X	X		X	Haarausfall und frühes Ergrauen, Hypertrichose bei lokalisierten Myxödemen
Nebennierenrindenerkrankungen					
• M. Addison		X		X	Rarefizierung der Körperbehaarung, Dunklerwerden der Haare
• Hyperkortisolismus	X		X		androgenetische Alopezie, Hirsutismus,
• AGS			X		vorzeitiges Wachstum der Sexualbehaarung, Hirsutismus, Alopezie, Akne, Seborrhö
Ovarienerkrankungen		X	X		androgenetische und androgene Alopezie
Nebenschilddrüsenerkrankungen	X	X			Verlust der Körperbehaarung (häufig)
Infektionskrankheiten, Fieber					
• akut	X				verschiedene Formen des diffusen Haarausfalls (häufig)
• chronisch	X	X			verschiedene Formen des diffusen Haarausfalls (selten), bei sekundärer Syphilis: Alopecia specifica
allgemeine Erkrankungen, chronische konsumierende Erkrankungen, Leukämie	X	X	X		verschiedene Formen des diffusen Haarausfalls (häufig), Verlust der Körperbehaarung (selten), paraneoplastische Hypertrichose
disseminierter Lupus erythematodes, systemische progressive Dermatomyositis	X		X		chronischer Haupthaarausfall, vermehrte Behaarung auf Gliedmaßen (Sklerodermie) oder der lateralen Stirnseiten und Wangen (Dermatomyositis)
Colitis ulcerosa	X			X	Haarausfall, rötliche Verfärbung der Haare
Mangelerkrankungen	X		X	X	diffuser Haarausfall (häufig)
perniziöse Anämie				X	frühes Ergrauen der Haare
hepatische, renale Erkrankungen	X	X	X		in Abhängigkeit von der Art der Erkrankung, häufig bei chronischer Niereninsuffizienz mit Dialyse
schwere Traumata, Operationen, Streß	X		X		passagerer Haarausfall bei schwerem kraniozerebralem Trauma, passagere Hypertrichose des Körpers bei Meningitis, Hirnstammsyndrom
Erkrankungen des ZNS	X				und Enzephalitis diffuser (akuter oder chronischer) Haarausfall

sekundären Geschlechtsmerkmale (z.B. Schambehaarung, Bart) erforderlich. Inwiefern die 5α-Reduktase für die Transformation von Terminalhaar zu Vellushaar erforderlich ist, bleibt unklar.

Hinsichtlich der endokrinen Mechanismen der Entstehung des Haarausfalls werden drei Theorien diskutiert:

Hemmung der Adenylzyklase durch 5α-Dihydrotestosteron (Abb. 58-3a): Nach Adachi [1, 2, 3] übt 5α-DHT eine inhibitorische Wirkung auf das Adenylzyklasesystem aus. Es konnte durch In-vitro-Versuche an Haarfollikeln gezeigt werden, daß 5α-DHT die Aktivität der Adenylzyklase auf die Hälfte reduziert, wohingegen Östradiol-17β ihre Aktivität vergrößert.

58 Androgenetische Alopezie

a)
Testosteron, Androstendion → 5α-Reduktase → **5α-DHT** → oxidativer Stoffwechselweg der 17β-Hydroxysteroiddehydrogenase ↑ → 5α-Androstendion ↑

Haarfollikel aus kahler Haut

b)
Dehydroepiandrosteron → 5α-Androsten-3β, 17β-diol → Testosteron → **5α-DHT** → **normale Dauer der Anagenphase**

Mangel an 17β-Hydroxysteroid-Oxidoreduktase:
DHEA akkumuliert → Glukose-6-Phosphat-Dehydrogenase ↓ → Nukleinsäurensynthese ↓ Glykolyse ↓ → vorzeitiges Ende der Anagenphase

allmähliche Umwandlung von Terminalhaar in Vellushaar

c)
Testosteron → **5α-DHT**
ATP → Adenylzyklase ↓ → cAMP ↓ → Proteinkinase ↓ → Glykogensynthese und Glykolyse ↓, Proteinsynthese ↓ → vorzeitiges Ende der Anagenphase → allmähliche Umwandlung von Terminalhaar in Vellushaar

frontale Haarfollikel

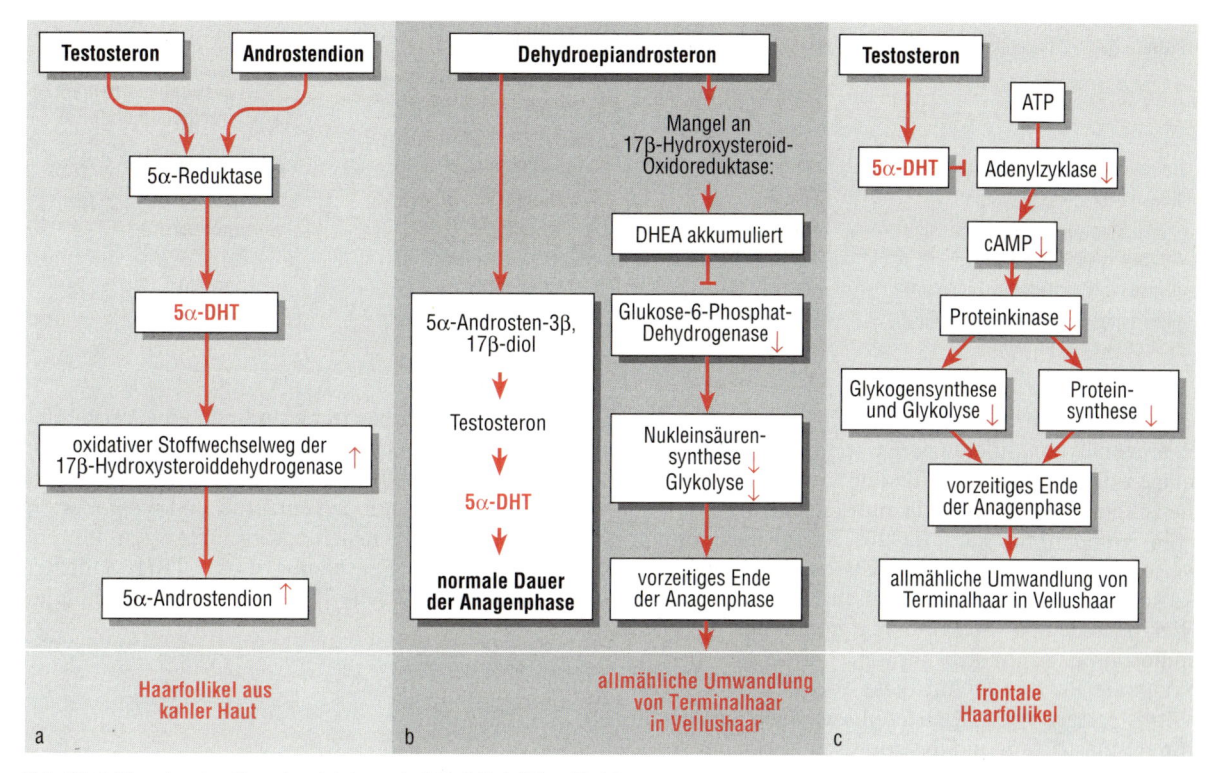

Abb. 58-3 Theorien der Alopezieentstehung (a: [20, 21]; b [7]; c [2, 3]).

DHEA-Oxidoreduktasemangel (Abb. 58-3b): Nach In-vitro-Untersuchungen [7] besteht in der Haut von kahlen Kopfarealen ein ausgeprägter Mangel an 17β-Hydroxysteroid-Oxidoreduktaseaktivität, wodurch es zu einer verminderten Bildung von 5-Androsten-3β, 17β-diol und einer Akkumulation von DHEA kommt. DHEA besitzt eine hemmende Wirkung auf die Glukose-6-Phosphatdehydrogenase, ein Schlüsselenzym für Glykolyse und Synthese der Nukleinsäuren.

Erhöhte 17β-Dehydrogenaseaktivität (Abb. 58-3c): In kahlen frontalen Hautarealen wurde eine höhere Konversionsrate von Testosteron in 5α- und 17-Oxometaboliten im Vergleich zu nicht-kahlen Arealen nachgewiesen [20]. Wenn Androstendion als Substrat eingesetzt wurde, ergab sich eine höhere 5α-Androstendionsekretion [21]. Möglicherweise machen die 17-Oxometaboliten eher als die 17β-Hydroxysteroide, den Hauptteil der Androgene in der Haarwurzel aus.

Trotz einer Vielfalt von Untersuchungen und Hypothesen bleibt bis heute unklar in welcher Weise Androgene die Umwandlung von Terminalhaar in Vellushaar bewirken.

4 Diagnostik

Die erforderlichen diagnostischen Maßnahmen bei Haarausfall richten sich nach den möglichen Ursachen und sind daher umfangreich. Auch bei Patientinnen mit Alopecia androgenetica kann ein gesteigerter diffuser Haarausfall bestehen. Die Aufnahme potentiell schädlicher Substanzen kann bei Frauen, die eine genetische Disposition für Haarausfall haben, den Haarausfall weiter verstärken. Gleiches gilt für Mangelzustände (z.B. Spurenelemente, Vitamine) so daß eine eingehende Diagnostik für eine adäquate Therapie essentiell ist.

4.1 Anamnese und Haarstatus

Bei der *Anamnese* gilt es, Hinweise auf Haarschädigung durch direkte mechanische oder chemische Noxen (z.B. Art der Haarpflege oder Frisur), sowie bereits bekannte endokrine Störungen (z.B. Schilddrüsendysfunktion, Diabetes mellitus) zu erfragen. Weiterhin sollten Beruf und Arbeitsbedingungen sowie Besonderheiten der häuslichen Umgebung als mögliche Quelle von Umweltschadstoffen (z.B. Amalgamplomben, Holzschutzmittel etc.) erkannt werden.

Bei der Beurteilung des Haarausfalls sollten *Veränderungen der Dichte*, der *Verteilung des Haarausfalls* (frontal, parietal, male, female pattern) und der *Struktur der Haare* (Haarschaftanomalien) erkannt werden. Die Durchführung eines Trichogrammes ist

Tabelle 58-2 Normales Trichogramm der Frau (nach [22]).

Zyklusphase	prozentualer Anteil
Anagenhaare	≥ 80%
Katagenhaare	< 3%
Telogenhaare	< 20%
dystrophische Haare	< 1%

Tabelle 58-3 Differentialdiagnostische Bewertung eines Trichogramms (nach [22]).

	Telogenrate frontal	Telogenrate okzipital	dystrophische Haare frontal und okzipital
androgenetisches Effluvium	erhöht	normal	normal
diffuses Telogeneffluvium	erhöht	erhöht	normal
gemischtes androgenetisches und diffuses Telogeneffluvium	erhöht frontal höher als okzipital	erhöht	normal
diffuses dystrophisches Effluvium	normal	normal	erhöht
gemischtes androgenetisches und dystrophisches Effluvium	erhöht	normal	erhöht

sehr wichtig, um die unterschiedlichen Formen des Haarausfalls zu differenzieren (telogenes Effluvium, anagen-dystrophisches Effluvium) und vor allem für die Erkennung der Alopecia androgenetica.

Ein *Trichogramm* kann für die Diagnostik richtungweisend sein. Die Haarwurzelstatusbestimmung gibt Aufschluß über die Wachstumssituation der Haare. Hierzu werden 50–80 Kopfhaare frontal und okzipital epiliert und lichtmikroskopisch betrachtet (frontookzipitale Ratio) [4]. Auf diese Weise wird das Verhältnis Anagenphase/Katagenphase sowie die Anzahl von dysplastischen und dystrophischen Haaren sowie Schaftanomalien festgestellt (Tab. 58-2) [13].

In einem Alopezieschub (Tab. 58-3) bei einer Alopecia androgenetica zeigt das Trichogramm eine deutliche Vermehrung der Telogenhaare im Parietalbereich und einen normalen Haarstatus im Hinterkopfbereich.

Folgende Befunde sind für eine androgenetische Alopezie charakteristisch:
– Verminderung des Anteils normaler Anagenhaare bis auf 30%
– Vermehrung telogener Haare bis zu 25–35% (in akuten Schüben bis 50%)
– Vermehrung von dysplastischen Haaren um 20–30%
– erhöhte fronto-okzipitale Ratio telogener Haare (normal: 0,8–1,0)

4.2 Labordiagnostik

Die Labordiagnostik umfaßt die Bestimmung eines roten und weißen Blutbildes, Elektrolyte, Leberparameter, Nierenparameter, Androgene und Schilddrüsenhormone. Immunologische Untersuchungen (z.B. T-Helferzellen), Vitamine, Spurenelemente, Eisen, Zink und umwelttoxikologische Untersuchungen können je nach Anamnese und klinischem Bild angezeigt sein.

Die Hormonanalytik sollte zwischen dem 3.–5. Zyklustag erfolgen: Prolaktin, Testosteron und Dehydroepiandrosteronsulfat (DHEAS) werden bestimmt. Zum Ausschluß einer Hypothyreose bzw. einer Hyperprolaktinämie sollte ein TRH-Test durchgeführt werden, da eine (latente) Hypothyreose eine häufige Ursache einer diffusen Alopezie ist. Da Thyroxin die Produktion von sexualhormonbindendem Globulin (SHBG) stimuliert, bewirkt es indirekt eine Verminderung des freien, metabolisch wirksamen Testosterons; ein SHBG-Mangel führt zu einer Erhöhung des freien Testosterons und kann bei entsprechend disponierten Frauen zu Androgenisierungserscheinungen führen. Prolaktin, dessen Freisetzung durch TRH gefördert wird, kann die adrenale DHEA-Freisetzung stimulieren.

5 Therapie

5.1 Allgemeine Maßnahmen

Die *Ausschaltung exogener Noxen* schließt die Vermeidung von mechanischen und chemischen, d.h. haarkosmetischen Schäden (z.B. Färben, Tönen, Heißluftfön, Dauerwelle, straffe Frisuren, Haarfestiger) ein; hierzu gehören auch die berufsbedingten Umweltnoxen (z.B. Holzschutzmittel in der holzverarbeitenden Industrie) [11].

Bei den *endogenen Störungen* ist zu überlegen, ob es sich um eine passagere Zunahme des Haarausfalls handelt, die auf eine endokrine Umstellung zurückzuführen ist (z.B. Schwangerschaft, Wochenbett, Pille) und keiner Therapie bedarf. Ebenso kann Haarausfall nach febrilen Infektionskrankheiten auftreten. Laborchemisch nachgewiesene Mangelzustände müssen entsprechend therapiert werden (z.B. Eisenmangelanämie, Vitamin- bzw. Eiweißmangel bei Malabsorption bzw. Fehlernährung). Endokrine Störungen (z.B. Schilddrüse) sind abzuklären und entsprechend zu therapieren. Begleitsymptome wie Seborrhö, Hirsutismus, Akne stützen die Diagnose Alopecia androgenetica.

5.2 Lokale Therapie

Die lokale Therapie ist bei Alopecia androgenetica als Unterstützung der Antiandrogentherapie zu verstehen.

Kosmetische Produkte: Haarshampoos und Haarwässer, die zum Teil Östrogene und Kortikoide als Zusätze enthalten, sind von zweifelhafter Wirksamkeit. Da diese Produkte zu den Kosmetika zählen, fehlen größere klinische Studien mit Wirkungsnachweis [18].

Thymusextrakte: Aus eigenen Untersuchungen liegen gute Erfahrungen mit dem thymushaltigen Präparat Thymu-Skin® (Wirkstoff: Thymuspeptide) vor; bei zwei Dritteln der hiermit behandelten Patientinnen kam es zu einer Besserung des Haarausfalls [10]. Der Wirkmechanismus wird zur Zeit noch untersucht. Die Anwendung erfolgt über mindestens 12 Monate, wobei die Haarkur täglich (in den ersten beiden Wochen morgens und abends), das Shampoo mindestens zweimal wöchentlich angewendet werden sollte. Thymu-Skin® scheint außer zur (unterstützenden) Therapie der Alopecia androgenetica und diffusa auch zur Behandlung der Alopecia areata und totalis bei Männern und Frauen wirksam zu sein [10, 14].

Minoxidil: Als lokale Behandlungsmethode steht das nur in den USA/Canada zugelassene Medikament Minoxidil zur Verfügung, welches in etwa 40% der Fälle eine Besserung erbrachte.

5.3 Systemische Therapie

Folgende Präparate können systemisch zur Therapie des Haarausfalls der Frau eingesetzt werden [22]:
- Vitaminpräparate
- Substitution von Spurenelement-Mangelzuständen (Eisenmangel, Zinkmangel)
- Ausleitungstherapie bei Schwermetallbelastung (Dimaval®)
- Hormonpräparate
  - Diane-35® (2 mg Cyproteronacetat, 0,035 mg Ethinylestradiol)
  - Androcur® (50 mg Cyproteronacetat) oder Androcur 10® (10 mg Cyproternacetat)
  - Neo-Eunomin® (1 bzw. 2 mg Chlormadinonacetat, 0,05 mg Ethinylestradiol)
  - Aldactone 25/50/100 (25, 50, 100 mg Spironolacton) oder Aldactone® (200 mg Spironolacton).

Wenn die Alopezie mit anderen Symptomen der Androgenisierung kombiniert auftritt (Seborrhö der Kopfhaut, Akne, Hirsutismus) bzw. bei androgenetischer Alopezie kann die Einnahme von Östrogen-Gestagen-Kombinationen (Gestagen mit antiandrogener Wirkung, z.B. niedrig dosiertes Cyproteronacetat bzw. Chlormadinonacetat, 5–10 mg Cyproteronacetat als Tablette in Kombination mit z.B. Diane-35®) oder Spironolacton (z.B. 21 Tage 50–100 mg täglich, evtl. auch in Kombination mit Diane-35®) bis zum gewünschten Therapieerfolg führen. Die Behandlungsdauer beträgt ca. 9–12 Monate; ein Therapieerfolg wird in ca. 60% der Fälle erzielt. Eine Fortführung der Behandlung – evtl. für Jahre als Monotherapie – mit z.B. Diane-35® ist angezeigt. Bei postmenopausalen Frauen kann statt Diane-35® auch Climen® eingesetzt werden.

Literatur

1. Adachi, K.: The metabolism and controll mechanism of human hair follicles. Curr. Probl. Dermat. 5 (1973) 37–78.
2. Adachi, K., Kano, I: Adenyl cylcase in human hair follicles. Its inhibition by dihydrotestosterone. Biochem. Biphys. Res. Commun. 41 (1970) 884–890.
3. Adachi, K., S. Takayasu, S. Takashima, M. Kano, S. Kondo: Human hairfollicles. Metabolism and control mechanisms. Journ. Soc. Cosmet. Chem. 21 (1970) 901–924.
4. Bergfeld, W. F.: Diffuser Haarausfall bei Frauen. In: Orfanos, C. E. (Hrsg.): Haar und Haarkrankheiten, S. 493–503. Fischer, Stuttgart 1979.
5. Beek, C. H.: A study on extension and distribution of the human body hair. Dermatologica 101 (1950) 317–333.
6. Braun-Falco, O., G. Plewig, H. H. Wolff, R. K. Winkelmann: Diseases of the hair. In: Braun-Falco, O., G. Plewig, H. H. Wolff, R. K. Winkelmann (ed.): Dermatology, p. 768. Springer, Berlin – Heidelberg – New York 1991.
7. Fazekas, A. G., T. Sandor: Metabolism of androgens by isolated human hair follicles. J. Steroid. Biochem. 3 (1972) 485–491.
8. Goos, C. M. A. A., P. Witz, A. J. M. Vermorken, P. Mauvais-Jarvis: Androgenic effect of testosterone and some of its metabolites in relation to their biotransformation in the skin. Brit. J. Dermat. 107 (1982) 549–557.
9. Hamilton, J. B.: Patterned loss of hair in man: Types and incidence. Acad. Sci. Ann. New York 53 (1951) 708–728.
9a. Kiesel, L., T. Rabe, B. Runnemann (Hrsg.): Aktuelle Hormontherapie in der Gynäkologie. Zuckerschwerdt, München – Bern – Wien – New York 1993.
10. Klobusch, J., K. Mössler, T. Rabe, B. Runnebaum: Neue Ansätze in der Diagnostik und Therapie der Alopezie in der Gynäkologie. Therap. Umschau 47 (1990) 985–990.
11. Klobusch, J., T. Rabe, I. Gerhard, B. Runnebaum: Alopezie und Umweltbelastungen. Klin. Lab. 38 (1992) 469–476.
12. Ludwig, E.: Classification of types of androgenetic alopecia (common baldness) occuring in the female sex. Brit. J. Derm. 97 (1977) 247–254.
13. Maguire, H. C., A. M. Kligman: Hair plucking as a diagnostic test. J. invest. Derm. 43 (1964) 77–80.
14. Mössler, K.: Thymu-Skin®: Neuer Therapieansatz bei der Behandlung der Alopecia androgenetica und der Alopecia areata. Der Deutsche Dermatologe 7 (1991) 3–10.
15. Müller, S. A.: Alopecia. Syndromes of genetic significance. J. invest. Derm. 60 (1973) 475–492.
16. Orentreich, A.: Scalp hair replacement in Man. In: Montagna, W., R. L. Dobson (Hrsg.): Hair Growth, pp. 99–108. Pergamon, Oxford 1969.
17. Orfanos, C. E.: Androgenetic alopecia: Clinical aspects and treatment. In: Orfanos, C. E., R. Happle (Hrsg.): Hair and Hair Diseases, pp. 485–521. Springer, Berlin – Heidelberg – New York 1990.
18. Orfanos, C. E., L. Vogels: Lokaltherapie der Alopecia androgenetica mit 17α-Östradiol. Eine kontrollierte, randomisierte Doppelblindstudie. Dermatologica 161 (1980) 124–132.
19. Salomom, T.: Genetic factors in male alopecia. In: Baccaredda-Boy, A., G. Morretti, F. R. Frey (ed.): Biopathology of Pattern Alopecia, pp. 39–49. Karger, Basel 1968.
20. Schweikert, H. U., J. D. Wilson: Regulation of human hair growth by steroid hormones. I. Testosterone metabolism in isolated hairs. J. Clin. Endocr. 38 (1974a) 811–819.
21. Schweikert, H. U., J. D. Wilson: Regulation of human hair growth by steroid hormones. II. Androstendione metabolism in isolated hairs. J. Clin. Endocr. 39 (1974b) 1012–1019.
22. Tronnier, H., F. Essig: Zur internen Therapie des Haarausfalles. Acta Dermat. 2 (1976) 147–154.
23. Valerie, A., V. A. Randall, F. J. Ebling: Is the metabolism of testosterone to 5α-dihydrotestosterone required for androgen action in the skin? Brit. Jo. Derm. 107 (1982) 47–53.
24. Venning, V. A., R. P. R. Dawber: Patterned androgenic alopecia in women. J. Amer. Acad. Dermat. 18 (1988) 1073 bis 1077.
25. Verbov, J. L.: Common baldness occurring in females only, in one generation. Brit. J. clin. Pract. 32 (1978) 261–262.
26. Zaun, H., C. Perret: Internal diseases affecting hair growth. In: Orfanos, C. E., R. Happle (ed.): Hair and Hair Diseases, pp. 587–600. Springer, Berlin – Heidelberg – New York 1990.

59 Klimakterium – hormonelle Substitution

Klaus Rudolf

1	Definition	470
2	Klinisches Bild	470
2.1	Neurovegetative Störungen	470
2.2	Psychische Störungen (psychisches Menopausesyndrom)	471
2.3	Organische Veränderungen	471
3	Pathogenese/Pathophysiologie	472
4	Diagnostik	473
5	Hormonelle Substitution	473
5.1	Hormonpräparate	473
5.2	Indikationen	474
5.3	Kontraindikationen	474
5.4	Formen der Hormontherapie	475

1 Definition

Als Klimakterium wird bei der Frau die Übergangsphase vom Ende der Geschlechtsreife bis zum Senium bezeichnet. In diese Lebensphase fallen die Prä- und Perimenopause, die Menopause sowie die Postmenopause.

Als *Prämenopause* bezeichnet man den Zeitraum von etwa 5 Jahren vor dem Eintritt der Menopause, in dem bereits Blutungsstörungen und vegetative Beschwerden auftreten können. Die Menopause stellt den Zeitpunkt der letzten, vom Ovar abhängigen uterinen Blutung dar und kann erst retrograd nach einer Blutungsfreiheit von einem Jahr festgelegt werden. Das mittlere Menopausealter in Mitteleuropa beträgt 51 Jahre.

Die *Postmenopause* beginnt ein Jahr nach der Menopause und erstreckt sich über einen Zeitraum von 10–15 Jahren, gefolgt vom Senium.

Die Übergangsphase zwischen der Prä- und Postmenopause wird durch die *Perimenopause* charakterisiert. Dieser Zeitraum beginnt zwei Jahre vor der Menopause und dauert noch ein Jahr nach dieser an.

2 Klinisches Bild

Während in der Prä- und Perimenopause neben Blutungsstörungen neurovegetative und psychische Störungen im Vordergrund stehen, kommt es mit zunehmender Dauer des Östrogenmangels in der Postmenopause zur Manifestation von Organstörungen.

2.1 Neurovegetative Störungen

Die Häufigkeit, mit der vegetative Symptome in der Perimenopause auftreten, sind in Tabelle 59-1 wiedergegeben. Da diese Symptome nicht für das Klimakterium spezifisch sind, ist vor allen Dingen bei Ausbleiben einer Besserung trotz adäquater hormoneller Therapie auch an andere Ursachen zu denken.

Tabelle 59-1 Klimakterische Beschwerden in der Perimenopause (Symptome in abnehmender Häufigkeit).

- Hitzewallungen
- depressive Verstimmung
- Schweißausbrüche
- Schlaflosigkeit
- Nervosität
- Reizbarkeit
- Ängste
- Spannungsgefühl
- Schwindel
- Kopfschmerzen
- Durchblutungsstörungen

Etwa zwei Drittel aller Frauen im Klimakterium weisen Symptome auf. Im Vordergrund stehen dabei die Hitzewallungen.

Hitzewallungen: Hitzewallungen können von verschiedenen Körperteilen ausgehen, beginnen am häufigsten jedoch am Kopf, Hals oder an der Brust und weiten sich wellenförmig über den übrigen Körper aus. Normalerweise bleibt das Hitzegefühl für die Dauer von 30 sec bis zu 3 min bestehen. Auslösend können außer physischen und psychischen Belastungen auch Koffein sowie Alkohol sein. Die Ätiologie der Hitzewallungen ist noch nicht vollständig aufgeklärt. Entscheidende Bedeutung wird Noradrenalin als unmittelbarem Auslöser zugesprochen.

Bei Fehlen der therapeutischen Beeinflussung der Hitzewallungen durch Östrogenzufuhr sind in die differentialdiagnostischen Überlegungen folgende Störungen einzubeziehen: Schilddrüsendysfunktion, vegetative Dystonie, kardiovaskuläre Störungen, neurotische Beschwerden, Alkohol-, Drogen- und Nikotinabusus sowie in seltenen Fällen Vorliegen eines intestinalen Karzinoids.

Schweißausbrüche: Plötzlich auftretender Schweißausbruch ohne erkennbare äußere Ursache wird ebenso wie die Hitzewallungen zu den typischen klimakterischen Beschwerden gezählt. Ätiologisch kommen ebenso wie bei Hitzewallungen Veränderungen auf der Ebene der Neurotransmitter ursächlich in Betracht, die Folge der veränderten Östradiolkonzentration an den Östrogenrezeptoren des Hypothalamus sind. In einem hohen Prozentsatz folgt der Hitzewallung ein Schweißausbruch. Allerdings ist auch das isolierte Auftreten von Schweißausbrüchen, vor allem während der nächtlichen Schlafphasen, bekannt.

Ohne Hormonsubstitution treten noch 17 Jahre nach der Menopause bei 15% der Frauen Schweißausbrüche und Hitzewallungen auf [2].

Schwindel und Herzrasen: Diese Symptome treten häufig im Zusammenhang mit Hitzewallungen und Schweißausbrüchen auf. Dem Herzrasen geht oft eine erhöhte Adrenalinausschüttung voraus. Das Schwindelgefühl, wie auch die übrigen typischen klimakterischen Beschwerden, wird durch östrogenmangelbedingte Veränderungen auf Neurotransmitterebene ausgelöst.

2.2 Psychische Störungen (psychisches Menopausesyndrom)

Ausdruck psychischer Störungen im Klimakterium sind: Reizbarkeit, Lustlosigkeit, Gedächtnisschwäche, Leistungsabfall, Schlafstörungen, hypomanische Zustände, depressiv-dysphorische Verstimmungszustände sowie hysterische Mechanismen.

Schlafstörungen: An der Genese dieser Störungen sind ebenfalls Veränderungen auf Neurotransmitterebene beteiligt. Objektiv kann man die Schlafstörungen durch eine Verkürzung der REM-Phasen in bis zu 25% nachweisen. Resultat der Verkürzung der REM-Phasen sowie des im Zusammenhang mit den Hitzewallungen und Schweißausbrüchen entstehenden Schlafentzuges sind chronische Müdigkeit und deren Folgen.
Depressive Verstimmungen: Nicht nur der absolute Abfall des Östradiolspiegels, sondern auch Fluktuation desselben können die Biosynthese von Neurotransmittern beeinflussen. Bei Frauen mit Depressionen wurden verminderte Spiegel von 5-Hydroxytryptamin nachgewiesen.

2.3 Organische Veränderungen

In Abhängigkeit von der Dauer des Östrogenmangels sind an allen Zielorganen direkt oder indirekt bedingte Veränderungen zu erwarten. Im Zusammenhang mit organischen Veränderungen spielen u.a. Reduktion der Durchblutung, Abnahme des Gewebsturgors und Veränderungen des Zellstoffwechsels eine wichtige Rolle. Die Manifestation der Störungen ist zeitlich unterschiedlich.

Zunächst kommt es zu Atrophien der Haut und der Schleimhäute, zur Ausbildung von Arthropathien sowie mit längerer Dauer des Östrogenmangels nach 5–10 Jahren auch zu Erkrankungen des kardiovaskulären Systems sowie zu osteoporotischen Veränderungen.
Urogenitale Veränderungen: Vagina, Vulva, Urethra und das Blasendreieck reagieren in gleicher Weise auf einen Östrogenmangel durch Atrophie des Epithels. Diese Atrophisierungserscheinungen bilden die Voraussetzungen für krankhafte Veränderungen. Unter diesen stehen an der Vulva dys- oder hyperkeratotische Veränderungen sowie Vulvitiden mit Pruritus vulvae im Vordergrund. Auch ein Lichen sclerosus kann durch den Östrogenmangel unterstützt werden. Das Vaginaepithel atrophiert ebenfalls als Folge des Östrogenmangels.

Urologische Auswirkungen des Östrogenmangels im Klimakterium sind das Auftreten eines Urethralsyndroms, die Herausbildung einer Reizblase sowie Streß- und Urgeinkontinenz.

Haut- und Schleimhautveränderungen: Chronischer Östrogenmangel führt an der Haut und an den Schleimhäuten, wie auch an den Urogenitalorganen, zu Atrophisierungserscheinungen. Ursächlich hierfür besitzen verminderte Durchblutung, herabgesetzte Wassereinlagerung im Gewebe, veränderte metabolische Effekte, die auf zellulärer Ebene auch durch Wachstumsfaktoren bedingt werden können, Bedeutung. Die Abnahme der Hautdicke mit Verlust an Kollagen ist meßbar. Darüber hinaus kommt es zu einer Reduktion elastischer Fasern. Dadurch wird die Haut nicht nur dünner, sondern auch vulnerabler. Durch den Ösrogenmangel begünstigt kann Testosteron an der Haut eine verstärkte Wirkung entfalten, sichtbar an der Ausbildung hirsuter Erscheinungen. So wird durch die Abnahme des sexualhormonbindenden Globulins, eine Folge des Östrogenmangels, die Konzentration des freien und somit biologisch wirksamen Testosterons erhöht. In diesem Zusammenhang kann chronischer Östrogenmangel auch eine Alopezie nach sich ziehen. Darüber hinaus lassen sich hyperkeratotische Veränderungen sowie Pigmentstörungen (Altersflecke, Vitiligo) bei chronischem Östrogenmangel gehäuft nachweisen.
Arthralgie: Im Klimakterium auftretende Gelenkschmerzen lassen sich häufig durch eine Östrogensubstitution beheben. Wenngleich der Pathomechanismus dieser Störungen bisher noch nicht aufgeklärt ist, läßt sich annehmen, daß die Synovia Rezeptoren für Östrogene besitzt. Vermutlich entfalten hier Östrogene ähnliche Wirkungen wie an den Schleimhäuten, indem die resultierenden proliferativen und sekretionsfördernden Effekte sich günstig auf die Organfunktion auswirken. Ähnlich dürften die Verhältnisse bei Auftreten einer Myalgie sein.
Keratokonjunktivitis sicca: Im Klimakterium kommt es als Folge des Östrogenmangels nicht selten zur re-

duzierten Bildung von Tränenflüssigkeit und damit zum Auftreten einer Keratoconjunctivitis sicca, ein Beschwerdebild, das besonders bei Kontaktlinsenträgerinnen problematisch ist. Durch Östrogene sind die Beschwerden reversibel.

Kardiovaskuläres Risiko: Die Inzidenz kardiovaskulärer Erkrankungen steigt im Klimakterium sprunghaft an, besonders deutlich nach der Menopause. Die kausale Rolle des Östrogenmangels für die Entstehung kardiovaskulärer Erkrankungen wird auch durch epidemiologische Untersuchungen sichtbar.

Durch Östrogensubstitution kann das kardiovaskuläre Risiko im Vergleich zu Nichtbehandelten um 20–50% reduziert werden. Etwa ein Drittel der kardioprotektiven Effekte wird dem Einfluß der Östrogene auf den Lipidstoffwechsel zugeschrieben [1, 15], während die hauptsächliche Bedeutung in der Wirkung auf die Gefäßwand einschließlich Verbesserung der Durchblutung liegt [9, 16].

Osteoporose: Zu den Spätfolgen des chronischen Östrogenmangels zählen neben den kardiovaskulären Erkrankungen auch die Zunahme des Osteoporoserisikos. Auf die Effekte im einzelnen soll hier nicht eingegangen werden (s. hierzu auch Kap. 41). Typische Folgen der Osteoporose sind Frakturen der Wirbelkörper und Rippen, des Oberschenkelhalses sowie des Radius. Für die Osteoporoseentstehung sind eine niedrige Knochengipfelmasse (Peak-bone-mass) sowie ein hoher Verlust an Knochensubstanz bei den am Knochen physiologischerweise ablaufenden Erneuerungs- und Umbauvorgängen (bone-remodelling) von entscheidender Bedeutung.

Folge des Östrogenmangels ist eine überschießende Aktivierung der Osteoklasten, durch die eine erhöhte Knochenresorption resultiert.

Aufgrund der heutigen Befunde gilt als gesichert, daß sowohl bei oraler als auch bei transdermaler Östrogenanwendung der Knochenverlust in der Postmenopause verlangsamt werden kann [5].

3 Pathogenese/Pathophysiologie

Ursachen des Klimakteriums: Der Verlust stimulierbarer Follikel in den Ovarien durch Atresie stellt die Ursache für den Eintritt des Klimakteriums dar. Zusätzlich treten regressive Veränderungen der ovariellen Gefäße auf, gekennzeichnet durch Verdickung der Arterienwände, Obliterationen des Gefäßlumens sowie Lipidablagerungen und Fibrosierung.

Hormonelle Veränderungen in der Prämenopause: In der Prämenopause liegen die Östradiolspiegel im Vergleich zur fertilen Lebensphase im Durchschnitt bereits deutlich niedriger. Die FSH-Spiegel verlaufen auf höherem Niveau als dies vergleichsweise in der fertilen Phase der Fall ist. Dadurch kommt es zu einer Änderung der physiologischen LH-FSH-Ratio. Konsequenzen dieser Veränderungen sind Verkürzung der Follikelreifungsphase, Abnahme der ovulatorischen Zyklen sowie Zunahme von Lutealinsuffizienzen, anovulatorischen Zyklen und Blutungsstörungen.

Das Charakteristikum der Prä- und Perimenopause ist bei noch vorhandener Östradiolbiosynthese der relative oder absolute Progesteronmangel.

Hormonelle Veränderungen in der Postmenopause: Parallel zum weitestgehenden oder vollständigen Verlust stimulierbarer Follikel in der Postmenopause stellt sich ein drastischer Abfall der Östradiolspiegel im Serum (oft < 20 pg/ml) ein. Die Höhe des Östradiolspiegels und die Dauer der Östrogeneinwirkung auf das Endometrium sind zu gering, um eine ausreichende Proliferation mit nachfolgender Menstruationsblutung herbeizuführen. Der FSH-Anstieg ist pathognomonisch für das Klimakterium.

Durch den Wegfall der negativen Feedback-Wirkung der ovariellen Sexualsteroide sowie des aus den Follikeln stammenden Inhibins erfolgt eine ungebremste Freigabe des hypothalamischen GnRH und damit eine entsprechende Synthese und Sekretion der hypophysären Gonadotropine LH und FSH.

Im Vergleich zur fertilen Phase liegen die FSH-Spiegel nunmehr 10- bis 20fach höher. Etwa 5 Jahre nach der Menopause ist wieder ein leichter Abfall der Serumspiegel zu verzeichnen. Der Anstieg der Serumspiegel für LH ist weniger markant und beträgt etwa das 3- bis 5fache im Vergleich zu fertilen Frauen während der Follikelreifungsphase.

Schematisch sind die hormonellen Veränderungen in der Prä-, Peri- und Postmenopause in Abbildung 59-1 dargestellt.

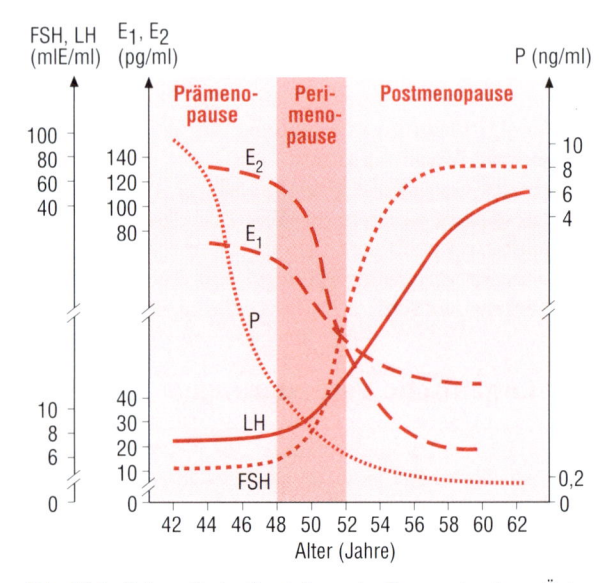

Abb. 59-1 Schematische Darstellung der Serumspiegel von Östradiol, Östron, Progesteron sowie von LH und FSH im Klimakterium (E1 = Östron, E2 = Östradiol, P = Progesteron, LH = luteinisierendes Hormon, FSH = follikelstimulierendes Hormon).

4 Diagnostik

Bereits eine sorgfältig erhobene Anamnese erlaubt Hinweise auf das Vorliegen eines Hormonmangels sowie Rückschlüsse auf die erforderlichen therapeutischen Konsequenzen. Das Ausfüllen eines Selbstbeurteilungsbogens durch die Patientin hat sich dabei als günstig erwiesen, ohne daß hierdurch das ausführliche Gespräch zwischen Ärztin/Arzt und Patientin ersetzt werden kann.

Da die klinischen Symptome, die im Zusammenhang mit Östrogenmangel auftreten, in der überwiegenden Zahl unspezifisch sind (ausgenommen typische Hitzewallungen), werden außer einer gynäkologischen Untersuchung folgende Zusatzuntersuchungen erforderlich: Vaginalzytologie und Hormonbestimmungen: LH, FSH, Östradiol. Die Bestimmung von *Östron* kann dann ihre Berechtigung haben, wenn eine hohe periphere Konversion vermutet wird, wie dies vor allen Dingen bei Frauen mit androidem Fettverteilungsmuster der Fall ist (Schulter, Nacken, Bauch). Darüber hinaus kann die Bestimmung von Östron unter der Substitution mit konjugierten Östrogenen wichtige Hinweise auf die Compliance und Resorption erlauben.

Durch orale Anwendung eines *Gestagens* im allgemeinen über die Dauer von 10 Tagen kann bewertet werden, ob das Endometrium noch mit einer Abbruchblutung reagiert. Sofern dies der Fall ist, läßt sich auf eine noch vorhandene östrogene Aktivität schließen.

5 Hormonelle Substitution

Obwohl das Klimakterium im eigentlichen Sinne keine Erkrankung darstellt, sondern einen physiologischen Vorgang, ist die Substitution aus therapeutischen oder präventiven Gründen indiziert. Für die Einleitung einer individualisierten abgestuften Substitutionstherapie ist die Erkennung der klimakterischen Phase von Bedeutung, in der sich die Patientin befindet.

Vor Einleitung einer hormonellen Therapie steht die Erhebung einer ausführlichen Anamnese sowie die Durchführung der klinischen und gynäkologischen Untersuchung.

In Abhängigkeit von der Phase des Klimakteriums, in der mit der Therapie begonnen wird, wird auch zu klären sein, inwieweit kontrazeptive Maßnahmen noch erforderlich sind und ob die Patientin bereit ist, regelmäßige Abbruchblutungen in Kauf zu nehmen. Eine weitere Voraussetzung für die Durchführung einer Substitutionstherapie stellen Kenntnisse über Wirkungen und Nebenwirkungen der Sexualsteroide sowie über deren Bioverfügbarkeit dar. Nebenwirkungen werden in Tabelle 59-2 wiedergegeben.

Tabelle 59-2 Nebenwirkungen von natürlichen Östrogenen und Gestagenen bei der Substitutionstherapie.

Östrogene (bei hohen Dosen)
– schwere Beine
– Wadenkrämpfe
– Kopfschmerzen
– Schlaflosigkeit
– Wasserretention
– Mastopathie
– zervikaler Fluor
– Pigmentierung
– Cholestase

Gestagene

Progesteronderivate
– Neigung zu Mykosen
– trockene Scheide
– Förderung der Diurese (nur Progesteron)

Nortestosteronderivate
– Müdigkeit
– Depressionen
– Libidominderung
– Gewichtszunahme
– Akne
– Hirsutismus
– Hypo-/Amenorrhö
– Ödeme

5.1 Hormonpräparate

Östrogene: Während in der Prämenopause außer natürlichen Östrogenen (Östradiol) bei fehlenden Kontraindikationen auch noch synthetische Östrogene (Äthinylöstradiol) zur Anwendung kommen können, ist in der Postmenopause nur noch der Einsatz natürlicher Östrogene vertretbar. Der Grund hierfür liegt in der unterschiedlichen Metabolisierung der synthetischen und natürlichen Östrogene in der Leber und den damit verbundenen metabolischen Veränderungen. Entsprechend different ist auch das Spektrum zu erwartender Nebenwirkungen bzw. Risiken. Es ist daher nicht richtig, Nebenwirkungen synthetischer Östrogene auch natürlichen zuzuschreiben, wie dies fälschlicherweise in den den Hormonpräparaten beigefügten Beipackzetteln der Fall ist. Die wichtigsten natürlichen und synthetischen Östrogene werden in Tabelle 59-3 wiedergegeben, ebenso übliche Substitutionsdosen bei der täglichen oralen oder transdermalen Anwendung sowie Gesamtöstrogendosen, die zur vollen Proliferation des Endometriums erforderlich sind.

Gestagene: Die Gestagene lassen sich aufgrund ihrer Herkunft als Abkömmlinge vom Progesteron oder vom 19-Nortestosteron einteilen.

Die Berücksichtigung der Herkunft des Gestagens besitzt für die Substitutionstherapie praktische Bedeutung, da sich die Partialwirkungen der einzelnen Gestagene unterscheiden.

Im Ausland findet Tibolon, ein neues Gestagen zur Behandlung klimakterischer Beschwerden, Anwendung.

Tabelle 59-3 Wichtigste Vertreter natürlicher und synthetischer Östrogene. Tägliche Substitutions- und Endometriumproliferationsdosen.

	tägliche Substitutionsdosis (mg)	volle Proliferationsdosis am Endometrium (mg/14 Tage)
„natürliche" Östrogene		
17β-Östradiol, mikronisiert	2,0	60
Östradiolvalerat	1,0–2,0	60
Östradiol, transdermal	0,025–0,1	60
konjugierte Östrogene (Equilin + 17α-Didydroquilenin)	0,6–1,25	60
Östriol	1–2	–
„synthetische" Östrogene		
Äthinylöstradiol	0,002	1,5
Mestranol (obsolet)		

Tabelle 59-4 Wichtigste Vertreter der Gestagene.

Progesteron und Derivate (C21-Gestagene)
- Progesteron
- Dydrogesteron
- Chlormadinonacetat
- Cyproteronacetat
- Medroxyprogesteronacetat
- Medrogeston

19-Nortestosteronderivate
- Norethisteronacetat
- Lynestrenol
- Levonorgestrel
- Desogestrel
- Dienogest
- Gestoden
- Norgestimat

Dieses synthetische Steroid zeichnet sich durch gestagene, östrogene und androgene Partialwirkungen aus. Die wichtigsten Vertreter der einzelnen Gruppen werden in Tabelle 59-4 aufgeführt.

5.2 Indikationen

Unter therapeutischen und präventiven Gesichtspunkten hat heute die Substitutionstherapie im Klimakterium einen festen Stellenwert erlangt. Unabhängig hiervon werden derzeit schätzungsweise noch weniger als 25% aller Frauen im Klimakterium einer adäquaten Substitutionstherapie zugeführt. Um die Akzeptanz der exogenen Hormonzufuhr zu erhöhen, ist der Einsatz einer individualiserten abgestuften Substitutionstherapie Voraussetzung.

Die prophylaktische oder therapeutische Gabe von Gestagenen bei noch ausreichender endogener Östrogenproduktion bzw. die Östrogen- und Gestagenzufuhr oder bei Zustand nach Hysterektomie die alleinige Östrogengabe sollten heute in Abhängigkeit von den konkreten Erfordernissen bei folgenden Indikationen jeder Patientin empfohlen werden:

- Behandlung von Blutungsstörungen
- Behandlung klimakterischer Beschwerden
- Behandlung chronischer Östrogenmangelerscheinungen bzw. Prävention derselben an
  - Genitale
  - Skelettsystem
  - Herz-Kreislauf-System
  - Haut und Schleimhäuten
  - ZNS.

Während in der Prä- und Perimenopause in erster Linie Blutungsstörungen im Vordergrund stehen sowie vegetative Hormonmangelsymptome, dominieren in der Postmenopause die östrogenmangelbedingten somatischen und metabolischen Störungen.

5.3 Kontraindikationen

Mit zunehmendem Wissen über die Wirkungsmechanismen der natürlichen Östrogene und Gestagene ist die Zahl der ursprünglich angenommenen Kontraindikationen im Lauf der Jahre deutlich geringer geworden.

Weitgehende Einigkeit besteht heute darüber, daß absolute Kontraindikationen für die Substitution mit natürlichen Östrogenen und/oder Gestagenen nur noch die ungeklärte uterine Blutung, das noch nicht primär behandelte hormonabhängige Mammakarzinom, sowie akute thromboembolische Ereignisse darstellen.

Bei allen anderen bisher in der Liste der Kontraindikationen aufgeführten Erkrankungen oder Störungen ist gegen die Einleitung einer Substitutionstherapie dann kein Einwand zu erheben, wenn diese individualisiert und vor dem Hintergrund der Risikoabwägung zwischen Nutzen und evtl. Nachteilen der Hormonzufuhr erfolgt.

Bei Patientinnen mit Risikofaktoren ist eine gründliche Aufklärung sowie eine eindeutige Zustimmung der Patientin besonders wichtig. Nachfolgend sind Risikofaktoren aufgeführt, bei denen besondere Vorsichtsmaßnahmen erforderlich sind:
- Zustand nach Myokardinfarkt
- Zustand nach zerebrovaskulärem Insult
- bestehende Hypertonie
- Diabetes mellitus mit Angiopathie
- zerebrale und retinale vaskuläre Schäden
- Cholezystitis
- Cholelithiasis
- Prophyrie
- Pankreatitis.

Bei diesen Erkrankungen ist die niedrigdosierte Östrogensubstitution unter Umgehung des oralen Resorptionsweges zu empfehlen (transdermales System, sublinguale Anwendung). Aufgrund der geringen Leberbelastung und der damit verbundenen metabolischen Veränderungen sind Gestagene wie Progesteron und seine Derivate zu bevorzugen. Vertreter vom Nortestosterontyp sollten nicht zum Einsatz kommen.

Bei *hormonabhängiger schwerer Migräne*, die durch endokrine Schwankungen ausgelöst werden kann, ist die kontinuierliche Anwendung niedriger Östrogendosen empfehlenswert.

Bei *Mastopathia fibrosa cystica*, bekanntem *Myom des Uterus* oder *Endometriose* ist eine niedrige Östrogensubstitutionsdosis in Kombination mit einer hohen Gestagendosis zu bevorzugen.

Gründe für das Absetzen einer laufenden Substitutionstherapie werden in Tabelle 59-5 aufgeführt.

Tabelle 59-5 Gründe für das Absetzen der Östrogen-Gestagen-Substitution.

- unklare uterine Blutungen
- tiefe Venenthrombose
- Verstärkung einer Migräne
- Kopfdruck
- anhaltende Übelkeit
- Pankreatitis
- Ikterus
- Gallenbeschwerden
- allergische Reaktion (sehr selten)
- Mammakarzinom vor Primärtherapie

5.4 Formen der Hormontherapie

Die Substitution muß individuell gestaltet werden. Dabei steht außer des Erreichens von Beschwerdefreiheit die Erzielung eines Östradiolspiegels im Vordergrund, dessen Höhe damit rechnen läßt, daß die kardio- und osteoprotektiven Wirkungen zum Tragen kommen können. Als unterer Hormonspiegel hierfür werden 60 pg/ml angesehen.

Vor Einleitung der Substitutionstherapie muß die Patientin, auch um die Compliance zu verbessern, über den Sinn der Maßnahmen sowie über mögliche Nebenwirkungen ausführlich informiert werden. Besonders in der Anfangsphase ist ein häufiger Arztkontakt sinnvoll, um die Dosis anzupassen und um auf Nebenerscheinungen reagieren zu können.

Applikationsformen: Bei der Substitutionstherapie mit natürlichen Östrogenen und Gestagen kann prinzipiell die orale von der parenteralen Anwendung (z.B. transdermal) unterschieden werden. Zur Behandlung von klimakterischen Beschwerden sind sowohl die orale als auch die transdermale Applikationsform gleich wirksam [21]. Vorteile der parenteralen Applikationsform liegen in der geringeren Belastung von Magen, Darm, Leber und Galle einschließlich der geringeren oder fehlenden metabolischen Effekte. Allerdings steht bei der transdermalen Anwendung der epidemiologische Beweis noch aus, so daß die kardioprotektiven Effekte ebenso zum Tragen kommen, wie dies bei der oralen Anwendung der Fall ist.

Monotherapie: Die *alleinige Östrogenanwendung* führt in Abhängigkeit von Hormondosis und der Dauer der Einwirkung zu hyperplastischen Veränderungen am Endometrium und zum Endometriumkarzinom. Ein Gestagenzusatz reduziert dieses Risiko deutlich [19].

Eine *Östrogenmonotherapie* ist heute nur gerechtfertigt, wenn es sich um eine hysterektomierte Patientin handelt. Allerdings kann die Östrogenmonotherapie im Einzelfall auch bei Risikopatientinnen unter enger Beobachtung der Proliferation des Endometriums mit Hilfe der Sonographie noch zur Anwendung kommen, wenn potentielle Risiken der Gestagene gefürchtet werden.

Der *zyklische* Einsatz eines *Gestagens* in der Prämenopause dient der Vermeidung östrogenbetonter Zustände, die in dieser Lebensphase gehäuft auftreten (Corpus-luteum-Insuffizienz, anovulatorische Zyklen). Außer einer Stabilisierung des Zyklusgeschehens wird proliferativen Veränderungen am Endometrium begegnet und damit das Risiko für ein Endometriumkarzinom reduziert. Bei der *kontinuierlichen Gestagenmonotherapie* kann in der Prä- und Perimenopause ein sicherer kontrazeptiver Effekt herbeigeführt werden. Als Nachteil bei der alleinigen Gestagenmonotherapie stehen Blutungsstörungen im Vordergrund.

Sequentialtherapie: Bei der Sequentialtherapie wird der Ablauf des Zyklusgeschehens imitiert. Nach einer alleinigen Östrogenphase von 10–12 Tagen wird zusätzlich ein Gestagen angewandt. Nach neueren Erkenntnissen sollte die Gestagenphase wenigstens 12 Tage, besser 14 Tage betragen. Die Dauer ist erforderlich, um auf zellulärer Ebene Veränderungen der DNS, die im Zusammenhang mit der mitotischen Aktivität der Östrogene auftreten, wieder rückgängig zu machen. Der Östrogen-Gestagen-Phase folgt eine Pause von 6–7 Tagen, in der im Regelfall eine Abbruchblutung eintritt. Die Domäne der Sequentialtherapie liegt in der Prä- und Perimenopause. Durch diese Therapieform wird außer einer zuverlässigen Beeinflussung klimakterischer Beschwerden auch eine Stabilisierung des Zyklusgeschehens herbeigeführt. Im Sinne der Individualisierung der Therapie ist es auch heute gängig, den Gestagenzusatz in größeren Abständen zu realisieren, etwa vierteljährlich. Wie Untersuchungen zeigen, wird auch hierdurch eine zuverlässige antiproliferative Wirkung am Endometrium herbeigeführt [8, 20]. Der Vorteil dieser Methode besteht u.a. im selteneren Auftreten von Abbruchblutungen. Über die Wirksamkeit des Gestagenzusatzes in noch größeren Abständen liegen bisher noch keine systematischen Untersuchungen vor.

Kombinationstherapie: Bei der Kombinationstherapie wird von Anfang an dem Östrogen ein Gestagen zugesetzt. Dies kann, vor allem in der Postmenopause nach Atrophie des Endometriums kontinuierlich erfolgen. In der Peri- oder frühen Postmenopause hingegen läßt sich häufig die kontinuierliche Kombinationstherapie noch nicht einsetzen, da gehäuft Durchbruchblutungen auftreten können. In dieser Phase hat sich die zyklische Kombinationstherapie bewährt. Hierbei wird das Östrogen in Kombination mit dem Gestagen über 21–25 Tage angewandt. Nach einem einnahmefreien Intervall von 5 Tagen beginnt die erneute Einnahme. Bei Einsatz eines Gestagens in Ovulationshemmdosis kann hiermit auch eine sichere Kontrazeption im Klimakterium erreicht werden [13].

Substitutionstherapie bei hormonabhängigen Tumoren: Zu den hormonabhängigen Tumoren der Frau zählen das Mammakarzinom, das Endometriumkarzinom sowie das Ovarialkarzinom. Bis vor kurzem galten genannte Neoplasien noch als Kontraindikationen für eine hormonelle Substitution. Zu den heute allgemein akzeptierten Auffassungen haben auch epidemiologische Untersuchungen beigetragen, die eindeutig erkennen ließen, daß eine Östrogen-Gestagen-Substitutionstherapie das Risiko für die Entstehung eines Endometrium- und eines Ovarialkarzinoms deutlich reduziert (relatives Risiko 0,2–0,4). Für das Mammakarzinom liegen nicht so eindeutige Zahlen vor. Obwohl derzeit überwiegend die Auffassung vertreten wird, daß durch eine Hormonsubstitution die Inzidenz des Mammakarzinoms nicht zunimmt, gibt es auch einige Autoren, die ein erhöhtes Risiko für die Entwicklung eines Mammakarzinoms mitteilen [3, 6]. Alle diese Untersuchungen weisen teilweise jedoch nicht unerhebliche Mängel auf.

Heute stellen weder ein primär behandeltes Endometrium noch ein Ovarialkarzinom Kontraindikationen für eine Östrogen-Gestagen-Substitution dar [4]. Beim Mammakarzinom nach Primärtherapie ist eine differenzierte Betrachtungsweise erforderlich. Hier sind der Östrogenrezeptorstatus und der Befall axillärer Lymphknoten ausschlaggebend dafür, ob eine Substitutionstherapie eingeleitet werden darf oder nicht.

Zusammengefaßt sind die Empfehlungen für die Substitutionsbehandlung nach primär behandeltem Mammakarzinom in Tabelle 59-6 wiedergegeben.

Tabelle 59-6 Hormonelle Substitution nach primär behandeltem Mammakarzinom (mod. nach [7]).

Östrogenrezeptorstatus axillärer Lymphknotenbefall	mögliche Hormonsubstitution
Rezeptor negativ nodal negativ	• Östrogen-Gestagen-Kombination • nicht aromatisierbares Gestagen • kontinuierliche Medikation
Rezeptor negativ nodal positiv	• Östrogen-Gestagen-Kombination • nicht aromatisierbares Gestagen • kontinuierliche Medikation
Rezeptor positiv nodal negativ	• eventuell Tamoxifen • Gestagenmonotherapie, nach 5 Jahren • Östrogen-Gestagen-Kombination erlaubt • nicht aromatisierbares Gestagen
Rezeptor positiv nodal positiv	• Tamoxifen 5 Jahre lang, danach • Östrogen-Gestagen-Kombination • nicht aromatisierbares Gestagen

Präparate für die Substitutionstherapie im Klimakterium: Mit den heute zur Verfügung stehenden Östrogenen, Gestagenen bzw. Östrogen-Gestagen-Kombinationspräparaten ist es möglich, eine abgestufte individualisierte Substitutionstherapie durchzuführen. In der Praxis hat sich gezeigt, daß feinere Dosisabstufungen für die oral anwendbaren Präparate erforderlich sind, um den individuellen Erfordernissen im Einzelfall gerecht werden zu können. Eine Dosisveränderung in kleinen Schritten von 0,1 mg ist bisher lediglich mit Progynova®-Tropfen möglich. In Tabelle 59-7 (s. S. 477) werden Hormonpräparate aufgelistet, die für die Substitutionstherapie zum Einsatz kommen können. Neuerdings wird auch über positive Erfahrungen bei der Anwendung von östradiolfreigebenden Implantaten berichtet [17, 18]. Die einzelnen Untersuchungsschritte vor Einleitung der Substitution werden in Abbildung 59-2 zusammengefaßt.

Im Gegensatz zur systemischen Behandlung mit natürlichen Östrogenen, bei der Östradiol bzw. Östradiolderivat eingesetzt werden, kommt für die topische Anwendung Östriol zum Einsatz. Die Vielfalt der zur Verfügung stehenden Präparate ist groß. Eine osteoprotektive Wirkung entfaltet Östriol in der üblichen Dosis jedoch nicht. Auch erfolgt bei üblicher Dosierung von 1–2 mg/Tg keine Proliferation am Endometrium, so daß der sonst bei noch vorhandenem Uterus obligate Gestagenzusatz entfallen kann.

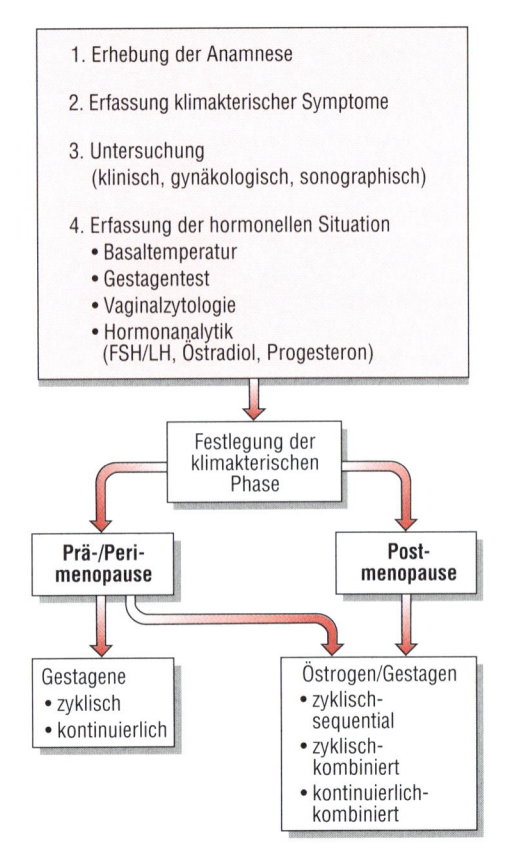

Abb. 59-2 Vorgehen bei der individualisierten abgestuften Substitutionstherapie im Klimakterium.

1. Erhebung der Anamnese
2. Erfassung klimakterischer Symptome
3. Untersuchung (klinisch, gynäkologisch, sonographisch)
4. Erfassung der hormonellen Situation
   • Basaltemperatur
   • Gestagentest
   • Vaginalzytologie
   • Hormonanalytik (FSH/LH, Östradiol, Progesteron)

→ Festlegung der klimakterischen Phase

Prä-/Peri-menopause
Gestagene
• zyklisch
• kontinuierlich

Post-menopause
Östrogen/Gestagen
• zyklisch-sequential
• zyklisch-kombiniert
• kontinuierlich-kombiniert

Tabelle 59-7 Hormonpräparate für die Substitutionstherapie.

generischer Name	Präparatname	Dosierung	generischer Name	Präparatname	Dosierung
Östrogene			**Gestagene**		
Östradiol	Estrifam	2 mg	*Progesteron und Derivate*		
	Estrifam forte	4 mg	Progesteron	Cyclogest***	200/400 mg
	Estraderm TTS 25	25 µg*/2 mg**		Utrogestan***	100 mg
	Estraderm TTS	50 µg*/4 mg**	Dydrogesteron	Duphaston	10 mg
	Estraderm TTS 100	100 µg*/8 mg**	Medroxyprogesteronacetat	Clinofem	2,5/5mg
				G-Farlutal	5 mg
Östradiolvalerat	Progynova 21 mite	1 mg	Chlormadinonacetat	Gestafortin	2 mg
	Estradiol 2 mg Jenapharm	2 mg		Chlormadinon Jenapharm	2 mg
	Progynova 21	2 mg	Cyproteronacetat	Androcur-10	10 mg
	Progynova-Tropfen	0,1 mg/Tr.	Medrogeston	Prothil 5	5 mg
konjugierte Östrogene	Oestrofeminal 0,3	0,3 mg	*Nortestosteronderivate*		
	Presomen 0,3 mite	0,3 mg	Norethisteronacetat	Micronovum	0,35 mg
	Oestrofeminal 0,6	0,6 mg		Norethisteron Jenapharm	0,5 mg
	Presomen 0,6	0,6 mg		Sovel	1 mg
	Transannon mite	0,625 mg	Lynestrenol	Exclutona	0,5 mg
	Transannon mite	0,625 mg		Orgametril	5 mg
	Oestrofeminal 1,25	1,25 mg	Levonorgestrel	Norgestrel Jenapharm	0,25 mg
	Presomen 1,25	1,25 mg		Microlut	0,3 mg
	Transannon	1,25 mg		Mikor-30-Wyeth	0,3 mg

generischer Name	Präparatname	Dosierung	Typ	generischer Name	Präparatname	Dosierung	Typ
Östrogen-Gestagen-Präparate				**Östrogen-Gestagen-Präparate**			
Östradiol + Norethisteronacetat	Trisequens/ Trisequens forte	2 mg/4 mg 1 mg	zyklisch-sequential	Östradiolvalerat + Cyproteronacetat	Climen***	2 mg 1 mg	zyklisch-sequential
Östradiol + Östriol + Norethisteronacetat	Kliogest	2 mg 1 mg 1 mg	kontinuierlich kombiniert	Östradiolvalerat + Medroxyprogesteronacetat	Sisare Procyclo	2 mg 10 mg	zyklisch-sequential
Östradiolvalerat + Östriol + Levonorgestrel	Cyclo-Menorette Cyclo-Östrogynal	1 mg 2 mg 0,25 mg	zyklisch-sequential	konjugierte Östrogene + Medrogeston	Presomen 0,3 compositum Presomen 0,6 compositum Presomen 1,25 compositum	0,3 mg 0,6 mg 1,25 mg 5,0 mg	zyklisch-sequential
Östradiolvalerat + Levonorgestrel	Klimonorm	2 mg 0,25 mg	zyklisch-sequential				
Östradiolvalerat + Norgestrel	Cyclo-Progynova	2 mg 0,5 mg	zyklisch-sequential	**Östrogen-Androgen-Präparate** Estradiolvalerat+ Prasteronenantat	Gynodian Depot	4 mg 200 mg	vier-wöchentlich

* tägliche Dosis   ** Gesamtdosis   *** über internationale Apotheke erhältlich

Literatur

1 Barrett-Connor, E., T. L. Bush: Estrogen and coronary heart disease in women. J. Amer. med. Ass. 265 (1991) 1861–1867.

2. Berg, G., T. Gottqall, M. Hammar, R. Lindgren: Climacteric symptoms among women aged 60 – 62 in Linköping, Sweden, in 1986. Maturitas (1988) 193–199.

3. Bergkvist, L., H. O. Adami, I. Persson, R. Hoover, C. Schairer: The risk of breast cancer after estrogen and estrogen-progestin replacement. New Engl. J. Med. (1989) 293–297.

4. Breckwoldt, M.: Hormonsubstitution bei hormonsensitiven Neoplasien. Gynäkologe 26 (1993) 137–140.

5. Cagnacci, A., G. B. Melis, R. Soldani, A. M. Paoletti, M. Gambacciani, A. Spinetti, P. Fioretti: Neuroendocrine and clinical effects of transdermal 17β-estradiol in postmenopausal women. Maturitas 13 (1991) 283–296.

6. Colditz, G. A., S. E. Hankinson, D. J. Hunter, W. C. Willett, J. E. Manson, M. J. Stampfer, C. Hennekens, B. Rosner, F. E. Speizer: The use of estrogens and progestins and the risk of breast cancer in postmenopausal women. New Engl. J. Med. 332 (1995) 1589–1593.

7. Deutsche Gesellschaft für Senologie: Hormonsubstitution in der Postmenopause nach Mammakarzinom. Endokr.-Info 6 (1989) 13–281.

8. Ettinger, B., J. Selby, J. T. Citron, A. Vangessel, V. M. Ettinger, M. R. Hendrickson: Cyclic hormone replacement therapy using quarterly progestin. Obstet. and Gynec. 83 (1994) 693–700.

9. Hillard, T. C., T. H. Bourne, M. I. Whitehead, T. B. Crayford, W. P. Collings, S. Campbell: Differential effects of transdermal estradiol and sequential progesterons on impedance to flow within the uterine arteries of postmenopausal women. Fertil. and Steril. 58 (1992) 959–963.

10. Lauritzen, C.: Does long-term postmenopausal estrogen-progesteron substitution decrease the incidence of colon cancer? Menopause Congress, Stockholm 1993.

11. Moltz, L., M. Trapp, G. Bispink, F. Leidenberger: Rationelle hormonale Diagnostik der sekundären Amenorrhoe. Geburtsh. u. Frauenheilk. 47 (1987) 228–239.

12. Pines, A., E. Z. Fisman, Y. Levo, M. Averbuch, M. Lidor, Y. Drory, A. Finkelstein, M. Hetman-Peri, M. Moshkowitz, E. Ben-Ari, D. Ayalon: The effects of hormone replacement

therapy in normal postmenopausal women: measurements of Doppler-derived parameters of aortic flow. Amer. J. Obstet. Gynec. 164 (1991) 806–812.

13. Rudolf, K.: Kontrazeption in der Prämenopause. Ther. Umschau 51 (1994) 778–783.

14. Runnebaum, B., B. Salbach, T. von Holst: Orale oder transdermale Östrogensubstitutionstherapie im Klimakterium? Geburts. u. Frauenheilk. 54 (1994) 119–130.

15. Samsioe, G.: Metabolic effects of reproductive hormones: the lipids. In: Genazzani, A. R., F. Petraglia (eds.): Hormones in Gynecological Endocrinology, pp. 589–599. Parthenon, Carnforth (Lancashire) 1992.

16. Sarrel, P. M.: Ovarian hormones and the circulation. Maturitas 590 (1990) 287–298.

17. Suhonen, S. P., H. O. Allonen, P. Lähteenmäki: Sustained-release subdermal estradiol implants: A new alternative in estrogen replacement therapy. Amer. J. Obstet. Gynec. 169 (1993) 1248–1254.

18. Suhonen, S., S. Sipinen, P. Lähteenmäki, H. Laine, J. Rainio, H. Arko: Postmenopausal oestrogen replacement therapy with subcutaneous oestradiol implants. Maturitas 16 (1993) 123–131.

19. Voigt, L. F., N. S. Weiss, J. Chu, J. R. Daling, B. McKnight, G. Van Belle: Progesteron supplementation of exogenous oestrogens and risk of endometrial cancer. Lancet 338 (1991) 274–277.

20. Williams, D. B., B. J. Voigt, Y. S. Fu, M. J. Schoenfeld, H. L. Judd: Assessment of less than monthly progestin therapy in postmenopausal women given estrogen replacement. Obstet. and Gynec. 84 (1994) 787–793.

60 Hormonale Kontrazeption

Herbert Kuhl

1	**Einteilung, Zusammensetzung und Wirkungsweise der hormonalen Kontrazeptiva**	479
1.1	Ovulationshemmer (Östrogen-Gestagen-Präparate)	479
1.1.1	Pharmakologie	479
1.1.2	Monophasische Kombinationspräparate (Einphasenpräparate)	480
1.1.3	Abgestufte Kombinationspräparate (Zwei- und Dreistufenpräparate)	480
1.1.4	Sequenzpräparate (Zweiphasenpräparate)	481
1.1.5	Postkoitalpille	481
1.2	Reine Gestagenpräparate	482
1.2.1	Minipille	482
1.2.2	Depotgestagene	482
1.3	Pharmakologische Eigenschaften der kontrazeptiven Steroide	482
1.3.1	Östrogene	482
1.3.2	Gestagene	482
2	**Anwendung der hormonalen Kontrazeptiva**	484
2.1	Anamnese, Untersuchung und Auswahl des Präparats	484
2.2	Verordnung eines Ovulationshemmers	485
2.3	Verordnung von Gestagenpräparaten	485
2.4	Anwendung bei Jugendlichen	486
2.5	Anwendung bei Frauen über 40 Jahren	486
2.6	Anwendung post partum oder während der Laktation	486
2.7	Therapeutische Anwendung von hormonalen Kontrazeptiva	487
2.8	Gefährdung der kontrazeptiven Wirkung ..	488
2.8.1	Einnahmefehler	488
2.8.2	Wechselwirkungen mit Medikamenten	488
3	**Günstige und ungünstige Wirkungen der Ovulationshemmer**	488
3.1	Fertilität, Sexualorgane und Brust	488
3.2	Herz- und Kreislauferkrankungen	489
3.3	Erkrankungen der Leber	489
3.4	Diabetes mellitus	490
3.5	Erkrankungen des Intestinaltrakts	490
3.6	Andere Erkrankungen	490

1 Einteilung, Zusammensetzung und Wirkungsweise der hormonalen Kontrazeptiva

Grundsätzlich unterscheidet man zwischen Östrogen-Gestagen-Präparaten und reinen Gestagenpräparaten, wobei es verschiedene Einnahmeschemata und Applikationsformen gibt (Tab. 60-1). Die Auswahl richtet sich nach den Kontraindikationen und Indikationen bzw. den Prioritäten, die individuell hinsichtlich der Zuverlässigkeit, Zykluskontrolle und Nebenwirkungen gesetzt werden.

Da es große individuelle Unterschiede hinsichtlich der Wirkungen und Nebenwirkungen gibt, muß bei der Verordnung mehr oder weniger empirisch vorgegangen werden. Primär sollten die kontrazeptiven Steroide in möglichst niedriger Dosierung eingesetzt werden, um das Risiko von unerwünschten Wirkungen zu minimieren – sofern keine besonderen Indikationen für höher dosierte Präparate vorliegen.

1.1 Ovulationshemmer (Östrogen-Gestagen-Präparate)

1.1.1 Pharmakologie

Die Behandlung mit Ovulationshemmern stellt die zuverlässigste reversible Methode der Empfängnisverhütung dar (Tab. 60-1). Da in den meisten Präparaten die Gestagenkomponente bereits allein eine ausreichende kontrazeptive Wirkung hat, läßt sich die Dosis des Ethinylestradiols, das für die meisten schwerwiegenden Komplikationen verantwortlich ist, weitgehend reduzieren. Man unterscheidet zwischen den hochdosierten Präparaten mit 50 μg Ethinylestradiol bzw. Mestranol und den niedrigdosierten, die zwischen 20 und 35 μg des synthetischen Östrogens enthalten. Letztere werden auch als „*Mikropille*" bezeichnet. Die Östrogenkomponente dient in erster Linie dazu, einen stabilen Zyklus zu gewährleisten, trägt aber zusätzlich auch zur Ovulationshemmung bei. Die Dosierung des jeweiligen Gestagens richtet sich nach seiner Wirkungsstärke, die in erster Linie von der Bioverfügbarkeit bzw. der verzögerten Inaktivierung abhängt. Deshalb lassen sich die verschiede-

Tabelle 60-1 Möglichkeiten der Schwangerschaftsverhütung: Häufigkeit unerwünschter Schwangerschaften im ersten Anwendungsjahr pro 100 Frauen (nach Angaben des Population Council), Reversibilität und Komplikationen.

Methode	Häufigkeit unerwünschter Schwangerschaften		Reversibilität	Komplikationen
	erwartet	tatsächlich		
keine	85	85		
Sterilisation der Frau	0,2	0,4	bedingt	gering
Sterilisation des Mannes	0,1	0,15	bedingt	gering
Ovulationshemmer	0,1	?	ja	möglich
Minipille	0,5	?	ja	gering
Depotgestagen	0,3	0,3	ja	gering
Gestagenimplantat	0,04	0,04	ja	gering
Intrauterinpessar	0,8	?	ja	möglich
Diaphragma	6	18	ja	keine
Kondom	2	12	ja	keine
Spermizid	3	21	ja	gering
Portiokappe	6	18	ja	gering
Coitus interruptus	4	18	ja	gering
Messung der Basaltemperatur	9	?		keine

nen Gestagene nicht hinsichtlich ihrer Dosis klassifizieren [8].

Die Präparate werden zyklisch über 21 oder 22 Tage eingenommen, worauf ein hormonfreies Intervall von 6 oder 7 Tagen folgt, in der es zur Hormonentzugsblutung kommt. Es spricht aber nichts dagegen, Kombinationspräparate kontinuierlich – ohne Pause – einzunehmen. Zu beachten ist, daß manche Präparate unter mehr als einem Handelsnamen auf dem Markt sind und daß einige Präparate als Therapeutikum und nicht als Kontrazeptivum gekennzeichnet sind.

Die hohe kontrazeptive Sicherheit der Ovulationshemmer beruht auf den vielfältigen Angriffspunkten im weiblichen Organismus. Einerseits stören bzw. reduzieren die Östrogen- und die Gestagenkomponente synergistisch die Freisetzung des Gonadotropin-Releasing-Hormons (GnRH) im Hypothalamus und die Sekretion der Gonadotropine aus dem Hypophysenvorderlappen, andererseits beeinträchtigen sie auch direkt die Steroidsynthese und die Follikelreifung im Ovar.

Infolgedessen kommt es zu einer Suppression der Serumspiegel der Gonadotropine, des Östradiols, Progesterons und Testosterons sowie zur Unterdrückung der Ovulation. Von besonderer Bedeutung für die kontrazeptive Sicherheit sind die Wirkungen der Gestagenkomponente auf
- die Tubenfunktion (Gestagene stören den Eitransport und die Zusammensetzung des Tubensekrets)
- das Endometrium (Gestagene hemmen die östrogeninduzierte Proliferation und verursachen eine vorzeitige sekretorische Transformation des Endometriums)
- die Zervix (Gestagene reduzieren die Produktion des Zervixschleims und erhöhen dessen Viskosität, so daß die Penentration der Spermien erschwert ist).

In diesen Bereichen dominiert die Wirkung der Gestagenkomponente gegenüber der des Äthinylöstradiols. Falls es doch zu einer Ovulation kommen sollte, so findet man meist eine gestörte Corpus-luteum-Funktion [8].

1.1.2 Monophasische Kombinationspräparate (Einphasenpräparate)

Sie bestehen aus 21 Tabletten mit Ethinylestradiol oder Mestranol und einem Gestagen in konstanter Dosierung (Abb. 60-1). Die monophasischen Kombinationen sind die zuverlässigsten Kontrazeptiva, da die Gestagenkomponente von Anfang an in der effektivsten Dosierung appliziert wird. Dabei unterscheiden sich die niedrigdosierten Ovulationshemmer in ihrer kontrazeptiven Sicherheit nicht von den hochdosierten. In den meisten Präparaten liegt nämlich die Dosis des Gestagens erheblich über der Ovulationshemmdosis, d.h. der Dosis, mit der die Ovulation bei alleiniger Einnahme des Gestagens gehemmt wird. Grundsätzlich sollten niedrigdosierte Präparate verordnet werden. Vor allem in den ersten Einnahmezyklen kommt es häufig zu Zwischenblutungen, die aber im weiteren Behandlungsverlauf meist aufhören. Lediglich bei besonderen Zusatzindikationen läßt sich die Verordnung höherdosierter Präparate rechtfertigen. Eine Sonderstellung nehmen Ovulationshemmer mit Gestagenen ein, die antiandrogene Eigenschaften haben, so daß sie sich zur gleichzeitigen Therapie androgenetischer Erscheinungen, vor allem der Akne und Seborrhö, eignen [8].

1.1.3 Abgestufte Kombinationspräparate (Zwei- und Dreistufenpräparate)

Man unterscheidet zwischen den Zweistufen- und den Dreistufenpräparaten, bei denen entweder zwei oder drei verschieden dosierte Kombinationen von Ethinyl-

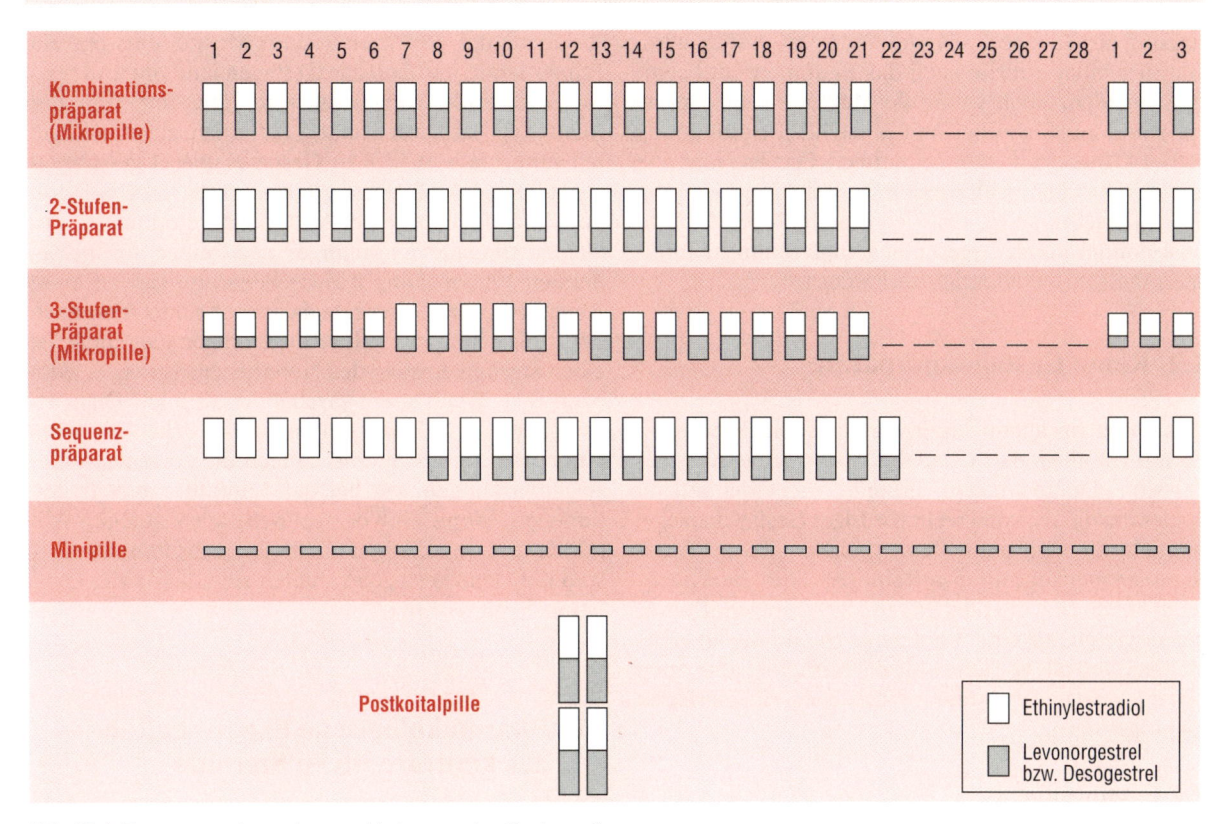

Abb. 60-1 Zusammensetzung der verschiedenen oralen Kontrazeptiva.

estradiol mit einem Gestagen nacheinander eingenommen werden (Abb. 60-1). Sie wurden mit dem Anspruch eingeführt, den physiologischen Verhältnissen besser zu entsprechen als ein monophasisches Präparat. Da alle Präparate das Ziel haben, die Vorgänge zu stören, die zu einer Schwangerschaft führen, muß man jede Form der hormonalen Kontrazeption als unphysiologisch bezeichnen. Während den Zweistufenpräparaten keine größere Bedeutung mehr zukommt, werden Dreistufenpräparate häufig verordnet. Im Gegensatz zur vorherrschenden Meinung bieten sie keine wesentlichen Vorteile gegenüber den Einphasenpräparaten und weisen eine ähnliche Zwischenblutungsrate auf. Da in der ersten Einnahmewoche – die für die Ovulationshemmung am wichtigsten ist – die Gestagendosis erniedrigt ist, dürften die Dreistufenpräparate sogar weniger zuverlässig sein als die monophasischen Kombinationen.

1.1.4 Sequenzpräparate (Zweiphasenpräparate)

Bei den Sequenz- oder Zweiphasenpräparaten wird in der ersten Phase ausschließlich Äthinylöstradiol in einer Dosis von 50 µg über 6 oder 7 Tage eingenommen. Daran schließt sich eine zweite Phase mit einer Kombination von Äthinylöstradiol und einem Gestagen an (Abb. 60-1). Da mit der Dosis von 50 µg Ethinylestradiol die Ovulation nicht bei allen Frauen verhindert wird und in der ersten Phase kein Gestagen zur Wirkung kommt, muß bei Anwendung dieses Präparatetyps mit einer höheren Versagerquote gerechnet werden als bei den Kombinationspräparaten. Auch im Hinblick auf mögliche Nebenwirkungen ist die relativ hohe Äthinylöstradioldosis als ein größeres theoretisches Risiko zu betrachten.

Der große Vorteil der Sequenzpräparate liegt in der sehr guten Zykluskontrolle, so daß sie vor allem für solche Frauen geeignet sind, bei denen unter der Behandlung mit Kombinationspräparaten immer wieder Zwischenblutungen auftreten [8].

1.1.5 Postkoitalpille

Die Anwendung der Postkoitalpille stellt keine Kontrazeption, sondern eine Interzeption dar, da sie normalerweise nicht die Fertilisierung, sondern die Nidation verhindert. Sie ist als „Notfallmaßnahme" zu betrachten und zur Daueranwendung nicht geeignet.

Es steht ein Präparat mit 4 Tabletten einer Kombination von 50 µg Ethinylestradiol und 250 µg Levonorgestrel zur Verfügung (Tetragynon®), von denen zwei spätestens 48 h post coitum, die übrigen beiden 12 h später eingenommen werden. Mit leichten Nebenwirkungen wie Übelkeit und dem Auftreten von Blutungen innerhalb einer Woche muß gerechnet werden. Als Wirkungsmechanismus vermutet man in erster Linie eine Veränderung der Tubenfunktion, durch die der synchrone Ablauf zwischen Zellteilung, Zusammensetzung des Tubensekrets und Transport gestört wird. Darüber hinaus dürfte auch das Endometrium beeinflußt werden. Auch wenn die Methode sehr effektiv ist, sollte zur Sicherheit mit einer hCG-Bestimmung (10–14 Tage nach der vermuteten Fertilisation) die Wirksamkeit überprüft werden. Falls der Zeitraum von 48 h überschritten ist, läßt sich innerhalb von 5 Tagen post coitum durch Legen eines kupferhaltigen Intrauterinpessars die Nidation verhindern.

1.2 Reine Gestagenpräparate

Das Vorteil der alleinigen Anwendung von Gestagenen beruht vor allem darin, daß das Risiko schwerwiegender Komplikationen sehr gering ist, da es sich letzten Endes um die Wirkung recht niedriger Gestagenspiegel handelt. Sie sind meist dann geeignet, wenn Ovulationshemmer kontraindiziert sind. Als besonders nachteilig haben sich die häufigen unregelmäßigen Blutungen erwiesen, die einer breiteren Anwendung im Wege stehen. Dies gilt vor allem für die Minipille, aber auch für die ersten Anwendungsmonate der injizierbaren Depotgestagene.

1.2.1 Minipille

Die Minipille wurde mit dem Ziel konzipiert, daß sie den natürlichen Zyklusablauf nicht stört und nur über ihre peripheren Gestagenwirkungen auf das Endometrium und die Zervix eine Schwangerschaft verhindert. Es hat sich aber herausgestellt, daß die Einnahme selbst niedriger Dosen eines Gestagens (0,35 mg Norethisteron, 0,5 mg Lynestrenol oder 0,03 mg Levonorgestrel) die Ovulation bei einem Teil der Frauen hemmt oder die Corpus-luteum-Funktion stört. Infolgedessen kommt es häufig zu Zwischenblutungen oder zu einem Ausbleiben der Menstruation. Letzteres bedeutet für die betroffene Frau den Verdacht eines kontrazeptiven Versagens, zumal die kontrazeptive Effektivität der Minipille deutlich geringer ist als die der Ovulationshemmer.

Die Behandlung erfolgt im Gegensatz zu den Ovulationshemmern kontinuierlich, d. h. ohne Pause. Da die Wirkung des Gestagens, die etwa 2 h nach der Einnahme eintritt, nur knapp 24 h anhält, muß die Minipille stets zur gleichen Tageszeit eingenommen werden. Aufgrund der niedrigen Gestagendosis ist nicht mit schwerwiegenden Komplikationen zu rechnen, doch ist – falls es zu einer Schwangerschaft kommt – das Risiko einer Extrauteringravidität erhöht [8].

1.2.2 Depotgestagene

Es stehen zwei Präparate zur Verfügung, die im Abstand von 2 (die ersten 5 Injektionen) bzw. 3 Monaten tief intramuskulär (intraglutäal oder intradeltoid) injiziert werden, nämlich eine mikrokristalline Suspension von 150 mg Medroxyprogesteronacetat (Depo-Clinovir®) oder ein ölige Lösung von 200 mg Norethisteronenantat (Noristerat®). Im Muskel entsteht ein Primärdepot, aus dem das Gestagen langsam und relativ gleichmäßig freigesetzt wird. Die Injektion des Medroxyprogesteronacetats, die einen gleichmäßigeren und relativ niedrigen Gestagenspiegel gewährleistet, führt im allgemeinen zur Hemmung der Ovulation und längerfristig zu einer Atrophie des Endometriums. Dementsprechend kommt es nach einer vorübergehenden Phase häufiger Zwischenblutungen zu einer Amenorrhö. Im Gegensatz dazu beobachtet man nach der Injektion des Norethisteronenatats zunächst einen starken Anstieg des Norethisteronspiegels, dem nach 6–8 Wochen ein rascher Abfall folgt. Dementsprechend ist während der ersten 6 Wochen die Ovulation gehemmt, während danach die peripheren Gestagenwirkungen wie bei der Minipille zum Tragen kommen. Wenn die vorgeschriebenen zeitlichen Abstände der Injektionen nicht überschritten werden, sind die Depotgestagene ähnlich zuverlässig wie Ovulationshemmer [8].

1.3 Pharmakologische Eigenschaften der kontrazeptiven Steroide

1.3.1 Östrogene

In den meisten Ovulationshemmern ist Ethinylestradiol enthalten, ein oral stark wirksames Östrogen. Mestranol ist als 3-Methyläther des Ethinylestradiols ein Prohormon und wird nach der Einnahme in das wirksame Ethinylestradiol umgewandelt (Abb. 60-2). Ethinylestradiol hat eine proliferierende Wirkung auf das Epithel der weiblichen Genitalorgane (Endometrium, Tuben und Vagina) sowie der Urethra, stimuliert die Produktion der Zervikalsekrets und fördert in der Brustdrüse das Wachstum der Ductuli. Es wirkt gefäßerweiternd, fördert die allgemeine Durchblutung, steigert die Kollagensynthese und Wasserretention und hemmt den Knochenabbau. Es wirkt antikatabol, steigert die hepatische Proteinsynthese und verändert eine Reihe von Stoffwechselparametern (Tab. 60-2) [8].

1.3.2 Gestagene

Entsprechend ihrer Herkunft unterscheidet man zwei Gestagentypen, nämlich die Derivate des Progesterons und die des 19-Nortestosterons (Abb. 60-2). Alle bei der Kontrazeption verwendeten Gestagene sind starke Antagonisten des Äthinylöstradiols, wobei die Hemmung der östrogeninduzierten Endometriumproliferation von besonderer Bedeutung ist, da hierdurch eine Hyperplasie des Endometriums verhindert wird. Gestagene reduzieren die Tubenmotilität und den Zervixschleim und erhöhen die Basaltemperatur um etwa 0,5 °C.

Einige der in den Ovulationshemmern verwendeten Gestagene sind Prohormone, die erst nach der Einnahme in die eigentliche Wirksubstanz umgewandelt

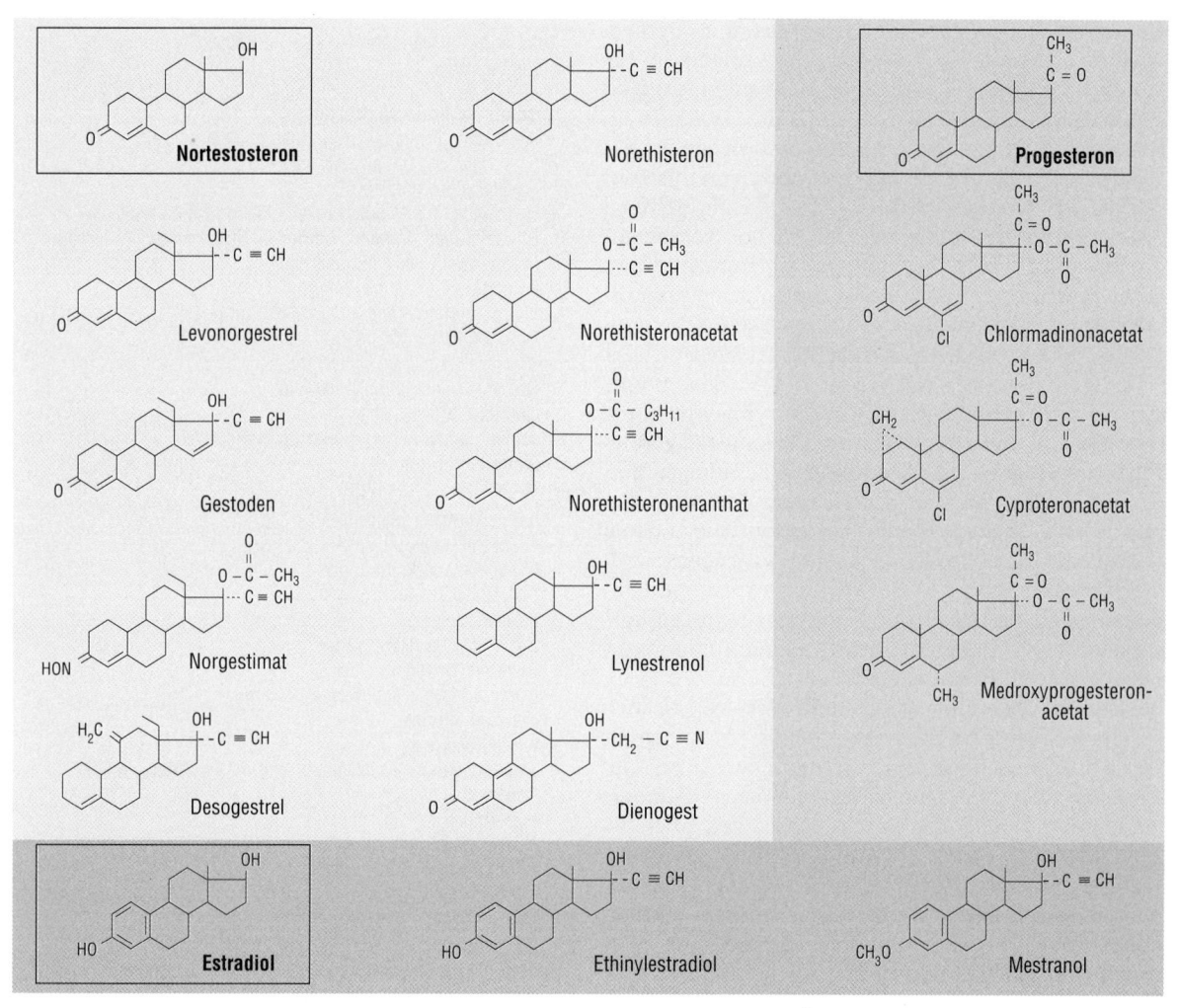

Abb. 60-2 Strukturformeln der bei der hormonalen Kontrazeption verwendeten Gestagene und Östrogene.

Tabelle 60-2 Veränderungen von Stoffwechselparametern unter der Behandlung mit östrogendominanten Ovulationshemmern.

Proteine und Metalle		Vitamine und Enzyme			
sexualhormonbindendes Globulin	+	Vitamin A	+	C-Peptid	+
kortikosteroidbindendes Globulin	+	Vitamin B_{12}	–	Glukagon	+
thyroxinbindendes Globulin	+	Laktat	+	**Gerinnung**	
Ceruloplasmin	+	Kreatinin	+	Gerinnungstests	+
Haptoglobin	–	Bilirubin	–	Thrombozytenaggregation	+
Transferrin	+	alkalische Phosphatase	–	Fibrinogen	+
Ferritin	+	ASAT (SGOT)	(+)	Prothrombin	+
C-reaktives Protein	+	ALAT (SGP)	(+)	Präkallikrein	+
Eisen	+	γ-GT	(+)	Faktor VII	+
Kupfer	+	Laktatdehydrogenase	(+)	Faktor VIII	+
Magnesium	–	**Lipidstoffwechsel**		Faktor IX	+
Hormone		Triglyzeride	+	Faktor X	+
Oxytocin	+	VLDL-Cholesterin	+	Faktor XII	+
Vasopressin	+	VLDL-Triglyzeride	(+)	von Willebrand-Faktor	+
Angiotensinogen	+	LDL-Cholesterin	(–)	Antithrombin III	–
Vasopressin I und II	+	LDL-Triglyzeride	(+)	Protein C	+
Wachstumshormon	+	Apolipoprotein B	+	α_1-Antitrypsin	+
Somatostatin	–	HDL-Cholesterin	+	Plasminogen	+
Cholezystokinin	–	Apolipoprotein AII	+	t-Plasminogen-Aktivator	+
atriales natriuretisches Peptid	+	**Glukosestoffwechsel**		PAI1	–
Cortisol	+	Glukosetoleranz	(–)	histidinreiches Globulin	–
Aldosteron	+	Insulin	(+)	C_1-Inaktivator	–
T_3	+			D-Dimere	+
T_4	+			Fibrinabbauprodukte	+

+ Zunahme bzw. Beschleunigung;   – Abnahme bzw. Verschlechterung;   ( ) geringe oder nur vorübergehende Veränderung

werden (z.B. Lynestrenol in Norethisteron, Desogestrel in 3-Keto-desogestrel und Norgestimat in Levonorgestrel). Mit Ausnahme des Dienogest, welches gewisse antiandrogene Wirkungen aufweist, haben alle Nortestosteronderivate geringe androgene Eigenschaften, die bei Levonorgestrel und Norethisteron stärker, bei Desogestrel, Gestoden und Norgestimat nur sehr schwach ausgeprägt sind. In der Kombination mit Äthinylöstradiol kommen sie normalerweise nicht zum Tragen, können aber bei einzelnen prädisponierten Frauen leichte androgenetische Erscheinungen wie z.B. Seborrhö und Akne hervorrufen.

Von den Progesteronderivaten hat Medroxyprogesteronacetat geringfügige androgene Eigenschaften, während Chlormadinonacetat und vor allem Cyproteronacetat ausgeprägte antiandrogene Wirkungen aufweisen, die man sich bei der Therapie von Akne, Seborrhö und Hirsutismus zunutze macht. Die anderen Partialwirkungen der synthetischen Gestagene, z.B. die antimineralokortikoide Wirkung des Gestodens oder die glukokortikoide Wirkung des Medroxyprogesteronacetats sind bei den verwendeten Dosierungen ohne klinische Bedeutung [8].

Gestagene beeinflussen ebenfalls den hepatischen Metabolismus und treten dabei häufig als Antagonisten der Östrogene in Erscheinung. Dies ist bei Gestagenen mit androgenen Eigenschaften besonders ausgeprägt, so daß die Zusammensetzung über die resultierende Wirkung z.B. auf das SHBG, TBG oder HDL entscheidet [8]. Hinsichtlich dieser Wirkung handelt es sich meist um östrogendominante Ovulationshemmer, wobei die meisten Parameter im Normalbereich bleiben (Tab. 60-2).

Tabelle 60-3 Absolute und relative Kontraindikationen für Ovulationshemmer.

absolute Kontraindikationen
– akute und chronisch-progrediente Lebererkrankungen
– Störungen der Gallensekretion, intrahepatische Cholestase (auch in der Anamnese)
– vorausgegangene oder bestehende thromboembolische Erkrankungen (Venenthrombosen, Schlaganfall, Herzinfarkt)
– Mikro- oder Makroangiopathien
– hereditäre Thromboseneigung
– Lupus erythematodes, Vaskulitis, Antiphospholipidantikörper
– Durchblutungsstörungen
– schwer einstellbare Hypertonie
– Diabetes mellitus mit Angiopathie
– Homozystinurie
– schwer behandelbare Hypertriglyzeridämie
– Mammakarzinom
– ungeklärte uterine Blutungen

relative Kontraindikationen
– Lebererkrankungen (Porphyrie)
– Gallenblasenerkrankungen
– Fettstoffwechselstörungen
– Diabetes mellitus
– Störungen der Hämostase
– Gefäßverletzungen
– Herz- und Niereninsuffizienz, Ödeme
– Herzoperationen
– Angina pectoris
– vorausgegangene oder bestehende Thrombophlebitiden
– Rauchen
– Hypertonie
– Adipositas
– Laktation
– Kunststoffprothesen
– Mastopathie III. Grades
– Uterusmyome
– geplante Operationen mit erhöhtem Thromboembolierisiko
– längerfristige Ruhigstellung
– Endometriumkarzinom
– Zervixkarzinom

2 Anwendung der hormonalen Kontrazeptiva

2.1 Anamnese, Untersuchung und Auswahl des Präparats

Bevor eine bestimmte kontrazeptive Methode empfohlen wird, ist eine gründliche Familienanamnese, allgemeine und gynäkologische Anamnese zu erheben, da sich viele Risikofaktoren anhand der Vorgeschichte erkennen lassen. Vor der Erstverordnung von hormonalen Kontrazeptiva sind eine allgemeine und gynäkologische Untersuchung und bei der weiteren Behandlung regelmäßige Kontrolluntersuchungen durchzuführen. Bei der Auswahl des Kontrazeptivums ist zu beachten, ob medizinische Gründe gegen die Anwendung bestimmter Kontrazeptiva sprechen und ob bestimmte Risikofaktoren bzw. Kontraindikationen (z.B. Rauchen, Hochdruck, Übergewicht) vorliegen (Tab. 60-3). Die Entscheidung für einen Präparatetyp ist auch davon abhängig, ob eine regelmäßige und zuverlässige Anwendung zu erwarten ist. Weiterhin ist von Bedeutung, ob

Tabelle 60-4 Gründe für ein sofortiges Absetzen der Ovulationshemmer.

– Schwangerschaft
– erstmaliges Auftreten oder Verschlimmerung von Migräne oder starken Kopfschmerzen
– flüchtige zerebrale Attacken
– akute Sehstörungen
– Thrombophlebitiden oder thromboembolische Erkrankungen
– cholestatischer Ikterus
– Oberbauchschmerzen (Lebererkrankung?)
– starker Blutdruckanstieg
– Vergrößerung von bestehenden Myomen
– 4–6 Wochen vor einer geplanten Operation mit erhöhtem Thromboembolierisiko
– längere Ruhigstellung

die Patientin ein hohes Maß an Sicherheit erwartet, und ob sie bestimmte Begleiterscheinungen akzeptiert (z.B. unregelmäßige Blutungen), wenn die Methode in anderer Hinsicht Vorteile bringen würde.

Durch eine ausführliche Information der Patientin über die Vor- und Nachteile der verschiedenen Präparate läßt sich die Akzeptanz und Compliance verbessern. Die Patientin ist auch darauf hinzuweisen, daß sich bestimmte Medikamente und hormonale Kontrazeptiva gegenseitig in ihrer Wirkung beeinflussen können und daß bei Eintreten einer Schwangerschaft und bei Auftreten bestimmter Beschwerden und Erkrankungen das Präparat sofort abzusetzen ist (Tab. 60-4).

2.2 Verordnung eines Ovulationshemmers

Falls keine Kontraindikationen gegen die Anwendung östrogenhaltiger Präparate vorliegen, sind niedrigdosierte Ovulationshemmer das Mittel der Wahl, wenn ein hohes Maß an Sicherheit gewünscht wird. Grundsätzlich sollte eine Kombination mit möglichst niedriger Östrogendosis verordnet werden, wobei sich die Auswahl des Gestagens und damit die des Präparats nach der Verträglichkeit richtet. Progesteronderivate sind zwar höher dosiert als die Nortestosteronderivate, haben aber einen geringeren Einfluß auf den hepatischen Metabolismus. Die neueren Gestagene wie Desogestrel, Gestoden und Norgestimat sind zwar aufgrund ihrer hohen Wirkungsstärke niedriger dosiert; es ist aber fraglich, ob sie hinsichtlich der gesundheitlichen Risiken als günstiger einzustufen sind als die älteren höherdosierten Gestagene. Auch für die Verordnung von Präparaten mit nur 20 µg Ethinylestradiol gelten die gleichen Vorsichtshinweise und Kontraindikationen wie für höher dosierte. Es ist nicht möglich, anhand von vorherigen Hormonanalysen („Hormonstatus") das geeignete Präparat zu finden.

Erstverordnung: Bei der Erstverordnung eines Ovulationshemmers beginnt man die Einnahme am ersten Tag der Menstruation. Dadurch ist zwar der erste Zyklus verkürzt, doch wird durch diese Maßnahme der kontrazeptive Schutz erhöht. Nach der letzten Tablette folgt ein einnahmefreies Intervall von 7 Tagen, in dem die Entzugsblutung auftritt. Dieses hormonfreie Intervall darf nicht verlängert werden, da sonst die kontrazeptive Wirkung nicht mehr gewährleistet ist. Dies bedeutet, daß unabhängig von der Menstruation nach der 7tägigen Pause mit der Einnahme der nächsten Packung begonnen wird. Bei Anwendung von Kombinationspräparaten ist vom ersten Tag der Einnahme an ein ausreichender Schutz gegeben. Falls es Probleme bei der Einhaltung des Intervalls gibt, so ist ein Wechsel auf eine Packung mit 28 Tabletten (mit 7 Placebos) zu empfehlen. Wenn es in den ersten 2 h nach der Einnahme zu Erbrechen oder schweren gastrointestinalen Störungen kommt, kann die Wirkung gefährdet sein. Leiden die Patientinnen bei der Einnahme häufig an Übelkeit, so läßt sich durch die abendliche Einnahme eine Besserung erzielen. Die Erstverordnung sollte nur über 3–4 Monate erfolgen.

Die Patientinnen sollten darauf hingewiesen werden, daß es in den ersten 3 Zyklen zu Zwischenblutungen kommen kann, die danach zurückgehen. Auch andere Beschwerden treten meist nur im ersten Einnahmezyklus auf. Bevor an einen Wechsel auf ein anderes Präparat oder eine alternative Methode gedacht wird, sollten 3 Einnahmezyklen abgewartet werden.

Setzen sich die Zwischenblutungen auch danach fort, so kann ein Wechsel auf ein Sequenzpräparat in Erwägung gezogen werden. Damit läßt sich in den meisten Fällen ein stabiler Zyklus erzielen [8].

„Pillenpause" und Einnahmedauer: Früher wurden regelmäßige Pillenpausen empfohlen (z.B. 2 Monate pro Jahr), um zu überprüfen, ob es bei Absetzen wieder zur Ovulation kommt oder ob eine „*Ovulationshemmeramenorrhö*" eingetreten ist. Diese überflüssigen Pausen führten nicht selten zu ungewollten Schwangerschaften.

Es ist heute bekannt, daß nach Absetzen der Pille die Fertilitätsrate – nach einer leichten zeitlichen Verzögerung – ebenso hoch ist wie bei Frauen, die nicht-hormonale Methoden angewandt hatten.

Trotzdem stellt sich immer wieder die Frage, ob eine zeitliche Begrenzung der Einnahme von Ovulationshemmern angebracht ist. Da es keine verläßlichen Daten über die Auswirkungen einer Langzeitbehandlung gibt, muß man die Entscheidung über eine Fortsetzung der Einnahme vom individuellen Fall abhängig machen. Wenn keine Risikofaktoren vorliegen und die Patientin nicht raucht, so gibt es zur Zeit keinen Grund, bei Frauen bis zum 35. Lebensjahr die Anwendung zu begrenzen. Auch bei Frauen über 35 Jahren ist – sofern sie gesund sind – eine Fortsetzung möglich, doch sollten dann auch andere kontrazeptive Methoden in Erwägung gezogen werden.

2.3 Verordnung von Gestagenpräparaten

Falls die Verordnung von Ovulationshemmern nicht in Frage kommt, so stellen reine Gestagenpräparate eine geeignete Alternative dar. Hierzu sind die Vor- und Nachteile der Minipille und der Depotgestagene abzuwägen.

Minipille: Die Einnahme der Minipille bietet eine geringere kontrazeptive Sicherheit, toleriert meist keine Einnahmefehler und ist häufig mit unregelmäßigen Blutungen verbunden. Dafür sind schwerwiegende Nebenwirkungen und Komplikationen nicht zu erwarten. Besonders geeignet ist die Minipille für Raucherinnen im Alter von mehr als 35 Jahren, stillende Mütter, für Frauen mit erhöhtem Thromboembolierisiko oder mit mäßigem Hochdruck. Da die Minipille im Gegensatz zu Ovulationshemmern das relative Risiko einer Extrauteringravidität erhöht, sollte bei einer ektopen Schwangerschaft in der Vorgeschichte oder bei Vorhandensein nur einer Tube die Minipille nicht verordnet werden [8].

Depotgestagene: Die Injektion eines Depotgestagens ist dann zu empfehlen, wenn die regelmäßige Einnahme oraler Kontrazeptiva aufgrund der Lebensführung bzw. aus beruflichen Gründen nicht gewährleistet ist. Da die Notwendigkeit der täglichen Tabletteneinnahme entfällt, sind Einnahmefehler ausgeschlossen. Ein Nachteil ist darin zu sehen, daß das Präparat beim Auftreten von unerwünschten Wirkungen nicht sofort abgesetzt werden kann. Da es bei längerer Anwendung zu einer gewissen Akkumulation des Gestagens kommen kann, kann es nach Absetzen wegen Kinderwunsch bis zu 2 Jahre dauern, bis eine Schwangerschaft eintritt. Neben den bekannten subjektiven Nebenwirkungen kommt es bei einem Teil der Frauen zu einer kontinuierlichen Gewichtszunahme, die aber auf eine erhöhte Kalorienzufuhr zurückzuführen ist. Bei langfristiger Anwendung von Depot-Medroxyprogesteronacetat ist wegen des Östrogenmangels mit einer Verminderung der Knochendichte zu rechnen. Inwieweit die Veränderungen im Fettstoffwechsel Einfluß auf das Atheroskleroserisiko nehmen, ist nicht bekannt [8].

2.4 Anwendung bei Jugendlichen

Gerade bei jungen Mädchen ist ein ausführliches Gespräch über die Notwendigkeit und die Möglichkeiten der Kontrazeption sowie die Sicherheit und Risiken der verschiedenen Methoden von großer Wichtigkeit.

Wenn eine zuverlässige Kontrazeption als notwendig erachtet wird, spricht nichts gegen die Anwendung eines Ovulationshemmers bei Mädchen über 16 Jahren. Entgegen der vorherrschenden Meinung beeinträchtigt die Pille nicht die „Reifung" des hypothalamo-hypophysären Regelkreises.

Die Disposition zu späteren Zyklusstörungen wird nämlich bereits in der Pubertät ausgebildet und durch Ovulationshemmer nicht beeinflußt. Gerade bei jungen Mädchen sind die Vorteile der Ovulationshemmer, z. B. regelmäßige Zyklen und günstige Auswirkungen auf androgenetische Erscheinungen, von besonderer Bedeutung. Auch bei Jugendlichen sollte man primär niedrigdosierte Präparate verordnen. Es ist nicht damit zu rechnen, daß das Längenwachstum oder die Knochenmasse ungünstig beeinflußt werden. Ist eine regelmäßige Einnahme in Frage gestellt, so kann auch die Anwendung eines Depotgestagens in Erwägung gezogen werden [8].

Vom rechtlichen Standpunkt aus hat auch die Jugendliche zwischen dem vollendeten 14. und 18. Lebensjahr einen Anspruch auf kontrazeptive Beratung und die Verordnung eines hormonalen Kontrazeptivums als Kassenleistung. Voraussetzung ist die ausreichende Aufklärung und Einsichtsfähigkeit der Patientin, wobei eine sorgfältige Dokumentation angebracht ist. Die Schweigepflicht ist ein hohes Rechtsgut, so daß bei gegebener Einsichtsfähigkeit der Jugendlichen die Zustimmung der Mutter nicht erforderlich ist. Bei Mädchen unter 14 Jahren ist das Einverständnis der Eltern nötig [1].

2.5 Anwendung bei Frauen über 40 Jahren

Auch wenn bei Frauen dieses Alters die Fertilität stark abgenommen hat, so wird aufgrund der veränderten Lebensumstände und wegen der erhöhten Schwangerschaftsrisiken eine besonders zuverlässige Kontrazeption gefordert.

Das mit der Anwendung eines Ovulationshemmers verbundene gesundheitliche Risiko nimmt mit dem Alter zu. Deshalb sind Risikofaktoren besonders sorgfältig zu beachten.

Andererseits haben Ovulationshemmer auch für diese Altersgruppe u.a. den Vorteil, daß sie einen regelmäßigen Zyklus gewährleisten, östrogenmangelbedingte Erscheinungen verhindern und vor einer Endometriumhyperplasie schützen. Wenn man sich nach Abwägung der Vor- und Nachteile der verschiedenen Methoden für einen Ovulationshemmer entscheidet, so ist ein Präparat mit nur 20 µg Äthinylöstradiol vorzuziehen. Diese Östrogendosis ist – vor allem in Kombination mit einem Gestagen – auch als ausreichend zur Erhaltung der Knochenmasse zu betrachten [8]. Grundsätzlich sind in der Perimenopause Präparate mit natürlichen Östrogenen vorzuziehen, doch bieten die zyklischen Östrogen-Gestagen-Präparate keine ausreichende kontrazeptive Wirkung, weil die Gestagenphase zu kurz ist. Die kontinuierliche Anwendung einer Kombination mit 2 mg Östradiol, 1 mg Östriol und 1 mg Norethisteron in der Perimenopause dürfte zwar zuverlässig vor einer Schwangerschaft schützen, ist aber wegen der häufigen Zwischenblutungen weniger geeignet. Manchmal läßt sich mit der zyklischen Einnahme dieses Präparats über jeweils 3 von 4 Wochen ein stabiler Zyklus erreichen.

2.6 Anwendung post partum oder während der Laktation

Da es innerhalb von 6 Wochen nach einer Entbindung bzw. 2 Wochen nach einem Abort wieder zu Ovulationen kommen kann, ist die Möglichkeit einer erneuten Schwangerschaft sehr rasch gegeben. Wenn die Minipille oder ein Depotgestagen nicht in Betracht kommen, so ist die Anwendung eines niedrig dosierten Ovulationshemmers zu empfehlen.
Im Gegensatz zur vorherrschenden Meinung ist durch das Stillen kein sicherer Empfängnisschutz gegeben. Da ein kleiner Teil der eingenommenen Steroide in die Milch übergeht, sollte auf Ovulationshemmer verzichtet werden. Für die Zeit der Laktation ist die Anwendung der Minipille geeignet [8].

2.7 Therapeutische Anwendung von hormonalen Kontrazeptiva

Es wird häufig übersehen, daß mit der Anwendung der hormonalen Kontrazeptiva nicht nur Risiken verbunden sind. Bei vielen Frauen können Ovulationshemmer sogar sehr günstige Auswirkungen haben, die man therapeutisch nutzen kann (Tab. 60-5).

Tabelle 60-5 Günstige und ungünstige Wirkungen der Ovulationshemmer auf die Inzidenz verschiedener Erkrankungen und Beschwerden.

Beschwerden oder Erkrankungen	relatives Risiko
Eisenmangelanämie	0,6
Menorrhagie	0,5
unregelmäßige Zyklen	0,6
Zwischenblutungen	0,7
Dysmenorrhö	0,4
aszendierende Genitalinfektionen	0,5
benigne Brusterkrankungen	0,7
rheumatoide Arthritis	0,5
Endometriumkarzinom	0,5
Ovarialkarzinom	0,4
Herz-/Kreislauferkrankungen (insgesamt)	1,5
Herzinfarkt (insgesamt)	3,3
Herzinfarkt (Nichtraucherinnen)	1,0
Herzinfarkt (leichtes Rauchen)	3,5
Herzinfarkt (starkes Rauchen)	20,0
zerebrovaskuläre Erkrankungen (insgesamt)	1,4
zerebrale Thrombosen	2,5
Subarachnoidalblutungen (starkes Rauchen)	10,0
Lungenembolien	3,0
tiefe Venenthrombosen	2,5
Gallenblasenerkrankungen	3,0
benigne Lebererkrankungen	erhöht
Erythema nodosum und multiforme	3,0
Pruritus	2,0
photosensitive Ekzeme	4,0
Reizstoffekzeme	2,0
Dermatitis	2,0
Chloasma	erhöht
Zervizitis (6 Jahre Einnahme)	3,0
Chlamydieninfektion	2,7

Menstruationsbezogene Beschwerden: Im allgemeinen führt die Einnahme von Ovulationshemmern bei Frauen mit unregelmäßigem Zyklus zu einer guten Zykluskontrolle, wobei die Entzugsblutungen meist kürzer, schwächer und weniger schmerzhaft sind. Frauen, die Kombinationspräparate einnehmen, leiden seltener an Eisenmangelanämien und Anämien unbekannter Ätiologie. Die Verminderung der Blutungen ist vor allem bei Fällen von Thrombozytopenie, Afibrinogenämie und anderen hämorrhagischen Diathesen von Vorteil. Als besonders wirksam haben sich Kombinationspräparate bei der Dysmenorrhö erwiesen, doch sollte zuvor sichergestellt sein, daß es sich nicht um die Folge einer Endometriose oder von Adhäsionen oder Entzündungen im kleinen Becken handelt. Auch der im Zusammenhang mit der Ovulation auftretende Schmerz (Mittelschmerz) läßt sich durch die Anwendung eines Ovulationshemmers verhindern.

Die Symptome des prämenstruellen Syndroms lassen sich zwar durch die Einnahme eines Kombinationspräparats bei einem Teil der Frauen bessern, doch ist fraglich, ob der Therapieerfolg – ebenso wie die Anwendung von Gestagenen, Bromocriptin oder Diuretika – den eines Placebos übertrifft.

Zyklusabhängige Beschwerden und Erkrankungen: Zwar sollten Ovulationshemmer abgesetzt werden, wenn während ihrer Einnahme *migräneartige Kopfschmerzen* in ungewohnter Weise auftreten. Kommt es jedoch nur im einnahmefreien Intervall von 7 Tagen zu solchen Attacken, so lassen sich diese häufig durch eine ununterbrochene Anwendung des Ovulationshemmers vermeiden. Bei Frauen, die vor oder während der Menstruation an starken Beschwerden leiden, läßt sich durch ununterbrochene Einnahme eines monophasischen Kombinationspräparats die Menstruation verhindern. In ähnlicher Weise läßt sich auch die Menstruation nach Wunsch zeitlich verschieben (z.B. vor Wettkämpfen, Urlaubsreisen, Hochzeit). Zu beachten ist, daß dies bei Anwendung von Stufen- oder Sequenzpräparaten nur mit der letzten Tablettenphase der neuen Packung möglich ist, die unter Verwerfen der vorherigen Phasen unmittelbar an die letzte Phase der vorherigen Packung angeschlossen wird [8].

Bei leichteren Fällen einer *Endometriose* oder nach einer operativ behandelten Endometriose ist für eine langfristige Behandlung ein gestagenbetonter Ovulationshemmer geeignet, da hierdurch ein Östrogenmangel vermieden wird.

Bei der *zyklusabhängigen Porphyrie*, die in zeitlichem Zusammenhang mit der Menstruation auftritt, ist die Anwendung niedrigdosierter Ovulationshemmer erfolgversprechend. Die Schübe einer akuten intermittierenden Porphyrie können gelegentlich für mehrere Jahre durch die Pille unterdrückt werden. Allerdings kann eine latente Porphyrie unter der Behandlung mit Sexualsteroiden manifest werden.

Bei Verdacht auf *funktionelle Ovarialzysten* ist eine Therapie mit Ovulationshemmern gerechtfertigt, wenn ein malignes Neoplasma ausgeschlossen werden kann. Da orale Kontrazeptiva das *Risiko benigner Brusterkrankungen* reduzieren, ist bei Vorliegen entsprechender Beschwerden die Anwendung eines gestagenbetonten Ovulationshemmers zu empfehlen.

Androgenetische Erscheinungen: Östrogendominante Ovulationshemmer verringern den Serumspiegel des Testosterons und erhöhen den des SHBG, so daß das freie Testosteron reduziert wird. Darüber hinaus inhibieren sie die Aktivität der 5α-Reduktase in der Haut und den Haarfollikeln, so daß die lokale Umwandlung des Testosterons Dihydrotestosteron reduziert wird. Aus diesem Grund haben östrogendominante Ovulationshemmer (Präparate, die Gestagene mit keinen oder nur geringen androgenen Eigenschaften enthalten) günstige Auswirkungen auf androgenetische Erscheinungen wie Akne, Seborrhö, Alopecia androgenetica und leichte Fälle von Hirsutismus. Als besonders wirksam hat sich ein Ovulationshemmer mit dem antiandrogen wirksamen Cyproteronacetat erwiesen. Vor der Behandlung mit einem Ovulationshemmer ist allerdings eine adäquate Diagnostik erforderlich. Bei Versagen der Therapie kann ein Versuch mit der umgekehrten Zweiphasentherapie (mit hoher Cyproteronacetatdosis) unternommen werden [6, 8].

2.8 Gefährdung der kontrazeptiven Wirkung

2.8.1 Einnahmefehler

Schätzungsweise ein Drittel aller Frauen vergißt gelegentlich die Einnahme einer Tablette; in fast 10% aller Zyklen werden 1 Tablette und in 1% mehr als 3 Tabletten ausgelassen. In den meisten Fällen führt das Auslassen von Tabletten zu Schmier- oder Durchbruchblutungen. Das Risiko einer unerwünschten Schwangerschaft dürfte am größten sein, wenn der Fehler in der ersten Einnahmewoche gemacht wird, da im einnahmefreien Intervall häufig die Follikelreifung beginnt. Normalerweise tolerieren auch niedrigdosierte Kombinationspräparate mit einer starken Gestagenkomponente (z.B. Desogestrel, Levonorgestrel oder Gestoden) das Auslassen von einer oder zwei Tabletten [8].

Wenn das Vergessen der Tablette bemerkt wird, so sollte sie sofort eingenommen und die weitere Einnahme in gewohnter Weise fortgesetzt werden. Werden mehr als 2 Tabletten vergessen, so sollten zusätzliche kontrazeptive Maßnahmen oder die Anwendung der Postkoitalpille in Erwägung gezogen werden. Bei Anwendung der Minipille oder der Sequenzpräparate, die in der ersten Phase nur ein Östrogen enthalten, sollte bedacht werden, daß die Spermien in den Zervixkrypten bis zu 7 Tagen überleben können.

2.8.2 Wechselwirkungen mit Medikamenten

Zahlreiche Meldungen über Zwischenblutungen oder unerwünschte Schwangerschaften nach gleichzeitiger Anwendung von oralen Kontrazeptiva und Medikamenten sind ein Hinweis darauf, daß verschiedene Medikamente die kontrazeptive Wirkung der Ovulationshemmer, der Minipille und Depotgestagene beeinträchtigen können. Dabei gibt es große individuelle Unterschiede. Meist ist die Ursache in einer Induktion von Leberenzymen durch Medikamente zu suchen, so daß die kontrazeptiven Steroide in verstärktem Maße inaktiviert werden. Dies gilt selbstverständlich auch für parenteral applizierte Depotgestagene. Weiterhin können Antibiotika durch Schädigung der Bakterien im Kolon die Hydrolyse der Ethinylestradiolkonjugate und damit die Reabsorption des Ethinylestradiols beeinträchtigen [3, 4].

Zu den Enzyminduktoren zählen vor allem *Rifampicin* und einige andere Antibiotika, *Antiepileptika* (ausgenommen die Valproinsäure) sowie verschiedene *Barbiturate* und *Benzodiazepine*. Aber auch *Analgetika, Antirheumatika* und andere *Chemotherapeutika* stehen im Verdacht, bei dem Versagen von hormonalen Kontrazeptiva beteiligt gewesen zu sein. Es ist nicht auszuschließen, daß viele der den Antibiotika zur Last gelegten unerwünschten Schwangerschaften durch die Wechselwirkung der Begleitmedikation mit den oralen Kontrazeptiva zustandegekommen ist [3, 4].

Da die meisten Meldungen über derartige unerwünschte Schwangerschaften Ovulationshemmer mit 50 µg Ethinylestradiol betreffen, ist im Falle einer medikamentösen Therapie die Anwendung hochdosierter Ovulationshemmer keine zuverlässige Maßnahme, um ein Versagen der hormonalen Kontrazeption zu vermeiden. Es ist vielmehr zu empfehlen, bei einer entsprechenden zeitlich begrenzten Behandlung mit Medikamenten zusätzliche bzw. bei einer Dauertherapie alternative kontrazeptive Methoden anzuwenden [3, 4].

Zu beachten ist ferner, daß auch die hormonalen Kontrazeptiva die Wirkung von Medikamenten verändern können. Beispielsweise wurde eine Verstärkung der Wirkungen und Nebenwirkungen des *Imipramins* unter dem Einfluß östrogenhaltiger Präparate beobachtet. Wegen der großen individuellen Unterschiede in den Reaktionen der Patientinnen gegenüber den Arzneimitteln, ist solchen Interaktionen bisher kaum Aufmerksamkeit gewidmet worden [3, 4].

3 Günstige und ungünstige Wirkungen der Ovulationshemmer

Durch ihre Auswirkungen auf den gesamten Organismus erhöhten die Ovulationshemmer das Risiko verschiedener Erkrankungen, wobei zusätzlichen Risikofaktoren eine wichtige Rolle zukommt. Sie haben aber auch zahlreiche günstige Wirkungen.

3.1 Fertilität, Sexualorgane und Brust

Ovulationshemmer haben auch bei langfristiger Einnahme keinen Einfluß auf die spätere Fertilität – wenn man von einer zeitlich befristeten Einschränkung nach dem Absetzen absieht –, den Verlauf späterer Schwangerschaften, die Mehrlings- oder Fehlbildungsrate. Dies gilt auch für den Fall, daß aus Versehen oder Unkenntnis die Pille während einer Frühschwangerschaft eingenommen wird [8].

Keinen Einfluß haben Ovulationshemmer auf die Entwicklung von Hypophysenadenomen, so daß nach Normalisierung der Prolaktinspiegel durch Dopaminagonisten die Anwendung von Ovulationshemmern möglich ist.

Ovulationshemmer üben zahlreiche günstigen Wirkungen aus, die in der Gesamtbilanz zu einer Einsparung von Krankenhausaufenthalten führen (Tab. 60-5). Am wichtigsten ist die deutliche Reduzierung des Endometrium- und Ovarialkarzinoms, doch kommt auch den günstigen Wirkungen auf das Blutungsverhalten sowie der Verringerung von Ovarialzysten eine erhebliche Bedeutung zu. Wie in einem ovulatorischen Zyklus kann es auch während der Einnahme eines Ovulationshemmers zu einer Mastodynie kommen. In solchen Fällen sollte man auf ein Präparat mit niedriger Östrogendosis und starker Gestagenkomponente umstellen. Andererseits reduzieren gestagendominante Präparate das Auftreten gutartiger Brusterkrankungen. Das Risiko des Mammakarzinoms scheint insgesamt durch Ovulationshemmer nicht erhöht zu sein. Ob bestimmte Untergruppen, wie z. B. junge Frauen vor der ersten Entbindung, einem erhöhten Risiko ausgesetzt ist, ist nicht geklärt [5].

3.2 Herz- und Kreislauferkrankungen

Durch ihren Einfluß auf die Hämostase und die Gefäßwand erhöhen Ovulationshemmer das Risiko arterieller und venöser Erkrankungen, insbesondere bei Vorliegen zusätzlicher Risikofaktoren (Tab. 60-5). Ovulationshemmer verursachen keine Atherosklerose, doch kann die Gestagenkomponente das Auftreten arterieller Erkrankungen fördern, vermutlich durch ihre vasokonstriktorische Wirkung. Der Effekt des Äthinylöstradiols auf die Hämostase im Sinne einer erhöhten Gerinnungsbereitschaft trägt zur Zunahme des Risikos venöser Thromboembolien und ischämischer Erkrankungen bei. Da diese Wirkung dosisabhängig ist, sollte die Dosierung des Ethinylestradiols möglichst niedrig gewählt werden.

Hypertonie:

Bei einem kleinen Teil der Frauen entwickelt sich unter dem Einfluß eines Ovulationshemmers eine Hypertonie, die sich bei Absetzen meist wieder normalisiert. Deshalb sind regelmäßige Blutdruckmessungen zu empfehlen. Bei einem gut eingestellten Hochdruck ist die Anwendung eines niedrigdosierten Ovulationshemmers möglich. Steigt er jedoch unter der Einnahme wieder an, ist das Präparat abzusetzen.

Fettstoffwechselstörungen: Ovulationshemmer erhöhen die Triglyzeridsynthese, so daß ihr Einsatz bei einer Hypertriglyzeridämie nicht zu empfehlen ist. Beruht sie auf einem Diabetes mellitus oder einer anderen Erkrankung, so kann nach deren Behandlung unter sorgfältiger Kontrolle die Pille angewandt werden, sofern keine Mikro- oder Makroangiopathien bestehen. Bei Frauen mit Hypercholesterinämie sind Ovulationshemmer kontraindiziert, wenn atherosklerotische Veränderungen bestehen (Thromboserisiko). Falls dies nicht der Fall ist, können Frauen unter 35 Jahren Ovulationshemmer einnehmen, wenn das LDL-Cholesterin unter 190 mg/dl liegt und keine weiteren Risikofaktoren vorliegen; bei Frauen über 35 Jahren liegt dieser Grenzwert bei 160 mg/dl [2]. Dabei ist eine engmaschige Kontrolle notwendig.

Bestehende arterielle und/oder venöse Erkrankungen: Bei einer Vorgeschichte einer Venenthrombose, eines Herzinfarkts oder Schlaganfalls, bei Atherosklerose, angeboren oder rheumatischen Herzerkrankungen sind Ovulationshemmer kontraindiziert. Bei Angina pectoris und nach Herzoperationen kann im allgemeinen die Minipille verordnet werden [7, 8]. Eine positive Familienanamnese kann Hinweise auf eine heriditäre Thromboseneigung geben, die abgeklärt werden muß (häufigste Ursache: Resistenz gegen aktiviertes Protein C [APC-Resistenz] bedingt durch eine Punkt-Mutation im Faktor V-Gen). Bei Frauen mit Durchblutungsstörungen, Vaskulitiden, Lupus erythematodes, Antiphospholipidantikörpern und Homozystinurie, nicht aber bei Thalassämie und Sichelzellkrankheit, sind Ovulationshemmer kontraindiziert [8]. Bei Verdacht auf eine tiefe Beinvenenthrombose sollte während einer Lysetherapie die Einnahme von Ovulationshemmern in kontinuierlicher Weise fortgesetzt werden um Hypermenorrhöen und Follikeleinblutungen zu vermeiden. Ovulationshemmer verringern den Venentonus, erhöhen die Dehnbarkeit der Venenwand und die Permeabilität der Kapillaren [8]. Dies ist vermutlich die Ursache von „schweren Beinen", Ödemen und der Verschlechterung einer Varikose unter der Behandlung disponierter Frauen mit oralen Kontrazeptiva.

Postoperatives Thromboserisiko: Während der Behandlung mit Ovulationshemmern kommt es zu Veränderungen der Hämostase, die in bestimmten Situationen und dispositionsbedingt zu Thrombosen führen können. Dazu zählen vor allem Traumatisierungen der Gefäße durch eine Operation und eine nachfolgende Immobilisierung. Aus diesem Grund sollten Ovulationshemmer 4 – 6 Wochen vor einer geplanten Operation (mit erhöhtem Thromboserisiko) bzw. einer Angiographie abgesetzt werden. Bei Notfalloperationen sollten Ovulationshemmer weiter eingenommen werden, wobei eine niedrigdosierte Heparinprophylaxe bereits vor dem Eingriff begonnen werden sollte. Bei kleineren Eingriffen mit geringem Risiko – z.B. Molarextraktion oder Laparoskopie – ist ein Absetzen nicht erforderlich. Für die Zeit nach dem Absetzen ist eine Kontrazeption mit reinen Gestagenen, z.B. der Minipille, möglich [8].

3.3 Erkrankungen der Leber

Ein allgemeines Screening der Leberfunktion ist nicht gerechtfertigt, auch wenn Ovulationshemmer die hepatische Funktion und die Zusammensetzung der Galle verändern. Es kann aber bei prädisponierten Frauen zu intrahepatischer Cholestase, Pruritus und Ikterus kommen. Bei solchen Frauen sollten keine Steroide mit einer Äthinylgruppe angewandt werden, während Depot-Medroxyprogesteronacetat geeignet ist.

Unter der Einnahme von Ovulationshemmern kann eine latente *Porphyrie* manifest werden; Ovulationshemmer können aber auch bei bestehender Porphyrie das Auftreten eines Schubs verhindern [8].

Bei ausgeheilter *Hepatitis* können orale Kontrazeptiva angewandt werden, doch sollte die Leberfunktion überwacht werden. Ovulationshemmer erhöhen das Risiko von *Gallenblasenerkrankungen*, wobei eine genetische Disposition eine Rolle spielt.

In sehr seltenen Fällen kann es unter der Behandlung mit Ovulationshemmern zu Sinusoidektasien, Peliosis hepatis oder gutartigen Lebertumoren (insbesondere Leberzelladenomen) kommen, die nach Absetzen meist reversibel sind. Zwar scheint die langjährige Behandlung mit oralen Kontrazeptiva das Risiko des Leberzellkarzinoms zu erhöhen – wobei das absolute Risiko sehr gering ist –, doch dürften hierbei Hepatitis-B-Infektionen eine entscheidende Rolle spielen.

3.4 Diabetes mellitus

Ovulationshemmer verursachen eine leichte Insulinresistenz und Verschlechterung der Glukosetoleranz, die in erster Linie der Gestagenkomponente zuzuschreiben ist. Bei Frauen mit vorherigem Schwangerschaftsdiabetes bzw. einer pathologischen Glukosetoleranz scheinen Ovulationshemmer den Zeitpunkt der Manifestation eines Diabetes mellitus nicht zu beeinflussen [8]. Auch bei manifestem Diabetes können niedrigdosierte Präparate angewandt werden, sofern keine Mikro- oder Makroangiopathie vorliegt. Wegen des Risikos von Herz-Kreislauf-Erkrankungen ist bei einer Behandlung mit oralen Kontrazeptiva eine sorgfältige Überwachung der Patientinnen erforderlich.

3.5 Erkrankungen des Intestinaltrakts

Ein Zusammenhang zwischen oraler Kontrazeption und dem Auftreten von Magen- oder Zwölffingerdarmgeschwüren oder von Entzündungen des Dickdarms ist nicht gesichert. Doch sollten Ovulationshemmer bei chronisch-entzündlichen Darmerkrankungen wie z.B. einer Enteritis oder einem Morbus Crohn abgesetzt werden. Bei rekurrierenden gastrointestinalen Blutungen kommt es dagegen durch die Anwendung von Ovulationshemmern häufig zu einer erheblichen Verbesserung [8]. Es gibt keine Hinweise auf einen Einfluß hormonaler Kontrazeptiva auf die Inzidenz des Kolon- und Rektumkarzinoms.

3.6 Andere Erkrankungen

Nierenerkrankungen: Niedrigdosierte Ovulationshemmer haben keinen Einfluß auf Harnwegsinfektionen, können aber beim Nierenschmerzen-Hämaturie-Syndrom eine Rolle spielen. Nach einer Nierentransplantation sind Ovulationshemmer kontraindiziert, doch spricht nichts gegen die Anwendung der Minipille; dabei sind mögliche Wechselwirkungen mit Medikamenten zu beachten. Zum Einfluß der Hämodialyse auf die Wirksamkeit der Pille gibt es keine Untersuchungen; deshalb sollten die Tabletten nach der Dialyse eingenommen werden.

Immunsystem: Vermutlich haben orale Kontrazeptiva einen günstigen Einfluß auf autoimmunologische Erkrankungen und reduzieren die Inzidenz von Schilddrüsenerkrankungen und rheumatischer Arthritis. Andererseits scheinen sie das Auftreten von bestimmten allergischen Reaktionen zu begünstigen, z.B. von Urtikaria oder Erythema multiforme und nodosum [8].

Hals-, Nasen-, Ohren- und Augenerkrankungen: Hormonale Kontrazeptiva können das Sehvermögen und die Sehkraft auf vielfältige Weise beeinflussen, u.a. durch Störung der Mikrozirkulation [8]. Ein Zusammenhang mit dem Auftreten einer Otosklerose ist dagegen unwahrscheinlich. Ovulationshemmer können jedoch die Gingiva verändern. Die Stimme reagiert sehr empfindlich auf Androgene, so daß es während der Einnahme von Präparaten mit Gestagenen mit androgener Partialwirkung zu Stimmveränderungen kommen kann. Deshalb sollten Frauen mit Sprech- oder Singberufen nur Ovulationshemmer mit Progesteronderivaten anwenden [8].

Hauterkrankungen: Wie bereits erwähnt, lassen sich androgenetische Erscheinungen an der Haut zum Teil sehr wirksam mit Ovulationshemmern behandeln. Andererseits können Hauterkrankungen, die von einer Hypersensibilisierung ausgehen, durch orale Kontrazeptiva gefördert werden. Ebenso kommt es zu einer Zunahme von Pigmentstörungen, wobei UV-Licht die Wirkung verstärkt. Nach Absetzen kann sich ein Chloasma allmählich zurückbilden. Andererseits läßt sich eine zyklusabhängige Urtikaria durch Ovulationshemmer oder Depotgestagene bessern [8]. Entgegen früheren Vermutungen scheinen Ovulationshemmer keinen Einfluß auf die Inzidenz des malignen Melanoms zu haben.

Skelettsystem: Unter der Behandlung mit Ovulationshemmern kommt es trotz Suppression des endogenen Östradiols nicht zu einem Verlust von Knochenmasse, da Äthinylöstradiol dies wirksam verhindert, auch bei Präparaten mit einer Dosis von 20 μg, zumal Gestagene die knochenerhaltende Wirkung des Östrogens verstärken [8, 9].

Literatur

1. Hiersche, H.D.: Die hormonale Schwangerschaftsverhütung bei Jugendlichen aus medizin-rechtlicher Sicht. Frauenarzt 26 (1985) 17–22.

2. Knopp, R.H., J.C. LaRosa, R.T. Burkman: Contraception and dyslipidemia. Amer. J. Obstet. Gynec. 168 (1993) 1994 bis 2005.

3. Kuhl, H.: Wie Darmerkrankungen, Ernährung, Rauchen und Alkohol die Wirkung von oralen Kontrazeptiva beeinflussen. Geburtsh. Frauenheilk. 54 (1994) M1–M10.

4. Kuhl, H.: Wie sich orale Kontrazeptiva und Medikamente in ihrer Wirkung beeinflussen. Geburtsh. Frauenheilk. 54 (1994) M23–M30.

5. Kuhl, H.: Risiko der Brustkrebsentstehung durch die Einnahme oraler Kontrazeptiva. Frauenarzt 35 (1990) 99–106.

6. Moltz, L., U. Schwartz, J. Hammerstein: Die klinische Anwendung von Antiandrogenen bei der Frau. Gynäkologe 13 (1980) 1–17.

7. Sullivan, J. M., R. A. Lobo: Considerations for contraception in women with cardiovascular disorders. Amer. J. Obstet. Gynec. 168 (1993) 2006–2011.

8. Taubert, H.-D., H. Kuhl: Kontrazeption mit Hormonen – Ein Leitfaden für die Praxis. Thieme, Stuttgart – New York 1994.

9. Williams, S. R., B. Frenchek, T. Speroff, L. Speroff: A study of combined continuous ethinyl estradiol and norethindrone acetate for postmenopausal hormone replacement. Amer. J. Obstet. Gynec. 162 (1990) 438–446.

61 Schwangerschaftsendokrinologie

Winfried G. Rossmanith

1 Definition 492
2 Körperliche Veränderungen in der
  Schwangerschaft 492
3 Endokrinologische Veränderungen in
  der Schwangerschaft 492
3.1 Plazentare Sekretionsprodukte 493
3.2 Fetale Hormonproduktion 493
3.3 Endokrinologie der fetoplazentaren
    Einheit 494
3.4 Mütterliche Hormonproduktion in der
    Schwangerschaft 495
4 Endokrinologische Diagnostik in der
  Schwangerschaft 496
4.1 Plazentare Sekretionsprodukte 497
4.2 Fetale endokrine Sekretionsprodukte 498
4.3 Diagnostik mütterlicher Endokrinopathien
    in der Schwangerschaft 498
5 Endokrinologische Therapie in der
  Schwangerschaft 498
5.1 Endokrine Therapie zum Erhalt
    der Schwangerschaft 498
5.2 Behandlung fetaler Endokrinopathien 498
5.3 Behandlung mütterlicher Endokrino-
    pathien 499

1 Definition

Als Schwangerschaft bezeichnen wir den Zeitabschnitt von der Befruchtung (Konzeption) bis zur Geburt. Während dieser Zeit findet eine einzigartige Adaptation des einen biologischen Systems statt, durch metabolisch-immunologisch-endokrine Veränderungen den Bedürfnissen eines zweiten gerecht zu werden. Beginn, Aufrechterhaltung und Ende der Schwangerschaft beim Menschen hängen von einer Vielzahl hormonaler Aktionen und Interaktionen und ihrer zeitgerechten Koordination ab. Intrauterines Leben wird durch mütterliche Stoffwechselprodukte und Nährsubstanzen erhalten; der Abtransport von hormonellen Produkten und metabolischen Endstoffen des Feten muß durch die Plazenta an die Mutter gewährleistet sein (*endokrin-metabolische Symbiose*). Dabei benutzte Informationsbahnen umfassen unter anderem Hormone, die neben der Aufrechterhaltung der fetalen metabolischen Homöostase auch den plazentaren Blutfluß, die Zelldifferenzierung und Wachstumsprozesse beeinflussen [2].

2 Körperliche Veränderungen in der Schwangerschaft

Alle körperlichen sowie endokrin-metabolischen Veränderungen dienen bei der Schwangeren der Aufrechterhaltung der Gravidität und der Vorbereitung zur Geburt. Hierbei besonders beanspruchte Körperteile wie Uterus, Vagina, Bauchmuskulatur und Haut werden durch endokrine Einwirkungen aufgelockert und beginnen zeitlich koordiniert zu wachsen. Für das Kind ist über die gesamte Schwangerschaft durch die Mutter eine anabole Stoffwechsellage gewährleistet. Das zirkulierende Blutvolumen nimmt daher zu, der steigende fetale Protein-, Lipid- und Kohlenhydratbedarf wird durch Mobilisierung der mütterlichen gastrointestinalen Resorption und durch Mobilisierung maternaler Depots gesichert. Fet und Plazenta produzieren in funktioneller Einheit große Mengen an Steroid- und Proteinhormonen für das eigene Wachstum und den Erhalt der Gravidität; von der Mutter kommen durch unidirektionalen Fluß Nährsubstanzen dazu, die fetales Wachstum und Reifung begünstigen sowie die Beendigung der Schwangerschaft signalisieren [2].

3 Endokrinologische Veränderungen in der Schwangerschaft

Die Endokrinologie der Gravidität ist dadurch gekennzeichnet, daß schwangerschaftserhaltende sowie wachstumsfördernde Hormone bis ins dritte Trimenon dominieren. Zu Ende der Gestation verändert sich dieses endokrine Milieu zugunsten der geburtsfördernden Faktoren.

Für die Endokrinologie der Gravidität sind drei Kompartments entscheidend: Der Fet, die Plazenta und die Mutter. Zu diesen Herkunftsquellen lassen sich alle endokrinen Schwangerschaftsprodukte zuordnen.

Einige Hormone können jedoch gemeinsam von zwei oder gar drei unterschiedlichen Kompartments herrühren. So weist die Plazenta Enzyme wie Sulfatasen, Isomerasen und Dehydrogenasen auf, die vom Fet nicht gebildet werden. Umgekehrt besitzt der Fet reiche enzymatische Aktivität für die Konjugation von Steroiden. Fet und Plazenta ergänzen sich in ihren endokrinen Funktionen (fetoplazentaren Einheit) [10].

3.1 Plazentare Sekretionsprodukte

Die Plazenta ist ein Organ, das nur eine begrenzte Zeit als funktionelle endokrine Einheit maximal aktiv ist. Der anatomische Aufbau der Plazenta zeigt zwei Zelltypen von unterschiedlicher histologisch-morphologischer Charakterisierung:
– die Synzytiotrophoblasten
– die Zytotrophoblasten.
Diese zwei Zelltypen spiegeln die Fähigkeit der Plazenta wider, Proteohormone und Steroide in verschiedenen Zellen zu bilden oder zu speichern.

Vornehmlich Proteohormone mit Ähnlichkeit zu hypophysären Substanzen sowie die Sexualsteroide werden in plazentaren Synzytiotrophoblasten gefunden. Dagegen werden *Neuropeptide* mit struktureller Identität oder Ähnlichkeit zu hypothalamischen Releasing-Faktoren, wie Gonadotropin-Releasing-Hormon (GnRH) oder Corticotropin-Releasing-Faktor (CRF), in Zytotrophoblasten lokalisiert [14]. Die Synthese und Freisetzung dieser plazentaren Neurohormone unterliegt Regelkreisen mit funktioneller Ähnlichkeit zu solchen im Zentralnervensystem – die menschliche Plazenta als „drittes Gehirn" [14]. Die Konzentrationen von CRF aus dem Trophoblasten und der Dezidua steigen über die Schwangerschaft hin an. Möglicherweise beeinflußt CRF durch Stimulation der Prostaglandinsynthese den Geburtsbeginn. Immunoreaktives GnRH kann im Zytotrophoblasten lokalisiert werden. GnRH hat Bedeutung bei der parakrinen und autokrinen Regulation der Steroidogenese, bei der Freisetzung von Prostaglandinen oder des HCGs [13].

Humanes Choriongonadotropin: Frühestes Signal einer eingetretenen Schwangerschaft ist die Sekretion von humanem Choriongonadotropin HCG. Das Glykoprotein (Molekulargewicht 38 kD) besteht aus einer spezifischen β-Kette (92 Aminosäuren) und einer unspezifischen α-Untereinheit (145 Aminosäuren), die identisch ist mit weiteren tropen Hormonen (LH, FSH, TSH). Durch Aktivierung von Schlüsselenzymen stimuliert HCG die Synthese und Freisetzung von Progesteron und Östradiol aus dem Corpus luteum graviditatis. Jedoch werden mit fortschreitender Schwangerschaft die lutealen Granulosazellen in ihrer Progesteronbildung, nicht jedoch die Thekazellen mit der Östradiolproduktion gegen die Wirkungen des HCGs refraktär; trotz steigender HCG-Spiegel bleiben deshalb die Progesteronkonzentrationen konstant [3]. Ab der 10. Schwangerschaftswoche übernimmt die Plazenta die Sexualsteroidsynthese vollständig; wahrscheinlich durch parakrine intraplazentare Regulation [13] erhöht HCG die Produktion von Progesteron. Ab der 16. Schwangerschaftswoche stimuliert HCG auch die Testosteronsynthese und -freisetzung aus den fetalen Testes und führt bei männlichen Feten zur Reifung der hypophysären Gonadotropinsekretion [8]. Außerdem spielt HCG bei der Immuntoleranz des Schwangerschaftsproduktes durch Hemmung der Proliferation von T-Lymphozyten und der Freisetzung von Zytokinen eine Rolle [6].

Relaxin: In Plazenta, Dezidua und Corpus luteum wird Relaxin (56 Aminosäuren, Molekulargewicht 6 kD) gebildet. Relaxin steigt in der mütterlichen Zirkulation während des ersten Trimenons an, ab dem zweiten Trimenon bleiben die Serumkonzentrationen konstant. Synergistisch mit Progesteron hemmt Relaxin die uterine Kontraktilität während der Schwangerschaft. Durch Abfall von Östradiol und Progesteron zu Ende der Gestation fördert Relaxin die Dilatation des Zervikalkanals [1].

Humanes Plazentalaktogen: Die Struktur des humanen Plazentalaktogens HPL (191 Aminosäuren ohne Glukosebestandteile) weist enge Verwandtschaft mit menschlichem Prolaktin und Wachstumshormon auf. Steigende HPL-Konzentrationen gelangen ins fetale und mütterliche Kompartment. HPL stimuliert die Differenzierung und das Wachstum der maternalen Brustdrüse. Außerdem fördert HPL die Lipolyse, wirkt glykogenolytisch und erhöht die Freisetzung von IGF 1 aus der Dezidua [1].

Schwangerschaftsspezifische Peptide: Nur wenige Tage nach Implantation werden schwangerschaftsspezifische Proteine mit unklarer physiologischer Funktion nachgewiesen. *Plazentares Schwangerschaftprotein (SP1)* sowie das *„Pregnancy-associated placental protein A" (PAPP-A)* sind in ihrer Synthese progesteronabhängig, ihre Serumkonzentrationen korrelieren mit denen von Progesteron, HCG und HPL. PAPP-A hemmt wahrscheinlich spezifisch die Gewebselastase und wirkt immunsuppressiv [2]. Wie andere Proteine wurden SP1 und PAPP zunächst als plazentaspezifisch betrachtet, bevor jedoch der Nachweis auch in anderen Geweben wie Endometrium oder Sperma gelang.

3.2 Fetale Hormonproduktion

Hypothalamus und Hypophysenhormone: Schon früh in der Gravidität ist der fetale Hypothalamus funktionell intakt, wodurch die Stimulation der anterioren Hypophyse beginnt. Intaktes Gonadotropin ist ab der 10. Schwangerschaftswoche nachzuweisen; immunozytochemisch läßt sich GnRH im fetalen Hypothalamus etwa zur gleichen Zeit identifizieren. Die funktionelle Integrität der hypothalamisch-hypophysären Regulation ist daher spätestens ab der 14. Schwangerschaftswoche anzunehmen. Negative und positive Rückkoppelung steuern die zentrale Aktivität zu Mitte des zweiten Trimenons [8].

Kortikosteroide: Da HCG die fetale *Nebenniere* stimuliert, verläuft in der frühen Gestation die Synthese von Kortikosteroiden unabhängig von ACTH. Ab der 20. Schwangerschaftswoche steigert ACTH die adrenale Steroidogenese; dabei ist die fetale Nebennierenrinde jedoch beständig von der Zufuhr maternalen Cholesterins abhängig. In steigenden Konzentrationen wird DHEAS als Vorstufe für die plazentare Steroidsynthese abgegeben; seine Produktion korreliert mit dem zunehmenden Gewicht der fetalen Nebennierenrinde [12]. Am Ende der Schwangerschaft deckt der Fet größtenteils seinen Cortisolbedarf selbst. Da der zirkadiane Rhythmus in der Cortisolsekretion während der Schwangerschaft erhalten bleibt, hemmen morgendlich hohe Cortisolspiegel die fetale ACTH-Sekretion und damit die DHEAS-Synthese und Östriolsekretion [1].

Schilddrüsenhormone: Die fetale Schilddrüse ist ab der 10. Schwangerschaftswoche in der Lage, als Voraussetzung für die Synthese der Schilddrüsenhormone Thyroxin (T_4) und Triiodthyronin (T_3) Jod zu konzentrieren. Die Serumspiegel der Schilddrüsenhormone liegen im ersten Trimenon sehr niedrig. Ab der 20. Schwangerschaftswoche stimulieren steigende Konzentrationen fetalen TSHs die Schilddrüse, so daß gegen Gestationsende fetale T_4-Serumspiegel die mütterlichen übertreffen. Gesamt- und freies T_3 sind über die gesamte Schwangerschaft niedrig; die Werte des inaktiven reversen T_3 (rT_3) liegen dagegen hoch und laufen mit den T_4-Konzentrationen parallel.

α-Fetoprotein: Im Dottersack und in der fetalen Leber wird α-Fetoprotein (AFP) als saures Glykoprotein gebildet, das nach Ausscheidung im fetalen Urin ins Fruchtwasser gelangt und ebenfalls in der maternalen Zirkulation nachweisbar wird.

Da AFP im Zentralnervensystem konzentriert wird, führen Fehlbildungen im Neuralohr zu hohen AFP-Konzentrationen im mütterlichen Serum und Fruchtwasser.

Während des zweiten Trimenons finden sich im fetalen Serum und im Fruchtwasser höchste Konzentrationen, dann fallen die Werte beständig bis zur Entbindung hin ab. In der mütterlichen Zirkulation werden Spitzenkonzentrationen erst im dritten Trimenon gemessen. AFP regelt wahrscheinlich die Immuntoleranz des Schwangerschaftsproduktes und den Proteintransport von Steroidhormonen.

3.3 Endokrinologie der fetoplazentaren Einheit

Die Steroidogenese in der fetoplazentaren Einheit folgt nicht den bekannten Bahnen der Hormonproduktion innerhalb eines einzelnen Organs, sondern hängt kritisch von Interaktionen unabhängiger Organe ab, die für sich allein nicht die notwendige Synthesekapazität besitzen. Fet und Plazenta ergänzen sich in

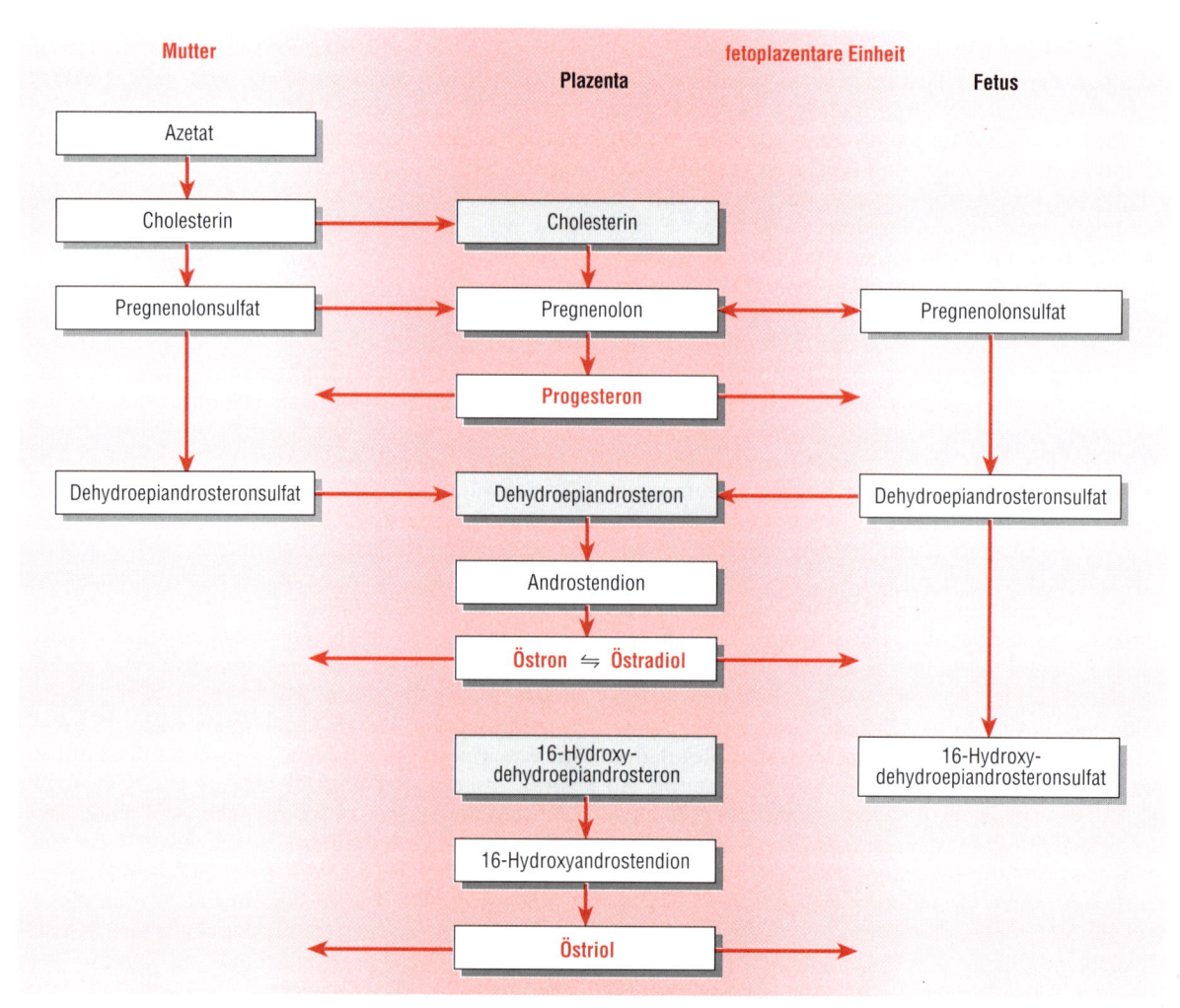

Abb. 61-1 Schematische Darstellung der Steroidbiosynthese als funktionelle Einheit zwischen Fet, Plazenta und Mutter (aus [11]).

ihren Enzymsystemen (Abb. 61-1). Dabei dient das mütterliche Kompartment sowohl als Quelle wie auch Ort der Klärung von Steroiden [12]. Ab dem zweiten Trimenon entwickelt sich die *fetoplazentare Funktionseinheit*: Es dienen Stoffwechselleistungen der fetalen Nebennierenrinde und der Leber wie inaktive Steroide als Vorstufen für die Produktion plazentarer Steroide. Auf der anderen Seite stellt die Plazenta dem Feten Produkte zur Verfügung, die zu seiner Steroidsynthese essentiell sind [10, 14].

Progesteron und 17-OH-Progesteron: In den ersten Wochen der Schwangerschaft sezerniert das Corpus luteum graviditatis unter HCG-Einfluß zunehmende Mengen an Progesteron und 17-OH-Progesteron. Nach der 10. Schwangerschaftswoche bildet die Plazenta Progesteron; sie ist aufgrund fehlender Enzymkapazität nicht in der Lage, Vorstufen des Progesterons selbst zu synthetisieren und entnimmt deshalb Pregnenolon dem mütterlichen Kompartment. Der fetale Anteil an der Progesteronsynthese ist deshalb sehr gering. Progesteron fördert das uterine Wachstum, die endometriale Umformung sowie die Sekretion zur Optimierung der Nidationsmilieus. Außerdem hemmt Progesteron die uterine Kontraktilität und gewährt Immuntoleranz durch Suppression der zytotoxischen Lymphozytenaktivität [1, 5]. Progesteron ist als Substrat für die Produktion von Gluko- und Mineralokortikoiden wichtig, da die fetale Nebennierenrinde keine Dehydrogenaseaktivität besitzt. Im Gegenzug bietet der fetale Stoffwechsel der Plazenta 19-Steroide als Präkursoren für die Östrogensynthese [12].

Östrogene: Die Plazenta wandelt Androgenvorstufen zu Östrogenen um: Unter Einfluß von ACTH werden in der fetalen Nebennierenrinde große Mengen an Dehydroepiandrosteronsulfat (DHEAS) gebildet; nach Hydrolyse wandelt die Plazenta es zu *Östron* und *Östradiol* weiter um (Abb. 61-1). *Östriol* entstammt im wesentlichen der plazentaren Bildung aus 16-hydroxyliertem DHEA [3]. Die Produktion von Östradiol steigt mit der Schwangerschaftsdauer an; im letzten Trimenon schwanken die Serumkonzentrationen zwischen 6 und 40 ng/ml [12]. Es entstehen pro Tag etwa 50 mg Östrogene, davon überwiegend Östriol. Im fetalen wie mütterlichen Serum finden sich gleich hohe Konzentrationen, was darauf hindeutet, daß freie Steroide die Plazenta leicht passieren. Östriol wird in der mütterlichen Leber konjugiert und als Glukuronid ausgeschieden. Der Fet schützt sich vor hohen Steroidspiegeln durch seine Fähigkeit, in allen Organen durch Sulfokinase freie Steroide zu konjugieren und damit zu inaktivieren [2]. Östrogene stimulieren Durchblutung und Wachstum von Uterus und Brustdrüse durch vermehrte Proteinsynthese und Lipolyse. In der Leber werden unter Östrogeneinfluß Transportproteine und Gerinnungsfaktoren gebildet [10].

3.4 Mütterliche Hormonproduktion in der Schwangerschaft

Bei der schwangerschaftsbedingten Vergrößerung des *Hypophysenvorderlappens* steht die Zunahme chromophober prolaktinsezernierender Zellen im Vordergrund. Der Prolaktinanstieg im Serum im Verlauf der Gravidität erklärt sich allerdings nicht ausschließlich durch erhöhte hypophysäre Sekretion, sondern auch durch Prolaktinbildung in der Dezidua [3]. ACTH und TSH werden in der Gravidität vermehrt freigesetzt, ihre freien Konzentrationen bleiben jedoch infolge erhöhter Bindung an Transportproteine unverändert. Die zirkadiane Rhythmizität troper Hormone bleibt in der Gravidität erhalten [3].

Schilddrüsenhormone:

In der Gravidität nimmt das Volumen der mütterlichen Schilddrüse infolge vermehrter Durchblutung und Stimulation zu. Da HCG große strukturelle Ähnlichkeit zu Thyrotropin (TSH) besitzt, stimuliert es über TSH-Rezeptoren die Jodaufnahme und enzymatische Aktivität in der Schilddrüse. Steigende Konzentrationen an thyroxinbindendem Globulin durch östrogenstimulierte Synthese in der Leber binden vermehrt T_4 und T_3.

Die mütterliche Stoffwechsellage bleibt deshalb in der Gravidität euthyreot. Während praktisch kein maternales TSH sowie T_3 und T_4 nur in geringen Konzentrationen diaplazentar übergehen, passiert Jodid die Plazenta ungehindert. Die fetale Schilddrüsenentwicklung ist daher auf Jodangebot durch die Mutter angewiesen [12].

Calcitonin: Der Fet deckt während der gesamten Schwangerschaft seinen Kalziumbedarf durch die Mutter. Der Kalziumtransport erfolgt dabei durch Diffusion entlang eines Konzentrationsgradienten zwischen Mutter und Plazenta [10]. Um den maternalen Kalziumbedarf zu sichern, wird aus der Nebenschilddrüse vermehrt Calcitonin freigesetzt. Die Resorption von Kalzium aus der Nahrung durch duodenale Resorption verdoppelt sich. Vitamin D begünstigt die enterale Kalziumaufnahme und steigert dadurch indirekt das Angebot für den Feten. Trotz erhöhter maternaler Resorption kommt es bei steigendem fetalem Bedarf zur negativen Kalziumbilanz [10].

Kortisol: Während der Schwangerschaft verdreifacht sich die Produktion von Cortisol aus der Nebennierenrinde. Da sich Cortisol an synthetisiertes Transcortin zunehmend bindet, bleiben die freien Konzentrationen unberührt [3]. Steigende Östrogenkonzentrationen stimulieren in der Leber die Synthese von Transportglobulinen; dadurch bleiben trotz Anstiegs des Gesamtcortisols in der Gravidität die freien Serumkonzentrationen durch vermehrte Bindung des Cortisols an sein Transportglobulin unverändert, Symptome eines Hyperkortisolismus fehlen [3].

Renin: Durch Regulation der renalen Natrium-Kalium-Ausscheidung steuert Renin das mütterliche Blutdruckverhalten und Plasmavolumen. Eine Aktivierungskaskade steigert die renale Aldosteronsekretion: Dadurch erhöht sich der Gefäßtonus, Natrium wird vermehrt retiniert und durch Wasserbindung dehnen sich intra- und extravasaler Raum aus. Progesteron wirkt antagonistisch und unterbindet die aldosteronbedingte Ödemneigung [3].

Insulin: Infolge des Auftretens plazentarer Proteohormone mit diabetogenen Partialwirkungen (HPL, Wachstumshormon, Cortisol, Sexualsteroide) ist die Stoffwechsellage der Schwangerschaft durch eine progressive Hyperinsulinämie, vermehrte Neigung zu Ketoazidose und erhöhte Plasmalipide charakterisiert. Da Glukose die wichtigste fetale Energiequelle darstellt, regelt schon in der Frühschwangerschaft die Plazenta durch diabetogene Hormone den fetalen Bedarf nach Glukose. Es entwickelt sich eine gegenregulatorische Insulinhypersekretion zur Sicherung des anabolen Zustandes. Während der Frühschwangerschaft ist die Glukosetoleranz unverändert, die mütterlichen Nüchternblutzuckerwerte entsprechen denen außerhalb der Gravidität. In der fortschreitenden Gravidität kommt es zum Insulinantagonismus und zur Insulinresistenz; die Glukosetoleranz verschlechtert sich. Zeitgleich erhöht sich die Glukoneogenese, durch vermehrte Glukogeneinlagerung werden ausreichende Glukosemengen für den Fetus bereitgestellt.

4 Endokrinologische Diagnostik in der Schwangerschaft

Die endokrinologische Diagnostik in der Gravidität benutzt vornehmlich die Bestimmung von Hormonen aus dem mütterlichen Serum; bei gezielten Fragestellungen werden auch Fruchtwasserparameter oder Hormone aus fetalem Nabelschnurblut analysiert. Die heute gängigen immunologischen Detektionsmethoden (Radioimmunoassays, immunoradiometrische Bestimmungen, Fluoreszenzimmunoassays) zeichnen sich durch hohe Sensitivität aus; ihre Spezifität liegt bei Bestimmungen in der Frühgravidität im allgemeinen höher als in späteren Gestationswochen [2, 9].

Die Bestimmung von Hormonen in der Schwangerschaft dient neben der Beurteilung des gegenwärtigen fetalen und plazentaren Zustandes auch prognostischen Aussagen über den weiteren Gestationsverlauf (Tab. 61-1). Dabei sind Einzelbestimmungen von wenig praktischer Bedeutung, da sie durch Fehlerquellen wie Laborvarianzen, Terminungenauigkeiten und Abnahmefehler beeinflußt sind. Es empfehlen sich deshalb Mehrfachbestimmungen, je nach Fragestellung in täglichen bis wöchentlichen Intervallen. Ein generelles Screening aller Schwangeren ist nicht angebracht, eher sollte die gezielte Bestimmung ausgewählter Parametern bei Risikokollektiven erfolgen [4]. Eine gefährdete Gravidität kann durch die Bestimmung plazentarer oder fetoplazentarer Sekretionsprodukte noch vor

Tabelle 61-1 Wertigkeit hormoneller Bestimmungen in der Gravidität (zusammengestellt nach Angaben aus [2, 4, 9, 10]).
Sensitivität: Relativer Anteil der richtig-positiven Werte am erkrankten Kollektiv. *Spezifität:* Relativer Anteil der richtig-negativen Werte am Kollektiv der Gesunden.

Untersuchungsziel	Methode	Sensitivität	Spezifität
vermutete Schwangerschaft (Frühnachweis)	β-HCG (Urin, Serum)	> 90	90–95
vermutete gestörte Frühgravidität (1. Trimenon)	β-HCG (Serum)	80–90	90–95
	17-β-Östradiol (Serum)	80–90	60–100
	Progesteron (Serum)	60–90	65–100
	SP1	80–90	80–90
vermutete gestörte Gravidität (2. Trimenon)	β-HCG (Serum)	65–90	70–80
	Östriol (Serum)	65–80	50–60
	HPL (Serum)	55–70	50–60
	SP1 (Serum)	60–90	70–90
vermutete gestörte Plazentafunktion (2.–3. Trimenon)	Östriol (Serum, Urin)	35–80	45–70
	HPL (Serum)	40–55	85–90
	DHEAS-Test (Serum) (vermuteter Sulfatasemangel)	55–80	70–90
	Dexamethasontest (Serum)	–	–
Fehlbildungsdiagnostik (2. Trimenon)			
• Neuralrohrdefekte	AFP (Serum, Fruchtwasser)	70–90	80–90
• Chromosomenanomalien	AFP + β-HCG + unkonj. E_3 (Serum)	70–85	60–70
vermutete gestörte Plazentafunktion bei mütterlicher Endokrinopathie (Diabetes)	Östriol (Serum, Urin) evt. DHEAS-Test *nicht* bestimmen: HPL, SP1 (falsch-hohe Werte!)	85–95	45–75
vermutete fetale Endokrinopathie	TSH, FT_3, FT_4 (Nabelschnurblut) Cortisol, Androgene, 17-OH-Progesteron (Nabelschnurblut, Fruchtwasser)		

Eintritt der klinischen Symptomatik erkannt werden und durch Überwachung die kindliche und mütterliche Morbidität und Mortalität gesenkt werden. Bei gezieltem Einsatz mehrere Bestimmungen läßt sich die Treffsicherheit zur Einschätzung des fetalen Zustandes erhöhen [2, 9].

Jede ungestört verlaufende Schwangerschaft bedarf nicht der endokrinologischen Diagnostik und nicht der Absicherung durch Bestimmung endokriner Schwangerschaftsprodukte. Endokrine Bestimmungen haben Bedeutung bei der Diagnose und Prognose von frühen Schwangerschaftskomplikationen (Abort, Extrauteringravidität), bei gestörtem fetalem Wachstum und eingeschränkter plazentarer Funktion sowie bei vermuteten endokrinen Erkrankungen der Mutter oder des Feten.

4.1 Plazentare Sekretionsprodukte

Humane Choriongonadotropien: HCG wird schon einige Tage nach Fertilisation gebildet und noch vor Implantation vom Trophoblasten sezerniert. Es erscheint in steigenden Konzentrationen im mütterlichen und fetalen Serum sowie im Fruchtwasser. Da HCG bis zu einer Grenze von etwa 5 IU/l im Plasma nachweisbar ist, wird die immunochemische Bestimmung einer Schwangerschaft vom Zeitpunkt der Nidation an möglich. In der frühen Gravidität wird vor allem intaktes HCG sezerniert, während im weiteren Verlauf auch freie α- und β-Untereinheiten zu finden sind. In steigenden Konzentrationen findet sich HCG im fetalen und maternalen Kreislauf mit höchsten Werten (über 100 000 IU/l) in der 8.–10. Schwangerschaftswoche. Danach fallen die HCG-Konzentrationen wieder kontinuierlich bis zur 20. Schwangerschaftswoche ab und bleiben bis zum Ende der Gravidität bei Werten zwischen 10 000 und 20 000 IU/l stabil [1]. HCG besitzt eine lange Plasmahalbwertszeit (18–37 h) infolge des hohen Gehaltes an N-Azetylneuraminsäure. Die HCG-Konzentrationen verdoppeln sich in zwei Tagen in der frühen Gravidität [9]; bei fehlendem Anstieg ist eine gestörte Gravidität (Extrauterinschwangerschaft, drohender Abort) zu vermuten.

Humanes Plazentalaktogen: Bis zum letzten Trimenon verzehnfacht sich die plazentare HPL-Freisetzung und erreicht um die 34.–36. Schwangerschaftswoche ein stationäres Gleichgewicht [1]. Bei großer individueller Konstanz bestehen jedoch weite interindividuelle Streubreiten. Infolge mangelnder Sensitivität ist die einmalige HPL-Messung zur Bestätigung einer Frühschwangerschaft nicht geeignet. Entscheidend ist der Verlauf der HPL-Konzentrationen bei der Überwachung einer gefährdeten Frühgravidität [9]. In der späten Schwangerschaft ist die HPL-Produktion sehr hoch (4–40 µg/ml); wegen fehlender Tagesschwankungen und des plazentaren Produktionsortes eignet sich HPL zur Überwachung der Plazentafunktion. Jedoch ist die Bestimmung von HPL bei der Überwachung der Spätschwangerschaft wegen ihrer großen interindividuellen Streubreiten sowie der alleinigen Aussage über den plazentaren Funktionszustand heute relativiert.

Progesteron: In der Frühgravidität kann Progesteron zur Überwachung der gefährdeten Gravidität und bedingt zur Diagnostik einer Extrauteringravidität verwandt werden [9]. In der späten Schwangerschaft sind interindividuelle und tageszeitliche Schwankungen erheblich [10]. Im Gegensatz zu Östrogenen ist die Progesteronproduktion in der Plazenta unabhängig von Faktoren wie utero-plazentarer Durchblutung oder Bereitstellung von fetalen Vorstufen zu Progesteronsynthese. Deshalb hat die Bestimmung des Progesterons in der späten Schwangerschaft keine klinische Bedeutung [4]. 17-Hydroxyprogesteron steigt in der frühen Schwangerschaft als Ausdruck lutealer Aktivität. Mit Beginn des zweiten Trimenons sinken die Konzentrationen wieder auf Ausgangswerte, was die mangelnde Fähigkeit der Plazenta zur 17-Hydroxylierung anzeigt. Jedoch beginnen im 3. Trimenon erneut die Serumwerte des 17-OH-Progesterons zu steigen als Ausdruck einer vermehrten plazentaren Verstoffwechselung fetaler Präkursoren der Progesteronsynthese [12]. Wegen geringer Sensitivität ist die Messung des 17-OH-Progesterons im Serum nach dem ersten Schwangerschaftstrimenon nicht praktikabel [4].

Östrogene: *Östradiolwerte* im mütterlichen Serum sind hauptsächlich Spiegel der plazentaren Funktion [2]. Da im letzten Schwangerschaftstrimenon gleiche Mengen an Östradiol aus mütterlichen wie fetalen Präkursoren entstehen, ist die Östradiolbestimmung in der Spätschwangerschaft für die Beurteilung des fetalen Zustandes unbedeutend. Als der wohl beste Index der fetoplazentaren Produktionseinheit gilt die Bestimmung des *Östriols*; denn seine Serumkonzentrationen hängen von der Bereitstellung fetaler Präkursoren für die plazentare Steroidsynthese ab. Zwischen den Individuen schwanken jedoch die Serummengen erheblich (20–40%) [2, 9]. Sowohl freies wie Gesamtöstriol sind für die Überwachung der gefährdeten Spätschwangerschaft (hypotrophe Feten, Retardierung, Überschreitung des Geburtstermins) geeignet. Wegen besserer Praktikabilität hat die Bestimmung der Serumöstrogene die Messung der Gesamtöstrogene im Urin abgelöst.

Testverfahren: Trotz verbesserter endokriner und bildgebender Diagnostik können bei speziellen Fragestellungen dynamische Tests weiterhin ihre Bedeutung haben. Das Prinzip des *DHEAS-Testes* beruht auf der plazentaren Umwandlung der intravenös applizierten Steroidvorstufe in seine östrogenen Endprodukte. Der Abfall der DHEAS-Serumkonzentrationen und damit der Anstieg des Serumöstradiols kann als Maß für die plazentare Funktion genommen werden. Verlängerte Halbwertszeiten des DHEAS im Serum (über 4,5 h) liegen bei Plazentamangelfunktion und Wachstumsretardierung vor. Bei fehlendem Anstieg oder sehr niedrigen Werten des Serumöstradiols ist ein Sulfatasemangel der Plazenta anzunehmen [4]. Beim *Dexamethasontest* kommt es nach Gabe von synthetischen

4.2 Fetale endokrine Sekretionsprodukte

Die Bestimmung des *AFP* mittels immunologischer Detektion stellt eine nicht-invasive Methode der Abklärung einer Schwangerschaft auf fetale Auffälligkeiten dar. AFP erreicht im mütterlichen Serum oder Fruchtwasser höchste Konzentrationen zwischen der 14. und 18. Schwangerschaftswoche. Erhöhung des AFP im Fruchtwasser oder Serum kann auf fetale Neuralrohrdefekte, aber auch Nephropathien, Omphalozelen oder gastrointestinale Obstruktionen hinweisen [4]. Wegen der hohen falsch-positiven Fehlerraten sollte bei erhöhten AFP-Serumwerten weitere pränatale Diagnostik durchgeführt werden. Eine Erniedrigung des AFP im Serum unter den Normbereich des zweiten Trimenons kann auf chromosomale Anomalien hinweisen [12]. Im dritten Trimenon findet sich AFP auch bei Plazentainsuffizienz, Diabetes und intrauterinem Fruchttod erniedrigt.

Der prädiktive Wert für das Erkennen von fetalen Chromosomenanomalien läßt sich beträchtlich steigern, wenn neben AFP-Bestimmungen im mütterlichen Serum noch unkonjugiertes Östriol und β-HCG gemessen werden (*Tripeldiagnostik*). Bei Trisomie 21 besteht eine hohe Wahrscheinlichkeit, hoch, niedrige Östriol- und AFP-Werte bei erhöhten β-HCG-Konzentrationen im mütterlichen Serum vorzufinden [4].

4.3 Diagnostik mütterlicher Endokrinopathien in der Gravidität

Die klinische und endokrinologische Diagnostik endokriner Erkrankungen bei der Schwangeren verläuft prinzipiell nach den gleichen Prinzipien wie bei Nicht-Schwangeren (vgl. Kap. 2). Es sei jedoch darauf hingewiesen, daß die besondere endokrin-metabolische Stoffwechsellage der Gravidität mütterliche Endokrinopathien des öfteren verschleiert und ihr Erkennen erschwert [4].

5 Endokrinologische Therapie in der Schwangerschaft

Jede Entscheidung zu endokriner Therapie in der Schwangerschaft muß von der Erkenntnis mit geprägt sein, daß nicht nur der mütterliche Organismus behandelt wird, sondern darüber hinaus die Medikation diaplazentar über Nabelschnur, Fruchtwasser und Membranen in den Feten übergeht. Nach Abwägung des Nutzens und Risikos für Mutter und Fet ermöglicht sich bei fetalen oder mütterlichen endokrinen Erkrankungen die notwendige endokrine Medikation [7].

5.1 Endokrine Therapie zum Erhalt der Schwangerschaft

Jede endokrine Therapie zum Erhalt einer Frühgravidität dient in erster Linie der Stützung der endokrinen Funktion des Corpus luteum graviditatis oder der Plazenta. Blutungen in der Frühgravidität können auf einen drohenden Abort hindeuten, der nach Ausschluß anderer Ursachen (uterine, genetische, andrologische Auffälligkeiten) eine Funktionsschwäche des Corpus luteums signalisiert. Hier wurde neben unspezifischen Maßnahmen wie *Bettruhe* und *körperlicher Schonung* zur Verbesserung der plazentaren Zirkulation die Therapie mit Gestagenen empfohlen [4]. Unter *Allylestrenol* (Gestanon® 10 mg täglich) steigert sich die plazentare Synthese, wofür eine verbesserte Plazentadurchblutung verantwortlich sein kann [2]. Außerdem wird *Retroidprogesteron* (Duphaston® 10–20 mg täglich) wegen geringer negativer Rückkopplung auf die plazentare Progesteronsynthese empfohlen. Ebenfalls wird auch *17-Hydroxyprogesteron in Verbindung mit Östradiol* (Gravibinon®) sowie Vaginalsuppositorien mit mikronisiertem *Progesteron* (25–50 mg täglich) eingesetzt. Die klinische Erfahrung zeigt jedoch, daß die Steroidsubstitution die Abortraten nicht wesentlich mindert; der therapeutische Nutzen einer endokrinen Stützung der Frühgravidität erscheint deshalb fraglich. Nur bei nachgewiesenem Progesteronmangel ist die Progesteronsubstitution in der Frühgravidität sinnvoll [2].

Bei Vorliegen einer Wachstumsretardierung infolge chronischer plazentarer Insuffizienz werden therapeutische Versuche zur Besserung der plazentaren Sekretionsleistung unternommen. Durch wiederholte i.v. Gabe von *DHEAS* an Patientinnen mit fetaler Wachstumsretardierung sollte die plazentare Östradiolproduktion und damit die uterine und plazentare Durchblutung angeregt werden. Doch blieben diese Ansätze einer medikamentösen Beeinflussung der Plazentafunktion enttäuschend [4]. Eher fördern durchblutungssteigernde Maßnahme wie Bettruhe, Tokolyse oder systemische Drucksenkung die plazentare Durchblutung und erhöhen dadurch die endokrine Synthesekapazität [2].

5.2 Behandlung fetaler Endokrinopathien

Die Behandlung fetaler Endokrinopathien in der Schwangerschaft wurde erst in den letzten Jahren durch Verfeinerung der bildgebenden und invasiven Methoden und Reduktion des fetalen Risikos bei therapeutischen Interventionen ermöglicht. Dabei stehen als Zugangswege die systemische mütterliche Pharmakotherapie oder die direkte Gabe von Pharmaka in Fruchtwasser oder Nabelschnur zur Verfügung. Jede

Therapie läßt sich durch bildgebende Verfahren (etwa sonographische Überwachung einer fetalen Struma) oder durch biochemische Analytik von fetalem Serum oder Fruchtwasser überwachen.

In der Gravidität besteht erhöhter Bedarf an Jod für die Jodinierung der *Schilddrüsenhormone*. Deshalb sollte unabhängig vom Vorliegen einer Struma gerade in endemischen Jodmangelgebieten eine großzügige Substitution mit Jodid (200–250 µg/Tag) erfolgen [4]. Auf diese Weise wird verhindert, daß der Fet eine konnatale Struma oder Hypothyreose entwickelt. Auch die Zunahme des Schilddrüsenvolumens bei der Mutter kann verhindert werden (Strumaprävention). Da Schilddrüsenhormone jedoch nur gering diaplazentar übergehen, ist bei diagnostizierter fetaler Hypothyreose die Gabe von Thyroxin direkt ins Fruchtwasser nötig.

5.3 Behandlung mütterlicher Endokrinopathien

Die Behandlung von mütterlichen endokrinen Erkrankungen folgt im allgemeinen den gleichen Therapieprinzipien wie bei Nicht-Schwangeren. In Tabelle 61-2 sind einige Gesichtspunkte endokriner Therapie bei der Mutter zusammengestellt.

Tabelle 61-2 Hormonelle Therapie in der Schwangerschaft (nach [8]).

- Bei jeglicher Therapie einer Schwangeren muß Nutzen gegen Risiko abgewogen werden, da durch die diaplazentare Passage der Fet mit beeinträchtigt werden kann.
- Für Sexualsteroide (Östrogene, Gestagene, Androgene) gibt es in der Schwangerschaft keine therapeutische Indikation; es sind Einflüsse auf die Organogenese und Geschlechtsdifferenzierung des Embryos bekannt, außerdem der therapeutische Erfolg fragwürdig.
- Die Behandlung mit Kortikosteroiden aus mütterlicher oder fetaler Indikation ist in der Schwangerschaft ohne erhöhte fetale Fehlbildungsraten möglich.
- Eine schon bestehende mütterliche Substitution mit Schilddrüsenhormonen sollte in der Gravidität fortgesetzt werden; bei Behandlungsnotwendigkeit kann sie aber auch jederzeit in der Schwangerschaft begonnen werden.
- Die Therapie mit Thyreostatika (Carbimazol) erfolgt so, daß durch die Medikation die peripheren Schilddrüsenhormone im Serum am oberen Rand der Norm liegen und sich dadurch eine zusätzliche Substitution mit Schilddrüsenhormonen erübrigt.
- Die Anwendung von oralen Antidiabetika bei der Behandlung von Gestationsdiabetikerinnen ist wegen der Plazentagängigkeit dieser Substanzen und der Stimulation des fetalen Pankreas obsolet.
- Nach einer Zeit gesteigerter Insulinempfindlichkeit in der Frühschwangerschaft steigt der Insulinbedarf beim Insulinmangeldiabetes; während der Schwangerschaft verlangt der wechselnde Insulinbedarf die ständige stationäre oder ambulante Neueinstellung.

Literatur

1. Breckwoldt, M., J. Neulen: Endokrinologie der Schwangerschaft. Akt. Endokr. Stoffw. 13 (1992) 133–139.
2. Gerhard, I., B. Runnebaum: Endokrinologie der Schwangerschaft. In: Runnebaum, B., T. Rabe (Hrsg.): Gynäkologische Endokrinologie. pp. 489–547. Springer, Berlin – Heidelberg – New York – Tokio 1987.
3. Leidenberger, F. A.: Endokrinologie der Schwangerschaft, der Geburt und der Laktationsphase. In: Leidenberger, F. A. (Hrsg.): Klinische Endokrinologie für Frauenärzte. pp. 67–90. Springer, Berlin – Heidelberg – New York – Tokio 1992.
4. Leidenberger, F. A.: Praktische Endokrinologie für die Schwangerschaft und die Stillzeit. In: Leidenberger, F. A. (Hrsg.): Klinische Endokrinologie für Frauenärzte. pp. 301 bis 326. Springer, Berlin – Heidelberg – New York – Tokio 1992.
5. Lahita, R. G.: The effects of sex hormones in the immune system in pregnancy. Amer. J. Reprod. Immunol. 28 (1992) 136–137.
6. Richetts, R. M., D. B. Jones: Differential effects of human chorionic gonadotropin on lymphocyte proliferation induced by mitogens. J. Reprod. Immunol. 7 (1985) 225–229.
7. Rossmanith, W. G., W. Hütter, E. Schubert-Staudacher: Medikamente und Schwangerschaft – Empfehlungen für die medikamentöse Therapie in der Schwangerschaft. Fortschr. Med. 106 (1988) 585–591.
8. Rossmanith, W. G., W. H. Swartz, V. R. Tueros, S. S. C. Yen, D. D. Rasmussen: Pulsatile GnRH-stimulated LH release from the human fetal pituitary *in vitro*: Sex-associated differences. Clin. Endocr. 33 (1990) 719–727.
9. Runnebaum, B., I. Gerhard: Diagnostische und prognostische Bedeutung von Hormonbestimmungen in der ersten Schwangerschaftshälfte. Gynäkologe 16 (1983) 155–165.
10. Schindler, A. E.: Endokrinologie der Schwangerschaft. In: Bettendorf, G., M. Breckwoldt (Hrsg.): Reproduktionsmedizin. pp. 554–580. Fischer, Stuttgart 1989.
11. Schneider, J., H. Kaulhausen (Hrsg.): Lehrbuch der Gynäkologie und Geburtsmedizin. S. 252. Kohlhammer, Stuttgart 1986.
12. Speroff, L.: Endocrinology of pregnancy. In: Speroff, L., R. H. Glass, N. G. Kase (eds.): Clinical Gynecologic Endocrinology and Infertility. pp. 317–350. Williams and Wilkins. Baltimore 1989.
13. Szilagyi, A., R. Benz, W. G. Rossmanith: HCG secretion from the human first trimester placenta: *in vitro* regulation by progesterone an dits antagonist. Gynec. Endocr. 7 (1993) 241–250.
14. Yen, S. S. C.: Endocrine-metabolic adaptations in pregnancy. In: Yen, S. S. C., R. B. Jaffe (eds.): Reproductive Endocrinology. pp. 936–981. Saunders, Philadelphia 1991.

Tafelteil

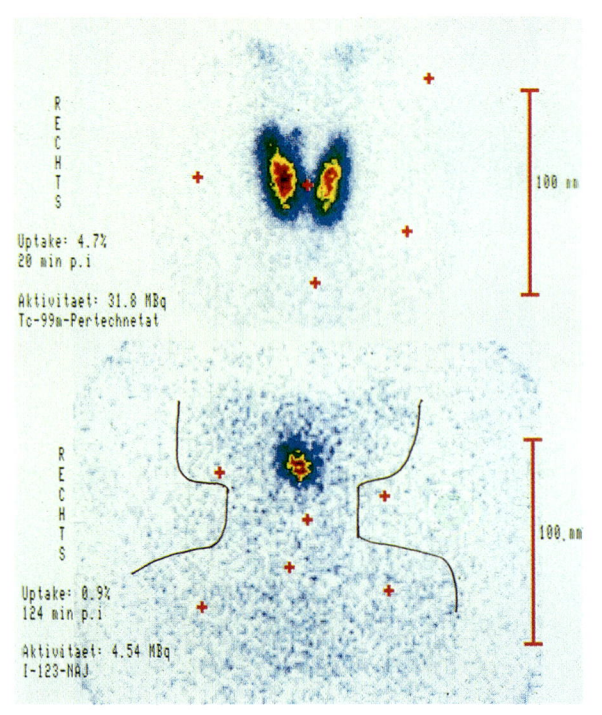

Abb. 16-2
oben: Normales Schilddrüsenszintigramm einer orthotopen Schilddrüse mit angedeutet speicherndem Lobus pyramidalis rechts.
unten: Dystop speicherndes Schilddrüsengewebe im J-123-Szintigramm (Zungengrundstruma). An orthotoper Stelle kein nachweisbares Schilddrüsengewebe.

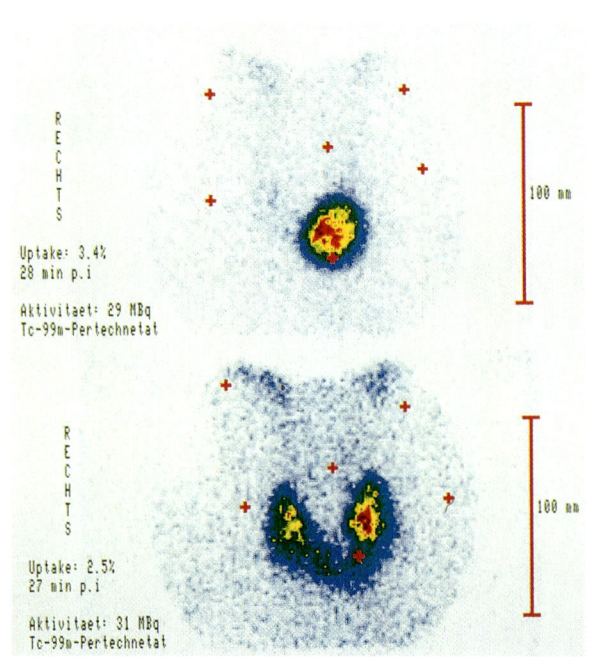

Abb. 16-4
oben: Rundlich umschriebene, funktionelle Autonomie („heißer" Knoten) links kaudal vor Radiojodtherapie. Fehlende Speicherung des supprimierten paranodulären Gewebes.
unten: Nach erfolgter Radiojodbehandlung erniedrigter Uptake in Projektion auf das vormals „heiße" Areal. Das übrige Schilddrüsengewebe kommt wieder zur Darstellung.

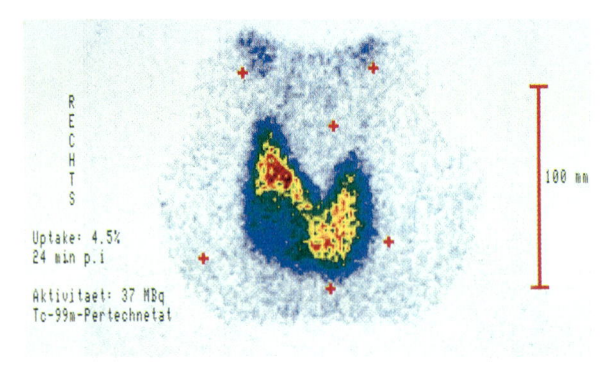

Abb. 16-3 Nichtspeichernder („kalter" Knoten) Bezirk rechts kaudal.

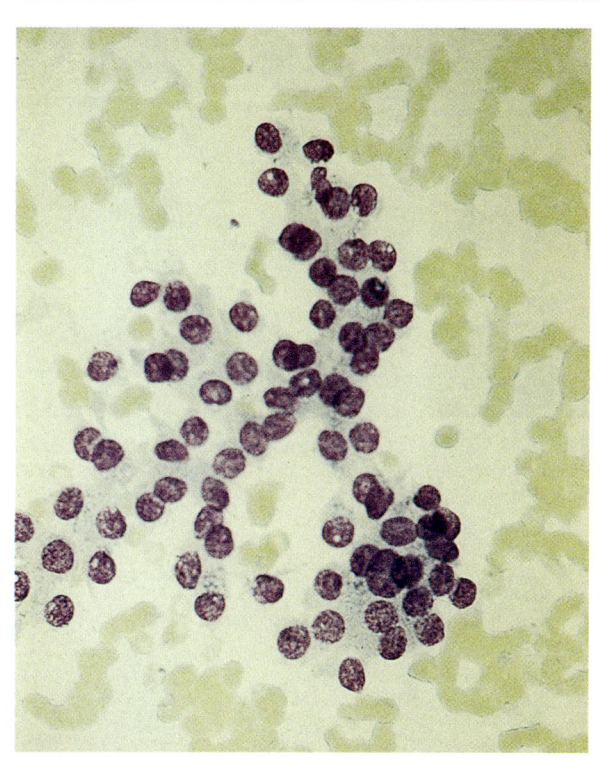

Abb. 16-11 Zytologie: typische Thyreozyten (nackte Thyreozytenkerne), locker follikuläre Anordnung, nur geringgradige Anisonukleose. Diagnose: euthyreote Struma diffusa.

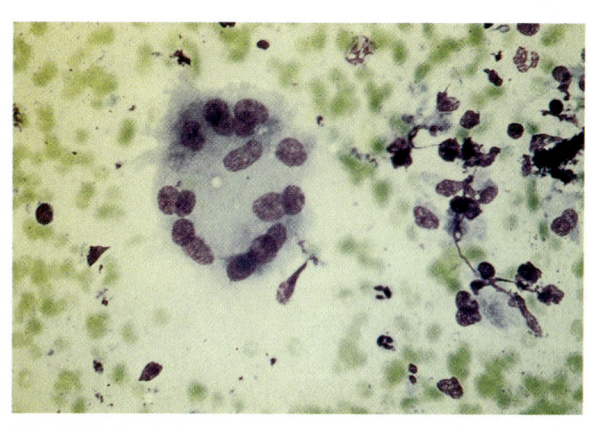

Abb. 16-13 Zytologie: relativ zellreich, Thyreozyten mit ausgeprägten regressiven Veränderungen, Kernfragmente, histiozytäre Riesenzelle. Diagnose: Struma mit knotiger Umformung, subakute Thyreoiditis de Quervain.

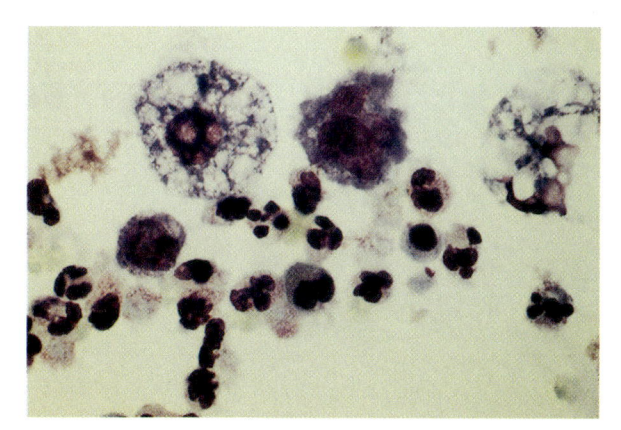

Abb. 16-12 Schilddrüsenpunktat bei regressiv-zystischen Veränderungen der Schilddrüse mit pigmentierten Makrophagen, bzw. „Thyreophagozyten".

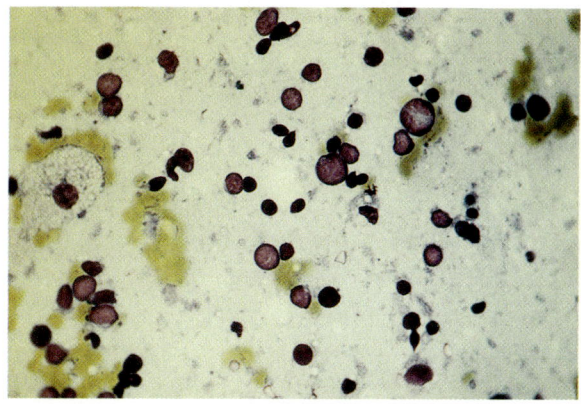

Abb. 16-14 Zytologie: mäßige Polymorphie der Thyreozyten, zahlreiche Lymphozyten und Lymphoblasten. Ein Phagozyt. Diagnose: Struma diffusa, subklinische Hypothyreose, chronisch lymphozytäre Thyreoiditis Hashimoto.

IV Tafelteil

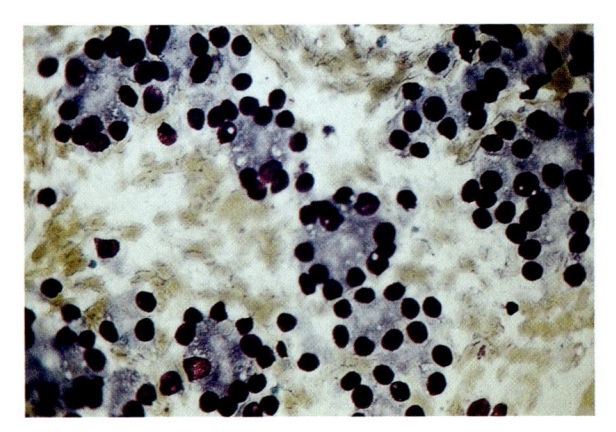

Abb. 16-15 Zytologie: zellreich, Anisokaryose, Bild einer deutlich ausgeprägten follikulären Neoplasie. Diagnose: euthyreote Struma nodosa mit follikulärem Adenom.

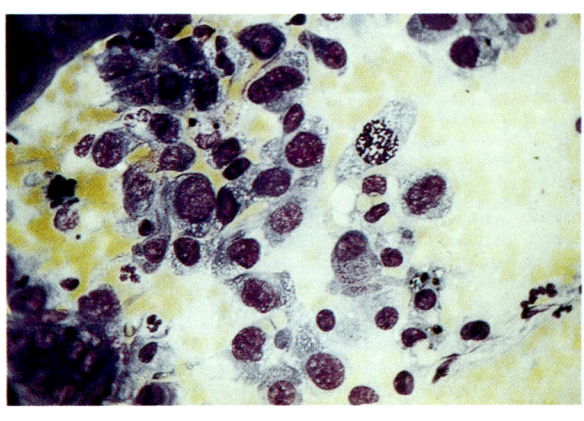

Abb. 16-17 Zytologie: deutliche Kernpolymorphie. Mitosekern. Hochmaligne Riesenzelle li. unten. Diagnose: entdifferenziertes Schilddrüsenkarzinom.

a)

b)

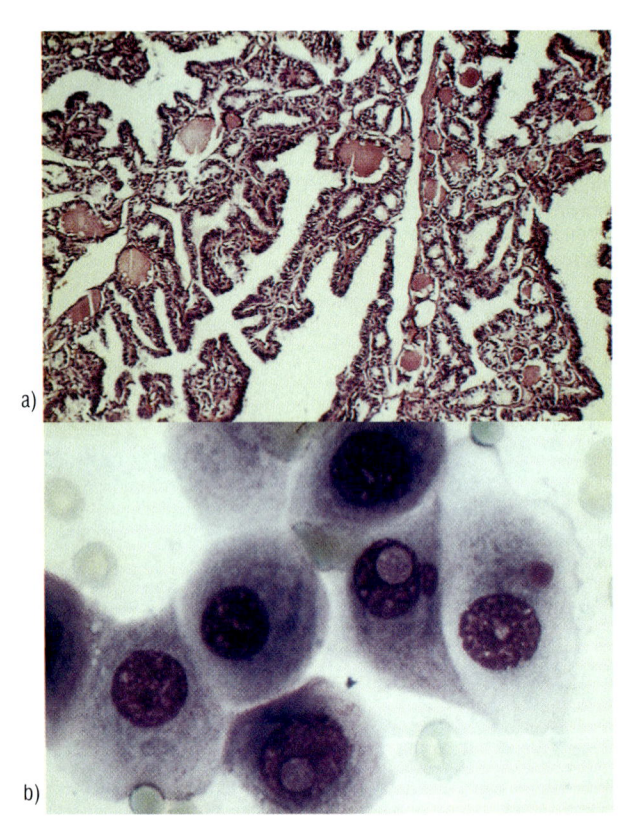

Abb. 16-16 Zytologie: zellreich, typisch papillärer Tumorcharakter (a). Für papilläres Karzinom typische Kerneinschlüsse (b). Diagnose: euthyreote Struma nodosa bei papillärem Schilddrüsenkarzinom.

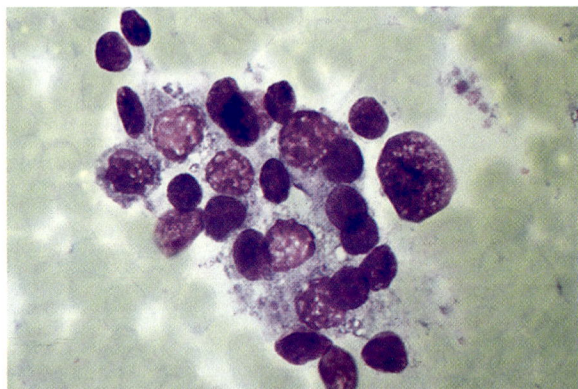

Abb. 16-18 Zytologie: feinste basophile Granula im Zytoplasma. Kernpleomorphie. Diagnose: euthyreote Struma nodosa bei überwiegend medullärem (follikulärem) Karzinom.

Tafelteil V

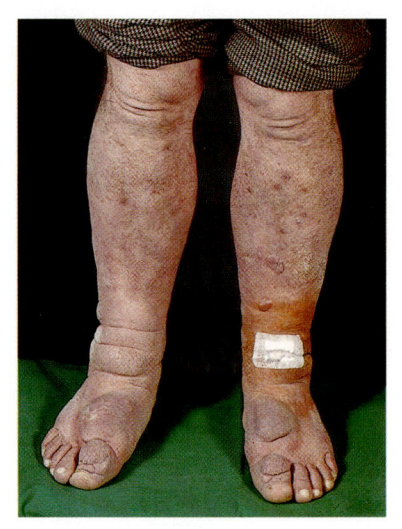

Abb. 20-1 Ausgeprägtes prätibiales Myxödem.

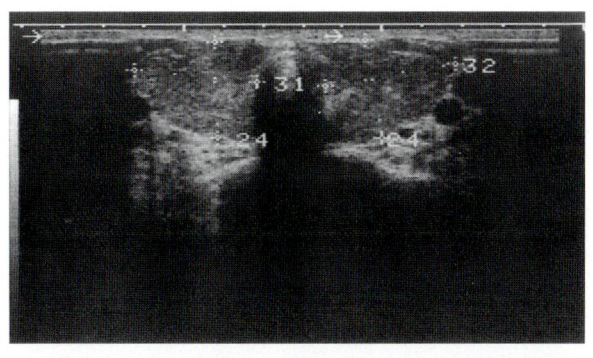

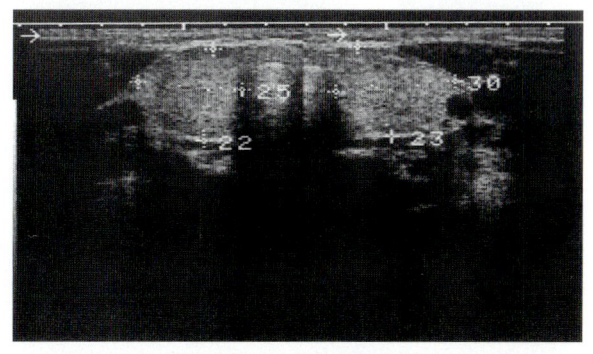

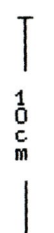

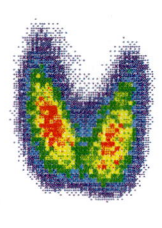

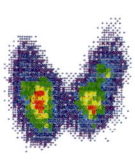

Abb. 20-2 Sonographische und szintigraphische Befunde bei zwei Patienten mit ausgeprägter Hyperthyreose (*links:* M. Basedow, *rechts:* disseminierte Autonomie).

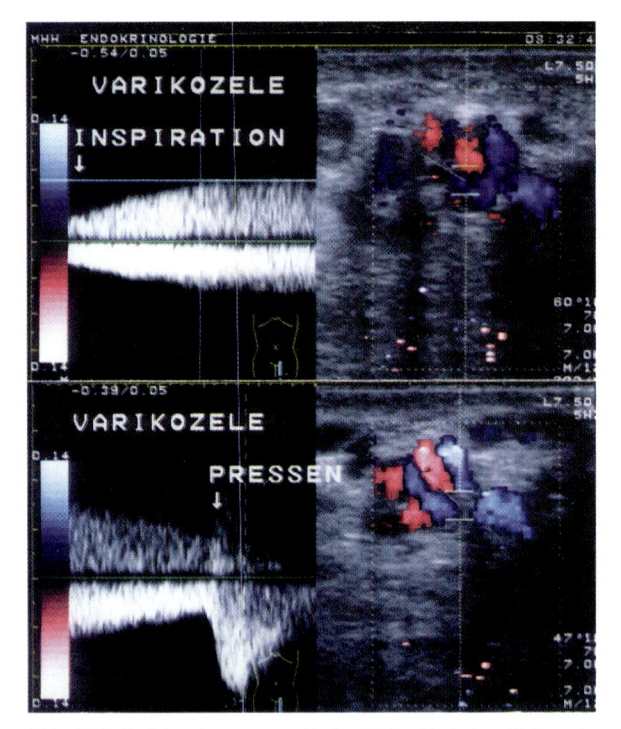

Abb. 48-3 Farbdopplersonographischer Befund bei einer Varikozele.

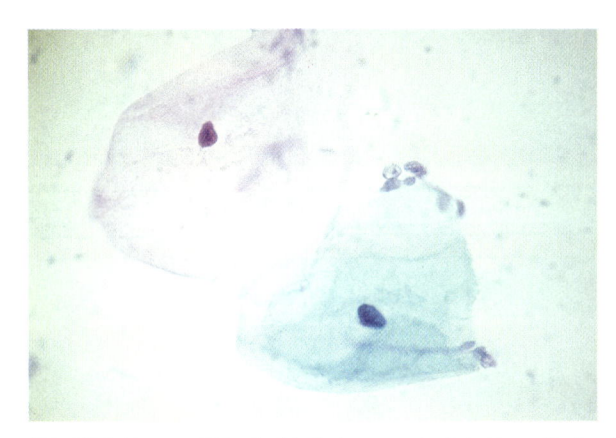

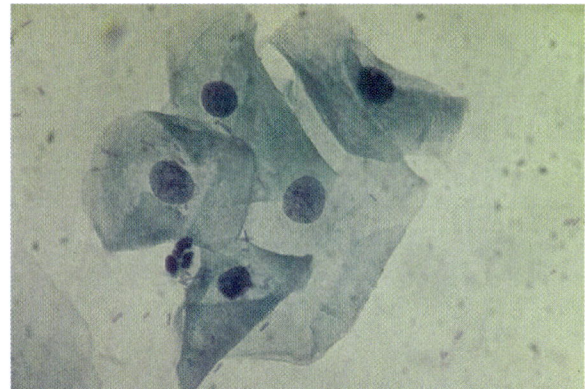

Abb. 53-3 Hormonabhängige Veränderungen der Scheidenepithelien (Aufnahmen von Dr. P. Stoll, Univ.-Frauenklinik Tübingen).
a) helle große Plattenepithelien mit pyknotischen Kernen unter Östrogeneinfluß
b) eingekrempelte Zellränder und Plattenepithelien in Grüppchen unter Gestageneinfluß

Tafelteil VII

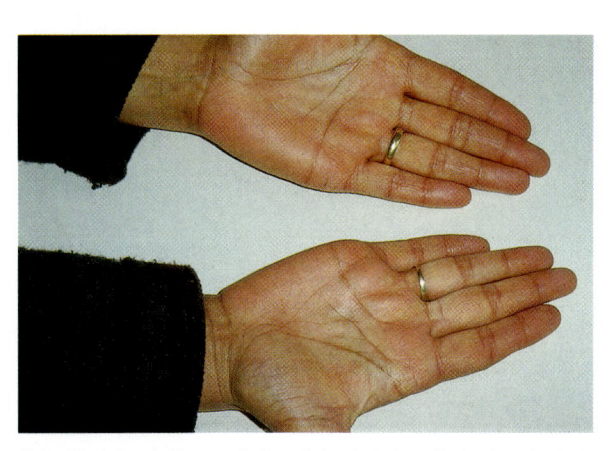

Abb. 63-1 Dunkelbraune Palmarlinien bei einer Patientin mit pluriglandulärer Insuffizienz Typ 2 (M. Addison, Hypothyreose nach Thyreoiditis, rheumatoider Arthritis), nachdem die Kortisonsubstitution abgesetzt worden war (s. Fallbeispiel).

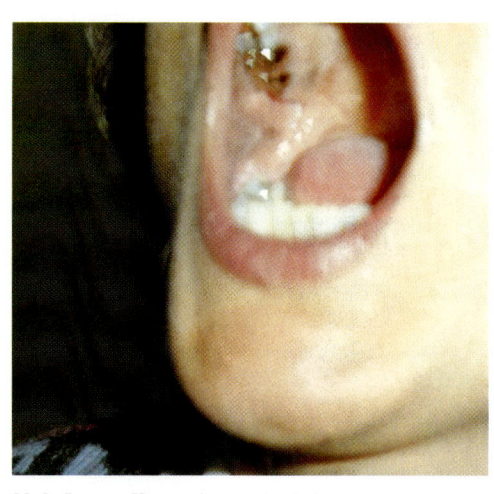

Abb. 63-2 Braune Pigmentierung der Bukkalschleimhaut derselben Patientin aus Abbildung 63-1.

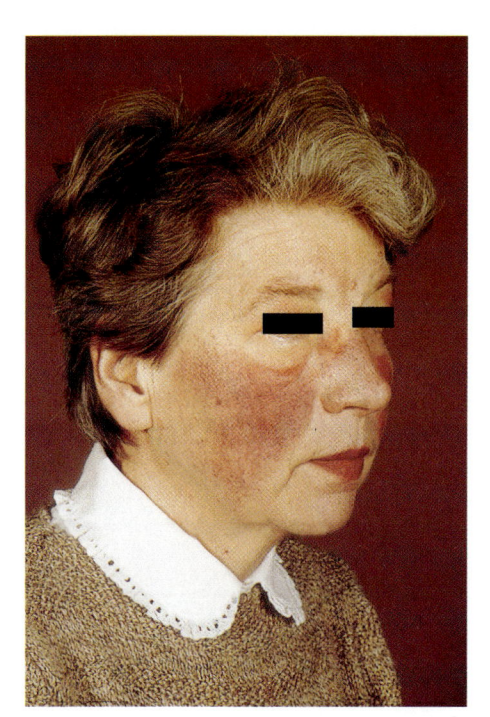

Abb. 64-1 Typischer Flush mit symmetrischem Gesichtserythem bei malignem Karzinoidsyndrom und Lebermetastasen eines Karzinoidtumors.

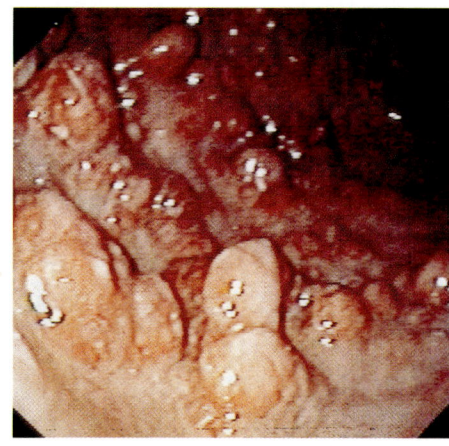

Abb. 64-2 Multiple bis 2 cm große polypenähnliche Magenkarzinoide bei einer 43jährigen Patientin mit chronisch atrophischer Gastritis, Hypergastrinämie, primärem Hyperparathyreoidismus und endokrinen Pankreastumoren mit GRF-Produktion im Rahmen eines MEN-I-Syndroms.

IX. Polyendokrinopathien

62 Multiple endokrine Neoplasie

Friedhelm Raue

1	Definition und Einteilung	502
2	Klinisches Bild	503
2.1	Multiple endokrine Neoplasie Typ I	503
2.2	Multiple endokrine Neoplasie Typ II	504
3	Pathogenese	505
3.1	Multiple endokrine Neoplasie Typ I	505
3.2	Multiple endokrine Neoplasie Typ II	505
4	Diagnostik	505
4.1	Multiple endokrine Neoplasie Typ I	505
4.2	Multiple endokrine Neoplasie Typ II	506
5	Therapie	507
5.1	Multiple endokrine Neoplasie Typ I	507
5.2	Multiple endokrine Neoplasie Typ II	507

1 Definition und Einteilung

Die multiple endokrine Neoplasie (MEN) ist ein genetisch determiniertes Krankheitsbild, das gekennzeichnet ist durch das Auftreten von benignen und malignen Veränderungen an zwei oder mehr endokrinen Organen sowie gelegentlich Veränderungen an Nerven-, Muskel- und Bindegewebe. Trotz der großen Variabilität lassen sich zwei wichtige Formen unterscheiden (Tab. 62-1):
- das *MEN-I-Syndrom* (Wermer-Syndrom) mit Nebenschilddrüsenhyperplasie in Kombination mit Inselzelltumoren des Pankreas und einem Hypophysenadenom
- das *MEN-II-Syndrom* (Sipple-Syndrom) mit medullärem Schilddrüsenkarzinom in Kombination mit bilateralen Phäochromozytomen und einer Nebenschilddrüsenhyperplasie (Typ IIa). Davon abzugrenzen ist der Typ IIb mit zusätzlichen neurokutanen Veränderungen (Schleimhautneuromen, marfanoidem Habitus), aber ohne primären Hyperparathyreoidismus.

Die MEN-Syndrome haben einige Gemeinsamkeiten: Sie können familiär gehäuft auftreten, der Erbgang ist autosomal-dominant mit variabler Expression, aber hoher Penetranz. Nicht jedes genetisch betroffene Familienmitglied entwickelt das Vollbild der polyglandulären Neoplasie. Die meisten Tumoren der MEN-Syndrome entwickeln sich aus Zellen, die eine APUD-(*a*mino *p*recursur *u*ptake and *d*ecarboxylation-)Charakteristik aufweisen; sie entstammen entwicklungsgeschichtlich dem Neuroektoderm. Auch wenn die *APUD-Theorie* nicht für alle Tumoren zutrifft (die Epithelkörperchen sind nicht neuroendokrinen Ursprungs), so ist sie dennoch eine gute Hypothese, die das Verständnis der polyglandulären Neoplasie erleichtert.

Charakteristisch für das MEN-Syndrom ist das multizentrische Auftreten der pathologisch/anatomischen Veränderungen (z.B. multizentrische C-Zell-Hyperplasie oder bei paarigen Organen die bilateralen Tumoren, z.B. bilaterale Phäochromozytome.

Das Spektrum der morphologischen Veränderungen reicht von der Hyperplasie über Adenome zu Karzinomen, z.T. können die Veränderungen nebeneinander bestehen. Sie sind weder kausal noch zeitlich voneinander abhängig.

Tabelle 62-1 Formen der multiplen endokrinen Neoplasie (MEN).

Syndrom	betroffenes Organ	pathologisch-anatomische Veränderungen	Häufigkeit (%)
MEN I Wermer-Syndrom	Nebenschilddrüse	Hyperplasie, multiple Adenome	95
	Pankreastumoren	multiple Inselzelltumoren (Insulin, Glukagon, VIP, Gastrin)	30–80
	Hypophyse	Adenom (Prolaktin, STH, ACTH)	50–70
MEN IIa Sipple-Syndrom	Schilddrüse	multizentrische C-Zell-Hyperplasie, C-Zell-Karzinom	100
	Nebennierenmark	Phäochromozytom (bilateral)	50
	Nebenschilddrüse	Hyperplasie, multiple Adenome	10–20
MEN IIb (MEN 3)	Schilddrüse	multizentrische C-Zell-Hyperplasie, C-Zell-Karzinom	100
	Nebennierenmark	Phäochromozytom (bilateral)	50
	Schleimhaut	multiple Neurome, intestinale Ganglioneuromatose	100

Beim Auftreten eines Tumors der genannten Art, insbesondere beim Nachweis von Bilateralität oder Multizentrizität oder bei familiärem Auftreten sollte immer an die Möglichkeit einer weiteren Drüsenbeteiligung im Rahmen der MEN gedacht werden. Durch entsprechendes biochemisches und genetisches Screening lassen sich heutzutage Genträger definieren und morphologische Veränderungen in der Frühform diagnostizieren, bevor irreversible Schäden auftreten. Die intensive Betreuung entsprechender Familien durch einen in diesem Krankheitsbild erfahrenen Arzt erlaubt eine uneingeschränkte Lebensqualität und Prognose der Betroffenen.

2 Klinisches Bild

2.1 Multiple endokrine Neoplasie Typ I

Das Auftreten von mindestens zwei Tumoren in zwei verschiedenen Organen (Nebenschilddrüsen, Hypophyse und/oder Pankreas) oder einer der seltenen befallenen Organe wird als MEN Typ I bezeichnet.

Tritt das Krankheitsbild familiär auf, so reicht auch der Nachweis von einem der bekannten Tumoren aus, um die Diagnose zu stellen. Weitere Tumoren können im Laufe des Lebens hinzukommen (Tab. 62-1).

Die Klinik der MEN-I-Patienten hängt vom betroffenen Organ und den sezernierten Hormonen ab; es werden alle Altersgruppen betroffen, jedoch manifestiert sich ein Tumor selten vor dem 10. Lebensjahr. Typischerweise beginnt die Symptomatik im Alter zwischen 20–40 Jahren, mit 50 Jahren sind über 80% der Betroffenen symptomatisch [11].

Das am häufigsten und meist auch zuerst betroffene Organ sind die Epithelkörperchen in mehr als 95% aller Patienten; Pankreastumoren werden in 30–80%, Hypophysentumoren in 50–70% beobachtet.

Alle anderen Tumoren und Gewebsveränderungen kommen selten vor (Tab. 62-1) [12].
Primärer Hyperparathyreoidismus: Eine Hyperplasie der Epithelkörperchen ist der häufigste Befund bei früh entdeckten MEN-I-Patienten, im weiteren Verlauf entwickelt sich häufig ein Adenom auf dem Boden der Hyperplasie. Die Klinik des primären Hyperparathyreoidismus im Rahmen der MEN I unterscheidet sich nicht von der sporadischen Variante (Nephrolithiasis, Knochenbeschwerden, Depression) (s. Kap. 35). 2–5% der Fälle von primärem Hyperparathyreoidismus treten im Rahmen der MEN I auf, eine diffuse Hauptzellhyperplasie, multiple Adenome, oder postoperative Rezidive sollten immer an eine MEN I denken lassen.
Pankreastumoren: Typisch ist das multizentrische Auftreten im Pankreas, gelegentlich in der Duodenalwand. Ein Teil der Tumoren zeigt eine maligne Entartung mit Metastasierung primär in die Leber [9]. Obwohl sie sich meist klinisch durch Überproduktion eines Hormons manifestieren, lassen sich häufig biochemisch verschiedene Hormone im Blut nachweisen und immunhistologisch die Hyperplasie verschiedener Zelltypen der Pankreasinseln sichern:
– *Gastrinom:* Das Gastrinom ist der häufigste MEN-assoziierte Inselzelltumor. Die vermehrte Gastrinproduktion führt zum *Zollinger-Ellison-Syndrom* (s. Kap. 65). Die Klinik des Gastrinoms im Rahmen der MEN I unterscheidet sich nicht vom solitären Gastrinom (rezidivierende peptische Ulzera bei vermehrter Magensäureproduktion, Durchfälle, Ösophagitis). Die Malignitätsrate der Gastrinome im Rahmen der MEN I liegt um 50%. Das Zollinger-Ellison-Syndrom trägt entscheidend zur Morbidität und Mortalität von MEN-I-Patienten bei. Nicht beherrschbare gastrointestinale Blutungen aus einem Ulkus oder ein disseminiertes Pankreaskarzinom sind häufige Todesursachen.
– *Insulinom:* Ein Drittel der Inselzelltumoren im Rahmen der MEN I sind insulinproduzierende Tumoren. Auch sie treten multizentrisch auf und können in ca. 10% maligne entarten. Die Klinik ist gekennzeichnet durch die Symptomatik der Nüchternhypoglykämie und unterscheidet sich nicht von sporadischen Insulinomen (s. Kap. 68).
– *Seltene Pankreastumoren:* Das klinisch manifeste *Glukagonom* ist eine Rarität bei MEN-I-Patienten, obwohl gelegentlich erhöhte Glukagonspiegel und histologisch eine Hyperplasie der glukagonproduzierenden Zellen beobachtet wird. Das *WDHA-(watery diarrhea, hypokalemie, achlorhydria-)Syndrom* bedingt durch Sekretion von vasoaktivem intestinalem Peptid (VIP), findet man sowohl bei Pankreastumoren als auch bei Karzinoiden im Rahmen der MEN I. Die Sekretion von pankreatischem Polypeptid ist häufig, führt jedoch zu keinem klinischen Syndrom.

Hypophysenadenome: Über die Hälfte der Patienten mit MEN I entwickeln meist im fortgeschrittenen Stadium der Erkrankung einen Hypophysentumor, am häufigsten ein Prolaktinom mit Galaktorrhö und Amenorrhö bzw. Hypogonadismus. In der Häufigkeit folgen ein STH-produzierender Tumor mit Akrenwachstum und Diabetes mellitus oder ein hormoninaktives Hypophysenadenom. Selten findet sich ein ACTH-produzierender Tumor mit einem Cushing-Syndrom. Auch diese Tumoren entstehen multizentrisch.
Seltene Tumoren: Selten findet man ein Karzinoid des Thymus, der Lunge, des Magens oder des Duodenums („foregut-carcinoid") mit Serotonin-, Calcitonin- oder ACTH-Sekretion. Multiple Lipome (subkutan oder viszeral) wurden vermehrt bei MEN-I-Patienten beobachtet. Bei Patienten mit Pankreastumoren werden häufiger Nebennierenadenome gefunden, die jedoch endokrin meist nicht aktiv sind [13].

2.2 Multiple endokrine Neoplasie Typ II

Leittumor der MEN II ist das medulläre Schilddrüsenkarzinom, das bei beiden Subtypen, der MEN IIa und MEN IIb, vorkommt [10]. Die häufigere MEN IIa unterscheidet sich von der selteneren MEN IIb durch das zusätzliche Auftreten von Schleimhautneuromen, einem marfanoiden Habitus und Skelettveränderungen, die diesen Patienten ein charakteristisches Aussehen verleihen (Abb. 62-1). Auch tritt bei MEN IIb kein primärer Hyperparathyreoidismus auf. Eine neue Variante der MEN IIa mit zusätzlichen Hautveränderungen, der kutanen Form des Lichen amyloidosus, meist zwischen den Schulterblättern gelegen, wird beschrieben. Daneben existiert noch eine weitere Form, das familiäre medulläre Schilddrüsenkarzinom ohne weitere Endokrinopathien. Ob es sich dabei um eine unvollständige Expression des MEN-IIa-Gens handelt, ist unklar.

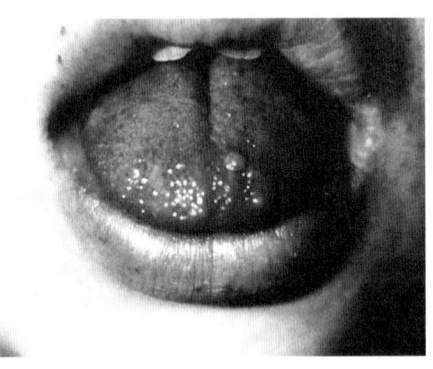

Abb. 62-1 Schleimhautneurome an Zunge und Lippen bei einem Patienten mit mutlipler endokriner Neoplasie Typ IIb.

Die häufigste klinische Manifestation des MEN-II-Syndroms ist das medulläre Schilddrüsenkarzinom.

25% aller medullären Schilddrüsenkarzinome kommen im Rahmen der MEN II vor. Nur 70% aller genetisch Betroffenen entwickeln ein klinisch manifestes C-Zell-Karzinom. Dagegen zeigen 95% aller 35jährigen genetisch determinierten Patienten eine C-Zell-Hyperplasie, dokumentiert durch einen pathologischen Cacitoninansteig im Pentagastrintest. Die Hälfte aller Patienten entwickeln einseitige oder auch zweiseitige Phäochromozytome, aber nur 10–20% eine Hyperplasie oder Adenome der Nebenschilddrüsen (s. Tab. 62-1) [4].

Durch gezieltes genetisches und biochemisches Screening können die MEN-Patienten heutzutage in einem asymptomatischen Stadium diagnostiziert und therapiert werden.

Medulläres Schilddrüsenkarzinom: Klinisch präsentiert sich der Patient mit genetisch determiniertem medullärem Schilddrüsenkarzinom nicht anders als der mit sporadischem, meist als Struma nodosa mit szintigraphisch kaltem, sonographisch echoarmem Knoten, gelegentlich mit zervikalen Lymphknotenschwellungen (lokale Metastasierung) im 3. oder 4. Lebensjahrzehnt. In fortgeschrittenen Fällen kann eine sekretorische Diarrhö auftreten, deren Ursache humoral vermittelt wird, ein entsprechender Faktor wurde bisher jedoch nicht isoliert [5]. Selten entwickelt sich ein ektopes Cushing-Syndrom durch ACTH-Produktion des medullären Schilddrüsenkarzinoms. Gelegentlich sind die anderen Komponenten des MEN-II-Syndroms, Phäochromozytom oder primärer Hyperparathyreoidismus, führend und gehen der Diagnose des medullären Schilddrüsenkarzinoms um Jahre voraus. Bei einigen MEN-II-Familien läßt sich frühzeitig eine Hautveränderung, meist vor der klinischen Manifestation des medullären Schilddrüsenkarzinoms, nachweisen, bei der es sich um ein phänotypisches Merkmal des MEN-II-Gens handelt, der *Lichen amyloidosus*, eine lokalisierte juckende Läsion, meist zwischen den Schulterblättern gelegen.

Phäochromozytom:

Nur ca. die Hälfte aller MEN-II-Patienten entwickeln ein Phäochromozytom, meist nach klinischer Manifestation des medullären Schilddrüsenkarzinoms.

In der Primärdiagnostik werden bis zu 50% bilaterale Tumoren gefunden [3]. In vielen Fällen mit einseitigem Phäochromozytom entwickelt sich meist im Laufe der nächsten Jahre oder Jahrzehnte das Phäochromozytom auf der kontralateralen Seite. Selten liegen extraadrenale Phäochromozytome vor. Die Malignitätsrate ist gering (max. 4%). Nicht diagnostiziert stellt das Phäochromozytom immer wieder die Todesursache bei MEN-II-Patienten dar. Klinisch unterscheidet sich das Phäochromozytom im Rahmen der MEN II nicht von der sporadischen Form.

Primärer Hyperparathyreoidismus: Nur 10–25% der Patienten mit MEN II entwickeln einen primären Hyperparathyreoidismus, meist nach Diagnose des medullären Schilddrüsenkarzinoms, wobei die Symptome sehr diskret (selten Nierensteine) sind und sich nicht vom sporadischen primären Hyperparathyreoidismus unterscheiden. Im Rahmen des Screenings werden samptomatische Patienten diagnostiziert. Bei MEN-IIb-Patienten findet man nur selten einen primären Hyperparathyreoidismus.

Multiple endokrine Neoplasie Typ IIb: Die zusätzlich auftretenden multiplen Schleimhautneurome, der marfanoide Habitus und die Skelettveränderungen geben dem Patienten mit MEN IIb ein ganz charakteristisches Aussehen, das eine Blickdiagnose erlaubt. Die Neurome entwickeln sich zentrofazial betont an Lippe, Mundschleimhaut, Zunge und Augenlidern (s. Abb. 62-1). In der Spaltlampenuntersuchung findet man verdickte Kornealnerven. Daneben kann der gesamte Intestinaltrakt befallen sein (intestinale Ganglioneuromatose). Die befallenen Kinder können ein Megakolon mit chronischer Obstipation entwickeln, differentialdiagnostisch ist an eine Hirschsprung-Erkrankung zu denken. Der marfanoide Habitus wird durch die muskelschwachen Extremitäten und Skelettveränderungen wie Epiphysiolysis capitis femoris und Kyphoskoliose betont. Anomalien von Linse oder Aorta, wie beim klassischen Marfan-Syndrom, werden nicht beobachtet. Diese klinischen Symptome, insbesondere die Schleimhautneurome, entwickeln sich häufig schon in den ersten Lebensjahren vor der klinischen Manifestation des medullären Schilddrüsenkarzinoms und sind damit ein klinischer Marker für ein potentielles Tumorleiden.

Das medulläre Schilddrüsenkarzinom bei MEN-IIb-Patienten ist aggressiver als bei der MEN IIa, es tritt früher auf und hat meist eine schlechtere Prognose, jedoch nicht schlechter als bei den sporadischen medullären Schilddrüsenkarzinomen.

3 Pathogenese

3.1 Multiple endokrine Neoplasie Typ I

Der Erbgang der MEN I ist autosomal-dominant mit hoher Penetranz und variabler Expressivität. Welche Tumoren in welcher Reihenfolgen auftreten variiert, nicht nur zwischen verschiedenen Familien, sondern auch häufig innerhalb der Familien selbst. Die Mehrzahl der Patienten weist lediglich zwei endokrine Organbeteiligungen auf. Ein Markergen konnte auf Chromosom 11 (11q13) lokalisiert werden, mit Hilfe entsprechender flankierender Marker ist eine indirekte Genotypanalyse möglich, die in über 95% eine Vorhersage über die Genträgerschaft erlaubt [6]. Wahrscheinlich handelt es sich bei dem MEN-I-Gen um ein Tumorsuppressorgen, das inaktiviert wird oder verlorengeht [14]. Bei einem Teil der Patienten konnte ein Wachstumsfaktor (basic fibroblast growth factor) erhöht gefunden werden, der möglicherweise für das multizentrische Wachstum mitverantwortlich ist [15].

3.2 Multiple endokrine Neoplasie Typ II

Ähnlich wie das MEN-I-Syndrom ist das MEN-II-Syndrom ein genetisch determiniertes Leiden, das autosomal-dominant vererbt wird. Das MEN-IIa-Gen ist auf Chromosom 10p11.2 lokalisiert. Es handelt sich um Punktmutationen im Bereich der extrazellulären Domäne des RET-Proto-Onkogens, eines Rezeptors mit Tyrosinkinaseaktivität [8]. Bei der MEN IIb wurde eine Punktmutation im Bereich des intrazellulären Abschnittes (Tyrosinkinase) beobachtet [2].

Diese Keimbahnmutationen im Bereich des RET-Proto-Onkogens lassen sich in der DNS peripherer Lymphozyten nachweisen und dienen als genetische Marker.

Durch die Punktmutationen ändert sich die Kodierung der Aminosäuren, bei der MEN IIa wird Cystin durch eine andere Aminosäure ersetzt. Durch die Mutation kommt es zu einer Aktivierung des RET-Proto-Onkogens. Möglicherweise führt die Aktivierung dieses Onkogens zu einem stetigen Wachstum der Zellen der betroffenen Organe und schließlich zu einer neoplastischen Transformation. Dafür spricht die schon frühzeitig einsetzende Hyperplasie der C-Zellen und chromaffinen Zellen des Nebennierenmarks. Diese multizentrische Hyperplasie ist die Vorstufe für das Phäochromozytom oder das medulläre Schilddrüsenkarzinom.

4 Diagnostik

4.1 Multiple endokrine Neoplasie Typ I

Die Diagnose des *primären Hyperparathyreoidismus* wird durch den erhöhten Serumkalziumspiegel bei gleichzeitig erhöhtem Intakt-PTH gesichert [7]. Differentialdiagnostisch ist an eine familiäre hypokalziurische Hyperkalziämie zu denken, insbesondere dann, wenn kein Pankreas- oder Hypophysentumor gefunden wird. Der Nachweis einer Hyperkalziämie bei niedrigem Urin-Ca/Creatinin-Quotienten, sowohl bei den Patienten als auch bei Angehörigen, spricht für die hypokalziurische Hyperkalziämie. Darüber hinaus ist die hypokalziurische Hyperkalziämie schon mit der Geburt nachweisbar, während sich der primäre Hyperparathyreoidismus bei MEN I im Laufe der ersten Lebensdekaden entwickelt [12].

Symptomatik: Patienten mit der Symptomatik eines *Zollinger-Ellison-Syndroms* zeigen gewöhnlich Serumgastrinspiegel über 300 pg/ml. In Funktionstesten wie dem Sekretin- oder Kalziumtest sollte ein Gastrinanstieg von mehr als 200 pg/ml auftreten, andernfalls ist differentialdiagnostisch an eine antrale G-Zell-Überfunktion, Magenausgangsstenose, ein duodenales Ulkusleiden oder eine perniziöse Anämie zu denken. Das *Insulinom* wird durch den Nachweis einer Nüchternhypoglykämie mit gleichzeitig inappropriat hohen Insulin- und C-Peptidspiegeln gesichert, gegebenenfalls muß ein Hungerversuch durchgeführt werden. Erhöhte Glukagonspiegel bei entsprechender Hautsymptomatik (nekrolytisches migratorisches Erythem) und ein Diabetes mellitus lassen an ein *Glukagonom* denken. Ein *Prolaktinom* wird durch erhöhte Prolaktinspiegel, eine *Akromegalie* durch erhöhte STH- und/oder IGF-1-Spiegel, ein *Cushing-Syndrom* durch einen Dexamethasontest und die Bestimmung des freien Cortisols im 24-h-Urin gesichert.

Familienscreening: Beim Vorliegen eines endokrinen Tumors ist ein systematisches Screening nach weiteren Manifestationen, die prinzipiell im Rahmen der MEN I vorkommen, nicht sinnvoll. Vielmehr sollte beim Auftreten bestimmter auf ein MEN I hinweisender Symptome, Familienanamnese und Befundkonstellation (zwei endokrine Tumoren, Hyperplasien, Rezidive) der Indexfall gesichert werden. Ist der Indexfall gesichert, sollte ein systematisches Familien-Screening durchgeführt werden, das sich aufteilt in die Identifikation des Genträgerstatus und in ein biochemisches Langzeit-Screening bei genetisch Betroffenen [12].

Die Identifikation flankierender Marker für das MEN-I-Gen auf Chromosom 11 erlaubt z.Z. eine indirekte Genotypanalyse mit einer Sicherheit von über 95%. Läßt sich beim Indexpatienten dieses Markergen nachweisen, kann er verwendet werden, um die Genträgerschaft in der Familie zu sichern.

Genetisch Nicht-Betroffene brauchen dann nicht weiter biochemisch gescreent zu werden. Durch systematische Untersuchungen alle $1-1^{1}/_{2}$ Jahre, beginnend im Alter von 10–15 Jahren, lassen sich frühzeitig Komponenten des MEN-I-Syndroms sichern und gezielt behandeln. Durch dieses prospektive Screening sinkt das Alter bei Diagnose der biochemischen Manifestation um zwei Jahrzehnte. Zum biochemischen Screening gehört eine regelmäßige Kontrolle des Serumkalziumspiegels und wenn dieser erhöht ist die Bestimmung des Intakt-Parathormons. Ergänzt wird das Screening durch eine Prolaktin-, Wachstumshormon- und Somatomedinbestimmung, sowie durch eine Gastrinbestimmung und die Bestimmung von Blutzucker und Insulin (Tab. 62-2).

Tabelle 62-2 Biochemisches Screening bei MEN-I-Patienten.

Screening-Parameter	richtung-weisender Wert	weiterführende Laboruntersuchung
Serumkalzium	>2,65 mmol/l	Serumparathormon
Serumgastrin	>200 pg/ml	Sekretintest Calciumtest
Blutzucker (nüchtern bzw. im Hungerversuch)	<40 mg/dl	Insulin, C-Peptid
Serumprolaktin	>20 ng/ml	Überprüfung der übrigen Hypophysenhormone
Wachstumshormon (unter Ruhebedingungen)	>5 ng/ml	oraler Glukosesuppressionstest, IGF-1 (Somatomedin C)

4.2 Multiple endokrine Neoplasie Typ II

Labordiagnostik: Das klinisch manifeste *medulläre Schilddrüsenkarzinom* ist durch deutlich erhöhte *Calcitonin-* und *CEA-Spiegel* gekennzeichnet. Diese Befundkonstellation ist typisch für den Indexfall einer MEN-II-Familie. Weitere Erkrankungen werden dann im Rahmen des systematischen Screenings entdeckt und sind meist klinisch stumm. Sollten bei entsprechendem Verdacht die Calcitoninspiegel im Normbereich liegen, empfiehlt sich insbesondere im Rahmen des Familien-Screenings die molekularbiologische Diagnostik und die Durchführung eines Calcitoninstimulationstestes, entweder den Pentagastrintest (0,5 µg Pentagastrin/kg KG in 10 sec i.v., Blutabnahme zur Calcitoninbestimmung vor, 2 und 5 min nach Injektion) oder den Kalziumstimulationstest (5 mg/kg KG über 10 min i.v., Blutabnahme zur Calcitoninbestimmung vor, am Ende der Infusion und 10, bzw. 20 min nach Infusionsende). Bestimmt werden sollten die Calcitoninspiegel mit Hilfe der neuen empfindlicheren Two-site-Assays, die die obere Grenze des Normbereiches exakt definieren können. Diese Tests erlauben den empfindlichsten Nachweis eines Mikrokarzinoms oder einer C-Zell-Hyperplasie [1].

Das *Phäochromozytom* kann durch Serum- und Urinkatecholaminbestimmungen biochemisch gesichert werden. Ein Computertomogramm erlaubt den morphologischen Nachweis von uni- oder bilateralen Nebennierentumoren, das MIBG-Szintigramm zeigt den chromaffinen Tumor. Der primäre Hyperparathyreoidismus ist durch erhöhte Serumkalziumspiegel in Verbindung mit einem erhöhten Intakt-Parathormonspiegel zu sichern [7]. Da alle Epithelkörperchen potentiell befallen sind, ist eine Lokalisationsdiagnostik überflüssig.

Familien-Screening bei MEN II:

Bis zum Beweis des Gegenteils sollten alle *medullären Schilddrüsenkarzinome* potentiell als familiär gelten, da die Expression bei der MEN II variabel ist und ein Viertel der medullären Schilddrüsenkarzinome familiär vorkommt.

Nach Sicherung des Indexfalles sollte bei allen potentiell betroffenen Familienangehörigen ein genetisches Screening bezüglich des MEN-IIa-Gens erfolgen [10]. Die genetisch nicht betroffenen Familienmitglieder benötigen keine weiteren Kontrollen, während die genetisch betroffenen einem jährlichen biochemischen Screening unterzogen werden sollten (Abb. 62-2). Die

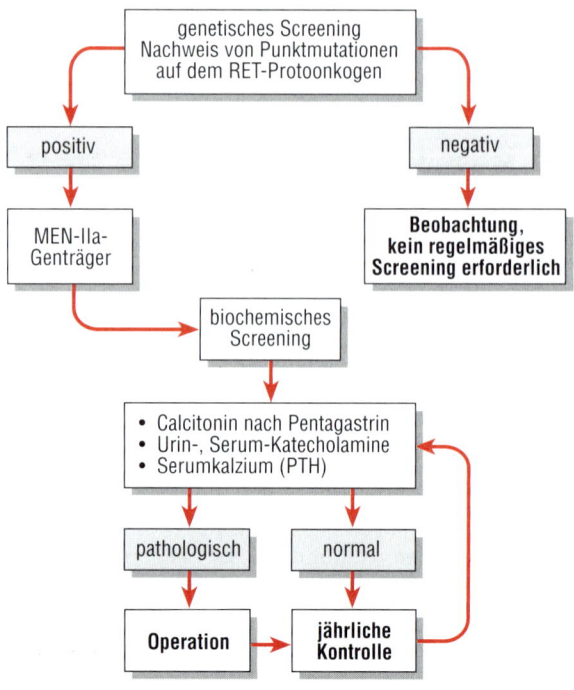

Abb. 62-2 Screening in MEN-IIa-Familien.

Frage, in welchem Alter bei genetisch nachgewiesener Determination die totale Thyreoidektomie erfolgen soll, ist noch umstritten. Sie sollte auf jeden Fall vor dem 6. Lebensjahr erfolgen, somit in einem Alter in dem bisher noch keine Metastasen des medullären Schilddrüsenkarzinoms beschrieben wurden und in dem sicher ein kurative Therapie möglich ist. Bis zum 35. Lebensjahr ist bei nahezu allen genetisch Betroffenen der Pentagastrintest pathologisch [1]. Das Screening bezüglich eines *Phäochromozytoms* umfaßt die jährliche Kontrolle von Urin- und/oder Serumkatecholaminen und bei pathologischem Befund eine morphologische Kontrolle mittels Computertomogramm oder MRT. Das MIBG-Szintigramm hat eine hohe Spezifität und Sensitivität in der Detektion von Phäochromozytomen unter dieser Fragestellung [3]. Der *primäre Hyperparathyreoidismus* wird im Rahmen von Screening-Untersuchungen durch einen erhöhten Serumkalziumspiegel angezeigt und durch einen gleichzeitig erhöhten Parathormonspiegel gesichert.

5 Therapie

5.1 Multiple endokrine Neoplasie Typ I

Primärer Hyperparathyreoidismus:

Die Therapie der Wahl des MEN-I-assoziierten primären Hyperparathyreoidismus ist die subtotale Parathyroidektomie ($^7/_8$-Resektion) oder die totale Parathyroidektomie mit Autotransplantation von Nebenschilddrüsengewebe in den Unterarm [7].

Die Indikation zur Operation hängt von der Höhe des Serumkalziumspiegels und der klinischen Symptomatik ab: Bei Serumkalziumspiegeln über 3 mmol/l und/oder dem Nachweis von Nierensteinen oder PTH-induzierten Knochenveränderungen (Abnahme der Knochendichte um mehr als 2 Standardabweichungen, subperiostale Resorptionen) und bei gleichzeitigem Vorkommen eines Zollinger-Ellison-Syndroms sollte operiert werden. Patienten mit lediglich biochemischen Veränderungen (Serumkalzium unter 3 mmol/l) können auch beobachtet werden. Argument für eine Operation in dieser Situation ist die mögliche Sekretionssteigerung und Wachstumsstimulierung anderer Drüsen durch die leichte Hyperkalziämie. Argumente gegen eine vorzeitige Operation des im Rahmen des Screenings entdeckten primären Hyperparathyreoidismus, ist die hohe Rate an Rezidiven und Persistenz des primären Hyperparathyreoidismus. Die hohe Rezidivrate ist auch Grund für das radikale Vorgehen (totale Resektion mit Autotransplantation). Die Transplantation von Gewebe in den Unterarm erleichtert den Eingriff bei Rezidiven, da lediglich ein kleines Transplantat im Unterarm zu entfernen ist.

Pankreastumoren: Wegen des multizentrischen Auftretens (im Pankreas und der Duodenalwand), der Metastasierung in die Leber und der hohen Rezidivrate, ist die kurative chirurgische Therapie auch bei extensiver Operation meist nicht zu erreichen. Die Einführung der H_2-Rezeptorantagonisten (z. B. Cimetidin) und des Protonenpumpeninhibitors (Omeprazol) hat das Management des *Gastrinoms* deutlich erleichtert, die klinische Symptomatik kann damit beherrscht werden. Als Mittel der zweiten Wahl kann Somatostatin die Gastrinsekretion bremsen. Unter Berücksichtigung von Lebensqualität und Lebenserwartung sollten rezidivierende Eingriffe mit fraglichem Erfolg gemieden werden, solange ein konservatives Management möglich ist. Bei Insulinomen, die zu über 90 % im Prankreas liegen, ist die primäre Behandlung auch mangels vernünftiger medikamentöser Langzeittherapiealternativen chirurgisch. Die Multizentrizität der *Insulinome* erschwert die Operation; Trotz präoperativer Lokalisation mittels Computertomographie, Angiographie, Ultraschall und Szintigraphie sowie intraoperativer Ultraschalluntersuchung wird meist doch eine subtotale Pankreatektomie durchgeführt, in der Hoffnung möglichst viele Inselzelltumoren entfernt zu haben. Sollten inoperable Rezidive auftreten, kann eine medikamentöse Therapie mit Diazoxid, Somatostatin oder eine Chemotherapie mit Streptozotozin erfolgen.

Hypophysentumoren: Die Hypophysentumoren sollten mit Ausnahme des Prolaktinoms primär neurochirurgisch behandelt und eventuell nachbestrahlt werden. Das Prolaktinom ist durch Bromocriptin gut zu beeinflussen.

5.2 Multiple endokrine Neoplasie Typ II

Medulläres Schilddrüsenkarzinom:

Die Therapie der Wahl des medullären Schilddrüsenkarzinoms ist die totale Thyreoidektomie mit Lymphknotenausräumung des zentralen Kompartiments.

Die Schilddrüse ist immer komplett zu entfernen, da potentiell alle C-Zellen maligne entarten können und somit auch in einem zurückgelassenen Schilddrüsenrest noch ein Karzinom entstehen kann. Sollten Lymphknoten befallen und postoperativ der periphere Calcitoninspiegel noch erhöht sein, ist eine Mikrodissektion mit Entfernung aller zervikalen und mediastinalen Lymphknoten zu erwägen. Zur Lokalisation des vermuteten lokoregionären Rezidivs bzw. der Persistenz hat sich die Sonographie des Halses, das Computertomogramm von Hals und Mediastinum sowie die selektive Venenkatheterisierung mit Blutprobenentnahme zur Calcitoninbestimmung bewährt. Eine Radiojodtherapie bei mangelnder Speicherung der C-Zellen für Jod ist nicht sinnvoll. Eine externe Nachbestrahlung ist bei dem wenig strahlensensiblen medullären Schilddrüsenkarzinom ebenfalls nicht empfehlenswert und erschwert eine mögliche Reoperation bei Rezidiven.

Phäochromozytom:

Präoperativ, d.h. vor Operation des medullären Schilddrüsenkarzinoms sollte immer ein Phäochromozytom ausgeschlossen werden.

Falls sich ein Phäochromozytom nachweisen läßt, sollte dies nach entsprechender α- und β-Blockade zuerst operiert werden. Bei beidseitiger Lokalisation des Phäochromozytoms ist die bilaterale, bei einseitigem Befall die unilaterale Adrenalektomie durchzuführen. Bei einseitig Operierten ist eine jährliche Kontrolle der Katecholamine angebracht um frühzeitig einen Befall der Gegenseite zu erfassen.

Primärer Hyperparathyreoidismus: Findet man bei der Operation des medullären Schilddrüsenkarzinoms vergrößerte Epithelkörperchen, so sind diese zu entfernen [7]. Wird im Verlauf der Erkrankung ein primärer Hyperparathyreoidismus diagnostiziert, so ist mit dem Befall mehrerer Drüsen zu rechnen, und eine subtotale Parathyreoidektomie oder eine totale Parathyreoidektomie mit Autotransplantation durchzuführen. Da die meisten Fälle asymptomatisch oder klinisch mild verlaufen, ist zunächst auch eine Beobachtung möglich.

Multiple endokrine Neoplasie Typ IIb: Bei MEN-IIb-Patienten ist eine Operation der multiplen Neurome nicht erforderlich, allenfalls aus kosmetischen Gründen, eine maligne Entartung kommt nicht vor.

Literatur

1. Camettes, C., B. A. J. Ponder, J. A. Fischer, F. Raue and the members of the ECCA: Medullary thyroid carcinoma: Early diagnosis of the multiple endocrine neoplasia type 2 syndrome: consensus statement. Europ. J. clin. Invest. 22 (1992) 755–760.
2. Carlson, K. M., S. Dou, D. Chi, N. Scavarda, K. Toshima, C. E. Jackson, S. A. Wells, P. J. Goodfellow, H. Donis-Keller: Single missense mutation in the tyrosine kinase catalytic domain of the RET protooncogene is associated with multiple endocrine neoplasia type 2b. Proc. nat. Acad. Sci. (Wash.) 91 (1994) 1579–1583.
3. Casanova, S., M. Rosenberg-Bourgin, D. Farkas, C. Calmettes, N. Feingold, H. M. Heshmati, R. Cohen, B. Conte-Devolx, P. J. Guillausseau, C. Houdent, J. C. Bigorgne, V. Boiteau, J. Caron, E. Modigliani: Phaeochromotcytoma in multiple endocrine neoplasia type 2a: survey of 100 cases. Clin. Endocr. 38 (1993) 531–537.
4. Gagel, R. F., A. H. Tashjian, T. Cummings, N. Papathanasopoulos, M. M. Kaplan, R. A. De-Lellis, H. J. Wolfe, S. Reichlin: The clinical outcome of prospective screening for multiple endocrine neoplasia type 2a. New Engl. J. Med. 318 (1988) 478–484.
5. Grauer, A., F. Raue, R. Gagel: Changing concepts in the management of hereditary and sporadic medullary thyroid carcinoma. Endocr. metab. Clin. N. Amer. 19 (1990) 613–635.
6. Larsson, C., J. Shepherd, Y. Nakamura, C. Blomberg, G. Weber, B. Werelius, N. Hayward, B. Teh, T. Tokino, B. Seizinger, B. Skogseid, J. Öberg, M. Nordenskjöld: Predictive testing for mutliple endocrine neoplasia type 1 using DNA polymorphisms. J. clin. Invest. 89 (1992) 1344–1349.
7. Mallete, L. E.: Management of hyperparathyroidism in the multiple endocrine neoplasia syndroms and other familial endocrinopathies. Endocr. metab. Clin. N. Amer. 23 (1994) 19–36.
8. Mulligan, L. M., J. B. J. Kwok, C. S. Healey, M. J. Elsdon, C. Eng, E. Gardner, D. R. Love, S. W. Mole, J. K. Moore, L. Papi, M. A. Ponder, H. Telenius, A. Tunnacliffe, B. A. J. Ponder: Germ-line mutations of the RET proto-oncogene in multiple endocrine neoplasia type 2a. Nature 363 (1993) 458–460.
9. Pipeleers-Marichal, M., G. Somers, G. Willems, A. Foulis, C. Imrie, A. E. Bishop, J. M. Polak, W. H. Häcki, B. Stamm, P. U. Heitz, G. Klöppel: Gastrinomas in the duodenums of patients with mutliple endocrine neoplasia type I and the Zollinger-Ellison syndrome. New Engl. J. Med. 322 (1990) 723–726.
10. Raue, F., K. Frank-Raue, A. Grauer: Multiple endocrine neoplasia type 2, clinical features and screening. Endocr. metab. Clin. N. Amer. 23 (1994) 137–156.
11. Schaaf, L., G. Nies, F. Raue, U. Tuschy, F. J. Seif, J. Trojan, K. H. Usadel: Diagnostik, Therapie und Screening bei multipler endokriner Neoplasie Typ I (MEN I) in vier endokrinologischen Zentren. Med. Klinik 89 (1994) 1–6.
12. Skogseid, B., B. Eriksson, G. Lundqvist, L.-E. Lörelius, J. Rastad, L. Wide, G. Åkerström, K. Öberg: Multiple endocrine neoplasia typ 1: a 10-year prospective screening study in four kindreds. J. clin. Endocr. 73 (1991) 281–287.
13. Skogseid, B., C. Larsson, P.-G. Lindgren, E. Kvanta, J. Rastad, E. Theodorsson, L. Wide, E. Wilander, K. Öberg: Clinical and genetic features of adrenocortical lesions in multiple endocrine neoplasia type 1. J. clin. Endocr. 75 (1992) 76–81.
14. Thakker, R. V., P. Bouloux, C. Wooding, K. Chatai, P. M. Broad, N. K. Spurr, G. M. Besser, J. L. H. O'Riordan: Association of parathyroid tumors in multiple endocrine neoplasia type 1 with loss of alleles on chromosome 11. New Engl. J. Med. 321 (1989) 218–224.
15. Zimmering, M. B., N. Katsumata, Y. Sato, M. L. Brandi, G. D. Aurbach, S. J. Marx, H. G. Friesen: Increased basic fibroblast growth factor in plasma from multiple endocrine neoplasia type 1: Relation to pituitary tumor. J. clin. Endocr. 76 (1992) 1182–1187.

63 Pluriglanduläre Insuffizienzsyndrome

Klaus Badenhoop

1 Definition und Klassifikation 509
2 Klinisches Bild 509
3 Pathogenese, Pathophysiologie, Genetik und Histologie. 510
3.1 Pathogenese und Pathophysiologie 510
3.2 Genetik 510
3.3 Histologie 511
4 Diagnostik 511
4.1 Endokrinologische Testverfahren 511
4.2 Immunologische Testung 511
4.3 Bildgebende Verfahren 512
4.4 Differentialdiagnose 512
5 Therapie 512
5.1 Substitutionstherapie 512
5.2 Kontrollparameter unter Substitution 513
5.3 Verlauf und mögliche Komplikationen 513

Tabelle 63-1 Manifestationen der pluriglandulären Insuffizienz.

Typ 1	Typ 2	Typ 3
• M. Addison • mukokutane Candidiasis • Hypoparathyreoidismus • chronisch-aggressive Hepatitis • M. Basedow • Hypothyreose • Vitiligo • perniziöse Anämie • Malabsorption • primärer Hypogonadismus • Keratokonjunktivitis	• M. Addison • Hypoparathyreoidismus • M. Basedow • Hypothyreose • perniziöse Anämie • Typ-1-Diabetes • Vitiligo • Zöliakie • Alopezie • Hypophysitis • primärer Hypogonadismus • Myasthenia gravis	• Autoimmunthyreopathie und Typ-1-Diabetes • Autoimmunthyreopathie und perniziöse Anämie • Autoimmunthyreopathie und Vitiligo, Alopezie sowie andere Antikörper

Tabelle 63-2 Unterschiedliche Charakteristika der pluriglandulären Insuffizienzsyndrome.

Typ 1	Typ 2	Typ 3
Geschwister betroffen	mehrere Generationen betroffen	
keine HLA-Assoziation	HLA DR3 und DR4 gehäuft	HLA DR3, DR4, DR5 gehäuft

1 Definition und Klassifikation

Autoimmunendokrinopathien sind meist auf ein sekretorisches Organ beschränkt. Bei den pluriglandulären Insuffizienzsyndromen sind jedoch mehrere endokrine Organe gleichzeitig oder zeitlich aufeinanderfolgend betroffen.

Von der *pluriglandulären Insuffizienz Typ 1* wird gesprochen, wenn eine Nebenniereninsuffizienz, Hypothyreose, ein Hypoparathyreoidismus, eine perniziöse Anämie bzw. andere endokrine Unterfunktionen von einer mukokutanen Candidiasis begleitet werden. Diese seltene Erkrankung tritt meist bei Kindern und in Familien gehäuft unter Geschwistern auf.

Die häufigere *pluriglanduläre Insuffizienz Typ 2* besteht bei Patienten, die an mindestens zwei der folgenden Erkrankungen leiden: Morbus Addison, Autoimmunthyreopathie, primärer Hypoganodismus, Typ-1-Diabetes-mellitus, Vitiligo und bzw. oder Myasthenia gravis. Eine Hypophysitis, perniziöse Anämie, Zöliakie oder andere Autoimmunerkrankungen können hinzukommen.

Die *pluriglanduläre Insuffizienz Typ 3* beinhaltet mehrere Autoimmunendokrinopathien ohne den M. Addison. Eine Abgrenzung der Insuffizienzsyndrome voneinander ist oft erst im Verlauf der Erkrankung möglich (Tab. 63-1 und 63-2).

2 Klinisches Bild

Pluriglanduläre Insuffizienz Typ 1:

Das klinische Bild einer pluriglandulären Insuffizienz Typ 1 besteht in der mukokutanen Candidiasis mit gleichzeitigem Hypoparathyreoidismus (Hypokalzämie, Hyperphosphatämie) und/oder einer Nebenniereninsuffizienz mit den Symptomen der Adynamie, Gewichtsverlust und den klinischen Befunden der Hyperkaliämie, Hyponatriämie und Hypoglykämie.

Im Rahmen des Hypoparathyreoidismus kommt es zu Verkalkungen, auch im zentralen Nervensystem mit extrapyramidalen Dyskinesien, einer möglichen Debilität, Tetanien und einem Katarakt. Oft tritt am Anfang nur die chronische Candidiasis und ein Hypoparathyreoidismus auf, während eine unbestimmte Zeit bis zur Entwicklung eines Hypokortizismus vergehen kann.

Pluriglanduläre Insuffizienz Typ 2: Das Zusammentreffen einer Nebenniereninsuffizienz und einer Schilddrüsenerkrankung wurde von Schmidt 1926 beschrieben (Schmidt-Syndrom) [12].

Die fehlende Sekretion von Nebennierenrinden-, Parat-, Gonaden- und Schilddrüsenhormonen, sowie von Insulin in der Kombination mit einer Vitiligo, Myasthenia gravis und/oder anderen Autoimmunerkrankungen machen das Spektrum der pluriglandulären Insuffizienz Typ 2 aus.

Grundlage dieses Syndroms ist eine Autoimmunreaktion gegen Bestandteile dieser endokrinen oder anderer Organe. Das klinische Bild wird beherrscht von der zugrundeliegenden Primärerkrankung. Der M. Addison imponiert mit der Hypotonie, der bräunlichen Pigmentierung von Haut und Schleimhäuten (s. Farbtafel Abb. 63-1 und 63-2). Symptome der Schilddrüsendysfunktion können sich sowohl in einer Basedow-Hyperthyreose mit oder ohne endokrine Orbitopathie, bzw. auch einer primären Hypothyreose nach Hashimoto-Thyreoiditis äußern. Während fast die Hälfte der Patienten mit M. Addison eine weitere Autoimmunendokrinopathie entwickelt, sind Patienten, die lediglich Autoimmunthyreopathien aufweisen, seltener von einer pluriglandulären Insuffizienz betroffen.

Die klinischen Symptome dieser pluriglandulären Insuffizienzen können zunächst wenig ausgeprägt sein und erst nach gezielter Testung erkennbar werden.

3 Pathogenese, Pathophysiologie, Genetik und Histologie

3.1 Pathogenese und Pathophysiologie

Ein gemeinsames Merkmal der verschiedenen sekretorischen Störungen ist die langsame Zerstörung der Epithelzellen durch lymphoide Infiltration und Fibrosierung in den betroffenen Organen.

Während wir über die Ätiologie wenig wissen, wird eine Autoimmunpathogenese, ähnlich dem Typ-1-Diabetes, der Hashimoto-Thyreoiditis oder dem isolierten M. Addison, auch für die pluriglanduläre Insuffizienz angenommen.

Hinweise dafür ergeben sich aus organspezifischen Antikörpern. Mit dem Nachweis von Thyreoglobulinantikörpern bei Patienten mit Hashimoto-Thyreoiditis wurden erstmals Schilddrüsenantikörper nachgewiesen, inzwischen gibt es Berichte über Antikörper gegen fast alle endokrinen Zellen [11]:
– Antikörper gegen Thyreoglobulin und Thyreoperoxidase (ehemals mikrosomales Antigen) kennzeichnen die Hashimoto-Thyreoiditis
– Antikörper gegen Inselzellen des Pankreas den Typ-1-Diabetes
– Antikörper gegen Nebennierenrindenzellen den M. Addison.

Neben den erwähnten destruierenden Autoimmunendokrinopathien lassen sich bei der Basedow-Hyperthyreose stimulierende Antikörper gegen den TSH-Rezeptor nachweisen.

Neben dem Nachweis von Antikörpern im Patientenserum zeigt sich im endokrinen Organ die Infiltration aktivierter T-Lymphozyten als Zeichen einer immunologisch vermittelten Zellzerstörung.

Weitere Zeichen sind ferner die gesteigerte HLA-Klasse-I- und die De-novo-Klasse-II-Expression in den betroffenen Organen. Wie es zu diesen Immunphänomenen kommt, ist gegenwärtig unklar. Die Präsentation zelleigener Antigene im Zusammenhang mit HLA Klasse II (die sonst nur auf Makrophagen, dendritischen Zellen, und anderen „professionellen" antigenpräsentierenden Zellen vorkommt) könnte möglicherweise durch eine virale Infektion oder andere exogene Faktoren ausgelöst werden.

Organspezifische Antikörper führen nicht notwendigerweise zu einer Erkrankung und können auch bei einigen gesunden Individuen nachgewiesen werden (z. B. bei Verwandten der Patienten). Organspezifische Antikörper sind deshalb nicht die Ursache der Erkrankung, sondern Marker der Autoimmunpathogenese. So lassen sich Patienten mit autoimmunbedingter von einer posttuberkulösen Nebennierenrindeninsuffizienz durch den Nachweis von Nebennierenrindenantikörpern unterscheiden.

3.2 Genetik

Autoimmunerkrankungen sind in der Regel mit bestimmten HLA-Merkmalen assoziiert. HLA-Moleküle sind Glykoproteine, die auf dem kurzen Arm des Chromosoms 6 genetisch kodiert werden. Klasse-I-Moleküle (HLA B, C, A) kommen auf allen kernhaltigen Zellen vor, während Klasse II (DR, DQ, DP) nur auf Makrophagen, aktivierten T-Zellen und B-Zellen exprimiert werden. Klasse-I-Moleküle sind Erkennungselement für zytotoxische T-Zellen, die zellulär präsentierte Peptide – z.B. viraler Genese – binden, und Klasse-II-Moleküle für T-Helfer-Zellen, die andere Peptide, auch längere, binden und Zytokine produzieren. Die Gene für diese Moleküle haben daher eine Schlüsselstellung in der Immunantwort.

Verschiedene Allele dieser Gene wurden ursprünglich für den HLA-B-Lokus beschrieben, wo eine Assoziation von HLAB8 mit Typ-1-Diabetes sowie im Gefolge auch für die pluriglanduläre Insuffizienz beschrieben wurde [13]. Im Unterschied dazu zeigten Patienten mit einer pluriglandulären Insuffizienz Typ 1 keine Assoziation mit HLAB.

Molekulargenetische Feinanalysen der HLA-DQ-Gene, (unmittelbar den HLA-DR-Genen benachbart) haben gezeigt, daß die HLA-Assoziation des Typ-1-Diabetes primär mit bestimmten Allelen der DQA1/DQB1-Gene zuzuschreiben ist [14], was auch für Patienten mit anderen Autoimmunendokrinopathien zutrifft [2, 3]. Prädisponierende HLA-DQ-Allele sind DQA1*0501 und DQB1*0201, sowie DQB1*0302, insbesondere bei Typ-1-Diabetes.

Analysen in Familien von Patienten zeigen eine Häufung dieser Prädispositionsallele bei Erkrankten, so daß bei anderen, noch nicht manifesten Geschwistern, eine Risikoabschätzung für die spätere Entwicklung einer solchen Erkrankung vorgenommen werden kann [1].

3.3 Histologie

Histologisch zeigen die endokrinen Gewebe bei der pluriglandulären Insuffizienz ähnliche Charakteristika wie bei den isolierten Drüsenunterfunktionen auf (Nebennierenrinden, Schilddrüsen-, Ovar-, Nebenschilddrüsen-, Hypophysen- und Inselzellen). Beim *M. Addison* ist die Nebennierenrinde atrophiert, mit verdickter Kapsel und zerstörter Rinde. Eine Infiltration mit mononukleären Zellen (Lymphozyten, Makrophagen) und vereinzelten Keimzentren kann beobachtet werden. Restliche Parenchymzellen sind von Lymphozyten infiltriert. Auch Ovarien von Patienten mit *autoimmun bedingter Amenorrhö* zeigen eine lymphozytäre Infiltration und Fibrosierung, ähnlich dem histologischen Befund bei Autoimmunthyreopathien. Eine lymphozytäre Infiltration der Nebenschilddrüse mit Atrophie bei *primärem Hypoparathyreodismus* ist ähnlich nachweisbar wie bei der lymphozytären *Hypophysitis* mit Hypophyseninsuffizienz.

4 Diagnostik

4.1 Endokrinologische Testverfahren

Patienten sollten sorgfältig befragt und darüber aufgeklärt werden, daß eine rechtzeitige endokrinologische Untersuchung bei Auftreten entsprechender Symptome notwendig ist.

Pluriglanduläre Insuffizienzsyndrome werden selten diagnostiziert. Dennoch kann diese Erkrankung bei jedem Patienten mit einer solitären Autoimmunendokrinopathie im Laufe seines Lebens und auch bei seinen Verwandten auftreten.

Bei klinischem Verdacht auf einen M. Addison sollte ein *Synacthen-Test* durchgeführt werden. Eine latente Nebennierenrindenunterfunktion wird damit nicht erfaßt, wie Untersuchungen an nebennierenantikörperpositiven Individuen zeigen, deren ACTH-Spiegel im Vergleich höher sind [6]. Im *CRH-Test* sind bei noch gesunden Individuen mit Nebennierenrindenantikörpern nicht immer entsprechende Anstiege des Cortisols nachweisbar [5]. Weitere diagnostische Hinweise auf einen M. Addison sind erkennbar in einer Verminderung des Dehydroepiandrosteronsulfats (DHEAS), einer Erhöhung des Renins und/oder des ACTH [7].

Eine Schilddrüsenfunktionsstörung wird bei intakter Hypophysenfunktion durch ein normales *basales TSH*, sowie einen Parameter für die *freien Schilddrüsenhormone* (FT_4 oder Bindungsparameter) ausgeschlossen.

Die Bestimmung des *Parathormons* ist bei klinischem bzw. laborchemischem Verdacht auf einen Hypoparathyreodismus (erniedrigtes Kalzium, erhöhtes Phosphat) angezeigt. Eine autoimmun bedingte Hypophyseninsuffizienz wird durch dynamische Testung der drei Achsen nachgewiesen (kombinierter Hypophysenvorderlappen-Stimulationstest: TRH-CRH-GnRH mit Messung der Hormone TSH, ACTH, Cortisol sowie LH und FSH).

Bei Manifestation eines Diabetes mellitus bei Patienten mit vorbestehenden Autoimmunendokrinopathien kann durch die Bestimmung von Insulin/C-Peptid basal, postprandial oder nach Stimulation (Glukose oder Glukagon) die β-Zell-sekretorische Kapazität geprüft werden. Patienten mit Diabetes im Rahmen einer polyglandulären Insuffizienz leiden in der Regel an einem Insulinmangel, der möglicherweise bei Beginn der Erkrankung noch nicht vollständig ausgeprägt ist. Diese Patienten sollten frühzeitig mit Insulin behandelt werden, um die verbliebene β-Zell-Sekretion so lange wie möglich zu erhalten, auch dann, wenn noch kein absoluter Insulinmangel besteht. Die mögliche Entwicklung einer perniziösen Anämie sollte bei allen Patienten beachtet werden (Blutbild, Vitamin B_{12}).

4.2 Immunologische Testung

Autoantikörper gegen fast alle endokrinen Zellen, zellspezifische Enzyme oder Rezeptoren können durch Immunfluoreszenz, Radioliganden-Assay, ELISA, Immunpräzipitation und andere Verfahren nachgewiesen werden. Routinemäßig werden Antikörper gegen Thyreoglobulin (Tg), Thyreoperoxidase (TPO) und den TSH-Rezeptor bestimmt. Antikörper gegen Inselzellen, Nebenschilddrüsen- und Nebennierenrindenzellen werden in speziellen Labors nachgewiesen. Das Antigen, gegen das Inselzellantikörper gerichtet sind (64-KD-Antigen) ist die Glutamatdecarboxylase (GAD) [4].

GAD-Antikörper sind bei Patienten mit Typ-1-Diabetes in ca. 60% nachweisbar, Inselzellantikörper bei ca. 70–80%. TSH-Rezeptorantikörper bestehen bei ca. 80% aller Patienten mit einer akuten Basedow-Hyperthyreose [11].

Antikörper gegen endokrine Organe (z.B. Schilddrüsenantikörper) können auch bei noch gesunden Individuen (z.B. Verwandten von Patienten mit Schilddrüsenerkrankungen oder solchen mit Typ-1-Diabetes) vorkommen. Nicht immer und nicht vorhersehbar erkranken solche Individuen im späteren Verlauf.

Bei M. Addison sind in 20–80% der Patienten Antikörper gegen Nebennierenrindenzellen nachweisbar [9]. Antikörper gegen steroidproduzierende Zellen können bei Patienten mit verfrühter Menopause vorkommen.

Weitere Antikörper sind beschrieben worden: gegen prolaktinproduzierende Zellen, melatoninproduzierende Zellen (Melanozyten), Spermatozoen, sekretinproduzierende Zellen, GIP-produzierende Zellen, pankreatische α-Zellen, Nebenschilddrüsenzellen, somatostatinproduzierende Zellen und vasopressinproduzierende Hypophysenzellen [10].

Während solche Antikörper in der Regel mit einem destruierenden Autoimmunprozeß einhergehen, stimulieren Antikörper gegen den TSH-Rezeptor die Schilddrüse beim M. Basedow. Allerdings können auch Antikörper mit nur blockierender Aktivität bestehen, was erklärt, warum bei Patienten mit M. Basedow TSH-Rezeptorantikörper nachweisbar sind, obwohl keine Hyperthyreose besteht (z.B. in Remission, wie z.B. bei Patienten mit endokriner Orbitopathie ohne manifeste Hyperthyreose).

4.3 Bildgebende Verfahren

Zur Unterscheidung zwischen einer posttuberkulösen Form des *M. Addison* von der Autoimmunadrenalitis kann eine Röntgen-Abdomen-Übersichtsaufnahme der Nebennieren die Kalzifizierung (bei der posttuberkulösen Form) darstellen.

Autoimmunthyreopathien zeichnen sich durch echoarme, inhomogene Strukturmuster in der Schilddrüsensonographie aus, während im Schilddrüsenszintigramm bei der M.-Basedow-Hyperthyreose eine hohe Nuklidaufnahme, bei der Hashimoto-Thyreoiditis eine niedrige imponiert.

Zur Abgrenzung einer *Hypophysitis* von anderen Ursachen einer Hypophyseninsuffizienz dient eine kranielle Computertomographie (cCT) oder Magnetresonanztomographie (NMR) der Sellaregion.

4.4 Differentialdiagnose

Die Diagnose einer pluriglandulären Insuffizienz auf dem Boden einer Autoimmunendokrinopathie basiert auf der Klinik, den Hormonbefunden und dem Nachweis von Antikörpern.

Wenn eine Adrenoleukodystrophie ausgeschlossen ist, keine Tuberkulose oder andere Infektion (z.B. CMV-Adrenalitis bei HIV-Infizierten) bestehen, ist die spontan auftretende Nebenniereninsuffizienz in der Regel autoimmun bedingt.

Eine gleichzeitig auftretende Amenorrhö bei Frauen kann zum einen durch den akuten Cortisolmangel, zum anderen aber auch durch gleichzeitig bestehende Antikörper gegen steroidproduzierende Zellen erklärt sein. Im letzten Fall würde sich unter der Substitutionsbehandlung mit Hydrocortison der hormonelle Zyklus nicht normalisieren.

Eine gleichzeitig bestehende Anämie kann sowohl sekundär bei einer Hypothyreose oder bei einer Nebenniereninsuffizienz bestehen, als auch bei einem autoimmun bedingten Vitamin-B_{12}-Mangel (perniziöse Anämie).

Eine gravierende Fehlinterpreation der erniedrigten Hormonspiegel (Thyroxin, Trijodthyronin, Cortisol, Östrogen) könnte durch eine falsche Einordnung als Hypophyseninsuffizienz entstehen. Bei primären Hormonmangelzuständen sind die Hypophysen-Steuerhormone (TSH, ACTH, LH, FSH) immer erhöht. Bei allen Patienten mit vermuteter pluriglandulärer Insuffizienz sollte deshalb TSH, ACTH, LH und FSH basal sowie dynamisch (nach Stimulation durch hypothalamische Releasing-Faktoren) untersucht werden.

Fallbeispiel
Eine Patientin entwickelte mit 50 Jahren eine Hypothyreose, mit Nachweis von mitochondrialen Antikörpern und Rheumafaktoren. Im Rahmen der Hypothyreose entwickelte sich ein Perikarderguß, der sich nach L-Thyroxin-Substitution zurückbildete. Den Verlauf erschwerte die Symptomatik einer primär chronischen Polyarthritis, woraufhin die Patienten mit nicht-steroidalen Antiphlogistika behandelt wurde. Drei Jahre später fiel eine partielle Nebenniereninsuffizienz auf, die zunächst mit Cortison Ciba® 25 mg 1×1/2 Tablette substituiert wurde. Ein Hinterwandinfarkt wurde sechs Jahre später diagnostiziert und wegen rezidivierender Angina pectoris wurde die Patientin koronarangiographiert. Drei Jahre danach wurde eine aortokoronare Bypass-Operation durchgeführt. Im Rahmen dieses stationären Aufenthaltes wurde Cortison abgesetzt. In den darauffolgenden Monaten bemerkte die Patientin eine zunehmende Braunverfärbung ihrer Haut. Im Arztbrief einer Klinik wird auf die deutliche Bräunung der Haut hingewiesen. Zu diesem Zeitpunkt hatte die Patientin ein Serumnatrium von 135 mmol/l sowie ein Kalium von 5,0 mmol/l.
Bei der klinischen Untersuchung bestand eine deutliche Braunverfärbung der Haut (s. Abb. 63-1, Farbtafel) und der Bukkalschleimhaut (s. Abb. 63-2, Farbtafel). Die Patientin war zunehmend adynam und antriebslos geworden. Nach Substitution mit Cortison Ciba®, 1 1/2 Tabl. morgens, 1/2 Tablette mittags sowie Astonin H® 1×1 Tabl. trat eine deutliche subjektive Befundbesserung ein. Die Patientin wurde noch einmal über die lebensnotwendige Substitution mit Hydrocortison und Fludrocortison aufgeklärt und mit einem entsprechenden Notfallausweis versehen.

5 Therapie

5.1 Substitutionstherapie

Eine kausale Therapie für autoimmunologisch vermittelte pluriglanduläre Insuffizienzsyndrome existiert nicht. Die hormonellen Mangelzustände werden durch eine medikamentöse Ersatzbehandlung ausgeglichen. Hypothyreosen werden mit L-Thyroxin, Nebenniereninsuffizienzen mit Hydrocortison und einem Mineralokortikoid (Fludrocortison), eine verfrühte Menopause mit Östrogenen und ein Hypoparathyreodismus mit Vitamin D und Kalzium substituiert. Sekundäre Unterfunktionen aufgrund einer Autoimmunhypophysitis werden ebenfalls mit Hormonen behandelt, die von der Hypophyseninsuffizienz betroffen sind.

5.2 Kontrollparameter unter Substitution

Die korrekte Dosierung einer Substitutionstherapie mit Hormonen muß auch bei Patienten mit einer pluriglandulären Insuffizienz in regelmäßigen Abständen überprüft werden.

Während die Substitution des L-Thyroxins in der Regel nicht variiert und bei 125–150 µg/Tag konstant bleibt, werden Patienten mit einer Nebennierenrindeninsuffizienz angewiesen, bei Fieber, Streß, allgemeinen Erkrankungen, Unfällen oder Operationen die Substitution mit Hydrocortison (z.B. Cortison Ciba® 25 mg 1–1/2–0, oder Hydrocortison Hoechst® 20 mg–10 mg–0) kurzfristig zu erhöhen (100–300 mg/Tag, u.U. als Dauerinfusion über 24 h), und nach Rekompensation wieder auf die Ausgangsdosis zu normalisieren. Bei Durchfallerkrankungen muß die Cortisondosis eventuell parenteral (intravenös) verabreicht werden.

Als *Kontrollparameter unter L-Thyroxinsubstitution* dienen das basale TSH und das freie T_3, um rechtzeitig sowohl eine Über- wie auch eine Unterdosierung zu erkennen.

Die adäquate *Cortisonsubstitution* wird primär klinisch gesteuert (Kraft, Belastbarkeit, Antrieb, etc.), die der Mineralokortikoide anhand der Elektrolyte Natrium und Kalium und des Nierenparenchymhormons Renin. Eine Überdosierung mit Cortison kann im 24-Stunden-Urin nachgewiesen werden. Da die Patienten mit täglich konstanter Hydrocortisonmenge behandelt werden, fehlt ihnen die physiologische Möglichkeit der Adaptation. Dies hat mögliche Unter- wie auch Überdosierungen zur Folge.

Kontrollparameter unter *Substitutionstherapie mit Vitamin D und Kalzium* bei Patienten mit Hypoparathyreoidismus sind der klinische Verlauf, Nierenfunktionsparameter, Serumspiegel von Vitamin D, 1-25-OH-Vitamin D (metabolisch aktive Form), Kalzium und Phosphat (letztere im Serum sowie im 24-Stunden-Urin).

5.3 Verlauf und mögliche Komplikationen

Der Verlauf und die möglichen Komplikationen unter Substitutionsbehandlung unterscheiden sich bei der pluriglandulären Insuffizienz nicht von den Hormonmangelzuständen, wie sie einzeln auftreten (s. entsprechende Kapitel unter II, IV, V, VI).

Es muß bei Patienten mit isolierten Drüsenunterfunktionen immer daran gedacht werden, daß im zeitlichen Verlauf weitere Hormonmangelzustände auftreten können. In einer schwedischen Untersuchung waren bei der Hälfte aller Patienten mit M. Addison eine pluriglanduläre Insuffizienz Typ II im Verlauf aufgetreten, davon häufiger eine Autoimmunthyreopathie, die sowohl dem M. Addison vorausgehen wie auch nachfolgen kann. Seltener war der M. Addison mit einem Typ-1-Diabetes vergesellschaftet, der meist vor der Nebenniereninsuffizienz manifest geworden war [8].

Bei Patienten mit *Typ-1-Diabetes* und Autoimmunthyreopathie sollte immer an die mögliche Entwicklung einer Nebennierenrindeninsuffizienz gedacht und gegebenenfalls ein Synacthen-Test durchgeführt werden.
Patienten mit einem isolierten *M. Addison* sollten regelmäßig auf die mögliche Entwicklung einer Autoimmunthyreopathie untersucht werden.
Bei *erhöhten Schilddrüsenantikörpern* (insbesondere gegen Thyreoperioxidase – TPO-AK) sollten regelmäßige Kontrollen (alle drei bis sechs Monate) des TSH eine Hypothyreose rechtzeitig erkennen und behandeln lassen.
Patienten und Angehörige müssen auf die mögliche Entwicklung anderer Hormonmangelzustände hingewiesen werden, damit der behandelnde Arzt auch im Kontrollintervall rechtzeitig untersuchen kann. Eine einmal begonnene Hormonsubstitution ist lebenslang durchzuführen und darf nicht abgesetzt werden. Erstgradige Verwandte dieser Patienten sollten gegebenenfalls auch auf die mögliche Entwicklung einer pluriglandulären Insuffizienz untersucht werden.

Literatur

1. Badenhoop, K., G. Schwarz, P. Bingley et al.: Restriction fragment length polymorphism (RFLP) analysis of HLA haplotypes in families with type I diabetes mellitus. Tissue Antigens 35 (1990) 32.
2. Badenhoop, K., G. Schwarz, P. G. Walfish, V. Drummond, K. H. Usadel, G. F. Bottazzo: Susceptibility to thyroid autoimmune disease: Molecular analysis of HLA-D region genes identifies new markers for goitrous Hashimoto's thyroiditis. J. clin. Endocr. 71 (1990) 1131.
3. Badenhoop, K., P. G. Walfish, H. Rau et al.: Susceptibility and resistance alleles of HLA DQA1 and DQB1 are shared in endocrine autoimmune disease. (submitted).
4. Baekkeskov, S., H.-J. Aanstoot, S. Christgau et al.: Identification of the 64K autoantigen in insulin-dependent diabetes as the GABA-synthesizing enzyme glutamic acid decarboxylase. Nature 347 (1990) 151.
5. Boscaro, M., C. Betterle, M. Sonino, M. Volpato, A. Paoletta, F. Fallo: Early adrenal hypofunction in patients with organ-specific autoantibodies and no clinical adrenal insufficiency. J. clin. Endocr. 79 (1994) 452.
6. Ketchum, C. H., W. J. Riley, N. K. MacLaren: Adrenal dysfunction in asymptomatic patients with adrenocortical antibodies. J. clin. Endocr. 58 (1984) 1166.
7. Oelkers, W., S. Diederich, V. Bähr: Diagnosis and therapy surveillance in Addison's disease: rapid adrenocorticotropin (ACTH) test and measurement of plasma ACTH, renin activity, and aldosterone. J. clin. Endocr. 75 (1992) 259.
8. Papadopoulos, K. I., B. Hallengren: Polyglandular autoimmune syndrome type II in patients with idiopathic Addison's disease. Acta endocr. (Kbh.) 122 (1990) 472.
9. Scherbaum, W. A., P. A. Berg: Development of adrenocortical failure in non-Addisonian patients with autoantibodies to adrenal cortex. Clin. Endocr. (Oxf.) 16 (1982) 345.
10. Scherbaum, W. A., G. F. Bottazzo: Autoantibodies to va-

sopressin cells in idiopathic diabetes insipidus. Evidence for an autoimmune variant. Lancet 1 (1983) 897.

11. Schleusener, H., J. Schwander, C. Fischer et al.: Prospective multicentre study on the prediction of relapse after antithyroid drug treatment in patients with Graves´ disease. Acta endocr. (Kbh.) 120 (1989) 689.

12. Schmidt, M. B.: Eine biglanduläre Erkrankung (Nebennieren und Schilddrüse). Verh. Dtsch. Path. Ges. 21 (1926) 212.

13. Skordis, N., N. Maclaren: Immunogenetics of autoimmune polyglandular syndromes. In: Farid, N. R. (ed.): Immunogenetics of Endocrine Disorders, p. 373. Liss, Inc., New York 1988.

14. Todd, J. A., H. Acha-Orbea, J. I. Bell et al.: A molecular basis for MHC class II-associated autoimmunity. Science 240 (1988) 1003.

X. Gastrointestinale Hormone

64 Karzinoide, neuroendokrine Tumoren, Karzinoidsyndrom

Wolfgang E. Schmidt

1	Definition, Terminologie, Klassifikation	516
2	Klinisches Bild	517
2.1	Karzinoidsyndrom	517
2.2	Endokrin inaktive neuroendokrine Tumoren	517
3	Häufigkeit, Pathogenese, Pathophysiologie	517
3.1	Häufigkeit neuroendokriner Tumoren	517
3.2	Pathogenese des Karzinoidsyndroms	518
3.3	Besonderheiten neuroendokriner Tumoren/Karzinoide nach anatomischer Lokalisation	518
4	Diagnostik	518
4.1	Labordiagnostik	519
4.2	Bildgebende Verfahren	519
4.3	Differentialdiagnostik	520
5	Verlauf der Therapie	520
5.1	Symptomatische Therapie des Karzinoidsyndroms	520
5.2	Therapeutische Maßnahmen zur Verminderung der Tumormasse und antiproliferative Therapie	521

1 Definition, Terminologie, Klassifikation

Das *Karzinoidsyndrom* ist gekennzeichnet durch das Vorliegen eines endokrinen argentaffinen serotoninproduzierenden Tumors mit den typischen Symptomen *Diarrhö, Flush, Asthma* und *Rechtsherzendokardfibrose*.

Williams und Sandler klassifizierten Karzinoide entsprechend ihrer Lokalisation in „*Foregut*"-, „*Midgut*"- und „*Hindgut*"-Tumoren (Tab. 64-1), wobei ursprünglich die endokrinen Tumoren des Pankreas nicht mit enthalten waren. Die WHO-Klassifikation von 1980 erweitert den Begriff des *Karzinoids* auf alle Tumoren des *diffusen neuroendokrinen Systems*, mit Ausnahme der Pankreastumoren, des medullären Schilddrüsenkarzinoms und einiger weiterer endokriner Tumorentitäten. In Anlehung an diese Klassifikation wurde vorgeschlagen, den Begriff *Karzinoid* durch den Terminus „*neuroendokriner Tumor*" zu ersetzen. Als Klassifikationskriterien gelten: Lokalisation des Tumors, histologische

Tabelle 64-1 Klassifikation und anatomische Verteilung neuroendokriner Tumoren/Karzinoide (in Prozent).*

Lokalisation	Häufigkeit (%)	Häufigkeit des Karzinoidsyndroms (%)	Immunzytochemie	Besonderheiten
Foregut				
Lunge, Bronchialsystem	11	10–20	Serotonin, CRF, GRF Neuropeptide	selten Cushing-Syndrom
Pankreas	–**	–*	GI-Peptide Gastrin, VIP, PP Insulin, Glukagon, GRF, CRF, Serotonin Somatostatin	Insulinom, VIPom Glukagonom Zollinger-Ellison-Syndrom Somatostatinom
Magen	2	10–20	Histamin	ECLom
Duodenum, Jejunum	3	3	Serotonin, Gastrin GI-Peptide	Zollinger-Ellison-Syndrom
Midgut				
Ileum	22	20–40	Serotonin, Tachykinine	
Appendix	40	<2		
Zökum				
Hindgut				
übriges Kolon	5	5	GI-Peptide	
Rektum	15	<1		

*Häufigkeiten unter 1% sind nicht berücksichtigt. Die Verteilung (in %) beruht auf der Auswertung von 9802 Fällen; modifiziert nach Creutzfeldt [3], Godwin [5] und Vinik [9];
**Häufigkeit neuroendokriner Tumoren im Pankreas nicht erfaßt.

Malignitätskriterien, Expression neuroendokriner Marker und endokrine Aktivität im Sinn eines Karzinoidsyndroms oder einer hormonellen Hypersekretion [2].

2 Klinisches Bild

Grundsätzlich ist zu unterscheiden zwischen neuroendokrinen Tumoren, die mit einem *Karzinoidsyndrom* oder einer anderen *Hormonüberproduktion* einhergehen und neuroendokrinen Tumoren, die *endokrin inaktiv* sind.

2.1 Karzinoidsyndrom

Der Begriff *Karzinoidsyndrom* faßt die humoral vermittelten Symptome metastasierender neuroendokriner Tumoren zusammen (Tab. 64-2). Die Häufigkeit des Karzinoidsyndroms hängt von der Lokalisation des Primärtumors ab. Patienten mit einem Karzinoid im Ileum oder proximalen Kolon weisen in 20–40 % der Fälle ein Karzinoidsyndrom auf, während dieses selten bei Lokalisation in der Appendix oder im Rektum beobachtet wird (Tab. 64-1). Hepatische oder retroperitoneale Metastasierung sind Voraussetzungen für die Entwicklung des Syndroms.

Tabelle 64-2 Klinische Manifestationen des Karzinoidsyndroms.

Diarrhö	70–90%
Flush	60–70%
Asthma, Bronchialobstruktion	5–10%
Rechtsherzbeteiligung*	5–10%
Pellagra*	0–5%
symptomlos bei erhöhter 5-HIES	10–15%

*Spätsymptom

Flush: Der typische Karzinoid-Flush äußert sich als Erythem im Bereich des Gesichtes, des Nackens und der oberen Rumpfpartien (s. Farbtafel, Abb. 64-1). Er geht einher mit einem subjektiven Wärmegefühl, gelegentlich Schwindel und Schwäche als Ausdruck der arteriellen Hypotension, selten können Synkopen auftreten. Eine meßbare Zunahme der Hauttemperatur um 1–4 °C ist typisch. Die Anfälle dauern Sekunden bis Minuten, können jedoch bei ausgedehnter Lebermetastasierung auch über Stunden anhalten oder als „Dauerflush" auftreten. In der Regel beobachtet man dann zyanotisch blau-rote Gesichtserytheme mit Teleangiektasien. Die Flush-Episoden können spontan auftreten, einige Patienten geben Auslösefaktoren wie Essen, Alkoholeinnahme, emotionale Aufregung oder körperliche Anstrengung an.

Diarrhö, gastrointestinale Hypermotilität: Diarrhö ist das häufigste Symptom des Karzinoidsyndroms.

Die Stuhlfrequenz kann über 20 pro Tag liegen und dann ein Bild wie beim Verner-Morrison-Syndrom (VIPom) hervorrufen (Kap. 66). Häufig klagen die Patienten über verstärkte Darmmotilität oder krampfartige Bauchschmerzen. In der Regel besteht eine *sekretorische Diarrhö* mit Stuhlgewichten zwischen 300 und 800 g pro Tag; bei sehr voluminösen Entleerungen kann auch die Stuhlfettausscheidung als Symptom der Malabsorption erhöht sein. Bei starken Bauchschmerzen ist abzugrenzen, ob diese auf die gesteigerte Motilität zurückzuführen oder Ausdruck einer intestinalen Obstruktion durch den Primärtumor selbst sind.

Asthmaähnliche Bronchialobstruktion: Persistierende Bronchialobstruktion oder intermittierende Asthmaanfälle sind relativ selten. Meist treten sie zeitgleich mit einem Flush auf.

Rechtsherzendokardfibrose: Die karzinoidbedingte Herzbeteiligung ist in der Regel ein Spätsymptom, das erst nach jahrelangem Bestehen des Karzinoidsyndroms auftritt. Es geht häufig einher mit besonders hoher Ausscheidung von 5-Hydroxyindolsäure (5-HIES). Klinisch besteht eine *Trikuspidalinsuffizienz*, echokardiographisch das Bild einer *restriktiven rechtsherzbetonten Kardiomyopathie*. Histologisch findet man plaqueartige Ablagerungen fibrinösen Materials im Endokard und subendokardialen Gewebe im Bereich des rechten Herzens. Eine Beteiligung des linken Herzens ist selten. Chronisches Rechtsherzversagen ist selten.

Besonderheiten: Magenkarzinoide sezernieren häufiger 5-Hydroxytryptophan und Histamin. Der kutane Flush bei solchen Patienten besteht häufig aus scharf begrenzten fleckartigen Erythemen. Diarrhöen oder Herzbeteiligung werden hier seltener beobachtet.

2.2 Endokrin inaktive neuroendokrine Tumoren

Bei Patienten mit endokrin inaktiven neuroendokrinen Tumoren bestehen nur unspezifische Symptome. Tumoren im Bronchialsystem gleichen in ihrer Symptomatik einem Bronchialkarzinom mit Husten, Hämoptyse und Luftnot, während kleine Karzinoide im Gastrointestinaltrakt oft völlig asymptomatisch sind und erst im fortgeschrittenen, zumeist metastasierten Stadium diagnostiziert werden. Die häufigsten klinischen Zeichen sind *unspezifische abdominelle Schmerzen, intermittierende intestinale Obstruktion mit Subileussymptomatik* und palpatorisch oder sonographisch aufgefallene Raumforderungen.

3 Häufigkeit, Pathogenese, Pathophysiologie

3.1 Häufigkeit neuroendokriner Tumoren

Neuroendokrine Tumoren des Gastrointestinaltraktes und des Pankreas machen 2 % aller malignen Tumoren aus. Die Inzidenz des Karzinoidsyndroms bei metastasierten Karzinoidtumoren liegt bei 0,5/100 000 Einwohner. Die Häufigkeit von zufällig gefundenen Karzinoiden der Appendix liegt bei 0,32% aller appendektomierten Patienten. In der Autopsiestatistik ergibt sich eine Gesamtprävalenz zufällig gefundener intestinaler Karzinoide von 1 auf 150 Patienten [6, 7].

3.2 Pathogenese des Karzinoidsyndroms

Das Karzinoidsyndrom tritt erst auf, wenn signifikante Tumormassen Anschluß an die systemische Zirkulation gefunden haben. Heute weiß man, daß neben Serotonin verschiedene von den Tumoren produzierte Substanzen die typischen klinischen Symptome verursachen:

Serotonin: Serotonin entsteht nach Hydroxylierung der Aminosäure Tryptophan zu 5-Hydroxytryptophan durch anschließende Decarboxylierung. Der Abbau erfolgt oxidativ zu 5-Hydroxyindolessigsäure (5-HIES), die im Urin ausgeschieden wird. Serotonin ist der Hauptmediator der Diarrhö beim Karzinoidsyndrom. Die Serotoninplasmaspiegel korrelieren mit dem Schweregrad. Eine wichtige Rolle scheint Serotonin auch bei der Entwicklung der Rechtsherzendokardfibrose zu spielen. Die Höhe und Dauer der 5-HIES-Ausscheidung korrelieren mit der Herzbeteiligung des Karzinoidsyndroms. Da nicht alle experimentellen Daten diesen Befund stützen, könnten weitere Faktoren synergistisch beteiligt sein.

Für die Auslösung des Karzinoid-Flushes scheint Serotonin nicht der wichtigste Mediator zu sein. Weder korreliert die Höhe der Urinausscheidung an 5-HIES mit der Häufigkeit von Flush-Episoden noch sind konsistent erhöhte Serotoninplasmaspiegel während des Flush meßbar.

Bradykinin: Bradykinin wurde als Ursache des Karzinoid-Flushes angeschuldigt, ohne daß bisher ein kausaler Zusammenhang nachgewiesen wurde.

Tachykinine: Neuropeptide der Tachykininfamilie, wie Substanz P und Neurokinin A, sind auch im Blut von Patienten mit Karzinoidsyndrom nachgewiesen worden. Ob sie für die Auslösung des Flush verantwortlich sind, ist ungeklärt.

Histamin und 5-Hydroxytryptophan: Histamin und 5-Hydroxytryptophan werden vorwiegend von Magenkarzinoiden gebildet. Der mit diesen Tumoren einhergehende Flush ist selten, geht mit konjunktivaler Injektion und Gesichtsödem einher und kann durch H_1- und H_2-Antagonisten unterdrückt werden.

Zusammengefaßt ist die Pathophysiologie des Karzinoid-Flush nicht umfassend verstanden. Vieles spricht für eine synergistische Interaktion von Serotonin, Bradykinin und vasoaktiven Neuropeptiden.

3.3 Besonderheiten neuroendokriner Tumoren/Karzinoide nach anatomischer Lokalisation

Lunge, Bronchialsystem: Gut differenzierte neuroendokrine Tumoren sind histologisch klassische Karzinoide mit einer sehr guten Prognose nach chirurgischer Entfernung, während neuroendokrine Karzinome (atypische Karzinoide) frühzeitig Lymphknotenmetastasen aufweisen.

Pankreas: Diese neuroendokrinen Tumoren wurden früher nicht als Karzinoid klassifiziert. Sie werden an anderer Stelle diskutiert (Kap. 65, 66, 68).

Magen: Die Pathogenese von Magenkarzinoiden unterscheidet sich grundlegend von der der übrigen Karzinoidtumoren. Sie bestehen aus argyrophilen ECL-Zellen und entstehen multilokulär als Karzinoidose bei ausgeprägter atrophischer Korpus-/Fundusgastritis auf dem Boden einer autoimmunen Destruktion der säurebildenden Zellen, die zur Achlorhydrie und Hypergastrinämie führt. Eine atrophische Gastritis auf dem Boden einer jahrelangen Helicobacter-pylori-Gastritis kann ebenfalls zu Magenkarzinoiden führen. Als dritte Ursache entstehen multiple ECLome (Magenkarzinoide) beim Zollinger-Ellison-Syndrom, isoliert oder im Zusammenhang mit einer multiplen endokrinen Neoplasie Typ I (MEN I) (Farbtafel, Abb. 64-2).

Duodenum: Auch hier sind neben den klassischen Karzinoiden neuroendokrine Tumoren zu finden, die Gastrin, Somatostatin, Calcitonin oder PP produzieren. Das Auftreten eines Karzinoidsyndroms ist eine Rarität.

Ileum: Das Ileum ist die häufigste Lokalisation klassischer Karzinoide, die in 20–40% der Fälle mit einem Karzinoidsyndrom nach Metastasierung einhergehen.

Appendix: Als zweithäufigste Lokalisation gehören Appendixkarzinoide zu den gutartigsten überhaupt, wobei ein gewisser Bias aufgrund der extrem hohen Rate an Zufallsbefunden besteht. Ein Karzinoidsyndrom ist extrem selten.

4 Diagnostik

Patienten mit einem voll ausgeprägten Karzinoidsyndrom bieten wenig diagnostische Schwierigkeiten. Leitsymptom ist der charakteristische Flush, der die Patienten in Kombination mit Diarrhöen zum Arzt führt. Dennoch sind die Intervalle bis zur Diagnosestellung bisweilen lang.

Fallbeispiel

Die 49jährige Patientin klagt über seit Monaten bestehende Diarrhöen, 3- bis 5mal täglich, die Stuhlgewichte betragen 350–550 g/Tag bei normaler Stuhlfettausscheidung. Ausgiebige Diagnostik ergibt zunächst die Diagnose „Colon irritabile". Als die Patientin weitere Monate später über „Hitzewallungen" klagt, erhält sie unter der Diagnose „postmenopausale Beschwerden" ein Östrogenpräparat, das eine geringe Besserung der Flush-Symptome bewirkt. 9 Monate nach Symptombeginn fallen sonographisch Raumforderungen in der Leber auf, die zu einer stationären Einweisung führen. Die Urinausscheidung an 5-HIES beträgt 110 mg/Tag (11fache Erhöhung), die Leberbiopsie führt zur histologischen Diagnose eines „neuroendokrinen Tumors, vereinbar mit Metastasen eines Karzinoids". Der Primärtumor wird nicht gefunden.

4.1 Labordiagnostik

5-HIES:

Bei Vorhandensein eines Flush und/oder von Diarrhöen führt der Nachweis einer erhöhten 5-HIES-Ausscheidung im 24-Stunden-Urin zur Diagnose.

Je nach Meßmethode gilt ein Wert von 10 mg/Tag (50 μmol/Tag) als obere Normgrenze. Werte von 50 bis 200 mg/Tag sind häufig, selten werden bis 800 mg/Tag gemessen. Die höchsten Werte findet man bei „Midgut"-Karzinoiden (Ileum). Auch das von Magenkarzinoiden überwiegend sezernierte 5-Hydroxytryptophan führt meist zu einer deutlich erhöhten 5-HIES-Ausscheidung. Zu beachten ist, daß bestimmte Nahrungsmittel (z.B. Avocados, Bananen, Koffein, Walnüsse) zu falsch-positiven und viele Medikamente (z.B. Phenacetin, Reserpin; Heparin, INH) zu falsch-positiven oder negativen Ergebnissen führen [6].

Serotonin, Tachykinine:

Die Plasmaspiegel von Serotonin und Neuropeptiden der Tachykininfamilie (Substanz P, Neurokinin A) können bei Bestehen eines Karzinoidsyndroms deutlich erhöht sein.

Die Messung postprandialer Werte liefert eine bessere Trennschärfe. Für die klinische Routinediagnostik ergibt sich kein wesentlicher Vorteil gegenüber der Messung der 5-HIES-Ausscheidung.

Pentagastrin-Provokationstest:

Zur Auslösung eines Flush und zur Stimulation der Sekretion von Serotonin und Neuropeptiden wird die Injektion von Pentagastrin (0,04 μg/kg s.c.) empfohlen.

Die beobachteten Flush-Episoden sind häufig langanhaltend und subjektiv unangenehm. Bei spontan endokrin inaktiven Tumoren läßt sich in der Regel kein Karzinoidsyndrom auslösen.

4.2 Bildgebende Verfahren

Bildgebende Verfahren werden unter folgenden Fragestellungen eingesetzt:
– Primärtumorsuche
– Staging, Darstellung/Quantifizierung der Metastasen (meist Leber)
– Verlauf unter Therapie.

Die *Primärtumorsuche* spielt eine untergeordnete Rolle, da über 90% der Karzinoide nach Metastasierung diagnostiziert oder als Zufallsbefunde histologisch entdeckt werden. Beispiele sind das asymptomatische Karzinoid der operierten Appendix sowie das Magen- und das Rektumkarzinoid, die meist als Polypen endoskopisch entfernt werden. Eine Primärtumorsuche ist sinnvoll bei endokrin inaktiven Tumoren, die über intestinale Obstruktion, Subileussymptomatik oder krampfartige Bauchschmerzen auffallen.

Die Domäne der bildgebenden Verfahren ist jedoch das *Tumor-Staging*, und damit der Nachweis der Metastasierung, in der Regel der Leber. Bei Vorliegen des klinischen Karzinoidsyndroms bestehen zu nahezu 100% Lebermetastasen, seltene Ausnahmen bilden Metastasen im Retroperitonealraum oder primäre Hoden- oder Ovarialkarzinoide. Die genaue Quantifizierung der Lebermetastasen ist für die *Verlaufsbeurteilung* unter Therapie bedeutsam.

Auf folgende Besonderheiten sei entsprechend der anatomischen Lokalisation der Tumoren hingewiesen:

– *Lunge, Bronchialsystem:* Die röntgenologische Symptomatik gleicht weitgehend der eines primären Bronchialkarzinoms. Röntgenbild des Thorax, Dünnschicht-Computertomogramm (CT) und Bronchoskopie mit Zytologie und Gewebegewinnung beweisen die Diagnose.

– *Pankreas:* In den letzten Jahren hat sich zunehmend die Endosonographie zur Diagnostik kleiner (ab etwa 0,6–0,8 cm) neuroendokriner Tumoren des Pankreas durchgesetzt.
  In den Händen geübter Untersucher ist sie anderen Verfahren wie CT, Angiographie, transkutane Sonographie, ERCP oder Magnetresonanztomographie (MRT) hinsichtlich Sensitivität und Spezifität überlegen. Bei gegebener Operationsindikation zeigt die laparoskopische oder *intraoperative Sonographie* ähnlich gute Ergebnisse.

– *Magen, Duodenum:* Magen- und Duodenalkarzinoide sind häufig histologische Zufallsbefunde endoskopischer Untersuchungen. Für die gezielte Suche eignet sich am besten die Endosonographie, mit der auch die seltenen, meist kleinen duodenalen neuroendokrinen Tumoren (Karzinoide, Gastrinome) gefunden werden.

– *Jejunum, Ileum, Appendix:* Intraluminal wachsende Tumoren können außer in der Appendix mittels Dünndarmpassage oder Intestinographie nachgewiesen werden. Im Rahmen der Primärtumorsuche gelingt dies jedoch selten.

Zur Beurteilung des Rezeptorstatus für das Somatostatinanalog Octreotid vor einer entsprechenden Therapie steht die Somatostatinrezeptor-Szintigraphie mittels Indium-111-markiertem Octreotid (OctreoScan) zur Verfügung. Somatostatinrezeptorpositive Tumorareale lassen sich oberhalb einer Größe von etwa 1,5–2 cm zuverlässig darstellen (Abb. 64-3), wobei die Detektion von der Rezeptordichte abhängt. Kleine Primärtumoren entgehen meist dem Nachweis.

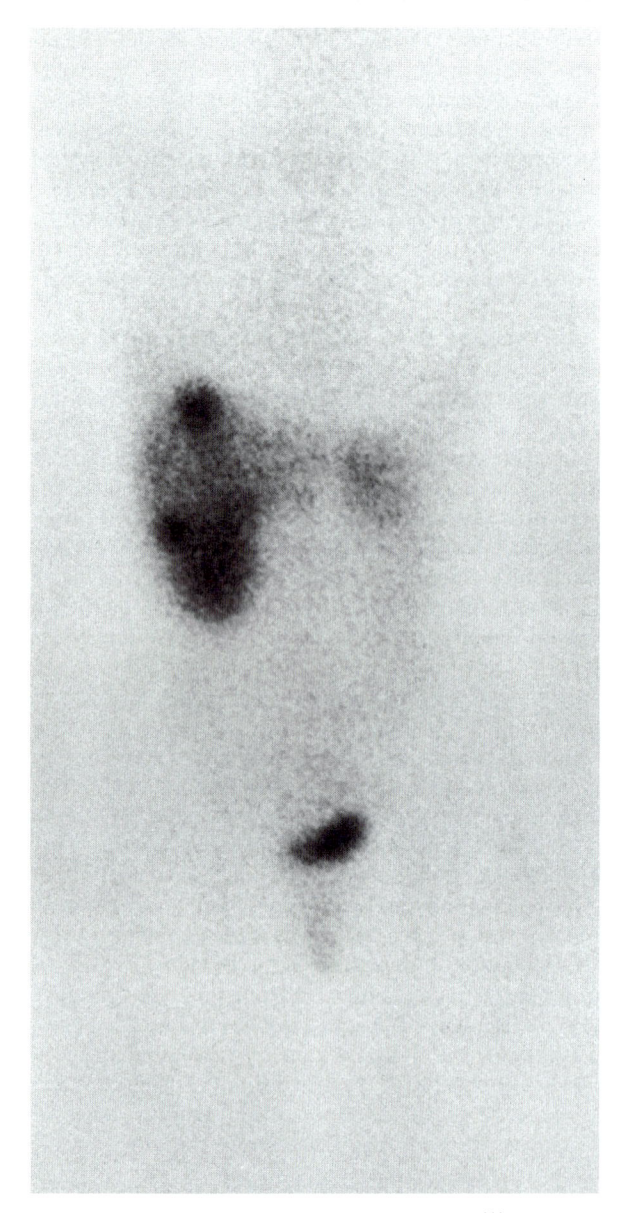

Abb. 64-3 Somatostatin-Rezeptor-Szintigraphie mit ¹¹¹In-markiertem Octreotid. Man erkennt somatostatinrezeptorpositive Raumforderungen in der Leber bei metastasiertem Karzinoid einer 57jährigen Patientin ohne endokrine Symptomatik.

4.3 Differentialdiagnostik

Bei Vorliegen eines Flush oder anderer Symptome des Karzinoidsyndroms kann ein neuroendokriner Tumor/Karzinoid als gesichert angenommen werden, wenn die tägliche 5-HIES-Ausscheidung 30 mg überschreitet.

Im Graubereich zwischen 10 und 30 mg pro Tag müssen andere Ursachen einer erhöhten Serotoninausscheidung wie Medikamente und Nahrungsmittel, Dünndarmerkrankungen wie Sprue oder eine intestinale Obstruktion anderer Ursache ausgeschlossen werden. Die ebenfalls mit einem Flush einhergehende *systemische Mastozytose* kann über ihre typischen Hauterscheinungen differenziert werden [6].

Bei der meist zufälligen Diagnose von Magenkarzinoiden sollte untersucht werden, ob eine *Hypergastrinämie* vorliegt. Diese könnte im Rahmen einer Achlorhydrie bei Typ-A-Gastritis und Perniziosa bestehen oder auf ein Zollinger-Ellison-Syndrom hinweisen.

Der Hypergastrinämie kommt für die Entwicklung von Magenkarzinoiden pathogenetische Bedeutung zu.

5 Verlauf und Therapie

Die meisten Karzinoidtumoren haben trotz Metastasierung einen günstigen Verlauf. Die durchschnittliche 5-Jahres-Überlebenszeit liegt bei 85%, für einzelne Karzinoide wie das der Appendix bei über 95% [4]. C.G. Moertel prägte deshalb den Satz: „For many patients – for most of them early on – no treatment is the best treatment". Für jedes Behandlungsregime gilt daher, daß Indikation und Zielsetzung kritisch zu überprüfen sind. Für eingreifende kurative Therapieansätze muß gezeigt werden, daß sie die Überlebenszeit der Patienten verlängern oder zumindest die Lebensqualität verbessern.

Die Therapie der Karzinoidtumoren verfolgt zwei Ziele:
– Linderung des Karzinoidsyndroms
– Verlangsamung oder Stillstand des Tumorwachstums und Verminderung der Tumormasse.

5.1 Symptomatische Therapie des Karzinoidsyndroms

Methysergid, ein peripherer 5-HT-Rezeptorantagonist, bessert die Diarrhö, ist jedoch nur wenig wirksam zur Therapie des Flush und weist eine Reihe unerwünschter Wirkungen auf. *Ketanserin* blockiert selektiv 5-HT_2-Rezeptoren und ist effektiv in der Behandlung des Flush, weniger der Diarrhö. *Cyproheptadien* inhibiert 5-HT_1-, 5-HT_2- und H_1-Rezeptoren und reduziert vorwiegend die Diarrhö. Alle Verbindungen weisen deutliche Nebenwirkungen auf (Mundtrockenheit, Übelkeit, Erbrechen). Erheblich wirksamer und ärmer an Nebenwirkungen sind 5-HT_3-Rezeptorantagonisten wie Ondansetron, die in kleinen Fallserien zur umgehenden Besserung der Diarrhö führen [7].

Der größte Fortschritt in der Therapie des Karzinoidsyndroms wurde mit der Einführung des stabilen Somatostatinanalogs *Octreotid* erzielt. Somatostatin inhibiert die Synthese und Freisetzung biogener Amine und regulatorischer Peptide. *Octreotid* hat eine Wirkdauer von 6–8 h nach subkutaner Injektion. Mehrere Studien zeigen, daß Octreotid in einer Dosierung von 3×100–150 µg täglich die Kardinalsymptome Flush, Diarrhö und Bronchialobstruktion effektiv kontrolliert. Auch die Auslösung einer Karzinoidkrise, die durch exzessive Freisetzung von Mediatoren gekennzeichnet ist, kann durch Octreotid wirksam verhindert werden [7]. Die häufigsten Nebenwirkungen, die zumeist nur bei Therapiebeginn von 1–10% der Patienten angegeben werden, sind Übelkeit, Bauchschmerzen, Blähungen und Müdigkeit. Einige Patienten entwickeln initial eine mäßige Steatorrhö. Der Mechanismus ist nicht vollständig geklärt, eine Verminderung der nahrungsabhängigen Galleausschüttung, der intestinalen Absorption von Nahrungsbestandteilen, eine Veränderung der intestinalen Motilität und eine Beeinträchtigung der postprandialen exokrinen Pankreassekretion dürften beteiligt sein. Die Steatorrhö ist meist nur über 3–6 Wochen zu beobachten, bis adaptative Veränderungen zu normalen Stuhlfrequenzen führen. Die Hemmung der Gallenblasenkontraktion begünstigt die Entstehung von Gallensteinen, die auf eine orale Litholyse gut ansprechen.

5.2 Therapeutische Maßnahmen zur Verminderung der Tumormasse und antiproliferative Therapie

Octreotid, Somatostatinanaloga: Ein antiproliferativer Effekt von Octreotid und Somatostatin ist in In-vitro- und in Tier-Tumormodellen belegt. In einzelnen Fallberichten wird über eindrucksvolle Tumorregressionen unter Octreotidtherapie berichtet. Zwei prospektive Studien mit 3×200 µg bzw. $3 \times 150–250$ µg Octreotid pro Tag zeigen eine Verlangsamung oder einen Stillstand des Tumorwachstums über 12–24 Monate bei 25–50% der Patienten [1]. Da die Therapie nur sehr geringe Nebenwirkungen aufweist und bei symptomatischem Karzinoidsyndrom ohnehin klinisch die wirksamste Behandlungsform darstellt, stellt sie auch für asymptomatische Patienten mit metastasierendem Karzinoid eine sinnvolle Therapieform dar, sofern Somatostatinrezeptoren auf den Tumorarealen mittels Octreo-Scan nachgewiesen wurden. Neue Langzeit-Somatostatinanaloga befinden sich in der Erprobung. Sie erlauben eine Injektion alle 2–4 Wochen (Octastatin [RC 160]; Somatulin).

α-Interferon (α-IFN): Öberg et al. behandelten seit 1982 mehr als 300 Patienten mit metastasierenden Karzinoiden mit und ohne Karzinoidsyndrom mit α-IFN in Dosierungen von 3–6 Mio. E 3- bis 5mal pro Woche [8]. Sie sahen mit 40% eine niedrigere Ansprechrate auf die endokrine Aktivität, eine etwa gleichhohe Ansprechrate bezüglich Tumorstillstand verglichen mit Octreotid. An Nebenwirkungen standen grippeähnliche Symptome, Gewichtsverlust, Thrombozytopenie und autoimmune Manifestationen im Vordergrund. Die Wirkung von Interferon scheint einerseits direkt antiproliferativ, zum anderen immunologisch vermittelt zu sein. Kombinationstherapieansätze mit Octreotid/α-IFN und Chemotherapie plus α-IFN sind Gegenstand klinischer Studien [7].

Chemotherapie: Indikationen für den Einsatz der Polychemotherapie beim metastasierenden Karzinoid sind rasche Wachstumsprogredienz unter konventioneller Therapie (Octreotid, α-IFN), nicht beherrschbare Symptomatik des malignen Karzinoidsyndroms oder chirurgisch nicht zu beseitigende Tumorobstruktionen. Eingesetzt wurden als Monotherapie 5-Fluorouracil (5-FU), Doxorubicin und Dacarbazin (DTIC), jeweils mit einer Ansprechrate um 20%, während Streptozotocin, Mitomycin oder Cisplatin nahezu wirkungslos waren. Kombinationstherapien aus Streptozotocin plus 5-FU oder Streptozotocin plus 5-FU plus Doxorubicin weisen Ansprechraten von 30–40% auf und scheinen den Monotherapien überlegen zu sein.

Chirurgie: Die operative Entfernung eines nicht-metastasierten Primärkarzinoids ist natürlich Therapie der Wahl, kommt allerdings klinisch nur bei intestinaler Obstruktion oder als „Zufallstherapie" (Appendix, Polypen) vor. Metastasenchirurgie und Tumorverkleinerung („Debulking") wurden in nicht-kontrollierten Studien als Palliativmaßnahmen empfohlen, obwohl eine Verlängerung der Überlebenszeit oder Verbesserung der Lebensqualität nicht gesichert ist. Chirurgische Eingriffe sollten bei intestinaler Obstruktion oder Ischämie erfolgen oder als Ultima ratio bei unbeherrschbarem Karzinoidsyndrom.

Hepatische arterielle Chemoembolisation: Aufgrund der überwiegend arteriellen Gefäßversorgung hepatischer Karzinoidmetastasen wurden verschiedene Methoden zur operativen oder kathetervermittelten Embolisation von tumorversorgenden Ästen der A. hepatica durchgeführt. Nicht-kontrollierte Studien zeigen Ansprechraten von 50–80%, ein Effekt auf die Überlebenszeit ist nicht beurteilbar. In Kombination mit Polychemotherapie (Doxorubicin/DTIC und Streptozotocin/5-FU) berichteten Moertel et al. über eine weitere Verbesserung der Regressionsrate, so daß dieser Therapieansatz für rasch progrediente Patienten als Palliativmaßnahme in Frage kommt [7].

Lebertransplantation: In Kasuistiken wurden wenige Patienten mit Lebermetastasen neuroendokriner Tumoren transplantiert, wobei in Einzelfällen über ein tumorfreies Langzeitüberleben berichtet wurde.

Individuelle Therapieansätze, orientiert am Spontanverlauf der metastasierten Erkrankung und unter Berücksichtigung der Tumorproliferationsaktivität, sind entscheidend für das erfolgreiche Management dieser klinisch äußerst variabel verlaufenden Erkrankung.

Literatur

1. Arnold, R., M. Frank, U. Kajdan: Management of gastroenteropancreatic endocrine tumors: The place of somatostatin analogues. In: Arnold, R., G. Klöppel, M. Rothmund: Carcinoid Tumors. Digestion 55, Suppl. 3 (1994) 107–113.
2. Arnold, R., G. Klöppel, M. Rothmund: Carcinoid Tumors. Digestion 55, Suppl. 3 (1994).
3. Creutzfeldt, W.: Historical background and natural history of carcinoids. In: Arnold, R., G. Klöppel, M. Rothmund: Carcinoid Tumors. Digestion 55, Suppl. 3 (1994) 3–10.
4. Feldman, J. M.: Carcinoid Tumors and the Carcinoid Syndrome. Curr. Probl. Surg. 26 (1989) 835–885.
5. Godwin, D. J.: Carcinoid Tumors: An Analysis of 2837 Cases. Cancer 36 (1975) 560–569.

6. Jackson Roberts, L., J. A. Oates: Disorders of vasodilator hormones: The carcinoid syndrome and mastocytosis. In: Wilson, J. D., D. W. Foster (eds.): Williams Textbook of Endocrinology. 8. Ed., p. 1619–1634. Saunders, Philadelphia 1992.

7. Moertel, C. G.: Gastrointestinal carcinoid tumors and the malignant carcinoid syndrome. In: Sleisenger, M. H., J. S. Fordtran (eds.): Gastrointestinal Disease. 5. Ed., pp. 1363–1378. Saunders, Philadelphia 1993.

8. Öberg, K., B. Eriksson, E. T. Janson: Interferons alone or in combination with chemotherapy or other biologicals in the treatment of neuroendocrine gut and pancreatic tumors. In: Arnold, R., G. Klöppel, M. Rothmund: Carcinoid Tumors. Digestion 55, Suppl. 3 (1994) 64–69.

9. Vinik, A. I., M. K. McLeod, L. M. Fig, B. Shapiro, R. V. Lloyd, K. Cho: Clinical Features, Diagnosis, and Localization of Carcinoid Tumors and their Management. Gastrointest. Endocr. 18 (1989) 865–896.

65 Zollinger-Ellison-Syndrom

Andreas Pfeiffer

1	Definition und Klassifikation	523
2	Klinisches Bild	523
3	Pathologie und Pathogenese	523
4	Diagnostik	524
4.1	Klinische Diagnostik und Labordiagnostik	524
4.2	Lokalisationsdiagnostik	524
4.3	Bildgebende Verfahren	525
4.4	Intraoperative Lokalisationsdiagnostik	525
4.5	Diagnostik nach Resektion von Gastrinomen	525
5	Therapie	525
5.1	Medikamentöse Therapie	525
5.2	Therapie nach Gastrinomresektion	526
5.3	Operative Therapie	526
5.4	Chemotherapie	526

1 Definition und Klassifikation

Das Zollinger-Ellison-Syndrom (ZES) [26] ist charakterisiert durch
– eine erhöhte Gastrinkonzentration im Serum
– eine erhöhte basale und stimulierte Säuresekretion
– das Auftreten von peptischen Ulzera, Diarrhö oder beiden
– einen oder mehrere gastrinproduzierende Tumoren in Pankreas, Duodenum oder, seltener, anderer Lokalisation, die zu über 50% ein langsam progressives, malignes Verhalten entwickeln.

Etwa 30% des ZES treten im Rahmen des autosomal-dominant vererbten *M*ultiplen *E*ndokrinen *N*eoplasie Typ I (MEN-I-Syndrom) auf (s. Kap. 62).

2 Klinisches Bild

Die Symptome des ZES sind initial auf die erhöhte Gastrinsekretion und eine hierdurch bedingte stark vermehrte HCl-Produktion zurückzuführen.

Tumorsymptome treten nach längeren Verläufen auf, die unter einer effektiven Säurekontrolle heute auch erreicht werden, während früher die Patienten häufig an Komplikationen der Säureüberproduktion starben.
Peptische Ulzera sind Folge erhöhter HCl-Produktion durch Gastrinstimulation und erhöhte Parietalzellmasse vermittelt durch einen trophischen Effekt des Gastrins. Die *Diarrhö* entsteht durch die erhebliche HCl- und Volumenproduktion des Magens. Die *Steatorrhö* scheint durch verschiedene Komponenten bestimmt zu sein:
– eine säurebedingte Schädigung der Zellen im oberen Dünndarm führt zu Mukosadefekten und verminderter Fettaufnahme
– Säure inaktiviert die Pankreaslipase, was durch ausbleibende Hydrolyse der Triglyzeride eine Fettmalabsorption bedingt
– Säure reduziert die konjugierten Gallensäuren im Duodenum und Jejunum und stört die für Fettresorption nötige Mizellenbildung.

3 Pathologie und Pathogenese

Die Mehrzahl der Gastrinome ist im „Gastrinomdreieck", einem anatomischen Areal, lokalisiert, das proximal durch die Leberpforte, distal durch das untere Duodenaldrittel und medial vom Übergang des Pankreaskopfes zum Pankreaskorpus begrenzt wird.

Etwa 40% der Gastrinome sind duodenal, weitere 40% im Pankreaskopf und -hals lokalisiert. Primär hepatische, peripankreatische, antrale, ovarielle und in Lymphknoten lokalisierte Gastrinome sind selten. In 10–20% der Fälle ist auch prä- oder postoperativ bzw. bei einer Obduktion keine Lokalisation des Tumors möglich.

Gastrinome sind überwiegend 2–50 mm im Durchmesser groß. Pankreatische Gastrinome können einer diffusen Nicht-β-Zell-Hyperplasie der Langerhans-Inseln oder enukleierbaren Tumoren entsprechen. Duodenale Gastrinome sind häufig millimeterklein, kaum größer als normale Duodenalzotten, können aber auch einige Zentimeter im Durchmesser erreichen. Gastrinome bei MEN I sind meistens primär multipel und im Pankreas lokalisiert. Aber auch duodenale solitäre Adenome wurden beschrieben [15].

Pankreatische Tumoren sind bei der Diagnose bereits in 30–60% in die Leber metastasiert. Bei duodenalen Gastrinomen sind 70% lokal in Lymphknoten metastasiert, selbst bei kleinen (unter 5 mm) Primärtumoren. Etwa 40% sind über 1 cm im Durchmesser. Bei Diagnose sind 54–75% der Gastrinome maligne nach dem Kriterium der Metastasierung [14]. Gastrinome bei MEN I verlaufen gutartiger als sporadische, mit längeren Überlebenszeiten auch bei Metastasierung [11].

4 Diagnostik

Das ZES findet sich bei 0,05–0,1 % der Patienten mit Duodenalulzera. Eine Routinebestimmung des Gastrins bei Ulkuspatienten ist deshalb nicht gerechtfertigt.

Eine weitergehende Diagnostik sollte erfolgen, wenn Hinweise für ein Gastrinom vorliegen (s. Tab. 65-1). Die Differentialdiagnose betrifft andere Ursachen für ein erhöhtes Gastrin (s. Tab. 65-2).

Tabelle 65-1 Indikationen zur Gastrindiagnostik.

– Ulzera im postbulbären Duodenum oder im Jejunum
– Ulzerat trotz Behandlung insbesondere bei Helicobacter-pylori-negativen Patienten
– Kombination von Ulzera und Diarrhö
– Auftreten vergrößerter Magen- oder verdickter Duodenal- und Jejunalfalten
– beim Auftreten erhöhter Kalziumwerte, von Nierensteinen oder anderen Hinweisen auf endokrine Tumoren in Kombination mit Ulzera
– positive Familienanamnese einer MEN Typ I
– Ulkusrezidive nach Ulkusoperationen

Tabelle 65-2 Differentialdiagnose zum ZES; Ursachen für erhöhtes Nüchterngastrin.

– Hypochlorhydrie mit pH > 4 (perniziöse Anämie, atrophische Gastritis, Magenkarzinom, Vagotomie)
– ausgeschlossenes Antrum • nach Magenoperation (^{99m}TC-Pertechnetat-Scan)
– antrale G-Zell-Hyperplasie oder -Hyperfunktion
– Nierenversagen
– massive Dünndarmresektion (nicht obligat)
– Magenausgangsstenose (nicht obligat)

4.1 Klinische Diagnostik und Labordiagnostik

Bestimmung des Serumgastrins: Die initiale weiterführende Diagnostik besteht in einer Bestimmung des Serumgastrins nach Absetzen einer antisekretorischen Medikation für 2 Tage (s.u.). Wenn möglich sollte die *basale Säuresekretion* untersucht werden.

Bei erhöhtem Gastrin und einer erhöhten Säuresekretion von über 10,6 mmol/h bei Männern und über 5,6 mmol/h bei Frauen bzw. über 5 mmol/h bei operiertem Magen ist ein Gastrinom wahrscheinlich.

Falls eine Bestimmung der basalen Säuresekretion nicht möglich ist, sollte zumindest durch einen pH-Test eines Magensaftaspirates (pH-Papier) bestätigt werden, daß der pH < 3 ist. Dies erlaubt den Aus-schluß einer Hypo- oder Achlorhydrie wie bei perniziöser Anämie, atrophischer Gastritis, Magenkarzinom oder nach Vagotomie. Ist das basale Gastrin über 1000 pg/ml erhöht und die Säuresekretion über 15 mmol/h ist die Diagnose eines ZES nahezu sicher.

Bei geringeren Erhöhungen (< 1000 pg/ml) des Nüchterngastrins und der Säuresekretion ist der *Sekretintest* angezeigt. Nach i.v. Injektion von 2 U/kg/Körpergewicht (z.B. Sekretin-Kabi®) erfolgt ein pathognomonischer Anstieg des Gastrins um mehr als 200 pg/ml innerhalb von 2–15 min bei Patienten mit ZES.

Ein weiterer, jedoch komplizierterer Test ist der *Kalziuminfusionstest*. Hierbei wird Kalziumglukonat als 10%ige Lösung in einer Dosierung von 54 mg/kg/h entsprechend 5 mg Kalzium/kg/h i.v. 3 h lang infundiert und das Serumkalzium (Anstieg mindestens 1 mmol/l) nach 120, 150 und 180 min gemessen. Diagnostisch ist ein Anstieg des Gastrins um 400 pg/ml (190 pmol/l). Dieser Test (s. Tab. 65-3) erlaubt jedoch gelegentlich bei Patienten mit negativem Sekretintest und dringendem Verdacht auf ZES den Nachweis des Gastrinoms [3].

Tabelle 65-3 Sensitivität verschiedener Untersuchungen bei 81 Patienten mit ZES [2].

erhöhtes Nüchterngastrin	100 % (268–7000 pg/ml)
erhöhte basale Säuresekretion	94 % (43,6 +/−2,8 mEq/h)
positiver Sekretintest	86 %
positiver Kalziuminfusionstest	73 %
positiver Nachweis mit bildgebenden Verfahren	72 %
positiver Nachweis bei Operationen	96 %

Bestimmung anderer Hormone:

Bei 25–30 % der Patienten mit ZES findet sich eine assoziierte MEN-I [11, 15, 19, 20].

Die Bestimmung anderer pankreatischer Hormone zeigt häufig eine vermehrte Sekretion von pankreatischem Polypeptid, Insulin und bisweilen von Glukagon und Somatostatin, die jedoch überwiegend nicht mit klinischen Symptomen einhergehen [20]. Bei der überwiegenden Mehrzahl der MEN-I-Patienten tritt ein Hyperparathyreoidismus auf, der sich jedoch in weitem zeitlichem Abstand vom Auftreten des ZES (−15 bis +38 Jahre) [11] manifestieren kann (s. Kap. 62).

4.2 Lokalisationsdiagnostik

Bei Nachweis eines ZES muß eine differenzierte Lokalisationsdiagnostik erfolgen, da 54–75 % der Gastrinome maligne sind. Bei Metastasierung ist die Lebenserwartung doch erheblich schlechter als bisher angenommen (Tab. 65-4) [14]. Die einzige Heilungschance besteht in einer kurativen Resektion.

Tabelle 65-4 Primäre Lokalisation von Gastrinomen.

n	duodenal %	pankreatisch %	primär nodal %	extrapankreatisch	keine Lokalisation	Ref.
29	38	34		10	18	[8]
81	33	38	24	1	4	[2]
35	74	12		6	6	[21]

4.3 Bildgebende Verfahren

Unter den bildgebenden Verfahren lassen sich in der *Abdominalsonographie* Pankreasgastrinome meist als echodichte Strukturen darstellen. Im *Computertomogramm* können, insbesondere bei Anwendung moderner, dynamischer CTs mit schneller Darstellung nach Bolusinjektion, zuverlässig Pankreastumoren von 1 cm Größe dargestellt werden [22]. Das *Kernspintomogramm* galt bisher als relativ ungeeignet zur Darstellung des Pankreas, da sich dieses schlecht von den umgebenden Strukturen abgrenzen läßt. Mit der Verwendung neuerer Geräte mit über 1,5 Tesla wurden in einer kürzlichen Studie 14 von 15 Pankreasgastrinomen unter 1,5 cm Größe korrekt identifiziert [22]. Gadoliniumkontrastmittel erwies sich nur dann als vorteilhaft, wenn schnelle Sequenzen innerhalb von einer Minute nach Injektion möglich waren [22]. Alle diese Techniken haben eine geringe Sensitivität zum Nachweis duodenaler Gastrinome (Sensitivität 15% bei 35 Fällen [21]). Die Somatostatinrezeptor-Szintigraphie erlaubt in einzelnen Fällen eine frühzeitige Lokalisation [7, 9].

Die *Arteriographie* erwies sich dem CT als leicht überlegen im Nachweis pankreatischer und als besonders geeignet zur Darstellung hepatischer Gastrinome, ist jedoch ebenfalls wenig geeignet zum Nachweis duodenaler Gastrinome (Nachweis in 37% bei 35 Fällen) [5, 21]. In Kombination mit der Angiographie hat sich die 1987 von Imamura und Mitarbeitern [6] eingeführte *selektive arterielle Sekretininjektion* als sensitivste von verschiedenen ähnlichen Techniken herausgestellt. Hierbei werden hochselektiv Katheter in verschiedene arterielle Stromgebiete (A. hepatica communis, A. gastroduodenalis, A. lienalis, A. mesenterica superior) eingeführt und Sekretin (30 U in 2 ml) injiziert. Das Blutsammeln erfolgt in der V. hepatica. Ein Anstieg des Gastrins nach Sekretinjektion innerhalb von 40 sec ergibt einen Hinweis auf die Lokalisation. Die Sensitivität dieser Technik betrug 96% bei 35 Patienten und erlaubt die Lokalisation der Tumoren entweder in den Pankreaskopf, Pankreasschwanz oder das Duodenum [21]. Die transhepatische portalvenöse Bestimmung des Gastrins mit Abnahme in den verschiedenen Zuflüssen der V. portae wurde wegen ihrer geringeren Sensitivität und hohen Komplikationsrate wieder verlassen [5].

4.4 Intraoperative Lokalisationsdiagnostik

Intraduodenale Gastrinome sind häufig klein, metastasieren frühzeitig regional und sind am besten durch intraoperative Duodenotomie auffindbar.

Andere Techniken der intraduodenalen Lokalisation wie der intraoperative Ultraschall, die intraoperative Transillumination des Duodenums durch eine intraoperative Endoskopie sowie die einfache Palpation des Duodenums von der serosalen Seite her sind deutlich unterlegen.

Beim sporadischen ZES sollte deshalb prinzipiell die operative Exploration in einem Zentrum mit ausreichender Erfahrung erfolgen.

Bei einer MEN I liegen fast immer multiple pankreatische Adenome vor, die als nicht operativ resezierbar gelten [15].

4.5 Diagnostik nach Resektion von Gastrinomen

Von 81 Patienten [2] waren 52% unmittelbar nach der Operation, 44% nach 3–6 Monaten, 42% nach einem Jahr und 35% nach fünf Jahren krankheitsfrei. Der Sekretinprovokationstest wurde bei einem Rezidiv in 45% der Patienten zuerst positiv. Die basale Gastrinbestimmung dagegen zeigte bei 36% ein Rezidiv zuerst an. Beide Tests waren nur in 18% der Fälle gleichzeitig positiv. Weder durch bildgebende Verfahren noch durch Kalziumprovokationstests wurde ein Rezidiv zuerst nachgewiesen.

Die postoperative Überwachung von Patienten sollte in einer basalen Gastrinbestimmung und einem Sekretinprovokationstest bestehen. Bildgebende Verfahren sollten zurückhaltend eingesetzt werden.

Ein besonderes Problem ist das Absetzen der antisekretorischen Therapie aus diagnostischen Gründen, da dies zu Magenschmerzen oder Diarrhö führen kann. In solchen Fällen werden die Patienten auf einen potenten H_2-Blocker in ausreichender Dosierung umgesetzt, da diese eine kürzere Wirkdauer als Protonenpumpenhemmer haben. Nach zwei Wochen Therapie (z.B. mit 320 mg Famotidin) können Tests innerhalb von 2 Tagen durchgeführt werden, da bereits einen Tag nach Absetzen von Famotidin eine Stimulation des Gastrins durch Säurehemmung nicht mehr nachweisbar ist [4].

Eine Diagnostik in Gegenwart von antisekretorischer Therapie erlaubt keine sicheren Aussagen.

5 Therapie

5.1 Medikamentöse Therapie

H_2-Blocker: H_2-Blocker verhindern in ausreichender Dosierung die Säureüberproduktion, erfordern jedoch höhere Dosen als für die Therapie des unkomplizierten Duodenalulkus. Die orale Therapie mit Ranitidin und Famotidin ist in mittleren Dosen von 1,5 und 0,25 g/Tag, in 3–4 Portionen über den Tag verteilt, effektiv [12]. Ziel ist eine Reduktion der basalen

Säuresekretion auf weniger als 10 mmol/h. Eine Dosissteigerung ist im Verlauf bei fortschreitender Metastasierung oft erforderlich und sollte an die Säuresekretionsrate adaptiert werden.

Protonenpumpenhemmer: Protonenpumpenhemmer wie das substituierte Benzimidazol Omeprazol und das neuere Lanzprazol inaktivieren die K^+/H^+-ATPase irreversibel und haben eine längere Wirkdauer, die z.B. für Omeprazol eine Dosierung von 80 mg/24 h, evtl. aufgeteilt in zwei Einzelportionen, erlaubt [23]. Bei 10–25% der Patienten sind Dosierungen bis 200 mg/24 h erforderlich. Im Verlauf von Dauertherapien über bisher vier Jahre ergaben sich keine toxischen renalen, hepatischen, hämatologischen oder anderen Effekte.

Protonenpumpenhemmer sind die Therapie der Wahl beim ZES.

Perioperativ ist eine i.v. Gabe der Säuresekretionshemmer nötig. Die erforderliche i.v. Dosis korreliert eng mit der oral notwendigen Dosis und ist für H_2-Blocker um den Faktor 0,7 geringer. Omeprazol wird in derselben i.v. Dosis wie oral verabreicht. Eine *Refluxösophagitis* tritt bei 30–60% der Gastrinompatienten auf und erfordert zum Abheilen eine fast vollständige Säureblockade, die bisher nur mit den Protonenpumpenhemmern in hoher Dosierung erreicht werden kann.

Somastostatinanaloga: Das lang wirkende *Somastostatinanalogon Octreotide* erlaubt eine erfolgreiche Hemmung der Gastrinsekretion und damit der Magensäure bei ZES und wurde über mehrere Jahre kontinuierlich mit Erfolg eingesetzt [10, 17, 24]. In einzelnen Fällen wurde neben einer Abnahme der Parietalzellmasse auch ein Antitumoreffekt beschrieben, der jedoch nicht konstant auftritt [1]. Wegen der parenteralen Gabe und möglichen Komplikationen (Gallensteine, Steatorrhö) bleibt das Somastostatinanalogon für Ausnahmefälle reserviert [23], Depotpräparate vereinfachen die Anwendung.

Patienten mit *MEN I* erweisen sich häufig als relativ resistent für Säurehemmer und benötigen hohe Dosen dieser Medikamente.

Bei MEN I verringert die Korrektur der Hyperkalzämie häufig die erhöhte Säure- und Gastrinsekretion.

5.2 Therapie nach Gastrinomresektion

Nach erfolgreicher Gastrinomresektion besteht zunächst weiterhin eine erhöhte Parietalzellmasse, so daß eine antisekretorische Therapie, allerdings in geringerer Dosierung, weiterhin erforderlich ist. Diese kann nach ein bis vier Jahren abgesetzt werden, wenn die Gastrinomresektion sich als persistierend erfolgreich erweist [12].

5.3 Operative Therapie

Mit der erfolgreichen Kontrolle der Säuresekretion rückt das Problem der Malignität in den Fokus therapeutischer Anstrengungen. Eine kurative Resektion bei dem sporadischen ZES ist gegenwärtig in 30–35% der Fälle möglich [2, 14, 25]. Die Erfolgsrate steigt, seit bessere Lokalisationstechniken (s. Abschn. 4) verfügbar sind, und seit die Bedeutung duodenaler Tumoren realisiert wurde. Duodenale Gastrinome sind kleiner als pankreatische (0,2–2 cm) und metastasieren in etwa 70% in regionale Lymphknoten. Das bisher erfolgreichste Verfahren zur Resektion ist die intraoperative Duodenotomie mit direkter Inspektion und Palpation der Mukosa (s. Abschn. 4). Das Pankreas sollte komplett mobilisiert und zur intraoperativen Lokalisation palpiert werden [25].

Die Resektion ist das einzige kurative Verfahren beim Gastrinom und sollte in einem hierin erfahrenen Zentrum versucht werden.

5.4 Chemotherapie

Bei 25–40% der Gastrinompatienten bedingt eine extensive Metastasierung eine 5-Jahres-Überlebenszeit von unter 20% [14]. Bei diesen Patienten kann eine Chemotherapie versucht werden. Voraussetzung ist der eindeutige Nachweis einer Progression über drei Monate, da endokrine Tumoren erstaunlich langsam wachsen oder sogar stillstehen können. Ein übliches Schema besteht in monatlichen Gaben von Streptozotocin, 5-Fluorouracil und Adriamycin [13, 18, 23] (s. Tab. 65-5). Streptozotocin verursacht bei 9% der Patienten eine schwere, chronische Niereninsuffizienz [13]. Die Therapie zeigte bei Ansprechen eine Abnahme der Tumormasse, aber keine signifikant verlängerte Überlebenszeit. Interferon scheint keinen Therapieeffekt bei metastasierten Gastrinomen zu haben [16].

Tabelle 65-5 Chemotherapie bei rasch progredienten, extensiv metastasierten Gastrinomen [23].

Streptozotocin 500 mg/m² i.v.	Tag 1–5
5-Fluorouracil 400 mg/m² i.v.	
Doxorubicin 50 mg/m² i.v.	Tag 1 und 22
	Wiederholung alle 6 Wochen
Abbruch/Reduktion	bei Kreatininanstieg oder Proteinurie

Literatur

1. Arnold, R., R. Benning, C. Neuhaus, M. Rolwage, M. E. Trautmann: Gastroenteropancreatic endocrine tumours: effect of Sandostatin on tumour growth. The German Sandostatin Study Group. Digestion 54 (Suppl. 1) (1993) (Suppl. 1) 72–75.
2. Fishbeyn, V. A., J. A. Norton, R. V. Benya et al.: Assessment and prediction of long-term cure in patients with the Zollinger-Ellison syndrome: the best approach. Ann. intern. Med. 119 (1993) 199–206.

3. Frucht, H., J. M. Howard, J. I. Slaff et al.: Secretion and calcium provocation tests in the Zollinger-Ellison syndrome. Ann. intern. Med. 111 (1989) 713–722.

4. Hammami, M.: Assessing the cure of the Zollinger-Ellison syndrome after gastrinoma resection [letter]. Ann. Intern. Med. 120 (1994) 165.

5. Hamond, P. J., J. A. Jackson, S. R. Bloom: Localization of pancreatic endocrine tumours. Clin. Endocr. (Oxf.) 40 (1994) 3–14.

6. Imamura, M., K. Takahashi, H. Adachi et al.: Usefulness of selective arterial secretion injection test for localization of gastrinoma in the Zollinger-Ellison syndrome. Ann. Surg. 205 (1987) 230–239.

7. Joseph, K., J. Stapp, J. Reinecke et al.: Receptor scintigraphy with ^{111}In-pentetreotide for endocrine gastroenteropancreatic tumors. Horm. metab. Res. 27 (Suppl.) (1993) 28–35.

8. Kaplan, E. L., K. Horvath, A. Udekwu et al.: Gastrinomas: a 42-year experience. World J. Surg. 14 (1990) 365–376.

9. Krenning, E. P., D. J. Kwekkeboom, W. H. Bakker et al.: Somatostatin receptor scintigraphy with [^{111}Un-DTPA-D-Phe1]- and [123I-Tyr3]-octreotide: the Rotterdam experience with more than 1000 patients. Europ. J. nucl. Med. 20 (1993) 716–731.

10. Lembcke, B., W. Creutzfeldt, S. Schleser, R. Ebert, C. Shaw, I. Koop: Effect of somatostatin analogue sandostatin (SMS 201–995) on gastrointestinal, pancreatic and bilary function and hormon release in normal men. Digestion 36 (1987) 108–124.

11. Melvin, W. S., J. A. Johnson, J. Sparks, J. T. Innes, E. C. Ellison: Long-term prognosis of Zollinger-Ellison syndrome in multiple endocrine neoplasia. Surgery 114 (1993) 1183–1188.

12. Metz, D. C., J. R. Pisegna, V. A. Fishbeyn, R. V. Benya, R. T. Jensen: Control of gastric acid hypersecretion in the management of patients with Zollinger-Ellison syndrome. World J. Surg. 17 (1993) 468–480.

13. Moertel, C. G., M. Lefkopoulo, S. Lipsitz, R. G. Hahn, D. Klaassen: Streptozotocin – doxorubicin, streptozotocin – fluorouracil, or chlorzotocin in the treatment of advanced islet-cell carcinoma. New Engl. J. Med. 326 (1992) 519–523.

14. Norton, J. A., J. L. Doppman, R. T. Jensen: Curative resection in Zollinger-Ellison syndrome. Ann. Surg. 215 (1992) 8–18.

15. Pipeleers-Marichal, M., G. Somers, G. Willems et al.: Gastrinomas in the duodenums of patients with multiple endocrine neoplasia type I and the Zollinger-Ellison syndrome. New Engl. J. Med. 322 (1990) 723–727.

16. Pisegna, J. R., G. G. Slimak, J. L. Doppman et al.: An evaluation of human recombinant alpha interferon in patients with metastatic gastrinoma. Gastroenterology 105 (1993) 1179–1183.

17. Ruszniewski, P., A. Ramdani, G. Cadiot, T. Lehy, M. Mignon, S. Bonfils: Long-term treatment with octreotide in patients with the Zollinger-Ellison syndrome. Europ. J. clin. Invest. 23 (1993) 296–301.

18. Schrenck, T. v., J. M. Howard, J. L. Doppman et al.: Prospective study of chemotherapy in patients with metastatic gastrinoma. Gastroenterology 94 (1988) 1326–1334.

19. Shepherd, J. J., D. R. Challis, P. F. Davies, J. P. McArdle, B. T. Teh, S. Wilkinson: Multiple endocrine neoplasm, type 1. Gastrinomas, pancreatic neoplasms, microcarcinoids, the Zollinger-Ellison syndrome, lymph nodes, and hepatic metastases. Arch. Surg. 128 (1993) 1133–1142.

20. Skogseid, B., K. Öberg, L. Benson et al.: A standardized meal stimulation test of the endocrine pancreas for early detection of pancreatic endocrine tumors in multiple endocrine neoplasia type I syndrome: five years experience. J. clin. Endocr. 64 (1987) 1233–1240.

21. Sugg, S. L., J. A. Norton, D. L. Fraker et al.: A prospective study of intraoperative methods to diagnose and resect duodenal gastrinomas. Ann. Surg. 218 (1993) 138–144.

22. Thoeni, R. F., F. Blankenberg: Pancreatic imaging. Computed tomography and magnetic resonance imaging. Radiol. Clin. N. Amer. 31 (1993) 1085–1113.

23. Trautmann, M. E., I. Koop, R. Arnold: Was ist gesichert in der Behandlung der endokrinen Tumoren des Gastrointestinaltrakts? Internist 34 (1993) 43–50.

24. Trautmann, M. E., C. Neuhaus, H. Lenze et al.: The role of somatostatin analogs in the treatment of endocrine gastrointestinal tumors. Horm. metab. Res. 27 (Suppl.) (1993) 24–27.

25. Wolfe, M. M., R. T. Jensen: Zollinger-Ellison syndrome. Current concepts in diagnosis and management. New Engl. J. Med. 317 (1987) 1200–1209.

26. Zollinger, R. M., E. H. Ellison: Primary peptic ulcerations of the jejunum associated with islet cell tumors of the pancreas. Ann. Surg. 142 (1955) 709–728.

66 Glukagonom, Vipom und Somatostatinom

Christian Löser

1	**Glukagonom**	528
1.1	Definition und Klassifikation	528
1.2	Klinisches Bild	528
1.3	Pathogenese/Pathophysiologie	529
1.4	Diagnostik	529
1.5	Therapie	530
2	**Vipom**	530
2.1	Definition und Klassifikation	530
2.2	Klinisches Bild	530
2.3	Pathogenese/Pathophysiologie	530
2.4	Diagnostik	530
2.5	Therapie	531
3	**Somatostatinom**	531
3.1	Definition und Klassifikation	531
3.2	Klinisches Bild	531
3.3	Pathogenese/Pathophysiologie	531
3.4	Diagnostik	531
3.5	Therapie	532

1 Glukagonom

1.1 Definition und Klassifikation

Glukagonome sind seltene Tumoren der A-Zellen des pankreatischen Inselapparates und machen etwa 1% der Inselzelltumoren des Pankreas aus. Bis 1990 waren weltweit 150 Fälle von Glukagonomen beschrieben (Tab. 66-1). Während das Glukagonom bei Kindern nicht vorkommt, tritt es bei Frauen vornehmlich im Alter von 50–60 Jahren etwas häufiger auf als bei Männern. 95% der Glukagonome sind primär im Pankreas lokalisiert, wobei etwa 50% im Schwanz, 40% im Korpus und etwa 10% im Pankreaskopf liegen; nur 5% sind primär extrapankreatisch (z.B. Niere, Duodenum).

Das Glukagonom ist ein langsam wachsender Tumor, 75% der Tumoren sind bei der Erstdiagnose größer als 5 cm. 60–80% der Glukagonome sind maligne, wobei bei etwa 80% bereits bei Diagnosestellung Metastasen zumeist in lokoregionalen Lymphknoten, in der Leber oder seltener in Knochen und Nebennieren vorliegen.

Während gelegentlich auch endokrin inaktive Glukagonome gefunden werden, sezernieren viele Tumoren noch andere Peptidhormone wie pankreatisches Polypeptid (PP), Insulin oder Chromogranin, was diagnostisch hilfreich sein kann.

1.2 Klinisches Bild

Da die meisten klinischen Symptome unspezifisch und meist mild ausgeprägt sind, wird die Diagnose eines Glukagonoms oft sehr spät oder erst nach Auftreten der typischen Hauterscheinungen eines *Erythema necrolyticans migrans* gestellt. Dabei handelt es sich um ein initial makulopapulöses Erythem, das in eine *bullöse* Dermatose übergeht und mit Hyperpigmentationen unter Aufflammen von neuen Herden abheilt. Bevorzugte Manifestationen sind das untere Abdomen, Hüften, Perineum, Interglutealfalte und Ober-

Tabelle 66-1 Glukagonom, Vipom, Somatostatinom.

Tumor	Syndrom	Lokalisation	Häufigkeit	Spezifische Diagnose Immunhistologie	MEN I	Malignität
Glukagonom	Glukagonomsyndrom Diabetes-Dermatitis-Syndrom Kataboliesyndrom	Pankreas 95%	1:20–30 Mio./Jahr	Glukagon-RIA (PP, Insulin, Chromogranin etc.)	<5%	60–80%
Vipom	Verner-Morrison-Syndrom pankreatisches Choleraysyndrom WDHA-Syndrom	Pankreas 90% Ganglioneuro- blastom 10%	1:10 Mio./Jahr	VIP-RIA (PP, PHM, PGE, Neurotensin etc.)	5%	50%
Somatostatinom	Somatostatinomsyndrom Inhibitorsyndrom	Pankreas 60% Duodenum/ Jejunum 40%	unklar (sehr selten)	Somatostatin-RIA (ACTH, Calcitonin, PP, Gastrin, VIP etc.)	?	90%

schenkel. Bakterielle Superinfektionen sind häufig. Weitere typische Symptome sind die *Hypaminoazidämie* und die gestörte Glukosetoleranz, die nur gelegentlich zu einem zumeist milden, selten insulinbedürftigen Diabetes mellitus führt.

Weitere Symptome sind oft eine sehr schmerzhafte *Glossitis* und *Stomatitis, Diarrhöen,* Gewichtsverlust, *Anämie,* Hypocholesterinämie und psychische Störungen wie *Depressionen* (Tab. 66-2). Im Spätstadium kommt es gehäuft zu venösen Thrombosen und Embolien sowie Nageldystrophien und gesteigerter Infektanfälligkeit.

Tabelle 66-2 Klinische Symptomatik der endokrin aktiven Tumoren Glukagonom, Vipom und Somatostatinom.

Glukagonom
- nekrolytisches Erythema migrans
- Hypaminoazidämie
- Glukoseintoleranz
- Diabetes mellitus
- Gewichtsverlust
- Anämie
- Glossitis, Stomatitis
- Diarrhö
- Hypocholesterinämie
- psychische Störungen (Depression)
- venöse Thrombosen, Embolien
- Nageldystrophien
- Infektanfälligkeit

Vipom
- wäßrige Diarrhö
- Hypokaliämie
- Dehydratation
- metabolische Azidose
- Diarrhö
- A- bzw. Hypochlorhydrie
- Glukoseintoleranz
- Hypomagnesiämie
- Krämpfe, Tetanie
- Flush
- Hyperkalziämie
- atone Gallenblase
- Psychoseäquivalente
- kaliopenische Nephropathie, Nierenversagen

Somatostatinom
- Diabetes mellitus
- Cholezystolithiasis
- Hypochlorhydrie
- Steatorrhö
- Malabsorption
- Gewichtsverlust
- Anämie

1.3 Pathogenese/Pathophysiologie

Die Pathogenese des Erythema necrolyticans migrans ist unklar. Möglicherweise spielen das Zinkdefizit oder die niedrigen Aminosäureplasmaspiegel eine Rolle. Die pathologische Glukosetoleranz ist durch die hyperglykämische Wirkung von Glukagon zu erklären. Die Hypaminoazidämie mit meist weniger als 50% der normalen Aminosäurespiegel ist Folge der glukagoninduzierten gesteigerten Glukoneogenese der Leber, wobei Plasmaaminosäuren in Glukose umgewandelt werden. Der Gewichtsverlust ist auf die katabole Wirkung von Glukagon zurückzuführen. Die Pathogenese von Glossitis, Stomatitis und Thromboseneigung ist ebenfalls unklar.

1.4 Diagnostik

Die diagnostischen Verfahren bei klinischem Verdacht auf das Vorliegen eines endokrin aktiven Tumors sind für die verschiedenen Tumorarten prinzipiell gleich und in Tabelle 66-3 zusammengestellt. Die wichtigste und sicherste diagnostische Methode ist die Bestimmung von Glukagon mittels Immunoassay, wobei die Glukagonkonzentrationen im Blut in aller Regel über 500 pg/ml (normal < 150 pg/ml) liegen. Werte über 1000 pg/ml sind pathognomonisch. Stimulationstests bei niedrigen Glukagonspiegeln mit Tolbutamid etc. scheinen nach neueren Untersuchungen wenig hilfreich.

Tabelle 66-3 Diagnostische Verfahren bei Verdacht auf das Vorliegen eines endokrinen Tumors im Pankreas oder Duodenum.

- spezifischer Immunoassay zur Bestimmung von z.B. VIP, Glukagon, Somatostatin im Blut bzw. Tumorgewebe (Immunhistologie)
- Ultraschall des Abdomens
- Endosonographie
- Computertomographie
- Kernspintomographie
- selektive Angiographie (Tr. coeliacus; A. mesenterica superior)
- transhepatische Venenkatheterisierung mit Blutentnahme zur Hormonanalyse
- Octreotid-Scan
- explorative Laparotomie, ggf. intraoperativer Ultraschall

Bei Verdacht auf das Vorliegen eines endokrin aktiven Tumors stellt die Hormonbestimmung im Blut mittels eines spezifischen Radioimmunoassays (RIA) die Diagnostik der Wahl dar.

Da die meisten Glukagonome zum Zeitpunkt der Diagnosestellung 3 cm und größer sind, gelingt die Tumorlokalisation mit dem abdominellen Computertomogramm und konsekutiv gegebenenfalls der selektiven Angiographie in über 80% der Fälle. Darüber hinaus ist die *Endosonographie* ein exzellentes diagnostisches Verfahren. In schwierigen Fällen ist die *transhepatische Venenkatheterisierung* mit selektiver Blutentnahme zur Hormonanalyse diagnostisch hilfreich. Da Glukagonome häufig Somatostatinrezeptoren auf der Zelloberfläche haben, ist auch der *Octreotid-Scan* ein diagnostisch wertvolles Verfahren, wobei hier auch Metastasen gut lokalisiert werden können.

Differentialdiagnostisch muß bedacht werden, daß sowohl Streß als auch Tumorkachexie oder Leber- und Niereninsuffizienz zu erhöhten Glukagonspiegeln führen können, wobei diese jedoch zumeist unter 500 mg/ml liegen.

1.5 Therapie

Die operative Entfernung des Tumors ist die Therapie der Wahl und die einzige kurative Chance. Auch wenn nur etwa ein Drittel der Tumoren vollständig resezierbar sind, sind *Tumorresektion* und Entfernung einzelner Metastasen sinnvoll. Das langwirkende *Somatostatinanalogon* Octreotid ist in der symptomatischen Therapie das Mittel der Wahl. Hier werden Dosen von 100–200 μg alle 8 h s.c. empfohlen, wobei im Verlauf die Dosen zum Teil deutlich erhöht werden müssen.

Beim Glukagonom und Vipom ist für die symptomatische Therapie das langwirkende Somatostatinanalogon Octreotid das Mittel der Wahl.

Alternativ kommt eine Chemotherapie mit Streptozotocin, 5-Fluorouracil oder Doxorubicin in Betracht, von der Ansprechraten von 60–70% beschrieben werden. Dacarbacin (DTIC) hat sich in einigen Fällen auch bei fortgeschrittener Erkrankung in der symptomatischen zytostatischen Therapie bewährt. Zur Therapie der Hautausschläge ist Octreotid ebenfalls Mittel der ersten Wahl, darüber hinaus kann auch die Gabe von Zink und die intravenöse und orale Aminosäuregabe erfolgreich sein. Die mittlere Überlebensdauer beträgt 2,5–3 Jahre, wobei thromboembolische Komplikationen die häufigste Todesursache darstellen.

2 Vipom

2.1 Definition und Klassifikation

Das Vipomsyndrom ist klinisch charakterisiert durch wäßrige Durchfälle, Hypokaliämie, Dehydratation, metabolische Azidose und Achlorhydrie (Tab. 66-2). Synonym werden auch die Bezeichnungen *Verner-Morrison-Syndrom, pankreatisches Choleraasyndrom* oder *WDHA-(wäßrige Diarrhö-Hypokaliämie-Achlorhydrie-)Syndrom* (Tab. 66-1) verwandt.

Bloom et al. wiesen 1973 erstmals erhöhte VIP-Spiegel bei diesen Patienten nach. Die Inzidenz des Vipoms liegt bei etwa 1:10 Mio./Jahr, Frauen erkranken häufiger als Männer. Das Vipom ist zumeist ein langsam wachsender Solitärtumor, 90% der Tumoren liegen im Pankreas (80% im Korpus oder Schwanz), 10% treten als Ganglioneurome oder Ganglioneuroblastome vorwiegend bei Kindern auf. Selten sind Niere, Nebenniere, Lunge, Ösophagus oder Darm befallen.

Etwa 50% der Vipome sind maligne, bei etwa 40% der Patienten bestehen bei der Erstdiagnose Metastasen in Lymphknoten, Leber, Lunge, Magen oder Mediastinium. In 5% der Fälle ist das Vipom mit einer MEN I assoziiert (Kap. 62). Neben der gesteigerten VIP-Sekretion findet man bei Patienten mit WDHA-Syndrom gelegentlich auch eine Hypersekretion anderer Substanzen wie Peptid-Histidin-Methionin (PHM), pankreatisches Polypeptid (PP), Prostaglandin E oder Neurotensin. Darüber hinaus gibt es auch VIP-produzierende Phäochromozytome und intestinale Karzinoide.

2.2 Klinisches Bild

Die klinischen Kardinalsymptome des Vipoms sind die schwere, therapierefraktäre, wäßrige Diarrhö mit bei 80% der Fälle 3–6 l Stuhl/Tag, die Hypokaliämie (Verluste bis 600 mmol/Tag), die metabolische Azidose, die Dehydratation und die gastrale Hypo- bzw. Achlorhydrie (Tab. 66-2).

Die Diarrhöen können initial episodisch-intermittierend sein, nehmen aber im Verlauf an Häufigkeit und Menge zu.

Weitere klinische Symptome des Vipoms sind eine gestörte Glukosetoleranz, Hypomagnesiämie, Krämpfe, Flush-Symptomatik, Hyperkalziämie, Gallenblasenatonie, psychische Störungen sowie auch Herz-Kreislauf-Versagen, kaliopenische Nephropathie und Nierenversagen im Rahmen der Hypovolämie und Hypokaliämie (Tab. 66-2).

2.3 Pathogenese/Pathophysiologie

VIP (vasoactive intestinal polypeptide) verursacht eine Hypersekretion des Dünndarms und des Pankreas, eine Hemmung der Wasser- und Elektrolytreabsorption im Kolon, eine Hemmung der Magensäuresekretion sowie eine Relaxation glatter Muskeln und Vasodilatation. Die VIP-induzierten massiven enteralen Verluste von Wasser und Elektrolyten führen über die konsekutive Hypovolämie zu Dehydratation und Kreislaufproblemen, weiterhin zur Hypokaliämie und konsekutiver hypokaliämischer Azidose sowie gegebenenfalls kaliopenischem Nierenversagen. Die Achlorhydrie ist durch die VIP-induzierte Hemmung der Magensäuresekretion bedingt, die Flush-Symptomatik durch die vasodilatorische Eigenschaft des VIP, Krämpfe und Tetanien durch die z.T. massiven enteralen Elektrolytverluste und die gestörte Glukosetoleranz durch die VIP-induzierte Glykogenolyse und Glukoneogenese in der Leber. Die Hyperkalziämie ist pathophysiologisch nicht sicher erklärbar, wahrscheinlich aber auf die Freisetzung parathormonähnlicher Substanzen oder auf die dehydratationsbedingte Eindickung des Serums zurückzuführen.

2.4 Diagnostik

Die spezifische Diagnose bei klinischem Verdacht auf das Vorliegen eines Vipoms wird durch die VIP-Bestimmung im Blut gestellt. VIP-Plasmaspiegel >60 pmol/l gelten als beweisend (normal 0,5 bis

16 pmol/l). Wegen des schnellen proteolytischen Abbaus von VIP muß bei der Blutentnahme der Proteasenhemmer Trasylol zugesetzt werden. Gegebenenfalls sollten auch Plasmaspiegel von PP, PGE oder Neurotensin bestimmt werden. Die wäßrige Diarrhö ist eine sekretorische Diarrhö, d.h. sie sistiert unter parenteraler Ernährung nicht. Die Stuhlosmolalität ähnelt der im Plasma, der Stuhl-pH ist wegen der verstärkten Bikarbonatsekretion hoch. Die Magensäuresekretionsanalysen zeigen eine deutliche Hemmung der Säuresekretion.

Die für die Lokalisationsdiagnostik in Frage kommenden bildgebenden Verfahren sind in Tabelle 66-3 aufgeführt. Hier kommt neben dem CT und der selektiven Angiographie zunehmend der Endosonographie eine wesentliche Bedeutung zu.

Differentialdiagnostisch müssen andere Ursachen der chronischen sekretorischen Diarrhö ausgeschlossen werden. Neben den bekannten Differentialdiagnosen muß auch an andere endokrin aktive Tumoren wie das Karzinoid, das Zollinger-Ellison-Syndrom, das medulläre Schilddrüsenkarzinom, das Phäochromozytom oder das kleinzellige Bronchialkarzinom gedacht werden. Auch eine Diarrhoea factitia im Sinne eines Münchhausen-Syndroms muß differentialdiagnostisch bedacht werden.

2.5 Therapie

Bei ausgeprägten Krankheitsbildern mit deutlichen Entgleisungen im Wasser-, Elektrolyt- und Säure-Basen-Haushalt muß primär eine symptomatische Therapie zum Ausgleich dieser Defizite durchgeführt werden. Die chirurgische Tumorexstirpation ist die Therapie der ersten Wahl. Selbst bei primär metastasiertem Tumor ist eine chirurgische Tumorreduktion und Metastasenentfernung, besonders in schweren Fällen, häufig sinnvoll. Wie beim Glukagonom stellt Octreotid die medikamentöse Therapie der ersten Wahl dar, wobei in bezug auf die Diarrhö Ansprechraten von 85% beschrieben sind. Auch hier muß die initiale Dosis (100–200 µg alle 8 h s.c.) meist nach kurzer Zeit erhöht werden. Auch präoperativ ist Octreotid zur Symptomkontrolle und Stabilisierung sehr wertvoll.

Von einer Chemotherapie bei metastasierten Tumoren mit Streptozotocin und 5-Fluorouracil sind Ansprechraten von etwa 60% mit zum Teil langen Remissionsphasen beschrieben. Bei ausgeprägten Diarrhöen kommen therapeutisch neben Octreotid auch Kortikoide (Prednison 40–60 mg p.o./Tag) oder insbesondere bei Prostaglandin-E-synthetisierenden Tumoren auch Indometacin in Betracht.

Unbehandelt beträgt die Lebenserwartung von Patienten mit Vipomen nur wenige Monate. Etwa 30% der Patienten können durch eine operative Tumorentfernung geheilt werden. Von der Chemotherapie sind Erfolge mit Remissionen über viele Monate bis fünf Jahre berichtet worden.

3 Somatostatinom

3.1 Definition und Klassifikation

Das Somatostatinom ist ein seltener endokriner Tumor, bis 1987 waren weltweit 48 Fälle dokumentiert. Etwa 55% der Somatostatinome sind im Pankreas und hier zu 75% im Kopfbereich lokalisiert. 45% wachsen primär im Dünndarm. Die meisten Somatostatinome sind maligne. 75% sind bei Diagnosestellung metastasiert, wobei bevorzugt Leber, lokoregionäre Lymphknoten und selten Knochen, Niere oder Haut befallen sind. Somatostatinome sind langsam wachsend und bei Diagnosestellung meist über 5 cm groß. Sie zeigen gelegentlich vielfältige endokrine Aktivitäten und können auch ACTH, Calcitonin, VIP, Gastrin, PP oder Glukagon sezernieren.

3.2 Klinisches Bild

Das klinische Bild des Somatostatinoms ist durch einen Diabetes mellitus, Cholezystolithiasis, Hypochlorhydrie, Steatorrhö und Diarrhö bestimmt (Tab. 66-2). In einigen Fällen ist das klinische Bild eher mild, so daß bei den unspezifischen Symptomen die Diagnose schwierig ist. Der Diabetes mellitus zeigt meist nur milde Hyperglykämien. Weitere Symptome sind Malabsorption, Gewichtsverlust und Anämie.

Das Somatostatinom ist ein sehr seltener maligner endokriner Tumor mit komplexen, unspezifischen klinischen Symptomen in zumeist milder Ausprägung.

3.3 Pathogenese/Pathophysiologie

Die pathologische Glukosetoleranz und der Diabetes mellitus sind Folge der somatostatinbedingten Hemmung von Insulin und der Zerstörung funktionstüchtiger Inseln. Da gleichzeitig auch Glukagon gehemmt wird, ist der Diabetes eher mild. Die Gallensteinbildung wird durch die anticholeretische Wirkung von Somatostatin und die durch Hemmung von Cholezystokinin herabgesetzte Gallenblasenkontraktion bedingt. Die Steatorrhö ist Folge der Hemmung der exokrinen Pankreasfunktion, der Minderung der Gallenblasenkontraktion und der Hemmung der intestinalen Absorption. Die Hypochlorhydrie resultiert aus einer somatostatinbedingten Hemmung der Belegzelle und der antralen Gastrinfreisetzung.

3.4 Diagnostik

Die Diagnostik der ersten Wahl ist die Bestimmung von Somatostatin im Blut durch einen spezifischen Radioimmunoassay. Während Somatostatinspiegel von < 100 pg/ml normal sind, weisen Patienten mit Somatostatinom wesentlich höhere Werte im Piktogrammbereich auf. Bei grenzwertigem und unklarem Befund kann eine Stimulation mit Tolbutamid die Somatostatinkonzentrationen im Blut steigern, ein Effekt, der nur bei somatostatinproduzierenden Tumoren gefunden wird. Wegen der zumeist großen Tumormasse ist die Lokalisationsdiagnostik mit bildgebenden Verfahren meist unproblematisch. Durch das Computertomogramm und die Angiographie ist eine Diagnose in über 85% möglich. Somatostatinome im Pankreas und Duodenum können ebenfalls gut mittels Endosonographie lokalisiert werden.

Die Differentialdiagnose des Somatostatinoms ist schwierig, da bei wechselnder Ausbildung der unspezifischen Symptome viele Erkrankungen differentialdiagnostisch erwogen werden müssen.

3.5 Therapie

Die operative Entfernung des Tumors ist die Therapie der Wahl, wobei der Erfolg wegen der hohen Metastasierungsrate limitiert ist. Bei großen Tumoren ist eine Enukleation häufig nicht möglich, hier ist eine Pankreasresektion die Methode der Wahl. Da die meisten Tumoren im Pankreaskopf liegen, ist die subtotale Pankreatektomie oder die Whipple-Operation notwendig.

Wegen der Seltenheit des Tumors liegen verläßliche Daten zum Erfolg einer Chemotherapie nicht vor. Erfolgreiche Behandlungen wurden mit Streptozotocin und 5-Fluorouracil beschrieben, so daß man postoperativ und bei Vorliegen von multiplen Metastasen eine Chemotherapie empfehlen sollte.

Literatur

1. Arnold, R., C. Neuhaus, R. Benning, W. B. Schwerk, M. E. Trautmann, K. Joseph, C. Bruns: Somatostatin analog sandostatin and inhibition of tumor growth in patients with metastatic endocrine gastroenteropancreatic tumors. World J. Surg. 17 (1993) 511–519.
2. Bloom, S. R., J. M. Polak: Glucagonoma syndrome. Amer. J. Med. 82 (Suppl. 5B) (1987) 25–36.
3. Boden, G.: Glucagonomas and insulinomas. Gastroent. clin. N. Amer. 18 (1989) 831–845.
4. Creutzfeldt, W., F. Stöckmann: Maligne Tumoren des endokrinen Pankreas. In: Engelhardt, D., K. Mann (Hrsg.): Endokrin-aktive maligne Tumoren, S. 51–64. Springer, Berlin – Heidelberg – New York 1987.
5. Friesen, S. R.: Update on the diagnosis and treatment of rare neuroendocrine tumors. Surg. Clin. N. Am. 67 (1987) 379–393.
6. Gorden, P.: Somatostatin and somatostatin analogue (SMS 201–995) in treatment of hormone-secreting tumors of the pituitary and gastrointestinal tract and non-neoplastic diseases of the gut. Ann. intern. Med. 110 (1989) 35–50.
7. Grama, D., B. Eriksson, H. Mårtensson, B. Cedermark, B. Ahrén, A. Kristoffersson, J. Rastad, K. Öberg, G. Åkerström: Clinical characteristics, treatment and survival in patients with pancreatic tumors causing hormonal syndromes. World J. Surg. 16 (1992) 632–639.
8. Klöppel, G., P U. Heitz: Pancreatic endocrine tumors. Path. Res. Pract. 183 (1988) 155–168.
9. Krejs, G. J.: VIPoma syndrome. Amer. J. Med. 82 (Suppl. 5B) (1987) 37–48.
10. Mekhjian, H. S., T. M. O'Dorisio: VIPoma syndrome. Semin. Oncol. 14 (1987) 282–291.
11. Modlin, I. M., J. J. Lewis, H. Ahlman, A. J. Bilchik, R. R. Kumar: Management of unresectable malignant endocrine tumors of the pancreas. Surg. Gynec. Obstet. 176 (1993) 507–518.
12. Mozell, E., E. A. Woltering, P. Stenzel, J. Rösch, T. M. O'Dorisio: Functional endocrine tumors of the pancreas: Clinical presentation, diagnosis, and treatment. Curr. Probl. Surg. (1990) 301–386.
13. Rösch, T., C. J. Lightdale, J. F. Botet, G. A. Boyce, M. V. Sivak, K. Yasuda, N. Heyder, L. Palazzo, H. Candygier, V. Schusdziarra, M. Classen: Localization of pancreatic endocrine tumors by endoscopic ultrasonography. New Engl. J. Med. 326 (1992) 1721–1726.
14. Stacpoole, P. W.: The glucagonoma syndrome: Clinical features, diagnosis, and treatment. Endocr. Rev. 2 (1981) 347–261.
15. Trautmann, M. E., H. Koop, R. Arnold: Was ist gesichert in der Behandlung der endokrinen Tumoren des Gastrointestinaltrakts? Internist 34 (1993) 43–50.
16. Vinik, A. I., W. E. Strodel, F. E. Edckhauser, A. R. Moattari, R. Lloyd: Somatostatinomas, PPomas, neurotensinomas. Semin. Oncol. 14 (1987) 263–281.
17. Weil, C.: Gastroenteropancreatic endocrine tumors. Klin. Wschr. 63 (1985) 433–459.

XI. Glukose- und Lipidstoffwechsel

67 Diabetes mellitus

Jürgen Schrezenmeir, Evi Schultheis, Christiane Laue

1	Definition und Klassifikation 534	6.3.7	Komplikationen und Nebenwirkungen der Insulintherapie 572
2	Klinisches Bild 535	6.4	Pankreas- und Inseltransplantation 573
2.1	Leitsymptome des Frühsyndroms 535	6.5	Differentialtherapie 574
2.2	Akute Komplikationen 535	6.5.1	Typ-I-, -IIa- und -IIb-Diabetes 574
2.3	Chronische Komplikationen 535	6.5.2	Diabetestherapie während der Schwangerschaft 574
3	Pathogenese 537	6.6	Sekundärprävention und Therapie der Komplikationen 575
3.1	Typ-I-Diabetes 537		
3.2	Typ-II-Diabetes 538	6.6.1	Akute Komplikationen (Koma) 575
3.3	Diabetische Folgeerkrankungen 539	6.6.2	Chronische Komplikationen (Folgekrankheiten) 578
4	Diagnostik 542		
4.1	Diagnostik des Frühsyndroms und Stoffwechselkontrolle 542		
4.1.1	Anamnese und klinisches Bild bei Manifestation 542		
4.1.2	Langzeitbetreuung 542		
4.1.3	Laboruntersuchungen 542		
4.1.4	Vorgehen zur Diagnostik der Manifestation des Diabetes mellitus 547		
4.1.5	Spezielle Diagnostik des Typ-I-Diabetes bei Manifestation 548		
4.1.6	Differentialdiagnose 548		
4.1.7	Diagnostik diabetischer Folgeerkrankungen 549		
5	Prävention 552		
5.1	Typ-I-Diabetes 552		
5.2	Typ-II-Diabetes 552		
6	Therapie 553		
6.1	Stoffwechselführung 553		
6.1.1	Therapieziele 553		
6.1.2	Monitorisierung der Stoffwechselsituation und Früherkennung von Komplikationen . . 553		
6.1.3	Diabetikerschulung 554		
6.1.4	Diätetische Maßnahmen 555		
6.1.5	Sport bei Diabetes mellitus 556		
6.2	Orale Antidiabetika 558		
6.2.1	Sulfonylharnstoffe 558		
6.2.2	Biguanide 560		
6.2.3	Glukosidasehemmer 560		
6.2.4	Guar 561		
6.2.5	Adjuvante Substanzen: Fenfluramin/ Dexfenfluramin 562		
6.3	Insulintherapie 562		
6.3.1	Allgemeine Pharmakologie 562		
6.3.2	Pharmakokinetik 563		
6.3.3	Störfaktoren der Bioverfügbarkeit 564		
6.3.4	Methoden der Insulinzufuhr 566		
6.3.5	Durchführung der Insulintherapie 567		
6.3.6	Anpassung an besondere Situationen (Problemmanagement) 571		

1 Definition und Klassifikation

Das Syndrom des Diabetes mellitus ist definiert durch eine chronische Hyperglykämie mit konsekutiver Störung anderer Stoffwechselprozesse und Organschädigungen.

Entsprechend der Genese werden verschiedene Diabetesformen unterschieden (Tab. 67–1), denen entweder ein *absoluter Insulinmangel* durch fehlende oder verminderte Insulinsekretion oder ein *relativer Insulinmangel* im Sinne einer verminderten Insulinwirkung an den Zielgeweben (Skelettmuskel, Leber, Fettgewebe) zugrunde liegt.

Die Prävalenz des Diabetes mellitus zeigt weltweit große Unterschiede. Dies betrifft vor allem den Typ-II-Diabetes, der als ernährungsabhängige Stoffwechselstörung zu den sog. Zivilisationskrankheiten gehört [51, 79].

Man geht davon aus, daß 5% der bundesdeutschen Bevölkerung an einem Diabetes leidet [105], 99% davon an einem primären Diabetes. Angaben über den Anteil der Typ-I-Diabetiker schwanken zwischen 5 und 25%. Für den Typ-I-Diabetes liegt die höchste Inzidenzrate in der Altersgruppe der 15- bis 19jährigen. Beim Typ-II-Diabetes nimmt die Inzidenz ab dem 50. Lebensjahr sprunghaft zu und zeigt mit fortschreitendem Alter eine weitere Progression.

Tabelle 67-1 Klassifikation des Diabetes mellitus (in Anlehnung an die WHO [105] und die National Diabetes Data Group [61]).

primärer Diabetes mellitus
insulinabhängiger Diabetes mellitus (IDDM) (Syn.: Typ-I-Diabetes, juveniler Diabetes)
- Manifestation meist > 40 J.
- Ausbruch akut oder subakut
- klassische Symptome meist vorhanden
- Ketoseneigung
- Insulin im Serum fehlt oder minimal
- Insulinabhängigkeit
- familiäre Belastung selten
- nur teilweise genetisch (Konkordanz 35% bei Monozygotie)
- Assoziation mit HLA DR_3, B_8; DR_4, B_{15}; DQαArg 52^+; DQ-βAsp57^- (Chromosom 6)
- Schutz durch DR_2, B_7, DQαArg 52^-, DQβAsp$57_{+(3-5)}$
- DR_4 häufiger bei Auftreten < 40 J. ohne pluriglanduläre Beteiligung (*Typ Ia*)
- Antikörper gegen Inselzellen, Insulitis
- Assoziation mit anderen Autoimmunerkrankungen in ca. 19% = pluriglanduläre Insuffizienz (Hashimoto, Basedow, Addison, atrophische Gastritis, Vitiligo etc.) (*Typ Ib*)

nicht-insulinabhängiger Diabetes mellitus (NIDDM) (Syn.: Typ-II-Diabetes, Altersdiabetes, Maturity Onset Diabetes (MOD), Untereinheit des metabolischen Syndroms = Syndrom X)
- Manifestation meist > 40 J.
- Ausbruch allmählich
- klassische Symptome fehlen häufig
- Übergewicht in ca. 80% (Typ IIb) bauchbetonte, zentrale = androide Adipositas vom „Apfeltyp"
- hyperosmolares Koma als Akutkomplikation
- Insulin im Serum erniedrigt bis erhöht, Proinsulin/Insulin-Verhältnis erhöht
- Insulinresistenz, Hypertonie, Hypertriglyzeridämie, HDL ↓
- Ätiologie genetisch (Konkordanz 100% bei Monozyten)
- keine Assoziation mit HLA-Typen
- keine Autoimmunphänomene

Typ IIa = ohne Adipositas (DD Typ Ib mit lansamem Progreß) meist Postrezeptordefekt
Typ IIb = mit Adipositas (klassische Form des Typ-II-Diabetes)

Sonderformen
- Maturity Onset Diabetes in the Young (MODY) = Mason-Typ, autosomal-dominant vererbt, Glukokinasedefekt, Manifestation in Kindheit und Jugend
- Insulinmutanten, normale Blutglukoseantwort auf exogenes Insulin
- mitochondrialer Diabetes, maternal vererbt; ATP-Produktion, Insulin- und Glukagonstimulierbarkeit eingeschränkt

sekundärer Diabetes mellitus infolge von:
- Pankreaserkrankungen (z.B. chronische Pankreatitis, Malnutritionsdiabetes)
- endokrinen Erkrankungen (z.B. Phäochromozytom, Cushing, Akromegalie, Hyperthyreose, Glukagonom, VIPom, Somatostatinom)
- iatrogenen oder toxischen Noxen (z.B. Kortikoide, Diuretika, Diazoxid, Ciclosporin, Cyclophosphamid, L-Asparaginase, Pentamidin, Pyriminil [Rattengift])
- genetischen Syndromen

Diabetes mellitus aufgrund anderer Faktoren
z.B. insulinresistenter Diabetes mit Acanthosis nigricans
- *Gruppe A:* junge Frauen mit Hirsutismus und polyzystischen Ovarien mit reduzierter Insulinrezeptorenzahl durch Punktmutation
- *Gruppe B:* ältere Patienten mit Antikörpern gegen Insulinrezeptoren, erhöhter BSG und DNS-Antikörpern

Gestationsdiabetes
Folge von insulinantagonistischen Wirkungen durch HPL, Kortisol, Progesteron, Prolaktin und erhöhter Insulindegradation (meist bei Anlage zu Typ-II-Diabetes)

2 Klinisches Bild

2.1 Leitsymptome des Frühsyndroms

Typische Symptome treten bei der Hälfte der unbehandelten Diabetiker auf, während 30–50% der manifesten Diabetiker bei Diagnosestellung klinisch inapparent sind. Dabei treten folgende Charakteristika mit unterschiedlicher Häufigkeit auf.

- Die *Polydipsie* steht mit 85% der Fälle im Vordergrund der Beschwerden. In ca. 73% der Fälle liegt eine *Polyurie* vor.
- Fast ebenso häufig sind *Müdigkeit, Abgeschlagenheit und Leistungsminderung* (80%).
- Seltener, aber diagnostisch richtungweisend ist der *Pruritus genitalis*, der bei mehr als der Hälfte aller unbehandelten Diabetikerinnen auftritt. Pruritus vulvae, Kandidainfektionen und die Balanitis sind Folge der Glukosurie und Immunkompromitierung.
- Trotz *Heißhunger* kommt es zu Gewichtsabnahme.
- *Sehstörungen* mit zunehmender Kurzsichtigkeit oder transitorische Refraktionsanomalien sind typisch.
- *Infektanfälligkeit* und *verzögerte Wundheilung* sind eher selten und weniger spezifisch.
- Interkurrente Hypoglykämien werden als Hungergefühl, Kaltschweißigkeit und Tachykardie wahrgenommen und können im Rahmen des gestörten Kohlenhydratstoffwechsels vorkommen.
- Muskelkrämpfe, Übelkeit, Erbrechen und abdominelle Schmerzen sind Zeichen eines ausgeprägten Insulinmangels bzw. Ketonämie.

2.2 Akute Komplikationen

Die wichtigsten Komplikationen bei Diabetes sind der hypoglykämische Schock, die diabetische Ketoazidose, das hyperglykämische, hyperosmolare Koma und die seltene, aber vital bedrohliche Laktazidose.

Bei einem bewußtlosen, komatösen Patienten werden diese diabetischen Akutkomplikationen differentialdiagnostisch immer erwogen, zumal rasches Handeln für die Prognose entscheidend ist. Auch die Möglichkeit der Erstmanifestation muß – insbesondere beim jungen Patienten – in Betracht gezogen werden (weitere Einzelheiten s. Abschn. 6.6.1 „Diabetisches Koma und andere Komazustände des Diabetes") [38].

2.3 Chronische Komplikationen

Auftreten und Ausprägung chronischer Komplikationen hängen vom Alter bei Erstmanifestation, von Diabetesdauer, Qualität der Stoffwechseleinstellung und Begleiterkrankungen ab.

Da auch ausgefeilte Therapieschemata keine physiologischen Stoffwechselverhältnisse mit Normoglykämie

Tabelle 67-2 Typische Folgeerkrankungen des Diabetes mellitus.

Augen	diabetische Retinopathie (nonproliferativ, proliferativ), Katarakt: subkapsulär (Schneeflocken) oder nukleär (senil)
Nieren	diabetische Glomerulosklerose (diabetische Nephropathie; diffus, nodulär), Infektion (Pyelonephritis, pyelonephritischer Abszeß, Papillennekrose, Koma), Tubulusnekrose (nach Kontrastmittelgabe)
Nervensystem	periphere Neuropathie (distalsymmetrisch, motorisch), Mononeuropathia multiplex (diabetische Amyotrophie), kraniale Neuropathie (Hirnnerven III, IV, VI und VII), autonome Neuropathie (Orthostase, Ruhetachykardie, Frequenzstarre, Sudomotorenlähmung, gastrointestinale Neuropathie (Gastroparese, Enteropathie, Harnblasenatonie), Impotenz
Haut	diabetische Dermopathie (atrophische braune Flecken im Schienbeinbereich), Necrobiosis lipoidica diabeticorum, Kandidiasis, diabetischer Fuß (neurotrop und ischämisch)
kardiovaskuläres System	Herzinfarkt (typischerweise stumm durch Neuropathie), Kardiomyopathie, diabetische Gangrän
Knochen/Gelenke	diabetische Cheiroarthopathie (Unvermögen, die Handflächen abzuflachen), Dupuytrensche Kontraktur (knotige Verdickung der Palmarsehne), Charcot-Gelenke, Forestier-Osteopathie
ungewöhnliche Infektionen	nekrotisierende Fasziitis, nekrotisierende Myositis, Mukormeningitis, emphysematöse Cholezystitis, maligne Otitis externa

sichern können, lassen sich Folgeerkrankungen nicht völlig verhindern (Tab. 67–2) [94].

Dabei werden Krankheitsverlauf und Prognose besonders durch Gefäßveränderungen (Mikro- und Makroangiopathie) geprägt [17]. Die hohe kardiovaskuläre Mortalität und Morbidität wurde seit den 60er Jahren mehrfach dokumentiert [2]. Die Mortalität ist bei Typ-II-Diabetes gegenüber der Allgemeinbevölkerung doppelt so hoch, scheint aber bei Typ-I-Diabetikern im Vergleich zu früher zu fallen [2].

Diabetische Retinopathie:

Unabhängig vom Diabetestyp leiden 80% der Diabetiker nach 20 Jahren Krankheitsdauer an einer Retinopathie.

Sie kann nicht-proliferativ oder auch proliferativ verlaufen. Die Stadieneinteilung erfolgt anhand morphologischer Risikofaktoren nach Empfehlungen der „Diabetic Retinopathy Study Group" [28].

Im nicht-proliferativen Stadium kommt es zur progressiven Verschlechterung des Sehvermögens bis zur Erblindung.

In den Industriestaaten zählt die proliferative Retinopathie zu den häufigsten Ursachen einer Erblindung.

Bei insulinspritzenden Diabetikern sind nach 20 Jahren Diabetesdauer in 95% der Fälle Veränderungen des Augenhintergrundes festzustellen, in 50% der Fälle eine proliferative Retinopathie und in 12% eine Makulopathie mit Visusbedrohung [47].

Die Wahrscheinlichkeit einer Erblindung läßt sich durch Laserkoagulation senken. Eine diabetische Retinopathie deutet mit hoher Wahrscheinlichkeit auf das Vorliegen weiterer diabetischer Folgeerkrankungen hin.

Diabetische Nephropathie: Eine diabetische Nephropathie mit Mikroalbuminurie (Stadium III nach Mogensen) läßt sich bei 20% der Typ-II-Diabetiker bei Diagnosestellung nachweisen. Diese Rate sinkt nach Stoffwechselrekompensation wieder. Nach 20jähriger Diabetesdauer zeigen 25% der Patienten eine persistierende Albuminurie (>300 mg/Tag), die auch einen prädiktiven Wert für eine erhöhte kardiovaskuläre Morbidität und Mortalität hat [56]. Insgesamt liegt die Prävalenz der diabetischen Nephropathie bei Typ-I-Diabetikern noch etwas höher.

Die diabetische Nephropathie ist eine der häufigsten Ursachen der terminalen Niereninsuffizienz. Mehr als 30% der dialysepflichtigen Patienten haben Diabetes.

Diabetische Neuropathie: Nach 30 Jahren Diabetesdauer liegt bei 75% der Typ-I-Diabetiker eine diabetische Neuropathie vor. Typ-II-Diabetiker zeigen in 80% der Fälle bereits bei Diagnosestellung ein verändertes Vibrationsempfinden und andere Neuropathiezeichen wie Nervenleitstörungen oder den Verlust der Muskeleigenreflexe [66].

Die diabetische Neuropathie gehört zu den häufigsten chronischen Diabeteskomplikationen. Sie äußert sich klinisch v. a. als periphere symmetrische Neuropathie, als autonome Neuropathie oder in Form von Hirnnervenstörungen [2].

Tabelle 67-3 Ausfall- und Reizsymptome bei diabetischer Neuropathie.

sensibel	
Defizit:	Taubheit, Eigenreflexabschwächung
Reizsymptom:	Kribbeln, Brennen, Ameisenlaufen (burning feet, restless legs), Überempfindlichkeit, Schmerzmißempfindung, Temperaturmißempfindung
motorisch	
Defizit:	Lähmung, Eigenreflexabschwächung
Reizsymptom:	Faszikulieren, Muskelkrämpfe
autonom	
Defizit:	trockene Haut („Sudomotorenlähmung"), morgendliches Erbrechen (Gastroparese), Diarrhö/Obstipation (intestinale Motilitätsstörung), Stuhlinkontinenz, Blasenatonie, Impotenz, retrograde Ejakulation, orthostatische Dysregulation, Herzrhythmusstörungen, Hypoglycemia unawareness
Reizsymptom:	überschießende Reaktion (z.B. Hyperhidrose), gustatorisches Schwitzen

Eine Übersicht über die wichtigsten Ausfall- und Reizsymptome bei diabetischer Neuropathie gibt Tabelle 67–3.

Die symmetrisch-sensomotorische Neuropathie beginnt typischerweise an den Beinen distal und symmetrisch und ist durch betont sensible Störungen (Tab. 67–3) charakterisiert.

Die Beschwerden reichen von episodischen Parästhesien (Kribbeln, Prickeln, Taubheitsgefühl etc.) bis zu ausgeprägten, oft als brennend bezeichneten Schmerzen („burning feet"), die nachts häufig am stärksten sind. Auf motorischer Seite ist fast immer eine Fuß- und Zehenheberschwäche Frühsymptom. Es kommt zu lähmungsbedingtem häufigem Anstoßen mit dem Vorfuß bis hin zu Stürzen durch unzureichendes Anheben des Fußes.

Der diabetische Fuß: Bei den Fußläsionen handelt es sich um atrophische, ulzerierende, gangränöse oder nekrotische Hautveränderungen und deren Komplikationen (v.a. Superinfektionen bis hin zur Osteomyelitis und Bewegungseinschränkungen) [11]. Ca 14% aller Diabetiker sind aufgrund ihrer Fußprobleme in ärztlicher Behandlung. Sie haben gegenüber Nicht-Diabetikern ein 2,0- bis 3,4fach höheres Risiko für die arterielle Verschlußkrankheit [35], ein 20- bis 25fach höheres Risiko, eine Fußgangrän zu entwickeln und ein 15fach höheres Amputationsrisiko [6]. In 62% der Fälle handelt es sich um neuropathisch infizierte, in 25% um neuropathisch-ischämische und in 13% um makroangiopathisch-ischämische Füße. Sie zeigen jeweils eine charakteristische Symptomatik, die es zu differenzieren gilt (Tab. 67–4).

Makroangiopathie, kardiovaskuläre Komplikationen: Die kardiovaskuläre Mortalität ist bei Diabetikern deutlich erhöht. Das gilt besonders dann, wenn der Diabetes im Rahmen eines metabolischen Syndroms entstanden ist [19], zumal das Risiko kardiovaskulärer Komplikationen sich überproportional erhöht, wenn gleichzeitig eine Hyperinsulinämie, Hyperproinsulinämie, Dyslipoproteinämie, Hypertonie oder Nikotinabusus vorliegen [59]. Bei Typ-I-Diabetes ist die koronare Herzerkrankungsrate nur dann deutlich gesteigert, wenn eine (Mikro-)Proteinurie bzw. Mikroalbuminurie vorliegt.

3 Pathogenese

Die Pathogenese des Typ-I- und des Typ-II-Diabetes sind grundlegend verschieden.

3.1 Typ-I-Diabetes

Der Typ-I-Diabetes wird aus folgenden Gründen den Autoimmunerkrankungen zugeordnet [9]:
- Bei Erstmanifestation liegen in bis zu 80% der Fälle Inselzellantikörper (ICA) vor (vgl. Abschn. 3.1).
- Es besteht eine Assoziation mit bestimmten HLA-Antigenen (vgl. Tab. 67–1).
- In mehr als 10% der Fälle treten gleichzeitig andere, meist endokrine Autoimmunerkrankungen auf (vgl. Tab. 67–1) [79].
- T-Zell-Infiltrate, HLA-Klasse-II-Expression auf B-Zellen und „spotty insulitis", sind histomorphologisch an Typ-I-Patienten, die zum Zeitpunkt der Manifestation verstarben, nachweisbar.
- Immunologische Phänomene treten auch an Tiermodellen des Typ-I-Diabetes, wie NOD-Mäusen, BB-Ratten und Low-dose-Streptozotocin-diabetischen Ratten auf.
- Zwischen dem ersten Auftreten der ICA und der klinischen Manifestation liegt eine lange Latenz. Diese allmähliche Zelldestruktion wird auch bei anderen Autoimmunerkrankungen beobachtet.
- Nach frühzeitiger immunsuppressiver Intervention kommen Remissionen vor.

Entstehung und Entwicklung des Typ-I-Diabetes lassen sich am besten durch das Zusammenwirken verschiedener Faktoren erklären (Abb. 67-1). Tritt bei entsprechender genetischer Disposition ein pathogenetisches Agens hinzu (z.B. virale Infektionen, Umweltnoxen), kommt es zur Insulitis mit lympho-

---

Tabelle 67-4 Symptomatik des diabetischen Fußsyndroms.

neuropathischer infizierter Fuß
neuropathisches Ulkus (mal perforans)
- meist plantar unter dem Metatarsalköpfchen
- selten an Zehen oder Ferse
- umgeben von Hyperkeratosen
- schmerzlos
- Fuß trocken (Sudomotorenlähmung)
- Sensitivität reduziert (Vibration, Schmerz, Temperatur)
- Fuß rosig, warm, ggf. entzündlich geschwollen
- Fußpulse palpabel
- Krallenzehen (Atrophie der Fußmuskulatur)
- verminderte Gelenkmotilität (Cheiropathie)
- kann zu Phlegmone fortschreiten und Ischämien verstärken

neuropathische infizierte Gangrän (heißer Brand)
- Gangrän (durch entzündlich bedingten Verschluß der akralen Arterie)
- weiterhin tastbare Fußpulse
- im übrigen s.o.

makroangiopathischer ischämischer Fuß (kalter Brand)
- Claudicatio intermittens/Ruheschmerz
- kalte, livide, glänzende Haut
- atrophisches subkutanes Fettgewebe
- Fußpulse schwach/fehlen
- Gangrän ohne Infektion (kalter Brand)

neuropathischer ischämischer Fuß
- Kombination von Neuropathie und AVK
- ischämische Schmerzen fehlen
- Infektionen schreiten zur ausgedehnten Gangrän rasch voran

diabetische Osteoarthropathie (Charcot-Fuß)
- Zusammenbruch des Fußgewölbes (durch fokale Demineralisation an Phalangen, Metatarsal- und Tarsalknochen)
- meist Valgusstellung mit Vorwölbung nach medial

Mönckeberg-Sklerose
- rohrförmige Mediaverkalkung (durch Neuropathie des Sympathikus)
- nicht obstruktiv wirksam

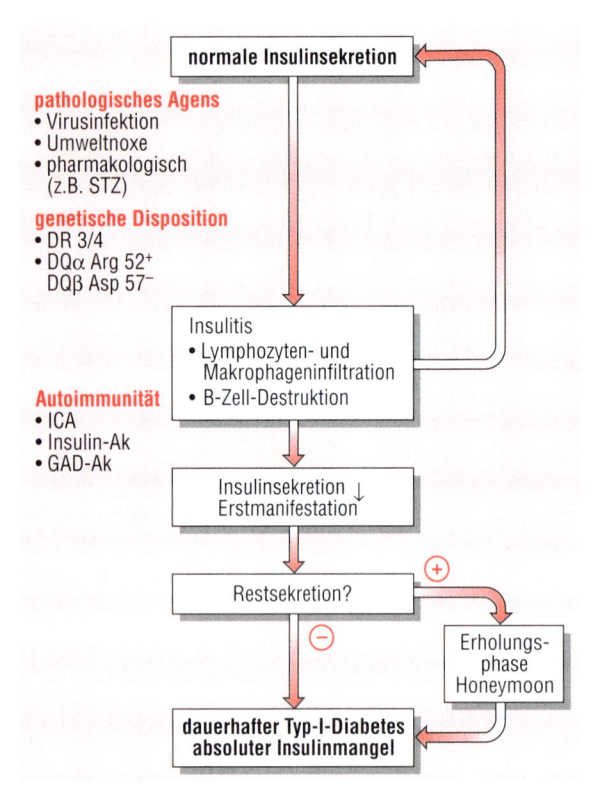

Abb. 67-1 Zusammenspiel der pathologischen Faktoren für die Entwicklung eines Typ-I-Diabetes.

Flussdiagramm:
- normale Insulinsekretion
- pathologisches Agens
  - Virusinfektion
  - Umweltnoxe
  - pharmakologisch (z.B. STZ)
- genetische Disposition
  - DR 3/4
  - DQα Arg 52$^+$
  - DQβ Asp 57$^-$
- Autoimmunität
  - ICA
  - Insulin-Ak
  - GAD-Ak
- Insulitis
  - Lymphozyten- und Makrophageninfiltration
  - B-Zell-Destruktion
- Insulinsekretion ↓ Erstmanifestation
- Restsekretion?
  - (+) Erholungsphase Honeymoon
  - (−) dauerhafter Typ-I-Diabetes absoluter Insulinmangel

zytärer Infiltration und konsekutiver B-Zell-Zerstörung.

Genetisch prädisponierend sind: HLA-DR3, -DR4, -DQα Arg 52$^+$, DQβ-57/Alanin, Valin oder Serin, protektiv sind -DR2, DQα Arg 52$^-$, DQβ-57 Asp. [79].

β-zytotrope Viren sind z.B. Coxsackie-B-, Röteln-, Mumps-, Masern-, Polio-, Influenza- und Zytomegalieviren [90].

Prädisponierend scheint eine proteinreiche Kost zu sein. Stillen (mindestens 4 Monate) wirkt protektiv. Eine manifestationsfördernde Wirkung von Kuhmilch bzw. bovinem Albumin ist nicht gesichert.

Der Nachweis von ICA, aber auch Insulin- und 64-KDa-Glykoprotein (= GAD)-Glutamin-Decarboxylase-Antikörpern zeigt ein erhöhtes Risiko der Diabetesmanifestation an.

So läßt die Insulinsekretion mit zunehmender Destruktion der B-Zell-Masse nach. Nach langjähriger Latenz – wahrscheinlich setzt die Insulitis bereits in den ersten Lebensjahren ein – kommt es zur Erstmanifestation.

Beim Typ-I-Diabetes kann zwischen der Erstmanifestation und dem völligen Versiegen der Insulinproduktion zu einer Erholungsphase (Remission), der sog. „Honeymoon-Phase" kommen. Sie beruht auf einer Insulinrestsekretion, die bis über 1 Jahr andauern kann und ist durch eine Reduktion des Insulinbedarfs ab ca. 1–3 Wochen nach Insulinsubstitution gekennzeichnet. Mögliche Ursachen sind die geringere Expression von MHCII-Molekülen auf den B-Zellen bei Euglykämie, die Glukotoxizität gegenüber B-Zellen und ein Rückgang der Insulinresistenz, die initial durch hohe freie Fettsäurespiegel besteht. Die Remissionsphase hängt vom Zeitpunkt der Insulinsubstitution und von der Güte der Stoffwechseleinstellung in der Manifestationsphase ab. Sie kann durch Immunmodulation bzw. Nicotinamid eingeleitet und unterhalten werden.

Etwa 90% der Manifestationen von Typ-I-Diabetes treten sporadisch auf, nur ca. 10% betreffen erstgradige Verwandte von Typ-I-Diabetikern. Das Risiko von Kindern Betroffener, an Diabetes zu erkranken, ist höher, wenn beide Eltern Diabetes haben (Tab. 67-5).

Tabelle 67-5 Genetik und Erkrankungsrisiko bei Typ-I-Diabetes.

Verwandschaftsbeziehung	Erkrankungsrisiko
keine (Bevölkerungsdurchschnitt)	0,2–0,3%
Kinder diabetischer Mütter	1–3%
Kinder diabetischer Väter	5–7%
Kinder diabetischer Eltern	20–40%
Geschwister diabetischer Kinder:	
– eineiige Zwillinge	30–40%
– sonstige Geschwister	5–7%
• bei HLA-Identität	10–25%
• bei HLA-Halbidentität	6–12%
• bei HLA-Verschiedenheit	etwa 1%

3.2 Typ-II-Diabetes

Beim Typ-II-Diabetes (relativer Insulinmangel) besteht ein Mißverhältnis zwischen Insulinangebot und -bedarf auf dem Boden einer *Insulinresistenz*, d.h. einer eingeschränkten Insulinwirkung am Zielgewebe, v.a. der *Leber* und der *Skelettmuskulatur* [67]. Allerdings ist auch die *Inselfunktion* gestört [63].

So sind die Pulsatilität der Insulinfreisetzung reduziert [63], das Proinsulinprocessing zu Insulin gestört [73] und die frühe Phase der Insulinfreisetzung defekt. Während die Störungen von Pulsatilität und Proinsulinprozessing bereits vor Diabetesmanifestation nachweisbar sind [63, 73], ist die Störung der Insulinkinetik eher sekundär. Welche Rolle das von der B-Zelle mit Insulin co-sezernierte Amylin für die Pathogenese spielt, ist noch unklar [104]. In ca. 90% findet es sich in den Inseln von Typ-II-Diabetikern als Amyloidablagerung. Es schränkt allerdings auch die Insulinsensitivität peripherer Gewebe ein und könnte so zur Pathogenese beitragen (Abb. 67-2).

Da Insulinresistenz und Insulinsekretionsstörung sich gegenseitig bedingen können, ist der primäre Defekt schwer eruierbar.

Die Entwicklung des Typ-II-Diabetes ist als Wechselspiel zwischen Pankreas und Zielgewebe zu verstehen. Sie kann von einem primären Insulinresistenzdefekt ausgehen und sekundär zur Sekretionsanomalie führen oder umgekehrt.

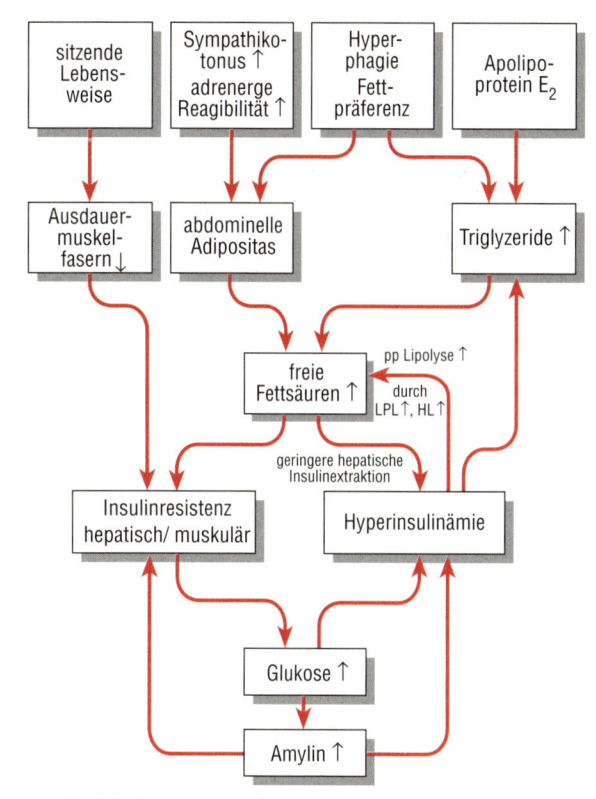

Abb. 67-2 Pathogenese des Typ-II-Diabetes.

Beide Annahmen stützen sich auf eine Reihe von Untersuchungen [91].

Meist geht man von einer primären Insulinresistenz mit kompensatorischer Hyperinsulinämie aus, die zunächst zur gestörten Glukosetoleranz und schließlich zur Manifestation des Typ-II-Diabetes führt. Die Störung der Insulinsekretion wird als Folge der Glukosetoxizität gesehen [96]. Allerdings konnte der genetische Defekt bislang nicht lokalisiert werden. Weder der Insulinrezeptor noch der Glukosetransporter des Skelettmuskels Glut 4 weisen Strukturdefekte auf.

Die Klärung der Ätiologie des Typ-II-Diabetes ist dadurch erschwert, daß es sich um ein polygenetisches Geschehen handelt. Hierfür spricht auch, daß die Konkordanz bei eineiigen Zwillingen nahezu 100% ist, jedoch bei Verwandten ersten, zweiten oder dritten Grades wesentlich niedriger liegt.

Als wichtigster Manifestationsfaktor des Typ-II-Diabetes gilt die Adipositas bzw. die zugrundeliegende Lebensweise.

80% der manifesten Diabetiker sind übergewichtig, die Prävalenz der Adipositas beträgt in der Gesamtbevölkerung jedoch „nur" 10–20%.

Die überragende Bedeutung des Körpergewichtes für den Typ-II-Diabetes beschränkt sich nicht auf Pathogenese und Manifestation, sondern bestimmt auch Verlauf und Prognose der Krankheit (Tab. 67-6). So ist die Insulinresistenz bei Gewichtsnormalisierung z.T. reversibel.

Die Adipositas ist jedoch auch in hohem Maße genetisch determiniert [89]. Dabei muß zwischen gynäkoider Adipositas mit hüftbetontem Fettansatz und sog. androider, bauchbetonter Adipositas unterschieden werden (s. Kap. 70).

Auch findet sich bei Typ-II-Diabetes eine 2- bis 4fach höhere Prävalenz des Apolipoprotein-E2-Allels von ca. 18%. Dies trägt zum Phänomen der postprandial gesteigerten Triglyzeridantwort bei, das bereits insulinresistente Verwandte von Typ-II-Diabetikern kennzeichnet [77].

Möglicherweise muß die ätiologische Basis in der Regulation der Nahrungsaufnahme gesucht werden. Typ-II-Diabetiker nehmen nicht nur mehr Energie (Hyperphagie) auf, sondern essen insbesondere mehr tierisches Fett.

Diese *Fettpräferenz* erklärt die Insulinresistenz über eine vermehrte Anflutung der Fette und vermehrte Freisetzung von freien Fettsäuren [8, 73]. Aggraviert wird die Insulinresistenz durch eine vermehrte adrenerge Stimulierbarkeit, die auch im Einklang mit der stammbetonten Adipositas steht.

Inwieweit das veränderte Eßverhalten auf pränatale, maternale Einflüsse der fetalen Hirnentwicklung zurückzuführen ist, bedarf der Klärung. Auffallend ist, daß Personen, die einen Typ-II-Diabetes oder eine essentielle Hypertonie entwickeln, ein niedrigeres Geburtsgewicht aufweisen.

Insulinresistenz und Hyperinsulinämie kennzeichnen nicht nur den Typ-II-Diabetes, sondern auch die essentielle Hypertonie, die stammbetone Adipositas, die Dyslipoproteinämie (Hypertriglyzeridämie und HDL-Erniedrigung) und die vorzeitige Atherosklerose, die unter dem Begriff des *metabolischen Syndroms* bzw. *Syndroms X* zusammengefaßt werden [19, 67].

Während jedoch die Hyperglykämie des Typ-II-Diabetes mit der Insulinresistenz erklärt wird, wird die Entstehung von Hypertonie, Dyslipoproteinämie und Atherosklerose mit der Hyperinsulinämie bei adäquater Insulinwirkung in Zusammenhang gebracht (Tab. 67–6) [88].

Dies erklärt sich durch eine *Dissoziation der Insulinsensitivität* beim metabolischen Syndrom [73]: Insulin wirkt unvermindert auf Natriumretention, Proliferation glatter Muskelzellen, Lipidakkumulation in Muskeln und Makrophagen und Lipidstoffwechsel, jedoch eingeschränkt auf den Glukoseeinstrom in Zellen. Hierbei scheinen die freien Fettsäuren eine zentrale Rolle zu spielen [8, 73].

Sie stören im übrigen nicht nur die Insulinwirkung, sondern auch die Insulinsekretion und können so zum späteren *Versagen der Insulinsekretion* beitragen [73].

3.3 Diabetische Folgeerkrankungen

Retinopathie: Für die Entwicklung der diabetischen Retinopathie werden biochemische, hämodynamische und endokrine Faktoren diskutiert.

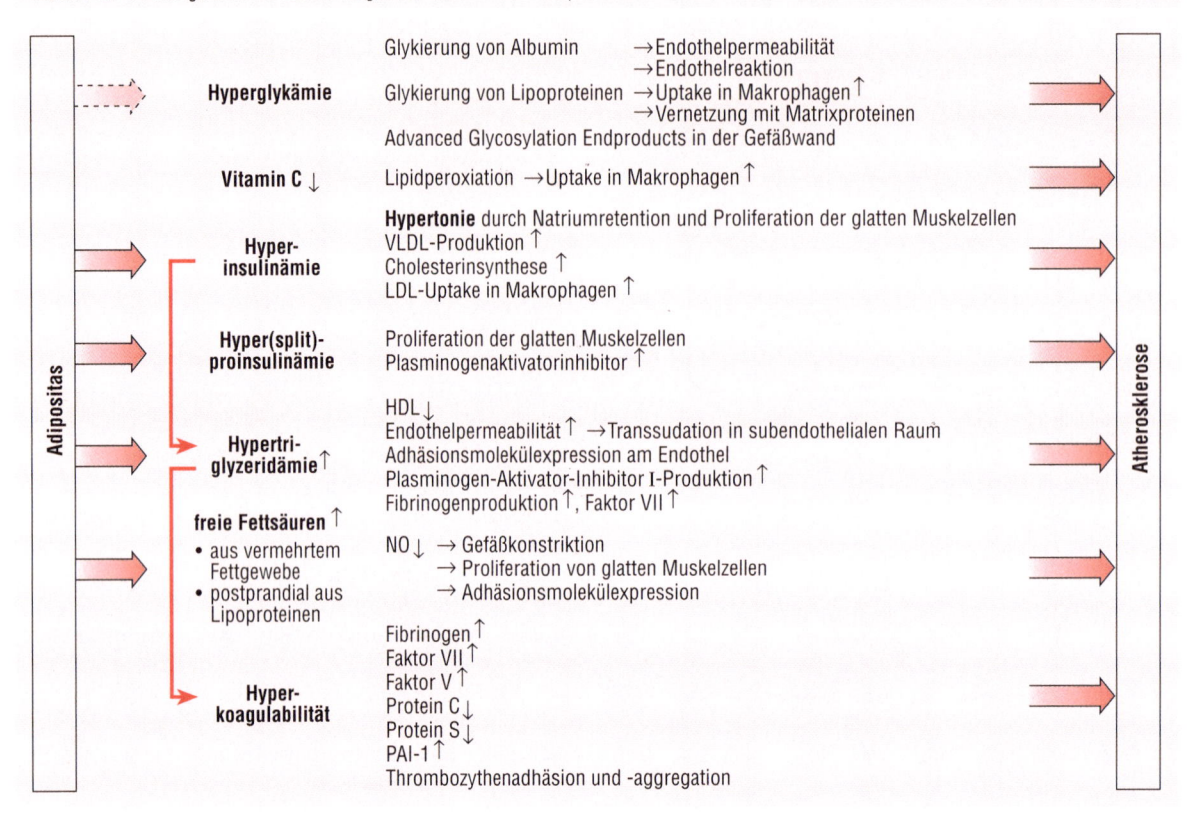

Tabelle 67-6 Pathogenetische Auswirkungen der abdominalen Adipositas.

Adipositas →			→ Atherosklerose
	Hyperglykämie	Glykierung von Albumin → Endothelpermeabilität, → Endothelreaktion Glykierung von Lipoproteinen → Uptake in Makrophagen ↑, → Vernetzung mit Matrixproteinen Advanced Glycosylation Endproducts in der Gefäßwand	
	Vitamin C ↓	Lipidperoxiation → Uptake in Makrophagen ↑	
	Hyperinsulinämie	Hypertonie durch Natriumretention und Proliferation der glatten Muskelzellen VLDL-Produktion ↑ Cholesterinsynthese ↑ LDL-Uptake in Makrophagen ↑	
	Hyper(split)-proinsulinämie	Proliferation der glatten Muskelzellen Plasminogenaktivatorinhibitor ↑	
	Hypertriglyzeridämie ↑	HDL ↓ Endothelpermeabilität ↑ → Transsudation in subendothelialen Raum Adhäsionsmolekülexpression am Endothel Plasminogen-Aktivator-Inhibitor I-Produktion ↑ Fibrinogenproduktion ↑, Faktor VII ↑	
	freie Fettsäuren ↑ • aus vermehrtem Fettgewebe • postprandial aus Lipoproteinen	NO ↓ → Gefäßkonstriktion → Proliferation von glatten Muskelzellen → Adhäsionsmolekülexpression	
	Hyperkoagulabilität	Fibrinogen ↑ Faktor VII ↑ Faktor V ↑ Protein C ↓ Protein S ↓ PAI-1 ↑ Thrombozytenadhäsion und -aggregation	

Chronische Hyperglykämie führt zu *verändertem Polyolstoffwechsel* mit Akkumulation von Metaboliten der Aldosereduktasereaktion. Es resultieren eine Verdickung der Basalmembran der Endothelzellen und eine Störung der Interaktion zwischen Perizyten und Endothelzellen. Die fehlende klinische Wirksamkeit von Aldosereduktaseinhibitoren auf Spätkomplikationen wie extraretinale Gefäßproliferation oder Sekundärglaukom deuten jedoch darauf hin, daß Störungen im Polyolstoffwechsel eher zu Beginn und weniger im weiteren Verlauf der Retinopathie relevant sind. Auch die gesteigerte nicht-enzymatische Glykosylierung intrazellulärer Proteine bzw. von Proteinen der extrazellulären Matrix ist Folge der chronischen Hyperglykämie [10]. Sie führt durch *irreversibles „Crosslinking"* der Proteine zu Permeabilitätsveränderungen der Basalmembran, Funktionseinbußen der Enzyme und gestörter Endozytose der Endothelzellen [55]. Solche „Cross-links" bleiben auch nach weitgehender Stoffwechselnormalisierung wirksam.

Zu den *hämodynamischen Faktoren* zählen morphologische Veränderungen der Endothelzellen, die geringere Deformierbarkeit der Erythrozyten und eine geringere Gefäßelastizität [55]. Die Bedeutung der vermehrten Thrombozytenaggregation wird unterschiedlich eingestuft.

Als *endokrine Faktoren* gelten Wachstumshormon bzw. Wachstumsfaktoren. Diese Annahme stützt sich auf die Regression der proliferativen Retinopathie bei Hypophysektomie [55].

Katarakt: Für die Entstehung einer Katarakt bei Diabetes mellitus gilt die pathogenetische Bedeutung der chronischen Hyperglykämie mit Akkumulation von Sorbitol in der Linse als gesichert.

Nephropathie: Die Pathogenese der diabetischen Nephropathie ergibt sich aus dem Zusammenwirken von genetischen, metabolischen und hämodynamischen Faktoren.

Die vermehrte nicht-enzymatische *Glykosylisierung* von Albumin, IgG, IgM, Komplement C3 und Membranproteinen führt noch vor morphologischen Alterationen der Basalmembran zur Veränderung der elektrostatischen Barriere, die unter physiologischen Bedingungen die Filtration von Albumin behindert.

Beim Diabetiker führen die Glykierung des Albumins und die geänderten elektrostatischen Kräfte zur Albuminurie [54, 57].

Auch *triglyzeridhaltige Lipoproteine* können die Permeabilitätseigenschaften des Endothels und der Basalmembran stören und das Fortschreiten der diabetischen Nephropathie vorantreiben. Bei fortgeschrittener Nephropathie nimmt der Porendurchmesser der Membran zu, so daß sie zusätzlich ihre Größenselektivität verliert [54].

Durch Sorbitolakkumulation und Hyperglykämie kommt es auf bisher ungeklärte Weise zur Myoinositolverminderung der Mesangiumzellen, die zur Störung der renalen Autoregulation beiträgt.

Zu den hämodynamischen Faktoren der Nephropathieentwicklung zählen u. a. zirkulierende und lokal gebildet vasoaktive Substanzen (Angiotensin, Stickoxid, Endothelin, Prostaglandine, Glykagon). Das Zusammenspiel der einzelnen Komponenten kann bisher nicht auf ein einheitliches Konzept der Nephropathiegenese reduziert werden, wenn auch einer Hyperfiltration eine wesentliche Rolle beigemessen wird.

Neuropathie: Als Ausgangspunkt sensomotorischer und autonomer Polyneuropathien gelten systemische, metabolische und vaskuläre Faktoren. Bei Mono- und Multiplex-Neuropathien treten lokale, mechanische oder zentralnervöse Faktoren hinzu.

Nach der *Myoinositolmangel-Hypothese* induzieren die Mehrbeanspruchung des Polyolstoffwechsels und die Hyperglykämie eine Minderung der natriumabhängigen Myoinositolaufnahme. Dieses Defizit wird – neben der intrazellulären Sorbit- und Fruktose-(Polyol-)Akkumulation – für die Demyelinisierung der Nerven verantwortlich gemacht.

Als vaskuläre und *hypoxisch-ischämische* Faktoren werden die Basalmembranverdickung endonervaler Gefäße, Verzögerung der kapillaren Blutströmung, verminderte Sauerstoffsättigung, erhöhte Blut- und Plasmaviskosität, erhöhte Erythrozytenaggregabilität und verminderte Erythrozytendeformierbarkeit angenommen. Die Annahme der endonervalen Hypoxie wird durch die verminderte Sauerstoffspannung in diabetischen Nerven und die verstärkte Shunt-Bildung am diabetischen Fuß bestätigt.

Störungen des axonalen Transports werden für Glukosemetaboliten, Neurotransmitter und -peptide (z.B. den Nerve Growth Faktor [NGF]) diskutiert. Beim streptozotocininduzierten Diabetes bei Ratten korrelierte NGF negativ mit dem Blutzuckerspiegel. Dieses Defizit ist nach Inselzelltransplantation reversibel. Es betrifft sympathische und sensorische Neurone, was dem Befallsmuster der diabetischen Neuropathie entspricht. Auch bei Patienten mit diabetischer Neuropathie konnte eine Erniedrigung der NGF-Spiegel nachgewiesen werden, die mit der Herabsetzung der motorischen Nervenleitgeschwindigkeit korrelierte.

Diabetischer Fuß: Der Vielzahl von Zustandsbildern und Schweregraden des sog. diabetischen Fußes liegt ein komplexes Zusammenwirken ätiopathogenetischer Faktoren zugrunde (Abb. 67-3).

Bedeutsamster ätiologischer Faktor ist die sensible und autonome Neuropathie, die aber oft auch als neuropathisch-makroangiopathische oder kombinierte Läsion zur Entwicklung des diabetischen Fußes führt (Tab. 67-4). Auslöser sind meist Traumatisierungen bei verminderter Schmerzwahrnehmung [11, 15]. Die neuropathiebedingte Sympatholyse und Sudomotorenlähmung zieht Atrophie und Anhidrose der Haut nach sich, die typischerweise warm ist, wenn nicht eine obstruierende Makroangiopathie zur Ischämie führt.

Durch Muskelatrophie im Rahmen einer motorischen Neuropathie kommt es zu Fehlstellung (u.a. Krallenzehenbildung) und vermehrter Belastung im Fußballenbereich oder an anderer Stelle bei Einbruch des Fußgewölbes. Fehlbelastung, Hautatrophie, Verletzung und fehlende Schonung führen zum Ulkus und zur Infektion.

Die Infektion kann zum Verschluß der akralen Arterie führen und dann häufig eine Gangrän auslösen. Bei Fortschreiten der Infektion wird durch den gesteigerten Stoffwechsel die Ischämie bei Vorliegen einer Makroangiopathie verstärkt.

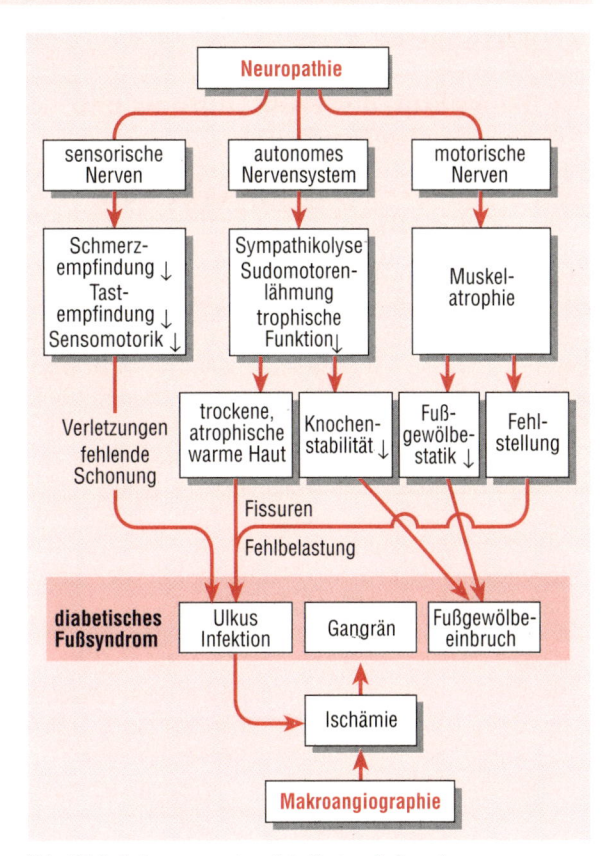

Abb. 67-3 Pathogenese des diabetischen Fußsyndroms.

Makroangiopathie: Die Pathogenese der diabetischen Makroangiopathie ist komplex.

Eine Hyperglykämie hat per se atherogene Wirkung. Diese erklärt sich über eine vermehrte Glykierung von Serumproteinen, insbesondere auch Lipoproteinen, mit der Folge der Erhöhung der Endothelpermeabilität und Aktivierung von Makrophagen und des erhöhten Uptakes in Makrophagen über spezifische AGE (advanced glycation endproducts)-Rezeptoren sowie der Vernetzung dieser glykierten Proteine mit Matrixproteinen. Daneben führt die Glykierung der Matrixproteine selbst zu einer Fehlvernetzung der Strukturproteine der Gefäßwand (s. Tab. 67-6).

Die übrigen Glieder der pathogenetischen Kette spielen beim metabolischen Syndrom eine größere Rolle, wo bereits lange vor Auftreten des Typ-II-Diabetes eine bauchbetonte Adipositas, Hyperinsulinämie, Hypertriglyzeridämie, niedrigere HDL-Spiegel und erhöhte Spiegel von freien Fettsäuren vorliegen und sich meist auch eine Hypertonie angebahnt hat.

4 Diagnostik

4.1 Diagnostik des Frühsyndroms und Stoffwechselkontrolle

4.1.1 Anamnese und klinisches Bild bei Manifestation

Bei Manifestation des Diabetes wird nach den Symptomen gefragt und gesucht, die dem sog. „Frühsyndrom" entsprechen. Da insbesondere bei Typ-II-Diabetes bereits bei Diabetesmanifestation Spätfolgen vorliegen können, müssen diese Zeichen des „Spätsyndroms" ebenfalls erfaßt werden (s. Abschn. 2.3).

Zur *Klassifizierung der Diabetesgenese* sollte eine spezielle Anamnese/Familienanamnese erhoben werden:
– Manifestationsalter bei Verwandten
– Insulinabhängigkeit bei Manifestation oder innerhalb weniger Jahre (Typ Ia bzw. Ib)
– andere Organbeteiligungen (Vitiligo, Basedow, Hashimoto, Addison, atrophische Gastritis, Sprue)
– Begleiterkrankungen im Rahmen des metabolischen Syndroms (Hypertonie, Dyslipoproteinämie, androide Adipositas, Hyperurikämie, Atherosklerose)
– Gewicht bei Manifestitation
– diabetogene Erkrankungen/Medikamente
– Gestationsdiabetes der Mutter
– Geburtsgewicht.

Unter diesen Gesichtspunkten sollte bei der *körperlichen Untersuchung* auf Vitiligo, Addison-Zeichen, Zeichen von Hypo- oder Hyperthyreose, Basedow, Anämie (Hb_E erhöht?), Erythema necrolyticum migrans (Glukagonom?) Acanthosis nigricans geachtet werden. BMI und waist-to-hip-Ratio werden erfaßt.

Mit der *Sonographie* wird nach Zeichen der chronischen Pankreatitis (Verkalkungen?) und nach Tumoren von Nebenniere und Pankreas gefahndet.

4.1.2 Langzeitbetreuung

Bei der langfristigen Begleitung des Patienten wird regelmäßig die Anamnese zu folgenden Punkten erhoben:
– Diabetesdauer
– vorangegangene Schulungen
– Gewichtsverlauf
– Diabetesbehandlung (welche Prinzipien, welche Dosierungen, wann?, welche technischen Hilfen?)
– Diät (unnötige Einschränkungen? Wann? Wieviel?)
– Stoffwechseleinstellung (Tagebuch)
– Hypoglykämien (Wann? Wahrnehmung?)
– Abstimmungsprobleme in Beruf und Freizeit (Zwischenmahlzeiten? Sport?)
– Spätfolgen (Visus? Augenarzttermine? Potenzprobleme? Erbrechen? [Gastroparese/Eßstörung] Angina pectoris, transitorische ischämische Attacken, Claudicatio intermittens?, Herzrhythmusstörungen?)

Die *körperliche Untersuchung* sollte Gewicht, Blutdruck, Inspektion der Füße und Vibrations- sowie Berührungssensitivität und Pulse beinhalten sowie die Inspektion von Fingerkuppen (Einstiche zur Selbstkontrolle) und Injektionsstellen.

Bei der *Blutdruckmessung* nach Riva-Rocci ist auf korrekte Druchführung zu achten. Für die Messung beim Erwachsenen wird in der Regel eine 15 cm breite und 30 cm lange Manschette verwendet. Bei einem Oberarmumfang > 40 cm sollte sie 18 × 36 cm, bei einem Umfang < 33 cm 12 × 24 cm und für Kinder 8 × 13 cm sein. Ein erhöhter Wert von systolisch > 138 mmHg und/oder diastolisch > 88 mmHg wird durch eine unmittelbar anschließende 2. Messung verifiziert. Zur Sicherung der Diagnose Hypertonie sind mindestens drei erhöhte Werte an wenigstens 2 verschiedenen Tagen erforderlich.

Bei Diabetes wird häufiger das *Osler-Phänomen* gefunden: Nach Aufpumpen der Manschette wird die sklerotische A. radialis als pulsloser Strang getastet. Hier liegt der zur Arterienkompression benötigte Manschettendruck bis zu 60 mmHg höher als der intravasale systolische Blutdruck. In diesen Fällen versagt die unblutige Messung nach RR.

Zur *Dokumentation* von Anamnese und Befunden ist ein standardisierter Bogen von Nutzen (Beispiele s. Tab. 67–7 und 67-8 am Ende des Kapitels).

4.1.3 Laboruntersuchungen

Blutglukosemessung: Zur Bestimmung der Blutglukose wird *Kapillarblut* oder venöses Blut entnommen. Wegen des geringeren intrazellulären Glukosegehaltes ist die Konzentration im *Vollblut* um 10–15% niedriger als im Serum oder Plasma (aus venösem Blut). Kapillares Vollblut enthält 5–10% mehr Glukose als venöses Blut, das die Gewebe durchlaufen hat. Die Unterschiede zwischen beiden Probenmaterialien sind nicht konstant und insbesondere von der Glukosekonzentration selbst abhängig.

Zur Hemmung der glykolytischen Aktivität der Blutzellen sollte das Probenmaterial in Röhrchen mit Natriumfluorid entnommen oder innerhalb von 30 min abzentrifugiert und bei + 4 °C bis zur Messung aufbewahrt werden. Die Glukosekonzentration wird heute unter Nutzung *enzymatischer Reaktionen* über Extensions- bzw. Farbveränderungen *(Kolorimetrie)* oder Sauerstoff- bzw. Stromänderung *(elektrochemische Methoden)* bestimmt.

Durch Immobilisierung der Reagenzien („Trockenchemie") wurden Teststreifen entwickelt, die vom Labor unabhängig machen. Sie beruhen auf der Glukose-Oxidase-Methode. Der Nachweis erfolgt über H_2O_2 und ein Chromogen.

Im therapeutisch relevanten Meßbereich von 50 bis 200 mg/dl werden bei Ablesung mit dem Auge durchschnittliche Abweichungen vom Referenzwert von ca. 15 mg/dl erreicht [69].

Bei Farbfehlsichtigkeit bzw. Visuseinschränkung können Meßgeräte angewendet werden (Tab. 67-9). Hier wird der Farbumschlag durch ein *Reflexionsphotometer* quantifiziert. Andere Geräte messen die Glu-

Tabelle 67-9 Blutglukosemeßgeräte und -teststreifen.

Gerät	Bezugsquelle	Teststreifen
Accutrend	Boehringer Mannheim GmbH	Accutrend-Glucose-Teststreifen
Accutrend GC		Accutrend-Glucose-Teststreifen
	Hestia Pharma GmbH, Mannheim	Accutrend Cholesterol-Teststreifen (auch Cholesterinmessung möglich)
Accutrend mini	Hestia Pharma GmbH, Mannheim	Accutrend- Glucose-Teststreifen
Accutrend alpha	Hestia Pharma GmbH, Mannheim	Accutrend-Glucose-Teststreifen
Diascan S	Haselmeir GmbH, Buchen	Diascan-Teststreifen
Diascan Partner (sprechendes Gerät für Blinde)	IBCOL MEDICAL, Haar	Diascan-Teststreifen
Glucometer 3	Bayer Diagnostics, München	Glucofilm-Teststreifen
Glucometer Elite	Bayer Diagnostics, München	Glucometer-Elite-Sensoren
ONE TOUCH II	Ortho Diagnostic Systems GmbH	ONE TOUCH-Teststreifen
ONE TOUCH BASIC	Neckargemünd	ONE TOUCH-Teststreifen
Hestia T II	Hestia Pharma GmbH, Mannheim	T II Glucose-Teststreifen
Hestia TII plus	Hestia Pharma GmbH, Mannheim	T II Glucose-Teststreifen
MediSense Card Sensor	Medisense GmbH, Taufkirchen b. München	Blutglukose-Sensor-Elektroden Plus
MediSense Pen Sensor		Blutglukose-Sensor-Elektroden Plus
MediSense Precision		Blutglukose-Sensor-Elektroden Plus
Reflolux S	Boehringer Mannheim GmbH, Mannheim	Haemo-Glukotest 20-800 R

kosekonzentration *amperometrisch.* Die hierbei verwendeten Teststreifen können allerdings nicht visuell abgelesen werden.

Zur *Blutgewinnung* sollten keine Blutlanzetten, sondern dünne Einmalkanülen verwendet werden, die weniger traumatisieren. Vorteilhaft sind Geräte (z.B. Autoclix P® oder Softclix®, Boehringer Mannheim), die den Einstich automatisch und mit definierter Tiefe vornehmen.

Uringlukose: Die Uringlukose spiegelt die Blutglukose zum Zeitpunkt der Urinbildung wider und ist deshalb als *Integral über den vergangenen Zeitraum* zu interpretieren. Zwischen Uringlukosewerten und gleichzeitig gemessenen Blutglukosewerten besteht daher nur eine mäßige Korrelation.

Die *Schwelle des Glukoseübertrittes* in den Urin liegt bei etwa 175 mg/dl und schwankt sowohl intra- als auch interindividuell. Höhere Nierenschwellen findet man bei älteren Menschen (200–250 mg/dl) und bei Nierenkranken. Niedrigere Schwellenwerte treten z.B. in der Schwangerschaft auf (bis auf 100 mg/dl gesenkt). Im therapeutischen Zielbereich kann daher die Uringlukose nur zur Abschätzung postprandialer Spitzenwerte herangezogen werden, mit denen allerdings die Blutglukosewerte vor den nachfolgenden Hauptmahlzeiten bei Patienten gut korrelieren.

Meist werden Uringlukosemessungen mit *Teststreifen* durchgeführt, die die Glukosekonzentration über Farbveränderungen anzeigen *(Kolorimetrie).* Das Testergebnis kann verfälscht werden, wenn Substanzen ausgeschieden werden, die mit der Oxidation des Chromogens interferieren, (z.B. Ascorbinsäure und Acetylsalicylsäure).

Glykierte Proteine: Unter Glykierung wird die chemische Bindung von Hexosen an Proteine als Resultat einer Amadori-Umbildung einer Schiffschen Base verstanden, während die Glykosylierung die Bildung von Glykosiden beschreibt. Da die nicht-enzymatische Glykierung von Hämoglobin und Plasmaproteinen (z.B. Fructosamin) von der durchschnittlichen Blutglukosekonzentration abhängt und bei anhaltender Hyperglykämie über eine labile Aldiminform (Schiffsche Base) in eine irreversible, stabile Ketoaminform entsteht, hängt deren Blutkonzentration bei Diabetikern nur noch von der Eliminationsgeschwindigkeit des glykierten Proteins ab. So spiegelt *glykiertes Hämoglobin* die mittleren Blutglukosewerte über einen Zeitraum von ca. 2 Monaten, Fructosamin über den von 2 Wochen wider. Folglich kann man direkt auf die Qualität der Blutzuckereinstellung für diesen Zeitraum zurückschließen.

Glykiertes Hämoglobin (HbA$_1$): Menschliches Blut enthält vier Hämoglobinkomponenten (90% HbA$_0$, 5–8% HbA$_1$, 2% HbA$_2$, < 1% HbF), die sich chromatographisch und elektrophoretisch trennen lassen.

HbA$_1$ besteht aus den Subfraktionen A$_{1a1}$, A$_{1a2}$, A$_{1a2}$, A$_{1b}$ und A$_{1c}$ (Tab. 67–10). Lediglich beim HbA$_{1c}$ handelt es sich um das glykierte Protein, die anderen Fraktionen des HbA$_1$ enthalten andere Kohlenhydrat-

Tabelle 67-10 Hämaglobinfraktionen von gesunden Erwachsenen.

Hämoglobinfraktion	Struktur	Kohlenhydratrest	Gehalt (%)
A$_0$	$\alpha_2\beta_2$	—	ca. 90
A$_2$	$\alpha_2\delta_2$	—	ca. 2,0
F	$\alpha_2\gamma_2$	—	< 1,0
A$_1$a$_1$	$\alpha_2(\beta$-F-D-P$)_2$	Fructose-1,6-diphosphat	< 1,0
A$_1$a$_2$	$\alpha_2(\beta$-G-6-P$)_2$	Glucose-6-phosphat	< 1,0
A$_1$b	Deamidierungsprodukt von A$_0$ oder Modifikation von A$_{1c}$		
A$_{1c}$	$\alpha_2(\beta$-G$)_2$	Glukose	4–6

reste bzw. Substitutionen. Das HbA_{1c} errechnet sich in etwa wie folgt:

$$HbA_1 = 1{,}12\, HbA_{1c} + 2{,}2.$$

Mit den verschiedenen Bestimmungsmethoden werden unterschiedliche Fraktionen erfaßt. Bei *Elektrophorese, Ionenaustauschchromatographie* und HPLC wird der Einfluß der Glykierung auf die Ladung genutzt.

Bei der *Affinitätschromatographie* dient die spezifische Bindung der 1,2-cis-diol-Gruppen der Glukose-Aminosäure-Bindung an immobilisierte Aminophenyl-Boronsäure zur Trennung. Bei der *Thiobarbitursäure-(TBA-)Methode* wird das glykierte Hb zu 5-OH-Methylfurfural konvertiert und dieses durch eine Farbreaktion mit Thiobarbitursäure nachgewiesen. Mittels *Immunoassay* läßt sich durch monoklonale Antikörper, die spezifisch gegen die N-terminale Glykierung der Hb-β-Kette gerichtet sind, quantifizieren.

Die verschiedenen Methoden unterscheiden sich in Störanfälligkeit, Präzision und Aufwand. *Interferenzen* können entstehen durch Hb-Varianten, durch Carbamylierung bei Niereninsuffizienz, durch Acetylierung bei Acetylsalicylsäureeinnahme, durch Acetaldehyd-Modifizierung bei Alkoholabusus und durch konkurrierende Substitution bei Ascorbinsäureeinnahme. Die labile Aldiminform kann durch vorausgehende Dialyse oder Inkubation in glukosefreiem Medium eliminiert werden. Zu berücksichtigen ist die Beeinflussung durch die Erythrozytenüberlebenszeit. Verkürzte Halbwertszeiten erniedrigen den HbA_{1c}-Wert z.B. bei hämolytischer Anämie, chronischem Blutverlust, Leberzirrhose oder Hämodialyse. Verlängerte erhöhen ihn z.B. nach Splenektomie oder bei Eisenmangelanämie.

HbA_{1c}-Werte korrelieren mit den Blutglukosewerten (r = 0,80), mittlere BG = 36 × HbA_{1c} – 100 [92]. Der HbA_{1c}-Wert sagt nichts über die Blutglukoseschwankungen aus. Hinter einem guten HbA_{1c}-Wert können sich häufig Hypoglykämien verbergen.

Fruktosamin: Wie Hämoglobin, so werden auch Serumproteine bei Hyperglykämie irreversibel in ihre Ketoaminform überführt. Sie werden unter dem Begriff „Fruktosamine" zusammengefaßt. Überwiegend handelt es sich um glykiertes Albumin. Fruktosamine spiegeln die Blutzuckereinstellung der vergangenen 2 Wochen wider. Als Probenmaterial dient Serum, dem im alkalischen Milieu Nitroblau-Tetrazolin zugesetzt wird. Fruktosamin reduziert es zum entsprechenden Formazan, wobei die Reaktionsgeschwindigkeit der Fruktosaminkonzentration proportional ist. Diese kinetische Substratbestimmung wird heute zur Routinediagnostik angewandt. Die Fruktosaminbestimmung ist v.a. dann angezeigt, wenn anormale Hämoglobine oder hämolytische Zustände die Interpretation des Hb_{A1} stören. Allerdings unterliegen gerade die Serumproteine einiger Variation. Deshalb sollte der Fruktosaminwert auf die aktuelle Proteinkonzentration bezogen werden.

Insulin: Insulin kann mit einem Immunoassay bestimmt werden. Dabei werden meist Proinsulin und Split-Proinsulin miterfaßt, so daß man besser von IRI (immunoreactive insulin) spricht. Spezifisch erfaßt ein zweiseitiger immunoradiometrischer Assay (IRMA) das „true" Insulin. Hier werden zwei Antikörper gegen verschiedene Epitope des Insulins eingesetzt, wobei einer an der festen Phase gebunden, der andere in Lösung vorliegt. Bei Diabetikern muß immer mit Insulinantikörpern im Serum gerechnet werden, deshalb empfiehlt sich die Bestimmung des freien Insulins. Die Konzentration wird in µU/ml (= mU/l) oder pmol/l angegeben (1 mU/l ≅ 6 pmol/l).

Die Bewertung der Insulinkonzentration erfordert immer die gleichzeitige Kenntnis der Blutglukose.

Proinsulin: Ebenfalls mit zweiseitigen IRMA können Proinsulin und seine Prozessierungsprodukte bestimmt werden [14]. Das Verhältnis Proinsulin/Insulin ist bei Typ-II-Diabetes erhöht und steigt mit zunehmendem Glukosespiegel. Für die Diagnostik wird dies bislang nicht genutzt. Es handelt sich aber um ein frühes Zeichen des metabolischen Syndroms [73] und (Split-)Proinsulin korreliert auch besser als Insulin mit anderen Risikofaktoren der Atherosklerose.

C-Peptid: C-Peptid und Insulin entstehen in äquimolarer Menge aus Proinsulin. Da C-Peptid eine längere Halbwertszeit als Insulin hat, finden sich 3- bis 5fache Konzentrationen im Serum. Die Bestimmung erfolgt immunologisch. C-Peptid kann auch unter exogener Insulinzufuhr als indirekter Parameter der endogenen Insulinsekretion herangezogen werden. Ein Nüchternwert von > 0,5 ng/ml gilt als normal, ein Wert < 0,1 ng/ml als Insulinmangelsituation. Von Nüchternwerten sollten jedoch therapeutische Entscheidungen, wie z.B. die Diagnose „Sekundärversagen", nicht abhängig gemacht werden. Eine gewisse Aussage erlaubt der Glukagon-Test (s. u.).

Lipide: Bei Diabetes mellitus ist der Lipidstoffwechsel beeinträchtigt.

Abgesehen von der gemeinsamen Pathogenese von Diabetes mellitus und gestörtem Fettstoffwechsel im Rahmen des metabolischen Syndroms (vgl. Abschn. 3.2) ist Diabetes mellitus die häufigste Ursache sekundärer Hyperlipoproteinämien.

Zur Routinediagnostik und zur Überwachung des Diabetes gehören deshalb auch die Nüchternserumwerte für Triglyzeride, Gesamt-, HDL- und LDL-Cholesterin. Da bei Diabetes im Rahmen eines Insulinmangels die Lipoproteinlipaseaktivität abfallen kann, muß mit einer verzögerten Clearance von postprandial erhöhten Chylomikronen und VLDL gerechnet werden. Dementsprechend sind fetthaltige Mahlzeiten mindestens 12 h vor der Blutentnahme auszuschließen. Am Vortag soll als Spätmahlzeit ein reiner Kohlenhydratträger (z.B. Obst) gegeben werden.

Die verminderte Lipoproteinlipaseaktivität führt bei unzureichender Insulinversorgung auch zur Chylomikronämie. Bei erhöhten Triglyzeriden empfiehlt sich deshalb eine *Lipidelektrophorese*. Ein Typ V nach Fredrickson (s. Kap. 69) zeigt dann die ungenügende Insulinzufuhr an.

Ketonkörper: Zu den Ketonkörpern zählen β-Hydroxybuttersäure, Acetoacetat und Aceton. Während sie normalerweise zu 4–7 mg/dl im Plasma enthalten sind, können ihre Konzentrationen z.B. bei Insulinmangel und Hunger auf mehr als das 10fache erhöht sein. Unter solchen Umständen fluten mehr freie Fettsäuren und damit Acetyl-CoA an, als über den Zitratzyklus oder die Fettsäuresynthese utilisiert werden können. Folglich werden sie zu Acetoacetat und β-Hydroxybuttersäure abgebaut. Beide Substanzen werden mit Hilfe der *β-Hydroxybutyrat-Dehydrogenase* erfaßt.

Für die Routineanwendung genügt in der Regel der qualitative und semiquantitative Nachweis mit Teststreifen oder Tabletten nach dem *Prinzip der LEGAL-Probe*, die die Nitroprussidreaktion nutzt. Hierbei bildet Acetoacetat in der Anwesenheit von Glycin mit Nitroprussid bei basischem pH einen rotvioletten Komplex. Bei der *Selbstkontrolle* werden die Teststreifen für Harnuntersuchungen genutzt. Sie können jedoch auch zur Abschätzung der Serumkonzentration von Acetoacetat verwendet werden. Für die β-Hydroxybutyrat-Quantifizierung steht ein enzymatischer Teststreifen zur Verfügung, bei dem das entstehende NADH durch Reduktion von Tetrazolium eine Blaufärbung erzeugt. In der Regel kommt man jedoch mit Urinkontrollen aus. Bei gut hydratisierten Patienten entspricht ein Ketonurie-Ergebnis von + einer Ketonkörperkonzentration im Blut von ca. 0,8 mmol/l, ++ entsprechen ca. 1,3 mmol/l und +++ ca. 1,8 mmol/l.

Die *Referenzwerte* für Gesunde, die 12–20 h gehungert haben, betragen für β-Hydroxybutyrat 30–650 µmol/l, für Acetoacetat 15–220 µmol/l.

Interpretation: Die Teststreifen oder -tabletten erfassen nur Acetoacetat und Aceton, dies kann zu Fehlinterpretationen führen, wenn im wesentlichen β-Hydroxybuttersäure vorliegt. Außerdem haben die Teststreifen relativ kurze Verfallszeiten, wenn die Packung geöffnet wurde. So kann es zu falsch-negativen Ergebnissen kommen. Falsch-positive Ergebnisse dagegen sind bei Hunger, fettreicher Kost und alkoholischer Ketoazidose und Fieber zu beobachten.

Oraler Glukosebelastungstest (oGTT): Provokationstests sollen die Glukosekonzentration unter standardisierten Belastungsbedingungen zeigen, um Defizite der Insulinsekretion bzw. -wirkung aufzudecken. Die Diagnose Diabetes ist entweder an mindestens 2 Nüchternplasmaglukosewerte >140 mg/dl bzw. 2 Kapillarblutwerte >120 mg/dl oder Testkriterien eines oGTT gebunden.

Allerdings ist die Varianz des oGTT groß. Bereits durch die Abhängigkeit von der phasenhaft ablaufenden gastrointestinalen Motorik sind erhebliche intraindividuelle Schwankungen unvermeidlich. Um aussagekräftige Werte zu erhalten, muß 3 Tage vor Testdurchführung die Aufnahme von mindestens 150 bis 200 g KH täglich gewährleistet sein. Der oGTT ist nur für mobilisierte Patienten ohne zusätzliche schwere Erkrankungen geeignet. Die Durchführung nach den Standards der ADA National Diabetes Data-Group und der WHO und die Kriterien zur diagnostischen

Tabelle 67-11 Oraler Glukosetoleranztest (oGTT).

Anleitung zur Durchführung des oGTT

Vorbereitung	> 150 g Kohlenhydrate an je drei Tagen Nüchternphase von 10 – 16 Std. unmittelbar vor dem Test
Untersuchung	• Nüchternblutzucker bestimmen
	• 100 g Glukose in 400 ml Flüssigkeit bzw. 400 ml Glukose-Oligosacchariid-Gemisch (Dextro® O.G-T.) oder 75 Glukose in 250–300 ml Flüssigkeit bzw. 300 ml Glukose-Oligosacchariid-Gemisch in < 5 min trinken lassen
	• Rauchen und zusätzliche Flüssigkeit ist untersagt
	• Testlösung soll Raumtemperatur haben
	• weitere Blutzuckerbestimmungen nach 60 und 12 min

diagnostische Bewertung des oGTT (Kapillarblut)

	Belastungsdosis (Glukose in g)	Zeitpunkt der Bewertung (min)	Normalbereich (mg/dl)	pathologische Glukosetoleranz (mg/dl)	manifester Diabetes
WHO, 1985	75	120	< 140	≥ 140, < 200	≥ 200
		60	< 200		≥ 200

Indikationen zur Durchführung eines oGTT
– konstante oder intermittierende Glukosurie ohne entsprechend erhöhte Blutglukosewerte (z.B. Schwangerschaftsglukosurie)
– eine oder mehrere Blutzuckerbestimmungen im Verdachtsbereich (1–2 h postprandial: 140–180 mg/dl, nüchtern 100–120 mg/dl Kapillarblut)

anamnestische Verdachtsmomente, Risikofaktoren und klinische Untersuchungsbefunde
– familiäre Belastung
– Adipositas
– pathologische Schwangerschaft (Abort, Hydramnion, Totgeburt, kongenitale Fehlbildungen, Geburtsgewicht < 4,5 kg)
– kardiovaskuläre Erkrankungen (arterielle Gefäßerkrankungen, Hypertonie)
– Infektionen, besonders im dermatologischen Bereich
– Hyperlipidämie (besonders Hypertriglyzeridämie). Hyperurikämie
– unklare Fälle von Neuropathie und Retinopathie

Bewertung sind in Tabelle 67–11 aufgeführt. Hierbei ist die altersabhängige Verschlechterung der Glukosetoleranz mit zu beachten. Bei einer Schwangerschaft müssen im oGTT mit 100 g Glukosebelastung nach der National Diabetes Data Group und O'Sullivan und Mahan mindestens zwei der folgenden Plasmawerte für eine pathologische Glukosetoleranz vorliegen:
– nüchtern > 105 mg/dl,
– 1. Std. > 190 mg/dl
– 2. Std. > 165 mg/dl
– 3. Std. > 145 mg/dl.

Die *Indikationen* zur Durchführung eines oGTT sind Tabelle 67–11 zu entnehmen. Die wichtigsten Ursachen eines pathologischen oGTT ohne gleichzeitigen Diabetes mellitus sind:
– Magenresektion, akute Magen-Darm-Erkrankung
– Hunger, Unterernährung, körperliche Inaktivität
– Medikamente (z.B. Kortisol, Diuretika, Sympathomimetika, β-Blocker in hohen Dosen)
– akute Lebererkrankungen
– Streßsituationen (akute schwere Erkrankungen, Trauma, Operation)
– Kaliummangel, Hyperthyreose.

Bei Ausschluß dieser Ursachen muß im Fall eines pathologischen oGTT mit einer durchschnittlichen jährlichen Inzidenz an manifestem Diabetes von 2–4% gerechnet werden.

Intravenöse Glukosebelastung (i.v. GTT): Der intravenöse Glukosebelastungstest (i.v. GTT) wird zur Präventivdiagnostik des Typ-I-Diabetes (s. u.) und in Kombination mit einem Tolbutamidtest zur Quantifizierung der Insulinsensitivität eingesetzt. Für die Voraussetzungen, Durchführung und Auswertung des Tests werden verschiedene Möglichkeiten empfohlen [1, 7]. Das standardisierte Protokoll der ADA [1] sieht die in Tabelle 67–12 dargestellte Durchführung vor und stellt die gleichen Vorbedingungen wie zur Durchführung des oGTT.

Die Auswertung erfolgt auf halblogarithmischem Papier mit der Zeit auf der Abszissenachse und den Glukosewerten auf der Ordinatenachse. Als Parameter dient der Assimilationskoeffizient $k = \ln2/t/2$. Dabei gibt t/2 die Zeit an, in der die Glukose auf die Hälfte des Ausgangswertes abgefallen ist. Die Multiplikation dieses Wertes mit 100 ergibt den zugehörigen K-Wert. Er gilt als pathologisch für Werte unter 1 und als normal für Werte über 1,4–1,5.

Zur *Quantifizierung der Insulinsensitivität* kann nach dem „minimal model" von Bergman ein kombinierter Test aus i.v. GTT und Tolbutamidtest durchgeführt und mittels entsprechendem Computerprogramm ausgewertet werden [103]. Hierbei wird –10 und –5 min vor Glukoseinjektion und +2, 3, 4, 5, 6, 8, 10, 12, 14, 16, u. 19 min nach Glukosegabe (300 mg/kg in 1 min) sowie 2, 4, 5, 7, 10, 20, 30, 40, 50, 70, 80, 100, 120, 140 und 160 min nach Tolbutamid (3 mg/kg in 0,5 min, 20 min nach Glukosegabe) Glukose und Insulin im Blut bestimmt.

Glukagontest: Zur Beurteilung der endogenen Insulinsekretion kann neben dem i.v. GTT auch der Glukagontest herangezogen werden (Tab. 67–13) [33]. Er gibt besser als ein C-Peptid-Wert darüber Auskunft, ob eine (Rest-)Sekretion vorliegt und ist bei Verwertung des Anstiegs auch unabhängiger von unspezifischen Effekten durch Antikörper im Serum.

Tabelle 67-13 Glukagontest zur Ermittlung der endogenen Insulinsekretion.

Durchführung	1 mg Glukagon i.v. in 1–2 min	
Bewertung	**C-Peptid basal**	**6 min nach Injektion**
normal	> 0,5 ng/ml	> 2,5 ng/ml
Insulinmangel	< 0,1 – 0,3 ng/ml	< 0,3 ng/ml

Tabelle 67-12 Intravenöser Glukosetoleranztest (i.v. GTT).

Vorbereitung	≥ 150 g Kohlenhydrate an je drei Tagen, normale körperliche Aktivität
Fasten	10–16 h vor dem Test kein Nikotin, kein Kaffee
Testbeginn	zwischen 7.30 und 10.00 Uhr
venöser Zugang	Ein venöser Zugang ist ausreichend, jedoch sollte das System nach Glukoseinfusion mit Kochsalz durchgespült werden und vor der Blutabnahme die Flüssigkeit im Schlauchsystem verworfen werden, sicherer sind 2 getrennte Zugänge
Dosierung	0,5 g/kg KG bis maximal 35 g
Konzentration	25 % während der Infusion
Infusion	manuelle Injektion oder Perfusorspritze
Dauer der Infusion	3 min ± 15 sec
Zeitmessung	Ende der Infusion
Blutabnahmen	2x nüchtern, +1, +3, +5, +10, +15, +30, +45, +60 min
Bewertung	K = 69,3: t/2; *normal:* < 1,4; *Diabetes:* < 1,0

Oraler metabolischer Toleranztest (oMTT): Mittels einer standardisierten Testmahlzeit, die eine definierte Menge von Nährstoffen, insbesondere Fett, Saccharose und Alkohol enthält, läßt sich aus dem postprandialen Anstieg der Triglyzeride die Konstellation eines metabolischen Syndroms bereits zu einem Zeitpunkt erfassen, wo der oGTT noch unauffällig ist [73, 77, 80]. Sog. *Triglycerid-high-Responder* weisen eine Insulinresistenz, ein erhöhtes Proinsulin/Insulin-Verhältnis, erhöhte postprandiale Thermogenese, vermehrt abdominelles Fettgewebe und eine vermehrt adrenale Reagibilität auf, wie es für das metabolische Syndrom kennzeichnend ist. Da die postprandiale Triglyzeridantwort von der Zusammensetzung der Testmahlzeit abhängt, ist ein Normwert nur für eine bestimmte Testmahlzeit gültig (zur Durchführung und Bewertung s. Tab. 67–14).

Tabelle 67-14 Oraler metabolischer Toleranztest.

Durchführung	
Vorbereitung	> 150 g Kohlenhydrate, kein Alkohol, kein Sport am Vortag
Testmahlzeit	500 ml, 58 g Fett, 75 g Saccharose, 30 g Protein, 10 g Äthanol
Dauer der Ingestion	10 min
Blutentnahme	3, 4, 5, 6 h nach Ingestion
Bewertung	Triglyzeridmaximum
normal	< 260 mg/dl
pathologisch	> = 260 mg/dl

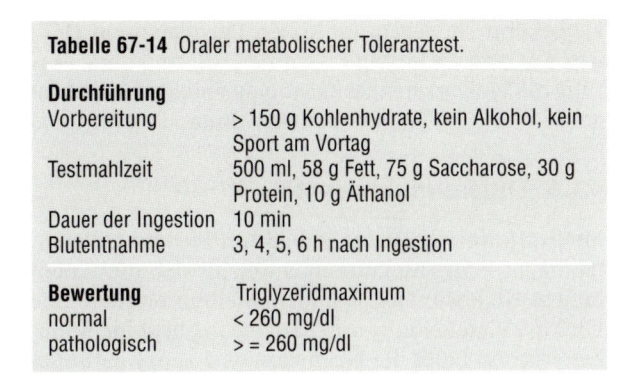

4.1.4 Vorgehen zur Diagnostik der Manifestation des Diabetes mellitus

Nach den aktuellen WHO-Kriterien ist die Diagnose des Diabetes mellitus zu stellen, wenn mit und ohne klassische Symptome [105]:
– erhöhte unstandardisierte, nicht nüchterne Blutglukosewerte über 200 mg/dl im Kapillarblut vorliegen,
– wiederholt Nüchternblutglukosewerte über 140 mg/dl im Kapillarblut gemessen werden
– im oGTT mindestens 2 Werte im pathologischen Bereich liegen.

Eine Empfehlung für das diagnostische Vorgehen bei Diabetes mellitus gibt Abbildung 67–4. Als *Indikation zum Screening* gelten eine positive Familienanamnese, Übergewicht, Dyslipoproteinämie, Hypertonie, vorausgegangene Schwangerschaften mit Gestationsdiabetes oder vorausgegangene Geburt eines übergewichtigen Kindes [65, 105]. Dabei wurde die Bestimmung eines Nüchternblutglukosewertes als Test der Wahl angegeben [65].

Führen die in Abbildung 67–4 dargestellten Untersuchungen zur Diagnose eines manifesten Diabetes mellitus, so ist auch die Bestimmung der *Glykoproteine* indiziert, denn sie geben wertvolle Hinweise auf Dauer und Schwere der Stoffwechseldekompensation und dienen dem weiteren Monitoring.

Die Untersuchungsmethode der Wahl zur Diagnostik des subklinischen Diabetes ist der oGTT.

Während der manifeste Diabetes durch eine Hyperglykämie und Glykosurie auch unter Alltagsbedingungen gekennzeichnet ist, kann die vorausgehende Phase nur mit Belastungsproben erkannt werden. Ergibt sich im oGTT eine pathologische Glukosetoleranz, so beträgt die mittlere Wahrscheinlichkeit einer Diabetesmanifestation innerhalb von 10 Jahren 40%. Dies entspricht einem 10fach erhöhten Risiko gegenüber der Allgemeinbevölkerung.

Außerdem ergab eine Reihe von Verlaufsuntersuchungen ein erhöhtes Risiko für das Auftreten einer Makroangiopathie bei abnormer Glukosetoleranz.

Die Begriffe potentieller und subklinischer Diabetes wurden weitgehend verlassen. Sie beziehen sich auf den Befund der pathologischen Glukosetoleranz der als einziges Klassifikationskriterium aufrechterhalten wurde:
– potentieller Diabetes (Synonym: Prädiabetes) bei zeitweilig gestörter Glukosetoleranz
– subklinischer Diabetes (Synonym: asymptomatischer Diabetes) bei permanent pathologischer Glukosetoleranz.

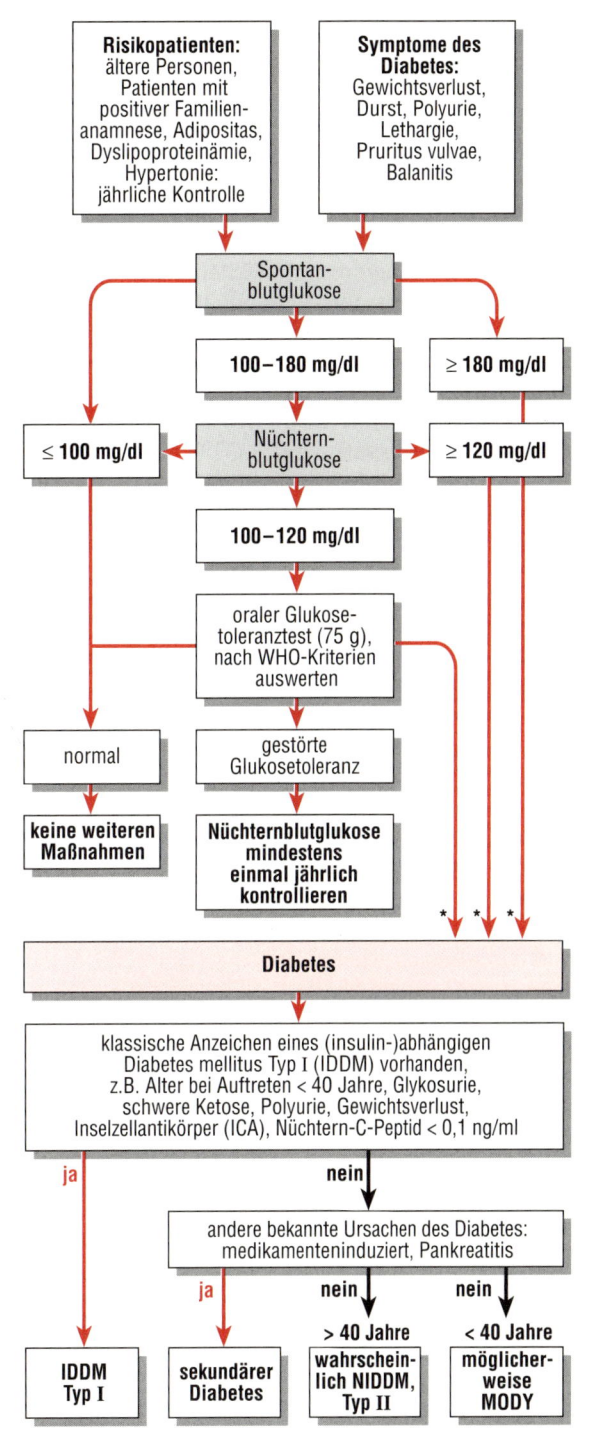

Abb. 67-4 Diagnostik bei Diabetes mellitus. * Bei fehlenden Symptomen nur, wenn der Wert in mindestens einer Nachkontrolle bestätigt wurde.

4.1.5 Spezielle Diagnostik des Typ-I-Diabetes bei Manifestation

Während der Autoimmunzerstörungsphase der B-Zellen lassen sich sowohl humorale Autoantikörper, als auch zelluläre Immunphänomene (Aktivierung der Lymphozyten, mononukläre Zellen) nachweisen [110].

Als differentialdiagnostische Kriterien des Typ-I-Diabetes eignen sich am ehesten Inselzellantikörper (ICA), Glutamatdecarboxylase (GAD-)Antikörper, Insulinautoantikörper (IAA) und die HLA-Typisierung. Für die Beurteilung der Funktionsreserve des Inselapparates wird die frühe Insulinsekretion 1 und 3 min nach i.v. Glukosebelastung (i.v. GTT) herangezogen.

Inselzellantikörper: Inselzellantikörper (ICA) gehören zur Klasse der IgG-Globuline. Sie reagieren auf Gefrierschnitten mit Inselzellen und lassen sich mit indirekter Immunfluoreszenz oder Peroxidasefärbung nachweisen. Sie können bis zu 8 Jahre vor Diabetesmanifestation im peripheren Blut auftreten und sind bei bis zu *60–90%* der neu entdeckten Typ-I-Diabetiker feststellbar (vgl. Abschn. 3.1). Screening-Untersuchungen an Schulkindern haben den prädiktiven Wert von hochtitrigem ICA bestätigt. Ein Problem ist die Vergleichbarkeit der Ergebnisse. Deshalb wurde auf internationalen Workshops die Messung von ICA standardisiert. Die Hauptpopulation der ICA bindet an alle Inselzellen und ist „nicht restringiert", d.h. diese Antikörper binden auch an Inseln von Mäusen. Sog. „restringierte ICA" binden nicht an Mäuseinseln und sind vornehmlich gegen β-Zellen gerichtet. Ihr Zielantigen ist im wesentlichen die Glutamatdecarboxylase (GAD).

Glutamatdecarboxylaseantikörper (GAD-Ak): GAD-Ak können mit einem spezifischen ELISA nachgewiesen werden. Obwohl die Prävalenz von ICA und GAD-Ak *(70–90%)* bei Manifestation sehr hoch ist, können sie nicht als Ausschlußkriterium für die Diagnostik des Typ-I-Diabetes dienen. Insbesondere scheinen familiäre Unterschiede im Autoantikörpermuster zu bestehen.

Insulinautoantikörper: Für Insulinautoantikörper (IAA) stehen Radioimmunoassays und ELISA zur Verfügung. Während 100% der Kinder bei Manifestation unter 5 Jahren IAA-positiv sind, lassen die Antikörper sich bei weniger als *20%* der erwachsenen Typ-I-Diabetiker nachweisen.

HLA-Typisierung: In nahezu 100% der Typ-I-Diabetesfälle liegt ein DQα Arg 52$^+$ bzw. DQβ Asp 57$^-$-Befund vor (s. Abschn. 3.1). Dies kann genutzt werden
- zum Ausschluß einer genetischen Prädisposition bei Kindern bzw. Geschwistern von Typ-I-Diabetikern;
- zum Ausschluß eines Typ-I-Diabetes bei Diabetesmanifestation in der Schwangerschaft; hier bietet sich vorher jedoch der preiswertere und spezifischere Nachweis von ICA, IAA und Anti-GAD an;
- zur Differentialdiagnose eines langsam einsetzenden Typ-I-Diabetes oder MODY bei Diabetesmanifestation unter dem 40. Lebensjahr.

Umgekehrt ist wegen der hohen Prävalenz von DQα Arg 52$^+$ und DQβ Asp 57$^-$ in der Allgemeinbevölkerung ein entsprechender Genotypus nicht für die Diagnose von Typ-I-Diabetes zu verwerten.

4.1.6 Differentialdiagnose

Mellitunie versus Diabetes mellitus: Für die Differentialdiagnose der Mellitunien empfiehlt sich die Einteilung in Glukosurien und andere Mellitunien [84]. Eine Glukoseausscheidung unter 30 mg/Tag liegt im Normbereich und unter der Nachweisgrenze enzymatischer Teststreifen zur Uringlukosebestimmung. Zeigt der Teststreifen jedoch eine Glukosurie an, so besteht begründeter Verdacht auf Diabetes mellitus. Eine Glukosurie anderer Genese wird erst dann erwogen, wenn ein Glukosebelastungstest (oGTT) normal ausfällt und sowohl vor als auch nach Durchführung des oGTT eine Glukosurie erneut nachgewiesen wurde.

Zur Sicherung der Diagnose einer renalen Glukosurie (renaler Diabetes) werden folgende Kriterien gefordert:
- körperliche Untersuchung und Anamneseerhebung
- normale Blutglukosewerte bei gleichzeitiger Glukosurie, welche von der Kohlenhydratzufuhr weitgehend unabhängig ist (hierbei muß der Urinzucker mit glukosespezifischen Teststreifen als Glukose identifiziert werden)
- normaler Glukosebelastungstest, der zum Ausschluß eines Diabetes mellitus im Frühstadium halbjährlich oder jährlich wiederholt wird.

Andere Ursachen einer nicht-diabetischen Glukosurie sind:
- Tubulopathien (z.B. bei aufsteigenden Pyelitiden oder im Rahmen des DeToni-Debré-Fanconi-Syndroms
- kindliche passagere Glukosurien (z.B. zyklische Glukosurie, extrainsuläre Reizglukosurie, alimentäre Glukosurie)
- Vergiftungen
- Erkrankungen wie Infektionen, zentralnervöse Erkrankungen, chronische Nephro- oder Hepatopathien.

Eine differentialdiagnostische Abklärung fällt wegen der meist vorhandenen Normoglykämie in der Regel nicht schwer.

Andere Mellitunien, die nicht auf einer Glukoseausscheidung beruhen, sind selten. Außerdem können sie durch Verwenden spezifisch enzymatischer Glukoseteststreifen weitgehend ausgeschlossen werden. Die Ausscheidung von Fruktose (harmlose essentielle Fruktosurie, hereditäre Fruktoseintoleranz), Galaktose (Galaktosämie), die Laktoseausscheidung bei Wöchnerinnen und die seltene essentielle Pentosurie, die vorwiegend in der jüdischen Bevölkerung auftritt, können zu falsch-positiven Ergebnissen des Uringlukosetests führen.

Diabetes mellitus ohne Glukosurie: Eine fehlende Glukoseausscheidung im Urin kann bei Diabetes mellitus auftreten, wenn

- die Nierenschwelle für Glukose altersbedingt erhöht ist
- Nierenveränderungen im Rahmen der diabetischen Glomerulussklerose (Kimmelstiel-Wilson) vorliegen bzw. bei anderen chronischen Nierenerkankungen
- der zeitliche Unterschied zwischen Probenentnahme und Glukosemessung zu groß ist.

Hyperglykämien ohne Diabetes mellitus: Streßbedingte Hyperglykämien (z.B. nach Traumata) oder Hyperglykämien während der Schwangerschaft können erst nach Normalisierung der Blutglukose und normalem Ergebnis eines oralen Glukosebelastungstests (oGTT) als interkurrent betrachtet werden. Ansonsten handelt es sich um die – eventuell passagere – Manifestation eines bereits bestehenden, latenten Diabetes mellitus.

Normoglykämien bei Diabetes mellitus: Eine Normoglykämie kann bei Diabetes mellitus wiederholt auftreten und wird v. a. bei Bestimmung der Nüchternblutzucker beobachtet. Gerade bei Frühformen des Diabetes mellitus liegen Nüchternwerte häufig im Normbereich. Zur Diagnostik und Verlaufskontrolle sollten daher besser nicht nur Nüchternblutzuckerwerte herangezogen werden. Zur Dosisberechnung bei insulinpflichtigen Diabetikern sind dagegen Nüchternblutzucker bzw. präprandiale Blutzuckerwerte Referenzwerte.

Ketonurie ohne Diabetes mellitus: Ketonkörper können auch unabhängig vom Diabetes bei Hunger, fettreicher Kost, alkoholischer Ketoazidose, Fieber und anderen Bedingungen auftreten, in denen erhöhte Stoffwechselbedürfnisse bestehen. Allerdings fehlen in der Regel die diabetestypische Hyperglykämie und Glukosurie. Liegen jedoch alle drei Befunde gleichzeitig deutlich erhöht vor (Normalwerte s. Abschn. 4.1.3), so ist eine engmaschige Kontrolle angezeigt. Hierdurch kann die Entwicklung einer Ketoazidose frühzeitig erkannt werden.

Hyper- versus Hypoglykämie: Am dringlichsten ist die Differentialdiagnose zwischen Hyper- und Hypoglykämie. Sie kann mit enzymatischen Teststreifen innerhalb kürzester Zeit gestellt werden. Zur weiteren Differenzierung zwischen ketoazidotischem und nichtketoazidotischem, hyperosmolarem Koma genügen Schnellbestimmungen der Glukose im Blut und Urin sowie Azetonbestimmung im Urin mittels Teststreifen oder Tabletten. Die Laktatazidose läßt sich nicht durch Schnelldiagnostik, sondern nur laborchemisch nachweisen.

4.1.7 Diagnostik diabetischer Folgeerkrankungen

Diabetische Retinopathie

Die Screening-Untersuchung von Typ-II-Diabetikern wird mit einer Miosis-Funduskamera durchgeführt.

Mit dieser Methode kann eine diabetische „Background-Retinopathie" und eine diabetische Makulopathie zuverlässig diagnostiziert werden. Komplikationen wie Sekundärglaukom, Rubeosis iridis oder periphere Traktionsablatio außerhalb des großen Gefäßbogens, sind jedoch nur ophthalmoskopisch unter Mydriasis erkennbar. Deshalb empfiehlt sich für Diabetiker mit bereits bekannten Veränderungen des Augenhintergrundes die regelmäßige Ophthalmoskopie. Stellt sich – aufgrund proliferativer Gefäßveränderungen – die Indikation zur Laserbehandlung, wird der Augenhintergrund zuvor spaltlampenmikroskopisch und/oder fluoreszenzangiographisch untersucht.

Diabetische Nephropathie

Die Entwicklung der diabetischen Nephropathie wird nach Mogensen in 5 Stadien eingeteilt [58]. Da die diabetische Nephropathie ab dem Stadium IV therapeutisch nur schwer zu beeinflussen ist, müssen alle Möglichkeiten der Früherkennung genutzt werden.

Entscheidend für die Frühdiagnose ist die Bestimmung der Albuminkonzentration im 24-Stunden-Sammelurin. Dabei spricht man
- bei bis zu 20 µg/min bzw. 30 mg/Tag von einer Normoalbuminurie
- bei 20–200 µg/min bzw. 30–300 mg/Tag von einer Mikroalbuminurie
- bei über 200 mg/l bzw. 300 mg/Tag von einer Makroalbuminurie, die der klinisch manifesten diabetischen Nephropathie entspricht.

Zum *Screening* auf Mikro- bzw. Makroalbuminurie eignen sich die Teststreifen (z.B. Micral-Test®, Micro-Bumintest®, Albu Sure®). Hierbei reicht es aus, *Spontanurin* zu untersuchen (Normalwerte für die verschiedenen Abnahmebedingungen s. Tab. 67–15). Ein Normalbefund schließt eine Nephropathie (III) aus, ein pathologischer kann auch durch Sport, Ketoazidose, Fieber, Harnwegsinfektion und Menstruation vorgetäuscht werden. Bei einer Mikroalbuminurie im Spontanurin sollte mindestens 3mal der 24-h-Urin quantitativ untersucht werden unter Verwendung ei-

Tabelle 67-15 Definition der Mikroalbuminurie bei verschiedenen Untersuchungsbedingungen.

Urinsammelmethode	Oberer Normbereich der Albuminausscheidung	„Mikroalbuminurie"
Kurzzeitsammlung in Ruhe (2–3 h)	15 µg/min	15 – 200 µg/min – 20 bis 300 mg/24 h
Befristete Urinsammlung über Nacht	30 µg/min	30 – 200 µg/min – 40 bis 300 mg/24 h
24-Studen-Urin	70 µg/min	70 – 200 µg/min – 100 bis 300 mg/24 h

nes RIA, ELISA oder turbimetrischen Verfahrens. Erst der zweimalige Nachweis einer Mikroalbuminurie läßt die Diagnose einer diabetischen Nephropathie zu. Dabei wird die Vollständigkeit der Sammelmenge mit der Kreatininausscheidung überprüft. Sie ist zwar vom Alter abhängig (21–27 mg/kg/24 h in der 3. Dekade, 20–24 in der 4., 16–24 in der 5. und 6. Dekade, 13–20 in der 7. und 11–17 mg/kg/24 h in der 8. Dekade) jedoch weitgehend unabhängig vom Stadium der Nephropathie.

Mit Beginn der erhöhten Albumin- (bzw. Protein-) Ausscheidung im Nephropathiestadium sinkt auch die anfangs erhöhte glomeruläre Filtrationsrate [58]. Zur *Diagnostik und Verlaufskontrolle* der diabetischen Nephropathie gehören deshalb die Bestimmung von Harnstoff und Kreatinin im Serum bzw. der Kreatinin-Clearance.

Eine *Hypertonie* stellt sich mit fortschreitender Nephropathie – im Durchschnitt 2 Jahre nach Auftreten einer Mikroalbuminurie – ein und erhöht das Risiko der Nephropathieprogression und kardiovaskulärer diabetischer Komplikationen zusätzlich [56]. Deshalb wird der Blutdruck regelmäßig kontrolliert.

Wegen häufiger und z.T. inapparenter *Harnwegsinfekte* sollte das Urinsediment auf granulierte Zylinder etc. untersucht werden.

Eine Nierenbiopsie ist nur indiziert, wenn keine extrarenalen Zeichen einer diabetischen Mikroangiopathie bestehen. Dann könnte durch die Fehlannahme der diabetischen Glomerulosklerose eine andere glomeruläre Erkrankung unerkannt und eventuelle Heilungschancen ungenutzt bleiben.

Bei einigen Patienten kommt es im Rahmen eines *hyporeninämischen Hypoaldosteronismus* (Schambelan-Syndrom) leicht zu einer Hyperkaliämie insbesondere bei Gabe kaliumsparender Diuretika. Dem sollte durch Kontrollen des Kaliumspiegels Rechnung getragen werden.

Periphere Neuropathie
Leitsymptome sind eine Minderung des Vibrationsempfindens (Pallhypästhesie) und eine herabgesetzte Diskriminationsfähigkeit für Temperaturunterschiede, sowie abgeschwächte distale Muskeleigenreflexe (ASR) (Tab. 67-16). Die Überprüfung dieser Funktionen ist daher obligat. Hierzu können Frage- und Dokumentationsbögen eingesetzt werden (Tab. 67-8) [26]:
Untersuchung der Oberflächensensibilität: Prinzipiell wird aus dem sensibel ungestörten Areal in das vermutlich gestörte Areal hinein untersucht. Bei der Verdachtsdiagnose einer distal-symmetrischen Neuropathie prüft man zunächst durch Bestreichen der Beinhaut (z.B. mit einem Wattebausch) von proximal nach distal. Man läßt den Patienten angeben, ab welchem Punkt er die Berührung schwächer wahrnimmt. Zur Prüfung der Schmerzwahrnehmung geht man in gleicher Weise vor unter Verwendung spitzer Einmalgebrauchsgegenstände (z.B. Holzzahnstocher).
Untersuchung der Vibrationssensibilität: Die Untersuchung wird mit der neurologischen Stimmgabel *nach*

Tabelle 67-16 Diagnostisches Vorgehen bei diabetischer Neuropathie.

– Anamnese
 • Dauer der Erkrankung
 • Therapieform (orale Antidiabetika, Insulin, konventionell, intensiviert)
 • Einstellungsqualität (aktuelle Blut- und Harnzuckerwerte, HbA_1c)
 • Komplikationen (Augen, Nieren, Arteriosklerose)
– neurologische Symptome
 • Gangstörungen, Lähmungen
 • Schmerz- und Temperaturempfinden
 • Schweißsekretion, Sexualfunktion
 • Konzentrationsstörungen, Sprachstörungen, Sehschärfe
– neurologische Untersuchung
 • Oberflächensensibilität, Vibration, Thermästhesie, Reflexe
 • kardiovaskuläre Tests (respiratorische Sinusarrhythmie, Orthostasetest etc.)
– organspezifische Spezialuntersuchungen (z.B. Magenentleerung mit Isotopenmarkierung)
– interdisziplinäre Zusammenarbeit

Rydel und Seiffer durchgeführt. Diese Metallgabel schwingt durch aufgeschraubte Gewichte mit einer Frequenz von 64 Hz. Die Stimmgabel wird durch Anschlagen oder Zusammendrücken in Schwingung versetzt und auf den jeweiligen Meßort (s.u.) aufgesetzt. Die Amplitude der Schwingungen klingt dann innerhalb weniger Minuten ab. Das Prinzip der Messung beruht darauf, daß große Schwingungsamplituden besser wahrgenommen werden als kleine.

Die Gewichte weisen ein Dreieck (schwarzes oder weißes) mit einer in Achtel eingeteilten Skalierung auf, das bei großen Schwingungsamplituden nicht scharf zu erkennen ist. Bei Abnahme der Amplitude wird das Dreieck jedoch vom unteren Ende der Skala her („Null-Ende") zunehmend konturiert. Abgelesen wird die Zahl (0/8–8/8) auf der Skala, bei dem sich die Spitze des Dreieckes in dem Augenblick befindet, in dem der Patient ein gänzliches Aufhören der Vibration angibt. Prüforte sind das Großzehengrundgelenk, die medialen und lateralen Knöchel, die Kniescheiben und Handgelenke. Je größer die Schwingungsamplitude ist, die der Patient gerade noch spürt, desto schlechter ist das Vibrationsempfinden. Gesunde unter 60 Jahren nehmen an allen Prüforten auch kleine Schwingungen (7–8/8) wahr. Mit zunehmendem Alter sinkt auch bei Gesunden die Vibrationsschwelle, so daß sie bei über 60jährigen an den Füßen meist nur noch 6/8 beträgt. Ausgeprägte Adipositas, arthrotisch veränderte Gelenke oder Ödeme können falsch-niedrige Messungen ergeben.
Untersuchung des Temperaturempfindens: Die Prüfung des Temperaturempfindens beruht auf der Unterscheidungsfähigkeit von kalten (ca.15 °C) und warmen (ca. 40 °C) Reizen und kann orientierend sehr einfach mit Reagenzröhrchen mit verschieden temperiertem Wasser durchgeführt werden. Eine bessere Quantifizierung ist mittels elektrisch konstant beheizten Sonden möglich. Geprüft wird an den Extremitäten von proximal nach distal.

Autonome Neuropathie

Untersuchung der kardiovaskulären Funktion: Für die heute allgemein angewandten und bewährten Testverfahren benötigt man lediglich ein EKG-Gerät, ein Blutdruckmeßgerät und eine Stoppuhr [31].

- *Untersuchung der Herzfrequenzvariabilität bei forcierter Atmung* (respiratorische „Sinusarrhythmie"): Nach Anlegen von Extremitätenelektroden führt der Patient in halbsitzender Position für 60 sec die Taktatmung durch (5 sec einatmen, 5 sec ausatmen). Bei der Auswertung wird das längste und das kürzeste RR-Intervall des Atemzyklus identifiziert und die Differenz zwischen schnellster und langsamster Herzfrequenz gebildet. *Normwert:* Herzfrequenz min ≥ 15/min, ≤ 10 sicher pathologisch.
- *Untersuchung der Herzfrequenzvariabilität nach dem Aufstehen:* Unter EKG-Ableitung soll der Patient nach mindestens 5 min Liegen schnell aufstehen. Aus dem längsten RR-Intervall um den 30. Herzschlag und dem kürzesten RR-Intervall um den 15. Herzschlag nach dem Aufstehen wird der sog. 30./15. Quotient gebildet. *Normwert:* ≥ 1,04 msec, ≤ 1,0 msec sicher pathologisch.
- *Untersuchung der Herzfrequenzvariabilität beim Valsalva-Manöver:* Unter EKG-Ableitung erzeugt der Patient durch Pressen für 15 sec einen Druck von ca. 40 mmHg. Nach der Beschleunigung der Herzfrequenz durch den Preßvorgang folgt normalerweise eine reflektorische Bradykardie. Bei der Auswertung wird die sog. Valsalva-Ratio gebildet als Quotient aus dem längsten RR-Intervall kurz nach dem Valsalva-Manöver und dem kürzesten RR-Intervall während des Manövers. *Normwert* ≥1,21, < 1,20 pathologisch.
- *Untersuchung des Blutdruckverhaltens im Orthostasetest:* Nach mindestens 5 min Liegen steht der Patient schnell auf. Der Blutdruck wird im Liegen und 1 min nach dem Aufstehen gemessen. Die Differenz des systolischen RR wird ermittelt. *Normwert:* $\Delta RR_{systol.}$ (mmHg) ≤ 10, ≥ 30 pathologisch.
- *Untersuchung des Blutdruckverhaltens beim „Handgrip-Test":* Es wird ein Dynamometer mit 1/3 der zuvor ermittelten Maximalkraft 5 min mit der dominanten Hand zusammengedrückt (isometrische Muskelkontraktion). Bei der Auswertung wird die Differenz des diastolischen Blutdrucks vor Beendigung der isometrischen Kontraktion und vor Beginn des Testes gemessen. *Normwert:* $\Delta RR_{diastol.}$ (mmHg) > 15 mmHg, ≤ 10 pathologisch.

Der vagale Anteil scheint prinzipiell häufiger, früher und ausgedehnter betroffen zu sein als der sympathische. Um die Diagnose einer autonomen kardialen Neuropathie zu stellen, sollten mindestens 2 Reflextests pathologisch sein.

Untersuchung der gastrointestinalen Funktionen: Bei Vorliegen einer autonomen kardialen Neuropathie sollte auch eine *Gastroparese* ausgeschlossen werden, da eine hohe Koinzidenz besteht [41]. Liegen klinische Hinweise auf eine gestörte Magenentleerung wie morgendliches Erbrechen vor, wird man zunächst eine Ösophagogastroduodenoskopie durchführen, um andere pathologische Prozesse auszuschließen (z.B. Ulkus im Bereich des Magenausganges, chronisch-rezidivierendes Ulcus duodeni, Karzinom im Antrum- und Pylorusbereich). Auch eine genaue Medikamentenanamnese kann Hinweise auf eine pharmakologische Magenentleerungsstörung geben. Finden sich keine Erklärungen für eine Gastroparese, so gilt die nuklearmedizinische Untersuchung der Magenentleerung mit Isotopenmarkierung fester und flüssiger Testmahlzeiten als Methode der Wahl zur Diagnosesicherung [31]. Die Sonographie gibt jedoch ebenfalls gute Hinweise. Weitere Manifestationen einer gastrointestinalen, diabetischen Neuropathie (Tab. 67-3) wie die *diabetische Diarrhö und Obstipation* sind Ausschlußdiagnosen. Standardisierte Tests zur Diagnosesicherung liegen derzeit noch nicht vor.

Untersuchung der Schweißsekretion: Die *Sudomotorenfunktion* ist abhängig von der Funktionsfähigkeit des sympathischen Nervensystems. Entsprechend findet man bei Denervierung eine trockene, spröde Haut. Dies läßt sich an Fußsohlen und Handinnenflächen bereits palpatorisch diagnostizieren. Häufig assoziiert mit einer autonomen Neuropathie ist das sog. *gustatorische Schwitzen*, das beim Genuß von scharfen Gewürzen auftritt. Es ist als kompensatorisches Schwitzen von Hautarealen anzusehen, die bei autonomer Schweißsekretionsstörung länger intakt bleiben. Entsprechend findet man es insbesondere im Gesicht und im oberen Stammbereich. Die Sudomotorenfunktion kann qualitativ mit Hilfe von Farbumschlagtests (Jod-Stärketest nach Minor, Ninhydrintest nach Hoberg) oder quantitativ durch lokale Schweißsekretion nach

Tabelle 67-17 Diagnostik bei autonomer Neuropathie.

gestörte Funktion	Untersuchung
Herz/Kreislauf	
Vagus	*Puls:* Ruhetachykardie
Vagus	*EKG:* reduzierte respiratorische Sinusarrhythmie
Vagus und Sympathikus	*EKG:* reduzierte Herzfrequenzvariabilität nach Aufstehen und Valsalva
	EKG und RR: pathologische Orthostasereaktion
Sympathikus	*Handgrip-Test:* pathologische RR-Reaktion auf isometrisch Muskelkontraktion
Harnblase	
Blasenfüllung[1] und Restharn[2]	Ultraschall, i.v. Urogramm
Blasenentleerung	Uroflowmetrie
Blasensensibilität und Blasenmotorik	Zystomanometrie
Auge	
Dunkeladaptation der Pupillen	Polaroidphotographie zur Bestimmung des Pupillendurchmessers
Redilatation nach Lichtreiz	Videopupillographie zur Bestimmung der Reflexantwort des Auges nach Lichtreiz

[1] Volumen > 800–100 ml pathologisch
[2] Restharn > 150 ml pathologisch

Acetylcholinstimulation überprüft werden. Diese Tests sind sehr zeitaufwendig.

Einen Überblick über die Funktionsdiagnostik bei autonomen Störungen weiterer Organsysteme gibt Tabelle 67–17.

Diabetisches Fußsyndrom
Zur Unterscheidung der verschiedenen Komponenten bzw. Varianten des diabetischen Fußsyndroms ist neben der Inspektion (Ulkus?, Infektion?) die Erhebung des neurologischen (s.o.) und des angiologischen Status von Bedeutung.

Für die *neuropathische Komponente* spricht neben der typischen Symptomatik (s. Tab. 67-4):
– Schwelle des Vibrationsempfindens
  • < 6/8 bei jüngeren
  • < 5/8 bei älteren Patienten
– Fehlbelastung bei der pedographischen Messung der dynamischen Druckverteilung am Fuß
– Fußpulse tastbar
– transkutaner O_2-Partialdruck < 60 mmHg

Für die *makroangiopathische Komponente* spricht:
– Fußpulse nicht tastbar
– systolische Doppler-Druckwerte
  • < 50 mmHg an der Knöchelarterie
  • < 30 mmHg an der Großzehe
– transkutaner Sauerstoffpartialdruck < 10 mmHg
– fehlende plethysmographische Pulsationen an der Großzehe
– schwerwiegende Änderungen des kapillar-mikroskopischen Bildes
– direkter Nachweis von Stenosen durch Duplex-Sonographie, bzw. Angiographie.

Bei Vorliegen einer Mediasklerose sind die Palpation der Pulse (s. Abschn. 4.1.1) und die dopplersonographischen Befunde schwer zu interpretieren [99].

Die Differenzierung einer *Neuroarthropathie* von einer *Osteomyelitis* kann schwierig sein, da beide mit Osteolysen, osteoartikulärer Destruktion, Fragmentierung und Osteophyten einhergehen können. Das native Röntgenbild kann diese Veränderungen höchstens erfassen und dies mit einiger Latenz, so daß ein negatives Ergebnis auch keinen Ausschluß einer Osteomyelitis erlaubt. Sensitiver sind die aufwendige Granulozyten-Szintigraphie und die Kernspintomographie. Diese erlaubt auch am ehesten eine Differenzierung der Läsionen [35].

5 Prävention

5.1 Typ-I-Diabetes

Entsprechend der Autoimmungenese des Typ-I-Diabetes wurde mit verschiedenen *immunmodulatorischen Substanzen* versucht eine Remission einzuleiten bzw. die Manifestation des Diabetes zu verhindern. In kontrollierten Studien konnte bei Gabe von Azathioprin und Glukokortikoiden, Ciclosporin A und Nikotinamid ein Effekt belegt werden [25, 30, 52, 74]. Selbst bei Ciclosporin A sprechen nur 30–70% der Patienten an. In Anbetracht der Nebenwirkungen einer lebenslangen Therapie mit dieser Substanz (Induktion von Lymphomen, Nephrotoxizität) kann die Behandlung nicht empfohlen werden. Wegen der geringen Nebenwirkungen ist Nikotinamid in einer Dosierung zwischen 200 mg und 3 g/Tag am ehesten zu vertreten, z.B. 1,2 g/m² in der Retard-Formulierung mit 250 bzw. 500 mg Endur-Amide (Fa. Innovite, Oregon, USA).

Diese Substanz erhöht den NAD-Gehalt durch Hemmung der Poly-(ADP-Ribose-)Synthetase der insulinproduzierenden B-Zellen und könnte über ein Scavenging von Sauerstoffradikalen wirken [74].

Etabliert ist zur *Remissionseinleitung* eine scharfe Stoffwechseleinstellung in den normoglykämischen Bereich durch konsequente Insulinbehandlung [82]. Hierdurch sind Remissionen in bis zu 80% für eine Dauer von durchschnittlich einem Jahr erreichbar. Die Remissionen entwickeln sich in der Regel innerhalb von ein bis drei Monaten. Es kommt zur Reduktion des Insulinbedarfs mit Anstieg des C-Peptids als Hinweis auf die endogene Insulinsekretion. In dieser Phase besteht eine Neigung zu postprandialen Hypoglykämien.

Ein Absetzen des Insulins ist bei guter Stoffwechseleinstellung möglich, jedoch ist die *Fortsetzung der Insulintherapie* mit kontinuierlicher Kontrolle der Blutglukose ratsam, sonst kann es bei interkurrenten Infekten zu abrupten Dekompensationen kommen. Außerdem liegen Hinweise für eine B-Zell-protektive Wirkung des exogenen Insulins vor. Darüber hinaus bietet diese Zeit Patienten und Angehörigen Gelegenheit, eingehend geschult zu werden und sich auf den Umgang mit der Erkrankung vorzubereiten.

Auch wenn die Wirkung für die Prävention einer Diabetesmanifestation noch besser belegt werden muß, kann Verwandten von Typ-I-Diabetikern ein Angebot zur Insulin- und Nikotinamidgabe gemacht werden, sobald sie ICA, IAA bzw. Anti-GAD aufweisen.

5.2 Typ-II-Diabetes

Ernährung: Das Übergewicht bzw. die Hyperphagie sind als Manifestionsfaktoren des Typ-II-Diabetes aus der verminderten Inzidenz und Prävalenz in Notzeiten seit langem bekannt. Die Diabetesprävalenz beträgt bei Normalgewicht 0,8%, bei 50% Übergewicht jedoch 9,7%. Selbst bei bereits manifestem Diabetes übt Gewichtsreduktion günstige Effekte aus [101]. Allerdings zeigen einige Untersuchungen, daß die Wirkung nur passager ist. Der Prozeß kann somit nicht gänzlich unterbunden werden, die Manifestation aber hinausgeschoben werden. Auch wenn eine präventive Wirkung einer ballaststoffreichen (> 30 g/Tag) und an gesättigten Fetten armen Kost (< 10% kcal) sowie ihre Verteilung auf häufigere und damit kleinere Mahlzeiten nicht untersucht ist, kann ein günstiger Effekt angenommen werden, da diese Maßnahmen niedrigere postprandiale Glukose- und Insulinspiegel nach sich ziehen (s. a. u. Diät) [43].

Körperliche Aktivität: Körperliche Aktivität erhöht die Insulinsensitivität und den Anteil an Ausdauerfasern der Muskulatur, der bei Typ-II-Diabetes erniedrigt ist. Ein präventiver Effekt ist bei Verwandten von Typ-II-Diabetikern und bei Übergewichtigen belegt [39], jedoch nicht sehr ausgeprägt. Bei Normalgewichtigen war kein präventiver Effekt nachweisbar. Zusammenfassend empfiehlt sich eine Gewichtsreduktion auf das Idealgewicht und eine ballaststoffreiche fettarme Kost („prudent diet"), wenn ein Typ-II-Diabetesrisiko besteht. Dies betrifft:
- Frauen, die an Gestationsdiabetes litten
- Frauen, die ein Kind mit einem Gewicht über 4000 g geboren haben
- Verwandte von Typ-II-Diabetikern
- Patienten mit anderen Facetten des metabolischen Syndroms wie essentieller Hypertonie, bauchbetonter Adipositas und Dyslipoproteinämie.

6 Therapie

6.1 Stoffwechselführung

6.1.1 Therapieziele

Die Hauptziele der Diabetestherapie sind:

Symptomfreiheit: Hierunter versteht man das Fehlen der Symptome des Frühsyndroms wie Polyurie, Polydipsie, Leistungsminderung, Konzentrationsschwäche und Infektionen, vor allem der Haut und im Urogenitalbereich. Sie hängt entscheidend von der Qualität der Blutzuckereinstellung ab. Als Indikatoren für eine beschwerdefreie Einstellung gelten Aglukosurie bzw. HbA_1-Werte bis zu 2% oberhalb des Normbereiches.

Zur *Prävention von Folgeschäden* muß eine möglichst konstante, euglykämische Stoffwechsellage mit Hb_{A1} im Normbereich angestrebt werden. Diese Zielsetzung betrifft vor allem „junge" Diabetiker beider Typen mit Erstmanifestation vor dem 65. Lebensjahr. Ansonsten kommt es mit hoher Wahrscheinlichkeit zu diabetischen Sekundärschäden. Neben der guten Blutzuckereinstellung ist jedoch die Reduzierung von Risikofaktoren wie Adipositas, Hypertonie, Dyslipoproteinämie und Niktotinabusus prognostisch ausschlaggebend.

Die *Prävention akuter Komplikationen* (vgl. Abschn. 2.2) ist für Typ-I- und -II-Diabetiker jeden Alters gleichermaßen wichtig. Sie ist durch Optimierung der medikamentösen Therapie und Schulung erheblich verbessert worden [48]. Während noch um die Jahrhundertwende 64% aller Diabetiker im Koma verstarben und die Lebenserwartung eines Typ-I-Diabetikers nach Manifestation ca. 20 Monate betrug, kommt es inzwischen nur noch selten zum Tod durch akute Komplikationen. Bei einer allgemein verbesserten Lebenserwartung sind inzwischen kardiovaskuläre Komplikationen die häufigsten Todesursachen [19].

In Absprache mit dem Patienten sind die Schwerpunkte individuell zu setzen. Sie sollten sein Alter, eventuelle Begleiterkrankungen und Beschwerden berücksichtigen.

6.1.2 Monitorisierung der Stoffwechselsituation und Früherkennung von Komplikationen

Das therapeutische Vorgehen berücksichtigt stets die aktuelle Stoffwechselsituation des Patienten. Sie läßt sich mit laborchemischen Untersuchungen einschätzen (Tab. 67–18).

Bestimmung der Blutglukose: *Bestimmungsmethoden* und handelsübliche Blutglukosemeßgeräte und -teststreifen siehe Tabelle 67–9 und Abschnitt 4.1.3. Entscheidend für die richtige Bestimmung ist die Anleitung des Patienten zur korrekten Handhabung. Denn die Richtigkeit der ermittelten Werte nimmt untersucherabhängig in der Reihenfolge Arzt – medizinisch-technische Assistentin – Krankenschwester – Patient ab. *Meßzeiten:* Zur Beurteilung der Blutglukoseeinstellung sind präprandial gemessene Blutzucker am ehesten geeignet. Für die zeitliche Abstimmung zwischen Insulinverfügbarkeit und Anflutung der Kohlenhydrate, d.h. für die Festlegung von Spritz-Eß-Abstand und Verteilung der Kohlenhydrate zu den Haupt- und Zwischenmahlzeiten dagegen, werden postprandiale Blutzucker benötigt. Bei der Wahl der Injektionszeiten für Verzögerungsinsulin kann der nächtliche Blutzucker (z.B. um 2 Uhr) richtungsweisend sein. Auch evtl. nächtliche Hypoglykämien werden mit dieser Messung erfaßt. *Zielwerte:* Zur Präven-

Tabelle 67-18 Kriterien der Stoffwechseleinstellung bei Diabetes mellitus.

Einstellung	NBZ (mg/dl)	2-h-ppBZ (mg/dl)	Glukosurie (g/24 h)	Ketonurie	Gew. Index	TG (mg/dl)	Chol. (mg/dl)	HbA_1 (%)	Fructosamin (µmol/l)
gut	80–120	< 160	0	–	< 1,1	< 150	< 200	< 8,5	< 285
mäßig	< 140	< 180	< 0,5	–	< 1,2	< 200	< 260	< 10	< 370
schlecht	> 140	> 180	> 10	(+) –	> 1,2	> 200	> 260	> 10	> 370

Gewichtsindex = Quotient Ist-Gewicht : Soll-Gewicht nach Broca; TG = Triglyzeride;
Chol = Cholesterin; ppBZ = postprandialer Blutzucker; NBZ = Nüchternblutzucker

tion von Folgeschäden empfiehlt sich die Einstellung auf einen präprandialen Zielblutzucker von 120mg/dl. Allerdings müssen bei dieser normnahen Blutzuckereinstellung häufigere Hypoglykämien in Kauf genommen werden (1- bis 2mal pro Woche). Zu Therapiebeginn ist es oftmals sinnvoll, weniger ehrgeizige Zielblutzucker (z.B. 150 mg/dl) und eine allmähliche Annäherung an die normoglykämische Einstellung anzustreben.

Uringlukose: *Bestimmungsmethode:* (s. Abschn. 4.1.3). Es empfiehlt sich die Untersuchung der Mittagsfraktion als Spiegel der Vormittagswerte, der Abendurinfraktion als Spiegel der Nachmittagsgeschehnisse und der spätabendlichen Urinfraktion als Hinweis für das abendliche Intervall. Ein glukosepositiver Morgenurin ist auf einen hohen nächtlichen Wert zurückzuführen, schließt dabei eine zwischenzeitlich aufgetretene Hypoglykämie aber nicht aus. *Zielwerte:* Eine normnahe Blutglukoseeinstellung sollte zur Aglukosurie führen.

Ketonkörper im Urin: *Bestimmungsmethoden:* s. Abschnitt 4.1.3. Meßzeiten: Die Überprüfung auf Ketonurie ist angezeigt, wenn mehrere erhöhte Blutglukosewerte gemessen wurden (> 300 mg/dl), eine stärkere Glukosurie festgestellt wurde oder Infekte auftreten. Hierdurch kann die Entwicklung einer Ketoazidose frühzeitig erkannt werden. Darüber hinaus kommt der Messung der Ketonkörper in der Schwangerschaft bei einer Diabetikerin besondere Bedeutung zu, da es Hinweise für eine direkte teratogene Wirkung, insbesondere des β-Hydroxybutyrates, gibt.

Glykohämoglobin: *Bestimmung:* s. Abschn. 4.1.3. *Zielwerte:* Ein Wert des HbA_1 im normalen Bereich von 5–8,5% spricht für eine im Durchschnitt gute Kontrolle in den vorausgegangenen 2–3 Monaten. Allerdings können sich auch häufige Hypoglykämien im Wechsel mit Hyperglykämien hinter normalen Werten verbergen.

Fructosamine: *Bestimmung:* s. Abschn. 4.1.3. *Meßzeiten:* Wenn kürzere Zeitabstände von ca. 2 Wochen beurteilt werden sollen, bietet die Bestimmung der Fructosamine Vorteile gegenüber der Bestimmung des HbA_1. *Zielwerte:* Der Referenzbereich von Fructosamin liegt bei 205–285 mmol/l und sollte bei guter Blutglukoseeinstellung nicht überschritten werden. In Tabelle 67-18 sind die Kriterien zur Beurteilung der Stoffwechsellage zusammengestellt.

Monitoring: Alle drei Monate sollte die Stoffwechseleinstellung anhand von *Diabetes-Tagebuch*, HbA_1, Gewicht und Blutdruck kontrolliert und mit dem Patienten diskutiert werden, andere Befunde einmal pro Jahr. Ein Beispiel für einen entsprechenden *Befundbogen zur Langzeitbetreuung* in der Praxis bzw. der Ambulanz, zeigt Tabelle 67–19 am Ende dieses Kapitels. Zum Monitoring und Informationsaustausch zwischen Arzt und Patient können entsprechende Befundverläufe in einem „*Gesundheitspaß Diabetes*" [22] eingetragen werden, den der Patient mit sich führt.

6.1.3 Diabetikerschulung

Ziel der Diabetikerschulung ist die Aufklärung des Patienten über seine Erkrankung, deren mögliche Folgen, Therapie- und Präventionsmöglichkeiten, sowie das Einüben von Stoffwechselselbstkontrollen (Blutglukose, Uringlukose, Ketonkörper), Änderungen der Lebensführung und Ernährungsweise und der medikamentösen Versorgung.

Die Inhalte sind beispielhaft in Tabelle 67-20 aufgeführt. Die Entwicklung einer adäquaten Einstellung zur Erkrankung ist von ausschlaggebender Bedeutung. Dem stehen – besonders bei Typ-II-Diabetikern – ein oft nur geringer Leidensdruck und die Einflüsse der Umgebung entgegen.

Tabelle 67-20 Beispiel eines strukturierten Diabetiker-Schulungsprogramms.

	Montag	Dienstag	Mittwoch	Donnerstag	Freitag
Typ-II-Diabetes	Was ist Diabetes?	Grundlagen der diabetesgerechten Ernährung	Grundzüge der Medikamentenbehandlung	Sport und Diabetes	Hochdruck – Bedeutung und Behandlung
	Harn- und Blutglukoseselbstkontrolle	praktische Umsetzung	Hypoglykämie – Erkennung und Behandlung	Fußpflege und Gymnastik	Fragestunde
Typ-I-Diabetes	Was ist Diabetes?	Insulininjektionstechniken		Sport und Diabetes	Insulindosisanpassung II
	Harn- und Blutglukoseselbstkontrolle	Grundlagen der diabetesgerechten Ernährung praktische Umsetzung	Hypoglykämie – Erkennung und Behandlung soziale Fragen (Berufswahl, Schwerbehindertenrecht, Schwangerschaft, etc.)	Fußpflege und Gymnastik Insuline Wirkungskurven Anpassung I	Fragestunde

Die *Wirksamkeit von Schulungskonzepten* konnte anhand verbesserter Hb$_{A1}$-Werte und einer Reduktion von Krankheitstagen pro Jahr, Krankenhausaufenthalten, Kurhäufigkeit und Beinamputationen belegt werden. Daher ist das Recht des Diabetikers auf Schulung in der St.-Vincent-Declaration zur Verbesserung der Diabetikerbetreuung (WHO, International Diabetes Federation [107]) proklamiert. Während der letzten 10 Jahre wurden von der Deutschen Diabetesgesellschaft strukturierte Programme zur praxisintegrierten Diabetikerschulung konzipiert.

Diese strukturierten Schulungskurse sind der zufälligen Einzelberatung in der Praxis niedergelassener Ärzte überlegen. Dabei kommen die Vorteile der Gruppenschulung (Zeitersparnis, Motivations- und Informationsvorteile) und der Integration nicht-medizinischer Schulungs-Professionals (geringere Sprachbarriere, mehr Zeit, spezielle Ausbildung) zum Tragen. Für die Zukunft ist von der flächendeckenden Vernetzung dieser praxisintegrierten Schulungssysteme, unter Berücksichtigung von Qualitätsrichtlinien und Qualitätskontrollen der Deutschen Diabetesgesellschaft eine weitere Verbesserung der Diabetikerschulung zu erwarten.

Broschüren und andere schriftliche Informationsquellen für Diabetespatienten sind allein nicht ausreichend, vertiefen aber die Inhalte von Kursen und Beratungsgesprächen [12, 21, 53, 81].

6.1.4 Diätetische Maßnahmen (Tab. 67–21)

Prinzipien
Allgemeine Prinzipien der Diabetesdiät wurden 1994/95 von nationalen und internationalen Gesellschaften herausgegeben [3, 4, 23, 34]. Sie ähneln den Ernährungsrichtlinien, die der Allgemeinbevölkerung und Bevölkerungsgruppen mit hohem Arterioskleroserisiko gegeben werden und stellen eine weitere Liberalisierung gegenüber früheren Richtlinien dar. Deshalb muß dem Diabetiker innerhalb seiner Familie keine Sonderkost verordnet werden. Insofern kann man auch von einer diabetesgerechten, gesunden Ernährung statt von einer Diabetesdiät sprechen.

Energie: Übergewicht erfordert eine kontrollierte Energiezufuhr. Bereits vor einer nennenswerten Gewichtsreduktion sinken in der Regel die Blutglukosewerte durch Minderung der Insulinresistenz, Abfall der hepatischen Glukoseproduktion und evtl. Verbesserung der B-Zell-Sekretion. Außerdem reduzieren sich mit dem Gewicht auch andere Adipositas-assoziierte Risikofaktoren.

Wünschenswert ist ein Zielgewicht mit einem Body-Mass-Index unter 25 kg/m² bzw. max. 10% über dem Sollgewicht nach Broca. Die Geschwindigkeit der Gewichtsreduktion muß den Möglichkeiten des Patienten angepaßt sein. Es muß Klarheit darüber bestehen, daß mit der täglichen Einsparung von 1000 kcal im Durchschnitt nur 1 kg/Woche abgebaut werden kann.

Gerade bei älteren Patienten wird man unter Abwägung des Nutzens und der Durchführbarkeit häufig weniger ehrgeizig sein.

Um eine dauerhafte Umstellung falscher Lebensgewohnheiten (Ernährung, Genußmittelverzehr, Bewegung, Konfliktbewältigung) herbeizuführen, empfiehlt sich die Ergänzung der diätetischen Therapie durch verhaltenstherapeutische Ansätze.

Fett: Da Fett der energiereichste Nährstoff ist, sind hier Einsparungen am ehesten zur Reduktion der Energieaufnahme geeignet. Auch zur Minderung des Arterioskleroserisikos wird eine Beschränkung des Fettanteiles auf weniger als 30–35 kcal% empfohlen. Der Ersatz von Kohlenhydraten durch einfach ungesättigte Fettsäuren beeinflußt den Cholesterin- und Triglyzeridspiegel sowie Blutglukosetagesprofile und Insulinspiegel günstig, so daß bei *Bevorzugung einfach ungesättigter Fette* (v.a. Olivenöl, Schweine- und Gänseschmalz) ein höherer Fettanteil der Kost zugelassen werden kann. Unter diesem Gesichtspunkt werden in den aktuellen Richtlinien der Diabetesgesellschaften [3, 4, 23, 34] nur Begrenzungen für gesättigte und mehrfach ungesättigte ausgesprochen. Danach wird für einfach ungesättigte Fette und Kohlenhydrate zusammen 60–70% der Gesamtenergie veranschlagt [3] und bei gleichzeitiger Hypertriglyzeridämie bis zu 20% der kcal in Form von einfach ungesättigten Fetten zugelassen [3].

Auch durch häufigen Fischverzehr wird das Arterioskleroserisiko gesenkt. Ebenso bedeutsam ist die ausreichende Versorgung mit Vitamin E.

Kohlenhydrate: Die Erhöhung des Kohlenhydratanteiles auf über 50 kcal% durch Bevorzugung ballaststoffreicher, unraffinierter pflanzlicher Kost (besonders Hülsenfrüchte) verbessert die Stoffwechsellage von Diabetikern [5, 13, 29, 36, 37, 42, 49, 50, 60, 68, 72, 83, 97, 108], erhöht die Insulinsensitivität und senkt die LDL- und Gesamtcholesterinspiegel. Allerdings zeigt ein erhöhter Kohlenhydratanteil ohne gleichzeitige Zunahme des Ballaststoffverzehrs eher nachteilige Effekte auf den Kohlenhydrat- und Fett-

Tabelle 67-21 Allgemeine diätetische Prinzipien bei Diabetes mellitus.

Energieaufnahme	Gewichtsreduktion (von 1–4 kg/Monat) bei Übergewicht, von > 10 % des Normalgewichtes nach Broca bzw. > kg/m² Body mass index
Fettverzehr	gesättigte Fettsäuren ≤ 10 % kcal mehrfach ungesättigte Fettsäuren ≤ 10 % kcal
Kohlenhydratverzehr	bevorzugt komplexe Kohlenhydrate in Form von ballaststoffreicher pflanzlicher Nahrungsmittel mit möglichst intakter Struktur
Proteinverzehr	meiden übermäßiger Eiweißzufuhr (0,8 g/kg KG reichen für die Bedarfsdeckung aus)
Kochsalzzufuhr	< 6 g NaCl bzw. 2,4 g Natrium/Tag

stoffwechsel von Diabetikern. Insofern wird keine reine Erhöhung des Kohlenhydratanteils, sondern der Ersatz von gesättigten durch einfach ungesättigte Fette oder durch ballaststoffreiche Kohlenhydratträger empfohlen.

Eiweiße: Der Eiweißverzehr von Diabetikern liegt deutlich über den Empfehlungen der Deutschen Gesellschaft für Ernährung. Nach diesen Richtlinien sollte die *tägliche Proteinzufuhr 0,8 g/kg Normalgewicht* betragen. Sonst werden die Blutglukoseprofile von Diabetikern mit fehlender Insulinstimulierbarkeit bei gleichzeitiger Glukagonstimulation ungünstig beeinflußt. Zudem steigt mit einem höheren Anteil an tierischen Proteinen gleichzeitig der Verzehr an gesättigten Fetten und an Cholesterin. Darüber hinaus begünstigt ein gesteigerter Eiweißkonsum die Entwicklung der diabetischen Nephropathie. Deshalb wird von einer hohen Eiweißaufnahme abgeraten und die Proteinzufuhr für Patienten mit Mikroalbuminurie auf 0,7 bis 0,8/kg Körpergewicht, für Patienten mit beginnender Nierenfunktionseinschränkung bis auf 0,6 g/kg begrenzt [4, 23].

Alkohol: Zwar scheint regelmäßiger Alkoholkonsum vor diabetischen Folgeschäden zu schützen, jedoch trägt er mit seinem hohen Brennwert zur Überernährung bei, kann Hypertriglyzeridämien und protrahierte Hypoglykämien auslösen. Diabetiker sollen Alkohol deshalb nur mäßig (< 30 g pro Tag) und immer zusammen mit kohlenhydrathaltigen Mahlzeiten zu sich nehmen.

Kochsalz: Eine hohe Kochsalzzufuhr begünstigt die Entwicklung der arteriellen Hypertonie. Ein erhöhter Blutdruck fördert die Ausbildung von Arteriosklerose und Mikroangiopathie. Die Prävalenz der Hypertonie ist bei Diabetikern – im Rahmen eines metabolischen Syndroms oder einer Nephropathie – mit ca. 50% hoch. Deshalb sollten Diabetiker ihren Kochsalzverzehr auf maximal 6 g/Tag beschränken.

Realisierung der Diät
Zur praktischen Durchführung der Diät schreibt der Arzt in der Regel eine Verordnung aus. Hier können prinzipiell zwei verschiedene Regime unterschieden werden: Lastminderung und Lastabstimmung.

Regime der Lastminderung: Bei Patienten mit noch vorhandener Insulinsekretion (Typ-II-Diabetiker), die keine hypoglykämiesierenden Substanzen wie Insulin oder Sulfonylharnstoffe erhalten, wird die Nahrung auf möglichst viele kleinere Mahlzeiten (≥ 6) verteilt. Der Kohlenhydratgehalt ist von untergeordneter Bedeutung. Der Gebrauch von Kohlenhydrataustauschtabellen ist nicht erforderlich.

Regime der Lastabstimmung: Werden hypoglykämiesierende Substanzen verabreicht, muß deren Wirkung zeitlich und quantitativ mit den Mahlzeiten abgestimmt werden. Will man die Blutglukosewirkung einer Mahlzeit abschätzen, dient meist ihr Kohlenhydratgehalt als Berechnungsgrundlage. Der Patient muß lernen, mit Kohlenhydrataustauschtabellen umzugehen [81]. Vorgehen: Bei *Sulfonylharnstoff- und konventioneller Insulintherapie* müssen Kohlenhydratmenge und Zeitpunkt der Nahrungsaufnahme festgelegt werden. Üblicherweise werden die Kohlenhydrate etwa gleich auf den Morgen-, Mittag- und Abendabschnitt verteilt, wobei die Morgenration in mindestens zwei gleich große Frühstücke unterteilt werden sollte. Bei *intensivierter Insulintherapie* werden Nüchternbedürfnisse mit Intermediärinsulin bzw. kontinuierlicher subkutaner Insulininfusion (CSII) abgedeckt, während der mahlzeiteninduzierte Bedarf durch Bolusgabe von Normalinsulin abgefangen wird. Dadurch sind Zeiten und Umfang der Nahrungsaufnahme grundsätzlich frei wählbar. Allerdings setzt die Abhängigkeit des Insulinbedarfs vom Umfang der vorausgegangenen Mahlzeit gewisse Grenzen (vgl. Tab. 67–22).

Tabelle 67-22 Diätetische Regime bei Diabetes mellitus.

Regime der Lastminderung	
Indikation	Typ-II-Diabetes ohne hypoglykämiesierende Agenzien, insbesondere ohne Insulin
Maßnahme	Verteilung der Nahrung auf ≥ 6 und damit relative kleine Mahlzeiten

Regime der Lastabstimmung	
(zwischen blutglukosesenkenden und -erhöhenden Prinzipien)	
Indikation I	Sulfonylharnstoffbehandlung bzw. konventionelle Insulintherapie (morgendliche und abendliche Insulingabe)
Maßnahme	Festlegung von Zeiten und Umfang der Kohlenhydratgaben
Indikation II	Basis-Bolus-Injektion bzw. Pumpentherapie
Maßnahme	Zeit und Umfang der Mahlzeiten wählbar Kohlenhydrate werden entsprechend mit Altinsulin abgedeckt

6.1.5 Sport bei Diabetes mellitus

Physiologische Grundlagen

Sport gilt als blutglukosesenkendes Prinzip.

Während die Insulinsekretion bei Stoffwechselgesunden mit dem Beginn körperlicher Aktivität sinkt, hängen die Insulinspiegel beim insulinpflichtigen Diabetiker nur vom Wirkprofil des injizierten Insulins ab. Die hepatische Glukoseproduktion bleibt beim Diabetiker dagegen unzureichend, so daß Sport einen unregulierten blutglukosesenkenden Effekt hat. Insofern ist Sport für Insulinmangeldiabetiker ein nicht immer leicht zu bewältigender Störfaktor der Stoffwechselführung.

Durch die Erhöhung der Insulinsensitivität im arbeitenden Muskel, und durch eine Unterstützung der Gewichtsabnahme kann bei Typ-II-Diabetikern mit noch erhaltener Insulinsekretion eine Verbesserung des Kohlenhydrat- und Lipidstoffwechsels erreicht werden [20, 68], die auf den in Tabelle 67–23 aufgeführten Effekten beruhen. Aus diesem Grund wurde Sport lange Zeit als eine der drei Säulen der Diabetestherapie (Medikation, Diät, Sport) bezeichnet. Aus heutiger Sicht tritt der therapeutische Aspekt gegenüber einer ver-

Tabelle 67-23 Positive Effekte der Muskelarbeit bei Typ-II-Diabetikern.

– blutzuckersenkender Effekt
– unterstützende Wirkung bei einer notwendigen Gewichtsabnahme durch Mehrverbrauch an Energie
– Rückgang der Hyperinsulinämie bei adipösen Patienten durch Erhöhung der hepatischen Insulinclearance und Hochregulation der Insulinsensitivität
– Verbesserung des Fettstoffwechsels: Triglyzeride und Cholesterin sinken, HDL-Cholesterinfraktion steigt
– allgemeine Herz-Kreislauf-Prophylaxe

besserten Lebensqualität, der Unterstützung der Gewichtsabnahme und der Prävention der Atherosklerose in den Hintergrund.

Für die akut eintretenden Wirkungen körperlicher Aktivität (s.o.) ist es von Bedeutung, ob ausreichend oder gar zuviel Insulin verfügbar ist. Bei Patienten, die blutzuckersenkende Medikamente (z.B. Sulfonylharnstoffe oder Insulin) einsetzen, ist eine Hypoglykämie durch Verstärkung der blutzuckersenkenden Wirkung von Insulin oder oralen Antidiabetika zu befürchten, da während oder nach körperlicher Belastung die Insulinproduktion nicht automatisch reduziert wird (Abb. 67-5).

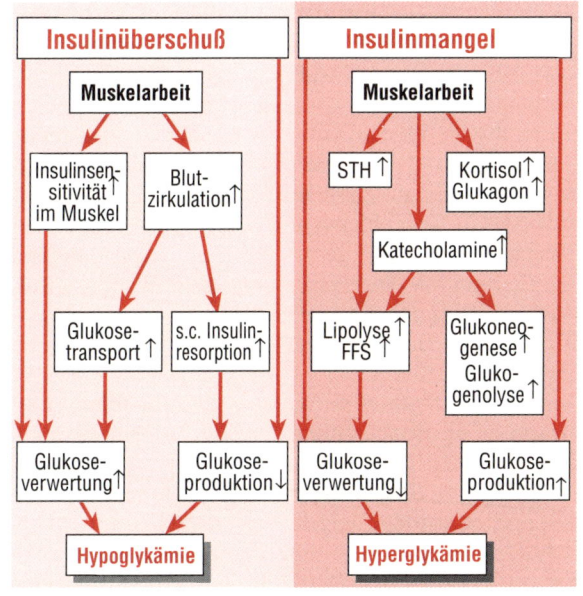

Abb. 67-5 Verstärkung der hypoglykämisierenden Wirkung von Insulin durch Sport mit der Folge der Hypoglykämie bei Insulinüberschuß bzw. fehlender Rückregulation. Hyperglykämisierende Wirkung von Sport bei Insulinmangel.

Treibt der Diabetiker dagegen im Insulinmangel Sport, wenn freie Fettsäuren und Ketonkörper erhöht sind, kann insbesondere zu Beginn der anaeroben Phase keine Glukose in den Muskel aufgenommen werden. Gleichzeitig fällt der hemmende Effekt des Insulins auf die Glukoseproduktion in der Leber weg, so daß es zum Blutzuckeranstieg kommt. Durch ungenügende Inhibition der Lipolyse steigen im Blut die freien Fettsäuren und Ketonkörper weiter an. Sie führen über die Hemmung der Phosphofruktokinase und der Pyruvatdehydrogenase zum weiteren Anstieg der Blutglukose (Randle-Zyklus).

Management
Deshalb soll vor Sport eine ausreichend kompensierte Stoffwechsellage bzw. adäquate Insulinzufuhr sichergestellt sein (vgl. Abb. 67-5). Die Blutglukosewerte sollten unter 200–250 mg/dl liegen und eine Ketonämie muß ausgeschlossen sein. Dem Kohlenhydratverbrauch bzw. dem verminderten Insulinbedarf kann durch zusätzliche Kohlenhydratzufuhr und/oder reduzierte Insulinzufuhr Rechnung getragen werden. Die Wahl des Anpassungsmodus hängt vom Körpergewicht, von der Dauer und Stärke der sportlichen Aktivität, der Planbarkeit und dem Therapieregime ab (Tab. 67-24). Pro Stunde halbmaximaler Belastung sollten 40 g Kohlenhydrate gegessen werden [72]. Dies wurde von uns in einen einfachen Algorithmus gefaßt:

Sportinduzierte Kohlenhydratzufuhr = 1 BE/h und Belastungsschweregrad.

Tabelle 67-24 Anpassung der Therapie bei körperlicher Aktivität.

im Sportintervall
Reaktion mit Kohlenhydratzufuhr
Art	Glukoselösung (oder Saccharose, falls kein Glukosidasehemmer genommen wird)
Menge	ca. 40 g KH/h bei halbmaximaler Belastung also ca. 1 BE pro Stunde und Schweregrad (4 Schweregrade) (s. Tab. 67-25)
Zeit	sofort bei Sportbeginn, Wiederholung bei einer Sportdauer ab 3 h
Indikation	normalgewichtige Diabetiker, kurzfristige Belastung, nicht geplante Belastung

Reaktion mit Insulinreduktion
Art	Altinsulin
Menge	Reduktion um 50 % bei halbmaximaler Belastung
Zeit	direkt vor Sportbeginn
Indikation	übergewichtige Diabetiker, Langzeitleistungen

im Folgeintervall
Reaktion mit Insulinreduktion
Art	Verzögerungsinsulin
Menge	Reduktion bis auf 20 % je nach Sportdauer und -intensität
Zeit	12 – 24 h nach dem Sport

Tabelle 67–24 gibt Richtwerte an. Sie kann nicht die Feinabstimmung anhand der Stoffwechselselbstkontrolle des Diabetikers ersetzen. Er sollte die Blutglukosewerte protokollieren und zur Stoffwechselanpassung bei künftigen sportlichen Aktivitäten heranziehen.

Zur Orientierung sind in Tabelle 67-25 körperliche Aktivitäten mit dem zugehörigen Energieverbrauch und dem Sportgrad aufgelistet. Der zugehörige BE-Bedarf ergibt sich aus dem Kaloriengehalt von ca. 50 kcal/BE.

Tabelle 67-25 Kalorienverbrauch verschiedener körperlicher Tätigkeiten pro Stunde bei 70 kg Körpergewicht

Tätigkeit	kcal/h	Sportgrad
Schlaf	65	
Grundumsatz (liegend, nüchtern)	70	
Grundumsatz plus Verdauung	77	
Sitzen (Grundumsatz u. Sitzaufwand)	73	
Stehen, straff	96	
theoretischer Unterricht	105	
Gehen, 4,5 km/h	196	I
Morgengymnastik, leicht	210	
Gehen, 6 km/h	259	
Reiten (Trab)	294	
Schwimmen (Brust), 1,2 km/h	308	
Tischtennis	315	II
Eislaufen, 12 km/h	351	
Tanzen (Walzer)	357	
Reiten (Galopp)	469	III
Kanufahren	490	
Rudern (Rollsitz), 6 km/h	516	
Paddeln, 7,5 km/h	567	
Radfahren, 21 km/h	610	
Skilauf, 9 km/h	630	
Rudern (fester Sitz), 6 km/h	651	IV
Laufen, 9 km/h	665	
Eislaufen, 21 km/h	694	
Laufen, 12 km/h	705	
Radfahren, 30 km/h	840	
Laufen, 15 km/h	847	

Tabelle 67-26 Therapeutisches Vorgehen mit Antidiabetika.

Vorgehen bei Typ-II-Diabetes
Diät
körperliche Aktivität
Glukosidasehemmer (1)
Biguanid (Typ IIb > IIa) (2) — (1) (2)
Sulfonylharnstoffe — (1) (2)
Insulin — (1)

Vorgehen bei Typ-I-Diabetes
Insulin
Glukosidasehemmer (3)
Abstimmung von Nahrungsaufnahme und Insulinzufuhr

Anmerkungen:
(1) = zusätzliche Maßnahme bei ungenügendem Ergebnis der bisherigen Maßnahmen
(2) = sollte auf weitere Wirksamkeit hin überprüft werden
(3) = fakultativ

Um rechtzeitig Kohlenhydrate bereitzustellen, werden schnell resorbierbare Kohlenhydrate, sog. „Sport-BE" in Form von Fruchtsäften oder glukose- bzw. saccharosehaltigen Getränken, zugeführt, da die Magenentleerung während des Sports verlangsamt ist. Selbst bei schnell anflutenden Kohlenhydratträgern ist es besser, die gesamte Menge vor der körperlichen Betätigung zu sich zu nehmen. So werden 95% der Glukose oxidiert, wenn 100 g in 15 min nach Beginn einer 4stündigen Aktivität verabreicht wurden, während nur 84% oxidiert wurden, wenn die gleiche Menge verteilt auf vier Mahlzeiten während des Sports gegeben wird [49].

Treibt man direkt vor einer Hauptmahlzeit, der eine Insulininjektion vorausgeht, Sport, so kann man den üblichen Mahlzeitenumfang belassen und die Insulindosis reduzieren. Hier sind Einsparungen bis auf 20% der sonst üblichen Dosis notwendig. Gegebenenfalls ist zusätzlich eine Reduzierung der Verzögerungsinsulindosis erforderlich, da der blutzuckersenkende Effekt des Sports über 12 h anhalten kann.

6.2 Orale Antidiabetika

6.2.1 Sulfonylharnstoffe

Die Indikation hängt vom Typ und Stadium des Diabetes ab (s. Tab. 67–26; s. a. Abschn. 6.5).
Wirkungsmechanismen und klinisch relevante Wirkungen: Sulfonylharnstoffe wirken bei einmaliger Gabe β-zytotrop, d.h., sie setzen aus den B-Zellen des Pankreas Insulin frei. Dies kann einerseits in Abwesenheit von Glukose geschehen, andererseits wird aber auch die glukoseinduzierte Freisetzung potenziert. Für diese Akutwirkungen sind spezifische Rezeptoren auf der Oberfläche der B-Zellen verantwortlich. Durch diese Wirkungen werden das verspätete Einsetzen der Insulinabgabe bei Typ-II-Diabetes und eine in bezug auf die Glukosespiegel bestehende Reduktion der Insulinsekretion ausgeglichen. *Bei Langzeittherapie* ist das Verhalten des Plasmainsulins unter Sulfonylharnstoffen uneinheitlich. Bei normalgewichtigen Diabetikern mit niedrigem Plasmainsulin wurde der zu erwartende Anstieg registriert. Bei übergewichtigen Patienten wurde dies z.T. bestätigt, z.T. bei Normalisierung des Blutzuckers ein gleichbleibender oder sogar reduzierter Plasmainsulinspiegel gemessen [36]. Dieser Befund läßt sich nur mit einer Verbesserung der Insulinsensitivität erklären im Sinne *extrapankreatischer Effekte* [8, 36]. Sie wird u.a. mit einer zeitgerechteren, früheren Insulinfreisetzung erklärt, von der gezeigt wurde, daß sie zu einer Ökonomisierung der Wirkung führt. Hierfür spricht die Beobachtung, daß Typ-II-Diabetiker (im Gegensatz zu Typ-I-Diabetikern) eine sulfonylharnstoffinduzierte Steigerung der endogenen Insulinsekretion und -sensitivität zeigen. Außerdem liegen In-vitro-Befunde für eine Erhöhung der Sensitivität von Insulinzielgeweben wie Muskelzellen und Adipozyten vor, die einhergehen mit einer Induktion der Glukosetransporter (GLUT 4-)Translokation zur Zellmembran und einer Aktivierung von Glykogensynthase und Glyzerol-3-Phosphat-Acyl-Transferase sowie der Glykosyl-Phosphatidylinositol-spezifischen Phospholipase C [42, 60]. Diese extrapankreatischen Effekte sind zwischen unterschiedlichen Sulfonylharnstoffen unterschiedlich stark ausgeprägt: bei *Glimerid > Glipizid > Gliclazid > Glibenclamid* [60]. Dieser Gesichtspunkt muß bei der Interpretation der UKPDS berücksichtigt werden, die eine nicht-signifikante Erhöhung der Insulinspiegel und eine signifikante Zunahme des Körpergewichts unter Glibenclamid ergab [97].

Nebenwirkungen: Die häufigste unerwünschte Wirkung ist das Auftreten einer *Hypoglykämie* aufgrund einer zu starken Dosierung bzw. Akkumulation insbesondere bei älteren Patienten. Daneben werden allergische Hautreaktionen, Photosensibilisierungen und hämatologische Nebenwirkungen gefunden. Selten wurden Hypothyreosen beschrieben. Lediglich beim Chlorpropamid und Carbutamid treten Antabuseffekte auf, also Flush und Nausea im Zusammenhang mit Alkoholkonsum sowie eine Wasserretention und Hyponaträmie durch Stimulierung von ADH.

Indikationen:

Grundsätzlich ist die Indikation zur Behandlung mit Sulfonylharnstoffen nach erfolgloser Behandlung mit Diät (insbesondere Gewichtsreduktion) und bei Vorliegen einer endogenen Insulinsekretion gegeben, falls Glukosidasehemmer oder Metformin nicht ausreichen oder kontraindiziert sind. Diätetische Maßnahmen haben immer Vorrang, da mit Gewichtsreduktion und diätetischer Umstellung der pathogenetisch wirksame Faktor angegangen werden kann (vgl. Abschn. 3.2).

Außerdem werden mit der Sulfonylharnstofftherapie auch Risiken in Kauf genommen, neben der Gewichtszunahme insbesondere Hypoglykämien (in 0,4 bis 1,3%) [97]. Diese lassen sich bei guter Einstellung nur durch erhöhte Anforderungen an die Regelhaftigkeit der Diät und die gesamte Lebensführung weitgehend vermeiden. Da Substanzen wie Glukosidasehemmer und Biguanide nicht insulinotrop wirken, das Körpergewicht nicht erhöhen und kein Hypoglykämierisiko beinhalten und damit auch die Lebensführung (Essenszeiten, Sport) weniger reglementiert sein muß, sollte vor Einsatz von Sulfonylharnstoffen zunächst diesen Substanzen der Vorzug gegeben werden. Auch bei Typ-II-Diabetikern mit Sekundärversagen kann die Gabe von Sulfonylharnstoffen – unter dem Gesichtspunkt der Erhöhung der Insulinsensitivität – in Kombination mit Insulin sinnvoll sein. Oftmals kann Insulin hierdurch eingespart und eine 2. (abendliche) Insulininjektion pro Tag umgangen werden. Vorraussetzung ist allerdings eine noch vorhandene endogene Sekretion. Reicht sie nicht mehr aus, um die abendliche Insulininjektion bei maximaler Sulfonylharnstoffdosis zu vermeiden, sollte auf Insulinmonotherapie umgestellt werden.

Kontraindikationen: Eine Sulfonylharnstoff-Therapie ist kontraindiziert bei:
– jugendlichen Diabetikern (Typ I)
– älteren Diabetikern (Typ II) mit erheblicher Stoffwechseldekompensation und
– Azidoseneigung
– Patienten im Präkoma oder im Coma diabeticum
– Schwangerschaft (tierexperimentelle Teratogenität allerdings für therapeutische Dosen beim Menschen nicht gesichert)
– schwerer Niereninsuffizienz (GFR < 30 ml/min) (Akkumulationsgefahr).

Pharmakologie und Durchführung der Therapie: Die einzelnen Sulfonylharnstoffderivate unterscheiden sich durch Wirkungsstärke, pharmakokinetische Eigenschaften und extrapankreatische Effekte. *Glibenclamid* gilt z.Zt. als potentestes Sulfonylharnstoffderivat, hat aber geringe extrapankreatische Effekte (s.o.). Die Sulfonylharnstoffe werden nach oraler Applikation rasch zu ca. 80% resorbiert und anschließend in der Leber zu verschiedenen Metaboliten abgebaut, die teilweise noch hypoglykämische Wirkungen entfalten. Dann werden sie hauptsächlich renal, zum kleinen Teil auch biliär eliminiert. Gliquidon bzw. seine Metaboliten werden zu 95% über die Galle in den Stuhl ausgeschieden. Deshalb ist bei Patienten mit eingeschränkter Nierenfunktion dieses Präparat bevorzugt einzusetzen; auch Glibenclamid wird zu 50% biliär ausgeschieden. Bei Leberinsuffizienz und Cholestase steigt die renale Ausscheidung von Gliquidon auf 40% an, wobei aber ausschließlich inaktive Metaboliten ausgeschieden werden.

Bei schwerer Niereninsuffizienz (glomeruläre Infiltrationsrate unter 30 ml/min) dürfen keine Sulfonylharnstoffe eingesetzt werden (s.o.)!

Sulfonylharnstoffe werden *vor oder zu den Mahlzeiten* eingenommen. Bei Präparaten mit längerer Wirkungsdauer wird im Fall der Maximaldosierung eine Dosis zum Frühstück und eine zweite zum Abendessen verordnet. Meist wird die Morgendosis doppelt so hoch wie die Abenddosis gewählt. Wegen der Hypoglykämiegefahr empfiehlt sich eine aufsteigende Dosierung in 3– bis 7tägigen Intervallen. Ein Überschreiten der angegebenen Maximaldosen hat keine Wirkungssteigerung zur Folge. Liegt unter Sulfonylharnstoffen dauerhaft der Nüchternblutzucker über 200 mg/dl und ist die nachlassende therapeutische Wirksamkeit der Sulfonylharnstoffe nicht durch Diätfehler, interkurrente Infekte, Operationen, Streß oder sonstige zusätzliche Erkrankungen bedingt, liegt ein *Sekundärversagen* der Sulfonylharnstofftherapie vor. Dies tritt bei jährlich ca. 8% der Behandelten auf. Hier kommen Kombinationsbehandlungen mit oralen Antidiabetika oder schließlich Insulin in Frage.

Bei der *kombinierten Sulfonylharnstofftherapie* wird Glibenclamid in der Maximaldosierung gegeben, bei üblicher Verteilung der Dosen (2-0-1 oder 1-0-2 Tabletten). Zusätzlich werden morgens 6–12 E eines Intermediärinsulins verabreicht. Gemessen an den Blutzuckerwerten vor dem Mittag- und Abendessen kann die Insulindosis weiter angepaßt werden. An den Nüchternblutzuckerwerten ist dann abzulesen, ob die kombinierte Therapie unter diesen Bedingungen Sinn macht. Reicht die alleinige Gabe der Sulfonylharnstoffe abends nicht aus, ist unseres Erachtens die *Indikation* zur *Insulinmonotherapie* gegeben. Die Dauer des günstigen Effekts einer kombinierten Therapie ist nicht vorhersehbar.

Interferenzen mit anderen Pharmaka: Zu Interferenzen kommt es durch Kumulation infolge Hemmung des Abbaus in der Leber zu aktiven Metaboliten, durch kompetitive Verdrängung aus der Plasmaeiweißbindung und durch direkte Eigenwirkung auf den Kohlenhydratstoffwechsel. Dabei führen Salizylate, Phenbutazon, Chloramphenicol, Clofibrat, Probenecid und Allopurinol, Dicumarole (nicht bei Phenprocoumon), Hydrazinderivate, β-Blocker, Alkohol, Disopyramid zu einer *Wirkungssteigerung*. Eine *Abschwächung* der blutzuckersenkenden Wirkung erfolgt durch Thiazide, Nikotinsäure, Phenytoin, Schilddrüsenhormone, Steroide und Östrogene.

6.2.2 Biguanide

Wirkungsmechanismen und klinisch relevante Wirkungen: Biguanide verzögern die Glukoseassimilation aus dem Gastrointestinaltrakt und glätten damit die postprandialen Glukoseprofile. Sie hemmen die hepatische Glukoneogenese aus Laktat und Glyzerin, steigern die Glukoseaufnahme durch die Muskulatur und erhöhen die Insulinsensitivität [5]. Durch die fehlende insulinotrope Wirkung beeinflussen sie Hyperinsulinämie und Insulinresistenz positiv. Darüber hinaus führen sie nicht wie andere Antidiabetika zur Gewichtszunahme [97], sondern erleichtern über eine Appetithemmung die Gewichtsreduktion von übergewichtigen Diabetikern. Außerdem senken sie die VLDL- und Triglyzeridspiegel [108] und führen selbst nach Einnahme großer Dosen nicht zu Hypoglykämien. Biguanide sollten deshalb heute neben den Glukosidasehemmern als medikamentöse Therapie der ersten Wahl bei adipösen, diätetisch nicht einstellbaren Typ-II-Diabetikern eingesetzt werden. Die Zulassung des Metformin 1994 zur Monotherapie bei dieser Indikation hat entsprechend zu einer „Renaissance" dieser Substanz geführt.

Nebenwirkungen: Aufgrund des Wirkungsmechanismus der Biguanide wird in der Muskulatur jedoch vermehrt Laktat produziert und in der Leber vermindert verwertet. Bei Vorliegen prädisponierender Erkrankungen kann es so zu einer Akkumulation dieses Metaboliten kommen. Eine *Laktazidose* tritt in 0–0,084 von 1000 Behandlungsjahren auf [5]. Andere Nebenwirkungen sind weniger gravierend und unterstützen z.T. sogar eine erwünschte Gewichtsabnahme.

Indikationen und Kontraindikationen: Wegen letal verlaufender Laktazidosen wurde die Indikation sehr eng gestellt und prädisponierende Erkrankungen zur Kontraindikation erklärt (vgl. Tab. 67-27). In Deutschland ist als einziges Biguanidderivat das Metformin im Handel, da hier die Gefahr der Lactazidose vergleichsweise gering ist. Während Glucophage® lange Zeit als einziges Metforminpräparat im Handel war, stehen inzwischen weitere Präparate zur Verfügung (z.B. Mescorit®, Mediabet®).

Pharmakologie und Durchführung der Therapie: Metformin hat eine Plasma-Halbwertszeit von 3 h und wird unverändert renal eliminiert. *Dosierung* z.B.: Metformin 850 mg (1 Tbl. Glucophage® S oder Mescorit® retard) jeweils täglich zu oder nach den Mahlzeiten bis max. 3 Tbl. pro Tag. In der Regel erfolgt die Einnahme je 1 Tbl. zum Frühstück und zum Abendessen. Zur Glättung der postprandialen Glukoseprofile kann Metformin sinnvoll mit Glukosidasehemmern kombiniert werden. Erst wenn hierunter keine befriedigende Stoffwechseleinstellung zu erzielen ist, sollten zusätzlich Sulfonylharnstoffe bzw. Insulin zum Einsatz kommen.

Interferenzen mit anderen Pharmaka: *Akkumulationsgefahr* und erhöhtes Laktazidoserisiko durch Verminderung der renalen Metforminausscheidung bei Gabe nicht-steroidaler Antirheumatika und i.v. Röntgenkontrastmittel; *Abschwächung der blutzuckersenkenden Wirkung* durch Thiazide, Nikotinsäure, Phenytoin, Chlorpromazin, Schilddrüsenhormone, Sympathomimetika.

Tabelle 67-27 Kontraindikationen gegen eine Therapie mit Metformin.

- eingeschränkte Nierenfunktion (Grenzwert des Serumkreatinins 1,2 mg/dl)
- schwere Lebererkrankung
- Pankreatitiden
- Alkoholismus
- konsumierende Erkrankungen
- Zustände mit schlechter Sauerstoffversorgung der Gewebe, respiratorische Insuffizienz
- schwere Herzinsuffizienz, Kreislaufschock
- Zustand vor, während und nach einer Operation
- hohes Lebensalter
- Schwangerschaft
- Abmagerungskuren (< 1000 kcal täglich)

6.2.3 Glukosidasehemmer

Wirkungsmechanismen und klinisch relevante Wirkungen: α-Glukosidasehemmer verzögern die Kohlenhydratassimilation durch spezifische Hemmung von Verdauungsfermenten zum Abbau der besonders blutzuckerwirksamen Disaccharide Saccharose, Maltose, Isomaltose und z.T. auch Laktose. Dieser Angriffspunkt ist effizienter als die Hemmung des Stärkeabbaus durch Amylasehemmer („starchblockers"). Die einzige z.Zt. im Handel befindliche Substanz ist Acarbose (Glucobay® 50/100). Dieses Pseudooligosaccharid senkt sowohl den postprandialen Glukose- und Insulinspiegel, als auch den Nüchternglukosespiegel von Typ-II-Diabetikern. Bei insulinpflichtigen Diabetikern kommt es durch bessere Stoffwechseleinstellung zu einer Senkung des Insulinbedarfs. Das Wirkungsprinzip der Glukosidasehemmer hat den Vorteil, daß von ihm *keine Hypoglykämien* ausgehen. Damit ist im Vergleich zu Sulfonylharnstoffen eine geringere Reglementierung der Lebensführung erforderlich. Diätetische Maßnahmen können sich auf antiatherogene Richtlinien und die Verteilung der Energieaufnahme auf möglichst viele kleinere Mahlzeiten beschränken, wobei die Wirkung von Acarbose auf den postprandialen Blutglukoseanstieg an eine Mindestmenge komplexer Kohlenhydrate gebunden ist.

Nebenwirkungen: Acarbose führt in therapeutisch wirksamer Dosierung zu keinen ernsthaften Nebenwirkungen. Die optimale Dosis muß wegen individuell unterschiedlicher Enzymaktivitäten durch *einschleichende Gabe* gefunden werden und sich am Auftreten von intestinalen Begleiterscheinungen orientieren. Bei ausgeprägter Kohlenhydratassimilationsverzögerung treten vermehrt ungespaltene Kohlenhydrate ins Kolon und werden dort durch Bakterien zu kurzkettigen Fettsäuren, CO_2, H_2 und CH_4 abgebaut. Aber selbst unter Beibehaltung der Dosis nehmen häufig mit weiterer Behandlung die aufgetretenen Symptome wie Meteorismus und Flatulenz ab. Der therapeutische Effekt auf den postprandialen Glukose- und Insulinanstieg bleibt dagegen bei länger dauernder Anwendung erhalten.

Indikationen: Aufgrund der günstigen Risiko-/Nutzen-Relation können Glukosidasehemmer *sowohl bei Typ-II-, wie auch bei Typ-I-Diabetikern* eingesetzt werden [13, 37, 50]. Insbesondere sind sie dann von Vorteil, wenn der Patient ein Zusammenziehen der Mahlzeiten auf drei Hauptmahlzeiten aus beruflichen oder anderen Gründen wünscht. Da keine Hypoglykämiegefahr zu befürchten ist, könnten sie nach der Diät als eines der ersten medikamentösen Behandlungsprinzipien eingesetzt werden. Der blutzuckersenkende Effekt von Acarbose als Monotherapie bei diätetisch allein nicht einstellbaren Typ-II-Diabetikern bewegt sich in derselben Größenordnung wie der von Metformin und Sulfonylharnstoffen. Acarbose eignet sich aber auch zur Kombination mit allen anderen oralen Antidiabetika und Insulin, da sie sich mit deren Wirkung ergänzt, indem sie die Blutglukosespiegel glättet und die Insulinsensitivität langfristig erhöht. Es zeigte sich in der Kanada-Studie [13], daß Acarbose in Kombination mit allen gängigen Therapieformen einen zusätzlichen Gewinn im Sinne der angestrebten HbA_{1c}-Senkung bringt. Bei Typ-II-Diabetikern lassen sich unter Acarbose regelmäßig niedrigere postprandiale Insulinspiegel nachweisen bzw. kann bei insulininjizierenden Diabetikern die Insulindosis reduziert werden.

Kontraindikationen: Kontraindikationen ergeben sich nur bei manifester Malassimilation. Bei Gesunden ist ein Malassimilationssyndrom in therapeutischen Dosen nicht zu befürchten. Wegen noch nicht ausreichender Erfahrungen sollten Glukosidasehemmer während der Gravidität und Stillzeit nicht gegeben werden.

Pharmakologie und Durchführung der Therapie: Acarbose wird nur zu ca. 1% resorbiert. Die Substanz wird teils unverändert ausgeschieden, teils nach hepatischer oder renaler Metabolisierung renal eliminiert. Da die Substanz nur bei Präsenz im Darmlumen wirksam ist, sollte sie zu den Hauptmahlzeiten eingenommen werden. Es empfiehlt sich, mit 2×50 mg zu beginnen und bei fehlenden gastrointestinalen Nebenwirkungen weiter die Einzeldosis in Wochenabständen zu steigern, bis vermehrt Flatulenz und Meteorismus bemerkt werden. Diese Dosis kann dann meist beibehalten werden, da die Symptome nach kurzer Zeit nachlassen. Es kann auch auf die vorherige Dosierung zurückgegangen werden.

Bei Kombination mit hypoglykämisierenden Substanzen ist der Patient darauf aufmerksam zu machen, daß er bei Hypoglykämien ausschließlich Glukose zu sich nehmen sollte, da die Digestion von Saccharose (Haushaltszucker) und komplexeren Kohlenhydraten durch Acarbose verzögert wird.

Interferenzen mit anderen Pharmaka: Interferenzen mit anderen Pharmaka sind nicht bekannt. Allerdings sind auch hier die Eigeneffekte von blutzuckererhöhenden und -senkenden Pharmaka, Thiaziden etc. zu beachten.

6.2.4 Guar

Wirkungsmechanismen und klinisch relevante Wirkungen: Guar (Glucotard®, Guarem Granulat®, Guar Verlan®) ist ein Polygalactomannan aus dem Endosperm der Büschelbohne. Dieser Ballaststoff quillt bei Wasserzusatz und bildet dabei einen hochviskösen Brei. Hierdurch wird die Magen- und Darmmotilität beeinflußt und durch Erhöhung der „unstirred water layer" die Kohlenhydratresorption aus dem oberen Dünndarm verzögert. Daraus resultieren ein geringerer Anstieg der postprandialen Blutglukosewerte und weitere günstige Stoffwechseleffekte.

Nebenwirkungen: Durch die Quelleigenschaften und durch den bakteriellen Abbau der Substanz im Kolon kann es zu Völlegefühl, Diarrhö, Flatulenz und Meteorismus kommen. Eine Reduktion der Resorption von Kalzium, Magnesium, Eisen, Kupfer und Zink wurde unter Ballaststoffen berichtet. Deshalb sollten diese bei längerfristiger Anwendung von Guar kontrolliert werden.

Indikationen und Kontraindikationen: Von Guar selbst geht keine hypoglykämisierende Wirkung aus. Deshalb ist es in der Indikation wie ein α-Glykosidasehemmer zu sehen. In der Wirksamkeit steht Guar diesem allerdings nach. Um eine Obstruktion im oberen Gastrointestinaltrakt zu vermeiden, muß Guar zusammen mit reichlich Flüssigkeit genommen werden. Hieraus ergeben sich entsprechende Kontraindikationen.

Pharmakologie und Durchführung der Therapie: Als Ballaststoff wird Guar nicht resorbiert, aber im Kolon bakteriell degradiert. Es empfiehlt sich, wie bei Acarbose, eine einschleichende Dosierung, bis zu 3×5 g oder höher pro Tag. Da die Vorraussetzung für die glukosesenkende Wirkung eine gute Durchmischung mit dem Speisebrei ist, sollte das Granulat gleichzeitig mit der Mahlzeit aufgenommen werden. Dies führt zu Akzeptanzproblemen und damit zu der vergleichsweise seltenen Anwendung und geringen therapeutischen Bedeutung der Substanz.

Interferenzen mit anderen Pharmaka: Die Resorption von anderen Pharmaka wie Digitalis und Cumarinen scheint nicht wesentlich verzögert zu werden.

6.2.5 Adjuvante Substanzen: Fenfluramin/Dexfenfluramin

Wirkungsmechanismen und klinisch relevante Wirkungen: Ursprünglich wurde Fenfluramin bzw. Dexfenfluramin (Ponderax®, Isomeride®) entwickelt, um die Gewichtsreduktion von Adipösen durch Verstärkung und Verlängerung der Sättigung zu erleichtern, ohne durch gleichzeitige amphetaminartige Nebenwirkungen psychische Abhängigkeiten zu induzieren. Die Substanz hat darüber hinaus aber eine Reihe von Stoffwechseleffekten, die sich zum Teil selbst an isolierten Geweben bzw. Zellen nachweisen ließen und beim Diabetes genutzt werden können.

Nebenwirkungen: gastrointestinale Beschwerden, Sedierung, Schwindelgefühl, Benommenheit und leichte Depressionen, pulmonale Hypertonie.

Indikationen und Kontraindikationen: Wegen der unterstützenden Wirkung zur Gewichtsreduktion ist Fenfluramin am ehesten bei übergewichtigen Typ-II-Diabetikern indiziert, bei denen die günstigen anderen Wirkungen auch belegt sind. Für diese Patienten ist Fenfluramin mitunter geeigneter als Biguanide, denn sie zeigen bei gleicher Wirksamkeit geringere Nebenwirkungen und dementsprechend weniger Kontraindikationen. Aufgrund des Wirkungsspektrums kann es sowohl zur medikamentösen Monotherapie eingesetzt werden, als auch ergänzt durch andere Therapieprinzipien wie Sulfonylharnstoffe, Glukosidasehemmer und Insulin.

Pharmakologie und Durchführung der Therapie: Aus Gründen der besseren Verträglichkeit soll Fenfluramin zu Beginn und am Ende der Behandlung schrittweise über mehrere Tage gesteigert bzw. verringert werden, z.B. 3 Tage lang 1 × 1, drei weitere 2 × 1 und dann 3 × 1 Drg. täglich bzw. 3 Tage, 1 × 1 Isomeride®, dann 2 × 1 Isomeride. Die Behandlungsdauer sollte zunächst 3 Monate nicht überschreiten, da derzeit die Zulassung für eine Langzeittherapie noch nicht vorliegt.

Interferenzen mit anderen Pharmaka: Gleichzeitiger Alkoholgenuß sowie synchrone Gabe von Neuroleptika und Antidepressiva sind zu unterlassen, insbesondere MAO-Hemmer. Diese sollten drei Wochen vor Beginn einer Fenfluraminbehandlung abgesetzt werden.

6.3 Insulintherapie

6.3.1 Allgemeine Pharmakologie

Physiologie: Mit der Insulintherapie soll eine möglichst physiologische Stoffwechselsituation erreicht werden und so beim Diabetiker zur verminderten Ausprägung oder zur Rückbildung früher Begleit- und Folgeschäden führen [92]. Beim Stoffwechselgesunden wird Insulin bedarfsgerecht von den B-Zellen sezerniert und flutet über die Portalvenen in hoher Konzentration in der Leber an. Dort wird es etwa zur Hälfte sequestriert und erreicht die nachgeschalteten Zielgewebe in entsprechend niedriger Konzentration. Durch das Wechselspiel zwischen (postprandialer) glukoseinduzierter Insulinsekretion und insulinvermittelter Senkung des Blutglukosespiegels enstehen *mahlzeitenbedingte Maxima* der Insulinspiegel und zwischenzeitliche bzw. nächtliche Minima. Diese mahlzeitenbezogenen Konzentrationsschwankungen führen zusammen mit der allgemeinen Pulsatilität der Insulinsekretion zur *optimalen Wirkung an den Zielzellen*. Hier entfaltet Insulin nicht nur blutglukosesenkende, sondern auch anabole Wirkung, ist am Aufbau des Elektrolytgleichgewichtes beteiligt und triggert u.a. die Aktivität verschiedener Enzymsysteme. Während sich die Stoffwechsellage bei der Mehrzahl der Typ-II-Diabetiker durch Diät und/oder orale Antidiabetika normnah einstellen läßt, ist eine Reihe von Diabetikern auf die exogene Insulinzufuhr angewiesen.

Indikationen: Eine Insulintherapie ist permanent oder interkurrent angezeigt bei:
– Patienten mit *Typ-I-Diabetes*
– Patienten im diabetischen Koma und jeder erheblichen Stoffwechselentgleisung mit Ketonurie
– Typ-II-Diabetikern, die unter Diät mit oder ohne orale Antidiabetika ständig schlecht eingestellt sind *(Sekundärversager)*.
– Diabetiker unter oraler Antidiabetikatherapie, wenn schwere Zweiterkrankungen hinzutreten oder *größere operative Eingriffe* notwendig werden.
– Diabetiker mit *Unverträglichkeitsreaktionen* gegenüber oralen Antidiabetika, sofern eine Diättherapie nicht ausreicht.
– *Gravidität*, wenn mit Diät allein keine Normoglykämie und keine Ketonurie-Freiheit zu erzielen ist.
– *sekundäre Diabetesformen* (vgl. Abschn. 1).

Nach Rekompensation einer akuten Stoffwechselentgleisung und Überwindung schwerer Krankheiten und operativer Eingriffe kann die orale Therapie oft wieder fortgesetzt werden.

Bei interkurrenter Insulinapplikation ist stets ein Humaninsulinpräparat zu wählen!

Insulinpräparationen: Im Handel befinden sich Insuline von drei Spezies: Humaninsulin, Schweineinsulin und Rinderinsulin.

Das *humane Insulin* wird entweder semi- oder biosynthetisch hergestellt. Beim semisynthetischen Herstellungsverfahren wird Insulin aus Schweinepankreas extrahiert und dann die einzig differente Aminosäure Alanin gegen Threonin in der Stellung B30 ausgetauscht. Threonin weist eine zusätzliche Hydroxylgruppe auf, sodaß Humaninsulin etwas hydrophiler ist als Schweineinsulin. Das *biosynthetische Humaninsulin* wird auf gentechnologischem Wege über rekombinante DNS gewonnen. Beide Methoden führen zur Herstellung von reinen Präparationen des Humaninsulins, die identische Wirkung zeigen und nahezu frei von immunogenen Eigenschaften sind.

Schweineinsulin unterscheidet sich durch eine Aminosäure vom menschlichen Insulin, Rinderinsulin durch zwei weitere Aminosäuren in Position A8 bzw. A10.

Dadurch ist *Rinderinsulin* stärker antigen wirksam als Schweineinsulin.

Theoretisch führt Humaninsulin mit geringerer Wahrscheinlichkeit zur Bildung von Antikörpern als tierisches Insulin. Gegenüber Schweineinsulin haben sich jedoch keine klinisch relevanten Unterschiede zeigen lassen. Darüber hinaus muß berücksichtigt werden, daß im Rahmen der Autoimmunerkrankungen auch bereits vor der Insulinbehandlung Insulinautoantikörper ohne biologische Relevanz gefunden werden.

Ersteinstellung: Ersteinstellungen werden mit Humaninsulin vorgenommen. Bereits auf tierische Insuline eingestellte Patienten, die keine Nebenwirkungen aufweisen und deren Stoffwechseleinstellung keine Regimeumstellung erfordern, können bei ihrem gewohnten Insulin bleiben, zumal bei einigen Patienten im Rahmen dieser Umstellungen Probleme mit der Hypoglykämieerkennung bzw. veränderter Hypoglykämiesymptomatik auftraten. Menschliches Insulin hat eine etwas kürzere Wirkungsdauer als Schweineinsulin und wird etwas schneller aus dem subkutanen Fettgewebe resorbiert. Es gibt Hinweise dafür, daß Patienten unter Humaninsulin Hypoglykämien evtl. aufgrund unterschiedlicher neurophysiologischer Wirkungen weniger wahrnehmen [29]. Die hormonelle Gegenregulation ist jedoch bei beiden Insulinpräparationen gleichermaßen gegeben [16], auch wenn gewisse neurophysiologische Unterschiede zu bestehen scheinen [44].

Um die postprandialen Verläufe der Insulinspiegel bei Nicht-Diabetikern mit s.c. injiziertem Insulin simulieren zu können, wurde ein Insulinanalogon entwickelt (Lispro-Insulin), welches weniger Dimere bzw. Hexamere bildet und deshalb schneller aus dem Fettgewebe resorbiert wird. Dies wurde durch das Vertauschen der Reihenfolge zweier Aminosäuren Lysin und Prolin an der B-Kette erreicht.

Reinheit: Durch aufwendige Reinigungsverfahren und mehrfache Chromatographie werden heute hochgereinigte Präparate aus Extrakten gewonnen (z.B. Insulin S Hoechst®). Diese sind weitgehend frei von Verunreinigungen pankreatischen Ursprungs (< 10 ppm), von Proinsulin, Insulinderivaten sowie von Kontaminationen anderer pankreatischer Hormone. Hierdurch wurden die immunogenen Eigenschaften weitgehend eliminiert. Bei biosynthetischen Insulinen sind ebenfalls Vorkehrungen zur Elimination von Kontaminationen aus den synthetisierenden Mikroorganismen getroffen worden.

Konzentrationen: In Deutschland werden üblicherweise noch Konzentrationen von 40 E/ml (U40) verwendet, im Ausland meist 100 E/ml (U100). Es stehen daneben auch U100-Insuline zur Verfügung. Für Pumpenbehandlung und Injektoren (Pens) werden besondere Präparationen verwendet. Gelegentlich kann U40- schneller als U100-Insulin resorbiert werden. Der Unterschied ist jedoch klinisch nicht relevant. Die derzeit in der Bundesrepublik Deutschland gebräuchlichsten Insulinpräparate sind in den Tabellen 67–28 bis 67–32 aufgeführt.

6.3.2 Pharmakokinetik

Grundsätzlich sind drei Insulinarten verfügbar:

Kurz wirkende Insuline (Tab. 67–28):

– *Lispro-Insulin:* Dieses Insulinanalog entfaltet seine Wirkung nach 15 min, erreicht sein Wirkmaximum nach 50 min und damit doppelt so schnell wie Normalinsulin. Es wirkt insgesamt 2–3 h lang [100].

– *Normalinsulin* (Altinsulin = Regularinsulin): Es handelt sich um kurz wirksames Insulin, dessen blutzuckersenkende *Wirkung bei s.c. Injektion nach etwa 15–30 min* bemerkbar wird. Normalinsulin wird auch zur kontinuierlichen s.c. Insulininfusion verwendet. Bei intravenöser Applikation beträgt die Halbwertszeit nur wenige Minuten (vgl. „Störfaktoren der

Tabelle 67-28 Kurz wirkende Insuline*.

Präparat	Spezies	Beschaffenheit	pH	Wirkung (h) von bis
Lispro-Insulin Lilly	Analogon	klare Lösung	7	1/4–3
Huminsulin Normal® 40 bzw. 100 Lilly	human	klare Lösung	7	1/2–6
Insulin Hoechst®	Rind	klare Lösung	3,5	1/2–6
Insulin S Hoechst®	Schwein	klare Lösung	3,5	1/2–6
H-Insulin Hoechst®	human	klare Lösung	7	1/2–6
Insulin Actrapid®-HM (ge) Novo Nordisk	human	klare Lösung	7	1/2–6
Insulin Velasulin® Human Novo Nordisk	human	klare Lösung	7	1/2–6
Insulin Velasulin® MC Novo Nordisk	Schwein	klare Lösung	7,3	1/2–6
Berlinsulin® H Normal U-40 Berlin-Chemie	human	klare Lösung	7	1/2–6
Insulin S.N.C. Berlin-Chemie	Schwein	klare Lösung	7	1/2–6
Insulin S. Berlin-Chemie	Schwein	klare Lösung	sauer	1/2–6

* kein Anspruch auf Vollständigkeit

Tabelle 67-29 Mittellang wirkende Insuline*.

Präparate	Spezies	Beschaffenheit	pH	Wirkungsdauer Maximum	insgesamt
Insulin Protaphan®-HM (ge) Novo Nordisk	human	NPH-Insulin-Suspension	7	4–12	18–24
Basal-H-Insulin Hoechst®	human	NPH-Insulin-Suspension	7	2–6	16–20
Depot-Insulin S Hoechst®	Schwein	klare Surfen-Lösung	3,5	2–6	10–16
Insulin Insulatard® MC Novo Nordisk	Schwein	NPH-Insulin-Suspension	7,3	4–12	18–24
Insulin Insulatard® Human Novo Nordisk	human	NPH-Insulin-Suspension	7,3	4–12	18–24
Huminsulin Basal® Lilly 40 bzw. 100		NPH-Insulin-Suspension	7	4–8	18–20
Insulin Monotard® HM Novo Nordisk	human	Zink	7	3–6	16–20
Berlinsulin H Basal U-40 Berlin-Chemie	human	NPH-Insulin-Suspension	7	4–6	
B-Insulin S.C. Berlin-Chemie	Schwein	Surfen	2,5–3,5		
L-Insulin S.N.C. Berlin-Chemie	Schwein	Zink 30:70 % amorph; kristallin	7		

* kein Anspruch auf Vollständigkeit

Bioverfügbarkeit"). Normalinsulin wird bei Coma diabeticum, schweren Stoffwechselentgleisungen, unter der Geburt bei schwangeren Diabetikerinnen, zur raschen Stoffwechselkompensation oder in Kombination mit einem Intermediärinsulin eingesetzt. In Pumpen wird seine Stabilität durch Pufferung mit Phosphat bzw. speziell entwickelten Stabilisatoren verbessert.

– *Semilenteinsulin:* Diese Insuline liegen in amorpher oder mikrokristalliner Form zusammen mit Zink und Azetat in Azetatpuffern vor. Ihr *Wirkungseintritt erfolgt nach 30–60 min* (Tab. 67–33).

Intermediär wirkende Insuline (Tab. 67–29 und 67–30): Durch verschiedene Zusätze (Zink, Protamin, Globulin, Surfen) und andere Kunstgriffe wird der Depoteffekt von Verzögerungsinsulinen erzielt bzw. variiert.

– *Surfen-Insuline* können bei längerer Anwendung zur verstärkten Antikörperbildung führen. Außerdem eignen sie sich nicht zum Mischen und somit auch nicht zur intensivierten Therapie. Auch Lipatrophien oder -hypertrophien wurden vergleichsweise häufiger beobachtet, so daß insgesamt NPH-Insulinen der Vorzug gegeben wird.

– *Neutral-Protamin-Hagedorn-(NPH-) (oder Isophan-Insulin):* Zur Verzögerung der Insulinwirkung wird hier Protamin verwendet, welches aus Fischsperma gewonnen wird. Es steht mit Insulin in einem ausgewogenen (isophanen) Verhältnis, so daß weder Insulin noch Protamin im Überschuß vorliegen. Dadurch verliert Normalinsulin beim Zumischen weder seine Löslichkeit noch seinen schnellen Wirkungseintritt (Tab. 67–33). Diese Insuline sind trübe Suspensionen. Sie werden vor dem Aufziehen durch Rollen der Flaschen gemischt. Beim Schütteln kommt es u.U. zur Schaumbildung und somit zur Fehldosierung.

– *Lente-Insulin:* Bei diesen Präparationen liegt Insulin in weniger löslicher amorpher Form mit einem Überschuß an Zink vor. Deshalb kann zugemischtes Regularinsulin mit präzipitiert und in seiner Wirkung verzögert werden (Lente-Verzögerungsprinzip). Wegen unterschiedlicher Angaben zur Mischbarkeit und der obengenannten Präzipitation sollten Alt- und Lente-Insulin getrennt injiziert werden.

Langwirkende Insuline (Tab. 67–31): Um extrem lange Wirkungsprofile zu erreichen, wurde lange auf Rinderinsulin zurückgegriffen. Es bildet größere Kristalle als Schweineinsulin und ist dadurch weniger löslich. Durch Zugabe von Protamin und Insulin wird ein weiterer verzögernder Effekt erzielt. Diese Insuline können nicht mit Normalinsulin gemischt werden. Sie werden manchmal im Rahmen des Basis-Bolus-Regimes zur Abdeckung der Nüchternbedürfnisse verwendet. Die endgültige Konzentration stellt sich beim einmal täglichen Spritzen erst innerhalb einiger Tage durch Akkumulation bzw. Überlappung der Profile ein.

Kombinations- und Mischinsuline (Tab. 67-29 und 67–30): Dabei handelt es sich um gebrauchsfertige Mischungen von Normal- oder Verzögerungsinsulinen in unterschiedlichen Relationen. Da beide Insulinanteile im festen Verhältnis stehen und nicht variiert werden können, eignen sie sich nicht zur Insulindosisanpassung.

6.3.3 Störfaktoren der Bioverfügbarkeit

Intravenös appliziertes Insulin hat eine Halbwertszeit von 5–10 min. Die metabolische Clearance-Rate ist 700 bis 800 mU/m²/min. An der Clearance ist zu 50% die Leber, zu 30% die Niere beteiligt. Bei Störungen dieser Organe sind entsprechende Veränderungen des Insulinabbaus zu erwarten. So kommt es bei nachlassender Nierenfunktion zu einer Reduktion des Insulinbedarfs. Bei *s.c. Applikation* spielen eine Reihe

Tabelle 67-30 Mittellang wirkende Kombinationsinsuline*.

Präparate	Spezies	Beschaffenheit	pH	Wirkungsdauer (h) Maximum	insgesamt
Huminsulin® Profil I Lilly	human	10 % Huminsulin® Normal, 90 % Huminsulin® Basal	7,0	2–9	16–18
Insulin Actraphane® HM 10/90 Novo Nordisk	human	10 % Actrapid® HM, 90 % Protaphan® HM	7,0	2–8	18–24 h
Berlinsulin H 10/90 U-40 Berlin-Chemie	human	10 % H Normal 90 % H Basal	7,0	2–9	16–18
Depot-H15-Insulin-Hoechst®	human	15 % Insulin, 85 % Basal-H-Insulin	7,0	3–6	11–20
Huminsulin® Profil II Lilly	human	20 % Huminsulin® Normal, 80 % Huminsulin® Basal	7,0	1,5–8	14–16
Insulin Actraphane® HM 20/80 Novo Nordisk	human	20 % Actrapid® HM, 80 % Protaphan® HM	7,0	2–8	18–24
Berlinsulin H 20/80 U-40 Berlin-Chemie	human	20 % H Normal 80 % H Basal	7,0	2–6	12–16
Depot-H-Insulin-Hoechst®	human	25 % H-Insulin 75 % Basal-H-Insulin	7,0	2–6	12–18
Huminsulin® Profil III Lilly	human	30 % Huminsulin® Normal, 70 % Huminsulin® Basal	7,0	1–8	14–15
Insulin Actraphane® HM 30/70 Novo Nordisk	human	30 % Actrapid® HM, 70 % Protaphan® HM	7,0	2–8	18–24
Insulin Mixtard® 30/70 Human Novo Nordisk	human	30 % Velasulin® Human, 70 % Insulatard® Human	7,0	2–8	18–24
Insulin Mixtard® 30/70 Novo Nordisk	Schwein	30 % Velasulin® MC 70 % Insulatard® MC	7,3	2–8	18–24
Berlinsulin H 30/70 U-40 Berlin-Chemie	human	30 % H Normal 70 % H Basal	7,0	2–6	12–16
Komb-Insulin S® Hoechst	Schwein	klare Lösung, 33 % Altinsulin 67 % Insulin-Surfen-Lösung	3,3	1,5–4	9–14
Huminsulin® Profil IV Lilly	human	40 % Huminsulin® Normal, 60 % Huminsulin® Basal	7,0	1–8	14–15
Insulin Actraphane® HM 40/60 Novo Nordisk	human	40 % Actrapid® HM, 60 % Protaphan® HM	7,0	2–8	18–24
Berlinsulin H 40/60 U-40 Berlin-Chemie	human	40 % H Normal 60 % Basal	7,0	1–8	14–15
Huminsulin® Profil V Lilly	human	50 % Huminsulin® Normal, 50 % Huminsulin, Basal	7,0	1–7	13–14
Insulin Actraphane® HM 50/50 Novo Nordisk	human	50 % Actrapid® HM, 50 % Protaphan® HM	7,0	2–8	18–24
Komb-H-Insulin-Hoechst®	human	50 % H-Insulin 50 % Basal-H-Insulin	7,0	2–4	10–16

* kein Anspruch auf Vollständigkeit

Tabelle 67-31 Lang wirkende Insuline*.

Präparate	Spezies	Beschaffenheit	pH	Wirkungsdauer (h) Maximum	insgesamt
Insulin Ultratard® Human Novo Nordisk	human	Insulin-Zink-Suspension, 100 % kristallin	7	8–24	22–28
Huminsulin Ultralong® 100 Lilly	human	Insulin-Zink-Suspension, 100 % kristallin	7	8–24	22–28

* kein Anspruch auf Vollständigkeit

weiterer Faktoren eine Rolle für die Pharmakokinetik. Die Insulinresorption wird erhöht durch: kleinere Insulindosen, Verdünnung der Insulinlösung, vermehrte subkutane Durchblutung (Muskelarbeit, Massage, Hitze), versehentliche i.m. Injektionen, Injektion im Bereich des Abdomens. Faktoren, die die Insulinresorption vermindern, sind: hohe Insulindosen, konzentrierte Insulinlösungen, Verminderung des subkutanen Blutflusses (Schock, Kälte, Stehen), lipohypertrophischer Injektionsort, intradermale Injektion, Injektionen in die Beine (bei Ruhe) und hohe Antikörperkonzentrationen.

Tabelle 67-32 Besondere Insulinpräparationen.

Präparate	Spezies	Beschaffenheit	pH	Wirkungsdauer (h)	Hersteller
U 100-Insuline					
Humaninsulin® Normal 100	human	Lösung, 100 % Normalinsulin	7,0	0,5–8	Lilly
Huminsulin Basal® 100	human	Protamin-Insulin-Suspension	7,0	1—20	Lilly
Huminsulin Profil® I 100	human	10 % Normalinsulin 90 % NPH-Suspension	7,0	0,5–18	Lilly
Huminsulin Profil® II 100	human	20 % Normalinsulin 80 % NPH-Suspension	7,0	0,5–16	Lilly
Huminsulin Long® 100	human	Insulin-Zink-Suspension 70/30 % kristallin/amorph	7,0		Lilly
Huminsulin Ultralong® 100	human	Insulin-Zink-Suspension 100 % kristallin	7,0	22–28	Lilly
Pumpeninsuline					
Insulin Velasulin® Human 40 bzw. 100	human	Lösung, 100 % Normalinsulin	7,3		Novo Nordisk
H-Tronin® 40 bzw. 100 3,15 ml	human	Lösung, 100 % Normalinsulin	7,0		Hoechst

Tabelle 67-33 Pharmakologische Charakteristika der Insulinpräparationen.

Präparate	Zusammensetzung	Eintritt	Wirkungsprofil (h) Maximum	Dauer
kurz wirksame Insuline				
Normal	Lösung unmodifizierten Zink-Insulins	0,5	1–3	5–7
Semilente	amorph, Azetatpuffer	0,5–1	4–6	12–16
intermediär wirksame Insuline				
NPH	Protamin Zink, Phosphatpuffer	1,5	8–10	18–24
Lente/Monotard	amorph, Azetatpuffer, Zink	2	6–14	8–28
lang wirksame Insuline				
Ultralente	Insulin (Rind), Zink	4–6	8–14	25–36
Huminsulin Ultralong 100	Insulin (human), Zink, kristallin			
Ultratard	amorph, Azetatpuffer, Zink	4–6	8–14	25–36

6.3.4 Methoden der Insulinzufuhr

Insulinspritzen und -nadeln: Einmalspritzen aus Kunststoff mit eingeschweißten Nadeln sind für 2, 1 und 0,5 ml verfügbar und somit zur Insulininjektion von 0–80 E, 0–40 E bzw. 0–20 E geeignet. Sie haben den Vorteil eines minimalen Totraumes und eines minimalen Traumas bei der Injektion durch speziell geschliffene und dünne Nadeln (27 oder 28 Gauche). Einmalspritzen können mehrfach benutzt werden, bis die Nadeln stumpf werden (in der Regel 3–5 Injektionen). Die Sterilität wirft bei sauberem Umfeld wenig Probleme auf. Allerdings gelangen Silikonpartikel in Insulinflaschen, wenn Einmalspritzen wiederholt durch den Silikonkautschukdeckel eingeführt werden. Dadurch kann es zur Reduktion der Insulinaktivität und möglicherweise auch zu Nebenwirkungen im Sinne von Fremdkörperreaktionen kommen.

Insulin-Pens: Um die Injektionen von Insulin zu erleichtern, wurden in den letzten Jahren Injektionshilfen, sog. Insulin-Pens entwickelt (vgl. Tab. 67–34). Diese Pens ersparen das umständliche Aufziehen von Insulin. Trotz der einfachen Handhabung müssen Patienten in den Umgang mit dem Pen sorgfältig eingewiesen werden, um Fehlanwendungen vorzubeugen. Zu den Vorteilen der Insulin-Pens zählt auch ein zusätzlicher Motivationseffekt. Offensichtlich sind Typ-II-Diabetiker tendentiell früher zu einer Insulintherapie bereit, und für Typ-I-Diabetiker stellt der Pen-Gebrauch einen Anreiz zu häufigen Normalinsulininjektionen dar.

Insulinpumpen: Mittels programmierbarer Insulinpumpen kann Insulin aus einem Reservoir bzw. einer Spritze kontinuierlich abgegeben werden. Es sind subkutane, intravenöse und intraperitoneale Wege erprobt worden. Derzeit empfiehlt sich für die Routine die subkutane Infusion. Bei voll implantierbaren Pumpen sind intraperitoneale, intravenöse bzw. intraportale Wege denkbar. Sie haben im Fall der intraportalen und zum Teil auch intraperitonealen Applikation den Vorteil der physiologischen Vorschaltung der Leber. Die Pumpen unterscheiden sich in der Menge der Bolusgabe pro Zeiteinheit und in der Zahl der wählbaren Basalraten und ihrer Untersetzung. In der Regel reichen drei wählbare Basalraten.

Tabelle 67-34 Auswahl von Insulin-Pens und Pen-Insulinen.

Hersteller	Name	Dosierschritt	Insulinpatrone
Becton + Dickinson	BD-Pen	1	alle Insulin-Kartuschen von Lilly s.u. (grundsätzlich auch für andere Insulin-Kartuschen verwendbar)
	BD-Pop-Pen	1	
	BD-Lilly Pen+	1	
Lilly	Lilly-DIAPEN 1	1	speziell entwickelt für Lilly U100-Huminsulin-Kartuschen
	Lilly-DIAPEN 2	2	Huminsulin Normal für Pen
			Huminsulin Basal für Pen
			Huminsulin Profil (I–V) für Pen (U100)
			(grundsätzlich auch für andere Insulin-Kartuschen verwendbar)
Disetronic	D-Pen U 40 $^1/_2$	$^1/_2$	Ampullen zum Aufziehen für alle U 40-Insuline
	D-Pen U 40 1	1	
	D-Pen U 40 2	2	H-Tronin 40 Hoechst für H-Tron-Pumpe
	D-Pen U 100 1	1	Ampullen zum Aufziehen für alle U 100-Insuline
	D-Pen U 100 2	2	
	D-Pen U 100 4	4	H-Tronin 100 Hoechst für H-Tron-Pumpe
Hoechst	OptiPen 1 E	1	H-Insulin 100 Hoechst
	OptiPen 1E Starlet		Komb-H-Insulin 100 Hoechst
	OptiPen 2 E	2	Depot-H-Insulin 100 Hoechst
	OptiPen 2 E Starlet		Depot-H15-Insulin 100 Hoechst
	OptiPen 4 E	4	Basal-H-Insulin 100 Hoechst
Novo Nordisk	NovoPen	1	Actrapid HM Penfill 1,5 und 3 ml (U100)
	NovoPen 1.5	2	Actraphane HM Penfill 1,5 und 3 ml (10/90, 20/80, 30/70, 40/60, 50/50) (U100)
	NovoPen 3	1	Protaphan HM Penfill 1,5 und 3 ml (U100)
	NovoLet	2	Actrapid HM Novolet 1,5 und 3 ml (U100)
			Actraphane HM Novolet (10/90 3 ml, 20/80 3 ml, 30/70 1,5 und 3 ml, 40/60 3 ml, 50/50 3 ml) (U100)
			Protaphan HM Novolet 1,5 und 3 ml (U100)
Berlin-Chemie	Berli Pen I	1	Insulinkartuschen von Lilly und Novo Nordisk 1,5 ml, U100
	Berli Pen II	2	

Mischen von Insulinen: Zum Mischen eignen sich nur *NPH-Insuline*. Bei Verwendung anderer Verzögerungsinsuline wird der Normalinsulinanteil an die im Überschuß vorhandenen Depotstoffe gebunden. Der *praktische Mischvorgang* beginnt mit der Injektion von Luft in beiden Flaschen. Das Luftvolumen entspricht den gewünschten Insulinmengen. Dann wird zuerst Normal- und anschließend NPH-Insulin in die gleiche Spritze aufgezogen. Kontaminationen der beiden Insulinarten in den jeweiligen Flaschen sind zu meiden.

Injektionstechnik: Jede Körperstelle, die mit ausreichend subkutanem Fettgewebe bedeckt ist, kann als Injektionsort dienen, insbesondere Abdomen, Hüften, Flanken und obere äußere Quadranten der Nates. Am Oberarm sind größere Variabilitäten aufgrund der stärkeren Bewegung zu erwarten, und bei geringer ausgeprägtem Fettgewebe kann es schwierig sein, die Injektion korrekt subkutan zu plazieren. Im Ruhezustand findet die *schnellste und gleichmäßigste Absorption* in der Abdominalregion statt. Sie ist deshalb für präprandiale Normalinsulininjektionen besonders geeignet. Bei verstärkter körperlicher Aktivität dagegen ist die Resorption aus der Oberschenkelregion beschleunigt, so daß mit einer gesteigerten initialen Insulinwirkung gerechnet werden muß. Um versehentliche i.m. Injektionen mit geänderter Absorptionskinetik zu vermeiden, empfiehlt es sich, im 45°-Winkel unter leichtem Anheben einer Hautfalte zu injizieren.

6.3.5 Durchführung der Insulintherapie

Vorbemerkungen

Bedarfsschätzung: Die *tägliche Insulinproduktion* bei Normalpersonen liegt zwischen 24 und 36 E/Tag. Dieses Insulin wird allerdings ins Portalvenenblut abgegeben. Bei Insulinmangeldiabetikern liegt der Bedarf bei ca. 0,5–1 E/kg KG/Tag. Bei Typ-II-Diabetikern mit Übergewicht ist der Insulinbedarf in der Regel höher, manchmal bis 2 E/kg KG/Tag. Patienten, die weniger als 0,5 E/kg KG/Tag benötigen, haben eine eigene endogene Insulinsekretion oder eine erhöhte Insulinsensitivität aufgrund von Ausdauertraining oder fehlender gegenregulatorischer Hormone bei einer Nebennieren- oder Hypophyseninsuffizienz. Eine Niereninsuffizienz kann durch verminderte Degradation zu einem verringerten Insulinbedarf führen.

Regime: Bei subkutaner Applikation flutet Normalinsulin im Vergleich zur Insulinfreisetzung bei Gesunden zu den Mahlzeiten zu langsam an. Daraus resultiert die

Neigung zu einer postprandialen Hyperglykämie und einer Hypoglykämieneigung 2–5 h p.i. Durch Einhaltung eines Spritz-Eß-Abstandes von ca. 30 min und die Verteilung der Mahlzeiten auf das Wirkintervall von 4–6 h bzw. Verzögerung der Kohlenhydratresorption durch α-Glukosidasehemmer kann dies kompensiert werden.

Mit dem Lispro-Insulinanalogon läßt sich das physiologische Insulinprofil weitgehend simulieren. Der Spritz-Eß-Abstand kann entfallen.

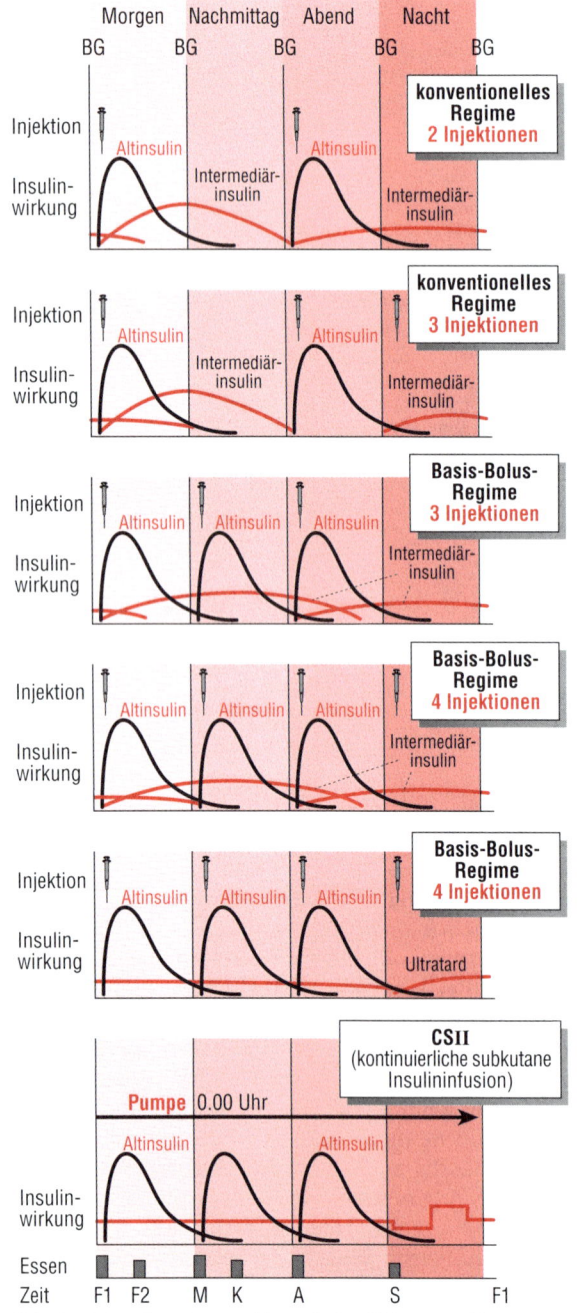

Abb. 67-6 Insulinregime zur Therapie des Diabetes mellitus.
BG = Blutglukoseselbstkontrolle; F = Frühstück, M = Mittagessen, K = Kaffee, A = Abendessen, S = Spätmahlzeit.

Entsprechend den Vorraussetzungen des Patienten kommen unterschiedliche Insulinregimes zur Anwendung (Abb. 67-6).

Konventionelle Insulintherapie
Prinzip: Die konventionelle Insulintherapie sieht eine Injektion fixer oder auch freier Mischungen morgens, abends und gegebenenfalls spätabends vor:
– Morgens: Normalinsulin zur Abdeckung des Frühstücks, Intermediärinsulin für Mittagessen und Nüchternbedarf
– Abends: Normalinsulin zur Abdeckung des Abendessens, Intermediärinsulin für den Nüchternbedarf.

Die Überlappung der Wirkprofile erzwingt eine strikte Anpassung der Nahrungszufuhr. Anzahl und Zeit der Mahlzeiten und ihr Kohlenhydratgehalt müssen festgelegt werden. Dies verlangt eine streng reglementierte Lebensweise. Die sofortige Anpassung an Blutglukosewerte ist auf die zwei- bis dreimaligen Insulininjektionszeiten und auf die Verwendung von freien Insulinmischungen beschränkt.

Das Wirkungsmaximum des abendlich applizierten Intermediärinsulins liegt in der Phase der höchsten Insulinempfindlichkeit zwischen 0.00 und 3.00 Uhr. Um eine nächtliche Hypoglykämie zu vermeiden, sollte eine Spätmahlzeit eingeplant werden. Reicht dies nicht aus *(Dawn-Phänomen* mit frühmorgendlichem Anstieg der Insulinbedürfnisse), muß Intermediärinsulin erst vor dem Schlafengehen gespritzt werden.
Indikation: Die konventionelle Insulintherapie eignet sich für insulinpflichtige Diabetiker, die ein Minimum an Insulininjektionen wünschen, aber bereit sind, nach einem starren Tagesrhythmus zu leben und insbesondere zu essen. Fixe Mischungen sollten den Patienten vorbehalten bleiben, die Insulindosen nicht anpassen wollen oder können (Angst, unzureichende Intelligenz, fehlende Einsicht und Motivation, psychiatrische Erkrankungen, Verwahrlosung u.a.).
Einstellung: Der Tagesbedarf von ca. 0,6 E/kg KG wird zu etwa 2/3 auf den Morgen und zu 1/3 auf den Abend aufgeteilt. Hierbei werden jeweils ca. 1/3 der Dosis als Normalinsulin und ca. 2/3 als Intermediärinsulin gegeben. Der Spritz-Eß-Abstand beträgt 10–45 min je nach aktuell gemessenem Blutglukosewert. Ist der Zielwert von 120 mg/dl erreicht, sollte ca. 30 min vor der Mahlzeit injiziert werden (s. Tab. 67-35).

Die Einstellungsmöglichkeiten sind bei konventioneller Therapie begrenzt, da Intermediär-Insulin schwer steuerbar ist und den Hauptanteil der Gesamtdosis ausmacht.

Dosisanpassung: Eine auf den Tagesverlauf zugeschnittene Dosisanpassung ist nur bei freier Mischung oder variabler Gabe von Normal- und Verzögerungsinsulin möglich. Man unterscheidet prospektive und retrospektive Anpassung: Bei der prospektiven werden Abweichungen vom gewünschten Wert sofort mit einem Mehr oder Weniger an Insulin korrigiert. Bei der retrospektiven Anpassung dagegen dienen die Abwei-

Tabelle 67-35 Beispiel der prospektiven und retrospektiven Anpassung bei konventioneller Insulintherapie mit 2 Injektionen pro Tag. Täglicher Insulinbedarf = 39 Einheiten, Zielblutzucker = 120 mg/dl.

	morgens			mittags			abends		spät	Kommentar
BZ	BE	Insulin N/B	BZ	BE	BZ	BE	Insulin N/B		BZ	
120	6	6/16	120	7	120	6	8/9		120	Ausgangstag
150	6	7/16	120	7	120	6	8/9		120	*morgens:* prospektive Anpassung, KORI = + 1 E
150	6	7/16	120	7	120	6	8/10		150	*morgens:* prospektive Anpassung *abends:* retrospektive Anpassung KORI = + 1 E

BZ = Blutzucker, BE = Broteinheit, N/B = Normal-/Basalinsulin, KORI = Korrekturinsulin

chungen vom gewünschten Wert in den letzten Tagen zur Neudefinierung der richtigen Insulindosen. Die prospektive Anpassung ist zu jedem Zeitpunkt, an dem Insulin injiziert wird und an dem Blutglukose gemessen wird, möglich. Morgens und abends wird hierzu mehr oder weniger Altinsulin injiziert. Bei Spätinjektionen dagegen kann auch mit Verzögerungsinsulin korrigiert werden. Als Rechengrundlage für die Dosisanpassung beider Insulinarten dient das Insulin-Blutglukose-Äquivalent [75].

$$Insulinmenge = \frac{BG_1 - BG_2}{30} \times \frac{TIB}{40}$$

(BG = Blutglukose (mg/dl) und TIB = täglicher Insulinbedarf).

Aufgrund dieser „*Dreißiger*"-Regel werden bei einem Insulinbedarf von 40 E/Tag 1 E Insulin mehr bzw. weniger injiziert, wenn der Blutzucker nach oben oder unten um 30 mg/dl vom Zielblutzuckerwert (z.B. 120 mg/dl) abweicht.

Unter Anwendung der gleichen Regel kann die Therapie, basierend auf Blutzuckerwerten der vergangenen Tage, *retrospektiv* angepaßt werden. Als Referenzpunkte dienen hierbei:
– Für die Morgendosis des Normalinsulins die Blutglukosewerte der letzten Tage vor dem Mittagessen.
– Für die Normalinsulindosis am Abend die Blutglukosewerte vor der Spätmahlzeit.
– Für die Verzögerungsinsulindosis die Differenz zwischen Morgen- und Abendwert. Wird Verzögerungsinsulin spät gespritzt und prospektiv angepaßt, wird die Differenz zwischen Morgenwert und Zielblutglukosewert herangezogen.
– Für die Anpassung des Verzögerungsinsulins am Morgen müssen Mittags- und Abendwerte der letzten Tage herangezogen werden, da sich das Verzögerungsinsulin auf beide Tagesabschnitte auswirkt. Vereinfachend kann die Differenz zwischen Abend- und Mittagswert der letzten Tage herangezogen werden, wenn vorher die Altinsulindosis am Morgen angepaßt wurde. Beispiel der Insulindosisanpassung s. Tabelle 67–35.

Basis-Bolus-Konzept (= multiple subkutane Injektion = intensivierte Insulintherapie)

Prinzip: Beim Basis-Bolus-Konzept wird der Nüchternbedarf durch Verzögerungsinsulin abgedeckt, der mahlzeitenbezogene Bedarf durch Normalinsulin. Durch die Trennung von nüchtern- und mahlzeiteninduziertem Bedarf ergibt sich die Möglichkeit, in gewissen Grenzen die Zeiten der Nahrungsaufnahme und den Umfang der Mahlzeiten zu variieren. Dementsprechend wird Normalinsulin morgens zur Abdeckung des Insulinbedarfs für das Frühstück, mittags zur Abdeckung des Insulinbedarfs von Mittagessen und Kaffee und abends zur Abdeckung des Insulinbedarfs des Abendessens gespritzt. Der Nüchternbedarf wird i.d.R. mit zwei Intermediärinsulin-Injektionen abgedeckt, z.B. morgens und abends oder morgens und spät bzw. mittags und spät. Das Vorgehen am Abend bis spät entspricht dem bei konventioneller Therapie.

Indikationen: Das Basis-Bolus-Konzept ist geeignet für insulinpflichtige Diabetiker, die bereit sind, 3- bis 4mal täglich Insulin zu injizieren und Blutzuckerselbstkontrollen durchzuführen. Mit der Bereitschaft hierzu eröffnet sich auch der Weg zu einer freieren Lebensführung, so daß Patienten mit weniger geregeltem Lebensablauf diese Therapie wählen sollten. Voraussetzungen sind allerdings eine ausreichende Intelligenz und eine relativ hohe Motivation.

Einstellung: Für den Nüchternbedarf wird im Durchschnitt etwas weniger als die Hälfte des täglichen Insulingesamtbedarfs benötigt. In der Regel wird die Morgen- und Abenddosis des hierzu verwendeten *Verzögerungsinsulins* zu etwa gleichen Teilen verteilt (vgl. Tab. 67–36). Bei spätabendlicher Injektion fällt die Morgendosis wegen der Überlappung der Profile geringer aus (ca. 70% der Spätdosis).

Normalinsulin oder Lispro-Insulin zur Abdeckung mahlzeiteninduzierter Bedürfnisse wird nach dem Kohlenhydratgehalt der Mahlzeiten dosiert. Hierzu dient das *Insulin-Kohlenhydrat-Äquivalent* (× E Insulin ≙ 1 BE), welches die Beziehung zwischen aufgenommenen Kohlenhydraten und der zur Abdeckung benötigten Insulineinheiten beschreibt. Bei einem Insulinbedarf von 40 E werden am 1. Tag der Einstellung im Durchschnitt 1,5 E/BE morgens, 1,0 E/BE

Tabelle 67-36 Formel zur Umstellung auf das Basis-Bolus-Regime (Faustregel für den 1. Tag nach [75]).

Zeit	kurz wirksames Insulin (E)	Intermediärinsulin
morgens	$1{,}5\,\text{KH}\,\dfrac{(0{,}45\,\text{TIB})}{\text{KH/Tag}} + \dfrac{(\text{BG}-120)}{30} \times \dfrac{(\text{TIB})}{40}$	0,23 TIB
mittags	$1{,}0\,\text{KH}\,\dfrac{(0{,}45\,\text{TIB})}{\text{KH/Tag}} + \dfrac{(\text{BG}-120)}{30} \times \dfrac{(\text{TIB})}{40}$	0,21 TIB
abends	$1{,}2\,\text{KH}\,\underbrace{\dfrac{(0{,}45\,\text{TIB})}{\text{KH/Tag}}}_{\substack{\text{Insulin-Kohlenhydrat-}\\\text{Äquivalent (E/KH)}}} + \underbrace{\dfrac{(\text{BG}-120)}{30} \times \dfrac{(\text{TIB})}{40}}_{\substack{\text{Korrekturinsulin auf der Basis}\\\text{des Insulin-Blutglukose-}\\\text{Äquivalents}}}$	$\underbrace{\phantom{0{,}21\,\text{TIB}}}_{\text{Nüchterninsulinbedarf}}$

TIB = täglicher Insulinbedarf unter konventioneller Therapie
KH/Tag = Kohlenhydrate, die unter konventioneller Therapie pro Tag verzehrt wurden

mittags und 1,2 E/BE abends benötigt. Der Spritz-Eß-Abstand beträgt je nach Höhe der Blutglukosewerte 0–45 min.

Anpassung: *Prospektive Anpassung:* Da Insulin 3- bis 4mal pro Tag injiziert wird, kann der Patient ebenso häufig auf den aktuell gemessenen Blutzucker mit einer Dosisanpassung reagieren. Die Dosis dieses *Korrekturinsulins* errechnet sich wie bei der konventionellen Insulintherapie über das *Insulin-Blutglukose-Äquivalent* [75]. Bei einem Zielblutzucker von 120 mg/dl wird somit (BG-120/30) × TIB/40 E) gespritzt, wobei BG der aktuelle Blutglukosewert (mg/dl) ist. Liegt der tägliche Insulinbedarf bei 40 E, kann entsprechend der „Dreißiger-Regel" eine Abweichung vom Sollblutzucker von z.B. 30 mg/dl vom Zielwert mit 1 E Altinsulin mehr oder weniger ausgeglichen werden (Beispiel s. Tab. 67–37).

Retrospektive Anpassung: Die Verzögerungsinsulindosis am Abend wird wie bei der konventionellen Insulintherapie in Abhängigkeit von den Spät- und Morgenblutzuckern der letzten Tage angepaßt. Hiermit kann der nächtliche Nüchternbedarf stetig überprüft werden. Aus den Blutglukosewerten über den Tag kann wegen der Beeinflussung durch die Mahlzeiten nicht auf den Nüchternbedarf am Tag rückgeschlossen werden. Deshalb empfiehlt es sich, die morgendliche Verzögerungsinsulindosis dem konkret ermittelten Insulinbedarf in der Nacht anzugleichen. Bei Injektionen von Verzögerungsinsulindosen am Abend *und* Morgen empfiehlt sich häufig ein Verhältnis von 1:1 zwischen diesen beiden Dosen. Bei Injektion des Verzögerungsinsulins spät und am Morgen überlappen sich die Insulinprofile, so daß es zum Hyperinsulinismus am Morgen kommen kann. Deshalb sollte die Dosis des morgendlichen Insulins auf etwa 0,7 der spätabendlichen reduziert werden.

Zur Anpassung der Normalinsulindosen im Morgen-, Mittag- und Abendintervall werden die Mittags-, Abend- und Spätwerte des letzten Tage herangezogen. Wieder kann hier das Insulin-Blutglukose-Äquivalent benutzt werden (s. Beispiel Tab. 67–37 und 67–38). Der Erfolg eines solchen Therapieregimes ist durch positive Langzeitergebnisse belegt [76].

Tabelle 67-37 Darstellung der prospektiven und retrospektiven Insulinanpassung bei Basis-Bolus-Konzept. Intensivierte Insulintherapie mit Verzögerungsinsulingabe morgens und spät, täglicher Insulinbedarf = 49 Einheiten. Zielblutzucker = 150 mg/dl. Anpassungsdauer = 2 Tage.

morgens				mittags			abends			spät			Kommentar
BZ	BE	Insulin N/B	ICHE	BZ	BE	Insulin N/B	BZ	BE	Insulin N/B	BZ	BE	Insulin N/B	
150	5	7/7	1,32	150	7	6/0	150	5	5/0	150	0	0/11	Ausgangstag
150	5	7/7	1,32	90	7	4/0	150	5	5/0	150	0	0/11	*mittags:* prospektive Anp., KORI = bis 2 E
150	5	6/7	1,20	150	7	6/0	150	5	5/0	150	0	0/11	*morgens:* retrospektive Anpassung
90	5	3/7	0,84	150	7	6/0	150	5	5/0	150	0	0/10	*morgens:* retrospektive Anp. ICHE = 0,84 prospekt. Anp., KORI = 1,8 *spät:* retrosp. Anp. des Verz.-Insulins:

BZ = Blutzucker, BE = Broteinheiten, N/B = Normal-/Basalinsulin, ICHE = Insulin-Kohlenhydrat-Äquivalent, KORI = Korrekturinsulin

Tabelle 67-38 Retrospektive Anpassung – ein Beispiel.

Rechengrundlage	Beispiel
Insulin-Blutglukose-Äquivalent 1 E = 30 mg/dl	bei 9 E Intermediärinsulin am Abend der letzten Tage war BG morgens im Mittel 30 mg/dl zu hoch => 10 E Intermediärinsulin am Abend
Insulin-Blutglukose-Äquivalent Insulin-Kohlenhydrat-Äquivalent 30 mg/dl ≅ 1 E ≅ x BE	bei 6 E/4 BE (1,5 E/BE) morgens war die postabsorptive BG mittags im Mittel 30 mg/dl zu hoch => 6 + E/4 BE (1,75 E/BE) morgens
Insulin-Blutglukose-Äquivalent 1 [E] ≅ 30 × (TIB/40) [mg/dl]	täglicher Insulinbedarf (TIB) = 40 E Insulin-Blutglukose-Äquivalent = 1 E/30 mg/dl TIB = 44 => BG-Äquivalent = 1 E/27 mg/dl

Pumpentherapie (kontinuierliche subkutane Insulininfusion, CSII)

Prinzip: Ähnlich wie beim Basis-Bolus-Konzept werden mahlzeiteninduzierte Bedürfnisse mit Normalinsulin beantwortet. Der Nüchternbedarf wird hier aber durch die kontinuierliche Infusion nach einem definierten Programm infundiert.

Indikation: Die Pumpentherapie ist mit dem höchsten Aufwand verbunden. Durch die technischen Hilfsmittel der Pumpe und Katheter ergeben sich zusätzliche Risiken. Hierzu zählen *Ketoazidosen*, die sich bei fehlender Insulinzufuhr durch Katheterkinking bzw. unbemerktes Herausgleiten der Nadel schnell einstellen können sowie *Infektionen* der Injektionsstellen. Andererseits werden mit diesem Regime die *besten Stoffwechseleinstellungen* erzielt, auch wenn mit dem Basis-Bolus-Konzept eine ähnlich gute Kontrolle zu erreichen ist.

Klar überlegen ist die Pumpenbehandlung der Basis-Bolus-Therapie, wenn ein ausgeprägtes Dawn-Phänomen vorliegt (der Insulinbedarf ist zwischen 3.00 und 7.00 Uhr ist erheblich höher als zwischen 0.00 und 3.00 Uhr).

Reichen die Erhöhung der Spätmahlzeit und die Verlagerung der Intermediärinsulindosis auf die Zeit vor dem Schlafengehen nicht aus, um diesem Dawn-Phänomen Rechnung zu tragen, ist eine klare Indikation zur Pumpentherapie gegeben.

Einstellung: Die Bolusgaben werden wie bei der intensivierten Insulintherapie berechnet. Der Nüchternbedarf wird ebenfalls mit etwas weniger als der Hälfte des täglichen Insulinbedarfs angesetzt und zu Beginn etwa gleich über den gesamten Tag verteilt, z.B. mit 0,8 E/h bei einem täglichen Insulinbedarf von etwa 40 E.

Anpassung: Die Anpassung der Bolusgaben entspricht dem Vorgehen beim Basis-Bolus-Konzept. Zur Anpassung der Basalrate für die Nüchternbedürfnisse empfiehlt es sich, 3 Tagesabschnitte zu unterscheiden, die sich nach definierten Blutglukosewerten richten:

– Die Basalrate zwischen 22.00 und 3.00 Uhr *(BR1)* richtet sich nach der Differenz zwischen 22.00- und 3.00-Uhr-Werten.
– Die Basalrate zwischen 3.00 und 7.00 Uhr *(BR2)* richtet sich nach der Differenz zwischen 3.00- und 7.00-Uhr-Blutglukosewerten.
– Über den Tag reicht eine 3. Basalrate *(BR3)*. Sie liegt in der Regel etwas näher an der niedrigeren Basalrate zwischen 0.00 und 3.00 Uhr z.B.: BR3 = (2 BR1 + BR2)/3.

6.3.6 Anpassung an besondere Situationen (Problemmanagement)

Hypoglykämien zwischen den Mahlzeiten: *Problem:* Zwischen 1. und 2. Frühstück oder zwischen Mittagessen und Kaffee treten häufiger Hypoglykämien auf, obwohl vor der nächsten Hauptmahlzeit Blutglukosewerte erreicht werden, die bei oder über dem Zielwert liegen (Abb. 67–7). *Lösung:* 2. Frühstück bzw. Kaffee-Zwischenmahlzeit vorverlagern. Für das Mittagsintervall ist es oft sogar möglich, auf die Zwischenmahlzeit ganz zu verzichten, also die gesamte Kohlenhydrat- bzw. Energiezufuhr in das Mittagessen zu ziehen. Die gegenüber dem Frühstück langsamere

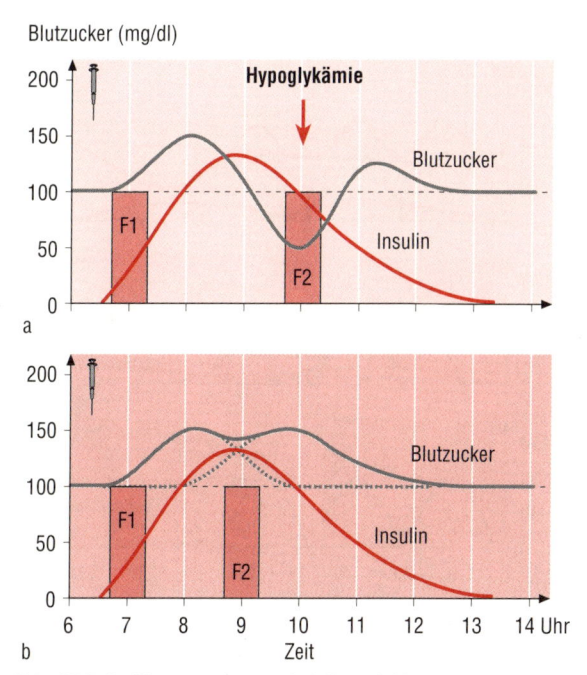

Abb. 67-7 Problemmanagement bei Hypoglykämien zwischen den Mahlzeiten: Problem: Hypoglykämie zwischen den beiden Frühstücken, obwohl vor dem Mittagessen der Zielblutzucker erreicht wird. Problemlösung: 2. Frühstück vorverlegen (um 30–60 min).

Anflutung der Kohlenhydrate und die höhere Insulinsensitivität in diesem Intervall führt zu glatteren Blutglukoseprofilen, die ein Zusammenziehen der Mahlzeiten dieses Intervalls auf eine Hauptmahlzeit erlauben.

Nächtliche Hypoglykämien bzw. Dawn-Phänome: *Problem:* Zwischen 0.00 und 3.00 Uhr ist die Insulinsensitivität am höchsten; bei einem Insulinregime mit zweimaliger Injektion ist ausgerechnet in dieser Phase die Wirkung des am Abend injizierten Verzögerungsinsulins am stärksten (Abb. 67-8). Dementsprechend besteht hier die Gefahr der Hypoglykämie. In der Regel kann man ihr durch eine Spätmahlzeit (z.B. 2 BE) vorbeugen. Liegt jedoch ein Dawn-Phänomen vor [64, 71], reicht dies häufig nicht aus. *Lösung:*

- Aufstockung der Spätmahlzeit z.B. von 2 auf 3 BE, Bevorzugung von komplexen Kohlenhydraten, Verlagerung der Spätmahlzeit auf einen späteren Zeitpunkt.
- Verlagerung der Injektion des Verzögerungsinsulins vom Abend auf die Zeit vor dem Schlafengehen.
- Falls dies nicht ausreicht Pumpentherapie. Hier kann die Basalrate von 0.00–3.00 Uhr beliebig klein gehalten werden (Referenzpunkt 3.00-Uhr-Blutglukosewert) und die Basalrate von 3.00 bis 7.00 Uhr beliebig großgehalten werden (Referenzwert ist Blutglukosedifferenz von 3.00 und 7.00 Uhr).
- Vermeidung von unterschiedlichen Ausgangsniveaus vor dem Schlafengehen durch prospektive Anpassung zu diesem Zeitpunkt vor der Spätmahlzeit mit mehr oder weniger BE oder mehr oder weniger Insulin.

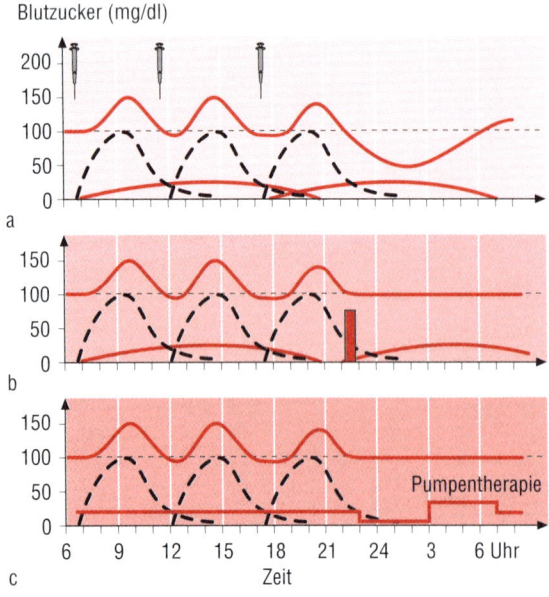

Abb. 67-8 Problemmanagement bei nächtlichen Hypoglykämien bzw. Dawn-Phänomen. Problem: Hypoglykämie zwischen 23.00 und 3.00 Uhr. Problemlösung: Intermediärinsulin von abends auf spät verschieben ggf. Spätmahlzeit noch erhöhen. Falls dies nicht reicht, Pumpentherapie mit hoher frühmorgendlicher Basalrate (ab 3.00 Uhr).

Nächtliche Hypoglykämien bzw. Somogyi-Effekt: *Problem:* Nächtliche Hypoglykämien können unbemerkt bleiben und evtl. über eine Gegenregulation sogar zur Erhöhung des morgendlichen Blutgukosewerts führen *(Somogyi-Effekt)* [86]. Wird die Verzögerungsinsulindosis am Abend im Sinne eines vermeintlich erhöhten Bedarfs angepaßt, verschärft sich die Situation. Es resultiert ein *Hyperinsulinismus,* der eine Insulinresistenz induzieren kann.

Hinweise für diese Situation liegen vor,
- wenn trotz Erhöhung der abendlichen Verzögerungsinsulindosis der morgendliche Blutglukosewert nicht sinkt
- wenn die Morgenwerte stark variieren
- wenn der Patient häufig morgens Kopfschmerzen hat

Lösung: 2- bis 3mal wöchentlich für 1–2 Wochen um 2.00 Uhr Blutglukose messen. Liegt dieser Wert deutlich unter dem Spät- und Frühstückswert, Vorgehen wie in Abschnitt „Nächtliche Hypoglykämien bzw. Dawn-Phänomene" beschrieben.

6.3.7 Komplikationen und Nebenwirkungen der Insulintherapie

Hypoglykämie: Hypoglykämien sind definiert als Absinken der Blutglukose unter 40 mg/dl und können bei Insulin- und bei Sulfonylharnstoffbehandlung auftreten. Es sollte zwischen einer „biochemischen" und einer „symptomatischen" Hypoglykämie unterschieden werden. Nur 15% aller biochemischen Hypoglykämien sind auch symptomatisch. *Ursachen* sind Überdosierung, pharmakodynamische und/oder -kinetische Interaktionen, Alkoholeinwirkung, zusätzliche Erkrankungen mit Inappetenz, unvorhergesehene, große körperliche Anstrengungen. *Symptome:* Fällt der Blutzucker rasch unter 50 mg/dl, treten i.d.R. adrenerge Zeichen wie Zittern, Schweißausbruch, Tachykardie, Blässe, Kopfschmerzen und Heißhunger auf. Bei langsamem Absinken bzw. weiterer Blutglukosesenkung treten vermehrt neuroglykopenische Symptome auf (Verhaltens-, Konzentrations-, Gedächtnis-, Sehstörungen, neurologische Ausfälle vielfältiger Art und schließlich Eintrübung bis zum Koma [hypoglykämischer Schock]). Diese Symptome können unter folgenden Umständen abgeschwächt sein oder fehlen:

- Besteht der Diabetes mellitus schon lange Jahre, können Warnsymptome aufgrund einer *autonomen Neuropathie* mit Verlust oder Abschwächung der neuroendokrinen Gegenregulaton fehlen.
- Ebenso können *langfristige nahezu normoglykämische Blutglukoseeinstellungen* mit häufigen Hypoglykämien zum Verlust der Hypoglykämiewahrnehmung führen.
- Auch bei *langsamem Blutglukoseabfall* sind hypoglykämische Symptome schwächer ausgeprägt. Um so kürzer ist die Zeit, die den Patienten zu einer adäquaten Reaktion bleibt.
- Durch Unterdrückung der adrenergen Stimulation

können auch *β-Blocker* die Hypoglykämiewahrnehmung senken. In diesen Fällen besteht ein erhöhtes *Risiko für schwere Hypoglykämien* mit zum Teil protrahiertem Verlauf.
- Bei schlecht eingestellten Diabetikern können hingegen Warnsymptome schon bei Blutzuckerwerten zwischen 60 und 80 mg/dl auftreten. Hierbei spielt auch die Geschwindigkeit des Blutzuckerabfalls eine Rolle.

Therapie: Bei leichtgradigen, vom Patienten selbst erkannten Hypoglykämien, genügt die orale Zufuhr von ca. 20 g Kohlenhydraten, z.B. in Form von Trinkampullen oder ähnlichem (Hypogluc® bzw. 2 Gläser Obstsaft).

Unter einer Acarbosetherapie darf nur Glukose zur Beseitigung der Hypoglykämie verwendet werden.

Bei Verlust der Eigenkontrolle oder Koma: 40–60 ml 40%ige Glukoselösung i.v., bei Nichtaufklaren höhere Dosen bzw. Infusionen von 20%iger Glukose über mehrere Stunden. Die Blutzuckerwerte sollten auf etwa 200 mg/dl eingestellt werden. Falls trotzdem kein Erwachen: Verdacht auf Hirnödem, Therapie mit Steroiden und osmotischer Diurese. Ist die Glukosezufuhr aus technischen Gründen nicht möglich, wird 1 mg Glukagon i.m. appliziert. Nach Überwinden des hypoglykämischen Schocks bedarf der Patient einer mehrtägigen Nachbeobachtung, da mit *einem protrahierten Verlauf oder mit Rezidivneigungen* zu rechnen ist.

Nach ausgeprägtem, länger anhaltendem hypoglykämischem Koma kann auch nach Beseitigung der Hypoglykämie ein über mehrere Tage anhaltender Stupor bestehenbleiben.

Insulinödeme: Insulin hat einen natriumretinierenden Effekt an der Niere. Ödeme treten bei manchen Diabetikern nach Behandlung einer Stoffwechselentgleisung vorübergehend auf, wobei eine erhöhte kapillare Permeabilität zum Ödem beiträgt.
Transitorische Refraktionsanomalien: In gleicher Weise kann es nach der längerfristig bestehenden schlechten Stoffwechseleinstellung bei konsequenter Insulintherapie über eine Linsenquellung zu transitorischen Refraktionsanomalien (Hyperopie) kommen.
Lipoatrophie und Lipohypertrophie: Selten kommt es zu einer Atrophie des subkutanen Fettgewebes an den Injektionsstellen. Obwohl die Ursache dieser Komplikationen unklar ist, scheint es sich um eine Form der Immunreaktion zu handeln, da sie vorwiegend bei Frauen und Kindern vorkommt und mit einer Lymphozyteninfiltration einhergeht. Die Komplikation ist selten geworden, seit hochgereinigte Insulinpräparationen mit neutralem pH-Wert entwickelt wurden. Wenn hochgereinigtes Insulin in der Umgebung dieser Stellen injiziert wird, verschwindet die Atrophie i.d.R. innerhalb weniger Monate. Im Einzelfall war auch die CSII erfolgreich. Die Lipohypertrophie scheint ein pharmakologischer Effekt des Insulins bei wiederholter Injektion an derselben Stelle zu sein. Sie wird durch häufigen Wechsel der Injektionsorte verhindert.
Insulinallergie: Eine Insulinallergie kann in Form einer lokalisierten *Sofortreaktion* (Rötung, Schwellung, Juckreiz am Injektionsort) sowie extrem selten als generalisierte Sofortreaktion (Urtikaria, Quincke-Ödem, anaphylaktischer Schock) zwischen 15–20 min und 2 h nach Injektion IgA-vermittelt auftreten. Allergische Hautreaktionen vom *Spättyp* (Infiltrationen, Schwellungen, Rötung, Schmerz) 24–48 h nach der Injektion können als IgG- und komplementmediierte Arthus-Reaktion auftreten. Da die Unverträglichkeiten oft nicht auf Insulin, sondern andere Proteinkontaminationen zurückgingen, wurde die Inzidenz durch die hochgereinigten Präparationen deutlich reduziert. Bei Allergie auf Rinder- oder Schweineinsulin sollte die Spezies gewechselt werden. Häufiger als gegen Insulin kommen Allergien gegenüber Begleitsubstanzen wie Surfen vor. Im einzelnen kann dies durch kutane Testung differenziert werden.
Orthostatische Hypotension: Normalerweise stimuliert Insulin das sympathische Nervensystem und erhöht die Natriumretention. Bei Vorliegen einer autonomen Neuropathie kann Insulin jedoch direkt vasodilatatorisch wirken und zur Hypotension führen. Verwechslungen mit Symptomen der Hypoglykämie sind möglich.
Insulinresistenz: Selten kann durch Insulinantikörper eine Insulinresistenz ausgelöst werden. Diese ist definiert durch einen Insulinbedarf von mindestens 100 E zur Stoffwechselkompensation. Meist ist jedoch eine Insulinresistenz durch andere Faktoren bedingt, wie Rezeptordefekte bei Typ-II-Diabetes und Adipositas bzw. kontrainsulinäre Wirkungen im Rahmen akuter und chronischer Infekte, Polytraumata, Verbrennungen, Hyperthyreose, Akromegalie, Morbus Cushing und Phäochromozytom. Auch andere Ursachen wie ausgeprägte Hypertriglyzerinämien, schwere chronische Lebererkrankungen, Therapie mit Thiaziddiuretika, Kortikoiden, Diphenylhydantoin, Schilddrüsenhormonen, Hyperinsulinisierung und Degradation des Insulins am Injektionsort erhöhen den Insulinbedarf. Bei immunologisch bedingter Insulinresistenz ist ein Übergang auf Humaninsulin indiziert; falls dies nicht ausreicht, sollte eine Steroidtherapie versucht werden. Hier ist ein Rückgang des Insulinbedarfs nach 3–6 Tagen möglich. In anderen Fällen ist auch eine länger und höher dosierte Steroidtherapie erforderlich. Liegen andere Ursachen einer Insulinresistenz vor, steht an erster Stelle deren Beseitigung.

6.4 Pankreas- und Inseltransplantation

Pankreastransplantation: Prinzipiell kann Diabetes durch eine Pankreastransplantation erfolgreich behandelt werden. Bei gleichzeitiger Nierentransplantation bleibt die Funktion des implantierten Pankreas in 60–70% der Fälle über zwei Jahre erhalten. Diese Rate bleibt in der Folgezeit annähernd konstant. Bei 30 Diabetikern mit simultaner Nieren- und Pankreastransplantation zeigte sich nicht nur ein normalisierter Kohlenhydratstoffwechsel, sondern auch eine Besserung des Lipidstatus bei allgemein deutlich gehobener Lebensqualität. Die *Indikation* für eine Pankreastransplantation ist streng zu stellen. Beim niereninsuffizienten Typ-I-Diabetiker ist sie in Kombination mit einer Nierentransplantation gegeben. Die alleinige Pankreastransplantation ist nur in Ausnahmenfällen (schwere Retinopathie und gleichzeitige Nephropathie, schwere Neuropathie, extrem labile Stoffwechsellage) zu befürworten, da sie erheblich schlechtere Ergebnisse zeigte. In jedem Fall ist eine Pankreastransplantation mit *erheblichen Risiken* verbunden. Zum einen gefährden Abstoßungsreaktionen den Operationserfolg und erfordern eine lebenslange Immunsuppression, zum anderen kann die obligate Mitverpflanzung des exokrinen Gewebes zu Pankreatitiden, duodenalen Ulzera, vaskulären Thrombosen und Fisteln führen. Entsprechend versterben 10% der Patienten infolge der Operation.

Inseltransplantation: Da zur Heilung des Diabetes nur die Inseln benötigt werden, kann man auch isolierte Inseln transplantieren [40, 78]. Bei Einhaltung entsprechender Kriterien sind nach 1 Jahr noch 47% der Empfänger menschlicher Inseln C-Peptid-positiv und 29% benötigen keine Insulintherapie [40, 78]. Die Notwendigkeit einer Immunsuppression besteht allerdings auch hier. Einer der erfolgversprechendsten Wege, Abwehrreaktionen entgegenzuwirken, ist die *Immunisolation*. Das Prinzip beruht auf der *Verkapselung* der Inseln in einer permselektiven Membran. Sie soll größere Moleküle – insbesondere Antikörper und T-Zellen – abfangen, während Nährstoffe, Sauerstoff, Glukose und Insulin frei passieren können. Prinzipiell bieten solche bioartifiziellen Pankreata nicht nur die Möglichkeit einer Allotransplantation, auch *Xenotransplantationen* sind möglich. Somit kann tierisches Spendergewebe genutzt werden und der Weg zur breiten klinischen Anwendung öffnet sich. Die Entwicklung und Etablierung geeigneter Verfahren ist Gegenstand der derzeitigen Forschung.

6.5 Differentialtherapie

6.5.1 Typ-I-, -IIa- und -IIb-Diabetes

Bei Abwägung der Wirkungen und Nebenwirkungen von Antidiabetika empfiehlt sich bei Typ-I-, -IIa- und -IIb-Diabetikern ein differenziertes Vorgehen in Stufen (Tab. 67-39).

Bei *normalgewichtigen Typ-IIa-Diabetikern* können bei unzureichender Stoffwechseleinstellung unter Diät Sulfonylharnstoffe, Glukosidasehemmer oder Guar eingesetzt werden. Den Inhibitoren und Guar ist hierbei der Vorzug zu geben, da kein Hypoglykämierisiko besteht und damit an die Regelhaftigkeit von Mahlzeiten und an die Lebensführung weniger hohe Anforderungen gestellt werden. Darüber hinaus wird

Tabelle 67-39 Stufenplan zur Differentialtherapie des Diabetes.

Typ-IIa-Diabetes
Diät + körperliche Aktivität
↓
Glukosidasehemmer + (Guar)
↓
Sulfonylharnstoffe + Glukosidasehemmer + (Biguanid) oder Insulin + (Glukosidasehemmer)

Typ-IIb-Diabetes
Diät + körperliche Aktivität
↓
Fenfluramin + Glukosidasehemmer + (Guar)
↓
Biguanid + Glukosidasehemmer
↓
Sulfonylharnstoffe + Glukosidasehemmer + (Biguanid)
↓
Insulin + Glukosidasehemmer (+ Sulfonylharnstoffe)

Typ-I-Diabetes
Diät + Insulin + (Glukosidasehemmer)

die Insulinsensitivität erhöht. Insulinspiegel und Triglyzeride werden gesenkt. Reicht eine Monotherapie nicht aus, werden Biguanide, wenn nötig auch Sulfonylharnstoffe mit Glukosidasehemmern (oder Guar) kombiniert.

Jährlich führt die Therapie in 5–8% der Fälle durch abnehmende endogene Insulinreserve zum *Sekundärversagen*. Dann ist die Insulingabe der nächste Schritt in der Stufentherapie, wobei zur Profilglättung zusätzlich Glukosidasehemmer eingesetzt werden können.

Bei *übergewichtigen Typ-II-Diabetikern* empfehlen sich die die Gewichtsabnahme unterstützenden Biguanide und vorübergehend auch Fenfluramin. Bei diesen Patienten führt die Hinzunahme von Glibenclamid nach vorheriger Insulinmonotherapie auch zu deutlichen Dosisreduktionen von 40–70% bei gleichzeitiger Verbesserung der Diabeteseinstellung.

Allerdings bleibt die Gewichtsnormalisierung oberstes Therapieziel, denn unabhängig von der diabetischen Stoffwechsellage induziert Übergewicht eine Insulinresistenz.

Bei *Typ-I-Diabetes* sind naturgemäß Insulintherapie und diätetische Abstimmung unverzichtbar. Glukosidasehemmer können jedoch auch hier die täglichen Blutzuckerschwankungen deutlich reduzieren.

6.5.2 Diabetestherapie während der Schwangerschaft

Therapieziele bei schwangeren Diabetikerinnen sind:
– Normoglykämie
– Vermeidung postprandialer Hyperglykämien
– Vermeidung präprandialer Hungerketosen.

Hyperglykämien können zu erhöhter Abortrate, Makrosomie und Organomegalie, Fehlbildungen und perinatalen Komplikationen führen. Hauptursachen der perinatalen Mortalität sind der intrauterine Fruchttod und das Atemnotsyndrom bei verzögerter Lungenreifung. Ketosen haben teratogene Wirkung.

Bei schwangeren Diabetikerinnen werden Nüchternblutwerte der Blutglukose unter 105 mg/dl und postprandiale Maximalwerte bis 140 mg/dl angestrebt. Bei Typ-I-Diabetes ist eine intensivierte Insulintherapie oder Pumpenbehandlung indiziert. So können die o.g. Ziele am ehesten erreicht werden [46].

Darüber hinaus ist ein engmaschiges interdisziplinäres Monitoring erforderlich (s. Tab. 67–40).

Tabelle 67-40 Empfehlungen zur internistisch-gynäkologischen Schwangerschafts-Monitorisierung.

allgemeine Daten
- gynäkologisch-geburtshilfliche Anamnese, Diabetesdauer
- White-Pedersen-Klassifikation, bisherige Therapie; Pyelonephritis, Hypertonie, Retinopathie
- Größe, Gewicht, Idealgewicht

wöchentliche Kontrollen
- Gewicht, Blutdruck, Ödeme, geburtshilfliche Überwachung u.a. Kardiotokographie, Ultraschall
- Harnanalyse, Blutzucker (postprandial), Harnzucker (quantitativ), Aceton (qualitativ)
- *fakultativ:* laktogenes Hormon der Plazenta, Östriolbestimmung

stationäre Aufnahmen
- Diabeteseinstellung (innere Abteilung) nach Schwangerschaftsnachweis
- Diabeteseinstellung (innere Abteilung), 24.–28. Woche
- geburtshilfliche und diabetologische Überwachung entsprechend White-Pedersen 32.–40. Woche

stationäre Untersuchungen
- Blutbild, Harnstoff, Harnsäure, Gesamteiweiß, Kreatininclearance, Natrium, Kalium, Kalzium, Triglyzeride, Cholesterin, Transaminasen, Eisen, HbA₁ ophthalmologische Kontrollen, Kardiotokographie, Ultraschall
- *fakultativ:* Amniozentese, Lungenreifung (Lecithin-Sphingomyelin-Quotient), Oxytocinbelastungstest, Östriol, laktogenes Hormon der Plazenta, Keimzahl im Urin

---

Die *durchschnittliche Gewichtszunahme* ist im 1. Trimenon 0,45 kg/Monat und im 2. und 3. Trimenon 0,2–0,35 kg/Woche. Die Kalorienzufuhr sollte auch bei Übergewichtigen 25–35 kcal/kg Normalgewicht betragen. Die Kohlenhydrate sollten auf mindestens drei Haupt- und drei Zwischenmahlzeiten verteilt werden. Die Spätmahlzeit sollte komplexe Kohlenhydrate enthalten, um zur Hemmung der Ketogenese eine anhaltende Kohlenhydratwirkung in der Nacht zu gewährleisten.

Da eine Fehlbildung bei schlechter Stoffwechseleinstellung in den ersten 8 Wochen der Schwangerschaft in ca. 25% vorkommt, wird eine *präkonzeptionelle Optimierung* der Stoffwechselführung angestrebt [46]. Bei der Einschätzung der Stoffwechseleinstellung mittels glykosyliertem Hämoglobin ist zu berücksichtigen, daß die Werte bei einer normalen Schwangeren ca. 20% niedriger liegen als die Werte außerhalb der Schwangerschaft. Bei der Einstellung ist ebenfalls zu berücksichtigen, daß der Insulinbedarf im Verlauf der Schwangerschaft bis auf durchschnittlich 1 E/kg KG täglich steigt. Bei Zwillingsgeburten ist dieser Anstieg etwa doppelt so hoch. Post partum kommt es zu einem rapiden Abfall des Insulinbedarfs. Das Kind neigt in den ersten 48 h in Abhängigkeit von der vorher bestehenden Stoffwechsellage der Mutter zu Hypoglykämien, die bei gutem Zustand des Kindes mit 10%iger Glukoselösung in der Flasche bzw. bei schlechtem Zustand durch i.v. Zufuhr behandelt werden.

Weitere häufige Probleme von Kindern diabetischer Mütter sind Hypokalzämie, Hyperbilirubinämie, Polyglobulie und Trinkschwäche.

Komplikationen bei der Mutter hängen vom Vorliegen einer Nephropathie mit Nierenfunktionsstörung, einer koronaren Herzkrankheit, einer proliferativen Retinopathie und vom Alter ab [24, 45]. Das Risiko wird meist nach White klassifiziert (s. Tab. 67-41). Insgesamt unterscheidet sich die Mortalität nicht mehr der von Nicht-Diabetikerinnen.

Tabelle 67-41 Diabetes und Schwangerschaft (White-Klassifikation des maternalen Risikos)

A	nur Diät nötig
B	Diabetesdauer > 10 J.
C	Diabetesdauer 10 – 19 J.
D	Diabetesdauer > 20 J. oder Background-Retinopathie oder Hypertension
R	Proliferative Retinopathie oder Glaskörperblutung
F	Proteinurie > 500 mg/dl
H	KHK-Zeichen
T	vorausgegangene Nierentransplantation

Bei Gestationsdiabetes kommt es postpartal in 98% zur Stoffwechselnormalisierung. Bei einer erneuten Schwangerschaft tritt Diabetes zu etwa 90% wieder auf. Falls ein Übergewicht bestehen bleibt, entwickelt sich in 60% der Fälle innerhalb von 20 Jahren ein manifester Diabetes.

6.6 Sekundärprävention und Therapie der Komplikationen

6.6.1 Akute Komplikationen (Koma)

Ein Koma beim diabetischen Patienten kann die Folge von verschiedenen Bedingungen sein, die auch bei nicht-diabetischen Patienten auftreten. Es kann aber auch eine spezifische Komplikation des Diabetes selbst sein. Hierzu gehören in der Reihenfolge der Häufigkeit:
- Hypoglykämie (als Komplikation der Therapie)
- diabetische Ketoazidose
- hyperosmolares, nicht-ketotisches Koma
- Laktazidose
- diabetische Ketoalkalose
- Urämie (als Folge einer diabetischen Nephropathie)

Hypoglykämischer Schock
Ursachen und klinisches Bild des hypoglykämischen Schocks sind ausführlich in Kapitel 68 beschrieben. Für die Erstversorgung in der Praxis empfiehlt sich das in Tabelle 67-42 dargestellte Vorgehen.

Tabelle 67-42 Therapeutisches Vorgehen bei **hypoglykämischem Schock**.

- Blutentnahme zur späteren exakten Blutglukosebestimmung und auch ggf. Alkoholbestimmung.
- Bei klarem Bewußtsein sofortige Gabe kohlenhydrathaltiger Getränke.
- Ansonsten sofortige Infusion 40 – 100 ml 40- bis 50%iger Glukoselösung und/oder 1 mg Glukagon i.m., bei Nichterwachen Wiederholung nach 10 – 20 min.
- In schweren Fällen Einweisung in die Klinik.
- Wegen der Gefahr hypoglykämischer Nachschwankungen wird der Patient weiter beobachtet und sein Blutzucker bei 200 – 250 mg/dl gehalten.
- Wacht der Patient trotz aufgebauter Hyperglykämie nicht auf, sollte unter dem Verdacht eines Hirnödems eine entwässernde Therapie (Furosemid, Dexamethason i.v., Sorbitinfusion) eingeleitet werden.

Diabetische Ketoazidose
Definition und Vorkommen: Die Begriffe *diabetische Ketoazidose*, *Präkoma* und *Koma* werden verwendet, um verschiedene Grade einer akuten Stoffwechseldekompensation bei Diabetes mellitus zu beschreiben. Die Stoffwechselentgleisung ist klinisch gekennzeichnet durch
- Dehydratation und Veränderungen des Sensoriums
- Hyperglykämie < 300 mg/dl
- Ketonkörpererhöhung < 2,0 mmol/l
- Azidose: pH < 7,36, Bikarbonat < 20 mmol/l

Ätiologie: Zur diabetischen Ketoazidose kommt es durch schweren Insulinmangel und Überschuß an insulinantagonistischen Hormonen. Ursachen des absoluten oder relativen Insulinmangels sind mangelnde endogene Insulinsekretion, falsche Behandlung bei Diabetes mellitus (unzureichende Insulintherapie, fehlerhafte Diät), Insulinresistenz oder erhöhter Insulinbedarf durch Streß (Infektionen, Entzündungen, Trauma oder endokrine Störungen, vermehrter Insulinbedarf durch antagonistische Hormone wie Adrenalin, Kortisol, Glukagon, Wachstumshormon, Schilddrüsenhormone). Weitere Ursachen einer diabetischen Stoffwechselentgleisung sind Gefäßerkrankungen, Gravidität, Abort, Versagen von Insulinpumpen bzw. Disloktion des zuführenden Katheters.

Leitsymptome und Befunde: Subjektive Beschwerden sind Polydipsie, Polyurie, Inappetenz, Erbrechen, Muskelschwäche, Müdigkeit, unbestimmte Oberbauchbeschwerden. Objektive Befunde sind Exsikkose, Gewichtsverlust, ausgetrocknete Schleimhäute, Rubeosis faciei, Hypotonie, Tachykardie, Schwäche, Apathie, Schläfrigkeit, tiefe Atmung (Kußmaul-Atmung) und Azetongeruch der Atemluft (fehlt beim hyperosmolaren, nicht-ketoazidotischen Dehydratationssyndrom). Bei einigen Patienten bestehen akute abdominelle Beschwerden, die sog. *Pseudoperitonitis diabetica* (bevorzugt bei insulinpflichtigen Diabetikern < 40 Jahre mit schwerer Azidose und Bikarbonatwerten < 10 mmol/l; Beschwerden korrelieren mit dem Schweregrad der Azidose, jedoch nicht mit der

Tabelle 67-43 Therapie der **diabetischen Ketoazidose**. Die Therapie des **hyperosmolaren Komas** orientiert sich an den gleichen Prinzipien.

Volumensubstitution mit 0,9% NaCl[1]

Beginn *vor* der Insulinapplikation; in der 1. Stunde 1 l, danach ca. 500 ml/h in Abhängigkeit vom Zentralvenendruck (ZVD) oder Pulmonalarteriendruck

ZVD (cm H$_2$O)	PAD (mmHg)	Infusionsmenge (l/h)
< 3	< 10	1
2 – 8	10 – 18	0,5 – 1
8 – 12	18 – 24	0,5
> 12	> 24	0,25

Insulinsubstitution (nur Normal- oder Altinsulin)

Altinsulinbolus dann Altinsulin	5 – 10 IE (0,1 IF/kg KG) i.v. 4 – 10 IE (0,1 IF/kg KG kontinuierlich i.v. in 1%iger Haemaccel- oder Albuminlösung über Perfusor)
falls Blutzuckerabfall in den ersten 2 h < 10%	0,2 IE/ig KG als Bolus i.v. und Kontrolle nach 1 h
falls kein Effekt	Verdoppelung der kontinuierlichen Insulinzufuhr/h (engmaschige Blutzuckerkontrollen und rechtzeitige Rückmeldung)

Elektrolytsubstitution

Kalium	pH > 7,2	pH < 7,2
5,0 – 5,9 mval/l	10 mval/l	20 mval/l
4,0 – 4,9 mval/l	10 – 20 mval/l	20 – 30 mval/l
3,0 – 3,9 mval/l	20 – 30 mval/l	30 – 40 mval/l
2,0 – 2,9 mval/l	30 – 40 mval/l	40 – 60 mval/l

Phosphat[2]
5 – 10 mmol/h
z.B. Phosphat-Fertiglösung Pfrimmer: KH$_2$PO$_4$; 1 ml = 1 mval Kalium und 0,6 mmol Phosphat

Beachte: Kaliumgehalt! Substitution max. 70 – 90 mmol in den ersten 24 h. Bei > 4 mg/dl Stopp der Substitution. Als Nebenwirkungen drohen Hypokalzämie mit Tetanie. Deshalb regelmäßige Kalzium- und Phosphatkontrollen!

Bikarbonat
- Einsatz zurückhaltend bei pH-Werten < 7,1
- Ziel: Anheben des pH-Wertes auf > 7,25
- Berechnung nach der bekannten Formel:
  mmol Bikarbonat = kg KG × 0,1 × negativer Basenüberschuß

Anmerkung: Von der so berechneten Dosis wird im Gegensatz zur üblichen Azidosebehandlung nur 1/3 appliziert (innerhalb 1 h). Die weitere Kompensation der Azidose wird dann im Rahmen der Hemmung der Lipolyse durch die Insulingaben erreicht.

[1] Mäßige Hypernatriämie ist erlaubt, bei Natrium > 150 mval/l Übergang auf halbisotone NaCl-Lösung
[2] Nicht generell notwendig, allerdings spätestens, wenn Serumphosphor < 1,5 mg%, jedoch nur bei erhaltener Nierenfunktion.

Hyperglykämie oder Dehydratation). Bei mehr als 1/3 der Fälle findet sich eine Erkrankung im Abdominalbereich als häufigster Auslöser für die diabetische Entgleisung. Patienten mit Pseudoperitonitis sind oft fieberfrei. Allerdings führt auch eine Infektion bei diabetischer Ketoazidose häufig nicht zu Fieber, solange die Patienten nicht dehydriert sind. Eine Leukozytose kann ebenfalls nicht zur Differentialdiagnose herangezogen werden, da sie bei Ketoazidose ohnehin besteht und mit dem Grad der Ketose höher korreliert als mit der Infektion. Aus diesem Grund sollten nach Abnahme von Blut, Urin und Sputum großzügig Breitbandantibiotika eingesetzt werden.

Laborchemische Befunde: Hyperglykämie, Azidose, Zunahme der Anionenlücke, Ketonurie bzw. Ketonämie, bei 20–65% der Patienten Anstieg der Amylase, CPK, Transaminasen, Laktat. Bei *Koma* sind eine Hypoglykämie, ein ischämischer Insult oder eine Urämie differentialdiagnostisch abzugrenzen. Bei Vorliegen einer Ketoazidose und vergleichsweise niedrigen Blutzuckerwerten (bis zu 300 mg/dl) sollte auch an eine alkoholische Ketoazidose gedacht werden.

Therapie: Therapeutisches Vorgehen gemäß Tabelle 67-43.

Hyperosmolares nicht-ketoazidotisches Koma
Definition: Das hyperglykämische, hyperosmolare, nicht-ketoazidotische Koma wird definiert durch
– Hyperglykämie > 600 mg/dl (von einigen Autoren auch > 1000 mg/dl)
– Hyperosmolarität > 10 mOsmol/l
– geringe bis fehlende Erhöhung der Ketonkörper und minimale Azidose.

Das hyperosmolare Koma wird bei ca. 10–20% aller schweren hyperglykämischen Krisen mit und ohne Ketoazidose bei Diabetes mellitus beobachtet. Es betrifft bevorzugt alte Patienten mit bisher unbekanntem Diabetes mellitus, seltener Jugendliche, Kinder oder gar Säuglinge.

Ätiologie: Prädisponierende Faktoren sind höheres Alter bzw. Altersdiabetes, relativer und nicht absoluter Insulinmangel, gestörtes Durstempfinden, große Flüssigkeitsverluste anderer Art, z.B. durch starkes Schwitzen, Verbrennungen, Gastroenteritis und fieberhafte Infektionen. Das bevorzugte Auftreten bei relativem Insulinmangel wird dadurch erklärt, daß die Lipolyse bereits bei niedrigeren Insulinkonzentrationen gehemmt wird, als sie zur Glukoseaufnahme in die Gewebe benötigt werden.

Leitsymptome und Befunde: Wie bei der Ketoazidose kommt es zur Bewußtseinstrübung. Anders als bei der Ketoazidose kommt es jedoch häufiger zu fokalen oder generalisierten Krämpfen. Oft wird das Auftreten einer Nackensteifigkeit bei normalem Liquorbefund beobachtet. Die zerebrale Symptomatik zeigt keine Korrelation zur Höhe des Glukosespiegels oder des pH-Wertes im Blut oder Liquor. Es zeigt sich jedoch eine enge Korrelation zwischen dem Grad der zerebralen Funktionsstörung und der bestehenden Hyperosmolarität.

Laborchemische Befunde: Die Abgrenzung gegenüber anderen Formen des diabetischen Komas erfolgt entsprechend der Definition aufgrund der Osmolarität und des Fehlens einer Ketoazidose. Allerdings kann der aktuelle Blut-pH-Wert nicht als entscheidendes Kriterium zur Differenzierung angesehen werden. Erniedrigte pH-Werte treten beim hyperosmolaren Koma in der Folge der Schocksymptomatik und Hypoxie durch Laktaterhöhung auf. Häufiger kommen beim hyperosmolaren Dehydratationssyndrom erhöhte Nierenretentionswerte vor.

Therapie: Die therapeutischen Richtlinien gleichen denen bei der diabetischen Ketoazidose (s. Tab. 67-43).

Laktazidose
Definition und Vorkommen: Eine Laktazidose kann angenommen werden, wenn das Laktat im Serum auf > 8 mmol/l bzw. > 72 mg/dl erhöht ist und zu einer schweren metabolischen Azidose führt (pH < 7,25).

Ätiologie: Bei *Typ A* steht die Minderperfusion des Gewebes im Sinne einer Hypoxie im Vordergrund. In die Gruppe der *Typ-B-Laktazidosen* gehören eine Reihe toxischer Substanzen wie Biguanide, Zyanide, Äthanol, Methanol, Streptozotocin, aber auch die hochdosierte parenterale Applikation von Fruktose, Sorbit und Xylit, insbesondere bei Erkrankungen mit Leber- und Niereninsuffizienz.

Klinisches Bild: Das *Prodromalstadium* ist gekennzeichnet durch Appetitlosigkeit, Übelkeit und Erbrechen, abdominelle Schmerzen, Muskelschmerzen und -schwäche, Adynamie, zunehmende Verwirrtheit und auffallende Unruhe. Beim *Vollbild* werden zusätzlich Untertemperatur, Hinfälligkeit und Koma beobachtet. Zusätzlich besteht eine tiefe Kußmaul-Atmung bei meist fehlendem „Azetongeruch". Der Patient ist sekundär hypoton; es besteht eine Oligo-/Anurie, und häufig fehlen Eigenreflexe. Die Pupillen sind manchmal auch bei noch ansprechbaren Patienten lichtstarr und entrundet.

Diagnostik: Es liegen pH-Werte < 7,25 und Laktatwerte > 8 mmol/l vor. Der Kohlendioxidpartialdruck ist durch die ausgeprägte Kußmaul-Atmung kompensatorisch stark erniedrigt. In der Regel ist diese Erniedrigung stärker ausgeprägt als bei der ketoazidotischen Entgleisung. Fast immer findet sich eine starke Erhöhung des Serumphosphats, zum Teil > 10 mg/dl. Es handelt sich hierbei offenbar um einen Indikator für die schwere dekompensierte Azidose bei fehlender Nierenschädigung. Der richtungweisende, rasch verfügbare Parameter ist das Anionendefizit (meist > 30 mmol/l). Die Diagnose wird allerdings nur durch die direkte Laktatbestimmung im Blut gesichert (Werte bis 35 mmol/l).

Therapie: Das therapeutische Vorgehen ist in Tabelle 67-44 beschrieben.

Tabelle 67-44 Therapeutisches Vorgehen bei **Laktazidose**.

- Sauerstoffgabe 2 – 4 l/min
- Natriumbikarbonatinfusion (Ziel-pH > 7,0) max. 100 – 200 mval
- bei Schock: ZVD- oder PAD-gesteuerte Volumensubstitution und Dopamin
- bei Hypoglykämie: Glukoseinfusion bis zur Normoglykämie
- bei insulinpflichtigen Diabetikern Altinsulin 0,5 – 1 E/h
- Entgiftungsmaßnahmen: forcierte Diurese unter ZVD-Kontrolle, Hämodialyse (bei pH < 7,0, Hypothermie, Oligo-/Anurie, Biguanidanamnese bzw. Laktat > 90 mg/dl)

Diabetische Ketoalkalose
Bei diesen Patienten liegt eine Ketonämie und eine Ketonurie vor, ebenso eine Hypovolämie bzw. Exsikkose. Auffällig ist, daß in der Anamnese Medikamente beschrieben werden, die zu einer Hypochlorämie führen können (wie Diuretika) oder erhebliche Säureverluste durch Erbrechen begünstigen. So wurde β-Histin, eine histaminähnliche Substanz, die die Magensekretion stimuliert in Kombination mit schwerem Erbrechen, in der Anamnese beschrieben. Die Pathogenese dieser Störung ist jedoch ungeklärt.
Therapie: Die Behandlung folgt den Richtlinien der Ketoazidose, natürlich mit Ausnahme der Gabe von Bikarbonat.

Bei den nicht-hypoglykämischen Komaformen ist eine allmähliche Stoffwechselnormalisierung zu bevorzugen.

6.6.2 Chronische Komplikationen (Folgekrankheiten)

Hypertonie
Hypertonien sind häufig *bei Typ-I- und besonders bei Typ-II-Diabetikern*. Sie manifestieren sich als essentielle Hypertonie, als renale Hypertonie bei diabetischer Nephropathie und selten als sekundäre Hypertonie bei anderen Grunderkrankungen. Die pathophysiologischen Zusammenhänge zwischen gestörtem Glukosemetabolismus, Insulinresistenz bzw. Hyperinsulinämie, Hypertonie und Hypertriglyzeridämie sind als Einheit (metabolisches Syndrom, Syndrom X) erkannt (s. Abschn. 3.2). Eine Normalisierung hypertoner Werte ist bei Diabetes mellitus zwingend, da sie nicht nur die Makroangiopathie, sondern auch die diabetische Retino- und Nephropathie fördern und die Lebenserwartung begrenzen. Unter diesem Gesichtspunkt müssen bereits Werte von 130/90 mmHg als zu hoch angesehen werden.

Zur Therapie werden Gewichtsreduktion, salzarme Kost, Alkoholrestriktion, Diuretika, ACE-Hemmer und Kalziumantagonisten eingesetzt. β-Blocker sollten im Hinblick auf eine Beeinflussung des Stoffwechsels und die Unterdrückung von Hypoglykämiewarnsymptomen durch unselektive Präparate kardioselektiv sein (z.B. Metoprolol). Unter kaliumeinsparenden Diuretika und ACE-Hemmern kann es bei Diabetes im Rahmen eines hyporeninämischen Hypoaldosteronismus zu einer Hyperkaliämie kommen. Außerdem muß die glukose- und lipidsteigernde Wirkung der Diuretika beachtet werden.

Hyperlipidämien
Vor allem Typ-II-Diabetiker weisen Dyslipoproteinämien auf. Am häufigsten sind Hypertriglyzeridämien bzw. kombinierte Formen von erhöhten Triglyzerid- und Cholesterinspiegeln (sog. Remnant-Hyperlipidämien). Sie gelten als wichtige Risikofaktoren für die Arteriosklerose (s. a. Abschn. 3.3) und sollten von daher stets normalisiert werden. Eine exakte Diabeteseinstellung und Gewichtsreduktion führen meistens zum Ziel. In einem Teil der Fälle bleibt trotz ausreichender Blutzuckersenkung eine Hyperlipidämie bestehen, wobei hier meist eine Adipositas vorliegt. In diesen Fällen sind eine Gewichtsreduktion und eine Reduktion des Fett- und Alkoholverzehrs zu empfehlen. Haben diese Maßnahmen keinen Erfolg, sollte eine medikamentöse Therapie eingesetzt werden, wobei Fibrate Mittel erster Wahl sind.

Nierenkomplikationen
Diabetische Nephropathie: Bis zum Nephropathiestadium III nach Mogensen ist noch eine Rückbildung möglich. Dieses Stadium ist gekennzeichnet durch eine persistierende Mikroalbuminurie (15 bis 200 µg/min), eine – oft nur leichte – Hypertonie (Diastole > 90 mmHg, arterieller Mitteldruck > 100 mmHg) sowie eine noch normale glomeruläre Filtrationsrate. In diesem Stadium ist neben der *optimalen Stoffwechselkontrolle* insbesondere auch auf eine konsequente *Blutdrucksenkung* auf Werte unter 130/90 mmHg und eine *proteinarme Ernährung* (0,6–0,8 g/kg KG) zu achten [102, 109]. Unter solchen Maßnahmen kommt es zu einer Rückbildung der Mikroalbuminurie, wahrscheinlich durch Ausschaltung der vorliegenden Hyperfiltration. Hierbei scheinen ACE-Hemmer einen vergleichsweise spezifischen Wirkungsansatz zu haben, wobei jedoch festzustellen ist, daß eine Senkung der Mortalität bislang nur für Diuretika und β-Blocker belegt wurde [70].

Bei terminaler Niereninsuffizienz kommen *Hämodialyse, kontinuierliche ambulante Peritonealdialyse (CAPD) oder Nierentransplantation* bzw. Nieren- und Pankreastransplantation in Frage. Gegenüber der Hämodialyse wird in manchen Zentren die chronisch-ambulante Peritonealdialyse bevorzugt. Sie führt zu einer größeren Stabilität der Stoffwechselsituation. Insulin kann auch zusammen mit Glukose über die Peritonealflüssigkeit appliziert werden. Allerdings müssen entsprechende Vorkehrungen gegenüber Peritonealinfektionen getroffen werden. Falls keine Kontraindikationen wie schwere kardiovaskuläre Erkrankungen vorliegen, ist die Nierentransplantation die Behandlung der Wahl. Dabei empfiehlt sich die gleichzeitige Pankreastransplantation, da hierdurch die Lebensqualität erhöht, die Neuropathie zurückgebildet und das Fortschreiten der Retinopathie aufgehalten wird.

Papillennekrose: Diese seltene Komplikation einer Pyelonephritis kommt primär bei Diabetes vor. Sie ist charakterisiert durch Fieber, Flankenschmerzen, Leukozyturie und die Ausscheidung von Nierenpapillen im Urin. Sie wird durch intravenöse Gabe von entsprechenden Antibiotika behandelt.

Kontrastmittelnephropathie: Diabetiker mit einem Serumkreatinin über 2,0 mg/dl oder Proteinurie haben ein deutlich erhöhtes Ritsiko eines akuten Nierenversagens nach jodierten Kontrastmittelgaben, unabhängig davon, ob es sich um ionische oder nicht-ionische Präparate handelt.

Wenn eine entsprechende Untersuchung nicht durch andere Verfahren ersetzt werden kann, sollte der Patient vor Kontrastmittelgabe bewässert werden. Neuere, weniger osmolare, nicht-ionische Kontrastmittel werden bevorzugt. Das Kreatinin muß überwacht werden.

Bei einem Kreatinin über 3 mg/dl sollten Röntgenkontrastmittel nicht gegeben werden.

Augenkomplikationen

Diabetische Retinopathie: Eine Beeinflußbarkeit der diabetischen Retinopathie durch Medikamente, wie Sorbinil, Kalziumdobesilat, Ticlopidin oder Acetylsalicylsäure konnte in klinischen Studien nicht belegt werden [87].

Liegen eine Makulopathie oder proliferative Veränderungen vor, ist eine *Photokoagulation* indiziert, insbesondere dann, wenn Hochrisiko-Charakteristika vorliegen (gleichzeitige Einblutungen in Glaskörper oder präretinalen Raum oder die Einnahme von mehr als 1/3 der Fläche der Papille durch Neovaskularisationen). Um die Läsionen frühzeitig zu entdecken, sind nach fünf bis zehn Jahren Diabetesdauer jährliche Untersuchungen des Augenhintergrundes erforderlich. Die Photokoagulation mittels Xenon- oder Argon-Laser wird panretinal durchgeführt. Ziel ist hierbei eine Verbesserung der Sauerstoffversorgung der nicht-koagulierten Netzhautanteile, wodurch der hypoxische Stimulus zur Neovaskularisation reduziert werden soll.

Wenn rezidivierend Glaskörpereinblutungen auftreten oder sich durch Traktion eine Ablation der Makularegion anbahnt, empfiehlt sich eine *Vitrektomie*. Sie hat zum Ziel, die Transparenz der brechenden Medien vor der Retina wieder herzustellen und Traktionen auf die Netzhaut zu beseitigen.

Diabetische Katarakt: Diabetes mellitus ist ein Hauptrisikofaktor für die Kataraktentstehung, welche auch als Indikator für die allgemeine Prognose des Diabetes gilt. Die Kataraktentwicklung wird zurückgeführt auf eine Glykosylierung der Linsenproteine und eine Akkumulation von Sorbitol, die über osmotische Veränderungen letztendlich in Fibrose und Kataraktbildung einmünden. Auch wenn die Inhibierung der Sorbitolproduktion durch Aldosereduktasehemmer im Tierexperiment eine Kataraktbildung verhindern konnte, kann derzeit nicht von einer klinisch gesicherten Wirkung ausgegangen werden. Die operative Behandlung besteht – wie bei anderen Kataraktformen auch – in der *Implantation einer Intraokularlinse*. Eine kunstgerecht implantierte Hinterkammerlinse ruft keine Netzhautkomplikationen hervor und beeinträchtigt nicht Photokoagulationen oder vitroretinale Operationen.

Glaukom: Prinzipiell gelten die gleichen Behandlungsrichtlinien wie bei Nicht-Diabetikern, die verwendeten β-Blocker und Carboanhydraseinhibitoren (Diamox®) erfordern aber besondere Aufmerksamkeit. Insbesondere kann Diamox® metabolische Azidosen verursachen. Zur operativen Behandlung stehen *Photo- und Kryokoagulation* im Vordergrund.

Diabetische Neuropathie

Periphere Neuropathie: Im Rahmen der Hyperglykämie kommt es konzentrationsabhängig zu einer vermehrten Bildung von Sorbitol und Fruktose unter der enzymatischen Einwirkung von Aldosereduktase und Sorbitoldehydrogenase. Beides, Hyperglykämie und erhöhte Polyolkonzentration, führen zu einer Abnahme des Myoinositols in den Nervenzellen und hierdurch zu einer Abnahme der Natrium-Kalium-ATPase-Aktivität. Hierdurch kommt es zu einer akuten Senkung der Nervenleitgeschwindigkeit und einer Abnahme der natriumabhängigen Aminosäurenaufnahme (s. a. Abschn. 3.3). Dementsprechend gibt es zwei kausale Therapieprinzipien:

– eine gute Stoffwechseleinstellung mittels intensivierter Insulin- bzw. Pumpentherapie [93, 94]
– die Gabe von Aldosereduktasehemmern [27].

Unter Stoffwechseleinstellung können sich oftmals schlagartig die Beschwerden, namentlich die Schmerzsensation, bessern. Eine signifikante Besserung der Neuropathie läßt sich allerdings häufig erst nach 1/4 bis 1/2 Jahr nachweisen. Für die Aldosereduktasehemmer ist die Risiko-Nutzen-Analyse noch im Gange. Zunehmend besser belegt sind Gaben von α-Liponsäure (Thioctacid®). Empfohlen werden zweiwöchige i.v. Applikation von 2 × 300 mg/Tag und die anschließende orale Gabe über 4–6 Monate.

Zur *Schmerzbehandlung* dienen außerdem Neuroleptika bzw. Antidepressiva, z.B. Amitriptylin abends 75 mg (z.B. Saroten® retard Kaps. 75 mg), ferner 100 mg Phenytoin (z.B. Zentropil®) oder 200 mg Carbamazepin (z.B. Tegretal® 200), je 3×1 Tbl. täglich oral über 2 Wochen. Eine Besserung der Schmerzsymptomatik wurde auch nach oraler Einnahme des Antiarrhythmikums Mexitil® mit einer Dosierung von 10 mg/kg KG mitgeteilt. Lassen die Beschwerden innerhalb von zwei Wochen nach Ansetzen dieser Medikamente nicht nach, sollten sie wieder abgesetzt werden.

Autonome Neuropathie: Bei autonomer Neuropathie können folgende Maßnahmen ergriffen werden:
– *orthostatische Hypotonie:* Fludrocortison 0,05 bis 0,4 mg täglich (Astonin® H), Kochsalzzufuhr, körperliches Training, Kompressionsstrümpfe, Schlafen mit erhöhtem Kopfteil.

- *Blasenentleerungsstörungen:* Carbachol i.v. oder oral (Doryl® Tbl. und Amp.) etwa 2–4 × tgl. 2 mg; Blasentraining, Bauchpresse, manuelle Expression der Blase, evtl. Resektion des inneren Blasensphinkters; Selbstkatheterisation.
- *Impotenz:* Vakuummethode, Injektionen von Papaverin in das Corpus cavernosum (SCAT-Therapie), Penisprothese (s. Abschn. 4.1.7)
- *Gustatorisches Schwitzen:* Meiden auslösender Nahrungskomponenten, Anticholinergika, niedrig dosiert Clonidin.
- *Gastroparese:* 3×10 mg Metoclopramid (Paspertin®) oder 3–4 × 20 mg Domperidon (Motilium®) oder 3–4 × 10 mg Cisaprid (Propulsin®). In Ausnahmefällen Jejunostomie und Ernährungssonde. Häufig bereitet die Einstellung des Diabetes bei Vorliegen einer Gastroparese Schwierigkeiten, da sich unvorhergesehen und verspätet die Nahrung aus dem Magen entleert und damit die glykämische Wirkung nicht absehbar ist. Da Flüssigkeiten leichter aus dem Magen entleert werden als feste Speisen, sollte man wenigstens die Hälfte der Kohlenhydrate in flüssiger Form zusammen mit den festen Speisen geben. In desparaten Fällen ggf. Prankreastransplantation.
- *Intestinale Neuropathie bei Diarrhö:* Versuch mit einem Breitspektrumantibiotikum zur Behandlung einer evtl. vorliegenden bakteriellen Übersiedlung bei Stase im Dünndarm. Falls dies nicht hilft, kann symptomatisch mit Loperamid (Imodium®) bzw. Clonidin behandelt werden. Vorher allerdings Ausschluß einer Diarrhö durch Aufnahme zu großer Mengen von Zuckeraustauschstoffen mit laxierender Wirkung. Bei Vorliegen einer Obstipation können Substanzen wie Weizenkleie mit viel Flüssigkeit oder alternativ Laktulose eingesetzt werden.
- *Stuhlinkontinenz:* Antidiarrhoika, Biofeedback-Techniken.

Diabetischer Fuß
Prophylaxe: Entscheidend bei der Abwendung des diabetischen Fußsyndroms sind sachgerechte Fußpflege und tägliche Inspektion durch den Patienten sowie regelmäßige Inspektion der Füße durch den Arzt. Die entsprechenden Maßnahmen sind dem Patienten im Rahmen eines Schulungsprogrammes und in Form einer Checkliste mit auf den Weg zu geben (Tab. 67-45).
Therapie: Die ischämisch-gangränöse Form wird nach den Regeln der sonst üblichen angiologischen Diagnostik und Therapie behandelt.
Der neuropathisch-infizierte Fuß ist vielfach rein konservativ erfolgreich zu behandeln durch:
- Völlige Ruhigstellung und Entlastung des betroffenen Fußes (Bettruhe, Sitzrollstuhl), keinesfalls Gehtraining.
- Abnahme von Kultur und mikrobiologische Sensitivitätsbestimmung.
- 2–3 × tägliche Reinigung der Wunde mit Kochsalzlösung bzw. Polyvinylpyrrolidon-Jodkomplex (Beta-isodona®-Lösung, Braunol 2000®).

Tabelle 67-45 Instruktionen zur Fußpflege bei Diabetes.

1. tägliche Inspektion der Füße und Schuhe durch Patient oder Familienangehörige
   - rote Stellen, Schwielen, Blasen, offene Wunden oder tiefe Fissuren, Pilzinfektionen?
   - spitze Gegenstände im Schuhwerk?
2. Hygiene
   - keine Hitze oder Einweichen der Füße, Waschen mit lauwarmem Wasser (bei Temperatur-Sensibilitätsverlust Thermometer-Kontrolle), sorgfältiges Abtrocknen mit Handtuch; aufdrücken statt reiben
   - einfetten (Lanolin)
   - Feilen der Zehennägel statt Schneiden, um Verletzungen zu vermeiden
   - bei Schwielen Abtragung mittels Bimsstein bzw. Feilen
   - bei Pilzbefall Antimykotika, bei Onychomykose Nagellack (Loceryl®)
3. passendes Schuhwerk
   - nicht barfuß laufen (wegen Verletzungsgefahr), meiden von engem Schuhwerk
   - Entlastung durch speziell angefertigtes weiches Schuhwerk, das eine gleichmäßige Druckverteilung gewährleistet
   - konvexe Laufsohle zur Entlastung der Metatarsophalangealgelenke, bzw. Vorfußentlastungsschuh
   - keine hohen Absätze
4. gefäßorientiertes Verhalten
   - nicht rauchen
   - Füße warmhalten, jedoch keine Hitze anwenden (keine Heizdecken, Wärmflaschen, heißes Badewasser)
   - einschnürende Strümpfe meiden
5. frühzeitiges Aufsuchen des Arztes bei nicht heilenden Wunden

- Sorgfältiges tägliches Abtragen der Nekrosen. Die Chance, daß sich eine schwarze, gangränöse Zehe zumindest teilweise erholt, wächst, wenn die nekrotischen Gewebeteile entfernt werden, bevor sie verhärten.
- Feuchthalten der Wundoberfläche z.B. mit Fettgaze (Grassolind® neutral, Jodoform® Gaze) oder Wundverband (z.B. Varihesiv®), die durch ein Klebevlies fixiert werden (z.B. Fixomull®, Hypafix®).
- Antibiotische Behandlung nach Antibiogramm. Bis zum Eintreffen des Antibiogramms Staphylokokken-wirksame knochengängige Antibiotika wie z.B. Clindamycin (Sobelin® Kps.) 4 × 300 mg und Gyrasehemmer, z.B. Ciprofloxacin (Ciprobay®) 2 × 500 mg oral bzw. Ofloxazin (Tarivid®) 2 × 200 mg, anfangs in der Regel in Kombination. Aerobe grampositive Kokken kommen in 93%, gramnegative Keime in 50% vor. Bei Vorliegen einer Sepsis liegen in 69% Anaerobier zugrunde. In solchen Fällen ist eine gezielte Antibiotikatherapie erforderlich.

Necrobiosis lipoidica
Die Necrobiosis lipoidica diabeticorum tritt bevorzugt bei Frauen im mittleren Lebensalter auf. Sie geht mit einer Degeneration von Kollagen, einer granulomatösen Entzündung des subkutanen Gewebes und der Blutgefäße und mit Obliterationen der Gefäßlumina einher. Sie beginnt als rotbraune Papel und breitet sich im prätibialen Bereich flächig weiter aus unter Bildung

atrophischer Plaques mit dünner, durchscheinend wirkender Oberfläche. Lokale Kortikoidbehandlung oder Injektion von Kortikoid in die Läsion selbst und in die umgebende Haut sind Mittel der Wahl. Auch Acetylsalicylsäure (600 mg/Tag) und Dipyrimadol (Persantin®) werden mit Erfolg eingesetzt.

Literatur

1. American Diabetes Association (ADA): Position statements: Prevention of Diabetes mellitus. Diabetes Care 13 (1990) 1026.
2. American Diabetes Association: Diabetes – 1991 vital statistics. American Diabetes Association, Alexandria 1991.
3. American Diabetes Association. Nutrition recommendations and principles for people with diabetes mellitus. Diabetes Care 17 (1994) 519–522.
4. Ausschuß Ernährung der Deutschen Diabetesgesellschaft: Ernährungsempfehlungen für Diabetiker 1995. Ernährungsumschau 42 (1995) 319–322.
5. Bailey, C.J.: Biguanides and NIDDM. Diabetes Care 15 (1992) 755–772.
6. Bild, D.E., J.V. Selby, P. Sinnock et al.: Lower-extremity amputation in people with diabetes. Epidemiology and prevention. Diabetes Care 12 (1989) 24–31.
7. Bingley, P.J., P. Colman, G.S. Eisenbarth et al.: Standardization of IVGTT to predict IDDM. Diabetes Care 15 (1992) 1313–1316.
8. Boden, G., X. Chen, J. Ruizà et al.: Mechanisms of fatty acid-induced inhibition of glucose uptake. J. clin. Invest. 93 (1994) 2438–2446.
9. Bottazzo, G.F., B.M. Dean, J. McNally et al.: In situ characterization of autoimmune phenomena and expression of HLA molecules in the pancreas in diabetic insulitis. New Engl. J. Med. 313 (1985) 353.
10. Brownlee, M., A. Cerami, H. Vlassara: Advanced glycosylation end products in tissue and the biochemical basis of diabetic complications. New Engl. J. Med. 318 (1988) 1315.
11. Chantelau, E., H. Kleinfeld, P. Paetow: Das Syndrom des „diabetischen Fußes". Diabet. Stoffw. 1 (1992) 18–23.
12. Chantelau, E.: Amputation? Nein Danke. Kirchheim, Mainz 1990.
13. Chiesson, J.-L., R.G. Josse, J.A. Hunt et al.: The efficacy of acarbose in the treatment of patients with non-insulin-dependent diabetes mellitus. A multicenter controlled clinical trial. Ann. intern. Med. 121 (1994) 121–928.
14. Clark, P.M., J.C. Levy, L. Cox et al.: Immunoradiometric assay of insulin, intact proinsulin and 32–33 split proinsulin and radioimmunoassay of insulin in diettreated type 2 (non-insulin-dependent) diabetic patients. Diabetologia 35 (1992) 469–474.
15. Claus, D., A. Spitzer, M.J. Hilz: Diagnose der peripheren diabetischen Neuropathie. Diabet. Stoffw. 1 (1992) 34–41.
16. Colagiari, S., J.J. Miller, P. Oectocz: Double-blind crossover comparison of human and porcine insulins in patients reporting lack of hypoglycaemia awarness. Lancet 339 (1992) 1432–1435.
17. Consensus Statement: Role of cardiovascular risk factors in prevention and treatment of macrovascular disease in diabetes. Diabetes Care 15 (1992) 68.
18. Davies, M.J., J. Metclafe, I.P. Gray et.al.: Insulin deficiency rather than hyperinsulinaemia in newly diagnosed type 2 diabetes mellitus. Diabetic Med. 10 (1993) 305–312.
19. DeFronzo, R.A., E. Ferrarini: Insulin resistance: a multifaced syndrome responsible for NIDDM, obesity, hypertension, dyslipidemia, and atherosclerotic cardiovascular disease. Diabetes Care 14 (1991) 173–194.
20. Deikert, F.: Sport und Diabetes. Theoretische Grundlagen, experimentelle Untersuchungen und praktische Hinweise für Typ-I-Diabetiker. Springer, Berlin 1991.
21. Deparade, C.: Ich bin Diabetikerin – und freue mich auf mein Kind. Kirchheim, Mainz 1989.
22. Deutsche Diabetesgesellschaft: Gesundheits-Paß Diabetes. Kirchheim, Mainz 1995.
23. Diabetes and Nutrition Study Group (DNSG) of the European Association for the Study of Diabetes (EASD): Recommendations for the nutritional management of patients with diabetes mellitus. Diab. Nutr. Metab. 8, N. 3: (1995) 1–4.
24. Dibble, C.M., N.K. Kochenour, R.L. Worley et al.: Effect of pregnancy on diabetic retinopathy. Obstet. and Gynec. 59 (1992) 699–704.
25. Dupré, J., C.R. Stiller, M. Gent et al.: Clinical trials of cyclosporin in IDDM. Diabetes Care 11, Suppl. 1 (1988) 37–44.
26. Dyck, P.J., K.M. Kratz, K.A. Lehmann et al.: Neuropathy study: design, criteria for types of neuropathy, selection bias, and reproducibility of neuropathic tests. Neurology 41 (1991) 799–807.
27. Dyck, P.J., B.R. Zimmermann, T.H. Vilen et al.: Nerve glucose, fructose, sorbitol, myo-inositol, and fibre degeneration and regulation in diabetic neuropathy. New Engl. J. Med. 319 (1988) 542–548.
28. Early Treatment Diabetic Retinopathy Study Research Group: Early photocoagulation for diabetic retinopathy. ETDRS report no. 9. Ophthalmology 98 (1991) 766–785.
29. Egger, M., A. Teuscher, W. Berger: Hypoglycaemia unawareness: human vs. animal insulin. Diabetologia 31 (1988) 453–454.
30. Elliott, R.B., H.P. Chase: Prevention or delay of type 1 (insulin-dependent) diabetes mellitus in children using nicotinamide. Diabetologia 34 (1991) 362–365.
31. Ewing, D.J.: Recent advances in the non-invasive investigation of diabetic autonomic neuropathy. In: Bannister, R.: Autonomic Failure, 2nd ed., pp. 667–681, Oxford University Press, Oxford 1988.
32. Eye Care Guidelines for Patients with Diabetes Mellitus: Clinical practice recommendations. American Diabetes Association 1990–1991. Diabetes Care 14 (1991) 16.
33. Faber, O.K., C. Binder: C-Peptide response to glucagon. A test for the residual b-cell function in diabetes mellitus. Diabetes 26 (1977) 605–610.
34. Franz, M.J., E.S. Horton, J.P. Bantle et al.: Nutrition principles for the management of diabetes and related complications. Technical review. Diabetes Care 17 (1994) 490–518.
35. Frykberg, R.G.: The High Risk Foot in Diabetes Mellitus. pp. 1–569, Livingstone, New York 1991.
36. Gavin III, J.R.: Dual actions of sulfonylureas and glyburide. Amer. J. Med. 79, Suppl. 3B (1985) 34–42.
37. Hanefeld, M., S. Fischer, J. Schulze et al.: Therapeutical potentials of acarbose as first line drug in non-insulin-dependent diabetes insufficiently treated with diet, alone. Diabetes Care 14 (1991) 732–737.
38. Health risks of obesity; 1993 Special Report, Healthy Living Institute, Hettinger N.D., USA.
39. Helmrich, S.P., D.R. Ragland, R.W. Leung et al.: Physical activity and reduced occurrence of non-insulin-dependent diabetes mellitus. New Engl. J. Med. 325 (1991) 147–152.
40. Hering, B.J., C.C. Browatzki, A.O. Schultz et al.: Islet transplant registry report on adult and fetal islet allogradts. Transplant. Proc. 26 (1994) 565–568.
41. Horowitz, M., P.E. Harding, A. Maddox et.al.: Gastric and oesophageal emptying in patients with type II (non-insulin-dependent) diabetes mellitus. Diabetologia 32 (1989) 151–159.
42. Jacobs, D.B., G.R. Hayes, D.H. Lockwood: In vitro effects of sulfonylurea on glucose transport and translocation of glucose transporters in adipocytes from streptocotocin-induced diabetic rats. Diabetes 38 (1989) 205–211.
43. Jenkins, D.J.A., A. Ocana, A.L. Jenkins et al.: Metabolic advantages of spreading the nutrient load: effects of increased meal frequency in non-insulin-dependent diabetics. Amer. J. clin. Nutr. 55 (1992) 461–467.
44. Kern, W., J. Born, W. Kerner et al.: Counterregulatory hormone responses to human and porcine insulin induced hypoglycaemia. Lancet 335 (1990) 485.
45. Kimmerle, R., L. Heinemann, A. Delecki et al.: Severe hypoglycemia – incidence and predisposing factors in 85 pregnancies of type I diabetes women. Diabetes Care 15 (1992) 1034–1037.
46. Kitzmiller, J.L., L.A. Gavin, G.D. Gin et al.: Preconception care of diabetes: glycemic control prevents congenital anomalies. J. Amer. med. Ass. 265 (1991) 731–736.

47. Klein, R., B.E. Klein, S.E. Moss et al.: The Wisconsin epidemiologic study of diabetic retinopathy. II. Prevalence and risk of diabetic retinopathy when age at diagnosis is less than 30 years. Arch. Ophthal. 102 (1984) 520–526.
48. Kronsbein, P., V. Jörgens, I. Mühlhauser et al.: Evaluation of structured treatment and teaching programme on non insulin dependent diabetes. Lancet II (1988) 1407–1411.
49. Lefebvre, P.J.: Availability of sugars ingested before or during prolonged duration moderate-intensity exercise in man. In: Diabetes 1985, Elsevier, Amsterdam (1986) 954–962.
50. Lefebvre, P.J., E. Standl: New Aspects in Diabetes. Treatment Strategies with Alpha-Glucosidase Inhibitors. pp. 1–294, De Gruyter, Berlin 1992.
51. Lernmark, A.: Molecular biology of IDDM. Diabetologia, Supp. 2 (1994) 73–81.
52. Marks, J.B., S. Skyler: Immunotherapy of Type I diabetes. J. clin. Endocr. 72 (1991) 3–9.
53. Mehnert, H., E. Standl: Handbuch für Diabetiker. 5. Aufl. Trias, Stuttgart 1991.
54. Meinhold, J., T. Eisenhauer, F. Scheler: Die diabetische Glomerulopathie. Internist. 30 (1989) 168–179.
55. Merimee, T.J.: Diabetic retinopathy. A synthesis of perspectives. New Engl. J. Med. 322 (1990) 978.
56. Mogensen, C.E.: The Kidney and Hypertension in Diabetes Mellitus. Nijhoff, Boston 1988.
57. Mogensen, C.E.: Hyperfiltration, Mikroalbuminurie bei diabetischer Nierenschädigung. Akt. Endokrinol. Stoffw. 10 (Sonderheft) (1989) 47–54.
58. Mogensen, C.E.: Natural history of renal functional abnormalities in human diabetes mellitus: From normoalbuminuria to incipient and overt nephropathy. Contemp. Iss. Nephrol. 20 (1989) 19.
59. Morrish, N.J., L.K. Stevens, J.H. Fuller et al.: Risk factors for macrovascualr disease in diabetes mellitus. London followup to the WHO multinational study of vascular disease in diabetics. Diabetologia 34 (1991) 590.
60. Müller, G., Y. Satoh, K. Geisen: Extrapancreatic effects of sulfonylureas – a comparison between glimepiride and conventional sulfonylureas. Diab. Res. Clin. Pract., Suppl. 28 (1995) 115–137.
61. National Diabetes Data Group: Classifikation and diagnosis of diabetes mellitus and other categories of glucose tolerance. Diabetes 28 (1979) 1039.
62. O'Sullivan, J.B., C.B. Mahan: Criteria for oral glucose tolerance test in pregnancy. Diabetes 13 (1964) 278.
63. O´Rahilly, S., R.C. Turner, D.R. Matthews: Impaired pulsatile secretion of insulin in relatives of patients with non-insulindependent diabetes. New Engl. J. Med. 318 (1988) 1225–1230.
64. Perriello, G., P. De Feo, E. Torlone: The dawn phenomenon in Type 1 (insulin-dependent) diabetes mellitus: magnitude, frequency, variability, and dependency on glucose counterregulation and insulin sensitivity. Diabetologia 34 (1991) 21–28.
65. Position Statement: Screening for diabetes. Diabetes Care 12 (1989) 588.
66. Ratzmann, K.P., M. Raschke, I. Gander et al.: Prevalence of peripheral and autonomic neuropathy in newly diagnosed type II (non-insulin-dependent) diabetes. J. Diabet. Complic. 5 (1991) 1.
67. Reaven, G.M.: Role of insulin resistance in human disease. Diabetes 37 (1988) 1595.
68. Rönnemaa, R., J. Marniemi, P. Puukka et al.: Effects of longterm physical exercise on serum lipids, lipoproteins and lipid metabolizing enzymes in type 2 (non-insulin-dependent) diabetic patients. Diabet. Res. 7 (1988) 79–84.
69. Sawicki, P.T., L. Karschny, V. Stolpe et al.: Color discrimination and accuracy of blood glucose self monitoring of blood glucose. Diabetes Care 14 (1991) 135–137.
70. Sawicki, P.T., I. Mühlhauser, M. Berger: Renal protective effect of enalapril in diabetic nephropathy. Brit. med. J. 304 (1992) 841.
71. Schmidt, M.I., A. Hadji-Georgopoulos, M. Rendell et al.: The dawn phenomenon, an early morning glucose rise: Implications for diabetic intra day blood glucose variation. Diabetes Care 4 (1981) 579–585.
72. Schmülling, R.M.: Clinical management of exercise in insulin treated diabetics. In: Diabetes 1985, Elsevier, Amsterdam (1986) 958–962.
73. Schrezenmeir, J.: Hyperinsulinemia, hyperproinsulinemia and insulin resistance in the metabolic syndrome. Experientia 52 (1996). 426–432.
74. Schrezenmeir, J.: Prävention bzw. Remissionseinleitung von Typ-I-Diabetes. In: Biesalski, H.K., J. Schrezenmeir, P. Weber: Vitamine in Klinik und Praxis. Thieme, Stuttgart 1996.
75. Schrezenmeir, J., M.V. Aerssen, E. Küstner et al.: Eine Formel zur Einstellung und Anpassung insulinpflichtiger Diabetiker mit mahlzeitbezogenen Insulininjektionen. Klin. Wschr. 63, Suppl. 4 (1995) 263–264.
76. Schrezenmeir, J., J. Beyer: Computer in diabetes therapy. In: IDF Bulletin (1988) 94–99.
77. Schrezenmeir, J., I. Keppler, S. Fenselau et al.: The phenomenon of a high triglyceride response to an oral lipid load in healthy subjects and first link to the metabolic syndrome. Ann. N. Y. Acad. Sci 683 (1993) 302–314.
78. Schrezenmeir, J., Ch. Laue: Aktuelle Aspekte der Inseltransplantation. Med. Klin. 91, Suppl. I (1996) 19–24.
79. Schrezenmeir, J., A.H. Leischker, Ch. Laue et al.: Does dissociation of MHC phenotypes indicate a genetic difference between type I diabetes with and without pluriglandular autoimmunity? Horm. Metab. Res. (1996) (in press).
80. Schrezenmeir, J., P. Weber, R. Probst et al.: Postprandial pattern of triglyceride-rich lipoprotein in normal weight humans after an oral lipid load: exaggerated triglycerides and altered insulin response in some subjects. Ann. Nutr. Metab. 36 (1992) 186–196.
81. Schumacher, W., Toeller, M., Gries, A.: KH-Tabelle für Diabetiker. Kirchheim, Mainz 1994.
82. Shah, S.C., J.I. Malone, N.E. Simpson: A randomized trial of intensive insulin therapy in newly diagnosed insulindependent diabetes mellitus. New Engl. J. Med. 320 (1989) 550–554.
83. Simonson, D.C., E. Ferrannini, S. Bevilacqua et al.: Mechanism of improvement in glucose metabolism after chronic glyburide therapy. Diabetes 33 (1984) 838–845.
84. Singer, D.,C.M. Coley , J.H. Samet et al.: Tests of glycemia in diabetes mellitus. Ann. intern. Med. 110 (1989) 125.
85. Singer, D.E., D.M. Nathan, K.M. Anderson et al.: Association of HbA1c with prevalent cardiovascular disease in the original cohort of the Framingham Heart Study. Diabetes 41 (1992) 202–208.
86. Somogyi, M.: Exacerbation of diabetes by excess insulin action. Amer. J. Med. 26 (1959) 169–191.
87. Sorbinil Retinopathy Trial Research Group: A randomized trial of sorbinil, an aldose reductase inhibitor, in diabetic retinopathy. Arch. Ophthal. 108 (1990) 1234.
88. Stout, R.W.: Insulin and atheroma: 20 year perspective Diabetes Care 13 (1990) 631–654.
89. Stunkard, A.J., T.I.A. Sörenssen, G. Hanis et al: An adoption study of human obesity. New Engl. J. Med. 314 (1986) 193–198.
90. Szopa, T.M., P.A. Titchener, N.D. Portwood et.al.: Diabetes mellitus due to viruses – some recent developments. Diabetologia 36 (1993) 687–695.
91. Taylor, S.I., D. Accili, Y. Imai: Insulin resistance or insulin deficiency. Which is the primary cause of NIDDM? Diabetes 43 (1994) 735–740.
92. The DCCT-Research Group: Diabetes control and complications trail (DCCT): Results of feasibility study. Diabetes Care 10 (1987) 1–19.
93. The DCCT Research Group: Factors in development of diabetic neuropathy. Diabetes 37 (1988) 476–481.
94. The Diabetes Control and Complication Trial Research Group: The effect of intensive treatment of diabetes on the development and progression of long-term complications in insulin-dependent diabetes melliturs. New Engl. J. Med. 329 (1993) 977.
95. Ulbig, M.W., A. Kampik, A.M.P. Hamilton: Diabetische Retinopathie: Epidemiologie, Risikofaktoren und Stadieneinteilung. Ophthalmologe 90 (1993) 197–209.
96. Unger, R.H.: Diabetic hyperglycemia: link to impaired glucose transport in pancreatic b-cells. Science 251 (1991) 1200–1205.

97. United Kingdom Prospective Diabetes Study Group (UKPDS) 13: Relative efficacy of randomly allocated diet, sulphonylurea, insulin, or metformin in patients with newly diagnosed non-insulin dependent diabetes followed for three years. BMJ 310 (1995) 83–88.

98. Uusitupa, M., L.K. Niskanen, L. Siitonen et al.: 5 year incidence of atherosclerotic vascular disease in relation to general risk factors, insulin level, and abnormalities in lipoprotein composition in non-insulin-dependent diabetic and nondiabetic subjects. Circulation 82 (1990) 27–36.

99. Vogelberg, K.H., M. Mühl, M. Köhler: Die dopplersonographische Bestimmung der maximalen Blutströmungsgeschwindigkeiten in der Diagnostik peripherer arterieller Verschlußkrankheiten bei Diabetes mellitus. Klin. Wschr. 65 (1987) 713–718.

100. Vora, J.P., D.R. Owens, J. Dolbien et al.: Recombinant DNA derived monomeric insulin analogue: comparison with soluble human insulin in normal subjects. Brit. med. J. 297 (1988) 1236–1239.

101. Wales, J.K.: Treatment of type 2 (non-insulin-dependent) diabetic patients with diet alone. Diabetologia 23 (1982) 240–245.

102. Walker, J.D., J.J. Bending, R.A. Dodds: Restriction of dietary protein and progression of renal failure in diabetic nephropathy. Lancet II (1989) 1411–1415.

103. Welch, S., S.S.P. Gebhart, R.N. Bergman et al.: Minimal model analysis of intravenous glucose tolerance test-derived insulin sensitivity in diabetic subjects. J. clin. Endocr. 71 (1990) 1508–1518.

104. Westermark, P., K.H. Johnson, T.D. O´Brien et al.: Islet amyloid polypeptide – a novel controversy in diabetes research. Diabetologia 35 (1992) 297–303.

105. WHO Study group on Diabetes: WHO technical report series 727 (1985) 10–17.

106. WHO Technical Report Series. WHO Expert Committee on Diabetes mellitus No. 646 (1980).

107. World Health Organization (Europe) and International Diabetes Federation (Europe): Diabetes care and research in Europe. Diabet. Med. 7 (1990) 360.

108. Wu, M.S., P. Johnston, W.W.H.-H. Sheu et al.: Effect of metformin on carbohydrate and lipoprotein metabolism in NIDDM patients. Diabetes Care 13 (1990) 1–8.

109. Zeller, K., E. Whittaker, L. Sullivan et al.: Effect of restricting dietary protein on the progression of renal failure in patients with insulin-dependent diabetes mellitus. New Engl. J. Med. 324 (1991) 78–84.

110. Ziegler, A.G., G.S. Eisenbarth: Immunology of Diabetes. In: Alberti, K.G.M.M., L.P. Krall: The Diabetes Annual. Elsevier, Amsterdam (1990) 22.

111. Zimmet, P.: The epidemiology of diabetes mellitus and related conditions. In: Alberti, K.G.M.M., L.P. Krall: The Diabetes Annual/6. Elsevier, Amsterdam 1991.

Tabelle 67-7 Diabetes-Anamnesebogen.

Grund der Über-/Einweisung:	Monat und Jahr der Diabetesdiagnose Monat: Jahr:
Erstmanifestation	**Derzeitige Beschwerden durch Hyperglykämie (Frühsyndrom)**
Umstellen auf Insulintherapie	Müdigkeit, Abgeschlagenheit ☐
Umstellen des Insulinregimes	Polyurie, Polydipsie ☐
Umstellen auf Insulinpumpentherapie	Magen- oder Bauchschmerzen, Übelkeit, Brechreiz ☐
Verbesserung der Stoffwechseleinstellung	Hautjucken ☐
Hypoglykämien	Pyodermie ☐
Ketoazidose/Präkoma/Koma	Balanitis/Vulvitis ☐
Spätkomplikationen	Harnweginfekt ☐
Schwangerschaft	Gingivitis ☐
Anderes	Spontane Gewichtsabnahme ☐
	Keine dieser Beschwerden ☐
	Anderes ☐

Gewichtsverhalten

Orale Antidiabetika   Nein ☐   Ja ☐   seit 19 _____
                                    Früher ☐ von _____ bis _____

Präparat und Dosierung   *Präparat*   *Dosierung*

Sulphonylharnstoffe _____   ☐ seit 19 _____
Biguanide _____   ☐ seit 19 _____
Glukosidase-Inhibitoren _____   ☐ seit 19 _____
Anmerkungen _____

Insulin   Nein ☐   Ja ☐   seit 19 _____
                                    Füher ☐ von _____ bis _____

Injektionen/Tag (durchschnittlich während der letzten Woche) _____
Gesamtinsulindosis Einheiten/Tag (durchschnittlich während der letzten Woche) _____
Insulinpumpe   Nein ☐   Ja ☐   Marke _____ seit 19 _____
Insulinpen   Nein ☐   Ja ☐   Marke _____ seit 19 _____
Insulinpräparate _____

Insulindosierung (Zeit)

	morgens ⊔⊔⊔	mittags ⊔⊔⊔	abends ⊔⊔⊔	spät ⊔⊔⊔	nachts ⊔⊔⊔
Normalinsulin (E)					
Verzögerunsinsulin (E)					
Basalrate (E/h)					

Weitere Medikamente

Präparate	*Dosierung*

Stoffwechselselbstkontrolle
Uringlukosekontrollen   Nein ☐   Ja ☐   Marke _____ seit 19 _____
Wie häufig?
Mißt nicht   ☐
Weniger als 1 x täglich   ☐
1 – 2 x täglich   ☐
mehr als 2 x täglich   ☐

Blutglukosekontrolle   Nein ☐   Ja ☐   Marke _____ seit 19 _____
Mit Meßgerät?   Nein ☐   Ja ☐   Marke _____
Wie häufig
Mißt nicht   ☐
Weniger als 1 x täglich   ☐
1 – 2 x täglich   ☐
mehr als 2 x täglich   ☐

Tabelle 67-7 Diabetes-Anamnesebogen (Fortsetzung).

Azeton-Streifen/Benutzung?   Nein ☐   Ja ☐

Führen eines Diabetes-Tagebuchs?   Nein ☐   Ja ☐   Nicht dabei ☐
Kopie der letzten 2 Wochen beiliegend ☐

Selbständige Insulindosisanpassung

	Ja	Nein	morgens E/BE	mittags E/BE	abends E/BE	spät
nach Blutglukose						
nach Mahlzeitenumfang						
nach körperlicher Aktivität						

Essen
Essen nach Diätplan?   Ja ☐   Nein ☐

	morgens	mittags	abends	spät
BE/Zeit				
BE/Zeit				
BE/Zeit				
BE/Zeit				

Wie häufig pro Woche wurde eine Hauptmahlzeit ausgelassen?
Wieviele Kohlenhydrate pro Tag durchschnittlich?
Anzahl BEs (BE = Broteinheit):
Anzahl KEs (KE = Kohlenhydrateinheit):
Gramm Kohlenhydrate (1 BE = 12 Gramm, 1 KE = 10 Gramm):

Was macht bei der „Diät" Probleme? Was zieht der Patient vor?
Regelmäßiges Essen und   2 – 3 x spritzen ☐
Liberale Diät,   3 – 4 x spritzen ☐   Pumpe ☐
Alkohol in Gramm/Woche
(1 l Bier = 40 g, 1 l Wein/Sekt = 100 g)

Frühere Schulungen
Stoffwechselselbstkontrolle   Nein ☐   Ja ☐
Ernährung bei Diabetes   Nein ☐   Ja ☐
Unterzucker   Nein ☐   Ja ☐
Therapieselbstanpassung von Insulindosis/Tabletten   Nein ☐   Ja ☐
Diabetischer Fuß/andere Spätschäden   Nein ☐   Ja ☐

Anmerkungen

Ambulante Betreuung
Diabetesambulanz oder spezielle Diabetespraxis   Nein ☐   Ja ☐
Welche? _____
Wie oft *während der letzten 12 Monate* wurde Ambulanz bzw. Praxis besucht? _____
Wurde *während der letzten 12 Monate* ein $HbA_1(c)$-Wert gemessen? _____

nein ☐ $HbA_1(c)$ unbekannt ☐
nein ☐ $HbA_1(c)$ bekannt, aber nicht gemessen ☐
ja ☐

Letzter $HbA_1(c)$/oberer Normalwert   _____ %/ _____ %

Hypoglykämien

„Wieviele Unterzuckerungen während der letzten Woche?"   keine 00 ☐☐
„Wieviele Blutzuckerwerte während der letzten Woche lagen unter 60 mg%?"   keine 00 ☐☐
Werden Unterzuckerungen rechtzeitig bemerkt
     ja, immer   ☐
     ja, meistens   ☐
     tagsüber ja, nachts oft nicht   ☐
     nein, oft nicht   ☐
     nein, nie   ☐

Tabelle 67-7 Diabetes-Anamnesebogen (Fortsetzung).

Ab welchen Blutzuckerwerten
≥ 50 mg% ☐
40 – 49 mg% ☐
< 40 mg% ☐
spürt Hypos nie ☐
keine Hypos ☐

Unterzuckerungen, die Fremdhilfe erforderten
Nein ☐
Ja ☐
Anzahl während der *letzten 12 Monate* (genau)

„Was hat der Patient für den Fall einer Unterzuckerung bei sich?"
Traubenzucker, Hypogluc od. ähnliches, Fruchtsaftgetränk (in ausreichender Menge = 20 g KH) ☐
andere weniger geeignete Kohlenhydrate (Brot, Schokolade, Kekse, Banane etc.) ☐
nichts bzw. keine geeigneten Kohlenhydrate ☐

Anmerkungen (zu schweren Hypoglykämien etc.):

Ketoazidosen, hyperosmolares Prä-/Koma (mit notfallmäßiger Behandlung im Krankenhaus)
Bei Diabetesmanifestation   Nein ☐   Ja ☐
Anzahl gesamt nach Diabetesmanifestation   keine 00 ☐☐
– davon Anzahl während der letzten *12 Monate*   keine 00 ☐☐

Krankenhaustage
„Wieviele Tage in den *letzten 12 Monaten* haben Sie im Krankenhaus verbracht?"   keine 000 ☐☐☐

Arbeitsunfähigkeitstage
„Wieviele Tage in den *letzten 12 Monaten* waren Sie krank – einschließlich   keine 000 ☐☐☐
den Krankenhaustagen – so daß Sie Ihre täglichen Aktivitäten nicht verrichten konnten?"

Aufenthalte in Diabeteskliniken, Kurkliniken, Erholungsheimen (seit Diabetesbeginn)

Datum/Jahr	Ort	Diagnose	Dauer (Tage)

Krankenhausaufenthalte – diabetesbezogen (seit Diabetesbeginn)

Datum/Jahr	Ort	Diagnose	Dauer (Tage)

Andere Krankenhausaufenthalte – nicht diabetesbezogen

Datum/Jahr	Ort	Diagnose	Dauer (Tage)

Tabelle 67-7 Diabetes-Anamnesebogen (Fortsetzung).

Ab welchen Blutzuckerwerten
Hypertonie   Nein ☐   Ja ☐   keine Angaben ☐
Seit wievielen Jahren?
Selbstmessung   Nein ☐   Ja ☐   keine Angaben ☐

Anmerkungen _____

Spätkomplikationen
Augen:
Katarakt   ☐ seit 19____
Blutungen   ☐ seit 19____
Laserung   ☐ seit 19____ Wo: ____
Vitrektomie   ☐ seit 19____ Wo: ____
Wann war die letzte Untersuchung des **Augenhintergrunds?** Datum: ____
Untersuchung *während der letzten 12 Monate?*   Nein ☐   Ja ☐
Wo: ____

Nieren
Wurde Eiweiß im Urin festgestellt?   Nein ☐   Ja ☐   keine Angaben ☐
Wurde Nierenfunktionseinschränkung festgestellt?   Nein ☐   Ja ☐   keine Angaben ☐

Nerven
Empfindungsstörungen in den Beinen, Füßen (beidseits, nicht belastungsabhängig)
– Parästhesien (Kribbeln, Brennen, Mißempfindungen)   ☐ seit 19____
– stechende Schmerzen   ☐ seit 19____
– schmerzlose Wunden   ☐ seit 19____
Orthostase (Schwindel beim Aufstehen)   ☐ seit 19____
Miktionsstörungen   ☐ seit 19____
Durchfälle/Obstipation   ☐ seit 19____
Erektile Potenzstörungen   ☐ seit 19____

Anmerkungen _____

Kardiovaskuläre Komplikationen   Nein ☐   Ja ☐   Unbekannt ☐
Angina pectoris   ☐ *während der letzten 12 Monate/vorher* ☐
Herzinfarkt (eindeutige Anamnese oder Labortests)   ☐ *während der letzten 12 Monate/vorher* ☐
Bypass, Angioplastie   ☐ *während der letzten 12 Monate/vorher* ☐
Apoplex (eindeutige Anamnese oder Befunde)   ☐ *während der letzten 12 Monate/vorher* ☐

Anmerkungen _____

Periphere arterielle Verschlußkrankheit   Nein ☐   Ja ☐   Unbekannt ☐
Claudicatio   ☐ *während der letzten 12 Monate/vorher* ☐
Bypass, Angioplastie   ☐ *während der letzten 12 Monate/vorher* ☐

Anmerkungen _____

Amputationen   Nein ☐   Ja ☐   Unbekannt ☐
    rechts   links
Unterhalb Knöchel   ☐ *während der letzten 12 Monate/vorher* ☐
Unterhalb Knie   ☐ *während der letzten 12 Monate/vorher* ☐
Oberhalb Knie   ☐ *während der letzten 12 Monate/vorher* ☐

Grund für Amputation
keine Amputation   ☐
Neuropathie   ☐
Makroangiopathie   ☐
Neuro- und Makroangiopathie   ☐
Infektion   ☐
Anderes: _____

Anmerkungen _____

Zigarettenrauchen
Derzeit Anzahl Zigaretten/Tag _____
Vor 12 Monaten, Anzahl Zigaretten/Tag _____
Früher geraucht, von   19 ____ bis 19 ____ , Jahre gesamt ____
Früher geraucht: durchschnittliche Anzahl Zigaretten pro Tag _____

Tabelle 67-7 Diabetes-Anamnesebogen (Fortsetzung).

Sozialanamnese
Beruf: _____
Rentner ☐
Hausfrau ☐
Schüler, Student ☐
Auszubildender ☐
arbeitslos ☐
nein, aber erwerbstätig ☐

Arbeitsrhythmus (Kombinationen möglich)
nicht erwerbstätig ☐
gleiche Arbeitszeiten ☐
Schichtdienst ohne Nachtdienst ☐
Schichtdienst mit Nachtdienst ☐
Wochenenddienst ☐
freie Arbeitszeiteinteilung ☐

„*Welchen* **Schulabschluß** *haben Sie bzw. welchen* **Schultyp** *besuchen Sie derzeit?*"
Sonderschule ☐
Hauptschule ☐
Gesamtschule ☐
Realschule ☐
Handelsschule ☐
Gymnasium ☐
Fachhochschule/Hochschule ☐

Beruf (bei Schülern Beruf der Eltern) _____

Derzeitiger **Familienstand/Familie** *(Kombinationen möglich)*
ledig ☐
verheiratet ☐
geschieden ☐
verwitwet ☐
getrennt lebend ☐
mit Lebensgefährten ☐
Zahl der Kinder ☐

Familienanamnese Diabetes

	Manifesta-tionsalter	Insulinab-hängikeit	andere Erkrankungen (Hypertonie = H, Adipositas= A, Dyslipoproteinämie = L)	pluriglanduläre Beteiligung Vitiligo = V, Addison = A, Basedow = B, Hashimoto = H Gastritis = G, Sprue = S
kein Diabetes				
Mutter				
Vater				
Kinder				
Angehörige der Mutter				
Angehörige des Vaters				
Geschwister				

Geburtsgewicht (g) _____

Sport
Was? _____
Stunden pro Woche _____

Tabelle 67-7 Diabetes-Anamnesebogen (Fortsetzung).

Bei Frauen:
Anzahl der Schwangerschaften   beendet   ☐ während der letzten 12 Monate/vorher ☐
Anzahl der Lebendgeburten   ☐ während der letzten 12 Monate/vorher ☐
Anzahl Spontanaborte (Ende d. Schwangerschaft vor 28. Woche) ☐ während der letzten 12 Monate/vorher ☐
Anzahl Perinataltod (28. Woche bis 6.Tag nach Geburt)   ☐ während der letzten 12 Monate/vorher ☐

Fehlbildungen? _____ Nein ☐   Ja ☐   Unbekannt ☐

Geburtsgewicht der Kinder in Gramm   1. Kind _____
                                                2. Kind _____
                                                3. Kind _____
Anmerkungen _____
_____

Empfängnisverhütung
nein   ☐
„Pille"   ☐   Präparat _____
„Spirale"   ☐
mechanisch-chemische Methoden   ☐
andere   ☐

Wenn nein, warum nicht?
möchte schwanger werden   ☐
ist schwanger   ☐
sterilisiert   ☐
Partner verhütet   ☐
kein Partner   ☐
anderes   ☐

Anmerkungen _____
_____

Tabelle 67-8 Diabetesbefundbogen.

Untersuchung der Injektionsstellen
Verhärtungen? ☐
Infektionen? ☐

Inspektion der Haut:
Vitiligo ☐
Pyodermitis ☐
Addison-zeichen ☐

Körpergewicht (ohne Schuhe, leichte Kleidung): _____ kg
Körpergröße _____ cm
Waist/Hip-Ratio: _____ (Taille _____ cm, Hüfte _____ cm)

Blutdruck (mmHg) – im Sitzen (nach 3 min Ruhe)

		rechter Arm	linker Arm	Puls
1. Messung	systolisch			
	diastolisch			
2. Messung	systolisch			
	diastolisch			

Untersuchung der Füße:

		rechts	links	Anmerkungen
Haut:	warm 1 kalt 2	☐	☐	
	feucht 1 trocken 2	☐	☐	
Pulse				
A. dorsalis pedis	nicht tastbar 0 tastbar 1	☐	☐	
A. tibialis posterior	nicht tastbar 0 tastbar 1	☐	☐	
A. poplitea	nicht tastbar 0 tastbar 1	☐	☐	
A. femoralis	nicht tastbar 0 tastbar 1	☐	☐	
Vibrationsempfinden				
Knie		/8	/8	
Malleolus lat.		/8	/8	
Großzehen-Grundgelenk		/8	/8	
Berührungsempfindung	fehlt 0 erhalten 1 ☐	☐		distal von:
Spitz-Stumpf-Empfindung	fehlt 0 erhalten 1 ☐	☐		distal von:
Temperaturempfindung	Δ C°			distal von:
Reflexe				
ASR	fehlt 0 schwach 1 reaktiv 2			
PSR	gesteigert 3 Klonus 4 ☐		☐	
Muskelatrophie/-lähmungen	nein 0 ja 1	☐	☐	Wo?
		rechts	links	Anmerkungen
Ulkus/Gangrän	nein 0 ja 1	☐	☐	Foto anfertigen

Seit: _____
Ursache: _____
Bisherige Behandlung: _____

Schwielen	nein 0 ja 1	wo:_____
Mykose	nein 0 ja 1	wo:_____
Nägel	normal 0 eingewachsen 1	wo:_____

Amputationen
Unterhalb Knöchel ☐ ☐
Unterhalb Knie ☐ ☐
Oberhalb Knie ☐ ☐

Tabelle 67-19 Dokumentation zur Monitorisierung bei Diabetes mellitus.

1. In der Regel alle 3 Monate

Einstellungsziel:
Vermeiden von Folgeschäden ☐
Vermeiden hyperglykämiebedingter Symptome ☐
Ziel – Blutglukose (nüchtern/präprandial): _____ / _____

Derzeitige Beschwerden durch Hyperglykämie
Müdigkeit, Abgeschlagenheit ☐
Polyurie, Polydipsie ☐
Magen- oder Bauchschmerzen, Übelkeit, Brechreiz ☐
Hautjucken ☐
Pyodermie ☐
Balanitis/Vulvitis ☐
Harnwegsinfekt ☐
Gingivitis ☐
Spontane Gewichtsabnahme ☐
Keine dieser Beschwerden ☐
Anderes ☐

Orale Antidiabetika
Präparat _____ Dosierung _____

Insulin
Injektionen/Tag (durchschnittlich während der letzten Woche) _____
Gesamtinsulindosis Einheiten/Tag _____
Insulinpräparate _____

Insulindosierung (Zeit)

	morgens	mittags	abends	spät	nachts
Normalinsulin (E)					
Verzögerungsinsulin (E)					
Basalrate (E/h)					

Weitere Medikamente

Präparate	Dosierung

Essen
Essen nach Plan   Ja ☐   Nein ☐

	morgens	mittags	abends	spät
BE/Zeit				
BE/Zeit				
BE/Zeit				
BE/Zeit				

Wie häufig pro Woche wurde eine Hauptmahlzeit ausgelassen?
Wieviele Kohlenhydrate pro Tag durchschnittlich?
Anzahl BEs (BE = Broteinheit):
Anzahl KEs (KE = Kohlenhydrateinheit):
Gramm Kohlenhydrate (1 BE = 12 Gramm, 1 KE = 10 Gramm):

Tagebuch
S. Kopie der letzten 2 Wochen   ☐   nicht dabei ☐

Tabelle 67-19 Dokumentation zur Monitorisierung bei Diabetes mellitus (Fortsetzung).

Mittlere Blutglukose

		morgens	mittags	abends	spät	nachts
zu hoch (↑)						
zu niedrig (↓)						

Hypoglykämien
„Wieviele Unterzuckerungen während der letzten Woche?"   keine 00 ☐☐
„Wieviele Blutzuckerwerte während der letzten Woche lagen unter 60 mg%?"   keine 00 ☐☐
Werden Unterzuckerungen rechtzeitig bemerkt?
ja, immer ☐
ja, meistens ☐
tagsüber ja, nachts oft nicht ☐
nein, oft nicht ☐
nein, nie ☐

Ab welchen Blutzuckerwerten
≥ 50 mg% ☐
40 – 49 mg% ☐
< 40 mg% ☐
spürt Hypos nie ☐

Unterzuckerung, die Fremdhilfe erforderte
Nein ☐
Ja ☐
Anzahl während der *letzten 3 Monate* (genau!) _____

Arbeitsunfähigkeitstage

Gewicht (kg) _____

Blutdruck (mmHg) _____

HbA$_{1(c)}$ % _____

2. Einmal im Jahr:

Serumkreatinin (mg/dl) _____
Albuminurie (µg/min) _____   Morgenurin ☐
                                          Spontanurin ☐
                                          24-h-Urin ☐

Untersuchung der Injektionsstellen
Verhärtungen? ☐
Infektionen? ☐

Inspektion der Haut:
Vitiligo ☐
Pyodermitis ☐
Addison-Zeichen ☐

Fußbefund
Siehe Tabelle 67-8

Augenfachärztlicher Befund
Siehe Tabelle 4-17

Überprüfung der Blutglukoseselbstkontrolle durch Vergleichsmessung im Labor
Selbstkontrolle: _____ mg/dl
Laborwert: _____ mg/dl

3. Bei Indikation:

Cholesterin mg/dl _____
HDL mg/dl _____
Triglyzeride mg/dl _____
Nikotin: _____

68 Hypoglykämie

Wolfgang Kerner

1   Definition und Klassifikation 593
2   Klinisches Bild 594
2.1   Insulinom 595
2.2   Hypoglycaemia factitia 595
2.3   Autoimmunhypoglykämie 596
2.4   Tumorhypoglykämie 596
2.5   Hypoglykämie bei Hormonmangel-
      zuständen 596
2.6   Hypoglykämie bei Erkrankungen von
      Leber und Niere 597
2.7   Medikamentös induzierte Hypoglykämie .. 597
2.8   Alkoholinduzierte Hypoglykämie 597
2.9   Ausschließlich postprandial vorkommende
      Hypoglykämie 597
3   Pathogenese/Pathophysiologie 597
3.1   Erkrankungen mit verminderter Glukose-
      produktion und gesteigerter Glukose-
      utilisation 598
3.2   Erkrankungen mit verminderter Glukose-
      produktion 598
3.3   Ursache unbekannt 598
4   Diagnostik 598
4.1   Diagnostischer Verdacht 598
4.2   Sicherung der Diagnose und Differential-
      diagnose 599
4.3   Laborchemische Methoden 599
4.3.1 Messung der Glukose 599
4.3.2 Durchführung des 72-Stunden-Hunger-
      versuchs 600
4.3.3 Pharmakologische Tests 600
4.3.4 Mahlzeitentest 600
4.3.5 Hormone, Substrate und Insulin-
      antikörper 600
4.4   Lokalisationsdiagnostik bei biochemisch
      gesichertem Insulinom 601
5   Therapie 601
5.1   Insulinom 601
5.2   Malignes Insulinom 602
5.3   Tumorhypoglykämie 602
5.4   Autoimmunhypoglykämie 602
5.5   Postprandiale Hypoglykämien 602

1 Definition und Klassifikation

Die *Whipple-Trias* ist die klassische Definition der Hypoglykämie: Symptome der *Hypoglykämie* treten gleichzeitig mit einer *erniedrigten Plasmaglukose* auf und sind *durch Zufuhr von Glukose*, die die Plasmaglukose über den hypoglykämischen Bereich anhebt, *zu beseitigen*.

Der vollständige Nachweis aller Punkte dieser Trias ist die unbedingte Voraussetzung für die sichere Diagnose einer Hypoglykämie. Die einzelnen Punkte für sich genommen können allenfalls auf die Diagnose hinweisen, sie jedoch nicht beweisen: Die Symptome sind insgesamt unspezifisch, was auch für deren Beseitigung durch Glukosezufuhr gilt; außerdem ist eine Erniedrigung des Plasmazuckers erst bei Werten unter 40 mg/dl mit hoher Wahrscheinlichkeit als pathologisch zu werten. Allerdings wird es nur in Ausnahmefällen möglich sein, bei spontan auftretenden Symptomen eine Hypoglykämie nach dem Grundsatz der Whipple-Trias unmittelbar zu beweisen oder auszuschließen. In aller Regel erfolgt dies unter kontrollierten Bedingungen, nachdem die Hypoglykämie provoziert wurde.

Tabelle 68-1 Klassifikation der Hypoglykämie bei Erwachsenen.

Hypoglykämie ohne sicheren Bezug zur Mahlzeiteneinnahme (meist Nüchternhypoglykämie)
- Pankreaserkrankungen: Insulinom (singulär, multipel, ektop; benigne, maligne), Nesidioblatose, Inselzellhyperplasie, Inselzelladenomatose (insgesamt selten), MEN I
- Hypoglycaemia factitia (Insulin, Sulfonylharnstoffe)
- Autoimmunhypoglykämie: Insulinautoantikörper, Insulinrezeptorantikörper
- Tumorhypoglykämie: mesenchymale Tumoren, primäres Leberzellkarzinom, Nebennierenrindenkarzinom, Karzinome des Gastrointestinaltrakts, Karzinome des Urogenitalsystems
- endokrinologische Erkrankungen: Panhypopituitarismus, isolierter Wachstumshormonmangel (bei Erwachsenen selten), isolierter ACTH-Mangel, M. Addison
- Erkrankungen von Leber und/oder Niere: terminale Niereninsuffizienz, akute Hepatitis, fortgeschrittene Leberzirrhose
- Medikamente: Chinin, Chinidin bei Malaria; Pentamidin bei Pneumocystis-carinii-Pneumonie; Trimethoprim-Sulfamethoxazol bei Niereninsuffizienz; Propoxyphen bei Niereninsuffizienz; β_2-Agonisten (Ritodrin); Haloperidol; Disopyramid
- verschiedene Ursachen: Kachexie, Anorexia nervosa; Sepsis, Alkohol

Hypoglykämie nur postprandial
- Magenentleerungsstörungen (v.a. nach Magenoperationen)
- Enzymdefekte: hereditäre Fruktoseintoleranz, Galaktosämie
- nach Genuß von Gin und Tonic
- idiopathische postprandiale Hypoglykämie
- Ingestion von Toxinen (Ackee-fruit, Pilztoxine)

postprandiale Pseudohypoglykämie

Tabelle 68-2 Klassifikation der Hypoglykämie bei Kindern.

transitorische Hypoglykämien bei Neugeborenen

Substrat- oder Enzymmangel	Frühgeborene Mangelgeborene kleinerer Zwilling
Hyperinsulinämie	Kinder diabetischer Mütter Kinder mit Erythroblastosis fetalis

persistierende Hypoglykämien

Hyperinsulinämie	Nesidioblastose, Inselzellhyperplasie, Inselzelladenomatose Insulinom (selten) Beckwith-Wiedemann-Syndrom
Hormonmangelzustände	Panhypopituitarismus isolierter ACTH-Mangel (im Kindesalter selten) isolierter Wachstumshormonmangel M. Addison
Substratmangel	ketotische Hypoglykämie
Störungen des Kohlenhydratstoffwechsels	Glykogen-Speicherkrankheiten Störungen der hepatischen Gluconeogenese (Glukose-6-Phosphatase-Mangel, Fruktose-1,6-Diphosphatase-Mangel, Phosphoenolpyruvat-Carboxykinase und Pyruvat-Carboxylase-Mangel) Galaktosämie Fruktoseintoleranz
Störungen des Aminosäurestoffwechsels	Maple-Sirup-Urine-Disease Methylmalonazidurie
Störungen des Fettsäurestoffwechsels	Carnitinmangel Carnitin-Acyl-Transferase-Mangel 3-Hydroxy-3-Methylglutaryl-CoA-Lyase-Mangel
verschiedene Ursachen	angeborene Herzfehler mit Zyanose Reye-Syndrom Salicylate Alkohol infektiöse Diarrhö

Die klassische Einteilung der Erkrankungen, deren Leitsymptom die Hypoglykämie ist, unterscheidet zwischen *Nüchternhypoglykämien* und *postprandialen Hypoglykämien*. Nach dieser Klassifikation liegen den sog. Nüchternhypoglykämien, die sich meist durch neuroglukopenische Symptome manifestieren, nahezu ausschließlich organische Erkrankungen zugrunde, während die Ursachen für die sog. postprandialen Hypoglykämien, die sich meist durch autonome Symptome manifestieren, in der Regel funktioneller Natur sind. In dieser einfachen, allein durch eine sorgfältige Anamnese feststellbaren Unterscheidung liegt der Vorteil der klassischen Einteilung [16].

Ihr Wert wurde allerdings in letzter Zeit in Frage gestellt, weil die strikte Einteilung in Erkrankungen, die ausschließlich zu Hypoglykämien im Nüchternzustand bzw. nach Mahlzeiteneinnahme führen, nicht aufrechterhalten werden kann [5, 11]. So können gelegentlich bei Erkrankungen, die früher als Nüchternhypoglykämien klassifiziert wurden (z.B. beim Insulinom) zusätzlich oder – was sehr selten ist – ausschließlich postprandial Hypoglykämien auftreten. Dies macht die sichere anamnestische Abgrenzung gegen Hypoglykämien, die durch Mahlzeiten induziert werden, unmöglich. Hinzu kommt, daß sich in den letzten Jahren herausgestellt hat, daß postprandial auftretende Hypoglykämien, wie die „funktionelle Hypoglykämie", die „Hypoglykämie in der Frühphase des Diabetes mellitus Typ II" und die „alimentäre Hypoglykämie" diagnostische Artefakte sind, die durch die ungerechtfertigte Anwendung des 5-Stunden-OGTT (oraler Glukosetoleranztest) zustandekommen und daß die Beschwerden der überwiegenden Mehrzahl der davon betroffenen Patienten nicht durch Hypoglykämien zu erklären sind [15]. Aus diesen Gründen liegt der in Tabelle 68-1 dargestellten Klassifikation der Hypoglykämien des Erwachsenen eine Einteilung nach Ursachen bzw. Begleiterkrankungen zugrunde. Die zusätzliche Unterteilung in Hypoglykämien, die ohne sicheren Bezug zur Mahlzeiteneinnahme (meist Nüchternhypoglykämien) bzw. ausschließlich postprandial auftreten, sowie in postprandiale Pseudohypoglykämien, stellt die Verbindung zur früheren Einteilung in Nüchternhypoglykämien und in postprandiale Hypoglykämien dar. Die Klassifikation der im Kindesalter vorkommenden Hypoglykämien, auf die hier nicht näher eingegangen wird, ist in Tabelle 68-2 zusammengestellt.

2 Klinisches Bild

Die Symptome der Hypoglykämie werden in zwei Gruppen unterteilt:
– Symptome, die über eine Aktivierung des autonomen Nervensystems – bedingt durch die Erniedrigung der Plasmaglukose – zustande kommen (*autonome Symptome*)
– Symptome, die durch die unzureichende Versorgung des Gehirns mit Glukose zu erklären sind (*Neuroglukopenie*).

Früher wurden die autonomen Symptome als „adrenerge" Symptome bezeichnet; dies ist nur teilweise korrekt, da manche dieser Symptome (z.B. das Schwitzen) nicht adrenerg sondern cholinerg übermittelt werden. Zu den *autonomen Symptomen* gehören Zittern, Unruhe, Herzklopfen, Nervosität, Angst, Schwitzen und Hunger, zu den *neuroglukopenischen Symptomen* Wärmegefühl, Schwäche, Verwirrtheit, Denkstörungen und Müdigkeit. Diese Einteilung ist nicht absolut, sie hängt sehr von jeweiligen Bedingungen ab, unter denen die Untersuchungen durchgeführt werden (z.B. bei Diabetikern oder bei Stoffwechselgesunden; spontan aufgetretene oder experimentell induzierte Hypoglykämie). Untersuchungen an gesunden Probanden und bei Diabetikern haben gezeigt, daß das erste subjektive Anzeichen für eine Hypoglykämie sowohl ein autonomes als auch ein neuroglukopenisches Symptom sein kann. Die früher häufig geäußerte Meinung, daß eine Hypoglykämie sich zuerst durch ein autonomes („adrenerges") Symptom bemerkbar macht und erst bei weiterem Abfall der Plasmaglukose neuroglukopenische Symptome auftreten, muß deshalb relativiert werden. Die Erfahrung mit der Behandlung insulinpflichtiger Diabetiker zeigt, daß jeder Patient ein für ihn typisches „erstes Symptom" für eine Hypoglykämie hat. Dieses Symptom ändert sich in der Regel über einen längeren Zeitraum nicht. Wenn bei gesunden Probanden die Plasmaglukose stufenweise langsam abgesenkt wird (hypoglykämischer Glukose-Clamp), werden die ersten Symptome bei einer Plasmaglukose von 55 mg/dl (arterialisiertes venöses Blut) bemerkt. Eine Störung der kognitiven Leistung, d.h. eine Beeinträchtigung der Gehirnfunktion, stellt sich bei 50 mg/dl ein. Die gegenregulatorische Ausschüttung von Glukagon, Adrenalin und Wachstumshormon setzt bereits bei einer Plasmaglukose um 65 mg/dl ein. Die Geschwindigkeit, mit der die Plasmaglukose absinkt, hat keinen Einfluß auf die Wahrnehmung der Symptome oder die hormonelle Gegenregulation.

Die Höhe des Schwellenwertes für die Wahrnehmung der Hypoglykämie und die hormonelle Gegenregulation ist beeinflußbar und sinkt durch wiederholte Hypoglykämien auf niedrigere Werte ab.

Der gegenteilige Vorgang tritt ein, wenn bei Patienten ein Insulinom entfernt wird: Symptome der Hypoglykämie werden wieder bei höheren Plasmaglukosewerten wahrgenommen, ebenso wie die hormonelle Gegenregulation bei höheren Werten einsetzt. Wenn der Schwellenwert durch wiederholte Hypoglykämien auf niedrigere Werte absinkt, werden von den Patienten offensichtlich vorwiegend neuroglukopenische Symptome als erste Anzeichen für die Unterzuckerung wahrgenommen.

2.1 Insulinom

Die Inzidenz des Insulinoms beträgt 1–4 Erkrankungen/1 Mio. Einwohner/Jahr. Insulinome treten selten vor dem 20. Lebensjahr auf, über die Hälfte der Patienten sind älter als 50 Jahre. Frauen (60%) sind von der Erkrankung etwas häufiger betroffen als Männer (40%).

In 80% der Fälle handelt es sich um solitäre Adenome des Pankreas, in 7–10% um multiple Makroadenome (mit oder ohne zusätzliche Mikroadenomatose oder Hyperplasie der Inselzellen), in 5–10% um ein metastasierendes Inselzellkarzinom.

Eine *Nesidioblastose* (diffuse Neubildung von β-Zellen, die von exokrinen Ausführungsgängen auszuge-hen scheinen und sich nicht zu Langerhans-Inseln organisieren) oder eine *Hyperplasie der Inselzellen* (vermehrte Zahl normaler großer oder vergrößerter Inseln) kommen beim Erwachsenen nur selten vor. Ein Zehntel der Erkrankungen mit organischem Hyperinsulinismus manifestieren sich im Rahmen einer *multiplen endokrinen Neoplasie* (MEN) I. In diesen Fällen sind solitäre Adenome selten, es überwiegen multiple Makroadenome mit oder ohne Mikroadenomatose oder Hyperplasie.

Völlig andere Relationen werden beim organischen *Hyperinsulinismus im Kindesalter* beobachtet. Hier überwiegen Hyperplasie, Nesidioblastose und Mikroadenomatose. Möglicherweise handelt es sich bei einem Teil der Fälle um funktionelle Defekte. Makroadenome sind im Kindesalter selten und sollten Anlaß sein, an die Diagnose eines MEN I zu denken (s. Kap. 62).

Klinisch fällt der Insulinompatient durch neuroglukopenische Symptome auf, die sich mehrere Stunden (> 5 h) nach der letzten Mahlzeit bemerkbar machen (morgens vor dem Frühstück, insbesondere vor dem späten Frühstück am Wochenende; am späten Nachmittag, besonders nach dem Auslassen des Mittagessens). Die Symptome sind in aller Regel gravierend: Verwirrtheit oder auffallendes Verhalten (80%), Koma oder Amnesie für das Ereignis (53%), Krampfanfälle (12%). Nicht selten wird deshalb initial bei diesen Patienten eine neurologische oder psychiatrische Erkrankung vermutet. Bei an der Mayo-Klinik behandelten Patienten betrug die Zeit zwischen erstem Symptom und Stellung der Diagnose im Mittel 32,5 Monate (10 Tage – 15 Jahre) [12]. Eine Zunahme des Körpergewichts tritt bei Patienten mit Insulinom eher selten auf (bei 18% der Patienten). Ebenfalls ist die Provokation einer Hypoglykämie durch körperliche Belastung die Ausnahme (bei 7% der Patienten).

2.2 Hypoglycaemia factitia

Die Hypoglycaemia factitia ist selten und stellt eine diagnostische Herausforderung dar. Am wichtigsten ist die sichere Abgrenzung gegen das Insulinom, und damit die Verhinderung einer unnötigen Operation. Eine weitere wichtige, aber sehr selten vorkommende Differentialdiagnose der Hypoglycaemia factitia stellt das Autoimmuninsulinsyndrom dar. Meistens wird die Hypoglycaemia factitia bei jüngeren Frauen (20–40 Jahre) beobachtet. Sie induzieren Hypoglykämien durch Injektion von Insulin, seltener durch Einnahme eines Sulfonylharnstoffpräparates. Diese Patientinnen sind nicht selten im Gesundheitswesen beruflich tätig und haben Zugang zu diesen Medikamenten oder haben Angehörige, die damit behandelt werden. Die Diagnose einer Hypoglycaemia factitia läßt sich in aller Regel schlüssig stellen (Serumspiegel von Insulin, C-Peptid, Sulfonylharnstoffe, Proinsulin), auch wenn dies, abhängig vom Einfallsreichtum der Patientinnen, meist viel Zeit in Anspruch nimmt. Wenn die Patientinnen bzw. Patienten mit dieser Diagnose konfrontiert werden, gibt nur etwa die Hälfte zu, die Hypoglykämien selbst verursacht zu haben. Über die psychische Struktur der Betroffenen ist nur wenig bekannt. Bei manchen Patienten liegen neurotische Persönlichkeitsstörungen vor, Psychosen im engeren Sinne finden sich selten.

2.3 Autoimmunhypoglykämie

Das sehr seltene Krankheitsbild wurde erst in den letzten Jahren genauer beschrieben. Man unterscheidet zwei Varianten:
- die Hypoglykämie durch *Insulinautoantikörper* (Autoimmuninsulinsyndrom)
- die Hypoglykämie durch *Insulinrezeptorautoantikörper*.

Die häufigere Form ist die durch Insulinautoantikörper hervorgerufene Hypoglykämie, ein Krankheitsbild, das vor allem in Japan beobachtet wird. Diese Form ist charakterisiert durch polyklonale IgG-Antikörper gegen Insulin bei Patienten, die nie mit Insulin behandelt wurden. Klinisch kommt es zu Hypoglykämien in der späten postprandialen Phase, wenn das in der frühen postprandialen Phase an die Antikörper gebundene Insulin langsam wieder freigesetzt wird und zur Wirkung gelangt. Gelegentlich werden auch Nüchternhypoglykämien beobachet. Das Autoimmuninsulinsyndrom tritt häufig zusammen mit Autoimmunerkrankungen anderer Organe, vor allem der Schilddrüse, auf. Möglicherweise wird die Entstehung der Insulinantikörper durch die thyreostatische Therapie mit Thionamiden begünstigt. Die andere Form der Autoimmunhypoglykämie wird durch stimulierende Antikörper gegen den Insulinrezeptor verursacht. Klinisch steht die Nüchternhypoglykämie im Vordergrund, seltener treten reaktive Hypoglykämien auf. Eine Acanthosis nigricans, wie bei Syndromen mit schwerer Insulinresistenz, besteht in der Regel nicht. Die meisten Patienten mit dieser Erkrankung leiden gleichzeitig an anderen Autoimmunerkrankungen (systemischer Lupus erythematodes, Sklerodermie, primäre biliäre Zirrhose, idiopathische thrombozytopenische Purpura, Hashimoto-Thyreoiditis) oder an Neoplasien des lymphatischen Systems. Der Übergang eines Zustandes mit Diabetes mellitus bei extremer Insulinresistenz durch blockierende Insulinrezeptorantikörper in einen Zustand mit schwersten Hypoglykämien wurde beschrieben.

2.4 Tumorhypoglykämie

Hypoglykämien durch Tumoren, die kein Insulin produzieren, sind sehr selten. Die klinische Manifestation ähnelt der von Insulinomen, mit dem Unterschied, daß diese Patienten meist durch das Tumorleiden gezeichnet sind. Auch sind die Hypoglykämien in der Regel stärker ausgeprägt als beim Insulinom. Der Glukosebedarf zur Vermeidung von Hypoglykämien kann groteske Ausmaße annehmen (bis zu 2000 g/Tag i.v.).

In etwa 50% der Fälle handelt es sich um mesenchymale, meist maligne Tumoren (Sarkom, Fibrom, Mesotheliom, Hämangioperizytom). Sie sind im Thorax oder retroperitoneal im Abdomen gelegen und oft sehr groß (mehrere kg Gewicht).

Auch verscheidene epitheliale Tumoren können Hypoglykämien auslösen:
- primäres Leberzellkarzinom (Assoziation mit Hypoglykämien wird vor allem in China beobachtet)
- Nebennierenrindenkarzinom
- verschiedene Tumoren des Gastrointestinal- und Urogenitalsystems.

2.5 Hypoglykämie bei Hormonmangelzuständen

Hypoglykämien bei Hormonmangelzuständen manifestieren sich meist im Nüchternzustand. Sie sind bei verschiedenen Formen der *Hypophysenvorderlappeninsuffizienz* keine Seltenheit und treten bei Kindern in 15% bei *isoliertem Wachstumshormonmangel*, in 40% bei kombiniertem Mangel von Wachstumshormon, ACTH und TSH auf. Es sind vor allem Kinder vor dem 6. Lebensjahr betroffen. Auch bei Erwachsenen führt die unbehandelte Hypophysenvorderlappeninsuffizienz verschiedener Ausprägung zu spontan auftretenden Hypoglykämien. Im Extremfall, wie bei dem seltenen *isolierten ACTH-Mangel* kann die Hypoglykämie sogar das Leitsymptom der Erkrankung sein. Es ist seit langem bekannt, daß Hypoglykämien eine Manifestation eines *M. Addison* sein können. Auch wenn dies gut belegt ist, muß betont werden, daß heute Hypoglykämien zu den sehr seltenen Symptomen eines M. Addison gehören. Schließlich gibt es vereinzelt Fallbeschreibungen, daß bei schweren *Hypothyreosen* Hypoglykämien auftreten können.

In Anbetracht der aus der Physiologie bekannten Bedeutung der Hormone Adrenalin und Glukagon für die hormonelle Gegenregulation nach insulininduzierter Hypoglykämie, ist es erstaunlich, daß keine gut dokumentierten Erkrankungen bekannt sind, bei denen Hypoglykämien durch den Mangel dieser Hormone hervorgerufen werden. Dies gilt vor allem für das Erwachsenenalter. In der pädiatrischen Literatur existieren einige Hinweise auf die Möglichkeit, daß ein Mangel von Adrenalin oder Glukagon (sog. McQuarry-Syndrom) Hypoglykämien verursachen kann, wobei auch hier schlüssige Beweise fehlen.

2.6 Hypoglykämie bei Erkrankungen von Leber und Niere

Hypoglykämien wurden im Zusammenhang mit den verschiedensten Lebererkrankungen beschrieben: Fettleber, Leberzirrhose, Metastasenleber, Alkoholhepatitis, akute Virushepatitis, toxische Hepatitis. Darüber hinaus kann eine Hypoglykämie den Verlauf einer Laktatazidose bei Patienten, die gleichzeitig eine Lebererkrankung haben, komplizieren. Auch bei Patienten mit fortgeschrittener Herzinsuffizienz wurden wiederholt Hypoglykämien beobachtet.

In der Regel handelt es sich dabei um schwerkranke Patienten in schlechtem Ernährungszustand.

Schwere Hypoglykämien mit Bewußtseinsverlust können bei Patienten mit terminaler Niereninsuffizienz auftreten.

2.7 Medikamentös induzierte Hypoglykämie

Neben Insulin und den Sulfonylharnstoffen, die zweifellos die stärkste hypoglykämische Wirkung haben, gibt es andere Medikamente, die beim Nichtdiabetiker Hypoglykämien verschiedenster Schweregrade hervorrufen können. Die bei Malaria per se bestehende Tendenz zu Hypoglykämien wird durch Chinin und Chinidin verstärkt. *Chinin* in höherer Dosierung ist jedoch auch außerhalb der Behandlung der Malaria in der Lage, Unterzuckerungen hervorzurufen. Weitere Medikamente, bei denen als Nebenwirkung Hypoglykämien auftreten können, sind:
– *Pentamidin* zur Behandlung der Pneumocystis-carinii-Pneumonie
– *Disopyramid* zur Behandlung von Herzrhythmusstörungen
– β_2-Agonisten zur tokolytischen Therapie und *Haloperidol*.

Bei niereninsuffizienten Patienten wurden Hypoglykämien unter Behandlung mit *Trimethoprim-Sulfamethoxazol* und mit *Propoxyphen* beschrieben. Durch Behandlung mit *Acetylsalicylsäure* und mit *Betablockern* können bei Kindern Hypoglykämien hervorgerufen werden. Erwachsene scheinen davon nur extrem selten betroffen zu sein. Bei einem niereninsuffizienten Patienten wurde über eine Hypoglykämie nach topischer Anwendung von Salicylaten berichtet.

2.8 Alkoholinduzierte Hypoglykämie

Die alkoholinduzierte Hypoglykämie tritt typischerweise beim Alkoholiker mit chronischer Mangelernährung auf, wird aber auch beim Gelegenheitstrinker beobachtet, wenn dieser 1 bis 2 Mahlzeiten ausgelassen hat.

Zur Hypoglykämie kommt es 6–36 h nachdem er – eventuell nur mäßige Mengen – Alkohol (z. B. 30 g) getrunken hat. Der Patient wird üblicherweise bewußtlos oder stuporös vorgefunden. Teilweise ist er aggressiv und unkooperativ was dazu verleiten kann, dies als Alkoholintoxikation und nicht als Hypoglykämie einzustufen. Der Blutzucker beträgt 20–40 mg/dl, die Patienten sind meist hypotherm. Die Mortalität der Alkoholhypoglykämie beträgt 10%. Mit einer Mortalität von 25% ist dieser Zustand besonders gefährlich im Kindesalter. Eine Sonderform stellt die alkoholinduzierte reaktive Hypoglykämie dar, die sich nach den Ergebnissen englischer Autoren unmittelbar nach Einnahme von Gin und Tonic bei 30% gesunder Probanden einstellt.

2.9 Ausschließlich postprandial vorkommende Hypoglykämie

Die Liste der Erkrankungen, bei denen Hypoglykämien nur postprandial auftreten, ist in den letzten Jahren deutlich kleiner geworden, nachdem klar wurde, daß sich der OGTT zur Diagnose dieser Erkrankungen nicht eignet. Übrig blieben die seltenen Fälle, bei denen im normalen Tagesverlauf (oder nach Einnahme einer standardisierten Mahlzeit) hypoglykämische Symptome gleichzeitig mit objektivierbaren Hypoglykämien auftreten. Es handelt sich dabei sowohl um Patienten mit *Magenentleerungsstörungen* (meist nach Operationen am Magen) als auch um Patienten, bei denen sich keine Ursache für die nachgewiesene Hypoglykämie finden läßt (*idiopathische postprandiale Hypoglykämie*). Raritäten sind Enzymdefekte wie *Galaktosämie* und *hereditäre Fruktoseintoleranz*. Dies gilt auch für den in unseren Breiten wohl sehr seltenen Genuß der unreifen, in Jamaica heimischen Ackee-fruit. Verantwortlich für das sich entwickelnde Krankheitsbild (Jamaican vomiting sickness) und die Hypoglykämie ist die Substanz Hypoglycin A. Der größte Teil der Zustände, die früher nach dem Ergebnis des OGTT die Diagnosen „funktionelle Hypoglykämie", „Hypoglykämie in der Frühphase des Diabetes mellitus Typ II", oder „alimentäre Hypoglykämie" erhielten, werden in Tabelle 68-1 als *postprandiale Pseudohypoglykämien* zusammengefaßt. Damit soll verdeutlicht werden, daß diese Patienten nach einer Mahlzeit – meist autonome – Symptome wie bei einer Hypoglykämie verspüren, die Hypoglykämie sich aber nicht objektivieren läßt.

3 Pathogenese/Pathophysiologie

Die Ursachen einer Hypoglykämie sind entweder in einer gesteigerten Glukoseutilisation (hauptsächlich durch die Muskulatur) oder in einer verminderten Glukoseproduktion (hauptsächlich durch die Leber) zu suchen. Nicht selten sind beide Mechanismen wirksam.

3.1 Erkrankungen mit verminderter Glukoseproduktion und gesteigerter Glukoseutilisation

Mit Hyperinsulinämie: Die meisten Lehrbücher erklären das Auftreten von Hypoglykämien beim *Insulinom* mit einer Steigerung der Glukoseutilisation. Es wurde in letzter Zeit jedoch mehrfach gezeigt, daß dies nicht zutrifft und daß der wichtigste Mechanismus für die Hypoglykämie die durch die Hyperinsulinämie in der Portalvene hervorgerufene Verminderung der hepatischen Glukoseproduktion ist [2, 9]. Die Glukoseutilisation liegt trotz Hyperinsulinämie im Normbereich, was durch eine gleichzeitig bestehende Insulinresistenz zu erklären ist. Interessanterweise haben Insulinompatienten trotz Hyperinsulinämie und Insulinresistenz keine arterielle Hypertonie. Ähnlich dürften die Verhältnisse bei der *Hypoglycaemia factitia* und bei der *Autoimmunhypoglykämie* sein, wobei zu vermuten ist, daß zusätzlich zur Verminderung der hepatischen Glukoseproduktion wegen der „peripheren" Zufuhr des Insulins eine Steigerung der Glukoseutilisation besteht. Der hypoglykämische Effekt mancher *Medikamente* kommt durch eine Erhöhung der Insulinspiegel zustande. Chinin und Disopyramid und β_2-Agonisten scheinen die Insulinsekretion zu stimulieren, Pentamindin hat einen zytotoxischen Effekt, wodurch es zum „Auslaufen" des Insulins aus der β-Zelle kommt.

Ohne Hyperinsulinämie: Die Pathogenese der Tumorhypoglykämie war lange Zeit nicht geklärt. Vor wenigen Jahren wurde beschrieben, daß im Serum der meisten – wenn nicht aller – Patienten mit dieser Erkrankung eine Form von IGF-II mit höherem Molekulargewicht (Pro-IGF-II oder Big-IGF-II) nachweisbar ist [1, 17]. Diese Substanz hat eine dem IGF-II ähnliche, wenn nicht identische biologische Aktivität. Durch die vermehrte Produktion von Big-IGF-II kommt es zu einer verminderten Sekretion von Wachstumshormon, Insulin (und normalem IGF-II). Dies wiederum führt zu einer veränderten Produktion wichtiger IGF-Bindungsproteine (IGFBP) in der Leber (verminderte Produktion von IGFBP-3 und ALS, vermehrte Produktion von IGFBP-2). Das Ergebnis dieser Veränderungen ist eine Vermehrung des freien Anteils von IGF-II und vor allem von Big-IGF-II. Durch deren Interaktion mit Insulin und/oder IGF-II-Rezeptoren wird die hepatische Glukoseproduktion vermindert und die Glukoseutilisation in der Peripherie (bei hoher Insulinsensitivität) vermehrt, was insgesamt zur Hypoglykämie führt.

3.2 Erkrankungen mit verminderter Glukoseproduktion

Hormonmangelzustände: Der Mangel von Kortisol und/oder Wachstumshormon bei verschiedenen Formen der HVL-Insuffizienz und bei M. Addison bewirkt über eine Verminderung der Glukoneogenese eine Verminderung der hepatischen Glukoseproduktion.

Substratmangel: Substratmangel ist die wichtigste Ursache für die Entstehung der Hypoglykämie bei Kachexie, Malnutrition und Anorexia nervosa.

Lebererkrankungen: Das Auftreten von Hypoglykämien bei Lebererkrankungen wird üblicherweise mit der verminderten Synthesekapazität des Organs durch Parenchymzerstörung erklärt. Es müssen allerdings mehr als 80 % des Organs zerstört sein, daß es auf diese Weise zur Ausbildung von Hypoglykämien kommt. Es scheint deshalb fraglich, ob diese Erklärung auch für die bei Fettleber und Stauungsleber (bei Herzinsuffizienz) beschriebenen Hypoglykämien zutrifft.

Alkohol und Toxine: Durch die mit dem Abbau von Alkohol verbundene Akkumulation von NADH in der Leber kommt es zu einer *Hemmung der Glukoneogenese* und damit zur Hypoglykämie.

3.3 Ursache unbekannt

Weitgehend unbekannt sind die Ursachen für die bei terminaler Niereninsuffizienz und bei Sepsis auftretenden Hypoglykämien.

4 Diagnostik

4.1 Diagnostischer Verdacht

Der Verdacht auf eine Hypoglykämie muß immer dann auftreten, wenn bei einem Patienten rezidivierend, vor allem nüchtern (d. h. mehr als 5 h nach der letzten Mahlzeit), aber auch postprandial *neuroglukopenische Symptome* auftreten.

Autonome Symptome postprandial lassen eher an eine *Pseudohypoglykämie* denken und müssen ebenfalls weiter abgeklärt werden. Das Vorgehen hängt vom Gesundheitszustand des Patienten ab (Tab. 68-3).

Tabelle 68-3 Hypoglykämien und Allgemeinzustand des Patienten.

Patienten in gutem Allgemeinzustand
- organischer Hyperinsulinismus
- Hypoglycaemia factitia
- manche Patienten mit Autoimmunhypoglykämie
- ausschließlich postprandial auftretende Hypoglykämien

Patienten in schlechtem Allgemeinzustand
- Niereninsuffizienz
- Erkrankungen der Leber
- Tumorhypoglykämie
- manche Patienten mit Autoimmunhypoglykämie
- Kachexie
- Hormonmangelerkrankungen
- Medikamente (vor allem zusammen mit Leber- und Nierenerkrankungen)
- Alkohol
- Sepsis

Patient in gutem Allgemeinzustand: Bei gesundwirkenden Patienten liegt entweder ein Insulinom, eine Hypoglycaemia factitia oder seltener eine Autoimmunhypoglykämie vor. Alternativ handelt es sich um eine der ausschließlich postprandial auftretenden Hypoglykämien. Im ersten Fall ist der *Hungerversuch* der nächste diagnostische Schritt, im zweiten Fall der *Mahlzeitentest*. Wenn sich, was sehr selten ist, die postprandiale Hypoglykämie bestätigen läßt, ist auch in diesem Fall ein Hungerversuch erforderlich.

Patient in schlechtem Allgemeinzustand: Eine umfangreichere Differentialdiagnose stellt sich bei Patienten in schlechtem Allgemeinzusand [3]. Hier steht die Erkennung der Grunderkrankung im Vordergrund, was meist nicht schwierig ist. Daran schließt sich die Messung von Insulin, C-Peptid, Proinsulin und evtl. Big-IGF-II an, am besten während die Plasmaglukose im hypoglykämischen Bereich liegt. Dies wird man jedoch nicht in jedem Fall, und nur im Ausnahmefall durch einen vollständigen Hungerversuch erzwingen.

4.2 Sicherung der Diagnose und Differentialdiagnose

Die sichere Diagnose einer Hypoglykämie erfordert den Nachweis der Whipple-Trias: Symptome der Hypoglykämie treten gleichzeitig mit einer erniedrigten Plasmaglukose auf und sind durch Zufuhr von Glukose, die die Plasmaglukose über den hypoglykämischen Bereich anhebt, zu beseitigen. In aller Regel ist es erforderlich, die Hypoglykämie unter kontrollierten Bedingungen, d.h. mit einem Hungerversuch oder, seltener, einem Mahlzeitentest zu provozieren. Der Hungerversuch dient nicht nur zur Sicherung der Diagnose einer Hypoglykämie sondern auch zur Differentialdiagnose (Tab. 68-4). Falls beim Hungerversuch die Plasmaglukose sicher auf Werte unter 40 mg/dl abgefallen ist und trotzdem keine Symptome auftreten, ist ein weiteres Absinken der Plasmaglukose und damit das Auftreten schwerwiegender neurologischer Komplikationen ethisch nicht zu rechtfertigen. Man wird in diesem Fall den Hungerversuch abbrechen und auf den kompletten Nachweis der Whipple-Trias verzichten. Die Tatsache an sich, daß eine derartige Hypoglykämie ohne Symptome auftritt, spricht für eine Adaptation des Patienten an niedrige Glukosewerte, was nicht selten bei Patienten mit Insulinom beobachtet wird.

4.3 Laborchemische Methoden

4.3.1 Messung der Glukose

Im Rahmen der Diagnostik hypoglykämischer Zustände ist es erforderlich, die Glukosekonzentration im venösen Plasma (EDTA oder Heparin) oder Serum zu messen. Dies ergibt sich aus der Tatsache, daß die Glukose in derselben Probe gemessen werden muß, in der auch Insulin, C-Peptid und Proinsulin gemessen werden.

> Es ist extrem wichtig, die Blutprobe sofort nach Entnahme zu zentrifugieren, da es beim Stehenlassen zum meßbaren Verbrauch von Glukose durch die in den Erythrozyten ablaufende Glykolyse kommt.

Die Aufbewahrung der nicht zentrifugierten Blutprobe im Kühlschrank reicht zur Vermeidung dieses Effektes nicht aus, außerdem kann es dadurch zur Hämolyse kommen, was wiederum die Messung einzelner Hormone stört. Messungen der Glukose im venösen Vollblut sind nur bedingt zu empfehlen, da die Ergebnisse vom Hämatokrit des Blutes abhängen. Bei normalem Hämatokrit ist die Konzentration der Glukose im Plasma 12–15 % höher als die Konzentration im Vollblut. Von der Messung der Glukosekonzentration im kapillären Vollblut, die annähernd identisch ist mit der

Tabelle 68-4 Interpretation der Ergebnisse des Hungerversuchs [8, 11, 14].

Diagnose	Symptome	Glukose (mg/dl)	Insulin (mU/l)	C-Peptid (nMol/l)	Proinsulin (pMol/l)	β-OH-Butyrat (mMol/l)	Δ Glukose* (mg/dl)	Sulfonylharnstoff im Plasma
gesund	nein	≥ 40	< 6	< 0.2	< 5	> 2.7	< 25	nein
Insulinom	ja	≤ 45	≥ 6	≥ 0.2	≥ 5	≤ 2.7	≥ 25	nein
Hypoglycaemia factitia (Insulin)	ja	≤ 45	≥ 6	< 0.2	< 5	≤ 2.7	≥ 25	nein
Hypoglycaemia factitia (Sulfonylharnstoff)	ja	≤ 45	≥ 6	≥ 0.2	≥ 5	≤ 2.7	≥ 25	ja
Hypoglykämie durch Insulin-like-growth-Faktor	ja	≤ 45	≤ 6	< 0.2	< 5	≤ 2.7	≥ 25	nein
nicht durch Insulin hervorgerufene Hypoglykämie	ja	≤ 45	< 6	< 0.2	< 5	> 2.7	< 25	nein
Nahrungsaufnahme während Hungerversuch	nein	≥ 45	< 6	< 0.2	< 5	≤ 2.7	≥ 25	nein
Pseudohypoglykämie	ja	≥ 40	< 6	< 0.2	< 5	> 2.7	< 25	nein

* Anstieg der Plasmaglukose nach Glukagon (Maximalwert am Ende des Hungerversuchs)

Konzentration im arteriellen Vollblut, ist völlig abzuraten, da kein linearer Zusammenhang zwischen diesen Werten und den Werten im venösen Serum oder Plasma besteht: Durch die variierende Glukoseaufnahme im Gewebe sind die Unterschiede bei hohen Insulinspiegeln (z. B. postprandial) groß, bei niedrigen Insulinspiegeln (z. B. nüchtern) gering.

Für die Diagnose einer Hypoglykämie ist es unerläßlich, daß die Glukose mit einer qualitätskontrollierten Labormethode gemessen wird. Es ist unter keinen Umständen zulässig, für diese Diagnose ein Ergebnis zu verwenden, das mit einer Teststreifenmethode (mit oder ohne Auswertegerät; optische oder elektrochemische Methoden) erhalten wurde.

Vor allem im hypoglykämischen Bereich reicht die Genauigkeit dieser Methoden nicht aus.

4.3.2 Durchführung des 72-Stunden-Hungerversuchs

1. Medikamente, wenn möglich, 2 – 3 Tage vor Beginn des Hungerversuchs absetzen. Der Zeitpunkt 0 des Hungerversuchs entspricht dem Zeitpunkt der letzten Nahrungsaufnahme.
2. Der Patient soll während des Versuchs reichlich Mineralwasser trinken (2 – 3 l) und sich tagsüber normal bewegen.
3. Entnahme von venösem Blut zur Messung von Glukose, Insulin, C-Peptid und Proinsulin im Plasma (oder Serum):
   – alle 4 h, wenn Plasmaglukose ≥ 60 mg/dl
   – alle 2 h, wenn Plasmaglukose 50 – 60 mg/dl
   – stündlich oder häufiger, wenn Plasmaglukose ≤ 50 mg/dl.
   Orientierende Messungen des Blutzuckers mit Teststreifen sind möglich, solange parallel dazu Messungen im Labor erfolgen.
4. Hungerversuch beenden, wenn Plasmaglukose ≤ 45 mg/dl und hypoglykämische Symptome aufgetreten sind oder wenn Plasmaglukose bei 2 aufeinanderfolgenden Messungen ≤ 40 mg/dl und keine Symptome vorliegen. Sonst nach 72 h beenden.
5. Am Ende des Hungerversuchs Blutentnahmen zur Messung von Glukose, Insulin, C-Peptid, Proinsulin, evtl. β-Hydroxybutyrat und Glibenclamid (bei entsprechendem Verdacht anderes Sulfonylharnstoffpräparat). Anschließend i.v. Injektion von 1 mg Glukagon und Messung der Plasmaglukose nach 10, 20 und 30 min. Der Patient kann anschließend essen.

4.3.3 Pharmakologische Tests

Der schon historische intravenöse *Tolbutamidtest* wird als einfacher Test mit hoher Spezifität (95%) und Sensitivität (95 – 100%) für die Diagnostik des Insulinoms beschrieben. Nach Service [11] liegt ein Insulinom vor, wenn der Mittelwert der 120, 150 und 180 min nach Injektion von 1 g Tolbutamid gemessenen Plasmaglukosekonzentrationen ≤ 56 mg/dl (bei Normalgewichtigen) bzw. ≤ 61 mg/dl (bei Übergewichtigen) beträgt. In Deutschland wird dieser Test zur Zeit kaum angewandt. Dementsprechend ist in der Roten Liste derzeit kein intravenöses Tolbutamidpräparat aufgeführt.

Ein anderer, häufig zitierter, hierzulande aber ebenfalls selten angewandter Test ist der *C-Peptid-Suppressionstest*. Er beruht auf der Vorstellung, daß die Insulinsekretion, gemessen an der C-Peptid-Konzentration, während einer durch exogenes Insulin induzierten Hypoglykämie (0,125 E/kg KG über 60 min) bei Patienten mit Insulinom weniger supprimiert wird als bei Gesunden. Service hat den Test standardisiert und zur Auswertung ein Nomogramm entwickelt, das Alter und BMI der Patienten berücksichtigt, wodurch die Sensitivität des Testes verbessert wurde [13]. Beide Teste können nur dann durchgeführt werden, wenn die Plasmaglukose zu Beginn über 60 mg/dl beträgt. Sie werden sowohl als Screening-Tests als auch zur weiterführenden Diagnostik bei nicht schlüssigem Ergebnis des Hungerversuchs empfohlen.

4.3.4 Mahlzeitentest

Patienten, die postprandial (meist 2 – 4 h nach einer Mahlzeit) über hypoglykämische Symptome, meist autonomer Art, berichten, sollten eine standardisierte Mahlzeit erhalten, anschließend wird die Plasmaglukose gemessen. Der Test ist positiv, wenn Symptome auftreten und zu diesem Zeitpunkt die Plasmaglukose unter 40 mg/dl abgefallen ist. Wenn dies ausnahmsweise der Fall ist, muß sich zur weiteren Diagnostik ein Hungerversuch anschließen.

Ein oraler *Glukosetoleranztest* sollte zur Diagnose postprandialer Hypoglykämien nicht mehr verwendet werden.

4.3.5 Hormone, Substrate und Insulinantikörper

Die meisten der zur Zeit verwendeten Insulinimmunoassays weisen eine erhebliche Kreuzreaktion mit Proinsulin und Proinsulinbruchstücken auf. Zunehmend kommen jedoch Assays auf den Markt, die diesen Nachteil nicht haben. Bei der Diagnostik des Hyperinsulinismus sollten nur solche Methoden verwendet werden. Erhöhungen der Plasmaspiegel von Proinsulin sprechen für das Vorliegen eines Insulinoms [4].

Die Messung von C-Peptid hat sich in der Differentialdiagnostik der Hypoglykämien sehr bewährt. dieses Peptid ist essentiell für die Diagnose einer Hypoglycaemia factitia. Prinzipiell sollte C-Peptid immer parallel zum Insulin gemessen werden.

Das Ergebnis der Bestimmung von Insulinantikörpern muß mit Vorsicht beurteilt werden:
– Ein negativer Titer schließt eine exogene Zufuhr von Insulin nicht aus.

– Autoantikörper müssen nicht immer Hypoglykämien hervorrufen.
– In seltenen Fällen wurden Antikörper auch bei Patienten mit Insulinom nachgewiesen.

Trotz dieser Einschränkungen ist es wichtig zu wissen, ob Antikörper vorliegen, schon allein deshalb, weil diese das Ergebnis des Insulinimmunoassays beeinflussen können.

4.4 Lokalisationsdiagnostik bei biochemisch gesichertem Insulinom

Erst wenn die Diagnose eines Insulinoms biochemisch gesichert ist, sind Versuche, den Tumor zu lokalisieren, gerechtfertigt.

Die Tumoren sind klein (90 % ≤2 cm Durchmesser, 50 % ≤1,3 cm Durchmesser) und gleichmäßig auf Kopf, Korpus und Schwanz verteilt. Ektope Tumoren außerhalb des Pankreas sind eine extreme Rarität.

Alle Versuche, ein Insulom zu lokalisieren, müssen sich daran messen, daß ein erfahrener Chirurg intraoperativ mehr als 95% der Tumoren findet und sie entfernen kann.

Damit scheiden in der primären Diagnostik, d.h. vor der Erstoperation alle invasiven und damit komplikationsträchtigen Verfahren aus. Octreotidszintigraphie, CT, MRT und Angiographie sind teuer und haben gegenüber der abdominellen Sonographie keine höhere Nachweisrate. Die *Endosonographie* ist eine wenig invasive Methode und hat nach den bisher vorliegenden Ergebnissen eine Sensitivität von 82%. Bei biochemisch gesichertem Insulinom ist deshalb vor der Erstoperation lediglich die abdominelle Sonographie und evtl. die Endosonographie zu empfehlen [10]. Weitergehende Maßnahmen (v.a. Katheteruntersuchungen) sind vor Zweiteingriffen indiziert.

5 Therapie

Das Ziel der Therapie ist einerseits die akute Beseitigung der neuroglukokopenischen Symptomatik durch Zufuhr von Glukose, andererseits die Behandlung der für die Hypoglykämie verantwortlichen Ursache. Die Akuttherapie beim bewußtlosen oder stuporösen Patienten besteht in der intravenösen Injektion von 40 ml 50% Glukoselösung. Falls der Patient nicht innerhalb weniger Minuten aufwacht, sollte diese Injektion wiederholt werden. Wenn auch die zweite Injektion keinen Erfolg zeigt, liegt entweder keine Hypoglykämie vor, oder es hat sich bei langdauernder Hypoglykämie bereits eine – reversible oder irreversible – zerebrale Schädigung ausgebildet.

Kausale Therapien sind möglich bei den meisten Formen des organischen Hyperinsulinismus, bei Hormonmangelerkrankungen, bei manchen Formen der Tumorhypoglykämie sowie bei medikamentös und toxisch bedingten Hypoglykämien.

5.1 Insulinom

Die Therapie des Insulinoms ist die operative Entfernung des Tumors.

In den meisten Fällen ist die Enukleation ausreichend, nur bei großen Tumoren kann eine subtotale Pankreatektomie erforderlich sein. Bei Patienten mit MEN I und meist multiplen Tumoren wird generell neben der Enukleation der Tumoren im Pankreaskopf die subtotale Pankreatektomie empfohlen. Zur intraoperativen Tumorlokalisation, vor allem zum Ausschluß bzw. Nachweis multipler Tumoren hat sich die *intraoperative Sonographie* bewährt. In Zweifelsfällen kann dabei auch die intraoperative, selektive Blutentnahme aus der V. lienalis mit sofortiger Messung des Insulins von Nutzen sein.

Eine medikamentöse Therapie kommt nur in Frage, wenn die Operation wegen eines zu hohen Risikos nicht möglich ist oder vom Patienten abgelehnt wird und diätetische Maßnahmen (häufige Mahlzeiten) nicht zum Erfolg führen.

Auch kommt sie für die beim Erwachsenen sehr seltenen Fälle in Betracht, bei denen eine Nesidioblastose oder Hyperplasie der Inselzellen vorliegt.

Diazoxid, ein zur oralen Therapie verfügbares, nicht diuretisch wirksames Benzothiadiazin, das früher als Antihypertensivum in der Notfallmedizin angewandt wurde, erhöht den Blutzucker über verschiedene pankreatische und extrapankreatische Mechanismen. Die Dosis (150–600 mg) muß individuell an den Bedarf des Patienten angepaßt werden. Die wichtigste Nebenwirkung ist die Natrium- und Flüssigkeitsretention. Diese ist dosisabhängig und kann zur Herzinsuffizienz führen. Aus diesem Grunde sollte Diazoxid immer mit einem *Thiaziddiuretikum* kombiniert werden. Dadurch wird nicht nur die Flüssigkeitsretention verhindert, sondern auch zusätzlich der hyperglykämische Effekt verstärkt. Gastrointestinale Nebenwirkungen (Übelkeit, Erbrechen) treten bei höheren Dosen auf. Der sich unter Therapie mit Diazoxid entwickelnde Hirsutismus stellt vor allem im Kindesalter ein Problem dar.

Octreotid, ein synthetisches Somatostatinanalogon, das subkutan appliziert werden kann, wurde in einer täglichen Dosis von 100–600 µg mehrfach bei Patienten mit Insulinom eingesetzt. Die Hypoglykämien lassen sich nur bei einem Teil der Patienten langfristig erfolgreich behandeln. Insgesamt muß bei der Anwendung von Octreotid beim Insulinom zur Vorsicht geraten werden, da durch diese Substanz nicht nur die Sekretion von Insulin, sondern auch die wichtiger gegenregulatorischer Hormone gehemmt wird und in Einzelfällen eine Verstärkung der Hypoglykämien möglich ist.

5.2 Malignes Insulinom

Gute Ergebnisse lassen sich bei Patienten mit metastasierendem Insulinom mit der kombinierten Chemotherapie mit *Streptozotocin und 5-Fluorouracil* (oder Doxorubicin) erzielen [7]. Unter dieser Therapie werden Tumoren und Metastasen häufig deutlich kleiner, was meist von einem Rückgang des Hyperinsulinismus und einer Besserung der Hypoglykämien begleitet wird. Das hauptsächliche Problem dieser Chemotherapie ist die Nephrotoxizität des Streptozotocins. Bei großen Tumoren und ausgedehnter Lebermetastasierung kann die chirurgische Reduktion der Tumormasse ebenso wie die arterielle Embolisation oder Chemoembolisation einer Leberarterie die hypoglykämische Symptomatik verbessern [6]. Die medikamentösen Maßnahmen (Octreotid, Diazoxid) können, wie für das Insulinom beschrieben, angewandt werden.

5.3 Tumorhypoglykämie

Die Therapie hängt von der Art des die Hypoglykämie verursachenden Tumors ab. Generell ist die Größenreduktion des Tumors und damit die Verminderung der Produktion von Big-IGF-II das Therapieziel. Medikamente wie Diazoxid und Octreotid sind bei dieser Erkrankung wirkungslos und sollten nicht eingesetzt werden.

5.4 Autoimmunhypoglykämie

Das durch Autoantikörper gegen Insulin hervorgerufene Syndrom zeichnet sich durch postprandiale Hypoglykämien aus, die therapeutisch kein großes Problem darstellen. In der Regel reicht es aus, wenn der Patient *häufig kleine Mahlzeiten* zu sich nimmt. Eine medikamentöse Therapie ist meist nicht erforderlich. Das durch Antikörper gegen den Insulinrezeptor bedingte Syndrom führt in der Regel zu schweren Nüchternhypoglykämien, die eine intravenöse Glukosegabe erforderlich machen können. Therapeutisch wird bei dieser Erkrankung die Gabe von Prednison (60–120 mg/Tag), die Plasmapherese und die Immunsuppression mit Alkylanzien versucht. Spontane Remissionen der Erkrankung kommen glücklicherweise häufig vor.

5.5 Postprandiale Hypoglykämien

Patienten mit der gesicherten Diagnose einer postprandialen Hypoglykämie bei Magenentleerungsstörungen werden diätetisch behandelt (6 Mahlzeiten/Tag; ballaststoffreiche Kost ohne schnell resorbierbare Kohlenhydrate). Dieses Vorgehen ist auch zur Therapie der idiopathischen postprandialen Hypoglykämie zu empfehlen, wobei hier nicht immer die Aufteilung auf 6 Mahlzeiten erforderlich ist. Bei der hereditären Fruktoseintoleranz und der Galaktosämie steht die Vermeidung von Fruktose bzw. Galaktose und Laktose im Vordergrund.

Eine etablierte Therapie der postprandialen Pseudohypoglykämie gibt es nicht. Häufig hilft die Aufteilung der Kost auf mehrere kleine Mahlheiten. In Einzelfällen sind psychotherapeutische Maßnahmen indiziert. Eine pharmakologische Therapie – beschrieben wurde die Behandlung mit Anticholinergika, Diphenylhydantoin und Kalziumantagonisten – ist unsinnig.

Literatur

1. Daughaday, W. H.: The pathophysiology of IGF-II hypersecretion in non-islet cell tumor hypoglycemia. Diabetes Rev. 3 (1995) 62–72.
2. Del Prato, S., A. Riccio, S. Vigili de Kreutzenberg, M. Dorella, A. Avogaro, M. C. Marescotti, A. Tiengo; Mechanisms of fasting hypoglycemia and concomitant insulin resistance in insulinoma patients. Metabolism 42 (1993) 24–29.
3. Fischer, K. F., J. A. Lees, J. H. Newman: Hypoglycemia in hospitalized patients. New Engl. J. Med. 315 (1986) 1245 bis 1250.
4. Kao, P. C., R. L. Taylor, F. J. Service: Proinsulin by immunochemiluminometric assay for the diagnosis of insulinoma. J. clin. Endocrinol. 78 (1994) 1048–1051.
5. Marks, V., J. D. Teale: Hypoglycaemia in the adult. Baillière's clin. Endocrinol. Metab. 7 (1993) 705–729.
6. Moertel, C. G., C. M. Johnson, M. A. McJusick, J. K. Martin Jr., D. M. Nagorney, L. K. Kvols, J. Rubin, S. Kunselman: The management of patients with advanced carcinoid tumors and islet cell carcinomas. Ann. intern. Med. 120 (1994) 302–309.
7. Moertel, C. G., M. Lefkopoulo, S. Lipsitz, R. G. Hahn, D. Klaassen: Streptozocin-doxorubicin, streptozocin-fluorouracil, or chlorozotocin in the treatment of advanced islet-cell carcinoma. New Engl. J. Med. 326 (1992) 519–523.
8. O'Brien, T., P. C. O'Brien, F. J. Service: Insulin surrogates in insulinoma. J. clin. Endocrinol. 77 (1993) 448–451.
9. Rizza, R. A., M. W. Haymond, C. A. Verdonk, L. J. Mandarino, J. M. Miles, F. J. Service, J. E. Gerich: Pathogenesis of hypoglycemia in insulinoma patients. Suppression of hepatic glucose production by insulin. Diabetes 30 (1981) 377–381.
10. Rothmund, M.: Localization of endocrine pancreatic tumours. Brit. J. Surg. 81 (1994) 164–166.
11. Service, F. J.: Hypoglycemic disorders. New Engl. J. Med. 332 (1995) 1144–1152.
12. Service, F. J., A. J. Dale, L. R. Elveback, N. S. Jiang: Insulinoma. Clinical and Diagnostic Features of 60 Consecutive Cases. Mayo Clin. Proc. 51 (1976) 417–429.
13. Service, F. J., P. C. O'Brien, P. C. Kao, W. F. Young jr.: C-Peptide suppression test: Effects of gender, age, and body mass index; implications for the diagnosis of insulinoma. J. clin. Endocrinol. 74 (1992) 204–210.
14. Service, F. J., P. C. O'Brien, M. M. McMahon, P. C. Kao: C-Peptide during the prolonged fast in insulinoma. J. clin. Endocrinol. 76 (1993) 655–659.
15. Service, F. J.: Hypoglycemia and the postprandial syndrome. New Engl. J. Med. 321 (1989) 1472–1474.
16. Service, F. J.: Hypoglycemic Disorders. Pathogenesis, Diagnosis, and Treatment. G. K. Hall (ed.), Boston (Massachusetts) 1983.
17. Zapf, J.: Insulinlike growth factor binding proteins and tumor hypoglycemia. Trends Endocrinol. Metab. 6 (1995) 37–42.

69 Fettstoffwechselstörungen

Dirk Müller-Wieland und Wilhelm Krone

1	Definition und Klassifikation	603
1.1	Klassifikation und Struktur der Plasmalipoproteine	603
1.2	Stoffwechsel und Transport der Lipoproteine	603
1.3	Klassifikation einer Hyperlipidämie	605
2	Klinisches Bild	605
2.1	Hypercholesterinämie	605
2.1.1	Familiäre Hypercholesterinämie	606
2.1.2	Familiäre kombinierte Hyperlipidämie	606
2.1.3	Polygene Hypercholesterinämie	607
2.2	Hypertriglyzeridämie	607
2.2.1	Hyperchylomikronämie	607
2.2.2	Typ-IV-Hyperlipoproteinämie	607
2.3	Kombinierte Hyperlipidämie	607
2.4	Störungen der HDL-Lipoproteine	608
2.5	Andere Fettstoffwechselstörungen und Speicherkrankheiten	608
2.6	Atherogenes Risiko	609
3	Pathogenese/Pathophysiologie	609
3.1	Primäre Hyperlipoproteinämie	609
3.1.1	LDL-Rezeptor und familiäre Hypercholesterinämie	610
3.1.2	Veränderungen von Apoproteinen bei Fettstoffwechselstörungen	610
3.1.3	Defekte Enzyme und Hyperlipoproteinämien	610
3.2	Sekundäre Dyslipoproteinämien	610
3.2.1	Fettstoffwechselstörungen bei Diabetes mellitus	610
3.2.2	Schilddrüsenerkrankungen	611
3.2.3	Nierenerkrankungen	611
3.2.4	Erkrankungen der Galle, Leber sowie Alkoholabusus	611
4	Diagnostik	612
4.1	Anamnese	612
4.2	Körperliche Untersuchung	612
4.3	Lipiddiagnostik	612
5	Therapie	613
5.1	Beseitigung der Ursachen bei sekundären Dyslipoproteinämien	614
5.2	Diätetische Maßnahmen	614
5.3	Körperliche Aktivität	614
5.4	Medikamentöse Therapie	614
5.5	Appereseverfahren	615

1 Definition und Klassifikation

Fettstoffwechselstörungen sind häufig und von klinischer Bedeutung, da sie mit einem erhöhten *kardiovaskulären Risiko* und im Falle der schweren Hypertriglyzeridämie mit einer *akuten Pankreatitis* assoziiert sein können. Da Lipide im wäßrigen Milieu kaum löslich sind, bilden sie komplexe Aggregate mit wasserlöslichen Proteinen. Diese Lipoproteine transportieren Triglyzeride und Cholesterin im Plasma. Fettstoffwechselstörungen entstehen durch veränderte Synthese oder Abbau von Lipiden, Lipoproteinen und/oder ihrer Bestandteile.

1.1 Klassifikation und Struktur der Plasmalipoproteine

Lipoproteine bestehen aus einem nichtpolaren Kern, in dem sich zahlreiche hydrophobe Lipidmoleküle, Triglyzeride und Cholesterinester in unterschiedlicher Zusammensetzung befinden [4, 10]. Der Kern wird von einer polaren Hülle umgeben, die aus Phospholipiden, nicht-verestertem Cholesterin und Apoproteinen besteht. Die Apoproteine können eine entscheidende Rolle spielen bei der Regulation von Enzymen und bei der Interaktion von Lipoproteinen mit Rezeptoren an den Oberflächen der Zellen. Nach ihrer Dichte werden die Lipoproteine als High-, Low- und Very-low-densitiy-Lipoproteine (HDL, LDL, VLDL) bezeichnet. Die Chylomikronen und VLDL sind groß und triglyzeridreich, die LDL transportieren vorwiegend Cholesterinester, und die HDL sind proteinreich und enthalten relativ wenig Lipide. Das Lipoprotein (a) besteht aus dem cholesterinreichen LDL, das über das Apoprotein B an ein Protein gebunden ist, das Ähnlichkeit mit bestimmten Regionen des Plasminogens besitzt [23].

1.2 Stoffwechsel und Transport der Lipoproteine

Essentielle Stoffwechselwege des Lipidtransportes durch die Lipoproteine sind schematisch in Abbildung 69-1 dargestellt [4, 10].
Exogener Lipidtransport: In der intestinalen Mukosa werden die Triglyzeride und das Nahrungscholesterin in die Chylomikronen eingebaut. Die Chylomikronen

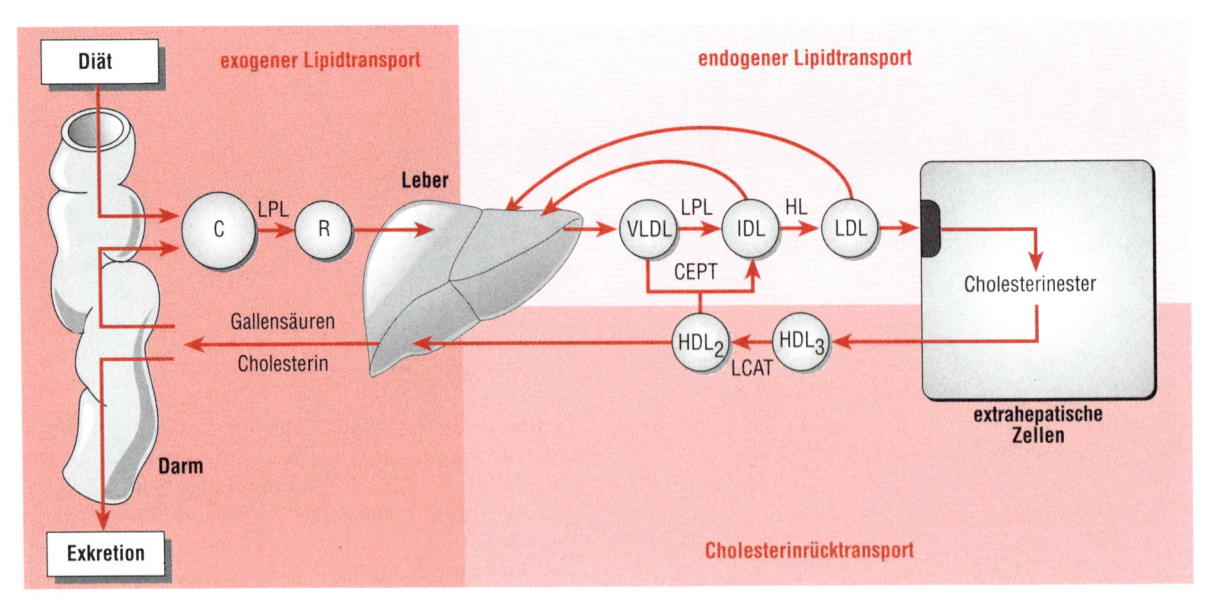

Abb. 69-1 Lipid-Transportwege: C = Chylomikronen, R = Chylomikronen-Remnants, VLDL = Very-low-density-Lipoproteine, IDL = Intermediate-density-Lipoproteine, LDL = Low-density-Lipoproteine, HDL = High-density-Lipoproteine, LPL = Lipoproteinlipase, HL = hepatische Lipase, LCAT = Lezithin: Cholesterin-Acyltransferase, CETP = Cholesterinestertransferprotein; weitere Details siehe Text.

werden in das intestinale Lymphsystem sezerniert und erreichen über den Ductus thoracicus unter Umgehung des portalen Kreislaufs die venöse Strombahn. Gleichzeitig werden Apoproteine mit anderen Plasmalipoproteinen ausgetauscht. Die so entstandenen Restpartikel (Chylomikronen-Remnants) haben einen geringen Triglyzerid-, aber erhöhten Cholesterinestergehalt und sind reich an Apoprotein B-48 und E. Die Chylomikronen-Remnants gelangen über das venöse System in die Leber, wo sie durch eine Apo-E-vermittelte Bindung an spezifische Rezeptoren aufgenommen und abgebaut werden. Das in der Leber aufgenommene Nahrungscholesterin wird zum einen mittels der Galle ausgeschieden, zum anderen wiederum über den endogenen Lipidtransport dem Körper zugeführt.

Endogener Lipidtransport: Bei einer kohlenhydratreichen Kost werden in der Leber vermehrt Triglyzeride gebildet, die zusammen mit Cholesterin als VLDL in der Leber sezerniert werden. Diese VLDL-Partikel im Plasma sind relativ triglyzeridreich und enthalten, im Gegensatz zu den Chylomikronen, das Apolipoprotein B-100. Im Kapillarbett werden die Triglyzeride durch Lipoproteinlipasen hydrolisiert. Die auf diese Weise entstandenen Remnants der VLDL werden IDL (Intermediate-density-Lipoproteine) genannt. Ein geringer Teil der IDL wird in der Leber aufgenommen und verstoffwechselt. Der weitaus größte Teil der IDL bleibt im Plasma und wird zu den cholesterinreichen LDL transformiert. Diese Konversion von IDL zu LDL erfolgt durch die Entfernung der Triglyzeride und aller Apoproteine bis auf Apo B-100. Drei Viertel des gesamten Cholesterins im Plasma befindet sich in den LDL. Ca. 70% des LDL-Cholesterins wird via LDL-Rezeptoren durch die Leber aus dem Plasma entfernt. Das restliche Cholesterin wird extrahepatischen Parenchymzellen, z.B. Nebennierenrindenzellen, Lymphozyten, Muskel- und Nierenzellen zur Bildung essentieller Zellbestandteile und der Steroidhormone zur Verfügung gestellt. Bei hohen Konzentrationen von LDL-Cholesterin im Plasma wird das nicht über den LDL-Rezeptor aufgenommene Cholesterin vermehrt über einen vom LDL-Rezeptor unabhängigen Mechanismus, dem sog. Scavenger-Stoffwechselweg, in die Zellen aufgenommen. Erste Hinweise deuten darauf hin, daß erhöhte Plasmaspiegel von LDL-Cholesterin via des Scavenger-Stoffwechselweges zur Entstehung einer arteriosklerotischen Läsion beitragen können.

Cholesterinrücktransport: Der Efflux von Cholesterin ist der erste Schritt im sog. „reverse cholesterol transport". Durch diesen Stoffwechselweg wird überschüssiges Cholesterin aus den peripheren Zellen zur Leber abtransportiert, wo es ausgeschieden werden kann. Verantwortlich für diesen Rücktransport des Cholesterins von den peripheren Zellen zur Leber sind wahrscheinlich verschiedene Subklassen der HDL-Partikel. Freies Cholesterin aus den Zellen wird von Apo-A1-haltigen Partikeln aufgenommen. Das freie Cholesterin dieser HDL_3-Partikel wird im Plasma durch das Enzym Lezithin: Cholesterin-Acyltransferase (LCAT) unter gleichzeitiger Aufnahme von Apo E und Apo C, die vornehmlich von den VLDL und IDL stammen, verestert. Die so entstandenen cholesterinesterhaltigen HDL_2-Partikel können die gebildeten Cholesterinester mittels Cholesterinestertransferprotein (CETP) wieder zum VLDL und damit zum endogenen Lipidtransport via LDL transferieren oder HDL direkt an die Leber abgeben.

1.3 Klassifikation einer Hyperlipidämie

Eine Hyperlipidämie ist definiert als eine erhöhte Konzentration des Cholesterins, der Triglyzeride oder beider Lipide im Plasma, die nach Frederickson aufgrund veränderter Lipoproteinkonzentrationen erfolgt. Es werden 6 Typen entsprechend erhöhter Konzentrationen der Chylomikronen, VLDL und LDL unterschieden [7].

Diese Klassifikation erlaubt eine phänotypische Beschreibung der Hyperlipidämien, gibt jedoch keine Auskunft über ihre Ätiologie oder Veränderungen der HDL-Partikel (Tab. 69-1).

Dementsprechend werden zur Zeit für die allgemeine Praxis drei Kategorien von Hyperlipidämien unterschieden, die auf der Bestimmung der Plasmakonzentrationen von Cholesterin und Triglyzeriden als Basisdiagnostik beruhen:
– Hypercholesterinämie
– Hypertriglyzeridämie
– kombinierte bzw. gemischte Lipidämie.

2 Klinisches Bild

Bei diesen drei Klassen von Plasmalipidveränderungen werden *primäre* von *sekundären* Fettstoffwechselstörungen unterschieden [1, 4, 8, 10]. Zahlreiche häufige Erkrankungen gehen mit einer sekundären Hyperlipidämie einher, siehe Tabelle 69-2. Diese Erkrankungen müssen zunächst ausgeschlossen werden, bevor eine medikamentöse lipidsenkende Therapie initiiert wird.

2.1 Hypercholesterinämie

Erhöhte Plasmacholesterinspiegel bei normalen Triglyzeridkonzentrationen sind in der Regel durch eine erhöhte Zahl von LDL-Partikeln bedingt. Eine *primäre Hypercholesterinämie* wird gefunden bei Patienten mit einer familiären Hypercholesterinämie, familiär-kombinierten Hyperlipidämie und einer sog. polygenen Hypercholesterinämie.

Tabelle 69-1 Klassifikation der Hyperlipidämien aufgrund veränderter Lipoproteinkonzentrationen nach [10].

HLP-Typ	Plasmalipoproteine Chylo	Plasmalipoproteine VLDL	Plasmalipoproteine LDL	Serumlipide Chol	Serumlipide TG	typische Konz. typ. Werte (mg/dl) Chol	typische Konz. typ. Werte (mg/dl) TG
I	↑↑	–	–	↑	↑↑	320	4000
IIa	–	–	↑↑	↑↑	–	370	90
IIb	–	↑	↑	↑	↑	350	400
III	cholreiche VLDL (IDL)			↑	↑	500	700
IV	–	↑	–	–	↑	220	400
V	↑↑	↑	–	↑	↑↑	700	5000

Abkürzungen: HLP = Hyperlipoproteinämie; Chylo = Chylomikronen; VLDL = Very-low-density-Lipoproteine; IDL = Intermediate-density-Lipoproteine; LDL = Low-densitiy-Lipoproteine; Chol = Cholesterin; TG = Triglyzeride.

Tabelle 69-2 Häufige sekundäre Hyperlipoproteinämien [4, 1].

Grundkrankheit	wesentliche Lipoproteinerhöhung	HLP-Phänotyp n. [10]	Anmerkungen
Diabetes mellitus Typ II metabolisches Syndrom	VLDL (Chylo)	IV (V)	VLDL-Synthese ↑ LPL-Aktivität ↓
Hypothyreose	LDL (IDL)	IIa (III)	LDL-Katabolismus ↓
nephrotisches Syndrom	LDL (VLDL)	IIa, IIb	VLDL-Sekretion ↑ Katabolismus von VLDL und LDL ↓ direkte Sekretion von LDL aus der Leber
Cholestase	Chol ↑, PL ↑	Lp X	Abgabe von biliärem Cholesterin und PL ins Blut
Hepatitis	VLDL/LDL	IV/IIb	hepatische LCAT-Sekretion ↓ HTGL ↓
Emotionen, Myokardinfarkt, Verbrennungen, Sepsis, Postaggressionsstoffwechsel, AIDS	VLDL	IV	VLDL-Sekretion ↑ VLDL-Abbau ↓
Alkohol	VLDL	IV	
Medikamente z.B. Diuretika (Thiazide in hoher Dosierung), β-Blocker ohne ISA, Kontrazeptiva, Retinoide, Kortison und anabole Steroide bzw. Androgene	VLDL/LDL	IIa/IIb/IV	HDL ↓

Abkürzungen s. Tab. 69-1; LpX = abnormes cholesterinreiches Lipoprotein; HTGL = hepatische Triglyzeridlipase; LCAT = Lezithin:Cholesterin-Acyltransferase; ISA = intrinsische sympathomimetische Aktivität; LPL = Lipoproteinlipase.

2.1.1 Familiäre Hypercholesterinämie

Diese autosomal-dominant vererbte Störung tritt bei ungefähr 1 von 500 Personen auf. Verursacht wird sie durch verschiedene *Defekte im LDL-Rezeptorgen* [9]. Der wichtigste klinische Befund ist die vorzeitige und rasch fortschreitende Koronarsklerose. Das mittlere Alter für das Auftreten einer symptomatischen koronaren Herzkrankheit ist bei der heterozygoten Form 40–50 Jahre bei Männern und 50–60 Jahre bei Frauen.

Bis zum Alter von 60 Jahren haben 85% aller Männer und 50% aller Frauen mit heterozygoter familiärer Hypercholesterinämie einen Myokardinfarkt erlitten.

Ein wichtiges klinisches Charakteristikum ist das Auftreten von *Sehnenxanthomen* (s. u.). Sie werden typischerweise bei der klinischen Untersuchung über die Extensorensehnen der Hände, der Ellenbogen, der Patellae und den Achillessehnen gefunden (Abb. 69-2). Gelegentlich werden planare Xanthome in den Handinnenflächen und Kniekehlen beobachtet. Rekurrierende Episoden von Entzündungen der Achillessehne nach körperlicher Belastung treten in 50–75% der heterozygoten Patienten in der zweiten Lebensdekade auf und gehen mit klinisch faßbaren Xanthomen, die bei diesen Patienten im Alter von 35 Jahren gefunden werden, voraus. Die Entwicklung von Xanthomen wird häufig durch lokale Traumata beschleunigt. Bei Patienten mit prominenten Xanthomen ist die Prävalenz von klinisch-relevanten Koronarstenosen wahrscheinlich. Patienten mit homozygoter Form der Hypercholesterinämie sind am schwersten betroffen und entwickeln Zeichen der koronaren Arteriosklerose schon im Alter von 10–15 Jahren. Herzinfarkte sind bei Kindern von 1½ bis 3 Jahren berichtet worden. Ferner haben diese Patienten eine erhöhte Prädisposition für eine valvuläre und supravalvuläre Aortenstenose sowie für Gefäßstenosen der Karotiden und der Femoralarterien.

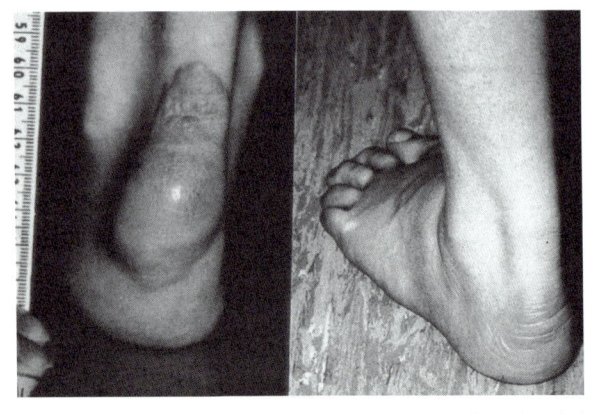

Abb. 69-2 P Sehnenxanthome im Bereich der Achillessehne bei einem Patienten mit familiärer Hypercholesterinämie.

Die Konzentrationen des Plasmacholesterins liegen bei Erwachsenen mit heterozygoter Hypercholesterinämie in der Regel im Bereich zwischen 280–550 mg/dl, bei homozygoten Kindern in der Regel bei 600 mg/dl.

In der Regel haben diese Patienten normale Triglyzeridspiegel im Plasma. Allerdings werden in ca. 10% der Fälle eine gleichzeitige Erhöhung der Plasmatriglyzeridkonzentrationen (Typ IIb – Muster nach Frederickson) gefunden, die meistens durch sekundäre Faktoren, wie Diabetes mellitus, Adipositas oder Nierenerkrankungen bedingt sind.

Klinisch sind die Patienten mit einer familiären Hypercholesterinämie im Prinzip nicht zu unterscheiden von Patienten mit familiärem Apo-B-100-Defekt [5] (s. Abschn. 3.1.2).

2.1.2 Familiäre kombinierte Hyperlipidämie

Die familiäre kombinierte Hyperlipidämie ist eine autosomal-dominant vererbte Stoffwechselstörung, bei der die betroffenen Familienangehörigen unterschiedliche Phänotypen nach der Frederickson-Klassifikation (IIa, IIb oder IV) aufweisen. Diese Erkrankung scheint durch eine Überproduktion von VLDL und LDL durch die Leber bedingt zu sein. Bei dieser Stoffwechselstörung findet man *keine typischen körperlichen Befunde*, und im Gegensatz zur familiären Hypercholesterinämie fehlen in der Regel Xanthome. Die Lipidwerte im Plasma sind häufig nur gering erhöht und können variieren, so daß bei einem Patienten einmal nur eine Hypercholesterinämie, ein andermal eine Hypertriglyzeridämie oder auch eine kombinierte Hyperlipidämie gefunden werden kann. Das koronare Risiko ist bei Männern und Frauen mit dieser Stoffwechselstörung erhöht. Die koronare Herzkrankheit wird typischerweise bei Männern im Alter von ca. 40–50 Jahren, bei Frauen 10–15 Jahre später symptomatisch. Patienten mit einer familiär kombinierten Hyperlipidämie zeichnen sich gewöhnlich durch eine positive Familienanamnese aus.

Die familiäre kombinierte Hyperlipidämie ist die häufigste genetische Form einer Stoffwechselstörung und wird bei 30% aller Familienangehörigen von Patienten gefunden, die einen Myokardinfarkt überlebt haben.

Insbesondere wenn sie sich als Hypertriglyzeridämie manifestiert, ist sie gehäuft assoziiert mit Adipositas, Hyperurikämie und Glukoseintoleranz. Auch wenn die Erkrankung autosomal-dominant vererbt wird, scheint die Penetranz des Gens unvollständig zu sein, so daß Unterschiede in der Manifestationshäufigkeit möglicherweise durch den Einfluß unterschiedlicher Umweltfaktoren auf die genetische Prädisposition bedingt sind. Die genauen Beziehungen dieser Fettstoffwechselstörung zur *Hyper-Apo-B-Lipoproteinämie* (definiert als ein erhöhtes LDL-Apo-B über 130 mg/dl bei einem LDL-Cholesterinspiegel im Plasma unter der entsprechenden 90. Perzentile und normalen oder erhöhten Triglyzeriden), dem Auftreten von *kleinen LDL-Partikeln niederer Dichte* (Klasse B), dem Syndrom der *familiären dyslipidämischen Hypertonie* (FDH) sowie dem „*metabolischen Syndrom*" sind noch unklar [12].

2.1.3 Polygene Hypercholesterinämie

Eine polygene Hypercholesterinämie beschreibt Patienten, deren LDL-Cholesterinkonzentration oberhalb der 95. Perzentile liegt und bei denen eine monogene Form der Hypercholesterinämie nicht nachgewiesen werden kann. Von 100 so definierten hypercholesterinämischen Patienten haben ca. 5 eine heterozygote familiäre Hypercholesterinämie, ca. 10 eine familiäre kombinierte Hyperlipidämie und die restlichen 85 haben eine polygene Hypercholesterinämie.

2.2 Hypertriglyzeridämie

Eine Hypertriglyzeridämie kann bedingt sein durch eine Erhöhung der Chylomykronen (Typ I nach Frederickson), der VLDL (Typ IV) oder beider Lipoproteinfraktionen (Typ V).

2.2.1 Hyperchylomikronämie

Die Typ-I- und Typ-V-Hyperlipoproteinämie ist durch eine Erhöhung von Chylomikronen im Nüchternplasma charakterisiert. Bei der Typ-I-Hyperlipoproteinämie sind nach 12–16 h Fasten Chylomikronen im Plasma nachweisbar, während die VLDL-Konzentration normal ist. Bei der Typ-V-Hyperlipoproteinämie ist die Chylomikronämie begleitet von einer Erhöhung der VLDL-Fraktion. Diese Phänotypen können sekundär bei bestimmten Erkrankungen auftreten oder durch einen genetischen Defekt bedingt sein, der familiär gehäuft auftritt.

Der *Typ-I-Phänotyp* ist in der Regel nicht mit einer pathologischen Glukosetoleranz oder einem Diabetes mellitus assoziiert. Diese Patienten haben gewöhnlich ein normales Körpergewicht und die Erkrankung wird in den weitaus meisten Fällen in der Kindheit entdeckt. Im Gegensatz dazu sind Patienten mit dem *Typ-V-Phänotyp* älter und haben eine hohe Prävalenz von Diabetes mellitus Typ II sowie Übergewicht. Eine positive Korrelation wird zwischen dem Ausmaß der Hypertriglyzeridämie auf der einen Seite und der Hyperglykämie und Körpergewicht auf der anderen Seite gefunden. Das häufigste Symptom, das den Patienten zum Arzt führt, ist der *Abdominalschmerz*. Die Schmerzattacken werden als gering bis stark empfunden und können als „akutes Abdomen" imponieren. Der Schmerz kann generalisiert oder im oberen Abdomen lokalisiert sein und strahlt häufig in den Rücken aus. Ein Spannungsgefühl der Leber oder Milz ist häufig und geht einher mit einer Hepatomegalie, Splenomegalie oder beidem.

Die abdominalen Schmerzattacken können einer akuten Pankreatitis vorausgehen.

Zwei typische klinische Befunde, die die Diagnose einer schweren Hyperchylomikronämie (Triglyzeride bei 4000 mg/dl) stützen, sind die Lipaemia retinalis (die Gefäße des Augenhintergrundes erscheinen milchig-weiß bis lachsrosé getrübt) und eruptive Xanthome (s. u.). Nach therapeutischer Senkung der Chylomikronenkonstellation im Plasma verschwinden die eruptiven Xanthome über 4–12 Wochen. Der biochemische Defekt bei der Typ-I-Hyperlipoproteinämie besteht in einem Funktionsdefekt oder -mangel des Enzyms Lipoproteinlipase (s. Abb. 69-1), hingegen ist bei der Typ-V-Hyperlipoproteinämie der verminderte Abbau der Chylomikronen nicht korreliert mit der lipolytischen Aktivität und dementsprechend ist die Ursache der Störung nicht geklärt.

2.2.2 Typ-IV-Hyperlipoproteinämie

Die Typ-IV-Hyperlipoproteinämie ist durch eine erhöhte Konzentration von VLDL im Plasma ohne das gleichzeitige Vorhandensein von Chylomikronen oder erhöhten Spiegeln von LDL definiert. Diese Fettstoffwechselstörung kann durch sekundäre oder primäre, z. B.: sporadische (definiert als Triglyzeriderhöhung oberhalb der 95. Perzentile) oder familiäre (z. B. familiäre Hypertriglyzeridämie oder familiäre kombinierte Hyperlipidämie) Störungen bedingt sein. Triglyzeridwerte im Plasma liegen meist bei 200 mg/dl, jedoch unter 1000 mg/dl ohne Chylomikronen.

Die meisten Patienten sind asymptomatisch und werden bei Routineuntersuchungen identifiziert. Xanthome und Xanthelasmen sind selten.

Alkoholabusus, Diabetes mellitus, Hypertonie, chronische Niereninsuffizienz, nephrotisches Syndrom, Hypothyreose und vor allem Adipositas sind häufig mit einem Typ-IV-Lipoproteinmuster assoziiert. Verschiedene Medikamente, wie z. B. Östrogene, Betablocker und Thiazide können Triglyzeride im Plasma erhöhen.

2.3 Kombinierte Hyperlipidämie

Eine gleichzeitige Erhöhung von Cholesterin (meistens 280–700 mg/dl) und Triglyzeriden (300–1500 mg/dl) im Serum kann bedingt sein durch eine erhöhte Zahl normal zusammengesetzter LDL- und VLDL-Partikel (Phänotyp IIb) oder ist ein Zeichen für das Vorliegen abnormaler Chylomikronen- und VLDL-Remnant-Partikel, die typisch sind für die Dysbetalipoproteinämie (Typ-III-HLP nach Frederickson). Eine Differenzierung dieser beiden Patientengruppen (IIb versus III) erfordert den Nachweis der abnormen cholesterinreichen VLDL-Partikel mittels Ultrazentrifugation bzw. die Analyse der Apoproteine E in der isoelektrischen Fokussierung oder auf DNS-Ebene.

Erhöhte Konzentrationen von LDL in Gegenwart einer Hypertriglyzeridämie (Phänotyp IIb) entstehen auf dem Boden sekundärer Faktoren oder sind bedingt durch eine familiäre Hypercholesterinämie, familiäre kombinierte Hyperlipidämie oder andere genetische Faktoren. Die erhöhten VLDL-Spiegel sind meistens assoziiert mit niedrigen HDL-Konzentrationen im Plasma. Bei vielen Patienten mit phänotypischer Typ-IIb-Hyperlipoproteinämie ist die primär genetische Prädisposition exazerbiert durch sekundäre Faktoren, wie z. B. Typ-II-Diabetes, Adipositas und exzessive Alkoholzufuhr.

Die *Typ-III-Hyperlipoproteinämie* bzw. die Dysbetalipoproteinämie oder „Broad-beta"-Krankheit ist eine seltene Stoffwechselstörung (0,01 – 0,04 % der Bevölkerung), charakterisiert durch das Vorhandensein abnormaler VLDL- und IDL-Lipoproteinpartikel bzw. hohes Verhältnis von Cholesterin zu Triglyzeriden in den Lipoproteinen im Plasma. Patienten dieser Erkrankung sind meist homozygot für ein bestimmtes Allel des Apoprotein E (E2-Allel). Die Plasmaspiegel für Cholesterin liegen im Bereich von 300 – 600 mg/dl und die Triglyzeride bei 400 – 800 mg/dl. Klinisch haben die Patienten mit Typ-III-Hyperlipidämie palmare und tuberöse Xanthome sowie ein erhöhtes Risiko für die koronare sowie periphere Gefäßkrankheit. Klinisch wegweisend für diese Erkrankung sind die charakteristischen „*Xanthoma striatum palmaris*" und „*tuboeruptiven Xanthome*" (s. u.). Diese treten bevorzugt an druckabhängigen Stellen auf, wie z.B. Ellenbeuge, Knie und Gesäß (Abb. 69-3). Xanthelasmen und Arcus corneae sind ungewöhnlich bei diesen Patienten.

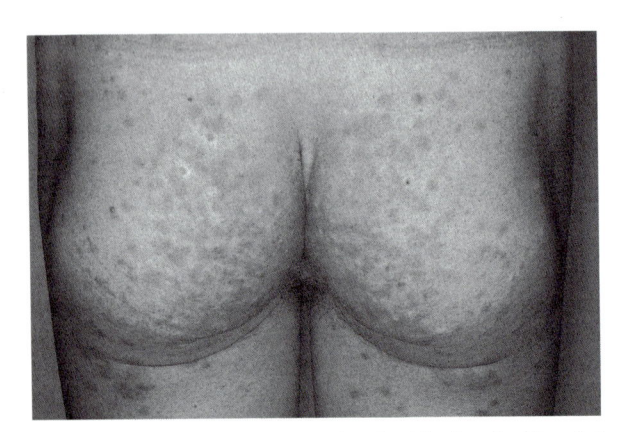

Abb. 69-3 Eruptive Xanthome im Bereich des Gesäßes bei einem Patienten mit kombinierter Hyperlipidämie.

> Die phänotypische Manifestation der Typ-III-HLP findet man zu 60 – 80 % bei Männern, und kaum im Alter unter 20 Jahren. Typischerweise ist das klinische Bild dieser Fettstoffwechselstörung assoziiert mit anderen sekundären Faktoren, wie Adipositas, Diabetes und Hypothyreose.

2.4 Störungen der HDL-Lipoproteine

Reduzierte HDL-Cholesterinspiegel sind häufig assoziiert mit verschiedenen sekundären Faktoren, wie z.B. Hypertriglyzeridämie, Adipositas, Zigarettenrauchen, körperliche Inaktivität und Behandlung mit Probucol, anabolen Steroiden sowie nicht-selektiven Betablockern. Die Bedeutung einer leichten HDL-Erhöhung im Plasma durch mäßigen Alkoholkonsum für das koronare Risiko ist unbekannt. Eine deutliche Erniedrigung (< 10. Perzentile) der HDL-Cholesterinspiegel wird abgesehen von einer schweren Hypertriglyzeridämie bei verschiedenen seltenen autosomal-rezessiv vererbten Störungen beobachtet (z.B.: familiärer Apo-A-I- und -C-III-Mangel, Fischaugenkrankheit, LCAT-Mangel, Tangier-Krankheit).

Die *familiäre Hypo-α-Lipoproteinämie* ist allerdings eine relativ häufige (Genfrequenz ca. 1 – 400) autosomal-dominant vererbte Stoffwechselkrankheit, die charakterisiert ist durch niedrige HDL-Cholesterinspiegel im Plasma (Männer < 30 mg/dl, Frauen < 35 mg/dl), fehlende sonstige klinische Befunde und erhöhtes koronares Risiko. Ob eine pharmakologisch induzierte Anhebung der HDL-Spiegel einen günstigen Effekt hat, ist unbekannt.

Im Gegensatz dazu werden bei der *familiären Hyper-α-Lipoproteinämie* primär hohe HDL-Cholesterinspiegel gefunden, die LDL- und VLDL-Konzentrationen im Plasma sind normal. Das Gesamtcholesterin im Plasma ist daher meist leicht erhöht, ca. 230 – 280 mg/dl.

> Diese autosomal-dominant vererbte Stoffwechselstörung sollte vermutet werden, wenn die HDL-Spiegel bei Männern über 70 mg/dl und bei Frauen über 85 – 90 mg/dl betragen.

Es ist die einzige Hyperlipidämie, die mit einem erniedrigten kardiovaskulären Risiko und einer längeren Lebenserwartung assoziiert zu sein scheint.

2.5 Andere Fettstoffwechselstörungen und Speicherkrankheiten

Diese meist seltenen genetischen Stoffwechselkrankheiten können unterteilt werden in lysosomale Speicherkrankheiten (z.B. M. Gaucher, Niemann-Pick-Krankheit, Cholesterinesterspeicherkrankheit, Wolman-Krankheit) und Störungen, die durch vermehrte Ablagerung verschiedener Sterole verursacht werden (z.B. zerebrotendinöse Xanthomatose, Sitosterolämie). Die meisten dieser Störungen manifestieren sich klinisch schon im frühen Kindesalter.

Im Erwachsenenalter bei Patienten mit hyperthyreoter Stoffwechsellage, Malabsorption, Z.n. Nierenresektion und Autoantikörper gegen Apoprotein B können niedrige LDL-Cholesterinspiegel (< 40 mg/dl) ohne Hypertriglyzeridämie beobachtet werden. Andererseits sind diese Plasmalipide auch charakteristisch für die heterozygote familiäre Hypo-β-Lipoproteinämie, die mit einer Genfrequenz von ca. 1:1000–2000 autosomal-dominant vererbt wird und assoziiert ist mit einem niedrigen koronaren Risiko. Die Abetalipoproteinämie ist wiederum eine Erkrankung des Kindesalters und manifestiert sich u.a. durch Steatorrhöen und Malabsorption fettlöslicher Vitamine.

2.6 Atherogenes Risiko

Zahlreiche epidemiologische, klinische, pathologisch-anatomische zell- sowie molekularbiologische Untersuchungen weisen darauf hin, daß Veränderungen des Fettstoffwechsels, insbesondere des Cholesterins, eine kausale Ursache für die Entstehung der Arteriosklerose sein können. Hohe Plasmacholesterinkonzentrationen, insbesondere ein *hohes LDL-Cholesterin* [20, 22, 25], erhöhen das Risiko für eine koronare Herzkrankheit. Eine Senkung des Gesamtcholesterins und des LDL-Cholesterins führt demgegenüber zu einer Senkung des koronaren Risikos. Während lipidsenkende Maßnahmen für die Prävention der koronaren Herzkrankheit bei Patienten mit niedrigem Risiko zur Zeit diskutiert werden, scheint bei der *Sekundärprävention* die Cholesterinsenkung von großer klinischer Bedeutung zu sein. Ferner gibt es zahlreiche Hinweise dafür [15], daß *niedriges HDL-Cholesterin* ein unabhängiger Risikofaktor der koronaren Herzkrankheit sein kann. Dementsprechend hat die amerikanische Herzgesellschaft HDL-Cholesterinspiegel <35 mg/dl, das entspricht der 20. Perzentile bei Männern und 5. Perzentile bei Frauen, als koronaren Risikofaktor definiert [16]. In der Framingham-Studie wie auch in der PROCAM-Studie zeigt sich, daß der Quotient von Gesamtcholesterin zu HDL-Cholesterin ein außerordentlich starker Prädiktor für das koronare Risiko ist (über 4,5 bzw. 5,0) [1]. Hingegen ist das atherogene Risiko erhöhter *Plasmatriglyzeride* weiterhin umstritten. Allerdings weisen Studien [5, 13] darauf hin, daß hohe Triglyzeride bei gleichzeitig niedrigem HDL-Cholesterin mit einem erhöhten Risiko für die frühzeitige koronare Herzkrankheit assoziiert sind. *Erhöhte Lp(a)* im Plasma scheinen mit einer vorzeitigen koronaren Herzkrankheit bei Patienten mit erhöhten LDL-Cholesterinspiegeln oder positiver Familienanamnese für frühzeitige koronare Herzkrankheit assoziiert zu sein, aber gelten zur Zeit nicht als koronare Risikofaktoren in der allgemeinen Bevölkerung [18, 19].

3 Pathogenese/Pathophysiologie

Die verschiedenen Hyper- und Dyslipoproteinämien sind bedingt durch eine erhöhte Synthese und/oder Abbau der Lipoproteine und/oder ihrer Bestandteile, wie z.B. der Apoproteine. Defekte in Schlüsselschritten des Fettstoffwechsels, z.B. in *Rezeptoren* für die Lipoproteine oder *Apoproteine* selbst oder bestimmten *Enzymen* führen dementsprechend häufig zu charakteristischen Änderungen der Plasmalipide.

3.1 Primäre Hyperlipoproteinämie

Primäre Hyperlipoproteinämien sind bedingt durch genetische Defekte in einem einzelnen Gen oder multifaktorieller Natur [1, 4, 8, 10]. Primär monogenetische Störungen sind in Tabelle 69-3 zusammengefaßt, und im folgenden werden beispielhaft Defekte beschrieben, die einen Rezeptor, Apoproteine oder Enzyme betreffen.

Tabelle 69-3 Primäre Hyperlipoproteinämien [1, 4].

Erkrankung	biochemischer Defekt	wesentliche Lipoproteinerhöhung	HLP-Phänotyp n. Frederickson	typ. Werte der Plasmalipide
Hypercholesterinämie				
familiäre Hypercholesterinämie	LDL-Rezeptor	LDL	IIa	C:350–600
familiärer Apo-B-100-Defekt	defektes Apo B-100	LDL	IIa	C:250–600
Hypertriglyzeridämie				
familiäre Hypertriglyzeridämie	mehrere	VLDL (Chylo)	IV (V)	T:500 C:200
familiärer Lipoproteinlipasemangel	mangelnde LPL	Chylo	I	T:10 000 C:500
familiärer Apo-C-II-Mangel	Mangel des Apoproteins C II	VLDL	I, V	
familiäres Typ-V-Syndrom	mehrere	Chylo (VLDL)	V (IV)	T:2000 C:400
kombinierte Hyperlipidämie				
familiäre Typ-III-HLP	Apo E 2/2	Remnants	III	T:350 C:400
familiäre kombinierte HLP	mehrere (VLDL-Produktion ↑)	VLDL/LDL	IIa/IIb/IV	T:100–500 C:250–400

Abkürzungen s. Tab. 69-1 und 69-2.

3.1.1 LDL-Rezeptor und familiäre Hypercholesterinämie

Über 130 Defekte im LDL-Rezeptorgen sind bisher bei Patienten mit familiärer Hypercholesterinämie identifiziert worden [9]. Diese strukturellen Veränderungen führen zu vier funktionellen Störungen des LDL-Rezeptorproteins:
- verminderte Synthese des LDL-Rezeptors
- verminderter Transport des LDL-Rezeptors an die Zelloberfläche
- defekte Bindung des Liganden an den Rezeptor
- verminderte Internalisierung.

Durch defekte LDL-Rezeptoren wird der Abbau des LDL-Cholesterins blockiert, und die Konzentration des Lipoproteins im Plasma steigt umgekehrt proportional zur LDL-Rezeptoraktivität an. *Homozygote Patienten* haben zwei mutierte Allele am LDL-Rezeptorlokus mit daraus resultierender vollständiger Unfähigkeit, LDL über den LDL-Rezeptor abzubauen. *Heterozygote Patienten* hingegen haben ein defektes sowie ein normales Allel und können insofern LDL in halbnormalem Ausmaß katabolisieren. Bei homozygoten Patienten mit komplett fehlender LDL-Rezeptoraktivität wird das LDL ausschließlich über den „Scavenger" bzw. den unspezifischen Weg abgebaut. Durch die fehlenden hepatischen LDL-Rezeptoren werden die LDL-Vorläufer (IDL) vermindert abgebaut und damit vermehrt in LDL umgewandelt. Darüber hinaus ist bei Patienten mit familiärer Hypercholesterinämie die Cholesterinbiosynthese der Leber durch den LDL-Rezeptordefekt nicht supprimiert, es kommt zu einer vermehrten LDL-Produktion.

3.1.2 Veränderungen von Apoproteinen bei Fettstoffwechselstörungen

Veränderte Apoproteine können bedingt sein durch eine verminderte Expression, einen gesteigerten Abbau und durch strukturelle Defekte. Im folgenden wird beispielhaft auf das Apo E [24] bei der Typ-III-Hyperlipoproteinämie und auf das Apo B-100 bei der Hypercholesterinämie eingegangen.

Das klinische Charakteristikum bei der *Typ-III-Hyperlipoproteinämie* ist das Vorhandensein abnormer β-VLDL, das autosomal-dominant vererbt wird. Einen Schlüsselschritt im Verständnis der Krankheitsentstehung war die Entdeckung von drei unterschiedlichen Allelen des Apoprotein E: E2, E3, E4. Patienten mit Typ-III-HLP sind homozygot für Apo E2. Apo-E-haltige Lipoproteine werden durch den Apo-B-E-Rezeptor von verschiedenen Zellen aufgenommen. Die normale Interaktion von Apo E mit dem Rezeptor ist abhängig von spezifischen Lysin- und Argininresten zwischen den Aminosäuren 140–160 von Apo E. Lipoproteine, die nur Apo E2 enthalten, werden vermindert vom Rezeptor gebunden, da bei diesen Patienten statt dem positiv geladenen Arginin Cystein an der Stelle (Aminosäure 158) substituiert ist. Bei Patienten mit HLP Typ III bedingt die verminderte zelluläre Aufnahme Apo-E-haltiger cholesterinreicher Lipoproteine eine Akkumulation dieser im Plasma, die bei allen Apo-E2-homozygoten Individuen gefunden werden. Die Entwicklung einer klinisch manifesten Hyperlipidämie entsteht hingegen nur in ca. 1 % der homozygoten Probanden. Diese ist meistens durch sekundäre Faktoren bedingt. Die Typ-III-HLP ist ein sehr anschauliches Beispiel für die Interaktion von genetischen und Umweltfaktoren bei der klinischen Manifestation einer Stoffwechselkrankheit.

Beim familiären *Apo-B-100-Defekt* haben die Patienten eine Hypercholesterinämie, jedoch einen normalen LDL-Rezeptor. Die Mutation im Apoprotein B bedingt eine Änderung der Apo-B-Struktur und damit eine verminderte Bindung des LDLs an den Rezeptor.

3.1.3 Defekte Enzyme und Hyperlipoproteinämien

Eine verminderte enzymatische Aktivität kann bedingt sein durch einen strukturellen Defekt des Enzyms per se oder durch Defekte seiner Regulatoren.

Der biochemische und genetische Defekt z. B. bei der Typ-I-Hyperlipoproteinämie besteht in einem *Funktionsdefekt oder -mangel des Enzyms Lipoproteinlipase*. Dieser Typ der familiären Hypertriglyzeridämie ist eine seltene autosomal-rezessive Erkrankung, bei der die betroffenen Patienten homozygot sind. Die Eltern sind heterozygot und interessanterweise klinisch unauffällig. Der Aktivator der Lipoproteinlipase, Apolipoprotein C2, ist in normaler Konzentration im Plasma vorhanden.

Hingegen ist der *Apolipoprotein-C2-Mangel* eine seltene, autosomal-rezessive Erkrankung, bei der das Apoprotein C2 fehlt oder defekt ist. Als Folge wird die Lipoproteinlipase nicht aktiviert, so daß die als Substrat dienenden Lipoproteine, die Chylomikronen und VLDL, im Blut akkumulieren und ebenfalls zu einer Hypertriglyzeridämie (Typ I oder Typ V) führen können.

3.2 Sekundäre Dyslipoproteinämien

Häufige Ursachen für sekundäre Dyslipoproteinämien sind diätetische Faktoren, vermehrter *Alkoholkonsum, hypothyreote Stoffwechsellage, Niereninsuffizienz, Lebererkrankung* sowie Behandlung mit bestimmten Hormonen und Medikamenten (Tab. 69-2). Auf einige Aspekte wird im folgenden eingegangen.

3.2.1 Fettstoffwechselstörungen bei Diabetes mellitus

Bis zu 50 % aller Patienten mit Diabetes mellitus leiden an unterschiedlichen Formen einer Hyper- bzw. Dyslipoproteinämie, die auch von der Qualität der Stoffwechseleinstellung beeinflußt werden. Beispiele sind Hypertriglyzeridämie, Hypercholesterinämie und Erniedrigung des HDL-Cholesterins.

Eine *Hypertriglyzeridämie* bei Diabetes mellitus ist häufig durch eine Erhöhung der VLDL verursacht. Sie kann prinzipiell bedingt sein durch eine erhöhte Synthese der VLDL in der Leber sowie durch ihren verminderten Abbau. Beide Stoffwechselwege werden durch Insulin reguliert. Die Zusammensetzung der VLDL-Partikel ist beim Diabetes mellitus verändert.

Die *Hypercholesterinämie* ist durch eine erhöhte Plasmakonzentration der LDL bedingt. Erhöhte Plasmakonzentrationen von LDL-Cholesterin bei Patienten mit Diabetes mellitus können u.a. durch einen verminderten Abbau durch den LDL-Rezeptor bedingt sein. Insulin stimuliert die Aktivität und Genexpression des LDL-Rezeptors. Ferner können beim Diabetes mellitus die LDL durch Glykolysierung, Oxidierung und Triglyzeridanreicherung verändert sein. Triglyzeridreiche LDL-Partikel zeigen eine geringere Rezeptorbindung in Fibroblasten. Eine Glykolysierung der LDL wird durch eine Hyperglykämie verursacht, die wiederum zu einer reduzierten zellulären Aufnahme der LDL führt.

Die Bildung des HDL ist eng mit dem enzymatischen Abbau triglyzeridreicher Lipoproteine assoziiert und damit auch mit dem Ausmaß der Insulinisierung bzw. dem Grad der Insulinresistenz. Bei schlechter diabetischer Stoffwechseleinstellung und damit vermindertem Abbau der VLDL finden sich *reduzierte HDL-Konzentrationen* im Plasma. Bei optimaler Insulinisierung, z.B. im Rahmen einer Therapie mit einer Insulinpumpe, werden normale und teils auch erhöhte HDL-Spiegel gefunden. Bei manchen Patienten mit Diabetes mellitus Typ II steigen die HDL-Spiegel im Plasma jedoch auch nach sehr guter Stoffwechseleinstellung nicht adäquat an. Eine Ursache hierfür könnte ein beobachteter erhöhter Turn-over der HDL bei Hyperinsulinämie sein.

3.2.2 Schilddrüsenerkrankungen

Neben dem Diabetes mellitus ist die *Hypothyreose* die häufigste endokrine Ursache für sekundäre Hyperlipidämien. Eine Erhöhung des Plasmacholesterinspiegels im Bereich von 250–600 mg/dl mit oder ohne Erhöhung der Plasmatriglyzeride (d.h. Typ IIa oder Typ IIb nach Frederickson) ist der häufigste Lipidphänotyp bei dieser Schilddrüsenfunktionsstörung. Prinzipiell können aber in abnehmender Häufigkeit alle anderen Hyperlipoproteinämie-Phänotypen gefunden werden: Typ IV > III > V.

Der entscheidende Pathomechanismus scheint ein verminderter rezeptormediierter Abbau der LDL zu sein. Ferner sind die biliäre Exkretion des Cholesterins sowie die Lipoproteinlipaseaktivität vermindert, die wiederum den Abbau der Plasmatriglyzeride regulieren. Die Substitutionstherapie mit Schilddrüsenhormon senkt die Plasmalipide innerhalb von 3–6 Wochen bis in den Normbereich.

3.2.3 Nierenerkrankungen

Grundsätzlich müssen drei unterschiedliche klinische Situationen unterschieden werden: chronische Niereninsuffizienz und Dialyse, nierentransplantierte Patienten unter immunsuppressiver Therapie und nephrotisches Syndrom.

Die charakteristischen Stoffwechselstörungen bei Patienten mit *chronischer Niereninsuffizienz* und Dialysebehandlung ist eine Hypertriglyzeridämie, bedingt durch eine Erhöhung der VLDL. Ferner sind erhöhte Konzentrationen im Plasma des triglyzeridreichen Lipoproteins β-VLDL sowie verminderte Spiegel von HDL gefunden worden, und die Zusammensetzung der verschiedenen Lipoproteine kann verändert sein. Die Triglyzeride akkumulieren im Plasma, da sie aufgrund einer reduzierten Aktivität der Lipoproteinlipase nur vermindert abgebaut werden können. Die Ursache der verminderten LPL-Aktivität ist noch weitgehend unbekannt.

Bei Patienten nach *Nierentransplantation* unter immunsuppressiver Therapie sinken meist die Triglyzeridspiegel im Plasma, aber das Cholesterin im Serum steigt an. Die Hypercholesterinämie ist bedingt durch einen Anstieg des LDL-Cholesterins sowie auch des VLDL-Cholesterins, so daß die Phänotypen IIa und IIb entstehen. Ursachen der Cholesterinsteigerung im Plasma bei diesen Patienten sind wahrscheinlich die Gewichtszunahme und die immunsuppressive Therapie, wobei der Glukokortikoidbehandlung eine besondere Bedeutung zukommt.

Bei Patienten mit *nephrotischem Syndrom* werden in über 50 % der Fälle Veränderungen der Plasmalipide und Lipoproteine gefunden, wobei unterschiedliche Muster (Typ IIb am häufigsten) und Ausprägungsgrade auf unterschiedlichen Ursachen und funktionellen Einschränkungen der Nierenfunktion beruhen. Die Hypercholesterinämie und seltener Hypertriglyzeridämie sind Folge einer gesteigerten Lipoproteinproduktion sowie eines verminderten Abbaus, der möglicherweise im Zusammenhang steht mit dem Grad der Hypalbuminämie und evtl. des damit assoziierten erniedrigten onkotischen Druckes.

3.2.4 Erkrankungen der Galle, Leber sowie Alkoholabusus

Hepatozelluläre und *cholestatische* Erkrankungen führen zu qualitativen und quantitativen Veränderungen im Plasmalipoproteinstoffwechsel. Die meisten Patienten leiden an einer Kombination von parenchymatösen und cholestatischen Störungen, wobei der *verminderte Gallenfluß* typischerweise zu einer Hyperlipidämie führt. Diese wird immer bei einer biliären Zirrhose und biliären Artresie beobachtet, mit Plasmacholesterinspiegeln bis über 1500 mg/dl sowie eruptiven und planaren Xanthomen. Ähnlich, aber meist weniger ausgeprägt, werden diese Veränderungen auch bei anderen Ursachen der biliären Obstruktion gefunden, wie z.B. durch Steine oder Tumoren. Die Hyperlipidämie bei Cholestase ist charakterisiert durch eine exzessive Erhöhung von freiem Cholesterin und Phospholipiden im Plasma, bedingt durch das Auftreten des pathognomonischen (tritt nur noch bei familiärem LCAT-Mangel auf) Lipoprotein X (Lp-X). Lp-X ist ein abnormales LDL mit β-Mobilität in der Elektrophorese.

Patienten mit Leberzirrhose ohne Cholestase sind selten hyperlipidämisch, so daß Störungen der Leber per se ohne biliäre Obstruktion wahrscheinlich nur selten Veränderungen der Plasmalipide zugrunde liegen.

Eine der häufigsten Ursachen der Hyperlipidämie ist die exzessive *Alkoholzufuhr*: Die meisten Individuen entwickeln eine Hyperlipidämie Typ IV, selten IIb oder V. Die Ursachen sind eine erhöhte Kalorienzufuhr und eine Steigerung der hepatischen Synthese- und Sekretionsrate von VLDL. Diese ist bedingt durch erhöhtes intrazelluläres NADH, das während der Verstoffwechselung von Äthanol durch die Alkoholdehydrogenase entsteht und die Oxidation der freien Fettsäuren hemmt.

4 Diagnostik

Neben der Lipiddiagnostik (s. u.) [19, 20] sind klinische Informationen notwendig, da vom kardiovaskulären Gesamtrisikoprofil und von Form sowie Ursache der Fettstoffwechselstörung abhängt, ob, wie und wie intensiv ein Patient behandelt werden muß.

4.1 Anamnese

Zur Abschätzung des *kardiovaskulären Risikos* sollten Hinweise für das Vorliegen einer koronaren Herzkrankheit, anderer kardiovaskulärer Erkrankungen, einer Hypertonie, eines Diabetes mellitus oder frühzeitiger kardiovaskulärer Erkrankungen in der Familie erfragt werden. Ferner werden die Rauchgewohnheiten, das Alter und bei Frauen der Zeitpunkt der Menopause und eine eventuelle Hormonsubstitution eruiert.

Bezüglich *sekundärer Ursachen* wird nach Hinweisen für eine Erkrankung der Leber, Schilddrüse, Niere, Pankreas oder Schwangerschaft gesucht. Es muß an Alkoholabusus gedacht werden und die Eßgewohnheiten sollten möglichst über einige Tage schriftlich notiert werden.

4.2 Körperliche Untersuchung

Bei der körperlichen Untersuchung sollte neben dem Gewicht und Größe, der Körperfettverteilung (androide Adipositas), dem arteriellen Blutdruck sowie einer eventuellen Hepatomegalie auf folgende äußere Merkmale einer Fettstoffwechselstörung besonders geachtet werden:

– *Sehnenxanthome* sind knotige lipidreiche Schwellungen mit einer geringen entzündlichen Reaktion und einer damit assoziierten kollagenen Akkumulation. Sie werden typischerweise bei der klinischen Untersuchung über den Extensorensehnen der Hände, der Ellenbogen, der Patellae und der Achillessehnen gefunden. Gelegentlich werden planare Xanthome in Handinnenflächen und Kniekehlen beobachtet.

– *Xanthoma striatum palmaris* befinden sich in den Händen, können die einzige Hautmanifestation einer Typ-III-Hyperlipoproteinämie sein und variieren von einer gelb-orangen Verfärbung der Handlinien bis zu Hautabhebung bzw. großen tuberösen Xanthomen.

– Die *(tubero)eruptiven Xanthome* bestehen aus erhabenen erythematösen nodulären Läsionen (Durchmesser > 0,5 cm), die sich zu großen Läsionen vereinen können. Sie treten bevorzugt in druckabhängigen Stellen auf, wie z.B. Ellenbeuge, Knie und Gesäß.

– Ferner können *Xanthelasmen*, *Arcus corneae* und *Lipaemia retinalis* wegweisend für Störungen des Fettstoffwechsels sein.

4.3 Lipiddiagnostik

Essentiell für eine kardiovaskuläre Risikobeurteilung ist die Bestimmung des Gesamtcholesterins, die im nicht nüchternen Zustand durchgeführt werden kann. Mit dieser Messung gelingt es, schwere Hypercholesterinämien aufzuspüren.

Wünschenswert ist ein vollständiges, nüchtern gemessenes Lipidprofil, bestehend aus der Bestimmung von Cholesterin, Triglyzeriden und HDL-Cholesterin. LDL-Cholesterin kann dann kalkuliert werden.

Eine Bestimmung des vollständigen Lipidprofils ist idealerweise bei jedem Erwachsenen indiziert, unbedingt aber
– bei Patienten mit manifester kardiovaskulärer Erkrankung
– bei Patienten mit Diabetes mellitus und/oder Hypertonie
– bei Individuen mit Plasmacholesterinwerten über 240–250 mg/dl oder über 200 mg/dl, wenn weitere Risikofaktoren vorliegen.

Aufgrund der biologischen und analytischen Varianz bedarf es mindestens zweier übereinstimmender Analysen, um die Diagnose einer Hyperlipidämie stellen zu können.

Die Blutentnahme sollte unter Gewichtskonstanz und ohne Änderung der Eßgewohnheiten erfolgen. Die Bestimmung der Triglyzeride und des vollständigen Lipidprofils sollte nach mindestens 12stündiger Nahrungskarenz erfolgen. Während dieser Zeit ist die Aufnahme von Wasser oder kalorienfreien Flüssigkeiten gestattet, während Alkoholkonsum zu einer akuten Erhöhung der Triglyzeridwerte führen kann und für 72 h vor Blutentnahme vermieden werden sollte.

Es muß berücksichtigt werden, daß Schwangerschaft, verschiedene Medikamente, chirurgische Erkrankungen und schwere Erkrankungen die Lipidwerte beeinflussen. Wichtig ist, daß nach einem Herzinfarkt erniedrigte Cholesterinwerte gemessen werden. Nach schweren Erkrankungen sollte frühestens nach drei Monaten eine Lipiddiagnostik erfolgen.

Cholesterin-, Triglyzerid- und HDL-Cholesterinmessungen können inzwischen mit Hilfe von Trockenchemie-Methoden aus Kapillarblutproben gemessen werden [1, 8]. Sie eignen sich für die allgemeine Praxis, sind schnell und kostengünstig. Für praktische Belange in der Routinediagnostik ist die *semiquantitative Berechnung des LDL-Cholesterins unter Verwendung der Friedewald-Formel* [9] ein brauchbares Verfahren:

LDL-Chol. = Gesamtchol. − HDL-Chol. − Triglyzeride : 5 (mg/dl).

Bei dieser Methode darf das Nüchternserum keine Chylomikronen enthalten, und die Triglyzeridspiegel müssen unter 400 mg/dl liegen. Die mittels der Friedewald-Formel berechneten LDL-Cholesterinwerte und die mittels der Ultrazentrifuge ermittelten Werte stimmen in der Regel gut überein. Die mit den Präzipitationsverfahren der Routinediagnostik ermittelten *HDL-Cholesterinwerte* liegen jedoch häufig etwas niedriger als die durch Ultrazentrifugation bestimmten HDL-Cholesterinwerte. Bei Vorliegen bestimmter schwerer Hyperlipidämien sollten ggf. weitere Untersuchungen für Apoproteine (z.B. Apo B, Apo AI, Lp(a), Apo-E-Isoformen), Partikelzusammensetzung, genetische Analysen in Speziallabors durchgeführt werden [1, 18].

5 Therapie

Zur Festlegung der angemessenen Zielwerte für die Behandlung einer Hypercholesterinämie und Auswahl der adäquaten Therapie erfolgt eine Unterscheidung der Patienten nach ihrem Gesamtrisiko [1, 2] für die koronare Herzkrankheit (Tab. 69-4).

Hohes Risiko haben Patienten mit manifester koronarer Herzkrankheit oder peripherer atherosklerotischer Gefäßerkrankung und/oder hohem Plasmacholesterin mit mehreren anderen Risikofaktoren. *Mäßig erhöhtes Risiko* haben Patienten ohne nachgewiesene koronare Herzkrankheit mit Hypercholesterinämie und einem weiteren Risikofaktor. *Leicht erhöhtes Risiko* haben Patienten mit hohem Plasmacholesterin ohne sonstige Risikofaktoren.

Bei Patienten mit hohem Risiko und *Vorliegen einer KHK* wird empfohlen [3, 16], das LDL-Cholesterin im Plasma auf mindestens 100 mg/dl zu senken [16]. Patienten *ohne KHK* mit multiplen Risikofaktoren sollten LDL-Cholesterinspiegel im Plasma < 130 bis 135 mg/dl haben [7, 16]. Bei Patienten mit mäßig erhöhtem Risiko werden LDL-Cholesterinwerte < 155–160 mg/dl angestrebt [7, 16]. Herzgesunde ohne weitere Risikofaktoren sollten ein Plasmacholesterin von 200–240 mg/dl bzw. ein LDL-Cholesterin von 150–190 mg/dl haben (Tab. 69-5).

Therapieziel bei Patienten mit schwerer Hypertriglyzeridämie ist vor allem die Vermeidung einer Pankreatitis (< 500 mg/dl). Es besteht zur Zeit kein Konsens z.B. zur medikamentösen Behandlung bei grenzwertigen Hypertriglyzeridämien < 1000 µ/dl (z.B. 200–400 mg/dl) mit gleichzeitig niedrigem HDL-Cholesterin bei normalen LDL-Cholesterinspiegeln. Bei koronaren Hochrisikopatienten sollte nach dem Ausschöpfen aller nicht-pharmakologischen Maßnahmen eine medikamentöse Behandlung erwogen werden, aber entsprechende kontrollierte Interventionsstörungen stehen noch aus [7, 16, 17].

Tabelle 69-4 Koronare Risikofaktoren neben LDL-Cholesterin [16].

positive Risikofaktoren
− Alter
  • Männer > 45 Jahre
  • Frauen > 55 Jahre, oder frühe Menopause ohne Substitutionstherapie mit Östrogenen
− Familienanamnese für frühzeitige koronare Herzkrankheit: Myokardinfarkt oder plötzlicher Herztod
  • < 55 Jahre beim Vater oder anderen männlichen Verwandten ersten Grades
  • < 65 Jahre bei der Mutter oder anderen weiblichen Verwandten ersten Grades
− gegenwärtiges Zigarettenrauchen
− Hypertonie
  • arterieller Blutdruck > 140/90 mmHg bei mehrmaliger Messung
  • oder Einnahme von antihypertensiven Pharmaka
− niedriges HDL-Cholesterin (< 35 mg/dl, mehrmals bestimmt)
− Diabetes mellitus

negative Risikofaktoren
− hohes HDL-Cholesterin (> 60 mg/dl)

Zur Beratung des Gesamtrisikoprofils wird bei Vorliegen eines negativen Risikofaktors ein positiver Risikofaktor abgezogen.

Tabelle 69-5 Zielwerte für die Behandlung einer Hypercholesterinämie.

Gesamtrisiko des Patienten		Zielwerte für LDL-Cholesterin
sehr hoch	manifeste KHK	< 100 mg/dl
hoch	mehrere RF	< 130 mg/dl
mäßig erhöht	ein RF	< 160 mg/dl
leicht erhöht	kein RF	< 190 mg/dl

RF: koronare Risikofaktoren neben der Hypercholesterinämie (s. Tab. 69-4). Klinisch manifeste KHK (koronare Herzkrankheit) ist definiert als anamnestisch bekannter Herzinfarkt, Angina-pectoris-Symptomatik oder positives Belastungs-EKG. Bei Patienten mit sehr hohem und hohem Risiko wird empfohlen, daß die Plasmatriglyzeride < 200 mg/dl sein sollten.

Zur Behandlung von Fettstoffwechselstörungen stehen im wesentlichen die im folgenden aufgeführten Prinzipien zur Verfügung. In der Zukunft werden insbesondere bei primären Hypercholesterinämien gentherapeutische Ansätze ihre Anwendung finden.

5.1 Beseitigung der Ursachen bei sekundären Dyslipoproteinämien

Liegt eine Erkrankung vor, die mit einer Dyslipoproteinämie einhergeht, sollte die erfolgreiche Behandlung der *Grundkrankheit* zu einer Normalisierung der Blutfette führen. Allerdings kann bei bestimmten Erkrankungen, wie z.B. Diabetes mellitus, trotz einer optimalen Therapie, eine Hyperlipidämie fortbestehen. In diesen Fällen liegen zwei primäre Grunderkrankungen vor, nämlich ein Diabetes mellitus und eine Hyperlipoproteinämie, die beide getrennt therapiert werden müssen. Bei Frauen in der *Postmenopause* können sich unter einer Substitution mit Östrogenen die HDL-Cholesterinspiegel im Plasma erhöhen, das LDL-Cholesterin sinken und die Plasmatriglyzeride leicht steigen. Die Zugabe von Gestagenen kann diesen Effekt vermindern, wobei die zyklische Zugabe von Medroxyprogesteron zu Östrogenen die Lipidprofile zu verbessern scheint [2].

5.2 Diätetische Maßnahmen

Wenn eine Fettstoffwechselstörung mit einer Adipositas kombiniert ist, kann eine *Gewichtsreduktion* eine effektive Behandlung sein.

Bei Adipositas ist eine Gewichtsreduktion weit wirksamer als jede andere diätetische Maßnahme.

Hohe Triglyzeridspiegel, auch Konzentrationen bis 1000 mg/dl beim Typ IV und Typ V nach Frederickson, lassen sich durch eine Reduktionskost in beinahe allen Fällen beseitigen. Auch Hypercholesterinämien lassen sich durch eine Gewichtsreduktion häufig normalisieren.

Allgemeine Empfehlungen einer *lipidsenkenden Diät* beinhalten weniger als 300 mg Nahrungscholesterin pro Tag, 30 % oder weniger der Gesamtkalorien durch Fett und nicht mehr als 10 % davon als gesättigte Fettsäuren. Durch eine Senkung des Nahrungscholesterins unter 300 mg wird das Gesamt- und HDL-Cholesterin im Serum eher geringfügig zwischen 5 und 15 % erniedrigt.

Da mehrfach ungesättigte Fettsäuren die Lipidoxidation der LDL fördern und damit möglicherweise die Atherogenese verstärken könnten, ist eine abschließende Beurteilung über das optimale Verhältnis von mehrfach ungesättigten zu einfach ungesättigten Fettsäuren in der Nahrung derzeit nicht möglich. Fischöle (mehrfach ungesättigte Fettsäuren des Omega-3-Typs) können in hohen Dosen sehr effektiv die Triglyzeride senken, bei geringer Wirkung auf das Plasmacholesterin. Kontrollierte Interventionsstudien zur Senkung des koronaren Risikos fehlen, so daß eine Einnahme von Fischölkapseln nicht generell empfohlen werden kann [7].

Antioxidanzien, wie z.B. Vitamine E, C und β-Carotin können die Oxidation von Lipoproteinen verhindern und somit möglicherweise der Atherogenese entgegenwirken. Bisher können jedoch keine Empfehlungen zur Supplementierung mit Antioxidanzien gegeben werden.

5.3 Körperliche Aktivität

Durch Ausdauertraining lassen sich günstige Auswirkungen auf die Triglyzeride und das HDL-Cholesterin im Plasma erzielen. Ausdauertrainierte (Langläufer, Radfahrer, Schwimmer) haben ca. 50 % niedrigere Triglyzeridkonzentrationen, und regelmäßiges Training senkt bei Patienten mit primärer Hypertriglyzeridämie die Serumkonzentration der Triglyzeride um ca. 25 %.

Training ist eine wirksame Methode, das HDL-Cholesterin zu erhöhen. Ausdauertrainierte haben im Vergleich zu Personen mit wenig Bewegung ca. 40 % höhere HDL-Cholesterinspiegel. Gesteigerte körperliche Aktivität, d.h. mindestens zwei- bis dreimal pro Woche 20 min Ausdauertraining, erhöht die Insulinsensitivität, erniedrigt u.a. rasch die Triglyzeride und kann die Plasmaspiegel von HDL-Cholesterin erhöhen, z.B. 15–20 % bei zusätzlichen 1500 kcal/Woche.

5.4 Medikamentöse Therapie

Eine medikamentöse Behandlung der Hyperlipidämie ist bei entsprechender Risikokonstellation nach Versagen der diätetischen Behandlung angezeigt [7, 8, 10, 14, 16]. Im folgenden werden die Charakteristika einzelner lipidsenkender Substanzen kurz dargestellt (Tab. 69-6):

Cholesterinsynthesehemmer: Die Cholesterinsynthesehemmer (z.B. Lovastatin, Simvastatin, Pravastatin und Fluvastatin) sind eine Substanzklasse, die das Schlüsselenzym der Cholesterinbiosynthese, die *HMG-CoA-Reduktase*, hemmt und dadurch die

Tabelle 69-6 Wirkprofile lipidsenkender Medikamente.

Medikamente	Cholesterin-senkung	Triglyzerid-senkung	HDL-Erhöhung
Cholesterin-synthesehemmer	++++	+	+
Ionenaustauscher	+++	–	+
Nikotinsäure	++	+++	+++
Fibrate	+	+++	++

+ bis ++++ als Ausmaß der Wirkstärke; – : keine Senkung.

LDL-Rezeptorzahl erhöht. Sie senken das Serumcholesterin um 30–40%, das LDL-Cholesterin um 35–45%. Die Triglyzeride werden leicht erniedrigt, das HDL-Cholesterin leicht erhöht. Cholesterinsynthesehemmer werden normalerweise gut vertragen. Als *Nebenwirkung* wird eine Transaminasenerhöhung beschrieben, die meist gering ist. Obwohl sie selten ist, sollten die Transaminasen z. B. 6 Wochen nach Beginn der Behandlung, dann nach 3 Monaten und jeweils 6 Monaten bestimmt werden. Wenn die Transaminasen im Serum das dreifache der oberen Norm überschreiten, sollte die Behandlung abgebrochen werden. Dieses wird bei 1% der Patienten berichtet und ist dosisabhängig. Geringe und normalerweise transiente Erhöhungen der Kreatininkinase (CPK) sind nicht ungewöhnlich bei der Behandlung mit Cholesterinsynthesehemmern. Symptomatische Myopathien dagegen (mit Muskelschmerzen und -schwäche sowie Erhöhung der CPK bis zum 10fachen der oberen Normalwerte) sind selten und erfordern ein Absetzen des Medikamentes. Weitere seltene Nebenwirkungen sind leichte gastrointestinale Beschwerden, Überempfindlichkeitsreaktionen und Kopfschmerzen.

Ionenaustauscher: Sie werden nicht resorbiert, reduzieren die Resorption von Gallensäure im Darm und steigern die Gallensäureproduktion. Die Senkung der hepatischen Cholesterinkonzentration führt über eine Vermehrung der LDL-Rezeptoren zu einer Verminderung des LDL-Cholesterins und Serumcholesterins um 20–30%. Triglyzeride und HDL-Cholesterin können leicht ansteigen. Die wichtigsten *Nebenwirkungen* sind Obstipation und gastrointestinale Beschwerden, die aber durch eine sehr langsame, *einschleichende Therapie über mehrere Wochen* häufig vermieden werden können. Die Interaktion mit anderen Pharmaka und fettlöslichen Vitaminen ist zu beachten.

Nikotinsäure: Nikotinsäure und ihre Derivate (wie z. B. Acipimox) *senken die VLDL- und IDL-Produktion.* Dementsprechend senken sie – abhängig vom Typ der Stoffwechselstörungen unterschiedlich stark – Serumtriglyzeride und -cholesterin. Die VLDL-Konzentration sinkt, während das HDL ansteigt. Bei der familiären Hypercholesterinämie kann die LDL-cholesterinsenkende Wirkung von Ionenaustauschern durch zusätzliche Gabe von Nikotinsäure deutlich verstärkt werden. Der behandelnde Arzt muß die akuten und chronischen *Nebenwirkungen* beachten: In den ersten Tagen nach Therapiebeginn können nach jeder Dosis Flush und Juckreiz auftreten. Um diese Nebenwirkungen so gering wie möglich zu halten, wird eine einschleichende Dosierung empfohlen. Weitere Nebenwirkungen sind gastrointestinale Beschwerden, Hyperurikämie, Gichtanfälle, Verschlechterung der Glukosetoleranz, Erhöhung der Leberenzyme und Cholestase.

Fibrate: Die verschiedenen Substanzen aus dieser Wirkstoffklasse zeigen biochemische Unterschiede. Sie erhöhen die Aktivität der *Lipoproteinlipase* und steigern damit den Abbau der VLDL-Triglyzeriden und fördern den Einbau von Cholesterin in die HDL. Der Umbau von Cholesterin in Gallensäuren scheint gesteigert zu werden. Fibrate senken die Serumtriglyzeridspiegel effektiv und erhöhen die HDL-Konzentration. LDL-Cholesterin wird um 5–25% vermindert. An *Nebenwirkungen* können auftreten: gastrointestinale Beschwerden, Myositis, Impotenz und Erhöhung der Leberenzyme. Die Interferenz mit Antikoagulanzien muß beachtet werden.

Probucol: Probucol senkt das LDL-Cholesterin um 20–30% und führt zur Regression von Lipidablagerungen in Sehnen und Haut. Die Substanz akkumuliert im Inneren der Lipoproteinpartikel und scheint die LDL-Partikel chemisch so zu verändern, daß ihre Aufnahme in die Zellen gefördert wird. Diese verstärkte Aufnahme erfolgt unabhängig von den LDL-Rezeptoren, so daß Probucol als einzige Substanz wirksam LDL-Cholesterinspiegel bei Patienten mit homozygoter familiärer Hypercholesterinämie senkt. Darüber hinaus wirkt Probucol als *Antioxidans*. Da oxidierte LDL eine wichtige Rolle in der Atherogenese zu spielen scheinen, wird der antiatherogene Effekt des Probucols u.a. seiner antioxidativen Wirkung auf die LDL-Partikel zugeschrieben. Das HDL-Cholesterin wird durch Probucol bis zu 25% gesenkt, wobei die klinische Bedeutung dieser Senkung bisher nicht geklärt ist. An *Nebenwirkungen* werden gastrointestinale Beschwerden und QT-Streckenverlängerungen im EKG beschrieben.

5.5 Aphereseverfahren

In den letzten Jahren sind Methoden zur *spezifischen Elimination des LDL-Cholesterins* aus dem Patientenplasma entwickelt worden [6]. Bei diesen LDL-Aphereseverfahren unterscheidet man die LDL-Immunoabsorption durch Anti-Apo-B-Antikörper, die Dextran-Sulfat-Zellulose-LDL-Apherese und die heparininduzierte extrakorporale LDL-Präzipitation (HELP-LDL-Apherese). Diese Verfahren sind inzwischen sicher und senken effektiv die LDL-Konzentration. Andere Risikofaktoren, wie Fibrinogen und Lp(a) werden ebenfalls gesenkt. Die LDL-Aphereseverfahren sind indiziert bei Patienten mit homozygoter familiärer Hypercholesterinämie, bei Patienten z.B. mit KHK und schwerer Hypercholesterinämie trotz lipidsenkender Diät und maximaler medikamentöser Therapie.

Literatur

1. Assmann, G.: Fettstoffwechselstörungen und koronare Herzkrankheit. MMV Medizinverlag, München 1988.
2. Belchetz, P.E.: Hormonal treatment of postmenopausal women. New. Engl. Med. 331 (1994) 1062–1071.
3. Brown, G. B., X.-Q. Zhao, D. E. Sacco, J. J. Albers: Atherosclerosis regression, plaque disruption, and cardiovascular events: A rationale for lipid lowering in coronary artery disease. Ann. Rev. Med. 44 (1993) 365–376.
4. Brown, M. S., J. L. Goldstein: The hyperlipoproteinemias and other disorders of lipid metabolism. In: Isselbacher, K. J., E. Braunwald, J. D. Wilson, J. B. Martin, A. S. Fauci, D. L. Kasper (eds.): Harrison's Principles of Internal Medicine. 13th ed., pp. 2058–2069. McGraw-Hill, New York 1994.

5. Defesche, J. C., K. L. Pricker, M. R. Hayden, B. E. van der Ende, J. J. P. Kastelein: Familial defective apolipoprotein B-100 is clinically indistinguishable from familial hypercholesterolemia. Arch. intern. Med. 153 (1993) 2349–2356.

6. Demant, J., D. Seidel: Recent developments in low-density lipoprotein apheresis. Curr. Opin. Lipidol. 3 (1992) 43 - 48.

7. European Atherosclerosis Society: Prevention of coronary heart disease: Scientific background and new clinical guidelines. Nutr. Metab. Cardiovasc. Dis. 2 (1992) 113–156.

8. Galton, D., W. Krone: Hyperlipidaemia in Practice. Gower Medical Publishing, London – New York 1991.

9. Hobbs, H. H., D. W. Russell, M. S. Brown, J. L. Goldstein: The LDL-receptor locus in familial hypercholesterolaemia: mutational analysis of a membrane protein. Ann. Rev. Genet. 24 (1990) 133–170.

10. Illingworth, D. R., W. E. Connor: Disorders of lipid metabolism. In: Fehlig, P., J. D. Baxter, A. E. Broadus, L. A. Frohman (eds.): Endocrinology and Metabolism. 2nd ed., pp. 1244–1314. McGraw-Hill, New York 1985.

11. Krone, W., D. Müller-Wieland: Rationelle Lipiddiagnostik. Internist 35 (1993) 640–645.

12. Kwiterovich, P. O., Lipid Research Atherosclerosis Unit, John Hopkins University School of Medicine, Baltimore, Maryland, USA: Genetics and molecular biology of familial combined hyperlipidemia. Curr. Opin. Lipidol. 4 (1993) 133–143.

13. Laker, M. F., F. L. Game: Approaches to lipid and lipoprotein analysis. Baillière's Clin. Endocr. Metab. 4 (1990) 693–718.

14. Levy, R. I., A. J. Troendle. J. M. Fattau: A quarter century of drug treatment of dyslipoproteinemia, with a focus on the new HMG-CoA reductase inhibitor fluvastatin. Circulation 87 (Supp. III) (1993) 45 – 53.

15. Manninen, V., L. Tenkanen, P. Koskinen, J. Huttunen, M. Mänttäri, O. P. Heinonen, M. H. Frick: Joint effects of serum triglyceride and LDL cholesterol and HDL cholesterol concentrations on coronary heart disease risk in the Helsinki Heart Study – implications of treatment. Circulation 85 (1992) 37–45.

16. National Cholesterol Education Program: Expert panel on detection, evaluation, and treatment of high blood cholesterol in adults. Circulation 89 (1994) 1329–1445.

17. NIH Consensus Development Panel on Triglyceride, High-Densitiy Lipoprotein, and Coronary Heart Disease: Triglyceride, high-density lipoprotein, and coronary heart disease. J. Amer. med. Ass. 269 (1993) 505–510.

18. Rader, D. J., J. M. Hoeg, H. B. Brewer: Quantitation of plasma apolipoproteins in the primary and secondary prevention of coronary artery disease. Ann. intern. Med. 120 (1994) 1012–1025.

19. Ridker, P. M., C. H. Hennekens, M. J. Stampfner: A prospective study of lipoprotein(a) and the risk of myocardial infarctation. J. Amer. med. Ass. 270 (1993) 2195–2199.

20. Seidel, D.: Risikofaktoren der Atherogenese: Mechanismus ihrer Wirkung und klinische Bewertung. Dtsch. Ärztebl. 90 (1993) 2307-2315.

21. Soria, L. F., E. H. Ludwig, H. R. G. Clark, G. L. Vega, M. S. M. Grundy, B. J. McCarthy: Association between a specific apolipoprotein B mutation and familial defective apolipoprotein B-100. Proc. nat. Acad. Sci. (Wash.) 86 (1989) 587–591.

22. Stamler, J., R. Stamler, W. V. Brown, A. M. Gotto, P. Greenland, S. Grundy, D. M. Hegsted, R. V. Luepker, J. D. Neaton, D. Steinberg, N. Stone, L. van Horn, R. W. Wissler: Serum cholesterol – Doing the right thing. Circulation 88 (1993) 1954–1960.

23. Utermann, G.: The mysteries of lipoprotein (a). Science 246 (1989) 904–910.

24. Walden, C. C., R. A. Hegele: Apolipoprotein E in hyperlipidemia. Ann. intern. Med. 120 81994) 1026–1036.

25. Windler, E., H. Greten: HMG-CoA-Reduktasehemmer in der Therapie von Lipidstoffwechselstörungen. Internist 34 (1993) 1107–1114.

70 Adipositas

Manfred James Müller

1 Definition, Einteilung und Epidemiologie . . 617
2 Klinisches Bild 619
3 Pathogenese/Pathophysiologie. 620
4 Diagnostik 621
4.1 Ernährungszustand 622
4.2 Einschätzung des gesundheitlichen Risikos 622
4.3 Erfassung der Ernährung, des Eßverhaltens, der Befindlichkeit und der körperlichen Aktivität 623
5 Therapie 624
5.1 Therapieziele und Behandlungsmöglichkeiten 624
5.2 Patientenschulung und Gesundheitsförderung 625
5.3 Diätetik 625
5.3.1 „Gesunde" Ernährung 626
5.3.2 Reduktionsdiäten 626
5.4 Körperliche Aktivität, Bewegung 628
5.5 Selbsthilfegruppen 629
5.6 Verhaltenstherapie 629
5.7 Medikamentöse Behandlung 629
5.8 Invasive Maßnahmen 629
5.9 Pragmatische und multidisziplinäre Therapiekonzepte 630
5.10 Therapieversagen 630
6 Prävention 630

1 Definition, Einteilung und Epidemiologie

Definition:

Eine Adipositas besteht, wenn der Anteil der Fettmasse am Körpergewicht bei Frauen 25–30% und bei Männern 20% übersteigt.

Da die quantitative Erfassung der Fettmasse methodisch aufwendig ist, dient das Körpergewicht zur Charakterisierung und Einteilung der Adipositas. Ältere Bezugsgrößen wie das „Normal-" oder auch das „Idealgewicht" sind heute durch den „Body-mass-Index" ersetzt (s. Nomogramm Abb. 70-1).

$$BMI = \frac{\text{Gewicht in kg}}{\text{Körpergröße m}^2}$$

Die Perzentilen des BMI sind Abbildung 70-2 zu entnehmen. Der BMI ist im Bereich des Normalgewichts

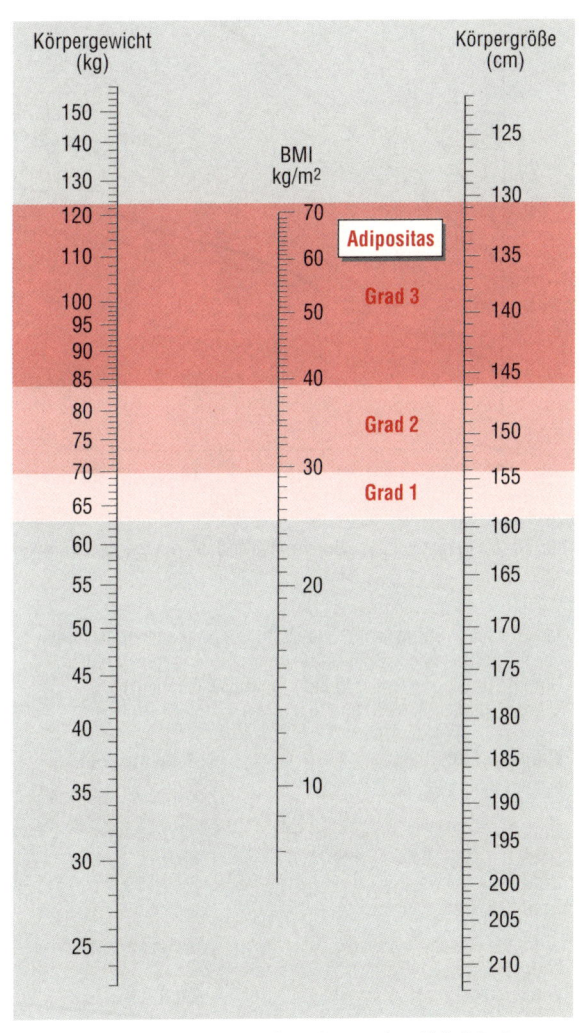

Abb. 70-1 Nomogramm zur Berechnung des BMI („Body-mass-Index") an Körpergewicht und Größe.

sowie bei Übergewicht eng mit der Fettmasse korreliert und ist deshalb ein geeignetes Maß zur Einteilung der Adipositas.

Einteilung: Die Einteilung der Adipositas erfolgt graduell entsprechend ihrem Ausmaß *(Grad 0–3 Abb 70-1; Tab. 70-1 und 70-2)*. Das Ausmaß der Adipositas beschreibt das *Gesundheitsrisiko* eines dicken Menschen nicht ausreichend. Dieses wird wesentlich durch den *Fettverteilungstyp* bestimmt. Das Verhältnis von Taillen- (besser: Bauch-) zu Hüftumfang (= „waist to hip ratio" = „w/h"-Quotient) charakterisiert die Fettverteilung und damit den adipösen „Phänotyp".

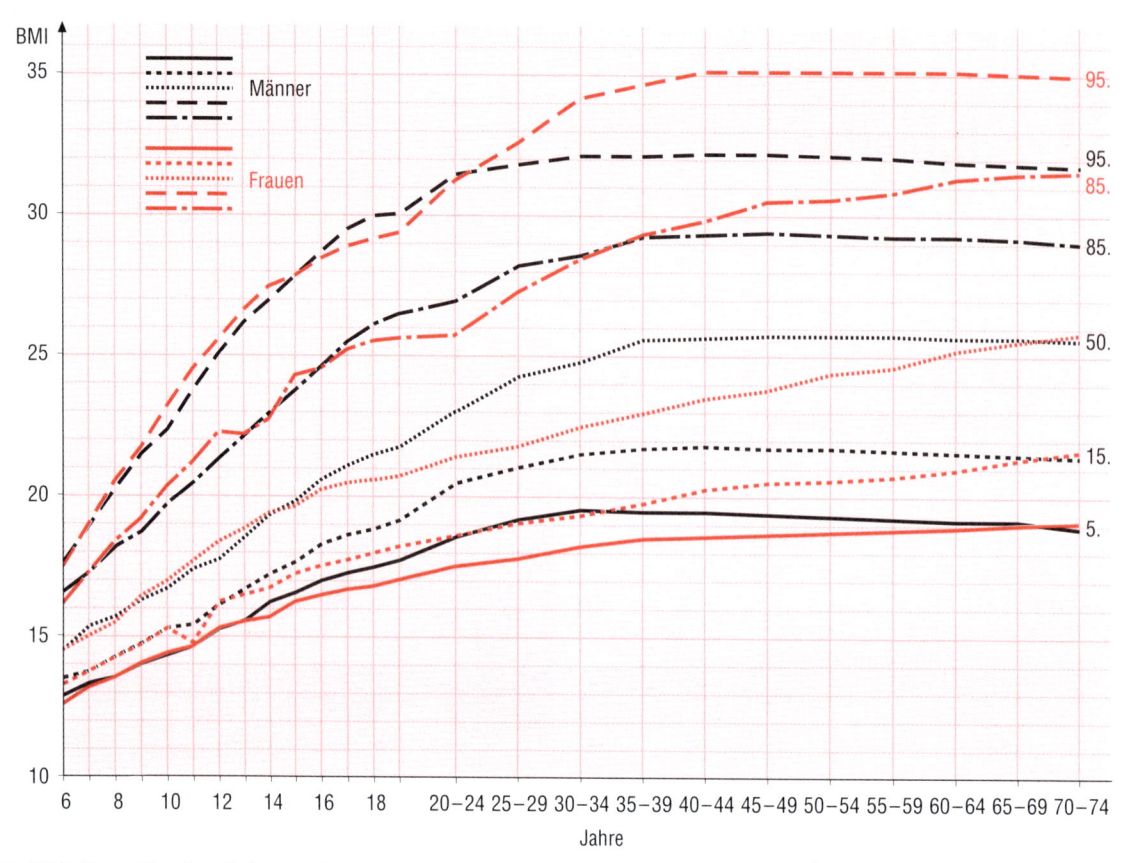

Abb. 70-2 Perzentilen des „Body-mass-Index" (BMI: Gewicht in kg geteilt durch Körpergröße in m²) für Männer und Frauen.

Tabelle 70-1 Europäische Einteilung und Risikoeinschätzung der Adipositas nach „Body-mass-Index" und vergleichender Umfangsmessung (waist to hip ratio = w/h-Quotient) (Altersgruppe: 20–65 Jahre; nach [4]).

klinische Einteilung	Body-mass-Index (kg/m²)
Grad 0	20,0–24,9
Grad 1	25,0–29,9
Grad 2	30,0–39,9
Grad 3	≥ 40,0
erhöhtes Gesundheitsrisiko	w/h-Quotient
Männer	> 1,00
Frauen	> 0,85

Tabelle 70-2 Einschätzung des Gesundheitsrisikos bei Adipositas.

Adipositasgrad	BMI (kg/m²)	w/h-Quotient	weitere Risikofaktoren*	Risiko**
0	< 25	</>1,00 </>0,85	∅	0
1	25–29,9	< 1,00 < 0,85 > 1,00 > 0,85	∅ ∅/+ 	1 2
2	30–39,9	< 1,00 < 0,85 > 1,00 > 0,85	∅ ∅/+ 	2 2/3
4	≥ 40	</>1,00 </>0,85	∅/+	3

* Hypertonie, KHK, Diabetes mellitus, Nikotinabusus
** 0 = kein Risiko, 3 = großes Risiko

Adipöse mit einem männlichen Fettverteilungstyp (= hoher „w/h-Quotient) haben ein hohes Gesundheitsrisiko, während ein weiblicher Fettverteilungstyp (niedriger „w/h"-Quotient) ungefährlicher ist. Bei Männern spricht ein w/h-Quotient von über 1,00 als Kriterium für ein erhöhtes Gesundheitsrisiko, bei Frauen ein w/h-Quotient über 0,85.

Der adipöse „Phänotyp" bleibt während einer Gewichtszunahme unverändert.

Die *klinisch-phänomenologische Einteilung der Adipositas* ist an ihrem Ausmaß und dem Gesundheitsrisiko orientiert. Im Hinblick auf die möglichen genetischen Grundlagen werden vier „Phänotypen" unterschieden:

- *Typ 1* ist durch eine vermehrte Körperfettmasse mit gleichmäßiger Fettverteilung charakterisiert. Er ist also nicht eindeutig dem androiden oder gynoiden Fettverteilungstyp (s. o.) zuzuordnen.
- *Typ 2* entspricht dem androiden Fettverteilungstyp.
- *Typ 3* ist durch ein vermehrtes intraabdominales Fettgewebe charakterisiert.
- *Typ 4* entspricht dem gynoiden Fettverteilungstyp.

Es ist wahrscheinlich, daß der Typ 1 eher durch Umwelteinflüsse und weniger durch genetische Faktoren erklärt wird. Demgegenüber können biologische Faktoren 25–30% der Fettverteilung und bis zu 40% der intraabdominalen Fettgewebsmasse erklären.

Eine gute Phänotypisierung adipöser Menschen ist sowohl für die Einschätzung des Risikos als auch der möglichen Ursachen hilfreich.

Epidemiologie: Adipositas gewinnt ihren Krankheitswert nur durch die mit ihr assoziierte Morbidität und Mortalität. Epidemiologisch gehört die Adipositas zu den ernährungsabhängigen Erkrankungen. Die *Prävalenz* der Adipositas Grad 1 beträgt bei Frauen abhängig vom Alter 25 (Alter 25–34 Jahre) bis etwa 45% (Alter 55–64 Jahre). Die entsprechenden Zahlen für Männer liegen zwischen 50 und 65% der Bevölkerung. Eine ausgeprägte Adipositas (Grad 2 und mehr) wird bei 7–30% der Frauen und 5 bis 20% der Männer beobachtet. Dieses bedeutet, daß der Anteil der Frauen mit einem normalen BMI von knapp 70% bei den 25- bis 34jährigen auf etwa 20% bei den 55- bis 64jährigen abgesunken ist. Bei den Männern haben nur etwa 45% der 25- bis 34jährigen und 10–20% der 55- bis 64jährigen einen normalen BMI. Das attributive Risiko (i.e. der Anteil der Krankheitsfälle, die auf die Adipositas zurückgeführt werden können) wird z.B. beim Hypertonus auf 75% und beim Diabetes mellitus Typ II auf 90% geschätzt. Die tatsächlichen Kosten der Adipositas werden auf 18–26% der Kosten aller ernährungsabhängigen Erkrankungen und 5,4–7,8% der gesamten Gesundheitsausgaben geschätzt.

2 Klinisches Bild

Das klinische Bild der Fettsucht wird durch ihr Ausmaß und die mit ihr verbundenen Erkrankungen (Diabetes mellitus Typ II, Fettstoffwechselstörungen, kardiovaskuläre Erkrankungen, Hypertonus, Gicht, Gallensteinleiden sowie bei ausgeprägter Adipositas Schlafapnoesyndrom mit Hypoxämie und Hyperkapnie, Polyzythämie und bei chronischem Verlauf Cor pulmonale) charakterisiert. Chronisch degenerative Erkrankungen und vermehrte postoperative Komplikationen sind weitere Probleme. Eine Leberverfettung wird bei nicht Alkohol trinkenden Adipösen sehr selten beobachtet. Daneben können auch abweichende endokrinologische Befunde (z.B. eine erhöhte Kortisolausscheidung im 24-Stunden-Urin bei einer normalen Supprimierbarkeit des Plasmakortisols im Dexamethasontest; eine verminderte Antwort der Wachstumshormonsekretion bei Hypoglykämie, körperlicher Belastung oder Arginininfusion) beobachtet werden, deren Bedeutung unklar ist, aber klinisch gering eingeschätzt wird.

Das Auftreten von Stoffwechselerkrankungen, Hypertonie und kardiovaskulären Problemen ist eng zur viszeralen Fettmasse korreliert.

Obwohl die Heterogenität bei der Adipositas hoch ist, muß bereits bei mäßiger Adipositas und androidem Fettverteilungstyp (Adipositas Grad 1) ein erhöhtes Risiko für die oben genannten (Zivilisation-)Krankheiten angenommen werden (Tab 70-3). Darüber hinaus werden aufgrund epidemiologischer Daten Beziehungen zwischen der Adipositas, dem Fettverzehr und

Tabelle 70-3 Energiegehalt verschiedener Lebensmittel: Die „Anstatt"-Tabelle

Lebensmittel	Gewicht in g	Menge	energiereich	kcal	energiearm	kcal
Suppe	150	1 Tasse	Käsecremesuppe	135	Brühe mit Gemüseeinlage	45
Fleisch	150	1 Port.	Schweinebauch	325	Schweineschnitzel, natur	105
					Hähnchenschlegel	185
Wurst	150	1 St.	Bratwurst	450	Lachsschinken	40
	30	1 Port.	Salami	135	Corned beef,	
	30	1 Port.	Mettwurst	130	deutsch	45
Fisch	150	1 Port.	Räucheraal	510	Kabeljaufilet	120
Milch- und	250	1/4 l	Vollmilch	165	Butter-/Magermilch	90
-produkte	150	1 Port.	Sahneeis	395	Joghurt aus entrahmter Milch	75
Käse	50	1 Ecke	Camembert (50% Fett i.Tr.)	165	Camembert (30% Fett i.Tr.)	110
	50	2 EL	Sahnequark	80	Speisequark (Magerstufe)	45
Gemüse	200	1 Port.	Erbsen, grün	175	Blumenkohl	55
Obst	300	1 Port.	Weintrauben	225	Pampelmuse	70
Kartoffeln	200	1 Port.	Pommes frites	440	Pellkartoffeln	170
Kuchen	120	1 St.	Sahnetorte	395	Obstkuchen (Hefeteig)	210
Streichfett	20	1 Port.	Butter/Margarine	155	Milchhalbfett/Halbfettmargarine	75
Getränke	250	1/4 l	Traubensaft	175	Tee mit Zitrone	0
	250	1/4 l	Wein	200	Mineralwasser	0
Knabbereien	50		Erdnüsse	300	Gewürzgurke	10

verschiedenen Tumoren (wie z.B. dem Mamma-, Zervix- und Gallenblasenkarzinom bei Frauen sowie Kolon- und Prostatakarzinom bei Männern) postuliert. Die Adipositas ist für den Betroffenen mit psychischen und sozialen Problemen verbunden. *Eine Störung des eigenen Körperbildes*, der Verlust der Sinnhaftigkeit des Lebens und des *Selbstwertgefühls* sind bei Adipösen häufig zu beobachten.

3 Pathogenese/Pathophysiologie

Primäre Adipositas: Sie betrifft eine heterogene Gruppe von Menschen und kann nicht durch einen reduktionistischen Ansatz („viel essen", „wenig Bewegung") erklärt werden. Lebensweise, Umwelt, eine „metabolische" Disposition sowie eine zunehmende Entfremdung der Betroffenen tragen in unterschiedlichem Ausmaß zur Manifestation bei (Abb. 70-3). Die Adipositas ist Ausdruck einer Adaptation des Körpers an den Überfluß der Ernährung und die zunehmende Bewegungsarmut. Eine energie- und fettreiche Ernährung und der hohe Grad an Automatisierung und Motorisierung sind ihre wesentliche Erklärung. Da die Fettsucht familiär gehäuft beobachtet wird, ist sie zum Teil genetisch determiniert. Der Anteil genetischer Faktoren als mögliche Ursache der Adipositas und ihrer Ausprägung wird auf 25–40 % geschätzt.

Die Adipositas ist Ausdruck einer chronischen Imbalance zwischen der Engergie- bzw. Fettzufuhr und dem

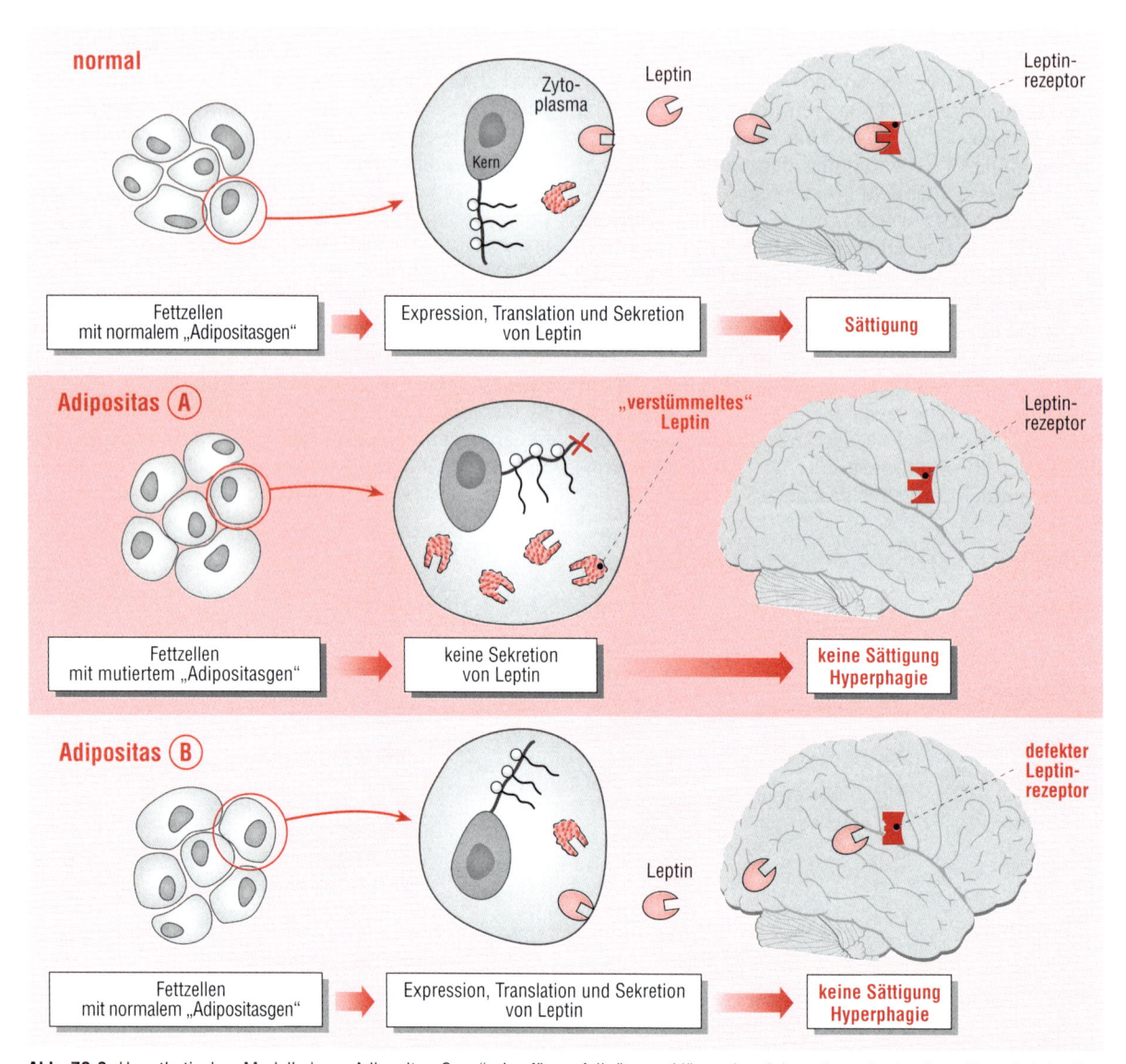

Abb. 70-3 Hypothetisches Modell eines „Adipositas-Gens", das für ein sekretorisches Eiweiß (= Leptin) in der Fettzelle kodiert. Für die Adipositas wird eine Mutation mit einer verminderten Synthese oder der Bildung eines „verstümmelten Proteins" postuliert, das zur Störung des Regelkreises zwischen Fettzelle und dem Sättigungsprotein im Hypothalamus führt. Alternativ könnte ein Defekt des hypothalamischen Leptinrezeptors die Störung des Regelkreises bei Adipösen erklären. *Leptinhypothese:* In den Fettzellen wird das Hormon Leptin gebildet, das am hypothalamischen Leptinrezeptor ein Sättigungssignal induziert. Genetische Defekte des Leptingens können zu einem inaktiven Genprodukt führen. Die Sättigungsregulation wird gestört, es kommt zur Hyperphagie. Zu ähnlichen Konsequenzen führen inaktivierende Mutationen des Leptinrezeptors bzw. der Postrezeptor-Signal-Transduktion.

Energieverbrauch bzw. der Fettverbrennung. Die Energiezufuhr übersteigt den Energieverbrauch. Die überschüssigen Nahrungsenergien werden entsprechend ihrer Zufuhr gespeichert. Die Zunahme des Körpergewichtes wird oberhalb des normalen Gewichtes zu etwa 75% durch eine Zunahme des Fettgewebes und zu etwa 25% durch eine Zunahme der fettfreien Masse (= FFM) erklärt.

Das „kalorische" Äquivalent von 1 kg Körpergewicht beträgt etwa 7000 kcal.

Teleologisch ist die Gewichtszunahme eine Kompensation: Die Zunahme an FFM ist ein physiologischer Mechanismus zur Steigerung des Energieverbrauches, der bei hyperkalorischer Ernährung das Wiedererreichen einer ausgeglichenen Energiebilanz ermöglicht. Die Manifestation der Adipositas ist Ausdruck eines neuen Gleichgewichts zwischen dem Energieverbrauch bzw. der Fettoxidation und dem Überfluß der Ernährung.

Der Energieverbrauch dicker Menschen ist meist normal oder gering erhöht.

Untersuchungen an bereits manifest adipösen Menschen erlauben keine Rückschlüsse auf die Pathogenese der Adipositas. Prospektiv an normalgewichtigen Kleinkindern, Kindern und Erwachsenen durchgeführte Untersuchungen belegen, daß ein bestimmter „metabolisch adipöser" Phänotyp die spätere Manifestation einer Adipositas begünstigt. Dieser „metabolisch adipöse" Phänotyp ist durch einen niedrig-normalen Energieverbrauch, eine niedrige Fettverbrennung und eine hohe Insulinsensitivität charakterisiert. Die Abweichung des Energieverbrauches kann sowohl den Ruheenergieumsatz als auch die Thermogenese betreffen. Sie ist mit einer verminderten Aktivierung des sympathischen Nervensystems assoziiert. *Heredität* kann zwischen 20 und 70% des Körpergewichtes erklären. Die Genetik ist besonders wichtig für die Manifestation der abdominal betonten (androiden) Adipositas (s.u). Angesichts der Häufigkeit der Adipositas und ihrem vielfältigen Erscheinungsbild ist eine monogenetisch erklärte Stoffwechselstörung als Ursache beim Menschen (im Gegensatz zu genetisch adipösen Versuchstieren) unwahrscheinlich. Die individuell unterschiedliche Reaktion des Stoffwechsels auf eine energie- bzw. fettreiche Ernährung ist eher Audruck einer Normalverteilung.

Die *molekularen Grundlagen* der Adipositas sind heute unbekannt. Mögliche Kandidatengene sind sowohl in der Regulation der Energieaufnahme als auch des Stoffwechsels energiereicher Substrate denkbar. Die kürzlich erfolgte Klonierung eines Adipositasgens (ob-Gen), das für die Fettsucht der sog. ob/ob-Maus verantwortlich ist, wird von vielen Adipositas-Forschern als Meilenstein der Adipositasforschung angesehen. Beim Menschen ist ein hormologes Gen vorhanden. Die Bedeutung des ob-Gens und seines Produktes, der Peptids *Leptin,* wird derzeit intensiv untersucht. Das Leptin wird in der Fettzelle gebildet und gilt als eine Signalsubstanz für die hypothalamischen Eßzentren. Ein spezifischer Leptinrezeptor konnte inzwischen am Plexus chorioideus der Maus molekularbiologisch charakterisiert werden. Das Leptin wird je nach Größe der Fettspeicher ausgeschüttet und hemmt physiologischerweise die Nahrungsaufnahme. Die verschiedenen möglichen Hypothesen zur Bedeutung des Adipositasgens-Adipositasproteins bei der Entstehung der Fettsucht sind in Abbildung 70-3 dargestellt. Die erste Annahme war, daß Fettzellen von adipösen Menschen das Leptin in zu geringen Mengen sezernieren oder aber ein motiertes Adipositasprotein bilden, welches vom Leptinrezeptor im Hypothalamus nicht erkannt werden kann. Die bisher vorliegenden Untersuchungen zeigen allerdings, daß ein Mangel an Leptin nur bei 5–10% der übergewichtigen Menschen vorliegt. Demgegenüber sind die Leptinspiegel bei 90% der Patienten zu dem Ausmaß der Adipositas (sprich zum BMI) korreliert, d.h., Adipöse haben sogar erhöhte Leptinspiegel. Die sich aus diesen Befunden ableitende Hypothese lautet, daß Adipöse einen Defekt ihres hypothalamischen Leptinrezeptors aufweisen und deshalb das periphere Signal von ihren Fettzellen nicht registrieren können. Die Bedeutung dieser Befunde und auch mögliche therapeutische Konsequenzen sind heute unklar. Dennoch erscheint wahrscheinlich, daß die bisher vorliegenden Befunde zur Bedeutung eines Adipositasgens unser Verständnis zur Pathogenese der Adipositas dahingehend differenzieren, daß zumindest ein Teil der Patienten eine biochemisch nachweisbare Stoffwechselstörung hat. Diese wäre in der Tat eine neue Perspektive, welche uns von der vereinfachten Sicht der Adipositas („zuviel Kalorien, zuwenig Bewegung") wegführen würde.

Sekundäre Adipositas: Sekundäre Formen der Adipositas sind selten und können bei endokrinologischen Erkrankungen (Cushing-Syndrom, Hypothyreose, Insulinom, hypothalamischen Störungen) oder als Teil genetischer Syndrome (Laurence-Moon-Biedl-Syndrom, Prader-Willi-Syndrom) beobachtet werden. Bei endokrinologischen Krankheiten wird die Adipositas durch den Überschuß oder Mangel der betreffenden Hormone und deren Auswirkung auf Nahrungszufuhr und Stoffwechsel erklärt.

4 Diagnostik

Die Diagnose einer primären Adipositas ist einfach zu stellen, nur in Einzelfällen muß eine sekundäre Form ausgeschlossen werden. Da das klinische Bild der Adipositas heterogen, ihr gesundheitliches Risiko unterschiedlich und der Wert der therapeutischen Maßnahmen von deren gezielten Anwendung abhängig ist, muß bei jedem adipösen Patienten eine differenzierte Diagnostik durchgeführt werden.

4.1 Ernährungszustand

Das Körpergewicht, der BMI und die vergleichende Umfangsmessung (= „w/h"-Quotient) sind in der klinischen Praxis grundlegend für die Einschätzung und Klassifizierung der Adipositas.

Der Ernährungszustand wird durch *Wiegen* (unbekleidet, nach Blasenentleerung, auf einer geeichten Waage; nicht auf Angaben des Patienten oder seiner Angehörigen verlassen) und die Messung der Körpergröße in der Arztpraxis bzw. im Krankenhaus erfaßt. Aus den Meßwerten wird der BMI oder auch der *prozentuale Fettgehalt* berechnet:
- *Männer:* $1{,}218 \times BMI - 10{,}13$
- *Frauen:* $1{,}48 \times BMI - 7$

Das subkutane Fettgewebe kann direkt durch *anthropometrische Methoden* (Messung der Hautfaltendicke mit einer geeichten Kaliperzange (z.B. einem Lange-Kaliper) an definierten Referenzpunkten (in der Regel 4) über dem M. triceps, dem M. biceps, schräg unterhalb der Skapula und quer suprailiakal) gemessen werden. Die Summe der vier Hautfalten kann nach den Tabellen von Durnin und Wormseley in Prozent Körperfett umgerechnet werden.

Das Gesamtkörperfett kann indirekt durch die *bioelektrische Impedanzmessung* oder mit *markiertem Wasser* erfaßt werden. Diese Methoden messen direkt den Wassergehalt des Körpers und berechnen die fettfreie Masse unter der Annahme eines Wassergehaltes von 70–73%. Praktisch und methodisch aufwendigere Methoden zur Bestimmung des Körperfetts sind die *„Dual-Energie-Röntgenabsorptionsmessung (DEXA)"* oder die Messung der Körperdichte durch Unterwasserwiegen. Indirekt kann die Fettmasse nach Erfassung der Körperzellmasse durch die *Bestimmung des Gesamtkörperkaliums* oder eine Messung des Stickstoffgehaltes des Körpers mit der Methode der *Neutronenaktivierung* berechnet werden.

Alle Methoden zur Erfassung der Körperzusammensetzung haben Grenzen. Die ihnen zugrundeliegenden Annahmen sind nicht exakt für jedes Individuum gültig.

Die Untersuchung des Ernährungszustandes umfaßt auch anamnestische Daten wie z.B. das niedrigste bzw. höchste Körpergewicht, Zeitraum der Gewichtsveränderungen, Körpergewicht der Ehepartner bzw. von Kindern und Geschwistern. Standardtabellen (wie die „Metropolitan Height and Weight Tables") oder auch der Broca-Index werden heute nicht mehr verwendet.

Die Diagnose der Adipositas beruht auf ihrem klinischen Erscheinungsbild. Der „Body-mass-Index" (= BMI) ist ein praktisches und indirektes Maß der Fettmasse. Er errechnet sich aus dem Quotienten von Körpergewicht (in kg) und der Körpergröße (in m²). Der Normalbereich liegt zwischen 20–25 kg/m². Abhängig vom Alter kann der Normalbereich für die Gruppe der 50- bis 65jährigen auf einen BMI von 26, bei einem Alter über 65 Jahren auf 27,5 kg/m² begrenzt werden. (Bei Jugendlichen liegt der Grenzwert bie 23,5 kg/m².) Der mittlere BMI liegt z.Zt. in den Bevölkerungen der westlichen Industrienationen zwischen 24 und 27 kg/m², ein Wert zwischen 20 und 22 kg/m² wäre wünschenswert:
– Eine Adipositas *Grad 1* besteht bei einem BMI zwischen >25 und 30 kg/m²
– eine Adipositas *Grad 2* zwischen >30 und 40 kg/m²
– eine Adipositas *Grad 3* bei Werten >40 kg/m².
Alternativ ist eine Adipositas durch einen BMI oberhalb der 85. Perzentile definiert.

Ein BMI unterhalb 18,5 kg/m² ist Ausdruck einer Mangelernährung.

4.2 Einschätzung des gesundheitlichen Risikos

Das gesundheitliche Risiko des Adipösen ist wesentlich von Fettverteilungstyp und Alter abhängig.

Der Fettverteilungstyp wird praktisch durch die vergleichende Umfangsmessung in der Taille (Höhe des Bauchnabels oder auf der Mitte der Strecke zwischen unterem Rippenbogen und Spina iliaca) und der Hüfte (auf Höhe des Schambeins) erfaßt. Der Quotient aus beiden Umfängen ist die sog. *„waist to hip-ratio"* (= w/h-Quotient). Ein w/h-Quotient von >0,85 bei Frauen bzw. >1,00 bei Männern beschreibt einen androiden oder proximalen Fettverteilungstyp. Niedrigere Werte entsprechen eher einer gynoiden oder distalen Fettverteilung. Übergänge im Sinne einer intermediären Verteilung sind möglich. Ein androider Fettverteilungstyp ist bei Normalgewichtigen (z.B. einem Menschen mit schmalen Hüften) nicht mit einem erhöhten gesundheitlichen Risiko assoziiert (Tab. 70-2).

Die direkte Erfassung der für das Gesundheitsrisiko bedeutsamen *viszeralen Fettdepots* erfolgt in wissenschaftlichen Untersuchungen durch eine Bestimmung der intraabdominalen Fettspeicher in Höhe der Lendenwirbelkörper L4 und L5 mit bildgebenden Verfahren (Computertomographie, NMR, DEXA). Normalwerte der Fettflächen sind sehr variabel und betragen für 30–40jährige Männer 50–100 cm² und für Frauen 25–75 cm². Das Verhältnis zischen intraabdominellem zu subkutanem Fett (in cm²) kann bei Männern bis zu 48 % und bei Frauen bis zu 30 % betragen. Es besteht eine enge Beziehung zwischen dem BMI, dem Bauchumfang, der w/h-Quotienten und der viszeralen Fettmasse.

Das gesundheitliche Risiko des Adipösen wird außerdem anhand der folgenden Parameter beurteilt: Anamnese und klinische bzw. klinisch-chemische Untersuchungen (Blutdruckmessung im Liegen und in Ruhe, *cave*: Breite der Manschette, Elektrokardiogramm [in Ruhe und unter Belastung], Lungenfunktionsprüfung,

Oberbauchsonographie und Laboruntersuchungen wie Plasmaglukose nüchtern und 2 h postprandial, Plasmalipide, Harnsäure, Leberenzymmuster).

4.3 Erfassung der Ernährung, des Eßverhaltens, der Befindlichkeit und der körperlichen Aktivität

Erfassung der Ernährung: Die *Ernährungsanamnese* informiert über Veränderungen des Ernährungszustandes, den Ernährungszustand der Verwandten und Angehörigen, Eß- und Trinkgewohnheiten sowie mögliche Ernährungsprobleme (Freßanfälle? Diätanamnese?). Ein Ernährungsprotokoll gibt detaillierte Informationen über die Ernährung (z.B. kcal/Tag, Fettverzehr, Alkoholkonsum etc.). Ein aussagekräftiges Ernährungsprotokoll setzt die Mitarbeit und Ehrlichkeit des Probanden voraus. Die Erfahrung zeigt, daß die Wahrnehmung der Nahrungszufuhr interindividuell sehr unterschiedlich ist und besonders dicke Menschen ihre tatsächliche Energiezufuhr um bis zu 50% unterschätzen. Dennoch ist ein Ernährungsprotokoll für die Ernährungsberatung und auch den betroffenen Patienten hilfreich.

Das Ernährungsprotokoll weckt das Interesse des Betroffenen für seine Ernährung und ist eine Basis der Ernährungsberatung.

Erfassung des Eßverhaltens: Ein *Ernährungsprotokoll* wird zu Beginn und auch während einer Behandlung durch einen Fragebogen zum Eßverhalten nach Pudel und Westenhöfer ergänzt. Die Auswertung eines solches Tests läßt zwei unabhängige Faktoren erkennen: *Kontrolle und Störbarkeit des Eßverhaltens*. Die Auswertung erlaubt die Einschätzung der Prognose der Behandlung. Patienten mit einer hohen kognitiven Kontrolle und einer geringen Störbarkeit können in der Regel auch über längere Zeit eine Kalorienbeschränkung durchhalten. Andererseits kann eine übermäßig starke Kontrolle die Entwicklung von Eßstörungen während der Behandlung begünstigen. Eine Untergruppe von adipösen Patienten hat eine Eßstörung (sog. *„binge eating disorder"*). Ihre Prävalenz in der gesamten Population der Adipösen wird auf 5%, unter Teilnehmern eines Programmes zur Gewichtsreduktion aber auf 20–45% geschätzt. Das Auftreten von Heißhungerattacken, streßinduziertem Essen und einer Sättigungsstörung wird besonders bei hoher kognitiver Kontrolle des Eßverhaltens (also bei „gezügelten" Essern) beobachtet.

Eßanfälle (sog. „binge eating") werden nicht nur bei Anorexia oder Bulimia nervosa sondern auch bei Adipösen beobachtet. Sie sind aber kein eigenständig diagnostisches Kriterium: *Eßanfälle* sind laut Vorschlag der Amerikanischen Psychiatrie-Gesellschaft (DSM IV, 1993; DSM = „Diagnostic and Statistical Manual of Mental Disorders" der Amerikanischen Psychiatrischen Vereinigung) wie folgt charakterisiert:

– Essen unverhältnismäßig großer Mengen in kurzer Zeit
– Verlust der Kontrolle während des Essens
– drei der folgenden Kriterien:
  • sehr schnell essen
  • essen bis zum Unwohlsein
  • essen großer Mengen auch ohne Hungergefühl und ohne geplante Mahlzeiten
  • alleine essen
  • Ängstlichkeit, Langeweile, Depression als Auslöser der Eßattacke
  • Schuldgefühle, Abscheu oder Depressionen nach einer Eßattacke
– ständiger Kampf gegen die Eßstörung
– Eßattacken treten mindestens 2mal/Woche über einen Zeitraum von 6 Monaten auf
– die Kriterien einer Bulimia nervosa (s.o) werden nicht erfüllt.

Die *diagnostischen Kriterien einer Bulimia nervosa* sind:
– wiederholte und unkontrollierte Heißhungerattacken (d.h. Verschlingen größerer Nahrungsmengen in kurzer Zeit; es treten mindestens 2 Attacken/Woche über einen Zeitraum von 3 Monaten auf)
– Verhinderung der Gewichtszunahme durch selbstinduziertes Erbrechen, Laxanzienabusus oder Diuretika
– ständige gedankliche Beschäftigung mit dem Essen und dem Körpergewicht
– Ausschluß einer Anorexia nervosa.

Die *diagnostischen Kriterien für eine Anorexia nervosa* sind:
– Weigerung, das Körpergewicht auf ein Minimum des dem Alter und der Größe entsprechenden Normalgewichtes zu halten
– trotz Untergewichts starke Befürchtung, „dick" zu werden
– gestörte Wahrnehmung von Gewicht und Proportion des eigenen Körpers, d.h. sog. „Körperschemastörung"
– primäre Amenorrhö (Ausbleiben der Regelblutung über das vollendete 18. Lebensjahr hinaus) oder sekundäre Amenorrhö (Ausbleiben der Regelblutung über mindestens 6 Monate nach vorher normalem Menstruationszyklus).

Die Identifikation von adipösen Patienten mit einer Eßstörung ist unbedingt notwendig, da diese nicht allein diätetisch, sondern gezielt verhaltenstherapeutisch und/oder medikamentös (s.u.) behandelt werden müssen und häufiger ein Therapieversagen zeigen.

Untersuchung der Befindlichkeit und der körperlichen Aktivität: Da die Lebensweise eine häufige Krankheitsursache ist, muß sie im Rahmen der ärztlichen Untersuchung erfaßt werden. Ein Fragebogen zur *Befindlichkeit* und zum allgemeinen Gesundheitszustand gibt Informationen über den körperlichen, sozialen, geistigen und psychischen Zustand des Patienten. Er ist eine wertvolle Ergänzung der Diagnostik und findet heute in einer standardisierten Form (SF-36-Fragebogen) im Rahmen epidemiologischer Untersuchungen chronisch Kranker eine breite Anwendung. Er ist auch in der Praxis einfach auszuwerten und sinnvoll bei Adipösen mit chronischen Erkrankungen anzuwenden. Ein gezieltes Hinterfragen der *körperlichen Aktivitäten* (z.B. Fragen nach Arbeit, Autofahren, Spazierengehen, Sport, Fernsehen, Computer) oder auch ein detailliertes Aktivitätsprotokoll sind hilfreich für eine gezielte Therapieempfehlung.

5 Therapie

5.1 Therapieziele und Behandlungsmöglichkeiten

Die Behandlung ist bei primärer Adipositas mit einem hohen Gesundheitsrisiko angezeigt. Die therapeutischen Strategien betreffen die Appetitregulation, das Eßverhalten, die Ernährung und den Stoffwechsel (s. Abb. 70-4). Bei den sehr seltenen sekundären Formen wird die zugrundeliegende Erkrankung behandelt.

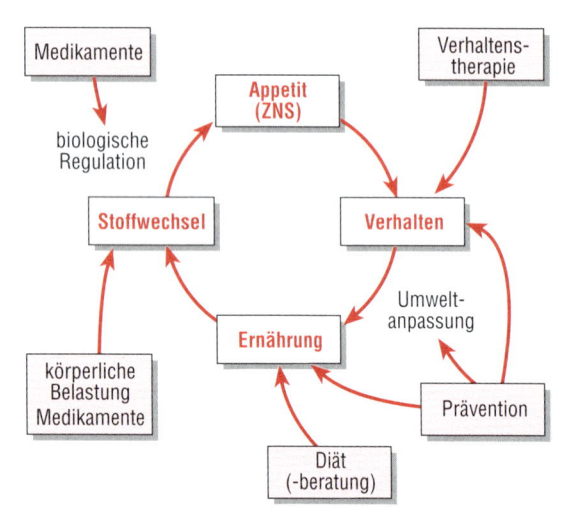

Abb. 70-4 Ansätze der Adipositastherapie.

Behandlungsziele der Adipositastherapie sind:
– eine langsame, kontinuierliche und dauerhafte Gewichtsabnahme
– eine Verbesserung der Stoffwechsellage
– eine Verminderung des mit der Adipositas assoziierten Gesundheitsrisikos (z.B. Senkung des Blutdrucks, Verbesserung des kardio-vaskulären Risikoprofils)
– Meidung von gesundheitlichem Schaden
– die Verhütung von Eßstörungen
– Zugewinn an Lebensqualität.

Eine Reduktion des Körpergewichts um 5–10% des Ausgangswertes bewirkt bereits eine Verbesserung des Blutdrucks, der Plasmalipidspiegel, der Konzentrationen der Blutglukose- und des glykosylierten Hämoglobins (HbA$_{1c}$) und auch der Lebensqualität, welche sich z.B. auch in einer Zunahme des Selbstvertrauens und der sozialen Beziehungen ausdrücken kann.

Die *Adipositastherapie* ist eine langwierige (und gelegentlich lebenslange) Aufgabe und bedeutet für den behandelnden Arzt ein ständiges sich „Kümmern" um den Patienten. Das *Behandlungskonzept* muß die folgenden Faktoren berücksichtigen:
– Alter des betroffenen Patienten
– seine persönlichen Möglichkeiten und Vorstellungen
– Ausmaß der Adipositas und das mit ihr verbundene Gesundheitsrisiko
– möglicherweise bereits bestehende Folgeerkrankungen.

Bei höherem Alter (>60 Jahre) ist das gesundheitliche Risiko der Adipositas eher gering und die Notwendigkeit einer Gewichtsreduktion nur im Einzelfall (z.B. bei einer Arthrose, einem Schlafapnoesyndrom oder auf Wunsch des Patienten) gegeben. Abbildung 70-2 zeigt einen Entscheidungsalgorithmus für die Adipositastherapie. Dieser berücksichtigt das Ausmaß und das gesundheitliche Risiko der Adipositas.

Bei androidem Fettverteilungstyp, dem Vorliegen einer Stoffwechselerkrankung und/oder weiterer Risikofaktoren (z.B. Hypertonus, Rauchen) besteht eine zwingende *Indikation* zur Behandlung bereits bei geringgradiger Fettsucht.

In dieser Risikogruppe sind die Erfolgsaussichten der Adipositasbehandlung sehr groß. *Kontraindikationen* für eine gezielte Gewichtsreduktion bestehen bei Normalgewicht, Kindern und Jugendlichen, Schwangeren und Stillenden, Patienten mit Eßstörungen, Alter >60 Jahre (Ausnahmen s.o.), schweren Allgemeinerkrankungen und Porphyrie.

Die Adipositastherapie kann die Ursachen der Erkrankung, ihre auslösenden Faktoren, das Übergewicht selbst, die Komplikationen des Übergewichtes und/oder mögliche Komplikationen der Behandlung selbst zum Ziel haben. Die Adipositas ist ein heterogenes Phänomen, das verschiedene Erklärungen finden kann. Es ist deshalb unwahrscheinlich, daß eine einzige Behandlungsmethode den unterschiedlichen Problemen adipöser Menschen gleichermaßen gerecht werden kann. Die derzeitigen *Behandlungsmöglichkeiten* haben das Übergewicht und seine Komplikationen zum Thema. Therapeutische Interventionen sind
– eine Änderung der Ernährung und des Eßverhaltens (Ernährungsberatung, Patientenschulung, Kochkurse, Verhaltenstherapie, Selbsthilfegruppen, Medikamente)
– Erhöhung des Energieverbrauches (Anleitung zu vermehrter Bewegung, Medikamente)
– Änderung der Lebensweise (gesundheitliche Aufklärung, Streßprophylaxe, Joga, Verhaltenstherapie) (Abb. 70-4).

Eine Behandlung muß individuell und unter Einbeziehung des sozialen Umfeldes konzipiert werden. Sie ist interdisziplinär und versucht verschiedene Strategien zu integrieren (z.B. Diätetik, dosierte körperliche Belastung und Verhaltenstherapie).

Davon abzugrenzen ist die *Behandlung der Komplikationen* wie Hypertonus, Typ-2-Diabetes, Fettstoffwechselstörungen und Gicht. Es darf nicht vergessen werden, daß die Gewichtsreduktion auch für die Behandlung der Folgeerkrankungen grundlegend ist und nicht durch die medikamentöse Behandlung der Komplikationen ersetzt wird.

Der *Erfolg einer Adipositasbehandlung* wird naturgemäß durch deren Dauer belastet.

Für eine Gewichtsreduktion von 10 kg werden bei konventioneller Reduktionsdiät mindestens 3 Monate benötigt. Für 15–40 kg braucht man 6–24 Monate.

Die Behandlungsziele der Adipositastherapie müssen realistisch sein: Der zunächst angestrebte Gewichtsverlust sollte nicht mehr als 0,5–1,0 kg/Woche und 10% des Ausgangsgewichtes betragen. Das Erreichen des Idealgewichtes kann nicht ernsthaft Ziel der Behandlung sein. Bei Patienten in einem Alter über 60 Jahre sollte die Prävention einer weiteren Gewichtszunahme vor der Behandlung der Fettsucht stehen. Das Konzept der Adipositastherapie gewinnt, wenn zwischen allen Beteiligten (Arzt, Diätassistentin, Patient und Angehörige) Übereinstimmung hinsichtlich der Behandlungsziele und der Dauer der Adipositastherapie besteht. Die Behandlung der Fettsucht bedeutet immer eine lebenslange Umstellung der Ernährungs- und Lebensgewohnheiten. Dieses muß dem Adipösen klargemacht werden.

Eine schnelle, drastische und nur kurz anhaltende Gewichtsreduktion sowie auch häufige Gewichtsschwankungen unter Verwendung von Niedrigst-Kalorien- oder anderer Wunderdiäten müssen unbedingt vermieden werden. Darüber hinaus schadet eine wiederholte Diätpraxis (d.h. sog. „weight cycling") nachweislich der Gesundheit.

Die Adipositastherapie gewinnt in einer Gesellschaft, die ein gesundheitsbewußtes Verhalten fördert. Dieses Problem ist in Deutschland zur Zeit nicht gut gelöst. Das öffentliche Gesundheitswesen hat diesen Auftrag bisher nicht durchsetzen können. Der Adipöse steht andererseits unter einem enormen Druck durch seine Familien, die Gesellschaft und die Medien. Er wird in unserer Gesellschaft regelmäßig verletzt und diskriminiert. Die Entscheidung für eine Behandlung sowie ihre Durchführung bedeuten für ihn eine enorme Anstrengung. Der zusätzliche Druck durch den behandelnden Arzt und die Angst vor möglichen Folgeerkrankungen belasten den Adipösen und auch die Behandlung. Das häufige *Scheitern der Adipositastherapie* (mit enttäuschenden Langzeiterfolgen mit im Mittel 20 bis maximal 40% der Patienten) findet hier eine mögliche Erklärung. Das traditionelle Behandlungskonzept („weniger essen", „mehr bewegen") erscheint einleuchtend und ist doch nicht einfach durchzusetzen. Die Behandlung des Übergewichtes ist eine ärztliche Aufgabe. Sie darf aber nicht allein auf das Arzt-Patienten-Verhältnis beschränkt bleiben. Die Möglichkeiten des öffentlichen Gesundheitswesens, der Medien, der Werbung und auch der Psychologie sind heute noch nicht optimal in die Prävention und die Therapie der Adipositas eingebracht worden.

Die Adipositastherapie umfaßt verschiedene Formen, die in unterschiedlicher Weise die Appetitregulation, das Eßverhalten, die Ernährung und den Stoffwechsel beeinflussen können (s. Abb. 70-4).

Bei der Wahl der Therapie ist zu beachten, daß rigide Verhaltenskontrollen oder definitive Verbote wenig hilfreich sind, zu einer hohen Störbarkeit des Eßverhaltens führen und auch das Entstehen von Eßstörungen begünstigen können. Für eine längerfristige Behandlung sind deshalb nur flexible Kontrollmaßnahmen geeignet.

5.2 Patientenschulung und Gesundheitsförderung

Menschliches Verhalten kann zum Erhalt der Gesundheit, der Entwicklung von Krankheit und deren möglicher Bewältigung beitragen. Eine lebenslange Änderung der Ernährung, des Eßverhaltens und der Lebensweise setzt zunächst die grundsätzliche Einsicht des Patienten voraus. Die Änderung der Lebensweise ist Vorbeugung. Der Vorbildfunktion des Arztes kommt in diesem Zusammenhang eine ganz wesentliche Bedeutung zu. Gesunde Ernährung, Raucherentwöhnung, Verminderung oder gar Meiden des Alkoholkonsums und gemäßigtes körperliches Training sind selbstverständliche Ziele der Schulung. Das Aufheben der Isolation des einzelnen von sich selbst und auch von seinen Mitmenschen, Streßbewältigung, das Zulassen von Gefühlen und Intimität, das Erlernen neuer Kommunikationstechniken, das Zurückführen zur Ganzheit des Körpers berühren die eigentlichen Ursachen der Adipositas. Schulung in einer Gruppe aber auch Behandlungsansätze wie Supervision oder Streßmanagement durch Yogapraktiken (wie Atemübungen, Meditation, Visualisierung, Entspannungsübungen und Selbstanalyse) können in dieser Richtung wirken und deshalb ein sinnvoller Teil der Adipositasbehandlung sein. Die Schulung des Patienten wird gemeinsam von den behandelnden Ärzten, Psychologen und den Krankenkassen durchgeführt.

5.3 Diätetik

Die Diätetik ist Grundlage jeder Adipositastherapie.

Ziel der Behandlung ist das Erreichen einer negativen Energie- und Fettbilanz unter weitgehendem Erhalt der körpereigenen Eiweißspeicher und einer ausgeglichenen Bilanz der Flüssigkeit und der Mikronährstoffe.

Die diätetische Empfehlung wird dem Patienten durch eine(n) Diätassistentin/en oder eine(n) Ökotrophologin/en im Rahmen einer Ernährungsberatung bzw. einer Schulung vermittelt. Die Ernährungsberatung darf nicht nur den physiologischen Nährstoffbedarf und entsprechende Empfehlungen für eine gesunde und vollwertige Ernährung zum Thema haben. Als verhaltensorientierte Ernährungsberatung muß sie in Ziel und Inhalt personenzentriert und verhaltensorientiert vorgehen.

5.3.1 „Gesunde" Ernährung

Angesichts der gegenwärtigen Ernährungsgewohnheiten und auch der Häufigkeit ernährungsabhängiger Erkrankungen sollte eine „gesunde" Ernährung isokalorisch sein, > 40 % der Energien als komplexe Kohlenhydrate, mindestens 30 g (oder 20 g/1000 kcal) Ballaststoffe und nicht mehr als 10 % einfache Zucker enthalten. Der Eiweißanteil sollte 10–15 Energieprozent betragen, während die Fettmenge auf 30–35 % begrenzt werden muß. Der Anteil der gesättigten Fette wird auf unter 15 % der Fettzufuhr, bei kardiovaskulären Risikopatienten auf unter 10 % reduziert. Gleichzeitig wird die Cholesterinzufuhr auf < 150 mg/1000 kcal beschränkt und der Anteil der einfach (bis zu 15 %) und mehrfach ungesättigten Fettsäuren (bis zu 10 %) an der Fettzufuhr gesteigert. Der Salzkonsum sollte weniger als 6 g/Tag betragen. Alkohol wird in Maßen und nicht täglich getrunken. Während einer Ernährungsumstellung oder bei Stoffwechsel- bzw. Lebererkrankungen ist Alkohol zu meiden. Eine tägliche Zufuhr von weniger als 25 g (Männer) bzw. 15 g (Frauen) Alkohol wird wahrscheinlich auch längerfristig ohne gesundheitliche Schäden toleriert. Bei fettarmer Ernährung wird die Fettzufuhr auf 30 oder gar 25 % der Nahrungsenergien begrenzt. Eine weitere Beschränkung geht mit der Gefahr eines Mangels an essentiellen Fettsäuren einher. Ein gesunder Erwachsener sollte täglich 10 g Linolsäure (etwa 3 % der Energiezufuhr) und 1 g α-Linolensäure (0,5 % der Energiezufuhr) zu sich nehmen.

Der Patient sollte sich lakto-vegetabil ernähren. Bedeutet ihm der Fleischverzehr viel, so wird dieser auf höchstens 2mal/Woche beschränkt. Der Austausch schnell resorbierbarer Zucker gegen Süßstoffe ist möglich. Er bedeutet aber für die Gesamtenergiebilanz des Adipösen keinen wesentlichen Gewinn. Bei der Lebensmittelauswahl sind orientierende Tabellen (z.B. die „Anstatt"-Tabelle, Tab. 70-3) hilfreich.

5.3.2 Reduktionsdiäten

„Konventionelle" Reduktionsdiät: Eine Reduktionskost gehört entsprechend dem Ratinalisierungsschema der Deutschen Gesellschaft für Ernährungsmedizin zu den „Energiedefinierten Kostformen". Sie wird vorübergehend zur Senkung des Körpergewichtes angewendet. Prinzip ist die Begrenzung der Energiezufuhr auf Werte unterhalb des Energieverbrauches. Eine Reduktionsdiät wird individuell von einer Diätassistentin konzipiert. Dabei ist dem Adipösen ein Gestaltungsspielraum einzuräumen. Streng formalisierte Diätpläne sind selten hilfreich. Als Untergrenze einer konventionellen Reduktionsdiät gilt eine Energiezufuhr von 1200 kcal/Tag (Tab. 70-4). Unterhalb dieser Grenze ist die Deckung des Nährstoffbedarfes bei einer normalen Lebensmittelauswahl nicht möglich. Es besteht dann die Gefahr eines Nährstoffmangels.

Tabelle 70-4 Vorschlag einer Reduktionskost (1200 kcal).

		kcal
1. Frühstück		
50 g	Vollkornbrot o. 50 g Roggenbrötchen	95
5 g	Diätmargarine	37
30 g	Käse – 30 % F.i.Tr.	51
2. Frühstück		
250 g	Milch 1,5 % Fett o. Buttermilch o. 250 g Joghurt 1,5 % Fett (natur)	122
125 g	Obst	61
Mittagessen		
160 g	Kartoffeln o. 30 g Reis/Nudeln (Rohgew.)	112
125 g	Fleisch, fettarm (Rohgew.) o. 200 g Fisch, fettarm (Rohgew.)	189
200 g	Gemüse o. als Salat zubereitet	74
10 g	Kochfett (Pflanzenöl, linolsäurereich)	93
Nachmittag		
25 g	Vollkornbrot o. 15 g Knäckebrot	48
5 g	Diätmargarine	37
10 g	Konfitüre mit Süßstoff	11
Abendessen		
50 g	Vollkornbrot	95
5 g	Diätmargarine	37
30 g	Aufschnitt, fettarm	66
100 g	Gemüse o. als Salat zubereitet	17
Spätmahlzeit		
125 g	Obst	61
		1206

Nährstoffgehalt

ca.	67 g	Protein	= 23 %			
ca.	44 g	Fett	= 43 %			
ca.	127 g	Kohlenhydrate	= 43 %			
ca.	1206	kcal				
ca.	26 g	Ballaststoffe				
ca.	1342 mg	Natrium		ca.	0,4 mg	Retinol-Äqu.
ca.	3233 mg	Kalium		ca.	0,6 mg	Vitamin D
ca.	284 mg	Magnesium		ca.	18,2 mg	Vitamin E
ca.	695 mg	Calcium		ca.	244 µg	Folsäure
ca.	1138 mg	Phosphor		ca.	1,1 mg	Vitamin B_1
ca.	14 mg	Eisen		ca.	1,5 mg	Vitamin B_1
ca.	27 µg	Jod		ca.	2,4 mg	Vitamin B_6
ca.	3 mg	Zink		ca.	183 mg	Vitamin C

Kostformen, die weniger als 1200 kcal enthalten, müssen mit Vitaminen, Mineralien und Spurenelementen supplementiert werden.

Eine Reduktionsdiät ist kohlenhydratreich (50 % der Energiezufuhr), fettarm (30 %) und relativ eiweißreich (bis zu 25%, 0,8 g/kg KG ×Tag). Die Flüssigkeitsaufnahme sollte etwa 3 l/Tag betragen. Für die praktische Durchführung sollte eine Reduktionsdiät abwechslungsreich sein und häufig kalorienärmere Lebensmittel (Brot und Getreideprodukte wie Reis und Nudeln, Obst und Gemüse, fettarme Milch etc.) enthalten. Eine konventionelle Reduktionsdiät ist für die Behandlung der Adipositas Grad 1 und 2 sinnvoll.

Eine Reduktionsdiät darf nicht „isoliert" durchgeführt werden, sondern ist Teil eines umfassenden Schulungs- und Behandlungskonzeptes.

Niedrigstkalorien-Diäten (= „very low energy diets" = VLED; Synonym: „very low calorie diets" = VLCD, früher auch als „modifiziertes Fasten" bezeichnet): Eine VLED hat einen Energiegehalt von 400 bis 800 kcal/Tag. Es handelt sich um kommerzielle und angereicherte Pulver- bzw. Flüssigdiäten, welche als diätetische Lebensmittel den Vorschriften des §14a der Diätverordnung entsprechen müssen. VLED enthalten je nach Energiemenge 40–80 g Eiweiß. Der Gehalt an Mikronährstoffen entspricht den Bedarfsempfehlungen der Deutschen Gesellschaft für Ernährung für eine ausgewogene und isokalorische Ernährung (Tab. 70-5). VLED dürfen nur vorübergehend (maximal für 6 Wochen) und unter ärztlicher Aufsicht angewendet werden. Zu den üblichen Ausschlußkriterien einer Reduktionsdiät (s.o.) kommen insbesondere Patienten mit vorbestehenden Herzerkrankungen (*cave:* Patienten mit verlängertem QT-Intervall im EKG) und Patienten mit bulimischen Eßstörungen. Da Komplikationen (Arrhythmien, plötzlicher Herztod) in sehr seltenen Fällen möglich sind und nicht vorhergesagt werden können, ist während der Behandlung mit VLED eine engmaschige ärztliche Überwachung (EKG, Bestimmung der Serumelektrolyte) notwendig. Es ist bisher nicht belegt, daß die Nährstoffempfehlungen der DGE tatsächlich auch dem Bedarf während einer hypokalorischen Ernährung entsprechen. Da unter Verwendung einer VLED z.B. bereits nach 4–6 Wochen Körperzellmasse (etwa 25% des Gewichtsverlustes) und auch Kalzium (eine negative Kalziumbilanz trotz einer Zufuhr von 800–1000 mg/Tag) verlorengehen, ist es eher unwahrscheinlich daß die Nährstoffzufuhr mit VLED adäquat ist. VLED müssen immer Teil eines multidisziplinären Therapiekonzeptes sein, welches auch einen verhaltenstherapeutischen Ansatz beinhaltet. Sehr dicke Menschen können besondes nach wiederholter Anwendung von VLED Eßstörungen aufweisen. Das Eßverhalten der Patienten muß

Tabelle 70-5 Energiegehalt sowie Zufuhr von Makro- und Mikronährstoffen bei Reduktionskost sowie einer beispielhaften „Niedrigst-Kalorien"-Diät im Vergleich zu den Empfehlungen der täglichen Nährstoffzufuhr (Deutsche Gesellschaft für Ernährung, DGE)

	Empfehlungen der DGE (Erwachsene von 25–50 Jahren)	Reduktionskost	MODIFAST®		
			4 B.	5 B.	6 B.
		1200 kcal	600 kcal	750 kcal	900 kcal
kcal		1206	594	742	890
Protein/g	0,8 g/kg KG	67	67	83	100
Protein %	12–13%	23%	46%	46%	46%
Fett/g		44	10	12	12
Fett %	25–30%	34%	14%	14%	14%
Kohlenhydrate/g		127	60	75	90
Kohlenhydrate %	50%	43%	39%	39%	39%
Ballaststoffe	mind. 30 g/Tag 12,5 g/1000 kcal	26	–	–	–
Natrium/mg	550	1342	1328	1660	1992
Kalium/mg	2000	3233	2688	3600	4032
Magnesium/mg	300/400	284	368	460	552
Kalzium/mg	800/1200	695	1088	1360	1632
Phosphor/mg	1200/1500	1138	1088	1360	1632
Eisen/mg	10/15	14	33	42	50
Jod/µg	200	27	–	–	–
Zink/mg	12/15	3	–	–	–
Vitamin A/Re-Aq/mg	0,8/1,0	0,4	0,6	0,8	0,9
Vitamin D/µg	5	0,6	1,8	2,2	2,6
Vitamin E/mg	12	18	16	20	24
Folsäure/µg	150/300	244	531	664	797
Vitamin B_1/mg	1,1/1,6	1,1	2,1	3,4	4,0
Vitamin B_2/mg	1,5/1,8	1,5	2,7	3,4	3,6
Vitamin B_5/mg	1,6/2,1	2,4	2,4	3,0	3,6
Vitamin C/mg	75	183	100	125	150

* Erwachsene 25 bis unter 51 Jahre

in jedem Fall hinterfragt werden. Weltweit haben 12–15 Mio. Menschen VLED angewendet. Dennoch muß vor einer unkontrollierten und wiederholten Anwendung von VLED dringend gewarnt werden. Nach Behandlung mit einer VLED wird die Ernährung als konventionelle Reduktionsdiät oder als fettarme Ernährung fortgeführt.

„Designer food" (z.B. Herbalife®): Die Produkte sind eine Zusatzernährung als Mahlzeitenersatz im Rahmen von Schlankheitsdiäten. Sie werden unter Direktvertrieb an den Verbraucher (d.h. unter Umgehung eines normalen und gesetzlich geregelten Vertriebsweges) gebracht und entgehen der Lebensmittelüberwachung. Die Produkte entsprechen auch nicht immer den Vorschriften des deutschen Lebensmittelrechtes. Die „designer foods" enthalten teilweise nicht als Nahrungsergänzungsmittel zugelassene Inhaltsstoffe (z.B. Kräuterextrakte, welche in Deutschland als Arzneimittel eingestuft werden) und Vitamine in hohen und für Lebensmittel nicht zulässigen Konzentrationen. Der Schutz des Verbrauchers ist deshalb nicht vollständig sichergestellt. Eine Anwendung kann derzeit nicht empfohlen werden und muß unter ärztlicher Aufsicht erfolgen.

Diäten mit extremen Nährstoffrelationen, „crash"-Diäten: Außenseiterdiäten mit extremen Nährstoffrelationen wie ketogene „Diäten" (z.B. die Atkins-Energie-Diät, d.h. eine kohlenhydratarme Kost mit ca. 60 g Kohlenhydraten/Tag und einem hohen Gehalt an tierischen Fetten und Eiweiß) führen zu einer wesentlichen Beeinträchtigung der Homöostase. Sie stellen ein Gesundheitsrisiko dar und gelten heute deshalb als obsolet.

„Crash"-Diäten, die eine kurzfristige und drastische Gewichtsreduktion von mehr als 1 kg KG pro Woche versprechen, sind abzulehnen.

Heilfasten, Nulldiät: Bei der Adipositas besteht grundsätzlich keine Indikation für eine drastische Kalorienreduktion oder gar für das vollständige Fasten. Modifiziertes Fasten und Heilfasten gehören neben dem totalen Fasten, zu den Fastenmethoden, welche als alternative Ernährungsform für „Zivilisationsgeschädigte" empfohlen werden. Ziel des Heilfastens nach O. Buchinger ist nicht primär die Gewichtsreduktion sondern die Behandlung ernährungsabhängiger Erkrankungen. Die tägliche Kalorienzufuhr liegt beim modifizierten Fasten und Heilfasten nach O. Buchinger zwischen 150 und etwa 350 kcal/Tag. Eine ausreichende Flüssigkeitszufuhr, regelmäßige Darmentleerung, körperliche Bewegung und Ruhe sowie eine Wendung nach Innen werden als entscheidend für den Fastenverlauf angesehen. Die Zufuhr von Vitaminen, Mineralstoffen und Kohlenhydraten erfolgt in Form von Fruchtsaft, Honig, Gemüsebrühe und Mineralwasser. Kalzium und Eiweiß können in Form von Buttermilch und Molke gegeben werden. Beim Fasten nach F. X. Mayr sind luftgetrocknete Brötchen oder Weißbrot neben Milch und Milchprodukten („Semmelkur") zulässig, beim Fasten nach J. Schroth wechseln Trockentage mit Semmeln und geringer Trinkmenge mit Trinktagen. Das Fasten erfolgt unter ärztlicher Kontrolle über einen Zeitraum von 3–4 Wochen in einer Klinik. Es ist unwahrscheinlich, daß eine Reihe ernährungsabhängiger Probleme (Übergewicht, metabolisches Syndrom, Typ-2-Diabetes mit Übergewicht) eine initiale und vorübergehende Besserung unter einer drastischen Kalorienreduktion zeigen. Die Gefahren des Heilfastens bestehen besonders in der mangelnden Zufuhr lebensnotwendiger Nährstoffe (z.B. Eiweiß) und den damit verbundenen gesundheitlichen Folgen für den Fastenden. Kritisch sind besonders Elektrolyte und einzelne Vitamine (Folsäure, Vitamin B_{12} und B_6). Nebeneffekte des modifizierten und des vollständigen Hungerns sind Hypotension, Hypoglykämie, Hyperurikämie, Ketonämie, Elektrolytimbalancen und deren Folgen. Fasten ist heute auch unter stationären Bedingungen obsolet. Die Methode ist kein seriöses Konzept der Adipositasbehandlung.

5.4 Körperliche Aktivität, Bewegung

Ein gemäßigtes körperliches Training ist ein wesentlicher Bestandteil der Adipositastherapie. Dies bedeutet allgemeine und einfache Verhaltensregeln wie z.B. täglich 1 h spazierengehen, das Auto stehenlassen, die Treppen anstelle eines Fahrstuhls oder der Rolltreppe benutzen, Garten- und Hausarbeit übernehmen. Darüber hinaus kann z.B. 3mal/Woche für 30–60 min ein Ausdauersport als „aerobe" Belastung (wie zügiges Gehen, Radfahren, Schwimmen, ausdauerorientierte Gymnastik, Rudern oder Joggen) betrieben werden. Angesichts der derzeitigen hohen Wertschätzung von Sportlichkeit und Fitneß sollte nicht unerwähnt bleiben, daß Fitneß und Gesundheit keine Synonyme sind. Eine sinnvolle Planung sportlicher Aktivitäten ist Teil der ärztlichen Beratung und auch des Schulungsprogrammes. Naturgemäß werden die persönlichen Möglichkeiten des Patienten und besonders auch seine Risikofaktoren berücksichtigt. Bei Risikopatienten ist die Belastungsintensität abhängig vom Anstieg der Herzfrequenz sowie vom Grad der subjektiv empfundenen Anstrengung. Die Belastungsgrenzen werden bei diesen Patienten sinnvollerweise nach Durchführung eines stufenweisen Belastungs-EKG festgelegt. Patienten mit einem hohen Risiko dürfen zumindest anfangs nur unter ärztlicher Aufsicht Sport treiben. Die Patienten sollten angeregt werden, ihre Pulsfrequenz unter Belastung zu kontrollieren. Bei Gesunden sind nach den Vorschlägen der Europäischen Atherosklerosegesellschaft abhängig vom Alter die folgenden *Belastungspulsfrequenzen* (Herzschläge/min) angemessen:

- 115–145 (20–29 Jahre)
- 110–140 (30–39 Jahre)

- 105–130 (40–49 Jahre)
- 100–125 (50–59 Jahre)
- 95–115 (60–69 Jahre).

Der Einfluß vermehrter körperlicher Aktivitäten auf die Energiebilanz und Gewichtsabnahme ist eher gering. Um zusätzlich 2000 kcal zu verbrauchen, muß man z.B. an 6 Tagen pro Woche 5 km in 30 min laufen oder 30 min zügig schwimmen. Im Rahmen von Reduktionsdiäten ist ein additiver Gewichtsverlust nicht zu erwarten. Vermehrte Bewegung und auch körperliches Training verbessern aber bereits ohne Gewichtsabnahme die Stoffwechsellage, das kardiovaskuläre Risikoprofil und das Selbstwertgefühl des Adipösen. Sie sind Teil einer „gesünderen" Lebensweise. Gelingt im Rahmen einer Reduktionsdiät eine Gewichtsabnahme, so ist der Einfluß eines gleichzeitigen körperlichen Trainings auf das Risikoprofil additiv.

5.5 Selbsthilfegruppen

Selbsthilfegruppen wie die „weight watchers" haben eine kommerzielle Basis. Wöchentliches Wiegen in der Gruppe und Supervisionen bedeuten für den Betroffenen sowohl einen sozialen Druck als auch Unterstützung. Das Programm der Selbsthilfegruppen umfaßt eine Ernährungsberatung, Kochkurse, Verhaltenstraining und Anleitung zur körperlichen Bewegung. Das Konzept der Selbsthilfegruppen ist nicht für alle Adipösen geeignet. Es kann im Einzelfall aber durchaus wirksam sein.

5.6 Verhaltenstherapie

Die Verhaltenstherapie hat einen „behavioristischen" Ansatz und berücksichtigt auch die Erkenntnisse der indisziplinär sozialwissenschaftlich ausgerichteten Verhaltensforschung. Umweltbedingungen wie Erziehung, Werbung, soziokulturelle Normen oder auch die Verfügbarkeit von Lebensmitteln erklären in ihrer Summe ein stark durch äußere Reize gesteuertes Eß- und Trinkverhalten, welches die Bedeutung innerer Reize (wie den Hunger) herabsetzt. Diese Sicht ist in Analogie auch auf die körperliche Aktivität des einzelnen anwendbar. Das Konzept der Verhaltenstherapie hat das Erlernen eines neuen Eß- und Trinkverhaltens sowie auch einen neuen Umgang mit unserem Körper zum Ziel. Voraussetzung einer Verhaltenstherapie ist die Analyse des Eßverhaltens und Informationen über den körperlichen, sozialen, geistigen und psychischen Zustand des Betroffenen. Selbstbeobachtung, Selbstkontrolle und Belohnung sind wesentliche Bestandteile des Behandlungsprogramms. Therapieziel ist es, dem Patienten eine flexible Kontrolle seines Eßverhaltens zu ermöglichen. Die Behandlung wird als Gruppentherapie begonnen und kann später in eine Selbsthilfegruppe überführt werden.

5.7 Medikamentöse Behandlung

Experimentell und auch klinisch z.T. geprüfte Medikamente der Adipositastherapie lassen sich in 5 Gruppen einteilen:
- serotoninerg wirkende und appetitmindernde Medikamente wie Fenfluramin oder Fluoxetin
- zentral-adrenerg wirksame und appetitdrosselnde und z.T. gleichzeitig den Energieverbrauch steigernde Pharmaka wie die Amphetamine
- peripher-beta-adrenerg und thermogenetisch wirksame Substanzen
- regulatorische Peptide des Darmes wie Cholezystokinin, Galanin, Corticotropin-Releasing-Hormon
- Substanzen, welche als Disaccharidase- oder Lipasehemmer die Digestion von Kohlenhydraten oder Fetten hemmen.

Von diesen Gruppen abzugrenzen sind Medikamente, die mißbräuchlich im Rahmen einer Adipositastherapie verwendet wurden oder werden (wie z.B. Diuretika, Laxanzien, Pektine, Schilddrüsenhormone, β-HCG, Wachstumshormon, Anabolika).

Grundsätzlich ist eine medikamentöse Behandlung der Adipositas heute obsolet.

Sie ist mit zahlreichen Nebenwirkungen (z.B. eine Malassimilation von Nährstoffen) und einem z.T. erheblichen Suchtpotential verbunden und bedeutet für den Patienten meist einen Schaden. Ausnahme sind Patienten mit Eßstörungen (z.B. Patenten mit einem „binge eating", s.o.). Diese Patenten können nach Rücksprache mit einem Psychiater im Rahmen einer Verhaltenstherapie vorübergehend mit Fenfluramin bzw. Dexfenfluramin (2×15 mg/Tag oder 1×60 mg/Tag als Retardform; *cave:* bei Patienten mit psychiatrischen Erkrankungen Interaktion mit Alkohol, Anästhetika und verschiedenen Medikamenten, intestinale Nebenwirkungen) oder Fluoxetin ($1-3 \times 20$ mg/Tag; *cave:* Antidepressivum, zahlreiche intestinale und systemische Nebenwirkungen!) behandelt werden.

5.8 Invasive Maßnahmen

Invasive Maßnahmen zur Behandlung der Adipositas wie die Verdrahtung des Unterkiefers, das Einbringen eines Magenballons, eine Gastroplastik mit und ohne Vagotomie oder ein intestinaler Bypass sind zumindest als einzelne Maßnahme obsolet. Die verschiedenen Techniken sind z.T. mit erheblichen Komplikationen (z.B. Malassimilation von Nährstoffen, Entwicklung von Eßstörungen) behaftet. Sie schaden so dem Patienten und dienen nicht dem im Hinblick auf einen langfristigen Therapieerfolg notwendigen Umlernprozeß des Patienten. Bei extremer Adipositas mit einem hohen gesundheitlichen Risiko und mehreren erfolglosen Versuchen mit einer „konventionellen" Adipositastherapie kann heute im Einzelfall eine Gastroplastik indiziert sein. Patienten mit vorbestehenden Eßstörungen müssen aber von einer solchen invasiven Maßnahme ausgenommen werden. Die Diagnostik des Eßverhaltens und die engmaschige und langfristige postoperative Betreuung und Kontrolle besonders im Hinblick auf Ernährung, Eßverhalten und Ernährungszustand sind nach einer Gastroplastik unbedingt erforderlich. Die Indikation muß interdisziplinär gestellt werden.

5.9 Pragmatische und multidisziplinäre Therapiekonzepte

Die Adipositastherapie gewinnt durch die Kombination und Integration verschiedener Konzepte sowie durch die Wahl geeigneter Zielgrößen. Bei Adipositas Grad 1 und einem hohen Gesundheitsrisiko sind eine Schulung und Ernährungsberatung im Hinblick auf eine „gesündere" Lebensweise, eine fettarme (30% Energien als Fett) Ernährung und regelmäßige Bewegung (z.B. 60 min spazierengehen pro Tag) sinnvoll im Hinblick auf eine Verbesserung seines Risikoprofils. Diese ist vorrangiges Ziel der Behandlung. Bei höhergradiger Adipositas sind eine Reduktionsdiät, eine Verhaltenstherapie und körperliches Training, welches zumindest zu Beginn ärztlich angeleitet und überwacht werden sollte, notwendig und sinnvoll. Ziel der Behandlung sind die Verbesserung des Risikoprofils und die Gewichtsreduktion. Liegt eine Eßstörung vor, ist gemeinsam mit einem geschulten Psychiater/Psychologen die weitere Vorgehensweise und der mögliche Wert einer medikamentösen Therapie abzuklären. In diesem Fall ist die Behandlung der Eßstörung vorrangiges Ziel der Adipositastherapie.

5.10 Therapieversagen

Therapieversagen ist bei dicken Menschen häufig. Das Scheitern der Behandlung widerlegt nicht deren Wert. Es besagt vielmehr, daß das Gesamtkonzept der Therapie nicht gut gewählt war und die Probleme des Patienten nicht umfassend berücksichtigt wurden. Therapieversagen darf deshalb auch nicht zu einer Schuldzuweisung oder den Hinweis auf die Willensschwäche des Patienten führen. In jedem Fall muß bei bestehender Indikation ein neuer Therapieansatz gesucht werden.

6 Prävention

Angesichts der hohen Mortalität und Morbidität der Adipositas und des heute begrenzten Erfolgs der Adipositastherapie ist die Notwendigkeit einer Adipositasprävention offensichtlich. Eine gezielte Adipositasprävention sollte frühzeitig sowohl bereits übergewichtige Menschen als auch (im Sinne einer primären Prävention) besonders normalgewichtige Kinder und Jugendliche mit einem hohen Adipositasrisiko erfassen.

> Übergewicht und Adipositas werden bereits bei bis zu 23% der Kinder und Jugendlichen beobachtet.

Obwohl Übergewicht und Adipositas bei Kindern und Jugendlichen nicht immer streng mit der Manifestation einer Adipositas im Erwachsenenalter assoziiert sind, bedeuten sie ein erhöhtes Risiko für Stoffwechsel- und Herzkreislauferkrankungen und eine erhöhte Mortalität im Erwachsenenalter. Manifestationszeitpunkte der Adipositas von Kindern und Jugendlichen sind das späte Kleinkindesalter, die frühe Kindheit (um das 6. Lebensjahr) und die Jahre um die Pubertät.

Definition eines Adipositasrisikos: Es gibt heute verschiedene anamnestische Daten und Stoffwechselbefunde, welche die Definition eines Adipositasrisikos erlauben:

– *Anamnestisches Adipositasrisiko:* Das Adipositasrisiko ist bei Kindern übergewichtiger Eltern erhöht. Darüber hinaus ist das Adipositasrisiko bei Menschen mit einer positiven Familiengeschichte für Adipositas, Diabetes mellitus Typ 2, Hypertonus und Fettstoffwechselstörungen hoch. Die Manifestation zahlreicher und mit der Adipositas häufig assoziierter Stoffwechsel- und Herzkreislauferkrankungen ist auch zur fetalen Entwicklung und dem Geburtsgewicht der Betroffenen assoziiert. Kinder mit einem niedrigen Geburtsgewicht werden deshalb ebenfalls als Risikokinder eingestuft.

– *Metabolisches Adipositasrisiko:* Ein niedriger oder niedrig-normaler Ruheenergieverbrauch, eine niedrige Fettverbrennung und eine hohe Insulinsensitivität prädisponieren zu einer disproportionalen Gewichtszunahme. Die Beziehung zwischen metabolischem Phänotyp und Gewichtszunahme konnte für Kinder im ersten Lebensjahr, Schulkinder sowie Erwachsene in prospektiven und retrospektiven Untersuchungen beschrieben werden.

Präventionsziele: Eine präventive Intervention kann verschiedene Zielgruppen und Ziele haben:

– Kinder und Jugendliche (Entwicklung altersgerechter Programme über Gesundheit, Ernährung und Umwelt)
– deren Familien (Ernährungsschulung, Streßprophylaxe)
– die Lehrer („Training" in Ernährung und Lebensstil)
– gesunde Ernährung und Lebensführung in der Schule (Verkauf von Lebensmitteln in den Schulpausen) und in der Gesellschaft.

Literatur

1. Bouchard, C., J.-P. Depres, P. Mauriege: Genetic and non-genetic determinants of regional fat distribution. Endocrine Reviews 14 (1993) 72–93.
2. Diet, nutrition, and the prevention of chronic diseases. Report of a WHO Study Group, WHO technical report series 797, WHO, Genf 1990.
3. Kohlmeier, L., A. Kroke, J. Pötzsch, M. Kohlmeier, K. Martin (Hrsg.): Ernährungsabhängige Erkrankungen und ihre Ko-

sten. Schriftenreihe des Bundesministeriums für Gesundheit, Band 27. 1993.

4. Garrow, J. S.: Obesity and related diseases. Churchill Livingstone, Edinburgh 1988.

5. Kasper, H., M. Wild, I. Husemeyer et al.: Rationalisierungsschema 1994 der Deutschen Gesellschaft für Ernährungsmedizin (DGEM). Aktuelle Ernährungsmedizin 19 (1994) 227–232.

6. Müller, M. J., O. Selberg, V. Pudel: Adipositas. In: Bünte, H., W. Domschke, T. Meinertz, D. Reinhardt, R. Tölle, W. Wilmans (Hrsg.): Therapiehandbuch. P. Schollmeyer: Stoffwechselerkrankungen und Vitaminmangelzustände, M5-1-21. 1993.

7. Müller, M. J., R. Großklaus: Who should undergo a very low energy diet? Clinical Investigator 71 (1993) 963–971.

8. Nationale Verzehrstudie. Schriftenreihe zum Programm der Bundesregierung: Forschung und Entwicklung im Dienste der Gesundheit, Band 18. 1991.

9. Noack, R., D. Johnson: Epidemiologie der Adipositas in den westlichen Industrienationen. Diabetes und Stoffwechsel 2 (1993) 391–395.

10. Ravussin, E., B. A. Swinburn: Pathophysiology of obesity. Lancet 340 (1993) 404–408.

11. Zhang, Y., R. Proenca, M. Maffei et al.: Positional cloning of the mouse obese gene and in human homologue. Nature 372 (1994) 425–432.

# XII. Endokrine Therapie nicht-endokriner Erkrankungen

71 Endokrine Therapie gynäkologischer Tumoren

Wolfram Jäger

1	**Allgemeine Vorbemerkungen** 634
2	**Diagnostik und Verlaufskontrolle** .. 636
3	**Überblick der verschiedenen endokrinen Behandlungsmöglichkeiten** .. 636
3.1	Operative Maßnahmen 636
3.1.1	Ausschaltung der Ovarialfunktion 636
3.1.2	Ausschaltung der hypophysären und adrenalen Funktion 637
3.2	Medikamentöse Maßnahmen 637
3.2.1	Tamoxifen (TAM) 637
3.2.2	Gestagene 638
3.2.3	GnRH-Analoga 639
3.2.4	Aromatasehemmer 640
4	**Hinweise für die klinische Behandlung** 641
4.1	Behandlungsergebnisse beim Mammakarzinom 641
4.1.1	Behandlung des Mammakarzinoms mit nachgewiesenen Organmetastasen 641
4.1.2	Behandlung des Mammakarzinoms ohne nachgewiesene Organmetastasen („adjuvant") 643
4.1.3	Prävention und Verlaufskontrolle 643
4.1.4	Empfehlungen für die Betreuung von Patientinnen unter Hormontherapie 644
4.2	Behandlung des Ovarialkarzinoms, der Granulosazell- und Thekazelltumoren 644
4.3	Behandlung des Korpuskarzinoms 645

1 Allgemeine Vorbemerkungen

Eierstock und Endometrium spielen eine zentrale Rolle im Endokrinium der Frau, aber auch Brustdrüsengewebe, Eileiter und Zervix unterliegen den typischen endokrinen Einflüssen und zeigen gut charakterisierte morphologische Veränderungen während des menstruellen Zyklus. Diese Hormonabhängigkeit des inneren Genitales und der Brust hat früh dazu geführt, bei Erkrankungen dieser Organe eine Behandlung über die Beeinflussung des endokrinen Milieus zu versuchen. In der gynäkologischen Onkologie hat sich die hormonelle Behandlung letztendlich jedoch nur beim Mamma- und Korpuskarzinom (Endometriumkarzinom) durchgesetzt. Beim Ovarialkarzinom werden Hormone meist nur im Rahmen der Palliativtherapie angewandt. Bei allen anderen gynäkologischen Karzinomerkrankungen sind hormonelle Therapien nicht etabliert.

Eine definitive Heilung ist nur im Vorstadium der Karzinomerkrankung möglich (Carcinoma in situ beim Mamma- und Zervixkarzinom, adenomatöse Hyperplasie beim Endometrium- bzw. Korpuskarzinom). Die Wahrscheinlichkeit, nach einer Behandlung der Krankheit geheilt zu überleben, ist abhängig vom Stadium (Abb. 71-1).

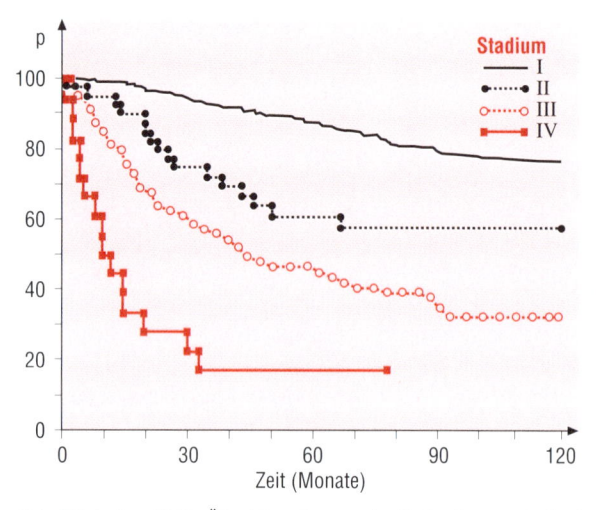

Abb. 71-1 Gemittelte Überlebenskurven der Patientinnen mit Genitalkarzinom (Zervix-, Ovarial- und Korpuskarzinome) der Universitäts-Frauenklinik Erlangen.

Stadien der Karzinomerkrankungen sind von verschiedenen Organisationen (UICC, FIGO, WHO) zum Teil unterschiedlich definiert worden, jedoch orientieren sich alle Stadien immer an der Größe, bzw. der Ausbreitung der Tumoren.

Bei diesen Einteilungen wird nicht berücksichtigt, in welcher Zeit der Tumor auf die entsprechende Größe herangewachsen ist. Dies ist bei der Primärdiagnose unmöglich, jedoch gewinnt die Länge des „rezidivfreien Intervalls" (RFI) zur klinischen Einschätzung der Prognose eines Rezidivs zunehmend an Bedeutung.

Betrachtet man die Überlebenszeit von Patientinnen mit Genitalkarzinomen, so fallen einige Besonderheiten auf:

– Nicht alle Patientinnen in Anfangsstadien überleben die Erkrankung die nächsten 10 Jahre.

– Nicht alle Patientinnen in fortgeschrittenen Stadien sterben innerhalb von 10 Jahren.

Im Vergleich dazu fällt auf, daß Patientinnen mit Mammakarzinom eine deutlich bessere Prognose haben (Abb. 71-2). Betrachtet man jedoch die Überlebenszeiten bei nachgewiesener Fernmetastasierung des Mammakarzinoms, unterscheiden sie sich nicht mehr gravierend von den Überlebenszeiten der metastasierten Genitalkarzinome (Abb. 71-3). Daraus ist zu folgern, daß ab einer gewissen kritischen Tumormasse mit den heute zur Verfügung stehenden Therapien keine substantielle Beeinflussung des Wachstums bei diesen Karzinomen mehr zu erreichen ist.

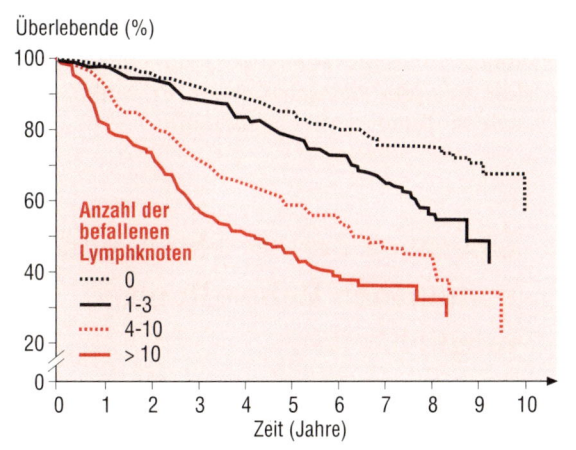

Abb. 71-2 Graphische Darstellung des Kaplan-Meier-Schätzer der 10-Jahres-Überlebensraten von Patientinnen mit Mammakarzinom der Universitäts-Frauenklinik Erlangen-Nürnberg, unterteilt nach dem Ausmaß des Lymphknotenbefalls bei der Erstoperation. Alle Patientinnen mit Lymphknotenmetastasen waren adjuvant mit Chemo- oder Hormontherapie behandelt worden.

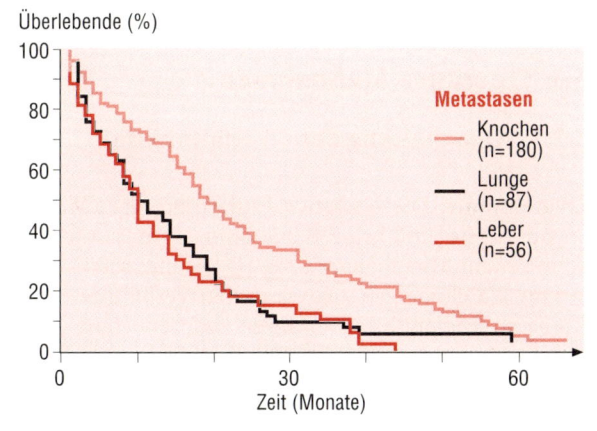

Abb. 71-3 Graphische Darstellung der Kaplan-Meier-Schätzer der Überlebenszeiten von Patientinnen mit metastasiertem Mammakarzinom zum Zeitpunkt der Metastasendiagnose.

Es gibt jedoch eine Beobachtung, die hoffen läßt, daß es eine Grauzone zwischen lokalem Wachstum und disseminierter Aussaat gibt, in der möglicherweise medikamentöse – und auch hormonelle – Therapien eine Aussicht auf Behandlungserfolg haben.

Während ohne Lymphknotenmetastasen noch ca. 85% der Patientinnen nach 5 Jahren leben, sind es bei Patientinnen mit mehr als 10 Lymphknotenmetastasen nur noch 40%.

Bemerkenswert ist die Tatsache, daß Patientinnen mit 1–3 Lymphknotenmetastasen eine vergleichbar gute Prognose haben wie Patientinnen ohne Lymphknotenmetastasen.

Dies ist die wichtigste Erkenntnis, die in der Behandlung des Mammakarzinoms im Verlauf der letzten Jahre gewonnen wurde. Es besteht die Vorstellung, daß ein Mammakarzinom zunächst lokal wächst und sich erst im Rahmen weiteren Wachstums in die regionären Lymphknoten ausbreitet. Da die meisten Patientinnen mit Lymphknotenmetastasen ohne Behandlung in weiterer Zukunft Fernmetastasen entwickeln, nahm man an, daß der Befall der Lymphknoten Ausdruck der disseminierten Erkrankung ist. Deshalb hat man bereits vor mehreren Jahrzehnten in prospektiven klinischen Studien damit begonnen, diese Patientinnen unmittelbar nach der Operation – auch ohne Nachweis von Fernmetastasen – medikamentös zu behandeln (Zytostatika, Hormone). In der Zwischenzeit haben diese Untersuchungen gezeigt, daß einige Patientinnen von dieser sog. „adjuvanten" Therapie profitieren, d.h. ihre 5- und 10-Jahres-Überlebensraten sind identisch mit denen von Patientinnen, die keine Lymphknotenmetastasen hatten. Bei Patientinnen mit einer geringen Anzahl von Lymphknotenmetastasen scheint sich die Prognose durch diese Behandlung entscheidend zu bessern und man könnte davon ausgehen, daß ein gewisser Anteil dieser Patientinnen durch diese „adjuvanten" Therapien geheilt wurde. Damit ist das Paradigma, daß eine metastasierte Karzinomerkrankung nicht mehr erfolgversprechend behandelt werden kann, zumindest in Frage gestellt worden [2, 3, 10].

Epidemiologie:

Auf 10 000 Frauen bezogen, kann man vereinfachend davon ausgehen, daß 1000 Frauen in ihrem Leben an einem Mammakarzinom, 300 Frauen an einem Korpuskarzinom und 150 Frauen an einem Ovarialkarzinom erkranken werden.

Im Hinblick auf die Stadienverteilung zum Zeitpunkt der klinischen Diagnose (Abb. 71-4) kann folgendes festgestellt werden:
– In dem prognostisch günstigsten *Stadium I* werden 77% aller Korpuskarzinome entdeckt, dagegen nur 48% der Mammakarzinome und nur 23% der Ovarialkarzinome.
– In den prognostisch ungünstigen *Stadien III und IV* werden 70% der Ovarial- und nur 16% der Korpuskarzinome entdeckt.
– Bei Patientinnen mit Mammakarzinom werden nur in 5% bereits bei der Erstdiagnose Fernmetastasen entdeckt, bei 46% werden dagegen Lymphknotenmetastasen vorhanden sein.

Daraus ist zu erkennen, daß bereits zum Zeitpunkt der Diagnose die medikamentösen Therapien

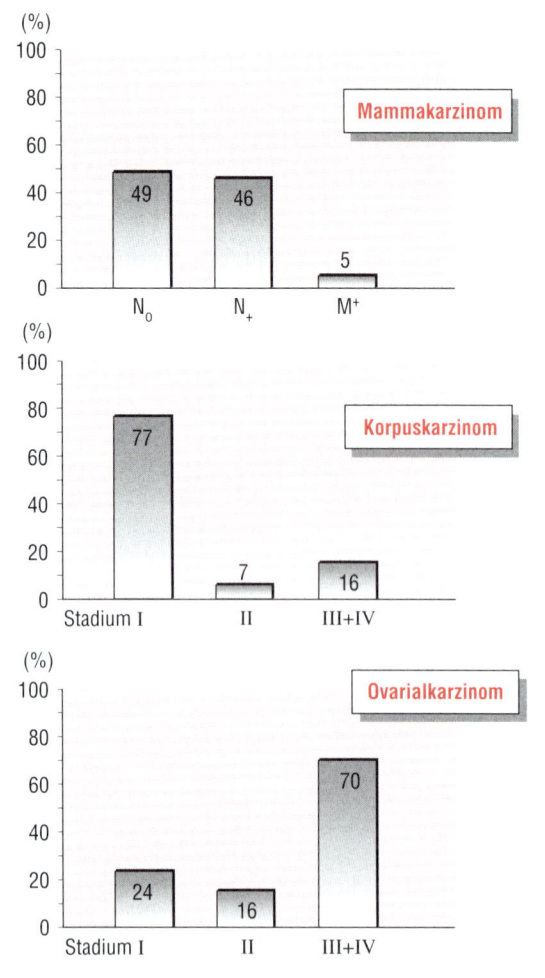

Abb. 71-4 Stadienverteilung bei Patientinnen mit Mamma-, Korpus- oder Ovarialkarzinom zum Zeitpunkt der Diagnose.

– beim Ovarialkarzinom wenig Erfolge erbringen können (da zuweit fortgeschritten)
– beim Mammakarzinom ein gewisses Potential haben (Patientinnen mit Lymphknotenmetastasen)
– beim Korpuskarzinom selten gefragt sein werden (in 75 % der Fälle Diagnose im Stadium I).

2 Diagnostik und Verlaufskontrolle

Die Verlaufskontrolle nach der Erstbehandlung, also in den meisten Fällen nach der Operation, hat zum Ziel, Metastasen zu erkennen.

Metastasen können nur histologisch sicher nachgewiesen werden.

Das Verfahren der histologischen Metastasensicherung ist heute meist den Verfahren der *bildgebenden Untersuchungsmethoden* gewichen. Neben dem bildgebenden Verfahren haben sich in der gynäkologischen Onkologie „*Tumormarker*" zur serologischen Erkennung von Mammakarzinommetastasen und bei Genitalkarzinomen auch von Rezidiven etabliert.

Der Nachweis der Metastase bzw. eine Lokalisationsdiagnostik sollten immer durchgeführt werden, da neben einer systemischen Therapie die Metastase in manchen Fällen auch radiologisch oder operativ angegangen werden kann. Ein häufiger Fehler bei der Kontrolle des metastasierten Karzinoms besteht z. B. darin, daß die sog. „Leitmetastase" immer wieder kontrolliert wird, daß aber andere Lokalisationen in dieser Zeit unbeachtet bleiben und erst bei Symptomatik untersucht werden. Damit unterliegt man in bis zu 25 % der Fälle einer klinischen Fehleinschätzung. Für die Verlaufskontrolle der metastasierenden Erkrankung eignen sich die Tumormarker am besten.

3 Überblick der verschiedenen endokrinen Behandlungsmöglichkeiten

Die hormonellen Therapien in der gynäkologischen Onkologie basieren auf den drei Aspekten:
– vollständige Aufhebung der hormonellen Stimulation (ablative Maßnahmen)
– (partielle) Aufhebung der hormonellen Stimulation (antagonistische Maßnahmen)
– Verabreichung von Hormonen in pharmakologischen Dosen (additive Maßnahmen).

3.1 Operative Maßnahmen

3.1.1 Ausschaltung der Ovarialfunktion

Ovarektomie: Die operative Entfernung der Ovarien war die erste endokrine Behandlungsform bei fortgeschrittenem Mammakarzinom (1889 und 1896). Dieses für die damaligen medizinischen Verhältnisse risikoreiche Behandlungsverfahren wurde schon 1905 durch die externe Bestrahlung abgelöst. Erst mit der Entwicklung vereinfachter Operationstechniken (z. B. der laparoskopischen Entfernung der Eierstöcke) hat die Ovarektomie wieder an Bedeutung gewonnen.

Die Remissionsraten bei metastasiertem Mammakarzinom liegen nach Ovarektomie zwischen 25 und 35 %. Die Dauer der Remissionen liegt zwischen 8 und 31 Monaten, im Durchschnitt bei 14 Monaten.

Der Erfolg einer Ovarektomie ist nicht vorhersagbar. Es können sowohl „hormonrezeptorpositive" als auch „hormonrezeptornegative" Patientinnen auf diese Therapie ansprechen, jedoch scheinen positive Effekte eher bei „hormonrezeptorpositiven" (60%) als bei „hormonrezeptornegativen" Patientinnen (30%) aufzutreten. Am häufigsten sprechen Haut- und Knochenmetastasen (zwischen 20 und 40%) auf die Ovarektomie an, Lungenmetastasen selten (15%), Lebermetastasen praktisch nie.

Radiogene Ovariomenolyse: Dieses Verfahren hat in der gynäkologischen Onkologie keine Bedeutung mehr.

3.1.2 Ausschaltung der hypophysären und adrenalen Funktion

Hypophysektomie und Adrenalektomie: Bei Hypophysektomie und Adrenalektomie (und auch Ovarektomie) handelt es sich um operative Maßnahmen, die nur u.a. auch zu einer Senkung der Östrogene führen. Es bleibt durchaus zweifelhaft, ob die beobachteten Effekte nur dadurch zu erklären sind oder ob die Ausschaltung anderer endokriner Stimuli einen entscheidenden Schritt darstellt. Beide Operationsverfahren sind inzwischen für die Behandlung des metastasierten Mammakarzinoms bedeutungslos geworden. Die Remissionsraten bei metastasiertem Mammakarzinom nach Hypophysektomie oder Adrenalektomie lagen zwischen 28 und 33%. Die Dauer der Remissionen lag zwischen 13 und 35 Monaten, im Durchschnitt bei 17 Monaten [19].

3.2 Medikamentöse Maßnahmen

3.2.1 Tamoxifen (TAM)

Vorbemerkungen: Das Triphenyläthylen Tamoxifen wurde 1962 entwickelt und 1971 in ersten Studien in England eingesetzt. 1977 wurde die Substanz von der FDA für die Behandlung des metastasierten Mammakarzinoms der postmenopausalen Patientin zugelassen. Studien zur „adjuvanten" TAM-Behandlung werden bereits seit 1970 durchgeführt. Bedingt durch den bevorzugten Einsatz von TAM gegenüber anderen hormonellen Therapien, sind zu dieser Substanz mit Abstand die meisten klinischen und experimentellen Daten zur Behandlung des Mammakarzinoms verfügbar.

Pharmakologie: Tamoxifen (TAM) ist das trans-Isomer eines Triphenyläthylenderivats, das als Zitratsalz in Tablettenform erhältlich ist. TAM ist chemisch stabil, in Lösung jedoch sensitiv gegenüber ultraviolettem Licht, so daß durch Photolyse das cis-Isomer entstehen kann, das deutlich mehr östrogene Wirkung als das trans-Isomer besitzt. Nach oraler Aufnahme wird TAM zu 99% an Eiweiß gebunden. Es wird nach Aufnahme demethyliert und hydroxiliert. Die Demethylierung führt zu den Metaboliten X (N-desmethyltamoxifen) und Z (N-desdimethyltamoxifen). Metabolit E (4-hydroxytamoxifen), Metabolit B (4-hydroxytamoxifen) und Metabolit BX (4-hydroxy-N-desmethyltamoxifen). Alle Metaboliten sind Antiöstrogene, jedoch in unterschiedlichem Ausmaß. Das Isomer des Metaboliten E ist aus dieser Reihe der potenteste Östrogenagonist mit hoher Affinität am Östrogenrezeptor. TAM und seine Metaboliten verteilen sich in perikardiale, pleurale und peritoneale Ergüsse, gelangen in den Speichel und in das zentrale Nervensystem. Die konjugierten und hydroxylierten Metaboliten werden in Galle und Urin ausgeschieden. Die Halbwertszeit ist unterschiedlich zwischen den Metaboliten und schwankt in einer ersten Halbwertszeit zwischen 9 h und einer zweiten Halbwertszeit von 14 Tagen. Bei täglicher Gabe von 20 mg TAM werden effektive Serumwirkspiegel (20 bis 200 ng/ml) nach ca. 4 Wochen erreicht [4].

Wirkungsweise: Auf zellulärer Ebene verhindert TAM die Aufnahme von markiertem Östradiol in typische Zielgewebe, z.B. in Rattenuterus und -vagina. Diese Wirkungen können erklärt werden mit der Entdeckung und Beschreibung von Östradiolrezeptoren (ER) im Rattenuterusgewebe und der daraus resultierenden Aktivierung der Rezeptoren [15]. Der Nachweis derselben Rezeptoren im Brustdrüsengewebe führte 1973 zu der Vorstellung der Hormonabhängigkeit des Mammakarzinomwachstums. Durch Bindung von TAM an den ER wird die Informationsübertragung verhindert. Es kommt nach zwischenzeitlicher Stimulation der RNS-Polymerase zu einer Reduktion der Zellen in der S-Phase und einem sog. G1-Phasen-Arrest. Es wurde jedoch bereits frühzeitig in Frage gestellt, ob die Wirkung des TAM nur und allein durch den Östradiolrezeptor erklärt werden könnte.

TAM wirkt teilweise schwach östrogen, führt in der Postmenopause zur Senkung der FSH-Konzentrationen und zum Anstieg der SHBG-Konzentrationen und zeigt Östrogenisierungseffekte an Uterus und Vagina. Die (anti-)östrogene Wirkung des TAM scheint spezicsspezifisch unterschiedlich ausgeprägt zu sein und hat beim Menschen in verschiedenen Organen möglicherweise unterschiedliche Funktion. In den letzten Jahren sind die Effekte von Östrogenen auf Tumorzellen intensiv analysiert worden und haben den Einfluß des TAM auf einige der sog. „Wachstumsfaktoren" untersucht. Dabei zeigte sich, daß TAM erheblichen Einfluß auf die Regulation verschiedener Wachstumsfaktoren hat, z.B. Suppression einiger wachstumsstimulierender Faktoren (IGF-I) und Stimulation wachstumshemmender Faktoren (TGF-β) [17, 28, 30].

Dosierung und Dauer der Behandlung: TAM wird in Tablettenform in einer Dosierung von 20 mg/Tag verabreicht. Höhere Dosen führten zu keiner klinischen Verbesserung. Die mittlere Dauer bis zum Erreichen einer Teilremission beträgt ca. 3 Monate. Die Behandlung sollte bis zur Progredienz fortgesetzt werden.

Indikationen: TAM wird in großem Ausmaß zur adjuvanten Therapie des Mammakarzinoms eingesetzt. Diese Indikation beruht auf der Beobachtung im Tierversuch, daß das Wachstum von Mammatumoren solange gehemmt wurde, wie die Substanz verabreicht wurde. Nach Absetzen von TAM kam es zu erneutem Wachstum. Zunächst wurde für die adjuvante Therapie eine TAM-Einnahme für 2 Jahre empfohlen. Da die Nebenwirkungen unter den Kurzzeittherapien (2 Jahre) sehr gering waren, hat sich im Verlauf der letzten Jahre die Dauer der Einnahme – auch außerhalb von klinischen Studien – erheblich verlängert (z.B. 5 Jahre). Mit der zunehmenden Erfahrung der Langzeitbehandlung häufen sich die Angaben über bisher unbekannte Nebenwirkungen. Bevor deshalb alle Patientinnen relativ unkritisch mit TAM behandelt werden, sollten die Ergebnisse der entsprechenden klinischen Studien zur Langzeitbehandlung mit TAM abgewartet werden.

Nebenwirkungen: Einige Patientinnen, die mit 20 mg Tamoxifen behandelt werden, entwickeln nach teilweise langen Behandlungsintervallen (10–35 Monate) eine *Retinopathie* in Form eines bilateralen makulären Ödems. Keratopathien und Sehnervenentzündungen sind ebenfalls unter TAM-Behandlung dokumentiert. Nach Beendigung der Behandlung sind diese Veränderungen reversibel.

Die Wahrscheinlichkeit, an einem *Endometriumkarzinom* zu erkranken, liegt bei postmenopausalen Patientinnen bei ca. 3‰. Durch die Einnahme von Tamoxifen wird diese Wahrscheinlichkeit verdoppelt bzw. mit zunehmender Dauer und Dosis noch weiter erhöht. Unter der Behandlung mit Tamoxifen (20 mg/Tag) kommt es zu einem durchschnittlichen Abfall des totalen *Serumcholesterins* von 15% und des LDL-Cholesterols von 30%. HDL-Cholesterol kann abfallen oder ansteigen. Nach Absetzen von TAM stellen sich wieder die Ausgangswerte ein.

Durch seine antiöstrogene Wirkung kommt es unter TAM-Gabe zu einer *Blockade der hypophysären E2-Rezeptoren*. Dadurch wird der negative Feedback der Östrogene an der Hypophyse aufgehoben und es kommt zu einer vermehrten Freisetzung von Gonadotropinen. Dies führt bei prämenopausalen Patientinnen zu einer vermehrten Stimulation der Ovarien mit deutlichem Anstieg der peripheren E2-Spiegel (dieser Effekt der Antiöstrogene wird u.a. in der Sterilitätsbehandlung zur Ovulationsauslösung angewandt!). Deshalb widerspricht die TAM-Behandlung bei prämenopausalen Frauen der ursprünglichen Vorstellung der Senkung der Östrogenstimulation auf den Tumor. *Knochendemineralisation* und *Osteoporose* sind streng korreliert mit dem postmenopausalen Abfall der Östrogenspiegel. Östrogenrezeptoren wurden auf menschlichen Osteoblasten nachgewiesen, so daß befürchtet wurde, daß durch die Gabe von TAM eine Osteoporose induziert werden könnte. Mehrere Untersuchungen haben aber inzwischen ergeben, daß dieser Effekt nicht eintritt. Die *Antithrombin-III-Spiegel* fallen unter TAM-Behandlung durchschnittlich um 30% der Ausgangswerte.

Depressionen: In einigen Berichten wurden bei ca. 15% der Patientinnen unter TAM-Behandlung zum Teil schwere Depressionen festgestellt.

Hitzewallungen: Einige postmenopausale Patientinnen klagen zu Beginn der TAM-Therapie über Hitzewallungen und Schweißausbrüche. Es muß angenommen werden, daß durch die Gabe von TAM die noch bestehenden zentralen Effekte der durch die periphere Aromatisierung entstandenen Östrogene blockiert werden [6, 18, 32, 33].

3.2.2 Gestagene

Vorbemerkungen: Medroxyprogesteronacetat (MPA), ein Steroidderivat des Progesterons, wurde 1958 synthetisiert. Seit 1973 werden Studien durchgeführt, in denen 1500 mg MPA oral/Tag eingesetzt wurden. Unter dieser „High-dose-", bzw. „Very-high-dose-" (2000 mg/Tag)Behandlung wurden bei metastasiertem Mammakarzinom über bis zu 45% Remissionen berichtet. Das in den USA angewandte Megestrolacetat (MA) führte bei vergleichbar hoher Dosierung (zwischen 800 und 1600 mg/Tag) zu ähnlich hohen Remissionsraten [26].

Pharmakologie und Dosierung: MPA kann oral oder intramuskulär verabreicht werden. Zwischen diesen beiden Applikationsformen bestehen jedoch klinisch bedeutsame pharmakokinetische Unterschiede. Enteral wird MPA zwar schnell, aber nur in geringem Maße resorbiert. Nach einer einmaligen oralen Gabe von 100 mg MPA kommt es innerhalb von 2–7 h zu maximalen Plasmaspiegeln (10–15 ng/ml), bei 1000 mg zwischen 30 und 70 ng/ml. Es gibt danach mehrere Halbwertszeiten, eine erste im Bereich von 15–20 h. Nach i.m. Injektion werden die maximalen Plasmaspiegel (40–50 ng/ml) nach 2 Tagen gemessen, die Plasmahalbwertszeit liegt hier im Bereich von 6 Wochen. Ein „steady state" kann bei oraler oder intramuskulärer Gabe nach 1–3 Wochen erzielt werden. Es gibt Hinweise, daß zur maximalen Effektivität von MPA Serumspiegel von ca. 100 ng/ml erreicht werden müssen. Die dazu notwendigen Dosen von MPA lassen sich jedoch nicht berechnen, da sich auch bei gleichen Dosen erhebliche interindividuelle Unterschiede in den MPA-Serumspiegeln ergeben. MA wird erheblich besser resorbiert als MPA, so daß ca. ein Fünftel der Dosis des MPA ausreichend ist, d.h. eine Dosis von 160 mg MA/Tag entsprechen ca. 800–1000 MPA/Tag [22].

Wirkungsweise: Unter der Gabe von MPA kommt es durch die Kompetition mit Östrogenen um die hypophysären Östradiolrezeptoren zur Hemmung der Gonadotropinfreisetzung und durch die Glukokortikoidwirkung zum Abfall von ACTH. Dies bedingt eine Erniedrigung von Östrogen und Gestagen sowie von Kortisol. Ein Großteil der „Nebenwirkungen" des MPA beruht auf dem glukokortikoiden Effekt (z.B. diabetogene Wirkungen). Die häufig beobachtete Gewichtszunahme wird aber gerade bei kachektischen Patientinnen therapeutisch gerne gesehen. Unter hochdosierter MPA-Therapie kommt es zusätzlich zur Suppression der Androgensynthese in den Nebennieren, wodurch bei postmenopausalen Patientinnen ein zusätzlicher Abfall der Östrogene erreicht werden kann. Die antineoplastische Wirkung der Gestagene ist multifaktoriell und noch nicht in allen

Einzelheiten erklärt. Es sind 5 Wirkungsweisen bekannt:
- MPA bindet hochspezifisch am Progesteronrezeptor und führt zu einer „Down-Regulation" der Progesteron- und Östradiolrezeptoren in der Zelle. Der proliferative Effekt der Östrogene wird dadurch gehemmt.
- Durch Bindung an den Progesteronrezeptor wird die 17β-Hydroxysteroid-Dehydrogenase induziert, wodurch das biologisch aktive Östradiol in das weniger aktive Östron umgewandelt wird und dem Organismus Östradiol entzogen wird.
- Androstendion und DHEAS werden durch MPA supprimiert.
- Durch Suppression der LH- und FSH-Freisetzung in der Hypophyse wird die Östrogen- und Androgenbiosynthese reduziert.
- MPA induziert in der Leber die 5α-Reduktase. Dadurch werden Androgene vermehrt abgebaut und der Umwandlung in Östrogene durch die Aromatase entzogen.

In der Zellkultur kommt es unter MPA zu einem deutlichen Abfall des Anteils der Zellen in der S-Phase mit gleichzeitigem Anstieg der Zellen in der G0- und G1-Phase („G1-Phasen-Arrest"). Die G1-Phase selbst wird durch MPA verlangsamt. Dadurch wirkt MPA zytostatisch. Als zusätzliche Möglichkeit der Wirkungen von MPA werden aufgrund neuerer Untersuchungen die stimulierenden und hemmenden Funktionen von MPA auf die Bildung von Wachstumsfaktoren, z.B. TGF-α, TGF-β, EGF und IGF-I, diskutiert [7, 22, 28].

Dosierung und Dauer der Behandlung: Die ursprünglich applizierten Dosen von MPA waren willkürlich festgelegt worden und wurden empirisch angepaßt. Zur Behandlung des metastasierten Mammakarzinoms werden heute 1000 mg MPA/Tag („High-dose"-Therapie) eingesetzt. Zur Behandlung des Korpuskarzinoms haben sich 300 mg MPA bzw. 160 mg MA/Tag etabliert. Nebenwirkungen von MPA sind in Tabelle 71-1 aufgeführt.

Tabelle 71-1 Nebenwirkungen von Medroxyprogesteronacetat (MPA).

häufige Nebenwirkungen
- Gewichtszunahme (5–15 kg): 47%
- cushingoide Veränderungen: 20%
- Hyperglykämie, Verschlechterung eines bereits bestehenden Diabetes mellitus: 10%

seltene Nebenwirkungen
- Nervosität
- Schwitzen
- Obstipation
- thromboembolische Komplikationen
- Tremor, Muskelkrämpfe
- Übelkeit, Erbrechen
- Ödeme
- Verwirrtheitszustände
- Hypertonie
- vaginale Blutungen

3.2.3 GnRH-Analoga

Vorbemerkungen: Bereits seit 1972 werden Analoga des Gonadotropin-Releasing-Hormons (GnRH) synthetisiert. Sie wurden ursprünglich entwickelt unter der Zielsetzung einer verlängerten Stimulation des hypophysären GnRH-Rezeptors zur Induktion einer vermehrten Gonadotropinfreisetzung. Überraschenderweise kam es aber unter GnRH-Analoga nach einem kurzfristigen LH- und FSH-Anstieg zu einem Abfall der Serumgonadotropine. Erst danach konnte gezeigt werden, daß die dauernde Stimulation des GnRH-Rezeptors durch GnRH-Analoga zur „Down-Regulation" des Rezeptors führt. Bereits 1976 konnte im Tierversuch gezeigt werden, daß nach Gabe von GnRH-Analoga Mammatumoren kleiner wurden. Die ersten Behandlungsergebnisse bei metastasiertem Mammakarzinom wurden 1982 berichtet.

Pharmakologie: GnRH ist ein Oligopeptid, bestehend aus 10 Aminosäuren (AS). Die Analoga sind charakterisiert durch Änderungen an den terminalen AS und an der 6. AS. Natives GnRH hat eine Serumhalbwertszeit von 15 min, die Halbwertszeit der Analoga liegt zwischen 50 und 180 min. GnRH-Analoga werden in der Leber und der Niere metabolisiert, die Ausscheidung der Fragmente erfolgt durch die Galle und den Urin. Die wichtigsten Substanzen sind:
- D-Trp-6-LHRH (triptorelin)
- D-Leu-6-Pro-9-NHEt-LHRH (leuprolid)
- D-Ser(Bul)6-Pro-9NHEt-LHRH (buserelin)
- D-Ser(Bul)6-Aza-Gly-10-LHRH (goserelin)
- D-Nal(2)6-LHRH (nafarelin).

Wirkungsweise: Analoga des Gonadotropin-Releasing-Hormons (GnRH) sind charakterisiert durch eine verlängerte Bindung und verzögerten Abbau an den GnRH-Rezeptoren. Dies führt an der Hypophyse zu einer „Down-Regulation" der GnRH-Rezeptoren. Es wird eine sog. *medikamentöse Hypophysektomie* erreicht. Dies wiederum führt u.a. zur Hemmung der ovariellen Östrogen- und Progesteronsynthese. Nach Beendigung der Behandlung ist die ovarielle Funktion jedoch wieder normal. Neben dieser Wirkung der GnRH-Analoga scheint auch eine direkte Beeinflussung von Mamma-, Ovarial- und Korpuskarzinomgewebe möglich zu sein, nachdem gezeigt wurde, daß diese Gewebe eigene GnRH-Rezeptoren besitzen. Da bis zu 30% der rezeptornegativen Mammakarzinompatientinnen auf eine Behandlung mit GnRH-Analoga mit Remissionen reagieren, wird die Möglichkeit einer direkten Wirkung der Analoga auf den Tumor diskutiert [9].

Dosierung und Dauer der Behandlung: Die angestrebte Dosis der GnRH-Analoga liegt bei 100 µg täglich. Bei den injizierbaren Analoga wird dies durch langsame Freisetzung aus den Stabilisatoren erreicht, bei den Nasensprays liegen die Einzeldosen bei ca. 300 µg, was in der klinischen Wirkung ca. 10 µg subkutan entspricht.

3.2.4 Aromatasehemmer

Vorbemerkungen: Der erste Aromatasehemmer, der in der gynäkologischen Onkologie eingeführt wurde, war das Aminogluthetimid (AG). 1967 wurde die Substanz zur Behandlung des metastasierten Mammakarzinoms eingesetzt, nachdem gezeigt werden konnte, daß AG mit der adrenalen Steroidbiosynthese interferiert, eine Wirkung, die als *hormonelle Adrenalektomie* bezeichnet wurde. Es wurde gezeigt, daß AG mehrere Cytochrom-P-450-Enzymsysteme hemmt.

Pharmakologie: Bei den Aromatasehemmern unterscheidet man nicht-steroidale von steroidalen Aromatasehemmern. Das *nicht-steroidale* Aminogluthetimid wird nach oraler Gabe zu 75 % resorbiert. Davon werden 25 % an Plasmaproteine gebunden. 1,5 h nach oraler Aufnahme von 500 mg AG werden Plasmakonzentrationen von ca. 6 µg/ml gemessen. In der Leber wird AG zu N-Acetyl-AG metabolisiert, das biologisch weniger aktiv ist als die Ausgangssubstanz. Die Eliminationshalbwertszeit liegt bei 13 h, wird aber nach längerer Behandlungsdauer bedingt durch eine Enzyminduktion erheblich kürzer (7 h).

Der erste *steroidale* Aromatasehemmer zur Behandlung des metastasierten Mammakarzinoms ist das 4-Hydroxyandrostendion (4-HA). Nach Injektion von 250 mg 4-HA kommt es zur raschen Resorption innerhalb von 5 min und Spitzenkonzentrationen nach 1–4 h von 80 µg/l. Nach einer einmaligen i.m. Injektion von 250 mg 4-HA werden innerhalb von 1–2 Tagen maximale Plasmakonzentrationen erreicht, die bei postmenopausalen Patientinnen zu einem peripheren Östradiolabfall von bis zu 80 % innerhalb von 7 Tagen nach Injektion führen. 4-HA wird zu über 80 % an Plasmaproteine gebunden. 4-HA wird in der Leber glukuronidiert, die erste Halbwertszeit (HWZ) beträgt 2–4 Tage, die zweite HWZ ca. 10 Tage. Zur Suppressionserhaltung ist eine 14tägige Injektion von 250 mg 4-HA ausreichend. Bei prämenopausalen Patientinnen wiegt die Kompensation durch den hypophysären Regelkreis die Hemmung der Östrogensynthese auf. Auch mit einer Dosis von 500 mg/Woche ist bei diesen Patientinnen keine Suppression der peripheren Östrogensynthese zu erreichen [31].

Aromatasehemmer eignen sich deshalb nicht zur Behandlung des Mammakarzinoms bei prämenopausalen Patientinnen.

Sie können jedoch nach Ovarektomie oder parallel zur Behandlung mit GnRH-Analoga eingesetzt werden, um die dann im Vordergrund stehende periphere Aromatisierung zu unterdrücken.

Wirkungsweise: Während in der Prämenopause das Ovar den überwiegenden Anteil der zirkulierenden Östrogene synthetisiert, stammen die Östrogene in der Postmenopause meist aus der peripheren Aromatisierung von adrenalem Androstendion im Fettgewebe. Nach Aromatisierung von Androstendion zu Östron, wird Östron durch die 17β-Hydroxysteroiddehydrogenase (17β-DHG) in Östradiol umgewandelt. Der limitierende Schritt ist dabei nicht die zur Verfügung stehende Menge von Androstendion, sondern die Aktivität der Aromatasen. Dieser Aromataseaktivität im Mammakarzinom wird bei Patientinnen in der Postmenopause besondere Bedeutung beigemessen, da gezeigt werden konnte, daß die Östradiolkonzentrationen im Tumor 5–20fach höher sind als im Serum.

Geht man davon aus, daß die im Tumor selbst hergestellten Östrogene das Wachstum stimulieren, stellt die Hemmung der Aromatasen einen zentralen Schritt in der Behandlung des postmenopausalen Mammakarzinoms dar.

AG führt zur Hemmung der Aromatisierungsschritte, vermittelt durch die adrenale 20,22-Desmolase und die 11β-Hydroxylase. Dadurch kommt es u.a. auch zur Störung der Kortisol- und Aldosteronsynthese. Der dadurch bedingte Abfall der Kortisolspiegel kann bei geringer Dosierung von AG über einen reflektorischen ACTH-Anstieg konstantgehalten werden, muß aber bei hoher Dosierung substituiert werden. Die steroidalen Aromatasehemmer sind Analoga des normalen Substrats Androstendion. 4-Hydroxyandrostendion (4-HA) führt in vitro zur Hemmung der Aromatase in Mikrosomen der menschlichen Plazenta, in Mikrosomen des Rattenovars, in Zellinien und in Brustkrebsgewebe. Die Hemmung der Aromatisierung wird in Plazentamikrosomen ca. 50mal stärker durch 4-HA gehemmt als durch AG, im Tumorgewebe sogar 500–1000fach stärker. Interessanterweise kommt es bei Frauen unter 4-HA-Therapie zu keinem signifikanten Anstieg der Testosteron-, Androstendion- oder 5α-Dihydrotestosteronkonzentration, während dies bei Männern, die mit Aromatasehemmern behandelt werden, sehr wohl zu beobachten ist [27].

Dosierung und Dauer der Behandlung: AG wurde anfänglich in einer Dosierung von 1000 mg/Tag verabreicht. Darunter kam es zu erheblichen Nebenwirkungen, die die Akzeptanz beeinträchtigten und oft zu Therapieabbrüchen führten. Es hat sich gezeigt, daß eine Dosis von 500 mg AG/Tag klinisch gleich effizient ist, dadurch aber die Rate der Nebenwirkungen reduziert werden kann (Tab. 71-2). Zur Aufrechterhaltung wirksamer Serumspiegel von 4-HA müssen 250 mg (entsprechend 2 ml) in 14tägigen Abständen injiziert werden. Höhere Dosen von 4-HA (500 mg/Tag) ergaben beim metastasierten Mammakarzinom keine Ver-

Tabelle 71-2 Nebenwirkungen von Aminogluthetimid (AG).

häufige Nebenwirkungen
- lokale Reaktionen (z.B. Jucken, Schmerz, Knoten): 30%
- Hitzewallungen: 12%
- Schmierblutungen: 10%
- emotionale Labilität: 10%

seltene Nebenwirkungen (<5% der behandelten Patientinnen)
- Lethargie
- Hautausschlag
- Schwindel

besserung der klinischen Resultate. Bei bis zu 5% der mit AG behandelten Patientinnen muß die Behandlung wegen der Nebenwirkungen abgebrochen werden!

4 Hinweise für die klinische Behandlung

4.1 Behandlungsergebnisse beim Mammakarzinom

4.1.1 Behandlung des Mammakarzinoms mit nachgewiesenen Organmetastasen

Der Nachweis von Metastasen beim Mammakarzinom ist Hinweis, daß die Erkrankung systemisch geworden ist. Durch lokale Maßnahmen allein ist eine Heilung nicht mehr zu erreichen und es muß eine systemische Therapie durchgeführt werden. Dies bedeutet andererseits aber nicht, daß deshalb auf lokale Therapien a priori verzichtet werden kann. Als lokale Maßnahme hat z.B. die Strahlentherapie einen festen Platz im Behandlungskonzept der Knochenmetastasen. Deshalb sollten vor Beginn der systemischen Therapie zunächst eine Beurteilung des Metastasierungsmusters bei der Patientin erfolgen (Staging) und ein Behandlungsplan erstellt werden.

Die Entscheidung, ob eine Hormon- oder Chemotherapie beim metastasierten Mammakarzinom durchgeführt werden soll, ist prinzipiell abhängig:
– vom Rezeptorstatus des Tumors
– von der Lokalisation der Metastasen
– vom Alter und Befinden der Patientin
– vom rezidivfreien Intervall.

Diese wenigen Parameter können so viele Ausprägungen erfahren und damit so viele Konstellationen ergeben, daß eine generelle Therapieempfehlung nicht möglich ist.

Entsprechend der *Hormonrezeptortheorie* sind die hormonellen Therapien bei metastasiertem Mammakarzinom abhängig von den Konzentrationen der Östradiol-(ER-) und Progesteron-(PR-)Rezeptoren im Karzinomgewebe. Man unterscheidet zwischen „rezeptorpositiven" und „rezeptornegativen" Tumoren. Als „rezeptornegativ" werden nur solche Tumoren bezeichnet, die entweder gar keine oder nur sehr geringe Konzentrationen von ER und PR haben, alle anderen Tumoren gelten als „rezeptorpositiv". Man geht davon aus, daß die Metastasen des Mammakarzinoms meist dieselben Rezeptoren besitzen wie der Primärtumor. Bei Hautmetastasen sollte eine erneute Rezeptorbestimmung angestrebt werden, bei Knochen-, Leber- und Lungenmetastasen wird normalerweise auf eine neue Rezeptorbestimmung verzichtet.

Bei metastasiertem Mammakarzinom bei prämenopausalen Patientinnen werden Chemotherapien, bei postmenopausalen Patientinnen Hormontherapien bevorzugt.

Die Ansprechraten der verschiedenen hormonellen Therapien sind nahezu identisch (Tab. 71-3 und Abb. 71-5).

Tabelle 71-3 Prozentuale Remissionsrate unter der jeweilig angegebenen Therapie und Remissionsdauer (s.a. Abb. 71-5).

	prozentuale Ansprechraten	minimale Streuungsbereiche	Ansprechdauer (Monate)	minimale Streuungsbereiche
Tamoxifen	32%	16–52	14	3–19
Gestagene	31%	9–67	12	8–17
Aminogluthetimid	32%	16–43	15	7–30
GnRH-Analoga	38%	28–45	12	8–17
Östrogene	35%	15–38	27	9–45
Androgene	20%	10–38	19	7–31
Ovarektomie	33%	25–35	14	8–31
Adrenalektomie	32%	28–33	17	13–35
Hypophysektomie	36%	22–59	17	13–35

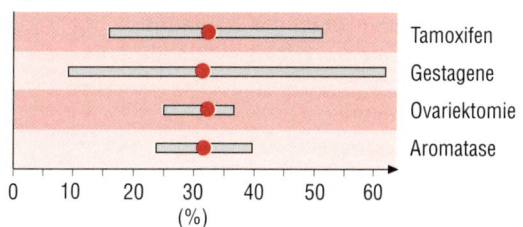

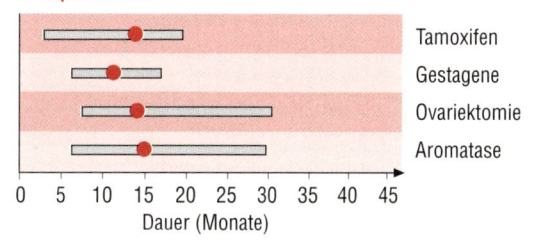

Abb. 71-5 Ansprechraten der verschiedenen hormonellen Therapien bei Patientinnen mit metastasiertem Mammakarzinom. In der oberen Abbildung sind die prozentualen Ansprechraten, in der unteren Abbildung die Ansprechdauern dargestellt. Der Punkt stellt die Mittelwerte dar, die hellen Balken die jeweils berichteten maximalen und minimalen Streuungsbereiche (s.a. Tab 71-3).

Die teilweise sehr unterschiedlichen *Remissionsraten und Remissionsdauern* lassen sich meist durch Selektionsmechanismen und Fallzahlprobleme erklären. Verallgemeinernd kann man feststellen, daß die Hälfte aller Patientinnen auf eine hormonelle Therapie anspricht (partielle oder komplette Remission bei ca. 30% der Patientinnen, kein weiteres Fortschreiten innerhalb eines definierten Beobachtungszeitraums bei 20%).

Die sog. *„Ansprechzeiten"* betragen bei allen hormonellen Therapien im Durchschnitt 12 Monate. Es sind jedoch auch erheblich längere Remissionszeiten beobachtet worden (meist bei Patientinnen, deren Krankheitsverlauf insgesamt sehr langsam ist, d.h. bei denen auch das Intervall zwischen Erstoperation und Metastasendiagnose sehr lange war).

Wenn es nach einem primären Ansprechen auf eine hormonelle Therapie zu einer *erneuten Progredienz* kommt, sind erneute Therapieversuche mit alternativen hormonellen Therapien durchaus erfolgversprechend und sinnvoll. Es mehren sich sogar die Hinweise, daß dieselbe Therapie, unter der es zur Progredienz kam, evtl. bei einer späteren Progredienz (nach einem Intervall von ca. 2 Jahren) noch einmal erfolgreich angewandt werden kann.

Der entscheidende *Vorteil der hormonellen Therapien* liegt in ihrer relativ problemlosen Anwendung. Akut toxische Reaktionen sind kaum zu befürchten und die Akzeptanz einer hormonellen Therapie ist bei den Patientinnen deutlich größer als eine Chemotherapie. Dies darf jedoch nicht dazu verleiten, die existierenden Probleme dieser Therapien – meist in Form der „Nebenwirkungen" – zu übersehen oder sogar zu verdrängen.

Wenn eine Metastasierung diagnostiziert wurde und eine hormonelle Therapie eingeleitet werden soll, gibt es Empfehlungen über die Reihenfolge der Anwendung. Bei *postmenopausalen* Patientinnen:
– Tamoxifen
– Aromatasehemmer
– Gestagene.

Bei *prämenopausalen* Patientinnen stellt man dieser Reihenfolge zunächst einen Behandlungsversuch mit GnRH-Analoga vor [29].

Tamoxifen: Folgende Faktoren beeinflussen das Ansprechen auf eine Tamoxifentherapie:

Remissionrate und Rezeptorstatus: Bei ER^+- und PR^+-Karzinomen liegen die Raten an CR und PR bei 50%, bei ER^-- und PR^--Karzinomen bei 10%. NC-(no-change-)Phasen werden bei ER^+- und PR^+-Karzinomen zusätzlich noch bei 8% gefunden, bei ER^-- und PR^--Karzinomen bei 18%.

Remissionsrate und Alter: Während die Ansprechraten bei Patientinnen < 50 Jahre bei 31% liegt, steigt der Anteil der ansprechenden Patientinnen mit zunehmendem Lebensalter auf bis zu 46% bei Patientinnen > 70 Jahre.

Remissionsrate und Metastasenlokalisation: Die besten Remissionsraten werden bei Hautmetastasen festgestellt (42–56%), danach bei Knochen- (26 bis 33%) und Lungenmetastasen (20–29%). Leber- und Gehirnmetastasen sprechen auf eine Hormontherapie normalerweise nicht an.

Remissionsrate und vorherige Therapie: Wenn Patientinnen bereits vorher auf eine hormonelle Therapie angesprochen haben, sprechen ca. 60% dieser Patientinnen auch auf eine folgende Tamoxifentherapie an. Die Ansprechraten auf Tamoxifen als zweite Therapie sind schlechter, wenn die Patientin vorher mit Aminoglutethimid (AG) oder Medroxyprogesteronacetat (MPA) behandelt wurde.

Medroxyprogesteronacetat (hochdosiert), Megestrolacetat (MA): Folgende Faktoren beeinflussen die Ansprechrate auf eine MPA-Therapie:

Remissionsrate und Rezeptorstatus: Die höchsten Ansprechraten werden bei ER^+/PR^+-Tumoren beobachtet (28% CR und PR, 43% NC). Die Ergebnisse sind nahezu gleich gut, wenn der ER negativ ist, aber der PR positiv (21% CR und PR, 53% NC). Wenn aber kein PR nachgewiesen werden kann, sind die Ergebnisse relativ schlecht. Wenn ein ER^+-Tumor keine PR besitzt, liegen die Ansprechraten für CR und PR bei 13% und für NC bei 34%. Ist der Tumor ER^-/PR^-, sind die Ergebnisse noch schlechter (3% CR und PR, 27% NC).

Lokalisation der Metastasen: 30% der Lungen- und Hautmetastasen sprechen auf eine MPA-Therapie an, nur ca. 10% der Knochenmetastasen, dagegen keine Lebermetastasen. Unter Berücksichtigung der NC-Zustände sprechen bis zu 60% der Lungen- und Hautmetastasen an, fast 60% der Knochenmetastasen und 20% der Lebermetastasen.

Remissionsrate und Alter: Während die Ansprechraten bei postmenopausalen Patientinnen bei 63% liegen (CR + PR = 33%, NC = 30%), liegt der Anteil der prämenopausalen Patientinnen bei 40% (CR + PR = 14%, NC = 26%).

Remissionsrate und vorherige Therapie: Wenn die hochdosierte MPA-Therapie die erste hormonelle Behandlung darstellt, werden bis zu 62% CR und PR beobachtet (CR = 14%, PR = 48%). Wenn bereits eine vorherige Hormontherapie durchgeführt wurde, sind die Ansprechraten deutlich niedriger (CR = 4%, PR = 19%). Im Gegensatz dazu konnte beobachtet werden, daß nach einer MPA-Therapie eine TAM- oder AG-Therapie nur noch selten anspricht.

Zusätzliche Beachtung sollte die Möglichkeit der Dosissteigerung des MPA finden. Es konnte gezeigt werden, daß bei 20% der mit MPA vorbehandelten Patientinnen nochmals Remissionen erreicht werden können, wenn bei der vorherigen Behandlung die MPA-Spiegel < 100 ng/ml waren und diese durch eine Dosissteigerung auf > 100 ng/nl gesteigert werden können.

Unter MA-Therapie liegen die Remissionsraten bei metastasiertem Mammakarzinom zwischen 14 und 40%. Die Rate der kompletten Remissionen liegt zwischen 2 und 5% und die Rate der partiellen Remissionen zwischen 14 und 37%. Die Dauer der Remissionen liegt zwischen 5 und 22 Monaten, im Durchschnitt bei 12 Monaten.

Die Zahl der Remissionen ist deutlich höher, wenn die MA-Behandlung mehr als 5 Jahre nach der Menopause begonnen wird. Die besten Ansprechraten werden beobachtet bei Patientinnen mit ER^+/PR^+-Tumoren (48%), bei ER^-/PR^- liegen die Raten bei 5%. In zwei randomisierten Studien wurden 160 mg MA/Tag mit 1000 mg MPA/Tag verglichen. Die erzielten Ergebnisse sind gleichwertig.

GnRH-Analoga: Die Ansprechraten sind weitgehend identisch mit den Ansprechraten auf eine Ovarektomie. Bei postmenopausalen Patientinnen wurden GnRH-Analoga zur Behandlung des metastasierten Mammakarzinoms nur vereinzelt angewandt und vereinzelt Remissionen berichtet, eine Indikation für GnRH-Analoga zur Behandlung der postmenopausalen Patientin mit Mammakarzinom kann daraus nicht abgeleitet werden.

Aromatasehemmer: Die verschiedenen Aromatasehemmer sollten gegeneinander vor allem in der Rate der Nebenwirkungen abgeschätzt werden. Unter diesen Gesichtspunkten dürfte der Einsatz von AG heute nicht mehr als sinnvoll angesehen werden, bzw. muß aus anderen Gründen indiziert sein.

Remissionsrate und Rezeptorstatus: Im Gegensatz zu den meisten anderen hormonellen Therapien hängt der Erfolg der 4-HA-Therapie nicht vom ER- und PR-Gehalt des Primärtumors ab. Der Anteil der Patientinnen, die auf 4-HA ansprechen ist sowohl bei hormonrezeptorpositiven als auch hormonrezeptornegativen Patientinnen gleich.

Remissionsrate und Metastasenlokalisation: Die besten Remissionsraten werden bei Hautmetastasen festgestellt (30–50%), danach bei Knochen- (25 bis 30%) und Lungenmetastasen (15–30%). Leber- und Gehirnmetastasen sprechen auf eine 4-HA-Therapie normalerweise nicht an.

Remissionsrate und vorherige Therapie: Wenn bei Patientinnen vorher bereits eine andere systemische Behandlung des metastasierten Mammakarzinoms durchgeführt wurde, lassen sich unterschiedliche Ansprechraten auf 4-HA feststellen. Wenn die Patientinnen zunächst auf eine hormonelle Therapie angesprochen haben, sprechen ca. 45% der Patientinnen auch auf eine folgende 4-HA-Therapie an. Wenn sie auf die erste Therapie nicht angesprochen haben, finden sich jedoch immerhin bei noch 25% Behandlungserfolge mit 4-HA. 4-HA kann sogar noch einmal zu Remissionen führen, wenn die Patientin – nach vorherigem Ansprechen – auf AG progredient wurde.

4.1.2 Behandlung des Mammakarzinoms ohne nachgewiesene Organmetastasen („adjuvant")

In der adjuvanten hormonellen Behandlung des Mammakarzinoms wurden bisher nur mit TAM umfassende Erfahrungen gesammelt. 1992 wurden die Metaanalysen zur adjuvanten Therapie des Mammakarzinoms publiziert. Im Rahmen dieser Analyse wurde der Verlauf der Krankheit bei 75000 Frauen untersucht [8]. 5 Jahre nach Behandlungsbeginn mit TAM waren noch 68% der Patientinnen ohne Metastasen („rezidivfreies Überleben" [RFS]), in der unbehandelten Gruppe nur noch 60%. Der Unterschied im RFS blieb auch nach 10 Jahren bestehen. Der Unterschied im Überleben stieg dagegen von 3,6% nach 5 Jahren (73,9–77,5%) auf 6,2% nach 10 Jahren (52,6%–58,8%) zugunsten der mit TAM behandelten Patientinnen.

Ein weiterer günstiger Effekt der TAM-Behandlung bestand in der Reduktion des Karzinomrisikos der nicht-operierten (anderen) Brust. Aus 8 randomisierten Studien läßt sich erkennen, daß 121 von 4971 Patientinnen (2,4%) ein Karzinom der Gegenseite entwickelten, dagegen nur 79 von 4975 Patientinnen (1,6%), die mit TAM behandelt wurden. Auf diesen Beobachtungen basierten die Überlegungen, TAM zur Prophylaxe des Mammakarzinoms bei Frauen mit erhöhtem Karzinomrisiko anzuwenden.

Behandlung bei nachgewiesener Lymphknotenmetastasierung („nodal-positiv"): Der größte Effekt der adjuvanten TAM-Behandlung wurde bei Patientinnen mit Lymphknotenmetastasen entdeckt. Nach 5 Jahren waren noch 57,7% der Patientinnen mit TAM rezidivfrei, dagegen nur noch 47,6% der unbehandelten Frauen. Nach 10 Jahren betrug dieser Unterschied immer noch 8,8% zugunsten der mit TAM behandelten Frauen (33,1–41,9%). Das Gesamtüberleben wurde durch TAM ebenfalls verlängert. Während nach 5 Jahren der Unterschied 4,8% betrug (65,1–69,9%), stieg der Unterschied auf 7,8% nach 10 Jahren (42,2–50,4%).

Behandlung ohne Lymphknotenmetastasen („nodal-negativ"): Auch bei den 13004 Patientinnen ohne Lymphknotenmetastasen, die TAM erhielten, war ein positiver Effekt zu beobachten. Nach 5 Jahren waren noch 83,5% der Patientinnen mit TAM rezidivfrei, dagegen nur noch 77,3% der unbehandelten Frauen. Nach 10 Jahren betrug dieser Unterschied immer noch 5% zugunsten der mit TAM behandelten Frauen (63,1%–68,1%). Das Gesamtüberleben wurde durch TAM ebenfalls verlängert. Während nach 5 Jahren der Unterschied 2,2% betrug (87,0–89,2%) erhöhte sich der Unterschied nach 10 Jahren auf 3,5% (71,0 bis 74,5%).

1988 hat das National Cancer Institut darauf hingewiesen, daß allen nodal-negativen Patientinnen eine Form der adjuvanten Therapie angeboten werden muß. Dabei sollte Patientinnen mit ER+-Tumoren TAM angeboten werden.

4.1.3 Prävention und Verlaufskontrolle

Chemoprävention: Unter dieser Bezeichnung wurden Studien eingeleitet, in denen die Reduktion von primären Mammakarzinomen in besonderen Risikokollektiven untersucht werden sollte. Die Studien beruhen auf der Erkenntnis, daß unter einer Behandlung mit TAM die Inzidenz von Karzinomen der anderen Brust um die Hälfte gesenkt werden konnte. In Anbetracht der Nebenwirkungen sind einige dieser Studien aber abgebrochen worden [5, 16].

Verlaufskontrolle: Zur Verlaufskontrolle des metastasierten Mammakarzinoms eignen sich am besten die Tumormarker CEA und CA 15-3. Ansteigende Konzentrationen weisen auf eine Progredienz hin, abfallende Konzentrationen sind Ausdruck einer Remission. Es ist nicht möglich sich nur auf die subjektiven Symptome der Patientin zu verlassen, da sogar 50%

der metastasenfreien Patientinnen bei prospektiven Befragungen Symptome angeben, die eigentlich metastasentypisch sind (z.B. neu aufgetretener Kopfschmerz, Schwindel).

Die routinemäßige Wiederholung von Leberultraschall, Knochenszintigraphien und Röntgenaufnahmen des Thorax sind nicht indiziert. Bei Verdacht auf Progression kann es sich jedoch empfehlen, diese Untersuchungen durchzuführen, wenn man Indikationen für eine neue Behandlung (z.B. Bestrahlung) sieht. Ansonsten ist jegliche Art der Verlaufskontrolle nur sinnvoll, wenn aus ihrem Ergebnis auch Konsequenzen gezogen werden [13].

4.1.4 Empfehlungen für die Betreuung von Patientinnen unter Hormontherapie

Hitzewallungen: Viele Patientinnen leiden nach Einleitung einer hormonellen Therapie unter Hitzewallungen (bei prämenopausalen Patientinnen vornehmlich nach Ovarektomie oder Behandlung mit GnRH-Analoga). Wenn bei postmenopausalen Patientinnen unter der hormonellen Therapie erneut Hitzewallungen auftreten, muß angenommen werden, daß die periphere Aromatisierung von Östrogenen ausreichend war, Hitzewallungen zu unterdrücken. TAM kann in dieser Situation als Antiöstrogen wirken und dadurch Hitzewallungen hervorrufen.
Schwangerschaft: Prämenopausale Patientinnen können unter TAM durchaus schwanger werden. Die Patientinnen müssen darauf hingewiesen und entsprechende kontrazeptive Maßnahmen empfohlen werden (z.B. Spiralen).
Thrombose: Wenn die Patientinnen immobilisiert werden (auch z.B. infolge eines Gehgipses bei Beinbruch) müssen mögliche thromboembolische Komplikationen unter MPA- und TAM-Therapie berücksichtig werden. Gegebenenfalls empfiehlt sich eine Heparinisierung für die Dauer der Immobilisation.
Nebenwirkungen: Unter MPA-Behandlung sollte der Blutzucker regelmäßig kontrolliert werden. Die berufliche Leistungsfähigkeit ist unter AG-Behandlung wegen der Nebenwirkungen eingeschränkt. Wegen Schwindel, Schläfrigkeit und Lethargie ist die Betätigung von Maschinen bzw. die Teilnahme am öffentlichen Straßenverkehr zu prüfen.
Gynäkologische Betreuung: Unter TAM-Therapie sollten die Patientinnen einmal im Jahr zur gynäkologischen *Vorsorgeuntersuchung*. Zur korrekten Feststellung des *Menopausenstatus* sollten in allen unklaren Situationen (z.B. bei Zustand nach Hysterektomie) die Serumgonadotropine, Östradiol und Progesteron gemessen werden. Im Anschluß an eine Chemotherapie werden viele prämenopausale Patientinnen amenorrhöisch. Die Dauer der *Amenorrhö* ist abhängig vom Lebensalter. Bei Frauen unter 35 Jahren ist die Amenorrhö meist reversibel, in höherem Alter meist irreversibel. Wenn die Amenorrhö reversibel ist, stellen sich die Menstruationsblutungen innerhalb eines Jahres nach Abschluß der Chemotherapie wieder ein.

Besonderheiten im Rahmen der Hormontherapie: Immer wieder wurde in Fallberichten darauf hingewiesen, daß nach Absetzen einer hormonellen Therapie eine spontane Remission (ohne aktuelle Behandlung) auftreten kann („*withdrawal response*"). Die meisten Daten beziehen sich auf postmenopausale Patientinnen, bei denen dieses Phänomen in 4% der „nicht mehr behandelten" Frauen gesehen wurde.

Es gibt Hinweise, daß Patientinnen, die einmal auf eine hormonelle Therapie angesprochen haben, evtl. zu einem späteren Zeitpunkt wieder auf diese Therapie ansprechen können, wenn das dazwischenliegende Zeitintervall mindestens 12 Monate beträgt („*Wiederholungseffekt*"). Systematisch sind diese Beobachtungen aber noch nicht analysiert worden.

4.2 Behandlung des Ovarialkarzinoms, der Granulosazell- und Thekazelltumoren

Hormonelle Therapie werden beim Ovarialkarzinom nur als palliative Maßnahmen eingesetzt. Vornehmlich TAM, MPA und GnRH-Analoga wurden bisher in klinischen Studien angewandt, jedoch liegen keine prospektiven Studien zur Erstbehandlung von Ovarialkarzinomen mit diesen Substanzen vor. Die Beurteilung von Remissionen beim disseminierten Ovarialkarzinom ist sehr schwer bis unmöglich. Ultraschall oder Computertomographie lassen keine definitive Beurteilung zu.

Bei rezidivierenden oder primär progredienten Ovarialkarzinomen sind mit diesen Medikamenten nur in Einzelfällen Remissionen dokumentiert worden. In einigen Fällen wurde eine Stabilisation des Krankheitsverlaufs sowohl unter Behandlung mit TAM, als auch MPA oder GnRH-Analoga beobachtet. Günstig scheinen diese Therapien bei Patientinnen zu sein, bei denen der Krankheitsverlauf sehr langsam ist und sich über Jahre hinweg zieht.

Eine hormonelle Behandlung nach primär kurativer Operation (z.B. Stadium I oder evtl. im Stadium II) – vergleichbar mit der adjuvanten Therapie des Mammakarzinoms – ist bisher nicht gezielt durchgeführt worden.

Es gibt Hinweise, daß bei prämenopausalen Patientinnen, die wegen eines Ovarialkarzinoms operiert wurden, die Substitution von Sexualhormonen zu einem signifikant längeren Überleben führt als bei den nicht substituierten Patientinnen.

Daraus kann man die Möglichkeit ableiten, daß bei prämenopausalen Patientinnen nach Ovarektomie wegen eines Ovarialkarzinoms die Substitutionstherapie zur Beseitigung der Nebenwirkungen möglich ist und evtl. sogar empfohlen werden sollte. Auch die Substitutionstherapie der postmenopausalen Patientin braucht nicht wegen eines Zustands nach operiertem Ovarialkarzinom abgelehnt zu werden [12, 23, 25].

4.3 Behandlung des Korpuskarzinoms

Durch einige Beobachtungen entstand der Eindruck, daß die Entstehung eines Korpuskarzinoms durch die chronische Stimulation des Endometriums durch Östrogene ohne die sekretorische Umwandlung durch Gestagene bedingt ist (*„unopposed estrogen stimulation"-Theorie*). Korpuskarzinome werden sowohl vermehrt bei Patientinnen gefunden, die an Granulosazelltumoren erkrankt sind, als auch bei Frauen mit anovulatorischen Zyklen. Dagegen findet man bei Frauen mit Gonadendysgenesie nur dann Korpuskarzinome, wenn sie kontinuierlich mit Östrogenen substituiert wurden. Welche Rolle die Östrogene in dieser Sequenz spielen, ist jedoch unbekannt. Wenn es zu keiner sekretorischen Transformation kommt, kann der kontinuierliche Östrogenstimulus zu einer Proliferation des Endometriums führen, die man als Hyperplasie bezeichnen kann. Nur unter besonderen, bisher nicht definierten Umständen kann sich aus dieser Vorstufe ein Korpuskarzinom entwickeln. Da aber die Hyperplasien unter Gestagentherapie zur Rückbildung kommen, wurde bereits frühzeitig den Gestagenen eine Bedeutung in der Behandlung des Korpuskarzinoms zugeordnet.

Die meisten Patientinnen mit Korpuskarzinomen befinden sich in der Postmenopause (Durchschnittsalter > 65 Jahre in verschiedenen Studien sind keine Seltenheit!), sind meist adipös und haben eine gestörte Glukosetoleranz. In vielen Fällen liegt darüber hinaus ein erhöhter Blutdruck vor.

Einerseits ist das durchschnittlich höhere Lebensalter dieser Patientinnen möglicherweise mit einem langsameren Tumorwachstum assoziiert, was der Gesamterkrankung einen weniger dramatischen Verlauf verleiht als z. B. dem metastasierten Mammakarzinom. Andererseits sind die charakteristischen Begleiterkrankungen der Patientinnen mit Korpuskarzinom fast Kontraindikationen für die effektivste hormonelle Therapie: die Behandlung mit MPA! Eine hormonelle Therapie muß deshalb bei diesen Patientinnen besonders sorgfältig überdacht und überwacht werden.

Bei der hormonellen Behandlung des Korpuskarzinoms scheint der Grad der histologischen Klassifizierung von großer Bedeutung zu sein. Insbesondere Patientinnen mit hochdifferenzierten Tumoren sprechen auf hormonelle Therapien an.

Gestagene: Seit 1965 haben die Gestagene eine definierte Rolle in der Behandlung des fortgeschrittenen Korpuskarzinoms. Klinische Dokumentationen von mehr als 3500 Patientinnen, die mit mehr als 10 verschiedenen Progestagenen behandelt worden waren, belegen deren Wirksamkeit. Etwa ein Drittel aller Patientinnen (18–47%) mit fortgeschrittenem oder metastasiertem Korpuskarzinom sprechen auf eine Gestagenbehandlung an, mit einer mittleren Remissionsdauer von 14 Monaten (5–24 Monate). Die zur Behandlung des Korpuskarzinoms etablierten Gestagendosen sind erheblich niedriger als zur Behandlung des metastasierten Mammakarzinoms. 300 mg MPA bzw. 160 mg Megestrolacetat/Tag gelten als die übliche Dosis. Einheitlich wurde immer wieder von einem guten Ansprechen von Lungenmetastasen auf Gestagene berichtet.

Bei der Behandlung dieser Patientinnen mit Gestagenen muß immer der Einfluß auf den Glukosestoffwechsel und den Blutdruck berücksichtigt werden. Auch die verstärkte Gerinnungsneigung stellt in dieser Altersgruppe ein zusätzliches Nebenwirkungsrisiko dar.

GnRH-Analoga, Aromatasehemmer, Antiöstrogene: Die Erfahrungen mit GnRH-Analoga in der Behandlung des Korpuskarzinoms sind noch spärlich. Die Behandlungserfolge des fortgeschrittenen Korpuskarzinoms mit AG sind gering, in Studien mit kleinen Fallzahlen sind jedoch bis zu 20% Remissionen berichtet worden. Vereinzelt wurde auch ein Ansprechen auf TAM bei metastasiertem Korpuskarzinom berichtet.

Literatur

1. Beatson, G. T.: On the treatment of inoperable cases of the mamma: suggestions for a new method of treatment, with illustrative cases. Lancet 2 (1896) 104–107 und 162–165.
2. Blomquist, C. P., I. Elomaa, P. Rissanen: Adjuvant hormone therapy in breast cancer. Ann. Med. 24 (1992) 91–96.
3. Bonadonna, G., P. Valagussa: Current status of adjuvant chemotherapy for breast cancer. Semin. Oncol. 14 (1987) 8–22.
4. Buckley, M. M. T., K. L. Goa: Tamoxifen. Drugs 37 (1989) 451–490.
5. Bush, T. L., K. J. Helzlsouer: Tamoxifen for the primary prevention of breast cancer: a review and critique of the concept and trial. Epidem. Rev. 15 (1993) 233–243.
6. Catherino, W. H., V. C. Jordan: A risk-benefit assessment of tamoxifen therapy. Drug Safety 8 (1993) 381–397.
7. Clarke, C. L., R. L. Sutherland: Progestin regulation of cellular proliferation. Endocr. Rev. 11 (1990) 96–131.
8. Early Breast Cancer Trialists Collaborative Group: Systemic treatment of early breast cancer by hormonal, cytotoxic, or immune therapy. Lancet 339 (1992) 1–15 und 71–85.
9. Eidne, K. A., C. A. Flanagan, R. P. Millar: Gonadotropin-releasing hormone binding sites in human breast carcinoma. Science 229 (1985) 989–991.
10. Fisher, B., D. L. Wickerham, C. Redmond: Recent developments in the use of systemic adjuvant therapy for the treatment of breast cancer. Semin. Oncol. 19 (1992) 263–277.
11. Jäger, W.: The early detection of disseminated (metastasized) breast cancer by serial tumour marker measurements. Europ. J. Cancer Prev. 2 (1993) 133–139.
12. Jäger, W., R. Adam, L. Wildt, N. Lang: Serum CA-125 as a guideline for the timing of a second-look operation and second-line treatment in ovarian cancer. Arch. Gynec. Obstet. 243 (1988).
13. Jäger, W., S. Cilaci, E. Merkle, V. Palapelas, N. Lang: Analyse der Ersthinweise auf eine Metastasierung bei Mammakarzinom-Patientinnen. Tumordiagn. u. Ther. 12 (1991) 60–64.
14. Jensen, E. V., G. E. Block, S. Smith, K. Kyser, E. R. De Sombre: Estrogen receptors and breast cancer response to adrenalectomy. Nat. Cancer Inst. Monogr. 34 (1971) 55–70.
15. Jensen, E. V., T. Suzuki, T. Kawashima, W. E. Stumpf, P. W. Jungblut, E. R. De Sombre: A two step mechanism for the interaction of estradiol with rat uterus. Proc. nat. Acad. Sci. (Wash.) 59 (1968) 632–638.
15a. Jordan, V. C.: Antiestrogenic and antitumor properties of tamoxifen in laboratory animals. Cancer Treatm. Rep. 60 (1976) 1409–1419.
16. Jordan, V. C.: A current view of tamoxifen for the treatment and prevention of breast cancer. Brit. J. clin. Pharmacol. 110 (1993) 507–517.

17. Katzenellenbogen, B. S.: Antiestrogen resistance: Mechanisms by which breast cancer cells undermine the effectiveness of endocrine therapy. J. nat. Cancer Inst. 83 (1991) 1434–1435.

18. Love, R. R., V. Koroltchouk: Tamoxifen therapy in breast cancer control worldwide. WHO Bull. OMS 71 (1993) 795–803.

19. Manni, A., O. H. Pearson, J. Brodkey, J. S. Marshall: Transsphenoidal hypophysectomy in breast cancer: evidence for an individual role of pituitary and gonadal hormones in supporting tumor growth. Cancer 44 (1979) 2330–2337.

20. Nathanson, I. T., R. M. Kelley: Hormonal treatment of cancer. New Engl. J. Med. 246 (1952) 135–145.

21. Osborne, C. K.: Mechanisms for tamoxifen resistance in breast cancer: Possible role of tamoxifen metabolism. J. Steroid Biochem. Molec. Biol. 47 (1993) 83–89.

21a. Osborne, C. K., D. H. Boldt, G. M. Clark, J. M. Trent: Effects of tamoxifen on human breast cancer cell cycle kinetics: Accumulation of cells in early G1-phase. Cancer 43 (1983) 3583–3585.

22. Pannuti, F., C. M. Camaggi, E. Strocchi, A. Martoni, P. Beghelli, S. Biondi, B. Costanti, A. Grieco: Medroxyprogesterone acetate pharmacokinetics. In: Pellegrini, A., G. Robustelli Della Cuna, F. Pannuti, P. Pouillart, W. Jonat (eds.): Role of Medroxyprogesterone in Endocrine-Related Tumors. Vol. 3, pp. 43–77. Raven, New York 1984.

23. Parmar, H., D. Bottomley, R. H. Phillips, S. L. Lightman: GnRH agonists in endocrine-dependent cancers. In: Bouchard, P., A. Caraty, H. J. T. Coelingh Bennink, S. N. Pavlou (eds.): GnRH, GnRH Analogs, Gonadotropins and Gonadal Peptides, pp. 187–204. Parthenon Publishing Group, New York 1993.

24. Pellegrini, A., B. Massidda, V. Mascia, M. T. Ionta: Medroxyprogesterone acetate and tamoxifen: two different drugs in alternate or sequential modality treatment. In: Campio, L., G. Robustelli Cuna, R. W. Taylor (eds.): Role of Medroxyprogesterone in Endocrine-Related Tumors. Vol. 2, pp. 46–67. Raven, New York 1983.

25. Rao, B. R., B. J. Slotman: Endocrine factors in common epithelial ovarian cancer. Endocr. Rev. 11 (1990) 175–187.

26. Robustelli della Cuna, G., M. R. Bernardo-Strada: High Dose Medroxyprogesterone Acetate (HD-MPA) combined with chemotherapy for metastatic breast carcinoma. In: Jacobelli, S., A. di Marco (eds.): Role of Medroxyprogesterone in Endocrine-Related Tumors. Vol. 115, pp. 53–64. Raven, New York 1980.

27. Santen, R. J., A. Manni, H. Harvey, C. Redmond: Endocrine treatment of breast cancer in women. Endocr. Rev. 11 (1990) 1–45.

28. Schuchard, M., J. P. Landers, N. Punkay Sandhu, T. C. Spelsberg: Steroid Hormone Regulation of Nuclear Protooncogenes. Endocr. Rev. 14 (1993) 659–670.

29. Tschekmedyian, N. S., N. Tait, J. Abrams, J. Aisner: High-dose megestrol acetate in the treatment of advanced breast cancer. Semin. Oncol. 15 (1988) 44–49.

30. Waxman, J.: A new understanding of the hormonal regulation of endocrine dependant cancer. Brit. med. Bull. 47 (1991) 197–208.

31. Wiseman, L. R., D. McTavish: Formestan. Drugs 45 (1993) 66–84.

32. Wolf, D. M., V. C. Jordan: Gynecologic complications associated with long-term adjuvant tamoxifen therapy for breast cancer. Gynec. Oncol. 45 (1992) 118–128.

33. Wright, C. D. P., N. J. Garrahan, M. Stanton, J. C. Gazet, R. E. Mansell, J. E. Compston: Effect of long-term tamoxifen therapy on cancellous bone remodelling and structure in women with breast cancer. J. Bone Min. Res. 9 (1994) 153–159.

72 Endokrine Therapie von Prostataerkrankungen

Cornelius Knabbe

1 Endokrine Regulation der Prostata . 647

2 Endokrine Therapie des Prostatakarzinoms 648

2.1 Orchiektomie 648
2.2 Suppression der LH-Sekretion 648
2.3 Antiandrogene 649
2.4 Komplette Androgendeprivation 649
2.5 Pharmakologische Hemmung der 5α-Reduktase 650
2.6 Pharmakologische Hemmung der Steroidsynthese 650
2.7 Antipeptiderge Therapie 650

3 Endokrine Therapie der benignen Prostatahyerplasie 650

1 Endokrine Regulation der Prostata

Sowohl die normale als auch die pathologisch veränderte Prostata unterliegt der androgenen Stimulation durch das überwiegend in den Testes gebildete Testosteron und damit auch den hypothalamisch-hypophysären Regelkreisen (Abb. 72-1).

Testosteron selbst hat in der Prostata eine geringe biologische Aktivität, Dihydrotestosteron (DHT) ist das biologisch aktive Androgen.

Es wird erst intrazellulär unter Beteiligung des Enzyms 5α-Reduktase synthetisiert. Die besondere Bedeutung der intrazellulären Umsetzung des Testosterons zum DHT zeigt sich bei Männern mit einem autosomal-rezessiven Defekt der 5α-Reduktase. Diese Patienten entwickeln nur eine hypoplastische Prostata, außer einem fast fehlenden Bartwuchs bestehen aber keine weiteren Hinweise auf einen Androgenmangel, insbesondere finden sich weder Impotenz noch Infertilität [8]. Darüber hinaus ist das Prostatagewebe zur Synthese von DHT aus den in der Nebenniere gebildeten

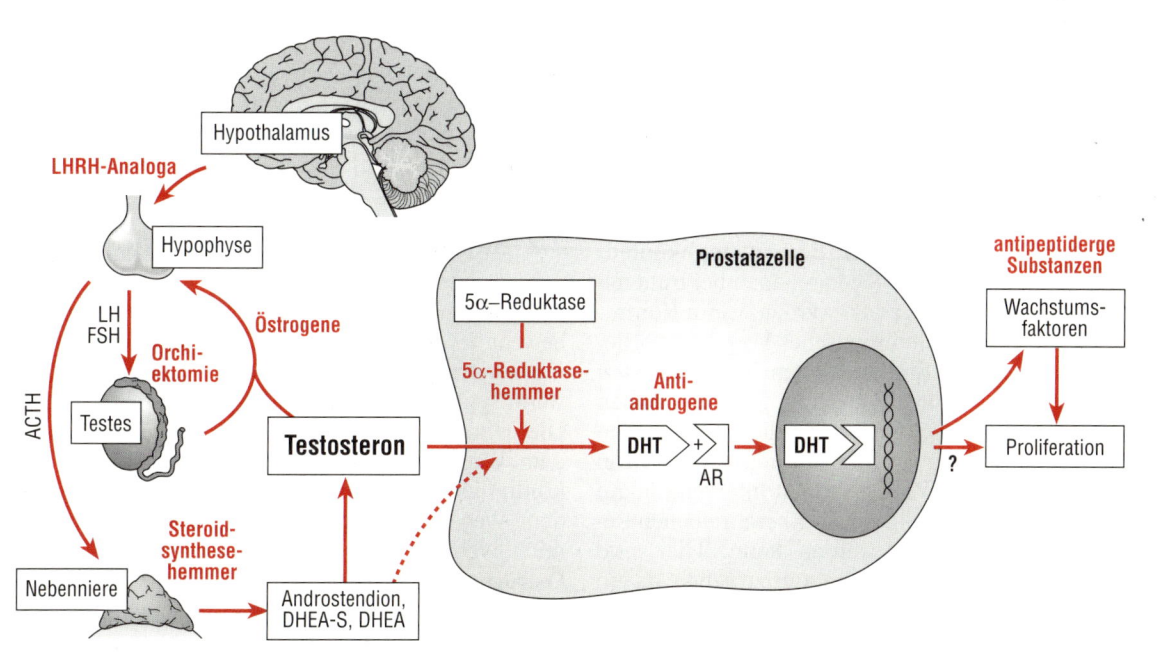

Abb. 72-1 Endokrine Regulation der Prostata und ihre therapeutische Beeinflussung beim Prostatakarzinom (DHT = Dihydrotestosteron; AR = Androgenrezeptor).

Androgenvorläufern Androstendion, Dehydroepiandrosteron (DHEA) und Dehydroepiandrosteronsulftat (DHEA-S) fähig [12]. Dies bedeutet, daß ein signifikanter Anteil des in der Prostata gebildeten DHT extratestikulären Ursprungs ist. Der adrenale Anteil zeigt erhebliche interindividuelle Schwankungen. Es konnte aber eine Patientengruppe identifiziert werden, deren intrazelluläre DHT-Gehalte trotz Kastration eine Überschneidung mit den Werten zeigten, wie sie üblicherweise nur bei intakter Hodenfunktion gefunden werden [3].

DHT entfaltet sein Wirkung nach Bindung an den Androgenrezeptor durch transkriptionelle Regulation verschiedener Gene, von denen bislang nur eine geringe Zahl identifiziert werden konnte. Daher bleibt der genaue Wirkungsmechanismus unklar. Wesentliche Aufmerksamkeit verdient die Hypothese, daß zumindest ein Teil der Androgenwirkung durch die Sekretion von auto- und parakrin wirksamen Polypeptidwachstumsfaktoren vermittelt wird [11].

2 Endokrine Therapie des Prostatakarzinoms

Das vorwiegend im höheren Lebensalter auftretende Prostatakarzinom ist bei steigender Inzidenz inzwischen die zweithäufigste Krebserkrankung des Mannes mit 85000 Neuerkrankungen und 45000 Todesfällen pro Jahr in der Europäischen Gemeinschaft [9].

Die klinische Einteilung des Prostatakarzinoms richtet sich vor allem nach der Tumorgröße und dem Ausmaß der Tumorausbreitung. Zusätzliche Bedeutung für die Frühdiagnostik, Prognose und Therapieüberwachung hat die Bestimmung des *prostataspezifischen Antigens* (PSA) im Serum gewonnen [5]. Bei Vorliegen von Metastasen (im angloamerikanischen Sprachraum als Stadium D bezeichnet) gilt die Erkrankung auch gegenwärtig als nicht heilbar. Aufgabe der endokrinen Therapie ist vor allem die Behandlung von Patienten im Stadium D1 (Beteiligung der Beckenlymphknoten) und D2 (Fernmetastasen). Sie kann auch bei früheren Erkrankungsstadien eingesetzt werden, wenn Kontraindikationen gegen ein chirurgisches Vorgehen vorliegen. Der präoperative Einsatz mit dem Ziel des „*down staging*" ist ein weiteres Anwendungsgebiet, dessen Nutzen aber noch ungeklärt ist. Sämtliche endokrinen Therapieverfahren haben die Androgendeprivation der Prostatazelle zum Ziel, die durch Intervention auf allen Ebenen des in Abbildung 72-1 beschriebenen Regelmechanismus erreicht werden kann. Hier sind gleichzeitig die Grenzen der Therapie zu sehen, da ein Ansprechen zwar bei ca. 80% der Patienten gesehen wird, das mittlere progressionsfreie Intervall aber nur 18 Monate, die mittlere Überlebenszeit typischerweise nur 2–3 Jahre beträgt [1]. Gegenwärtig wird die Theorie der klonalen Selektion favorisiert, d.h., es findet sich schon am Anfang der Erkrankung eine heterogene Population hormonabhängiger, hormonsensitiver und hormonunabhängiger Zellen [6], von denen letztere im hormonrefraktären Stadium dominieren. Eine besondere Bedeutung scheint auch *Punktmutationen des Androgenrezeptors zuzukommen*, die sich vor allem in Metastasen finden [22].

Der optimale Zeitpunkt für den Beginn einer endokrinen Therapie ist unter dem Aspekt der sich früher oder später einstellenden Hormonunabhängigkeit lange Zeit Gegenstand vieler Studien gewesen, eine gründliche Reanalyse der 1967 veröffentlichten VACURG-Studie spricht für die sofortige Einleitung der Behandlung, insbesondere bei Vorliegen klinischer Symptome [13]. Bei asymptomatischen Patienten gibt es keine klaren Empfehlungen, hier wird die sofortige Durchführung einer „kompletten Androgenblockade" (s. unten) erwogen.

2.1 Orchiektomie

Huggins und Hodges beschrieben 1941 die bilaterale Orchiektomie als Therapieverfahren beim metastasierten Prostatakarzinom [7]. Die neueren Verfahren der Androgendeprivation sind – sofern als Monotherapie angewandt – lediglich aufgrund ihrer geringeren Nebenwirkungen, nicht aber in ihrer tumorhemmenden Wirkung der Orchiektomie überlegen.

Auch heute ist die Orchiektomie der „Goldstandard" in der endokrinen Monotherapie des Prostatakarzinoms.

Es kommt zu einem schnellen und permanenten Absinken des Testosteronspiegels, der von einem kompensatorischen LH-Anstieg begleitet wird. An wesentlichen Nebenwirkungen ist neben dem Auftreten von Hitzewallungen vor allem die irreversible Impotenz zu nennen, so daß insgesamt nur ca. 20% der Patienten diese durchaus sichere, effektive und kostengünstige Therapie wählen [6].

2.2 Suppression der LH-Sekretion

Eine weitere Möglichkeit der Androgendeprivation besteht in der Suppression der hypophysären LH-Ausschüttung, die ein Absinken der testikulären Testosteronsynthese auf Kastrationsniveau zur Folge hat. Dieses kann durch hohe Dosen von Östrogenen auf dem Weg der negativen Rückkopplung oder durch kontinuierliche Medikation mit LHRH-Agonisten auf dem Wege der Desensitivierung der Hypophyse erreicht werden.

Östrogene: Die ebenfalls von Huggins und Hodges beschriebene Verabreichung des oral wirksamen *Diethylstilböstrol (DES)* hat das gleiche therapeutische Wirkpotential wie die Orchiektomie, kann aber bei der ursprünglich angewandten Dosis von 5 mg/Tag zu thromboembolischen Komplikationen führen. Diese Therapieform wird gegenwärtig fast ausschließlich in den angloamerikanischen Ländern angewandt, obwohl derartige Nebenwirkungen bei der jetzt empfohlenen Dosis von 3 mg/Tag nur bei Patienten mit einem schon primär erhöhten kardiovaskulären Risiko beobachtet werden. Wahrscheinlich tragen aber zusätzlich zu der Impotenz andere Begleiterscheinungen wie die teilweise schmerzhafte Gynäkomastie und das Auftreten von Ödemen dazu bei, daß diese Therapie in Europa trotz geringer Kosten kaum angewandt wird.

LHRH-Analoga: Nur bei pulsatiler Abgabe aus dem Hypothalamus kann das physiologische Releasing-Hormon die Sekretion von LH durch die Hypophyse stimulieren. Bei chronischer Exposition der Hypophyse kommt es zur Desensitivierung der LH-sezernierenden Zellen durch Verlust ihres Rezeptorbesatzes. Die therapeutisch eingesetzten LHRH-Analoga Goserelin, Buserelin und Leuprorelin führen daher bei kontinuierlicher Applikation nach einem initialen, vorübergehenden Anstieg der LH-Sekretion mit konsekutivem Anstieg des Testosterons zu einem vollständigen Erlöschen der LH-Sekretion nach 2 Wochen Therapie mit Absinken des Testosteronspiegels auf Kastrationsniveau [6]. Die therapeutische Wirksamkeit von LHRH-Analoga ist der Orchiektomie oder der Gabe von DES vergleichbar, ihr wesentlicher Vorteil liegt gegenüber dem DES in den deutlich geringeren Begleiteffekten, die sich neben der Impotenz im wesentlichen auf das Auftreten von Hitzewallungen beschränken. Die vorübergehende androgene Stimulation des Tumors („*Flare up*") am Anfang der Therapie kann durch Medikation mit einem Antiandrogen (s. unten) antagonisiert werden, das vor und während der ersten Wochen der LHRH-Therapie eingenommen wird. Nachteile der LHRH-Therapie sind einerseits in der Notwendigkeit der parentalen Applikation, z.B. durch monatliche Injektion eines Depotpräparates, andererseits in den sehr hohen Kosten zu sehen.

2.3 Antiandrogene

Ein weiterer Weg der Androgendeprivation besteht in der Gabe von kompetitiv wirksamen Hormonantagonisten, welche die Bindung des physiologischen Liganden an den Androgenrezeptor hemmen. Hier unterscheidet man steroidale (Cyproteronacetat, Megestrolacetat) von nicht-steroidalen Wirkstoffen (Flutamid, Nilutamid, Casodex).

Die steroidalen Wirkstoffe führen aufgrund ihrer zusätzlichen antigonadotropen Wirkung in der Hypophye zusätzlich zum Absinken der LH- und Testosteronserumspiegel.

Der unter Langzeittherapie mit Cyproteronacetat gelegentlich zu beobachtende sekundäre, geringgradige Anstieg des Testosterons kann durch niedrigdosierte DES-Gabe (0,1 mg) aufgehoben werden.

Die nicht-steroidalen „reinen" Antiandrogene haben keine antigonadotrope Wirkung, vielmehr kommt es aufgrund der effektiven Blockade der zentralen Androgenrezeptoren kompensatorisch zur gesteigerten LH-Ausschüttung mit konsekutivem Testosteronanstieg. Die reinen Antiandrogene haben aber eine höhere Affinität zum Androgenrezeptor als die steroidalen Wirkstoffe, so daß insgesamt ein ähnliches klinisches Wirkpotential vorliegt. Gastrointestinale Beschwerden wie auch eine Gynäkomastie sind gelegentlich auftretende Nebenwirkungen, wobei letztere durch eine Aromatisierung des erhöhten Testosterons zum Östradiol erklärt wird. Der Vorteil ist in der fehlenden antigonadotropen Wirkung zu sehen, so daß die sonst bei allen anderen endokrinen Therapieverfahren zu beobachtende Impotenz nur selten festgestellt wird. Allerdings nimmt die Häufigkeit dieser Komplikation unter Langzeitmedikation zu.

Die therapeutische Effektivität der Monotherapie mit Antiandrogenen wurde in einigen Studien geprüft, die zeigten, daß sowohl Flutamid als auch Cyproteronacetat in ihrer klinischen Wirksamkeit der Gabe von 3 mg DES unterlegen sind [18]. So ist sicherlich zum gegenwärtigen Zeitpunkt die Monotherapie mit diesen Antiandrogenen nicht die Therapie der ersten Wahl. Auch die neueren Substanzen wie Casodex scheinen keine deutliche Verbesserung darzustellen [10]. Lediglich dem Cyproteronacetat wird aufgrund seiner doppelten, d.h. antiandrogenen und antigonadotropen Wirkung eine Bedeutung bei Patientengruppen zugemessen, die andere Verfahren der Androgenablation ablehnen [23]. Dieses sollte aber nur bei Patienten ohne Vorliegen eines erhöhten kardiovaskulären Risikos erfolgen. Ferner sollte beachtet werden, daß ein karzinogenes Potential dieser Substanz nicht sicher ausgeschlossen werden kann.

2.4 Komplette Androgendeprivation

Besondere Beachtung verdient die Anwendung von Antiandrogenen in Kombination mit Orchiektomie oder LHRH-Gabe. Grundlage dieser als „komplette Androgendeprivation" bezeichneten Therapieform bildet die Erkenntnis, daß ein signifikanter Anteil des intraprostatisch gebildeten DHT extratestikulären Ursprungs ist und durch die bislang erwähnten Maßnahmen nicht vollständig eliminiert werden kann. Dieses Konzept, schon vor 50 Jahren von Huggins und Hodges mit der chirurgischen Konsequenz der heutzutage obsoleten Adrenalektomie postuliert, wurde in den 80er Jahren von Labrie aufgegriffen und in ersten klinischen Studien, die LHRH-Analoga mit dem Antiandrogen Flutamid kombinierten, mit großem Erfolg eingesetzt [15]. In anschließenden internationalen Studien konnten derart spektakuläre Unterschiede nicht bestätigt werden.

Bei Patienten mit gutem Allgemeinzustand und nur geringer Tumorausbreitung führt die initiale komplette Androgendeprivation zu einer Verlängerung des progressionsfreien Intervalls und der Überlebenszeit.

In einer mehr als 5jährigen Nachbeobachtungszeit zeigten sich aber durchaus signifikante Unterschiede zwischen der mit einem LHRH-Agonisten allein und der in Kombination mit Flutamid behandelten Patientengruppe: Der Median des progressionsfreien Verlaufs betrug 13,8 Monate gegenüber 16,9 Monaten, der Überlebensmedian war 29,3 Monate gegenüber 35,1 Monaten [16]. Daher kann die komplette Androgendeprivation als neuer Standard in der endokrinen Therapie angesehen werden.

2.5 Pharmakologische Hemmung der 5α-Reduktase

Die besondere Bedeutung der intrazellulären Umsetzung des Testosterons zum DHT für die normale und pathologisch veränderte Prostata gab Anlaß zur Entwicklung von pharmakologischen Hemmern des Enzyms 5α-Reduktase. Bei der klinischen Erprobung des 4-Aza-Steroids Finasterid zeigte sich erwartungsgemäß eine deutliche Senkung des DHT-Serumspiegels und des intraprostatischen DHT-Gehalts, wobei letztere von einem biologisch wenig bedeutsamen Anstieg des intraprostatischen Testosterons begleitet wird [20]. Für die endokrine Therapie des metastasierten Prostatakarzinoms ist die Substanz aber den anderen endokrinen Verfahren unterlegen. Ihr Anwendungsgebiet wird eher in der präventiven Applikation bei Patienten mit hohem Erkrankungsrisiko gesehen. Als wesentliche Nebenwirkung wird eine nur bei 5–10% der Patienten auftretende reversible Impotenz beschrieben [20].

2.6 Pharmakologische Hemmung der Steroidsynthese

Eine grundsätzliche Limitation der endokrinen Therapie liegt darin, daß die tumorhemmende Wirkung sämtlicher androgendeprivierender Maßnahmen nur vorübergehender Natur ist. Im Gegensatz zum Mammakarzinom sind aber die Erfolgschancen eines zweiten endokrinen Schritts gering. In Einzelfällen kann die Stoßtherapie mit hochdosierten Östrogenpräparaten (Fosfestrol) wirksam sein. Klinisch häufiger angewandt worden sind bisher lediglich Hemmer des Steroidstoffwechsels wie *Aminoglutethimid*, das durch die Inhibition der Konversion von Cholesterin zu Pregnenolon die Synthese von Aldosteron, Kortisol, Androgenen und Östrogenen hemmt, oder auch das Antimykotikum *Ketoconazol*, das in hoher Dosierung die andrenale Androgensynthese inhibiert. Die Anwendung wird aber durch die teilweise erheblichen Nebenwirkungen von gastrointestinalen Beschwerden bis hin zur Lebertoxizität bei Ketoconazol erschwert [6].

2.7 Antipeptiderge Therapie

Die Ergebnisse einer konventionellen Chemotherapie mit verschiedenen Zytostatika sind beim hormonrefraktären Prostatakarzinom enttäuschend [6], so daß grundsätzlich neue Behandlungsverfahren entwickelt werden müssen. Ausgehend von der Hypothese der auto- und parakrinen Wachstumsregulation konnte kürzlich gezeigt werden, daß ein Teil der androgenen Wirkung durch die vermehrte Sekretion von autokrin- und parakrinstimulatorischen Wachstumsfaktoren vermittelt wird, die von hormonunabhängigen Prostatakarzinomzellen konstitutiv in hohem Maß exprimiert werden. Daher stellt die vermehrte Wachstumsfaktorsekretion einen gemeinsamen Endpunkt hormonabhängiger und hormonunabhängiger Prostatakarzinomzellen dar [11]. Es gelang aber bisher nicht, einen einzelnen Wachstumsfaktor als verantwortlich für den hormonresistenten Phänotyp zu identifizieren, so daß therapeutische Versuche mit Substanzen unternommen wurden, die alle sezernierten Wachstumsfaktoren inhibieren. Im Rahmen dieser sog. „antipeptidergen Therapie" wurde als erste Substanz der polysulfatierte Naphthylharnstoff *Suramin* eingesetzt: Bei 30–40% der Patienten mit einem hormonrefraktären Prostatakarzinom wurde ein Ansprechen auf die Therapie beobachtet, insbesondere bei Vorliegen von Weichteilmetastasen [17]. Dennoch hat diese Therapie aufgrund ihrer erheblichen Nebenwirkungen, die Koagulopathien und ausgeprägte sensorische und motorische Neuropathien beinhalten können, nach wie vor experimentellen Charakter.

3 Endokrine Therapie der benignen Prostatahyperplasie

Das Vorliegen einer benignen Prostatahyperplasie kann bei mehr als 50% der männlichen Bevölkerung über 45 Jahre festgestellt werden [19].

Die Hyperplasie kann nicht als Vorstufe des Karzinoms angesehen werden, vielmehr handelt es sich um grundsätzlich verschiedene Krankheitsentitäten, die in unterschiedlichen Regionen des Organs entstehen.

Das Karzinom führt aufgrund seiner initial überwiegend peripheren Lokalisation im Laufe der Erkrankung wesentlich später zu klinischen Beschwerden als die Hyperplasie mit ihrer vornehmlich periurethralen Anordnung. Ferner wird angenommen, daß letztere im Gegensatz zum Karzinom ihren Ursprung in einer vermehrten Proliferation von Fibroblasten hat, an die sich erst im weiteren Verlauf Veränderungen des Epithels und der glatten Muskelzellen anschließen.

Wenngleich die Behandlung der benignen Prostatahyperplasie gerade unter zunehmender Verwendung minimal-invasiver Maßnahmen eine urologisch-chirurgische Domäne ist, gewinnt auch eine endokrine Therapie an Bedeutung. Grundsätzliches Ziel dieser Verfahren ist wie beim Prostatakarzinom die Androgendeprivation, die mit *LHRH-Analoga* oder *Flutamid* erreicht werden kann. Bei ca. 30–40% der Patienten kommt es unter dieser Therapie zu einer subjektiven und/oder objektiven Besserung der Symptome [19]. Eine breite Anwendung ist aber aufgrund des Nebenwirkungsprofils und der hohen Kosten dieser Substanzen unwahrscheinlich.

Ein gewisser Fortschritt in der endokrinen Therapie der benignen Prostatahyperplasie ist mit dem Einsatz des 5α-Reduktaseinhibitors *Finasterid* zu verzeichnen. Bei einer täglichen Dosierung von 5 mg sind ohne wesentliche Nebenwirkungen eine signifikante Reduktion des Prostatavolumens sowie eine Verbesserung der urodynamischen Parameter und auch der klinischen Symptome zu verzeichnen [19]. Zwar ist die klinisch beobachtete Wirkung deutlich geringer als bei chirurgischer Intervention, letztere kommt allerdings erst bei fortgeschrittener Erkrankung zur Anwendung. So erscheint die Therapie mit Finasterid besonders für Patienten im Anfangsstadium der Erkrankung geeignet, da sie den weiteren Progreß aufhalten oder zumindest verzögern kann.

Während die dominierende Rolle der Androgene in der Pathobiochemie des Prostatakarzinoms unbestritten ist, scheinen östrogene Komponenten wie das *Östron* und *17β-Östradiol* in der Ätiologie der benignen Prostatahyperplasie eine zusätzliche Bedeutung zu haben. So ist es wohl bekannt, daß Östradiol einen direkten Einfluß auf das fibromuskuläre Stroma hat [4]. Ferner findet sich beim alternden Mann eine Verschiebung des Testosteron-Östradiol-Quotienten im hyperplastisch veränderten Gewebe zugunsten des Östradiols [14]. Diese Befunde bilden die biologische Grundlage der Verwendung von Hemmstoffen des Enzyms Aromatase, das an der Umsetzung des Testosterons zum 17β-Östradiol und des Androstendions zum Östron beteiligt ist.

Das grunsätzliche Wirkpotential von *Aromatasehemmern* wurde am Beispiel des Testolacton schon 1987 gezeigt [21]. Bei der klinischen Evaluation des Hemmers Atamestan ergab sich zwar auch eine signifikante Verbesserung urodynamischer Parameter ohne wesentliche Nebenwirkungen [2], dennoch scheint das therapeutische Potential dieses Prinzips geringer zu sein als das von 5α-Reduktaseinhibitoren. Gegenwärtig wird vor allem die Kombination von androgendeprivierenden Maßnahmen und Aromatasehemmung in der endokrinen Therapie der benignen Prostatahyperplasie diskutiert.

Literatur

1. Crawford, E. D., M. A. Eisenberger, D. G. McLeod et al.: A controlled trial of leuprolide with and without flutamide in prostatic carcinoma. New Engl. J. Med. 321 (1989) 419–424.
2. El Etreby, M. F.: Atamestane: an aromatase inhibitor for the treatment of benign prostatic hyperplasia. J. Steroid biochem. Molek. Biol. 44 (1993) 565–572.
3. Geller, J.: Basis for hormonal management of advanced prostate cancer. Cancer 71 (1993) 1039–1045.
4. Griffiths, K., P. Davies, C. L. Eaton, M. E. Harper et al.: Endocrine factors in the initiation, diagnosis, and treatment of prostatic cancer. In: Voigt, K. D., C. Knabbe (eds.): Endocrine-dependent Tumors, pp. 83–130. Raven, New York 1991.
5. Hammerer, P., H. Huland: Stellenwert der PSA-Bestimmung für die Früherkennung des Prostatakarzinoms. Urologe A 34 (1995) 283–289.
6. Hanks, G. E., C. Myers, P. T. Scardino: Cancer of the prostate. In: deVita, V. T., S. Hellman, S. A. Rosenberg (eds.): Cancer: Principles and Practice of Oncology. pp. 1073–1113. Lippincott, Philadelphia 1993.
7. Huggins, C., R. E. Stevens, C. V. Hodges: Studies on prostatic cancer. The effect of castration and of estrogen of androgen injection on serum phosphatases in metastatic carcinoma of the prostate. Cancer Res. 1 (1941) 293–297.
8. Imperato-McGinley, J., T. Gautier, K. Zirinsky et al.: Prostate visualization studies in male homozygous and heterozygous for 5α-reductase deficiency. New Engl. Med. 327 (1992) 1185–1191.
9. Jensen, O. M., J. Esteve, H. Moeller, H. Renard: Cancer in the European Community and its member states. Europ. J. Cancer 26 (1990) 1167–1256.
10. Kennealey, G., B. J. A. Furr: Use of the nonsteroidal anti-androgen Casodex in advanced prostatic carcinoma. Urol. Clin. North. Amer. 18 (1991) 99–110.
11. Knabbe, C., U. Kellner, M. Schmahl, K. D. Voigt: Growth factors in human prostate cancer cells. J. Steroid Biochem. 40 (1991) 185–192.
12. Klein, H., C. Knabbe, K. D. Voigt: Can androgen and growth factor levels guide treatment in disseminated prostate cancer? Reviews on Endocrine-Related Cancer. 41 (1992) 5–13.
13. Kozlowski, J. M., W. J. Ellis, J. T. Grayhack: Advanced prostatic carcinoma: early versus late therapy. Urol. Clin. North. Amer. 18 (1991) 15–24.
14. Krieg, M., R. Nass, S. Tunn: Effect of aging on endogenous level of 5 alpha-dihydrotestosterone, testosterone, estradiol, and estrone in epithelium and stroma of normal and hyperplastic human prostate. J. clin. Endoc. 77 (1993) 375–381.
15. Labrie, F., A. Dupont, A. Belanger et al.: Combination therapy with flutamide and castration (LHRH agonist or orchiectomy) in advanced prostate cancer: a marked improvement in response and survival. J. Steroid Biochem. 23 (1985) 833–841.
16. McLeod, D. G., E. D. Crawford, B. A. Blumenstein et al.: Controversies in the treatment of metastatic prostate cancer. Cancer 70 (1992) 324–328.
17. Myers, C., M. Cooper, C. Stein et al.: Suramin: A novel growth factor antagonist with activity in hormone-refractory metastatic prostate. J. clin. Oncol. 10 (1992) 881–889.
18. Newling, D., M. Pavone-Macaluso, P. Smith et al.: Update of EORTC clinical trials in prostate cancer: The EORTC Genito-Urinary Group. Semin. Urol. 10 (1992) 65–71.
19. Oesterling, J. E.: Endocrine therapies for symptomatic benign prostatic hyperplasia. Urology 43, suppl. (1994) 7–16.
20. Rittmaster, R. S.: Finasteride, New Engl. J. Med. 330 (1994) 120–125.
21. Schweickert, H. U., U. W. Tunn: Effects of the aromatase inhibitor testolactone on human benign prostatic hyperplasia. Steroids 50 (1987) 191–200.
22. Taplin, M. E., G. J. Bubley, T. D. Shuster et al.: Mutation of the androgen receptor gene in metastatic androgen-independent prostate cancer. New Engl. J. Med. 332 (1995) 1393–1398.
23. Voogt, H. J. de: The position of cyproterone acetate, a steroidal antiandrogen, in the treatment of prostate cancer. Prostate 4, suppl. (1991) 91–95.

73 Therapie von Knochenmetastasen

Stephan Scharla

1 Definition 652
2 Klinisches Bild 652
3 Pathogenese/Pathophysiologie 652
4 Diagnostik 652
5 Therapie 653
5.1 Chemotherapie, operative Verfahren, Strahlentherapie 653
5.2 Therapie mit Hormonen 654
5.3 Bisphosphonate 654

1 Definition

Knochenmetastasen sind Tochtergeschwulste maligner Tumoren, die sich im Skelettsystem absiedeln. Bei den Primärtumoren handelt es sich meist um Karzinome der Prostata, der Mamma, der Schilddrüse, der Lunge und der Niere (bei Kindern auch häufig Neuroblastome und Lymphome). Die Knochenmetastasen werden von den eigentlichen Knochentumoren unterschieden (z.B. Osteosarkome oder Ewing-Sarkome), die jedoch ihrerseits wieder ossär metastasieren können. Man unterscheidet *osteolytische* (Ausbildung von knöchernen Defekten) und *osteoplastische* (lokale Knochenhypertrophie) Metastasen sowie eine diffuse Durchsetzung des Skeletts mit malignen Zellen (meist hämatologische Erkrankungen) [7].

2 Klinisches Bild

Knochenmetastasen sind oft sehr schmerzhaft. Durch die osteolytische Zerstörung des Knochens kommt es zur *Instabilität* und zu *pathologischen Frakturen*. Der Befall der Wirbelsäule kann zur *Querschnittslähmung* führen.

Bei ausgedehnter osteolytischer Metastasierung tritt eine *Hyperkalzämie* auf, insbesondere wenn die Tumorzellen humorale Faktoren (z.B. PTHrP) sezernieren, die die Knochenresorption generell stimulieren und eine renale Kalziumretention bewirken. Die Hyperkalzämie kann Polydipsie, Polyurie, Nierenfunktionseinschränkungen, neurologische Störungen (von Konzentrationsstörungen bis hin zum Koma), gastrointestinale Symptome (Obstipation, Anorexie, Übelkeit, Erbrechen, selten peptische Ulzera), und Herzrhythmusstörungen (Verkürzung der QT-Zeit, AV-Blockierungen [*cave* Digitalis]) verursachen (Kap. 35).

3 Pathogenese/Pathophysiologie

Die sehr hohe Durchblutungsrate des Knochenmarks bedingt, daß in die Zirkulation gelangte Tumorzellen leicht das Skelett erreichen. Man findet Metastasen deshalb besonders oft in den Markräumen von Wirbelsäule, Rippen, Schädel, Becken und in den Metaphysen der langen Röhrenknochen. Damit Knochenmetastasen wachsen können, muß das umgebende Knochengewebe zunächst resorbiert werden. Tumorzellen bilden *Zytokine* (z.B. Transforming growth factors, Tumornekrosefaktor, Interleukin 1) und Prostaglandine, die die Knochenresorption durch Osteoklasten stimulieren (deshalb auch die Bezeichnung „osteoklastenaktivierende Faktoren"). Darüber hinaus können einige Faktoren (z.B. Tumornekrosefaktor) auch die Knochenneubildung hemmen. Neben diesen lokalen Faktoren sezernieren solide Tumoren häufig *PTHrP* (parathormonähnliches Peptid), und Lymphomzellen können manchmal 1,25-Dihydroxyvitamin D extrarenal bilden [6]. Diese systemischen Hormone tragen über eine generell stimulierte Knochenresorption und eine gesteigerte renale Kalziumrückresorption zur Entstehung der Tumorhyperkalzämie bei.

Aus resorbiertem Knochen freigesetzte Wachstumsfaktoren stimulieren die Proliferation von Tumorzellen.

In der Umgebung der Tumors können reaktiv oder infolge Stimulation durch von den Tumorzellen sezernierte Wachstumsfaktoren Osteoblasten aktiviert werden, wobei ungeordneter Faserknochen mit inhomogener Mineralisation entsteht (Bildung gemischtförmiger oder auch überwiegend osteoplastischer Metastasen, meistens bei Prostatakarzinomen, aber auch bei Mammakarzinomen).

4 Diagnostik

Auf der Suche nach Knochenmetastasen (im Rahmen einer Stadieneinteilung oder bei Abklärung von Knochenschmerzen) eignet sich die *Skelettszintigraphie* zur Lokalisationsdiagnostik. Dabei werden mit ^{99m}Tc markierte „knochensuchende" Bisphosphonatverbindungen verwendet, die sich aufgrund ihrer Affinität zu Hydroxylapatit vornehmlich an Stellen erhöhter Knochenumbauaktivität in der Umgebung von Knochenmetastasen anreichern, wozu auch die vermehrte Vaskularisation beiträgt. Ausgedehnte osteolytische

Herde können sich dagegen als kalte Bezirke darstellen.

Ein negatives Knochenszintigramm schließt das Vorliegen von Knochenmetastasen nicht vollständig aus, denn insbesondere beim multiplen Myelom (Plasmozytom) mit diffuser Infiltration kann das Szintigramm unauffällig sein.

Mehrspeicherungen im Knochenszintigramm sind nicht spezifisch für Malignome, doch macht der Befund multipler Herde das Vorliegen einer Knochenmetastasierung sehr wahrscheinlich.

Die weitere Abklärung erfolgt durch *gezielte Röntgenuntersuchungen*, gegebenenfalls mittels Schichtaufnahmen (Abb. 73-1).

Myelographie und Angiogaphie sind seit Einführung der *Computertomographie* (CT) weitgehend in den Hintergrund getreten. Das CT ermöglicht die überlagerungsfreie Darstellung der Metastasen, die Erfassung der Nachbarstrukturen und eine Unterscheidung zwischen vaskulären und avaskulären Tumoren.

Die *Magnetresonanztomographie* (MRT) stellt ein komplementäres Verfahren dar, mit dem insbesondere eine Weichteilinfiltration im Bereich der Knochenmetastasen (z.B. auch eine Rückenmarkskompression) frühzeitig erfaßt werden kann.

Falls mit der bildgebenden Diagnostik keine Diagnosestellung zu erreichen ist, sollte eine Biopsie im betroffenen Skelettareal zur histologischen Klärung angestrebt werden (z.B. CT-gesteuerte Wirbelkörperpunktion).

Die *Labordiagnostik* kann Hinweise auf eine Knochenmetastasierung geben, ist aber weder spezifisch noch sehr sensitiv. Man findet häufig eine Erhöhung der alkalischen Phosphatase und eine gesteigerte OH-Prolinausscheidung im Urin. Ebenso kann eine Hyperkalzämie auf eine Skelettmetastasierung hinweisen. Das intakte Parathormon ist dabei erniedrigt (Abgrenzung gegenüber dem Hyperparathyreoidismus). Blutbildveränderungen (z.B. Anämie oder Leukozytose) zeigen evtl. eine Knochenmarksinfiltration an und sollten Anlaß zu einer Knochenmarksbiopsie geben (z.B. Beckenkamm).

5 Therapie

Die Therapie von Knochenmetastasen beruht an erster Stelle auf der spezifischen Therapie des Tumorleidens. Dazu zählen die Polychemotherapie, die Hormontherapie (s.u.), operative Verfahren und die Strahlentherapie. Unabhängig von der Grunderkrankung besteht eine Indikation zur Behandlung von Knochenmetastasen bei
- mechanischer Instabilität mit Frakturgefährdung
- drohender Kompression von wichtigen Weichteilstrukturen (z.B. Rückenmark)
- starker Schmerzsymptomatik in den betroffenen Skelettabschnitten.

5.1 Chemotherapie, operative Verfahren, Strahlentherapie

Die Remissionsraten unter *Polychemotherapie* betragen z.B. beim ossär metastasierenden Prostatakarzinom 30–50%, beim Mammakarzinom bis 56%, beim Nierenzellkarzinom ca. 20–25%. Die Indikation zur Chemotherapie richtet sich nach der jeweiligen Tumorart und ist individuell zu stellen. Zu berücksichtigen sind die Gesamtprognose und die teilweise erheblichen Nebenwirkungen.

Eine *operative Therapie* von Knochenmetastasen ist bei pathologischen Frakturen im Bereich der Extremitäten indiziert (unter Berücksichtigung von Zustand und Prognose des Patienten). Die Indikation zur prophylaktischen Stabilisierung von frakturgefährdeten osteolytischen Metastasen hängt vom Lokalbefund, dem Allgemeinzustand des Patienten und der Strahlensensibilität des Primärtumors ab.

Die *Strahlentherapie* von Skelettmetastasen kann sinnvoll sein zur Schmerztherapie, bei Frakturgefährdung, bei bereits erfolgter pathologischer Fraktur,

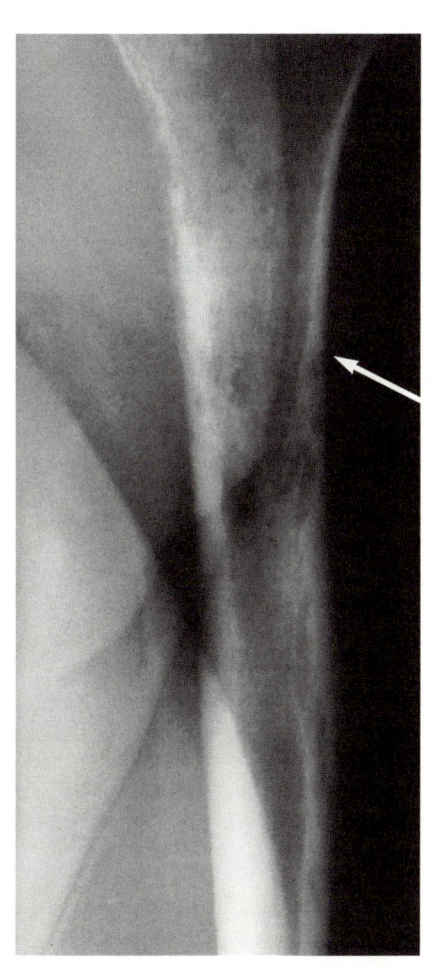

Abb. 73-1 Osteolytische Metastase eines medullären Schilddrüsenkarzinoms im Oberarmknochen. Auffällig ist die Unterbrechung und Auflösung der Kortikalis.

wenn ein operatives Vorgehen nicht möglich ist, und nach operativer interner Fixation, wenn eine radikale Tumorausräumung nicht gewährleistet ist.

5.2 Therapie mit Hormonen

Die beste Ansprechrate auf eine Hormontherapie weisen Prostatakarzinome und Mammakarzinome auf (s. Kap. 71 und 72). *Glukokortikoide* sind Bestandteil der Polychemotherapieprotokolle bei malignen hämatologischen Systemerkrankungen. Die Dosierung von z.B. Prednison reicht von 40–100 mg/m^2/Tag und richtet sich nach der Grunderkrankung. Bei hämatologischen Erkrankungen spricht auch eine durch diese verursachte Hyperkalzämie auf Glukokortikoide an.

Calcitonin ist ein direkter Hemmer der knochenresorbierenden Osteoklasten und ist deshalb theoretisch geeignet, das Fortschreiten von osteolytischen Metastasen einzudämmen und eine Tumorhyperkalzämie zu behandeln. Leider ist bereits nach nur wenige Tage dauernder Anwendung von Calcitonin ein Wirkungsverlust zu beobachten („Down-Regulation" von Rezeptoren), den auch die Kombination mit Glukokortikoiden nicht dauerhaft verhindern kann [3]. Man versucht, die Wirksamkeit des Calcitonins durch intermittierende Gabe (z.B. 3 × pro Woche je 100 Einheiten Lachscalcitonin s.c. [z.B. Karil®]) zu erhalten. Günstig ist die analgetische Wirkung des Calcitonins. Eingeschränkt wird die Calcitonintherapie durch die Notwendigkeit der subkutanen Injektion, die Kosten und durch die Nebenwirkungen (Flush, Übelkeit, Erbrechen, Durchfall).

5.3 Bisphosphonate

Wirkung: Bisphosphonate sind Analoga des körpereigenen Pyrophosphats, die nicht durch Phosphatasen gespalten werden und deshalb stabil sind. Sie binden sich an Kalziumphosphatkristalle und werden somit in der mineralisierten Knochenmatrix gespeichert. Deshalb sind Bisphosphonate auch nach Therapieende noch für einige Zeit weiter wirksam. Durch Beeinflussung des Zellstoffwechsels sind Bisphosphonate starke Hemmer der Osteoklastenaktivität und damit der Knochenresorption. Das als erstes Bisphosphonat klinisch eingesetzte *Etidronat* besitzt zusätzlich noch eine mineralisationshemmende Wirkung, während die bereits in wesentlich geringerer Konzentration effektiven Bisphosphonate der nächsten Generation (*Clodronat, Pamidronat*) im wesentlichen nur noch antiresorptiv wirken. Aufgrund ihrer guten Wirksamkeit haben die Bisphosphonate andere Therapieprinzipien in der Behandlung der Tumorhyperkalzämie (Calcitonin, Mithramycin) in den Hintergrund treten lassen [3, 5]. Bisphosphonate wirken auch ohne Vorliegen einer Hyperkalzämie günstig bei Knochenmetastasen: Mehrere (auch doppelblind) durchgeführte Studien wiesen einen positiven Effekt auf die durch Knochenmetastasen verursachte Schmerzsymptomatik nach [1]. Die Frakturrate infolge Knochenmetastasierung kann bei Tumorpatienten durch Bisphosphonate gesenkt werden [2, 4]. Teilweise wurde sogar eine Sklerosierung osteolytischer Metastasen erzielt.

Applikation und Dosierung: Bisphosphonate werden bei oraler Gabe schlecht resorbiert und sollten deshalb möglichst i.v. gegeben werden. Zur Hyperkalzämiebehandlung gibt man nach vorheriger adäquater Rehydrierung der Patienten z.B. *Clodronat* (Ostac®, Bonefos®) in der Dosierung von 300 mg/Tag (als Infusion) bis zur Normalisierung der Kalziumspiegel, danach kann man oral weiterbehandeln (1600 mg/Tag), wobei zur besseren Resorption die Kapseln nüchtern eingenommen werden müssen (Abb. 73-2). In naher Zukunft werden Clodronatpräparate mit verbesserter oraler Bioverfügbarkeit angeboten werden (z.B. Ostac® Tabletten). Falls unter oraler Clodronateinnahme erneut eine Hyperkalzämie auftritt, kann wieder intravenös therapiert werden. Alternativ kann eine einmalige Infusion mit *Pamidronat (Aredia®)* durchgeführt werden (60 mg über 4 h), die bei rezidivierender Hyperkalzämie in ca. 3wöchigen Abständen wiederholt wird. Zur Therapie von normokalzämischen Patienten mit Knochenmetastasen wird empfohlen, 30 mg Pamidronat alle 2 Wochen zu infundieren. Darunter kann bei Patienten mit Mammakarzinom in ca. 25% der Fälle eine Remission und in ca. 50% der Fälle ein Wachstumsstillstand der Knochenmetastasen beobachtet werden [2]. Mit *Clodronat* konnte auch bei oraler Therapie (1600 mg/Tag) ein positiver Effekt auf Knochenmetastasen beobachtet werden [4].

Nebenwirkungen: Unter der oben angegebenen Dosierung werden keine schwerwiegenden Nebenwirkungen beobachtet, Vorsicht ist jedoch bei stark eingeschränkter Nierenfunktion (Kreatinin >2,5 mg/dl) geboten. Unter Pamidronat kann bei erstmaliger Applikation leichtes Fieber auftreten.

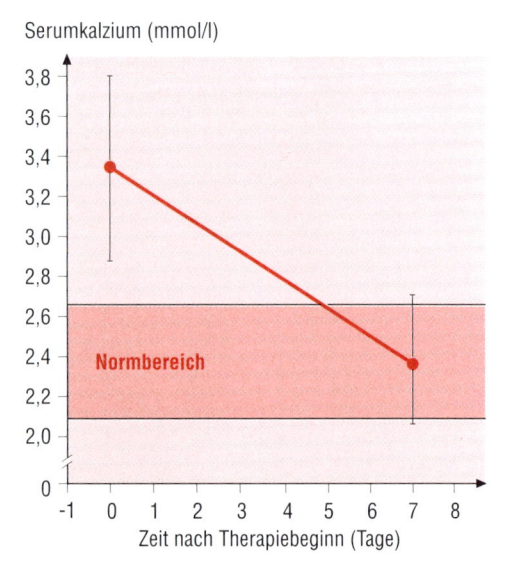

Abb. 73-2 Behandlung der Tumorhyperkalzämie mit Clodronat (300 mg/Tag i.v. als Infusion).

Zur Zeit sind neuere Bisphosphonate (z.B. BM 21.0955, Alendronat) in klinischer Erprobung, die eine weitere Verbesserung der Therapie erhoffen lassen.

Literatur

1. Ernst, D.S., R.N. MacDonald, A.H. Paterson, J. Jensen, P. Brasher, E. Bruera: A double blind, crossover trial of intravenous clodronate in metastatic bone pain. J. Pain Symptom Mange. 7 (1992) 4–11.
2. Grabelsky, S.A.: Pamidronat zur Therapie von Knochenmetastasen beim Mammakarzinom. In: Possinger, K.(Hrsg.): Bisphosphonate: Zukunft der Therapie und Prävention maligner Osteolysen. S. 40–46. Zuckschwerdt, München 1992.
3. Ljunghall, S.: Use of clodronate and calcitonin in hypercalcemia due to malignancy. Recent Results in Cancer Res. 116 (1989) 40–45.
4. Paterson, A.H.G., T.J. Powles, J.A. Kanis, E. McCloskey, J. Hanson, S. Ashley: Double-blind controlled trial of oral clodronate in patients with bone metastases from breast cancer. J. clin. Oncol. 11 (1993) 59–65.
5. Scharla, S.H., H.W. Minne, P. Sattar, U. Mende, E. Blind, H. Schmidt-Gayk, C. Wüster, T. Ho, R. Ziegler: Therapie der Tumorhypercalciämie mit Clodronat. Einfluß auf Parathormon und Calcitriol. Dtsch. med. Wschr. 112 (1987) 1121–1125.
6. Scharla, S.H., M. Pecherstorfer, U.G. Lempert, H.W. Minne, M. Sarrach, G. Baumgartner, R. Ziegler: PTH-related protein (PTHrP) im Serum von Patienten mit Tumorhyperkalzämie. Med. Klin. 86 (1991) 186–189.
7. Whyte, M.P.: Skeletal neoplasms. In: Favus, M.J. (ed.): Primer on the Metabolic Bone Diseases and Disorders of Mineral Metabolism, pp. 355–365. Raven, New York 1992.

74 Pharmakotherapie mit Glukokortikoiden

Reiner Schlaghecke

1 Vorbemerkungen 656

2 Darreichungsformen 657

3 Pharmakokinetik 657

4 Wirkungsmechanismus 658

5 Indikation und Dosierung 659

6 Mögliche Nebenwirkungen unter Langzeittherapie 659

7 Therapieüberwachung 661

8 Zusammenfassung 661

1 Vorbemerkungen

Glukokortikoide gehören zu den am häufigsten eingesetzten Pharmaka.

Die Indikationsliste für ihren Einsatz ist umfangreicher als bei jeder anderen Pharmakagruppe und umfaßt Erkrankungen aus allen Gebieten der Medizin. Diese Indikationsliste reicht von sich selbst limitierenden Zuständen bis hin zu lebensbedrohenden Erkrankungen wie Kollagenosen und Leukämien. Inhalative Glukokortikoide sind das Mittel der ersten Wahl bei der Behandlung des Asthma bronchiale, da sie kausal Einfluß auf das Krankheitsgeschehen nehmen. Die Verordnung an Glukokortikoiden hat über die letzten 10 Jahre in der Bundesrepublik ständig zugenommen und lag 1992 bei 6,5 Mio.; eine allerdings ausgewählte Liste der dabei behandelten Erkrankungen ist der Tabelle 74-1 zu entnehmen.

Tabelle 74-1 Indikationen für eine Pharmakotherapie mit Glukokortikoiden.

allergische Erkrankungen
– anaphylaktischer Schock
– Serumkrankheit
– Urtikaria
– Quincke-Ödem
– Insektenstiche mit Komplikationen
– allergische Reaktionen auf Arzneimittel, Blutderivate, Kontrastmittel

Augenerkrankungen
– akute Uveitis
– akute Chorioiditis
– Keratitis
– Konjunktivitis
– Neuritis optica

Blutkrankheiten
– erworbene hämolytische Anämien
– thrombopenische Purpura (M. Werlhof)
– akute Leukämie
– chronische lymphatische Leukämie
– maligne Lymphome
– Plasmozytom
– Makroglobulinämie

endokrine Erkrankungen
– subakute Thyreoiditis de Quervain
– endokrine Orbitopathie

– thyreotoxische Krise

gastrointestinale Erkrankungen
– Ösophagusverätzungen
– einheimische Sprue
– Morbus Crohn
– Colitis ulcerosa

Hauterkrankungen
– Pemphigus vulgaris
– endogene Ekzeme
– Eczema vulgare
– Erythema exsudativum multiforme
– Erythema nodosum

Hyperkalzämie
– Vitamin-D-Intoxikation
– metastasierende Tumoren
– Sarkoidose

Lebererkrankungen
– akuter Leberzerfall
– akute schwere Hepatitis
– chronische aggressive Hepatitis

Lungenerkrankungen
– Asthma bronchiale
– toxisches Lungenödem

– chronisch obstruktive Atemwegserkrankungen
– Sarkoidose

neurologische Erkrankungen
– Hirnödem
– akute Enzephalomyelitis
– Multiple Sklerose
– Myasthenia gravis

Nierenerkrankungen
– nephrotisches Syndrom

rheumatische Erkrankungen, Kollagenosen, Vaskulitiden
– rheumatoide Arthritis
– Polymyalgia rheumatica
– Spondylarthropathien
– Lupus erythematodes disseminatus
– Polymyositis
– Dermatomyositis
– Panarteriitis nodosa
– Wegener-Granulomatose
– Arteriitis temporalis

Transplantationen
– Prävention der Abstoßungsreaktion

Dem Therapeuten steht eine Vielzahl von synthetischen Glukokortikoidpräparationen zur Verfügung, bei denen durch Modifikationen der Kortisolstruktur eine Wirkungsverstärkung erzielt wurde (Abb. 74-1). Durch den zusätzlichen Einbau einer Doppelbindung zwischen Kohlenstoffatom 1 und 2 läßt sich der in der Therapie unerwünschte mineralokortikoide Effekt des Kortisols deutlich reduzieren – ein Prinzip – das sich alle synthetischen Glukokortikoide zu Nutzen machen.

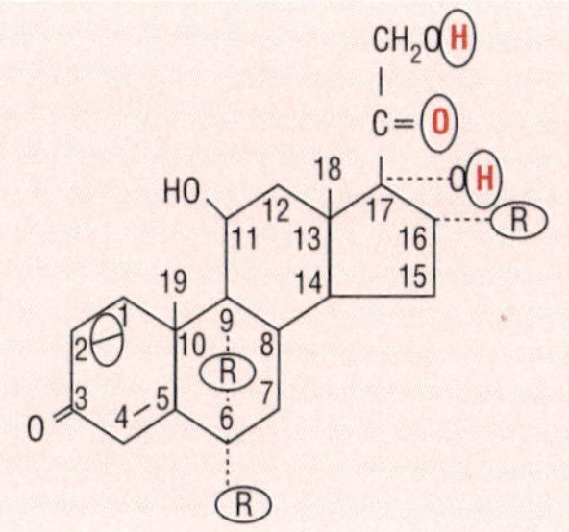

Abb. 74-1 Glukokortikoidgrundstruktur. Gebiete, in denen durch zusätzliches Einbringen von Substituenten (R) oder durch Strukturveränderungen eine Wirkungsveränderung des Glukokortikoids möglich ist, sind rot abgebildet.

2 Darreichungsformen

Bei der *oralen* Applikation von Glukokortikoiden wird im Regelfall das unmodifizierte biologisch aktive Hormon verabreicht, da zusätzliche Strukturveränderungen als Resorptionshilfe nicht notwendig sind.

Ganz anders ist die Situation bei *parenteraler* Gabe von Glukokortikoiden. Wegen der sehr schlechten Wasserlöslichkeit der Glukokortikoide sind hier weitere Strukturveränderungen notwendig. Die zur Verfügung stehenden Präparationen liegen als Phosphat – oder Hemisukzinatester vor. Injiziert wird damit eine kaum wirksame Vorstufe, die erst nach Abspaltung des C-21-Esters als biologisch aktives Hormon vorliegt. Die Hydrolyse läuft bei Phosphat- und Hemisukzinatester unterschiedlich schnell ab. Als zeitliche Richtschnur kann 10 min für die Phosphatester und 20 min für die Hemisukzinatester angenommen werden.

Für die *intraartikuläre Lokalbehandlung* hochentzündeter einzelner Gelenke stehen Kristallsuspensionen mit geringer Wasserlöslichkeit, verzögerter Wirkstofffreigabe und langanhaltender Wirkung zur Verfügung. Die intraartikuläre Glukokortikoidinjektion muß unter strenger Asepsis erfolgen.

Der Einsatz *topisch* wirksamer Glukokortikoide stellt einen wichtigen Meilenstein in der Pharmakotherapie von Hauterkrankungen dar. Bei den extern angewandten Glukokortikoiden handelt es sich entweder um Esterderivate der auch intern verabreichten Glukokortikoide, oder aber um Substanzen, die ausschließlich für die externe Anwendung konzipiert wurden. Ziel dieser Entwicklungen ist es, die Penetrationsfähigkeit des topischen Glukokortikoids zu erhöhen. Wobei für die Penetration insbesondere der Hornschicht ein Zeitbedarf von 15–120 min zu veranschlagen ist. Das Eindringen der Glukokortikoide ist abhängig vom Alter der Haut (erhöht bei seniler Atrophie der Epidermis) und von der Lokalisation.

Eine besonders gute Resorption topisch applizierter Glukokortikoide findet sich im Bereich der Achselhöhlen, Augenwinkelfalten, Beugeseiten der großen Gelenke und im Gesicht.

Nicht nur für die Dermatologie, sondern auch für die Pneumologie ist die Bedeutung der topischen Glukokortikoidgabe zu betonen. Gemeinsames Charakteristikum der modernen *inhalativen Glukokortikoide* ist eine Seitenkettenverlängerung, die einen günstigen Einfluß auf die Penetration der Bronchialschleimhaut hat. Mit der Ausnahme des Dexamethasonisonicotinats ist die Resorption der handelsüblichen inhalativen Glukokortikoide gut. Dexamethasonisonicotinat und Beclomethasondipropionat müssen nach der Inhalation durch Aspaltung des Nikotinsäure- bzw. Propionsäureesters aktiviert werden. Budenosid und Flunisolid liegen im Gegensatz dazu bereits bei Applikation in der biologisch aktiven Form vor.

3 Pharmakokinetik

Oral verabreichte Glukokortikoide werden zu 80 bis 90 % resorbiert, und ca. 20 min nach Applikation sind therapierelevante Serumkonzentrationen nachweisbar. Ähnlich ist der Zeitbedarf einzuschätzen, der für die Aktivierung *parenteral applizierter* biologisch inaktiver Glukokortikoide notwendig ist.

Die absolute Notwendigkeit für eine parenterale Glukokortikoidtherapie ist nur sehr selten (z. B. Schluckunfähigkeit) gegeben.

Bei der *intraartikulären Lokalbehandlung* sind die Glukokortikoide auch systemisch nachweisbar. Das Ausmaß der Resorption hängt vom Entzündungsgrad der Synovia, von der injizierten Dosis, der Löslichkeit des Präparates und von der Häufigkeit der Injektion ab. Auch bei der *topischen Applikation* in der Dermatologie ist bei größerflächiger Anwendung mit hochpotenten Glukokortikoiden, insbesondere unter Okklusion, ein systemischer Nachweis der eingesetzten Präparate zu erwarten.

Bei noch so erfolgreichem Einsatz von *inhalativen Glukokortikoiden* ist immer auch zu berücksichtigen, daß der weitaus größere Teil eines inhalativ applizierten Glukokortikoids nicht in die Lunge gelangt, sondern nach Verschlucken gastrointestinal resorbiert wird. Darüber hinaus gelangen die kleinsten Partikel bei Inhalation in die nicht mit Zilien besetzten peripheren Atemwege und Alveolen, wo sie ebenfalls in die systemische Zirkulation gelangen.

Zirkulierendes Kortisol liegt im menschlichen Plasma ganz überwiegend eiweißgebunden, insbesondere Transcortin, gebunden vor. Mit Ausnahme des Prednisolons, das etwa die Hälfte der Kortisolaffinität zum Transcortin aufweist, binden die übrigen synthetischen Glukokortikoide kaum oder nicht an Transcortin. Die Plasmahalbwertszeit der synthetischen Glukokortikoide ist generell länger als die des endogenen Kortisols, das eine *Halbwertszeit* von ca. 80 min aufweist. Die Halbwertszeit der synthetischen Glukokortikoide schwankt von 0,8–1,7 h für Fluocortolon, bis zu 5–7 h für Betamethason. Patienten, die Glukokortikoide langsamer metabolisieren, scheinen stärker von Nebenwirkungen betroffen zu sein. Dabei sind auch deutliche interindividuelle Unterschiede zu berücksichtigen. Ob es sich hier um eine bestimmte Patientengruppe handelt, ist nicht klar.

Hauptsächlich durch Reduktion, aber auch durch Oxidation werden Glukokortikoide *in der Leber inaktiviert*. Es schließt sich die Konjugation mit Glukuronsäure und Sulfatierung an. Die Ausscheidung der Metaboliten erfolgt überwiegend über den Harn, nur eine kleine Menge erscheint unkonjugiert im Urin. Der Glukokortikoidmetabolismus in der Leber wird durch Phenytoin, Phenobarbital und Rifampicin beeinflußt. Insbesondere durch höhere 6β-Hydroxylaseaktivität kommt es zu einem schnelleren Glukokortikoidabbau.

4 Wirkungsmechanismus

Trotz der Vielzahl der behandelten Krankheitsbilder ist es immer die *immunsuppressive und antiphlogistische Komponente des Glukokortikoidwirkungsspektrums*, die für den Erfolg einer Therapie mit synthetischen Glukokortikoiden verantwortlich ist. Dabei macht man sich eine der wichtigsten physiologischen Funktionen der Glukokortikoide zu Nutzen, nämlich den Organismus vor einer überschießenden Abwehrreaktion bei Streßsituationen zu bewahren. Die Effekte der Glukokortikoide auf die Entzündungs- und Immunantwort sind außerordentlich komplex. Diese Komplexität ist zum einen auf die Komplexität der Systeme und zum anderen auf die zahlreichen Eingriffsmöglichkeiten der Glukokortikoide zurückzuführen. Entsprechend sind diese Effekte nicht auf einen einzigen Wirkmechanismus zurückzuführen. Es ist hier nur möglich, einige der durch Glukokortikoide beeinflußten Abläufe tabellarisch und exemplarisch aufzuführen (Tab. 74-2) [7].

Ausgangspunkt fast jeder Glukokortikoidwirkung ist die Bindung des Glukokortikoids an seinen spezifischen Rezeptor in der Zielzelle.

Tabelle 74-2 Immunologische Wirkungsmechanismen der Glukokortikoide.

Hemmung von Zytokinen
– Interleukin (IL) 1, 2, 3, 6
– Interferon (IFN) γ
– Granulozyten – Makrophagen-colony-stimulating-Faktor (GM-CSF)
– Tumor-Nekrosis-Factor (TNF)

Effekte auf Leukozytenbeweglichkeit
– herabgesetzte transmurale Passage des Gefäßendothels von Neutrophilen, Monozyten, Makrophagen und Lymphozyten an Orten der Entzündung
– Rückverteilung von Monozyten und Lymphozyten aus dem intravasalen ins extravasale Kompartment

Hemmung von Enzündungsmediatoren
– Eicosanoide
– Bradykinine
– Histamine
– Plasminogenaktivator
– Kollagenose

Ein Verlust von Glukokortikoidrezeptoren bedeutet einen Verlust an Glukokortikoidwirkung. Entsprechend kann auch die Anzahl der Glukokortikoidrezeptoren bei lymphatischen Erkrankungen, insbesondere der akuten lymphatischen Leukämie (ALL), als prognostisches Kriterium des Erfolges einer Glukokortikoidtherapie herangezogen werden. Die rezeptorvermittelte Glukokortikoidwirkung tritt bereits bei sehr niedrigen molaren Konzentrationen im Bereich $10^{-9}-10^{-8}$ mol mit einer gewissen zeitlichen Verzögerung von etwa 20 min bis zu mehreren Stunden nach der Applikation auf. Hiervon zu unterscheiden ist der bereits wenige Minuten nach parenteralen Gabe ultrahoher Glukokortikoidmengen realisierte, unspezifische Soforteffekt. Der Wirkungsmechanismus beruht hierbei überwiegend auf einer Veränderung physikochemischer Eigenschaften zellulärer Grenzflächen. Dieser Effekt ist substanzunspezifisch und dauert nur so lange an, wie ultrahohe Glukokortikoidkonzentrationen im Kreislauf vorliegen. In letzter Zeit wird allerdings auch die Bindung an einen membranständigen Rezeptor als Wirkungsmechanismus diskutiert. Insgesamt sind die bei der Pharmakotherapie mit Glukokortikoiden auslösbaren erwünschten, aber auch unerwünschten Wirkungen ganz überwiegend rezeptorvermittelt. Der ubiquitär in allen Zelltypen vorkommende Glukokortikoidrezeptor besteht aus 777 Aminosäuren und ist als Regulatorprotein der Transkription zu verstehen [3]. Durch direkte Interaktion mit der DNS können sowohl inhibitorische als auch stimulatorische Effekte vermittelt werden. Im Gegensatz zum endogenen Kortisol können durch verschiedene Derivatisierungen an der Glukokortikoidstruktur bei den modernen, synthetischen Glukokortikoiden, die in der Pharmakotherapie unerwünschten mineralokortikoiden Effekte vernachlässigt werden. Sämtliche synthetische Glukokortikoide entfalten das gesamte glukokortikoidrezeptorvermittelte Wirkungsspektrum. Die dennoch bestehenden deutlichen Unterschiede sind nicht im Wirkungsspektrum, sondern in spezifischen pharmakologischen Eigenschaften jedes einzelnen Glukokortikoids begründet.

Durch Veränderung an der Molekülstruktur ist es zwar nicht gelungen, das Wirkungsspektrum, wohl aber die Wirkung/Nebenwirkungs-Beziehung etwas günstiger zu gestalten.

Da alle synthetischen Glukokortikoide nach oraler Gabe gut resorbiert werden, sind folgende Substanzunterschiede als therapierelevant anzusehen: Verteilungsvolumen, Affinität zum Rezeptor und Eliminationsgeschwindigkeit. Diese Einflußgrößen finden bei den „Äquivalenz"-Tabellen mit denen die handelsüblichen Glukokortikoide bezüglich ihrer therapeutischen Potenz verglichen werden, keine oder eine zu geringe Berücksichtigung. Da bei der Aufstellung der „Äquivalenz"-Tabellen Tierexperimente und Dosierungsstudien beim Menschen ohne einheitliche Parameterwahl herangezogen wurden, darf die Nützlichkeit dieser Angaben nicht überbewertet werden und kann nur als grobe Richtschnur dienen (Tab. 74-3).

Tabelle 74-3 Äquivalenzdosen synthetischer Glukokortikoide.

	Äquivalenzdosis (mg)	Plasmahalbwertszeit (h)
Prednisolon	5	2–3
6-Methylprednisolon	4	1,5–3
Fluocortolon	5	0,8–1,7
Deflazacort	6	1,9
Cloprednol	5	2
Triamcinolon	4	3,5–5
Dexamethason	0,75	3,5
Betamethason	0,75	5–7

5 Indikation und Dosierung

Dosierung und Darreichungsformen der Glukokortikoide sind abhängig von der Grunderkrankung. Dennoch sind die Behandlungsregime bei den unterschiedlichen Krankheitsbildern häufig sehr ähnlich. Unabhängig davon, ob eine Lungenerkrankung, eine Darmerkrankung, eine rheumatische Erkrankung oder eine Hauterkrankung behandelt wird, ist eine orale Glukokortikoidtherapie prinzipiell möglich und wirksam. Bei Hauterkrankungen, Lungenerkrankungen, evtl. auch bei entzündlichen Darmerkrankungen ist eine topische Gabe der Glukokortikoide zu empfehlen. Für die Behandlung des *Asthma bronchiale* hat die Deutsche Atemwegsliga konkrete Dosierungsvorschläge erarbeitet [11]:
– auf der *Stufe 1* der Asthmabehandlung 250 bis 1000 μg Beclomethason und Flunisolid oder 200 bis 800 μg Budenosid

– auf der *Stufe 2* 250–2000 μg Beclomethason und Flunisolid oder 200–1600 μg Budenosid
– auf der *Stufe 3* soll die inhalative Glukokortikoidbehandlung aus Stufe 2 durch eine orale Glukokortikoidgabe ergänzt werden.

Auch eine intraartikuläre Lokalbehandlung mit Glukokortikoiden kann mitunter eine systemische Behandlung ersetzen.

Ultrahohe Glukokortikoidgaben, wie sie in der Vergangenheit insbesondere in der Transplantationsmedizin üblich waren, sind wahrscheinlich nicht notwendig und sollten wegen des nicht sicher abzuschätzenden Nebenwirkungsprofils vermieden werden. Für die allermeisten Indikationen ist die einmalige morgendliche Gabe von 60–80 mg Prednisolonäquivalent ausreichend. Bei hochakuten Erkrankungen (z.B. Vaskulitis) kann initial eine Dosisaufteilung sinnvoll sein (z.B. 3×50 mg Prednisolon äquivalent). Häufig sind allerdings auch deutlich niedrigere Glukokortikoiddosen wirksam. Eine mehrmalige tägliche Glukokortikoidgabe ist in der Dauertherapie nicht notwendig. Eine Ausnahme stellt das Asthma bronchiale dar, wo mitunter neben der morgendlichen Gabe auch eine abendliche Gabe notwendig werden kann. Im Regelfall werden zwei Drittel der erforderlichen Dosis morgens und ein Drittel abends verabreicht. Neben der einmal täglichen Gabe ist in der Vergangenheit auch eine alternierende Therapie vorgeschlagen worden. Dabei wird jeden 2. Tag die doppelte Tagesdosis verabreicht. Hintergrund dieser Vorgehensweise war die Annahme, so die Entwicklung eines iatrogenen Cushing-Syndroms und die Suppression der adrenalen Achse zu vermeiden. In der klinischen Praxis ist diese Vorgehensweise leider bei fast allen Patienten unwirksam. Zur Einleitung der Remission einer glukokortikoidbedürftigen Grunderkrankung ist im Regelfall eine einmal tägliche Glukokortikoidgabe notwendig. Finden sich klinische und laborchemische Zeichen der Befundbesserung schließt sich eine entsprechende Dosisanpassung an, unter Weiterführung der täglichen Verabreichung des Glukokortikoids.

6 Mögliche Nebenwirkungen unter Langzeittherapie

Durch strukturelle Veränderungen am Glukokortikoidmolekül ist es gelungen, einen Teilaspekt der Glukokortikoidnebenwirkungen, nämlich die mineralokortikoiden Effekte, zu beseitigen. Eine vollständige Abtrennung von erwünschter und unerwünschter Glukokortikoidwirkung ist zum jetzigen Zeitpunkt allerdings schwer vorstellbar. Entsprechend sind neben den erwünschten Effekten weiter auch folgende unerwünschte Effekte zu berücksichtigen (Tab. 74-4) [10].

Iatrogenes Cushing-Syndrom: Bei der Vielzahl der möglichen Nebenwirkungen einer längerfristigen

Tabelle 74-4 Unerwünschte Glukokortikoidwirkungen.

- Katarakt, Glaukom
- Akne, Hirsutismus, Purpura, Hautatrophie
- Hypertonie, Dyslipoproteinämie, Verhaltens-, Wissensveränderung, Myopathie
- diabetogene Stoffwechsellage
- iatrogenes Cushing-Syndrom
- Magen-, Darmulzera mit Blutungen
- erhöhte Infektanfälligkeit
- Osteoporose
- Hemmung der körpereigenen Kortisolproduktion bis zur Nebenniereninsuffizienz

Glukokortikoidtherapie ist eine besonders sorgfältige Nutzen-Risiko-Analyse mit Abwägung des krankheits- und therapiebedingten Risikos notwendig. Während eine diabetogene Stoffwechsellage meist kein großes Problem bei der Glukokortikoidtherapie darstellt, ist die Entwicklung eines iatrogenen Cushing-Syndroms ein schwerwiegendes Problem, das insbesondere vom Patienten selbst als gravierendste Nebenwirkung angesehen wird. Wichtig ist festzuhalten, daß es eine allgemein gültige Cushing-Schwellendosis nicht gibt und bei dem individuell so unterschiedlichen Glukokortikoidrezeptorstatus nicht geben kann. Dies wird auch durch die klinische Erfahrung untermauert, daß Patienten auch unter hochdosierter Glukokortikoidtherapie nicht unbedingt ein iatrogenes Cushing-Syndrom entwickeln müssen, umgekehrt ein iatrogenes Cushing-Syndrom auch schon unter sehr niedriger Dosierung auftreten kann. Teilaspekte des Cushing-Syndroms wie arterielle Hypertonie, Hirsutismus, Akne, Menstruationsstörungen und Impotenz sind unter exogener Glukokortikoidzufuhr deutlich seltener als beim endogenen Cushing-Syndrom.

Gastrointestinalblutung: Das Problem der oberen intestinalen Blutung unter Glukokortikoiden ist in der Vergangenheit überschätzt worden. Dies wird eindrucksvoll im Rahmen einer retrospektiven Studie an 19880 Patienten unter Glukokortikoidmedikation demonstriert [1]. Nach dieser Arbeit ist die Inzidenz einer oberen intestinalen Blutung unter Glukokortikoiden derartig gering, daß eine prophylaktische Magenschutztherapie auf Patienten mit anamnestisch hohem Risiko beschränkt bleiben sollte.

Infektanfälligkeit: Glukokortikoide haben eine hohe antiphlogistische und immunsuppressive Potenz, und entsprechend ist ein vermehrtes Auftreten von Infektionen unter Glukokortikoidtherapie nicht überraschend. Wichtig ist, daß Patienten unter einer niedrigdosierten Glukokortikoidtherapie (bis 10 mg Prednisolonäquivalent) keine vermehrte Infektanfälligkeit aufweisen. Mit zunehmender Dosis erhöht sich die Infektionsrate sowohl bei Patienten, die mit Glukokortikoiden, als auch bei Patienten, die mit Placebo behandelt werden, eine Beobachtung, die darauf hinweist, daß nicht nur die Glukokortikoide, sondern auch die Grunderkrankungen für auftretende Infekte verantwortlich zu machen sind.

Osteoporose: Die Inzidenz der Osteoporose unter Glukokortikoidlangzeittherapie kann anhand retrospektiver Studien mit 30–50% angenommen werden. Auch wenn ein Bezug zur eingesetzten Dosis angenommen werden kann, ist die Angabe einer Glukokortikoidschwellendosis ab der sich eine Osteoporose entwickelt nicht möglich. Glukokortikoide führen durch einen direkten Knocheneffekt, die Suppression der gasrointestinalen Kalziumresorption sowie einen vermehrten renalen Kalziumverlust zu einem vermehrten Knochenabbau. Ob auch eine niedrigdosierte Glukokortikoidtherapie das Risiko für die Entwicklung einer Osteoporose erhöht, ist Gegenstand kontroverser Diskussionen. Auch bei Beibehaltung der Glukokortikoiddosis verlangsamt sich der Knochensubstanzverlust im weiteren Therapieverlauf. Nach Beendigung der Glukokortikoidtherapie scheint der Knochensubstanzverlust zumindest teilweise reversibel zu sein [5]. Festzuhalten ist auch, daß die im Rahmen einer längerfristig glukokortikoidbehandlungsbedürftigen Grunderkrankung auftretende Osteoporose nicht unbedingt nur therapiebedingt sein muß. Im Fall der rheumatoiden Arthritis kommt es offenbar schon im frühen Krankheitsstadium auch ohne Glukokortikoidtherapie zu einem generalisierten Knochensubstanzverlust [2]. Dabei korreliert das Ausmaß des Knochensubstanzverlustes mit der Krankheitsaktivität (CRP), bei der Hüfte zusätzlich auch mit dem Grad der Immobilität. Im weiteren Krankheitsverlauf findet sich dann unter Glukokortikoidtherapie der größte Knochensubstanzverlust nicht bei den Patienten unter einer höheren Glukokortikoiddosis, sondern bei denen, die mit 1–5 mg Prednisolonäquivalent nicht ausreichend behandelt wurden. Dies ist ein Hinweis darauf, daß eine strikt an der Krankheitsaktivität ausgerichtete Glukokortikoidtherapie bei der rheumatoiden Arthritis durch adäquate Entzündungshemmung und Erhalt der Mobilität die möglichen negativen Effekte der Glukokortikoide zumindest ausgleicht [7].

Bis heute existiert leider kein voll überzeugendes therapeutisches und prophylaktisches Regime, mit dem das Risiko einer glukokortikoidinduzierten Osteoporose reduzierbar ist. Die in Tabelle 74-5 aufgeführten Richtlinien sollten aber Berücksichtigung erfahren [6].

Ein alternativer Ansatz wäre der Einsatz eines Glukokortikoids mit geringerer Beeinflussung des Kalziumstoffwechsels. Dies ist insbesondere für Deflazacort ein Oxuzolinderivat des Prednisolons berichtet wor-

Tabelle 74-5 Richtlinien für die Glukokortikoidtherapie.

- Einsatz der niedrigsten wirksamen Dosis
- Einsatz eines Präparates mit kurzer Halbwertszeit
- möglichst einmalige morgendliche Applikation
- Gewährleistung von körperlicher Aktivität
- Sexualhormonsubstitution bei Sexualhormonmangel
- ausreichende Kalzium- und Vitamin-D-Zufuhr
- Einsatz von Thiaziden bei Hyperkalzurie
- Gewährleistung einer kontinuierlichen Therapieüberwachung

den [8]. Dies ist unter dem Aspekt zu diskutieren, daß das Vorliegen einer Glukokortikoidnebenwirkung (z.B. eines iatrogenen Cushing-Syndroms) keineswegs Rückschlüsse auf das Auftreten oder das Ausmaß einer anderen Glukokortikoidnebenwirkung (z.B. die Hemmung der endogenen Kortisolproduktion) zuläßt. Auch besteht keine eindeutige Korrelation zwischen Glukokortikoidwirkung und -nebenwirkung. Damit ist zumindest eine partielle Verschiebung der Wirkung/Nebenwirkungsbeziehung bei Glukokortikoiden vorstellbar.

Hemmung der körpereigenen Kortisolproduktion: Neben dem Problem Osteoporose ist sicherlich auch die Hemmung der Hypophysen-Nebennieren-Achse und damit die Hemmung der endogenen Kortisolproduktion ein wichtiges Problem der Therapie mit synthetischen Glukokortikoiden. Kürzlich konnte gezeigt werden, daß die Hemmung der endogenen Kortisolproduktion keineswegs mit der täglichen Glukokortikoiddosis, der Dauer der Therapie oder mit der kumulativen Glukokortikoidtherapie korreliert [9]. Prinzipiell muß bei jeder Glukokortikoidtherapie mit der Hemmung der Hypophysen-Nebennierenrinden-Funktion gerechnet werden. Auf der anderen Seite ist die Anzahl der Patienten mit einer Hemmung der endogenen Kortisolproduktion auch unter längerfristiger Glukokortikoidtherapie erstaunlich gering. Eine Überprüfung der kortikotropen Achse ist dann indiziert, wenn das Ergebnis die laufende Therapie beeinflussen würde. In der Praxis betrifft das Patienten, die eine hohe Dosis an Glukokortikoiden benötigen, um besondere Streßsituationen bewältigen zu können und natürlich Patienten, bei denen ein Absetzen der Glukokortikoidtherapie geplant ist. In diesen Fällen ist die Durchführung eines *CRH-Stimulationstestes* 24 h nach der letzten Glukokortikoideinnahme zu empfehlen. Ein aussagefähiges Testergebnis ist durch die alleinige Bestimmung von Kortisol zu den Untersuchungszeitpunkten 0 – 30 – 60 min auch ohne ACTH-Messung erzielbar. Die Bewertung des CRH-Testergebnisses sollte anhand fester Regeln erfolgen (s. Tab. 74-6).

Wenn es die Grunderkrankung erlaubt, kann bei unauffälligem CRH-Test die laufende Glukokortikoidtherapie ohne weitere Ausschleichmanöver abgesetzt werden. Liegt keine normale Kortisolstimulierbarkeit vor, sollte der Patient niedrig dosiert substitutiv mit z.B. 20 mg Hydrocortison/Tag behandelt werden. Eine Wiederholung des CRH-Testes ist nach 8 Wochen sinnvoll. Ist unter laufender Medikation mit Gluko- kortikoiden eine Testung der kortikotropen Achse aus Zeitgründen vor einer geplanten Operation nicht möglich, so muß die laufende medikamentöse Therapie beibehalten oder in einem Dosisbereich von 40 – 50 mg Prednisolonäquivalent am Operationstag und an den ersten beiden postoperativen Tagen angehoben werden.

7 Therapieüberwachung

Jeder Patient, der langfristig mit Glukokortikoiden behandelt wird, sollte einen Glukokortikoidausweis erhalten und immer bei sich tragen.

Eine gerade erschienene Vorstellung zur Gestaltung dieses Ausweises enthält wichtige prägnante Empfehlungen für das Verhalten in verschiedenen Situationen und informiert bei akuten Problemen des Patienten den behandelnden Arzt über die laufende Glukokortikoidtherapie [4]. Die vor und während Glukokortikoidlangzeittherapie notwendigen anamnestischen, klinischen und technischen Untersuchungen sind in der Tabelle 74-7 zusammengefaßt.

Tabelle 74-7 Kontrolluntersuchungen bei Glukokortikoidtherapie.

vor Therapiebeginn	vollständige körperliche Untersuchung, Ausschluß bakterieller Infekte, Blutzuckerbestimmung, Kalziumausscheidung im 24-h-Urin, Knochendichtemessung
nach 4 Wochen	Kalziumausscheidung im 24-h-Urin, Blutzuckerbestimmung, Aussehen, Blutdruck, Fragen nach abdominellen Beschwerden, Infekten, Rückenschmerzen
nach 3 Monaten	Kalziumausscheidung im 24-h-Urin, Blutzuckerbestimmung
alle 6 Monate	Kalziumausscheidung im 24-h-Urin, Blutzuckerbestimmung, Knochendichtemessung

8 Zusammenfassung

Auch unter Einhaltung der angeführten Therapierichtlinien können Glukokortikoidnebenwirkungen nicht vollständig vermieden, aber sicherlich so weit wie möglich begrenzt werden. Althergebrachte Begriffe wie die Cushing-Schwellendosis haben bei der notwendigen kontinuierlichen Therapie keinen Raum und sollten gänzlich verlassen werden, da sie Therapeuten und Patienten nur in falscher Sicherheit wiegen. Die Angst vor möglichen Nebenwirkungen einer Glukokortikoidtherapie rechtfertigt keinesfalls die

Tabelle 74-6 Normale Stimulierbarkeit im CRH-Stimulationstest.

Kortisol basal	Kortisol nach CRH
< 6,5 µg/dl	> 10,0 µg/dl
6,5 – 13,5 µg/dl	> 1,5 × basal
13,5 – 20,0 µg/dl*	> 20,0 µg/dl

* bei basalem Kortisol > 20,0 µg/dl ist primär von einer schon bestehenden maximalen Stimulation des Systems auszugehen.

Nichtanwendung oder die verzögerte Anwendung. Wie wichtig die sorgfältige Nutzen-Risiko-Analyse mit Abwägung des krankheits- und therapiebedingten Risikos ist, wird an dem Beispiel der rheumatoiden Arthritis deutlich, wo Patienten, die mit krankheitsaktivitätbeherrschenden Glukokortikoiddosen behandelt werden, eine höhere Knochendichte aufweisen, als Patienten, die mit niedrigen Glukokortikoiddosen behandelt werden.

Literatur

1. Carson, J. L., B. L. Strom, R. Schinnar et al.: The low risk of upper gastrointestinal bleeding in patients dispensed corticosteroids. Amer. J. Med. 91 (1991) 223–228.
2. Gough, A. K. S., J. Lilley, S. Eyre et al.: Generalized bone loss in patients with earl rheumatoid arthritis. Lancet 344 (1994) 23–27.
3. Hollenberg, S. M., C. Weinberger, E. S. Ong et al.: Primary structure and expression of a functional human glucocorticoid receptor cDNA. Nature 318 (1985) 635–641.
4. Kaiser, H., H. Kley: Cortisontherapie 36. Thieme, Stuttgart – New York 1992.
5. Laan, R. F. J. M., P. L. C. M. van Riel, L. B. A. van der Putte et al.: Low-dose prednisone induces rapid reversible axial bone loss in patients with rheumatoid arthritis. Ann. intern. Med. 119 (1993) 963–968.
6. Luckert, B. P., L. E. Raisz: Clucocorticoid-induced osteoporosis: Pathogenesis and management. Ann. intern. Med. 112 (1990) 352–364.
7. Munck, A., D. B. Mendel, L. I. Smith, E. Orti: Glucocorticoid receptors and actions. Amer. Rev. resp. Dis. 141 (1990) 1–10.
8. Olgard, K., T. Storm, N. v. Wowern et al.: Glucocorticoid-induced osteoporosis in the lumbar spine, forcarm, and mandible of nephrotic patients: A double-blind study on the high-dose, long-term effects of prednisone versus deflazacort. Calcif. Tiss. int. 50 (1992) 490–497.
9. Schlaghecke, R., E. Kornely, R. T. Santen, P. Ridderskamp: The effect of long-term glucocorticoid therapy on pituitary-adrenal responses to exogenous corticotropin-releasing hormone. New Engl. J. Med. 326 (1992) 226–230.
10. Truhan, A. P., A. Razzaque Ahmed: Corticosteroids: a review with emphasis on complications of prolonged systemic therapy. Ann. Allergy 62 (1989) 375–390.
11. Wettengel, R., D. Berdel, U. Cegla et al.: Empfehlungen der Deutschen Atemwegsliga zum Asthmamanagement bei Erwachsenen und Kindern. Med. Klin. 89 (1994) 57–67.

75 Pharmakotherapie mit Anabolika

Hermann M. Behre und Eberhard Nieschlag

1	Definition und Entwicklung anaboler Steroidhormone	663
2	Nebenwirkungen von Anabolika	664
3	Beanspruchte Therapieindikationen	665
4	Mißbrauch im Sport	665
5	Stellenwert anaboler Steroidhormone in der Inneren Medizin	666

1 Definition und Entwicklung anaboler Steroidhormone

Schon im Jahr 1935, als erstmals von Adolf Butenand Testosteron, das quantitativ und qualitativ wichtigste Androgen des Mannes, chemisch charakterisiert und synthetisiert wurde, konnte in Tierstudien nachgewiesen werden, daß Testosteron nicht nur für die Ausprägung und Erhaltung der sekundären Geschlechtsmerkmale verantwortlich ist, sondern auch einen positiven Effekt auf die Stickstoffbilanz ausübt. Drei Jahre später wurden die ersten Berichte über entsprechende proteinanabole Wirkungen bei hypogonadalen Patienten publiziert. Man erkannte jedoch früh, daß aufgrund der androgenen, bei Frauen und Kindern zum Teil nicht reversiblen Effekte des Testosterons einer therapeutischen Anwendung als reines Anabolikum Grenzen gesetzt sind. In den folgenden Jahren begannen intensive Bemühungen der Synthese sogenannter rein *anaboler Steroidhormone*. Hierbei wurde die Synthese einer Substanz angestrebt, die zwar die extragenitale proteinanabole Wirkung des Testosterons aufweist, gleichzeitig aber keine androgenen Effekte zeigt [6].

Zur Beurteilung der anabolen Wirksamkeit dieser Steroidhormone wird der *anabol-androgene Index* herangezogen [5]. Er berechnet sich als der Quotient der Gewichtszunahme des M. levator ani und der Gewichtszunahme der Samenblasen bzw. Prostata bei männlichen, infantilen, kastrierten Ratten relativ zum Referenzhormon Testosteron. Bei höheren Werten des Index besitzt das Steroidhormon ein stärker anaboles Wirkungsprofil. Da jedoch sowohl die anabolen als

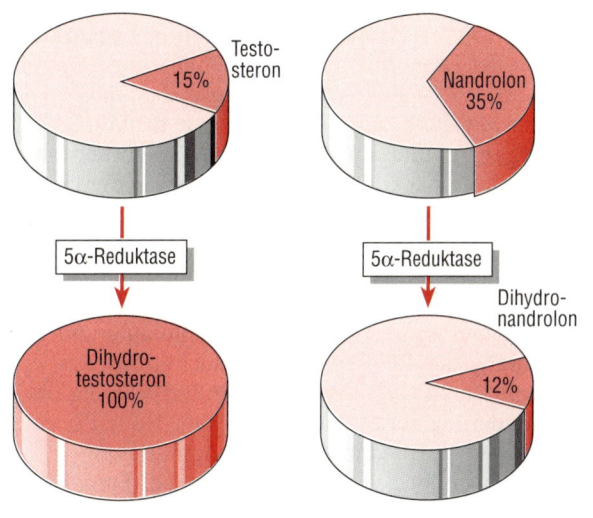

Abb. 75-1 Relative Bindung von Testosteron, dem anabolen Steroid Nandrolon und deren 5α-reduzierten Metaboliten am Androgenrezeptor (modifiziert nach [3]).

auch die androgenen Partialwirkungen durch den gleichen gemeinsamen Androgenrezeptor vermittelt werden, wurde versucht, durch chemische Modifikation Steroidhormone zu synthetisieren, die eine stärkere Bindung an den Androgenrezeptor in nicht-reproduktiven als in reproduktiven Organen aufweisen. Ein Beispiel für einen solchen Ansatz ist in Abbildung 75-1 dargestellt. Das anabole Steroidhormon *Nandrolon* weist eine höhere Bindungsaffinität zum Androgenrezeptor als Testosteron auf. In den Organen des Reproduktionssystems, z. B. in der Prostata, wird Testosteron zu 5α-Dihydrotestosteron metabolisiert. Dies führt aufgrund einer stark erhöhten Bindungsaffinität zu einer verstärkten biologischen Wirksamkeit. Wenn das anabole Steroidhormon Nandrolon durch die 5α-Reduktase zu 5α-Dihydronandrolon metabolisiert wird, so führt dies zu einer relativen Abschwächung der Wirksamkeit gegenüber Dihydrotestosteron [12]. Nandrolon weist somit einen hohen anabol-androgenen Index auf [5]. Es ist jedoch wie bei den weiteren über 2000 anabolen Steroidhormonen, die auf ihre biologische Wirksamkeit untersucht wurden, nicht möglich, *in vivo* die gewünschte komplette Dissoziation der androgenen und anabolen Wirkung zu erreichen [6]. Eine androgene Partialwirkung bleibt immer vorhanden; sie ist bei den oft erheblich höheren Dosierungen der eingesetzten anabolen Steroidhormone einer reinen Testosterontherapie vergleichbar oder geht über diese hinaus.

2 Nebenwirkungen von Anabolika

Unter den Nebenwirkungen können für Anabolika spezifische Nebenwirkungen und allgemeine Nebenwirkungen anabol-androgener Steroidhormone unterschieden werden.

Die *spezifischen Nebenwirkungen* beruhen auf der chemischen Modifikation des Testosterongrundmoleküls (Abb. 75-2). Zum Beispiel sind Nebenwirkungen an der Leber auf eine 17α-Methylierung der meisten oral wirksamen Anabolika zurückzuführen. Die Leberschädigung zeigt sich in einer Erhöhung der Leberenzyme und kann bis zu einer lebensbedrohlichen Peliosis hepatis (blutgefüllte Zysten in der Leber) oder zu Leberkarzinomen führen.

Allgemeine Nebenwirkungen einer Androgentherapie sind auf die pharmakodynamischen Effekte des Testosterons zurückzuführen [7]. So kommt es bei einer hochdosierten Anabolikatherapie aufgrund der Hemmung der LH- und FSH-Ausschüttung aus der Hypophyse zu einer reversiblen Unterbrechung oder Verminderung der Spermatogenese im Hoden und in Folge zu einer Abnahme der Hodengröße [4].

Bei Anwendung von Anabolika ist bei Frauen mit Symptomen einer *Virilisierung*, wie Acne vulgaris, Hirsutismus, androgenetische Alopezie, Veränderungen der Stimme, selten Klitorishypertrophie, und einer als unnatürlich empfundenen Steigerung der Libido zu rechnen, wobei Veränderungen der Stimme und Alopezie als irreversibel, Hirsutismus und Klitorishypertrophie als nur teilweise reversibel eingestuft werden müssen. Die Nebenwirkungen unterliegen starken interindividuellen Schwankungen, schon geringe Dosierungen können zu den beschriebenen Symptomen führen. Bei Kindern können Anabolika neben einer Virilisierung zu einer Beschleunigung des Wachstums und der Knochenreifung, zu vorzeitigem Epiphysenfugenschluß und damit verminderter Endgröße führen. Auch mit dem Auftreten einer Acne vulgaris ist zu rechnen. Unter der Therapie mit einigen Anabolika kann es bei Kindern und Männern aufgrund einer erhöhten Östrogenaktivität zur Ausbildung einer Gynäkomastie kommen.

Bei hochdosierter Einnahme anaboler Steroidhormone kann es gelegentlich zur Retention von Elektrolyten und Wasser mit *Ödembildung* und zu einer *Erhöhung des Blutdrucks* kommen. Neben einer direkten Stimulation der Herzmuskulatur kann in diesem Zusammenhang eine *Linksherzhypertrophie* bis zum Linksherzversagen auftreten. Eine verstärkte *Stimulation der Erythropoese* kann zur Polyglobulie mit rheologischen Komplikationen führen. Ungünstige *Veränderungen des Lipidprofils* mit einer Erniedrigung des HDL-Cholesterins und einer Erhöhung des LDL-Cholesterins und der Triglyzeride sind beschrieben worden. Bei einigen Anabolika werden *Veränderungen der Fibrinolyse und Blutgerinnung* gesehen. Unter Androgengabe kann das *Wachstum eines bestehenden Prostatakarzinoms* beschleunigt werden, die Induktion eines Prostatakarzinoms ist jedoch nicht beschrieben worden.

Ein sehr wichtiger Nebenwirkungskomplex sind *psychische Nebenwirkungen* einiger Anabolika. So wur-

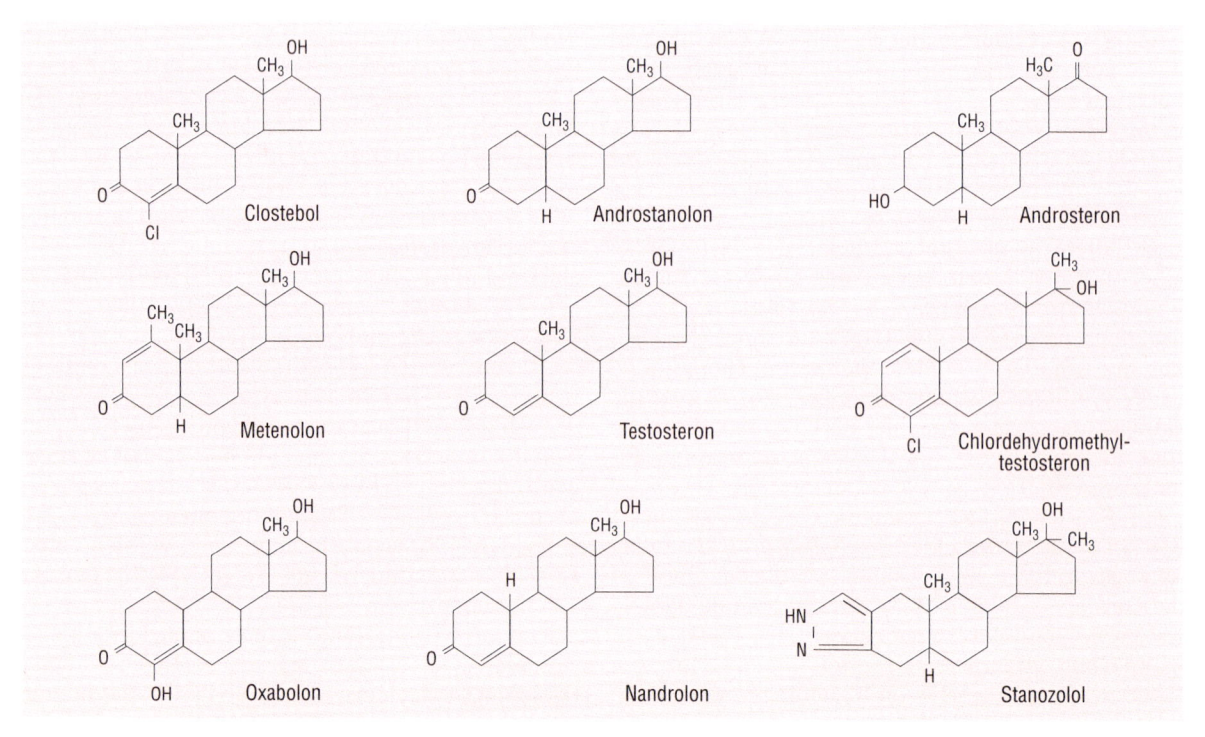

Abb. 75-2 Strukturformeln des Testosterons und verschiedener anaboler Steroide.

den unter der Anabolikaeinnahme Euphorie, Hyperaktivität, aber auch Psychosen bis zur akuten Schizophrenie beschrieben. Immer wieder wird anabolen Steroiden eine Steigerung der Aggressivität zugeschrieben, und einzelne Fallberichte werden dafür als Beleg angeführt. Ob es sich dabei um ein zufälliges Zusammentreffen, wie es bei der weiten Verbreitung des Anabolikamißbrauchs zu erwarten ist, oder um kausale Zusammenhänge handelt, kann bis heute aufgrund fehlender aussagekräftiger Studien nicht entschieden werden [9]. Nach Beenden einer hochdosierten Anabolikatherapie werden gehäuft Depressionen gesehen. Insgesamt sind diese Nebenwirkungen der Anabolika nur unzureichend erforscht [1]. Sicher ist jedoch ein gewisses Sucht- bzw. Gewöhnungspotential der Anabolika [2].

Angesichts der weltweit sehr verbreiteten Einnahme anaboler Steroidhormone in Dosierungen, die meist 10- bis 100mal höher als eine entsprechende Testosterondosis zur Substitutionstherapie liegen, ist die berichtete Inzidenz der Nebenwirkungen zumindest bei Männern erstaunlich niedrig [4, 13]. Ob dies auch der Tatsache zuzuschreiben ist, daß Anabolika meist außerhalb des medizinischen Bereichs angewandt und somit eingetretene Nebenwirkungen nicht berichtet werden, auf der anderen Seite Nebenwirkungen bei den üblichen Medikamentenkombinationen oft keiner Einzelsubstanz definitiv zugeordnet werden können [11, 15], ist offen.

3 Beanspruchte Therapieindikationen

Es gibt kaum eine medizinische Indikation, für die Anabolika nicht versuchsweise eingesetzt wurden (ausführliche Übersicht bei [5]). Unter den wichtigsten klinischen Einsatzgebieten seien genannt:
- kachektische Zustände
- katabole Stoffwechsellage
- chronische Lebererkrankungen
- chronische Niereninsuffizienz
- renale oder aplastische Anämie
- Osteoporose.

Obwohl anabole Steroide in hohem Maß über viele Jahre für diese Indikationen eingesetzt wurden, zeigte sich bei kritischer Analyse, daß für keine der anabolen Steroidhormone die Wirksamkeit in der beanspruchten Indikation wirklich nachgewiesen wurde. Fast ausschließlich wurden entsprechende Studien unkontrolliert durchgeführt, eine Differenzierung der Wirkung der anabolen Steroide von z.B. veränderter Ernährung oder spontanen Schwankungen wurde nicht vorgenommen. Aus diesem Grund wurde von der Aufbereitungskommission des ehemaligen Bundesgesundheitsamts für keine der klassischen anabolen Steroide eine Therapieindikation festgestellt [8]. Dies schließt nicht aus, daß zukünftig für ein anaboles Steroidhormon eine Therapieindikation gefunden wird, der Einsatz dieser Substanzen sollte jedoch zur Zeit auf klar definierte und entsprechend kontrollierte klinische Studien beschränkt werden.

Anabole Steroide eignen sich *nicht* für eine Therapie des männlichen Hypogonadismus, der mit Abstand wichtigsten Indikation für eine Testosterontherapie (s. Kap. 46). Ziel der Substitutionstherapie sind Serumspiegel des natürlichen Testosterons im normalen physiologischen Bereich [14]. Da anbole Steroide ein dem natürlichen Testosteron nicht identisches Wirkungsprofil aufweisen – so werden beispielsweise einige Präparate nicht zu Östrogenen oder Dihydrotestosteron metabolisiert –, ist eine entsprechende Therapie immer mit reinen Testosteronpräparaten, nicht jedoch mit Derivaten des Testosterons durchzuführen [10].

4 Mißbrauch im Sport

Auch wenn für anabole Steroide in der rationalen klinischen Therapie keine gesicherten Indikationen festzustellen sind, so ist doch die Kenntnis ihrer Wirkungen und besonders der Nebenwirkungen für den Arzt von Bedeutung. So wird in den USA die Zahl der Männer, die schon einmal Anabolika eingenommen haben, auf ca. 1 Mio. geschätzt [15], ca. 6,5% der Jungen und 1,5% der Mädchen an amerikanischen Schulen geben an, schon einmal Anabolika eingenommen zu haben [11]. Die Gründe hierfür liegen nicht nur in der Steigerung der sportlichen Leistungsfähigkeit, sondern oft wird für den Mißbrauch der Wunsch einer „Verschönerung" der Körperproportionen angegeben. Durch staatliche oder verbandsgebundene Kontrollen wird nur der relativ kleine Prozentsatz der Hochleistungssportler erfaßt. In den meisten Fällen erfolgt eine unkontrollierte Selbstmedikation mit auf dem „schwarzen Markt" erworbenen, oft nicht genau definierten Substanzen und Medikamentenkombinationen [11, 15].

Obwohl lange kontrovers diskutiert, muß von einer Leistungssteigerung im sportlichen Bereich durch die Einnahme von anabolen Steroiden ausgegangen werden, sei es durch einen objektiven Aufbau der Muskulatur oder durch eher psychologische Effekte [2]. Nicht nur aus Gründen der Fairneß im Sport, sondern besonders aufgrund der oft ausgeprägten Lebertoxizität der meisten verwendeten, oral wirksamen 17α-methylierten Anabolika und nicht abschätzbarer, oft dosisunabhängiger Nebenwirkungen [1, 13] ist der Einsatz von Anabolika abzulehnen und eine entsprechende Aufklärung und Beratung schon von jungen Jahren an erforderlich [11, 15].

5 Stellenwert anaboler Steroidhormone in der Inneren Medizin

Die anabolen Steroide haben trotz langjähriger Forschung die in sie gesetzten Erwartungen nicht erfüllt. Wohingegen die Testosterontherapie bei männlichem Hypogonadismus eine erforderliche und etablierte Therapie darstellt, können für Anabolika, aufgrund der nicht erwiesenen Wirksamkeit oder vorhandener Nebenwirkungen, zur Zeit keine medizinisch begründbaren Indikationsbereiche festgestellt werden. Von ihrem Einsatz ist mit Ausnahme rational begründeter, kontrollierter Studien abzuraten.

Literatur

1. Bahrke, M. S., C. E. I. Yesalis, J. E. Wright: Psychological and behavioural effects of endogenous testosterone levels and anabolic-androgenic steroids among males. A review. Sports Med. 10 (1990) 303–337.
2. Huhtaniemi, I.: Anabolic-androgenic steroids – a double-edged sword? Int. J. Androl. 17 (1994) 57–62.
3. Knuth, U. A., H. M. Behre, L. Belkien, H. Bents, E. Nieschlag: 19-nortestosterone for male fertility regulation. In: Zatuchni, G. I., A. Goldsmith, J. M. Spieler, J. J. Sciarra (eds.): Male Contraception: Advances and Future Prospects, pp. 320–328. Harper & Row, Philadelphia 1986.
4. Knuth, U. A., H. Maniera, E. Nieschlag: Anabolic steroids and semen parameters in body builders. Fertil. Steril. 52 (1989) 1041–1047.
5. Kochakian, C. D. (ed.): Anabolic-Androgenic Steroids. Handbook of Experimental Pharmacology. Springer, New York 1976.
6. Kochakian, C. D.: The evolution from „the male hormone" to anabolic-androgenic steroids. Ala. J. Med. Sci. 25 (1988) 96–102.
7. Mooradian, A. D., J. E. Morley, S. G. Korenman: Biological actions of androgens. Endocr. Rev. 8 (1987) 1–28.
8. Negativmonographien des Bundesgesundheitsamts zu verschiedenen bisher zur Therapie zur Verfügung stehenden anabolen Steroidhormonen (Abb. 75-2): Stanozolol (Bundesanzeiger Nr. 18, 1990); Metenolon (Bundesanzeiger Nr. 48, 1990); Oxabolon (Bundesanzeiger Nr. 18, 1990); Androstanolon (Bundesanzeiger Nr. 240, 1990), Nandrolon (Bundesanzeiger Nr. 69, 1991), Clostebol (Bundesanzeiger Nr. 132, 1993), Chlordehydromethyltestosteron (Bundesanzeiger Nr. 72, 1994).
9. Nieschlag, E.: Testosteron, Anabolika und aggressives Verhalten bei Männern. Dtsch. Ärztebl. 89 (1992) 2967–2972.
10. Nieschlag, E., H. M. Behre (eds.): Testosterone – Action, Deficiency, Substitution. Springer, Heidelberg 1990.
11. Rant, R. H. Du, V. I. Rickert, C. Seymore Ashworth, C. Newman, G. Slavens: Use of multiple drugs among adolescents who use anabolic steroids. New Engl. J. Med. 328 (1993) 922–926.
12. Toth, M., T. Zakar: Relative binding affinities of testosterone, 19-nortestosterone and their 5-alpha-reduced derivatives to the androgen receptor and to other androgen-binding proteins: a suggested role of 5-alpha-reductive steroid metabolism in the dissociation of „myotropic" and „androgenic" activities of 19-nortestosterone. J. Steroid. Biochem. 17 (1982) 653–660.
13. Wilson, J. D.: Androgen abuse by athletes. Endocr. Rev. 9 (1988) 181–199.
14. World Health Organization Special Programme of Research Development and Research Training in Human Reproduction: Guidelines for the use of androgens in men. Geneva 1992.
15. Yeasali, C. E., N. J. Kennedy, A. N. Kopstein, M. S. Bahrke: Anabolic-androgenic steroid use in the United States. J. Amer. med. Ass. 270 (1993) 1217–1221.

XIII. Endokrine Störungen bei nicht-endokrinen Erkrankungen

76 Neuroimmunoendokrinologie

Stephan Petersenn und Heinrich M. Schulte

1	Definition	668
2	Das Endokrinium unter der Kontrolle des Immunsystems	668
2.1	Entzündungen und Autoimmunerkrankungen	668
2.2	HIV-Infektion und AIDS-Erkrankung	669
2.3	Endokrine Veränderungen bei Therapie mit Zytokinen	670
3	Veränderungen des Immunsystems im Rahmen endokriner Störungen	670
4	Auswirkungen auf das ZNS durch Störungen von Immun- und endokrinem System	670
5	DHEA: Mögliche zentrale und periphere Wirkungen	671
6	Melatonin und zirkadiane Rhythmik	671

1 Definition

Die Bedeutung von Interaktionen zwischen Immunsystem, Endokrinium und Zentralnervensystem wird zunehmend erkannt. Es wurde der Begriff *Neuroimmunoendokrinologie* geprägt. Verbindungen zwischen ZNS und endokrinem System sind lange bekannt, Hypothalamus und Hypophyse stellen die wesentlichen Bindeglieder dar. Das Immunsystem kann über verschiedenste Mechanismen auf mehreren Ebenen mit beiden kommunizieren.

Das Endokrinium nimmt durch Hormone wie ACTH, β-Endorphin, Prolaktin, Wachstumshormon und Steroide Einfluß auf das Immunsystem, andererseits produziert das Immunsystem eigene Botenstoffe, die Zytokine, die nicht nur innerhalb des Immunsystems, sondern auch bei der Interaktion mit Zentralnervensystem und Endokrinium eine Rolle spielen.

2 Das Endokrinium unter der Kontrolle des Immunsystems

2.1 Entzündungen und Autoimmunerkrankungen

Reicht die lokale Entzündungsreaktion zur Eindämmung nicht aus, wird über die Aktivierung sensorischer Nervenfasern und die Sekretion von Zytokinen das Zentralnervensystem benachrichtigt. Die Zytokine interagieren darüber hinaus mit der Hormonregulation. Die Kontrolle des Endokriniums durch Immunsystem und Zentralnervensystem dient nicht nur der Regulation der Hömostase im Zusammenhang z.B. mit Infektionen, sondern stellt gleichzeitig einen Rückkopplungsmechanismus des Körpers zur Kontrolle der Immunantwort dar. Fast jedes der hypophysären Hormone nimmt direkt oder indirekt Einfluß auf immunkompetente Zellen und den Zustand des Immunsystems (Tab. 76-1 und 76-2).

Tabelle 76-1 Immunregulatorische Wirkungen verschiedener Hormone (verändert nach [10]).

Hormon	Wirkung auf das Immunsystem
inhibierend auf	
Glukokortikoide	Entzündungsreaktion, Lymphokinsynthese
ACTH	Aktivierung von Makrophagen, IgG-Synthese
HCG	T-Zellaktivität
Somatostatin	T-Zellproliferation, Entzündungsreaktion
VIP	T-Zellproliferation
α-Melanozyten-stimulierender Faktor	Prostaglandinsynthese, IL-2-Sekretion
stimulierend auf	
Östrogen	Lymphozytenproliferation
Wachstumshormon	Thymuswachstum, Lymphozytenfunktion
Prolaktin	Thymuswachstum, Lymphozytenfunktion
Schilddrüsenhormon	IgG-Synthese
β-Endorphin	Lymphozytenaktivität
Substanz P	T-Zell- und Makrophagenproliferation
CRH	Lymphozyten- und Monozytenproliferation

Tabelle 76-2 Hormonproduktion in immunologischen Organen (verändert nach [10]).

Hormon	immunologisches Organ
ACTH	B-Lymphozyten
Wachstumshormon	T-Lymphozyten
Schilddrüsenhormon	T-Lymphozyten
Prolaktin	Monozyten
HCG	T-Lymphozyten
Enkephaline	B-Lymphozyten
VIP	Monozyten, Mastzellen
Somatostatin	Monozyten, Mastzellen
Vasopressin	Thymus
Oxytocin	Thymus

Entzündlich bedingte Aktivierung der kortikotropen Achse: Bei Entzündungsprozessen nimmt zunächst die Konzentration von Tumornekrosefaktor α zu, die Sekretion von Interleukin 1 und Interleukin 6 steigt. Alle drei Zytokine sind in der Lage, innerhalb weniger Minuten im Hypothalamus die Synthese und Sekretion von Corticotropin-Releasing-Hormon und Vasopressin zu stimulieren. Die Kortisolausscheidung wird erhöht, eine Suppression der Immunantwort auf verschiedenen Ebenen ist die Folge (Abb. 76-1). Interessanterweise wird bei Patienten mit Autoimmunerkrankungen wie rheumatoider Arthritis eine vergleichsweise abgeschwächte Tagesrhythmik von Kortisol sowie eine verminderte Stimulation der Kortisolsekretion nach Streßreizen, wie z.B. Operationen, festgestellt. Gleichzeitig werden aber physiologische Anstiege der Zytokinkonzentrationen insbesondere von Interleukin 1β und Interleukin 6 gemessen.

Eine Resistenz gegenüber Glukokortikoiden kann die Inzidenz entzündlicher Erkrankungen erhöhen. Bei rheumatoider Arthritis ist die Zahl von Glukokortikoidrezeptoren in zirkulierenden Leukozyten um etwa 50% erniedrigt. Ähnliches läßt sich bei steroidresistentem Asthma bronchiale beobachten. Bei diesen Patienten findet sich eine deutlich verminderte Affinität der Steroidrezeptoren in T-Lymphozyten.

Veränderungen der Schilddrüsenfunktion: Bei vielen Erkrankungen werden Veränderungen der thyreotropen Achse im Sinne verminderter T_3- und T_4-Produktion bei niedrigen TSH-Spiegeln gefunden (s. Kap. 77). Diese als „Euthyroid-sick-Syndrom" bezeichnete Konstellation wird teilweise durch veränderten Metabolismus der Schilddrüsenhormone erklärt. Das verminderte TSH läßt aber auch auf eine Veränderung der hypothalamisch-hypophysären Einstellung schließen. Experimentelle Untersuchungen haben gezeigt, daß bei Sepsis und Entzündungen durch Zytokine die TRH-Produktion im Hypothalamus erniedrigt wird bei gleichzeitiger Erhöhung der Somatostatinproduktion. Auch stimuliert die Gabe bakterieller Endotoxine die Produktion von Interleukin 1 und Interleukin 6 in der Hypophyse, die in parakriner Weise die TSH-Produktion inhibieren können.

Veränderung der gonadotropen Funktion: Bei schweren Erkrankungen, insbesondere auch im Rahmen von Entzündungen, ist eine Suppression der gonadotropen Achse zu beobachten. So kommt es bei Frauen mit Sepsis oder Traumata zu Amenorrhö und Anovulation, bei Männern sind verminderte Spermiogenese sowie erniedrigte Testosteronspiegel festzustellen (Kap. 77). Die physiologischen Rückkopplungsmechanismen werden durch Interleukin 1 gestört. Direkt in den dritten Ventrikel injiziertes Interleukin 1 vermindert tierexperimentell die pulsatile Ausschüttung von Gonadotropin-Releasing-Hormon.

Zytokine und Diabetes mellitus: Zytokine sind möglicherweise entscheidend an der Entstehung des autoimmunologisch ausgelösten Diabetes mellitus Typ I beteiligt (Kap. 67). Physiologisch wird die Funktion von T-Zellen ganz wesentlich durch Interleukin 2 gesteuert. Studien mit transgenen Mäusen lassen eine katalytische Wirkung lokal oder systemisch erhöhter Interleukin-2-Spiegel bei der Entstehung eines IDDM vermuten. Eine pathophysiologische Bedeutung von Interferon-γ könnte in der Induktion antigenpräsentierender MHC-Moleküle und Adhäsionsmoleküle liegen, die für die T-Zell-Aktivierung und deren Erkennungssystem von besonderer Bedeutung sind. Interferon-γ-Antikörpergabe verminderte die Inzidenz von spontan entstehendem IDDM bei Mäusen.

2.2 HIV-Infektion und AIDS-Erkrankung

Bei einer HIV-Infektion und der späteren Ausbildung des Aquired Immunodeficiency Syndrome finden sich Störungen der Immunfunktion mit Wechselwirkung auf das endokrine System. Im Rahmen einer immunmodulierenden Therapie lassen sich weitere endokrine Störungen beobachten.

Die *Nebennierenrindenfunktion* ist bei den meisten Patienten beeinträchtigt. Interferon γ ist häufig bei pro-

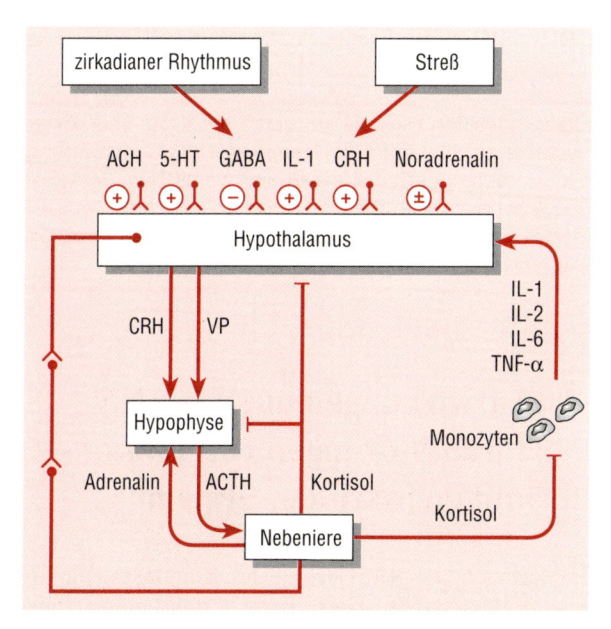

Abb. 76-1 Interaktionen zwischen kortikotroper Achse und Immunsystem (Abkürzungen s. Text).

grediente HIV-Infektion erhöht, es kann zeitweilig eine Aktivierung der hypophysären-adrenalen Achse bewirken.

Die *Schilddrüsenfunktion* ist bei den meisten HIV-infizierten asymptomatischen Patienten normal. Bei zunehmender Progredienz der Erkrankung sind die T_4- und T_3-Konzentrationen eher niedrig, wie es bei allen schweren Infektionserkrankungen zu beobachten ist. Als ursächlich werden eine vermehrte Konversion von T_4 zu Reverse-T_3 statt zu T_3 diskutiert, Zytokine wie Tumornekrosefaktor α werden als Vermittler angenommen (s. a. Kap. 77).

Veränderungen der gonadotropen Achse sind bisher weniger und im wesentlichen bei Männern untersucht. Bei diesen Patienten fallen niedrige Gonadotropinkonzentrationen auf, die Prolaktinspiegel der Patienten sind normal. Verschiedene Zytokine scheinen die Sekretion von GnRH aus dem Hypothalamus sowie die Freisetzung von Gonadotropinen aus der Hypophyse zu inhibieren. Bei schweren Erkrankungen kommt es zu einer Einstellung der Pulsatilität von GnRH. Auf der Ebene der gonadotropen Drüsen hemmt exokrines Interleukin 1 in höherer Dosierung die Bindung von Gonadotropinen in den Leydig-Zellen.

2.3 Endokrine Veränderungen bei Therapie mit Zytokinen

Die Bedeutung von Zytokinen wird auch in der Nutzung als therapeutisches Agens ersichtlich. Interferon α als das zuerst entdeckte Zytokin wurde auch als erstes zur klinischen Therapie zugelassen (Haarzellleukämie, chronisch lymphatische Leukämie, Kaposi-Sarkom, chronische Hepatitis B und C). Chronisch granulomatöse Erkrankungen werden mit IFN-γ behandelt, metastasierte Nierenzellkarzinome mit IL-2. Bei der Behandlung von Anämien unterschiedlichster Genese wird Erythropoietin benutzt, neuerdings wird IFN-β bei Multipler Sklerose eingesetzt.

Die meisten Therapieverfahren erfordern die systemische Gabe von Zytokinen. Entspechend den ausgeführten Interaktionen von Immun- und endokrinem System treten funktionelle Veränderungen der endokrinen Regelkreise auf, insbesondere der hypothalamisch-hypophysär-adrenalen Achse. So fand sich bei der systemischen Behandlung maligner Tumoren mit IL-2 ein deutlicher Anstieg der Kortisolsekretion. IL-3 allein war ohne Effekt auf die Kortisolsekretion, bei gleichzeitiger Gabe konnte es den IL-2-Effekt neutralisieren. Für die Interferone zeigte sich eine Stimulation der kortikotropen Achse mit Anstieg der Kortisolsekretion. Auch die somatotrope Achse wird durch Interferone stimuliert mit Anstieg der Wachstumshormonsekretion. Häufig kommt es bei einer Zytokintherapie zu einer veränderten Schilddrüsenfunktion im Sinne einer autoimmunologischen Reaktion. So wird bei der IFN-α-Therapie der Hepatitis C ein Anstieg der Schilddrüsenautoantikörper beobachtet. Sowohl hyper- als auch hypothyreote Zustände werden gesehen.

Gleichzeitig ist bei der Interferontherapie eine zunehmende Insulinresistenz mit verminderter Glukosetoleranz zu beobachten. Tumornekrosefaktor führt zu Veränderungen des Knochenstoffwechsels als auch der Schilddrüsenfunktion.

3 Veränderungen des Immunsystems im Rahmen endokriner Störungen

Umgekehrt ist eine funktionelle Beeinflussung des Immunsystems bei endokrinen Veränderungen zu erwarten. Wachstumshormon und Prolaktin modulieren verstärkend die Immunantwort. ACTH, β-Endorphin und Steroide wie Glukokortikoide und Androgene wirken immunsuppressiv. Wachstumshormon verstärkt die Produktion von Superoxidanionen in Makrophagen, Prolaktin stimuliert die Proliferation immunkompetenter Zellen in Thymus und anderen Organen der Immunabwehr und erhöht gleichzeitig die Antikörperproduktion. Glukokortikoide beeinflussen das Migrationsverhalten zirkulierender Leukozyten und inhibieren viele ihrer immunologischen Funktionen. Hemmung der Transkription sowie Stabilitätsminderung der mRNS vermindern die Zytokinproduktion von Leukozyten. Die Blockierung verschiedener Transkriptionsfaktoren, die für die Aktivität oder Expression von Zytokinen notwendig sind, durch den aktivierten Glukokortikoidrezeptor, läßt derartige immunkompetente Zellen gegenüber Wachstumsfaktoren und Zytokinen resistent werden.

Corticotropin-Releasing-Hormon (CRH) besitzt auch inflammatorisch wirksame Effekte. Entzündungsbereiche enthalten große Mengen an immunreaktivem CRH. CRH-neutralisierende Antikörper können Entzündungsreaktionen unterdrücken.

Einen indirekten Hinweis auf den Einfluß des endokrinen Systems auf das Immunsystem bietet die Beobachtung, daß Autoimmunerkrankungen bei weiblichen Personen deutlich häufiger auftreten als bei männlichen. Im Tiermodell unterdrücken Androgene die Immunreaktion, während Östrogene verstärkend wirken.

---

4 Auswirkungen auf das ZNS durch Störungen von Immun- und endokrinem System

Im Rahmen der Aktivierung des Immunsystems auf lokaler oder systemischer Ebene können unterschiedliche Veränderungen des Zentralnervensystems beobachtet werden. Immunkompetente Zellen wie Monozyten, Makrophagen und Lymphozyten durchdringen die Blut-Hirn-Schranke und sezernieren dort unterschiedliche Zytokine sowie Entzündungsmediatoren. Durch lokale Infektionen oder Schädigungen auftretende Antigene und Toxine können Zellen des ZNS (Mikrogliazellen, Astrozyten) funktionell aktivieren, so daß diese ebenfalls Mediatoren wie Leukotriene und Prostaglandine sowie Zytokine produzieren. Die Synthese von IL-1, -2, -4 und -6 sowie von Tumornekrosefaktor α konnte in Gliazellen nachgewiesen werden. IL-1, IL-1-Rezeptor und IL-1-Rezeptorantagonist wurden mit unterschiedlichen Methoden in Hippokampus, Hypothalamus und anderen Teilen des ZNS gefunden und formen dort möglicherweise ein parakrines Regulationssystem.

5 DHEA: Mögliche zentrale und periphere Wirkungen

Dehydroepiandrosteron (DHEA) und sein Sulfatester Dehydroepiandrosteronsulfat (DHEAS) sind quantitativ das Hauptprodukt der Steroidsynthese in der menschlichen Nebennierenrinde. Im Gegensatz zu Kortisol, das eine zirkadiane Rhythmik zeigt, aber ansonsten lebenslang gleichbleibend sezerniert wird, finden sich für DHEA, das zirkadian ähnlich dem Kortisol verläuft, und DHEAS in Abhängigkeit vom Lebensalter stark unterschiedliche Serumspiegel [9]. Im 6.–8. Lebensjahr steigen die DHEAS-Serumspiegel im Rahmen der sog. *Adrenarche* sprunghaft an, erreichen einen Gipfel um das 20. Lebensjahr und beginnen ab dem 35. Lebensjahr kontinuierlich zu fallen, um zwischen dem 50. und 70. Lebensjahr ein stabil niedriges Niveau zu erreichen *("Adrenopause")*. Sowohl die Regulation von DHEA wie auch seine genaue biologische Bedeutung ist im Gegensatz zu der von Kortisol noch weitgehend unerforscht. Der Wirkmechanismus von DHEA ist dabei grundsätzlich durch zwei Besonderheiten charakterisiert:

– Zum einen scheint DHEA in den Zellen des jeweiligen peripheren Zielorgans in hochaktive Metaboliten umgewandelt zu werden, die unmittelbar in der Zielzelle wirken, ein Vorgang, für den der Begriff „*Intrakrinologie*" geprägt wurde [5].

– Weiterhin gibt es sowohl in vitro als auch in vivo Hinweise dafür, daß DHEA über seine Metaboliten sowohl androgen- wie östrogenähnliche Wirkung entfalten kann, jeweils in Abhängigkeit vom hormonellen Umgebungsmilieu [7].

Die an das Lebensalter geknüpften Unterschiede in den DHEA- und DHEAS-Serumkonzentrationen legen eine Beteiligung dieser Hormone an Wachstums- und Proliferationskontrolle nahe. So geben epidemiologische Studien Hinweise auf einen positiven Einfluß von DHEAS auf die Knochendichte und DHEA hemmt in vitro die Proliferation von Tumorzellen, insbesondere bei Prostata- und Mammakarzinomzellinien. Über eine Beeinflussung der Insulinsekretion wie der Lipoproteinlipase spielt DHEA möglicherweise eine wichtige Rolle bei Entstehung bzw. Verhinderung von atherosklerotischen Prozessen; große epidemiologische Studien fanden einen niedrigen DHEAS-Spiegel positiv korreliert mit einer erhöhten kardiovaskulären Morbidität [3]. Auch eine immunmodulatorische Wirkung von DHEA wird diskutiert, in vitro wurde eine DHEA-induzierte Stimulation der IL-2-Produktion von aktivierten T-Lymphozyten nachgewiesen. DHEA ist auch in Hirngewebe nachgewiesen worden und zeigt in vitro sowohl GABAerge wie anti-GABAerge Wirkung, so daß es als Neurosteroid gilt. In ersten klinischen Studien bei DHEA-defizitären Versuchspersonen zeigte die Substitution mit DHEA einen Einfluß auf subjektives Wohlbefinden, wie z.B. das Schlafverhalten, der behandelten Teilnehmer. Die endgültige klinische Bedeutung von DHEA wie auch die molekularen Grundlagen seiner Regulation und Wirkung sind Gegenstand aktiver Forschung.

6 Melatonin und zirkadiane Rhythmik

Ein Charakteristikum des Pinealorgans ist die Produktion des Hormons Melatonin, das nahezu ausschließlich während der Nacht synthetisiert wird. Da Tageslicht die Synthese von Melatonin hemmt, wurde dieses Hormon oft als neurochemische Expression der Nachtdauer beschrieben [11]. Melatonin ist ein primäres Signal des zirkadianen Systems, gesteuert durch die multisynaptischen neuronalen Verknüpfungen des Pinealorgans mit den zentralen Schrittmachern im hypothalamischen Nucleus suprachiasmaticus *(SCN)*.

Melatonin, ein modifiziertes Tryptophanderivat mit hoher Hydrophobizität, reguliert zahlreiche physiologische Funktionen im Körper von Säugern, einschließlich der saisonbedingten Umstellung der zentralen biologischen Uhr [2]. In den letzten Jahren konnte gezeigt werden, daß exogenes Melatonin auch beim Menschen einen stabilisierenden Einfluß auf zirkadiane Funktionen hat. Diese Wirkung von Melatonin wird zur Therapie von Schlafstörungen, z.B. bei Zeitphasenveränderungen (jet lag), genutzt. Der Effekt kann inzwischen durch die kürzliche Identifizierung spezifischer hochaffiner Melatoninrezeptoren im SCN erklärt werden [12]. Interessanterweise bindet Melatonin auch an bestimmte Zellen der juvenilen (aber nicht der adulten) Hypophyse, was mit der seit Jahrzehnten bekannten negativen Korrelation des Melatoninspiegels mit dem Beginn der Pubertät übereinstimmt. Weitere Bindungsstellen für Melatonin wurden neulich in den thermoregulatorischen Zentren des Hirnstamms, in Blutgefäßen des Gehirns und in Immunzellen entdeckt [13]. Diese Ergebnisse implizieren eine mögliche Rolle des Melatonins bei der künftigen Behandlung von Fieber, Kopfschmerzen, altersbedingter Hirndurchblutungsinsuffizienz und auch Infektionskrankheiten.

Literatur

1. Aggarwal, B., R. Puri (eds.): Human Cytokines: Their Role in Disease and Therapy. Blackwell, Cambridge/MA 1995.
2. Armstrong, S. M.: Melatonin and circadian control in mammals. Experientia (Basel) 45 (1989) 932–938.
3. Barrett-Connor, E., K. Khaw, S. C. C. Yen: A prospective study of dehydroepiandrosterone sulfate and cardiovascular disease. New Engl. J. Med. 315 (1986) 1519–1524.
4. Chrousos, G. P.: The hypothalamic-pituitary-adrenal axis and immune-mediated inflammation. New Engl. J. Med. 332 (1995) 1351–1362.
5. Ebeling, P., V. A. Koivisto: Physiological importance of dehydroepiandrosterone. Lancet 343 (1994) 1479–1481.
6. Grinspoon, S. K., J. P. Bilezikian: HIV Disease and the endocrine system. New Engl. J. Med. 327 (1992) 1360–1365.
7. Labrie, F.: At the cutting edge: Intracrinology. Molec. cell. Endocr. 78 (1991) C113–C118.
8. Morales, A. J., J. J. Nolan, J. C. Nelson, S. C. C. Yen: Effects of replacement dose of dehydroepiandrosterone in men and women of advanced age. J. clin. Endocr. 78 (1994) 1360–1367.
9. Orentreich, N., J. L. Brind, R. L. Rizer, J. H. Vogelman: Age changes and sex differences in serum dehydroepiandrosteron sulfate concentrations throughout adulthood. J. clin. Endocr. 59 (1984) 551–555.
10. Reichlin, S.: Neuroendocrine-Immune Interactions. New Engl. J. Med. 329 (1993) 1246–1253.
11. Reiter, R. J.: Pineal melatonin: Cell biology of its synthesis and of its physiological interactions. Endocr. Rev. 12 (1991) 151–180.
12. Reppert, S. M., D. R. Weaver, T. Ebisawa: Cloning and characterization of a mammalian melatonin receptor that mediates reproductive and circadian responses. Neuron 13 (1994) 1177–1185.
13. Stankov, B., R. J. Reiter: Melatonin receptors: Current status, facts, and hypothesis. Life Sci. 46 (1990) 971–982.
14. Vassilopoulou-Sellin, R.: Endocrine effects of cytokines. Oncology-Huntingt. 8 (1994) 43–46.

77 Der Patient auf der Intensivstation

Martin Reincke

1	Einleitung 673
2	Pathophysiologie der Streßreaktion ... 673
3	Einfluß von Streß auf Hypothalamus-Hypophysen-Nebennieren-Achse ... 674
3.1	Basale ACTH- und Kortisolsekretion bei Intensivpatienten 674
3.2	Funktionstests bei Intensivpatienten 675
4	Euthyroid-sick-Syndrom bei Intensivpatienten 676
5	Gonadenfunktion bei Intensivpatienten 677
6	Wachstumshormon und IGF-1 bei Intensivpatienten 677
7	Metabolische Veränderungen bei Intensivpatienten 678
8	Indikationen zur Intervention 678

1 Einleitung

Lebensbedrohliche Erkrankungen führen unabhängig von der Ursache zu einer neuroendokrinen Streßreaktion. Sie ist eine wichtige Voraussetzung für die Erhaltung bzw. Wiedererlangung der Homöostase bei lebensbedrohlichen Streßzuständen. Da es sich bei der streßbedingten Aktivierung bzw. Suppression endokriner Systeme um funktionelle Veränderungen handelt, fehlt eine charakteristische klinische Präsentation, wie wir sie von Über- und Unterfunktionszuständen im Rahmen endokriner Erkrankungen kennen. Dagegen liegen bei Intensivpatienten ausgeprägte biochemische Veränderungen vor, die im klinischen Alltag Verwirrung stiften und zu falschen Behandlungskonzepten führen können. Gegenstand dieses Kapitels ist die Beschreibung und Interpretation der klinischen Wertigkeit streßbedingter Veränderungen des endokrinen Systems. Endokrine Notfälle werden an anderer Stelle abgehandelt (Kap. 82).

2 Pathophysiologie der Streßreaktion

Die Hypophysen-Nebennieren-Achse und das autonome sympathische Nervensystem (noradrenerge Neurone und Nebennierenmark) sind die peripheren Komponenten des Streßsystems.

Ihre Hauptfunktion ist die Erhaltung der basalen und streßbedingten Homöostase. Die zentralnervöse Kontrolle der Streßaktivierung erfolgt durch die Corticotropin-Releasing-Hormon-(CRH-)Sekretion im paraventrikulären Nukleus im Hypothalamus und durch das im Hirnstamm gelegene noradrenerge System im Nucleus coeruleus. Beide Systeme beeinflussen sich wechselseitig und sind durch ein neuronales Netzwerk miteinander verbunden. Sie reagieren auf eine Vielzahl von neurosensorischen, hormonellen und limbischen Signalen. Auch inflammatorische Zytokine wie Tumornekrosefaktor α (TNF-α), Interleukin 1 (IL-1) und Interleukin 6 (IL-6), die bei immunvermittelten Entzündungsreaktionen freigesetzt werden, führen zu einer Streßreaktion (Kap. 76) [2].

Bei Aktivierung des Streßsystems wird einerseits durch CRH die hypophysäre ACTH-Sekretion mit adrenaler Freisetzung von Kortisol stimuliert, andererseits über das sympathische Nervensystem die Ausschüttung von Adrenalin/Noradrenalin aus dem Nebennierenmark und den noradrenergen Nervenendigungen angeregt. Hierdurch kommt es zur Zunahme von Aufmerksamkeit und Steigerung kognitiver Funktionen, gesteigerten Muskelreflexen, vermindertem Appetit, herabgesetzter sexueller Aktivität und einer Verminderung der Schmerzempfindlichkeit. Die Streßreaktion ist außerdem gekennzeichnet durch Veränderungen des kardiovaskulären Systems, des Intermediärstoffwechsels und durch eine Suppression der immunvermittelten Entzündungsreaktion.

Die Streßreaktion bei intensivpflichtigen Erkrankungen ist als Folge der vitalen Bedrohung maximal und relativ uniform. Sie wird hervorgerufen durch die Faktoren
- Angst/Schmerz (z. B. Operation, Myokardinfarkt)
- kardiovaskuläre Instabilität (z. B. Hämorrhagie, Pumpversagen, Kreislaufschock)
- Entzündung (z. B. Organinfektion, Sepsis, Autoimmunprozeß).

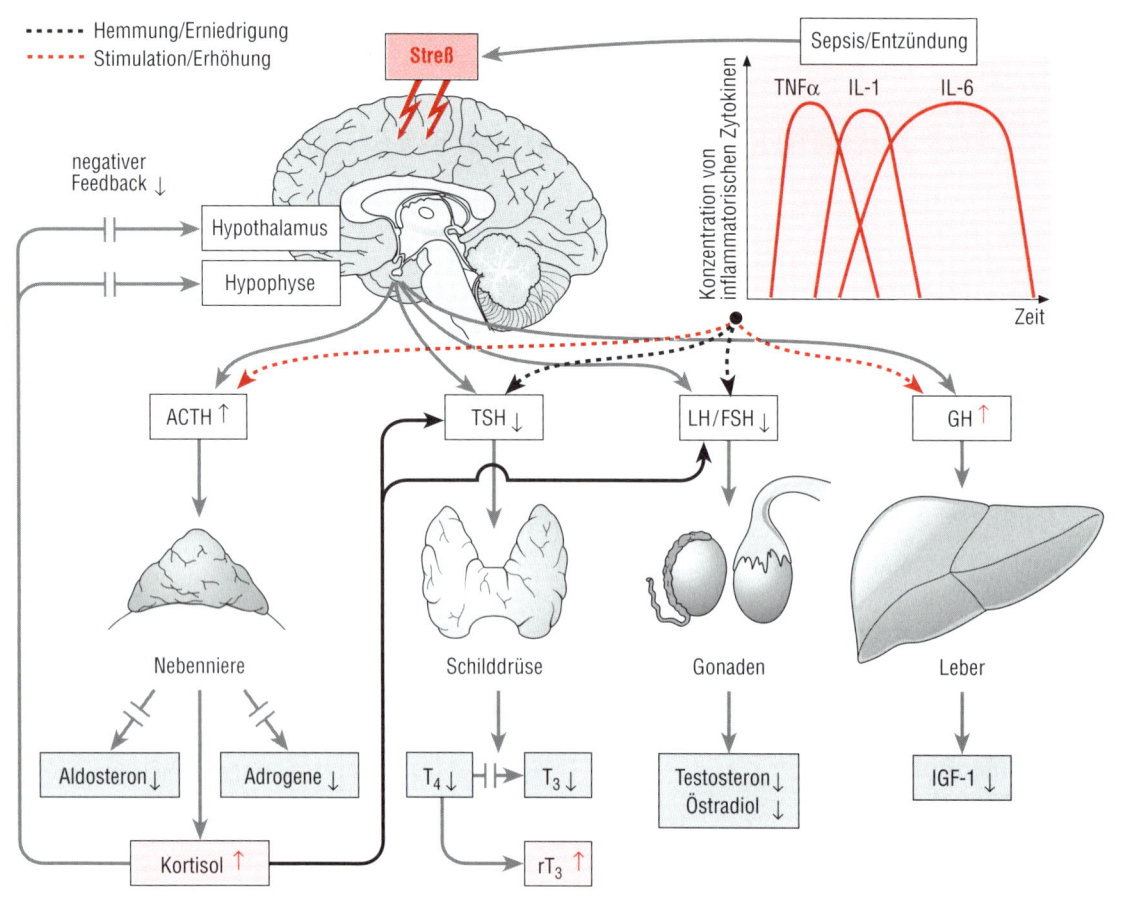

Abb. 77-1 Das neuroendokrine Adaptationssyndrom bei lebensbedrohlichen Erkrankungen. Während die Hypophysen-Nebennieren-Achse aktiviert ist, kommt es zur Suppression der Schilddrüsen- und Gonadenfunktion und Verringerung der IGF-1-Sekretion. Schematisch dargestellt ist die Wechselwirkung der neuroendokrinen Achsen mit den bei immunvermittelten Entzündungsreaktionen freigesetzten Zytokinen TNF-α, IL-1 und IL-6.

Hieraus resultieren Katecholaminexzeß, Hyperkortisolismus und hohe Konzentrationen der inflammatorischen Zytokine TNF-α, IL-1β und IL-6, wodurch es zur Suppression der Schilddrüsenfunktion, der Hypophysen-Gonaden-Achse und Veränderungen der Wachstumshormonsekretion kommt (Abb. 77-1). Als Folge einer vermehrten Vasopressinsekretion kann sich eine Hyponatriämie (Syndrom der inappropriaten ADH-Sekretion, Kap. 10) entwickeln. Die Glykogenolyse wird gesteigert bei gleichzeitiger Steigerung der Glukoneogenese, es tritt eine periphere Insulinresistenz auf.

Die Uniformität der Streßreaktion bei Intensivpatienten darf nicht darüber hinwegtäuschen, daß in der klinischen Situation die endokrinen Veränderungen nicht immer nach einem einheitlichen Schema auftreten. Sie werden moduliert durch Unterschiede in Vorerkrankungen und Grunderkrankung, Lebensalter und pharmakologische Interventionen, die im Einzelfall zu einem komplexen und heterogenen Bild führen können.

3 Einfluß von Streß auf die Hypothalamus-Hypophysen-Nebennieren-Achse

Hauptfunktion der Glukokortikoide ist die Koordination der Streßreaktion durch Interaktion mit anderen Hormonen und Organsystemen wie dem Neuroendokrinium, dem Immunsystem, dem Salz- und Wasserhaushalt und dem Energiestoffwechsel. Das Fehlen einer adäquaten Kortisolsekretion bei intensivpflichtigen Erkrankungen ist lebensbedrohlich (z. B. unsubstituierte Patienten mit M. Addison, Hypokortisolismus bei Langzeitsedierung mit dem Anästhetikum Etomidat [Hypnomidate®], einem potenten Hemmer der P450-21-Hydroxylase).

3.1 Basale ACTH- und Kortisolsekretion bei Intensivpatienten

Intensivpatienten weisen erhöhte Plasma-ACTH- und Kortisolkonzentrationen auf. Die Höhe der Hormon-

kann bei normaler Nierenfunktion auf ein Vielfaches der Norm erhöht sein. Bei schlechter Prognose und langem Intensivaufenthalt ist die Kortisoltagesrhythmik abgeschwächt oder vollständig aufgehoben [7].

Die chronische Stimulation der Nebenniere durch ACTH führt zu einer Hyperplasie der Nebennierenrinde. Sie betrifft vor allem die für die Glukokortikoidsekretion verantwortliche Zona fasciculata. Hingegen sind die Zona glomerulosa, in der die Mineralokortikoidsekretion erfolgt, und die androgenbildende Zona reticularis in ihrer Funktion beeinträchtigt. Diese Beobachtung wurde bei Patienten mit schweren Verbrennungen gemacht, die schon kurz nach dem Verbrennungstrauma einen Abfall der adrenalen Androgene DHEA, DHEA-S und Androstendion aufwiesen [3]. Die adrenale Mineralokortikoidsekretion bei Intensivpatienten ist durch einen hyperreninämischen Hypoaldosteronismus gekennzeichnet. Die Aldosteronbildung nach Stimulation mit exogenem ACTH ist unzureichend, während die Aldosteronsekretion auf Metoclopramid erhalten bleibt [5].

> Bei Intensivpatienten kommt es zu adaptativen Prozessen der adrenalen Steroidbiosynthese mit verminderter Bildung von adrenalen Androgenen und Mineralokortikoiden bei gleichzeitig gesteigerter Sekretion von Glukokortikoiden.

3.2 Funktionstests bei Intensivpatienten

Im ACTH-Stimulationstest findet sich bei Intensivpatienten generell ein überschießender Anstieg des Kortisols. Nur in weniger als 1% aller Patienten liegt ein unzureichender Kortisolanstieg (Maximum < 20 µg/dl) vor, der auf eine substitutionsbedürftige Nebennierenrindeninsuffizienz hindeutet. Eine Indikation zum Screening aller Intensivpatienten mittels ACTH-Kurztest läßt sich hieraus nicht ableiten.

In der endokrinen Funktionsdiagnostik ergeben sich Hinweise auf eine generalisierte *Glukokortikoidresistenz*. Der niedrig-dosierte Dexamethasonsuppressionstest ist häufig pathologisch. In einer Untersuchung von 31 Intensivpatienten zeigte sich in keinem Fall eine ausreichende Suppression in den Normbereich [6]. Im CRH-Stimulationstest ist der ACTH-Anstieg trotz erhöhter basaler Kortisolwerte mit negativem Feedback auf die hypophysäre ACTH-Sekretion vorhanden [6]. Dies bedeutet, daß die kortikotropen Hypophysenzellen auf den negativen Feedback von endogenen oder exogenen Glukokortikoiden vermindert empfindlich sind. Damit unterscheidet sich die Regulation der ACTH- und Kortisolsekretion bei intensivpflichtigen Erkrankungen von anderen funktionell-hyperkortisolämischen Zuständen wie endogener Depression oder Schwangerschaft (Tab. 77-1) und entspricht biochemisch den Befunden beim zentralen Cushing-Syndrom. Verantwortlich hierfür sind eine vermehrte CRH-/Vasopressinsekretion, inflammatorische Zytokine und Veränderungen in der Gluko-

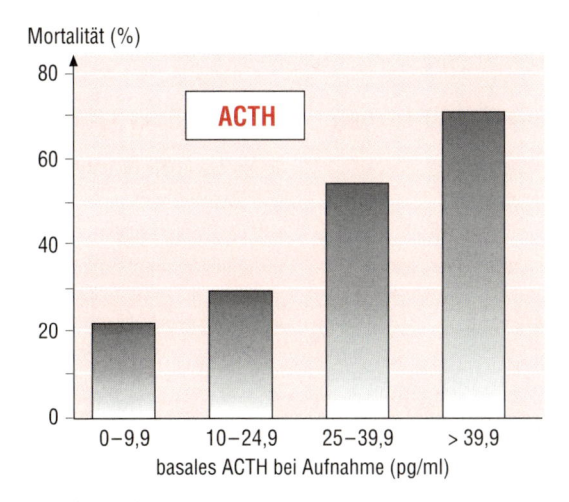

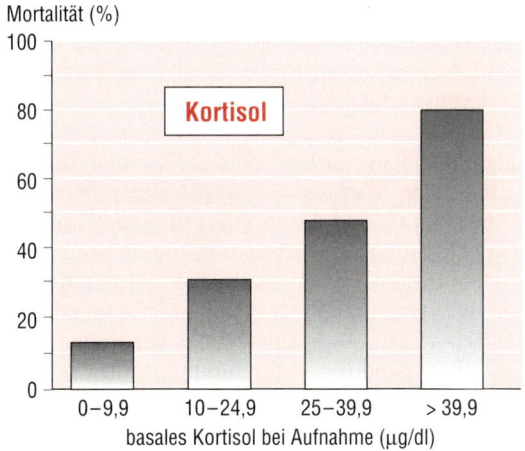

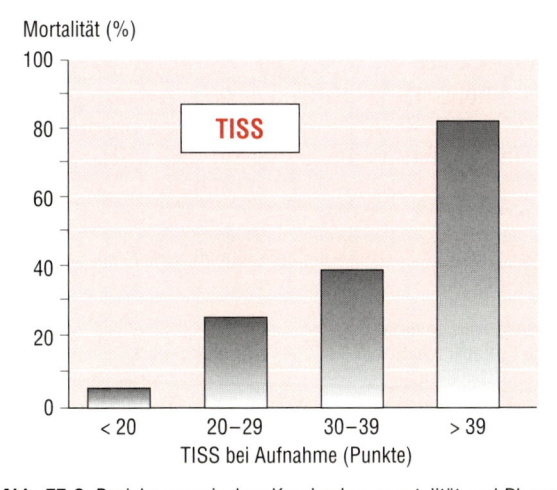

Abb. 77-2 Beziehung zwischen Krankenhausmortalität und Plasma-ACTH und Kortisol bei Aufnahme auf die Intensivstation (oben und Mitte) im Vergleich zum Therapeutic Intervention System Score (TISS) (unten). Der TISS ist ein Maß für die Erkrankungsschwere. Eine hohe Punktzahl im TISS ist gleichbedeutend mit intensiven therapeutischen Maßnahmen, lebensbedrohlicher Erkrankung und schlechter Prognose. Es zeigt sich mit ansteigenden Hormonparametern und ansteigenden TISS-Werten eine graduale Zunahme der Mortalität [7].

spiegel zeigt einen Bezug zur Schwere der Grunderkrankung und kann mit Einschränkungen als Prognoseparameter eingesetzt werden (Abb. 77-2). Die Ausscheidung von freiem Kortisol im Sammelurin

Tabelle 77-1 Unterschiede in der Regulation der Hypothalamus-Hypophysen-Nebennieren-Achse bei endogener Depression, intensivpflichtiger Erkrankung und ACTH-abhängigem Cushing-Syndrom.

	endogene Depression	intensivpflichtige Erkrankung	zentrales Cushing-Syndrom
Stimulus	emotionaler Streß	physischer Streß	autonome ACTH-Sekretion
basales ACTH	normal	normal bis erhöht	normal bis erhöht
basales Kortisol	erhöht	erhöht bis stark erhöht	erhöht bis stark erhöht
Dexamethasonhemmtest	verminderte Suppression	verminderte Suppression	verminderte Suppression
CRH-Stimulationstest	verminderter ACTH-Anstieg	normaler bis gesteigerter ACTH-Anstieg	normaler bis gesteigerter ACTH-Anstieg

kortikoidsensitivität/Glukokortikoidsignaltransduktionskaskade [4].

Der funktionelle Hyperkortisolismus bei Intensivpatienten ist mit biochemischen Testverfahren nicht vom endogenen Cushing-Syndrom abzugrenzen.

4 Euthyroid-sick-Syndrom bei Intensivpatienten

Auffälligkeiten im Schilddrüsenhormonmetabolismus als Folge von Allgemeinerkrankungn werden als Euthyroid-sick-Syndrom bezeichnet. Da die Veränderungen mehr als nur die Erniedrigung des T_3 umfassen ist die ältere Bezeichnung *Low-T_3-Syndrom* irreführend und wurde inzwischen verlassen.

Unter dem Euthyroid-sick-Syndrom versteht man Veränderungen im Transport und Metabolismus von T_3 und T_4 bei einem klinisch euthyreoten Patienten.

Die häufigste Veränderung ist eine Konversionsstörung von T_4 zu T_3, die zu einer Erniedrigung von T_3 und fT_3 führt (Tab. 77-2). Da die Monodeiodierung von T_4 zu reverse T_3 (rT_3) nicht beeinträchtigt ist, liegen zumeist erhöhte rT_3-Konzentrationen vor. Diese Veränderungen können prinzipiell bei jedem akut Erkrankten auftreten und wurden bei einer Vielzahl unterschiedlicher Erkrankungen beschrieben, wie z. B. fieberhafte Infekte, Myokardinfarkt, respiratorische Insuffizienz, unkontrollierter Diabetes mellitus, diabetische Ketoazidose. Auch nach chirurgischen Eingriffen und Intubationsnarkosen werden entsprechende Veränderungen beobachtet.

Die Schilddrüsenparameter von intensivpflichtigen Patienten weichen stärker von der Norm ab und können erhebliche Interpretationsprobleme bereiten. Das Bild wird kompliziert durch Pharmaka wie Glukokortikoide, Dopamin und Phenytoin, die den Schilddrüsenmetabolismus beeinflussen. Als Folge einer verminderten Synthese von thyroxinbindendem Globulin in der Leber (Tab. 77-3) sowie einer Verdrängung von T_4 aus seiner Bindungsstelle durch zirkulierende Bindungsinhibitoren kann eine ausgeprägte Reduktion der T_4-Konzentrationen (bis < 2 µg/dl; < 30 nmol/l) bei mäßiger Erniedrigung der fT_4-Werte auftreten. Die T_3-Konzentrationen sind häufig unterhalb der Nachweisgrenze des Assays erniedrigt, die rT_3-Werte normal oder erhöht. Diese Patienten sind zumeist schwerkrank, und T_4-Konzentrationen unter 4 µg/dl weisen auf eine ungünstige Prognose hin. Die TSH-Konzen-

Tabelle 77-2 Faktoren, die die periphere Konversion von T_4 zu T_3 beeinträchtigen.

physiologisch
– Fetalperiode und frühe Neonatalperiode
– hohes Alter (?)

pathologisch
– Hunger, Mangelernährung
– Leber- und Niereninsuffizienz
– Allgemeinerkrankung
– Trauma, nach Operationen

pharmakologisch
– Medikamente (Propylthiourazil, Glukokortikoide, Propranolol, Amiodarone)
– Kontrastmittel für orale Cholezystographie

Tabelle 77-3 Ursachen veränderter Bindung von T_4 an thyroxinbindendes Globulin.

gesteigerte Bindung
– Schwangerschaft
– Neonatalperiode
– Östrogene
– Tamoxifen
– Kontrazeptiva
– akute Porphyrie
– infektiöse und chronisch aktive Hepatitis
– biliäre Zirrhose
– Perphenazin
– HIV-Infektion
– genetische Faktoren

verminderte Bindung
– androgene, anabole Steroide
– hochdosierte Glukokortikoidtherapie
– aktive Akromegalie
– nephrotisches Syndrom
– Allgemeinerkrankung
– genetische Faktoren
– Asparaginase

trationen sind in dieser Phase normal oder als Folge erhöhter inflammatorischer Zytokine leicht erniedrigt (0,1–0,4 mIU/l) und zeigen einen abgeschwächten Anstieg auf Stimulation mit TRH. Hierdurch kann der Eindruck einer zentralen (hypothalamisch-hypophysären) Hypothyreose entstehen. Die Abgrenzung gegen eine echte Hypophysenvorderlappeninsuffizienz gelingt in dieser Situation durch die Bestimmung des Serumkortisols, das normal oder erhöht ist (s. Abschn. 3). In der Erholungsphase nach überstandener schwerer Allgemeinerkrankung ist dann eine Erhöhung des TSH bei noch erniedrigten T_4- und T_3-Werten möglich, was das Vorliegen einer primären Hypothyreose vortäuschen kann. Die TSH-Werte fallen wieder in den Normbereich ab, sobald die T_4- und T_3-Werte normalisiert sind (Abb. 77-3).

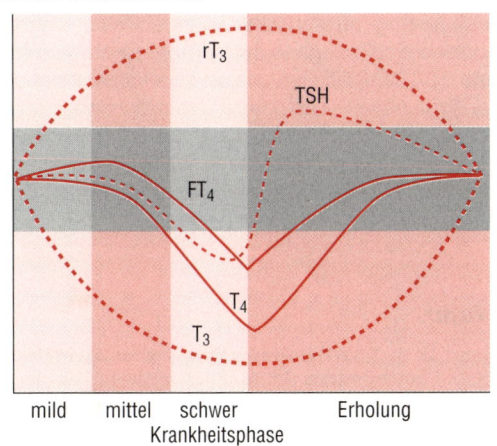

Abb. 77-3 Spektrum und zeitlicher Verlauf des Euthyroid-sick-Syndroms (modifiziert nach [1].).

Das Euthyroid-sick-Syndrom wird als Adaptation an schwere Allgemeinerkrankungen verstanden. In mehreren Studien führte die Substitution von Thyroxin oder T_3 nicht zu einer Verbesserung der Prognose [7, 8].

Das Euthyroid-sick-Syndrom beim Schwerstkranken ähnelt in der akuten Krankheitsphase der sekundären Hypothyreose, in der Erholungsphase der primären Hypothyreose. Eine Behandlungsbedürftigkeit besteht nicht.

5 Gonadenfunktion bei Intensivpatienten

Die Beeinträchtigung der Hypophysen-Gonaden-Achse ist ein klassischer Befund bei Patienten mit schweren Allgemeinerkrankungen. Bei Intensivpatienten hat sich hierfür der Ausdruck „*Hypogonadismus des kritisch Erkrankten*" etabliert. Ein transienter hypogonadotroper Hypogonadismus wurde für beide Geschlechter bei Schädel-Hirn-Trauma, Myokardinfarkt und anderen intensivpflichtigen Erkrankungen, vor allem aber bei Schwerverbrannten beschrieben. Männer mit Verbrennungstrauma weisen einen raschen Abfall (nach Stunden) der LH-Konzentrationen auf, der von niedrigen Testosteronwerten gefolgt wird [3]. Über 90% dieser Patienten haben Testosteronkonzentrationen im präpubertären Bereich. Die Gonadenfunktion bleibt für mehrere Wochen supprimiert und hat sich in der Regel bis zur Entlassung nicht normalisiert. Bei Frauen sind ebenfalls erniedrigte Gonadotropine und subnormale Östradiolwerte beschrieben worden.

Der hypogonadotrope Hypogonadismus ist häufiger als alle übrigen neuroendokrinen Auffälligkeiten bei Intensivpatienten und ein früher Indikator für das Vorliegen einer bedrohlichen Erkrankung.

6 Wachstumshormon und IGF-1 bei Intensivpatienten

Wachstumshormon ist neben Insulin das wichtigste anabole Hormon.

Bei einer Reihe von Erkrankungen besteht eine inappropriate Steigerung der Wachstumshormonsekretion. Sie wurde bei schlecht eingestelltem Diabetes mellitus, Leberversagen, Niereninsuffizienz, Anorexia nervosa und Unterernährung beobachtet. Charakteristisch ist eine Erhöhung der basalen Wachstumshormonwerte bei gleichzeitiger Erniedrigung des in der Leber gebildeten Wachstumsfaktors IGF-1, durch den die Wachstumshormoneffekte überwiegend vermittelt werden. Dies entspricht einer peripheren Resistenz gegenüber Wachstumshormon. Bei intensivpflichtigen Patienten finden sich ebenfalls erhöhte Wachstumshormonwerte bei starker Erniedrigung von IGF-1. Ursache ist neben einem herabgesetzten hypothalamischen Somatostatintonus die Stimulation von Wachstumshormon durch inflammatorische Zytokine (IL-1, IL-2 und IL-6). Die periphere Wachstumshormonresistenz und die Mechanismen, die zur erniedrigten IGF-1-Synthese führen, sind ätiologisch ungeklärt [8]. Der relative Mangel an IGF-1 spielt eine wichtige Rolle bei der Entwicklung des prognostisch ungünstigen Katabolismus von Intensivpatienten. Die pharmakologische Therapie von Trauma- und Sepsispatienten mit rekombinantem Wachstumshormon verlief aber bisher enttäuschend. Zur Anhebung der IGF-1-Spiegel ist eine deutlich höhere Wachstumshormondosis erforderlich als bei der Substitutionstherapie von Patienten mit Hypophysenvorderlappeninsuffizienz. Es ist aber bisher nicht gelungen, die Morbidität und Mortalität von Intensivpatienten durch rekombinantes Wachstumshormon zu verbessern.

7 Metabolische Veränderungen bei Intensivpatienten

Der Ruheenergieverbrauch bei Sepsis, nach Operation oder Trauma ist erhöht. Bei Sepsispatienten wurde eine Steigerung des Grundumsatzes um 30–60% beobachtet. Bei diesen Patienten besteht ein Hypermetabolismus auf zellulärer Ebene mit Verminderung der energiereichen Phosphate in Muskulatur und Leber.

Der *Kohlenhydratstoffwechsel* ist gekennzeichnet durch Hyperglykämie und Glukosurie. Die Hyperglykämie ist Folge einer gesteigerten Glukoneogenese und einer verminderten Glukoseutilisation bei Insulinresistenz. Mit Verschlechterung der Kreislaufsituation und Abnahme der Sauerstoffextraktion erfolgt die Energiegewinnung in zunehmendem Maß auf anaerobe Weise. Die gesteigerte anaerobe Glykolyse führt zur vermehrten Laktatbildung. Als Zeichen schwerster metabolischer Störung nimmt die endogene Glukoneogenese präterminal ab. Die Hyperglykämie geht in eine Hypoglykämie über.

Intensivpflichtige Erkrankungen führen zu einer Mobilisierung und Metabolisierung von *endogenem Fett* und *Protein*. Der Stickstoffverlust steigt drastisch an und kann 20–40 g täglich erreichen. Bei Sepsis und Verbrennungstrauma wurde in Einzelfällen auch über einen Gesamtstickstoffverlust von mehr als 300 g/Tag berichtet. Obwohl die Proteinsynthese bei intensivpflichtigen Patienten gesteigert ist, überwiegt die Proteolyse quantitativ. Die Muskulatur scheint in besonderem Maß von dem Proteinverlust betroffen zu sein. Es sind aber auch Verluste bei den Funktionsproteinen (Albumin, Immunglobuline) festzustellen.

8 Indikationen zur Intervention

Bei der endokrinologischen Betreuung von Intensivpatienten müssen folgende Gesichtspunkte berücksichtigt werden:

1. Anamnese und Untersuchungsbefund müssen auch beim Intensivpatienten unabdingbar in den Entscheidungsprozeß miteinbezogen werden. Die Abklärung isolierter pathologischer Hormonwerte ohne entsprechende Klinik ist zu vermeiden.
2. Das neuroendokrine Adaptationssyndrom mit Steigerung der Nebennierenfunktion und Suppression der Schilddrüsen- und Gonadenfunktion stellt die „physiologische" Reaktion des Intensivpatienten auf einen lebensbedrohlichen Streß dar. Diese Veränderungen sind nicht therapiebedürftig. Eine Thyroxinsubstitution beim Euthyroid-sick-Syndrom und die Gabe von Anabolika beim „Hypogonadismus des kritisch Kranken" sind deshalb kontraindiziert. Die Wachstumshormontherapie bei katabolen Stoffwechselzuständen hat experimentellen Charakter.
3. An das Vorliegen einer primären Hypothyreose muß gedacht werden, wenn die TSH-Konzentrationen in der akuten Krankheitsphase erhöht sind. Die Konstellation erhöhter TSH-Werte bei erniedrigten T_3/T_4-Konzentrationen ist untypisch für das Euthyroid-sick-Syndrom in dieser Phase und tritt normalerweise zu einem späteren Zeitpunkt in der Rekonvaleszenz auf.
4. Die Schilddrüsenhormonwerte beim Euthyroid-sick-Syndrom (TSH, T_3 und T_4 erniedrigt) können das Vorliegen einer Hypophysenvorderlappeninsuffizienz vortäuschen. Sie läßt sich durch eine basale Kortisolbestimmung ausschließen. Finden sich im oberen Normbereich gelegene oder erhöhte Kortisolwerte, ist eine HVL-Insuffizienz unwahrscheinlich. Vorsicht ist bei Kortisolwerten im unteren Normbereich (< 10 μg/dl) angebracht. Sie sind für die akute Erkrankungsphase inadäquat und bedürfen einer weiteren Abklärung. Im Zweifelsfall ist einer prophylaktischen Hydrokortisonsubstitution der Vorzug zu geben.

Literatur

1. Brent, G. A., J. M. Hershman: Effects of nonthyroidal illness on thyroid function tests. In: Middlesworth, L. Van (ed.): The Thyroid Gland: A Practical Clinical Treatise. pp. 83–110. Year Book Medical, Chicago 1986.
2. Chrousos, G. P.: The hypothalamic-pituitary-adrenal axis and immune-mediated inflammation. New Engl. J. Med. 332 (1995) 1351–1362.
3. Lephart, E. D., C. R. Baxter, R. Parker: Effect of burn trauma on adrenal and testicular steroid hormone production. J. clin. Endocr. 64 (1987) 842–847.
4. Molijn, G. J., J. J. Spek, J. C. J. van Uffelen et al.: Differential adaptation of glucocorticoid sensitivity of peripheral blood mononuclear leukocytes in patients with sepsis or septic shock. J. clin. Endocr. l80 (1995) 1799–1803.
5. Raff, H., J. W. Findling, S. J. Diaz, M. H. Majmudar, V. O. Waters: Aldosterone control in critically ill patients: ACTH, metoclopamide, and atrial natriuretic peptide. Crit. Care Med. 18 (1990) 915.
6. Reichlin, S.: Neuroendocrinology. In: Wilson, J. D., D. W. Foster (Eds.): Williams Textbook of Endocrinology, 8th Edition, pp. 135–200. Saunders, Philadelphia 1992.
7. Reincke, M., B. Allolio, G. Würth, W. Winkelmann: The hypothalamic-pituitary-adrenal axis in critical illness: Response to dexamethasone and corticotropin-releasing hormone. J. clin. Endocr. 77 (1993) 151–156.
8. Reincke, M., R. Lehmann, M. Karl, A. Magiakou, G. P. Chrousos, B. Allolio: Severe illness: Neuroendocrinology. In: Chrousos, G. P., P. Gold (eds.): Stress: Basic mechanism and chronical implications. Ann. N. Y. Acad. Sci. 771 (1995) 556–569.

78 Hormonveränderungen bei chronischer Niereninsuffizienz und Leberzirrhose

Ulrich Deuß

1	Grundlagen	679
2	**Chronische Niereninsuffizienz**	679
2.1	Nebennierenrindenfunktion	679
2.2	Schilddrüsenfunktion	680
2.3	Wachstumshormon	680
2.4	Gonadenfunktion	680
2.5	Kohlenhydratstoffwechsel	681
2.6	Andere Hormonsysteme	681
3	**Leberzirrhose**	682
3.1	Schilddrüsenfunktion	682
3.2	Gonadenfunktion	682
3.3	Kohlenhydratstoffwechsel	682
3.4	Mineralokortikoide, ADH, ANP	683
3.5	Andere Hormonsysteme	683

Tabelle 78-1 Zusammenfassung der wichtigsten Veränderungen hormoneller Basalwerte bei chronischer Niereninsuffizienz und Leberzirrhose.

Hormon	chronische Niereninsuffizienz	Leberzirrhose
Kortisol	n	n–↑
ACTH	n–↑	n–↑
fT_3	↓	↓
fT_4	↓	↑
T_3	↓	↓
T_4	(↓)	n–↓
rT_3	n	↑
TSH	n	n–(↑)
GH	↑	↑
IGF-1	n	↓
LH	n–↑	n
FSH	n–↑	n
Testosteron	↓	↓
Prolaktin	↑	↑

1 Grundlagen

Sowohl die chronische Niereninsuffizienz als auch die Leberzirrhose beeinflussen die Sekretion und den Metabolismus von Hormonen auf sehr unterschiedliche Weise (Tab. 78-1). Zunächst geht der zunehmende Funktionsverlust der Organe mit einer Abnahme der von ihnen selbst produzierten Hormone wie Erythropoetin, $1,25-(OH)_2$-Vitamin D_3 oder IGF-1 einher. Zusätzlich werden in der Leber auch wichtige Transportproteine, wie z.B. das kortisolbindende Globulin oder das thyroxinbindende Globulin, synthetisiert.

Andererseits können direkt toxische Effekte bzw. eine unzureichende Stimulation durch höhergelegene Zentren zu erniedrigten Hormonkonzentrationen führen (z.B. Testosteron bei Urämie). Häufiger finden sich jedoch erhöhte Hormonkonzentrationen, die z.T. kompensatorisch bedingt sind, wie z.B. im Rahmen des sekundären Hyperparathyreoidismus (s. Kap. 37), zum überwiegenden Teil aber auf einer verminderten Clearance beruhen [2].

Zusätzlich können aber auch Alterationen der Hormonwirkung nachgewiesen werden. So findet sich bei chronischer Niereninsuffizienz eine gestörte Aktivierung von Prohormonen (Schilddrüsenhormone, Proinsulin), eine Verschiebung der Hormonbindung an Plasmaproteine (IGF-1), die Bildung multimerer Formen unterschiedlicher Bioaktivität (z.B. durch gesteigerte Glukuronidierung bei LH), sowie eine gestörte Sensitivität von Zielorganen, die sowohl durch Änderung der Rezeptorzahl/-affinität als auch durch Ausbildung von Postrezeptordefekten (Insulin) bedingt sein kann [1, 8].

2 Chronische Niereninsuffizienz

2.1 Nebennierenrindenfunktion

Die chronische Niereninsuffizienz geht häufig mit Symptomen einher, die sowohl bei Hyperkortisolismus (Osteopenie/-porose, proximale Muskelschwäche und Muskelatrophie, Glukoseintoleranz, arterielle Hypertonie) als auch bei einer Nebennierenrindeninsuffizienz (arterielle Hypotonie, Schwäche, Hyperkaliämie) gefunden werden.

Das basale *Kortisol* liegt in der Regel bei erhaltener Tagesrhythmik im Normbereich, jedoch sind das über

24 h integrierte Gesamtkortisol und das freie Kortisol, bedingt durch eine Verlängerung der Halbwertszeit der endogenen sekretorischen Kortisol-Peaks, erhöht [2]. Während einer Hämodialyse kommt es zu einer deutlichen Stimulation der Kortisolsekretion. Das basale *ACTH* ist im Normbereich oder erhöht und läßt sich bei urämischen Patienten erst durch hohe Dosen von Dexamethason ausreichend supprimieren [7]. Dies ist nicht allein auf eine verminderte Resorption des Dexamethasons zurückzuführen sondern auch Hinweis auf eine gestörte Regulation der Hypothalamus-Hypophysen-Nebennierenrinden-Achse. Dafür spricht auch eine vorzeitige, aber schwache ACTH-Antwort nach CRH-Stimulation und ein verminderter Anstieg des ACTH in der Insulinhypoglykämie. Dagegen fällt der Kortisolanstieg nach ACTH-Stimulation normal aus.

Die *Plasmareninaktivität* und das *Plasmaaldosteron* sind bei Patienten mit chronischer Niereninsuffizienz abhängig von der Elektrolyt- und Flüssigkeitsbalance, die Spiegel sind bei Patienten mit CAPD in der Regel höher als bei Hämodialysepatienten.

Gelegentlich kann sich insbesondere bei Diabetikern mit chronischer Niereninsuffizienz ein in seiner Genese nicht eindeutig geklärter, hyporeninämischer Hypoaldosteronismus mit Neigung zu extremen Hyperkaliämien entwickeln (renale tubuläre Azidose Typ IV).

2.2 Schilddrüsenfunktion

Klinisch erscheinen Patienten mit chronischer Niereninsuffizienz in der Regel euthyreot. Mittels Ultraschalluntersuchung läßt sich jedoch eine auf rund 50% signifikant gesteigerte Prävalenz von Strumen nachweisen.

Primäre *Hypothyreosen* finden sich bei Patienten mit chronischer Niereninsuffizienz 2- bis 3mal häufiger als in der Normalbevölkerung (insbesondere bei Frauen mit diabetischer Nephropathie) [5]. Die klinische Diagnose ist oft schwierig, da Symptome wie Hypothermie, Blässe oder Asthenie auch bei Urämie gefunden werden. Laborchemisch kann die Diagnose nur durch den Nachweis einer erhöhten TSH-Konzentration eindeutig gestellt werden.

Aufgrund der verminderten renalen Elimination ist die *Plasmajodkonzentration* erhöht. Bei einem Abfall der glomärulären Filtrationsrate unter 50% kommt es zu einem Abfall der Konzentrationen von T_3, fT_3, fT_4 und zu geringerem Anteil auch von T_4 [5]. Die Bindungsproteine liegen im Normbereich, einzelne CAPD-Patienten weisen jedoch etwas erniedrigte Konzentrationen auf. Im Gegensatz zum „sick euthyroid syndrome" ist die Bildung von rT_3 und seine Clearance bei chronischer Niereninsuffizienz normal.

Das *basale TSH* liegt im Normbereich, die TSH-Antwort nach TRH ist verzögert, wegen der verlängerten Halbwertszeit von TRH und TSH jedoch verlängert [5]. Insgesamt scheint der zentrale Feedback-Mechanismus auf einen niedrigeren Sollwert für die Konzentrationen an Schilddrüsenhormonen eingestellt zu sein.

Die *Wirkung der Schilddrüsenhormone* ist bei der chronischen Niereninsuffizienz z.T. gestört. So findet sich eine deutliche Resistenz gegenüber ihren thermogenen Effekten sowie eine Hypersensitivität gegenüber den katabolen Eigenschaften mit einer inversen Korrelation des T_3 zu der Gesamteiweißkonzentration.

Insgesamt scheinen die Veränderungen der Schilddrüsenparameter bei chronischer Niereninsuffizienz eine physiologische Adaptation darzustellen. Eine Substitutionstherapie ist deshalb nicht nur nicht sinnvoll, sondern kann, insbesondere was die katabolen Veränderungen betrifft, auch negative Effekte mit sich bringen.

2.3 Wachstumshormon

Wachstumshemmung mit verminderter Endgröße ist ein typisches klinisches Symptom bei chronischer Niereninsuffizienz im Kindesalter.

Die Konzentrationen von Wachstumshormon (GH) sind jedoch bei Kindern mit chronischer Niereninsuffizienz im Tagesprofil erhöht, dabei lassen sich sowohl verstärkte GH-Pulse als auch erhöhte Konzentrationen zwischen den Pulsen nachweisen. Die metabolische Clearance des GH ist um 40% reduziert, eine gesteigerte Sekretion erscheint dagegen fraglich.

In Funktionstests lassen sich Störungen der zentralen Kontrollmechanismen des GH nachweisen, ohne daß ihre physiologische Bedeutung bislang vollständig geklärt ist [2]. So findet sich ein paradoxer Anstieg nach Hyperglykämie oder ein überschießender und langanhaltender Anstieg nach Arginin, Hypoglykämie oder GHRH. Eine deutliche Stimulation nach L-Dopa deutet auf eine gesteigerte Sensitivität gegenüber katecholaminergen Stimuli hin. Außerdem findet sich regelmäßig eine inadäquate Antwort des GH auf TRH.

Sowohl bei Kindern als auch bei Erwachsenen sind die IGF-1-Konzentrationen im Normbereich, der Bioassay zeigt jedoch eine verminderte Aktivität, die sich nach Nierentransplantation wieder bessert. Ursächlich kommt hierfür eine erhöhte Konzentration des IGF-Bindungsprotein-1 (IGFBP-1) in Frage, welches die Bioaktivität des IGF-1 in vitro inhibiert. Auch niedermolekulare Fraktionen des IGFBP-3 wurden bei Patienten mit Urämie erhöht gemessen, diese sind wahrscheinlich aber nur Ausdruck einer verminderten renalen Clearance. Eine GH-Therapie bei Kindern mit chronischer Niereninsuffizienz führt zu einem deutlich verbesserten Wachstum mit einem signifikanten Anstieg des IGF-1 bei weniger ausgeprägtem Anstieg des IGFBP-3 (s. Kap. 12).

2.4 Gonadenfunktion

Störungen der Hodenfunktion bestehen bei mehr als der Hälfte chronisch niereninsuffizienter Männer.

Klinisch äußert sich dies in der Entwicklung einer Gynäkomastie, Libido- und Potenzminderung sowie reduzierter Fertilität. Auch bei urämischen Frauen lassen sich regelmäßig ein Libido- bzw. Orgasmusverlust, anovulatorische Zyklen, Menstruationsstörungen und Infertilität nachweisen.

Beim Mann ist sowohl das Gesamt- wie auch das freie *Testosteron* im Serum erniedrigt, die unzureichende Reaktion im hCG-Test spricht für eine Störung der Leydig-Zell-Funktion. Das LH ist im Serum erhöht, das FSH in Abhängigkeit von der Keimzellschädigung normal bis erhöht, nach GnRH findet sich eine normale bis gesteigerte Antwort der Gonadotropine [3]. Die renale Retention der Gonadotropine und die Bildung multimerer Formen unterschiedlicher Bioaktivität sind neben dem verminderten negativen Feedback für die erhöhten Gonadotropine verantwortlich.

Im Ejakulat findet sich oft eine Oligoasthenoteratozoospermie, histologisch lassen sich alle Schweregrade von *Reduktion der Keimzellen* bis zur Keimzellaplasie nachweisen. Die Einleitung einer Hämodialyse bessert den Hypogonadismus, nach Nierentransplantation kann wieder eine vollständige Fertilität erzielt werden. Ferner besteht jedoch auch häufig eine erektile Dysfunktion. Neben den endokrinen Mechanismen spielen aber auch andere Faktoren der oft multimorbiden Patienten eine Rolle wie z.B. Diabetes mellitus, neurogene Störungen, vaskuläre Faktoren oder auch Medikamenteneffekte.

Bei Frauen ist sowohl das *LH* als auch das FSH normal bis leicht erhöht, Clomiphen oder GnRH haben einen normalen stimulierenden Effekt. Als Hinweis auf eine Störung der zentralen Regulationsmechanismen fehlt die Feedback-Reaktion auf Östrogene, der mittzyklische LH-Anstieg bleibt aus und verminderte Progesteronspiegel in der 2. Zyklushälfte sprechen für eine Corpus-luteum-Insuffizienz.

Ursache der regelmäßig gefundenen *Hyperprolaktinämie* (bis 200 ng/ml) ist nur in geringerem Maße eine reduzierte renale Clearance. Oft führt die Einnahme von Medikamenten zu einer Stimulation des Prolaktins, andererseits liegt auch eine Funktionsstörung der laktotropen Hypophysenzelle mit vermindertem Ansprechen auf PIF (Dopamin) vor [2]. Darauf weist auch das oft schlechte Ansprechen dieser Veränderungen auf Dopaminagonisten hin. Naloxon hemmt dagegen die Hyperprolaktinämie als Ausdruck eines Hyperendorphinismus. Nach Einleitung einer Erythropoetinbehandlung ist die Hyperprolaktinämie oft rückläufig.

Die Einleitung einer Substitution mit Testosteron bei Männern hat einen positiven Effekt sowohl auf die renale Osteodystrophie als auch auf die renale Anämie mit der Möglichkeit der Einsparung von Erythropoetin. Durch den anabolen Effekt des Testosterons muß jedoch mit einem leichten Anstieg des Kreatinins im Serum gerechnet wreden. Bei Hämodialysepatienten kommt wegen der regelmäßigen Heparinisierung nur die orale Gabe von Testosteronundekanoat, in Zukunft vielleicht auch die Anwendung von transdermalen Systemen in Frage.

2.5 Kohlenhydratstoffwechsel

Auch wenn sich die chronische Niereninsuffizienz nicht auf dem Boden einer diabetischen Nephropathie entwickelt hat, findet sich regelmäßig eine *gestörte Glukosetoleranz*. Die basalen Insulinkonzentrationen sind normal oder leicht erhöht bei verminderter renaler Insulin-Clearance. Insbesondere der Skelettmuskel ist der Hauptort einer peripheren Insulinresistenz, die am ehesten auf einer Störung auf Postrezeptorebene beruht [1]. Dagegen ist der hepatische Glukoseumsatz nur geringfügig alteriert. Der endogenen Hypersekretion von GH scheint bezüglich der Glukoseintoleranz keine wesentliche pathophysiologische Bedeutung zuzukommen.

Auch die insulinabhängigen Schritte des Lipid- und Lipoproteinstoffwechsels sind bei chronischer Niereninsuffizienz gestört, dagegen sind der transmembranöse Aminosäurentransport und die Proteinsynthese nicht beeinflußt.

Die *Glukagonkonzentrationen* sind deutlich erhöht, bei normaler Sekretion ist die renale Elimination jedoch vermindert und es findet sich ein erhöhter Anteil an inaktivem Proglukagon. Eine mögliche Beteiligung der Hyperglukagonämie am katabolen Zustandsbild bei Urämie ist nicht ausreichend geklärt.

Die zusätzliche Glukoseapplikation bei Patienten mit chronischer Peritonealdialyse führt passager zu einem Anstieg der Glukose- und Insulinkonzentrationen, trotzdem entwickeln nur wenige Patienten einen manifesten Diabetes mellitus. Wie auch nach Hämodialyse kann nach Einleitung der CAPD eine gewisse Besserung der Glukoseintoleranz nachgewiesen werden.

Bei Diabetikern kann der Insulinbedarf wegen der oft begleitenden Anorexie und der verminderten Clearance von Insulin zurückgehen [1]. Nach Einleitung einer Dialyse ist der Insulinbedarf nicht vorherzusehen, da sich die Insulinresistenz zum einen bessert, andererseits die Halbwertszeit des Insulins durch die Dialyse praktisch wieder normalisiert wird.

2.6 Andere Hormonsysteme

Zahlreiche gastrointestinale Hormone (wie z.B. Gastrin, Sekretin, Cholezystokinin, Gastric inhibitory peptide, pankreatisches Polypeptid, Motilin, Pankreozymin) wurden bei chronischer Niereninsuffizienz in erhöhten Konzentrationen gemessen [2]. Die pathophysiologische Signifikanz dieser Befunde ist fraglich, überwiegend sind sie wohl lediglich Ausdruck einer verminderten Clearance.

Konzentrationen von ANP sind in Abhängigkeit der Volumenüberlastung bei Patienten mit chronischer Niereninsuffizienz kompensatorisch erhöht und korrelieren bei nicht dialysierten Patienten gut mit der Kreatininkonzentration und dem mittleren arteriellen Blutdruck. Bei Dialysepatienten finden sich deutlich höhere Konzentrationen, die positiv mit dem Wässerungszustand des Patienten korrelieren.

Der Erythropoetinmangel ist überwiegend für die Ausbildung der renalen Anämie verantwortlich. Die Konzentrationen sind bei terminaler Niereninsuffizienz normal bis leicht erhöht, jedoch für den Grad der Anämie als unzureichend stimuliert anzusehen.

3 Leberzirrhose

3.1 Schilddrüsenfunktion

Patienten mit Leberzirrhose erscheinen klinisch meist euthyreot. Die Konzentrationen an Gesamt-T_3 und -fT_3 sind erniedrigt, das fT_4 erhöht bei normalem bis erniedrigtem Gesamt-T_4 [9]. Das basale TSH ist oft etwas oberhalb der Norm, nach TRH kommt es aber zu einem normalen, gelegentlich auch verminderten Anstieg. Dies spricht eher für einen gestörten TSH-Abbau als für eine manifeste Funktionsstörung der Schilddrüse.

Die Verschiebung der peripheren Schilddrüsenparameter bei der Leberzirrhose ist auf eine gestörte hepatische Konversion von T_4 zu T_3 zugunsten einer gesteigerten peripheren Umwandlung von T_4 zu rT_3 zurückzuführen.

Die Konzentration von rT_3 ist deshalb erhöht, was durch eine verminderte hepatische Clearance zusätzlich verstärkt wird. Eine Substitutionstherapie mit Schilddrüsenhormonen ist nicht erforderlich und hätte eher eine Steigerung kataboler Stoffwechselvorgänge zur Folge.

3.2 Gonadenfunktion

Symptome des Hypogonadismus wie Abdominalglatze und Verlust der Axillarbehaarung, ein- oder beidseitige Gynäkomastie und Hodenatrophie sind typische Zeichen bei *Männern* mit Leberzirrhose. Die Ausprägung der Symptomatik ist abhängig von der Ursache der Leberzirrhose. So weisen Männer mit alkoholbedingter Leberzirrhose zu 80% einen Libidoverlust und Zeichen der Feminisierung auf, dagegen finden sich diese bei Patienten mit einer Zirrhose auf dem Boden einer chronisch aggressiven Hepatitis oder mit Hämochromatose nur selten [4]. *Frauen* mit Leberzirrhose weisen meist eine Amenorrhö oder Dysmenorrhö und einen Verlust sekundärer Sexualcharakteristika wie Mammaatrophie und vermindertes Hüftfett auf. Es besteht eine Infertilität mit gestörter Follikelreifung und häufig zusätzlicher Corpus-luteum-Insuffizienz.

Beim Mann ist das Testosteron in der Regel erniedrigt, dagegen sind die Konzentrationen von Östradiol, Prolaktin und SHBG erhöht [10]. Die Gonadotropinspiegel liegen im Bereich der Norm. Pathophysiologisch kommt es durch die Ausbildung von portokavalen Kollateralkreisläufen zu einer verminderten hepatischen Elimination von Androgenen, die deswegen in der Peripherie in den sexualhormonabhängigen Geweben (Fettgewebe, Brustdrüse) vermehrt zu Östrogenen konvertiert werden. Diese führen zur gesteigerten Bildung von SHBG, welches durch seine hohe Affinität zum Testosteron zu einer weiteren Verschiebung des Östrogen-Androgen-Quotienten mit Verminderung der Konzentration des freien Testosterons führt. Das durch die erhöhten Konzentrationen von Östrogenen bedingte negative Feedback verhindert trotz erniedrigter Konzentrationen an Testosteron eine Steigerung der Gonadotropinsekretion.

Bei der *Hämochromatose* sind zusätzlich Eisenablagerungen in der Hypophyse für eine Störung der Gonadotropinfreisetzung verantwortlich [4]. Die erhöhten Östrogenkonzentrationen stimulieren die Prolaktinsekretion, beide Faktoren zusammen sind für die Entwicklung der Gynäkomastie mitverantwortlich. Unklar ist, ob diese Faktoren auch für die regelmäßig nachweisbare Leydig-Zell-Insuffizienz mit vermindertem Anstieg des Testosterons nach HCG verantwortlich sind.

Das Ejakulat zeigt eine Oligoasthenoteratozoospermie, histologisch findet sich eine peritubuläre Fibrose und Atrophie des Keimepithels. Dabei ist allerdings zu berücksichtigen, daß allein durch einen eventuellen Alkoholabusus eine Hodenatrophie mit Rückgang der Germinalzellzahl und Rückgang der Tubuli seminiferi erzeugt werden kann.

Bei alkoholinduzierter Leberzirrhose kann eine Alkoholkarenz die Sexualmerkmale wieder normalisieren, die Infertilität bleibt in der Regel jedoch bestehen.

Eine Testosteronsubstitution ist bis auf Patienten mit Hämochromatose kontraindiziert, da es durch die Aromatase extragonadal in Östrogene umgewandelt wird und damit die Feminisierung verstärkt wird.

Der Einsatz von synthetischen Androgenen, die nicht einer Konversion durch die Aromatase unterliegen, ist bislang noch nicht ausreichend erprobt.

3.3 Kohlenhydratstoffwechsel

Bei Leberzirrhose findet sich in einem hohen Prozentsatz eine Glukoseintoleranz (50–80%) bzw. auch ein manifester Diabetes mellitus (ca. 10%). Dabei ist die Pathogenese der Leberzirrhose für die Inzidenz der Kohlenhydratstoffwechselstörung von entscheidender Bedeutung (bei Hämochromatose manifester Diabetes mellitus 70%, alkoholinduzierte Zirrhose 20%, posthepatische Zirrhose selten). Es besteht eine Insulinresistenz mit erhöhten Insulinkonzentrationen sowohl nüchtern als auch postprandial [8]. Der hepatische Insulinabbau ist vermindert, eine verminderte Clearance aufgrund portokavaler Anastomosen scheint ebenso wie eine gesteigerte Sekretion des Insulins von untergeordneter Bedeutung zu sein. Die Insulinresistenz ist am ehesten auf eine Postrezeptordefekt zurückzuführen, jedoch findet sich auch als Folge der Down-Regulation eine verminderte Rezeptordichte in den peripheren Geweben.

Darüber hinaus sind die Spiegel kontrainsulinär wirkender Hormone erhöht. Für das Glukagon läßt sich dies sowohl auf eine gesteigerte Sekretion im Rahmen einer Glukagonresistenz als auch auf einen verminderten Abbau zurückführen, letzterer ist aber im Gegensatz zum Insulin bedingt durch die portokavalen Anastomosen. Ebenso ist das GH bei Leberzirrhose meist erhöht (s. u.). Diese Faktoren scheinen aber pathogenetisch keine wesentliche Bedeutung zu haben, da beispielsweise Somatostatin keinen Einfluß auf die diabetische Stoffwechsellage hat [4].

Ein hepatogener Diabetes mellitus kann oft diätetisch oder mit Sulfonylharnstoffen eingestellt werden. Bei der Hämochromatose kommt zusätzlich eine β-Zellschädigung hinzu, so daß in der Regel eine Insulinbedürftigkeit besteht.

3.4 Mineralokortikoide, ADH, ANP

Die *Aldosteronkonzentration* ist bei kompensierter Leberzirrhose im Normbereich gelegen oder nur gering erhöht, steigt aber bei zunehmender Dekompensation mit an. Hierfür ist eine Verminderung des effektiven Plasmavolumens mit Stimulation des Renin-Angiotensin-Systems und ein verminderter hepatischer Abbau anzuschuldigen. Der Hyperaldosteronismus ist aber für die Natriumretention bei Leberzirrhose nicht primär verantwortlich und eher als Epiphänomen zu sehen [4]. Die gesteigerte Natriumrückresorption im proximalen Tubulus ist aldosteronunabhängig. Angiotensinogen ist wegen der verminderten hepatischen Synthese erniedrigt, Renin und Angiotensin II sind dagegen als Folge des verminderten effektiven Plasmavolumens und Stimulation der Volumenrezeptoren erhöht.

ADH ist bei Leberzirrhose, insbesondere bei der Ausbildung von Aszites, oft erhöht, ohne daß eine Korrelation zur Osmolarität des Serums besteht. Die Genese der inadäquaten Stimulation der ADH-Sekretion ist unklar, eine pathophysiologische Bedeutung bei der gestörten Wasserausscheidung im Rahmen der Leberzirrhose ist aber anzunehmen. Auch nach Ausgleich eines verminderten effektiven Plasmavolumens bleiben die ADH-Konzentrationen erhöht, so daß eine Störung der Funktion hepatischer Osmorezeptoren, z.B. durch Herabsetzung der Reizschwelle möglich ist.

Die ANP-Plasmakonzentrationen sind bei der Leberzirrhose normal bzw. bei fortgeschrittenem Krankheitsbild eher etwas erniedrigt. Bei zunehmender Einschränkung der Nierenfunktion mit Flüssigkeitsretention oder auch bei einer begleitenden Herzinsuffizienz wird jedoch ein Anstieg des ANP beobachtet.

3.5 Andere Hormonsysteme

Die *Glukokortikoidspiegel* sind bei Patienten mit Leberzirrhose in der Regel normal, einzelne Patienten weisen als Folge einer verminderten hepatischen Metabolisierung erhöhte Konzentrationen z.T. auch in Kombination mit klinischen Zeichen eines Hyperkortisolismus auf.

Das *GH* ist im Serum von Patienten mit Leberzirrhose meist erhöht. Dies ist multifaktoriell bedingt und auf eine verminderte GH-Clearance in der Leber, eine gestörte hypothalamisch-hypophysäre Regulation und eine durch die Funktionseinschränkung bedingte verminderte IGF-1-Sekretion zurückzuführen [4]. Die gleichzeitig bestehende *Hyperöstrogenämie* führt zu einer zusätzlichen Hemmung der IGF-1-Sekretion. Oft besteht bei den Patienten zusätzlich ein reduzierter Ernährungszustand, der per se mit erhöhten GH-Konzentrationen einhergeht.

Literatur

1. Alvestrand, A., M. Majagic, A. Wajngot, S. Efendic: Glucose intolerance in uremic patients: the relative contributions of impaired β-cell function and insulin resistance. Clin. Nephrol. 31 (1989) 175–183.

2. Emmanouel, D., M. Lindheimer, A. Katz: Pathogenesis of endocrine abnormalities in uremia. Endocrin. Rev. 1 (1980) 28–44.

3. Holdsworth, S. R., R. C. Atkins, D. M. De Kretser: The pituitary-testicular axis in men with chronic renal failure. New Engl. J. Med. 296 (1977) 1245–1249.

4. Johnston, D. G., K. G. M. M. Alberti: The liver and the endocrine system. In: Wright, R., K. G. M. M. Alberti. S. Karran, G. H. Millward-Sandler (eds.): Liver and Biliary Disease. Pathophysiology, Diagnosis, Management, pp. 161–188. Saunders, Philadelphia 1985.

5. Kaptein, E. M., H. Quion-Verde, C. J. Choolzian: The thyroid in end-stage renal disease. Medicine 67 (1988) 187–197.

6. Kley, H. K.: Endokrine Störungen bei Krankheiten der Leber. Med. Welt 34 (1983) 814–817.

7. Luger, A., I. Lang, J. Kovarik, H. Stummvoll, H. Templ: Abnormalities in the hypothalamic-pituitary adrenocortical axis in patients with chronic failure. Amer. J. Kidney Dis. 9 (1987) 51–54.

8. Oheler, G., H. Bleyl, M. Knecht, K. Matthes: Hyperinsulinämie und gestörte Glukosetoleranz bei chronisch-entzündlichen Leberkrankheiten. Z. Gastroent. 19 (1981) 26–32.

9. Szilagyi, A.: Thyroid hormones and alcoholic liver disease. J. clin. Gastroent. 9 (1987) 189–193.

10. Thiel, D. H. van: Liver disease and the hypothalamic-pituitary-gonadal axis. Semin. Liver Dis. 5 (1985) 35–45.

79 Anorexia und Bulimia nervosa, affektive Psychosen und Psychopharmakotherapie

Klaus-Peter Lesch

1	**Anorexia und Bulimia nervosa**	684
1.1	Definition und Klassifikation	684
1.2	Klinisches Bild	684
1.3	Pathogenese/Pathophysiologie	684
1.4	Diagnostik	685
1.5	Therapie	686
2	**Affektive Psychosen**	686
2.1	Definition und Klassifikation	686
2.2	Klinisches Bild	687
2.3	Pathogenese/Pathophysiologie	687
2.3.1	Hypothalamo-hypophysär-adrenokortikales System	688
2.3.2	Hypothalamo-hypophysär-thyreoidales System	688
2.3.3	Andere neuroendokrine Systeme	688
2.4	Diagnostik	689
2.5	Therapie	689
3	**Psychopharmakotherapie**	690

1 Anorexia und Bulimia nervosa

1.1 Definition und Klassifikation

Anorexia nervosa oder Magersucht ist die Verweigerung, ein dem Alter und der Statur entsprechendes minimales Körpergewicht aufrechtzuerhalten. Es bestehen eine ausgeprägte Angst vor Gewichtszunahme, Störung der eigenen Körperwahrnehmung hinsichtlich Gewicht, Größe und Form, die Verleugnung der Bedrohlichkeit des bestehenden Untergewichts, sozialer Rückzug und Depressivität, sowie bei Frauen nach der Menarche eine Amenorrhö.

Die *Bulimia nervosa* ist eine Eßstörung mit intermittierenden Episoden von „Freßattacken", dem Gefühl des Kontrollverlustes während der Freßanfälle und Maßnahmen zur Vermeidung einer Gewichtszunahme wie selbstinduziertes Erbrechen, Diuretika- und Laxanzienabusus sowie übermäßige körperliche Betätigung. Die Epidemiologie deutet auf eine Zunahme der Prävalenz von Eßstörungen in den vergangenen Dekaden. Anorexia nervosa und Bulimia nervosa kommen weit häufiger bei jungen Frauen als bei Männern vor.

1.2 Klinisches Bild

Als unmittelbare Folge der reduzierten Nahrungszufuhr und des daraus resultierenden Untergewichts manifestieren sich eine Vielzahl medizinischer, nicht selten schwerwiegender und vital bedrohlicher Komplikationen, wie z.B. Elektrolytstörungen, Blutbildveränderungen, Kardiomyopathie, Enzephalopathie, Osteoporose mit erhöhter Frakturrate sowie Defizienz von Vitaminen und Mineralien. Glukosemetabolismus und Insulinsekretion sind gestört; Hypoglykämien sind häufig und potentiell letal, lassen sich jedoch diätetisch korrigieren. Eine Anorexia nervosa kompliziert die metabolische Kontrolle bei Diabetes mellitus Typ I [7, 10]. Darüber hinaus sind verschiedene Hormonsysteme in Abhängigkeit von der Ausprägung des klinischen Bildes betroffen (s.u.).
– *prädisponierende Faktoren* (individuell, familiär, kulturell)
– *präzipitierende Faktoren* (Unzufriedenheit mit Gewicht und Körperform und deshalb Einschränkung der Nahrungszufuhr zur Steigerung des Selbstwertgefühls und der Selbstkontrolle)
– *aufrechterhaltende Faktoren* (Symptome der Gewichtsreduktion und Reaktionen der Umwelt).

1.3 Pathogenese/Pathophysiologie

In den vergangenen Jahren wurden die monokausalen Theorien von der Ansicht verdrängt, daß die Anorexia nervosa eine *ätiologisch heterogene, multifaktorielle Erkrankung* darstellt [8]. Ihre Symptomstruktur repräsentiert eine gemeinsame Endstrecke, die aus der Interaktion von drei Bereichen prädisponierender Faktoren resultiert (s.u.): Die Rolle der individuellen (genetischen und entwicklungsbiologischen), familiären und kulturellen prädisponierenden Faktoren zeigen jedoch eine hohe Variabilität in dieser Patientenpopulation.

Die Integration des metabolischen Status in der Peripherie mit den neuronalen Signalstrukturen des Zentralnervensystems erfordert die Einbeziehung von spezialisierten Funktionen multipler Gehirnareale, in deren hierarchischer Organisation der Hypothalamus eine zentrale Stellung einnimmt.

Der Hypothalamus steht mit seiner ausgeprägten Vaskularisierung und seinen neuronalen Projektionen aus dem Hirnstamm in direktem Kontakt mit den zirkulierenden Nährstoffen und den neutralen Signalen aus der Peripherie. Dieser periphere Input hat einen grundlegenden Einfluß auf die Aktivität neuroendokriner Systeme des Hypothalamus, der seinereits eine Vielzahl von physiologischen Prozessen und das Verhalten steuert.

Anorexia nervosa ist mit verschiedenen Störungen der endokrinen und hypothalamischen Funktion assoziiert. Bei Bulimia nervosa sind neuroendokrine Störungen generell geringer ausgeprägt [5]. Diese endokrine Dysregulation gilt als Folge einer gestörten hypothalamischen Regulation der Hypophyse mit den entsprechenden Konsequenzen für die Zieldrüsen. Es ist bisher nicht ausreichend geklärt, ob die endokrinen Veränderungen Ausdruck einer primären hypothalamischen Erkrankung oder eine sekundäre Folge der Gewichtsreduktion sind. Das *anorektische Syndrom bei hypothalamischen Tumoren*, die Beobachtung, daß die Amenorrhö häufig anderen Manifestationen der Erkrankung vorausgeht, kommt selten vor. Aber die Ähnlichkeit mit der endokrinen Dysregulation bei schwerer Depression, lassen bei Eßstörungen wie Anorexia nervosa und Bulimia nervosa eine primäre hypothalamische Störung vermuten.

Eine zentrale Stellung bei den Veränderungen der endokrinen Regulation nimmt das *hypothalamo-hypophysär-gonadale System* ein. Patienten mit Anorexia nervosa zeigen ein dem sekundären hypothalamischen Hypogonadismus entsprechendes infantiles Sekretionsmuster der gonadotropen Hormone LH und FSH mit Reduktion der Östrogene als Folge einer inadäquaten Stimulation durch LHRH [4]. *Amenorrhö* mit Anovulation ist obligatorisch (Libidoverlust und erniedrigtes Testosteron beim Mann); sie kann mit dem gestörten Eßverhalten und dem Gewichtsverlust einhergehen, diesem vorausgehen oder nachfolgen.

Ein *Low-T_3-Syndrom* infolge einer verminderten Konversion von T_4 und erhöhter Produktion von rT_3 ist häufig nachzuweisen; die TRH-induzierte TSH-Sekretion ist verzögert, das basale TSH ist im Normbereich. Weiterhin findet sich bei Anorexia nervosa ein *Hyperkortisolismus* mit verminderter ACTH-Freisetzung nach CRH und Dexamethason-Nonsuppression wahrscheinlich als Folge verstärkter Freisetzung von endogenem CRH. Bei induziertem Erbrechen und Laxanzienabusus kann es gelegentlich aufgrund des Flüssigkeits- und Elektrolytverlustes und damit verbundener Aktivierung des Renin-Angiotensin-Aldosteron-Systems zu einem Anstieg der Mineralokortikoide kommen. Nicht selten findet sich bei schweren anorektischen Syndromen ein partieller *Diabetes insipidus*, der auf eine gestörte Vasopressinsekretion hinweist.

Eine partiell irreversible Osteopenie mit deutlich erhöhter Frakturrate ist eine häufige und ernste Folge von hypothalamischem Hypogonadismus, sekundärem Hyperparathyreoidismus, Hyperkortisolismus und gestörtem Säure-Basen-Gleichgewicht.

Ernährungszustand, hypothalamische Funktion und Hyperkortisolismus stehen auch in engem Zusammenhang mit der Regulation von *Wachstumshormon (GH)* und Kohlenhydratmetabolismus. Die basale GH-Sekretion und GH nach GHRH sind erhöht, die GH-abhängige IGF-I-Plasmakonzentration ist erniedrigt. Adaptiv verändert sind auch GH- und IGF-I-bindende Proteine.

1.4 Diagnostik

Bei Patienten mit Anorexia nervosa findet sich meist ein breites Spektrum von körperlichen Störungen. Medizinische Komplikationen resultieren primär aus der massiven Gewichtsreduktion oder dem veränderten Verhalten [3].

Bei einem schweren anorektischen Syndrom sollte die notwendige Therapie schwerwiegender medizinischer Komplikationen nicht durch eine zu umfassende Diagnostik unangemessen verzögert werden.

Allgemeine und spezielle diagnostische Maßnahmen sind in Tabelle 79-1 aufgeführt. Reduzierte Gonado-

Tabelle 79-1 Weiterführende Untersuchungen bei Anorexia nervosa (nach [3]).

empfehlenswert bei allen Patienten
- Elektrolytprofil einschließlich Kalium, Magnesium, Kalzium und Phosphat
- Glukose
- Differentialblutbild
- Gesamteiweiß, Albumin
- Leberfunktion
- Nierenfunktion
- EKG
- Thorax-Übersichtsaufnahme

selektiv bei einzelnen Patienten
- weitere hämatologische Abklärung: Eisen, Folsäure, Vitamin B_{12}
- Thiamin und andere Vitamine
- Amylase
- Knochendensitometrie (*immer bei Amenorrhö > 1 Jahr*)
- Abdomen-Übersichtsaufnahme
- Ösophagitis-Diagnostik
- Laktosetoleranztest
- Urin- und Serumosmolalität

fakultative Untersuchungen mit speziellen Fragestellungen
- LH, FSH, Östrogene, Testosteron
- Schilddrüsenfunktion
- Kortisol, Dexamethasontest, (CRH-Test)
- CT, MRT

tropine und gonadale Steroide, veränderter Metabolismus der peripheren Schilddrüsenhormone sowie erhöhtes Kortisol, Prolaktin und Wachstumshormon sind wahrscheinlich eine physiologische Anpassung an den Hungerzustand.

Bei einem anorektischen Syndrom muß der pathophysiologische Prozeß zwar dringend korrigiert werden, es ist aber auch wichtig, andere mögliche Ursachen in die *differentialdiagnostischen* Überlegungen einzubeziehen. Mehrere Krankheiten zeigen eine der Anorexia nervosa ähnliche Symptomatik, oder andere unabhängige Störungen können vorliegen. Krankheiten, die sich mit Gewichtsverlust und vermindertem oder erhöhtem Appetit manifestieren, sind in Tabelle 79-2 zusammengefaßt.

Tabelle 79-2 Differentialdiagnose der Anorexia nervosa.

Gewichtsverlust, verminderter Appetit
- Malignome (selten hypothalamisch)
- primäre Nebennierenrindeninsuffizienz (M. Addison)
- chronische Infektionen
- chronische Lungenerkrankungen (z. B. zystische Fibrose)
- Ulcus ventriculi/duodeni
- chronisch entzündliche Erkrankungen des Gastrointestinaltraktes (z. B. M. Crohn)

Gewichtsverlust, gesteigerter Appetit
- Diabetes mellitus, Typ I
- Thyreotoxikose
- Malabsorptionssyndrom
- intestinale Parasiten
- dienzephale Tumoren

Fallbeispiel

Eine 21jährige Studentin, verheiratet, keine Kinder, wird mit instabilen Vitalfunktionen in die Medizinische Abteilung eines Kreiskrankenhauses eingewiesen. Die Patientin klagt über ein Kältegefühl: Herzfrequenz 46–50/min, regelmäßig; Blutdruck 70/40 mmHg, orale Temperatur, 34,4 °C, Atemfrequenz 18/min. Das Körpergewicht ist 32 kg bei einer Länge von 174 cm. 6 Monate zuvor bestand ein stabiles Gewicht von 61,5 kg. Trotz Auszehrung ist die Patientin aufmerksam und gesprächig. Sie berichtet, daß sie bis vor 5 Monaten keine Gewichtsfluktuationen hatte, nach einem Umzug mit dem Partner in eine andere Stadt und weg von ihrer Familie jedoch freiwillig die Nahrungsaufnahme einschränkte und ein anstrengendes Fitneßprogramm begann. Bald danach trat Amenorrhö auf. Mit zunehmendem Gewichtsverlust nahm auch ihr Appetit ab und es fiel ihr leichter, Diät zu halten. Sie scheint weder überrascht noch beunruhigt, daß sie mehr als 40% ihres normalen Gewichtes verloren hat. Die Haut ist kühl und trocken, die Haare sind spröde und brüchig. Bis auf leichte prätibiale Ödeme ergibt die weitere allgemeine und neurologische Untersuchung unauffällige Befunde: Folgende Laborparameter lagen außerhalb des Normbereiches: Harnstoff-N 31,2 mg/dl, Glukose 62 mg/dl, Kalzium 7,2 mg/dl, Phosphor 1,7 mg/dl, Gesamtprotein 5,1 g/dl, GOT 35 IU/l, GPT 50 IU/l, Triglyzeride 38 mg/dl, Hämoglobin 9,8 g/dl, Hämatokrit 31%, Leukozyten $3,4 \times 10^3/\mu l$, Thrombozyten $91 \times 10^3/\mu l$. Das EKG zeigt eine Sinusbradykardie mit gelegentlichen supraventrikulären Extrasystolen. Die Thoraxübersicht ist mit Ausnahme einer sehr schlanken Herzsilhouette unauffällig.

Diagnose: Anorexia nervosa

1.5 Therapie

Die Wiederherstellung des normalen Ernährungszustandes durch Motivation des Patienten zu einer ausgewogenen Ernährung und Gewichtszunahme kann durch *verhaltenstherapeutische* Techniken unterstützt werden. Anorektische Gewohnheiten und Denken lassen sich durch *kognitive* Therapie modifizieren, psychotherapeutisch können auch Autonomie der Persönlichkeit, Identität, Selbstwertgefühl bearbeitet werden. *Antidepressiva* (insbesondere *selektive* Serotonin-Wiederaufnahmeinhibitoren wie z. B. Fluoxetin) bei persistierender depressiver Verstimmung und *niedrigpotente Neuroleptika* bei Angst und Schlafstörungen können eingesetzt werden; Benzodiazepine sind zu vermeiden [6, 11].

> Die umgehende und adäquate Behandlung psychischer Komplikationen der Gewichtsreduktion ist die notwendige Voraussetzung für spezifische Maßnahmen auf der Ebene von Psyche, Kognition und Verhalten.

Ovarialfunktionsstörungen können einem schweren Gewichtsverlust vorausgehen. Diese bleiben häufig nach Rückkehr zum normalen Ernährungszustand bestehen und gefährden besonders junge Frauen mit Anorexia nervosa bei noch nicht erreichter maximaler Knochenmasse. Hier ist die Indikation zur frühzeitigen *Östrogen/Gestagen- und Kalziumsubstitution* gegeben (s. a. Kap. 41) [7, 14]. Eine inkomplette Remission der anorektischen Symptomatik und unvollständige Kompensation des Gewichtsverlustes sind im Hinblick auf die reproduktive Funktion, speziell bei Vorliegen einer Schwangerschaft, prognostisch ungünstig (geringes Geburtsgewicht, höhere Inzidenz von Spontanaborten, kongenitale Malformationen). Bei Kinderwunsch ist die Induktion von Ovulation und Schwangerschaft mit pulsatilem LHRH daher nicht gerechtfertigt.

Die Behandlung des Low-T_3-Syndroms mit Thyroxin ist *nicht indiziert*. Gelegentlich wird in diesem Zusammenhang der Mißbrauch von Schilddrüsenhormonen zur Beschleunigung des Gewichtsverlusts beobachtet.

2 Affektive Psychosen

2.1 Definition und Klassifikation

Kraepelin nahm Anfang des 20. Jahrhunderts durch die Beschreibung des manisch-depressiven Irreseins erstmals eine Abgrenzung der affektiven Psychosen von den schizophrenen Erkrankungen vor, die er mit Dementia praecox bezeichnete. Bleuler grenzte zwar die manisch-depressive Erkrankung weiter ein, erkannte aber nicht die zykloiden Psychosen als eigenständige Entität. Die zuerst von Leonhard beschriebene und später von Angst und Winokur bestätigte Differenzierung in uni- und bipolare Psychosen findet mit Einschränkungen auch Eingang in die operationalisierte Diagnostik der Klassifikation nach DSM-IV und ICD 10.

2.2 Klinisches Bild

Affektive Psychosen (z. B. Depression, manisch-depressive Erkrankung, zykloide Psychosen) sind durch mehrere Erkrankungsphasen gekennzeichnet, bei denen sich ausgeprägte und anhaltende depressive und/oder maniforme Stimmungsauslenkungen scharf von den vorbestehenden Stimmungsniveaus abheben. Der Manie mit Euphorie bis hin zur Gereiztheit, gesteigertem Selbstbewußtsein, Redendrang und Vielgeschäftigkeit steht die depressive Verstimmung mit Insuffizienzgefühlen, Denkhemmung, psychomotorischer Verlangsamung, depressiven Wahnideen bis hin zu Suizidalität gegenüber.

2.3 Pathogenese/Pathophysiologie

Kraepelin beobachtete auch, daß die Depression und besonders die manisch-depressive Erkrankung nicht nur *recurrent*, sondern auch *progredient* verlaufen, d. h. daß aufeinanderfolgende Phasen nach immer kürzeren Remissionsintervallen auftreten bzw. daß sich das Alternieren der Zyklen beschleunigt. Weiterhin fiel auf, daß die initialen Phasen häufig nach psychosozialem Streß oder einem schwerwiegenden Lebensereignis auftreten. Die Sensibilisierung erfolgt dabei auf dem Boden einer bisher nur unvollständig charakterisierten genetischen oder entwicklungsbiologischen Prädisposition. Nachdem die Sensibilisierung manifest geworden ist, treten Auslösefaktoren zunehmend in den Hintergrund. Depressive oder manische Phasen, die ursprünglich von exogenen Faktoren ausgelöst wurden, beginnen schließlich spontan aufzutreten. Patienten mit ausgeprägter genetischer oder entwicklungsbiologischer Prädisposition erkranken häufig ohne exogene Stressoren, das Auftreten weiterer Phasen wird auch hier durch Sensibilisierung erleichtert. Psychosozialer Streß und seine psychobiologischen Begleitfaktoren, wie z. B. die gestörte Aktivität monoaminerger Neurotransmittersysteme und des hypothalamo-hypophysär-adrenokortikalen (HHA-)Systems, scheinen besonders in der initialen Phase uni- oder bipolar affektiver Erkrankungen in Abhängigkeit von *genetischen* und *entwicklungsbiologischen* Faktoren zu einer erhöhten Vulnerabilität für das Auftreten erneuter Krankheitsphasen zu führen (Abb. 79-1 und 79-2).

In den vergangenen 30 Jahren sind zahlreiche *psychobiologische* Hypothesen zur Ätiopathogenese und Pathophysiologie depressiver (und maniformer) Syndrome entwickelt worden. Alle tragfähigen Arbeitskonzepte, wie die Noradrenalin-, cholinerg-adrenerge

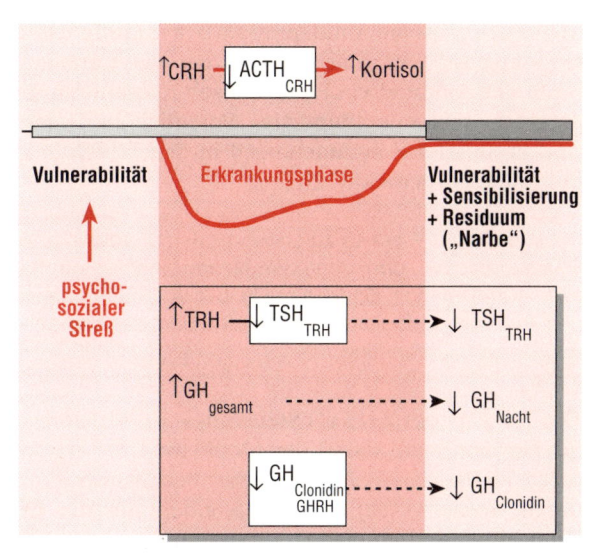

Abb. 79-1 Prozeß der Sensibilisierung im Verlauf affektiver Erkrankungen. Psychosozialer Streß und seine psychobiologischen Begleitfaktoren, wie z. B. die gestörte Aktivität monoaminerger Neurotransmittersysteme und des Hypothalamus-Hypophysen-Nebennieren-Systems, führen besonders in der initialen Phase uni- und bipolar affektiver Erkrankungen in Abhängigkeit von individuellen Faktoren zu einer erhöhten Vulnerabilität für das Auftreten erneuter Krankheitsphasen (nach [14]).

therapeutische Strategien	Sensibilisierung	wiederholte Phasen	kontinuierliche Phasen
Psychotherapie	+++	(+)	(+)
Antidepressiva	++	+++	
Neuroleptika	+	+++	
Lithium	+	+++	++
Carbamazepin		+	+++
Lithium + Carbamazepin + Valproat (Glukokortikoidsyntheseinhibitoren/ -antagonisten)			+++

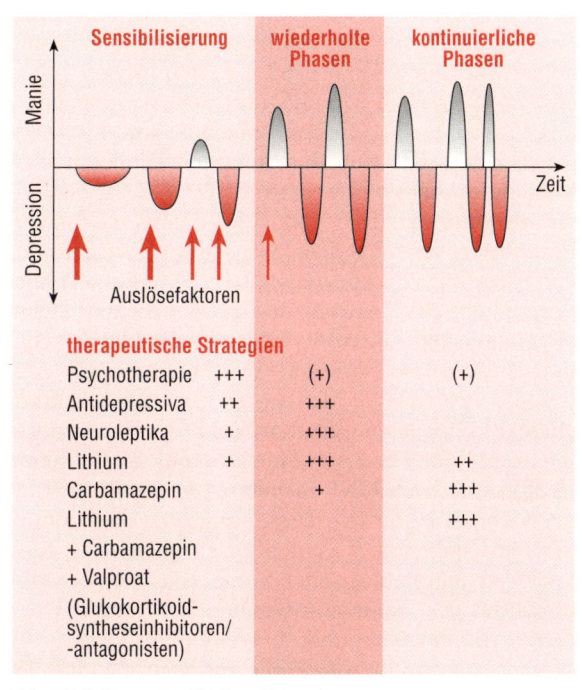

Abb. 79-2 Therapie affektiver Erkrankungen.

Gleichgewichts-, Dopamin- und Serotoninhypothese, beruhen überwiegend auf Erkenntnissen aus den pharmakologischen und biochemischen Wirkungen psychotroper Substanzen, wie z. B. trizyklische Antidepressiva, Neuroleptika, Opioide und Psychostimulanzien (Amphetamine, Kokain) [1]. Die grundlegenden Fragen, ob in der Pathophysiologie affektiver Störungen eine kausale Abhängigkeit der Dysfunktion monoaminerger Neurone von der Glukokortikoidhypersekretion oder umgekehrt besteht und warum tri-/heterozyklische Antidepressiva sowie Lithium und antikonvulsiv wirksame Substanzen wie Carbamazepin und Valproat ein therapeutisch relevantes antidepressives bzw. antibipolares Potential aufweisen, sind in jüngster Zeit zunehmend in den Mittelpunkt des Interesses gerückt [12].

Die Interaktion zwischen adrenokortikalen Steroiden (z. B. Glukokortikoide) und zentraler Neurotransmission hat eine grundlegende Bedeutung in der Ätiopathogenese und Pathophysiologie der Depression und der manisch-depressiven Erkrankung.

Das Konzept des ZNS als Steuerungs- *und* Zielorgan für Hormone und damit der Modulation der neuronalen Plastizität (bis hin zur Neuronendegeneration) durch Hormone, hat sich insbesondere aus der Erkenntnis entwickelt, daß Steroidhormone der Nebennierenrinde (wie auch die Schilddrüsenhormone) über die Modulation der Genexpression ausgeprägte regulatorische Effekte auf verschiedene Ebenen der synaptischen Signalübertragung ausüben.

Die *Phasensensibilisierung* durch Stressoren im weitesten Sinne führt nicht nur zu akuten Veränderungen der neuronalen Aktivität, sondern induziert auch eine Sequenz von Vorgängen, die langfristige Konsequenzen für die neuronale Signalübertragung haben. Die durch den Prozeß der synaptischen Transmission ausgelöste Modifikation der Aktivität eines Neurons führt über die transmembran und intraneuronal fortgesetzte Signaltransduktion schließlich zu Veränderungen auf der Ebene der Genexpression. Transkriptionsfaktoren modulieren die Expression von Rezeptoren, Ionenkanälen, Transportern, Mediatoren der Signaltransduktion (G-Proteine, Effektorenzyme, Proteinkinasen), Enzymen des Transmitter- und Steroidmetabolismus, Neuropeptiden, neuronalen Wachstumsfaktoren und vielem mehr. Glukokortikoide greifen als hormonelle Mediatoren der Streßreaktion ebenfalls über einen glukokortikoidrezeptorvermittelten komplexen Feedback-Mechanismus an glukokortikoidresponsiven DNS-Elementen in die Regulation der Genexpression ein. Diese transiente Aktivierung der Genexpression als initialer Schritt in einer Kaskade von neurobiologischen Vorgängen – von der Modifikation der Expression regulatorischer und struktureller Biomoleküle über die veränderte Vernetzung synaptischer Strukturen bis hin zur Neuronendegeneration in limbischen Strukturen (z. B. Hippokampus) – ist die neurobiologische Grundlage für langfristig andauernde *adaptive* Veränderungen.

2.3.1 Hypothalamo-hypophysär-adrenokortikales System

Eine zentrale Stellung in der Pathophysiologie und Therapie der affektiven Störungen nehmen Veränderungen der monoaminergen Neurotransmission ein. Dies steht bei einem Teil der Patienten mit Depression (und Manie) in engem Zusammenhang mit einer Überaktivität des *hypothalamo-hypophysär-adrenokortikalen (HHA-)Systems*. Im einzelnen finden sich erhöhte Konzentrationen von Kortisol in Plasma und Liquor cerebrospinalis als Folge verstärkter, vermutlich streßabhängiger Freisetzung von CRH, Störungen der zirkadianen Rhythmik der Kortisolsekretion, verminderte ACTH-Freisetzung im CRH-Test, Dexamethason-Nonsuppression und reduzierte Funktion/Responsivität des Glukokortikoidrezeptors [9]. Diese Befunde gewinnen vor dem Hintergrund einer adaptiven reziproken Regulation von monoaminergen Neurotransmittersystemen und HHA-Achse an Plausibilität. So gibt es zahlreiche präklinische und klinische Untersuchungen, die besonders auf eine Interdependenz von Störungen der serotonergen Funktion und verschiedene Gesichtspunkte der Dysfunktion des glukokortikoidabhängigen Feedback-Mechanismus deuten [12].

2.3.2 Hypothalamo-hypophysär-thyreoidales System

Zwar gehen eine manifeste Hypothyreose mit einer depressionsähnlichen Symptomatologie, Hyperthyreose mit Angstsyndromen oder Erregungszuständen einher, Veränderungen der basalen T_3/T_4-Konzentrationen sind bei Patienten mit primären affektiven Erkrankungen jedoch nicht konsistent nachweisbar. Auch die zirkadiane Rhythmik ist bei gleichzeitig global verminderter TSH-Sekretionsrate und erhöhten TRH-Konzentrationen im Liquor cerebrospinalis unauffällig. Weiterhin findet sich bei ca. 30% der Patienten mit Diagnosen des affektiven Spektrums (also einschließlich Alkoholismus und Eßstörungen) eine defiziente TSH-Sekretion nach TRH, die auf eine mit TRH-Hypersekretion und Desensibilisierung hypophysärer TRH-Rezeptoren einhergehende Störung zentraler Mechanismen zurückzuführen wäre. Da neben anderen möglichen Faktoren Glukokortikoide die TSH-Stimulierbarkeit supprimieren, wird davon ausgegangen, daß der Hyperkortisolismus im Rahmen der schweren depressiven Verstimmung für die Reduktion der TRH-induzierten TSH-Freisetzung verantwortlich ist.

2.3.3 Andere neuroendokrine Systeme

Veränderung im Bereich der übrigen neuroendokrinen Systeme, wie z. B. der somatotropen und gonadalen Achse, haben bei affektiven Erkrankungen eine vorwiegend erkenntnistheoretische, selten jedoch klinische Bedeutung. Auch hier wird ein kausaler Zusammenhang mit der Glukokortikoidhypersekretion bei Depression angenommen. Ein hoher Anteil der Patienten mit Depression weist eine *abnorme Sekretionsdynamik von Wachstumshormon* (GH) auf. Es findet sich eine Reduktion der schlafassoziierten GH-Sekretion sowie eine vermehrte episodische Freisetzung von GH in der Wachphase, die zu einer insgesamt erhöhten zirkadianen Produktionsrate und einem Anstieg der IGF-I-Plasmakonzentrationen führen kann.

Weiterhin sind bei Depression reduzierte Somatostatinkonzentrationen bei unauffälligem GHRH im Liquor cerebrospinalis sowie eine verminderte GH-Freisetzung im GHRH-Test nachzuweisen [1].

Einige Untersuchungen deuten darauf hin, daß bei Patienten mit affektiven Erkrankungen auch die Funktion des *hypothalamo-hypophysär-gonadalen Systems* eingeschränkt ist. Es fanden sich bei global reduzierter LH-Freisetzung einerseits eine defiziente Testosteron- und gesteigerte Östradiolsekretion bei depressiven Männern, andererseits erhöhte Östradiol- und Testosteronkonzentrationen bei weiblichen Patienten. Dynamische Tests mit GnRH zeigten bei Depression eine weitgehend normale LH-, jedoch reduzierte FSH-Freisetzung.

2.4 Diagnostik

Die Diagnose affektiver Erkrankungen erfolgt primär auf der Basis psychopathologischer Charakterisierung und nosologischer Einordnung. Eine differenzierte Abklärung der gesteigerten Aktivität des HHA-Systems, die bei ca. 50% der Patienten mit schwerer Depression auftritt, mit Testverfahren wie dem *Dexamethason- und CRH-Test* kann im Einzelfall indiziert sein, da einerseits ausgeprägter Hyperkortisolismus bei affektiven Erkrankungen zum Symptomenkomplex des Pseudo-Cushing führt, andererseits der M. Cushing häufig mit depressiver Stimmungsauslenkung assoziiert ist (das detaillierte *differentialdiagnostische* Vorgehen findet sich in Kap. 27).

Bei affektiven Erkrankungen wie z.B. Depression werden zum Nachweis von Störungen innerhalb einzelner neuroendokriner Systeme etablierte Verfahren der endokrinologischen Diagnostik herangezogen.

Die Bestimmung der Schilddrüsenhormone und der TSH-Sekretion nach TRH ermöglicht den Ausschluß einer hypothyreoten Funktionslage der Schilddrüse bei einem depressiven Syndrom. Die Untersuchung anderer neuroendokriner Systeme hat bei affektiven Psychosen eine vorwiegend heuristische Relevanz [1].

2.5 Therapie

In Analogie zu der Sensibilisierung durch Stressoren ist anzunehmen, daß akute und mehr noch prophylaktische Behandlungsmaßnahmen die pathophysiologisch relevanten Veränderungen rückgängig machen, indem sie endogene Kompensationsvorgänge unterstützen bzw. überschießende Kompensationsvorgänge terminieren oder selbst einen kompensatorischen Effekt ausüben. Einzelne Therapiestrategien initiieren also ebenfalls eine Kaskade von neurobiologischen Anpassungsvorgängen, die sich in Veränderungen auf der Ebene der Genexpression manifestieren [13]. Diese Veränderungen haben die bereits erläuterten langfristigen Konsequenzen für die neuronale Signalübertragung in definierten Hirnregionen wie z.B. dem limbischen System. Der neuroadaptive Prozeß wird auch durch die klinisch beobachtbare Wirklatenz der Pharmakotherapie reflektiert. *Psychotherapeutische* Maßnahmen im frühen Stadium der Erkrankung, tri- oder heterozyklische *Antidepressiva* bei Depression, sowie *Neuroleptika* bei Manie üben diese Kompensationseffekte aus (s. Abb. 79-2) [2]. Eine ausgeprägte Plastizität unterschiedlicher Ebenen der inter- und intrazellulären Signalverarbeitung sowie neuronaler Strukturen stellt das molekulare und morphologische Korrelat dieser Kompensationsmechanismen dar [12]. Dabei induziert Psychopharmakotherapie die neuroadaptive Reorganisation einerseits durch Regulation der synaptischen Transmission, die über die Signaltransduktionskaskade die posttranslationale Modifikation und schließlich die Genexpression reguliert; andererseits kann die Genexpression durch direkte Interaktion mit der glukokortikoidabhängigen Feedback-Regulation auf der Ebene der Glukokortikoidrezeptoren moduliert werden. So konnte im Tiermodell gezeigt werden, daß trizyklische Antidepressiva und Lithium die mRNS-Konzentrationen des Typ-II-Glukokortikoidrezeptors im Hypothalamus, Amygdala und Hippokampus sowie die Aktivität des Promotors des Glukokortikoidrezeptorgens erhöhen.

Die Behandlung affektiver Psychosen erfolgt mit tri- und heterozyklischen Antidepressiva bei Depression, Neuroleptika bei Manie sowie rezidivprophylaktischen Substanzen wie Lithium oder Antikonvulsiva. Glukokortikoidsyntheseinhibitoren oder Glukokortikoidrezeptorantagonisten befinden sich noch in der frühen Phase klinischer Prüfung.

Eine besondere Rolle im weiteren Verlauf der Erkrankung nehmen antibipolar wirksame Substanzen wie z.B. *Lithium* ein. Lithium besitzt ein einzigartiges Wirkspektrum mit Effektivität in der akuten und prophylaktischen Behandlung manischer und depressiver Phasen. Neuere Befunde deuten darauf, daß auch Antikonvulsiva wie *Carbamazepin* und Valproat dieses bimodale Spektrum der Wirksamkeit teilen. Das bimodale Wirkspektrum läßt besonders das Konzept der Manie und Depression als überaktive exzitatorische oder inhibitorische neurale Systeme plausibel erscheinen. Langjährige klinische Erfahrungen mit Lithium und Carbamazepin zeigen vor dem Hintergrund der Mechanismen einer Stressor- und Phasensensibilisierung mit den potentiellen Folgen eines neurobiologischen Residuums und lebenslanger erhöhter Vulnerabilität, daß eine effektive (frühzeitiger Beginn und langfristige Aufrechterhaltung) Pharmakoprophylaxe affektiver Erkrankungen nicht nur das Risiko des Auftretens erneuter Krankheitsphasen reduziert, sondern auch die maligne Transformation in einen Krankheitsprozeß mit Phasenakzeleration sowie mit Merkmalen des „rapid cycling"-Typs und der Therapieresistenz verhindert [12].

Andere „neuroprotektive" Strategien in der Behandlung affektiver Erkrankungen, wie z. B. *Glukokortikoidsyntheseinhibitoren* oder *Glukokortikoidrezeptorantagonisten*, befinden sich noch im experimentellen Stadium.

3 Psychopharmakotherapie

Zwar hat die Modulation der Aktivität des HHA-Systems auf verschiedenen Ebenen durch Behandlung mit tri- und heterozyklischen *Antidepressiva* nur eine geringe klinisch-endokrinologische Auswirkung, sie ist jedoch gegenwärtig Gegenstand intensiver Forschung mit dem Ziel neue Therapiestrategien für affektive Erkrankungen zu entwickeln. Unter der Therapie mit *Neuroleptika* (Dopaminrezeptorantagonisten) kann es bei uber 80% der Patienten dosisabhängig zu einem Anstieg der Prolaktinsekretion kommen [2]. Teilweise als Folge des Prolaktinanstiegs werden bei Frauen Menstruationsstörungen bis hin zu Amenorrhö und Galaktorrhö, bei Männern Libido- und Potenzverlust, Ejakulationsstörungen und Gynäkomastie beobachtet. Lithium verstärkt durch Inhibition der Hydrolyse des Thyreoglobulins die TSH-Sekretion und kann hierdurch zu einer hypothyreoten Regelkreisstörung mit kompensatorischer (euthyreoter) Struma führen. *Lithium* kann auch die Wirkung des Vasopressins an der Niere inhibieren, was sich in Polyurie und Durstgefühl manifestiert. Zur Beurteilung endokrinologischer Befunde bei psychischen Erkrankungen ist daher die *Medikamentenanamnese* obligatorisch.

Literatur

1. Beckmann, H., K. P. Lesch: Neurobiochemische Untersuchungsverfahren in der Psychiatrie. In: Kisker, K. P., H. Lauter, J. E. Meyer (Hrsg.): Psychiatrie der Gegenwart. S. 253–281. Springer, Berlin – Heidelberg – New York 1989.
2. Benkert, O., H. Hippius: Psychiatrische Pharmakotherapie. Springer, Berlin – Heidelberg – New York 1992.
3. Beumont, P. J. V., J. D. Russel, S. W. Wouyz: Treatment of anorexia nervosa. Lancet 341 (1993) 1635–1640.
4. Binsbergen, C. J. M. Van, H. J. T. Coelingh Bennink, J. Odink, A. A. Haspels, H. P. F. Koppeschaar: A comparative and longitudinal study on endocrine changes related to ovarian function in patients with anorexia nervosa. J. clin. Endocr. 71 (1990) 705–711.
5. Fichter, M. M. (ed.): Bulimia Nervosa: Basic Research, Diagnosis and Therapy. Wiley, Chichester – New York 1990.
6. Fichter, M. M.: Die medikamentöse Behandlung von Anorexia und Bulimia nervosa: Eine Übersicht. Nervenarzt 64 (1993) 21–35.
7. Fichter, M. M., G. Goebel: Anorexia und Bulimia nervosa: Symptomatik, medizinische Komplikationen, Ätiologie und Behandlung. Internist 32 (1991) 38–49.
8. Garner, D.: Pathogenesis of anorexia. Lancet 341 (1993) 1631–1635.
9. Holsboer, F.: Psychiatric implications of altered limbic-hypothalamic-pituitary-adrenocortical activity. Europ. Arch. Psychiat. Neurol. Sci. 238 (1989) 302–322.
10. Kaplan, A. S., P. E. Garfinkel (eds.): Medical Issues and the Eating Disorders: the Interface. Brunner/Mazel, New York 1993.
11. Kennedy, S. H., D. S. Goldbloom: Current perspectives on drug therapies for anorexia nervosa and bulimia nervosa. Drugs 41 (1991) 367–377.
12. Lesch, K. P.: Alteration des Hypothalamus-Hypophysen-Nebennieren-Systems bei psychischen Erkrankungen. In: Allolio, B., G. Benker, H. M. Schulte (Hrsg.): Nebenniere und Streß- von den Grundlagen zur Klinik. S. 139–158. Schattauer, Stuttgart – New York.
13. Post, R. M., S. R. B. Weiss: Endogenous biochemical abnormalities in affective illness: therapeutic versus pathogenic. Biol. Psychiat. 32 (1992) 469–484.
14. Rigotti, N. A., R. M. Neer, S. J. Skates, D. B. Herzog, S. R. Nussbaum: The clinical course of osteoporosis in anorexia nervosa. J. Amer. med. Ass. 265 (1991) 1133–1138.

80 Folgen einer Tumortherapie

Dietrich Klingmüller

1	Einleitung	691
2	Folgen einer Tumortherapie auf Hypothalamus und Hypophyse	691
3	Folgen einer Tumortherapie auf die Schilddrüse	691
4	Folgen einer Tumortherapie auf die Nebenschilddrüse	692
5	Folgen einer Tumortherapie auf die Nebenniere	692
6	Folgen einer Tumortherapie auf das Ovar	692
7	Folgen einer Tumortherapie auf den Hoden	693

1 Einleitung

Bestrahlung und Chemotherapie haben die Lebenserwartung von Patienten mit malignen Erkrankungen erheblich verbessert. Eine große Anzahl von Patienten mit z. B. Hodentumoren, Morbus Hodgkin oder akuter lymphatischer Leukämie können heutzutage geheilt werden.

Bestrahlung und Chemotherapie schädigen nicht selektiv die Tumorzellen, sondern alle Körperzellen, also auch die Zellen des Endokriniums.

Hypothalamus, Hypophyse, Schilddrüse, Nebenschilddrüse und Gonaden können in ihrer Funktion beeinträchtigt werden. Klinisch imponieren u. a. Infertilität, Amenorrhö, Gynäkomastie, verzögerte Pubertät, vermindertes Wachstum mit Kleinwuchs, gelegentlich auch Hypoparathyreoidismus, Hypothyreose oder Schilddrüsenmalignome. Es ist daher wichtig zu wissen, welche Folgen Bestrahlung und Chemotherapie auf das Hormonsystem haben können.

2 Folgen einer Tumortherapie auf Hypothalamus und Hypophyse

Strahlentherapie: Eine bekannte Nebenwirkung von Bestrahlungen der Hypothalamus-Hypophysen-Region, etwa bei der Behandlung von Hirntumoren wie Hypophysenadenomen und Kraniopharyngeomen, oder auch Karzinomen des Nasopharynx, ist der Ausfall eines oder mehrerer Hypophysenvorderlappenhormone. Kinder, die wegen eines Gehirntumors, eines Retinoblastoms oder einer akuten lymphoblastischen Leukämie bestrahlt wurden, haben häufig eine verminderte Wachstumshormonausschüttung. Die Wachstumshormonsekretion ist besonders empfindlich. Seltener und in abnehmender Häufigkeit werden die LH-, FSH-, TSH- bzw. ACTH-Sekretion gestört. Nicht selten wird auch eine Hyperprolaktinämie beobachtet.

Das Ausmaß der Störung und die Schnelligkeit des Auftretens der Defizienzsymptome sind abhängig von der Strahlendosis. Allerdings kann man im Einzelfall nicht voraussagen, wann eine Insuffizienz eintreten wird. Eine lebenslange Überwachung ist daher – zunächst in 3monatigen später in jährlichen Abständen – notwendig. Stimulationstests zeigen, daß der Hypothalamus wesentlich häufiger als die Hypophyse gestört ist [8].

Chemotherapie: Über den Einfluß zytotoxischer Substanzen auf die Hypophyse ist wenig bekannt. Bei der Behandlung des Mammakarzinoms wurde eine Erniedrigung der Prolaktinkonzentration beschrieben, deren Ursache unklar ist. *Vincristin* bzw. *Cyclophosphamid* können gelegentlich zu einer inappropriaten Sekretion von Vasopressin (SIADH) führen.

3 Folgen einer Tumortherapie auf die Schilddrüse

Strahlentherapie: Nach Bestrahlung der Schilddrüse kommt es gehäuft zu einer Struma nodosa, einer *Hypothyreose* oder auch zu papillären, seltener zu follikulären *Schilddrüsenkarzinomen* [4]. Dabei ist das Krebsrisiko abhängig von Dosis und Alter der Patienten bei der Exposition. Kinder sind stärker gefährdet als ältere Patienten. Zwischen einer Strahlendosis von 2 bis etwas über 10 Gy steigt das Risiko einer Schilddrüsenneoplasie linear an. Patienten, die eine Dosis von 6 Gy bekommen haben, haben ein 2,5fach und Patienten, die 12 Gy bekommen haben, ein 5fach größeres Risiko als Patienten, die nur 2 Gy bekommen haben. Es wird empfohlen, diese Patienten zunächst jährlich, später alle zwei Jahre zu untersuchen. Bei größeren Dosen (über 20 Gy) kann das Schilddrüsengewebe zerstört werden und es entwickelt sich eine primäre Hypothyreose. Dies gilt für Patienten, die z. B. wegen eines Hodgkin- oder Non-Hodgkin-Lymphoms, eines Mammakarzinoms oder Karzinoms an Kopf oder Hals bestrahlt werden mußten. Nach einer Bestrahlung des Halses mit 35–45 Gy haben etwa ein Viertel der Patienten eine Erhöhung von TSH und eine Erniedrigung von Thyroxin – ein Hinweis auf eine Störung der Schilddrüsenfunktion.

Obwohl bei einer Radiojodtherapie von Schilddrüsenerkrankungen die Dosis etwa 100 Gy beträgt, bildet sich nur selten ein Schilddrüsenkarzinom.

Ursache ist wahrscheinlich die Zerstörung des Schilddrüsengewebes. Der Fall-out des Kernkraftreaktorunfalles in Tschernobyl hat ebenfalls Schilddrüsenkarzinome induziert.
Chemotherapie: Über den Einfluß von Chemotherapeutika auf die Schilddrüse gibt es wenig Informationen. 5-Fluorouracil soll die Serumkonzentration von thyroxinbindendem Globulin (TBG) erhöhen und die L-Asparaginase erniedrigen. Dies führt dazu, daß 5-Fluorouracil die Gesamt-T_4- und -T_3-Konzentrationen erhöht und L-Asparaginase erniedrigt. Schließlich sollen Interleukin 2 und LAK (lymphokinaktivierte Killerzellen) bei empfänglichen Personen eine Hypothyreose hervorrufen [1].

4 Folgen einer Tumortherapie auf die Nebenschilddrüse

Strahlentherapie: Die Nebenschilddrüsen sind gegenüber einer Bestrahlung recht resistent. Gelegentlich kommt es nach einer Bestrahlung der Kopf- und Halsregion mit einer Dosis unter 7,5 Gy nach einer Latenzperiode von über 30 Jahren zu einem *Hyperparathyreoidismus*; meist bedingt durch ein Adenom [6]. Ein Hyperparathyreoidismus wurde allerdings nie nach einer Krebstherapie beobachtet, möglicherweise weil die Strahlungsdosis zu hoch war und diese eher zu einem Hypoparathyreoidismus führt.
Chemotherapie: Eine Chemotherapie kann ebenfalls einen primären Hypoparathyreoidismus verursachen.

Insbesondere können *Doxorubicin und Cytarabin* die Parathormonsekretion vermindern.

5 Folgen einer Tumortherapie auf die Nebenniere

Die Nebennierenrinde ist gegenüber Chemotherapie und Bestrahlung relativ resistent. Allerdings hemmen Aminoglutethimid, das bei der Behandlung des Mammkarzinoms, und Mitotane, das bei der Behandlung des Nebennierenrindenkarzinoms eingesetzt wird, wie gewünscht die Steroidproduktion, so daß es zur primären Nebennierenrindeninsuffizienz kommen kann. Busulfan, das bei der Behandlung der Polycytaemia vera verwendet wird, kann ebenfalls – wahrscheinlich durch eine Beeinträchtigung der ACTH-Sekretion – zu einer Nebennierenrindeninsuffizienz führen.

6 Folgen einer Tumortherapie auf das Ovar

Strahlentherapie:

Die sicherlich häufigste Endokrinopathie nach einer Tumorbehandlung ist die Gonadeninsuffizienz.

Klinisch imponieren Amenorrhö oder Oligomenorrhö und die Zeichen des Östrogendefizits (Hitzewallungen, Dyspareunie und verminderte Libido). Eine vorzeitige Menopause kann bei über 40 Jahre alten Frauen bereits nach etwa 6 Gy auftreten. Eine Dosis von 20 Gy über 6 Wochen führt bei etwa 50 % der jüngeren Frauen zu einer dauerhaften Sterilität. Vor einer *Bestrahlungsbehandlung* – etwa bei Patientinnen mit Morbus Hodgkin – ist daher eine Transposition der Ovarien zu empfehlen. Dies reduziert das Auftreten einer Amenorrhö nach einer Strahlungsdosis von 6 Gy verteilt auf 12–45 Tage um über 50 %. Die Schädigung der Ovarien nimmt zu, wenn die Bestrahlung nur in wenigen Fraktionen erfolgt. So trat bei 97 % von 2068 Frauen eine Amenorrhö auf, wenn die Bestrahlungen der Ovarien (Strahlungsdosis: 3,6 und 7,2 Gy) in nur 2 bis 4 Sitzungen erfolgte [2].
Chemotherapie: Eine Reihe von Zytostatika können primär die Ovarien schädigen (hypergonadotroper Hypogonadismus). Am besten ist der Einfluß von *Cyclophosphamid*, insbesondere bei der Behandlung von Patientinnen mit Morbus Hodgkin und Mammakarzinomen untersucht. Über 50 % der Frauen, die mit einer Kombinationstherapie bestehend aus alkylierenden Substanzen und/oder *Procarbacin*

behandelt worden sind, werden amenorrhoisch [7]. Das Ausmaß der ovariellen Schädigung ist abhängig von der Dosis der Chemotherapeutika. Dabei haben jüngere Frauen eine größere Chance auf eine spätere Normalisierung der Gonadenfunktion. So zeigte eine Studie an Patientinnen, die wegen eines Morbus Hodgkin nach dem *MOPP-Schema (Stickstofflost, Vincristin, Procarbacin, Prednison)* behandelt worden waren, daß von den Patientinnen unter 25 Jahren nur etwa 20%, von den über 25jährigen jedoch bis zu 90% eine Amenorrhö aufwiesen. Eine zytotoxische Therapie führt vor bzw. während der Pubertät offenbar seltener zu einer Ovarinsuffizienz; allerdings sind die Ovarien auch während dieser Phase nicht völlig resistent gegenüber einer Chemotherapie.

7 Folgen einer Tumortherapie auf den Hoden

Die exokrine Hodenfunktion ist gegenüber einer Tumortherapie empfindlicher als die endokrine Hodenfunktion.

Strahlentherapie: Eine Bestrahlung kann die Keimzellen und damit die Spermatogenese erheblich stören. Besonders empfindlich sind die Spermatogonien, die bereits bei niedrigen Strahlungsmengen morphologische und quantitative Veränderungen zeigen. Die Spermatozyten werden bei einer Dosis ab 2 Gy geschädigt und zwar kommt es zu einer Störung der Reifungsteilung; infolgedessen werden vermindert Spermatiden gebildet. Morphologische Veränderungen zeigen die Spermatozyten ab 4 Gy.

Bei niedrigen Strahlungsdosen beginnt die Gesamtzahl der Spermien 60–80 Tage nach Exposition abzunehmen. Eintritt und Dauer der *Oligo- bzw. Azoospermie* sind abhängig von der Dosis. Wenn die Dosis kleiner als 1 Gy ist, wird die ursprüngliche Spermienkonzentration nach etwa 9–18 Monaten, bei einer Dosis von 2–3 Gy nach 30 Monaten und bei 4–6 Gy nach 5 Jahren erreicht [3]. Die Störung der Spermatogenese führt zu einer Erhöhung der FSH-Konzentration im Serum. Die Leydig-Zell-Funktion bleibt meist intakt. Die Serumtestosteronkonzentration liegt entsprechend im Normbereich. Nur bei einigen Patienten deutet die erhöhte LH-Konzentration auf eine Schädigung der Leydig-Zellen hin. Erst bei hohen Strahlungsdosen, etwa ab 30 Gy, werden diese Zellen so geschädigt, daß es zu einer erniedrigten Serumtestosteronkonzentration kommt. Diese Befunde stammen von Patienten mit Morbus Hodgkin und Seminomen.

Auch nach einer *Radiojodbehandlung* eines Schilddrüsenkarzinoms kann es bei Dosen über 100 mCi entsprechend einer Testesdosis von 50–100 cGy, zu einer Störung der Spermatogenese kommen.

Chemotherapie: Von den Chemotherapeutika führen insbesondere die alkylierenden Substanzen und hier besonders *Cyclophosphamid* zur Infertilität. Spermatozyten und Spermatogonien können völlig verschwinden. Es kommt also zur Keimzellaplasie, so daß in den Tubuli nur noch Sertoli-Zellen nachweisbar sind (Sertoli-cell-only-Syndrom). Grad und Dauer der Keimzellaplasie ist abhängig von der zugeführten Gesamtdosis des Zytostatikums. Patienten, die weniger als 10 g Cyclophosphamid erhalten haben, entwickeln meist keine Keimzellaplasie. Bei etwa der Hälfte der Patienten, bei denen sich nach einer Behandlung mit Cyclophosphamid eine Azoospermie entwickelt hat, setzt die Spermatogenese nach etwa 3 Jahren wieder ein.

Auch *Chlorambucil* führt ab einer Gesamtdosis von 400 mg zu einer Keimzellaplasie und Azoospermie. Eine niedrigere Dosis verursacht meist nur eine reversible Oligospermie. Weitere keimzelltoxische Substanzen sind Vinblastin, Doxorubicin, Procarbacin und Cisplatin.

Kombinationstherapien haben einen noch stärkeren Effekt auf die Spermatogenese. So zeigen Patienten, die wegen eines Morbus Hodgkin nach dem *MOPP-Schema* behandelt worden sind, zu über 80% testikuläre Störungen.

Die Mehrzahl der Patienten, die wegen eines Hodentumors mit *PVB, PVBI oder PEB (Vinblastin, Bleomycin und Cisplatin)* behandelt wurden, hat eine Störung der Spermatogenese. Diese Störung ist besonders stark in den ersten beiden Jahren nach der Chemotherapie ausgeprägt [5]. Dies läßt sich anhand der Serum-FSH-Konzentration leicht nachweisen. FSH steigt bei einem Verlust der Keimzellen an und ist daher ein guter Marker für die Störung der Spermatogenese. Bei einem Großteil der Patienten mit Hodentumoren ist auch noch 10 Jahre nach Abschluß der Therapie FSH erhöht (Abb. 80-1). Die Leydig-Zellen sind gegenüber der Chemotherapie weniger empfindlich: Die Testosteronkonzentration wird durch die Chemotherapie kaum beeinflußt. Allerdings ist LH besonders in den ersten beiden Jahren nach Therapie bei einem Teil der Patienten erhöht (Abb. 80-1). Somit besteht eine kompensierte und damit klinisch nicht relevante Schädigung der Leydig-Zellen.

Vor einer Chemotherapie bzw. Bestrahlung sollte jeder Patient darüber aufgeklärt werden, daß seine Fertilität langfristig gestört werden kann.

Bei zu erwartendem Kinderwunsch kann ein Kryospermadepot angelegt werden. Die Kosten, etwa 500 DM für die Anlage des Depots und weitere 500 DM für die jährliche Lagerung, werden von ca. der Hälfte der Krankenkassen im Zuge einer Einzelfallentscheidung übernommen. Informationen über die nächsten Einfrierstellen sind beim Human-Sperma-Ring, Kettwiger Str. 2–10, 45127 Essen, erhältlich.

Literatur

1. Atkins, M. B., J. W. Mier, D. R. Parkinson, J. A. Gould, E. M. Berkman, M. M. Kaplan: Hypothyreoidism after treatment with interleukin-2 and lymphokine-activated killer cells. New Engl. J. Med. 318 (1988) 1557–1563.
2. Doll, R., P. G. Smith: The long-term effects of X-radiation in patients treated vor metropathia haemorrhagica. Brit. J. Radiol. 41 (1968) 362–368.
3. Griffin, J. E., J. D. Wilson: Disorders of the testes and the male reproductive tract. In: Wilson, J. D., D. W. Foster (eds.): Textbook of Endocrinology, pp. 799–852. Saunders, Philadelphia 1992.
4. Groot, L. J. De: Diagnostic approach and management of patients exposed to irradiation to the thyroid. J. clin. Endocr. 69 (1989) 925–928.
5. Klingmüller, D., W. Brennemann, K. A. Brensing, K. H. Voß, R. Deitenbeck, B. Stoffel-Wagner, J. H. Hartlapp, N. Jäger, E. Mumperow: Hodenfunktionsstörungen bei Patienten mit Hodentumoren. Urologe (B) 32 (1992) 9–12.
6. Rao, S. D., B. Frame, M. J. Miller, M. Kleerekoper, M. A. Block, M. Parfitt: Hyperparathyreoidism following head and neck irradiation. Arch. intern. Med. 140 (1989) 205–207.
7. Schilsky, R. L., B. J. Lewis, R. J. Sherins, R. C. Young: Gonadal dysfunction in patients receiving chemotherapy for cancer. Ann. intern. Med. 93 (1980) 109–114.
8. Vance, M. L.: Hypopituitarism. New Engl. J. Med. 330 (1994) 1651–1662.

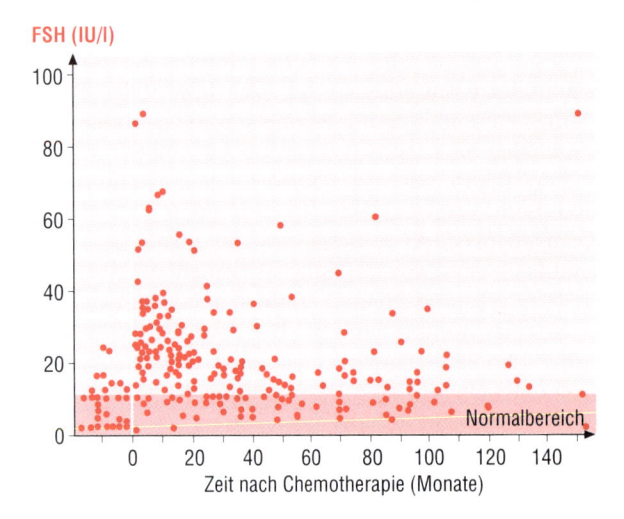

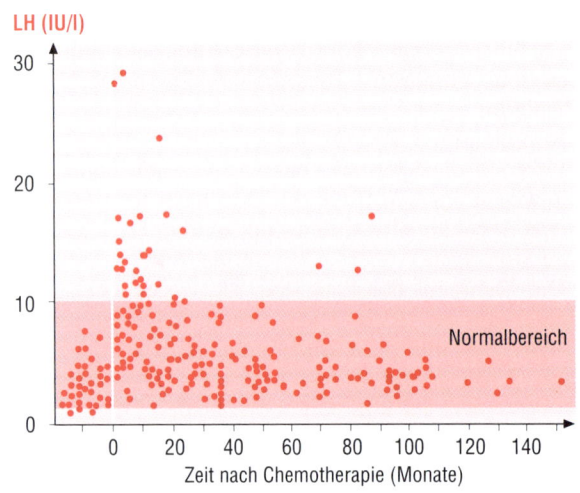

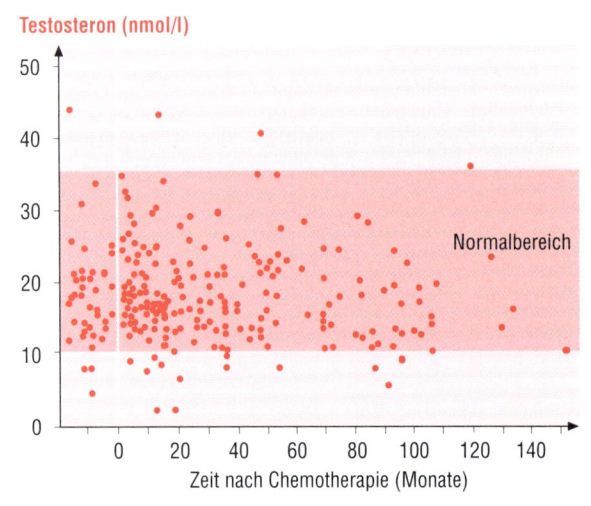

Abb. 80-1 Serumkonzentrationen von FSH, LH und Testosteron bei 225 Patienten vor und nach Chemotherapie wegen eines Hodentumors. FSH ist als indirektes Zeichen einer Störung der Spermatogenese bei einem Großteil der Patienten dauerhaft und LH als Zeichen einer Schädigung der Leydig-Zellen nur bei wenigen Patienten für kurze Zeit erhöht. Die Testosteronkonzentration wird durch die Chemotherapie kaum beeinflußt (modifiziert nach [5]).

81 Betreuung des transsexuellen Patienten

Kathrin Schlatterer und Günter K. Stalla

1	Definition und Häufigkeit	695
2	Klinisches Bild	695
3	Differentialdiagnostik	695
4	Therapeutisches Vorgehen	696
4.1	Stufenplan	696
4.2	Transsexuellengesetz	696
4.3	Psychiatrische/psychotherapeutische Betreuung	697
4.4	Endokrinologische Betreuung	697
4.4.1	Vorbemerkungen	697
4.4.2	Hormonelle Behandlung Mann-zu-Frau-Transsexueller	698
4.4.3	Hormonelle Behandlung Frau-zu-Mann-Transsexueller	699
4.5	Geschlechtskorrigierende Operation	699
4.5.1	Operative Behandlung des Mann-zu-Frau-Transsexuellen	699
4.5.2	Operative Behandlung des Frau-zu-Mann-Transsexuellen	700

Cross-dressing. Primäre und sekundäre geschlechtsspezifische Merkmale werden abgelehnt. Dabei kann die Ablehnung bis zu Haß und Ekel, im Extremfall sogar bis zur Selbstverstümmelung führen. Die bewußt erlebte Sexualität spielt eine eher untergeordnete Rolle (Tab. 81-1).

Im Mittelpunkt der Aufmerksamkeit steht die Geschlechtsproblematik mit dem Wunsch nach einer geschlechtskorrigierenden Operation. Dieser Wunsch ist kompromißlos und nicht beeinflußbar [11].

Tabelle 81-1 Leitsymptome der Transsexualität.

- psychische Identifikation mit dem Gegengeschlecht
- unauffällige körperliche Befunde
- Wunsch nach Geschlechtswechsel
- „Cross-dressing"
- Ablehnung geschlechtsspezifischer Merkmale
- untergeordnete Sexualität

1 Definition und Häufigkeit

Unter Transsexualität ist die Entwicklung einer Geschlechtsidentität zu verstehen, die im Widerspruch zum biologischen Geschlecht steht. Ein Transsexueller ist dadurch gekennzeichnet, daß er genetisch, hormonell und anatomisch eindeutig einem Geschlecht zugeordnet werden kann und dabei ohne Auffälligkeiten ist. Psychisch identifiziert er sich jedoch mit dem Gegengeschlecht. In einer kürzlich veröffentlichten Studie liegt die Inzidenz der Transsexualität nach Eklund in den Niederlanden für biologische Männer bei ca. 1:20000, für Frauen bei ca. 1:50000. War das Verhältnis zwischen den Geschlechtern in den 60er Jahren noch 8 (Mann-zu-Frau): 1 (Frau-zu-Mann), hat es sich in den USA und in Westeuropa mittlerweile auf ein Verhältnis von zwischen 2:1 und 1:1 zugunsten der biologischen Frauen verschoben [14].

2 Klinisches Bild

Die Klinik ist dabei stark durch den Wunsch nach einem Geschlechtswechsel geprägt. Dies unterstreicht das vielfach schon seit der frühen Kindheit beobachtbare Tragen gegengeschlechtlicher Kleidung, das sog.

3 Differentialdiagnostik

Differentialdiagnostisch müssen von der Transsexualität Transvestitismus, Homosexualität sowie bestimmte psychische und somatische Erkrankungen abgegrenzt werden. Beim *Transvestitismus* dient das Tragen gegengeschlechtlicher Kleidung der sexuellen Erregung, während für das Cross-dressing des Transsexuellen die Motivation in der eigenen Beruhigung und dem Wunsch des Lebens in der angestrebten Geschlechtsrolle liegt.

Auch bei der *Homosexualität* findet man, oft allerdings nur marginal ausgeprägt, Cross-dressing. Homosexuelle werden von Transsexuellen im allgemeinen abgelehnt. Grund dafür ist, daß Transsexuelle die gegengeschlechtliche Partnerwahl überwiegend im Sinne ihres psychischen und nicht, wie Homosexuelle, ihres biologischen Geschlechts treffen.

Abzugrenzen ist die Transsexualität auch von bestimmten *psychischen Erkrankungen*. So zum Beispiel von Psychosen mit Wahrnehmungsstörungen im Bereich der Geschlechtsidentität, Borderline-Störungen und Adoleszenzkrisen. Ein Zugehörigkeitsgefühl zum Gegengeschlecht ist als Symptom ebenfalls bei bestimmten organischen Erkrankungen zu finden.

Es gibt Hinweise, allerdings keine Beweise dafür, daß bei Temporallappenerkrankungen die Inzidenz der Transsexualität erhöht ist. Dies ist auch der Grund, weshalb bei der Diagnosestellung der Transsexualität routinemäßig ein EEG durchgeführt wird.

Häufiger tritt die Transsexualität auch mit dem *Hypogonadismus* auf, sehr selten in Einzelfällen auch zusammen mit dem *Klinefelter-Syndrom*. In erster Linie ist das Symptom aber mit der *Intersexualität* assoziiert. Hierbei muß der *Hermaphroditismus* (Hermaphroditismus verus; Kap. 46) vom *pseudohermaphroditischen Syndrom* (z.B. dem adrenogenitalen Syndrom; Kap. 31) und vom Pseudohermaphroditismus masculinus (z.B. testikuläre Feminisierung) abgegrenzt werden.

Das Fehlen von faßbaren, pathologisch veränderten biologischen Parametern beim Transsexuellen könnte zu der Annahme Anlaß geben, daß Transsexualität ein ausschließlich psychologisches Phänomen, getriggert durch Konditionierung oder soziales Lernen, ist. Die Entdeckung, daß dieselben Sexualhormone, die in der pränatalen Entwicklungsphase die Morphologie der Genitalien determinieren, auch die Morphologie und Funktion des Gehirns beeinflussen, hat eine der Hypothesen zur neuroendokrinen Ätiologie der Transsexualität gestützt [3]. Danach soll während der sexuellen Differenzierung des Gehirns transsexueller Patienten eine Abweichung von der normaler Kontrollpersonen vorliegen [4]. Trotz aller Bemühungen, definierte ätiologische Faktoren für die Transsexualität aufzufinden, läßt sich dieses Phänomen bis zum jetzigen Zeitpunkt krankheitstheoretisch nicht zufriedenstellend und umfassend erklären.

4 Therapeutisches Vorgehen

4.1 Stufenplan

Psychoanalytische und verhaltenstherapeutische Vorgehensweisen mit dem Ziel, den Patienten von seinem Wunsch nach einer geschlechtsverändernden Operation abzubringen, sind bei erwachsenen Transsexuellen bisher fehlgeschlagen [13]. In den 70er Jahren führte die Erkenntnis, Patienten durch psychotherapeutische Vorgehensweisen nicht helfen zu können, dazu, den Körper mit Hilfe einer Operation den psychischen Bedürfnissen anzugleichen. Inzwischen hat sich in der Bundesrepublik Deutschland wie auch in den USA ein schrittweises Vorgehen der Anpassung des Körpers an die psychische Geschlechtsidentität bewährt, an dessen Ende die Operation stehen kann [12]. Die effektive Betreuung des transsexuellen Patienten erfordert eine intensive interdisziplinäre Zusammenarbeit zwischen Psychiatern/Psychotherapeuten, Endokrinologen und Chirurgen.

Die erste, mindestens zwei Jahre dauernde Stufe dient der detaillierten Diagnostik (Tab. 81-2). Hier

Tabelle 81-2 Stufenplan zur therapeutischen Vorgehensweise bei Transsexualität.

1. Stufe (mindestens 2 Jahre)	ausführliche Diagnostik, Einleitung der Psychotherapie
2. Stufe (mindestens 1 Jahr)	Alltagstest
3. Stufe (mindestens 6–9 Monate vor Stufe 4)	gegengeschlechtliche Hormontherapie
4. Stufe	geschlechtskorrigierende Operation
5. Stufe	Nachbetreuung

werden genetische, internistisch-endokrinologische und neurologische Untersuchungen durchgeführt. Die radiologische Untersuchung des Schädels sowie ein EEG sind üblich. Im sog. Haarwurzeltest, der Untersuchung auf Barr-Körperchen, muß das biologische Geschlecht festgelegt und dokumentiert werden. Auch wird zu diesem Zeitpunkt die Psychotherapie eingeleitet, die den Patienten auf die sekundären Veränderungen nach der Geschlechtsumwandlung vorbereiten soll. In der zweiten Stufe, dem sog. Alltagstest, lebt der Patient für mindestens ein Jahr unter begleitender Psychotherapie in seiner gegengeschlechtlichen Rolle mit der entsprechenden Kleidung. Diese Phase wird gefolgt von der gegengeschlechtlichen Hormontherapie (3. Stufe). Letztere erfordert eine sorgfältige Führung und Überwachung des Patienten. Immer wieder zu beobachten ist die Einnahme von nichtrezeptierten Hormonpräparaten zu verschiedensten Zeitpunkten des Therapiekonzepts. Daraus ist ersichtlich, wie wichtig der Aufbau eines Vertrauensverhältnisses zwischen behandelndem Endokrinologen und Patient zum Begrenzen eines potentiellen Schadens durch eine unkontrollierte Hormoneinnahme ist. Sinnvollerweise sollte bei Mann-zu-Frau-Transsexuellen erst nach Beginn der Hormontherapie bei niedrigen Testosteronspiegeln eine Epilationsbehandlung eingeleitet werden. Nach ca. 6–9 Monaten gegengeschlechtlicher Hormonbehandlung ist eine geschlechtskorrigierende Operation möglich (4. Stufe). Idealerweise schließt sich der Operation als 5. Stufe die psychotherapeutische und endokrinologische Nachbetreuung mit regelmäßiger Überprüfung der Hormonspiegel an. Diese kann allerdings oft nicht mit der nötigen Konsequenz bis zur erfolgreichen Eingliederung in das andere Geschlecht durchgeführt werden. Auf Druck des Patienten erfolgen in der Praxis auch erhebliche zeitliche Abweichungen der Stufen 1–3.

4.2 Transsexuellengesetz

Den rechtlichen Rahmen zur Erlangung einer neuen Geschlechtsidentität stellt das Transsexuellengesetz [7] (Gesetz über die Änderung der Vornamen und die Feststellung der Geschlechtszugehörigkeit in besonderen Fällen, Transsexuellengesetz, TSG, 1980) dar. Das

Transsexuellengesetz regelt die Voraussetzungen, unter denen Transsexuelle ihre Vornamen ändern (kleine Lösung, §§ 1 ff TSG) und ihre neue Geschlechtszugehörigkeit rechtlich anerkennen lassen können (große Lösung, Personenstandsänderung, §§ 8 ff TSG). Andere Fragen sind im TSG nicht geregelt, so z.B. nicht die ärztliche Behandlung Transsexueller und die Frage der Kostenübernahme für geschlechtsumwandelnde Maßnahmen.

> Im August 1987 wurde Transsexualität vom Bundessozialgericht rechtlich als eine Erkrankung im Sinne der RVO anerkannt. Die geschlechtsumwandelnde Operation gilt damit als eine medizinisch notwendige Heilbehandlung.

Mit den gesetzlichen Krankenkassen gibt es seitdem keine Probleme. Für die private Krankenversicherung kann es aufgrund des zivilrechtlichen Versicherungsverhältnisses bei der Kostenübernahme spezifische Schwierigkeiten geben.

4.3 Psychiatrische/psychotherapeutische Betreuung

Die Aufgabe des Psychiaters bzw. Psychotherapeuten besteht zunächst in der Erhebung einer ausführlichen Anamnese und Fremdanamnese mit Darstellung der familiären Strukturen sowie der Klärung der sozialen und beruflichen Situation des Patienten. Die bei den Transsexuellen zumeist zu beobachtende unkritische Mißtrauenshaltung gegen eine Psychotherapie sollte dabei vom Therapeuten angegangen und reduziert werden. Ohne Motivation des Patienten und gegen seinen Willen ist eine Psychotherapie nicht möglich. Transsexuelle sind in der Regel nicht bereit, ihre transponierte Geschlechtsidentität in Frage stellen zu lassen [10, 12]. Als wesentlicher Bestandteil erfolgt in der Therapie eine Auseinandersetzung mit dem gegengeschlechtlichen Rollenverhalten. Ein weiterer Schwerpunkt liegt auf der Erarbeitung der postoperativen Lebensmöglichkeiten. Die Psychotherapie des Transsexuellen sollte nur als supportiv verstanden werden. Sie kann dem Patienten helfen, die Probleme zu bewältigen, die aus dem Konflikt seiner Geschlechtsidentität erwachsen. Eine Stärkung von Selbstsicherheit und Selbstbewußtsein ist ebenso Bestandteil der Therapie wie die Erarbeitung von früheren und gegenwärtigen Beziehungsstrukturen mit Darstellung von Kontakt- und Konfliktmustern des Patienten. Angegangen wird auch die Frage, warum die Entscheidung zur Therapie der Transsexualität gerade zum jetzigen Zeitpunkt fällt. Häufig stehen persönliche und Partnerprobleme dahinter. Die psychotherapeutische Begleitung während des Alltagstests ist sehr wertvoll. Dabei können vom Patienten häufig die Grenzen seiner neuen Rolle innerhalb von Familie und sozialen Bedingungen erkannt werden.

4.4 Endokrinologische Betreuung

4.4.1 Vorbemerkungen

Die medikamentöse Therapie der Wahl beim Transsexualismus ist die gegengeschlechtliche Hormonbehandlung. Sie erfolgt bei den Mann-zu-Frau-Transsexuellen durch Östrogene, die gegebenenfalls in Kombination mit Antiandrogenen gegeben werden, beim Frau-zu-Mann-Transsexuellen mit Testosteronderivaten. Eine gegengeschlechtliche Hormontherapie birgt prinzipiell spezifische Risiken bezüglich Morbidität und Mortalität des Patienten, die dem behandelnden Arzt gegenwärtig sein müssen.

> Die gegengeschlechtliche Hormonbehandlung wird erst zu dem Zeitpunkt eingeleitet, an dem die Diagnose der Transsexualität gutachterlich eindeutig abgesichert ist. Grund dafür ist, daß die Verabreichung gegengeschlechtlicher Hormone bei beiden Geschlechtern zu irreversiblen Veränderungen führt.

Mit interindividuellen Unterschieden kann nach der Gabe von Östrogenen beim Mann nach 1–6 Monaten eine irreversible testikuläre Atrophie auftreten, die eine dauerhafte Infertilität zur Folge hat. Beim Mann-zu-Frau-Transsexuellen kann durch Androgengabe nach einigen Wochen bis Monaten eine Veränderung der Stimmtonlage ausgelöst werden. Diese ist ebenso wie der nach einigen Monaten auftretende männliche Behaarungstyp irreversibel.

In der Praxis zeigt sich allerdings, daß ca. 30 % der Transsexuellen bereits vorbehandelt zum Endokrinologen kommen. Die Hormonpräparate werden häufig vom Patienten auf dem „schwarzen Markt" erworben. Problematisch dabei ist, daß dann bereits zum Zeitpunkt der Erstuntersuchung signifikante Veränderungen vorliegen, die die Differentialdiagnose manchmal erschweren können. Aus dem gleichen Grund sollte auch dem niedergelassenen Arzt davon abgeraten werden, trotz oft starken Drängens der Patienten vor einer gutachterlichen Sicherung der Diagnose eine gegengeschlechtliche Hormontherapie zu beginnen.

Bei der Erstvorstellung der Patienten erfolgt eine körperliche Untersuchung mit Feststellung des phänotypischen Geschlechts. Zur Dokumentation und Sicherung des chromosomalen Geschlechts wird eine Haarwurzeluntersuchung auf Barr-Körperchen durchgeführt. Daneben werden klinisch-chemische und hormonelle Parameter untersucht. Mindestanforderungen sind dabei die Transaminasen, γ-GT, alkalische Phosphatase, Testosteron, Östradiol, LH, FSH, Prolaktin, ggf. Progesteron (in der Lutealphase), TSH. Bei Auffälligkeiten sollte noch vor Therapiebeginn eine weiterführende Diagnostik durchgeführt werden. Insbesondere wichtig ist die Aufklärung des Patienten über die Irreversibilität der unter einer gegengeschlechtlichen Hormonbehandlung auftretenden Veränderungen (Tab. 81-3).

Tabelle 81-3 Medikamentöse Therapie des Transsexuellen.

Mann-zu-Frau-Transsexueller
- pharmakologische Therapie
  - hochdosierte Östrogengabe i.m. alle 2 Wochen
    (z.B. Progynon Depot® 100 mg*, Estradurin® 80 mg)
  - ggf. Antiandrogene oral (z.B. Androcur® 50 mg, 2×1, später bei fallenden Testosteronspiegeln Dosisreduktion)
- wenn keine weitere Ausbildung sekundärer weiblicher Geschlechtsmerkmale mehr erreicht wird, Substitutionstherapie:
  - orale Applikation von Östrogenpräparaten
    (z.B. Estrifam forte® (4 mg) 1×1, Estrifam® (2 mg) 1×1 oder Estradiol® 1×1)

Frau-zu-Mann-Transsexueller
- pharmakologische Therapie
  - Testosterongabe i.m., anfänglich alle 2 Wochen
    (z.B. Testoviron Depot® 250 mg), später nach Spiegelkontrolle alle 2–3 Wochen
- bei nach 2–3monatiger Testosterongabe persistierender Periode
  - Gestagene i.m. zwischen den Testosteroninjektionen
    (z.B. Clinovir® 500 mg, 2× im Abstand von 3–4 Tagen)

* nur noch über die Internationale Apotheke.

4.4.2 Hormonelle Behandlung Mann-zu-Frau-Transsexueller

Mann-zu-Frau-Transsexuelle erhalten intramuskulär hochdosierte Östrogeninjektionen in Kombination mit Antiandrogengaben per os (z.B. Androcur® 50 mg, 2×1, bei fallenden Testosteronspiegeln unter Therapie wird die Dosis reduziert). In der Regel wird dabei das nicht mehr in der Bundesrepublik Deutschland, sondern derzeit nur über die Internationale Apotheke erhältliche Progynon® Depot 100 mg oder Estradurin® 80 mg in 2- bis 3wöchentlichen Abständen appliziert. Eine Kontrolle von LH/FSH, Prolaktin, Östradiol und Testosteron ist zu Beginn der Therapie alle 3–6 Monate zu empfehlen, die Intervalldauer zwischen den Östrogengaben sollte ggf. individuell angepaßt werden. Hierbei wird bewußt Östrogen im Überschuß gegeben, um möglichst schnell eine Ausbildung sekundärer weiblicher Geschlechtsmerkmale zu erreichen. Eine weitere Erhöhung der Dosierung bewirkt kein schnelleres Ansprechen der Zielorgane, hingegen werden gehäuft Komplikationen beobachtet.

Als erste Reaktion auf die *Östrogengabe* wird bei Mann-zu-Frau-Transsexuellen eine Vergrößerung der Mamillen und des Warzenhofes sowie eine dunklere Pigmentierung in diesem Bereich beobachtet. Nicht selten stellt sich eine über Wochen bis Monate andauernde, passagere, bis zur Schmerzhaftigkeit reichende Sensibilitätssteigerung der Brustwarzen ein. Im weiteren Verlauf kommt es dann zur Zunahme des Brustdrüsengewebes, am Ende der Intervalle zwischen den Östrogeninjektionen kann es durch das Abfallen der Östrogenspiegel zu Galaktorrhö kommen. Bedingt durch die gestagene Wirkung der Antiandrogene sowie den direkten Effekt der Östrogene ist das Auftreten einer Hyperprolaktinämie möglich. Es hat sich als sinnvoll erwiesen, durch monatliches Messen des Brustumfangs die Größenzunahme zu dokumentieren. Man beobachtet eine Verfeinerung der Hautstruktur und eine Auflockerung des Unterhautfettgewebes mit Umverteilung des Fettgewebes im Sinne einer weiblichen Fettverteilung. Der Bartwuchs wird weniger, erreicht jedoch nie befriedigende Ausmaße, so daß immer eine Epilationsbehandlung notwendig ist. Mit der Zeit stellt sich eine Abdominalglatze ein. Besteht eine androgenetische Alopezie, kann eine topische Behandlung mit östrogenhaltigen Haarwassern (z.B. Ell-Cranell®) erfolgen, bei Therapieresistenz bleibt als Alternative häufig nur das Tragen einer Perücke bestehen. Desweiteren beobachtet man das Entstehen einer Gynäkomastie, die von einem Großteil unserer Patienten jedoch als nicht ausreichend empfunden wurde, was zum Wunsch nach einer Mammaplastik führt. Bei der körperlichen Untersuchung fallen nach einigen Monaten kleinerwerdende, atrophische Hoden auf. Auch die Prostata nimmt in vielen, nicht aber in allen Fällen an Größe ab.

Ein weiterer Effekt der gegengeschlechtlichen Hormonbehandlung besteht in der Reduktion der Libido sowie Potenz. Es kann zu einem völligen Erektionsverlust sowie zur Anorgasmie kommen. Nach ca. 6–12 Monaten wird durch die Beibehaltung der hohen Östrogendosis keine weitere Ausbildung sekundärer weiblicher Geschlechtsmerkmale mehr erreicht.

Um mögliche Risiken von unerwünschten Wirkungen zu minimieren, sollte zu diesem Zeitpunkt eine Umstellung auf eine niedriger dosierte orale Östrogenmedikation (Substitutionsdosis) erfolgen (z.B. Estrifam forte® 1×1). Zumeist ist dann auch die Beibehaltung der Antiandrogengabe nicht mehr sinnvoll. *Unerwünschte Wirkungen der hochdosierten Östrogentherapie* von Mann-zu-Frau-Transsexuellen ist eine Erhöhung der Inzidenz von arteriellen Verschlußkrankheiten, ein gesteigertes Thromboserisiko und ein erhöhtes Risiko für das Auftreten eines Mammakarzinoms [5]. Östrogene haben einen steigernden Effekt auf die Sekretion von Prolaktin [8], so daß es zur Hyperprolaktinämie mit Gefahr der Prolaktinombildung kommen kann. Antiandrogene wie Cyproteronacetat (Androcur®) bewirken eine gegenüber Östrogenen nochmals deutlich höhere Steigerung der Prolaktinsekretion. In der Kombinationsbehandlung mit Östrogenpräparaten potenziert sich daher die Gefahr einer Hyperprolaktinämie mit der möglichen Entwicklung eines Prolaktinoms. In seltenen Fällen kann die atherogene Wirkung von Östrogenen in der Phase der pharmakologischen Behandlung zum apoplektischen Insult führen [2]. Dadurch, daß Östrogene in der Leber metabolisiert werden, besteht bei der Hochdosisöstrogentherapie die Gefahr eines Transaminasenanstiegs. Dies ist sehr exakt zu registrieren und die Dosis dann entsprechend anzupassen.

Eine relative Kontraindikation für eine hochdosierte Östrogentherapie stellen ein Leberparenchymschaden, eine Thromboembolieanamnese oder das Vorhandensein von hormonabhängigen Tumoren dar.

Bei diesen Fällen sollten, wenn überhaupt, deutlich niedrigere Dosierungen eingesetzt werden. Möchte die Mann-zu-Frau-Transsexuelle mit der Pharmakotherapie lediglich eine Gynäkomastie erreichen, besteht die Möglichkeit ein nichtsteroidales Antiandrogen zu verabreichen (z. B. Fugerel® [Flutamid 250 mg]). Dieses führt über eine Stimulation der Gonadotropinsekretion zur Steigerung der Testosteron- und damit sekundär auch der Östrogenbiosynthese, was zu einem Brustwachstum führt.

Initial kann auch durch *GnRH-Analoga* (Injektion alle 4 Wochen, z.B. Decapeptyl Depot®) eine rasche Suppression der Testosteronkonzentration erreicht werden. Die gleichzeitige Gabe von Östrogenen ist dann ausreichend.

4.4.3 Hormonelle Behandlung Frau-zu-Mann-Transsexueller

Frau-zu-Mann-Transsexuelle werden gegengeschlechtlich mit intramuskulären Testosteroninjektionen behandelt. In der Regel werden dabei 250 mg Testoviron® anfänglich alle 2 Wochen appliziert. Eine Steigerung der Dosis ist wenig sinnvoll, da die Androgenwirkung durch die Zahl der Androgenrezeptoren bestimmt wird. Da die Metabolisierung von Testosteron in der Leber vonstatten geht, bewirkt eine Erhöhung der Dosierung ausschließlich eine Belastung der metabolischen Leberfunktion.

Eine der erwünschten Wirkungen der *Androgentherapie* ist das Erreichen einer Amenorrhö. Daneben kommt es zu Zeichen der Atrophie am Endometrium des Uterus sowie am Vaginalepithel. Bei persistierender Blutung wird im Intervall zwischen den Testovirongaben mit Gestagenen (z. B. Clinovir® 500) behandelt. Interindividuell verschieden kann es nach einigen Wochen bis Monaten zur Veränderung der Stimmtonlage kommen. Nach Beginn der Hormontherapie bildet sich ein Hirsutismus aus. Interindividuell ebenfalls sehr unterschiedlich ist das Intervall bis zur Ausbildung eines kräftigen Bartwuchses. Im Laufe der Zeit stellt sich ein typisches männliches Behaarungsmuster ein. Durch die anabole Wirkung der Androgene kommt es zu einer Zunahme der Muskelmasse.

Unerwünscht ist die häufig zu beobachtende Ausprägung einer bzw. Verstärkung einer bereits bestehenden Akne. Diese muß gegebenenfalls antibiotisch behandelt werden (z. B. Vibramycin®, anfänglich 200, dann 100 mg täglich). Selten findet man eine Wasserretention mit Ausbildung von Ödemen.

4.5 Geschlechtskorrigierende Operation

Nach den Vorschlägen der Deutschen Gesellschaft für Sexualforschung werden in der Bundesrepublik Deutschland zur Zeit folgende Voraussetzungen für eine geschlechtskorrigierende Operation geltend gemacht (Tab. 81-4).

An dieser Stelle muß insbesondere auf die bisher noch nicht angesprochene klare Indikationsstellung für die Operation durch mindestens zwei unabhängige psychiatrische Gutachten hingewiesen werden.

Tabelle 81-4 Voraussetzungen für eine geschlechtskorrigierende Operation.

- abgeschlossene psychosexuelle Entwicklung (Mindestalter 18 Jahre)
- gründliche diagnostische Abklärung
- mindestens 2jährige präoperative ärztliche Beobachtung einschließlich psychotherapeutischer Behandlung
- Nachweis eines mindestens 1jährigen Alltagstests, danach einer mindestens 6monatigen Hormonbehandlung
- Indikation zur Operation von zwei unabhängigen psychiatrischen Gutachtern
- Aufklärung über die Operationsrisiken und über die rechtliche Situation
- Sicherung einer ärztlichen und psychotherapeutischen Nachbetreuung

Das Ziel der Transformationsoperation bei Transsexualismus besteht in der weitestmöglichen körperlichen Angleichung an das erstrebte Geschlecht. Dabei ist die operative Angleichung durch die endokrinologische Behandlung mit gegengeschlechtlichen Hormonen vorbereitet [4, 5].

4.5.1 Operative Behandlung des Mann-zu-Frau-Transsexuellen

Bei der *Genitaltransformation* des Mann-zu-Frau-Transsexuellen wird eine Kastration durch Entfernung der Hoden sowie eine Amputation des Penisschafts unter Erhaltung der Penishaut durchgeführt. Gleichzeitig wird zwischen Harnröhre, Blase, Prostata und Rektum eine blindendende Neovagina geformt, die durch Invagination der Penishaut ausgekleidet wird. Danach erfolgt die Bildung einer Vulva mit großen und kleinen Labien aus Skrotalhaut, eine Verlagerung der Harnröhre und unter Retransplantation der Spitze der Glans penis eine Klitoris. Die wesentlichen Komplikationen bei dieser Operation bestehen in einer Anämie durch Blutverlust, Nekrosen und Infektionen, Thromboembolien, Fistelbildungen, Stenosierungen der Harnröhrenmündung, Verengung bzw. Verkürzung der Neovagina oder kosmetisch unbefriedigendem Ergebnis.

Manchmal wird durch die hormonelle Behandlung Mann-zu-Frau-Transsexueller allein nur eine unbefriedigende Gynäkomastie erzielt. Daher wird dann eine *Mammaaugmentationsplastik* angelegt. Von einer ca. 4 cm großen Inzision in der Submammafalte bzw. einem ca. 3 cm langen Horizontalschnitt in der Achselhöhle aus ist es möglich, die Brustdrüse von der Pektoralisfaszie zu lösen und damit eine ausreichend große Tasche zur Aufnahme einer Prothese zu schaffen. Die Einlage der Prothese erfolgt heute vielfach präpektoral. Die Prothese besteht entweder aus mit physiologischer Kochsalzlösung gefülltem Silikonelastomer bzw. teilweise auch noch gelgefüllten Silasticprothesen. Als Komplikation bei dieser Operation können postoperativ Hämatome auftreten, die gegebenenfalls ausgeräumt werden müssen. Eine mögliche Langzeitkomplikation ist das Entstehen einer Kapselfibrose.

Vielfach wird als dritte Operation die *Korrektur des Kehlkopfes* mit Absetzen des Pomum Adami an seiner Basis im Niveau des distalen Schildknorpeldrittels angeschlossen.

4.5.2 Operative Behandlung des Frau-zu-Mann-Transsexuellen

Ziel der Genitaltransformationsoperation bei Frau-zu-Mann-Transsexuellen ist die weitestmögliche Vervollständigung der hormonell begonnenen Angleichung an das männliche Körperbild. Dies ist, was die Brust anbelangt, erreichbar. Bei kleineren Brüsten wird eine partielle subkutane Mastektomie mit einer Mamillenreduktion, bei mittleren bis größeren eine Ablatio mammae und eine Mamillenretransplantation durchgeführt. Als Komplikationen können hierbei Mamillennekrosen auftreten. Auch die vaginale bzw. abdominale Kolpohysterektomie mit Exstirpation der Adnexe bieten in der Regel keine größeren Schwierigkeiten. Prinzipiell besteht die Gefahr des postoperativen Blutverlustes in die Wundhöhle.

Bei der *Schaffung eines äußeren Genitales* mit Penis und Hoden gibt es jedoch nur Kompromißlösungen, die alle mehr oder weniger unbefriedigend sind. Die Bildung eines voll funktionsfähigen Penis ist nicht möglich. Eine Auswahl der möglichen operativen Vorgehensweisen wird nachfolgend dargestellt: Klitorispenoid mit Verlängerung der Harnröhre (kleine Lösung), Rollhautlappenpenoid, Phalloplastik mit muskulokutanem Grazilislappen, Phalloplastik mit geradem Bauchmuskel und Leistenhautlappen, Phalloplastik mit Unterarmtransplantat. Hierbei kann es als Komplikation nach Formung einer Neourethra zur Entstehung einer Urethralstriktur bzw. -fistel kommen.

Eine postoperative hormonelle Substitution ist lebenslang erforderlich, da die Sekretion von geschlechtsspezifischen Hormonen aus der Nebennierenrinde in der Regel nicht ausreichend ist.

Literatur

1. Asscheman, H., L. J. Gooren, P. L. Eklund: Mortality and morbidity in transsexual patients with cross-gender hormone treatment. Metabolism 38 (1989) 869–873.
2. Damewood, M. D., J. J. Bellantoni, P. S. Bachorik, A. W. Kimball Jr., J. A. Rock: Exogenous estrogen effect on lipid/lipoprotein cholesterol in transsexual males. J. Endocrinol. Invest. 12 (1989) 449–454.
3. Domer, G., I. Poppe, F. Stahl, J. Kolzsch, R. Uebelhack: Gene- and environment-dependent neuroendocrine etiogenesis of homosexuality and transsexualism. Exp. Clin. Endocrinol. 98 (1991) 141–150.
4. Eicher, W., B. Schmitt, C. M. Bergner: Transformationsoperation bei Mann-zu-Frau-Transsexuellen. Z. Sexualforsch. 4 (1991) 119–132.
5. Eicher, W.: Transsexualismus. 2. Auflage. Gustav Fischer, Stuttgart 1992.
6. Eklund, P. L. E., L. J. G. Gooren, P. D. Bezemer: Prevalence of transsexualism in the Netherlands. Brit. J. Psychiatry 152 (1988) 638–640.
7. Gesetz über die Änderung der Vornamen und die Feststellung der Geschlechtszugehörigkeit in besonderen Fällen (Transsexuellengesetz – TSG) (1980). Bundesgesetzblatt, Jahrgang 1980, Teil I.
8. Goh, H. H., S. S. Ratnam: Effects of estrogens on prolactin secretion in transsexual subjects. Arch. Sex. Behav. 19 (1990) 507–516.
9. Gooren, L.: The endocrinology of transsexualism: a review and commentary, Psychoneuroendocrinology 15 (1990) 3–14.
10. Kemper, J.: Sexualtherapeutische Praxis. J. Pfeiffer, München 1992.
11. Kokott, G.: Sexuelle Variationen, S. 63-78. In: Faust, V. (Hrsg.): Psychiatrie für den Praxisalltag. Hippokrates, Stuttgart 1988.
12. Pfäfflin, F.: Transsexualität. Enke, Stuttgart 1993.
13. Poland, D.: Transsexualität – Leitsymptomatik, Differentialdiagnostik und Behandlungskonzepte. S. 70–83. In: Kamprad, B., W. Schiffels (Hrsg.): Im falschen Körper. Alles über Transsexualität. Kreuz, Zürich 1991.
14. Sigusch, V.: Leitsymptome transsexueller Entwicklungen. Deutsches Ärzteblatt 91 (1994) Heft 20, B-1085–B-1088.

XIV. Notfälle in der Endokrinologie

82 Notfälle in der Endokrinologie

Christoph M. Bamberger und Heinrich M. Schulte

1	Einleitung	702
2	Akute Erkrankungen von Hypophyse und Hypothalamus	702
2.1	Hypophysäres Koma	702
2.2	Diabetes insipidus	704
3	Akute Erkrankungen der Schilddrüse	705
3.1	Thyreotoxische Krise	705
3.2	Myxödemkoma	707
4	Akute Erkrankungen der Nebennieren	708
4.1	Akute Nebennierenrindeninsuffizienz (Addison-Krise)	708
4.2	Phäochromozytom	709
5	Störungen des Kalziumstoffwechsels	710
5.1	Hyperkalzämische Krise	710
5.2	Hypoparathyreoidismus	710

1 Einleitung

In diesem Kapitel werden die „klassischen" endokrinologischen Notfälle besprochen, die durch Minder- oder Mehrsekretion eines oder mehrerer Hormone verursacht werden. Stoffwechsel- und Elektrolytentgleisungen anderer Genese sind nicht Gegenstand dieses Kapitels, finden jedoch ihrer differentialdiagnostischen Bedeutung wegen Erwähnung. Krisenhafte Entgleisungen des Glukosestoffwechsels sind in den Kapiteln 67 und 68 besprochen.

2 Akute Erkrankungen von Hypophyse und Hypothalamus

2.1 Hypophysäres Koma (Tab. 82-1)

Tabelle 82-1 Hypophysäres Koma.

Leitsymptome
- Stupor bis Koma
- Hypotonie
- Hypoglykämie
- Bradykardie
- Hypothermie
- Hautblässe
- Fehlen der Sekundärbehaarung

Differentialdiagnose
- Myxödemkoma, Addisonkrise, Schmidt-Syndrom
- Anorexia mentalis
- andere Komaursachen (zerebrales, postischämisch-anoxisches, toxisches und metabolisches Koma)

spezielle Diagnostik
- Kortisol und ACTH
- fT_3, fT_4, TSH
- LH/FSH, GH, Prolaktin
- Messung der Urinausscheidung (Diabetes insipidus?)
- Notfall-MRT (-CT) bei Raumforderungen

Notfalltherapie
- 2×100 mg Hydrokortison i.v. am ersten Tag
- 500 µg L-Thyroxin i.v. nach 12–24 h
- intensivmedizinische Behandlung der Hypotonie, Hypoventilation und Hypoglykämie
- bei Raumforderung evtl. neurochirurgische Dekompression (nicht beim Prolaktinom!)

Definition

Das hypophysäre Koma stellt die schwerste Verlaufsform einer partiellen oder kompletten Hypophysenvorderlappeninsuffizienz dar. Durch die Kombination einer sekundären Nebennierenrindeninsuffizienz und einer sekundären Hypothyreose kommt es zu einer lebensbedrohlichen Stoffwechselentgleisung mit Bewußtseinstrübung und einem potentiell irreversiblen Koma.

Epidemiologie und Ätiologie

Das hypophysäre Koma ist eine seltene Komplikation der mit einer Prävalenz von ca. 1:10000 ohnehin seltenen Hypophysenvorderlappen-(HVL-)Insuffizienz. Frauen sind ca. 2,5mal häufiger betroffen.

Einer schweren HVL-Insuffizienz liegt ein Verlust von mindestens 90% der hormonproduzierenden Zellen im HVL zugrunde. Meist handelt es sich um eine langsam fortschreitende Zerstörung des HVL, die erst nach einem präzipitierenden Ereignis (Operation, Trauma, Infektion, Erbrechen/Diarrhö, Einnahme sedierender Medikamente) zu einem akuten klinischen Bild führt. Die Ursachen eines Verlustes von HVL-Gewebe sind vielfältig, wobei heute intra- und suprasellär gelegene Tumoren oder Metastasen sowie Operationen, Traumata (Schädelbasisfraktur) und Bestrahlungen im Bereich des HVL die häufigste Ursache darstellen (s. Kap. 9).

Symptomatik

Für die Entstehung eines hypophysären Komas hat lediglich der Ausfall der ACTH- und der TSH-produzierenden Zellen pathophysiologische Relevanz. Durch die Mindersekretion von Prolaktin, GH und LH/FSH ergibt sich jedoch eine – nicht selten diagnoseweisende – Begleitsymptomatik.

Die Symptomatik des hypophysären Komas entwickelt sich in den meisten Fällen über mehrere Tage. Anamnestisch oder fremdanamnestisch wird häufig über eine anfängliche Reizbarkeit berichtet, im weiteren Verlauf über zunehmende Apathie. Bei Vorliegen eines *Sheehan-Syndroms* (postpartale Hypophysennekrose), das sich noch über ein Jahr nach einer Geburt manifestieren kann, werden Agalaktie (Prolaktinmangel), postpartale sekundäre Amenorrhö und fehlendes Nachwachsen der rasierten Pubes angegeben (Gonadotropinmangel). Bei Raumforderungen im Sellabereich klagen die Patienten häufig über Kopfschmerzen und Sehstörungen.

Das voll ausgeprägte Krankheitsbild besteht aus den Symptomen der akuten sekundären NNR-Insuffizienz und Hypothyreose. Die Patienten sind stuporös bis komatös. Es besteht eine ausgeprägte Hypotonie, Bradykardie und Hypothermie (Spezialthermometer, Körpertemperaturen unter 30 °C sind möglich!). Die durch den Kortisolmangel hervorgerufene Hypoglykämie kann sich in zerebralen Krampfanfällen äußern. Die Haut des Patienten ist kühl, trocken und „alabasterartig" blaß, auch an normalerweise stark pigmentierten Körperstellen. Das Fehlen der Axillar- und Schambehaarung weist auf den Gonadotropinmangel hin. Charakteristisch sind außerdem der Verlust der lateralen Augenbrauen und eine periokuläre und periorale Fältelung der Haut (*Gerodermie*).

Routinelaboruntersuchungen zeigen neben der Hypoglykämie eine Hyponatriämie und möglicherweise eine Erhöhung der Kreatinin- und Harnstoffwerte als Zeichen eines beginnenden Nierenversagens. Die Blutgasanalyse zeigt eine respiratorische Azidose bei alveolärer Hypoventilation. Eine leichte normochrome Anämie ist häufig und erklärt sich durch die fehlende stimulierende Wirkung von L-Thyroxin und Testosteron auf die Erythropoese.

Differentialdiagnose

Das hypophysäre Koma ist in erster Linie von anderen endokrinologischen Notfällen abzugrenzen. So kann das Myxödemkoma dem hypophysären Koma sehr ähnlich sein, es fehlt jedoch die schwere Hypoglykämie. Der Patient in der Addison-Krise unterscheidet sich durch sein dunkles Hautkolorit und die meist deutlichere Hyperkaliämie. Diese Unterscheidungsmerkmale gelten auch für das *Schmidt-Syndrom* (Kombination einer primären NNR-Insuffizienz und einer primären Hypothyreose, s. Kap. 63). Eine schwere Anorexia kann in Ausnahmefällen dem hypophysären Koma ähneln. Die obligat vorhandene Kachexie ist jedoch bei der HVL-Insuffizienz nur selten zu beobachten.

Spezielle Diagnostik

Ist die notfallmäßige Bestimmung der NNR- und der Schilddrüsenhormone nicht möglich, so ist die Diagnose eines hypophysären Komas klinisch zu stellen und die Therapie unverzüglich einzuleiten. In jedem Fall muß vorher Blut abgenommen und asserviert werden.

Besonders wichtig ist die Bestimmung der Kortisol- und ACTH-Plasmaspiegel (Erfassung der sekundären NNR-Insuffizienz). Zur Erfassung der Schilddrüsenfunktion sind TSH, freies T_4 und freies T_3 zu bestimmen. Für die letztlich diagnosesichernden Stimulationstests (ACTH-Test, CRH-Test, TRH-Test) bleibt in Notfallsituationen meist keine Zeit. Sie werden nach der Stabilisierung des klinischen Zustandes durchgeführt.

Die Plasmaspiegel der übrigen HVL-Hormone (LH/FSH, Prolaktin, GH) sollten ebenfalls möglichst rasch bestimmt werden. Keinesfalls sollte ein Prolaktinom und die sich damit ergebenden medikamentösen Therapiemöglichkeiten (Dopaminagonisten) übersehen werden.

Ein begleitender Diabetes insipidus wird durch Bilanzierung des Wasser- und Elektrolythaushaltes erfaßt (s. Abschn. 2.2).

Stehen die klinischen Zeichen einer intrakraniellen Raumforderung im Vordergrund, ist eine notfallmäßige bildgebende Lokalisationsdiagnostik (kranielles CT oder MRT) zu fordern, um einer möglichen neurochirurgischen Intervention den Weg zu bahnen.

Notfalltherapie

Die umfangreichen diagnostischen und therapeutischen Maßnahmen bei hypophysärem Koma erfordern die Behandlung des Patienten auf einer Intensivstation.

Die NNR-Insuffizienz stellt die wichtigste Bedrohung des Patienten dar und muß unverzüglich therapiert werden (s.a. Abschn. 4.1).

Zunächst werden 100 mg *Hydrokortison* (oder die äquivalente Dosis eines synthetischen Glukokortikoids) i.v. injiziert. Im Verlauf der ersten 24 h werden nochmals ca. 300 mg Hydrokortison als kontinuierliche Infusion in 5% Glukose verabreicht. In den folgenden Tagen kann das Glukokortikoid dann zügig auf die Erhaltungsdosis von ca. 30 mg Hydrokortison/Tag reduziert werden. Erst wenn der Patient das Bewußtsein vollständig wiedererlangt hat, kann auf eine orale Substitutionstherapie übergegangen werden, die lebenslang fortgesetzt wird (Notfallausweis!).

12–24 h nach Beginn der Glukokortikoidsubstitution kann mit der Gabe von *Schilddrüsenhormon* begonnen werden.

Die initiale L-Thyroxingabe verbietet sich, da der Kortisolbedarf des Organismus durch Schilddrüsenhormon erhöht wird und damit die NNR-Insuffizienz verschlimmert werden kann.

Hinsichtlich der Dosierung wird die i.v. Gabe von 500 µg L-Thyroxin am ersten, und von 100 µg vom 2. bis zum 10. Tag empfohlen. Erst dann sollte auf die orale Schilddrüsenhormongabe umgestellt werden, die ebenfalls lebenslang durchgeführt werden muß.

Die Hormonsubstitution wird von *intensivmedizinischen Maßnahmen* begleitet, die auf die Sicherung der Vitalfunktion zielen. Dazu zählen die symptomatische Therapie der Hypotonie (Plasmaexpander und Katecholamingabe), der Hypoglykämie (Glukoseinfusionen) sowie der Hypoxie und Hyperkapnie (Intubation und Beatmung bei $CO_2 > 60$ mmHg).

Bei Raumforderungen im Hypophysenbereich kann eine *neurochirurgische Dekompression* notwendig werden.

Prolaktinome sollten nicht operiert werden, da die Gabe von Dopaminagonisten zu einer ähnlich schnellen, jedoch risikoärmeren Reduktion der Tumormasse führt.

2.2 Diabetes insipidus (Tab. 82-2)

Definition

Als Diabetes insipidus wird die Ausscheidung großer Mengen eines hypotonen Urins bei gleichzeitiger Serumhyperosmolarität bezeichnet. Ursache ist ein Mangel an ADH (zentraler Diabetes insipidus) oder eine verminderte ADH-Sensitivität der Sammelrohre in der Niere (nephrogener Diabetes insipidus). Der *zentrale Diabetes insipidus* beruht auf einer Schädigung der ADH-produzierenden Zellen in den hypothalamischen Nuclei supraopticus und paraventricularis und/oder ihrer Verbindungen zum Hypophysenhinterlappen. Der *nephrogene Diabetes insipidus* tritt überwiegend im Gefolge entzündlicher oder degenerativer Nierenerkrankungen auf (interstitielle Nephritis, Amyloidose). Auch Elektrolytstörungen (Hypokaliämie, Hyperkalzämie) können zu einer renalen ADH-Resistenz führen (s. Kap. 10).

Tabelle 82-2 Diabetes insipidus.

Leitsymptome
- Polyurie (4–30 l/Tag)
- bei normalem Durstempfinden Polydipsie
- bei gestörtem Durstempfinden hypertone Dehydratation

Differentialdiagnose
- psychogene Polydipsie
- Diabetes mellitus
- Elektrolytstörungen (Hypokaliämie, Hyperkalzämie)
- Diuretikazufuhr

spezielle Diagnostik
- Urinmenge
- Urinosmolalität
- Serumosmolalität
- später Durstversuch

Notfalltherapie
- Rehydrierung mit 5%iger Glukoselösung
- DDAVP 10–40 µg intranasal/Tag

Symptomatik

Die Leitsymptome der verminderten ADH-Wirkung sind Polydipsie und Polyurie (4–30 l/Tag).

Ein Diabetes insipidus kann sich bei gestörtem Durstempfinden (ausgedehntere hypothalamische Schädigung) oder bei Trinkunfähigkeit (Bewußtlosigkeit) zu einem klinischen Notfall entwickeln.

In diesen Fällen ist das klinische Bild neben der Polyurie durch die hypertone Dehydratation (arterielle Hypotonie, Tachykardie, eventuell Koma) geprägt. Im Routinelabor ist eine Hypernatriämie auffällig.

Differentialdiagnose

Die wichtigste Differentialdiagnose des mit Bewußtseinsstörungen einhergehenden Diabetes insipidus ist das hyperglykämische Koma bei Diabetes mellitus. Weitere Ursachen einer Polyurie sind die chronische Niereninsuffizienz, die polyurische Phase der akuten Niereninsuffizienz, Äthanolintoxikation, exzessive Diuretikazufuhr und osmotische Diurese (z.B. nach Rhabdomyolyse). Hypokaliämische und hyperkalzämische Zustände sind weitere Differentialdiagnosen und Ursachen eines renalen Diabetes insipidus zugleich.

Spezielle Diagnostik

In Notfallsituationen muß die Messung der Urinproduktion (> 4 l/Tag), der Serumosmolalität (> 300 mosmol/l) und der Urinosmolalität (< 300 mosmol/l) zur Diagnosestellung ausreichen. Alternativ kann auch das spezifische Gewicht des Urins bestimmt werden (bei Diabetes insipidus zwischen 1001 und 1005 g/l). Sinkt die Urinproduktion nach Gabe eines ADH-Analogons, ist die Diagnose eines zentralen Diabetes insipidus wahrscheinlich. Die direkte Messung des Plasma-ADH-Spiegels ist zeitaufwendig und nur in Verbindung mit der Messung der Serumosmolalität aussagekräftig. Erst nach Behebung der akuten klinischen Situation erfolgen die diagnosesichernden Untersuchungen (s. Kap. 10).

Tabelle 82-3 Thyreotoxische Krise.

Leitsymptome
- Tachykardie (> 150/min)
- Hyperthermie (> 40 °C)
- Hyperhidrosis
- Agitiertheit

Differentialdiagnose
- Infektionskrankheiten, insbesondere Meningoenzephalitiden
- maligne Hyperthermie
- akute Psychosen (z.B. Alkoholdelir)

spezielle Diagnostik
- fT_3
- fT_4
- TSH
- TSH-Rezeptorantikörper

Notfalltherapie
- 80–120 mg Thiamazol (Favistan®) i.v./Tag
- Natriumperchlorat (Irenat®) 4 × 300 mg/Tag
- Propranolol (Dociton®) 40 bis maximal 480 mg/Tag
- bei Therapieresistenz Frühoperation (Schilddrüsenresektion)

Notfalltherapie

Die Akuttherapie der Dehydratation bei Diabetes insipidus zielt auf die Behebung des Wasserdefizits und auf den Ausgleich des ADH-Mangels (nur bei zentralem Diabetes insipidus). Bei einer Störung des Durstempfindens und bei Bewußtseinsstörungen wird der Patient durch intravenöse Gabe niedrigprozentiger Glukoselösungen rehydriert.

Die Gabe von NaCl-Lösungen verbietet sich, da hierdurch eine osmotische Diurese ausgelöst werden kann.

Der ADH-Mangel bei zentralem Diabetes insipidus wird heute meist durch Gabe des stabileren Desmopressins (DDAVP = 1-Desamino-8-D-Arginin-Vasopressin) behandelt. Initial werden 1–4 µg i.v. oder 10–40 µg intranasal verabreicht. Die tägliche Erhaltungsdosis orientiert sich dann an der Urinproduktion.

3 Akute Erkrankungen der Schilddrüse

3.1 Thyreotoxische Krise (Tab. 82-3)

Definition

Unter einer thyreotoxischen Krise versteht man die lebensbedrohliche Dekompensation einer vorbestehenden Hyperthyreose. Die Abgrenzung der thyreotoxischen Krise von der schweren Hyperthyreose ist unscharf. Sie gründet sich auf das Vorhandensein von *Hyperthermie*, einer *ausgeprägten zentralnervösen Symptomatik* und (beginnendem) *Multisystemversagen*.

Epidemiologie und Ätiologie

Die thyreotoxische Krise ist eine seltene Komplikation (weniger als 1 % der Hyperthyreosen) einer häufigen Erkrankung. Meist liegt der thyreotoxischen Krise eine multifokale Autonomie zugrunde, seltener findet sich eine immunogen bedingte Hyperthyreose. In Einzelfällen kann die thyreotoxische Krise auch durch ein solitäres Adenom verursacht werden.

Als Auslöser einer thyreotoxischen Krise steht heute die Einnahme von Jod (jodhaltige Medikamente oder Röntgenkontrastmittel) bei vorbestehender und unbehandelter Hyperthyreose auf dem Boden einer multifokalen Autonomie an erster Stelle.

Auch die Unterbrechung einer thyreostatischen Therapie kann eine thyreotoxische Krise auslösen, selten auch eine Behandlung mit Radiojod (Freisetzung von L-Thyroxin aus den zerstörten Schilddrüsenzellen). Weiterhin kommen emotionaler Streß, Infektionen, ein dekompensierter Diabetes mellitus, Unfälle und Operationen als Auslöser in Frage. Der früher häufigste Auslöser einer thyreotoxischen Krise, die Schilddrüsenoperation bei hyperthyreoter Stoffwechsellage, spielt heute dank der präoperativen thyreostatischen Therapie nur noch eine untergeordnete Rolle.

Symptomatik

Die typischen Symptome der Hyperthyreose (s. Kap. 20) sind bei der thyreotoxischen Krise akzentuiert, was im angelsächsischen Raum zur Bezeichnung „thyroid storm" geführt hat. Leitsymptome sind Tachykardie/Tachyarrhythmie (> 150/min) und Hyperthermie (> 40 °C). Die Patienten sind agitiert, psychotische

Verlaufsformen kommen vor. Ohne Behandlung geht diese Agitiertheit jedoch im weiteren Verlauf in ein Koma über. Gelegentlich werden Hirnnervensymptome, z.B. eine Ophthalmoplegie, beobachtet. Selten präsentiert sich die thyreotoxische Krise als Status epilepticus. Der Blutdruck ist zunächst leicht erhöht, später kann es jedoch zum hypotonen Kreislaufschock kommen (Exsikkose infolge Hyperthermie und Diarrhö). Weiterhin kann ein milder Ikterus bestehen. Der Hypermetabolismus kann außerdem in einer generalisierten Muskelatrophie zum Ausdruck kommen. Struma, „Schwirren" über der Schilddrüse und Exophthalmus (bei M. Basedow) sind nicht obligat vorhanden, können jedoch diagnoseweisend sein.

Differentialdiagnose

In erster Linie sind alle mit Exsikkose und einer deutlichen Erhöhung der Körpertemperatur einhergehenden Erkrankungen abzugrenzen. Dazu gehört neben schweren Infektionen auch die maligne Hyperthermie, eine seltene Narkosekomplikation. Eine akute Psychose (z.B. Alkoholdelir) kann ebenfalls mit einer thyreotoxischen Krise verwechselt werden. Zentralnervöse Symptome in Verbindung mit Fieber finden sich auch bei Meningoenzephalitiden. Die paroxysmale Hypertonie bei einem Phäochromozytom kann einer thyreotoxischen Krise ähneln. Bei Schwangeren ist außerdem an eine Eklampsie zu denken.

Spezielle Diagnostik

Die freien peripheren Schilddrüsenhormone und das TSH werden notfallmäßig bestimmt. Da bei schweren Allgemeinerkrankungen die Konversion von T_4 zu T_3 gestört sein kann (sog. Low-T_3-Syndrom) schließt ein normaler fT_3-Wert eine thyreotoxische Krise nicht aus. In Verbindung mit der klinischen Symptomatik führt die kombinierte Bestimmung von fT_4, fT_3 und TSH jedoch in den allermeisten Fällen zur Diagnose. Aus dem initial abgenommenen Blut sollten zu einem späteren Zeitpunkt außerdem die Titer der Schilddrüsenantikörper bestimmt werden. Bereits leicht erhöhte Titer des TSH-Rezeptorantikörpers erlauben die Diagnose eines M. Basedow.

Notfalltherapie

Die Therapie der thyreotoxischen Krise erfolgt auf der Intensivstation.

Die medikamentöse Hemmung der Synthese neuen Schilddrüsenhormons durch hochdosierte Thionamide stellt das wichtigste Therapieprinzip bei der thyreotoxischen Krise dar.

Unter den verfügbaren *Thyreostatika* wird Thiamazol (Favistan®) wegen seiner intravenösen Applizierbarkeit vorgezogen (Dosierung: 80–120 mg/Tag). Im englischsprachigen Raum wird Propylthiouracil bevorzugt (Propycil®, 500–1000 mg/Tag p.o. oder über eine Magensonde), da es außerdem die Konversion von T_4 zu T_3 hemmt. Bei jodinduzierter thyreotoxischer Krise wird zusätzlich Natriumperchlorat gegeben (Irenat® 4×300 mg/Tag), um neben der Schilddrüsenhormonsynthese auch die Jodidaufnahme in die Schilddrüse zu hemmen. Diese Medikamente können eine Knochenmarksdepression bewirken, weiterhin sind sie potentiell hepatotoxisch. Regelmäßige Kontrollen des Blutbildes und der Leberenzyme unter der Therapie ermöglichen die rechtzeitige Erkennung entsprechender Komplikationen.

Die *Sekretion* von Schilddrüsenhormon kann durch *Lithium* gehemmt werden. Bei einer solchen Therapie müssen die Lithiumserumspiegel engmaschig kontrolliert werden. Die Hemmung der Schilddrüsenhormonsekretion durch die Gabe von Jod ist heute weitgehend verlassen worden, da diese Therapie bei der häufigen jodinduzierten Hyperthyreose problematisch ist. Die Gabe von jodhaltigen Kontrastmitteln wie Ipodate stellt ein neueres, im englischsprachigen Raum propagiertes Therapieprinzip für die immunogene Hyperthyreose dar. Ipodate hemmt sowohl die Freisetzung als auch die periphere Konversion des L-Thyroxins.

Der durch Schilddrüsenhormon verursachten Erhöhung der kardialen Katecholaminsensitivität wird durch Gabe eines *β-Rezeptorenblockers* entgegengesteuert. Empfohlen wird Propranolol (z.B. Dociton® 40 bis maximal 480 mg/Tag p.o.), da es zusätzlich die periphere T_4/T_3-Konversion hemmen soll. Seit einigen Jahren steht mit Esmolol außerdem ein ultrakurz wirksamer, i.v. applizierbarer β-Blocker zur Verfügung.

Auf die aktive Elimination des Schilddrüsenhormons aus dem Blut zielende Maßnahmen (z.B. *Plasmapherese*) sind selten notwendig.

Die begleitende *intensivmedizinische Therapie* der thyreotoxischen Krise zielt auf Beseitigung der Exsikkose (NaCl-Infusionen) und der Hyperthermie (Eisauflagen, Paracetamol, jedoch keine Salicylate!). Kardiale Rhythmusstörungen (absolute Arrhythmie) erfordern häufig die Digitalisierung des Patienten. Agitierte Patienten sollten durch Gabe von Benzodiazepinen oder Butyrophenonen sediert werden.

Spricht der Patient in der thyreotoxischen Krise nach zwei Tagen auf keine der hier aufgeführten Maßnahmen in ausreichendem Maße an, so ist die Indikation zur sofortigen Schilddrüsenresektion gegeben.

In jedem Falle sollte etwa 3–6 Monate nach einer thyreotoxischen Krise eine definitive Therapie (subtotale Strumektomie) durchgeführt werden. Alternativ kann mit Radiojod therapiert werden. Auch eine Dauerbehandlung mit Thyreostatika ist ausnahmsweise möglich.

3.2 Myxödemkoma (Tab. 82-4)

Definition

Als Myxödemkoma oder hypothyreotes Koma wird ein durch Mangel an Schilddrüsenhormon hervorgerufener Zustand bezeichnet, der durch ausgeprägte Hypothermie, Bewußtseinsstörung (Stupor bis Koma) und Erhöhung der Kreatinphosphokinase (CK) definiert und von der unkomplizierten Hypothyreose (s. Kap. 22) abgegrenzt wird.

Tabelle 82-4 Myxödemkoma.

Leitsymptome
- Stupor bis Koma
- Hypothermie
- Bradykardie
- alveoläre Hypoventilation
- CK erhöht (über 500 U/l)

Differentialdiagnose
- hypophysäres Koma, Schmidt-Syndrom
- andere Komaursachen (zerebrales, postischämisch-anoxisches, toxisches und metabolisches Koma)

spezielle Diagnostik
- fT_3
- fT_4
- TSH (vor und nach TRH)
- Schilddrüsenantikörper (Anti-TPO-Antikörper)

Notfalltherapie
- am ersten Tag L-Thyroxin 500 µg i.v./Tag
- 2.–10. Tag: L-Thyroxin 100 µg i.v./Tag
- Hydrokortison 2×100 mg i.v.
- evtl. Schrittmacher, Intubation/Beatmung

Epidemiologie und Ätiologie

Das Myxödemkoma ist so selten, daß keine verläßlichen Zahlen zu seiner Inzidenz und Prävalenz vorliegen. Klassischerweise tritt das Krankheitsbild bei älteren Frauen in der kalten Jahreszeit auf.

Das Myxödemkoma ist die Komplikation einer primären Hypothyreose (Kap. 22). Als Auslöser dieses Krankheitsbildes kommen Medikamente (Sedativa, β-Blocker), Kälteexposition, Infektionen, Operationen, Traumata, Streß und die Unterbrechung einer L-Thyroxinsubstitutionstherapie in Frage.

Symptomatik und Differentialdiagnose

Die Einweisung ins Krankenhaus erfolgt in den seltensten Fällen unter dem Verdacht eines Myxödemkomas. Typische Einweisungsdiagnosen sind Auslöser des Myxödemkomas, wie z. B. eine Bronchopneumonie.

(Fremd)anamnestisch lassen sich häufig die typischen und seit längerem vorbestehenden Symptome einer Hypothyreose eruieren (Gewichtszunahme, Obstipation, Muskelschwäche, Kälteintoleranz).

Die klinischen Leitsymptome des Myxödemkomas sind *Hypothermie* (Spezialthermometer, Körpertemperaturen unter 30 °C möglich), *Sinusbradykardie* und *Stupor* bis *Koma*. Es besteht eine *alveoläre Hypoventilation*. Die Haut ist kühl und trocken, periorbitale und prätibiale Ödeme (nicht eindrückbar) sind häufig, aber nicht obligat vorhanden. Die Muskelschwäche ist inspektorisch nicht zu erfassen, vielmehr kann eine sog. *Pseudohypertrophie* vorliegen (Einlagerung von Mukopolysacchariden). Der Blutdruck ist meist leicht erhöht (Überwiegen der α-Rezeptorenaktivität). Die Sehnenreflexe sind verlangsamt. Die Schilddrüse selbst kann verkleinert (Atrophie) oder vergrößert (Autoimmunthyreoiditis vom Typ Hashimoto) sein. Eine Kragenschnittnarbe weist auf eine vorangegangene Schilddrüsenoperation hin.

Im Röntgenbild des Thorax ist eine Kardiomegalie auffällig. Sie wird durch die Kombination eines *Perikardergusses* und einer myxödematösen Infiltration des Herzmuskels verursacht. Der Perikarderguß macht sich im EKG durch eine Niedervoltage bemerkbar. Laborchemisch fällt die Erhöhung der CK (über 500 U/l) und anderer Muskelenzyme, wie LDH und GOT, auf. Außerdem bestehen eine Hyponatriämie, eine Hypercholesterinämie, eine Hypoglykämie (nicht so ausgeprägt wie bei hypophysärem Koma) und eine milde Anämie (Hämatokritwerte zwischen 30 und 35 %). Die Blutgasanalyse zeigt bei alveolärer Hypoventilation die Konstellation einer respiratorischen Azidose.

Differentialdiagnostisch ist in erster Linie das hypophysäre Koma abzugrenzen. Anders als bei diesem steht jedoch beim Myxödemkoma die Hypoglykämie nicht im Vordergrund.

Spezielle Diagnostik

Die Bestimmung von freiem T_3, freiem T_4 und TSH ist notfallmäßig durchzuführen. Alle Werte können jedoch beim intensivmedizinisch behandelten Patienten fehlinterpretiert werden (z.B. Low-T_3-Syndrom, s. Kap. 77). Falls es die klinische Situation zuläßt, ist die Durchführung eines TRH-Tests noch vor Beginn der Therapie zu erwägen. Immer sollten auch Kortisol und ACTH mitbestimmt werden, um nicht eine begleitende primäre NNR-Insuffizienz (Schmidt-Syndrom) oder ein hypophysäres Koma zu übersehen. Die Bestimmung der mit Schilddrüsenerkrankungen assoziierten Autoantikörper erfolgt später (s. Kap. 20–23).

Notfalltherapie

Ein Patient im Myxödemkoma muß intensivmedizinisch behandelt werden. Während einige Autoren im angelsächsischen Sprachraum die initiale Gabe von Trijodthyronin empfehlen (schnellerer Wirkungseintritt, da nicht mehr zu konvertieren), wird bei uns allgemein die Gabe von L-Thyroxin propagiert. Zum einen ist die Erfahrung mit der T_4-Therapie weitaus größer, zum anderen wird das Risiko therapieinduzierter Komplikationen, wie z.B. Herzrhythmusstörungen oder Herzinfarkt, geringer eingeschätzt.

Das folgende Therapieschema hat sich allgemein durchgesetzt:
- initial 500 µg L-Thyroxin i.v. (Resorption bei oraler Gabe unsicher)
- an den folgenden zehn Tagen jeweils 100 µg L-Thyroxin i.v.

Erst dann Umstellung auf die orale Substitutionstherapie. Viele Autoren empfehlen die zusätzliche Gabe hochdosierter Kortikoide (z.B. 2×100 mg Prednison i.v./Tag), da auch die Kortisolsynthese im Rahmen des allgemeinen Hypometabolismus reduziert sein kann.

Weiterhin kann die extreme Bradykardie zur Implantation eines passageren Schrittmachers zwingen. Eine alveoläre Hypoventilation mit CO_2-Partialdrücken von über 60 mmHg erfordert Intubation und maschinelle Beatmung. Infektionen (häufig ohne Leukozytose!) müssen frühzeitig antibiotisch behandelt werden.

4 Akute Erkrankungen der Nebennieren

4.1 Akute Nebennierenrindeninsuffizienz (Addison-Krise); (Tab. 82-5)

Tabelle 82-5 Addison-Krise.

Leitsymptome
- Erbrechen und Durchfall
- Hypotonie/Schock
- Hypoglykämie
- Hyponatriämie und Hyperkaliämie
- dunkles Hautkolorit

Differentialdiagnose
- hypophysäres Koma, Schmidt-Syndrom
- thyreotoxische Krise
- Hypo- und Hyperglykämien bei Diabetes
- Hyperkalzämiesyndrom
- Myopathien
- „akutes Abdomen"

Spezielle Diagnostik
- Kortisol und ACTH im Plasma
- Kortisol im 24-h-Urin
- ACTH-Kurztest

Notfalltherapie
- initial 100 mg Hydrokortison i.v.
- am ersten Tag weitere 100–150 mg Hydrokortison i.v. (Dauerinfusion), schrittweise Reduktion auf 30 mg/Tag in den folgenden Tagen
- 1 mg Aldosteron i.v., später Fludrokortison (Astonin H®) 0,1–0,2 mg/Tag
- 0,9% NaCl i.v. (3 l in den ersten 6 h)
- 50 ml 40%ige Glukose i.v., dann weiter mit 5%iger Glukose (Blutzuckerkontrollen)

Definition

Die Addison-Krise ist die akute Exazerbation oder die krisenhafte Erstmanifestation einer chronischen primären NNR-Insuffizienz. Pathophysiologisch und klinisch ist die Addison-Krise durch ein akut auftretendes Mißverhältnis zwischen dem Angebot und dem Bedarf des Organismus an den Steroidhormonen Kortisol und Aldosteron gekennzeichnet. Dadurch kommt es zu einem lebensbedrohlichen Verlust des kardiovaskulären Tonus und einer potentiell deletären Dysregulation des Elektrolythaushaltes.

Epidemiologie und Ätiologie

Die Addison-Krise ist eine seltene Komplikation der ohnehin wenig häufigen primären Nebennierenrindeninsuffizienz (2–3 Krisen/100 Patientenjahre).

Die Ursachen der akuten primären NNR-Insuffizienz entsprechen denen der chronischen (s. Kap. 30). Hier sei jedoch besonders an die in 38–88% der Patienten mit AIDS vorkommende Zytomegalievirusadrenalitis als eine mögliche Ursache für eine akut auftretende primäre NNR-Insuffizienz erinnert. Die wichtigsten Auslöser der akuten NNR-Insuffizienz sind mit erhöhtem Kortisolbedarf einhergehende Streßsituationen, wie Nahrungskarenz, Trauma, Operationen, Infektionen, Schwangerschaft oder psychische Belastungen. Bei einer bekannten und entsprechend substituierten chronischen NNR-Insuffizienz wird in solchen Situationen häufig versäumt, die Substitutionsdosis dem erhöhten Glukokortikoidbedarf anzupassen und somit die Gefahr einer Addison-Krise zu vermeiden.

Symptomatik und Differentialdiagnose

Die Addison-Krise kann über mehrere Tage schleichend beginnen oder aber, z.B. nach Operationen, plötzlich auftreten. Häufig läßt sich anamnestisch eine vorbestehende chronische NNR-Insuffizienz nachweisen. Die Patienten klagen über Schwäche, Ermüdbarkeit und Gewichtsverlust. Ein dunkles Hautkolorit weist auf die erhöhte ACTH-Sekretion hin.

Leitsymptome des vollausgeprägten Kortisol- und Aldosteronmangels sind *Erbrechen und Durchfälle, Exsikkose, Hypotonie* und *Schock*. Häufig zeigen die Patienten auch psychische Auffälligkeiten wie *Unruhe, Reizbarkeit* und *Verwirrtheit*. Laborchemisch stehen Elektrolytstörungen (*Hyponatriämie, Hyperkaliämie*), metabolische Azidose, *Hypoglykämie* und ein erhöhter Hämatokritwert im Vordergrund. Die Hyperkaliämie macht sich außerdem häufig durch entsprechende EKG-Veränderungen bemerkbar (Blockbilder, „zeltförmiges T").

Differentialdiagnostisch muß die Addison-Krise in erster Linie von anderen Stoffwechselentgleisungen abgegrenzt werden. Symptomatische Überschneidungen ergeben sich mit der thyreotoxischen Krise und dem hypoglykämischen Schock (Schwäche, Unruhe) sowie dem diabetischen Koma (Exsikkose, metabolische Azidose) und dem Hyperkalzämiesyndrom (Erbrechen, Exsikkose). Auch sollte an die akute sekundäre NNR-Insuffizienz bei hypophysärem Koma gedacht werden. Die durch die Hyperkaliämie hervorgerufene Muskelschwäche muß von der Myasthenia gravis und primären Myopathien unterschieden werden. Weiterhin sind alle mit akuter gastrointestinaler Symptomatik („akutes Abdomen") oder Hypotonie/Schock (Myokardinfarkt, Sepsis) einhergehenden Erkrankungen zu erwägen.

Da die meisten differentialdiagnostisch zu bedenkenden Krankheiten selbst eine Addison-Krise auslösen können, muß immer auch an das Vorliegen beider Erkrankungen gedacht werden.

Spezielle Diagnostik

Anamnese (bekannte NNR-Insuffizienz, akute Belastungssituation) und klinische Symptomatik (insbesondere Hyperpigmentierung und Elektrolytkonstellation) weisen auf die Diagnose hin.

In aller Regel erfolgt die Einleitung der Akuttherapie allein aufgrund der klinischen Diagnose.

Blutabnahmen zur Bestimmung des Plasmakortisols, -aldosterons und ACTH erfolgen vor Therapiebeginn. Die Therapie darf keinesfalls bis zum Bekanntwerden der Werte hinausgezögert werden. Gleiches gilt für die Bestimmung von Kortisol und Aldosteron im 24-h-Urin und für den ACTH-Kurztest. Aufwendigere Stimulationstests (ACTH-Infusionstest, CRH-Test) und die ätiologische Abklärung der NNR-Insuffizienz erfolgen nach der Stabilisierung des Patienten.

Notfalltherapie

Die Akuttherapie der Addison-Krise sollte auf der Intensivstation erfolgen.

Zum Ausgleich des Hypokortisolismus werden initial 100 mg *Hydrokortison* i.v. verabreicht.

Die Gabe äquivalenter Dosen synthetischer Glukokortikoide ist ebenfalls möglich, die ungenügende Mineralokortikoidwirkung ist aber zu berücksichtigen. Über die folgenden 24 h werden nochmals 100 bis 150 mg Hydrokortison infundiert. Für die in der Literatur angegebenen hohen Dosen von bis zu 500 mg Hydrokortison/Tag gibt es keine rationale Grundlage. Am zweiten Tag sollten 100–150 mg, am dritten 50 bis 75 mg Hydrokortison verabreicht werden. Danach sollte, falls die auslösende Streßsituation nicht mehr besteht, zur Standardsubstitutionstherapie (ca. 30 mg Hydrokortison/Tag) übergegangen werden. Dem bei der akuten primären NNR-Insuffizienz auftretenden Aldosteronmangel wird durch die einmalige i.v. Gabe von 1 mg Aldosteron begegnet. Unter hochdosierter i.v. Hydrokortisontherapie (>50 mg/Tag) ist eine Mineralokortikoidsubstitution jedoch nicht erforderlich. Mit dem Beginn der oralen Glukokortikoidsubstitutionstherapie am vierten Tag wird parallel mit der Gabe von Fludrokortison (Astonin H, 0,1–0,2 mg/Tag, orientiert an den Kaliumwerten) begonnen (s. Kap. 30).

Das Volumendefizit des Patienten wird durch die sofortige Infusion 0,9%iger *Kochsalzlösung* (3 l in den ersten 6 h) behandelt.

Die weitere Infusionstherapie richtet sich nach klinischen Parametern (Blutdruck, Ödeme) und dem zentralen Venendruck oder pulmonalen Verschlußdruck („wedge pressure"). Bei ausgeprägter Schocksymptomatik kann die Gabe von Katecholaminen (Dopamin oder Dobutamin) notwendig werden. In keinem Fall sollten kaliumhaltige Lösungen verabreicht werden!

Die Behandlung der Hypoglykämie wird durch einmalige i.v. Applikation von Glukose (50 ml einer 40%igen Lösung) eingeleitet und mit einer Dauerinfusion 5%iger Glukose fortgeführt. Zur Überwachung der Therapie empfehlen sich engmaschige Blutzuckerkontrollen.

4.2 Phäochromozytom

Phäochromozytome sind von chromaffinen Zellen des Nebennierenmarks oder der sympathischen Grenzstrangganglien ausgehende, katecholaminproduzierende Tumoren (zur Epidemiologie und Ätiologie des Phäochromozytoms s. Kap. 33).

Symptomatik und Differentialdiagnose

In der Hälfte der Patienten mit einem Phäochromozytom äußert sich der Katecholaminexzeß in *paroxysmalen Hypertonien*. Während solcher Blutdruckkrisen klagt der Patient über *Kopfschmerzen, Schwitzen* und *Herzklopfen*. Inspektorisch sind eine blasse Haut und bisweilen ein kachektischer Habitus auffällig (Hypermetabolismus). Blutdruckwerte von über 250/150 mmHg sind möglich. Laborchemisch finden sich häufig Hyperglykämie, Glukosurie sowie eine Leukozytose.

Krisenhafte Blutdrucksteigerungen sind bei jeder Form der arteriellen Hypertonie möglich. Auch eine Hyperthyreose kann der hypertensiven Krise beim Phäochromozytom ähnlich sein.

Spezielle Diagnostik und Notfalltherapie

Die Katecholaminkonzentration im Plasma sollte während einer hypertensiven Krise bestimmt werden. Alle weiteren Untersuchungen (24-h-Blutdruckmessung, Katecholamine im 24-h-Urin, Lokalisationsdiagnostik) finden außerhalb des akuten Anfalls statt.

Therapeutisch werden zunächst 2–5 mg des α-Rezeptorenblockers Phentolamin i.v. injiziert. Wegen seiner kurzen Wirkdauer wird danach auf eine Dauerinfusion übergegangen. Auch mit Nitroprussidnatrium (20 bis max. 90 µg/min i.v.) kann der Blutdruck effizient gesenkt werden. Die exzessive Stimulation kardialer β-Rezeptoren kann nach vorausgegangener α-Blockade mit β-Blockern behandelt werden.

5 Störungen des Kalziumstoffwechsels

5.1 Hyperkalzämische Krise

Klinische Symptomatik und Diagnose

Die hyperkalzämische Krise äußert sich durch Polydipsie, Polyurie (nephrogener Diabetes insipidus) und Erbrechen. Konsekutiv kommt es zur Exsikkose mit psychotischen Symptomen, Somnolenz und Koma. Die Körpertemperatur kann erhöht sein. Eine Kalzifierung mutlipler Organe kann im weiteren Verlauf komplizierend hinzutreten. Der Patient ist durch die sich rasch entwickelnde Niereninsuffizienz und durch Herzrhythmusstörungen gefährdet. Laborchemisch zeigt sich neben der Hyperkalzämie häufig eine Hypophosphatämie und eine Hyperkalziurie. Die alkalische Phosphatase im Serum ist meist erhöht.

Die Differentialdiagnose der Hyperkalzämie umfaßt neben dem primären Hyperparathyreodismus (pHPT) maligne Tumoren, Sarkoidose und medikamentös bedingte Erhöhungen des Serumkalziums (Vitamin-D-Präparate, Thiaziddiuretika, i.v. Kalziumgabe) (s. Kap. 37). Das klinische Bild der hyperkalzämischen Krise ähnelt dem einer thyeotoxischen Krise oder einer hypertensiven Krise. Bei der thyreotoxischen Krise wird außerdem häufig eine mäßige Hyperkalzämie angetroffen.

Notfalltherapie

Die Unterbrechung jeglicher Kalziumzufuhr stellt die erste Therapiemaßnahme dar. Durch eine *forcierte Diurese* (0,9%ige NaCl-Lösung i.v. + Furosemid i.v.) wird die Kalziumelimination gesteigert. Durch die mehrtägige Gabe der *Biphosphonate* Clodronat (Ostac®, 300 mg/Tag i.v.) oder Pamidronat (Aredia®, 30 mg/Tag i.v.) kann die Knochenresorption wirksam gehemmt werden. *Glukokortikoide* (z.B. Prednison 50 mg/Tag) antagonisieren die Wirkung von Vitamin D im Darm und im Knochen und senken dadurch das Serumkalzium. Bei pHPT sind sie jedoch unwirksam.

Die zusätzliche Gabe von *Calcitonin* (400–600 IE/Tag i.v. oder s.c.) ist unter dieser Kombinationstherapie selten notwendig. Das Zytostatikum *Mitomycin* ist wegen seiner Nebenwirkungen nur bei Tumorhyperkalzämien, die auf Biphosphonatgabe schlecht ansprechen, indiziert (dann 25 µg/kg Körpergewicht/Tag i.v.).

Bei ausgeprägter Hyperkalzämie mit Niereninsuffizienz kann eine *Dialysetherapie* notwendig werden.

Beim pHPT ist eine zügige, gegebenenfalls notfallmäßige operative Therapie indiziert.

5.2 Hypoparathyreoidismus

Symptomatik und Therapie

Ein Mangel an Parathormon ist in den meisten Fällen die Folge einer operativen Entfernung der Epithelkörperchen, z.B. im Rahmen einer Strumektomie. Unerkannt kann er zur hypokalzämischen Tetanie führen.

Die hypokalzämische Tetanie äußert sich in Form zerebraler Krampfanfälle ohne Bewußtseinsverlust. Begleitend treten Parästhesien auf. Die sog. „Pfötchenstellung" gilt als klassisches Zeichen der Hypokalzämie. Bei der körperlichen Untersuchung können das Chvostek-Zeichen (Zucken des Mundwinkels beim Beklopfen des N. facialis) und das Trousseau-Zeichen (Pfötchenstellung nach Anlegen und Schließen einer Blutdruckmanschette) nachgewiesen werden. Das Labor zeigt eine Hypokalzämie, Hypomagnesiämie und Hyperphosphatämie. Urinkalzium und -phosphat sind erniedrigt.

Differentialdiagnostisch sind zunächst Hypokalzämien anderer Ursache zu erwägen, in erster Linie ein Vitamin-D-Mangel bei Niereninsuffizienz oder Malabsorption. Sehr selten kann eine Hypokalzämie auf einer Endorganresistenz gegenüber Parathormon beruhen (Pseudohypoparathyreoidismus). Auch normokalzämische Zustände, z.B. bei Alkalosen (meist Hyperventilation), können mit einer Tetanie verbunden sein. Ein erniedrigter Parathormonspiegel sichert in Verbindung mit der o.g. Elektrolytkonstellation die Diagnose eines Hypoparathyreoidismus.

Notfalltherapie

Therapeutisch werden bei hypokalzämischer Tetanie zunächst 20–50 ml einer 10%igen Kalziumlösung langsam intravenös injiziert. Die Langzeittherapie besteht aus der peroralen Einnahme von Kalzium und Vitamin D, wobei die Serumkalziumspiegel regelmäßig kontrolliert werden sollten (Gefahr der Nephrokalzinose). Die Dauertherapie mit synthetisch hergestelltem Parathormon befindet sich zur Zeit in klinischer Erprobung.

Literatur

1. Burger, A. G., J. Philippe (eds.): Endocrine Emergencies. Baillière's Clinical Endocrinology and Metabolism, Vol. 6, Nr. 1. Baillière Tindall, London 1992.
2. Herrmann, J.: Jodinduzierte Hyperthyreose. In: Allolio, B., J. Herrmann, T. Olbricht, H. Rudorff, H. M. Schulte (Hrsg.): Syllabus II. Intensivkurs für Klinische Endokrinologie, Köln 1993.
3. Hintze, G: Therapie endokriner Krisen: Was hat sich bewährt? In: Allolio, B., M. Grußendorf, O. A. Müller, T. Olbricht, H. M. Schulte (Hrsg.): Syllabus III. Intensivkurs für Klinische Endokrinologie, Hamburg 1995.
4. Ober, K. P. (ed.): Endocrine Crises. Endocrinology and Metabolism Clinics of North America, Vol. 22, Nr. 2. Saunders, Philadelphia 1993.
5. Raue, F.: Therapie der Hypercalcämie. In: Allolio, B., J. Herrmann, T. Olbricht, H. Rudorff, H. M. Schulte (Hrsg.): Syllabus II. Intensivkurs für Klinische Endokrinologie, Köln 1993.
6. Schulte, H. M., B. Allolio: Therapie der akuten und chronischen Nebennierenrinden-Insuffizienz. In: Allolio, B., H. M. Schulte (Hrsg.): Moderne Diagnostik und therapeutische Strategien bei Nebennierenerkrankungen. S. 230–235. Schattauer, Stuttgart – New York 1990.
7. Schulte, H. M.: Nebennieren-Insuffizienz. In: Bünte, H., W. Domschke, T. Meinertz, D. Reinhardt, R. Tölle, W. Wilmanns (Hrsg.): Therapiehandbuch. K5.1–K5.4. Urban & Schwarzenberg, München–Wien–Baltimore 1994.
8. Vance, M. L.: Hypopituitarism. New Engl. J. Med. 330 (23) (1994) 1651–1662.

XV. Anhang

1 **Funktionstests in der Endokrinologie** .714

2 **Bildgebende Verfahren in der Endokrinologie** 718

3 **Medikamente in der Endokrinologie** 720

4 **Normwerte in der Endokrinologie** .. 730

5 **Nomogramme** 737

6 **Selbsthilfegruppen und Fachinformationen für Patienten mit endokrinen Erkrankungen** 737

7 **Abkürzungsverzeichnis** 738

1 Funktionstests in der Endokrinologie

1.1 Funktion der kortikotropen Achse
(→ Kapitel 26)

1.1.1 Insulin-Hypoglykämie-Test (Insulintoleranztest, ITT, → Kapitel 12 und 26)

INDIKATION: Verdacht auf hypothalamisch bedingte HVL-Insuffizienz • Differenzierung zwischen hypothalamisch und hypophysär bedingter Unterfunktion der Streßachse (→ **Kapitel 26**) und/oder der somatotropen Achse (→ **Kapitel 12**). KONTRAINDIKATIONEN: zerebrale Krampfleiden • zerebrale Durchblutungsstörungen • koronare Herzkrankheit; Glykogenspeicherkrankheiten. DURCHFÜHRUNG: nüchterner, liegender Patient • peripher-venöser Zugang • 0,15 IE/kg Altinsulin i.v. (bei bekannter HVL-Insuffizienz 0,1 IE/kg, bei Adipositas oder Diabetes mellitus 0,2–0,3 IE/kg) • Blutentnahmen zu den Zeitpunkten –30, 0, 15, 30, 45, 60, 90, 120 min zur Bestimmung von Kortisol, ACTH und/oder Wachstumshormon • parallel 15minütige Blutzuckermessung • Blutzucker sollte auf 50% des Ausgangswertes, möglichst auf ≤40 mg/dl abfallen, Hypoglykämiesymptome (z.B. Schwitzen) werden für einen verwertbaren Test gefordert • bei stärkeren Reaktionen (Bewußtseinsstörungen) Abbruch des Tests • i.v. Injektion von 20 ml einer 40%igen Glukoselösung. NEBENWIRKUNGEN: leichte Hypoglykämiesymptome (erwünscht) • schwere Hypoglykämiesymptome wie Somnolenz, Stupor, zerebrale Krampfanfälle (unerwünscht). BEWERTUNG: Anstieg des ACTH auf >150 pg/ml (33 pmol/l) und des Kortisols um ≥10 µg/dl (225 nmol/l) oder auf >20 µg/dl (550 nmol/l) zeigt ausreichende Funktion der CRH-produzierenden Zellen im Hypothalamus und der kortikotropen Zellen im HVL an • unzureichender Anstieg weist bei gleichzeitig pathologischem CRH-Test (→ **1.1.3**) auf eine hypophysäre oder kombiniert hypothalamische/hypophysäre Schädigung hin • pathologischer Insulin-Hypoglykämie-Test weist bei normalem CRH-Test auf hypothalamische Schädigung hin • Anstieg des Wachstumshormonspiegels auf ≥10 ng/ml (20 mIE/l) zeigt intakte Funktion der somatotropen Achse an.

1.1.2 Metopiron®-Kurztest (→ Kapitel 26)

INDIKATION: • Verdacht auf sekundäre oder tertiäre NNR-Insuffizienz; Alternative zum Insulin-Hypoglykämie-Test bei Epilepsie oder koronarer Herzkrankheit. DURCHFÜHRUNG: um 24 Uhr Einnahme von 30 mg/kg Metyrapon (Metopiron®) (über internationale Apotheke erhältlich) zusammen mit einem Glas Milch oder einem Butterbrot • am nächsten Morgen um 8 Uhr Bestimmung von 11-Desoxycortisol und ACTH im Serum bzw. Plasma. BEWERTUNG: bei intakter hypothalamisch-hypophysärer Funktion Anstieg des 11-Desoxycortisol auf > 7 µg/dl und des ACTH auf >150 pg/ml (33 pmol/l). BEMERKUNG: bei Einnahme von Phenytoin oder Carbamazepin ist der Abbau von Metyrapon beschleunigt, so daß der 11-Desoxycortisol-Anstieg auch bei intakter Streßachse zu niedrig ausfallen kann.

1.1.3 CRH-Test (→ Kapitel 26)

INDIKATION: Verdacht auf Unterfunktion der ACTH-produzierenden Zellen im HVL • Differentialdiagnose des Cushing-Syndroms. DURCHFÜHRUNG: später Nachmittag (ca. 19 Uhr), liegender Patient • peripherer venöser Zugang • 30minütige Ruheperiode, vor Testbeginn Entnahmen zu den Zeitpunkten 0, 15, 30, 60, 90 min zur Bestimmung von Kortisol und ACTH. NEBENWIRKUNGEN: evtl. leichte Flushsymptomatik • vorübergehende Geschmacksmißempfindungen • selten allergische Reaktionen. BEWERTUNG: deutlicher Anstieg des Kortisols und des ACTH beweisen die normale Funktionsfähigkeit der kortikotropen Zellen im HVL (ACTH-Anstieg weist große interindividuelle, z.T. genetisch bedingte Unterschiede auf) • fehlender Anstieg bei Funktionseinschränkung der ACTH-produzierenden Zellen (HVL-Insuffizienz) • Differentialdiagnose des Cushing-Syndroms: ACTH basal nicht meßbar, nicht stimulierbar: Hinweis auf adrenales Cushing-Syndrom/ACTH basal (hoch)normal, überschießend stimulierbar: Hinweis auf Morbus Cushing (ACTH-produzierendes Hypophysenadenom)/ACTH basal normal (erhöht), nicht stimulierbar: Hinweis auf ektopes ACTH-Syndrom. BEMERKUNG: der CRH-Test kann auch im Rahmen eines kombinierten Releasing-Hormon-Tests eingesetzt werden (→ **1.6**)

1.1.4 ACTH-Kurztest (→ Kapitel 26)

INDIKATION: Verdacht auf primäre NNR-Insuffizienz (Variante A) • Verdacht auf nichtklassische oder heterozygote Form des adrenogenitalen Syndroms (Variante B). KONTRAINDIKATIONEN: bekannte Überempfindlichkeit gegenüber ACTH (Cave bei früherer Therapie mit ACTH-Depotpräparaten!). DURCHFÜHRUNG: morgens 8 Uhr • peripher-venöser Zugang • 1 Ampulle (250 µg) Synacthen® i.v. (Bolus) • Blutentnahmen zu den Zeitpunkten 0 und 60 min zur Bestimmung von Kortisol und 17-OH-Progesteron. NEBENWIRKUNGEN: selten allergische Reaktionen (z.B. anaphylaktischer Schock). BEWERTUNG: Variante A: bei normalem basalem Serumkortisol und einem Anstieg auf > 20 µg/dl (550 nmol/l) ist eine NNR-Insuffizienz mit hinreichender Sicherheit ausgeschlossen • Variante B: beim klassischen adrenogenitalen Syndrom ist das 17-OH-Progesteron bereits basal erhöht (> 10 µg/l); bei der nichtklassischen Form ist es basal leicht bis deutlich erhöht und steigt nach ACTH-Gabe auf > 10 µg/l an.

1.1.5 Niedrigdosierter Dexamethasontest (→ Kapitel 26)

INDIKATION: Verdacht auf Cushing-Syndrom. DURCHFÜHRUNG: morgens (8–9 Uhr), nüchterner Patient • Blutentnahme zur Bestimmung von Kortisol (Ausgangswert) • am Abend desselben Tages (22–24 Uhr): perorale Gabe von 1 (–2) mg Dexamethason (z.B. Dexamethason Ferring®, Dexamethason Jenapharm®, Fortecortin®) • am nächsten Morgen (8–9 Uhr) erneute Blutabnahme, Bestimmung des Serumkortisols. BEWERTUNG: ein Abfall des Serumkortisols auf ≤ 3 µg/dl (80 nmol/l) spricht gegen das Vorliegen eines Cushing-Syndroms. BEMERKUNG: ein pathologischer Dexamethason-Kurztest ist nicht beweisend für ein Cushing-Syndrom und wird z.B. bei endogener Depression, Anorexia nervosa und Sepsis beobachtet.

1.1.6 Hochdosierter Dexamethasontest (→ Kapitel 26)

INDIKATION: Differentialdiagnose des nachgewiesenen Cushing-Syndroms. DURCHFÜHRUNG: morgens (8–9 Uhr), nüchterner Patient • Blutentnahme zur Bestimmung von Kortisol (Ausgangswert) • am Abend desselben Tages (22–24 Uhr): perorale Gabe von 8 mg Dexamethason (z.B. Dexamethason Ferring®, Dexamethason Jenapharm®, Fortecortin®) • am nächsten Morgen (8–9 Uhr) erneute Blutabnahme, Bestimmung des Serumkortisols. BEWERTUNG: Abfall des Kortisolspiegels auf < 50% des Basalwertes (positiver Test): Hinweis auf ACTH-produzierendes Hypophysenadenom (fehlende Suppression jedoch in ca. 10% der ACTH-produzierenden Hypophysenadenome) • geringer oder fehlender Abfall des Kortisolspiegels: NNR-Autonomie oder ektopes ACTH-Syndrom (bei ektopem ACTH-Syndrom jedoch in seltenen Fällen positiver Test).

1.2 Funktion der thyreotropen Achse/ Schilddrüsendiagnostik (→ Kapitel 4)

1.2.1 TRH-Test (→ Kapitel 6, 7 und 16)

INDIKATION: Verdacht auf HVL-Insuffizienz (→ **Kapitel 16**) • Verdacht auf subklinische Hyperthyreose bei niedrignormalem TSH (→ **Kapitel 16**) • Verdacht auf subklinische Hypothyreose bei hochnormalem TSH (→ **Kapitel 16**) • Verdacht auf Akromegalie (→ **Kapitel 6**) • Verdacht auf Prolaktinom (→ **Kapitel 7**). KONTRAINDIKATIONEN: Allergie gegen TRH (selten) • instabile Angina pectoris, frischer Myokardinfarkt • Epilepsie • schwere obstruktive Atemwegserkrankungen. DURCHFÜHRUNG: morgens, liegender Patient • peripher-venöser Zugang • 200 µg TRH langsam i.v. (z.B. Antepan®, Thyroliberin TRH Merck®, TRH Berlin Chemie®, TRH Ferring®) • Blutentnahmen zu den Zeitpunkten 0 und 30 min zur Bestimmung von TSH, Wachstumshormon und/oder Prolaktin. Nebenwirkungen: Flush-Symptomatik • Nausea • Harndrang • allergische Reaktionen (selten) • hämorraghische Infarzierung eines Hypophysenadenoms (selten). BEWERTUNG: ΔTSH 2–20 µIE/ml: normaler TRH-Test • ΔTSH < 2 µIE/ml: HVL-Insuffizienz bzw. subklinische Hyperthyreose • ΔTSH > 20 µIE/ml: subklinische Hypothyreose • pathologischer Anstieg des Wachstumshormonspiegels bei ca. 60% der Patienten mit Akromegalie (kein Anstieg bei Gesunden) • fehlender Anstieg des Prolaktins bei den meisten Patienten mit Prolaktinom (Anstieg um das 2–5fache bei Gesunden). BEMERKUNG: der TRH-Test kann auch im Rahmen eines kombinierten Releasing-Hormon-Tests eingesetzt werden (→ **1.6**).

1.2.2 Pentagastrin-Test (→ Kapitel 24 und 62)

INDIKATION: Verdacht auf medulläres Schilddrüsenkarzinom (auch im Rahmen der multiplen endokrinen Neoplasie Typ II). KONTRAINDIKATIONEN: Hypokalzämie. Durchführung: Patient liegend, peripherer venöser Zugang • 0,5 µg/kg Körpergewicht Pentagastrin über 10 sec i.v. • Blutentnahmen zu den Zeitpunkten 0, 2, und 5 min zur Bestimmung von Calcitonin. NEBENWIRKUNGEN: Flush-Symptomatik • Nausea, Schwindel • abdominelle Krämpfe. BEWERTUNG: ein Anstieg des Calcitonins auf ≥ 80 ng/l zeigt eine C-Zell-Hyperplasie an; es empfiehlt sich die weiterführende molekulargenetische Abklärung (V.a. MEN Typ II).

1.3 Funktion der gonadotropen Achse (→ Kapitel 4)

1.3.1 GnRH-Test (→ Kapitel 45 und 53)

INDIKATION: Verdacht auf HVL-Insuffizienz • Differentialdiagnose des Hypogonadismus. DURCHFÜHRUNG: Absetzen von Sexualhormonen mind. 3 Wochen vor dem Test • peripherer venöser Zugang • 100 µg GnRH i.v. (z.B. LHRH Ferring®, Relefact®) • Blutentnahmen zu den Zeitpunkten 0, 15, und 30 min zur Bestimmung von LH und FSH. NEBENWIRKUNGEN: Überempfindlichkeitsreaktionen (selten). BEWERTUNG: normaler GnRH-Test (Frauen in der Follikelphase): Anstieg des LH-Spiegels auf das 3fache und des FSH-Spiegels auf das 2fache des Basalwertes • normaler GnRH-Test (Männer): Anstieg des LH-Spiegels auf das 2- bis 4fache und des FSH-Spiegels auf das 2fache des Basalwertes • Frauen in der Menopause oder Patienten mit primärem Hypogonadismus: erhöhte Basalwerte für LH und FSH, überschießender Anstieg nach GnRH • Patienten mit HVL-Insuffizienz bzw. sekundärem oder tertiärem Hypogonadismus: subnormaler Anstieg von LH und FSH nach GnRH. BEMERKUNGEN: Der GnRH-Test kann auch im Rahmen eines kombinierten Releasing-Hormon-Tests eingesetzt werden (→ **1.6**).

1.4 Funktion der somatotropen Achse (→ Kapitel 11)

1.4.1 Insulin-Hypoglykämie-Test (Insulintoleranztest, ITT, → 1.1.1, → Kapitel 12)

1.4.2 GHRH-Test (→ Kapitel 12)

INDIKATION: Verdacht auf HVL-Insuffizienz • Differentialdiagnose zwischen hypothalamisch und hypophysär bedingtem Wachstumshormonmangel. KONTRAINDIKATIONEN: Überempfindlichkeit gegenüber GHRH (selten). DURCHFÜHRUNG: peripherer venöser Zugang • 1 µg/kg GHRH i.v. (GHRH Ferring®) • Blutentnahmen zu den Zeitpunkten 0, 30, 60 und 90 min zur Bestimmung von GH. NEBENWIRKUNGEN: Flush-Symptomatik • metallischer Geschmack • Überempfindlichkeitsreaktionen (selten). BEWERTUNG: normaler GHRH-Test: Anstieg des GH-Spiegels auf > 10 ng/ml (20 mIE/l). BEMERKUNGEN: der GHRH-Test kann auch im Rahmen eines kombinierten Releasing-Hormon-Tests eingesetzt werden **(siehe 1.6)** • ein Anstieg des Wachstumshormonspiegels auf > 10 ng/ml wird bei Gesunden auch nach Arginin 0,5 g/kg i.v., Clonidin 75 µg/cm² p.o., Glukagon 1 mg s.c. oder L-Dopa 0,5 mg/kg p.o. beobachtet; die entsprechenden Tests werden wie der GHRH-Test durchgeführt (→ **Kapitel 12**).

1.4.3 GH-Suppressionstest mit Glukose (oraler Glukosetoleranztest, → Kapitel 6)

INDIKATION: Verdacht auf Akromegalie • Verlaufskontrolle bei Akromegalie • → 1.10.1: oraler Glukosetoleranztest in der Diabetologie. KONTRAINDIKATIONEN: diabetische Stoffwechsellage. DURCHFÜHRUNG: morgens, nüchterner Patient • peripherer venöser Zugang • 75 g Glukose p.o. (z.B. Glukosetoleranztest aromatisierte Lösung® Merck) • Blutentnahmen zu den Zeitpunkten 0, 60, 90, 120 min zur Bestimmung von GH und Glukose. BEWERTUNG: normaler GH-Suppressionstest: Abfall des GH-Spiegels auf < 1 ng/ml • geringe oder fehlende Suppression bei autonomer GH-Produktion.

1.4.4 TRH-Test (→ 1.2.1, → Kapitel 6)

1.5 Funktion der laktotropen Achse (→ Kapitel 4)

1.5.1 TRH-Test (→ 1.2.1, → Kapitel 7)

1.6 Funktion des Hypophysenvorderlappens (→ Kapitel 4)

1.6.1 Kombinierter Releasing-Hormon-Test (HVL-Stimulationstest, → Kapitel 4)

INDIKATION: Verdacht auf HVL-Insuffizienz • Abklärung der HVL-Funktions vor und nach neurochirurgischer Entfernung eines Hypophysenadenoms. KONTRAINDIKATIONEN: siehe Einzeltests. DURCHFÜHRUNG: morgens, nüchterner Patient • 30minütige Ruhephase vor Testbeginn • peripherer venöser Zugang • schnell aufeinanderfolgende i.v. Injektion von 100 µg CRH, 200 µg TRH, 100 µg GnRH und 100 µg GHRH • Blutentnahmen zu den Zeitpunkten 0 – 15 – 30 – 60 und 90 min zur Bestimmung von ACTH und Kortisol (0 – 15 – 30 – 60 – 90 min), TSH (0 – 30 min), LH und FSH (0 – 15 – 30 min), GH (0 – 30 – 60 – 90 min) und Prolaktin (0 – 30 min). NEBENWIRKUNGEN: siehe Einzeltests. BEWERTUNG: siehe Einzeltests.

1.7 Funktion des Hypophysenhinterlappens (→ Kapitel 4)

1.7.1 Durstversuch (Zwei-Stufen-Test, → Kapitel 10)

INDIKATION: Differentialdiagnose der Polydipsie/Polyurie. KONTRAINDIKATIONEN: Dehydratation. DURCHFÜHRUNG: morgens ca. 6 Uhr • leichtes Frühstück, Flüssigkeit ad libitum, kein Kaffee • Wiegen des Patienten • Blutentnahme und Urinprobe zur Bestimmung der Plasma- bzw. Urinosmolalität (Ausgangswerte) • 12stündige Durstphase • 2 stündig: Urinmenge, Urinosmolalität, Körpergewicht, Puls, Blutdruck • zum Ende des Tests: Urinmenge, Urinosmolalität, Körpergewicht, Puls, Blutdruck sowie Plasmaosmolalität und Natrium (wenn möglich auch ADH) • bei pathologischem Testergebnis (s.u.): Gabe von 20 µg Desmopressin (Minirin®) intranasal und Bestimmung der Urinosmolalität in der nächsten Urinportion. NEBENWIRKUNGEN: Exsikkose/Hypotonie

(Indikation zum Abbruch des Tests, ebenso Gewichtsverlust von > 3%). BEWERTUNG: **normaler Test:** Plasmaosmolalität bleibt ≤ 295 mosmol/kg, Urinosmolalität steigt auf ≥ 900 mosmol/kg • **Diabetes insipidus centralis:** Plasmaosmolalität > 295 mosmol/kg, Urinosmolalität steigt um ≤ 10 mosmol/h; Anstieg der Urinosmolalität um ≥ 10% nach Desmopressinapplikation • **Diabetes insipidus renalis:** Plasmaosmolalität > 295 mosmol/kg, Urinosmolalität steigt um ≤ 10 mosmol/h; Desmopressingabe ohne Effekt.

1.7.2 Kochsalzinfusionstest (Hickey-Hare-Test, → Kapitel 10)

INDIKATION: Differentialdiagnose der Polydipsie/Polyurie. KONTRAINDIKATIONEN: Dehydratation • Hypernatriämie > 150 mmol/l. DURCHFÜHRUNG: kein Alkohol am Vortag • kein Nikotin und kein Alkohol am Untersuchungstag • Trinken bis zum Untersuchungsmorgen möglich • leichtes Frühstück um 7.30 Uhr, danach keine weitere Nahrungs- und Flüssigkeitsaufnahme • 9 Uhr: venöser Zugang • 10 Uhr: Infusion von 7 ml/kg einer 5%igen NaCl-Lösung über 2 h • Blutentnahmen zu den Zeitpunkten 0, 30, 60, 90 und 120 min für Serumnatrium, Plasmaosmolalität und ADH. NEBENWIRKUNGEN: starke Kopfschmerzen oder Benommenheit (Indikation zum Abbruch des Tests). BEWERTUNG: normaler Test: ADH steigt von basal 0,3–0,8 ng/l auf 3–8 ng/l an • Diabetes insipidus centralis: fehlender Anstieg von ADH • Diabetes insipidus renalis: überschießender Anstieg von ADH.

1.7.3 Wasserbelastungstest (→ Kapitel 10)

INDIKATION: Verdacht auf Syndrom der inadäquaten ADH-Sekretion (SIADH). KONTRAINDIKATIONEN: Hyponatriämie < 125 mmol/l. DURCHFÜHRUNG: 20 ml/kg Wasser in 15–20 min p.o. • danach sollte der Patient für 5 h liegen • stündlich Urinproben (Volumen, Osmolalität). BEWERTUNG: normaler Test: Ausscheidung von ≥ 80% der Trinkmenge in 5 h, Osmolalität < 100 mosmol/kg in wenigstens einer Urinprobe. BEMERKUNG: Eine Störung der Wasserausscheidung findet sich auch bei Patienten mit Hyponatriämie anderer Genese (Leberzirrhose, Hypovolämie).

1.8 Funktion des Renin-Angiotensin-Aldosteron-Systems (→ Kapitel 26)

1.8.1 Captopriltest (→ Kapitel 29)

INDIKATION: Verdacht auf primären Hyperaldosteronismus • Abgrenzung des primären Hyperaldosteronismus von der essentiellen Hypertonie. DURCHFÜHRUNG: liegender Patient • 25 mg Captopril (z.B. Lopirin®) p.o. • Blutdruckmessung zu den Zeitpunkten 0, 60, 120 min • Blutentnahmen zu den Zeitpunkten 0 und 120 min zur Bestimmung von Aldosteron. NEBENWIRKUNGEN: Hypotonie. BEWERTUNG: normaler Test (Gesunde und Patienten mit essentieller Hypertonie): Suppression von Aldosteron auf ≤ 15 ng/dl • fehlende oder unzureichende Suppression des Aldosterons bei Patienten mit primärem Hyperaldosteronismus • ≥ 3facher Anstieg bei Nierenarterienstenose.

1.8.2 Aldosteron-Orthostase-Test (→ Kapitel 26 und 29)

INDIKATION: Differenzierung zwischen Aldosteronom und idiopathischem Hyperaldosteronismus. DURCHFÜHRUNG: Patient liegt über Nacht bis 8 Uhr • um 8 Uhr Blutentnahme zur Bestimmung von Plasmaaldosteron, 18-OH-Kortikosteron und Plasmareninaktivität • 2stündige Orthostase (Umhergehen) • erneute Blutentnahme zur Bestimmung von Plasmaaldosteron und 18-OH-Kortikosteron. BEWERTUNG: idiopathischer Hyperaldosteronismus: basal hochnormale oder leicht erhöhte Werte für Plasmaaldosteron und 18-OH-Kortikosteron; Anstieg nach Orthostase (um mehr als 30%) • Aldosteronom: basal deutlich erhöhte Werte für Plasmaaldosteron und 18-OH-Kortikosteron; Abfall bzw. fehlender oder unzureichender Anstieg nach Orthostase.

1.9 Funktion des Nebennierenmarks (→ Kapitel 26)

1.9.1 Clonidinsuppressionstest (→ Kapitel 26)

INDIKATION: Differentialdiagnose erhöhter Katecholaminwerte (Test nicht sinnvoll bei normalen Basalwerten für Adrenalin und Noradrenalin). KONTRAINDIKATIONEN: Bradykardie. DURCHFÜHRUNG: morgens; nüchterner, liegender Patient • peripherer venöser Zugang • viertelstündlich Puls und Blutdruck • nach 1 h zwei Blutentnahmen zur Bestimmung von Adrenalin und Noradrenalin • 300 µg Clonidin (z.B. Catapresan®) p.o. • alle 30 min Blutdruck und Puls • nach 180 min Blutentnahme zur Bestimmung von Adrenalin und Noradrenalin. NEBENWIRKUNGEN: erhebliche Blutdruckabfälle (Normalpersonen) • hypertensive Krisen (Phäochromozytompatienten). BEWERTUNG: Gesunde und Patienten mit essentieller Hypertonie: Suppression von Adrenalin auf < 80 ng/l und von Noradrenalin auf < 350 ng/l • unzureichender Abfall bzw. paradoxer Anstieg der Katecholamine bei Patienten mit Phäochromozytom. BEMERKUNG: Sensitivität: 97%; Spezifität: 67%.

1.9.2 Glukagonstimulationstest (→ Kapitel 26)

INDIKATION: Verdacht auf Phäochromozytom bei ergebnisloser konventioneller Diagnostik. DURCHFÜHRUNG: morgens • nüchterner, liegender Patient • peripherer venöser Zugang • 10 mg Phenoxybenzamin p.o. (Prophylaxe hypertensiver Krisen) • engmaschig Puls und Blutdruck • nach 30 min 1 (–2) mg Glukagon i.v. • Blutentnahmen zu den Zeitpunkten 0, 2, 5 und 10 min zur Bestimmung von Adrenalin und Noradrenalin. NEBENWIRKUNGEN: hypertensive Krisen (Phentolamin bereithalten). BEWERTUNG: Gesunde und Patienten mit essentieller Hypertonie: kein Anstiege der Plasmakatecholamine • Anstieg der Plasmakatecholamine auf ≥300% des Ausgangswertes bei Patienten mit Phäochromozytom. BEMERKUNG: Sensitivität: 81%; Spezifität: 100%.

1.10 Funktion des endokrinen Pankreas (→ Kapitel 67, 68)

1.10.1 Oraler Glukosetoleranztest (oGTT, → Kapitel 67)

INDIKATION: Verdacht auf gestörte Glukosetoleranz (früher: latenter Diabetes mellitus) • Verdacht auf Sekundärversagen der Insulinproduktion bei Diabetes mellitus Typ II. KONTRAINDIKATIONEN: diabetische Stoffwechsellage. DURCHFÜHRUNG: morgens, nüchterner Patient • peripherer venöser Zugang • 75 g Glukose per os (z.B. Glukosetoleranztest aromatisierte Lösung® Merck) • Blutentnahmen zu den Zeitpunkten 0, 60 und 120 min zur Bestimmung von Insulin, C-Peptid und Glukose. BEWERTUNG: **normaler oGTT:** Glukose: nüchtern <100 mg/dl, 60 min <160 mg/dl, 120 min <120 mg/dl /Insulin: Anstieg auf das 2–10fache des Ausgangswertes (Maximalwert 125 µIE/ml)/C-Peptid: Anstieg auf das 3–5fache des Ausgangswertes • **gestörte Glukosetoleranz:** Glukose: nüchtern 100–140 mg/dl, 60 min 160–220 mg/dl, 120 min 140–200 mg/dl /Insulin: überhöhter Anstieg (>125 µIE/ml)/C-Peptid: überhöhter Anstieg (>5fach) • **Sekundärversager:** kein Anstieg des Insulins und des C-Peptids.

1.10.2 Hungerversuch (→ Kapitel 68)

INDIKATION: Differentialdiagnose der Hypoglykämie/Verdacht auf Insulinom. PRINZIP: Messung von Insulin, C-Peptid und Glukose nach 24–72stündiger Nahrungskarenz. KONTRAINDIKATIONEN: anamnestisch bekannte zerebrale Krampfleiden. DURCHFÜHRUNG: peripherer venöser Zugang • Nahrungskarenz (24–72 h) bei reichlicher Flüssigkeitszufuhr (2–3 l/Tag) • 4stündlich bzw. beim Auftreten von Hypoglykämiesymptomen Blutzuckerbestimmung • Bestimmung von Glukose, Insulin, C-Peptid und evtl. Glibenclamid am Ende des Tests sowie bei Hypoglykämien ≤45 mg/dl. NEBENWIRKUNGEN: symptomatische Hypoglykämie (Abbruch des Tests, wenn Blutzucker ≤45 mg/dl) • asymptomatische Hypoglykämie (Abbruch des Tests, wenn Blutzucker ≤40 mg/dl) • zerebrale Krampfanfälle (Abbruch des Tests!). BEWERTUNG: **normaler Hungerversuch:** keine Hypoglykämie • **faktitielle Hypoglykämie durch exogenes Insulin:** Hypoglykämiephasen/Insulin inadäquat hoch/C-Peptid supprimiert • **faktitielle Hypoglykämie durch Glibenclamid:** Hypoglykämiephasen/Insulin inadäquat hoch/C-Peptid erhöht/Nachweis von Glibenclamid • **Insulinom:** /Hypoglykämiephasen/Insulin inadäquat hoch/C-Peptid erhöht/kein Nachweis von Glibenclamid.

2 Bildgebende Verfahren in der Endokrinologie

2.1 Hypothalamus/Hypophyse (→ Kapitel 4)

2.1.1 Sellazielaufnahme

INDIKATION: Verdacht auf intra- oder suprasellären Hypophysentumor. AUSSAGE: Vergrößerung der Sella, Ausdünnung des Sellabodens: Hinweis auf intrasellären Tumor • suprasellläre Verkalkungen: Hinweis auf Kraniopharygeom. BEMERKUNG: meist unauffälliger Befund bei hypophysären Mikroadenomen, daher heute nur noch selten indiziert.

2.1.2 Computertomographie der Sellaregion

INDIKATION: Verdacht auf intra- oder suprasellären Hypophysentumor. AUSSAGE: Darstellung hypophysärer Mikro- und Makroadenome • Abgrenzung intra- und extrasellärer Tumoranteile • im Vergleich zum MRT geringere Auflösung • im Vergleich zum MRT bessere Darstellung von Verkalkungen (Kraniopharyngeome). BEMERKUNG: MRT der Sellaregion ist Untersuchung der 1. Wahl, auch aus Strahlenschutzgründen gegenüber dem CT vorzuziehen.

2.1.3 Kernspintomographie der Sellaregion

INDIKATION: Verdacht auf intra- oder suprasellären Hypophysentumor • Verlaufskontrolle bei bekanntem Hypophysentumor (keine Strahlenbelastung) • Goldstandard der radiologischen Hypophysendiagnostik. AUSSAGE: Darstellung hypophysärer Mikroadenome (niedrige Signalintensität im T1-gewichteten MRT) • Darstellung hypophysärer Makroadenome (leicht erhöhte Signalintensität im T1-gewichteten MRT) • Darstellung suprasellärer Tumoren • exakte Abgrenzung intra- und extrasellärer Tumoranteile • exakte Abgrenzung und Zuordnung der umgebenden Strukturen. BEMERKUNGEN: **Vorteile gegenüber der Computertomographie:** keine Strahlenbelastung/keine Artefaktbildungen durch die Schädelbasisknochen • **Nachteile gegenüber der Computertomographie:** längere Untersuchungsdauer /schlechtere Darstellung von Verkalkungen und knöchernen Strukturen.

2.2 Nebennieren (→ Kapitel 26)

2.2.1 Sonographie

INDIKATION: orientierende Untersuchung bei Verdacht auf pathologischen Nebennierenprozeß. AUSSAGE: mit Hilfe der Sonographie gelingt die Darstellung größerer Tumoren, Zysten, Abzesse oder Verkalkungen • Darstellung einer NNR-Hyperplasie gelingt nicht. BEMERKUNGEN: diagnostische Aussagekraft setzt große Erfahrung des Untersuchers voraus • erschwerte Darstellung bei starken Fett- oder Muskelschichten.

2.2.2 Computertomographie

INDIKATION: Verdacht auf pathologischen Nebennierenprozeß. AUSSAGE: Darstellung der normalen Nebenniere sowie geringgradiger Hyperplasien möglich • Tumoren ab einem Durchmesser von 5–10 mm darstellbar • Nebennierenrinde und -mark meist nicht voneinander abgrenzbar. BEMERKUNG: Endokrin inaktive NNR-Tumoren (Inzidentalome) werden in bis zu 1% der abdominellen Computertomographien im Rahmen der Abklärung anderer Prozesse gefunden. Das CT oder NMR ist die Methode der 1. Wahl (Ausnahme: Phäochromozytom).

2.2.3 Kernspintomographie

INDIKATION: Verdacht auf pathologischen Nebennierenprozeß. AUSSAGE: Darstellung der normalen Nebenniere sowie geringgradiger Hyperplasien möglich (Hinweis über Malignität bei Phäochromozytomen) • Tumoren ab einem Durchmesser von 10 mm darstellbar • Nebennierenrinde und -mark meist nicht voneinander abgrenzbar. BEMERKUNG: abgesehen von der fehlenden Strahlenbelastung keine eindeutigen Vorteile gegenüber der Computertomographie. Phäochromozytome zeigen hohe Signalintensität im T2-gewichteten Bild.

2.2.4 NNR-Szintigraphie mit ^{131}J-19-Cholesterol oder ^{75}Se-Selenorcholesterol

INDIKATION: Verdacht auf Conn-Syndrom • Verdacht auf adrenales Cushing-Syndrom • Differenzierung unilateraler und bilateraler Dysfunktion der NNR. AUSSAGE: Lokalisation eines Conn-Tumors in 47–91% der Fälle möglich • Lokalisation eines kortisolproduzierenden Tumors in 95–100% der Fälle möglich. BEMERKUNGEN: hohe Strahlenbelastung, strenge Indikation • vor dem Test Schilddrüsenblockade mit Perchlorat!

2.2.5 Szintigraphie des Nebennierenmarks mit ^{131}J-meta-Jodbenzylguanidin

INDIKATION: Phäochromozytom. AUSSAGE: Lokalisation von adrenalen und extraadrenalen katecholaminproduzierenden Tumoren (Nachweisgrenze: Tumorgewicht > 200 mg). BEMERKUNG: hohe Strahlenbelastung, strenge Indikation • vor dem Test Schilddrüsenblockade mit Perchlorat!

2.2.6 Nebennierenphlebographie und selektive Blutentnahme

INDIKATION: Verdacht auf Nebennierentumor • Seitenlokalisation bei Verdacht auf hormonproduzierenden Nebennierentumor. AUSSAGE: Nachweisgrenze der Phlebographie: Tumorgröße >1 cm) • Seitenlokalisation hormonproduzierender Tumoren durch selektive Blutnahme aus beiden Venae renales in 80–100% möglich.

2.3 Schilddrüse (→ Kapitel 16)

2.3.1 Sonographie

INDIKATION: orientierende Untersuchung bei Verdacht auf Schilddrüsenerkrankung jeglicher Genese. AUSSAGE: Lage, Volumen und Struktur der Schilddrüse können bestimmt werden (normale Größe Frauen: ≤ 18 ml, Männer ≤ 24 ml) • Strukturmuster (echoreich, echoarm, echokomplex, echofrei) weist auf pathologische Prozesse hin • Nachweis von Knoten, Zysten und Verkalkungen. BEMERKUNGEN: **Vorteile gegenüber der Szintigraphie:** keine Strahlenbelastung, technisch einfach durchführbar/bessere Darstellung des suprasternalen Anteils der Schilddrüse/genauere Volumenbestimmung möglich • **Nachteile gegenüber der Szintigraphie:** keine Aussage zur endokrinen Aktivität pathologischer Veränderungen.

2.3.2 Schilddrüsenszintigraphie mit ^{99m}Tc oder ^{123}J (seltener ^{131}J)

INDIKATION: Verdacht auf Schilddrüsenautonomie • Nachweis von ektopem Schilddrüsengewebe • Verdacht auf Schilddrüsenmalignom • Metastasensuche bei differenziertem (anreicherndem) Schilddrüsenkarzinom (Ganzkörper-Scan mit ^{131}J). AUSSAGE: Abgrenzung einer disseminierten von einer fokalen Autonomie („heißer Knoten") • szintigraphisch kalte, sonographisch echoarme Knoten sind malignomverdächtig! BEMERKUNGEN: evtl. Kombination der Szintigraphie mit dem Radiojod-Kurztest (dient der Abgrenzung von Hyperthyreosis factitia und endogener Hyperthyreose): 200 µCi ^{123}J p.o./nach 6 h Messung des thyreoidalen ^{123}J-Uptake und Szintigraphie • evtl. Wiederholung nach achttägiger „Suppression" mit 80 µg T3/Tag (Suppressionstest, Reduzierung des ^{123}J-Uptake bzw. der szintigraphisch gemessenen Radionuklidaufnahme zeigt intakten Regelkreis an, fehlende Suppression bei Schilddrüsenautonomie).

2.3.3 Computertomographie

INDIKATION: Verdacht auf Schilddrüsenmalignom • Darstellung retrosternaler und intrathorakaler Strumen. AUSSAGE: Ausdehnung und organüberschreitendes Wachstum eines Schilddrüsenmalignoms beurteilbar • der Sonographie bei der Beurteilung retrosternalen und intrathorakalen Schilddrüsengewebes überlegen.

2.4 Nebenschilddrüsen (→ Kapitel 35)

2.4.1 Sonographie

INDIKATION: Verdacht auf Nebenschilddrüsenhyperplasie oder -tumor. AUSSAGE: normale Nebenschilddrüsen können nicht dargestellt werden • Darstellung vergrößerter Epithelkörperchen oder Tumoren ab einer Größe von 5 mm möglich • Treffsicherheit bei Nebenschilddrüsenadenomen: 70–90%. BEMERKUNGEN: **falsch-positive Befunde möglich bei:** Schilddrüsenknoten, -adenomen oder -zysten • **falsch-negative Befunde möglich bei:** Struma multinodosa/intrathyreoidaler oder ektoper Lage der Nebenschilddrüsen (z.B. im Mediastinum).

2.4.2 ^{201}Tl-^{99m}Tc-Subtraktionsszintigraphie

INDIKATION: Verdacht auf Nebenschilddrüsenhyperplasie oder -tumor (Prinzip: Darstellung von Schilddrüse und Nebenschilddrüse mit ^{201}Thalliumchlorid, Darstellung der Schilddrüse mit ^{99m}Technetium, Substraktion der Schilddrüsenaktivität). AUSSAGE: normale Nebenschilddrüsen können nicht dargestellt werden • Darstellung vergrößerter Epithelkörperchen oder Tumoren ab einer Größe von 5 mm möglich • Treffsicherheit bei Nebenschilddrüsenadenomen: 80–90%. BEMERKUNG: Sicherheit der Aussage sinkt bei ektoper Lage der Epithelkörperchen.

2.4.3 Computer- und Kernspintomographie

INDIKATION: Verdacht auf Nebenschilddrüsenhyperplasie oder -tumor. AUSSAGE: Darstellung vergrößerter Epithelkörperchen oder Tumoren ab einer Größe von 5×5×5 mm möglich • Treffsicherheit bei Tumoren der Nebenschilddrüse 70–90%.

3 Medikamente in der Endokrinologie

3.1 AUSWAHL WICHTIGER ENDOKRINOLOGISCHER THERAPEUTIKA

3.1.1 Hypothalamus und Hypophyse

Substanzklasse	Generic	Handelspräparate	Handelsform
Dopaminagonisten (Prolaktinhemmer)	Bromocriptin	Pravidel® kirim®	Tabl. zu 2,5 mg
	Cabergolin	Dostinex®	Tabl. zu 0,5 mg
	Lisurid	Dopergin®	Tabl. zu 0,2 mg
	Metergolin	Liserdol®	Tabl. zu 4 mg
	Quinagolide	Norprolac®	Tabl. zu 25, 50, 75 und 150 µg
GnRH	GnRH	Kryptocur®	Intranasalspray mit 20 mg
		Lutrelef®	0,8/3,2 mg (Trockensubstanz + Lösungsmittel)
GnRH-Superagonisten	Buserelin	Suprecur® Suprefact®	10 mg (Nasenspray) 5,5 mg (Injektionslösung) oder 10 mg (Nasenspray)
	Goserelin	Zoladex®	3,6 mg (Fertigspritze mit Implantat)
	Leuprorelin	Enantone® Uno-Enantone®	3,75 mg (Retardkapseln und Suspensionsmittel) 1 mg (Injektionslösung)
	Nafarelin	Synarela®	Spray zur intranasalen Applikation (0,2 mg/ Sprühstoß)
	Triptorelin	Decapepdyl® Decapepdyl® Depot	0,1/0,5 mg (Injektionslösung) 3,75 mg (Retardmikrokapseln und Suspensionsmittel zur i.m. Injektion)
Gonadotropine	FSH	Fertinorm®	75/150 IE (Trockensubstanz + Lösungsmittel)
	hCG	Choragon® Predalon® Pregnesin® Primogonyl®	250/500/1000/1500/2500/5000 IE (Trockensubstanz + Lösungsmittel)
	hMG (Urogonadotropine)	Humegon® Menogon® Pergonal®	75 IE FSH + 75 IE LH (Trockensubstanz + Lösungsmittel)

Substanzklasse	Generic	Handelspräparate	Handelsform
Somatostatin und Analoga	Octreotid	Sandostatin®	50/100/500/1000 µg (Injektionslösung)
	Somatostatin	Aminopan® Somatostatin-Curamed® Somatostatin-Ferring® Stilamin®	3 mg (Trockensubstanz, Stilamin® mit Lösungsmittel)
Vasopressin und Analoga	Argipressin	Pitressin®	20 IE/ml (Injektionslösung)
	Desmopressin	Minirin®	10 µg/Sprühstoß oder 10 µg/Pipette (beides für intranasale Anwendung);
		Minirin® parenteral	4 µg/ml (Injektionslösung)
	Lypressin	Vasopressin-Sandoz®	5 IE/Sprühstoß (intranasale Anwendung)
Wachstumshormon	GH	Genotropin® Humatrope® Norditropin® Saizen® Zomacton®	2/3/4/12/16/24/36 IE Trockensubstanz + Lösungsmittel

3.1.2 Nebenniere

Auswahl von Therapeutika

Substanzklasse	Generic	Handelspräparate	Handelsform
Adrenolytika und -statika	Aminoglutethimid	Orimeten® Rodazol®	Tabletten zu 250 mg
	Metyrapon	Metopiron®	über Auslandsapotheke
	o'p'-DDD	Lysodren®	über Auslandsapotheke
Aldosteronantagonisten	Spironolacton	Aldactone® Osyrol®	200 mg (Injektionslösung)
		Aldactone® Aldopur® duraspiron® Jenaspiron® Osyrol® Spironolacton-Heumann® Verospiron®	Tabletten zu 25/50/100 mg
Glukokortikoide	Hydrokortison, Kortisol	Hydrocortison Jenapharm®	Tabl. zu 10 mg
		Hydrocortison Hoechst®	Tabl. zu 10 mg, Infusionskonzentrat (5 mg/ml)
	Hydrokortisonhemisuccinat	Hydrocortison (Upjohn)	100, 250, 500, 1000 mg (Injektionslösung)
	Kortison(-acetat)	Cortison CIBA®	Tabl. zu 25 mg
	Deflazacort	Calcort® 6	Tabl. zu 6 mg
	Dexamethason	Dexamethason-Ferring®	Tabl. zu 0,5/1,5 mg
		Dexamethason-Jenapharm®	Tabl. zu 0,5/1,5 mg
		Fortecortin®	Tabl. zu 0,5/1,5/4 mg
		Fortecortin® Mono	4/8/40/100 mg (Injektionslösung)
	Fluocortolon	Ultralan®-oral	Tabl. zu 5/20/50 mg
	Methylprednisolon	Urbason®	Tabl. zu 4/8/16/40 mg
		Urbason® solubile	16/32/250/1000 mg (Trockensubstanz und Lösungsmittel)
	Prednison	Decortin® Prednison Ferring®	Tabl. zu 1/5/20/50 mg
	Prednisolon	Decortin® H Prednisolon Ferring® Prednisolon Jenapharm®	Tabl. zu 1/2/5/20/50 mg

Substanzklasse	Generic	Handelspräparate	Handelsform
		Solu-Decortin® H	10/25/50/250/1000 mg (Trockensubstanz und Lösungsmittel)
	Triamcinolon	Volon®	Tabl. zu 4/8/16 mg
		Volon® A solubile	40 mg (Injektionslösung)
Mineralokortikoide	Fludrocortison	Astonin® H Fludrocortison (Squibb-Heyden)	Tabl. zu 0,1 mg

Approximative Dosisäquivalenz für Glukokortikoide

	Relative antiphlogistische Wirkung	Äquivalenzdosis (mg)	Plasmahalbwertszeit (h)
Kortisol	1	20	1,5
Prednisolon	4	5	2,7 – 4
Fluocortolon	4	5	0,8 – 1,7
6α-Methylprednisolon	5	4	2,4 – 2,8
Triamcinolon	5	2,5	3,3 – 5
Dexamethason	30	1	3,4 – 4,3
Betamethason	25	0,75	5 – 6,7

3.1.3 Schilddrüse

Substanzklasse	Generic	Handelspräparate	Handelsform
Jod	Kaliumjodid	Jodetten Henning® Kaliumjodid BC® 200 Jodid 100/200/500	Tabl. zu 100/200/500 µg
Schilddrüsen-hormone	L-Thyroxin	Euthyrox® Berlthyrox® L-Thyroxin-Henning®	Tabl. zu 25/50/75/100/ 125/150/175/200/300 µg
		L-Thyroxin-Henning® inject	0,5 mg (Trockensubstanz und Lösungsmittel)
	L-Thyroxin + Jod	Jodthyrox®	1 Tabl. enthält 100 µg L-Thyroxin + 100 µg Kaliumjodid
		Thyronajod®	1 Tabl. enthält 50/75/100/125/150 µg L-Thyroxin + 150 µg Kaliumjodid
		Thyreocomb® N	1 Tabl. enthält 70 µg L-Thyroxin + 150 µg Kaliumjodid
	L-Thyroxin + Trijodthyronin (Liothyronin)	Novothyral® Prothyrid® Thyroxin-T3 Henning® Thyreotom®	Tabl. mit 25/40/75/100 µg L-Thyroxin und 5/10/15/20 µg Liothyronin
	Trijodthyronin (Liothyronin)	Thybon® Trijodthyronin BC®	Tabl. zu 20/50/100 µg
		Thyrotardin®-inject	100 µg (Trockensubstanz und Lösungsmittel)
Thyreostatika	Carbimazol	Carbimazol-„Henning"® Neo-Thyreostat®	Tabl. zu 5/10 mg
	Natriumperchlorat	Irenat®	300 mg/ml (als Tropfen)
	Propylthiouracil	Propycil® Thyreostat II®	Tabl. zu 25/50 mg
	Thiamazol	Favistan®	Tabl. zu 20 mg; 40 mg/ml (Injektionslösung)
		Thyrozol®	Tabl. zu 5/10/20 mg

3.1.4 Sexualhormone und ihre Hemmstoffe

Substanzklasse	Generic	Handelspräparate	Handelsform
5α-Reduktase-Inhibitoren	Finasteride	Proscar®	Tabl. zu 5 mg
Androgene	Mesterolon	Proviron® Vistimon®	Tabl. zu 25 mg
	Testosteronenantat oder -propionat	Testosteron-Depot Jenapharm® Testosteron-Depot Rotexmedica® Testoviron®	50/100/250 mg (Injektionslösung)
	Testosteronundecanoat	Andriol®	Kapseln zu 40 mg
Androgenrezeptor-Antagonisten (siehe auch unter „Kontrazeptiva mit antiandrogener Komponente")	Cyproteron	Androcur®	Tabl. zu 10/50 mg
	Flutamid	Fugerel®	Tabl. zu 250 mg
Antiöstrogene	Formestan	Lentaron®-Depot	250 mg (Trockensubstanz und Suspensionsmittel)
	Tamoxifen	duratamoxifen® Jenoxifen® Nolvadex®	Tabl. zu 10/20/30/40 mg
Gestagene (Auswahl, siehe auch unter „Östrogen/Gestagen-Kombinationen")	Chlormadinon	Chlormadinon-Jenapharm® Gestafortin®	Tabl. zu 1/2 mg
	Dydrogesteron	Duphaston®	Tabl. zu 10 mg
	Gestonoron	Depostat®	200 mg (Injektionslösung)
	Hydroxyprogesteron	Progesteron-Depot Jenapharm® Proluton® Depot	250 mg (Injektionslösung)
	Medroxyprogesteron-acetat	Clinofem® G-Farlutal®	Tabl. zu 2,5/5 mg
		Clinovir® Farlutal®	Tabl. zu 100/200/250/400/500/1000 mg; i.m. Injektionslösung (500/1000 mg)
	Medrogeston	Prothil®	Tabl. zu 25 mg
	Megestrol	Megestat®	Tabl. zu 40/160 mg
	Norethisteron	Norethisteron-Jenapharm®	Tabl. zu 0,5/1/5 mg
Kontrazeptiva mit antiandrogener Komponente	Ethinylestradiol + Chlormadinon	Neo-Eunomin®	Dosierung zyklusabhängig
	Ethinylestradiol + Cyproteron	Diane®-35	0,035 mg + 2 mg
	Mestranol + Chlormadinon	Gestamestrol®	0,05 mg + 2 mg
Östrogene (Auswahl, siehe auch unter „Östrogen/Gestagen-Kombinationen")	Ethinylestradiol	Ethinylestradiol-Jenapharm® Progynon® C	Tabl. zu 20/25 µg
	Mestranol	Mestranol-Jenapharm®	Tabl. zu 50 µg
	Östradiol	Estraderm® TTS	2/4/8 mg (Pflaster)
		Estradiol-Jenapharm® Estripharm® Progynova® 21	Tabl. zu 2/4 mg
		Estradiol-Jenapharm® Progynon®-Depot	10 mg (Injektionslösung)
	Östradiol, mikronisiert	Estrifam®	Tabl. zu 2/4 mg
	Östriol	Estriol-Jenapharm® Gynäsan® Ovestin® Synapause E®	Tabl. zu 1/2 mg
	Polyöstradiolphosphat	Estradurin®	40/80 mg (Trockensubstanz + Lösungsmittel)

Substanzklasse	Generic	Handelspräparate	Handelsform
Östrogen/Gestagen-Kombinationen (Auswahl)	Östradiol + Östriol + Levonorgestrel	Cyclo-Menorette®	alle hier aufgeführten Präparate werden zur Substitutionstherapie in der Postmenopause eingesetzt; Dosierung zyklusabhängig
	Östradiol + Levonorgestrel	Cyclo-Progynova® Klimonorm®	
	Östradiol + Medroxyprogesteronacetat	Sisare®	
	Östradiol + Östriol + Norethisteron	Trisequenz®	
	Östradiol + Östriol + Norethisteron	Kliogest®	

3.1.5 Kontrazeptiva

Arzneimittel	Firma	Form	Zusammensetzung	Dosis	Tage
Einzelstoffe					
Depot-Clinovir	Upjohn	Inj.	Medroxyprogesteronacetat	150 mg	
Exlutona	Organon	Tbl.	Lynestrenol	0,5 mg	
Microlut	Schering	Drg.	Levonorgestel	0,03 mg	
Micronovum	Cilag	Tbl.	Norethisteron	0,35 mg	
Mikro-30 Wyeth	Wyeth	Drg.	Levonorgestrel	0,03 mg	
Mini	Jenapharm	Drg.	Levonorgestrel	0,03 mg	
Noristerat	Schering	Inj.	Norethisteronenantat	200 mg	
Kombinationspräparate (1-Phasenpräparate)					
Anacylin	CIBA	Tbl.	Ethinylestradiol Lynestrenol	50 µg 1 mg	22
Cilest	Cilag	Tbl.	Ethinylestradiol Norgestimat	35 µg 0,25 mg	21
Conceplan M	Grünenthal	Tbl.	Ethinylestradiol Norethisteron	30 µg 0,5 mg	21
Diane 35	Schering	Drg.	Ethinylestradiol Cyproteronacetat	35 µg 2 mg	21
Etalontin 21	Parke-Davis	Drg.	Ethinylestradiol Norethisteronacetat	50 µg 2,5 mg	21
Eve 20	Grünenthal	Tbl.	Ethinylestradiol Norethisteron	20 µg 0,5 mg	21
Femigoa	Law	Drg.	Ethinylestradiol Levonorgestrel	30 µg 0,15 mg	21
Femovan	Schering	Drg.	Ethinylestradiol Gestoden	30 µg 0,075 mg	21
Femranette mikro	Efeka	Drg.	Ethinylestradiol Levonorgestrel	30 µg 0,15 mg	21
Gavistrat 125	Jenapharm	Drg.	Ethinylestradiol Levonorgestrel	50 µg 0,125 mg	21
Lovelle	Organon	Tbl.	Ethinylestradiol Desogestrel	20 µg 0,15 mg	21
Lyndiol	Organon	Tbl.	Ethinylestradiol Lynestrenol	50 µg 2,5 mg	22
Lyn-ratiopharm	Ratiopharm	Kaps.	Ethinylestradiol Lynestrenol	50 µg 2,5 mg	22
Marvelon	Organon	Tbl.	Ethinylestradiol Desogestrel	30 µg 0,15 mg	21
Microgynom	Schering	Drg.	Ethinylestradiol Levonorgestrel	30 µg 0,15 mg	21
Minisiston	Jenapharm	Drg.	Ethinylestradiol Levonorgestrel	30 µg 0,125 mg	21
Minulet	Wyeth	Drg.	Ethinylestradiol Gestoden	30 µg 0,075 mg	21
MonoStep	Asche	Drg.	Ethinylestradiol Levonorgestrel	30 µg 0,125 mg	21
Neogynon 21	Schering	Drg.	Ethinylestradiol Levonorgestrel	50 µg 0,25 mg	21

Arzneimittel	Firma	Form	Zusammensetzng	Dosis	Tage
Neorlest 21	Parke-Davis	Drg.	Ethinylestradiol Norethisteronacetat	30 µg 0,6 mg	21
Neo-Stediril	Wyeth	Drg.	Ethinylestradiol Levonorgestrel	50 µg 0,125 mg	21
Non-Ovlon	Jenapharm	Drg.	Ethinylestradiol Norethisteronacetat	50 µg 1 mg	21
Orlest 21	Parke-Davis	Drg.	Ethinylestradiol Norethisteronacetat	50 µg 1 mg	21
Ortho-Novum 1/50	Cilag	Tbl.	Mestranol Norethisteron	50 µg 1 mg	21
Ovositston	Jenapharm	Tbl.	Mestranol Chlormadinonacetat	80 µg 2 mg	21
Ovoresta	Organon	Tbl.	Ethinylestradiol Lynestrenol	50 µg 1 mg	22
Ovoresta M	Organon	Tbl.	Ethinylestradiol Lynestrenol	37,5 µg 0,75 mg	22
Ovysmen 0,5/35	Cilag	Tbl.	Ethinylestradiol Norethisteron	35 µg 0,5 mg	21
Ovysmen 1/35	Cilag	Tbl.	Ethinylestradiol Norethisteron	35 µg 1 mg	21
Pregnon L	Nourypharma	Tbl.	Ethinylestradiol Lynestrenol	37,5 µg 0,75 mg	22
Sinovula mikro	Asche	Drg.	Ethinylestradiol Norethisteron	30 µg 0,5 mg	21
Stediril	Wyeth	Drg.	Ethinylestradiol Norgestrel	50 µg 0,5 mg	21
Stediril 30	Wyeth	Drg.	Ethinylestradiol Levonorgestrel	30 µg 0,15 mg	21
Stediril-d	Wyeth	Drg.	Ethinylestradiol Levonorgestrel	50 µg 0,25 mg	21
Valette	Jenapharm	Drg.	Ethinylestradiol Dienogest	30 µg 2 mg	21
Yermonil	Geigy	Tbl.	Ethinylestradiol Lynestrenol	40 µg 2 mg	22

Modifizierte Kombinationspräparate (2-Stufenpräparate)				Dosis 1. Stufe	2. Stufe
Biviol	Nourypharma	Tbl.	Ethinylestradiol Desogestrel	40 µg 0,025 mg 7 Tage	30 µg 0,125 mg 15 Tage
Lyn-ratiopharm Sequenz	ratiopharm	Kaps.	Ethinylestradiol Lynestrenol	50 µg – 7 Tage	50 µg 2,5 mg 15 Tage
Neo-Eunomin	Grünenthal	Filmtbl.	Ethinylestradiol Chlormadinonacetat	50 µg 1 mg 11 Tage	50 µg 2 mg 11 Tage
Perikursal 21	Wyeth	Drg.	Ethinylestradiol Levonorgestrel	50 µg 0,05 mg 11 Tage	50 µg 0,125 mg 10 Tage
Ovanon	Nourypharma	Tbl.	Ethinylestradiol Lynestrenol	50 µg – 7 Tage	50 µg 2,5 mg 15 Tage
Oviol 22	Nourypharma	Tbl.	Ethinylestradiol Desogestrel	50 µg – 7 Tage	50 µg 0,125 mg 15 Tage
Sequilar 21	Schering	Drg.	Ethinylestradiol Levonorgestrel	50 µg 0,05 mg 11 Tage	50 µg 0,125 mg 10 Tage
Sequostat	Jenapharm	Drg.	Ethinylestradiol Norihisteronacetat	50 µg – 6 Tage	50 µg 1 mg 15 Tage

Modifizierte Kombinationspräparate (3-Stufenpräparate)				Dosis 1. Stufe	2. Stufe	3. Stufe
Synphasec	Grünenthal	Tbl.	Ethinylestradiol Norihisteronacetat	35 µg 0,5 mg	35 µg 1 mg	35 µg 0,5 mg
Triette	Brenner-Efeka	Drg.	Ethinylestradiol Levonorgestrel	30 µg 0,05 mg 6 Tage	40 µg 0,075 mg 6 Tage	30 µg 0,125 mg 10 Tage

Arzneimittel	Firma	Form	Zusammensetzng	Dosis 1. Stufe	2. Stufe	3. Stufe
Tinordiol	Wyeth	Drg.	Ethinylestradiol Levonorgestrel	30 µg 0,05 mg 6 Tage	40 µg 0,075 mg 5 Tage	30 µg 0,125 mg 10 Tage
TriNovum	Cilag	Tbl.	Ethinylestradiol Norihisteronacetat	35 µg 0,5 mg 7 Tage	35 µg 0,75 mg 7 Tage	35 µg 1 mg 7 Tage
Triquilar	Schering	Drg.	Ethinylestradiol Levonorgestrel	30 µg 0,05 mg 6 Tage	40 µg 0,075 mg 6 Tage	30 µg 0,125 mg 10 Tage
Trisiston	Jenapharm	Drg.	Ethinylestradiol Levonorgestrel	30 µg 0,05 mg 6 Tage	40 µg 0,075 mg 5 Tage	30 µg 0,125 mg 10 Tage
Tistep	Asche		Ethinylestradiol Levonorgestrel	30 µg 0,05 mg 6 Tage	50 µg 0,05 mg 5 Tage	40 µg 0,125 mg 10 Tage

3.1.6 Kalziumstoffwechsel

Substanzklasse	Generic	Handelspräparate	Handelsform
Bisphosphonate	Alendronat	Fosamax®	Tabl. zu 10 mg
	Clodronat	Bonefos® Ostac®	Kapseln/Tabl. zu 400/520/800 mg
		Bonefos®-pro inf. Ostac®-pro inf.	300 mg (Injektionslösung)
	Etidronat	Diphos® Etidronat®-Jenapharm	Tabl. zu 200 mg
	Pamidronat	Aredia®	15 mg (Trockensubstanz und Lösungsmittel)
Calcitonin	Calcitonin (Lachs)	Calcimonta® Calcitonin-dura® Calsynar® Casalm® Karil® Ostostabil®	50/100 IE (Injektionslösung)
		Calsynar® Lyo	50/100 IE (Trockensubstanz und Lösungsmittel)
	Calcitonin (Mensch)	Cibacalcin®	50/100 IE (Trockensubstanz und Lösungsmittel)
	Calcitonin (Schwein)	Calsynar® Lyo S	160 IE (Trockensubstanz und Lösungsmittel)
Fluoride	Natriumfluorid Natriumfluorphosphat Monofluorphosphat	Ossin® Tridin Mono-Tridin®	Dragées zu 18,1 mg Fluorid Kautabl. zu 38 mg Filmtabl. zu 76 mg
Vitamin-D-Analoga	Alfacalcidol	Doss®	Kapseln zu 0,25/1 µg
	Calcitriol	Rocaltrol®	Kapseln zu 0,25/0,5 µg
	Dihydrotachysterol	A.T. 10® Tachystin® liquidum	1 mg/ml oder 10 mg/ml (Tropfen)
		Tachystin®-Kapseln	Kapseln zu 0,5 mg

3.1.7 Endokrines Pankreas

Substanzklasse	Generic	Handelspräparate	Handelsform
Antihypoglykämika	Diazoxid	Proglicem®	Tabl. zu 25/100 mg
	Glukagon	GlucaGen® Glucagon Lilly® Glucagon Novo Nordisk®	1/10 mg (Trockensubstanz und Lösungsmittel)

Substanzklasse	Generic	Handelspräparate	Handelsform
Insuline → **Kapitel 67**			
orale Antidiabetika – α-Glucosidasehemmer	Acarbose	Glucobay®	Tabl. zu 50/100 mg
orale Antidiabetika – Biguanide	Metformin	Glucophage® Mediabet® Mescorit®	Tabl. zu 500/850 mg
orale Antidiabetika – Sulfonylharnstoffe	Glibenclamid	duraglucon® Euglucon®	Tabl. zu 1,75/3,5 mg
	Glibornurid	Gluborid® Glutril®	Tabl. zu 25 mg
	Gliclazid	Diamicron®	Tabl. zu 80 mg
	Glipizid	Glibenese®	Tabl. zu 5 mg
	Gliquidon	Glurenorm®	Tabl. zu 30 mg
	Glisoxipid	Pro-Diaban®	Tabl. zu 4 mg
	Tolbutamid	Artosin® ®Rastinon Hoechst	Tabl. zu 0,5/1 g
Somatostatin (→ 3.1.1)			

3.2 Medikamente mit Nebenwirkungen im Bereich endokriner Systeme

3.2.1 Medikamente mit stimulierender Wirkung auf die Prolaktinfreisetzung

Handelsname	Chemischer Name	Anwendung	Handelsname	Chemischer Name	Anwendung
Aldometil®	Methyldopa	Antihypertensivum	Gastrosil®	Metoclopramid	Magen-Darm-Mittel
Anafranil®	Clomipramin	Antidepressivum	Gastro-Tablinen®	Metoclopramid	Magen-Darm-Mittel
Androcur®	Cyproteronacetat	Antiandrogen	Gliaminon®	Beperidol	Neuroleptikum
Aolept®	Periciazin	Neuroleptikum	Haldol®	Haloperidol	Neuroleptikum
Aponal®	Doxepin	Antidepressivum	Imap®	Fluspirilen	Neuroleptikum
Arminol®	Sulpirid	Neuroleptikum	Impromen®	Bromperidol	Neuroleptikum
Atosil®	Promethazin	Neuroleptikum	Inofal®	Sulforidazin	Neuroleptikum
Benpon®	Flupentixol	Neuroleptikum	Insidon®	Opipramol	Antidepressivum
Cardibeltin®	Verapamil	Kalziumantagonist	Isoptin®	Verapamil	Kalziumantagonist
Catapresan®	Clonidin	Antihypertensivum	Jalonac®	Trifluoperazin	Neuroleptikum
Ciatyl®	Clopenthixol	Neuroleptikum	Jatroneutral®	Trifluoperazin	Neuroleptikum
Dapotum®	Fluphenazin	Neuroleptikum	Jatrosom®	Trifluoperazin	Neuroleptikum
Decentan®	Perphenazin	Neuroleptikum	Laroxyl®	Amitryptilin	Antidepressivum
Dehydrobenzperidol®	Droperidol	Neuroleptikum	Limbatril®	Amitryptilin	Antidepressivum
Dilaudid®	Hydromorphon	Narkoanalgetikum	Lioresal®	Baclofen	Myotonolytikum
Dipiperon®	Pipamperon	Neuroleptikum	Longopax®	Perphenazin	Neuroleptikum
Dixarit®	Clonidin	Antihypertensivum	Ludiomil®	Maprotilin	Antidepressivum
Dogmatil®	Sulpirid	Neuroleptikum	Lyogen®	Fluphenazin	Neuroleptikum
Dominal®	Prothipendyl	Neuroleptikum	MCP-ratiopharm®	Metoclopramid	Magen-Darm-Mittel
Duraclamid®	Metoclopramid	Magen-Darm-Mittel	Megaphen®	Chlorpromazin	Neuroleptikum
Duraperidol®	Haloperidol	Neuroleptikum	Melleril®	Thioridazin	Neuroleptikum
Elaubat®	Haloperidol	Neuroleptikum	Meresa®	Sulpirid	Neuroleptikum
Esucos®	Dixyrazin	Neuroleptikum	Methyldopa stada®	Methyldopa	Antihypertonikum
Eunerpan®	Melperon	Neuroleptikum	Metoclopramid®	Metoclopramid	Magen-Darm-Mittel
Equilibrin®	Amitryptilin	Antidepressivum	Morphin®	Morphin	Narkoanalgetikum
Eukodal®	Oxycodon	Narkoanalgetikum	Motilium®	Domperidon	Magen-Darm-Mittel
Fluanxol®	Flupentixol	Neuroleptikum	Neogama®	Sulpirid	Neuroleptikum
Gamonil®	Cofepramin	Antidepressivum	Neurocil®	Levomepromazin	Neuroleptikum
Gastronerton®	Metoclopramid	Magen-Darm-Mittel	Nortrilen®	Nortyptilin	Antidepressivum

Handelsname	Chemischer Name	Anwendung	Handelsname	Chemischer Name	Anwendung
Noveril®	Debenzipin	Antidepressivum	Sigaperidol®	Haloperidol	Neuroleptikum
Östrogenpräparate			Sinquan®	Doxepin	Neuroleptikum
Omca®	Fluphenazin	Neuroleptikum	Sostril®	Ranitidin	Magen-Darm-Mittel
Orap®	Pimozid	Neuroleptikum	Stangyl®	Trimipramin	Antidepressivum
Orbinamon®	Tiotixen	Neuroleptikum	Sylvemid®	Amitryptilin	Antidepressivum
Pantrop®	Amitryptilin	Antidepressivum	Tagamet®	Cimetidin	Magen-Darm-Mittel
Parnate®	Tranylcypromin	Antidepressivum	Taractan®	Chlorprothixen	Neuroleptikum
Paspertin®	Metoclopramid	Magen-Darm-Mittel	Taxilan®	Perazin	Neuroleptikum
Pertofran®	Desipramin	Antidepressivum	Theralene®	Alimemazin	Neuroleptikum
Presinol®	Methyldopa	Antihypertonikum	Tiapridex®	Trapid	Antihyperkinetikum
Promkiddi®	Promethazin	Neuroleptikum	Tofranil®	Imipramin	Antidepressivum
Protactyl®	Promazin	Neuroleptikum	Tolvin®	Mianserin	Antidepressivum
Repeltin®	Alimemazin	Antiallergikum	Trandate®	Labetalol	Antihypertonikum
Reserpin®	Reserpin	Antihypertonikum	Triperidol®	Trifluperidol	Neuroleptikum
Saroten®	Amitryptilin	Antidepressivum	Truxal®	Chlorprothixen	Neuroleptikum
Sedalande®	Fluanison	Neuroleptikum	Tryptizol®	Amitryptilin	Antidepressivum
Sembrina®	Methyldopa	Antihypertonikum	Zantic®	Ranitidin	Magen-Darm-Mittel
Serpasil®	Reserpin	Antihypertonikum			

3.2.2 Medikamente mit hemmender Wirkung auf die Prolaktinfreisetzung (außertherapeutisch eingesetzte Prolaktinhemmer)

Handelsname	Chemischer Name	Anwendung	Handelsname	Chemischer Name	Anwendung
Agit®	Dihydroergotamin	Antihypotonikum	Ergomimet®	Dihydroergotamin	Antihypotonikum
AN1®	Amfetaminil	Psychoanaleptikum	Ergotamin Medihaler®	Ergotamin	Migränemittel
Angionorm®	Dihydroergotamin	Antihypotonikum	Eventin®	Levopropylhexedin	Appetitzügler
Apomorphin-Woelm®	Apomorphin	Emetikum	Gynergin®	Ergotamin	Migränemittel
Brocadopa®	Levodopa	Antihyperkinetikum	Levodopa®	Levodopa	Antihyperkinetikum
Captagon®	Fenetylin	Psychoanaleptikum	L-Dopa ratiopharm®	Levodopa	Antihyperkinetikum
Cuvalit®	Lisurid	Migränemittel	Methergin®	Methylergotamin	blutstillendes Mittel
Deseril®	Methysergid	Migränemittel	Morena®	Dihydroergotamin	Antihypotonikum
DET MS®	Dihydroergotamin	Antihypotonikum	Narcanti®	Naloxon	Opiatantidot
DHE-ratiopharm®	Dihydroergotamin	Antihypotonikum	Nuran®	Cyproheptadin	Appetitanreger
DHE-Tablinen®	Dihydroergotamin	Antihypotonikum	Periactinol®	Cyproheptadin	Appetitanreger
Dihydergot®	Dihydroergotamin	Antihypotonikum	Ponderax®	Fenfluramin	Appetitzügler
Dopamin Giulini®	Dopamin	Antihypotonikum	Ritalin®	Methylphenidat	Psychoanaleptikum
Dopamin Nattermann®	Dopamin	Antihypotonikum	Tonopres®	Dihydroergotamin	Antihypotonikum
Dopamin Premix®	Dopamin	Antihypotonikum	Trivastal®	Piribedil	durchblutungsförd. Mittel
Endophleban®	Dihydroergotamin	Antihypotonikum			

3.2.3 Jodhaltige Medikamente*

* Da sämtliche Röntgenkontrastmittel und Schilddrüsenhormonpräparate signifikante Mengen an Jod enthalten, sind sie hier nicht einzeln aufgeführt

Handelsname	Jodhaltiger Inhaltsstoff	Handelsname	Jodhaltiger Inhaltsstoff
Aachener-Sulfat-Badesalz	Jodid	Batticon S	Polyvidon-Jod
Abepect Brochialpastillen	Jodid	Batticon Salbe	Polyvidon-Jod
Abepect Spezial Hustensaft	Jodid	Berlamin „neu"-Pulver	Jodid
Afrazem Salbe	Clioquinol	Betaisodona (Antiseptika, Salben, Suppositorien u.a.)	Polyvidon-Jod
Amyderm S	Polyvidon-Jod + Jodid		
Antikatarakt	Jodatum + Thyreoidinum	Bio-Antiallergikatropfen	Jodid
Asthmalgine	Jodid	Braunol 2000	Polyvidon-Jod

Handelsname	Jodhaltiger Inhaltsstoff
Braunoderm	Polyvidon-Jod + Jodid
Braunovidon	Polyvidon-Jod
Calcium, Spurenelemente, Vitamine B$_1$ + C Pulver	Jodid
Clioquinol (Verbände)	Clioquinol
Combionta N	Jodid
Cordarex	Amiodaronhydrochlorid
Dermolone-Kalem	Clioquinol
Dexalocal-J	Clioquinol
Diaporin	Polyvidon-Jod
Drosamon	Jodid
Drüsolit Reinecke	Jod + Jodid
Echter Steinhagener Hustensaft	Jodid
Eczensa S Simplex Salbe	Clioquinol
Eukystol	Jodid
Flumequine	Clioquinol
Flumethasone Pivalate 0,02% + Clinoquinol 3% Ointment 15 g	Polyvidon-Jod
Freka-cid Puderspray	Polyvidon-Jod
Fuldapect „S"	Jodid
Geriatric Pharmaton	Jodid
Geriatric-Vitamin-Kapseln	Jodid
Geriatric-Vitamin-Mineral-Kapseln	Jodid
Gervicon	Jodid
Gevrabon	Jodid
Gradivit	Jodid
Hamamelis-Zäpfchen	Clioquinol
Horvi-Pat	Jodid
Hustenpastillen RPR	Jodid
Hydrocortison Lotio cum Vioform 1%	Clioquinol
Idoxuridin Ophthalmic Oinment Salbe	Idoxuridin
Iducutit	Idoxuridin
IDU „Rhöm Pharma"	Idoxuridin
Inadine	Polyvidon-Jod
Jobatussin	Jodid
Jod-Bad N	Jodid
Jodetten	Jodid
Jodid	Jodid
Jodlösung	Jodid
Jodminerase	Jod + Jodid
Jodobac	Polyvidon-Jod + Jodid
Jod-Tinktur	Jod + Jodid
Kalcopect	Jodid
Kalemcliocort	Clioquinol
Kalementero	Clioquinol
Kaliklora Jod	Jodid
Kalium jodatum	Jodatum
Kalium jodatum 0,1 Compretten	Jodatum
Kaliumjodid 200 Berlin Chemie	Jodid
Katarakton	Jodid
Krophan N	Jodid
Künstliches Emsersalz Stada	Jodid
Lento Nit	Jodid
Lindolan	Clioquinol
Linola Sept	Clioquinol
Locacorten Vioform	Clioquinol
Makol cps.	Jodid
Makoskerol	Jodid
Miktiplon	Jodid
Milicorten-Vioform	Clioquinol
Mixtura solvens cum Kalio iodato SR	Jodid
Multimins N	Jodid
Multivitamin-Dragees	Jodid
Multivitamindragees-ratiopharm	Jodid
Multivitamin mit Mineralien	Jodid
Multivitol	Jodid
Nystaderm comp. Paste	Clioquinol
Obron N	Jodid
Oculoguttae Kalii iodati	Jodid
Oftan-Idu-Augensalbe	Jodid
Osmasept-Nu	Polyvidon-Jod
Pherajod	Jodid
PJK (Seife/Lösung/Salbe)	Polyvidon-Jod
Poikigeron	Jodid
Polysept (Lösung/Salbe)	Polyvidon-Jod
Polyvit	Jodid
Poly-Vitamin N	Jodid
Presselin 220	Jodid
Procavit	Jodid
Psori-Sal	Jodid
Pulmocordio	Jodatum
PVP-Jod-Krewel	Polyvidon-Jod
PVP-Jod ratiopharm	Polyvidon-Jod
PVP-Jod Stada	Polyvidon-Jod
Raberg Jodbad	Jod + Jodid
Repursan M	Jodid
Röntgenkontrastmittel	kovalent gebundenes Jod
Rotanorm	Jodid
Rytmarone	Amiodaronhydrochlorid
Schilddrüsenhormone	kovalent gebundenes Jod, in einigen Präparaten + Jodid
Sermaform	Clioquinol
Sojaval-6-Pulver	Jodid
Solektron	Jodid
Solutio iodi dilutus SR	Jodid
Solutio iodi glycerolica SR	Jodid
Solutio Iodi SR	Jod + Jodid
Solutio Kalii iodati 5% SR	Jodid
Somasthom	Jodid
Spectane fran	Idoxuridin
Spersidu C Augensalbe	Idoxuridin
Spiritus iodidilutus SR	Jod + Jodid
Strumetten	Jodatum
Super VitaminsAvion	Jodid
Suprakolat	Jodid
Synmiol	Idoxuridin
Thymosenegin	Jodid
Thyrojod 200	Jodid
Thyrojod depot	Jodid
Tracitrans	Jodid
Traumasept (Lösung/Salbe/Vaginal-Ovula)	Polyvidon-Jod
Unguentum Kalii iodati 35% SR	Jodid

Handelsname	Jodhaltiger Inhaltsstoff	Handelsname	Jodhaltiger Inhaltsstoff
Vi-Magna forte Kapseln	Jodid	Vitamin-Mineral-Kapseln II	Jodid
Virunguent	Idoxuridin	Vitanol	Jodid
Virustatikum	Idoxuridin	Wurzeltod-Fußtinktur	Clioquinol
Viso-Idril	Jodid	Ziel 2000	Jodid
Vitamin-Kapseln RPS	Jodid	Zostrum	Idoxuridin
Vitamin-Mineral-Kapseln	Jodid		

3.2.4 Medikamente, die den basalen und TRH-stimulierten TSH-Spiegel beeinflussen können

Substanz	TSH basal	TSH nach TRH	Substanz	TSH basal	TSH nach TRH
Chlorpromazin	⇔ bis ⇑	⇑	Lithium	⇔	⇔ bis ⇑
Cimetidin	⇔ bis ⇑	⇔ bis ⇑	Metoclopramid	⇑	⇑
Clomiphen	⇑	⇑ (nur Männer)	Phentolamin	?	⇓
Cyproheptadin	?	⇓	Salicylate	?	⇔ bis ⇓
Domperidon	⇑	?	Somatostatin	⇓	⇓
dopaminerge Subst.	⇔ bis ⇓	⇔ bis ⇓	Spironolacton	⇔	⇑
Glukokortikoide	⇓	⇓	Sulpirid	⇑	⇑
Haldoperidol	?	⇑	Theophyllin	⇔	⇑
Jodid (hohe Dosen)	⇑	⇑	Thioridazin	?	⇓
Kontrazeptiva	⇔	⇔ bis ⇑			

3.3 Hypothalamische Releasing-Hormone (Einsatz in der Diagnostik)
(→ Kapitel 4)

Substanz	zu untersuchende Achsenfunktion	Handelsname
Corticotropin-Releasing-Hormon	kortikotrope Achse (Hypophyse-Nebenniere)	CRH-Ferring®
Gonadotropin-Releasing-Hormon	gonadotrope Achse (Hypophyse-Gonaden)	GnRH-Serono® LHRH-Ferring®, Relefact-LHRH®
Somatotropin-Releasing-Hormon	somatotrope Achse (Hypophyse; Wachstumshormonproduzierende Zellen)	GHRH-Ferring®
Thyreotropin-Releasing-Hormon	thyreotrope Achse (Hypophyse-Schilddrüse)	Antepan® Henning, Relefact®-TRH Thyroliberin IRH-Merck® TRH Berlin Chemie®, TRH-Ferring®

4 Normwerte in der Endokrinologie*

* basierend auf unterschiedlichen Normkollektiven; eigene Laborreferenzen sind zu berücksichtigen

Parameter	Material	Referenzbereich (Konventionelle Einheiten)	Referenzbereich (SI-Einheiten)	Anmerkungen
ACTH (adrenokortikotropes Hormon)	Plasma	8–10 Uhr: 10–60 pg/ml 20–22 Uhr: 6–30 pg/ml	2,2–13,2 pmol/l 1,3–6,6 pmol/l (Umrechnungsfaktor: 0,22)	wird pulsatil sezerniert, daher Einzelmessung wenig aussagekräftig; siehe auch CRH-Test
ADH (antidiuretisches Hormon, Vasopressin)	Serum	< 3,4 ng/l		bei Gesunden häufig nicht nachweisbar

Parameter	Material	Referenzbereich (Konventionelle Einheiten)	Referenzbereich (SI-Einheiten)	Anmerkungen
Aldosteron	Serum	*stehend:* 4–31 ng/dl *liegend:* 1–16 ng/dl	111–859 pmol/l 28–443 pmol/l (Umrechnungsfaktor: 27,7)	wenn möglich, Antihypertonika, Diuretika, Laxanzien und Kaliumpräparate 2 Wo. vor Bestimmung absetzen; Verfälschungen durch exzessiven Lakritzgenuß
	24-h-Urin	*Normaldiät:* 6–25 µg/24 h *salzarme Diät:* 17–44 µg/24 h *salzreiche Diät:* < 6 µg/24 h	17–69 nmol/24 h 47–122 nmol/24 h < 17 nmol/24 h (Umrechnungsfaktor: 2,77)	
alkalische Phosphatase, knochenspezif.	Serum	10–23 IE/l		wird nicht über die Nieren ausgeschieden, daher auch bei Niereninsuffizienz verwertbar
α-Hydroxyprogesteron: siehe 17-OH-Progesteron (17-OHP)				
Androstendion	Serum	• Frauen: *Prämenopause:* 0,47–2,68 ng/ml *Postmenopause:* < 1,0 ng/ml • Männer: 0,57–2,65 ng/ml	1,64–9,35 nmol/l < 3,49 nmol/l 1,99–9,25 nmol/l (Umrechnungsfaktor: 3,49)	sowohl vom Ovar als auch von der Nebennierenrinde gebildetes Androgen
ANP atriales natriuretisches Peptid	Plasma	1–15 pmol/l		in Neonatalperiode, in der Schwangerschaft und im Alter physiologischerweise erhöht
Antikörper, Insulin	Serum	< 12 E/ml		unterscheide: AK gegen humanes und gegen tierisches Insulin
Antikörper, Spermatozoen	Ejakulat oder Zervikalsekret	in 10–12% der ungeklärten Infertilitätsfälle nachweisbar		
Autoantikörper, Nebennierenrinde	Serum	nicht nachweisbar		
Autoantikörper, Schilddrüse				TRAK sind plazentagängig: engmaschige Kontrolle von Patientinnen mit M. Basedow während der Schwangerschaft
• Thyreoglobulin (TAK)	Serum	*Frauen:* < 100 IE/ml *Männer:* < 60 IE/ml		
• thyreoidale Peroxidase (TPO-AK, früher MAK)	Serum	*Frauen:* < 100 IE/ml *Männer:* < 60 IE/ml		
• TSH-Rezeptor (TRAK)	Serum	< 14 E/l		
Calcitonin	Serum	< 42 pg/ml	< 42 ng/l	im letzten Trimenon der Schwangerschaft, unter oralen Kontrazeptiva und nach Kalziumgabe unspezifisch erhöht
C-Peptid Insulin Connecting Peptide	Serum	< 3,2 ng/ml		Nüchtern-Bestimmung!
Dehydroepiandrosteron (DHEA)	Serum	1,5–8 ng/ml	5–31 nmol/l Umrechnungsfaktor: 3,45	DHEA und sein Sulfat sind zu über 90% adrenalen Ursprungs; DHEA-Produktion nimmt nach dem 30. Lj. bei beiden Geschlechtern kontinuierlich ab

Parameter	Material	Referenzbereich (Konventionelle Einheiten)	Referenzbereich (SI-Einheiten)	Anmerkungen
DHEA-Sulfat	Serum	*Frauen:* 1,10–4,4 µg/ml *Männer:* 0,75–3,7 µg/ml	3–12 µmol/l 2–10 µmol/l Umrechnugsfaktor: 2,7	
Desoxypyridinolin: siehe Pyridinium-Crosslinks				
Dihydrotestosteron	Serum	*Frauen:* < 20 ng/dl *Männer:* 16–108 ng/dl	< 69 nmol/l 55–370 nmol/l Umrechnungsfaktor: 3,44	
Fruktose	Ejakulat	> 1000 µg/ml		
FSH follikelstimulierendes Hormon	Serum	• Frauen: *Follikelphase:* < 10 mIE/ml *Ovulationsphase:* > 20 mIE/ml *Lutealphase:* < 8 mIE/ml *Postmenopause:* 20–75 mIE/ml • Männer: 2–8 mIE/ml	< 10 IE/l > 20 IE/l < 8 IE/l 20–75 IE/l 2– 8 IE/l	bei Einnahme von oralen Kontrazeptiva erniedrigte Werte
Gastrin	Serum	< 200 pg/ml	< 90 pmol/l Umrechnungsfaktor: 0,45	Nüchternbestimmung, Ulkusmedikation zwei Tage vorher absetzen; siehe auch Sekretintest
Glukagon	Plasma	40–130 ng/l	11–36 pmol/l Umrechnungsfaktor: 0,28	12 h Nahrungskarenz vor Blutabnahme
GH: siehe Wachstumshormon				
HbA$_{1c}$ (Hämoglobin A$_{1c}$)	EDTA-Blut	4,3–5,8% • Diabetiker, *gut eingestellt:* 6–7% *mäßig eingestellt:* 7–8% *schlecht eingestellt:* 8–10% *Gefahr der Dekompensation:* > 10%		gibt Auskunft über die BZ-Einstellung der letzten 1–2 Monate

hCG
(humanes Chorion-Gonadotropin)
	Serum	• Frauen:
		außerhalb der
		Schwangerschaft: < 10 mIE/ml
		  4. SSW: 70– 1500 mIE/ml
		  5. SSW: 500– 12000 mIE/ml
		  6. SSW: 4200– 56000 mIE/ml
		  7. SSW: 19000–140500 mIE/ml
		  8. SSW: 43500–197000 mIE/ml
		  9. SSW: 59500–242000 mIE/ml
		10. SSW: 58500–216000 mIE/ml
		11. SSW: 52000–180000 mIE/ml
		12. SSW: 46500–145000 mIE/ml
		13. SSW: 38000–115000 mIE/ml
		14. SSW: 32500– 96000 mIE/ml
		• Männer: < 5 mIE/ml
			< 10 IE/l	erhöhte Werte bei Niereninsuffizienz und bei Mehrlingsschwangerschaften

Histamin	Serum 24-h-Urin	20–100 µg/l 10–50 µg/24 h		
hPL humanes plazentares Laktogen	Serum	• Frauen: 10.–15. SSW: 0,2– 1,3 µg/ml 16.–20. SSW: 0,6– 4,3 µg/ml 21.–25. SSW: 1,4– 7,0 µg/ml 26.–30. SSW: 2,0– 8,8 µg/ml		in seiner klinischen Bedeutung zugunsten der Östriolbestimmung und physikalischer Überwachungsmethoden zurückgetreten

Parameter	Material	Referenzbereich (Konventionelle Einheiten)	Referenzbereich (SI-Einheiten)	Anmerkungen
		31.–35. SSW: 3,1–10,9 µg/ml *36.–40. SSW:* 3,7–13,2 µg/ml		
Hydroxyindol-essigsäure	24-h-Urin	< 9,0 mg/24 h	< 75 µmol/24 h Umrechnungs-faktor: 5,24	aussagekräftiger, wenn Flush-Episode während der Sammelperiode auftritt; siehe auch Serotonin
Hydroxycorticoide	24-h-Urin	*Frauen:* 4–14 mg/24 h *Männer:* 7–19 mg/24 h		durch die sensitivere und spezifischere Bestimmung des freien Kortisols im 24-h-Urin abgelöst
Hydroxyprolin lins	24-h-Urin	*Frauen:* < 30 mg/24 h *Männer:* < 42 mg/24 h		durch die Bestimmung des Pyridino- und Desoxypyridinolins abgelöst
IGF-1 (Insulin-like Growth-Factor-1, Somato-medin-C)	Plasma	• Kinder *2 Mo. – 5,9 Jahre:* 17 – 24 ng/ml *6 – 8,9 Jahre:* 47 – 88 ng/ml • Mädchen *9 – 11,9 Jahre:* 77 – 117 ng/ml *12 – 15,9 Jahre:* 109 – 261 ng/ml • Erwachsene *16 – 25,9 Jahre:* 78 – 182 ng/ml *> 26 Jahre:* 46 – 123 ng/ml	Umrechnungs-faktor: 7,5	
IGF-BP3	Serum	individuelle über Labor zu erfragen		
Insulin	Serum	< 25 µIE/ml	< 180 µmol/l Umrechnungs-faktor: 7,18	Nüchternbestimmung
Jod	Serum	46–70 mg/l		
Katecholamine	Plasma	Adrenalin: < 100 ng/l Dopamin: < 90 ng/l Noradrenalin: < 500 ng/l	< 546 pmol/l Umrechnungsfaktor: 5,46 < 475 pmol/l Umrechnungsfaktor: 5,27 < 2995 pmol/l Umrechnungsfaktor: 5,99	Blutentnahme erfolgt am liegenden Patienten, blutdrucksenkende Medikamente 1 Wo. vorher absetzen
Katecholamine	24-h-Urin	*Adrenalin:* < 20 µg/24 h *Dopamin:* < 400 µg/24 h *Noradrenalin:* < 80 µg/24 h	115 nmol/24 h 2100 nmol/24 h 480 nmol/24 h	
Katecholamin-Metabolite	24-h-Urin	*Homovanillinmandel-säure:* < 10,3 mg/24 h *Metanephrin:* < 0,5 mg/24 h *Normetanephrin:* < 0,6 mg/24 h *Vanillinmandelsäure:* < 7 mg/24 h		Blutentnahme erfolgt am liegenden Patienten, blutdrucksenkende Medikamente 1 Wo. vorher absetzen
Kortisol	Serum	*morgens:* 9–25 µg/dl *abends:* 3–14 µg/dl	250–690 nmol/l 83–386 nmol/l Umrechnungsfaktor: 27,6	
	24-h-Urin	20–180 µg/24 h	55–497 nmol/24 h Umrechnungsfaktor: 2,76	
LH (luteinisierendes Hormon)	Serum	• Frauen: *Follikelphase:* < 10 mIE/ml *Ovulationsphase:* > 20 mIE/ml *Lutealphase:* < 8 mIE/ml *Postmenopause:* 20–75 mIE/ml • Männer: 2–8 mIE/ml	< 10 IE/l > 20 IE/l < 8 IE/l 20–75 IE/l 2–8 IE/l	siehe auch GnRH-Test

Parameter	Material	Referenzbereich (Konventionelle Einheiten)	Referenzbereich (SI-Einheiten)	Anmerkungen
Östradiol (E2)	Serum	• Frauen: *Follikelphase:* 30–300 pg/ml *Ovulationsphase:* 300–400 pg/ml *Lutealphase:* > 130 pg/ml *Postmenopause:* < 20 pg/ml • Männer: < 50 pg/ml	110–1100 pmol/l 1100–1450 pmol/l > 470 pmol/l < 70 pmol/l < 180 pmol/l Umrechnungsfaktor: 3,6	
Östriol (E3)	Serum	20. *SSW:* 1,3– 3,2 ng/ml 21. *SSW:* 1,3– 3,6 ng/ml 22. *SSW:* 1,4– 4,0 ng/ml 23. *SSW:* 1,4– 4,4 ng/ml 24. *SSW:* 1,5– 5,0 ng/ml 25. *SSW:* 1,6– 5,2 ng/ml 26. *SSW:* 1,8– 5,6 ng/ml 27. *SSW:* 2,0– 6,0 ng/ml 28. *SSW:* 2,2– 6,5 ng/ml 29. *SSW:* 2,4– 6,9 ng/ml 30. *SSW:* 2,6– 7,2 ng/ml 31. *SSW:* 2,8– 7,7 ng/ml 32. *SSW:* 2,9– 8,4 ng/ml 33. *SSW:* 3,0–10,0 ng/ml 34. *SSW:* 3,2–12,0 ng/ml 35. *SSW:* 3,5–13,8 ng/ml 36. *SSW:* 4,0–16,0 ng/ml 37. *SSW:* 4,8–18,0 ng/ml 38. *SSW:* 5,5–19,5 ng/ml 39. *SSW:* 6,0–20,0 ng/ml 40. *SSW:* 6,4–20,3 ng/ml 41. *SSW:* 6,7–20,0 ng/ml 42. *SSW:* 6,0–19,5 ng/ml	4,5–11,1 nmol/l 4,5–12,5 nmol/l 4,9–13,9 nmol/l 4,9–15,3 nmol/l 5,2–17,4 nmol/l 5,6–18,0 nmol/l 6,2–19,4 nmol/l 6,9–20,8 nmol/l 7,6–22,6 nmol/l 8,3–23,9 nmol/l 9,0–25,0 nmol/l 9,7–26,7 nmol/l 10,1–29,1 nmol/l 10,4–34,7 nmol/l 11,1–41,6 nmol/l 12,1–47,9 nmol/l 13,9–55,5 nmol/l 16,7–62,5 nmol/l 19,1–67,7 nmol/l 20,8–69,4 nmol/l 22,2–70,4 nmol/l 23,2–69,4 nmol/l 20,8–67,7 nmol/l Umrechnungsfaktor: 3,47	wird in der Plazenta aus fetalem DHEA gebildet: Maß für die Funktionsfähigkeit der fetoplazentaren Einheit
Östron (E1)	Serum	Frauen, Postmenopause: 15–80 pg/ml		
Osteocalcin	Serum	2–12 ng/ml		höhere Werte bei wachsendem Skelett
Parathormon (PTH) intakt	Serum	13–76 ng/l	1,3–7,6 pmol/l	das „midregional PTH" wird wegen seiner unspezifischen Erhöhung bei Leber- und Nierenerkrankungen nicht mehr bestimmt
Pregnantriol	24-h-Urin	< 2 mg/24 h		geeigneter Parameter zur Therapiekontrolle bei AGS
Progesteron	Serum	• Frauen: *Follikelphase:* < 1,5 ng/ml *Lutealphase:* > 12,0 ng/ml *1. Trimenon:* 7,4–37,5 ng/ml *2. Trimenon:* 19–97 ng/ml *3. Trimenon:* 57–196 ng/ml *Postmenopause:* < 0,8 ng/ml *Kontrazeptiva:* < 0,6 ng/ml • Männer: 0,1–1,0 ng/ml	< 4,8 nmol/l > 38,4 nmol/l 23,7–120 nmol/l 61–310 nmol/l 182–627 nmol/l < 2,6 nmol/l < 1,9 nmol/l 0,32–3,2 nmol/l Umrechnungsfaktor: 3,2	
17-OH-Progesteron	Serum	< 3,0 ng/ml	< 9,9 nmol/l Umrechnungsfaktor: 3,3	bei Frauen in der Follikelphase bestimmen
Prolaktin	Serum	• Frauen: *Follikelphase:* < 10,0 ng/ml *Lutealphase:* < 16,0 ng/ml *Postmenopause:* < 8,0 ng/ml • Männer: 2–14,5 ng/ml	< 200 mIE/l < 320 mIE/l < 160 mIE/l 40–290 mIE/l Umrechnungsfaktor: 20	keine Palpation der Brust oder Manipulation der Brustwarze vor der Blutabnahme: falsch-hohe Werte!

Parameter	Material	Referenzbereich (Konventionelle Einheiten)	Referenzbereich (SI-Einheiten)	Anmerkungen
Pyridinium-Crosslinks (Desoxypyridinolin)	Morgenurin	• Frauen: *Prämenopause:* 2,5–6,0 nmol/mmol Kreatinin *Postmenopause:* 3,0–9,5 nmol/mmol Kreatinin • Männer: 2,5–5,0 nmol/mmol Kreatinin		Marker des Knochenabbaus, normalisiert sich unter einer Östrogensubstitutionstherapie
Pyridinolin	Morgenurin	• Frauen: *Prämenopause:* 7,5–22,0 nmol/mmol Kreatinin *Postmenopause:* 11,0–42,0 nmol/mmol Kreatinin • Männer: 5,5–19,0 nmol/mmol Kreatinin		Marker des Knochenabbaus, normalisiert sich unter einer Östrogensubstitutionstherapie
Renin	Serum	*stehend:* 10–65 ng/l *liegend:* 10–30 ng/l		
Schilddrüsen-Antikörper: siehe Autoantikörper				
Schilddrüsenhormone				Besteht die Möglichkeit zur Bestimmung der freien SD-Hormone, ist die Messung ihrer Gesamtkonzentration überflüssig
– freies Trijodthyronin (fT3)	Serum	2,2–4,7 pg/ml	3,4–7,2 pmol/l	
– Gesamt-Trijodthyronin (T3)	Serum	0,8–2,0 ng/ml	1,2–3,1 nmol/l Umrechnungsfaktor: 1,54	
– freies Thyroxin (fT4)	Serum	8,5–17,0 pg/ml	11–22 pmol/l	
– Gesamt-Thyroxin (T4)	Serum	5–11,5 ng/ml	6,5–15 nmol/l Umrechnungsfaktor: 1,3	
Serotonin	Plasma 24-h-Urin	100–300 µg/l < 200 µg/24 h		siehe auch Hydroxyindolessigsäure
SHBG („Sex Hormone Binding Globulin")		*Frauen:* 30–95 nmol/l *Männer:* 13–55 nmol/l		Die Synthese von SHBG wird durch Östrogene stimuliert, durch Androgene inhibiert
Somatomedin-C: siehe IGF-1				
STH: siehe Wachstumshormon				
Testosteron (frei)	Serum	*Frauen:* 0,7–3,6 ng/l *Männer:* 9–47 ng/l	2,4–12,5 pmol/l 31–163 pmol/l Umrechnungsfaktor: 3,46	bei verändertem SHBG-Spiegel der Bestimmung des Gesamt-Testosterons vorzuziehen
Testosteron (gesamt)	Serum	*Frauen:* < 0,6 ng/ml *Männer: < 40 Jahre:* 4–10 ng/ml *> 40 Jahre:* 3–7 ng/ml	< 2,1 nmol/l 13,8–34,6 nmol/l 10,4–24,2 nmol/l Umrechnungsfaktor: 3,46	
Thyreoglobulin	Serum	< 35 ng/ml		Tumormarker zur Früherkennung eines SD-Karzinom-Rezidivs nach totaler SD-Resektion
thyroxinbindendes Globulin (TBG)	Serum	< 30 mg/l		Östrogene, Phenothiazine und Fibrate führen zu einer Erhöhung des TBG-Spiegels

Parameter	Material	Referenzbereich (Konventionelle Einheiten)	Referenzbereich (SI-Einheiten)	Anmerkungen
TSH (thyreoideastimulierendes Hormon)	Serum	0,2–3,5 µIE/ml		siehe auch TRH-Test
Tumormarker				
– AFP α$_1$-Fetoprotein	Serum	< 10 ng/ml (Nichtschwangere)	< 10 IE/ml	
– CA 125	Serum	< 35 IE/ml		
– CA 15-3	Serum	< 30 IE/ml		
– CA 19-9	Serum	< 40 IE/ml		
– CA 195	Serum	< 10,5 U/l		
– CA 242	Serum	< 20 IE/ml		
– CA 50	Serum	< 25 U/l		
– CA 549	Serum	< 12 U/l		
– CA 72-4	Serum	< 4 U/l		
– Calcitonin	Serum	siehe oben		
– CASA Cancer Associated Serum Antigen	Serum	< 4 IE/ml		
– CEA Carcinoembryonales Antigen	Serum	< 5 ng/ml		
– Cyfra 21-1 Cytokeratin-19-Fragment	Serum	< 2,2 ng/ml		
– hCG	Serum	siehe oben		
– MCA Mucin-Like Carcinoma Associated Antigen	Serum	< 11 U/l		
– NSE neuronenspezifische Enolase	Serum	< 12,5 µg/l		
– PAP prostataspezifische saure Phosphatase	Serum	< 3,2 ng/ml		
– PSA prostataspezifisches Antigen	Serum	< 4 ng/ml		
– SCC Squamous Cell Carcinoma Antigen	Serum	< 2 ng/ml		
– Thymidinkinase	Serum	< 5 U/l		
– Thyreoglobulin	Serum	siehe oben		
– TPA Tissue Polypeptide Antigen	Serum	< 100 mIE/ml		
VIP (vasoaktives intestinales Peptid)	Plasma	23–63 ng/l	9,7–26,5 pmol/l Umrechnungsfaktor: 0,42	Nüchternbestimmung
25-OH-D$_3$	Serum	20–120 ng/ml		Nüchternbestimmung
1,25 (OH)$_2$D$_3$	Serum	19–67 pg/ml		Nüchternbestimmung
Wachstumshormon (GH, STH)	Serum	0,5–5,0 ng/ml	1–10 mIE/l	siehe auch GHRH-, TRH-, Insulinhypoglykämie, GH-Suppressions-, und Arginin-Belastungstests

5 Nomogramme

Siehe:
- *Kapitel 11* Methoden zur Beurteilung der Körperlänge, -höhe, des Wachstums, des Kopfumfanges und der Pubertätsentwicklung
- *Kapitel 67* Diabetes mellitus
- *Kapitel 70* Adipositas

6 Selbsthilfegruppen und Fachinformationen für Patienten mit endokrinen Erkrankungen

Allgemeine Informationen

- Nationale Kontakt- und Informationsstelle zur Anregung und Unterstützung von Selbsthilfegruppen (NAKOS), Bundesweite Selbsthilfevereinigungen und relevante Institutionen (Broschüre „Grüne Adresse") ✉ Albrecht-Achilles-Straße 65, 10709 Berlin, ☎ (0 30) 89-1 40 19, Fax (0 30) 89-3 40 14

M. Addison

Selbsthilfe

- Selbsthilfegruppe Addison-Patienten, Frau Petra Zacheja, ✉ Bertholdstraße 4, 45130 Essen, ☎ (dienstl.) (02 01) 7 94 90 04 51 30

Adrenogenitales Syndrom

Selbsthilfe

- AGS-Eltern- und Patienteninitiative e.V., Geschäftsstelle: Frau Andrea Wolters, ✉ Hasenkamp 29, 21244 Buchholz, ☎ (0 41 81) 9 73 57

Diabetes mellitus

Selbsthilfe

- Deutscher Diabetiker-Bund e.V.: Bundesgeschäftsstelle (Adressen der Landes- und Ortsverbände hier erhältlich): Heinz Jäger (Bundesvorsitzender), ✉ Danziger Weg 1, 58851 Lüdenscheid, ☎ (0 23 51) 98 91 53
- Arbeitskreis der Pankreatektomierten e.V., ✉ Krefelder Straße 52, 41539 Dormagen, ☎ (0 21 33) 4 23 29
- Berliner Fördergemeinschaft junger Diabetiker e.V., ✉ General-Barby-Straße 71, 13403 Berlin, ☎ (0 30) 4 12 62 39
- Bundesverband Insulinpumpenträger e.V., ✉ Reineckestraße 31, 51145 Köln, ☎ (0 22 03) 2 58 62
- Förderkreis Eltern diabetischer Kinder und Jugendlicher e.V., ✉ Ochsenberg 23, 67659 Kaiserslautern, ☎ (06 31) 4 24 22

Fachinformation

- Diabetes-Journal, Verlag Kirchheim, ✉ Postfach 2524, 55015 Mainz, ☎ Fax (0 61 31) 9 60 70 70

Eßstörungen/Eßsucht/Brechsucht/ Magersucht/Bulimie

Selbsthilfe

- Anorexia-Bulimie-Vernoca e.V., Uta Nölle, Beate Barth, ✉ Ungererstraße 32, 80802 München, ☎ (0 89) 33 38 77

Hypophysenerkrankungen

Selbsthilfe

- Selbsthilfe bei Hypophysenerkrankungen e.V., c/o Bernd Solbach, ✉ Antoniusstraße 10, 45535 Essen, ☎ (02 01) 68 86 15

Fachinformation

- Glandula, Journal des Netzwerk Hypophysen- und Nebennierenerkrankungen e.V., Herausgeber: Prof. Dr. Hensen, ✉ Krankenhausstraße 12, 81054 Erlangen

Hypogonadismus

Selbsthilfe

- Klinefelter-Syndrom Vereinigung e.V., ✉ Sven-Thomas Zahle, Bultkamp 156, 33611 Bielefeld, ☎ (05 21) 8 45 65
- Turner-Syndrom/Ullrich-Turner-Syndrom-Vereinigung e.V., Geschäftsstelle Frau Becker-Steif, ✉ Postfach 96 01 16, 51085 Köln, ☎ (02 21) 8 90 47 90

Kleinwuchs

Selbsthilfe

- Bundesverband Kleinwüchsige Menschen und ihre Familien e.V., ✉ Westerstraße 98–104, 28199 Bremen, ☎ (04 21) 50 21 22 und 50 78 73, Fax (04 21) 50 57 52

Multiple endokrine Adenomatose (MEA) Typ 2

Fachinformation

- Das familiäre medulläre Schilddrüsenkarzinom (multiple endokrine Neoplasie Typ 2) – Ein Ratgeber für betroffene Familien, Dr. Karin Frank-Raue, Prof. Dr. Friedrich Raue, ✉ Endokrinologische Gemeinschaftspraxis, Brückenstraße 21, 69120 Heidelberg, ☎ (0 62 11) 4 90 90

Nebennierenerkrankungen

Fachinformation

- Glandula, Journal des Netzwerk Hypophysen- und Nebennierenerkrankungen e.V., Herausgeber: Prof. Dr. Hensen, ✉ Krankenhausstraße 12, 81054 Erlangen

Osteoporose

Selbsthilfe

- Die Anschriften der über 400 Selbsthilfegruppen in Deutschland sind erhältlich über • Bundesselbsthilfeverband für Osteoporose e.V., Hildegard Kattenstadler, ✉ Kirchfeldstraße 149, 40215 Düsseldorf, ☎ (02 11) 31 91 65, Fax (02 11) 33 22 02 • Kuratorium Knochengesundheit, Frau Schnepper, ✉ Leipziger Straße 6, 74889 Sinsheim, ☎ (0 72 61) 9 21 70, Fax (0 72 61) 92 17 17

Schilddrüsenerkrankungen

Selbsthilfe

- Arbeitskreis Jodmangel, ✉ Postfach 15 41, 64505 Groß-Gerau, ☎ (0 61 52) 4 00 21

- Bundeszentrale für Gesundheitliche Aufklärung, Referat 1–15, ✉ Ostmerheimer Straße 200, 51109 Köln
- Doctor's Letter „Schilddrüse", c/o omi-Verlag, ✉ August-Schanz-Straße 21, 60433 Frankfurt/Main ☎ (0 69) 5 48 00 00
- Forum Schilddrüse e.V., ✉ Heimhuder Straße 70, 20148 Hamburg, ☎ (0 40) 41 70 84
- Schilddrüsen-Informationsdienst (SDID), ✉ Schmidtstraße 12, 60326 Frankfurt/Main, ☎ (0 69) 7 58 04-7 17

Transsexualität

Selbsthilfe

- Transidentitas e.V., Gemeinnütziger Selbsthilfe-Verein, Cornelia Klein, ✉ Postfach 10, 63010 Offenbach, ☎ (0 69) 8 00-10 08

7 Abkürzungsverzeichnis

AAA-Syndrom Assoziation der **a**drenalen Insuffizienz mit einer **A**lakrimie und einer **A**chalasie
ABP androgenbindendes Protein
ACE Angiotensin-Converting-Enzym
ACTH adrenokortikotropes Hormon
ADH antidiuretisches Hormon
AFP α-Fetoprotein
AGS adrenogenitales Syndrom
AHO Albright's hereditäre Osteodystrophie
AIDS acquired immunodeficiency syndrome
ALT Alaninaminotransferase
AMH Anti-Müller-Hormon
AMP Adenosinmonophosphat
ANP atriales natriuretisches Peptid
APUD amino precursor uptake and decarboxylation
ASR Achillessehnenrelaxationszeit
ATP Adenosintriphosphat
AVP Arginin-Vasopressin
AZF Azoospermiefaktor
BE Brot- und Berechnungseinheit
BMI body mass index
CAH kongenitale adrenale Hyperplasie
C Calcitonin
cAMP zyklisches Adenosinmonophosphat
CASA computerassistierte Samenanalyse
CBAVD angeborene bilaterale Aplasie der Vasa deferentia
CCK Cholezystokinin
CEA karzinoembryonales Antigen
CGRP Calcitonin Gene-Related Peptide
CK Kreatininkinase
CMO Corticosteron-Methyloxidase
COMT Catechol-ortho-methyl-transferase
CPM zentrale pontine Myelinolyse

CRF Corticotropin-Releasing-Faktor
CRH Corticotropin-Releasing-Hormon
CSWS cerebral salt wasting syndrome
CT Computertomogramm
DBCP Dibromochlorpropan
DFO Deferoxamin
DGE Deutsche Gesellschaft für Endokrinologie
DHEAS Dehydroepiandrosteronsulfat
DHPG Dihydroxyphenylglykol
DHT Dihydrotestosteron
DJT, DIT Dijodtyrosin
DOC Desoxycorticosteron
DPA Dual-Photon-'Absorptiometrie
DPD Desoxypyridinolin
EABV effektives arterielles Blutvolumen
EE Ethinylestradiol
EGF epidermal growth factor
EIA Enzyme-Immunoassay
EMG Elektromyographie
EMG(-Syndrom) Exomphalos-Makroglossie-Gigantismus-Syndrom
EO endokrine Orbitopathie
EPH edema proteinuria hypertension
ET Embryotransfer
FISH Fluoreszenz-in-situ-Hybridisierung
FNP Feinnadelpunktion
FSH Follikel-stimulierendes Hormon
FT$_3$ freies Trijodthyronin
FT$_4$ freies Thyroxin
GAD Glutamatdecarboxylase
GAG Glykosaminoglykan
GH Wachstumshormon (growth hormone)
GH-BP Wachstumshormon-Bindungsprotein

GHRH Wachstumshormon-Releasing-Hormon
GIFT intratubarer Gametentransfer (gamete intra-fallopian transfer)
GIP gastric inhibitory polypeptide
GnRH Gonadotropin-Releasing-Hormon
GRP Gastrin-Releasing-Peptid
GTT Glukosetoleranztest
Gy Gray
HDL High-density-Lipoproteine
HCG humanes Choriongonadotropin
hGH humanes Wachstumshormon
HHL Hypophysenhinterlappen
HIES Hydroxyindolessigsäure
HKSG Hysterosalpingokontrastsonographie
HLA humanes Lymphozytenantigen
HMG humanes Menopausengonadotropin
HPT Hyperparathyreoidismus
HSD Hydroxysteroiddehydrogenase
HSG Hysterosalpingographie
HVL Hypophysenvorderlappen
IAA Insulinautoantikörper
ICA Inselzellantikörper
ICSI intrazytoplasmatische Spermieninjektion
IDDM insulin-dependent diabetes mellitus
IE Internationale Einheiten
IGF insulin-like growth factor
IHH idiopathischer hypogonadotroper Hypogonadismus
^{131}J-IMBG ^{131}J-Metabenzylguanidin
IRMA immunradiometrischer Assay
ITST intratubulärer Spermientransfer
ITT Insulintoleranztest
IVF In-vitro-Fertilisation
ivGTT intravenöser Glukosetoleranztest
KEV konstitutionelle Entwicklungsverzögerung
KH Kohlenhydrat
LATS long acting thyroid stimulator
LDH Laktatdehydrogenase
LDL Low-density-Lipoproteine
LGA large for gestational age
LH-RH Luteinisierungs-Hormon-Releasing-Hormon
LH luteinisierendes-Hormon
LIA Lumineszenzimmunoassay
MAK mikrosomale Antikörper
MAO Monoaminooxidase
MAR-Test Mixed-Antiglobulin-Reaktionstest
MEA multiple endokrine Adenomatose
MEN multiple endokrine Neoplasie
MESA mikrochirurgische epididymale Spermienaspiration
MHC major histocompatibility complex
MIF Müller-Gang-inhibierender Faktor
MIT Monojodtyrosin
MODY maturity onset diabetes in the young
MOPP Mustargen+Oncovin+Procarbazin+Prednisolon
MRC Medical Research Council
MSH Melanozyten-stimulierendes Hormon
NIDDM non-insulin dependent diabetes mellitus
NMR Nuclear Magnetic Resonance
NNM/NNR Nebennierenmark/Nebennierenrinde
NPH neutrales Protamin Hagedorn
OAF Osteoklasten-aktivierender Faktor
OAT-Syndrom Oligoasthenoteratozoospermie-Syndrom
oGTT oraler Glukosetoleranztest
OIG ophthalmic immunoglobulin
OVLT Organum vasculosum laminae terminalis
PAA Proinsulinautoantikörper
PAPP-A pregnancy-associated placental protein A
PBI protein-bound iodine

PCO-Syndrom polyzystisches-Ovarsyndrom
PCR Polymerasekettenreaktion
PEX **p**hosphat regulating gene with homologies to **e**ndopeptidases on the **x** chromosome
PG Prostaglandin
PHI Phosphohexose-Isomerase
PHPT primärer Hyperparathyreoidismus
PIF prolaktininhibierender Faktor
POF premature ovarian failure
POMC Proopiomelanocortin
PP pankreatisches Polypeptid
PRA Plasmareninaktivität
PRL Prolaktin
PROST pronuclear stage embryo transfer
PsHP Pseudohyperparathyreoidismus
PTH Parathormon
PTU Propylthiouracil
PYD Pyridinolin
RAAS Renin-Angiotensin-Aldosteron-System
RELP Restriktions-Fragment-Längen-Polymorphismus
rHGH rekombinantes humanes Wachstumshormon
RIA Radioimmunoassay
RI Radiojod
RNS Ribonukleinsäure
rT$_3$ reverses Trijodthyronin
RTA renale tubuläre Azidose
SCMC-Test Sperm-cervical-mucus-contact-Test
SGA small for gestational age
SHBG sexualhormonbindendes Globulin
SIADH Syndrom der inadäquaten ADH-Sekretion
SKAT Schwellkörper-Autoinjektionstherapie
SmBP Somatomedin-Bindungsprotein
SmC Somatomedin C
SP1 plazentares Schwangerschaftsprotein
SPA Single-Photon-Absorptiometrie
SPECT Single-Photon-Emissions-Computertomographie
SRY sex-determining region Y
SSW Schwangerschaftswoche
STH somatotropes Hormon
SUZI subzonale Spermieninjektion
T$_3$ Trijodthyronin
T$_4$ Thyroxin
TAK Thyreoglobulinantikörper
TBG thyroxinbindendes Globulin
TBIAb TSH-binding inhibiting antibodies
TDF testes-determining factor
TGF transforming growth factor
Tg Thyreoglobulin
THS Tetrahydro-11-deoxycortisol
TPO-AK Antiperoxidaseantikörper
TPO Thyreoperoxidase
TRAK TSH-Rezeptor-Antikörper
TRH Thyreotropin-Releasing-Hormon
TSH Thyreoidea-stimulierendes Hormon
TSI thyroid-stimulating immunoglobulins
VDDR Vitamin-D-resistente Rachitis
VIP vasoaktives intestinales Polypeptid
VLDL Very-low-density-Lipoproteine
VMA Vanillinmandelsäure
WDHA-Syndrom Syndrom mit wäßriger Diarrhö, Hypokaliämie und Achlorhydrie (watery diarrhea, hypokalemia, achlorhydria)
XLH X-linked hypophosphatemia
ZES Zollinger-Ellison-Syndrom
ZIFT zygote intra-fallopian transfer
ZPD Zona-pellucida-Dissektion

Sachverzeichnis

Sachverzeichnis

A

AAA-Syndrom 243
Abduzensparese, Augenstellung 54
Aberrationen, gonosomale 434
Abetalipoproteinämie 609
Abstriche, bakteriologische, Indikationen 428
Abszeß, intra- bzw. parasellärer 58
Acarbose 560
– Hypoglykämiebehandlung 573
ACE-Hemmer
– Gynäkomastie 404
– Plasmareninaktivität 235
Acetazolamid, Nebenwirkungen 303
Acetonbestimmung 544
Acetylsalicylsäure, Hypoglykämie 597
Achalasie 243
ACTH
– Mangel, Hypoglykämie 596
– – Symptome 107
– – Therapie 107
– Messung, Testverfahren 10
– Normwerte 730
– Sekretion
– – bei Intensivpatienten 675
– – pathologische, Diagnostik 25
– – nach Tumortherapie 691
– Syntheseorte 669
– Wirkung, immunregulative 668, 670
ACTH-Kurztest 215, 715
ACTH-Stimulationstest 243, 459, 675
ACTH-Syndrom, ektopes 213, 221
ACTH-Test, Indikationen 10, 429
Addison, weißer 62
Addison-Krankheit 241
– s.a. Nebennierenrindeninsuffizienz
– ACTH-Kurztest 215
– Autoantikörper 512
– Diagnostik 243
– Haarveränderungen 465, 466
– Hashimoto-Thyreoiditis 192
– Histologie 511
– Kontrolluntersuchungen 513
– Selbsthilfegruppen 737
– Streßreaktion 675
– Symptome 241, 243
– Therapie 244
– Ursachen 242
– Vorkommen 292, 509
Addison-Krise
– Differentialdiagnose 702
– Notfalldiagnostik/-therapie 708
– Symptome 242, 708
– Therapie 244
Adenylatzyklase, Haarausfall 466
ADH
– Bestimmung 10, 74
– Bildung, gestörte 69
– Leberzirrhose 683
– Mangel, Therapie 107
– Normwerte 730
– Prohormon 72
– Resistenz 72
– Sekretion, inadäquate 71
– – s.a. Syndrom der inadäquaten ADH-Sekretion
Adipositas 617
– abdominelle 219
– – Auswirkungen 540
– body mass index 622
– Diabetes mellitus 539
– Diät 625
– Diagnostik 621

Adipositas
– Differentialdiagnose 98
– Einteilung 617
– Epidemiologie 619
– Fettstoffwechselstörung 614
– Fettverteilungstyp 329
– Gesundheitsförderung 625
– Gesundheitsrisikoeinschätzung 618
– HDL 608
– Hyperlipoproteinämie 607
– körperliche Aktivität 628
– nach operiertem Kraniopharyngeom 102
– Pathogenese 620
– Patientenschulung 625
– Phänotypen 619
– polyzystisches Ovarsyndrom 422, 439
– Prävention 630
– primäre 620
– Risikoeinschätzung 622, 630
– sekundäre 621
– Selbsthilfegruppen 629
– Sport 628
– stammbetonte, Ursachen 61
– – Wachstumshormonmangel 99
– Therapie 624, 629
– Therapieversagen 630
– Vorkommen 366, 367
– Zyklusstörungen 439, 440, 449
Adipositasgen 620
Adipositasrisiko 622, 630
Adiposogigantismus 123, 125
Adipsie, Ursachen 69
Adrenalektomie 637
– bilaterale 227
– einseitige 236
– hormonelle 640
– Indikationen 230, 239, 264
– Mammakarzinomtherapie, Ansprechrate 641
Adrenalin
– Bestimmung 216
– Mangel, Hypoglykämie 596
– Syntheseort 267
Adrenalitis, immunbedingte 242
Adrenarche 671
– prämature 118
– verzögerte 111
adrenokortikotrope Achse, geschädigte 62, 65, 67
Adrenoleukodystrophie 20, 243
Adrenolytika 721
Adrenomyeloneuropathie 243
Adrenopause 671
Adrenostatika, Indikationen 227
Äthinylöstradiol s. Ethinylestradiol
Agammaglobulinämie, Wachstumshormonmangel 97
AIDS, Hormonsystem 669
Akanthosis nigricans, Ursachen 457
Akne
– Ovulationshemmer 487
– testosteronbedingte 379
– Therapie 440
– Ursachen 422
Akromegalie 37
– s.a. Gigantismus
– Diagnostik 8, 10, 24, 39, 505, 716
– GH-Suppressionstest 716
– Hormonbestimmung 10
– Pathogenese 38
– Somatostatin-Rezeptor-Imaging 26
– Stimulationstests 10

Akromegalie
– Symptome 5, 37
– Therapie 40
– Ursachen 37, 124
Akroosteolysen 345
Alakrimie 243
Albright-Osteodystrophie, hereditäre 292
Albright-Syndrom s. McCune-Albright-Syndrom
Aldosteron
– Antagonisten 721
– Bestimmung
– – im Nebennierenvenenblut 237
– – Testverfahren 10
– escape 233
– Leberzirrhose 683
– Mangel, Symptome 708
– Niereninsuffizienz 680
– Normwerte 731
– Sekretion
– – Progesteron 235
– – verminderte 243
– Wirkung 233
Aldosteron-18-Glukuronid 235
Aldosteronom
– Aldosteron-Orthostase-Test 215, 717
– Diagnostik 214, 236, 717
– Fallbeispiel 240
– Pathogenese 233
– reninresponsives, Therapie 239
– Symptome 232
Aldosteron-Orthostase-Test 717
– Bewertung 216
– Durchführung 215
Aldosteronsynthetase
– Defekt, Befunde 251
– Funktion 248
– Mangel 259
Alendronat
– Dosierung 327, 329
– Indikationen 327, 329
– Präparate 726
Alfacalcidol 308
– Präparate 726
Alkalose, Kalziumkonzentration 289
Alkohol
– ADH-Sekretion 72
– Antidiabetika 560
– Diabetes mellitus 556
– Fertilitätsstörungen 392
– Gynäkomastie 404
– Hyperlipidämie 612
– Osteoporose 323
– Sexualstörungen 374
Alkoholhypoglykämie 597
Allergie, Ovulationshemmer 490
Allopurinol
– Antidiabetika 560
– Fertilitätsstörungen 393
Allylestrenol, Indikationen 498
Alopecia androgenetica/androgenica 463
Alopezie
– s.a. Haarausfall
– androgenetische 463, 698
– – Haarbefund 468
– Definition 463
– Diagnostik 467
– Genetik 464
– male/female pattern 464
– Ovulationshemmer 487
– Pathogenese 465, 467

Alopezie
- Therapie 468
- Ursachen 422, 465
- Vorkommen 304, 509

Alphablocker, Indikationen 271, 710

Alpha-Fetoprotein
- Hodentumoren 413
- Normwerte 736

Altersgynäkomastie 405
Altershypothyreose 162, 184, 187
Altinsulin 563
Aluminium, Nebenwirkungen 303
Aluminiumintoxikation, Prophylaxe 300
Aluminiumosteopathie 298, 303
- Nebenwirkungen 305
- Therapie 300
Amaurose 28
Amenorrhö 438
- s.a. Zyklusstörungen
- Anorexia nervosa 685
- autoimmunbedingte, Histologie 511
- Diagnostik 426, 428, 449
- entzündungsbedingte 669
- Eßstörungen 441
- Hyperprolaktinämie 439
- hypothalamische 441
- Leberzirrhose 682
- ovulationshemmerbedingte 485
- primäre 114, 382, 438
- Psychopharmakatherapie 690
- sekundäre 438
- Sport 443
- nach Tumorbehandlung 692
- Ursachen 18, 46, 249, 422, 669
- Vorkommen 3, 4

Amilorid, Indikationen 240
Aminoglutethimid
- Dosierung 231
- Fertilitätsstörungen 375
- Indikationen 227, 231
- Kortisolsynthese 243
- Mammakarzinomtherapie 640
- Nebenwirkungen 692
- Präparate 721
- Prostatakarzinomtherapie 650

Amiodaron
- Gynäkomastie 404
- Nebenwirkungen 186

Amphetamine
- Adipositastherapie 629
- Gynäkomastie 404

Amphotericin B
- ADH-Wirkung 72
- Nebenwirkungen 303

Amyloidose 296
- Hypothyreose 186

Anabolika
- Gynäkomastie 404
- Indikationen 330, 665
- Kontraindikationen 665
- Nebenwirkungen 379, 664
- Sexualstörungen 374
- Wirkung 419, 664

Anabolikamißbrauch im Sport 665
Anabolikatherapie 663
Anämie, perniziöse
- - Haarveränderungen 466
- - Hashimoto-Thyreoiditis 185, 192
- - Somatostatinanaloga 42
- - Vorkommen 292, 509

Anamnesefragen 2, 125
Androgendeprivation 649
Androgene

Androgene
- exogene 433
- Gynäkomastie 404
- Haarmetabolismus 465
- Haarwuchs 458
- Immunreaktion 670
- Indikationen 409
- Metabolismus 458
- Nebenwirkungen 699
- Präparate 377, 723
- Produktion, vermehrte, Symptome 249
- in der Schwangerschaft 499
- Sekretion, vermehrte 118
- Sekretionsort 458
- Sexualstörungen 374
- Wirkung 251, 422, 647
- - gestörte 381

Androgenisierung s. Hyperandrogenämie

Androgenmangel
- im Alter 416
- Manifestationen 365
- Pathophysiologie 417
- Symptome 363, 416, 418
- Ursachen 374

Androgenresistenz 115, 381
- Diagnostik 383, 384, 431
- familiäre 20
- Fertilitätsstörungen 391
- komplette 381, 383, 384
- partielle 382, 384, 385
- Pathophysiologie 383
- psychologische Betreuung 386

Androgenresistenztest 384
Androgenrezeptor 383
- Antagonisten 723
- Defekt, Pathophysiologie 383
- - Symptome 371
- Mutation, Prostatakarzinom 648
- Störungen 434

Androgensensitivitätssyndrom 444
Androgensuppressionstest 214
Androgentherapie
- Indikationen 67, 332, 376, 386, 417
- Nebenwirkungen 379, 418
- Transsexualität 699

Andrologie, Diagnostik 352
Androstanolon, Struktur 664
Androstendion
- Haarveränderungen 467
- Normwerte 731
- Sekretion, vermehrte 118
- Sekretionsort 458

Androsteron, Struktur 664
Anejakulation 394
Aneurysma
- Hypophyseninsuffizienz 64
- supraselläres, Diagnostik 26

Aneusomie 13
Angelmann-Syndrom 366
Angiome, Osteomalazie 304
Angiopathien, Ovulationshemmer 489
Anorchie 116, 364, 369, 394
Anorexia
- mentalis, Differentialdiagnose 702
- nervosa 422, 684
- - s.a. Magersucht
- - Diagnostik 623, 685
- - Differentialdiagnose 686
- - Fallbeispiel 686
- - Pathogenese 684
- - Pubertätsentwicklung 111
- - Selbsthilfegruppen 737

Anorexia
- - Symptome 441, 684
- - Therapie 686
- - Untergewicht 367
- - Wachstumshormon 677
- - Zyklusstörungen 440-441

Anosmie 353, 366
Anosmie-Amenorrhö-Syndrom 441
Antazida, Nebenwirkungen 303, 305
Antiandrogene
- Hirsutismusbehandlung 461
- Prostatakarzinomtherapie 649

Antiaquarese, Ursachen 70
Antiarrhythmika, Hypothyreose 186
Antibiotika
- Fertilitätsstörungen 393
- Ovulationshemmer 488

Antidepressiva
- ADH-Sekretion 71
- Antidiabetika 562
- Gynäkomastie 404

Antidiabetika
- orale 558
- - Präparate 727
- in der Schwangerschaft 499

Antiepileptika
- Metopiron-Kurztest 215
- Nebenwirkungen 303, 305
- Osteoporose 334
- Ovulationshemmer 488
- Testosteronkonzentration 356

Antigen
- karzinoembryonales, C-Zell-Karzinom 145
- prostataspezifisches, Normwerte 736

Antihypertensiva
- Fertilitätsstörungen 375
- Plasmareninaktivität 235

Antihypoglykämika 726
Antikonvulsiva s. Antiepileptika
Anti-Müller-Hormon
- Geschlechtsdifferenzierung 430
- Mangel 18
- Sekretion, gestörte 114
- Störungen 371, 435

Antiöstrogene 637
- Korpuskarzinomtherapie 645
- Präparate 723

Antioxidanzien, Fettstoffwechselstörungen 614
Antirheumatika, Ovulationshemmer 488
Antriebsarmut, Ursachen 184
Apheresverfahren 615
Apo-B-100-Defekt 610
Apolipoprotein-C2-Mangel 610
Apomorphin, TSH-Sekretion 142
Apoplex, Östrogensubstitution 474
Apoproteine 603, 610
Appendixkarzinoid 518, 519
APUD-Theorie 502
Aquarese, Ursachen 69
Aquaretika 77
Arachnoidalzysten
- Vorkommen 58
- Wachstumsstörungen 101

Arborisationsphänomen, Zervixschleim 424
Arcus corneae 612
Argintest, Indikationen 10
Arginintoleranztest 104, 105
Arginin-Vasopressin, Plasmaosmolalität 74

Argipressin 721
Armspannweite 84
Aromatasehemmer
- Korpuskarzinomtherapie 645
- Mammakarzinomtherapie 640
- - Ansprechrate 641, 643
- Prostatahyperplasietherapie 651
Aromatasemangel, plazentarer 433
Arterienerkrankungen, Ovulationshemmer 489
Arteriosklerose
- Lipidstoffwechselstörungen 606
- Wachstumshormonmangel 62
Arthralgien
- Östrogenmangel 471
- Ursachen 296
Arthritis, rheumatoide
- Kortisolsekretion 669
Aspermie, Definition 356
Asthenozoospermie, Definition 356
Asthma
- bronchiale, Glukokortikoidtherapie 659
- - Wachstum 97
- - Karzinoidsyndrom 517
- - Vorkommen 516
Astrozytome
- Pubertas praecox 119
- Vorkommen 20
Atemnot 4
Atherosklerose
- Pathogenese 540
- Risiko 609, 613
Atkins-Diät 628
Augenanomalien 435
Augenbrauenverlust
- lateraler 703
- Vorkommen 466
Augenerkrankungen
- diabetesbedingte, Therapie 579
- Ovulationshemmer 490
Augeninnendruckmessung, Indikationen 179
Augenmuskellähmungen
- Augenstellung 54
- Vorkommen 5
Augenmuskelstörungen
- Ursachen 178
- Vorkommen 366
Augenveränderungen bei septooptischer Dysplasie 100
Autoimmunadrenalitis, Hashimoto-Thyreoiditis 193
Autoimmunendokrinopathie, polyglanduläre 242
Autoimmunerkrankung
- Hormonwirkungen 668
- multiple endokrine 292
Autoimmunhypoglykämie 596, 598, 602
Autoimmuninsulinsyndrom 596
Autoimmunthyreopathie 191
- atrophische, HLA-Assoziation 146
- Diagnostik 195
- Merkmale 165
- Pathogenese 170
- Pathogenese 194
- Prävalenz 168
- Schilddrüsenantikörperbestimmung 144
- Schilddrüsenantikörperbestimmung 172
- Symptome 192
- Therapie 196

Autoimmunthyreopathie
- Vorkommen 509
- Zytologie 140
Autonomie, Definition 161
Azathioprin, Diabetesprävention 552
Azidose
- Kalziumkonzentration 289
- renale tubuläre, Wachstumsstörungen 96
Azoospermie
- Definition 356
- Differentialdiagnose 359
- Hodenbiopsie 358
- medikamentenbedingte 392
- bei normalem Hodenvolumen 352
- obstruktive 353, 393
- strahlenbedingte 693
- Vorkommen 372

B

Bailey-Pinneau-Endgrößenberechnung 85
Bakterieninfektionen, Fertilitätsstörungen 393
Balkonstirn 99
Barbiturate
- Kortisolsynthese 243
- Nebenwirkungen 189
- Ovulationshemmer 488
- Sexualstörungen 374
Barr-Körperchen, Nachweis 358
Bartwuchs 89
- verminderter 365
Basalganglienverkalkung, Computertomogramm 290
Basaltemperaturmessung 424
- Schwangerschaften, unerwünschte 480
Basedow-Krankheit
- Antikörperbefunde 172
- Autoantikörper 511
- Diagnostik 194
- Differentialdiagnose 165
- Fallbeispiel 176
- Genetik 146
- HLA-Assoziation 146
- Merkmale 165
- Orbitopathie, endokrine 179
- Pathogenese 170
- Radiojodtherapie 174
- Schilddrüsenantikörperbestimmung 144, 172
- Schilddrüsenautonomie 162
- Schwangerschaft 177
- Sonographie 135, 136, s.a. Farbtafel
- Symptome 3, 169
- Szintigraphie 133, 512, s.a. Farbtafel
- Therapie 174, 175, 176
- Verlauf 170
- Vorkommen 509
basic fibroblast growth factor, MEN 505
Basis-Bolus-Konzept der Insulintherapie 568-569
Bauchhoden 115
Becken, kartenherzförmiges 306
Beckwith-Wiedemann-Syndrom 123, 125
Befindlichkeitsfragebogen, Adipositasdiagnostik 623

Befunde endokriner Krankheiten 3
Begleithyperprolaktinämie, Ursachen 24, 47
Behaarungstyp, männlicher 457
Beindeformität, rachitische 311
Benzimidazol, Indikationen 526
Benzodiazepine, Ovulationshemmer 488
Benzol, Fertilitätsstörungen 392
Benzothiadiazin, Insulinomtherapie 601
Bestrahlung
- Fertilitätsstörungen 375, 392
- Folgen für das Hormonsystem 691
Betaagonisten, Insulinsekretion 598
Betablocker
- Antidiabetika 560
- Fertilitätsstörungen 393
- Fettstoffwechsel 607
- Hypoglykämie 597
- - Wahrnehmung 573
- Indikationen 174, 196, 706
- Kontraindikationen 271
- Plasmareninaktivität 235
Betamethason, Äquivalenzdosis 659, 722
Big-IGF 598
Biguanide 560, 727
binge eating disorder 623
Biphosphonate
- Dosierung 327, 329, 340
- Indikationen 287, 327, 329, 339, 349, 710
- Knochenmetastasensuche 652
- Knochenmetastasentherapie 654
- Nebenwirkungen 654
- Präparate 726
- Wirkung 329, 654
Blasenentleerungsstörungen, diabetesbedingte, Therapie 580
Blei, Fertilitätsstörungen 375
Bleomycin, Nebenwirkungen 693
Blickdiagnosen endokriner Krankheiten 3
Blickheberparese, Ursachen 31
Blutdruckanstieg, krisenhafter 4
Blutgerinnung, Kontrazeptiva 483
Blutglukosebestimmung 553
Blutglukosemessung 542
Bluthochdruck 18
Bluthochdruckkrise 267
Blutkrankheiten, Wachstumsstörungen 97
body mass index (BMI) 86, 617
Bone modeling und remodeling 321
Bourneville-Krankheit, Phäochromozytom 267
Brachydaktylie 435
Bradykinin, Karzinoidsyndrom 518
Brandt-Reinken, Körperlänge 82
Bromocriptin
- Hyperprolaktinämie 47
- Nebenwirkungen 49
- TSH-Sekretion 142
Bronchialkarzinom
- ADH-Produktion, ektope 71
- Hyperkalzämie 284
- Hypophysenmetastasen 57
Bronchialobstruktion bei Karzinoidsyndrom 517
Brustdrüsenentwicklung, prämature 118
Brustentwicklung, Tanner-Stadien 88-89

Buchinger-Heilfasten 628
Büffelnacken 219
Bulbusmotilitätsstörungen, Ursachen 27
Bulimia nervosa 442, 684
– – Diagnostik 623, 685
– – Pathogenese 684
– – Selbsthilfegruppen 737
– – Symptome 684
– – Therapie 686
– – Zyklusstörungen 440, 442
Bulky-Erkrankung, Definition 412
Buschke-Ollendorf-Syndrom 344
Buserelin, Indikationen 120
Busulfan 404, 692

C

Cabergolin, Prolaktinom 49
Café-au-lait-Flecken 121, 347
Calcifediol 308
Calcitonin
– Bestimmung
– – C-Zell-Karzinom 145
– – Testverfahren 10
– Dosierung 340
– Indikationen 287, 339, 340, 349, 710
– Knochenmetastasentherapie 654
– Nebenwirkungen 329, 339, 654
– Normwerte 731
– Osteoporosetherapie 328
– Präparate 726
– in der Schwangerschaft 495
– Wirkung 328, 339, 654
Calcitriol
– Indikationen 294
– Präparate 726
– Wirkung 290
Camurati-Engelmann-Syndrom 345
Candidiasis 292, 509
Captopril, Aldosteron 235
Captopriltest 717
Carbamazepin
– ADH-Sekretion 71
– Indikationen 689
– Metopiron-Kurztest 215
– TSH-Sekretion 142
Carbenoxolon, Mineralkortikoidexzeß 239
Carbimazol
– Präparate 722
– Wirkung 174, 186
Carney-Trias 266
Casodex, Prostatakarzinomtherapie 649
Catch-down/up-Wachstum 92
Catecholamin-ortho-methyl-transferase (COMT), Funktion 217
CEA-Bestimmung, bei C-Zell-Karzinom 145
central incisor syndrome 100
Cephalotin, Nebenwirkungen 303
cerebral salt wasting syndrome 70
Chemodektome 266
Chemoembolisation, hepatische arterielle, Indikationen 521
Chemotherapie
– Folgen für das Hormonsystem 691
– Ovulationshemmer 488
– Wachstumsstörungen 97

Chiasmasyndrom
– Gesichtsfeldausfälle 54
– Ursachen 57
– Vorkommen 3, 27
Chiasmopexie, neurochirurgische 60
Chinin 597-598
Chlamydienabstriche, Indikationen 428
Chloasma, Ovulationshemmer 490
Chlodehydromethyltestosteron, Struktur 664
Chlomadinonacetat 461
Chlorambucil
– Fertilitätsstörungen 392
– Gynäkomastie 404
– Nebenwirkungen 693
Chloramphenicol, Antidiabetika 560
Chlormadinon, Präparate 723
Chlormadinonacetat
– Indikationen 440
– Struktur 483
Chlorpromazin, TSH-Sekretion 142
Cholerasyndrom, pankreatisches 528
Cholestase, Fettstoffwechselstörungen 611
Cholesterinstoffwechsel
– Wachstumshormonmangel 62
– Transport 604
Cholesterindesmolasedefekt 250
– Diagnostik 255
– Therapie 258
Cholesterinsynthesehemmer 614
Cholezystitis, Östrogensubstitution 474
Cholezystokinin
– Adipositastherapie 629
– Niereninsuffizienz 681
Cholezystolithiasis, Somatostatinom 531
Chondrokalzinose 281, 304
Chondrome der Lunge, Phäochromozytom 266
Chondrosarkome 304, 337
Chordome 58
Chorea Huntington, Genetik 14
Choriongonadotropin, humanes s. HCG
Chromogranine 270
Chromopertubation 427
Chromosomenanalyse 16, 112, 358
Chromosomenanomalien 13, 18
– Autoimmunthyreoiditis 194
– Diagnostik 496, 498
– Fertilitätsstörungen 390
– gonosomale 434
Chronic-fatigue-Syndrom 243
Chvostek-Zeichen 5, 710
Chylomikronen 603
Ciclosporin A
– Diabetesprävention 552
– endokrine Orbitopathie 181
– Haarwachstum 457
– Nebenwirkungen 181
Cimetidin
– Fertilitätsstörungen 375, 393
– Gynäkomastie 404, 406
Cisplatin
– Fertilitätsstörungen 392
– Indikationen 230, 521
– Nebenwirkungen 693
Climacterium
– s.a. Klimakterium
– praecox 443
– virile 416

Clodronat
– Dosierung 340
– Indikationen 287, 340
– Knochenmetastasentherapie 654
– Nebenwirkungen 654
– Präparate 726
Clodronat
– Wirkung 340, 654
Clofibrat, Antidiabetika 560
Clomifen
– Entzug, Gynäkomastie 404
– Indikationen 450
– Nebenwirkungen 410
– TSH-Sekretion 142
Clomifentest, Indikationen 10
Clonidin, Plasmareninaktivität 235
Clonidinsuppressionstest 104–105, 717
– Bewertung 217
– Indikationen 10, 269
– Nebennierenmarkerkrankungen 217
– Prinzip 217
Cloprednol, Äquivalenzdosis 659
Clostebol, Struktur 664
Cluster-Methode, Wachstumshormonmessung 104
Codon 12
Coitus interruptus, unerwünschte Schwangerschaften 480
Colchicin, ADH-Wirkung 72
Colitis ulcerosa, Haarveränderungen 466
Colles-Fraktur 320
Conn-Syndrom 232, 239
– s.a. Hyperaldosteronismus, primärer
Contusio cerebri, Wachstumsstörungen 103
Corpus-cavernosum-EMG 401
Corticotropin-Releasing-Hormon-Syndrom, ektopes 222
Corticotropin-Releasing-Hormon-Test
– Indikationen 215, 223
– Prinzip 214
C-Peptid, Normwerte 731
C-Peptid-Suppressionstest 600
Crash-Diät 628
CRH
– Mangel 63
– Sekretion
– – ektope 222
– – streßbedingte 674
– Wirkung, immunregulative 668
CRH-Stimulationstest 714
– Cushing-Syndrom 263
– Indikationen 10, 23, 225, 511, 661, 689
– bei Intensivpatienten 675
– Interpretation 23
Crohn-Krankheit
– Pubertätsentwicklung 111
– Wachstumsstörungen 96
Cross-dressing 695
Cubita valga 115, 373, 391, 444
Cumarine, Antidiabetika 561
Curschmann-Steinert-Syndrom 114
Cushing-Krankheit 221
– CRH-Test 223
– Dexamethasontest 223
– Diagnostik 226
– Fallbeispiel 221
– Haarveränderungen 465
– Insulintoleranztest 223

Cushing-Syndrom 219
– s.a. Hyperkortisolismus
– ACTH-abhängiges 25, 219
– Adipositas 621
– Blutbild 221
– CRH-Test 223
– Definition 219
– Dexamethasontest 214, 223, 715
– Diagnostik 24, 213, 215, 223, 226, 715
– Formen 219
– Funktionsdiagnostik 24
– Hormonbestimmung 9, 213
– Hormonmessung 9
– iatrogenes 220, 659
– Insulintoleranztest 223
– Pathogenese 221
– präklinisches 262
– Symptome 219, 331
– – psychiatrische 221
– Therapie 226
– Ursachen 228
– Vorkommen 516
– zentrales, Hypothalamus-Hypophysen-Nebennieren-Achse 676
Cyclophosphamid
– Fertilitätsstörungen 392
– Gynäkomastie 404
– Indikationen 272
– Nebenwirkungen 692, 693
– Vasopressin 691
Cyproheptadin, Indikationen 520
Cyproteron, Präparate 723
Cyproteronacetat
– Fertilitätsstörungen 375
– Gynäkomastie 404
– Hirsutismusbehandlung 461
– Indikationen 120, 121, 440
– Kontraindikationen 461
– Prostatakarzinomtherapie 649
– Struktur 483
Cytarabin, Fertilitätsstörungen 392
Cytochrom P 450
– Defekt, Befunde 251
– – Pathogenese 253
– Funktion 248
C-Zell-Karzinom 198
– Befunde 199
– Diagnostik 10, 199
– Hormonbestimmung 10
– MEN 200
– Metastasendiagnostik 201
– Metastasierung 156
– Nachsorgeplan 203
– Prognose 204
– Stimulationstests 10
– Therapie, postoperative 203
– Tumormarker 145

D

Dacarbacin, Indikationen 272, 521, 530
Dalrymple-Phänomen 5, 178
Danazol 409-410
Darmbeschwerden
– hyperthyreosebedingte 171
– hypothyreosebedingte 185
Darmerkrankungen
– entzündliche, Pubertätsentwicklung 111
– Ovulationshemmer 490

Darmkarzinoid 518, 519
Dawn-Phänomen 568, 572
DDAVP, Indikationen 76, 78
Decapeptyl, Indikationen 120
Deflazacort 721
– Äquivalenzdosis 659
– Kalziumstoffwechsel 660
Defluvium 463
Degeneration, tapeto-retinale 367
Dehydratation, Symptome 71
Dehydroepiandrosteron
– Nebennierenrindenkarzinom 460
– Normwerte 731
– Sekretionsort 458
Deletion, intragenetische 14
Demeclocyclin, ADH-Wirkung 72
DeMorsier-Syndrom 100
Dentinogenesis imperfecta 348
Denys-Drash-Syndrom 435
Depotgestagene
– für die Kontrazeption 482
– Schwangerschaften, unerwünschte 480
– Verordnung 485
Depression
– s.a. Psychosen, affektive
– endogene, Hypothalamus-Hypophysen-Nebennieren-Achse 676
– Hyperkortisolismus 223
– Hypothyreose 184
– im Klimakterium 471
– Kortisolbestimmung 213
– Pathogenese 687
– tamoxifenbedingte 638
– Vorkommen 4, 5, 529
Deprivation, emotionale 98
de-Quervain-Thyreoiditis 192
– s.a. Thyreoiditis, subakute
– Differentialdiagnose 194
– Histologie s.a. Farbtafel
– Pathogenese 170, 194
– Sonographie 135-136
– Symptome 192
Dermatofibrosis lenticularis disseminata 344
Dermatomyositis, Haarveränderungen 466
Dermatose, bullöse bei Gastrinom 528
Dermoide, supraselläre 58
Dermoidzyste 411
designer food 628
Desmopressin 76, 107, 721
Desogestrel, Struktur 483
Desoxypyridinolin, Normwerte 732, 735
Dexamethason
– Äquivalenzdosis 659, 722
– Hirsutismusbehandlung 461
– Indikationen 239
– Präparate 721
– Wirkung 239
Dexamethasonbehandlung, probatorische bei Aldosteronom 238
Dexamethasonkurztest, Indikationen 223
Dexamethasonsuppressionstest
– Durchführung 459
– Indikationen 24, 428, 459
Dexamethasontest
– Durchführung 213
– hochdosierter 213, 715
– Indikationen 10, 213, 689
– bei Intensivpatienten 675
– Interpretation 11

Dexamethasontest
– niedrigdosierter 213, 715
– Prinzip 497
Dexfenfluramin 562
– Adipositastherapie 629
DHEA, Wirkung 671
DHEA-Sekretion, vermehrte 118
DHEAS-Test 496, 497
Diabetes
– insipidus 69
– – centralis 69, 102
– – Diagnostik 25, 73, 705
– – hypersalaemicus 69-70, 75
– – – Fallbeispiel 76
– – nephrogener 72, 704
– – Notfalldiagnostik/-therapie 704
– – Pathogenese 71
– – renalis 69, 77
– – Symptome 3, 70, 704
– – Therapie 76, 705
– – Ursachen 32, 57
– mellitus 534
– – s.a. Insulinmangel
– – Adipositas 539
– – Akromegalie 38
– – Anamnese 4, 584
– – Antidiabetika, orale 558
– – Autoantikörper 511
– – Befundbogen 590
– – Definition 534
– – Diabetikerschulung 554
– – Diätmaßnahmen 555
– – Diagnostik 6, 541, 547
– – Differentialdiagnose 548
– – Differentialtherapie 574
– – Dokumentation zur Monitorisierung 591
– – Erektionsstörungen 398
– – Ernährung 552, 555
– – Eßverhalten 539
– – Fettstoffwechselstörungen 610
– – Folgeerkrankungen 536, 539
– – – Therapie 578
– – Frühsyndrom 541
– – ohne Glukosurie 548
– – Hashimoto-Thyreoiditis 192
– – hepatogener 682
– – Honeymoon-Phase 538
– – Hypoglykämiesymptome 595
– – IGF 106
– – insulinabhängiger 535
– – Insulintherapie 562, 568
– – Klassifikation 535
– – Komplikationen 535, 575
– – Laboruntersuchungen 542
– – Langzeitbetreuung 542, 554
– – Leitsymptome 534
– – Monitoring 553
– – nicht-insulinabhängiger 535
– – Niereninsuffizienz 681
– – Normoglykämie 549
– – Östrogensubstitution 474
– – Ovulationshemmer 490
– – Pathogenese 537
– – Patientenschulung 554
– – PCO-Syndrom 461
– – pluriglanduläre Insuffizienz 511
– – Prävention 552-553
– – primärer 535
– – Problemmanagement 571
– – Schilddrüsenhormone 676
– – sekundärer 535
– – Sekundärprävention 575
– – Selbsthilfegruppen 737

Diabetes
-- Somatostatinom 531
-- Sport 556
-- Stoffwechselführung 553
-- Symptome 4, 535
-- Therapie 553
--- der Komplikationen 575
--- in der Schwangerschaft 574
-- Typ I, Diagnostik 548
--- Genetik 538
--- Pathogenese 537
--- Vorkommen 292
-- Typ II, Pathogenese 538
--- Vorkommen 366
-- Ursachen 535
-- Vorkommen 509
-- Wachstumshormon 677
-- Wachstumsstörungen 97
-- Zytokine 669
Diabetes-Dermatitis-Syndrom 528
Diabetesdiät 555
Diabetestagebuch 554
Diabetikerschulung 554
Diät, lipidsenkende 614
Dialyse s. Hämodialyse
Diaphragma, Schwangerschaften, unerwünschte 480
Diarrhö
- diabetische 551
- Karzinoidsyndrom 517
- sekretorische 517
- Vorkommen 3, 516, 523, 529, 531
- wäßrige 530
Diazepam, Gynäkomastie 404
Diazoxid
- Haarwachstum 457
- Insulinomtherapie 601
- Nebenwirkungen 601
- Präparate 726
Dibromchlorpropan, Fertilitätsstörungen 375, 392
Diclofenac 327
Dicumarole, Antidiabetika 560
Dienogest, Struktur 483
Diethylstilböstrol, Prostatakarzinomtherapie 648
DiGeorge-Syndrom 292
Digitalis
- Antidiabetika 561
- Gynäkomastie 404
- Kalziumsubstitution 293
- Kontraindikationen 281
Dihydroepiandrosteron s. DHEA
Dihydronandrolon, Bindungsaffinität 663
Dihydrotachysterol, Indikationen 293
Dihydrotestosteron
- Bindungsaffinität 663
- Funktion 362
- Haarausfall 466
- Indikationen 410
- Normwerte 732
- Sekretionsort 458
- Wirkung 647
Diphenylhydantoin, Metopiron-Kurztest 215
Diplopie, Therapie 180
Dipsomanie, Ursachen 69
Disaccharidasehemmer, Adipositastherapie 629
Disopyramid
- Antidiabetika 560
- Hypoglykämie 597
- Insulinsekretion 598

Diuretika
- ADH-Wirkung 72
- Fertilitätsstörungen 393
- Plasmareninaktivität 235
Dmeclocyclin, Indikationen 77
Döderlein-Bakterien 424
L-Dopa
- Propranololtest 104-105
- TSH-Sekretion 142
Dopamin
- Funktionstests 11
- TSH-Sekretion 142
Dopaminagonisten 720
- Akromegalie 41
- Hyperprolaktinämie 47
- Indikationen 126, 410
- Nebenwirkungen 41
- TSH-Sekretion 142
Dopaminantagonisten, TSH-Sekretion 142
Doppelbilder 27, 178
Dottersacktumor 411
Down-Syndrom 95
- Chromosomenveränderungen 13
- Fertilitätsstörungen 391
- Hashimoto-Thyreoiditis 194
Doxorubicin
- Fertilitätsstörungen 392
- Gastrinomtherapie 526
- Indikationen 230, 521, 530
Druckdiurese 233
Duchenne-Muskeldystrophie, Genetik 15
Ductus deferens
-- Obstruktion 393
-- Untersuchung 353
Dünndarmkarzinom, Akromegalie 39
Duktusaplasie, kongenitale, Häufigkeit 353
Duodenalkarzinom, ADH-Sekretion 71
Duodenaltumoren 20
Durchblutungsstörungen, Ovulationshemmer 489
Durstgefühl
- gestörtes 69
- Kontrolle 72
Durstversuch 716
- mit anschließender ADH-Gabe 73
- Indikationen 10, 25
Dydrogesteron, Präparate 723
Dysfunktion
- erektile 398, 416
-- Niereninsuffizienz 681
-- Ursachen 365
- neurosekretorische, Wachstumsstörungen 103
Dyslipoproteinämie, sekundäre 610
Dysmenorrhö
- s.a. Menstruationsstörungen
- Kontrazeptiva 487
- Leberzirrhose 682
Dysmorphie, faziale 366
Dysplasie
- olfaktogenitale 441
- progressive diaphysäre 345
- septooptische 100
-- Pubertätsentwicklung 113
Dysproportion 83, 94
Dystrophia adiposo-genitalis Fröhlich 31-32
Dystrophie, myotonische s. Muskeldystrophie, myotonische

E

ECLom 516
Effluvium 463
EHDP 339, 340
Einflußstauung, obere 148, 156, 166
-- Computertomogramm 151
Eiweiß- s. Protein-
Ejakulat 356
Ejakulation, retrograde 394
Ejakulationsstörungen 394
Elektroejakulation 394
Elektrolyte, Kontrazeptiva 483
Elektrolytstörungen, Ursachen 31
Elfengesicht 95
Embryonenschutzgesetz 452
Embryotransfer 452
EMG-Syndrom 125
Empty-sella-Syndrom 26, 59
Endgrößenberechnung 84, 85
Endokardfibrose 516, 517
Endoknochenausbildung 346
Endokrinopathie, fetale, Therapie 498
Endometriose 447
- Kontrazeptiva 487
- Östrogensubstitution 475
- Therapie 451
Endometriumkarzinom
- Hormontherapie 476
- Ovulationshemmer 489
- tamoxifenbedingtes 638
Beta-Endorphin
- Wirkung, immunregulative 668
-- immunsuppresive 670
Endosthyperostose 345
Enkephaline, Syntheseorte 669
Enolase, neuronenspezifische, Normwerte 736
Enthemmungsprolaktinämie 24
Entwicklungsbeschleunigung, konstitutionelle 124
Entwicklungsverzögerung, konstitutionelle 111
Entzügelungshyperprolaktinämie 53
Entzündung
- Hormonwirkungen 668
- Schilddrüsenhormone 669
- Streßreaktion 674
Entzündungsmediatoren, Glukokortikoide 658
Enuresis, neu auftretende 70
Enzyminduktoren, Ovulationshemmer 488
Ependymome, Pubertas praecox 119
Epidermoide, suprasellräre 58
Epididymis, Anatomie 388
Epididymitis
- gonorrhoische, Untersuchungsbefund 352
- Sonogramm 354
Epikanthus 373
Epilepsie, hypothalamische 33
Epiphysiolysis capitis femoris, MEN 2 505
Epispadie, Ursachen 365
Epithelkörperchenadenom
- s.a. Hyperparathyreoidismus
- Hyperkalzämie 282
Erektion
- Physiologie 399
- prolongierte 402
Erektionsstörungen 394, 398
- im Alter 416

Sachverzeichnis

Erektionsstörungen
- Diagnostik 400
- Pathogenese 399
- Therapie 401
- Ursachen 365, 399

Erlenmeierkolben-Deformität 346

Ernährung
- Diabetes mellitus 555
- Diabetesprävention 552
- Erfassung 623
- gesunde 626
- parenterale, Osteomalazie 305

Ernährungsanamnese 623
Ernährungsprotokoll 623
Erwachsenengröße, voraussichtliche, Berechnung 84
Erythema necrolyticans migrans 528
Eßanfälle 623

Eßstörungen
- Adipositas 623
- Selbsthilfegruppen 737
- Zyklusstörungen 440, 441

Eßverhalten
- Diabetes mellitus 539
- Erfassung 623

Estradiol s. Östradiol

Ethinylestradiol
- Indikationen 112, 115
- Präparate 723
- Struktur 483
- Wirkung, kontrazeptive 482

Ethionamide, Gynäkomastie 404

Etidronat
- Dosierung 327, 329
- Indikationen 327, 329, 339
- Knochenmetastasentherapie 654
- Nebenwirkungen 303, 305, 654
- Präparate 726
- Wirkung 654

Etomidat
- Dosierung 227
- Fertilitätsstörungen 375, 393
- Indikationen 227

Etoposid, Indikationen 231
Eumenorrhö 423
Eunuchen, fertile 368
Eunuchoidismus, klinisches Bild 363

Euthyroid-sick-Syndrom
- bei Intensivpatienten 676
- Pathogenese 669
- Verlauf 677

Exomphalos-Makroglossie-Gigantismus-Syndrom 125
Exon 13
Extremitätenhypoplasie 435

F

Fahrradergometerbelastung 10

Fallbeispiele
- Aldosteronom 240
- Androgenresistenz, partielle und komplette 384
- Anorexia nervosa 686
- Basedow-Krankheit 176
- Cushing-Krankheit 221
- Diabetes insipidus hypersalaemicus 76
- Glukokortikoidresistenz 223
- Hirsutismus 460
- 3beta-HSD-Defekt 251
- 21-Hydroxylasemangel 18, 460

Fallbeispiele
- Hyperkortisolismus 221, 223
- Hyperthyreose, iatrogene 169
- Hypogonadismus, hypogonadotroper 366
- Hyponatriämie nach neurochirurgischem Eingriff 78
- Hypophysenadenom 55
- Karzinoid 518
- Klinefelter-Syndrom 372
- Nebennierenrindeninsuffizienz 245
- OAT-Syndrom 396
- Osteoporose bei systemischer Mastozytose 334
- Phäochromozytom, oligosymptomatisches 245
- pluriglanduläre Insuffizienz 512
- Post-partum-Thyreoiditis 193
- Prolaktinom 48
- Pubertas tarda 366
- Syndrom, adrenogenitales mit 21-Hydroxylasedefekt 249
- – – mit Salzverlustsyndrom 250
- thyreotoxische Krise 177
- Varikozele 395
- XXY-Syndrom 391

Fallneigung im Alter 322, 327
Famotidin, Indikationen 525

Fanconi-Syndrom
- medikamenteninduziertes 303
- Pathogenese 305
- Therapie 313
- Ursachen 310

Farnkrauttest 424
Fasten, modifiziertes 627

Fehlbildungsdiagnostik
- in der Schwangerschaft 496, 498
- Tripeldiagnostik 498

Fehlbildungssyndrome 435
Fehlernährung, Wachstum 96

Feminisierung
- des äußeren Genitales 385
- Leberzirrhose 682
- testikuläre 381
- – Ursachen 19, 365
- Ursachen 370

Fenfluramin 562
- Adipositastherapie 629
- Indikationen 574

Fertilität, Ovulationshemmer 488

Fertilitätsstörungen
- s.a. Infertilität
- angeborene 390
- Diagnostik 5, 352, 448
- exogen bedingte 392
- Leberzirrhose 682
- Niereninsuffizienz 681
- Symptome 4
- Therapie 449
- Ursachen 364, 374, 447

fetoplazentare Einheit 492
- Endokrinologie 494
Alpha-Fetoprotein 494, 497
Fett- s.a. Lipid-
Fettdepot, viszerales, Erfassung 622
Fettgewebemessung 622

Fettstoffwechsel
- s.a. Lipidstoffwechsel
- Anabolika 664
- Androgentherapie 419
- Kontrazeptiva 483

Fettstoffwechselstörungen 603
- Diabetes mellitus 610
- Diagnostik 612

Fettstoffwechselstörungen
- Ovulationshemmer 489
- Therapie 613
- Wachstumshormonmangel 62

Fettsucht, zentripetale 219
Fettverteilung nach Östrogentherapie 698

Fettverteilungstyp 617
- Adipositas 439
- Gesundheitsrisiko 622

Fettzufuhr bei Diabetes mellitus 555
Fibrate 615
Fibroosteoklasie 295
Fibrosarkome, Ursachen 337

Fibrose, zystische, Genetik 15
- – Pubertätsentwicklung 111
- – Ursachen 364
- – Wachstumsstörungen 96

Fibrosteoklasie 298
Finasterid, Prostatahyperplasietherapie 651
Fludrocortison 77, 722

Fluocortolon
- Äquivalenzdosis 659, 722
- Präparate 721

Fluoreszenz-in-situ-Hybridisierung 16

Fluoride
- Dosierung 327, 329
- Indikationen 327, 329
- Nebenwirkungen 303, 305, 329
- Präparate 726
- Überbehandlung 343
- Wirkung 329

Fluorose, endemische 343
5-Fluorouracil
- Gastrinomtherapie 526
- Indikationen 230, 521, 530
- Nebenwirkungen 692

Fluoxetin, Adipositastherapie 629
Fluoxymesteron, Struktur 377

Flush 517
- s.a. Farbtafel
- Diagnostik 519
- Pathogenese 518
- Therapie 520
- Vorkommen 516, 520, 530

Flutamid
- Fertilitätsstörungen 375
- Gynäkomastie 404
- Indikationen 440, 699
- Präparate 723
- Prostatahyperplasietherapie 651
- Prostatakarzinomtherapie 649

Formestan, Präparate 723
Fosfestrol, Prostatakarzinomtherapie 650
Fragile-X-Syndrom, Genetik 14
Frakturen s. Knochenfrakturen
Fraser-Syndrom 435
Freßanfälle 623, 684
Friedewald-Formel 613
Fröhlich-Dystrophie 31-32
Fruktosaminbestimmung 544, 554
Fruktose, Normwerte 732

FSH
- Mangel, isolierter 369
- – – Ursachen 364
- Normwerte 732
- Sekretion, gestörte 65
- – nach Tumortherapie 691
- Wirkung 389

FT_4-Index 144
Funktionsdiagnostik, endokrinologische 7

Funktionstests 714
- dynamische 10
Furosemid
- ADH-Wirkung 72
- Indikationen 287
Fuß, diabetischer 537
- - Diagnostik 552
- - Fußpflege 580
- - Pathogenese 541
- - Therapie 580

G

GAD-Antikörper 511
Galaktorrhö
- Psychopharmakatherapie 690
- Ursachen 46, 423
- Vorkommen 3, 405
Galanin, Adipositastherapie 629
Gallenblasenerkrankungen, Ovulationshemmer 490
Gallensteinbildung, medikamentenbedingte 42
gamete intra-fallopian transfer (GIFT) 396, 452
Gamma-Knife, Akromegalie 43
Ganglioneuromatose, MEN 502, 504
Ganzkörperszintigraphie, Indikationen 218
gastric inhibitory peptide bei Niereninsuffizienz 681
Gastrin
- Niereninsuffizienz 681
- Normwerte 732
Gastrindiagnostik, Indikationen 524
Gastrinom
- s.a. Zollinger-Ellison-Syndrom
- Chemotherapie 526
- Lokalisation 523-524
- MEN 1 503
- Pathologie 523
- Resektion 526
- Therapie 507
Gastrinomdreieck 523
Gastritis, atrophische, Somatostatinanaloga 42
Gastrointestinalblutung, Glukokortikoide 660
Gastrointestinalhormone bei Niereninsuffizienz 681
Gastroparese 551, 580
Gaumenspalte 435
Geburtsbeginn, Stimulation, hormonelle 493
Geburtstrauma, Wachstumsstörungen 103
Gedächtnisstörungen, Hypothyreose 185
Gefäßerkrankungen
- diabetesbedingte 537
- - Pathogenese 541
- Ovulationshemmer 489
Genanalyse, direkte 16
Genetik
- molekulare 12
- umgekehrte 14
Genexpression 13
Genitaldifferenzierung, Einteilung 432
Genitale bei adrenogenitalem Syndrom 249
Genitalentwicklung, Stadien 87
Genitalfehlbildungen 18, 432, 435, 445

Genitalinfektion, Diagnostik 428
Genitalkarzinom, Überlebenskurven 634
Genitalkorrektur, Indikationen 257
Genitaltransformation 696, 699
Genmutation 14
Genstruktur 12
Gentamycin 72, 303
Gentranslokation 13
Genuntersuchungen 14
Genußgifte, Fertilitätsstörungen 374, 392
Gerinnungsfaktoren, Kontrazeptiva 483
Germinalzellaplasie, Ursachen 364
Germinome
- s.a. Keimzelltumoren, extragonadale
- Diagnostik 31-32
- Hypophyseninsuffizienz 64
- Kernspintomogramm 34
- Radiotherapie 35
- suprasellare
- - Diagnostik 26
- - Vorkommen 58
- Symptome 30, 32
- Therapie, operative 35
- Wachstumsstörungen 101
Gerodermie 703
Geruchsprüfung, Indikationen 441
Geruchssinnstörungen
- s.a. Anosmie
- Diagnostik 353
Gesamtkörperfettberechnung 622
Geschlechtsbestimmung 407, 696
Geschlechtschromatin, Nachweis 358
Geschlechtsdifferenzierung
- gestörte 430
- Physiologie 382
Geschlechtsmerkmale, sekundäre, Untersuchung 353
Geschlechtsumwandlung 695, 696, 699
Gesichtsdysmophie 366
Gesichtsfeldausfälle
- Akromegalie 39
- Diagnostik 27
- Formen 27
- Hyperprolaktinämie 49
- temporale 27
- unsystematische 32
- Vorkommen 3, 5, 53
Gesichtsfeldperimetrie, Indikationen 27
Gesichtsnervausfälle 345
Gesichtszugvergröberung 37, 124
Gestagene
- Indikationen 498
- Korpuskarzinomtherapie 645
- Mammakarzinomtherapie 638
- - Ansprechrate 641
- Monotherapie 475
- Nebenwirkungen 473
- Pharmakologie 638
- Präparate 723
- - für die Hormonsubstitution 477
- - für die Kontrazeption 482, 485
- Scheidenepithel s.a. Farbtafel
- in der Schwangerschaft 499
- zur Substitutionsbehandlung 473
- Wirkung 480, 638
- - kontrazeptive 482
Gestagenimplantat, Schwangerschaften, unerwünschte 480

Gestagensubstitution
- Applikationsform 475
- Indikationen 113, 328
Gestagentest 426
Gestationsdiabetes 535
- Behandlung 575
Gestoden, Struktur 483
Gestonoron, Präparate 723
Gewicht s. Körpergewicht
GHRH 39
- Mangel 63
- Produktion, erhöhte 39
GHRH-Test 106, 716
- Indikationen 10, 23-24
- Interpretation 23
GH s. Wachstumshormon
GH-Suppressionstest mit Glukose 716
GIFT 396, 452
Gigantismus 37, 124
- s.a. Akromegalie
Gilbert-Dreyfus-Syndrom 381, 434
Glanzauge 171
Glasknochenkrankheit 348
Glatzenbildung
- s.a. Alopezie
- Ursachen 457
Glaukom, diabetesbedingtes, Therapie 579
Gleithoden 115
- Epidemiologie 373
- Untersuchungsbefund 352
Glibenclamid 558
Gliome
- Hypophyseninsuffizienz 64
- optiko-hypothalamische, Diagnostik 26, 32
- - Symptome 32
- - Vorkommen 58
- Pubertas praecox 119
- Therapie, operative 35
Globozoospermie, Ursachen 364
Glomustumoren 266
Glossitis, schmerzhafte 529
Glukagon
- Mangel, Hypoglykämie 596
- Niereninsuffizienz 681
- Normwerte 732
- Präparate 726
Glukagonom 528
- Diagnostik 505, 529
- Epidemiologie 530
- Häufigkeit 528
- Klassifikation 528
- MEN 1 503
- Pathogenese 529
- Sekretionsprodukte 528
- Symptome 528-529
- Therapie 530
- Vorkommen 516
Glukagonomsyndrom 528
Glukagonstimulationstest 717
- Nebennierenmarkerkrankungen 217
Glukagontest 104, 105, 546
- Indikationen 10, 269
Glukokortikoide
- s.a. Kortikosteroide
- Äquivalenzdosen 659
- Applikation 657
- Dosierung 659
- Dosisäquivalenz 722
- bei endokriner Orbitopathie 180
- Hirsutismusbehandlung 461
- Indikationen 656

Glukokortikoide
- Knochenmetastasentherapie 654
- Leberzirrhose 683
- Mangel, ACTH-resistenter 19, 243, 249
- Nebenwirkungen 659, 660
- Osteoporose 333
- Pharmakokinetik 657
- Präparate 721
- Streßreaktion 675
- Struktur 657
- synthetische 659
- TSH-Sekretion 142
- Überschuß, Symptome 5
- Wachstum 97
- Wirkung 333, 658
- – immunregulative 668, 670

Glukokortikoidresistenz 19, 223
Glukokortikoidrezeptor 658
Glukokortikoidsubstitution
- AGS 256
- Indikationen 230

Glukokortikoidtherapie 656
- Richtlinien 660
- Überwachung 661

Glukose-Clamp, hypoglykämischer 595
Glukosemessung 599
Glukoseproduktion, verminderte 598
Glukosestoffwechsel, Kontrazeptiva 483
Glukosetest, Indikationen 10
Glukosetoleranz
- Leberzirrhose 682
- Niereninsuffizienz 681
- in der Schwangerschaft 496

Glukosetoleranztest
- Indikationen 126
- intravenöser 546
- oraler 718
- – Bewertung 545
- – Durchführung 545
- – Indikationen 24, 545
- – Kontraindikationen 600
- – Wachstumshormonproduktion 40

Glukoseutilisation, gesteigerte 598
Glukosidasehemmer 560, 574
Glukosurie
- bei Intensivpatienten 678
- Ursachen 548

Glutamatdecarboxylaseantikörper 548
Glutenintoleranz, Wachstumsstörungen 96
Glykogenspeicherkrankheiten, Pubertätsentwicklung 97
Glykohämoglobinbestimmung 554
Glyzyrretinsäure, Wirkung 239

GnRH 720
- Agonisten, Indikationen 120
- – Sexualstörungen 374
- Analoga, Korpuskarzinomtherapie 645
- – Mammakarzinomtherapie 639
- – – Ansprechrate 642
- Mangel 63
- Sekretionsstörung, Ursachen 367
- Sekretionsmodus 362
- Superagonisten 720

GnRH-Suppressionstest, Indikationen 428
GnRH-Test 715
- Indikationen 119, 428

Gonadektomie, Indikationen 432
Gonadenaktivität, erhöhte 120

Gonadendysgenesie 114, 369
- idiopathische 435
- reine 443
- Ursachen 364, 385

Gonadenfunktion
- Leberzirrhose 682
- Niereninsuffizienz 680
- Psychosen 688

Gonadenfunktionsstörungen
- Diagnostik 5
- Symptome 4

Gonadeninsuffizienz
- primäre 114
- nach Tumorbehandlung 692

Gonadoblastom 369
gonadotrope Achse, Störungen 62, 65, 67

Gonadotropine
- Gynäkomastie 404
- Mangel, Therapie 107
- Messung, Testverfahren 10
- Präparate 720
- Sekretion, Down-Regulation 120

Gonadotropinome 54
Gonadotropin-Releasing-Hormon s. GnRH

Goodpasture-Syndrom, Hashimoto-Thyreoiditis 193
Goserelin, Prostatakarzinomtherapie 649
Gossypol, Indikationen 231
Graefe-Zeichen 5, 178
Granulosazelltumoren
- Pseudopubertät 121
- Therapie 644

Gravidität s. Schwangerschaft
Größe s. Körperlänge
Großwuchs s. Hochwuchs
Guar 561, 574
gynäkologische Untersuchung 422
Gynäkomastie 404
- im Alter 405
- anabolikainduzierte 664
- Diagnostik 407, 409
- Differentialdiagnose 408
- hyperprolaktinämische, Therapie 410
- medikamentenbedingte 404, 406
- Niereninsuffizienz 681
- Pathogenese 405
- physiologische 404-405
- Pubertät 89
- schmerzhafte, Therapie 409
- Tanner-Stadien 406
- testosteronbedingte 379
- Therapie 386, 409
- Ursachen 46, 229, 374, 382, 404, 408
- Vorkommen 115, 372, 404

H

H_2-Blocker
- Fertilitätsstörungen 393
- Indikationen 525

Haarausfall 463
- s.a. Alopezie
- hyperthyreosebedingter 171
- passagerer 468
- Pathogenese 466
- Ursachen 465

Haare, brüchige, Ursachen 184

Haarfarbveränderungen 466
Haarfollikel, androgenabhängige 457
Haarstatus 467
Haartypen 463
Haarveränderungen
- Vorkommen 466
- Wachstumshormonmangel 99

Haarwachstum, Anregung, medikamentöse 457
Haarwachstumsphasen 463
Haarwuchsstörungen 463, 465
Habitus, marfanoider 504
Hämangioblastome 20
Hämangioperizytom, Osteomalazie 304
Hämochromatismus, Hypogonadismus 374
Hämochromatose
- Leberzirrhose 682
- Osteoporose 332

Hämodialyse
- Fluoride 344
- Gynäkomastie 406
- Hormonveränderungen 681

Hämoglobin, glykiertes 543
Hämoglobin A1c, Normwerte 732
Hämoglobinfraktionen 543
Hämospermie 356
Hämostase, Ovulationshemmer 489
Haloperidol
- Hypoglykämie 597
- TSH-Sekretion 142

Halssonographie 133
Hamartome 58
- hypothalamische, Diagnostik 26, 33
- – Pubertas praecox 119
- – Symptome 33
- – Therapie 35, 120

Hamburger-Thyreotoxicosis 169
Handfehlbildungen 435
Hand-Fuß-Uterus-Syndrom 435
Handgrip-Test 551
Hand-Schüller-Christian-Krankheit 102
Harmatome, hypothalamische, Therapie, operative 35
Hashimoto-Thyreoiditis
- s.a. Thyreoiditis, lymphozytäre
- Autoantikörper 510
- Autoimmunkrankheiten 192
- Down-Syndrom 194
- Histologie s.a. Farbtafel
- HLA-Assoziation 146, 194
- Pathogenese 185, 194
- Schilddrüsenszintigraphie 512
- Sonographie 135, 186
- Symptome 184
- Turner-Syndrom 194
- Vorkommen 292
- Zytologie 140

Hautareale, androgensensitive 457
Hautdurchblutung, gestörte 31
Hauterkrankungen, Ovulationshemmer 490
Hautfaltenbildung
- Dickemessung 622
- im Rumpfbereich 274
- vermehrte 320
- – Ursachen 62

Hautpigmentierung
- Östrogenmangel 471
- vermehrte 241
- – Vorkommen 4, 5, 19, 242, 347

Hautveränderungen
– Cushing-Syndrom 220
– Gastrinom 528
– Hypophyseninsuffizienz 61
– Hypophysenstörungen 5
– Hypothyreose 184
– medikamentenbedingte 640
– Nebenniereninsuffizienz 4
– Nebennierenstörungen 5
– Östrogenmangel 471
– pluriglanduläre Insuffizienz 510
– – s. a. Farbtafel
– Pseudomangelrachitis 304
HCG 493, 497
– Hodentumoren 413
– Normwerte 732
– Syntheseorte 669
– Wirkung, immunregulative 668
HCG-Stimulationstest, Indikationen 384
HCG-Test
– Durchführung 356
– Indikationen 10
HDL-Lipoproteine, Störungen 608
Heilfasten 628
Heiserkeit, Ursachen 148
Heißhungerattacken 623
HELP-Apherese 615
Hemianopsie
– binasale 27
– bitemporale 27, 124
– temporale, Ursachen 53
Hemihypertrophie 125
Hemithyreoidektomie, Indikationen 201
Hemmungsfehlbildungen 436
Heparin, TSH-Sekretion 142
Hepatitis
– chronisch-aggressive 509
– Ovulationshemmer 490
Hepatomegalie, Mauriac-Syndrom 97
Hermaphroditismus
– Intersexualität 696
– Karyotyp 431
– verus 430, 432
Hernia uteri inguinale 371
Heroin
– Gynäkomastie 404
– Sexualstörungen 374
Herzbeteiligung bei Karzinoidsyndrom 517
Herzinsuffizienz
– hyperthyreosebedingte 170
– Phäochromozytom 271
Herz-Kreislauf-Krankheiten, Ovulationshemmer 489
Herzrasen im Klimakterium 471
Herzvitien, Wachstumsstörungen 96
Hexenmilchbildung 405
HGH s. Wachstumshormon
Hickey-Hare-Test 717
5-HIES-Ausscheidung 519
Hippel-Lindau-Krankheit s. von-Hippel-Lindau-Krankheit
Hirnnervenausfälle 346
Hirntumoren
– Strahlenfolgen 691
– Wachstumsstörungen 101
Hirsutismus 455
– Ausprägungsgrade 457
– Diagnostik 214, 458, 459
– Fallbeispiel 460
– Haarverteilungsmuster 456
– Hautareale, androgensensitive 457

Hirsutismus
– medikamenteninduzierter 601
– Ovulationshemmer 487
– Pathogenese 457
– Quantifizierung 456
– Symptome 455
– Therapie 440, 461
– Ursachen 422, 455
– Vorkommen 4, 455, 466
Histamin
– Karzinoidsyndrom 518
– Normwerte 732
Histiocytosis X
– im Sellabereich 59
– Wachstumsstörungen 102
Histiozytosen 33
Hitzeexposition, Fertilitätsstörungen 375
Hitzewallungen 470
– hormonbedingte, Behandlung 644
– medikamentenbedingte 640
– tamoxifenbedingte 638, 644
HIV-Infektion, Hormonsystem 669
HLA-Assoziation
– Diabetes mellitus 537, 548
– pluriglanduläre Insuffizienz 510
HLA-Bestimmung bei Schilddrüsenerkrankungen 146
HLP s. Plazentalaktogen, humanes
HMG-CoA-Reduktasehemmer 614
Hochdruck s. Bluthochdruck
Hochwuchs 123
– s.a. Riesenwuchs
– Diagnostik 125
– Einteilung 123
– eunuchoider, Ursachen 365
– familiärer 93, 124
– primärer und sekundärer 123
– Symptome 124
– Therapie 126
– Ursachen 123, 363, 371
Hoden
– Anatomie 388
– Atrophie
– – nach Östrogentherapie 698
– – Ursachen 62, 229
– Durchblutung, gestörte 395
– Entwicklung
– – gestörte 114
– – Stadien 87
– Untersuchung 352
– – Befunde und Differentialdiagnose 359
– Volumen 352
– – Bestimmung 88
– – – sonographische 353, 354
Hodenbiopsie
Hodenektopie 115
– Epidemiologie 373
– Untersuchungsbefund 352
Hodenerkrankungen 369
Hodenfunktion
– gestörte 374–375
– Niereninsuffizienz 680
– Regulation 361–362
Hodenhochstand 115
– Epidemiologie 373
– Tumorrisiko 412
– Vorkommen 373
Hodenlageanomalien 373
– Ursachen 363, 364
– Tumorinzidenz 373
Hodenprothesen 114
Hodentorsion, Komplikationen 116

Hodentumoren 411
– Chemotherapiefolgen 694
– Diagnostik 413
– Epidemiologie 411
– Gynäkomastie 407
– Hodenlageanomalien 373
– Klassifikation 411
– Nebennierenhyperplasie, mikronoduläre 222
– östrogenbildende 406
– Pathogenese 412
– Risikofaktoren 412
– Sonogramm 354, 355, 390
– Stadien 412
– Symptome 412
– Therapie 413
– Tumormarker 411, 413
Hodenverlust 116
Hodgkin-Krankheit
– ADH-Sekretion 71
– Strahlentherapie, Folgen 692
Hörstörungen
– Ovulationshemmer 490
– Vorkommen 337, 346, 348, 374
Homosexualität 695
Homozystinurie, Wachstumsstörungen 124
Honeymoon-Phase, Diabetes mellitus 538
Horizontalnystagmus 100
Hormonbestimmung
– diagnostische Paare 9
– in der Schwangerschaft 496
– serielle 8
– im Speichel 9
– im Urin 9, 212
Hormonmangel, Glukoseproduktion 598
Hormonpräparate
– s.a. Anhang
– Alopeziebehandlung 469
– zur Substitutionsbehandlung 473, 477
Hormonproduktion
– fetale 493
– in Immunorganen 669
Hormonrezeptor-Imaging 26
Hormonsekretion, pulsatile 8
Hormonsubstitution
– bei hormonabhängigen Tumoren 476
– Hormonpräparate 477
– Indikationen 474
– Kombinationstherapie 475
– Kontraindikationen 474
– in der Menopause 473
– Sequentialtherapie 475
Hormontherapie
– Formen 475
– gegengeschlechtliche 697
– in der Schwangerschaft 499
Hormonwirkungen, immunregulatorische 668
Hornhautläsionen, Ursachen 178, 181
3beta-HSD-Defekt 250
– Diagnostik 256
– Fallbeispiel 251
– Pathogenese 253
– Therapie 258
Hühnerbrust, Schilddrüsenhormonresistenz 207
Hürthle-Zell-Tumor 198
Humaninsulin 562

Hungerversuch 718
– Durchführung 600
– Ergebnisinterpretation bei Hypoglykämie 599
– Indikationen 10
Hungerzustand, Gynäkomastie 406
21-Hydoxylasedefekt 248
Hydrazinderivate, Antidiabetika 560
Hydrocephalus occlusus, Pinealistumoren 31
Hydrocortison
– Präparate 721
– Wachstum 97
17beta-Hydrogenasemangel 434
4-Hydroxyandrostendion, Mammakarzinomtherapie 640
Beta-Hydroxybuttersäure, Bestimmung 544
Hydroxycorticoide, Normwerte 733
18-Hydroxycortisol im Urin 238
Hydroxyindolessigsäure, Normwerte 733
11beta-Hydroxylasedefekt 250
– Pathogenese 252, 256
– Therapie 258
17alpha-Hydroxylase-Mangel 18
– Symptome 238
17-Hydroxylase/17-20-Lyasedefekt 250, 255
18-Hydroxylasemangel 243
21-Hydroxylase, Funktion 248
21-Hydroxylasedefekt
– Befunde 251
– Diagnostik 460, 253, 256
– Fallbeispiel 460
– Fertilitätsstörungen 391
– Pathogenese 251
– Therapie 256
Hydroxyprogesteron
– Normwerte 731
– Präparate 723
Hydroxyprolin
– Ausscheidung 325, 339
– Normwerte 733
3beta-Hydroxysteroiddehydrogenase-Defekt, Diagnostik 256
11beta-Hydroxysteroiddehydrogenase
– Funktion 248
– Mineralkortikoidrezeptor 238
17beta-Hydroxysteroid-Oxidoreduktaseaktivität, Haarveränderungen 467
5-Hydroxytryptophan, Karzinoidsyndrom 518
Hydrozele
– Sonogramm 354, 390
– Untersuchung, sonographische 353
Hydrozephalus, Pubarche, prämature 118
Hymenfehlbildungen 436
Hypakusis 337, 374
Hypaminoazidämie bei Gastrinom 529
hyperactive child 207
Hyperaldosteronismus
– Aldosteron-Orthostase-Test 216
– Angiotensin-II-sensitiver 234
– Captopriltest 717
– Diagnostik 212, 214, 216, 234, 717
– Differentialdiagnose 236
– familiärer 233
– glukokortikoidsupprimierbarer 234
– Diagnostik 236
– – Therapie 240
– hyper-/hyporeninämischer 216

Hyperaldosteronismus
– idiopathischer 232, 233
– – Diagnostik 236
– – Therapie 239
– Pathogenese 233
– primärer 216, 232
– – s.a. Conn-Syndrom
– – Differentialdiagnose 235
– Screening-Untersuchung 234
– sekundärer 232
– Symptome 232, 233
Hyperandrogenämie
– adrenale 440
– Diagnostik 214, 428, 440
– ovarielle 439
– Ovulationshemmer 487
– Pathophysiologie 439
– Symptome 422, 439, 463, 469
– Therapie 440, 449
– Zyklusstörungen 439
Hyperandrogenämie-Hyperinsulinämie-Dyslipidämie-Syndrom 440
Hyper-Apo-B-Lipoproteinämie 606
Hypercholesterinämie
– Diabetes mellitus 611
– Erektionsstörungen 398
– familiäre 606
– LDL-Rezeptor 610
– Ovulationshemmer 489
– Pathogenese 609
– polygene 607
– Symptome 605
– Zielwerte für die Behandlung 613
Hyperchylomikronämie 607
Hyperdipsie, Ursachen 69
Hypergastrinämie 520, 524
– s.a. Zollinger-Ellison-Syndrom
Hyperglukagonämie, Ursachen 529
Hyperglykämie
– ohne Diabetes mellitus 549
– bei Intensivpatienten 678
– Muskelarbeit 557
– Pathogenese 540
Hyperhidrosis, hyperthyreosebedingte 171
Hyperinsulinämie 598
– Akromegalie 40
– im Kindesalter 595
– Pathogenese 540
– polyzystisches Ovarsyndrom 439
– in der Schwangerschaft 496
– Ursachen 594
– Vorkommen 125
– Wachstum 97
Hyperkalzämie
– hyperkalziurische, Diagnostik 505
– hypokalziurische 284, 285
– medikamentenbedingte 283
– parathormonbedingte 282, 283
– Pathogenese 282
– Symptome 281, 652, 710
– Therapie 286, 710
– tumorbedingte 652
– – Therapie 654
– Ursachen 280, 338, 710
– Vitamin-D-bedingte 283
Hyperkalzämiesyndrom, Differentialdiagnose 708
Hyperkalziurie
– Osteoporose 334
– Ursachen 283, 338
Hyperkortisolismus 219
– s.a. Cushing-Syndrom
– ACTH-abhängiger 221

Hyperkortisolismus
– ACTH-unabhängiger 222
– Anorexia nervosa 685
– ohne Cushing-Syndrom 223
– Diagnostik 223
– Differentialdiagnose 225
– Fallbeispiel 221, 223
– Fehldiagnose 225
– Haarveränderungen 466
– bei Intensivpatienten 676
– bei psychiatrischen Erkrankungen 223
– Symptome 5, 223, 679, 708
Hyperlipidämie
– diabetesbedingte, Therapie 578
– familiäre kombinierte 606
– Klassifikation 605
– kombinierte, Pathogenese 609
Hyperlipoproteinämie
– Pathogenese 609
– primäre 609
– sekundäre 605
– Typ III 608, 610
– Typ IV 607
– Ursachen 544
Hypermagnesiämie 318
Hypermenorrhö 423
Hypernatriämie
– Diabetes insipidus 70
– Differentialdiagnose 75
– Therapie 78
Hyperöstrogenämie bei Leberzirrhose 683
Hyperostose, 342
Hyperparathyreoidismus
– asymptomatischer 286
– intestinaler 295
– nach Nebenschilddrüsenbestrahlung 692
– primärer 280
– – Diagnostik 283, 505
– – Häufigkeit 281
– – Knochenbefund 285
– – Laborveränderungen 325
– – MEN 503, 504
– – Pathogenese 282
– – Serumkalzium 284
– – Symptome 280
– – Therapie 285, 507, 508
– – Vorkommen 504
– renaler 295, 297
– sekundärer 280, 295
– – Diagnostik 298
– – Pathogenese 296
– – Symptome 295
– – Therapie 300
– – Ursachen 314
– tertiärer 280, 295, 297
Hyperphagie, Ursachen 63
Hyperphosphatämie, Ursachen 290
Hyperpigmentation
– der Haut s.a. Hautpigmentierung, vermehrte
– der Mamillen und Genitalhaut 249
Hyperplasie
– makronoduläre 222, 234, 239
– mikronoduläre 222, 227
Hyperproinsulinämie, familiäre 18
Hyperprolaktinämie 45
– Diagnostik 46, 429
– Erektionsstörungen 399
– funktionelle 46
– Gynäkomastie 406
– Hypogonadismus 369

Hyperprolaktinämie
- medikamentenbedingte 45, 698
- Niereninsuffizienz 681
- Pathogenese 46
- Symptome 3, 46, 423
- Therapie 47, 409, 410
- nach Tumortherapie 691
- Ursachen 24, 30, 45, 53, 364, 449
- Zyklusstörungen 439

Hypertelorismus 124

Hyperthermie
- maligne, Differentialdiagnose 705
- Ursachen 31

Hyperthyreose 168
- s.a. Schilddrüsenstörungen
- Diagnostik 171, 706, 715
- Differentialtherapie 175
- Erektionsstörungen 399
- Fallbeispiel 169
- Gynäkomastie 406
- Haarveränderungen 466
- Hypophysentumor, TSH-sezernierender 8
- iatrogene 169
- immunogene s.a. Basedow-Krankheit
- – Altersgipfel 162
- – jodinduzierte 166
- – Knochenstoffwechsel 283
- – Labordiagnostik 171
- – latente 162, 171
- – monosymptomatische 169
- – operative 174
- – Pathogenese 170
- – Pertechnataufnahme 132
- – psychische Symptome 688
- – Radiojodtherapie 174
- – Schilddrüsenfunktion 171
- – Schilddrüsenhormonbestimmung 143
- – Schwangerschaft 176
- – sekundäre 170
- – Sonogramm 172
- – – s.a. Farbtafel
- – Struma ovarii 168
- – bei subakuter Thyreoiditis 168
- – – Pathogenese 170
- – Symptome 169-170, 705
- – – im Alter 162, 184
- – Szintigraphie 172
- – – s.a. Farbtafel
- – Testosteronkonzentration 356
- – Therapie 706
- – – medikamentöse 173
- – Thyreoglobulinbestimmung 145
- – TRH-Test 715
- – TSH-abhängige 170
- – TSH-Messung 142
- – mit fehlender TSH-Suppression 55
- – Ursachen 168
- – Wachstumsstörungen 124

Hyperthyreosis factitia 152
Hyperthyroxinämie, jodinduzierte 208

Hypertonie
- anabolikainduzierte 664
- diabetesbedingte, Therapie 578
- Erektionsstörungen 398
- familiäre dyslipidämische 607
- hypokaliämische 235, 238
- Hypothyreose 185
- mineralkortikoidbedingte 232
- Niedrig-Renin- 234
- Östrogensubstitution 474
- Ovulationshemmer 489

Hypertonie
- PCO-Syndrom 461
- Symptome 709
- Ursachen 250, 263, 267

Hypertrichose
- Haarverteilungsmuster 456
- Vorkommen 455, 466

Hypertriglyzeridämie 606-607
- Akromegalie 38
- Diabetes mellitus 611
- HDL 608
- Pathogenese 540, 609

Hyperventilationssyndrom
- Differentialdiagnostik 271
- Symptome 290

Hypoaldosteronismus
- hyporeninämischer 550
- sekundärer 239
- Ursachen 259

Hypochlorhydrie, Somatostatinom 531

Hypodipsie, Ursachen 69
Hypodipsie-Hypernatriämie-Syndrom 70

Hypoglycaemia factitia 595, 598, 599

Hypoglykämie 593
- alkoholinduzierte 597
- artifizielle 595, 598
- Diagnostik 598
- Hormonmangel 596
- Hungerversuch 599
- immunbedingte 596
- insulinbedingte 572
- interkurrente 535
- bei Kindern 594
- zwischen den Mahlzeiten 571
- medikamenteninduzierte 597
- Muskelarbeit 557
- nächtliche 572
- Pathogenese 597
- postprandiale 593, 597
- – Therapie 602
- Problemmanagement 571
- selbstinduzierte 595, 598, 599
- Symptome 572, 594
- Therapie 601
- tumorbedingte 596
- Ursachen 572, 593, 594, 597, 598

Hypoglykämietest, Indikationen 10

Hypogonadismus
- angeborener 391
- Definition 361
- Diagnostik 112, 374, 375
- Differentialdiagnose 715
- Geschlechtsmerkmale 353
- Gynäkomastie 405
- hypergonadotroper 114, 250, 363
- – medikamentenbedingter 692
- hypogonadotroper 113, 363, 366, 440
- – Differentialdiagnose 111
- – Epidemiologie 18
- – Fallbeispiel 366
- – Genetik 18
- – bei Intensivpatienten 677
- – Zyklusstörungen 440, 443
- hypothalamischer, Anorexia nervosa 685
- – Diagnostik 428
- – des kritisch Erkrankten 677
- – Leberzirrhose 682
- männlicher 361
- – Diagnostik 352
- – Klassifikation 363

Hypogonadismus
- Osteoporose 332
- Pathogenese 366
- primärer 363
- – Gynäkomastie 404
- – Ursachen 364, 375
- – Vorkommen 509
- sekundärer, Diagnostik 428, 431
- – Ursachen 363, 375
- – Vorkommen 366
- Selbsthilfegruppen 737
- Symptome 46, 274, 331, 363
- Therapie 376, 665
- Transsexualität 696
- Ursachen 30, 63

Hypokaliämie
- Komplikationen 233
- Magnesiummangel 317
- Ursachen 233

Hypokalzämie 289
- akute, Therapie 293
- chronische, Therapie 293
- Differentialdiagnose 291
- Laborveränderungen 325
- Symptome 289, 710
- Ursachen 291, 292, 710

Hypokalziurie, Hyperkalzämie 285

Hypokortisolismus, Streßreaktion 675

Hypolipoproteinämie 608

Hypomagnesiämie 316
- Diagnostik 317
- Hypoparathyreoidismus 292
- Symptome 316
- Therapie 317

Hypomenorrhö 423

Hyponatriämie
- Differentialdiagnose 75
- nach neurochirurgischem Eingriff, Fallbeispiel 78
- Symptome 77
- Therapie 77
- Ursachen 73

Hypoparathyreoidismus 289
- autoimmuner 292
- Basalganglienverkalkung 290
- Diagnostik 5, 291
- funktioneller 292
- idiopathischer 291
- medikamentenbedingter 692
- neonataler 292
- Notfalldiagnostik/-therapie 710
- postoperativer 290-291
- primärer, Histologie 511
- Serumkalzium 284
- Symptome 5, 289
- Therapie 293
- Vorkommen 509
- zytostatikabedingter 692

Hypophosphatämie 283, 290, 310
- s.a. Phosphatdiabetes

Hypophosphatasie 304, 306, 308
Hypophyse, Computertomographie 25
Hypophysektomie 637
- Mammakarzinomtherapie, Ansprechrate 641
- medikamentöse 639

Hypophysenadenome
- Bulbusmotilität 27
- Diagnostik 26
- Empty-sella-Syndrom 59
- Fallbeispiel 55
- Histologie 28
- Hyperkortisolismus 221
- Kortisolbestimmung 213

Hypophysenadenome
– MEN 1 502-503
– Nebennierenhyperplasie, mikronoduläre 222
– Ovulationshemmer 488
– Radiotherapie 35
– Symptome 31
– Therapie 226
– Visusbefunde 27
Hypophysenbestrahlung, Indikationen 227
Hypophysenfehlbildungen, Pubertätsentwicklung 113
Hypophysen-Gonaden-Achse bei Intensivpatienten 677
Hypophysenhinterlappenektopie, Kernspintomogramm 101
Hypophysenhinterlappeninsuffizienz, Funktionsdiagnostik 25
Hypophysenhormone
– fetale 493
– Kontrazeptiva 483
Hypophyseninsuffizienz
– s.a. Hypopituitarismus
– akute 704
– Diagnostik 65, 704
– Differentialdiagnose 66
– Epidemiologie 704
– Haarveränderungen 466
– Hypogonadismus 367
– Pathophysiologie 63
– Symptome 703
– Therapie 704
– therapiebedingte 64
– traumatisch bedingte 64
– Urachen 63
Hypophysenkarzinome 56
Hypophysenkrankheiten, Haarveränderungen 466
Hypophysenmetastasen 57
Hypophysennekrose, postpartale, Symptome 703
Hypophysenoperation, transsphenoidale 41, 50, 55
– – Diabetes insipidus 70
Hypophysenstielagenesie, Pubertätsentwicklung 113
Hypophysenstörungen
– Diagnostik 5, 22
– – bildgebende 718
– Hypogonadismus 367
– Selbsthilfegruppen 737
– Symptome 3
– nach Tumortherapie 691
– Visusbefunde 26
Hypophysentumoren
– Diagnostik, bildgebende 718
– Hypophyseninsuffizienz 64
– Hypophysenvorderlappenfunktion 8
– Pathophysiologie 53
– Pubertätsentwicklung 113
– Symptome 3, 5
– Therapie 507
– – operative 34, 41
– TSH-sezernierende, Symptome 8
– Vorkommen 20, 124
– Zyklusstörungen 444
Hypophysenvorderlappenhypoplasie, Kernspintomogramm 101
Hypophysenvorderlappeninsuffizienz 61
– Diagnostik 65, 714
– Funktionsdiagnostik 22-23

Hypophysenvorderlappeninsuffizienz
– Hypoglykämie 596
– Insulin-Hypoglykämie-Test 714
– operativ bzw. strahlentherapeutisch bedingte 41
– Pathogenese 63
– Symptome 61
– Therapie 66
Hypophysenvorderlappenvergrößerung in der Schwangerschaft 495
Hypophysenzysten 58
Hypophysitis
– autoimmun bedingte 64
– lymphozytäre 511
– Vorkommen 509
Hypopituitarismus
– s.a. Hypophyseninsuffizienz
– Hypogonadismus 367
– kongenitaler 441
– operativ bedingter 102
– Ursachen 102, 364
Hyposmie, Diagnostik 353
Hyposmie-Amenorrhö-Syndrom 441
Hypospadie
– perineoskrotale, Ursachen 365
– pseudovaginale perineoskrotale 385, 434
– Ursachen 19, 365, 382, 385
Hypothalamusfehlbildungen, Pubertätsentwicklung 113
Hypothalamushormone, fetale 493
Hypothalamus-Hypophysen-Defekte, Wachstumsstörungen 100
Hypothalamus-Hypophysen-Gonaden-Achse 7
Hypothalamus-Hypophysen-Nebennieren-Achse
– Psychosen 688
– Streßreaktion 675
Hypothalamusstörungen
– Adipositas 621
– Anorexia nervosa 685
– Diagnostik 5, 22
– – bildgebende 718
– Hypogonadismus 366
– Symptome 3
– nach Tumortherapie 691
– Visusbefunde 26
Hypothalamustumoren 30
– Diagnostik 31
– Differentialdiagnose 31
– Pubertätsentwicklung 113, 119
– Symptome 30
– Therapie, operative 34
Hypothermie, Ursachen 31, 707
Hypothyreose 183
– s.a. Schilddrüsenstörungen
– Adipositas 621
– im Alter 187
– – Symptome 162, 184
– angeborene 183, 185, 187
– – Symptome 184
– – Therapie 188
– Ausschlußdiagnostik 186
– Depression 688
– Diagnostik 186
– Differentialdiagnose 187
– Einteilung 183
– erworbene 183, 185
– – Therapie 188
– fetale, Therapie 499
– Fettstoffwechselstörungen 611
– Haarveränderungen 466
– Hypoglykämie 596

Hypothyreose
– IGF 106
– Komplikationen 707
– Längenwachstum 98
– medikamenteninduzierte 692
– Nachweisdiagnostik 186
– Niereninsuffizienz 680
– Pathogenese 185
– Pertechnataufnahme 132
– posttherapeutische 166
– Schilddrüsenhormonbestimmung 143
– Schilddrüsenszintigraphie 133
– sekundäre 186-187
– subklinische 186, 188
– Symptome 184, 707
– Therapie 188
– Therapiefehler 189
– TSH-Messung 142
– Ursachen 185, 192
– Vorkommen 509
– zytostatikabedingte 692
Hypotonie
– mit Hyperkaliämie 239
– orthostatische, Therapie 579
– Ursachen 241
Hysterosalpingographie 426
– Indikationen 449
Hysteroskopie 427

I

Ibuprofen 327
Idealgewicht 617
Ifosfamid, Azidose, renale tubuläre 96
IGF
– s.a. Wachstumsfaktor, insulinähnlicher
– bei Intensivpatienten 677
– Normwerte 733
IGF-1, Akromegalie 40
IGF-Bestimmung 106
IGFBP-Bestimmung 106
Imidazolderivate, Fertilitätsstörungen 375
Imipramin, Ovulationshemmer 488
Immunadrenalitis 242
Immundefekte, Wachstumsstörungen 97
Immunhypophysitis 64
Immunstörungen, endokrin bedingte 670
Immunsystem
– Endokrinium und Zentralnervensystem 668
– Ovulationshemmer 490
Immunthyreoiditis s. Autoimmunthyreopathie
Impotenz s. Potenzstörungen
Index, anabol-androgener 663
Infektanfälligkeit, Glukokortikoidtherapie 660
Infektionen
– Fertilitätsstörungen 393
– Haarveränderungen 466
– Kortisolbestimmung 213
– Schilddrüsenhormone 676
– Wachstumsstörungen 97
– des ZNS, Hypopituitarismus 102
Infertilität
– s.a. Fertilitätsstörungen
– Definition 447

Infertilität
- Diagnostik 352
- idiopathische 395
- männliche 388
- Ursachen 364, 393
- weibliche 447
- zytostatikabedingte 693

Infundibulome 58
Inhibin, Wirkung 363, 389
Inhibitorsyndrom 528
Inseltransplantation 574
Inselzellantikörper 510, 548
Inselzelltumoren, MEN 1 502
Insemination, intrauterine 396
Insertion, intragenetische 14
Insler-Zervix-Score 425
Insuffizienzsyndrome, pluriglanduläre 509

Insulin
- Applikation 564
- Applikationsregimes 568
- Bioverfügbarkeit 564
- humanes 562
- kurzwirkendes 563
- – Basis-Bolus-Regime 570
- langwirkendes 564, 565
- mittellang wirkendes 564, 565
- Muskelarbeit 557
- Normwerte 733
- Pharmakologie 566

Insulinallergie 573
Insulinanpassung, prospektive und retrospektive 569
Insulinantikörper 548
- Bestimmung 600
- Normwerte 731
- Vorkommen 596

Insulinbedarf 567
Insulinbestimmung 544
Insulin-Blutglukose-Äquivalent 569
Insulin-Hypoglykämie-Test 10, 714
- Indikationen 23, 214
- Kontraindikationen 215
- Prinzip 214

Insulin-Kohlenhydrat-Äquivalent 569
Insulinmangel 534
- s.a. Diabetes mellitus

Insulinödeme 573
Insulinom 595
- Adipositas 621
- Diagnostik 505, 718
- Hungerversuch 718
- Lokalisationsdiagnostik 601
- malignes, Therapie 602
- MEN 1 503
- Symptome 598
- Therapie 507, 601
- Tolbutamidtest 600
- Vorkommen 516

Insulin-Pens 566
Insulinpräparationen 562, 566
Insulinproduktion in der Schwangerschaft 496
Insulinpumpen 566, 571
Insulinresistenz 538, 573
- Epidemiologie 19
- Genetik 19
- Leberzirrhose 682
- Symptome 19

Insulinrezeptorantikörper 596
Insulinsensitivität, Quantifizierung 546
Insulinspritzen 566

Insulintherapie 562
- Basis-Bolus-Konzept 568
- Dawn-Phänomen 568, 572
- Durchführung 567
- Komplikationen 572
- konventionelle 568
- Nebenwirkungen 572
- prospektive und retrospektive Anpassung 569
- in der Schwangerschaft 499
- Somogyi-Effekt 572

Insulintoleranztest 104, 105, 223, 714
Insulinzufuhr, Methoden 566
Intensivpatienten, neuroendokrinologische Streßsituation 673
Interferon 521, 670
- Diabetes mellitus 669
- Hypothyreose 186
- Kortisolsekretion 670

Interleukin
- Diabetes mellitus 669
- Glukokortikoide 658
- Hypothyreose 186, 692
- Kortisolsekretion 670
- Streßsituation 674

Intermediärinsulin, Basis-Bolus-Regime 570
Intersexualität 430
- Diagnostik 431
- Transsexualität 696
- Ursachen 363

Intraendokrinologie 671
Intrauterinpessar, Schwangerschaften, unerwünschte 480
Intron 13
In-vitro-Fertilisation 447, 452
- Erfolgsrate 453
In-vitro-Penetrationstest, Indikationen 449
Inzidentalom 261, 262, 264
Ionenaustauscher 615
Isoniazid, Gynäkomastie 404
Isophan-Insulin 564

J

Jaffé-Lichtenstein-Syndrom 276, 347
Jakob-Creutzfeldt-Krankheit, Wachstumshormonsubstitution 106
Jamaican vomiting sickness 597
Jod, Normwerte 733
Jod-123/131 131
Jodaufnahme, Testverfahren 10
Jodbestimmung im Urin 145
jodhaltige Medikamente 728
Jodid, TSH-Sekretion 142
Jodkinetik, Schilddrüsenszintigraphie 131
Jodkontamination
- Hyperthyreoserisiko 166
- Pertechnataufnahme 132
- Schilddrüsenautonomie 163

Jodmangel
- Pertechnataufnahme 132
- Schilddrüsenautonomie 162
- Schweregrade 149

Jodmangelstruma 149
- Prophylaxe 153
- Therapie, operative 153

Jodpräparate 722
Jodprophylaxe, Schilddrüsenkarzinom 200

Jodtherapie 153
- Indikationen 152, 499
- Kontraindikationen 166
- Nebenwirkungen 152
- nach Plummer, Indikationen 167

Jodverwertungsstörungen, Pertechnataufnahme 132

K

Kälteintoleranz 3, 61
Kallmann-Syndrom 113, 366
- Eunuchoidismus 363
- Fertilitätsstörungen 391
- Genetik 20, 63, 65
- Osteoporose 332
- Symptome 20, 63, 65
- Ursachen 364
- Zyklusstörungen 441

Kalzifizierungen, extraossäre 296
Kalziphylaxie-Syndrom 296
Kalzium
- Bestimmung, Indikationen 275
- Serumkonzentration 289

Kalziumantagonisten
- Gynäkomastie 404
- Indikationen 271
- Plasmareninaktivität 235

Kalziumhomöostase 282
Kalziuminfusionstest 524
Kalziumstoffwechsel
- Glukokortikoide 660
- Physiologie 297

Kalziumsubstitution
- Digitalis 293
- Indikationen 308, 326
- Nebenwirkungen 293

Kardiomegalie 707
kardiovaskuläres Risiko, Östrogenmangel 472
Karpalspasmus 5
Karpaltunnelsyndrom, Akromegalie 38-39
Kartagener-Syndrom, Symptome 391
Karzinoid 516
- s.a. neuroendokrine Tumoren
- Diagnostik 518
- Fallbeispiel 518
- Flush 517, 518
- Labordiagnostik 519
- Lokalisation 518
- MEN 1 503
- Serotonin-Rezeptor-Szintigraphie 520
- Symptome 516
- Therapie 520
- Verlauf 520

Karzinoidkrise, Therapie 520
Karzinoidsyndrom 516, 517, 518
- Flush-Symptomatik s.a. Farbtafel

Kataboliesyndrom 528
Katarakt, diabetische 540, 579
Katecholamine
- Bestimmung 216, 217, 268
- – Testverfahren 10
- Normwerte 733
- Produktion, vermehrte 271
- Syntheseort 267
- Wirkung 268

Katecholaminstoffwechsel 268
Katheterdiagnostik, venöse, Indikationen 25

Kautabak, Mineralkortikoidexzeß 239
Kehlkopfkorrektur 700
Keimzellaplasie
– Niereninsuffizienz 681
– zytostatikabedingte 693
Keimzelltumoren
– Diagnostik 31
– extragonadale 32, 35
– – s.a. Germinome
– Gynäkomastie 407
– östrogenbildende 406
– Pathogenese 412
– im Pinealisbereich 34
– Therapie 35
Kennedy-Syndrom 406, 407
Keratokonjunktivitis
– Östrogenmangel 471
– Vorkommen 509
Ketanserin, Indikationen 520
Ketoalkalose, diabetische, Notfalltherapie 578
Ketoazidose, diabetische
– – Notfalltherapie 576
– – Schilddrüsenhormone 676
Ketoconazol
– Dosierung 227, 231
– Fertilitätsstörungen 375, 393
– Gynäkomastie 404, 407
– Indikationen 227, 231
– Kortisolsynthese 243
– Prostatakarzinomtherapie 650
Ketonkörperbestimmung 544, 554
Ketonurie ohne Diabetes mellitus 549
Kleinhirnataxie, familiäre 65, 364
Kleinwuchs 92
– chromosomal bedingter 95
– familiärer 93, 108
– – mit Wachstumsverzögerung oder -akzeleration 94
– Genetik 18
– idiopathischer 108
– intrauteriner 94, 108
– psychosozialer 98, 100
– Selbsthilfegruppen 737
– Ullrich-Turner-Syndrom 444
– Ursachen 61, 108, 249, 348
– Vorkommen 366, 373, 391
– ohne Wachstumshormonmangel 108
– zunehmender 311
Klimakterium 470
– s.a. Climacterium
– s.a. Menopause
– Beschwerden 470
– Definition 470
– Diagnostik 473
– Hormonsubstitution 470, 473, 476
– Hormonveränderungen 472
– Pathogenese 472
– Ursachen 472
– virile 416
Klinefelter-Syndrom 115, 371, 435
– Diagnostik 407
– Epidemiologie 18
– Fallbeispiel 372
– Fertilitätsstörungen 390
– Genetik 18
– Gynäkomastie 405
– Hochwuchs 125
– Karyotyp 431
– Osteoporose 332
– Symptome 18, 125
– Transsexualität 696
– Ursachen 364

Klippel-Feil-Syndrom 435
Klitorishypertrophie
– Therapie 385
– Ursachen 457
Klivuschordome, Diagnostik 26
Knochen
– Histologie 326
– im Knochen 346
– Mineralgehaltbestimmung 323
Knochenabbau, Laborveränderungen 325
Knochenalter, beschleunigtes 124
Knochenbiopsie, Indikationen 275, 307, 326, 342
Knochendichte
– Frakturinzidenz 278
– Hyperprolaktinämie 49
– Messung 278
– – Indikationen 307
– Verminderung, Ursachen 441, 442
Knochendysplasie
– fibröse 121, 347
– sklerosierende 344
Knochenformationsmarker, Nachweis 338
Knochenfraktur
– Inzidenz 278
– osteoporotische 320, 324
– tumorbedingte, MRT 277
Knochenfrakturen
– Knochendichte 278
– osteoporotische 320
– – Therapie 327
– pathologische 652
– – Diagnostik 276
– spontane, Ursachen 296
– Vorkommen 4
Knochenfrakturgrenze 324
Knochenmetastasen
– Diagnostik 652
– Laborveränderungen 325
– Pathogenese 652
– Therapie 652-653
Knochenreifung, Beschleunigung 126
Knochenresorption
– metastatische 652
– subperiostale, Röntgenbefund 299
Knochenresorptionsmarker, Nachweis 339
Knochenschmerzen, Ursachen 296, 298
Knochenstoffwechsel
– Diagnostik 274
– gestörter 4, 5
Knochenumbau 321
Knochenveränderungen
– Hyperparathyreoidismus 295
– Paget-Krankheit 336
Knotenkropf 163
Knotenstruma s. Struma nodosa
Kochsalzinfusionstest 74, 237, 717
Körperbehaarung, verminderte 365
Körpergewicht
– Beurteilung 86
– Diabetes mellitus 539
– Zyklusstörungen 442
Körpergewichtsabnahme, Pubertätsentwicklung 111
Körpergewichtskurven 81
Körpergewichtsreduktion, Behandlungsdauer 625
Körpergewichtszunahme, Ursachen 184
Körpergrößenverlust 274

Körperhöhe, Beurteilung 80
Körperlänge
– s.a. Längenwachstum
– Beurteilung 80
– Normvarianten 93
– Störungen 96
– Zielgrößenbestimmung 84
Körperproportionen, Beurteilung 83
Kohlenhydratstoffwechsel
– bei Intensivpatienten 678
– Leberzirrhose 682
– Niereninsuffizienz 681
Kohlenhydratzufuhr bei Diabetes mellitus 555
Kokain, Sexualstörungen 374
Koma
– diabetisches, Notfalltherapie 575
– – Symptome 709
– hyperosmolares nicht-ketoazidotisches, Notfalltherapie 577
– – Notfalltherapie 576
– hypophysäres, Differentialdiagnose 707-708
– – Notfalldiagnostik/-therapie 702
– hypothyreotes 707
– – s.a. Myxödemkoma
Kombinationsinsulin 565
Kompressionsfraktur, tumorbedingte, MRT 277
Kompressionsneuropathie, Ursachen 181
Kondom, Schwangerschaften, unerwünschte 480
Kontinenzstörungen, Östrogenmangel 471
Kontrastmittelnephropathie, diabetesbedingte, Therapie 579
Kontrastmitteluntersuchung, Prophylaxe 166
Kontrazeptiva 479, 724
– s.a. Ovulationshemmer und Pille
– mit antiandrogener Komponente 723
– Anwendung 484, 487
– Einnahme 485
– Einnahmefehler 488
– bei Jugendlichen 486
– Kortisolkonzentration 213
– in der Perimenopause 486
– Pillenpause 485
– post partum 486
– Präparate 724
– Stoffwechselveränderungen 483
– Struktur 483
– Verordnung 485
– Wechselwirkungen 488
– Wirkung 487
– Zusammensetzung 481
Konvergenzbestrahlung, stereotaktische 41
Konvergenzschwäche, Ursachen 31
Konzentrationsstörungen, Hypothyreose 181
Kopfschmerzen
– Ursachen 124, 267
– Vorkommen 3
Kopfumfang, Beurteilung 86
Kopplungsanalyse 16
Korpuskarzinom
– Epidemiologie 635
– Stadium zum Zeitpunkt der Diagnose 635
– Therapie 645
– Überlebenskurven 634

Korpuskarzinom
– Vorkommen 645
Kortikosteroide
– s.a. Glukokortikoide
– kontrazeptive, Eigenschaften 482
– Produktion, fetale 493
– in der Schwangerschaft 499
Kortisol
– Äquivalenzdosis 722
– Haarausfall 465
– Mangel, Glukoseproduktion 7, 598
– Normwerte 221, 733
– Präparate 721
– Produktion, fetale 494
– – Hemmung 661
– – in der Schwangerschaft 495
– Sekretion
– – entzündlich bedingte 669
– – bei Intensivpatienten 675
– – Niereninsuffizienz 679
– Wirkung, mineralkortikoide 238
Kortison, Wachstum 97
Kortisonsubstitution, Kontrollparameter 513
Kortisonsynthese, Enzyme 248
Kostmann-Syndrom, Wachstumsstörungen 97
Krallenzehenbildung, Diabetes mellitus 541
Kraniopharyngeome
– Diagnostik 26
– Epidemiologie 32, 58
– Hypophyseninsuffizienz 64
– Kernspintomogramm 32, 102
– Radiotherapie 35
– Röntgenbefund 102
– Strahlenfolgen 691
– Symptome 32, 58
– Therapie 35, 102
– Visusbefunde 27
– Wachstum 97
– Wachstumsstörungen 101
Kremer-Test 357, 425, 449
Kretinismus, Ursachen 62
Kriechfrakturen 276
Krise
– hyperkalziämische 281
– – Notfalldiagnostik/-therapie 710
– hypertensive, Therapie 271
– thyreotoxische, Epidemiologie 705
– – Fallbeispiel 177
– – Notfalldiagnostik/-therapie 705
– – Symptome 171, 705
Kryptorchismus 115, 394
– Epidemiologie 373
– Untersuchungsbefund 352
– Ursachen 382
– Vorkommen 435
Küster-Mayer-Syndrom 437
Kugelbauchbildung 320
Kurzrock-Miller-Test 425
Kwashiorkor, Wachstumsstörungen 96

L

Lachanfälle 33
Lachscalcitonin 327
Längenwachstum
– s.a. Körperlänge
– gestörtes 96
– – s.a. Hochwuchs bzw. Kleinwuchs
Lagophthalmus 180, 181

Lakritze 238, 239
Laktatdehydrogenase, Hodentumoren 413
Laktazidose, Notfalltherapie 577
Laktogen, humanes plazentares, Normwerte 732
Lanugohaar 457
Laparoskopie, diagnostische 427
large for gestational age 93
Laron-Syndrom 100
Late-onset-AGS 253
Laurence-Moon-Bardet-Biedl-Syndrom 63, 65, 367
– Adipositas 621
– Ursachen 364
LDL-Apherese 615
LDL-Cholesterin
– Berechnung 613
– niedriges 608
LDL-Rezeptordefekt 606, 610
leakage 131
Lebensmittel, Energiegehalt ("Anstatt"-Tabelle) 619
Lebererkrankungen
– Fettstoffwechselstörungen 611
– Haarveränderungen 466
– Hypoglykämie 597, 598
– Ovulationshemmer 489
– Wachstumshormon 677
Leberstörungen, IGF 106
Lebertransplantation, Indikationen 521
Leberzirrhose
– Gynäkomastie 406
– Hormonveränderungen 679, 682
– Symptome 682
LEGAL-Probe 544
Leiomyosarkom des Magens, Phäochromozytom 266
Leistenhoden 115, 394
– Epidemiologie 373
– Untersuchungsbefund 352
Leistungssport, Zyklusstörungen 442
Leopard-Syndrom 114
Leprachaunismus 19
Leptinhypothese 620
Leukämie
– Haarveränderungen 466
– Hypophysenmetastasen 57
Leukozytenbeweglichkeit, Glukokortikoide 658
Leuprorelinacetat, Indikationen 120
Levonorgestrel, Struktur 483
Levothyroxin
– Dosierung 152, 188
– Indikationen 132, 151, 153, 188
– Nebenwirkungen 152
Leydig-Zellagenesie, Diagnostik 431
Leydig-Zellaplasie 364, 370
Leydig-Zellhypoplasie 436
Leydig-Zellinsuffizienz
– Hormonbestimmung 9
– Leberzirrhose 682
– Ursachen 417
Leydig-Zellreifung, prämature 120
Leydig-Zelltumoren
– Gynäkomastie 407
– Therapie 415
LH
– Mangel, selektiver 368
– Normwerte 733
– Sekretion nach Tumortherapie 691
– Sekretionsmodus 362

LHRH-Analoga
– Prostatahyperplasietherapie 651
– Prostatakarzinomtherapie 649
LHRH-Stimulationstest 10, 459
Libidostörungen
– im Alter 416
– Niereninsuffizienz 681
– Psychopharmakatherapie 690
– Ursachen 61, 184, 274, 369, 374
Libidoverlust 3, 4, 30
Lichen amyloidosus, MEN 504
Lichtenstein-Syndrom s. Jaffé-Lichtenstein-Syndrom
Lidachse, antimongoloide 124
Liddle-Syndrom 239
Liothyronin, Indikationen 132
Lipaemia retinalis 612
Lipasehemmer, Adipositastherapie 629
Lipid- s.a. Fett-
Lipidbestimmung 544
Lipiddiagnostik 612
Lipidstoffwechsel
– s.a. Fettstoffwechsel
– Anabolika 664
– bei Intensivpatienten 678
– Kontrazeptiva 483
– Niereninsuffizienz 681
– Tamoxifen 8
Lipidstoffwechselstörungen 603
Lipidtransport 603
Lipoatrophie/-hypertrophie, insulinbedingte 573
Lipoidhyperplasie der Nebennieren 253
Lipome
– MEN 1 503
– im Sellabereich, Diagnostik 26
Lipoproteine, Klassifikation 603
Lipoproteinlipasedefekt 610
Lipoproteinprofil, Wachstumshormonmangel 617
Lippen-Kiefer-Gaumenspalte 366
Liquorrhö 60
Lispro-Insulin 563
Lisurid
– Hyperprolaktinämie 49
– TSH-Sekretion 142
Lithium
– ADH-Wirkung 72
– Indikationen 77, 167, 689
– Nebenwirkungen 303
– Pertechnataufnahme 132
– Schilddrüsenhormone 706
– TSH-Sekretion 142
– Wirkung 186
LOD-Score 16
Looser-Umbauzonen 306-307
Louis-Barr-Syndrom 114
low-renin-essential hypertension 234
Low-T3-Syndrom 187
– Anorexia nervosa 685
– bei Intensivpatienten 676
Low-turnover-Osteoporose 335
Low-uptake-Hyperthyreose 165
Lubs-Syndrom 381, 434
Lungenkarzinoid
– Diagnostik 519
– MEN 1 503
– Pathogenese 518
Lungenkarzinom, Akromegalie 39
Lungenkrankheiten, Wachstumsstörungen 96
Lungenödem, Phäochromozytom 271

Sachverzeichnis

Lupus erythematodes
– – Haarveränderungen 466
– – Hashimoto-Thyreoiditis 193
– – Ovulationshemmer 489
Luteinisierungshormon s. LH
17-20-Lyasedefekt 259
Lymphom, Hypophysenmetastasen 57
Lymphome
– Hyperkalzämie 284
– Osteolyse 283
– Schilddrüsenkarzinom 198
– zerebrale 33
Lymphosarkom, ADH-Sekretion 71
Lynestrenol, Struktur 483
Lypresin 721
Lysodren, Indikationen 461

M

Magenentleerungsstörungen 551, 597
Magenkarzinoid
– Diagnostik 519
– Hormonproduktion 518
– MEN 1 503
– Pathogenese 518
– Pathologie s.a. Farbtafel
– Symptome 517
Magersucht 684
– s.a. Anorexia nervosa
Magnesium
– Bedarf, täglicher 316
– Substitution, Indikationen 317
Magnesiumhaushalt, gestörter 316
Mahlzeitentest 600
Makroangiopathie, diabetische 537, 541
Makroglossie 38, 124, 125, 184
Makroprolaktinom, Therapie 50
Makrozephalus 124
Malabsorption, Hyperparathyreoidismus 295
Malaria, Hypoglykämie 597
Maldescensus testis 115
– – Hodentumorrisiko 412
male pattern baldness, Ursachen 457
MALT-Lymphom 195
Mamillenabstand, weiter 115
Mamillenhyperpigmentation 249
Mammaatrophie, Ursachen 61-62, 457
Mammaaugmentationsplastik 699
Mammakarzinom
– Akromegalie 39
– Epidemiologie 635
– hormonelle 476
– Hormonrezeptortheorie 641
– Hormontherapie 476
– Hyperkalzämie 284
– Hypophysenmetastasen 57
– Klinefelter-Syndrom 372, 406
– Knochenmetastasen 652
– metastasiertes, Therapie 641
– Ovarialfunktion, Ausschaltung 636
– Ovulationshemmer 489
– Prävention 643
– Prognose 635
– Remissionsrate 641, 653
– Stadium zum Zeitpunkt der Diagnose 635
– Strahlentherapie, Folgen 692
– Therapie 637, 643
– Tumormarker 643
– Verlaufskontrolle 643

Mangelernährung, IGF 106
Mangelgeburt 93
Manie, Pathogenese 687
MAO-Hemmer, Antidiabetika 562
Marfan-Habitus 504
Marfan-Syndrom, Symptome 124
Marihuana
– Gynäkomastie 404
– Sexualstörungen 374
Marine-Lenhardt-Syndrom 162, 172
Marker, genetische 15
Marmorknochenkrankheit 246
Masernvirus, Paget-Krankheit 337
Mastodynie, Ovulationshemmer 489
Mastopathie, Östrogensubstitution 475
Mastozytose, systemische
– – Osteoporose 334
– – Symptome 520
Mauriac-Syndrom 97
Mayer-Rokitansky-Küster-Syndrom, Therapie 451
Mayr-Heilfasten 628
McCune-Albright-Syndrom 20, 121, 124, 347
– Röntgenbefund 348
McQuarry-Syndrom 596
MEA, Selbsthilfegruppen 737
Meckel-Syndrom 435
Medogston, Präparate 723
Medroxygesteronacetat, Indikationen 121
Medroxyprogesteronacetat
– Indikationen 113, 115
– Mammakarzinomtherapie 638
– – Ansprechrate 642
Medulloblastome, Wachstumsstörungen 101
Megestrol, Präparate 723
Megestrolacetat, Prostatakarzinomtherapie 649
Melanom, Ovulationshemmer 490
Melatonin 34, 671
Mellinurie, Ursachen 548
Melorheostose 344
MEN 502, 505
MEN 1 502
– Akromegalie 39
– Diagnostik 505
– Genetik 20
– Pathogenese 505
– Phäochromozytom 266
– Prolaktinom 47
– Symptome 20, 503
– Therapie 507, 526
– Zollinger-Ellison-Syndrom 524
MEN 2 502
– Diagnostik 506
– Genetik 20
– Hautveränderungen 504
– Pathogenese 505
– Symptome 20, 504
– Therapie 507
MEN 2a 502
– C-Zell-Karzinom 200
– Phäochromozytom 267
– Screening 506
– Symptome 504
MEN 2b 502
– Phäochromozytom 267
– Symptome 200, 504
– Therapie 508
Menarche 88
– Eintreten 438

Menarche
– prämature 119
Meningeome
– Hypophyseninsuffizienz 64
– suprasellärä 26, 27, 58
– Visusbefunde 27
Menopause
– s.a. Klimakterium
– Definition 470
– Hormonveränderungen 472
– Knochenverlust 322
– Peak bone mass 324
– prämature 116
– verfrühte, Autoantikörper 512
– vorzeitige nach Tumorbehandlung 692
Menopausesyndrom, psychisches 471
Menstruationsstörungen
– s.a. Dysmenorrhö
– s.a. Zyklusstörungen
– Kontrazeptiva 487
– Niereninsuffizienz 681
– Psychopharmakatherapie 690
– Ursachen 61
Menstruationszyklus 423
Mercaptopurin
– Fertilitätsstörungen 392
– Nebenwirkungen 303
Mesalazin, Indikationen 393
Mesterolon 377
– Präparate 723
Mestranol
– Präparate 723
– Struktur 483
Metanephrinbestimmung im Urin 217
Metastasen, osteolytische/osteoplastische, Therapie 652
Metastasensuche, szintigraphische 652
Metenolon, Struktur 664
Metergolin, TSH-Sekretion 142
Metformin 560
Methadon
– Gynäkomastie 404
– Sexualstörungen 374
Methotrexat
– Fertilitätsstörungen 392
– Gynäkomastie 404
– Indikationen 230
Methyldopa, Gynäkomastie 404
Methylprednisolon
– Äquivalenzdosis 659, 722
– Präparate 721
Methyltestosteron, Struktur 377
Methysergid, Indikationen 520
Metoclopramid, TSH-Sekretion 142
Metoclopramidtest, Indikationen 429
Metopiron-Test 215, 714
Metronidazol, Gynäkomastie 404
Metyrapon 10, 721
– Dosierung 231
– Indikationen 227, 231
– Metopiron-Kurztest 215
Metyrapontest, Indikationen 10
MIBG-Scan, Phäochromozytomdiagnostik 270
Migräne
– hormonabhängige, Behandlung 475
– Kontrazeptiva 487
Mikroalbuminurie, Definition 549
Mikrognathie 373
Mikropenis, Ursachen 363
Mikropille 479
Mikroprolaktinom, Therapie 50

Milch-Alkali-Syndrom 283
Milien 304
Miller-Kurzrock-Test, Indikationen 449
Minderwuchs s. Kleinwuchs
Mineralkortikoide, Präparate 722
Mineralkortikoidexzeß, apparenter 19, 238
Mineralkortikoidhochdruck 232, 234, 238
Mineralkortikoidmangel, Symptome 5, 249
Mineralkortikoidrezeptor 238
Minipille 482
– Einnahmefehler 488
– Indikationen 485
– Schwangerschaften, unerwünschte 480
– Verordnung 485
Minoxidil
– Alopezietherapie 469
– Haarwachstum 457
Mißbrauch, sexueller 119, 120
Missense-Mutation 14
Mitochondrienmutation 14
Mitomycin, Indikationen 521
Mitotane 227, 230
Mittelliniendefekte, Wachstumsstörungen 100
Mittellinientumoren 32
– Wachstumsstörungen 101
Mittelohranomalie, Müller-Aplasie 435
Mixed-Antiglobulin-Reaktionstest, Indikationen 449
Moebius-Zeichen 5, 179
Molekularbiologie 12
Molekulardiagnostik genetischer Erkrankungen 15
Mondgesicht 220
Monoaminooxidase (MAO), Funktion 217
Monofluorphosphat 327
Monorchie 369, 394
MOPP-Schema, Nebenwirkungen 693
Morphin
– Dosierung 327
– Indikationen 327
– Sexualstörungen 374
– TSH-Sekretion 142
Motilin bei Niereninsuffizienz 681
Müdigkeit, Ursachen 4
Müller-Gang
– Aplasie 435, 445
– Hemmungsfehlbildung 437
– persistierender 435
Müller-Strukturen, dysplastische 114
Mukoviszidose, Fertilitätsstörungen 391
Mumpsorchitis 393
– Sonogramm 355
Muskelarbeit, Glukosestoffwechsel 557
Muskelatrophie
– im Alter 417
– Ursachen 219, 365
Muskeldystrophie, myotonische 114
– – Genetik 14
– – Hypogonadismus 374
Muskelhypotonie 366
Muskelschmerzen, Ursachen 242
Muskelschwäche
– Hypothyreose 185
– Ursachen 707

Muskelschwäche
– Vorkommen 4
Mutation 14
Myasthenia gravis 509
Myelinose, zentrale pontine 71, 77
Myelom, multiples, Knochenszintigraphie 653
Myelophthise 346
Myoblastome 58
Myoinositolmangel-Hypothese 541
Myokardinfarkt
– Östrogensubstitution 474
– Schilddrüsenhormone 676
Myom, Östrogensubstitution 475
Myopathie
– kavernöse 400
– thyreotoxische 171
– Ursachen 296
Myositis, okuläre, Differentialdiagnose 180
Myxödem, prätibiales
– – Lokalisation 169
– – s.a. Farbtafel
– – Pathogenese 169
– – Vorkommen 169, 171
– – Ursachen 61
Myxödemkoma
– s.a. Koma, hypothyreotes
– Differentialdiagnose 702
– Notfalldiagnostik/-therapie 707
– Symptome 190
– Ursachen 189

N

Nabelbruch 125
Nachtaktivität, Ursachen 31
Nackenhaaransatz, tiefer 444
NaCl-Test, Indikationen 10
Nägel, brüchige, Ursachen 184
Nageldysplasien 115
Nahrungsmittel, Energiegehalt ("Anstatt"-Tabelle) 619
Nandrolon 663-664
Nasenverdickung 37
Natriumfluorid 327
Natriumperchlorat, Präparate 722
Nebelsehen 27
Nebenhoden
– Anatomie 388
– Funktionsuntersuchung 357
Nebenhodenhypoplasie 114
Nebenhodenuntersuchung 352
Nebennierenadenom
– aldosteronproduzierendes 233
– MEN 1 503
– Therapie 227
Nebennierendysplasie, kongenitale 20
Nebennierenerkrankungen
– Diagnostik 5, 212
– – bildgebende 719
– Selbsthilfegruppen 738
– Symptome 4
Nebennierenhypoplasie, angeborene 243
Nebenniereninsuffizienz
– hypophysäre, Therapie 66
– Kortisonsubstitution 513
– Symptome 5, 679
– Ursachen 512
Nebennierenindzidentalom s. Inzidentalom

Nebennierenlipoidhyperplasie 253
Nebennierenmark, Anatomie 267
Nebennierenmarkerkrankungen, Diagnostik 216
Nebennierenmarkszintigraphie 719
Nebennierenmetastasen, Primärtumoren 243
Nebennierenphlebographie 719
Nebennierenraumforderung, zufällig entdeckte s. Inzidentalom
Nebennierenrindenadenom
– aldosteronproduzierendes, Therapie 239
– Pathogenese 222
Nebennierenrindenerkrankungen
– Diagnostik 212
– Haarveränderungen 466
Nebennierenrindenfunktion bei Niereninsuffizienz 679
Nebennierenrindenhyperplasie, Streß 675
Nebennierenrindeninsuffizienz 241
– s.a. Addison-Krankheit
– akute 708
– Diagnostik 213, 214, 243, 714
– Fallbeispiel 245
– Glukokortikoidsubstitution 244
– medikamentenbedingte 692
– Metopiron-Kurztest 714
– Notfalldiagnostik/-therapie 708
– Pathogenese 242
– Schwangerschaft 245
– Symptome 241
– Therapie 244
– Thyroxin 704
– Ursachen 242, 708
Nebennierenrindenkarzinom 228
– androgenproduzierendes 228
– Chemotherapie 231
– Computertomogramm 229
– DHEAS 460
– Diagnostik 229
– Häufigkeit 261
– östrogenproduzierendes 229
– Pathogenese 222, 229
– Stadien 228
– Strahlentherapie 230
– Symptome 228
– Therapie 227, 230
– TNM-Klassifikation 230
– Tumormarker 229
Nebennierenrindenszintigraphie 719
Nebennierenrindentumoren, Pubertas praecox 121
Nebennierenrindenzellenantikörper 510
Nebennierentherapeutika 721
Nebennierentumoren, östrogenbildende 406
Nebennierenvenenkatheterisierung, Indikationen 237
Nebenschilddrüsenadenom
– s.a. Hyperparathyreoidismus
– Hyperkalzämie 282
Nebenschilddrüsenagenesie 292
Nebenschilddrüsenbestrahlung, Folgen 692
Nebenschilddrüsenerkrankungen
– Diagnostik 5
– Haarveränderungen 466
– Symptome 4
Nebenschilddrüsenhyperplasie, MEN 502
Nebenschilddrüsenhypertrophie 20

Nebenschilddrüsensonographie 720
Nebenschilddrüsenszintigraphie 720
Nebenschilddrüsentumoren 20
Necrobiosis lipoidica, Therapie 580
Nelson-Syndrom 221
Neoplasie
– folliculäre 158
– multiple endokrine s. MEN
– polyglanduläre 502
– – s.a. MEN
Nephrokalzinose, Ursachen 315
Nephropathie, diabetische 536
– – Diagnostik 549
– – Pathogenese 540
– – Therapie 578
Neugeborenengynäkomastie 405
Neugeborenenhypoglykämie 594
Neugeborenenhypothyreose 183, 184, 187
Neuralrohrdefekte, Diagnostik 496
Neuroarthropathie, Differentialdiagnose 552
neuroendokrine Tumoren 516, 517
– s.a. Karznoid
Neurofibromatose
– s.a. von-Recklinghausen-Krankheit
– Genetik 20
– Gliome 32
– Phäochromozytom 267
– Symptome 20
Neurofibrosarkome 20
Neuroglukopenie, Symptome 594
Neurohormone, plazentare 493
Neuroimmunoendokrinologie 668
Neuroleptika
– ADH-Sekretion 71
– Antidiabetika 562
Neurome, MEN 502
Neuropathie
– diabetische 536
– – autonome 551, 579
– – Diagnostik 550
– – Pathogenese 540
– – periphere 550, 579
– – Therapie 579
– intestinale, Therapie 580
Neurophysin 72
Neutral-Protamin-Hagedorn-Insulin 564
Niedrig-Renin-Hypertonie 234
Niedrigkalorien-Diät 627
Nierenaplasie 366
Nierenbiopsie, Indikationen 550
Nierenerkrankungen
– Fettstoffwechselstörungen 611
– Haarveränderungen 466
– Hypoglykämie 597
– Ovulationshemmer 490
– Wachstumshormon 677
Niereninsuffizienz
– Diabetes mellitus 536
– Fettstoffwechselstörungen 611
– Hormonveränderungen 679
– IGF 106
– Kortisolbestimmung 213
– Laborveränderungen 325
– Osteopathie 296
– Pertechnataufnahme 132
– Vitamin-D-Mangel 299
– Wachstumshormonbehandlung 108
– Wachstumsstörungen 96
Nierenkalzinose, Ursachen 280
Nierenkomplikationen, diabetesbedingte, Therapie 578

Nierentransplantation, Fettstoffwechselstörungen 611
Nierenzellkarzinom
– Remissionsrate 653
– Vorkommen 20
Nifedipin, Indikationen 271
Nikotin, ADH-Freisetzung 72
Nikotinamid, Diabetesprävention 552
Nikotinsäure 615
– Antidiabetika 560
Nilutamid, Prostatakarzinomtherapie 649
Nitrosoharnstoffe, Gynäkomastie 404
Non-Hodgkin-Lymphome
– Osteoporose 334
– Schilddrüsenkarzinom 198
– Thyreoiditis 191
Noonan-Syndrom 95, 373, 435
– Fertilitätsstörungen 391
– Symptome 391
– Ursachen 364
Noradrenalin
– ADH-Wirkung 72
– Bestimmung, 216, 217
– Syntheseort 267
– Verfahren 10
Norethisteron, Struktur 483
Norethiston, Präparate 723
Norgestimat, Struktur 483
Normalinsulin 563
Normozoospermie, Definition 356
Normwerte 730
Nortestosteron, Struktur 483
Notfälle, endokrinologische 702
Nüchternhypoglykämie 593
Nulldiät 628
Nykturie, Ursachen 70

O

OAT-Syndrom 395, 396
Oberbauchsonographie 427
Oberflächensensibilität, Untersuchung 550
Oberlängen-Unterlängen-Quotient 84
Objektträgertest, Indikationen 449
Obstipation
– diabetische 551
– Ursachen 184, 289
– Vorkommen 3
Octreotid
– Akromegalie 42
– Indikationen 520, 521, 526, 530
– Insulinomtherapie 601
– Nebenwirkungen 42, 56, 520, 526
– Präparate 721
– Thyreotropinome 55
– TSH-Sekretion 142
Octreotid-Scan 529
Ösophagusverlagerung, Ursachen 166
Östradiol
– Funktion 362
– Normwerte 734
– Präparate 723
– Struktur 483
Östriol
– Normwerte 734
– Präparate 723
– Produktion in der Schwangerschaft 495
Östrogen-Androgen-Präparate für die Hormonsubstitution 477

Östrogene
– Antidiabetika 560
– Aufnahme, akzidentielle 374
– Bildung, vermehrte 406
– Fettstoffwechsel 607
– Gynäkomastie 404, 406
– HDL-Cholesterin 614
– Immunreaktion 670
– Knochendichte 328
– Knochenmasse 322
– Konzentration in der Pubertät 112
– Korpuskarzinom 645
– Leberzirrhose 682
– natürliche 473-474
– Nebenwirkungen 473
– Präparate 723
– – Alopeziebehandlung 469
– – für die Hormonsubstitution 477
– Prolaktinom 48, 50
– Prostatakarzinomtherapie 648, 650
– Scheidenepithel s.a. Farbtafel
– in der Schwangerschaft 495, 499
– zur Substitutionsbehandlung 473
– Synthese, plazentare 497
– synthetische 473-474
– Vaginalzytologie 424
– Wachstumsentwicklung 114
– Wirkung 115, 362, 495
– – immunregulative 668
– – kontrazeptive 482
Östrogen-Gestagen-Test 426
Östrogen-Gestagen-Therapie
– bei hormonabhängigen Tumoren 476
– Indikationen 113, 115
– Präparate 724
– – für die Hormonsubstitution 477
– – für die Kontrazeption 479
Östrogenmangel
– kardiovaskuläres Risiko 471
– Symptome 46, 471, 692
– nach Tumorbehandlung 692
Östrogenmonotherapie 475
Östrogensubstitution
– Applikationsform 474, 475
– Dosierung 327-328
– Indikationen 67, 112, 127, 327, 328, 386, 474
– Kontraindikationen 474
– Nebenwirkungen 127
– Osteoporoseprävention 327
Östrogentherapie
– Kontraindikationen 699
– Nebenwirkungen 698
– Transsexualität 697, 698
Östron
– Normwerte 734
– Prostatahyperplasietherapie 651
Ohr, eingekerbtes 125
Ohr(muschel)fehlbildungen 373, 435
Oktopusperimetrie, Indikationen 27
Okulomotoriusparese, Augenstellung 54
Oligoasthenoteratozoospermie
– Definition 356
– idiopathische 395
Oligoasthenozoospermie
– Leberzirrhose 682
– Niereninsuffizienz 681
Oligodontie 304
Oligomenorrhö 423
– Definition 438
– nach Tumorbehandlung 692
– Ursachen 422

Oligophrenie 366, 367
Oligospermie, Ursachen 229
Oligozoospermie, Definition 356
Omeprazol, Indikationen 526
Ondansetron, Indikationen 520
Onkologie, gynäkologische 634
o,p'DDD 227, 230
Opiate, Sexualstörungen 374
Orbitopathie, endokrine 178-181
Orchidopexie 116, 373
Orchiektomie 648
Orchitis 374
– infektiöse 393
– Komplikationen 116
– Ursachen 364
Orthostasetest 551
– Durchführung 236
– Indikationen 10, 237
Osler-Phänomen 542
Osmoregulation 71
Osteitis deformans 336
– – s.a. Paget-Krankheit
Osteocalcin, Normwerte 734
Osteodysplasie, progressive diaphysäre 345
Osteodystrophia fibrosa cystica generalisata 281
Osteodystrophie
– Albright 292
– renale, Osteosklerose 344
Osteofluorose 343, 344
Osteogenesis imperfecta 342, 348, 349
Osteoidose 298
Osteoklastenaktivität, gesteigerte 337
– – tumorbedingte 283
Osteologie, Diagnostik 274
Osteolyse
– Aktivitätsbestimmung 275
– Diagnostik 276
– Röntgenbefund 299
– tumorbedingte 283
Osteomalazie 302
– s.a. Rachitis
– Diagnostik 276, 306
– Formen 302
– Laborveränderungen 325
– medikamenteninduzierte 303
– Pathogenese 304
– Röntgenveränderungen 306
– Symptome 303
– Therapie 307
– tumorassoziierte 304, 306
– Ursachen 295, 302-303
Osteomyelitis
– chronische, Wachstumsstörungen 97
– Differentialdiagnose 552
– gehäuftes Vorkommen 346
Osteopathia striata 344
Osteopathie
– Diagnostik 274
– renale 295, 297, 298
Osteopenie
– Definition 319
– Ursachen 416, 685
Osteopetrose 346, 347
Osteopoikilie 344
Osteoporose
– Definition 319
– Diagnostik 276, 323, 332
– Fallbeispiel 334
– Fluoridüberbehandlung 343
– Folgen 472
– glukokortikoidbedingte 220, 333

Osteoporose
– Glukokortikoidtherapie 660
– hyperthyreosebedingte 171
– juvenile 335
– Labordiagnostik 325
– des Mannes 331
– Morphometrie 277
– MRT 277
– Östrogenmangel 472
– Pathogenese 321, 332
– postmenopausale 322
– Prävention 326
– primäre 319
– Risikofaktoren 323, 442
– Röntgenbefund 320
– sekundäre 319, 331
– Selbsthilfegruppen 328, 738
– Symptome 274, 320
– Therapie 326, 332
– Ursachen 319, 331, 334, 365, 472
Osteoporoseschmerz 320
– Therapie 327, 328
Osteoporoseselbsthilfegruppen 328, 738
Osteosarkome 337
Osteosklerose 342
Ostitis fibrosa 295
Ovarektomie 636
Ovarialentwicklung 89
Ovarialfunktion
– Diagnostik 448
– gestörte, Symptome 4
Ovarialinsuffizienz
– hypophysäre 449
– primäre 115
– Therapie 449
– vorzeitige 292, 443
– zytostatikabedingte 692
Ovarialkarzinom
– Akromegalie 39
– Epidemiologie 635
– Hormontherapie 476
– Ovulationshemmer 489
– Stadium zum Zeitpunkt der Diagnose 635
– Strahlentherapie, Folgen 692
– Therapie 644
– Überlebenskurven 634
Ovarialzysten
– autonome 121
– Kontrazeptiva 487
– Ovulationshemmer 489
Ovariektomie, Mammakarzinomtherapie, Ansprechrate 641
Ovarienerkrankungen, Haarveränderungen 466
Ovariensonographie 427
Ovariomenolyse, radiogene 637
Ovarsyndrom, polyzystisches (PCO-Syndrom)
– – Adipositas 422
– – Begleitkrankheiten 461
– – Diagnostik 459
– – Haarveränderungen 465
– – Symptome 4, 458, 460
– – Therapie 450
– – Ursachen 458
– – Zyklusstörungen 439
Oviduktpersistenz 371
– Diagnostik 431
– Ursachen 364
Ovulationshemmer 479
– s.a. Kontrazeptiva und Pille
– Amenorrhö 485

Ovulationshemmer
– Einnahmefehler 488
– Einphasenpräparate 480
– Gestagenpräparate 482
– Hirsutismusbehandlung 461
– Kombinationspräparate 480
– Kontraindikationen 484, 489
– Nebenwirkungen 489
– östrogendominante, Wirkung 487
– Pharmakologie 479
– Postkoitalpille 481
– Präparate 480, 481
– Schwangerschaften, unerwünschte 480
– Sequenzpräparate 481
– Thromboserisiko 489
– Wachstumsentwicklung 114
– Wirkung 488
Oxabolon, Struktur 664
Oxandrolon
– Indikationen 112
– und Wachstumshormon 107, 115
18-Oxocortisol im Urin 238
Oxuzolinderivate, Kalziumstoffwechsel 660
Oxytocin, Syntheseorte 669
Oxytocinase, ADH-Degradation 72

P

Paaranamnese 352
Paare, diagnostische bei der Hormonbestimmung 9
Paarssterilität 451
Paget-Krankheit 336
– s.a. Osteitis deformans
– Diagnostik 276, 337
– Labordiagnostik 338
– Pathophysiologie 337
– Prognose 340
– Symptome 336
– Therapie 339
– Therapiekontrolle 275
Paget-Sarkom 276
Pallhypästhesie, Ursachen 550
Pamidronat 329
– Dosierung 340
– Indikationen 287, 340, 348
– Knochenmetastasentherapie 654
– Nebenwirkungen 654
– Präparate 726
– Wirkung 340, 654
Pankreasgastrinom, Diagnostik 525
Pankreaskarzinoid 518, 519
Pankreaskarzinom
– ADH-Sekretion 71
– Akromegalie 39
Pankreastransplantation 573
Pankreastumoren
– MEN 502, 503
– Therapie 507
– Vorkommen 20
pankreatisches Polypeptid bei Niereninsuffizienz 681
Pankreatitis
– nekrotisierende, Hypokalzämie 292
– Östrogensubstitution 474
– Symptome 274
– Vorkommen 4
Pankreozymin bei Niereninsuffizienz 681

Papaverin
- Schwellkörper-Autoinjektionstherapie (SKAT) 402
- SKAT-Testung 401
Papillennekrose, diabetische, Therapie 579
Paracetamol 327
Parästhesien, Ursachen 289
Paragangliome 216, 266
Parasitosen, Wachstumsstörungen 96
Parathormon
- Indikationen 329
- Normwerte 734
- Wirkung 282, 290
Parathormonmangel 291, 710
Parathyreoidektomie
- Indikationen 507
- subtotale 301
Parinaud-Symptomatik 31
Parvisemie, Definition 356
Pasqualini-Syndrom 65, 364, 368
PCO-Syndrom s. Ovarsyndrom, polyzystisches
Peak bone mass 321, 324
Pellagra 517
Pendelhoden 116
- Epidemiologie 373
- Untersuchungsbefund 352
D-Penicillamin, Gynäkomastie 404
Penisentwicklung, Stadien 87
Penislänge, Beurteilung 88-89
Penisplastik 700
Penisuntersuchung 353
Pentagastrin-Provokationstest, Indikationen 519
Pentagastrintest 715
- Calcitoninbestimmung 145
- Indikationen 10
Pentamidin 597, 598
Peptid
- parathormonähnliches 652
- schwangerschaftsspezifisches 493
- vasoaktives intestinales (VIP), Rezeptorszintigraphie 26
- - Syntheseorte 669
- - Wirkung 530, 668
Perchlorat, Wirkung 174
Perikarderguß, Ursachen 707
Perimenopause, Definition 470
Periodenstörungen, Ursachen 30
Periostitis deformans, Röntgenmorphologie 343
Peroxidaseantikörper, Normwerte 731
Pertechnataufnahme, basale 132
Pertechnatkinetik, Schilddrüsenszintigraphie 131
Pertubation 426
Pes cavus 366
Pestizide, Fertilitätsstörungen 375, 392
Pfötchenstellung 710
Pfropf-Basedow, Diagnostik 172
Phäochromozytom 266
- Akromegalie 39
- bilaterales 502, 504
- Diagnostik 10, 216, 268, 506, 717
- Glukagonstimulationstest 717
- Hormonbestimmung 9, 10
- Hormonsekretion 216
- Inselzelltumor 266
- Komplikationen 271
- malignes 271
- MEN 2 502
- Notfalldiagnostik/-therapie 709

Phäochromozytom
- oligosymptomatisches, Fallbeispiel 264
- Schwangerschaft 272
- Screening 507
- Stimulationstests 10
- Symptome 4, 267, 709
- Szintigraphie 719
- Therapie 271, 508
- Vorkommen 20, 504
Phakomatosen, Phäochromozytom 267
Phenbutazon, Antidiabetika 560
Phenhydan, Dexamethasontest 11
Phenobarbital
- Nebenwirkungen 305
- Osteoporose 334
Phenothiazine
- Gynäkomastie 404
- Nebenwirkungen 189
Phenoxybenzamin, Indikationen 271
Phenprocoumon, Antidiabetika 560
Phentolamin
- Indikationen 271, 710
- Schwellkörper-Autoinjektionstherapie (SKAT) 402
- SKAT-Testung 401
Phentolamintest, Indikationen 270
Phenytoin
- Antidiabetika 560
- Gynäkomastie 404
- Haarwachstum 457
- Kortisolsynthese 243
- Nebenwirkungen 305
- Osteoporose 334
Philadelphia-Translokation 13
Phosphatase, alkalische, Normwerte 731
Phosphatdiabetes 310
- s.a. Hypophosphatämie
- s.a. Rachitis, Vitamin-D-resistente
- Diagnostik 312
- Pathogenese 306, 311
- Röntgenbefund 312
- Symptome 311
- Therapie 313
Phosphatmangel s. Hypophosphatämie
Phosphatstoffwechsel, Normalwerte 313
Phosphatsubstitution 308, 313
Photophobie, Therapie 180
PIF 45
Pigmentnaevi 115, 444
Pigmentstörungen, Ovulationshemmer 490
Pigmentveränderungen 4
Pille s.a. Kontrazeptiva bzw. Ovulationshemmer
Pillenpause 485
Pinealistumoren 30, 31, 34, 35
Pinealoblastome 31, 34, 35
Pinealome 34
Pineozytome 34
pituitary apoplexy 49
Plasmalipoproteine, Klassifikation 603
Plasmapherese bei endokriner Orbitopathie 181
Plasmareninaktivität bei Niereninsuffizienz 680
Plasmozytom
- Hypophysenmetastasen 57
- Knochenszintigraphie 653
- Laborveränderungen 325
- Osteolyse 283

Plasmozytom
- Osteoporose 334
Plazenta, Histologie 493
Plazentadurchblutung, Förderung 498
Plazentaenzyme 492
Plazentafunktionsdiagnosik 497
Plazentafunktionsstörung, Diagnostik 496
Plazentahormone 493, 497
Plazentalaktogen, humanes 493, 497
Plexus pampiniformis, Dopplersonographie 354
- - Untersuchung 353
pluriglanduläre Insuffizienz 509-512
Pneumadin, ADH-Sekretion 71
Polydaktylie 367, 435
Polydipsie
- Diagnostik 74, 716
- Differentialdiagnose 704
- Durstversuch 716
- Kochsalzinfusionstest 717
- psychogene 69
- Ursachen 69, 535, 710
- Vorkommen 3, 98
Polymenorrhö 423
Polymerase-Kettenreaktion 16
Polyolstoffwechsel, Diabetes mellitus 539
Polyphagie 95, 98
Polyurie
- Diagnostik 74, 716
- Differentialdiagnose 75
- Durstversuch 716
- Kochsalzinfusionstest 717
- Ursachen 69, 535, 704, 710
- Vorkommen 3
Poromalazie 326
Porphyrie
- Östrogensubstitution 474
- Ovulationshemmer 490
- zyklusabhängige, Kontrazeptiva 487
Portiokappe, Schwangerschaften, unerwünschte 487
Postkoitalpille 481
Postkoitaltest 425, 449
Postmenopause
- Definition 470
- Hormonsubstitution 476
- Hormonveränderungen 472
Post-partum-Thyreoiditis 193, 195, 196
Potenzstörungen
- im Alter 416
- diabetesbedingte, Therapie 580
- Niereninsuffizienz 681
- Psychopharmakatherapie 690
- Ursachen 61, 229, 274, 369, 374
Potenzverlust 3, 30
Potomanie, Ursachen 69
Prader-Labhart-Willi-Syndrom 63, 65, 95, 366, 441
- Adipositas 621
- Ursachen 364
Prader-Largo
- Körperlänge 82
- Kopfumfang 86
- Scheitel-Steiß-Länge 84
Prämenopause
- Definition 470
- Hormonsubstitution 476
- Hormonveränderungen 472
Prazosin, Indikationen 271
Prednisolon
- Äquivalenzdosis 659, 722

Prednisolon
- Präparate 721

Prednison, Präparate 721
Pregnancy-associated placental protein A 493
Pregnatriol, Normwerte 734
premature ovarian failure 443
Priapismus, Ursachen 379
Priming, Wachstumsstörungen 105
Probenecid, Antidiabetika 560
Probucol 615
Procarbazin
- Fertilitätsstörungen 392
- Gynäkomastie 404
- Nebenwirkungen 692

Progesteron
- Aldosteronsekretion 235
- Messung 9
- Normwerte 734
- Struktur 483
- Synthese
- – plazentare 497
- – in der Schwangerschaft 495
- Wirkung 495

Prognathie 124
Proinsulinbestimmung 544
Prolaktin
- Mangel 100
- Messung 9, 112
- Normwerte 734
- Physiologie 46
- Psychopharmaka 690
- Sekretion 45
- – Medikamenteneinfluß 727, 728
- Syntheseorte 669
- nach Tumortherapie 691
- Wirkung 423
- – immunregulative 668

Prolaktindefizit 62
Prolaktinhemmer 720, 728
prolaktininhibierender Faktor 45
Prolaktinome
- Diagnostik 24, 505
- Fallbeispiel 48
- Funktionsdiagnostik 24
- Kernspintomogramm 48
- Komplikationen 49
- maligne 47
- MEN 1 503
- Osteoporose 332
- Schwangerschaft 50
- Therapie 24, 35, 47, 49, 461, 704
- TRH-Test 47
- Wachstumsstörungen 101

Prolaktinübersekretion s. Hyperprolaktinämie
Propf-Basedow, Therapie 175
Propranolol, Indikationen 174, 196, 706
Propylthiouracil
- Indikationen 706
- Präparate 722

Propyluracil, Wirkung 174, 186
Prostata
- Funktionsuntersuchung 357
- Regulation 647
- Sonogramm 355
- Sonographie 354
- – transrektale 354
- Untersuchung 353

Prostatahyperplasie
- Therapie, endokrine 650
- Untersuchungsbefund 353

Prostatahypertrophie, benigne, Ursachen 418
Prostatakarzinom
- Anabolika 664
- Diagnostik 648
- Epidemiologie 419
- Hypophysenmetastasen 57
- Knochenmetastasen 652
- Remissionsrate 653
- Therapie, hormonelle 648
- Untersuchungsbefund 353

prostataspezifisches Antigen, Normwerte 736
Prostatitis, Untersuchungsbefund 353
Proteinstoffwechsel bei Intensivpatienten 678
Proteinzufuhr bei Diabetes mellitus 556
Protonenpumpenhemmer, Indikationen 526
Protoonkogene, Schilddrüsenkarzinom 200
Protrusio bulbi s. Orbitopathie, endokrine
Prüfungsstreß, Symptome 267
Pruritus
- genitalis 535
- urämischer 296

Pseudo-Cushing 223
Pseudohermaphroditismus
- femininus 248, 432
- Karyotyp 431
- masculinus 369, 433
- – Epidemiologie 18, 19
- – Ursachen 363, 364, 381, 385

Pseudohyperparathyreoidismus, Ursachen 283
Pseudohypoglykämie
- Hungerversuch 599
- postprandiale 593, 597
- – Therapie 602

Pseudohyponatriämie 75
Pseudohypoparathyreoidismus 289, 292
- Differentialdiagnose 710
- Therapie 294

Pseudomangelrachitis 304, 306, 308
Pseudomineralkortikoidhypertonus 239
Pseudopubertas praecox 119, 120, 124
- – GnRH-unabhängige 121
- – Längenwachstum 98
- – Ursachen 249, 250

Pseudo-Vitamin-D-Mangelrachitis 304
psychische Störungen im Klimakterium 471
Psychopharmaka
- Fertilitätsstörungen 375, 393
- Gynäkomastie 404

Psychopharmakotherapie 690
Psychosen
- affektive 686
- – s.a. Depression
- anabolikabedingte 665

Pterygium colli 115, 373, 391, 444
Ptosis 373
Pubarche 89
- prämature 118
- verzögerte 111

Pubertät
- männliche 88
- Wachstumshormonsubstitution 107
- weibliche 89

Pubertätsbeginn, verzögerter oder beschleunigter 93, 375
Pubertätsentwicklung
- s.a. Pubertas tarda bzw. praecox
- ausbleibende 113
- gestörte, Hypothyreose 184
- IGF 106
- Stadien 87
- verzögerte 97, 111
- – konstitutionelle 111
- – Therapie 112
- – Ursachen 32
- – Wachstumsgeschwindigkeit 105
- vorzeitige 118-119

Pubertätsgynäkomastie 89, 405, 409
Pubertätszeichen, isoliertes Auftreten 118
Pubertas
- praecox 118, 119
- – s.a. Pubertätsentwicklung, vorzeitige
- – Längenwachstum 98
- – Ursachen 30
- – vera 124
- – Vorkommen 33, 347
- – zentrale 119
- tarda 111, 113, 367
- – s.a. Pubertätsentwicklung, verzögerte
- – Fallbeispiel 366
- – konstitutionelle, Ursachen 364
- – Ursachen 30

Pubesbehaarung
- Tanner-Stadien 87
- vorzeitige 118

Pulsar-Methode, Wachstumshormonmessung 104
Punktionszytologie, präoperative 201
Punktmutation 14
Pupillenreaktion, aufgehobene, Ursachen 31
Puppengesicht, Wachstumshormonmangel 99
Pyknodysostose 345
Pyridinium-Crosslinks 339
- Normwerte 735

Pyridinolin, Normwerte 735

Q

Quervain-Thyreoiditis s. de-Quervain-Thyreoiditis
Quinagolid, Prolaktinom 49

R

Rabson-Mendelhall-Syndrom 19
Rachitis 302
- s.a. Osteomalazie
- phosphorpenische 310
- tumorassoziierte 304
- Ursachen 20
- Vitamin-D-resistente 310
- – s.a. Phosphatdiabetes

Radiochirurgie, stereotaktische, Akromegalie 42
Radiojodtherapie 153
- Fertilitätsstörungen 375, 392
- Hyperthyreose 174
- Indikationen 159, 166, 706

Radiojodtherapie
– Kanzerogenität 200
– Strahlenfolgen 692, 693
Radiopharmaka bei der Schilddrüsenszintigraphie 131
Radiotherapie, Wachstumsstörungen 97
Ranitidin
– Gynäkomastie 404
– Indikationen 525
Rathke-Tasche, Zysten 58
Rauchen
– Fertilitätsstörungen 392
– HDL 608
Rauschgifte, Gynäkomastie 404
Rechtsherzendokardfibrose 516, 517
Recklinghausen-Krankheit s. von-Recklinghausen-Krankheit
5alpha-Reduktasehemmer 650, 723
5alpha-Reduktasemangel 434
– Diagnostik 431
– Karyotyp 432
– Prostatahypoplasie 647
5alpha-Reduktasesyndrome 444
Reduktionsdiät, konventionelle 626
Refertilisierung 393
Refluxösophagitis, Therapie 526
Refraktionsanomalien, transitorische 573
Regitintest, Indikationen 270
Regularinsulin 563
Reifenstein-Syndrom 381, 382, 434
– Fertilitätsstörungen 391
– Ursachen 365
Reizblase, Östrogenmangel 471
Rekurrensparese
– spontane 199
– Ursachen 148, 153, 174, 200
Relaxin 493
Releasing-Hormone, hypothalamische 730
Releasing-Hormon-Test, kombinierter 716
Renin, Normwerte 735
Reninmessung, Testverfahren 10
Reninproduktion in der Schwangerschaft 495
Renoir-Effekt, Osteomalazie 306
Reserpin, Gynäkomastie 404
resistent ovary syndrome 443
Restriktions-Fragment-Längen-Polymorphismus 15
Retardierung, mentale, Chromosomenveränderungen 13
Retentio testis abdominalis 394
Retinitis pigmentosa 367
Retinoblastom, Strahlenfolgen 691
Retinopathie
– diabetische 536
– – Diagnostik 549
– – Komplikationen 549
– – Pathogenese 539
– – Therapie 549
– tamoxifenbedingte 638
Retortenbaby 452
RET-Protoonkogen, Bestimmung 146
Retrobulbärbestrahlung 181
Retroidprogesteron, Indikationen 498
Rezeptorszintigraphie, Indikationen 26
Rhabdomyolyse, Hypokalzämie 293
Riechstörungen
– Ursachen 63
– Vorkommen 441

Riechvermögen, gestörtes 113
Riedel-Struma
– s.a. Thyreoiditis, fibrosierende
– Pathogenese 195
– Symptome 193
– Therapie 197
Riesenwuchs
– s.a. Hochwuchs
– hypophysärer 124, 125
Riesenzelltumoren, Osteomalazie 304
Rifampicin
– Kortisolsynthese 243
– Ovulationshemmer 488
Rinderinsulin 563
Rippenfraktur, Ursachen 333
Rokitansky-Küster-Mayer-Syndrom 445
Rosewater-Syndrom 434
Rothmund-Syndrom, Fertilitätsstörungen 392
Rüdiger-Syndrom 435
Rugger-jersey-spine 299, 300
Rundrücken 274

S

Saccharaseisomaltasemangel, Wachstumsstörungen 96
Sättigungsstörungen 623
Salizylate, Antidiabetika 560
Salzhunger 241
Salz-Pfeffer-Schädel 299
Salzverlustkrise, Akuttherapie 256
Salzverlustsyndrom 18, 70, 73
Samenanalyse, computerassistierte 357
Samenblase, Sonogramm 354, 355
Samenblasenfunktion, Beurteilung, sonographische 355
Samenblasenhypoplasie 114
Sandwich-Wirbel 299–300
Sarkoidose
– Hyperkalzämie 284
– Hypothyreose 186
– im Sellabereich 26, 35, 59
– Thyreoiditis 191
– zerebrale 33, 35
Scavanger-Stoffwechselweg 604
Schädeldeformierung, Schilddrüsenhormonresistenz 207
Schädel-Hirn-Trauma, Wachstumsstörungen 102
Schädelübersichtsaufnahme 25
Schädelwachstumszunahme 37
Schambehaarung 463
Schambelan-Syndrom 550
Scheidenepithel, Veränderungen, hormonelle s.a. Farbtafel
Scheitel-Steiß-Länge 83
Schenkelhalsfraktur
– Inzidenz 278
– osteoporotische 320, 324
Scheuklappensehen 27
Schildbrust mit Hypertelie 373
Schildddrüsendiagnostik s.a. Schilddrüsensonographie bzw. -szintigraphie
Schildddrüsenüber- bzw. -unterfunktion s. Hyper- bzw. Hypothyreose
Schilddrüsenadenom
– autonomes 161
– follikuläres, Histologie s.a. Farbtafel

Schilddrüsenantikörper 144
– Bestimmung 144, 172
– – Indikationen 186
– – Strumadiagnostik 150
– Kontrolluntersuchungen 513
– Normwerte 731
– Vorkommen 192, 194, 510, 511
Schilddrüsenaplasie, Sonographie 135
Schilddrüsenautonomie
– Basedow-Krankheit 162
– Diagnostik 163
– Differentialdiagnose 165
– disseminierte 162
– funktionelle 161, 162
– hyperthyreote, Therapie 166
– Merkmale 165
– Pathogenese 169
– Prävalenz 168
- Sonographie 135 und Farbtafel
– Szintigramm s.a. Farbtafel
– Therapie 165
Schilddrüsenbestrahlung
– Hypothyreose 186
– Strahlenfolgen 691
Schilddrüsendiagnostik 130, 715
– sonographische 133
– szintigraphische 130
– zytologische 138
Schilddrüsenentzündung s. Thyreoiditis
Schilddrüsenerkrankungen
– diffuse, Sonographie 135
– Fettstoffwechselstörungen 611
– Selbsthilfegruppen 738
– umschriebene, Sonographie 137
Schilddrüsenfollikel, Vermehrung 163
Schilddrüsenfunktion bei Leberzirrhose 682
Schilddrüsenfunktionsparameter 171
Schilddrüsengewebe
– dystopes, Nachweis 133
– ektopes, Szintigramm s.a. Farbtafel
Schilddrüsenhormonantoantikörper 145
Schilddrüsenhormondiagnostik 141
Schilddrüsenhormone
– Antidiabetika 560
– Bestimmung 143
– – Indikationen 164
– – Strumadiagnostik 150
– Entzündungen 669
– fetale 494
– freie, Bestimmung 143
– – Normwerte 144
– Gynäkomastie 406
– bei Intensivpatienten 676
– Kontrazeptiva 483
– Niereninsuffizienz 680
– Normwerte 735
– Pertechnataufnahme 132
– Präparate 722
– Produktion in der Schwangerschaft 495
– Syntheseorte 669
– Wirkung 170
– – immunregulative 668
Schilddrüsenhormonresistenz 206
– Diagnostik 208
– familiäre 19
– Genetik 208
– Pathogenese 207
– Symptome 8
– Therapie 209

Schilddrüsenhormonrezeptor-beta-Gen 146
Schilddrüsenhormonsubstitution 188
Schilddrüsenhypertrophie 149
Schilddrüsenkarzinom
– anaplastisches 199
– – Sonographie 136
– Befunde 199
– nach Bestrahlung 691
– Diagnostik 200
– – bildgebende 719
– differenziertes 199
– entdifferenziertes, Histologie s.a. Farbtafel
– Epidemiologie 198
– Häufigkeit 155, 199
– – bei Schilddrüsenknoten 156
– Histologie 199
– – s.a. Farbtafel
– Jodprophylaxe 200
– Klassifikation 198
– Knochenmetastasen 653
– Lymphome 198
– medulläres, Diagnostik 506, 715
– – Pentagastrin-Test 715
– – Symptome 504
– – Therapie 507
– – Vorkommen 20, 504
– – Zytologie 141
– MEN 2 502, 504
– Metastasendiagnostik 201
– Metastasentherapie 203
– Metastasierung 156, 200
– Nachsorgeplan 203
– Operationsradikalität 202
– papilläres 140
– – Prävalenz 155
– papilläres, Histologie s.a. Farbtafel
– Pathogenese 200
– Prognose 204
– Rezidivtherapie 203
– Symptome 156
– Szintigraphie 133
– Therapie 202
– – postoperative 203
– Thyreoglobulinbestimmung 145
– TNM-Klassifikation 199
– Tumormarker 145, 201
Schilddrüsenknoten 150
– s.a. Struma nodosa
– benigner, Therapie 159
– Diagnostik 158
– Echodichte 157
– heißer 163
– – s.a. Farbtafel
– – Pathophysiologie 161
– – Therapie 159
– isolierter 155
– – Diagnostik 156
– – Schilddrüsenkarzinom 199
– – Zytologie 157
– kalter 163
– – s.a. Farbtafel
– – Dignität 157
– – Malignitätshäufigkeit 155
– – Therapie 159
– Pathogenese 162
– verdächtiger 199
– Therapie 202
Schilddrüsenlymphom, Sonographie 136
Schilddrüsenmalignome 198
Schilddrüsenmedikamente 722

Schilddrüsenoperation 174
– funktionskritische 166
– Indikationen 158
Schilddrüsenpunktion 138
– Indikationen 157
– Kontraindikationen 158
– präoperative 201
Schilddrüsenschwellung, schmerzhafte 192
Schilddrüsensonographie 133, 719
– Differentialdiagnose 194
– farbkodierte 138
– Hyperthyreose 172
– Indikationen 186
– Karzinomdiagnostik 200
– Schilddrüsenknoten 157
– Strumadiagnostik 150
Schilddrüsenstörungen
– s.a. Hyper- bzw. Hypothyreose
– Diagnostik 5
– Hormonbestimmung 9
– Symptome 3
– nach Tumortherapie 691
Schilddrüsenszintigraphie 130, 719
– Differentialdiagnose 194
– Hyperthyreose 172
– Indikationen 133, 187
– Normalbefund s.a. Farbtafel
– quantitative 164
– Schilddrüsenautonomie 161
– Schilddrüsenknoten 157
– Strumadiagnostik 151
Schilddrüsentumoren 139, 140
Schilddrüsenvolumen
– Grenzwerte 150
– Normwert 135
Schilddrüsenzysten 150
– solitäre, Therapie 159
– Sonographie 136
Schilddrüsenzytologie 138
– Indikationen 151
Schlafapnoesyndrom
– Akromegalie 38
– Androgentherapie 419
– Ursachen 379
Schlafstörungen im Klimakterium 471
Schlaf-Wach-Rhythmus, gestörter, Ursachen 31-32
Schlankheitsdiät 628
Schleiersehen 28
Schleifendiuretika, Indikationen 287
Schleimhautneurome, MEN 502, 504
Schleimhautveränderungen
– Östrogenmangel 471
– pluriglanduläre Insuffizienz s.a. Farbtafel
Schluckstörungen, Ursachen 148
Schmidt-Syndrom 193, 703
– Differentialdiagnose 702, 707, 708
Schmorl-Knoten 276
Schneegestöber nach Mumpsorchitis 355
Schneidezahn, mittlerer 100
Schock, hypoglykämischer
– – Notfalltherapie 576
– – Symptome 709
Schokoladenzysten 137
Schroth-Fasten 628
Schwangerschaft
– ADH-Degradation 72
– Diabetestherapie 574
– Glukokortikoidsubstitution 68
– Hormonproduktion, fetale 493
– – mütterliche 495

Schwangerschaft
– Hyperthyreose 176
– Jodsupplementierung 153
– Kortisolkonzentration 213
– Nebennierenrindeninsuffizienz 245
– Phäochromozytom 272
– Prolaktinom 50
– Prolaktinsekretion 45-46
– Schilddrüsenhormone 176
– Schilddrüsenhormontherapie 152
– Syndrom, adrenogenitales 256
Schwangerschaftendokrinologie 492
Schwangerschaftsdauer, verlängerte, Hypothyreose 183
Schwangerschaftsdiagnostik, endokrinologische 496
Schwangerschaftserhaltung 498
Schwangerschaftskomplikationen, Diagnostik 496, 498
Schwangerschaftsprotein, plazentares 493
Schwangerschaftsverhütung 480
– s.a. Kontrazeption
Schwarz-Bartter-Syndrom s. Syndrom der inadäquaten ADH-Sekretion
Schwefelkohlenstoff, Fertilitätsstörungen 375
Schweineinsulin 562
Schweißausbrüche im Klimakterium 470
Schweißsekretion, Untersuchung 551
Schwellkörper-Autoinjektionstherapie (SKAT) 402
Schwellkörpergewebe, Anatomie 399
Schwerhörigkeit, Ursachen 337
Schwermetalle, Fertilitätsstörungen 375, 392
Schwindel im Klimakterium 471
Schwitzen
– gustatorisches 551
– – Therapie 580
– Ursachen 267
– vermehrtes 38
Seborrhö
– Ovulationshemmer 487
– Ursachen 422
Seborrhoea oleosa 464
Sehnenrupturen, spontane 296
Sehnenxanthome 606, 612
Sehstörungen
– bei endokriner Orbitopathie 178
– Hypothalamustumoren 31
– Ovulationshemmer 490
– tumorbedingte, Diagnostik 27
– Vorkommen 3, 5, 100
Sekretin bei Niereninsuffizienz 681
Sekretininjektion, selektive arterielle 525
Sekretintest 524
Selbsthilfegruppen 737
Sella, leere s. Empty-sella-Syndrom
Sellazielaufnahme 718
Semilenteinsulin 564
Seminom
– Epidemiologie 411
– Hodenlageanomalie 373
– Pathogenese 412
– Sonogramm 355
– Therapie 414
– Tumormarker 411
Semmelkur 628
Sepsis
– Schilddrüsenhormone 669
– Streßreaktion 674

Sequentialtherapie 475
Serotonin
– Karzinoidsyndrom 518
– Normwerte 735
Serotoninantagonisten, TSH-Sekretion 142
Sertoli-cell-only-Syndrom
– Hodenbiopsie 358
– Ursachen 364
– zytostatikabedingtes 693
Sertoli-Zell-Reifung, prämature 120
Sertoli-Zelltumoren, Therapie 415
Serumosmololität, Bestimmung 72
Sexualhaar 463
Sexualhormon-bindendes Globulin, Funktion 362
Sexualhormone 723
Sexualhormonproduktion, plazentare 493
Sexualhormonsubstitution, Indikationen 107, 115, 126
Sexualorgane, Ovulationshemmer 488
Sexualsteroide
– Kontraindikationen 440
– in der Schwangerschaft 499
Sexualstörungen, Ursachen 374
SHBG, Normwerte 735
Sheehan-Syndrom 59, 703
Shwachman-Syndro,, Wachstumsstörungen 97
SIADH s. Syndrom der inadäquaten ADH-Sekretion
Sicca-Syndrom, Therapie 180
Sichelzellenanämie
– Hypogonadismus 374
– Wachstumsstörungen 97
silent thyreoiditis 191, 193
– Diagnostik 194
– Histologie 194
– HLA-Assoziation 195
– Pathogenese 168, 170
– Therapie 196
Silver-Russel-Syndrom 95
Sims-Huhner-Test 425, 449
Single-Photon-Emissions-Computertomographie, Schilddrüsendiagnostik 132
Sinus-petrosus-Katheterisierung
– Indikationen 222, 223, 226
– Katheterlage 224
Sinustumor, endodermaler 411
Sipple-Syndrom 267, 502
Sitzhöhe 83
Sjögren-Syndrom, Hashimoto-Thyreoiditis 192
SKAT-Testung 401
Skelettdysplasien 83, 94
Skeletterkrankungen
– konstitutionell-genetische 94
– Ovulationshemmer 490
Skelettveränderungen
– Hyperparathyreoidismus 295
– MEN 2 505
– Phosphatdiabetes 311
Sklerenverfärbung 345, 346, 348
Sklerodermie, Haarveränderungen 466
Skleroostose 345
small for gestational age 93-94
Smith-Lemli-Opitz-Syndrom 114
Somatomedin C
– s.a. IGF-1
– Normwerte 735

Somatostatin 39, 721
– bei Intensivpatienten 677
– Syntheseorte 669
– TSH-Sekretion 142
– Wirkung, immunregulative 668
Somatostatinanaloga
– Akromegalie 42
– Indikationen 521, 526
Somatostatinom
– Häufigkeit 528
– Symptome 529
– Vorkommen 516
Somatostatinrezeptor-Imaging 26
Somatostatinrezeptor-Szintigraphie, Karzinoiddiagnostik 520
somatotrope Achse, geschädigte 62, 65
– – Diagnostik 66
– – Therapie 67
Somnolenz, Ursachen 31
Somogyi-Effekt 572
Sotos-Syndrom 123
SPACE 401
Speicherkrankheiten 608
Spermarche 88
Spermatogenese 389
Spermatozele
– Sonogramm 390
– Untersuchungsbefund 352
Spermatozoenantikörper, Normwerte 731
Spermatozoen-Mukus-Interaktion, gestörte, Therapie 450
Spermien
– Bildung 389
– Morphologie 357
– Motilität 356
– Überlebenszeit 488
Spermienantikörper 395, 426
Spermienfunktionstests 357
Spermieninjektion, subzonale 397
Spermientransfer, intratubarer 396
Spermien-Zervikalschleim-Penetrationstest 357
Spermien-Zervixschleim-Verträglichkeit 425
Spermiogenese 389
– verminderte, Entzündung 669
Spermiogramme, Fertilitätsprognose 396
Spermizid, Schwangerschaften, unerwünschte 480
Sperm-penetratrion-meter-Test, Indikationen 449
Spiegelbewegungen 366
Spine deformity index 323
Spironolacton
– Aldosteronom 240
– Fertilitätsstörungen 375, 393
– Gynäkomastie 404, 406
– Indikationen 440
– Nebenwirkungen 240, 461
– Präparate 721
– Wirkung 461
Spleißmutation 14
Spontanfrakturen, Ursachen 296
Sport
– Glukosestoffwechsel 556
– Kalorienverbrauch 558
– Osteoporose 442
– Zyklusstörungen 442
Sprue, Symptome 274
SRY-Gen 430
Stammfettsucht, Mauriac-Syndrom 97

Stanazol
– Androgenresistenztest 384
– Struktur 664
Staupevirus, Paget-Krankheit 337
Steatorrhö 523, 531
Stehriesen 363
Stellwag-Zeichen 5, 179
Sterilisation, Schwangerschaften, unerwünschte 480
Sterilität
– Definition 447
– tubare, Therapie 450
– Ursachen 447
– uterine, Therapie 451
– zervikale, Therapie 450
Sterilitätsdiagnostik 425
3beta-Steroid-Dehydrogenase-Mangel 19
Steroide
– s.a. Kortikosteroide
– anabole 663
– Antidiabetika 560
Steroidhormonresistenz 223
Steroidosteoporose 220, 333
Steroidstoffwechselstörungen, Intersexualität 433
Steroidsynthese
– Enzyme 248
– Hemmung, pharmakologische 650
– in der Schwangerschaft 494
Stimmbruch 88
Stimmlage, tiefe 457
Stimmveränderungen
– Ovulationshemmer 490
– Wachstumshormonmangel 99
Stimulationstests 10
– Indikationen 22
– Nebennierenmarkerkrankungen 217
– Nebennierenrindenerkrankungen 214
– Phäochromozytomdiagnostik 270
Stoffwechselkrankheiten
– Adipositas 620
– Wachstumsstörungen 97
Stoffwechselveränderungen durch Kontrazeptiva 483
Stohlsche-Lösung 309
Stomatitis 125
Stopp-Codon 12
Strahlenexposition bei der Schilddrüsenszintigraphie 131
Strahlentherapie
– Nebenwirkungen 41
– retrobulbäre 181
– Wachstumsstörungen 97
Strahlenthyreoiditis 191, 193
– Hyperthyreose 168
Stranggonaden (streak gonads) 114, 369, 443
Streptozotocin
– Gastrinomtherapie 526
– Indikationen 521, 530
– Nebenwirkungen 526, 602
Streß
– Fertilitätsstörungen 392
– Gynäkomastie 407
– Haarveränderungen 466
– Hormonbestimmung 213
– Kortisonsubstitution 513
– Nebennierenrindenhyperplasie 675
– Ursachen 674
– Zyklusstörungen 442
Streßfrakturen 304

Streßinkontinenz, Östrogenmangel 471
Streßreaktion 674
Streßsystem 674
Streßtests 10
Striae rubrae distensae 220
Stridor, inspiratorischer 148, 156
Struma
- Computertomogramm 151
- Diagnostik 150
- diffusa 148
- euthyreote 148
- - Sonographie 135
- Gradeinteilung 148
- Häufigkeit 155
- Histologie s.a. Farbtafel
- multinodosa, Sonographie 137
- Niereninsuffizienz 680
- nodosa 148
- - s.a. Schilddrüsenknoten
- - Morphologie 156
- - Pathogenese 163
- - Schilddrüsenautonomie 162
- ovarii, Hyperthyreose 168
- Pathogenese 149
- Radiojodtherapie 153
- Schilddrüsenszintigraphie 133
- Symptome 148
- Therapie, medikamentöse 151
- - operative 152, 174
- uninodosa 155
- - Sonographie 137
- Zystenbildung 150
Strumaresektion 152, 174
Stuhlkonsistenz, veränderte 274
Sturge-Weber-Syndrom, Phäochromozytom 267
Sturzgefahr im Alter 322, 327
Substanz P, Wirkung, immunregulative 668
Substitutionstherapie in der Menopause 474
Sudomotorenfunktion, Untersuchung 551
Sulfanilamid, Nebenwirkungen 303
Sulfasalazin, Fertilitätsstörungen 393
Sulfonylharnstoffe 558
- Indikationen 574
- Präparate 727
Sulpirid, TSH-Sekretion 142
Suppressionsszintigraphie 151
- Indikationen 164
- Schilddrüsenautonomie 161
Suppressionstests 10
- Indikationen 22, 213
- Nebennierenmarkerkrankungen 217
- Nebennierenrindenerkrankungen 213
- Phäochromozytomdiagnostik 270
Supressionsszintigraphie der Schilddrüse 132
Suramin
- Indikationen 231
- Kortisolsynthese 243
- Prostatakarzinomtherapie 650
Surfen-Insulin 564
Swyer-Syndrom 369, 436
Synacthen-Test, Indikationen 511, 513
Syndaktylie 367
Syndrom
- adrenogenitales 247
- - mit 21-Hydroxylasedefekt 249
- - ACTH-Kurztest 215

Syndrom
- - Diagnostik 253
- - - pränatale 254
- - Einteilung 247
- - Epidemiologie 18
- - Genetik 18, 252
- - Genitalkorrektur 257
- - Haarveränderungen 465, 466
- - Harnsteroidprofile 254
- - Hirsutismus 458
- - Intersexualität 433
- - Nebennierenrindenkarzinom 229
- - Pathogenese 251
- - Prognose 258
- - mit Salzverlustsyndrom 249
- - - Fallbeispiel 250
- - Schwangerschaft 256
- - Selbsthilfegruppen 737
- - Symptome 18, 238, 248, 254
- - Therapie 256
- - - pränatale 258
- - Therapiekontrolle 212
- anorektisches s.a. Anorexia nervosa und Syndrom, anorektisches
- - bei Hypothalamustumoren 685
- dienzephalisches 31
- des einzelnen mittleren Schneidezahns 100
- hypothalamisches 31
- der immotilen Zilien 391
- - Ursachen 364
- der inadäquaten ADH-Sekretion (SIADH) 69
- - s.a. ADH-Produktion, inadäquate
- - s.a. Schwarz-Bartter-Syndrom
- - Chemotherapie 691
- - Diagnostik 74, 717
- - Pathogenese 71
- - Symptome 71
- - Therapie 77
- - Wasserbelastungstest 717
- mit Kleinwuchs 95
- der leeren Sella s. Empty-sella-Syndrom
- metabolisches 539
- - Lipidstoffwechselstörungen 607
- nephrotisches, Fettstoffwechselstörungen 611
- olfakto-genitales 20
- des persistierenden Müller-Gangsystems 435
- polyglanduläres 219
- prämenstruelles, Kontrazeptiva 487
- resistenter Ovarien 449
- der Schilddrüsenhormonresistenz 206
- X 539
Synkinesien 366
Synzytiotrophoblasten, Hormonproduktion 492
Syphilis, Haarveränderungen 466

T

T_3 s. Trijodthyronin
T_4 s. Thyroxin
Tachykinin, Karzinoidsyndrom 518
Tagesrhythmik 8
Tamoxifen 637
- Indikationen 386, 409, 643
- Mammakarzinomtherapie, Ansprechrate 641-642

Tamoxifen
- Präparate 723
- Wirkung 410
Tandem-Repeats 15
Tannenbaumphänomen bei Osteoporose 320
Tanner-Stadien
- der Brustentwicklung 88
- Gynäkomastie 407
- der Pubesbehaarung 87
Target-Sequenz 16
Taubheit, zentrale 366
TBG s. thyroxinbindendes Globulin
TBIAb s. TSH-Rezeptorantikörper
Technetium-99m 131
- Uptake bei Schilddrüsenautonomie 164
Temperaturempfinden, Untersuchung 550
Temperaturregulation, gestörte 31
Temporallappenerkrankungen, Transsexualität 696
Teratom 411
Teratozoospermie, Definition 356
Terminalhaar 457
Testesagenesie 436
Testolacton, Indikationen 121, 410
Testosteron
- Bestimmung 355
- Bindungsaffinität 663
- Erektionsvorgang 399
- Haarveränderungen 467
- Hyperprolaktinämie 50
- Kontraindikationen 379
- Leberzirrhose 682
- Mangel, Osteoporose 332
- - Symptome 417
- - Ursachen 332
- Messung 9
- - Testverfahren 10
- Nebenwirkungen 379
- Niereninsuffizienz 681
- Normwerte 355, 735
- - in der Pubertät 112
- Präparate 723
- Sekretionsmodus 362
- Sekretionsort 458
- Stoffwechsel 363
- Struktur 377, 664
- Synthese 377
- - Enzymdefekte 369, 370
- - plazentare 493
- Wirkung 362, 363, 376, 389, 417, 617
Testosteronantagonisten, Gynäkomastie 404
Testosteronenanthat, Indikationen und Dosierung 377
Testosteron-Pellets 378
Testosteronpflaster 378
Testosterontherapie
- Indikationen 112, 114, 126, 366, 376
- Kontraindikationen 418, 682
- Nebenwirkungen 126
- Transsexualität 698
- Überwachung 379
Testosteronundecanoat 377
Testotoxikose, familiäre 120
Tetanie 289
- Diagnostik 5
- hypokalzämische 710
- parathyreoprive, Ursachen 174
- Therapie 293

Sachverzeichnis

Tetanie
- Vorkommen 4

Tetrachlorkohlenstoff, Fertilitätsstörungen 392

Tetrahydrocannabinol, Sexualstörungen 374

Tetrazepam, Indikationen 328

Tetrazykline, Nebenwirkungen 303

Thalaessamia major, Wachstumsstörungen 97

Thekazelltumor, Therapie 644

Thelarche 89
- prämature 118

Theophyllin, TSH-Sekretion 142

Therapeutic Intervention System Score (TISS) 675

Thiacetazone, Gynäkomastie 404

Thiamazol
- Präparate 722
- Wirkung 174, 186

Thiaziddiuretika, Insulinomtherapie 601

Thiazide
- Antidiabetika 560
- Fettstoffwechsel 607
- Nebenwirkungen 283

Thioguanin, Fertilitätsstörungen 392

Thionamide, Wirkung 174

Thrombose, Ovulationshemmer 489

Thromboserisiko bei Mammakarzinomtherapie 644

Thymom, ADH-Sekretion 71

Thymusextrakte, Alopezietherapie 469

Thymuskarzinoid, MEN 1 503

Thyreoglobulin
- Antikörper, Normwerte 731
- – Vorkommen 510, 511
- – Bestimmung 145
- – Strumadiagnostik 150
- – Normwerte 735

Thyreoidektomie, Indikationen 201, 507

Thyreoiditis 191
- akute 192
- – Diagnostik 194, 195
- – Pathogenese 194
- – Therapie 196
- bakterielle, Sonographie 136
- Diagnostik 195
- Einteilung 191
- fibrosierende 191
- – s.a. Riedel-Struma
- – Pathogenese 195
- – Therapie 197
- lymphozytäre 192
- – s.a. Hashimoto-Thyreoiditis
- Pertechnataufnahme 132
- postpartale 168, 170
- strahlenbedingte 193
- subakute 191, 192
- – s.a. de-Quervain-Thyreoiditis
- – Diagnostik 194, 195
- – HLA-Assoziation 146
- – Hyperthyreose 168, 170
- – Pathogenese 194
- – Therapie 197
- – Symptome 192
- – Therapie 196
- – Ursachen 191
- – Zytologie 140

Thyreophagozyten s.a. Farbtafel

Thyreostatika 174, 722
- Dosierung 174
- Indikationen 706

Thyreostatika
- Kontraindikationen 177
- Nebenwirkungen 174
- in der Schwangerschaft 499
- Wirkung 174

thyreotrope Achse
- geschädigte 62
- – Diagnostik 65
- – Therapie 67

Thyreotropin s. TSH

Thyreotropinome 55

Thyreozyten
- Histologie s.a. Farbtafel
- Mikroheterogenität 162

thyroid storm 705

Thyroxin
- bei Intensivpatienten 676
- Kontraindikationen 704
- Messung 143
- Normwerte 735
- Präparate 722
- TSH-Sekretion 142

thyroxinbindendes Globulin (TBG)
- Bestimmung 144
- Normwerte 735

Thyroxinbindung, gesteigerte/verminderte 676

Thyroxintest, Indikationen 10

Tibolon zur Substitutionsbehandlung 473

Tolbutamidtest 546
- Insulinomdiagnostik 600

Toleranztest, metabolischer, oraler 546

Toluol, Fertilitätsstörungen 392

Tracheaeinengung 148, 166

TRAK s. TSH-Rezeptorantikörper

Tramadol 327

Transkriptionsfaktoren 13

Translokation 13

Transsexualität 695
- Selbsthilfegruppen 738

Transsexuellengesetz 696

Transvestitismus 695

trapping 131

Trauma, Haarveränderungen 466

TRH
- Medikamente, stimulierende 730
- Nebenwirkungen 143

TRH-Test 142, 715
- Gonadotropinome 55
- Indikationen 10, 186, 429
- Interpretation 11
- Prolaktinom 47

Triamcinolon
- Äquivalenzdosis 659, 722
- Präparate 722

Triamteren, Indikationen 240

Trichogramm, normales 467

Triglycerid-high-Responder 546

Triglyzeride, Ovulationshemmer 489

Trijodthyronin
- bei Intensivpatienten 676
- Dosierung 188
- Indikationen 188
- Messung 143
- Normwerte 735
- Rezeptormutation 207

Trikuspidalinsuffizienz bei Karzinoidsyndrom 517

Trimethoprim-Sulfamethoxazol, Hypoglykämie 597

Trisomie 21
- Chromosomenveränderungen 13
- Diagnostik 498

Trochlearisparese, Augenstellung 54

Trousseau-Zeichen 316, 710

TSH
- Medikamenteneinflüsse 142
- Bestimmung 142
- – Indikationen 171
- – Strumadiagnostik 150
- Mangel, Therapie 107
- – Ursachen 164
- Medikamente, stimulierende 730
- Normwerte 736
- Sekretion nach Tumortherapie 691

TSH-Rezeptor, Mutation 163

TSH-Rezeptorantikörper
- Bestimmung 144
- Normwerte 731
- Vorkommen 511

Tubendurchgängigkeit, Überprüfung 426

Tubensonographie 427

Tuberculum-sellae-Meningeom, Visusbefunde 27

Tuberkulose
- Hyperkalzämie 284
- Wachstumsstörungen 97, 102

Tuberkulostatika, Gynäkomastie 404

Tumoren, neuroendokrine 516

Tumorhyperkalzämie 280-285

Tumorhypoglykämie 596
- Pathogenese 598
- Therapie 602

Tumorlysesyndrom, Hypokalzämie 292

Tumormarker
- Bestimmung, Indikationen 31
- Nebennierenrindenkarzinom 229
- Normwerte 736
- Schilddrüsenkarzinom 145, 201

Tumornekrosefaktor, Streßsituation 674

Tumorosteomalazie 304, 306

Tumortherapie, Folgen 691

Turner-Mosaiksyndrome 444

Turner-Syndrom s. Ullrich-Turner-Syndrom

U

Übergewicht
- s.a. Adipositas
- Zyklusstörungen 440, 449

Ulkus 4

Ullrich-Turner-Syndrom 95, 115, 434, 444
- Epidemiologie 18
- Genetik 18
- Hashimoto-Thyreoiditis 194
- Karyotyp 432
- männliches 391
- – Ursachen 364
- Menopause, prämature 116
- Stigmata 115
- Symptome 18, 373
- Wachstumshormonbehandlung 107

Umkehrdialyse 344

Umweltfaktoren, Fertilitätsstörungen 374, 392

Unterernährung
- Wachstum 96
- Wachstumshormon 677

Untergewicht 422
- Hypogonadismus 367

Untergewicht
– Zyklusstörungen 449
Unterlänge 84
Urethralsyndrom, Östrogenmangel 471
Uringlukose, Bestimmung 543
Uringlukosebestimmung 554
Urininkontinenz, Östrogenmangel 471
Urinosmolalität, Durstversuch 73
Urticaria pigmentosa 275
Uterus
– Entwicklung 89
– Fehlbildungen 436
– – Diagnostik 426, 427
– – Therapie 451
– – Vorkommen 435
– Sonographie 427

V

Vagina
– Fehlbildungen 436
– – Vorkommen 435
– Sonographie 427
– – Indikationen 460
– – PCO-Syndrom 460
– Zytologie 424
Vaginalatresie 445
Vaginalblutungen im Kindesalter 119
Vaginaplastik 385, 699
Valproat, Indikationen 689
Valsalva-Manöver 551
Vanillinmandelsäurebestimmung 217
vanishing testes syndrome 385, 436
– Karyotyp 432
Varikose
– Klinefelter-Syndrom 372
– Ovulationshemmer 489
Varikozele 394
– Fallbeispiel 395
– Farbdopplersonogramm s.a. Farbtafel
– Schweregrade 353
– Sonogramm 354
– Thermographie 354
– Untersuchung, sonographische 353
– Untersuchungsbefund 353
– Ursachen 364
Vasektomie 393
Vasopressin 721
– Chemotherapie 691
– Lithium 690
– Normwerte 730
– Syntheseorte 669
Vasopressinase, ADH-Degradation 72
Venenerkrankungen, Ovulationshemmer 489
Venenkatheterisierung, selektive, Indikationen 428, 460
Verapamil, Sexualstörungen 374
Verbrennungen, Nebennierenrindenhyperplasie 675
Verkalkungen, extraossäre 296
Verner-Morrison-Syndrom 528, 530
– s.a. VIPom
– Symptome 517
Verschlußazoospermie 393
– Hodenbiopsie 357
very low calory diet 627
Vibrationssensibilität, Untersuchung 550

Vincristin
– ADH-Sekretion 71
– Fertilitätsstörungen 392
– Gynäkomastie 404
– Indikationen 272
– Nebenwirkungen 693
– Vasopressin 691
VIP s. Peptid, vasointestinales
VIPom
– s.a. Verner-Morrison-Syndrom und WDHA-Syndrom
– Häufigkeit 528
– Lokalisation 530
– Symptome 529
– Vorkommen 516
Virilisierung
– des äußeren Genitales 386
– anabolikabedingte 664
– Definition 455
– Nebennierenrindenkarzinom 228
– Symptome 455, 457, 664
– Ursachen 19, 121, 248, 433
Virilismus, Diagnostik 214
Virusinfektionen, Fertilitätsstörungen 393
Visusbefunde bei Hypothalamus-/Hypophysenstörungen 26
Vitamin C, Mangel, Pathogenese 540
Vitamin D
– Analogapräparate 726
– Bedarf, täglicher 304
– Dosierung 330
– Hyperkalzämie 283
– Indikationen 330
– Intoxikation, Therapie 287
– Mangel, exogener 304
– Resistenz, familiäre 20
– Substitution bei Hyperparathyreoidismus 300
– – Indikationen 293
– – Komplikationen 294
– – Osteomalazie 307
Vitiligo
– Hashimoto-Thyreoiditis 192
– Vorkommen 241, 509
VMS-Kost 269
Vogelgesicht 207
Vollmondgesicht, Mauriac-Syndrom 97
von-Hippel-Lindau-Krankheit 20
– Phäochromozytom 267
von-Recklinghausen-Krankheit
– s.a. Neurofibromatose
– Gliome 32
– Phäochromozytom 267
Vorhofmyxome, Nebennierenhyperplasie, mikronoduläre 222
Vorwärts-Genetik 14

W

Wachstum
– Beurteilung 81
– Niereninsuffizienz 680
– verzögertes, Diagnostik 112
– – konstitutionelle 111
– – Therapie 112
– – Ursachen 30
Wachstumsbremsung, hormonelle 126
Wachstumsfaktor
– insulinähnlicher s.a. IGF
– MEN 505

Wachstumsgeschwindigkeit 81
– Beurteilung 92
– Normvarianten 93
– pathologische 96
– Perzentilen 82
Wachstumshormon 38
– Anorexia nervosa 685
– Depression 688
– Genetik 100
– Glukoseproduktion 598
– bei Intensivpatienten 677
– Leberzirrhose 683
– Messung 9
– – Testverfahren 10
– Niereninsuffizienz 680
– Normwerte 732
– Präparate 721
– Sekretion
– – IGF 106
– – Messung 104
– – pulsatile 8
– – spontane 104
– Synthese
– – erhöhte 39
– – Orte 669
– nach Tumortherapie 691
– Wirkung, immunregulative 668
– – immunstimulatorische 670
Wachstumshormonmangel 98
– s.a. Wachstumsstörungen
– Agammaglobulinämie 97
– angeborener 100
– Arteriosklerose 62
– Diagnostik 103, 716
– Epidemiologie 18
– erworbener 101
– Genetik 18
– GHRH-Test 716
– Hormonmessung 9
– Hypoglykämie 596
– idiopathischer 103
– Symptome 18, 62, 98, 99
– Therapie 106
– Ursachen 30, 99
– Wachstumskurve 99
Wachstumshormon-Releasing-Hormon s. GHRH
Wachstumshormonresistenz 100
Wachstumshormonrezeptordefekt 100
Wachstumshormonstimulationstest 104
Wachstumshormonsubstitution 106
– Indikationen 67, 108
– Nebenwirkungen 68, 107
– und Oxandrolon 107, 115
Wachstumskurven 81, 83
Wachstumsstörungen 92
– s.a. Hochwuchs bzw. Kleinwuchs
– s.a. Wachstumshormonmangel
– Einteilung 123
– Hyperkortisolismus 221
– Hypothyreose 184
– medikamentenbedingte 97
– Ursachen 32, 96, 311, 363
– Vorkommen 3, 5
Wachstumsstudie, Bonn-Dortmunder 81
Wachtumshormonanstieg, pubertärer 106
Wärmeempfindlichkeit 3
waist to hip ratio 617, 622
wash out 131
Wasserbelastungstest 74, 717

Waterhouse-Friderichsen-Syndrom, Nebennierenfunktion 243
watery diarrhea hypokaliemia achlorhydria syndrome (WDHA-Syndrom) 528, 530
– s.a. VIPom
– MEN 1 503
Weichteilschwellungen, Akromegalie 38
weight loss amenorrhea 441
weight watchers 629
Weight-for-height-Index 86
Werlhof-Krankheit, Hashimoto-Thyreoiditis 192
Wermer-Syndrom 502
– Akromegalie 39
Werner-Syndrom, Fertilitätsstörungen 391
Whipple-Trias 599
– der Hypoglykämie 593
White-Klassifikation, Diabetes-Risiken in der Schwangerschaft 575
Williams-Beuren-Syndrom 95
Wilms-Tumor-Suppressor-Gen 435
Winter-Syndrom 435
Wirbelkörperfraktur
– osteoporotische, Röntgenbefund 320
– tumorbedingte, MRT 277
– Vorkommen 331
Wirbelkörperhöhenminderung 276, 323
Wirbelkompressionsfraktur, Ursachen 333
Wirbelsäulenosteoporose, Morphometrie 277
Wirbelverformung, osteoporotische 320, 323
Wolkenschädel 102

X

Xanthelasmen 612
Xanthoma striatum palmaris 612
Xanthome 606, 611
– eruptive 608
– tuberöse 612
XO-Männer 433

XX-Männer 115, 372, 433
– Epidemiologie 18
– Fertilitätsstörungen 391
– Genetik 18
– Symptome 18
– Ursachen 364
XXY-Syndrom 125, 372
– Fallbeispiel 391
XYY-Syndrom
– Epidemiologie 18
– Fertilitätsstörungen 391
– Genetik 18
– Symptome 18
– Ursachen 364

Y

Yohimbin, Indikationen 402
Yolk-sac-Tumor 411
Young-Syndrom, Fertilitätsstörungen 391

Z

Zahnbildungsstörung 346, 348
Zahnentwicklung, verzögerte 99
Zahnokklusionsstörung 345
Zahnveränderungen
– Phosphatdiabetes 311
– Pseudomangelrachitis 304
Zahnverlust, frühzeitiger 304
Zellresttumoren, ontogenetische 58
Zerebrallymphome, Diagnostik 26
Zervixkarzinom, Überlebenskurven 634
Zervixschleim, Arborisationsphänomen 424
Zervixschleim-Spermien-Verträglichkeit 425
Zervixschleimspinnbarkeit 424
Zervix-Score nach Insler 425
Zeugung 390
Zielgrößenbestimmung 84
ZNS-Tumoren, Wachstumsstörungen 101
Zöliakie
– Diagnostik 96
– Pubertätsentwicklung 111
– Vorkommen 509

Zöliakie
– Wachstumsstörungen 96
Zollinger-Ellison-Syndrom 523
– s.a. Gastrinom bzw. Hypergastrinämie
– Diagnostik 524
– Differentialdiagnose 524
– Lokalistion 524
– MEN 1 503
– Pathologie 523
– Symptome 505, 523
– Therapie 525
– Vorkommen 516, 523
Zona-glomerulosa-Hyperplasie, idiopathische 232
Zona-pellucida-Dissektion 397
Zugalopezie 465
Zungengrundstruma
– Diagnostik 133
– Szintigramm s.a. Farbtafel
Zwei-Stufen-Test 716
Zwergwuchs s. Kleinwuchs
zygote intra-fallopian transfer (ZIFT) 397
Zyklusanamnese 448
Zyklusmonitoring 427
Zyklusstörungen 439
– s.a. Menstruationsstörungen
– Akromegalie 39
– Eßstörungen 441
– Hyperprolaktinämie 439
– Hypothyreose 185
– Kontrazeptiva 487
– normogonadotrope 439
– Sport 443
– Ursachen 184, 422, 438
Zystische-Fibrose-Transmembran-Regulator-Gen 359
Zytogenetik 16
Zytokine
– Diabetes mellitus 669
– Glukokortikoide 658
– Hypothyreose 186
– Indikationen 670
– Streßsituation 674
Zytostatika
– Fertilitätsstörungen 392
– Gynäkomastie 404, 407
– Indikationen 272
Zytotrophoblasten, Hormonproduktion 493

Peter/Pichler: Klinische Immunologie

Mehr Kompetenz, mehr Klarheit, mehr Praxis

Immunolgie geht jeden Arzt an. Rheumatische Krankheiten, Kollagenosen, Allergien, Immundefekte, Autoimmunerkrankungen – immer mehr Patienten leiden unter Störungen des Immunsystems. Das Nachschlagewerk „Klinische Immunologie" ist hier genau richtig: Es bietet klare Hilfestellungen bei Diagnose und Therapie immunologischer Krankheitsbilder einschließlich Gelenkerkrankungen. Kommpetent, aktuell, übersichtlich.

Die sichere Basis Ihrer Entscheidung

Dieses Buch hilft, rheumatische und immunbedingte Krankheiten sofort zu erkennen und richtig zu behandeln. 450 hochwertige Abbildungen und zahlreiche Tabellen machen Zusammenhänge transparent. Aussagekräftige Kasuistiken veranschaulichen die Krankheiten und bilden eine ideale Entscheidungsgrundlage.

Peter/Pichler (Hrsg.),
Klinische Immunologie.
2., völlig neubearbeitetew Auflage 1996.
933 Seiten, 586 Abbildungen, 385 Tabellen.
Kunststoff.
ISBN 3-541-14892-6

Urban & Schwarzenberg
Verlag für Medizin – München · Wien · Baltimore

(Stand August 1996)

Berger: Diabetes mellitus

Das Praxishandbuch zur modernen Diabetologie

Die Zahl der Diabetiker ist hoch. Und Diabetiker zählen zu den Risikopatienten. Dieses fundierte Nachschlagewerk hilft, Risiken zu vermeiden und vermittelt Praxiswissen für die qualifizierte Betreuung von Diabetikern. Mit höchster Fachkompetenz und auf dem aktuellen Stand der Forschung.

Risiken minimieren, Betreuung optimieren

Entscheidend ist grundsätzlich die partnerschaftliche Kooperation mit dem Patienten. Selbstkontrolle und Eigenverantwortung sind das Fundament einer erfolgreichen Behandlung. Für den Arzt ist dieses Buch der ideale Partner. Ein wertvoller Leitfaden für Diagnostik, Therapie und Langzeit-Betreuung.

Berger (Hrsg.),
Diabetes mellitus.
1995. 724 Seiten, 120 Zeichnungen,
117 z. T. vierfarbige Abbildungen.
Kunststoff.
ISBN 3-541-15951-0

Urban & Schwarzenberg
Verlag für Medizin – München · Wien · Baltimore

(Stand August 1996)